国家中医药管理局中医师资格认证中心推荐用书
全国卫生专业技术资格考试（中医药类）指导用书

2025
中西医结合骨伤科学（中级）
专业技术资格考试指导用书

国家中医药管理局专业技术资格考试专家委员会　编写

适用专业
中西医结合骨伤科学（中级）

附赠
考试大纲

全国百佳图书出版单位
中国中医药出版社
·北京·

图书在版编目（CIP）数据

2025中西医结合骨伤科学（中级）专业技术资格考试指导用书 / 国家中医药管理局专业技术资格考试专家委员会编写. -- 北京：中国中医药出版社，2024.12.（全国卫生专业技术资格考试（中医药类）指导用书）. ISBN 978-7-5132-9115-6

Ⅰ. R683.05

中国国家版本馆CIP数据核字第2024ZS2692号

2025年卫生专业技术资格考试（中医药类）指导用书由国家中医药管理局中医师资格认证中心授权中国中医药出版社独家出版。中国中医药出版社各地授权考试用书经销服务商有售，考生可直接到中国中医药出版社天猫旗舰店（https://zgzyycbs.tmall.com）购买正版图书。

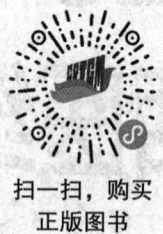

扫一扫，购买
正版图书

中国中医药出版社出版
北京经济技术开发区科创十三街31号院二区8号楼
邮政编码　100176
传真　010-64405721
万卷书坊印刷（天津）有限公司印刷
各地新华书店经销

开本 787×1092　1/16　印张 52.75　字数 1553 千字
2024 年 12 月第 1 版　2024 年 12 月第 1 次印刷
书号　ISBN 978-7-5132-9115-6

定价　299.00 元

网址　www.cptcm.com

服 务 热 线　010-64405510
购 书 热 线　010-89535836
维 权 打 假　010-64405753

微信服务号　zgzyycbs
微商城网址　https://kdt.im/LIdUGr
官 方 微 博　http://e.weibo.com/cptcm
天猫旗舰店网址　https://zgzyycbs.tmall.com

如有印装质量问题请与本社出版部联系（010-64405510）
版权专有　侵权必究

《2025中西医结合骨伤科学（中级）专业技术资格考试指导用书》
编写委员会名单

专业主审　肖鲁伟

专业主编　张　杰　王凤珍

分科主审（以姓氏笔画为序）

　　王庆国　孔军辉　田　侃　闫平慧　孙建宁
　　李　冀　李秀惠　李灿东　肖鲁伟　张光霁
　　范永升　钟赣生　翟双庆

分科主编（以姓氏笔画为序）

　　吉广庆　朱爱松　任艳萍　闫东宁　张　杰
　　张硕峰　林雪娟　郑丰杰　孟　月　赵岩松
　　胡亚男　胡晓阳　姜德友　唐德才　黄象安
　　蒋　茹　霍增辉

分科编委（以姓氏笔画为序）

　　王　萍　王　淳　王卫国　王式鲁　王英豪
　　王尚全　王香婷　王维广　尹　刚　尹丽颖
　　田　露　付　殷　付　强　孙焰瑛　苏中华
　　李长香　李书楠　杨卫彬　杨景月　肖存利
　　吴秀艳　汪伯川　张学顺　陈云龙　畅洪昇
　　季旭明　金　华　周志焕　姜　涛　姜开运
　　姚啸生　袁　颖　柴　原　高　玲　高　曦
　　郭　梅　常佳怡　董世芬　廖广辉　樊博雅
　　燕海霞

出版说明

为进一步体现卫生专业技术资格考试(中医药类)的目标要求,帮助考生有效掌握从事中医、中西医结合、中药等工作所必须具备的基础知识、相关专业知识、专业知识与专业实践能力,国家中医药管理局中医师资格认证中心组织有关专家修订完善了2025年卫生专业技术资格考试(中医药类)系列指导用书,共18种。

一、2025年卫生专业技术资格考试(中医药类)指导用书修订重点

在总结几年来卫生专业技术资格考试(中医药类)工作经验的基础上,国家中医药管理局中医师资格认证中心坚持以习近平新时代中国特色社会主义思想为指导,紧密结合《中华人民共和国中医药法》和《中华人民共和国医师法》的要求,依据2025年卫生专业技术资格考试(中医药类)大纲对中医学、中西医结合医学、中药学专业技术资格考试指导用书部分内容进行了修订。本次修订工作重点体现三方面的基本原则:一是突出临床综合,重在实践能力;二是注重专业经典考查,强化中医思维;三是强化顶层设计,体现初级士、师及中级三个层次差别。

二、2025年卫生专业技术资格考试(中医药类)指导用书特点

本系列指导用书具有四个鲜明的特点。一是权威性。实行主编、主审双负责制。本系列指导用书以卫生专业技术资格考试(中医药类)大纲为依据,由国家中医药管理局中医师资格认证中心组织相关专业权威专家编写,是全国卫生专业技术资格考试(中医药类)题库建设的主要依据,也是中医、中西医结合、中药专业拟参加中、初级专业技术资格考试的考生临床实践、复习备考的权威性参考书。二是全面性。本系列指导用书内容涵盖中医、中西医结合、中药三类18个专业/级别(初级士、师及中级三个层次)、40余个学科的全部内容。三是实用性。进一步突出中医临床综合知识运用,并深度融合现代医学内容,全面体现专业技术岗位的临床实践能力。进一步体现"读经典,做临床"的导向,增加了临床适用性强的专科经典内容。四是时效性。充分体现现行国家中医药法律法规及相关政策内容以及医学模式从"疾病模式"向"健康模式"转变,以满足人民群众对中医药服务的需求。此系列丛书方便考生全面复习,提升专业能力与素养。

三、2025年卫生专业技术资格考试(中医药类)指导用书种类

本系列指导用书包括中医、中西医结合类15种:中医内科学(中级)专业、中医外科学(中级)专业、中医妇科学(中级)专业、中医儿科学(中级)专业、中医骨伤科学(中级)专业、中医针灸学(中级)专业、中医推拿(按摩)学(中级)专业、中医眼科学(中级)专业、中医耳鼻喉科学(中级)专业、中医皮肤与性病学(中级)专业、中医肛肠科学(中级)专业、全科医学(中医类/中级)专业、中西医结合内科学(中级)专业、中西医结合外科学(中级)专业、中西医结合骨伤科学(中级)专业;中药类3种:中药学(士)专业、中药学(师)专业、中药学(中级)专业。

四、2025年卫生专业技术资格考试（中医药类）指导用书购买途径

2025年卫生专业技术资格考试（中医药类）指导用书由国家中医药管理局中医师资格认证中心授权中国中医药出版社独家出版。中国中医药出版社各地授权考试用书经销服务商有售，考生可直接到中国中医药出版社天猫旗舰店（https://zgzyycbs.tmall.com）购买正版图书。

本系列指导用书的编写和审校得到了各院校相关专家的大力支持，在此谨示感谢！

由于时间仓促，书中难免有不足和疏漏之处，希望各位考生和其他读者在使用过程中提出宝贵意见。

国家中医药管理局中医师资格认证中心

2024年11月

目　录

第一部分　中医基础理论

第一单元　中医学理论体系的主要特点 …… 1
第二单元　阴阳学说 …………………… 3
第三单元　五行学说 …………………… 5
第四单元　藏象 ………………………… 7
第五单元　气血津液 …………………… 18
第六单元　经络 ………………………… 22
第七单元　病因 ………………………… 25
第八单元　发病 ………………………… 30
第九单元　病机 ………………………… 32
第十单元　养生与防治原则 …………… 39

第二部分　内　经

《素问·上古天真论》…………………… 43
《素问·生气通天论》…………………… 43
《素问·阴阳应象大论》………………… 44
《素问·六节藏象论》…………………… 45
《素问·脉要精微论》…………………… 46
《素问·玉机真脏论》…………………… 46
《素问·脏气法时论》…………………… 47
《素问·热论》…………………………… 47
《素问·咳论》…………………………… 47
《素问·举痛论》………………………… 48
《素问·痹论》…………………………… 49
《素问·刺禁论》………………………… 49
《素问·至真要大论》…………………… 49
《灵枢·本神》…………………………… 50
《灵枢·百病始生》……………………… 50

第三部分　伤寒论

第一单元　太阳病辨证论治 …………… 51
第二单元　阳明病辨证论治 …………… 58
第三单元　少阳病辨证论治 …………… 61
第四单元　太阴病辨证论治 …………… 63
第五单元　少阴病辨证论治 …………… 64
第六单元　厥阴病辨证论治 …………… 67
第七单元　霍乱病辨证论治 …………… 69
第八单元　阴阳易差后劳复病辨证论治 …… 70

第四部分　金匮要略

第一单元　脏腑经络先后病脉证 ……… 71
第二单元　痉湿暍病脉证治 …………… 73
第三单元　百合狐惑阴阳毒病脉证治 … 75
第四单元　中风历节病脉证并治 ……… 77
第五单元　血痹虚劳病脉证并治 ……… 79
第六单元　肺痿肺痈咳嗽上气病脉证治 …… 81
第七单元　胸痹心痛短气病脉证治 …… 83
第八单元　腹满寒疝宿食病脉证治 …… 85
第九单元　五脏风寒积聚病脉证并治 … 86
第十单元　痰饮咳嗽病脉证并治 ……… 87
第十一单元　消渴小便不利淋病脉证并治 …… 89
第十二单元　水气病脉证并治 ………… 90
第十三单元　黄疸病脉证并治 ………… 91
第十四单元　妇人妊娠病脉证并治 …… 92
第十五单元　妇人杂病脉证并治 ……… 93

第五部分　温病学

第一单元　温热类温病 …………… 95
第二单元　湿热类温病 …………… 100
第三单元　温毒类温病 …………… 104

第六部分　中药学

第一单元　药性理论 ……………………… 105
第二单元　中药的配伍与用药禁忌 ……… 109
第三单元　中药的剂量与用法 …………… 111
第四单元　解表药 ………………………… 113
第五单元　清热药 ………………………… 117
第六单元　泻下药 ………………………… 124
第七单元　祛风湿药 ……………………… 127
第八单元　化湿药 ………………………… 130
第九单元　利水渗湿药 …………………… 132
第十单元　温里药 ………………………… 135
第十一单元　理气药 ……………………… 137
第十二单元　消食药 ……………………… 139
第十三单元　驱虫药 ……………………… 140
第十四单元　止血药 ……………………… 141
第十五单元　活血化瘀药 ………………… 144
第十六单元　化痰止咳平喘药 …………… 148
第十七单元　安神药 ……………………… 153
第十八单元　平肝息风药 ………………… 155
第十九单元　开窍药 ……………………… 158
第二十单元　补虚药 ……………………… 159
第二十一单元　收涩药 …………………… 166
第二十二单元　涌吐药 …………………… 169
第二十三单元　攻毒杀虫止痒药 ………… 170

第七部分　方剂学

第一单元　概述 …………………………… 171
第二单元　解表剂 ………………………… 173
第三单元　泻下剂 ………………………… 178
第四单元　和解剂 ………………………… 181
第五单元　清热剂 ………………………… 184
第六单元　祛暑剂 ………………………… 190
第七单元　温里剂 ………………………… 192
第八单元　表里双解剂 …………………… 195
第九单元　补益剂 ………………………… 197
第十单元　固涩剂 ………………………… 202
第十一单元　安神剂 ……………………… 205
第十二单元　开窍剂 ……………………… 206
第十三单元　理气剂 ……………………… 208
第十四单元　理血剂 ……………………… 211
第十五单元　治风剂 ……………………… 215
第十六单元　治燥剂 ……………………… 218
第十七单元　祛湿剂 ……………………… 221
第十八单元　祛痰剂 ……………………… 227
第十九单元　消食剂 ……………………… 230
第二十单元　驱虫剂 ……………………… 232
第二十一单元　治痈疡剂 ………………… 233

第八部分　中医诊断学

第一单元　绪论 …………………………… 235
第二单元　望诊 …………………………… 236
第三单元　舌诊 …………………………… 244
第四单元　问诊 …………………………… 252
第五单元　闻诊 …………………………… 260
第六单元　脉诊 …………………………… 264
第七单元　八纲辨证 ……………………… 272
第八单元　病性辨证 ……………………… 277
第九单元　脏腑辨证 ……………………… 283
第十单元　其他辨证方法概要 …………… 294
第十一单元　中医思维的综合应用 ……… 297

第九部分　诊断学基础

第一单元　常见症状 ……………………… 299
第二单元　问诊 …………………………… 316
第三单元　体格检查 ……………………… 318
第四单元　实验室检查 …………………… 341

| 第五单元 | 器械检查 | 359 | 第六单元 | 影像学检查 | 367 |

第十部分 药理学

| 第一单元 | 总论 | 377 | 第二单元 | 各论 | 380 |

第十一部分 传染病学

| 第一单元 | 传染病学总论 | 407 | 第三单元 | 其他 | 425 |
| 第二单元 | 常见传染病 | 409 |

第十二部分 医学心理学

第一单元	心理学基础知识	429	第四单元	心理障碍	440
第二单元	心理应激	437	第五单元	心理发展与心理健康	443
第三单元	心身疾病	438	第六单元	患者心理与医患关系	445

第十三部分 医学伦理学

第一单元	医学的道德传统	447	第四单元	疾病预防的道德要求	457
第二单元	医学伦理学的基本原则与范畴	450	第五单元	医学研究的道德要求	459
第三单元	临床诊疗的道德要求	454	第六单元	医德修养与评价	461

第十四部分 卫生法规

| 第一单元 | 卫生法中的法律责任 | 463 | 第二单元 | 相关卫生法律法规 | 464 |

第十五部分 中西医结合骨伤科学

第一单元	损伤的分类与病因病机	483	第九单元	颈肩臂痛	684
第二单元	诊断	491	第十单元	腰腿痛	698
第三单元	治疗方法	508	第十一单元	骨关节疾病	713
第四单元	损伤概论	545	第十二单元	骨与关节感染	724
第五单元	头面颈项部损伤	564	第十三单元	骨肿瘤	738
第六单元	胸腰骨盆损伤	574	第十四单元	骨关节及肢体畸形	754
第七单元	上肢损伤	601	第十五单元	其他常见疾病	758
第八单元	下肢损伤	645

附录 中西医结合骨伤科学（中级）专业技术资格考试大纲 769

第一部分　中医基础理论

第一单元　中医学理论体系的主要特点

细目一　整体观念

要点　整体观念的内容

（一）人体是一个有机整体

1. **生理上的整体性**　生理上的整体性，体现于两个方面：一是构成人体的各个组成部分在结构与功能上是完整统一的，即五脏一体观；二是人的形体与精神是相互依附、不可分割的，即形神一体观。

2. **病理上的整体性**　中医学认为局部病变可引起整体性病理反应，应把局部病理变化与整体病理反应统一起来，既重视局部发生病变的脏腑经络、形体官窍，又不忽视病变之脏腑经络对其他脏腑经络的影响。

3. **诊治上的整体性**　人体的局部与整体是辩证统一的，因而在诊察疾病时，可通过观察分析形体、官窍、色脉等外在的病理表现，推测内在脏腑的病理变化，从而作出正确诊断，为治疗提供可靠依据。

（二）人与自然环境的统一性

1. **自然环境对人体生理的影响**　自然环境主要包括自然气候和地理环境，古人以"天地"名之。天地阴阳二气处于不断的运动变化之中，故人体的生理活动必受天地之气的影响而有相应的变化。

2. **自然环境对人体病理的影响**　人类适应自然环境的能力是有限的，如果气候变化过于剧烈或急骤，超越了人体的适应能力，或机体的调节功能失常而不能对自然环境的变化作出适应性调节时，就会导致疾病的发生。

3. **自然环境与疾病防治的关系**　自然环境的变化影响着人的生命活动和病理变化，因而在疾病的防治过程中，必须重视自然环境与人体的关系，在养生防病中顺应自然规律，在治疗过程中遵循因时因地制宜的原则。

（三）人与社会环境的统一性

1. **社会环境对人体生理的影响**　社会的变迁，会给人们的生活条件、生产方式、思想意识和精神状态带来相应的变化，从而影响人的身心功能的改变。

2. **社会环境对人体病理的影响**　社会环境剧烈、骤然变化，对人体脏腑经络的生理功能有较大的影响，从而损害人的身心健康，而致某些身心疾病的发生。

3. **社会环境与疾病防治的关系**　预防和治疗疾病时，尽量避免不利的社会因素对人的精神刺激，创造有利的社会环境，提高人体对社会环境的适应能力，预防疾病的发生，并促进疾病向好的方面转化。

细目二　辨证论治

要点一　症、证、病的概念

1. **症**　症即症状和体征的总称，是疾病过程中表现出的个别、孤立的现象，可以是患者异常的主观感觉或行为表现，也可以是医生检查患者时发现的异常征象。

2. **证**　证即证候，是疾病过程中某一阶段或某一类型的病理概括，一般由一组相对固定的、有内在联系的、能揭示疾病某一阶段或某一类型病变本质的症状和体征构成。包括了病变的部位、原因、性质及邪正盛衰变化，揭示病变的机理和发展趋势，中医学将其作为确定治法、处方遣药的依据。

3. **病**　病即疾病，是致病邪气作用于人体，人体正气与之抗争而引起的机体阴阳失调、脏腑组织损伤、生理功能失常或心理活动障碍的一个完整的病理过程。在这一过程中，始终存在着损伤、障碍与修复、调节的矛盾斗争，亦即邪正斗争。

要点二 辨证论治的概念

辨证，是在认识疾病的过程中确立证候的思维和实践过程，即将四诊（望、闻、问、切）所收集的有关疾病的所有资料，包括症状和体征，运用中医学理论进行分析、综合，辨清疾病的原因、性质、部位及发展趋向，然后概括、判断为某种性质的证候的过程。

论治，是在通过辨证思维得出证候诊断的基础上，确立相应的治疗原则和方法，选择适当的治疗手段和措施来处理疾病的思维和实践过程。

要点三 同病异治和异病同治

同病异治，指同一种病，由于发病的时间、地域不同，或所处的疾病的阶段或类型不同，或患者的体质有异，导致反映出的证候不同，因而治疗也就有异。

异病同治，指几种不同的疾病，在其发展变化过程中出现了大致相同的病机、大致相同的证，故可用大致相同的治法和方药来治疗。

中医学诊治疾病的着眼点是对证候的辨析和因证候而治。证同则治同，证异则治异，是辨证论治的精神实质。

第二单元 阴阳学说

细目 阴阳学说在中医学中的应用

要点一 说明人体的组织结构

人体是一个有机整体。组成人体的所有脏腑经络、形体组织，既是有机联系的，又都可以根据其所在部位、功能特点划分为相互对立的阴、阳两部分。

要点二 说明人体的生理功能

脏为阴，腑为阳；心在上应夏为阳中之阳，肾在下应冬为阴中之阴；背为阳，腹为阴……精藏于脏腑之中，主内守而属阴；气由精所化，运行于全身而属阳。精与气的相互资生、相互促进，维持了脏腑经络、形体官窍的功能活动稳定有序。

要点三 说明人体的病理变化

（一）分析病因的阴阳属性

病邪可以分为阴、阳两大类："夫邪之生也，或生于阴，或生于阳"（《素问·调经论》）。一般而言，六淫属阳邪，饮食居处、情志失调等属阴邪。阴阳之中复有阴阳：六淫之中，风邪、暑邪、火（热）邪属阳，寒邪、湿邪属阴。

（二）分析病理变化的基本规律

1. 阴阳偏胜 即阴偏胜、阳偏胜，是属于阴或阳任何一方高于正常水平的病理状态。《素问·阴阳应象大论》指出："阴胜则阳病，阳胜则阴病。阳胜则热，阴胜则寒。"

阳胜则热，阳胜则阴病：阳胜，是指阳邪侵犯人体，"邪并于阳"而使机体阳气亢盛所致的病理病态。阳气的特性是热，故说"阳胜则热"。由于阳能制约阴，故在阳气亢盛时必然要消耗和制约津液和阴气，使之减少，从而出现脏腑、组织、器官失于滋润而干燥，功能失于抑制而亢进的临床表现，如口干唇燥、舌红少津等，即所谓"阳胜则阴病"。

阴胜则寒，阴胜则阳病：阴胜，是指阴邪侵犯人体，"邪并于阴"而使机体阴气亢盛所致的病理状态。阴气的特性是寒，故说"阴胜则寒"。由于阴能制约阳，故在阴气亢盛时必然会损耗和制约机体的阳气，导致其虚衰，可出现脏腑、组织、器官失于温煦，功能失于推动的临床表现，如畏寒肢冷、蜷缩、脉迟伏等，即所谓"阴胜则阳病"。

2. 阴阳偏衰 即阴虚、阳虚，是属于阴或阳任何一方低于正常水平的病理状态。

阳虚则寒：阳虚指人体阳气虚衰。阳虚则阴气相对偏盛而虚寒内生。临床可见面色㿠白、畏寒肢冷、神疲蜷卧、脉微等虚寒证的表现。

阴虚则热：阴虚指人体阴气虚衰。阴虚不能制阳，则阳气相对偏亢而虚热内生，临床可见低热、潮热、盗汗、五心烦热、舌红少苔、脉细数等虚热证的表现。

3. 阴阳互损 在阴阳偏衰到一定程度时，就会出现阴损及阳、阳损及阴的阴阳互损的情况。当阳虚至一定程度时，继而又出现阴虚的现象，称为"阳损及阴"。同样，当阴虚至一定程度时，因阴虚不能生阳，继而又出现阳虚的现象，称为"阴损及阳"。阳损及阴或阴损及阳，最终结果是"阴阳两虚"。

要点四 指导疾病的诊治

（一）用于诊断

1. 分析四诊资料 即将望、闻、问、切四诊所收集的各种资料，以阴阳学说的理论辨析其阴阳属性。其中亢奋的、热的、病变激烈的属阳；衰弱的、寒冷的、病变缓慢的为阴。

2. 概括疾病证候 用阴阳来概括分析错综复杂的各种证候，其中辨别阴证、阳证是诊断疾病的重要原则，在临床诊断中具有重要意义。如八纲辨证中，表证、热证、实证属阳；里证、寒证、虚证属阴。

（二）用于防治

1. **指导养生** 养生，又称"摄生"，其最根本的原则就是要"法于阴阳"，即遵循自然界阴阳的变化规律来调理人体之阴阳，使人体中的阴阳与四时阴阳的变化相适应，以保持人与自然界的协调统一，防止疾病的发生。

2. **确定治疗原则和方法**

（1）阴阳偏胜：阴阳偏胜形成的是实证，故总的治疗原则是"损其有余"。阳偏胜导致的实热证，用"热者寒之"的治疗方法；阴偏胜导致的实寒证，用"寒者热之"的治疗方法。

（2）阴阳偏衰：阴阳偏衰形成的是虚证，故应采用"补其不足"的治疗原则。阴偏衰所出现的虚热证，治宜滋阴以抑阳；阳偏衰所出现的虚寒证，治宜扶阳以抑阴。对阳损及阴导致的以阳虚为主的阴阳两虚证，当补阳为主，兼以补阴；对阴损及阳导致的以阴虚为主的阴阳两虚证，当补阴为主，兼以补阳。如此则阴阳双方相互资生，相互为用。

3. **分析和归纳药物的性能** 药物的性能，一般而言，主要靠它的气（性）、味和升降浮沉来决定，而药物的气、味和升降浮沉，皆可以用阴阳来归纳说明。药性，主要是寒、热、温、凉四种药性，又称"四气"。其中寒、凉属阴，温、热属阳。五味，就是酸、苦、甘、辛、咸五种滋味。辛、甘属阳，酸、苦、咸三味属阴。升降浮沉，是指药物在体内发挥作用的趋向。升是上升，浮为向外浮于表；升浮之药，其性多具有上升发散的特点，故属阳。降是下降，沉为向内沉于里；沉降之药，其性多具有收涩、泻下、重镇的特点，故属阴。

第三单元　五行学说

细目　五行学说在中医学中的应用

要点一　构建天人一体的五脏系统

五行学说除以五行特性类比五脏的生理特点,确定五脏的五行属性外,还以五脏为中心,推演络绎整个人体的各种组织结构与功能,将人体的形体、官窍、精神、情志等分归于五脏,构建以五脏为中心的生理病理系统。同时将自然界的五方、五气、五色、五味等与人体的五脏联系起来,建立以五脏为中心的天人一体的五脏系统,将人体内、外环境联结成一个密切联系的整体。

要点二　说明五脏生理功能及相互关系

(一) 说明五脏的生理特点

五行学说将人体的五脏分别归属于五行,如肝属木、心属火、脾属土、肺属金、肾属水,并以五行的特性来说明五脏的生理功能。

(二) 说明五脏之间的生理联系

1. **以五行相生说明五脏之间的资生关系**　肝生心即木生火,如肝藏血以济心,肝之疏泄以助心行血;心生脾即火生土,如心阳温煦脾土,助脾运化;脾生肺即土生金,如脾气运化,化气以充肺;肺生肾即金生水,如肺之精津下行以滋肾精,肺气肃降以助肾纳气;肾生肝即水生木,如肾藏精以滋养肝血,肾阴资助肝阴以防肝阳上亢。

2. **以五行相克说明五脏之间的制约关系**　肾制约心即水克火,如肾水上济于心,可以防止心火之亢烈;心制约肺即火克金,如心火之阳热,可以抑制肺气清肃太过;肺制约肝即金克木,如肺气清肃,可以抑制肝阳的上亢;肝制约脾即木克土,如肝气条达,可疏泄脾气之壅滞;脾制约肾即土克水,如脾气之运化水液,可防肾水泛滥。

要点三　说明五脏病变的相互影响

1. **相生关系的传变**　相生关系的传变包括"母病及子"和"子病及母"两个方面。

2. **相克关系的传变**　相克关系的传变包括"相乘"和"相侮"两个方面。

要点四　指导疾病的诊治

(一) 疾病的诊断

1. **确定五脏病变部位**　五行学说以事物五行属性归类和生克乘侮规律确定五脏病变的部位,包括以本脏所主之色、味、脉来诊断本脏之病和以他脏所主之色、味、脉来确定五脏相兼病变。

2. **推断病情的轻重顺逆**　根据"主色"和"客色"的变化,以五行的生克关系为基础,可以推测病情的顺逆。"主色"是指五脏的本色,"客色"为应时之色。"主色"胜"客色",其病为逆;反之,"客色"胜"主色",其病为顺。

五行学说还将色诊和脉诊结合起来,即色脉合参,结合五行生克规律来推断疾病的预后。如《灵枢·邪气脏腑病形》所说:"见其色而不得其脉,反得其相胜之脉,则死矣;得其相生之脉,则病已矣。"

(二) 疾病的治疗

1. **指导脏腑用药**　不同的药物,有不同的颜色与气味。以颜色分,有青、赤、黄、白、黑"五色";以气味辨,则有酸、苦、甘、辛、咸"五味"。药物的五色、五味与五脏的关系是以天然色味为基础,以其不同性能与归经为依据,按照五行归属来确定的。

2. **控制疾病的传变**　根据五行生克乘侮理论,五脏中一脏有病,可以影响其他脏而发生传变。如《难经·七十七难》所说:"见肝之病,则知肝当传之与脾,故先实其脾气。"

3. 确定治则治法

（1）依据五行相生规律确定治则和治法：基本治疗原则是补母和泻子，即"虚者补其母，实者泻其子"（《难经·六十九难》）。依据五行相生规律确定的治法，常用的有滋水涵木法、益火补土法、培土生金法、金水相生法、益木生火法等。

（2）依据五行相克规律确定治则和治法：基本治疗原则是抑强扶弱。依据五行相克规律确定的治法，常用的有抑木扶土法、泻火润金法、培土制水法、佐金平木法、泻南补北法等。

4. **指导针灸取穴** 在针灸疗法中，中医学将手足十二经近手足末端的井、荥、输、经、合"五输穴"，分别配属于木、火、土、金、水五行。在治疗脏腑病证时，根据不同的病情以五行的生克规律进行选穴治疗。

5. **指导情志疾病的治疗** 人的情志活动与五脏功能关系密切，而情志活动异常，又会损伤相应内脏。由于五脏之间存在相克的关系，故人的情志变化也有相互抑制作用。临床上可以运用不同情志变化的相互抑制关系来达到治疗目的。这就是情志病治疗中的"以情胜情"之法。

第四单元　藏　象

细目一　藏象的概述

要点　脏腑分类及各自的生理特点

脏腑分为五脏、六腑和奇恒之腑三类。五脏，即心、肺、脾、肝、肾；六腑，即胆、胃、小肠、大肠、膀胱、三焦；奇恒之腑，即脑、髓、骨、脉、胆、女子胞。

中医学以生理特点的不同作为区分脏与腑的主要依据。五脏共同的生理特点是化生和贮藏精气，六腑共同的生理特点是受盛和传化水谷。"所谓五脏者，藏精气而不泻也，故满而不能实；六腑者，传化物而不藏，故实而不能满也。"奇恒之腑在形态上中空有腔与六腑相类，功能上贮藏精气与五脏相同，与五脏和六腑都有明显区别，故称之。

五脏六腑的生理特点对临床辨证论治有重要的指导意义。一般来说，病理上"脏病多虚"，"腑病多实"；治疗上"五脏宜补"，"六腑宜泻"。

细目二　心

要点一　生理功能

（一）主血脉

心主血脉，即指心气推动和调控血液在脉道中运行，流注全身，发挥营养和滋润作用。

1. **主血**　指心气能推动血液运行，以输送营养物质于全身脏腑形体官窍。心主血的另一内涵是心有生血的作用，即所谓"奉心化赤"。

2. **主脉**　指心气推动和调控心脏的搏动和脉管的舒缩，使脉道通利，血流通畅。心与脉直接相连，形成一个密闭的循环系统。只有心气充沛，心阴与心阳协调，血液才能在脉管中正常运行，周流不息，营养全身，呈现面色红润光泽，脉象和缓有力等征象。

（二）藏神

心藏神，又称主神明或主神志，是指心有统帅全身脏腑、经络、形体、官窍的生理活动和主司意识、思维、情志等精神活动的作用。

人体之神，有广义与狭义之分。广义之神，是整个人体生命活动的主宰和总体现；狭义之神，是指人的意识、思维、情感、性格倾向等精神活动。心所藏之神，既是主宰人体生命活动的广义之神，又包括意识、思维、情感等狭义之神。

人体的脏腑、经络、形体、官窍，各有不同的生理功能，但它们都必须在心神的主宰和调节下，分工合作，共同完成整体生命活动。心神正常，则人体各脏腑的功能互相协调，彼此合作，全身安泰。

要点二　与形、窍、志、液、时的系统联系

1. **在体合脉，其华在面**　心在体合脉，指全身的血脉统属于心，由心主司。其华在面，是指心脏精气的盛衰，可从面部的色泽表现出来。心气旺盛，血脉充盈，则面部红润光泽。心气不足，可见面色苍白、晦滞。

2. **在窍为舌**　心在窍为舌，是指心之精气盛衰及其功能常变可从舌的变化中得以反映。其依据：①心与舌体通过经脉相互联系。②心主血脉，而舌体血脉丰富，外无表皮覆盖，故舌色能灵敏地反映心主血脉的功能状态。③舌具有感受味觉的功能。心主血脉，心之气血通过经脉上荣于舌，使之发挥鉴别五味的作用。④舌与言语、声音有关。舌体运动及语言表达依赖心神的统领。

3. **在志为喜**　心在志为喜，是指心的生理功能与喜志有关。喜，一般来说属于对外界刺激产生的良性反应。喜乐愉悦有益于心主血脉的

功能,但喜乐过度则可使心神受伤。

4. 在液为汗 汗是津液通过阳气的蒸化后,经汗孔排出体表的液体。心在液为汗,由于汗为津液所化生,血与津液又同出一源,所谓"血汗同源",而血又为心所主,故有"汗为心之液"之称。

5. 与夏气相通应 心与夏气相通应,是因为自然界在夏季以炎热为主,在人体则心为火脏而阳气最盛,同气相求,故夏季与心相应。夏季人体阳气隆盛,生机最旺。从五脏来说,心为阳中之阳,属火,故心之阳气在夏季最旺盛。

细目三　肺

要点一　生理功能

(一) 主气,司呼吸

1. 主呼吸之气 指肺是气体交换的场所。通过肺的呼吸作用,不断吸进清气,排出浊气,吐故纳新,实现机体与外界环境之间的气体交换,以维持人体的生命活动。

2. 主一身之气 指肺有主司一身之气的生成和运行的作用。体现于宗气的生成和对全身气机的调节作用。

肺的呼吸失常,不仅影响宗气及一身之气的生成,出现少气不足以息、声低气怯、肢倦乏力等"气虚"症状。并且影响一身之气的运行,导致各脏腑经络之气的升降出入运动失调。

(二) 主行水

主行水,指肺气的宣发肃降运动推动和调节全身水液的输布和排泄。肺主行水的内涵主要有两个方面:一是通过肺气的宣发运动,将脾气转输至肺的津液向上向外布散,上至头面诸窍,外达全身皮毛肌腠以濡润之;输送到皮毛肌腠的津液在卫气的推动作用下化为汗液,并在卫气的调节作用下有节制地排出体外。二是通过肺气的肃降运动,将脾气转输至肺的津液向内向下输送到其他脏腑以濡润之,并将脏腑代谢所产生的浊液(废水)下输至肾或膀胱,成为尿液生成之源。

(三) 朝百脉,主治节

肺朝百脉,指全身的血液都通过百脉流经于肺,经肺的呼吸,进行体内外清浊之气的交换,然后再通过肺气宣降作用,将富有清气的血液通过百脉输送到全身的作用。若肺气虚弱或壅塞,不能助心行血,则可导致心血运行不畅,甚至血脉瘀滞,出现心悸胸闷、唇青舌紫等症;反之,心气虚衰或心阳不振,心血运行不畅,也能影响肺气的宣通,出现咳嗽、气喘等症。

肺主治节,指肺气具有治理调节肺之呼吸及全身之气、血、水的作用。《素问·灵兰秘典论》说:"肺者,相傅之官,治节出焉。"主要表现在四个方面:一是治理调节呼吸运动:肺气的宣发与肃降运动协调,维持通畅均匀的呼吸,使体内外气体得以正常交换;二是调理全身气机:通过呼吸运动,调节一身之气的升降出入,保持全身气机调畅;三是治理调节血液的运行:通过肺朝百脉和气的升降出入运动,辅佐心脏,推动和调节血液的运行;四是治理调节津液代谢:通过肺气的宣发与肃降,治理和调节全身水液的输布与排泄。

要点二　与形、窍、志、液、时的系统联系

(一) 在体合皮,其华在毛

1. 肺对皮毛的作用 ①肺气宣发,宣散卫气于皮毛,发挥卫气的温分肉、充皮肤、肥腠理、司开阖,及防御外邪的作用;②肺气宣发,输精于皮毛,即将输送于肺的津液和部分水谷之精向上向外布散于全身皮毛肌腠以滋养之,使之红润光泽。

2. 皮毛对肺的作用 ①皮毛能宣散肺气,以调节呼吸。《黄帝内经》把汗孔称作"玄府",又叫"气门",是说汗孔不仅是排泄汗液之门户,而且也是随着肺气的宣发和肃降进行体内外气体交换的部位。②皮毛受邪,可内合于肺。

(二) 在窍为鼻,喉为肺之门户

鼻为呼吸之气出入的通道,与肺直接相连,所以称鼻为肺之窍。具有主通气和主嗅觉的功能。鼻的通气和嗅觉功能,都必须依赖肺气的宣发运动。

喉位于肺系的最上端,为呼吸之门户、发音之器官。喉由肺津滋养,其发音功能由肺气推动和调节。若各种内伤或过用,耗损肺津、肺气,以致喉失滋养或推动,发音失常,可见声音嘶哑、低微,称为"金破不鸣";若各种外邪袭

肺,导致肺气宣降失常,郁滞不畅,可见声音嘶哑、重浊,甚或失音,称为"金实不鸣"。

(三)在志为忧(悲)

关于肺之志,悲和忧虽然略有不同,但其对人体生理活动的影响是大致相同的,过度悲哀或过度忧伤,伤肺,导致肺气的宣降运动失调。

(四)在液为涕

鼻涕由肺津所化,由肺气的宣发运动布散于鼻窍。若寒邪袭肺,肺失宣肃,肺津被寒邪所凝而不化,则鼻流清涕。

(五)与秋气相通应

肺与秋同属于五行之金。时令至秋,暑去而凉生,草木皆凋。人体肺脏主清肃下行,为阳中之阴,同气相求,故与秋气相应。

细目四　脾

要点一　生理功能

(一)主运化

脾主运化,是指脾具有把饮食水谷转化为水谷精微(即谷精)和津液(即水精),并把水谷精微和津液吸收、转输到全身的生理功能。

1. **运化水谷**　是指脾气促进食物的消化、吸收并转输其精微(谷精)的功能。中医学认为食物的消化必须经脾气的推动,运化、转化为精微。若脾气的运化功能减退,称为脾失健运;也必然影响食物的消化和水谷精微的吸收而出现腹胀、便溏、食欲不振以至倦怠、消瘦等精气血生化不足的病变。

2. **运化水液**　是指脾气的吸收、转输津液调节水液代谢的功能。一是将胃和小肠消化吸收的津液,以及大肠吸收的水液,由肾气的蒸化作用回吸收的水液,经脾气的转输作用上输于肺,再由肺气的宣发肃降运动输布于全身。二是在水液的代谢过程中起枢转作用。脾气运化水液的功能失常,必然导致水液在体内停聚而产生水湿痰饮等病理产物,甚至导致水肿。

(二)主统血

脾主统血,指脾气具有统摄、控制血液在脉中正常运行而不逸出脉外的功能。脾不统血属虚性出血,常见出血色淡质稀,出血的部位偏于人体下部。如便血、尿血、崩漏等。

要点二　与形、窍、志、液、时的系统联系

1. **在体合肉,主四肢**　脾在体合肉,是指脾气的运化功能与肌肉的壮实及其功能发挥有着密切的联系。脾胃的运化功能失常,肌肉得不到水谷精微及津液的营养和滋润,必致瘦削、软弱无力,甚至痿废不用。

人体的四肢,需要脾胃运化的水谷精微及津液的营养和滋润,以维持正常的生理活动,故称"脾主四肢"。脾气健运,则四肢活动轻劲有力;若脾失健运,转输无力,可见倦怠无力,甚或痿废不用。

2. **在窍为口,其华在唇**　脾开窍于口,是指人的食欲、口味与脾的运化功能密切相关。脾的经脉"连舌本,散舌下",舌又主司味觉,所以,食欲和口味都可反映脾的运化功能是否正常。若脾失健运,湿浊内生,则见食欲不振,口味异常,如口淡乏味、口腻、口甜等。

脾气健旺,气血充足,则口唇红润光泽;脾失健运,则气血衰少,口唇淡白不泽。因此,脾其华在唇。

3. **在志为思**　思为脾志,故有"思出于心,而脾应之"之说。思虑太过,最易妨碍脾气的运化功能,致使脾胃之气结滞,脾气不能升清,胃气不能降浊,因而出现不思饮食、脘腹胀闷、头目眩晕等症。

4. **在液为涎**　涎为口津,即唾液中较清稀的部分,由脾所主,故说"脾在液为涎"。可助谷食的咀嚼和消化,故有"涎出于脾而溢于胃"之说。在正常情况下,涎液化生适量,上行于口而不溢于口外。若脾胃不和,或脾气不摄,则导致涎液化生异常增多,可见口涎自出。

5. **与长夏之气相通应**　长夏之季,气候炎热,雨水较多,天气下迫,地气上腾,湿为热蒸,酝酿生化,万物华实,合于土生万物之象,而人体的脾主运化,化生精气血津液,以奉生身,故脾与长夏,同气相求而相通应。

细目五 肝

要点一 生理功能

（一）主疏泄

肝主疏泄，是指肝气具有疏通、畅达全身气机的作用。表现在以下几个方面：

1. 促进血液与津液的运行输布 肝气疏泄，气机调畅，使全身脏腑经络之气的运行畅达有序。若气机郁结，则血行障碍，血运不畅，血液瘀滞停积而为瘀血，或为癥积，或为肿块，在女子可出现经行不畅、经迟、痛经、经闭等。

气能行津，气行则津布，故说肝气的疏泄作用能促进津液的输布，使之无聚湿成水生痰化饮之患。若肝气疏泄功能失常，气机郁结，亦会导致津液的输布障碍，形成水湿痰饮等病理产物，出现水肿、痰核等。

2. 促进脾胃运化和胆汁的分泌排泄 肝气疏泄，调畅气机，有助于脾胃之气的升降，从而促进脾胃的运化功能。另外，食物的消化吸收还要借助于胆汁的分泌和排泄，然而胆汁的分泌和排泄受肝气疏泄的影响。

若肝病以影响脾土为主，多称为"肝脾不调"或"肝脾不和"，导致脾失健运，食谷不化，可出现胸胁胀满、腹胀腹痛等症。若肝病以影响胃土为主，多称为"肝气犯胃"或"肝胃不和"，导致胃失受纳和降，可出现胸胁脘腹胀满或疼痛、纳呆等症；导致胃气不降，可出现嗳气、恶心、呕吐、泛酸等症。若肝病影响胆腑，胆汁排泄失常而出现郁滞，则见腹痛腹胀、饮食不化等症，重者可见高热、腹部绞痛；胆汁郁滞日久，则易生结石，治疗则当疏肝理气以促进胆汁的分泌排泄。

3. 调畅情志 肝气疏泄，能调畅气机，使人心情舒畅，既无亢奋，也无抑郁。若肝气疏泄失职，肝气郁结，可见心情抑郁不乐，悲忧善虑；若肝气郁而化火，或大怒伤肝，肝气上逆，常见烦躁易怒，亢奋激动。

4. 促进男子排精与女子行经 肝疏泄正常，女子月经来潮，男子精液的排泄就正常。肝失疏泄，则排精不畅而致精瘀；月经周期紊乱，经行不畅，甚或痛经。治疗此类病证，常以疏肝为第一要法。由于肝气的疏泄功能对女子的生殖功能尤为重要，故有"女子以肝为先天"之说。

（二）主藏血

肝藏血，是指肝脏具有贮藏血液、调节血量和防止出血的功能。

1. 贮藏血液 肝贮藏血液，为"血海"，其意义有：

（1）涵养肝气：肝贮藏充足的血液，化生和涵养肝气，使之冲和畅达，发挥其正常的疏泄功能，防止疏泄太过而亢逆。血属阴，抑制肝阳偏亢，使肝气疏泄正常，气血和调。

（2）濡养肝及筋目：肝贮藏充足的血液，濡养筋、眼目及肝本脏。

（3）为经血之源：肝贮藏充足的血液，为女子月经来潮的重要保证。

2. 调节血量 肝贮藏充足的血液，可根据生理需求调节人体各部位动静血量的分配。

3. 防止出血 肝主藏血，在肝内贮存一定的血量，可以制约肝气，同时亦有防止出血的作用。肝藏血失职，引起各种出血，称为肝不藏血。

要点二 与形、窍、志、液、时的系统联系

1. 在体合筋，其华在爪 筋，即筋膜，包括肌腱和韧带，附着于骨而聚于关节。筋依赖肝血的濡养，才能运动灵活而有力，能耐受疲劳，并能较快地解除疲劳，故称肝为"罢极之本"。如果肝血亏虚，筋脉得不到很好的濡养，则筋的运动能力就会减退。

爪，即爪甲，"爪为筋之余"亦赖肝血的濡养，因而肝血充足，则爪甲坚韧，红润光泽；肝血不足，则爪甲痿软而薄，枯而色夭，甚则变形、脆裂。

2. 在窍为目 目为视觉器官，具有视物功能，故又称"精明"。肝的经脉上连目系，肝血充足，肝气调和，目才能正常发挥其视物辨色的功能。若肝血不足，则会导致两目干涩、视物不清、目眩、目眶疼痛等症。

3. 在志为怒 怒是人在情绪激动时的一种情志变化，为肝所主。大怒或郁怒不解，可引起肝气郁结，气机不畅，精血津液运行输布障碍，痰饮瘀血及癥瘕积聚内生；又可致肝气上逆，血随气逆，发为出血或中风昏厥。

4. **在液为泪** 肝开窍于目,泪从目出。在正常情况下,泪液的分泌,是濡润而不外溢。如肝血不足,泪液分泌减少,常见两目干涩;如风火赤眼,肝经湿热,可见目眵增多,迎风流泪等。

5. **与春气相通应** 肝与春气相通应,是因为春季为一年之始,阳气始生,自然界生机勃发,一派欣欣向荣的景象。人体之肝主疏泄,恶抑郁而喜条达,为"阴中之少阳",故与春气相通应。

细目六 肾

要点一 生理功能

（一）主藏精

肾藏精,指肾具有贮存、封藏精的生理功能。

精,是构成人体和维持人体生命活动的最基本物质,是生命之源,是脏腑形体官窍功能活动的物质基础。

精,就其来源而言,有先天、后天之分:先天之精来源于父母的生殖之精,是禀受于父母的生命遗传物质,与生俱来,藏于肾中。出生之前,是形成生命（胚胎）的重要物质,是生命的构成本原;出生之后,则是人体生长发育和生殖的物质基础。后天之精来源于脾胃化生的水谷之精。人出生后,机体由脾胃的运化作用从饮食物中摄取的营养物质,称为"后天之精"。

肾藏精的生理效应如下:

1. **主生长发育和生殖** 肾藏精,精化气,肾精足则肾气充,促进人体的生长发育,使具有促进和维持生殖功能的物质"天癸"开始成熟和旺盛。人体的天癸,是肾精及肾气充盈到一定程度而产生的一种精微物质,具有促进人体生殖器官的发育成熟和维持人体生殖功能的作用。天癸至,女子月经来潮,男子出现排精现象,说明生殖器官已经成熟,具备了生殖能力。

若肾精及肾气不足可见小儿生长发育不良,出现五迟（站迟、语迟、行迟、发迟、齿迟）、五软（头软、项软、手足软、肌肉软、口软）;在成人则表现为早衰。

2. **为脏腑之本**

（1）肾阳为一身阳气之本,"五脏之阳气,非此不能发",能推动和激发脏腑经络的各种功能,温煦全身脏腑形体官窍,进而促进精血津液的化生和运行输布,推动机体的新陈代谢,并激发精血津液化生为气,即促进"有形化无形"的气化过程。若肾阳虚衰,温煦、推动等功能减退,则脏腑功能减退,机体的新陈代谢减缓,产热不足,精神不振,发为虚寒性病证。

（2）肾阴为一身阴气之源,"五脏之阴气,非此不能滋",能调控脏腑的各种功能,凉润全身脏腑形体官窍,调控机体的气化过程,减缓精血津液的化生及运行输布,并使气凝聚成形而为精血津液,所谓"无形化有形"。若肾阴不足,抑制、凉润等功能减退,则致脏腑功能虚性亢奋,新陈代谢相对加快,产热相对增多,精神虚性躁动,发为虚热性病证。

（3）主生髓化血:肾藏精,精能生髓,精髓化生血液。肾精充足而精髓盈满,则血液生化有源。肾精亏虚日久可导致血虚,临床上常用补肾填精益髓之法治疗。

（4）主抵御外邪:肾精具有保卫机体、抵御外邪,而使人免于疾病的作用。精充则生命力强,卫外固密,适应能力强,邪不易侵。反之,精亏则生命力弱,卫外不固,适应能力弱,邪易侵犯而致病。肾精这种抵御外邪的能力属正气范畴,与"正气存内,邪不可干""邪之所凑,其气必虚"的意义相同。

（二）主水

肾主水,是指肾气具有主司和调节全身水液代谢的功能。

1. **肾气对参与水液代谢的脏腑有调节作用** 肾气及肾阴肾阳对水液代谢过程中各脏腑之气的功能,尤其是脾肺之气的运化和输布水液的功能,具有促进和调节作用。

2. **肾气的生尿和排尿作用** 尿的生成和排泄是水液代谢的一个重要环节。水液代谢过程中,各脏腑形体官窍代谢后产生的浊液（废水）,通过三焦水道下输于肾或膀胱,在肾气的蒸化作用下,分为清浊两部分。清者回吸收,由脾气的转输作用通过三焦水道上腾于肺,重新参与水液代谢;浊者则化为尿液,在肾与膀胱之气的推动作用下排出体外。

（三）主纳气

肾主纳气,是指肾气有摄纳肺所吸入的自

然界清气,保持吸气的深度,防止呼吸表浅的作用。肾的纳气功能,实际上是肾气的封藏作用在呼吸运动中的具体体现。肺吸入的清气必须下达于肾,实际上是强调肺的呼吸在肾气的封藏作用下维持一定的深度,有利于清浊气体的内外交换。若肾精亏虚,肾气衰减,摄纳无力,肺吸入之清气不能下纳于肾,则会出现呼吸表浅,或呼多吸少,动则气喘等病理表现,称为"肾不纳气"。

要点二　与形、窍、志、液、时的系统联系

1. **在体合骨,生髓,其华在发**　骨的生长发育,有赖于骨髓的充盈及其所提供的营养。肾精充足,骨髓生化有源,骨骼得到髓的滋养,才能坚固有力;若肾精不足,骨髓生化无源,骨骼生长缓慢,便会出现小儿囟门迟闭、骨软无力,骨骼失养;老年人骨质脆弱,易于骨折等。

髓分骨髓、脊髓和脑髓,皆由肾精化生。肾精不足,髓海空虚,脑失所养,则见"脑转耳鸣,胫酸眩冒,目无所见,懈怠安卧"(《灵枢·海论》)。

齿与骨同出一源,亦由肾精充养,故称"齿为骨之余"。牙齿松动、脱落及小儿齿迟等,多与肾精不足有关。

发的生长,赖血以养,故称"发为血之余"。但发的生机根源于肾,肾藏精,精化血,精血旺盛,则毛发粗壮而润泽。青壮年精血旺盛,发长而润泽;老年人精血衰少,发白而脱落,皆属常理。但临床所见的未老先衰,年少而头发枯萎、早脱早白等,则与肾精不足有关,应考虑从肾论治。

2. **在窍为耳及二阴**　耳的听觉功能灵敏与否,与肾精、肾气的盛衰密切相关。肾精及肾气充盈,髓海得养,才能听觉灵敏,分辨力高;反之,若肾精及肾气虚衰,则髓海失养,出现听力减退,或见耳鸣,甚则耳聋。

二阴,指前阴和后阴。前阴是指排尿和生殖的器官;后阴是指排泄粪便的通道。尿液的生成及排泄依赖于肾气的蒸化和固摄作用。肾气之蒸化及固摄作用失常,则可见尿频、遗尿、尿失禁、尿少或尿闭等小便异常的病症。粪便的排泄,亦与肾气的推动和固摄作用有关。若肾气不足,则推动无力而致气虚便秘,或固摄无权而致大便失禁,久泄滑脱。

3. **在志为恐**　恐,是一种恐惧、害怕的情志活动。恐使肾气不得上行布散,反而下走,所以说"恐伤肾""恐则气下"。

4. **在液为唾**　唾,是唾液中较稠厚的部分,多出于舌下,有润泽口腔、滋润食物及滋养肾精的功能。唾由肾精化生,由舌下之金津、玉液二穴分泌而出。

5. **与冬气相通应**　冬季是一年中气候最寒冷的季节,自然界万物,则静谧闭藏以度冬时。人体中肾为水脏,有润下之性,藏精而为封藏之本。同气相求,故以肾应冬。

细目七　胆

要点　胆的生理功能

1. **贮藏和排泄胆汁**　胆汁由肝之余气凝聚而成。胆汁生成后,进入胆腑,由胆腑浓缩并贮藏。贮藏于胆腑的胆汁,在肝气的疏泄作用下排泄而注入肠中,以促进饮食水谷的消化和吸收。若肝胆的功能失常,胆汁的分泌排泄受阻,就会影响脾胃的受纳、腐熟和运化,而出现厌食、腹胀、腹泻等。

2. **主决断**　胆主决断,指胆具有判断事物、作出决定的作用。胆气虚怯之人,在受到不良精神刺激时,则易于出现胆怯易惊、善恐、失眠、多梦等精神情志异常的病变。

细目八　胃

要点　胃的生理功能

1. **主受纳水谷**　胃主受纳水谷,指胃气具有接受和容纳饮食水谷的作用。胃受纳水谷,是饮食物消化吸收的基础。胃受纳水谷的功能正常,就能保证进食功能。

2. 主腐熟水谷 胃主腐熟水谷,指胃气将饮食物初步消化,并形成食糜的作用。容纳于胃中的饮食物,经过胃气的磨化和腐熟作用后,成为食糜下传于小肠而进一步消化。精微物质由脾气进一步吸收转输而营养全身。

胃气的受纳、腐熟水谷功能,必须与脾气的运化功能相互配合,纳运协调才能将水谷化为精微,进而化生精气血津液,供养全身。

细目九 小 肠

要点 小肠的生理功能

1. 主受盛化物 一是小肠接受由胃腑下传的食糜而盛纳之,即受盛作用;二是指食糜在小肠内必须停留一定的时间,由脾气与小肠的共同作用对其进一步消化,化为精微和糟粕两部分,即化物作用。小肠受盛化物功能失调,表现为腹胀、腹泻、便溏等。

2. 主泌别清浊 泌别清浊,是指小肠在对食糜进一步消化的过程中,分为清浊两部分。清者,即水谷精微和津液,由小肠吸收,经脾气的转输作用输布全身;浊者,即食物残渣和部分水液,经胃和小肠之气的作用通过阑门传送到大肠。

3. 小肠主液 小肠主液,指小肠在吸收谷精的同时吸收大量的津液。小肠吸收的津液与谷精合为水谷之精,由脾气转输到全身,其中部分津液经三焦下渗膀胱,成为尿液生成之源。临床上,以"利小便所以实大便"的方法治疗泄泻,就是"小肠主液"理论的具体应用。

细目十 大 肠

要点 大肠的生理功能

1. 主传异糟粕 大肠接受由小肠下传的食物残渣,吸收其中多余的水液,形成粪便。大肠之气的运动,将粪便传送至大肠末端,并经肛门有节制地排出体外,故大肠有"传导之官"之称。

2. 大肠主津 大肠接受由小肠下传的含有大量水液的食物残渣,将其中的水液吸收,使之形成粪便,即所谓燥化作用。大肠吸收水液,参与体内的水液代谢,故说"大肠主津"。

细目十一 膀 胱

要点 膀胱的生理功能

1. 贮存尿液 人体的津液通过肺、脾、肾等脏的作用,布散全身,发挥其滋养濡润机体的作用。其代谢后的浊液(废水)则下归于肾或膀胱,经肾气的蒸化作用,升清降浊——清者回流体内,重新参与水液代谢;浊者变成尿液,由膀胱贮存。

2. 排泄尿液 膀胱中尿液的按时排泄,由肾气及膀胱之气的激发和固摄作用调节。肾气与膀胱之气的作用协调,则膀胱开合有度,尿液可及时地排出体外。

细目十二 三 焦

要点 三焦的生理功能

1. 三焦通行诸气 三焦是诸气上下运行之通路。肾藏先天之精化生的元气,自下而上运行至胸中,布散于全身;胸中气海中的宗气,自上而下到达脐下,以资先天元气,合为一身之气,皆以三焦为通路。

2. 三焦运行水液 三焦是全身水液上下输布运行的通道。全身水液的输布和排泄,是由肺、脾、肾等脏的协同作用而完成的,但必须以三焦为通道,才能升降出入运行。

细目十三 脑

要点 脑的生理功能

1. **主宰生命活动** "脑为元神之府"(《本草纲目》),是生命的枢机,主宰人体的生命活动。人在出生之前,随形具而生之神,即为元神。元神藏于脑中,为生命之主宰。元神存则生命在,元神败则生命逝。得神则生,失神则死。

2. **主司精神活动** 人的精神活动,包括思维、意识和情志活动等,都是客观外界事物反映于脑的结果。脑为精神活动的枢纽,脑主精神活动的功能正常,则精神饱满,意识清楚,思维灵敏,记忆力强,语言清晰,情志正常。否则,便出现意识思维及情志方面的异常。

3. **主司感觉运动** 眼、耳、口、鼻、舌等五脏外窍,皆位于头面,与脑相通。脑主元神,神能驭气,散动觉之气于筋而达百节,令之运动,故脑能统领肢体运动。髓海充盈,主感觉运动功能正常,则视物精明,听力正常,嗅觉灵敏,感觉无碍,运动如常,轻劲多力;若髓海不足,主感觉运动功能失常,不论虚实,都会出现听觉失聪,视物不明,嗅觉不灵,感觉障碍,运动不能,懈怠安卧。

细目十四 女子胞

要点一 女子胞的生理功能

1. **主持月经** 月经,又称月信、月事、月水,是女子胞(又称"胞宫")发育成熟后周期性出血的生理现象。月经的产生,是脏腑经脉气血及天癸作用于胞宫的结果,所以胞宫有主持月经的作用。

2. **孕育胎儿** 胞宫是女性孕育胎儿的器官。女子在发育成熟后,月经应时来潮,经后便要排卵,因而有受孕生殖的能力。此时,两性交媾,两精相合,就构成了胎孕。

要点二 女子胞与脏腑经脉的关系

1. **与脏腑的关系** 女子以血为本,经水为血液所化,而血液来源于脏腑。脏腑之中,心主血,肝藏血,脾统血,脾与胃同为气血生化之源,肾藏精而化血,肺主气,朝百脉而输精微,它们分司血的生化、统摄、调节等重要作用。

2. **与经脉的关系** 女子胞与冲、任、督、带及十二经脉,均有密切关系。其中,以冲、任、督、带脉为主。十二经脉的气血通过冲脉、任脉、督脉灌注于胞宫,而为经血之源、胎孕之本。

细目十五 脏腑之间的关系

要点一 脏与脏之间的关系

(一)心与肺

主要表现在血液运行与呼吸吐纳之间的协同调节关系。心主一身之血,肺主一身之气,两者相互协调,保证气血的正常运行,维持机体各脏腑组织的生理功能。肺气虚弱,行血无力或肺失宣肃,肺气壅塞,可影响心的行血功能,易致心血瘀阻;反之,心气不足,心阳不振,血行不畅,也可影响肺的呼吸功能,导致胸闷、咳喘等症。

(二)心与脾

主要表现在血液生成方面的相互为用及血液运行方面的相互协同。

1. 心主一身之血,心血供养脾以维持其正常的运化功能。水谷精微通过脾的转输升清作用,上输于心肺,贯注于心脉而化赤为血。劳神思虑过度,既耗心血,又损脾气,亦可形成心脾两虚之证。

2. 血液在脉中正常运行,既有赖于心气的推动以维持通畅而不迟缓,又依靠脾气的统摄以使血行脉中而不逸出。心气不足,行血无力,或脾气虚损,统摄无权,均可导致血行失常的病理状态,或见气虚血瘀,或见气虚失摄的出血。

(三)心与肝

主要表现在行血与藏血以及精神调节两个

方面。

1. 心主行血，为一身血液运行的枢纽；肝藏血，贮藏血液、调节血量。两者相互配合，共同维持血液的正常运行。心血瘀阻可累及肝，肝血瘀阻可累及心，最终导致心肝血瘀的病理变化。

2. 心藏神，主宰意识、思维、情感等精神活动。肝主疏泄，调畅气机，维护情志的舒畅。心肝两脏，相互为用，共同维持正常的精神活动。心神不安与肝气郁结，心火亢盛与肝火亢逆，可两者并存或相互引动。

（四）心与肾

心与肾在生理上的联系，主要表现为"心肾相交"。

1. **水火既济** 心位居上，故心火（阳）必须下降于肾，使肾水不寒；肾位居下，故肾水（阴）必须上济于心，使心火不亢。肾无心火之温煦则水寒，心无肾阴之滋润则火炽。心与肾之间的水火升降互济，维持了两脏之间生理功能的协调平衡。

2. **精神互用** 心藏神，肾藏精。精能化气生神，为气、神之源；神能控精驭气，为精、气之主。故积精可以全神，神清可以控精。

3. **君相安位** 心为君火，肾为相火（命火）。君火在上，如日照当空，为一身之主宰；相火在下，系阳气之根，为神明之基础。命火秘藏，则心阳充足；心阳充盛，则相火亦旺。君火相火，各安其位，则心肾上下交济。

心与肾之间的水火、阴阳、精神的动态平衡失调，称为心肾不交。主要表现为水不济火，肾阴虚于下而心火亢于上的阴虚火旺，或肾阳虚与心阳虚互为因果的心肾阳虚、水湿泛滥，或肾精与心神失调的精亏神逸的病理变化。

（五）肺与脾

主要表现在气的生成与水液代谢两个方面。

1. 肺主呼吸，吸入自然界的清气；脾主运化，化生水谷之精并进而化为谷气。清气与谷气在肺中汇为宗气，宗气与元气再合为一身之气。肺气虚累及脾（子病犯母），脾气虚影响肺（母病及子），终致肺脾两虚之候。

2. 就肺脾而言，肺气宣降以行水，使水液正常地输布与排泄；脾气运化，散精于肺，使水液正常地生成与输布。脾失健运，水液不化，聚湿生痰，为饮为肿，影响及肺则使其宣降而痰嗽喘咳，故有"脾为生痰之源，肺为贮痰之器"之说。

（六）肺与肝

主要体现在人体气机升降的调节方面。如肝郁化火，或肝气上逆，肝火上炎，可耗伤肺阴，使肺气不得肃降，而出现咳嗽、胸痛、咯血等肝火犯肺证，五行学说称为"木火刑金"或"木旺侮金"。另一方面，肺失清肃，燥热内盛，也可伤及肝阴，致肝阳亢逆，而出现头痛、易怒、胁肋胀痛等肺病及肝之候。

（七）肺与肾

主要表现在水液代谢、呼吸运动及阴阳互资三个方面。

1. **水液代谢** 肺主行水，为水之上源；肾主水液代谢，为主水之脏。肺气宣发肃降而行水的功能，有赖于肾气及肾阴肾阳的促进；肾气所蒸化及升降的水液，有赖于肺气的肃降运动使之下归于肾或膀胱。

2. **呼吸运动** 肺主气而司呼吸，肾藏精而主纳气。人体的呼吸运动，虽由肺所主，但亦需肾的纳气功能协助。肺气久虚，肃降失司，与肾气不足，摄纳无权，往往互为影响，以致出现气短喘促，呼吸表浅，呼多吸少等肾不纳气的病理变化。

3. **阴阳互资** 肺肾阴阳，相互资生。金为水之母，肺阴充足，下输于肾，使肾阴充盈；肾阴为诸阴之本，肾阴充盛，上滋于肺，使肺阴充足。老年久病痰饮喘咳，多属肺肾阳虚。

（八）肝与脾

主要表现为疏泄与运化、藏血与统血的相互协调关系。

1. **饮食物消化** 肝主疏泄，调畅气机，协调脾胃升降，并疏利胆汁，输于肠道，促进脾胃对饮食物的消化及对精微的吸收和转输；脾气健旺，运化正常，水谷精微充足，气血生化有源，肝体得以濡养而使肝气冲和条达，有利于疏泄功能的发挥。若肝失疏泄，气机郁滞，易致脾失健运，形成精神抑郁，胸闷太息，纳呆腹胀，肠鸣泄泻等肝脾不调之候。脾失健运，也可影响肝失疏泄，导致"土壅木郁"之证。

2. **血液运行** 肝主藏血，调节血量；脾主生血，统摄血液。脾气健旺，生血有源，统血有权，使肝有所藏；肝血充足，藏泻有度，血量得以正常调节，气血才能运行无阻。脾气虚弱，则血液生化无源而血虚，或统摄无权而出血，均可导致肝血不足。

（九）肝与肾

肝与肾的关系，有"肝肾同源"或"乙癸同源"之称。表现在精血同源、藏泄互用以及阴阳互资互制等方面。

1. **精血同源** 肝藏血，肾藏精，精血皆由水谷之精化生和充养，且能相互资生，故曰同源互化。肝血不足与肾精亏损多可相互影响，以致出现头昏目眩、耳聋耳鸣、腰膝酸软等肝肾精血两亏的病变。

2. **藏泄互用** 肝主疏泄，肾主封藏，二者之间存在着相互为用、相互制约的关系。若肝肾藏泄失调，女子可见月经周期失常，经量过多或闭经等；男子可见阳痿、遗精、滑泄或阳强不泄等症。

3. **阴阳互资互制** 肾阴不足可累及肝阴；肝肾阴虚，阴不制阳，水不涵木，又易致肝阳上亢，可见眩晕、中风等。肾阳虚衰可累及肝阳；肝肾阳虚，阳不制阴，阴寒内盛，可见下焦虚寒，肝脉寒滞，少腹冷痛，阳痿精冷，宫寒不孕等。

（十）脾与肾

主要表现为先后天的互促互助，以及水液代谢的相关性。

1. **先后天相互资生** 脾主运化水谷精微，化生气血，为后天之本；肾藏先天之精，是生命之本原，为先天之本。脾的运化水谷，有赖于肾气及肾阴肾阳的资助和促进，始能健旺；肾所藏先天之精及其化生的元气，亦赖脾气运化的水谷之精及其化生的谷气的不断充养和培育，方能充盛。

2. **水液代谢** 脾气运化水液的功能，须赖肾气的蒸化及肾阳温煦作用的支持；肾主水液的输布代谢，又须赖脾气及脾阳的协助，即所谓"土能制水"。脾肾两脏共同主司水液代谢的协调平衡。病理上，脾气、脾阳失运，水湿内生，经久不愈，可发展至脾水泛滥；肾气、肾阳虚衰，蒸化失司，水湿内蕴，也可影响脾气、脾阳的运化，最终均可导致尿少浮肿，腹胀便溏，畏寒肢冷，腰膝酸软等为脾肾两虚、水湿内停之证。

要点二　腑与腑之间的关系

1. **六腑生理功能的相互联系** 饮食物从口摄入以后，经过六腑的共同作用，从消化吸收乃至糟粕的下传排出，必须不断地由上而下递次传送。六腑中的内容物不能停滞不动，其受纳、消化、传导、排泄的过程，是一个虚实、空满不断更替的过程。

2. **六腑病理变化的相互影响** 六腑病变，多表现为传化不通，故在治疗上又有"六腑以通为补"之说。这里所谓"补"，不是用补益药物补脏腑之虚，而是指用通泄药物使六腑以通为顺。

要点三　脏与腑之间的关系

脏腑表里配合关系的依据：一是经脉络属。即属脏的经脉络于所合之腑，属腑的经脉络于所合之脏。二是生理配合。六腑传化水谷的功能，受五脏之气的支持和调节才能完成。三是病理相关。如肺热壅盛，失于肃降，可致大肠传导失职而大便秘结。反之亦然。因此，在治疗上，相应的就有脏病治腑、腑病治脏、脏腑同治诸法。

1. **心与小肠** 生理上心主血脉，心阳之温煦，心血之濡养，有助于小肠的化物功能；小肠主化物，泌别清浊，吸收水谷精微和水液，其中浓厚部分经脾气转输于心，化血以养其心脉。

病理上心经实火，可移热于小肠，引起尿少、尿赤涩刺痛、尿血等小肠实热之象。反之，小肠有热，亦可循经脉上熏于心，可见心烦、舌赤糜烂等。

2. **肺与大肠** 生理上，主要体现在肺气肃降与大肠传导之间的相互为用关系。

病理上肺气壅塞，失于肃降，气不下行，津不下达，可引起腑气不通，肠燥便秘。大肠实热，传导不畅，腑气阻滞，也可影响到肺的宣降，出现胸满咳喘等。

3. **脾与胃** 脾胃同为气血生化之源、后天之本，在饮食物的受纳、消化及水谷精微的吸收、转输等生理过程中起主要作用。脾与胃的关系，体现为水谷纳运相得、气机升降相因、燥湿相济三方面。

4. **肝与胆** 肝胆同居右胁下，胆附于肝叶之间，足厥阴经属肝络胆，足少阳经属胆络肝，两者构成表里相合关系。肝与胆的关系，主要表现在同司疏泄、共主勇怯等方面。

5. **肾与膀胱** 肾为水脏，膀胱为水腑，足少阴经属肾络膀胱，足太阳经属膀胱络肾，两者构成表里相合关系。肾与膀胱的生理关系，主要表现在共主小便方面。

要点四 五脏与奇恒之腑之间的关系

1. **五脏与脑** 脑的生理病理统归于心而分属于五脏。心是君主之官、五脏六腑之大主,神明之所出,故将人的意识、思维及情志活动统归于心,称"心藏神"。但又把神分为神、魂、魄、意、志五种不同的表现,分别由心、肝、肺、脾、肾五脏主司,即所谓"五神脏"。如《素问·宣明五气》说:"心藏神,肺藏魄,肝藏魂,脾藏意,肾藏志。"脑的功能与五脏密切相关,五脏之精充盈,五脏之气畅达,才能化养五神并发挥其生理功能。

2. **五脏与女子胞** 女子以血为本,经水为血液所化,月经的来潮和周期,以及孕育胎儿,均离不开气血的充盈和血液的正常运行。而心主血,肝藏血,脾胃为气血生化之源又主统血;肾藏精,关乎天癸,且精能化血;肺主气,朝百脉而输精微。诸脏分司血的生化、统摄与调节等,故脏腑安和,血脉流畅,血海充盈,则经候如期,胎孕乃成。五脏之中,女子胞与心、肝、脾、肾的关系尤为密切。

第五单元 气血津液

细目一 气

要点一 气的生成

（一）人体之气的生成之源

人体之气来源于先天之精所化生的先天之气（即元气）、水谷之精所化生的水谷之气和自然界的清气，后两者又合称为后天之气（即宗气），三者结合而成一身之气，《黄帝内经》称为"人气"。

（二）相关脏腑功能

1. **肾为生气之根** 肾藏先天之精，并受后天之精的充养。

2. **脾胃为生气之源** 脾主运化，胃主受纳，共同完成对饮食水谷的消化和水谷精微的吸收。

3. **肺为生气之主** 肺主气，主司宗气的生成，在气的生成过程中占有重要地位。

要点二 气的分类

（一）人身之气

人身之气，即一身之气，是构成人体各脏腑组织，并运行于全身的精微物质。它是由先天之精所化生之气、水谷之精所化生之气及吸入的自然界清气三者相融合而生成。人身之气推动和调控着各脏腑经络形体官窍的生理活动，推动和调控着血、津液、精的运行，输布和代谢，维系着人体的生命进程。一身之气分布于人体内部的不同部位，则有着各自的运动形式和功能特点，因而也就有了不同的名称。

（二）元气、宗气、营气、卫气

1. **元气** 元气是人体生命活动的原动力。元气主要由肾藏的先天之精所化生，通过三焦而流行于全身。元气的生理功能，一是推动和调节人体的生长发育和生殖功能，二是推动和调控各脏腑、经络、形体、官窍的生理活动。

2. **宗气** 宗气是由谷气与自然界清气相结合而积聚于胸中的气。宗气在胸中积聚之处，称为"气海"，又名为膻中。宗气聚于胸中，通过上出息道（呼吸道），贯注心脉及沿三焦下行的方式布散全身。宗气的生理功能主要有行呼吸、行血气和资先天三个方面。

3. **营气** 营气是行于脉中而具有营养作用的气。因其富有营养，在脉中营运不休，故称之为营气。由于营气在脉中，是血液的重要组成部分，故常常将"营血"并称。营气的生理功能有化生血液和营养全身两个方面。

4. **卫气** 卫气是行于脉外而具有保卫作用的气。因其有卫护人体、避免外邪入侵的作用，故称为卫气。卫气由水谷精微中慓悍滑利部分所化生。卫气有防御外邪、温养全身和调控腠理的生理功能。

要点三 气的运动与变化

（一）气机

1. **气机的概念** 气的运动称气机。人体之气是不断运动着的活力很强的精微物质，它流行全身，内至五脏六腑，外达筋骨皮毛，发挥其生理功能，推动和激发人体的各种生理活动。

2. **气运动的基本形式** 气的运动形式，因气的种类与功能的不同而有所不同，但总的来说，可以归纳为升、降、出、入四种基本形式。

3. **气运动的意义** 气机的升降出入，对于人体的生命活动至关重要。如先天之气、水谷之气和吸入的清气，都必须经过升降出入才能布散全身，发挥其生理功能。而精、血、津液也必须通过气的运动才能在体内不断地运行流动，以濡养全身。人体脏腑、经络、形体、官窍的生理活动必须依靠气的运动才得以完成，脏腑、经络、形体、官窍之间的相互联系和协调也必须通过气的运动才得以实现。

4. **气运动失常的表现形式** 气的升降出入运动出现异常变化，称为"气机失调"。气机失调有多种表现。例如：气的运行受阻而不畅通时,称"气机不畅";受阻较甚,局部阻滞不通时,称"气滞";气的上升太过或下降不及时,称"气逆";气的上升不及或下降太过时,称"气陷";气的外出太过而不能内守时,称"气脱";气不能外达而郁结闭塞于内时,称"气闭"。

（二）气化

气的运动称为气机,升、降、出、入是气运动的基本形式,气的运动而产生的各种变化称为气化。体内精微物质的化生及输布,精微物质之间、精微物质与能量之间的互相转化,以及废物的排泄等都属气化。气化的形式多种多样。《素问·阴阳应象大论》说:"味归形,形归气;气归精,精归化;精食气,形食味;化生精,气生形……精化为气。"就是对气化过程的简要概括。体内精气血津液的代谢及其相互转化是气化的基本形式。如精的生成,精化为气,精化为髓,髓充骨而造血或汇脑而化神;精与血同源互化;气的生成与代谢,包括化为能量、热量,以及生血、化精、化神,并分化为脏腑之气和经络之气。如此等等,皆属气化的具体体现。气化过程的有序进行,是脏腑生理活动相互协调的结果。

要点四　气的功能

（一）推动作用

气的推动作用是指阳气的激发、兴奋、促进等作用。主要体现于:①激发和促进人体的生长发育及生殖功能;②激发和促进各脏腑经络的生理功能;③激发和促进精血津液的生成及运行输布;④激发和兴奋精神活动。

（二）温煦作用

气的温煦作用是指阳气的促进产热,消除寒冷,使人体温暖的作用。其生理意义:①温煦机体,维持相对恒定的体温;②温煦各脏腑、经络、形体、官窍,助其进行正常的生理活动;③温煦精血津液,助其正常施泄、循行、输布,即所谓"得温而行,得寒而凝"。

（三）防御作用

气既能护卫肌表,防御外邪入侵,同时也可以祛除侵入人体内的病邪。因此,气的防御作用十分重要。

（四）固摄作用

固摄作用,是指气对于体内血、津液、精等液态物质的固护、统摄和控制作用,从而防止这些物质无故流失,保证它们在体内发挥正常的生理功能。主要表现在:①统摄血液,使其在脉中正常运行,防止其逸出脉外;②固摄汗液、尿液、唾液、胃液、肠液,控制其分泌量、排泄量,使之有度而规律地排泄,防止其过多排出及无故流失;③固摄精液,防止其妄加排泄。

（五）中介作用

人体内部各个脏腑组织器官都是相对独立的,但是在它们之间充满着气这一物质。气充斥于人体各个脏腑组织器官之间,成为它们相互之间联系的中介。

细目二　血

要点一　血的生成

（一）化生之源

血液由水谷之精化生的营气和津液所化生。肾精也是化生血液的基本物质。

（二）相关脏腑功能

1. **脾胃**　营气和津液化生血液,两者都是由脾胃运化转输的水谷精微所产生的。因此,脾胃是血液生化之源。

2. **心肺**　脾胃运化水谷精微所化生的营气和津液,由脾向上升输于心肺,与肺吸入的清气相结合,贯注心脉,在心气的作用下变化而成为红色血液。

3. **肾**　肾藏精,精生髓,精髓是化生血液的基本物质之一。肾中精气充足,则血液化生有源,同时肾精充足,肾气充沛,也可以促进脾胃的运化功能,有助于血液的化生。

要点二　血的运行

（一）影响血液运行的因素

1. 气的推动和温煦作用。

2. 血运行于脉中,而不致逸出脉外,需要一定的控摄,即固摄作用。气的推动与固摄作用之间、温煦与凉润作用之间的协调平衡是保证血液正常运行的主要因素。

3. 脉道的通畅无阻也是保证血液正常运行的重要因素。

4. 血液的质量,包括清浊及黏稠状态。若血液中痰浊较多,或血液黏稠,可致血行不畅而瘀滞。

此外，尚需考虑病邪的影响。阳邪侵入，或内生火热；阴邪侵袭，或寒从中生等影响血的运行。

（二）相关脏腑功能

血液的正常运行，与心气的推动、肺气的宣发肃降、肝气的疏泄密切相关。脾气的统摄及肝的藏血是固摄控制血液运行的重要因素。

要点三　血的功能

1. **濡养**　血含有人体所需的丰富的营养物质。血在脉中循行，内至五脏六腑，外达皮肉筋骨，不断地对全身各脏腑组织器官起着濡养和滋润作用，以维持各脏腑组织器官发挥生理功能，保证了人体生命活动的正常进行。

2. **化神**　血是机体精神活动的主要物质基础，人体的精神活动必须得到血液的营养。血液的充盛，是精神情志活动充沛而舒畅的基础。

细目三　津　　液

要点一　津液的生成、输布与排泄

1. **津液的生成**　津液来源于饮食水谷，通过脾胃的运化及有关脏腑的生理功能而生成。胃主受纳腐熟，"游溢精气"而吸收饮食水谷的部分精微。小肠主液，将水谷精微和水液大量吸收。大肠主津，在传导过程中吸收食物残渣中的水液，化生为津液。其中质清稀布散于体表、肌肉和孔窍，并能渗注于血脉，有滋润作用的，称为津；质稠厚，灌注于骨节、脏腑、脑、髓，起濡养作用的为液。

2. **津液的输布**　津液的输布主要是依靠脾、肺、肾、肝和三焦等脏腑生理功能的协调配合来完成的。

脾对津液的输布作用，肺主宣发肃降，通调水道，肾为水脏，对津液输布代谢起着主宰作用。肝主疏泄，调畅气机，气行则水行，保持了水道的畅通，促进了津液输布的通畅。三焦为水液和诸气运行的通路。

3. **津液的排泄**　津液的排泄主要通过排出尿液和汗液来完成。除此之外，呼气和粪便也将带走一些水分。因此，津液的排泄主要与肾、肺、脾的生理功能有关。由于尿液是津液排泄的最主要途径，因此肾脏的生理功能在津液排泄中的地位最为重要。

要点二　津液的功能

1. **滋润濡养**　津液是液态物质，有着较强的滋润作用。津液中含有营养物质，又有着丰富的濡养作用。滋润和濡养二者作用之间相辅相成，难以分割。

2. **充养血脉**　津液入脉，成为血液的重要组成部分。津液在营气的作用下，渗注于脉中，化生为血液，以循环全身发挥滋润、濡养作用。

另外，津液的代谢对调节机体内外环境的阴阳相对平衡起着十分重要的作用。

细目四　气与血的关系

要点一　气为血之帅

1. **气能生血**　气能生血，指血液的化生离不开气作为动力。血液的化生以营气、津液和肾精作为物质基础，在这些物质本身的生成以及转化为血液的过程中，每一个环节都离不开相应脏腑之气的推动和激发作用，这是血液生成的动力。临床上治疗血虚的病变，常常以补气药配合补血药使用，就是源于气能生血的理论。

2. **气能行血**　气能行血，指血液的运行离不开气的推动作用。血液的运行有赖于心气、肺气的推动及肝气的疏泄调畅，临床上在治疗血液运行失常时，常常配合补气、行气、降气、升提的药物，就是气能行血理论的实际应用。

3. **气能摄血**　气能摄血，指气能固摄血液循行于脉中的作用。主要体现在脾气统血的生理功能之中，治疗出血病变，可用健脾补气，益气以摄血。临床中发生大出血的危重证候时，用大剂补气药物以摄血，也是这一理论的应用。

要点二 血为气之母

1. **血能养气** 血能养气,指气的充盛及其功能发挥离不开血液的濡养。一旦失去血的供养,这些部位即可出现气虚衰少或气的功能丧失的病变。血虚的患者往往兼有气虚的表现,其道理即在于此。

2. **血能载气** 血能载气是指气存于血中,依附于血而不致散失,赖血之运载而运行全身。血液虚少的患者,常见气虚病变。大失血的患者,气亦随之大量丧失,导致气的涣散不收,漂浮无根的气脱病变,称为"气随血脱"。

细目五 气与津液的关系

要点一 气能生津、行津和摄津

1. **气能生津** 气是津液生成的动力,津液的生成依赖于气的推动作用。脾胃等脏腑之气充盛,则化生津液的力量增强,人体津液充足。脾胃等脏腑之气虚亏,化生津液力量减弱,可导致津液不足的病变,治疗时往往采取补气生津的法则。

2. **气能行津** 气是津液在体内正常输布运行的动力,津液的输布、排泄等代谢活动离不开气的推动和升降出入的运动。气虚推动作用减弱,气化无力进行,或气机郁滞不畅,气化受阻,都可以引起津液的输布、排泄障碍,并形成痰、饮、水、湿等病理产物,病理上称为"气不行水",也可称为"气不化水"。

3. **气能摄津** 气的固摄作用可以防止体内津液无故地大量流失,气通过对津液排泄的控制,维持着体内津液量的相对恒定。当气虚,固摄力量减弱,出现多汗、自汗、多尿、遗尿、小便失禁等病理现象,临床上往往采取补气方法以控制津液的过多外泄。

要点二 津能化气、载气

1. **津能化气** 由饮食水谷化生的津液,通过脾脏的升清散精,上输于肺,再经肺之宣降,通调水道,下输于肾和膀胱。津液滋润濡养各脏腑,使脏腑功能健全,脏腑之气充足。津液亏耗不足,也会引起气的衰少。

2. **津能载气** 津液是气运行的载体之一。在血脉之外,气的运行必须依附于津液,否则也会使气漂浮失散而无所归,故说津能载气。因此,津液的丢失,必定导致气的损耗,例如暑热病证,不仅伤津耗液,而且气亦随汗液外泄,出现少气懒言、体倦乏力的气虚表现。而当大汗、大吐、大泻等津液大量丢失时,气亦随之大量外脱,称为"气随津脱"。

第六单元 经 络

细目一 经络学说

要点一 经络的基本概念

经络,是经脉和络脉的总称,是运行全身气血,联络脏腑、形体、官窍,沟通上下内外,感应传导信息的通路系统,是人体结构的重要组成部分。经脉是经络系统中的主干,是气血运行和信息传导的主要通道;络脉是经脉的分支,网络全身。

要点二 经络系统的组成

人体的经络系统由经脉和络脉组成。

1. **经脉** 是经络系统的主干,由十二经脉、奇经八脉和十二经脉的附属部分组成。

(1) 十二经脉:又称"十二正经",包括手三阴经、足三阴经、手三阳经、足三阳经,是气血运行的主要通道。

(2) 奇经八脉:是十二经脉以外的重要经脉,包括督脉、任脉、冲脉、带脉、阴维脉、阳维脉、阴跷脉、阳跷脉,有统率、联络和调节十二经脉的作用。

(3) 十二经脉的附属部分:包括十二经别、十二经筋、十二皮部三部分。

2. **络脉** 包括十五络脉、浮络和孙络三部分。

(1) 十五络脉:又称"十五别络",是十二经脉及任脉、督脉各分出一支别络,加脾之大络,共十五支,有加强十二经脉表里两经在体表的联系和渗灌气血的作用。

(2) 浮络:是浮现于体表的络脉。

(3) 孙络:是最细小的络脉。

细目二 十二经脉

要点一 十二经脉的走向交接规律

1. **十二经脉的走向规律** 手三阴经起于胸中,走向手指端;手三阳经起于手指端,走向头面部;足三阳经起于头面部,走向足趾端;足三阴经起于足趾端,走向腹部和胸部。《灵枢·逆顺肥瘦》说:"手之三阴,从脏走手;手之三阳,从手走头;足之三阳,从头走足;足之三阴,从足走腹。"

2. **十二经脉的交接规律**

(1) 相为表里的阴经与阳经在四肢末端交接:手太阴肺经和手阳明大肠经在示指端交接,手少阴心经和手太阳小肠经在小指端交接,手厥阴心包经和手少阳三焦经在环指端交接,足阳明胃经和足太阴脾经在足大趾端交接,足太阳膀胱经和足少阴肾经在足小趾端交接,足少阳胆经和足厥阴肝经在足大趾爪甲后交接。

(2) 同名手足阳经在头面部交接:手阳明大肠经与足阳明胃经交接于鼻翼旁,手太阳小肠经与足太阳膀胱经交接于目内眦,手少阳三焦经与足少阳胆经交接于目外眦。

(3) 同名手足阴经在胸部交接:足太阴脾经与手少阴心经交接于心中;足少阴肾经与手厥阴心包经交接于胸中;足厥阴肝经与手太阴肺经交接于肺中。

要点二 十二经脉的分布规律

1. **头面部的分布** 由于手足阳经交会于头面部,故称头为"诸阳之会"。阳经在头面部的分布特点:阳明经主要行于面部,其中足阳明经行于额部;少阳经主要行于侧头部;手太阳经主要行于面颊部,足太阳经行于头顶和头后部。

2. **四肢部的分布** 十二经脉在四肢的分布特点:阴经行于内侧面,阳经行于外侧面。上肢内侧为太阴在前,厥阴在中,少阴在后;上肢外侧为阳明在前,少阳在中,太阳在后;下肢内侧,内踝尖上8寸以下为厥阴在前、太阴在中、少阴在后,内踝尖上8寸以上则太阴在前、厥阴在中、少阴在后;下肢外侧为阳明在前,少阳在中,太阳在后。

3. **躯干部的分布** 十二经脉在躯干部的分布特点:手三阴经均从胸部行于腋下;手三阳经行于肩部和肩胛部;足三阳经则阳明经行于前(胸腹面),太阳经行于后(背面),少阳经行于侧面;足三阴经均行于腹胸面。循行于腹胸面的经脉,自内向外依次为足少阴肾经、足阳明胃经、足太阴脾经和足厥阴肝经。

要点三　十二经脉的表里关系

手足阴经与阳经通过各自的经别和别络相互沟通,组成6对表里相合关系。相为表里的两条经脉在四肢末端交接,分别循行于四肢内、外侧面相对应的位置,分别属络于相为表里的脏与腑,还有经别和别络的表里沟通,形成脏腑经脉表里相合的关系。

要点四　十二经脉的流注次序

十二经脉是气血运行的主要通道,它们首尾相贯、依次衔接,因而脉中气血的运行也是循经脉依次传注的。气血由中焦水谷精微化生后,上注于肺,自手太阴肺经开始逐经依次流注,经由手阳明大肠经、足阳明胃经、足太阴脾经、手少阴心经、手太阳小肠经、足太阳膀胱经、足少阴肾经、手厥阴心包经、手少阳三焦经、足少阳胆经,最后注入足厥阴肝经,再流注复达于手太阴肺经,形成了"阴阳相贯,如环无端"的十二经脉气血流注系统。

细目三　奇经八脉

要点一　奇经八脉的主要特点

奇经八脉是督脉、任脉、冲脉、带脉、阴跷脉、阳跷脉、阴维脉、阳维脉的总称。其是与正经相对而言的,分布不如十二经脉那样有规律;与五脏六腑没有直接的属络联系,相互之间也没有表里关系;除督脉、任脉外,均无本经专属腧穴。奇经八脉别道奇行,对十二经脉有联络、统率、调节的作用。

要点二　督脉的循行部位及基本功能

1. **循行部位** 督脉起于胞中,下出会阴,沿脊柱里面上行,至项后风府穴处进入颅内,络脑,并由项沿头部正中线,经头顶、额部、鼻部、上唇,到上唇系带处。分支:从脊柱里面分出,络肾。分支:从小腹内分出,直上贯脐中央,上贯心,到喉部,向上到下颌部,环绕口唇,再向上到两眼下部的中央。

2. **基本功能**

(1)调节阳经气血,为"阳脉之海":督脉行于背部正中,背为阳,其脉与手足三阳经交会于大椎穴;督脉又与阳维脉会合于头部,故能蓄溢、调节全身阳经之气血,总督一身之阳经。

(2)与脑、髓和肾的功能有关:督脉循行于脊柱后面,入颅络脑,分支属肾,肾能藏精生髓,脑为髓海,故督脉与脑、髓和肾的功能活动有密切的联系。《素问·骨空论》说:"督脉为病,脊强反折。"说明督脉病变可引起脊髓与脑的病变。督脉属肾,故与肾的功能也有密切关系。肾藏精主生殖,精冷不孕等生殖系统疾病与督脉有关。

要点三　任脉的循行部位及基本功能

1. **循行部位** 任脉起于胞中,下出会阴,经阴阜,沿腹部和胸部正中线上行,至咽喉,上行至下颌部,环绕口唇,沿面颊,分行至目眶下。分支:由胞中别出,与冲脉相并,行于脊柱前。

2. **基本功能**

(1)调节阴经气血,为"阴脉之海":任脉循行于腹面正中线,与足三阴经交会于关元、气海,而足三阴经上接手三阴经,任脉又与阴维脉交会于廉泉、天突,故能总任阴脉之间的相互联系,对阴经气血有调节作用。

(2)任主胞胎:任脉起于胞中,与女子月经来潮及妊养生殖功能有关,故为生养之本,有"任主胞胎"之说。

要点四　冲脉的循行部位及基本功能

1. **循行部位** 冲脉起于胞中,下出会阴,从气街部起与足少阴经相并,夹脐上行,散布于胸中,再向上行,经喉,环绕口唇,到目眶下。分支:从少腹输注于肾下,浅出气街,沿大腿内侧进入腘窝,再沿胫骨内缘下行到足底。分支:从内踝后分出,向前斜入足背,进入大趾。分支:

从胞中分出，向后与督脉相通，上行于脊柱内。

2. 基本功能

（1）调节十二经气血，为"十二经脉之海"：冲脉上行于头，下至于足，后行于背，前布于胸腹，贯穿全身，通受十二经之气血，为总领诸经气血之要冲。当脏腑经络气血有余时，冲脉能加以涵蓄和贮存，而在脏腑经络气血不足时，冲脉则给予补充灌注，以维持人体各组织器官正常生理活动的需要。由于冲脉能调节十二经脉气血，故又称其为"十二经脉之海"或"五脏六腑之海"。

（2）调节月经及孕育，为"血海"：冲脉起于胞中，具有调节妇女月经的功能，与人体生殖功能有密切的联系，如《素问·上古天真论》说："太冲脉盛，月事以时下，故有子。""太冲脉"即冲脉，故亦称其为"血海"（《灵枢·海论》）。冲脉起于胞中，分布广泛，又为"十二经脉之海"。

要点五　带脉的循行部位及基本功能

1. **循行部位**　带脉起于季肋，斜向下行到带脉穴，绕身一周，并于带脉穴处再向前下方沿髂骨上缘斜行到少腹。

2. **基本功能**

（1）约束纵行诸经：十二正经与奇经中的其余七脉均为上下纵行，唯有带脉环腰一周，有总束诸脉的作用。

（2）主司带下：因带脉有病时常见妇人带下，故有"带脉主司带下"之说。

细目四　经络的生理功能

要点一　沟通联系作用

经络沟通联系的作用加强了脏腑与体表、脏腑与官窍、脏腑与脏腑之间，以及经脉与经脉之间的联系。

要点二　运行气血作用

经脉作为运行气血的主要通道具有运输气血的作用，络脉作为经脉的分支具有布散和渗灌经脉气血到脏腑、形体、官窍及经络自身的作用。

要点三　感应传导作用

感应传导，是指经络系统具有感应及传导针灸或其他刺激信息的作用。如刺激经穴引起的感应及传导，通常称为"得气"，即局部有酸、麻、胀的感觉及沿经脉走向的传导，就是经络感应传导作用的体现。

要点四　调节功能平衡

经络系统通过其沟通联系、运输渗灌气血作用及经气感受和负载信息的作用，对各脏腑、形体、官窍的功能活动进行调节，使人体复杂的生理功能相互协调，维持阴阳动态平衡状态。

细目五　经络学说的应用

要点一　阐释病理变化及其传变

1. **外邪由表传里的途径**　由于经络内属于脏腑，外布于肌表，因此，当体表受到病邪侵袭时，可通过经络由表及里，由浅入深，逐次向里传变而波及脏腑。

2. **体内病变反映于外的途径**　由于内在脏腑与外在形体、官窍之间通过经络密切相连，故脏腑病变可通过经络的传导反映于外。

3. **脏腑病变相互传变的途径**　由于脏腑之间有经脉相互联系，所以一脏腑的病变可以通过经络传到另一脏腑。

要点二　指导疾病的诊断

1. **循经诊断**　根据疾病表现的症状和体征，结合经络循行部位及其属络脏腑进行诊断。

2. **分经诊断**　根据病变所在部位，详细区分疾病所属经脉进行诊断。

要点三　指导疾病的治疗

1. 指导针灸推拿治疗。
2. 指导药物治疗。

第七单元 病　因

细目一　外感病因

要点一　六淫致病的共同特点

1. **外感性**　六淫致病，其侵犯途径多从肌表、口鼻而入，或两者同时受邪。如风寒湿邪易犯人肌表，温热燥邪易自口鼻而入。由于六淫病邪均自外界侵犯人体，故称外感致病因素，所致疾病即称为"外感病"。

2. **季节性**　六淫致病常有明显的季节性。如春季多风病，夏季多暑病，长夏多湿病，秋季多燥病，冬季多寒病。六淫致病与时令气候变化密切相关，故又称为"时令病"。由于气候异常变化的相对性，故夏季也可见寒病，冬季也可有热病。

3. **地域性**　六淫致病与生活、工作的区域环境密切相关。如西北多燥病、东北多寒病、江南多湿热为病；久居潮湿环境多湿病；长期高温环境作业者，多燥热或火邪为病等。

4. **相兼性**　六淫邪气既可单独伤人致病，又可两种以上同时侵犯人体而为病。如风热感冒、暑湿感冒、湿热泄泻、风寒湿痹等。《素问·痹论》说："风寒湿三气杂至，合而为痹也。其风气胜者为行痹，寒气胜者为痛痹，湿气胜者为著痹也。"

要点二　六淫各自的性质与致病特点

（一）风邪的性质和致病特点

1. **风为阳邪，轻扬开泄，易袭阳位**　风邪善动不居，具有轻扬、升发、向上、向外的特性，故属于阳邪。其性开泄，指其易使腠理宣泄开张而有汗出。故风邪侵袭，常伤及人体的上部（头、面）、阳经和肌表，使皮毛腠理开泄，出现头痛、汗出、恶风等症。

2. **风性善行而数变**　"善行"，指风性善动不居，游移不定。故其致病具有病位游移、行无定处的特征。"数变"，指风邪致病变幻无常，发病迅速。如风疹块（荨麻疹）就表现为皮肤瘙痒时作，疹块发无定处，此起彼伏，时隐时现等特征。

3. **风性主动**　"主动"，指风邪致病具有动摇不定的特征。如风邪入侵，常见颜面肌肉抽掣，或眩晕、震颤、抽搐、颈项强直、角弓反张、两目上视等。因金刃外伤，复受风毒之邪而出现四肢抽搐、角弓反张等症，也属于风性主动的临床表现。

4. **风为百病之长**　一是指风邪常兼他邪合而伤人，为外邪致病的先导。二是指风邪袭人致病最多。古人甚至将风邪作为外感致病因素的总称。

（二）寒邪的性质和致病特点

1. **寒为阴邪，易伤阳气**　寒为阴邪，感受寒邪，最易损伤人体阳气。如外寒侵袭肌表，卫阳被遏，可见恶寒、发热、无汗、鼻塞、流清涕等症；寒邪直中脾胃，脾阳受损，可见脘腹冷痛、呕吐、腹泻等症；若心肾阳虚，寒邪直中少阴，则可见恶寒蜷卧、手足厥冷、下利清谷、小便清长、精神萎靡、脉微细等症。

2. **寒性凝滞主痛**　即指寒邪侵入，易使气血津液凝结、经脉阻滞之意。阴寒之邪侵犯，阳气受损，失其温煦，易使经脉气血运行不畅，甚或凝结阻滞不通，不通则痛。故疼痛是寒邪致病的重要临床表现。

3. **寒性收引**　即指寒邪侵袭人体，可使气机收敛，腠理、经络、筋脉收缩而挛急。如寒邪侵及肌表，毛窍腠理闭塞，卫阳被郁不得宣泄，可见恶寒、发热、无汗等；寒客血脉，则气血凝滞，血脉挛缩，可见头身疼痛、脉紧；寒客经络关节，则经脉收缩拘急，甚则挛急作痛、屈伸不利，或冷厥不仁等。

（三）湿邪的性质和致病特点

1. **湿为阴邪，易损伤阳气，阻遏气机**　湿为重浊有质之邪，与水同类，属阴邪，故湿邪侵入，易伤阳气。

2. **湿性重浊** "重"指湿邪致病,出现以沉重感为特征的临床表现,如头身困重、四肢酸楚沉重等。若湿邪外袭肌表,困遏清阳,则头重如束布帛,湿邪阻滞经络关节,阳气不得布达,则可见肌肤不仁、关节疼痛重着等,称为"湿痹"或"著痹"。"浊",即秽浊不清,指湿邪为患,易呈现分泌物和排泄物秽浊不清的现象。

3. **湿性黏滞** 一是症状的黏滞性。湿病症状多表现为黏滞而不爽,如排泄物和分泌物多滞涩不畅,痢疾的大便排泄不爽,淋证的小便滞涩不畅,以及口黏、口甘和舌苔厚滑黏腻等。二是病程的缠绵性。因湿性黏滞,易阻气机,气不行则湿不化,胶着难解,故湿邪为病,起病隐缓,病程较长,反复发作,或缠绵难愈。如湿温、湿疹、湿痹(著痹)等,皆因其湿难除而不易速愈,或反复发作。

4. **湿性趋下,易袭阴位** 湿邪为重浊有质之邪,类水属阴而有趋下之势,人体下部亦属阴,同类相求,故湿邪为病,多易伤及人体下部。如水肿、湿疹等病以下肢较为多见。

(四)燥邪的性质和致病特点

1. **燥性干涩,易伤津液** 燥邪为干涩之病邪,侵犯人体,最易损伤津液,出现各种干燥、涩滞的症状,如口鼻干燥,咽干口渴,皮肤干涩,甚则皲裂,毛发不荣,小便短少,大便干结等。

2. **燥易伤肺** 肺为娇脏,喜清润而恶燥。燥邪多从口鼻而入,故最易损伤肺津,从而影响肺气之宣降,甚或燥伤肺络,出现干咳少痰,或痰黏难咳,或痰中带血,甚则喘息胸痛等。由于肺与大肠相表里,肺津耗伤,大肠失润,传导失司,可现大便干涩不畅等症。

(五)火热之邪的性质和致病特点

1. **火热为阳邪,其性燔灼趋上** 火热之性燔灼、升腾,故为阳邪。阳邪侵人,致人体阳气病理性偏亢,"阳胜则热",故发为实热性病证,临床多见高热、恶热、烦渴、汗出、脉洪数等症。火性趋上,火热之邪易侵害人体上部,故火热病证,多发生在人体上部,尤以头面部为多见。如目赤肿痛、咽喉肿痛、口舌生疮糜烂、牙龈肿痛、耳内肿痛或流脓等。

2. **火热易扰心神** 火热与心相通应,故火热之邪入于营血,尤易影响心神,轻者心神不宁而心烦、失眠;重者扰乱心神,出现狂躁不安,或神昏、谵语等症。

3. **火热易伤津耗气** 火热一方面迫津外泄,使气随津泄而致津亏气耗。另一方面则直接消灼煎熬津液,耗伤人体的阴气,即所谓热盛伤阴。故火热之邪致病,临床表现除热象显著外,往往伴有口渴喜冷饮,咽干舌燥,小便短赤,大便秘结等津伤阴亏的征象。

4. **火热易生风动血** "生风",是指火热之邪侵犯人体,燔灼肝经,耗劫津液,筋脉失养失润,易引起肝风内动的病证。由于此肝风为热甚引起,故又称"热极生风"。临床表现为高热神昏、四肢抽搐、两目上视、角弓反张等。"动血",指火热入于血脉,易迫血妄行。

5. **火邪易致疮痈** 火邪入于血分,可聚于局部,腐蚀血肉,发为痈肿疮疡。临床常以疮疡局部红肿热痛为特征。

(六)暑邪的性质和致病特点

1. **暑为阳邪,其性炎热** 暑为盛夏火热之气所化,火热属阳,故暑邪为阳邪。暑邪伤人多表现为一系列阳热症状,如高热、心烦、面赤、脉洪大等。

2. **暑性升散,扰神伤津耗气** 暑为阳邪,易上扰心神,或侵犯头目,出现心胸烦闷不宁、头昏、目眩、面赤等。暑邪侵犯人体,还可致腠理开泄而多汗。汗出过多,不仅伤津,而且耗气,故临床除见口渴喜饮、尿赤短少等津伤之症外,往往可见气短、乏力,甚则气津耗伤太过,清窍失养而突然昏倒、不省人事。

3. **暑多夹湿** 暑季炎热,多雨潮湿,故暑邪致病,多夹湿邪为患。其临床表现除发热、烦渴等暑热症状外,常兼见四肢困倦、胸闷呕恶、大便溏泄不爽等湿滞症状。

要点三 疠气

疠气是一类具有强烈致病性和传染性的外感病邪。在中医文献记载中,又有"疫气""疫毒""戾气""异气""毒气""乖戾之气"等名称。

(一)疠气的性质和致病特点

1. **传染性强,易于流行** 疫疠邪气具有强烈的传染性和流行性,具有很强的致病性,它可通过口鼻等多种途径在人群中传播,从而造成流行。

2. **发病急骤,病情危重** 疫疠邪气的毒力比一般的六淫之邪更强,热毒更甚,并常兼夹湿毒、毒雾、瘴气等秽浊之气侵犯人体,故比六淫发病更急,且来势凶猛,病情危笃,死亡率高。

3. **一气一病,症状相似** 因为一种疫疠邪气引起一种疫病，故致病后症状相似。《素问·刺法论》说："五疫之至，皆相染易，无问大小，病状相似。"

（二）影响疠气产生的因素

疠气的产生多与气候因素、环境因素、预防措施不当和社会因素有关。

细目二 七情内伤

要点 七情内伤致病的特点

（一）直接伤及内脏

七情是机体对内外环境变化所产生的复杂心理反应，以内脏精气为物质基础。因此，七情过激致病，可直接伤及内脏。

1. **七情首先影响心神** 七情过激伤人发病，首先作用于心神，产生异常的心理反应和精神状态。喜乐过度，可致精神涣散，神志失常；大怒发作，可致精神冲动，失去理智；过于恐惧，可致神气散失，神不守舍。

2. **七情损伤相应之脏** 即五脏所主七种情志损伤相应之脏。心在志为喜为惊，过喜或过惊则伤心；肝在志为怒，过怒则伤肝；脾在志为思，过度思虑则伤脾；肺在志为悲为忧，过悲则伤肺；肾在志为恐，过恐则伤肾。

3. **数情交织，多伤心肝脾** 心藏神，肝藏血，脾运化水谷为气血生化之源，血是神的物质基础，所以情志内伤，最易损伤心肝脾三脏。

4. **易损潜病之脏腑** 潜病，是指已经存在但无明显临床表现的病证。潜病之脏腑，是指潜病所在的脏腑。潜病之脏腑正气已虚，是情志易伤之所，故七情内伤易于损伤潜病之脏腑。如曾患胸痹、飧泄、头痛等病证的患者，若遭遇情志刺激，最易导致潜病发作或反复发作。

（二）影响脏腑气机

脏腑之气的升降出入运动，受心神的调控。故情志致病首伤心神，随之影响脏腑气机，导致脏腑气机升降失常而出现相应的临床表现。如《素问·举痛论》说："……百病生于气也，怒则气上，喜则气缓，悲则气消，恐则气下……惊则气乱……思则气结。"

（三）多发为情志病证

情志病包括：①因情志刺激而发的病证，如郁证、癫、狂等；②因情志刺激而诱发的病证，如胸痹、真心痛、眩晕（高血压）等身心疾病；③其他原因所致但具有情志异常表现的病证，如消渴、恶性肿瘤、慢性肝胆疾病等，大都有异常的情志表现，并且病情也随其情绪变化而有相应的变化。

（四）七情变化影响病情

一是有利于疾病康复。情绪积极乐观，七情反应适当，当怒则怒，当悲则悲，怒而不过，悲而不消沉，有利于病情的好转乃至痊愈。二是诱发疾病发作或加重病情。情绪消沉，悲观失望，或七情异常波动，可诱发疾病发作或使病情加重或恶化。

细目三 饮食失宜

要点 饮食不节、不洁、偏嗜

（一）饮食不节

1. **过饥** 过饥是指摄食不足，如饥而不得食，或有意识限制饮食，或因脾胃功能虚弱而纳少，或因七情强烈波动而不思饮食，或不能按时饮食等。长期摄食不足，营养缺乏，气血生化减少。

2. **过饱** 过饱是指饮食超量，或暴饮暴食，或中气虚弱而强食，以致脾胃难于消化转输而致病。轻者表现为饮食积滞不化，"积食"内停，可见脘腹胀满疼痛、嗳腐吞酸、呕吐、泄泻、厌食、纳呆等；甚者，可因脾胃久伤或营养过剩，而发展为消渴、肥胖、痔疮、心脉瘀阻等病证。

（二）饮食不洁

饮食不洁指进食不洁净的食物而导致疾病的发生。多是由于缺乏良好的卫生习惯，进食陈腐变质，或被疫毒、寄生虫等污染的食物所造成。饮食不洁而致的病变以胃肠病为主。

（三）饮食偏嗜

1. **寒热偏嗜** 过分偏嗜寒热饮食，可导致人体阴阳失调而发生某些病变。如偏嗜生冷寒凉之品，久则易于耗伤脾胃阳气，导致寒湿内生；若偏嗜辛温燥热饮食，又可使肠胃积热，或酿成痔疮等；若嗜酒成癖，久易聚湿、生痰、化热而致病，甚至变生癥积。

2. 五味偏嗜 五味，指酸、苦、甘、辛、咸，它们各有不同的作用，不可偏废。且五味与五脏，又各有一定的亲和性。既可引起本脏功能失调，也可因脏气偏盛，以致脏腑之间平衡关系失调而出现他脏的病理改变。

3. 食类偏嗜 专食某种或某类食品，或厌恶某类食物而不食，或膳食中缺乏某些食物等，久之也可成为导致某些疾病发生的原因。如瘿瘤、佝偻、夜盲等。如过食肥甘厚味，易致肥胖、眩晕、中风、胸痹、消渴等病变。

4. 嗜酒成癖 酒性辛热，少用可和血通脉，祛寒壮神。若嗜酒成癖，伤及肝脾，久易聚湿、生痰、化热而致病，甚则变生癥积。

细目四 劳逸失度

要点 过劳与过逸

1. 劳力过度 劳力过度，又称"形劳"。指较长时间的过度用力，劳伤形体而积劳成疾，或者是病后体虚，勉强劳作而致病。"劳则气耗"，《素问·宣明五气》说："久立伤骨，久行伤筋。"

2. 劳神过度 劳神过度，又称"心劳"。指长期用脑过度，思虑劳神而积劳成疾。用神过度，长思久虑，则易耗伤心血，损伤脾气，以致心神失养，神志不宁而心悸、健忘、失眠、多梦，脾失健运而纳少、腹胀、便溏、消瘦等。

3. 房劳过度 房劳过度，又称"肾劳"。指房事太过，耗伤肾精、肾气而致病。房劳过度也是导致早衰的重要原因。

4. 过度安逸 包括体力过逸和脑力过逸等。人体每天需要适当的活动，气血才能流畅，阳气才得以振奋。若较长时间少动安闲，或者卧床过久，或者长期用脑过少等，可导致脏腑经络及精气血神失调而出现各种病理变化。

细目五 痰 饮

要点 痰饮的形成与致病特点

（一）痰饮的形成

痰饮的形成，多因外感六淫，或七情内伤，或饮食不节等，以致脏腑功能失调，气化不利，水液代谢障碍，津液停聚。由于肺、脾、肾、肝及三焦等对水液代谢起着重要作用，故痰饮的形成多与肺、脾、肾、肝及三焦的功能失常密切相关。

（二）痰饮的致病特点

1. 阻滞气血运行 痰饮之邪，可随气流行，或停滞于经脉，或留滞于脏腑，阻滞气机，妨碍血行。若痰饮留滞于脏腑，使脏腑气机升降失常。如痰饮阻肺，肺气失于宣降，则见胸闷气喘、咳嗽吐痰等；痰饮停胃，胃气失于和降，则见恶心呕吐等；痰浊痹阻心脉，血气运行不畅，可见胸闷心痛等。

2. 影响水液代谢 痰饮本为水液代谢失常的病理产物，痰饮形成之后，可作为一种继发性致病因素反过来作用于人体，进一步影响肺、脾、肾等脏腑的功能活动，影响水液代谢。如痰湿困脾，脾气不升，可致水湿不运。

3. 易于蒙蔽心神 痰浊为病，随气上逆，尤易蒙蔽清窍，使心神活动失常，出现头晕目眩、精神不振等症，若痰浊上犯，与风、火相合，蒙蔽心窍，扰乱神明，以至出现神昏谵妄，或引起癫、狂、痫等疾病。

4. 致病广泛，变幻多端 痰饮随气流行，内而五脏六腑，外而四肢百骸、肌肤腠理，可停滞而致多种疾病。由于其致病面广，发病部位不一，且又易于兼邪致病，因而在临床上形成的病证繁多，症状表现十分复杂，故有"百病多由痰作祟"之说。

细目六 瘀 血

要点一 瘀血的形成与致病特点

（一）瘀血的形成

凡是影响血液正常运行，引起血液运行不畅，或致血离经脉而瘀积的内外因素，均可导致瘀血。

1. **血出致瘀** 各种外伤，如跌打损伤、金刃所伤、手术创伤等，致血脉损伤而出血；或其他原因，如脾不统血、肝不藏血、热灼脉络而致出血；以及妇女经行不畅、流产等，所出之血未能排出或及时消散，留积于体内则成瘀血。

2. **血行不畅致瘀** 凡是影响血液正常运行，使血液运行不畅的因素，均可致瘀血，如气滞致瘀、因虚致瘀（气虚而推动无力、阳虚而脉道失于温通、阴虚而脉道失于柔润、津液亏虚而无以充养血脉等）、血寒致瘀（寒邪入于血脉则血液凝涩而运行不畅）、血热致瘀（火热邪气入舍于血，血热互结，煎灼血中津液，血液黏稠而不畅）等。

（二）瘀血的致病特点

1. **易于阻滞气机** 血为气之母，血能载气，因而瘀血一旦形成，必然影响和加重气机郁滞，所谓"血瘀必兼气滞"。而气为血之帅，气机郁滞，又可引起局部或全身的血液运行不畅。

2. **影响血脉运行** 瘀血为血液运行失常的病理产物，但瘀血形成之后，无论其瘀滞于脉内，还是留积于脉外，均可影响脏腑的功能，导致局部或全身的血液运行失常。

3. **影响新血生成** 瘀血乃病理性产物，已失去对机体的濡养滋润作用。瘀血阻滞体内，尤其是瘀血日久不散，就会严重影响气血的运行，脏腑失于濡养，功能失常，势必影响新血的生成。

4. **病位固定，病证繁多** 瘀血一旦停滞于某脏腑组织，多难以及时消散，故其致病又具有病位相对固定的特征，如局部刺痛、固定不移，或癥积肿块形成而久不消散等，并因瘀阻部位不同，发生多种病变。

要点二 瘀血的症状特点

瘀血致病，症状错综繁多，主要病症特点大致归纳如下。

1. **疼痛** 一般表现为刺痛，痛处固定不移、拒按，夜间痛势尤甚。

2. **肿块** 瘀血积于皮下或体内则可见肿块，肿块部位多固定不移。若在体表则可见局部青紫、肿胀隆起，即所谓血肿；若在体腔内则扪之质硬、坚固难移，即所谓癥积。

3. **出血** 部分瘀血为病者可见出血之象，通常出血量少而不畅，血色紫暗，或夹有血块。

4. **色紫暗** 一是面色紫暗，口唇、爪甲青紫等；二是舌质紫暗，或舌有瘀斑、瘀点等。

5. **其他** 可表现为肌肤甲错及脉象上的某些异常，如涩脉或结代脉等。

细目七 结 石

要点 结石的形成与致病特点

1. 结石的形成

（1）饮食不当：饮食偏嗜、喜食肥甘厚味，空腹食入过多的未熟柿子、黑枣等，以及某些地域的水中含有过量的矿物质及杂质等，都是促使结石形成的原因。

（2）情志内伤：若情志不遂，肝气疏泄失职，胆气不利，可形成肝胆结石。

（3）服药不当：长期过量服用某些药物，是形成肾或膀胱结石的原因之一。

（4）体质差异：体质差异导致对某些物质的代谢异常，从而易于在体内形成结石。

2. 结石的致病特点

结石为病，由于致病因素、形成部位不同，临床表现差异很大。但总体而言，气机不畅为各种结石的基本病机，疼痛是各种结石的共同症状。

（1）多发于肝、胆、肾、膀胱等脏腑。

（2）病程较长，病情轻重不一。

（3）阻滞气机，损伤脉络。

第八单元 发 病

细目一 发病的基本原理

要点一 正气不足是疾病发生的内在因素

（一）正气的防御作用

1. **抵御外邪** 正气强盛，抗邪有力，则病邪难以入侵，故不发病。

2. **祛除病邪** 邪气侵入后，若正气强盛，可在抗争中祛除病邪。

3. **修复调节** 对邪气侵入而导致的机体阴阳失调、脏腑组织损伤、精血津液亏耗及生理功能失常，正气有自行调节、修复、补充的作用，可使疾病向愈。

4. **维持脏腑经络功能的协调** 脏腑经络之气的运行不息，推动和调节各脏腑经络的功能。

（二）正气在发病中的作用

中医发病学说很重视人体的正气，认为正气的强弱对于疾病的发生、发展及其转归起着主导作用。

1. **正虚感邪而发病** 正气不足，抗邪无力，外邪乘虚而入，疾病因之发生。

2. **正虚生"邪"而发病** 正气不足，脏腑经络的功能失常，精血津液的代谢运行失常，可导致内生五"邪"而发病，或导致痰饮、瘀血、结石等病理产物的产生而引起新的病变。

3. **正气的强弱可决定发病的证候性质** 邪气袭人，若正气充盛，邪正相搏剧烈，多表现为实证；若正气虚衰，不能敌邪，邪气深入内脏，多发为重证和危证。

要点二 邪气是发病的重要条件

（一）邪气的侵害作用

1. **导致生理功能失常** 邪气侵入、发病，可导致机体的阴阳失调，精气血津液的代谢及功能障碍，以及脏腑经络的功能失调等。

2. **造成脏腑组织的形质损害** 邪气作用于人体，可对机体的皮肉筋骨、脏腑器官造成不同程度的损伤，或致精气血津液等物质的亏耗。

3. **改变体质类型** 邪气侵入，还能改变个体的体质特征，进而影响其对疾病的易罹倾向。

（二）邪气在发病中的作用

1. **邪气是导致发病的原因** 疾病是邪气作用于人体而引起邪正相搏的结果，没有邪气的侵袭，机体一般不会发病。

2. **影响发病的性质、类型和特点** 不同的邪气作用于人体，表现出不同的发病特点、证候类型。

3. **影响病情和病位** 邪气的性质，感邪的轻重，皆与发病时病情的轻重有关。

4. **某些情况下在发病中起主导作用** 在邪气的毒力和致病力特别强而正气虽盛但也难以抗御的情况下，邪气对疾病的发生起着决定性的作用。

细目二 影响发病的主要因素

要点一 环境与发病

环境，指与人类生存密切相关的自然环境与社会环境而言，主要包括气候变化、地域因素、生活工作环境等。

要点二 体质与发病

中医学的发病观认为，正气在发病过程中具有主导作用，而作为反映正气盛衰特点的体质，往往会影响疾病的发生、发展和变化。体质在发病中的作用，具体表现为可决定发病倾向和对某种病邪的易感性,甚至可决定某些疾病发生的证候类型。

要点三　精神状态与发病

精神状态能影响内环境的协调平衡,故能影响发病。精神状态好,情志舒畅,气机通畅,气血调和,脏腑功能旺盛,则正气强盛,邪气难以入侵,或虽受邪也易祛除。

第九单元　病　　机

细目一　邪正盛衰

邪正盛衰,是指在疾病过程中,机体的抗病能力与致病邪气之间相互斗争中所发生的盛衰变化。《素问·通评虚实论》说:"邪气盛则实,精气夺则虚。"

要点　邪正盛衰与虚实变化

1. **虚实病机**

(1) 实:指邪气盛,是以邪气亢盛为矛盾主要方面的一种病理状态。即邪气虽然亢盛,但正气的抗病能力未衰,与邪抗争激烈,临床上出现一系列病理性反应比较剧烈的、有余的证候,称为实证。

实证常见于外感六淫和疫疠邪气致病的初期和中期,多见于体质比较壮实的患者或由于湿、痰、水饮、食积、气滞、瘀血等引起的内伤病证。临床上,外感病实证常见壮热、狂躁、声高气粗、腹痛拒按、二便不通、脉实有力、舌苔厚腻等;而内伤病实证则表现为痰涎壅盛、食积不化、水湿泛滥、气滞血瘀等各种病变。

(2) 虚:指正气不足,是以正气虚损为矛盾主要方面的一种病理状态。机体正气虚弱,防御能力和调节能力低下,抗邪气无力,或邪气已退,正气不足,故难以出现邪正斗争剧烈的病理反应,临床上表现一系列虚弱、衰退和不足的证候,称为虚证。

虚证多见于素体虚弱,精气不充;或外感病的后期,以及各种慢性病证日久,耗伤人体的精血津液,正气化生无源;或因暴病吐利、大汗、亡血等使正气随津血而脱失,以致正气虚弱,阴阳偏衰。临床上,虚证常见神疲体倦、面色无华、气短、自汗、盗汗,或五心烦热,或畏寒肢冷、脉虚无力等表现。

2. **虚实错杂**　是指在疾病过程中,邪盛和正虚同时存在的病理状态。①虚中夹实:是指病理变化以正虚为主,又兼有实邪为患的病理状态;②实中夹虚:指病理变化以邪实为主,又兼有正气虚损的病理状态。

3. **虚实转化**　指在疾病过程中,由于邪气伤正,或正虚而邪气积聚,发生病机性质由实转虚或因虚致实的变化。

4. **虚实真假**　指在某些特殊情况下,疾病的临床表现可见与其病机的虚实本质不符的假象。

(1) 真实假虚:是指病机的本质为"实",但表现出"虚"的临床假象。一般是由于邪气亢盛,结聚体内,阻滞经络,气血不能外达所致,故真实假虚又称为"大实有羸状"。

(2) 真虚假实:是指病机的本质为"虚",但表现出"实"的临床假象。一般是由于正气虚弱,脏腑经络之气不足,推动、激发功能减退所致,故真虚假实又称为"至虚有盛候"。

细目二　阴阳失调

阴阳失调,即阴阳之间失去平衡协调的简称,指机体的阴阳双方失去相对的平衡协调而出现的一系列病理变化。

要点一　阴阳偏胜

阴阳偏胜,指人体阴阳二气中某一方的病理性亢盛状态,属"邪气盛则实"的实性病机。

1. **阳偏胜**　阳偏胜,即阳盛,指机体在疾病过程中所出现的一种阳气病理性偏盛、功能亢奋、机体反应性增强、热量过剩的病理状态。一般地说,其病机特点多表现为阳盛而阴未虚的实热证。阳气的病理性亢盛,则以热、动、燥为其特点。

2. **阴偏胜**　阴偏胜,即阴盛,是指机体在疾病过程中所出现的一种阴气病理性偏盛、功能抑制、热量耗伤过多的病理状态。一般地说，其病机特点多表现为阴盛而阳未虚的实寒证。阴气的病理性亢盛，以寒、静、湿为其特点。

要点二　阴阳偏衰

阴阳偏衰，是指人体阴阳二气中某一方虚衰不足的病理状态，属"精气夺则虚"的虚性病机。

1. **阳偏衰**　阳偏衰即阳虚，是指机体阳气虚损，温煦、推动、兴奋等作用减退，出现功能减退或衰弱，代谢减缓，产热不足的病理状态。一般地说，其病机特点多表现为机体阳气不足，阳不制阴，阴气相对偏亢的虚寒证。

2. **阴偏衰**　阴偏衰即阴虚，是指机体阴气不足，凉润、宁静、抑制等功能减退，出现代谢相对增快，功能虚性亢奋，产热相对增多的病理状态。一般地说，其病机特点多表现为阴气不足，阴不制阳，阳气相对偏盛的虚热证。

要点三　阴阳互损

阴阳互损，是指在阴或阳任何一方虚损的前提下，病变发展影响相对的一方，形成阴阳两虚的病机。在阴虚的基础上，继而导致阳虚，称为阴损及阳；在阳虚的基础上，继而导致阴虚，称为阳损及阴。阴阳互损是阴阳的互根互用关系失调而出现的病理变化。

要点四　阴阳格拒

阴阳格拒，是在阴阳偏胜基础上由阴阳双方相互排斥而出现寒热真假病变的一类病机，包括阴盛格阳和阳盛格阴两方面。阴阳相互格拒的机理，在于阴阳双方的对立排斥，即阴或阳的一方偏盛至极，壅遏于内，将另一方排斥格拒于外，迫使阴阳之间不相维系，从而出现内真寒外假热或内真热外假寒的复杂病变。

要点五　阴阳转化

阴阳转化发生的条件为"极"或"重"，包括由阴转阳和由阳转阴两方面。

1. **由阴转阳**　由阴转阳，指阴偏盛的寒证转化为阳偏盛的热证的病机过程。临床表现为由寒化热的病性转化。如太阳病初起为表寒证，继而出现阳明里证，症见壮热，不恶寒，心烦口渴，大汗出，脉数，则表示病变已从表入里，从阳化热。

2. **由阳转阴**　由阳转阴，指阳偏盛的热证转化为阴偏盛的寒证的病机过程。临床表现为由热化寒的病性转化。如某些外感疾病初期出现热邪亢盛之象，属阳证；由于邪热炽盛，或失治误治，突然出现面色苍白、四肢厥冷、冷汗淋漓、脉微欲绝等亡阳危象，属阴证。

要点六　阴阳亡失

1. **亡阳**　亡阳，是指机体的阳气发生突然大量脱失，而致全身功能严重衰竭的一种病理状态。

一般地说，亡阳多由于邪气太盛，正不敌邪，阳气突然脱失所致；也可因汗出过多，吐泻无度，津液过耗，气随津泄，阳气外脱；或由于素体阳虚，劳伤过度，阳气消耗过多所致；亦可因慢性疾病，长期大量耗散阳气，终至阳气亏损殆尽，而出现亡阳。

阳气暴脱，多见冷汗淋漓、心悸气喘、面色苍白、四肢逆冷、畏寒蜷卧、精神萎靡、脉微欲绝等生命垂危的临床征象。

2. **亡阴**　亡阴，是指由于机体阴气发生突然大量消耗或丢失，而致全身功能严重衰竭的一种病理状态。

一般地说，亡阴多由于热邪炽盛，或邪热久留，大量煎灼津液，或逼迫津液大量外泄而为汗，以致阴气随之大量消耗而突然脱失。也可由于长期大量耗损津液和阴气，日久导致亡阴者。

阴气脱失，多见手足虽温而大汗不止、烦躁不安、心悸气喘、体倦无力、脉数疾躁动等危重征象。

细目三　气的失常

要点一　气虚

气虚，指一身之气不足及其功能低下的病理状态。

气虚的形成多因先天禀赋不足，或后天失养，或肺脾肾的功能失调而致气的生成不足。也可因劳倦内伤、久病不复等，使气过多消耗而致。气虚常见精神委顿、倦怠乏力、眩晕、自汗、易于感冒、面色白、舌淡、脉虚等临床表现。

要点二　气机失调

1. **气滞**　气滞，是指机体局部气的流通不畅，郁滞不通的病理状态。

气滞主要由于情志抑郁，或痰湿、食积、热郁、瘀血等的阻滞，影响到气的流通；或因脏腑功能失调，可形成局部的气机不畅或郁滞，从而导致某些脏腑、经络的功能障碍。气滞一般属于邪实为患，亦有因气虚推动无力而滞者。

2. **气逆**　气逆，指气升之太过，或降之不及，以脏腑之气逆上为特征的一种病理状态。

气逆多由情志所伤，或因饮食不当，或因外邪侵犯，或因痰浊壅阻所致，亦有因虚而气机上逆者。气逆最常见于肺、胃和肝等脏腑。

3. **气陷**　气陷，指气的上升不足或下降太过，以气虚升举无力而下陷为特征的一种病理状态。

气陷多由气虚发展而来，与脾气的关系最为密切。若素体虚弱，或病久耗伤，致脾气虚损，清阳不升，或中气下陷，则形成气虚下陷的病变。

4. **气闭**　气闭，即气机闭阻，外出严重障碍，以致清窍闭塞，出现昏厥的一种病理状态。

气闭，多由情志刺激，或外邪、痰浊等闭塞气机，使气不得外出而闭塞清窍所致。

气闭的临床所见，有因触冒秽浊之气所致的闭厥，突然精神刺激所致的气厥，剧痛所致的痛厥，痰闭气道之痰厥等等。

5. **气脱**　气脱，即气不内守，大量向外亡失，以致生命功能突然衰竭的一种病理状态。

气脱多由于正不敌邪，或慢性疾病，正气长期消耗而衰竭，以致气不内守而外脱；或因大出血、大汗等气随血脱或气随津泄而致气脱，从而出现生命功能突然衰竭的病理状态。气脱可见面色苍白、汗出不止、目闭口开、全身瘫软、手撒、二便失禁、脉微欲绝或虚大无根等临床表现。

细目四　血的失常

要点一　血虚

血虚，指血液不足，血的濡养功能减退的病理状态。

失血过多，新血不能生成补充；或因脾胃虚弱，饮食营养不足，血液生化乏源；或因血液的化生功能障碍；或因久病不愈、慢性消耗等因素而致营血暗耗等，均可导致血虚。脾胃为气血生化之源；肾主骨生髓，输精于肝，皆可化生血液，故血虚的成因与脾胃、肾的关系较为密切。常见面色淡白或萎黄、唇舌爪甲色淡无华、神疲乏力、头目眩晕、心悸不宁、脉细等临床表现。

要点二　血行失常

1. **血瘀**　血瘀，指血液的循行迟缓，流行不畅，甚则血液停滞的病理状态。

2. **出血**　出血，指血液逸出血脉的病理状态。逸出血脉的血液，称为离经之血。若此离经之血不能及时消散或排出，蓄积于体内，则称为瘀血。

3. **血热**　血热，即热入血脉之中，使血行加速，脉络扩张，或迫血妄行而致出血的病理状态。血热多由于热入血分所致。另外，情志郁结，五志过极化火，内火炽盛郁于血分，或阴虚火旺，亦致血热。血热病变，除见一般的热性症状外，由于血行加速，脉络扩张，可见面红目赤、肤色发红、舌色红绛、经脉异常搏动等临床表现。

4. **血寒**　血寒，指血脉受寒，血流滞缓，乃至停止不行的病理状态。多因外感寒邪侵犯血分，或阳气失于温煦所致。临床表现常以血脉瘀滞而引起局部疼痛为特征，伴见手足、爪甲、皮肤及舌色青紫等症状。

细目五　气与血关系失调

要点一　气滞血瘀

气滞血瘀，指因气的运行郁滞不畅，导致血液运行障碍，出现血瘀的病理状态。

气滞血瘀多因情志内伤，抑郁不遂，气机阻滞，而致血瘀，与肝失疏泄密切相关。临床上多见胸胁胀满疼痛、瘕聚、癥积等病证。

要点二　气虚血瘀

气虚血瘀，指因气对血的推动无力而致血行不畅，甚至瘀阻不行的病理状态。

气虚血瘀，较多见于心气不足，运血无力而致的惊悸怔忡、喘促、水肿及气虚血滞的肢体痿瘫、痿废。气虚和气滞可与血瘀并存，三者相互影响。

要点三　气不摄血

气不摄血，指由于气虚不足，统摄血液的生理功能减弱，血不循经，逸出脉外，而导致各种出血的病理状态。

由于脾主统血，所以气不摄血的病变，主要表现为中气不足，气不摄血的咯血、吐血、紫斑、便血、尿血、崩漏等症，同时兼见面色不华、疲乏倦怠、脉虚无力、舌淡等气虚的表现。因脾主四肢肌肉，脾气主升，所以脾不统血的病机，易见肌衄及便血、尿血、崩漏等。

要点四　气随血脱

气随血脱，是指在大量出血的同时，气也随着血液的流失而急剧散脱，从而形成气血并脱的危重病理状态。

各种大失血皆可导致气随血脱，较常见的有外伤失血、呕血和便血，或妇女崩中、产后大出血等因素。血为气之载体，血脱则气失去依附，故气亦随之散脱而亡失。症见精神萎靡、眩晕或晕厥、冷汗淋漓、四末不温，或有抽搐，或见口干、脉芤或微细。

要点五　气血两虚

气血两虚，即气虚和血虚同时存在的病理状态。

气血两虚，多因久病消耗，气血两伤所致；或先有失血，气随血耗；或先因气虚，血化障碍而日渐衰少，从而形成气血两虚。"气主呴之"，"血主濡之"。临床上主要表现为肌体失养及感觉运动失常的病理征象，如面色淡白或萎黄、少气懒言、疲乏无力、形体瘦怯、心悸失眠、肌肤干燥、肢体麻木，甚至感觉障碍、肢体痿废不用等。

细目六　津液代谢失常

要点一　津液不足

津液不足，指津液在数量上的亏少，进而导致内则脏腑，外而孔窍、皮毛，失于濡润、滋养，而产生一系列干燥枯涩的病理状态。

津液不足的形成：一是热邪伤津，如外感燥热之邪，灼伤津液；或邪热内生，如阳亢生热、五志化火等耗伤津液。二是丢失过多，如吐泻、大汗、多尿及大面积烧伤等，均可损失大量津液。三是生成不足，如体虚久病，脏腑功能减退，可见津液生成不足。另外，慢性疾病耗伤津液，亦致津液亏耗。

伤津主要是丧失水分。临床上，伤津常见于吐、泻之后。呕吐、泄泻或吐泻交作，损失大量津液者，可出现目陷、螺瘪、尿少、口干舌燥、皮肤干涩而失去弹性；甚则见目眶深陷、啼哭无泪、小便全无、精神委顿、转筋等症。

如热病后期或久病伤阴耗液，所见到的形瘦骨立、大肉尽脱、肌肤毛发枯槁，或手足震颤、肌肉瞤动、唇裂、舌光红无苔或少苔，则属于脱液的临床表现。

要点二　津液输布、排泄障碍

1. **湿浊困阻**　多由脾气虚衰，运化功能减退，津液不能转输布散，聚为湿浊。湿性重浊黏滞，易于阻遏中焦气机，而见胸闷、脘痞、呕恶、腹胀、便溏、苔腻等症。

2. **痰饮凝聚**　多因脾、肺等脏腑功能失调，津液停而为饮，饮凝成痰。痰随气升降，无处不到，病及脏腑经络，滞留于机体的不同部位而有多种的病理变化和多变的临床表现。饮停之部位比较局限，如停于胸胁的"悬饮"，饮留于肺的"支饮"，停于肠间的为"痰饮"，留于四肢的为"溢饮"。

3. **水液潴留**　多由肺、脾、肾、肝等脏腑功能失调，气不行津，津液代谢障碍，潴留于肌肤或体内，发为水肿或腹水。

细目七　津液与气血关系失调

要点一　水停气阻

水停气阻，指津液代谢障碍，水湿痰饮停留导致气机阻滞的病理状态。其临床表现因水液停蓄的部位不同而异，如水饮阻肺，肺气壅滞，宣降失职，可见胸满咳嗽、喘促不能平卧等临床表现。

要点二　气随津脱

气随津脱，主要指津液大量丢失，气失其依附而随津液外泄出现暴脱亡失的病理状态。多由高热伤津，或大汗伤津，或严重吐泻耗伤津液等所致。

要点三　津枯血燥

津枯血燥，指津液亏损，导致血燥虚热内生或血燥生风的病理变化。多因高热伤津，或烧伤导致津液耗损，或阴虚痨热，津液暗耗，而致津枯血燥。

要点四　津亏血瘀

津亏血瘀，主要指津液耗损导致血行瘀滞不畅的病理状态。高热、烧伤，或吐泻、大汗出等因素，致使津液大量亏耗，则血量减少，血液循行滞涩不畅，从而发生血瘀之病变。临床表现，除见原有津液不足的表现外，出现舌质紫绛，或有瘀点、瘀斑，或见斑疹显露等临床表现。

要点五　血瘀水停

血瘀水停，指因血脉瘀阻导致津液输布障碍而水液停聚的病理状态。血瘀则津液环流不利；另外，血瘀必致气滞，也导致津停为水，故血瘀常伴水停。如心气亏虚，运血无力，血脉瘀阻，除见心悸、气喘、口唇爪甲青紫、舌有瘀点或瘀斑，甚则胁下痞块等临床表现外，亦见下肢、面目浮肿，即属此候。

细目八　内 生 五 邪

内生五邪，是指在疾病的发展过程中，由于脏腑经络及精气血津液的功能失常而产生的化风、化寒、化湿、化燥、化火等病理变化。因病起于内，又与风、寒、湿、燥、火外邪所致病证的临床征象类似，故分别称为"内风""内寒""内湿""内燥"和"内火"，统称为内生五邪。

要点一　风气内动

1. **肝阳化风**　肝阳化风，多由于情志所伤，肝气郁结，郁久化火而亢逆，或暴怒伤肝，肝气亢逆，或操劳过度，耗伤肝肾之阴，阴虚不能制阳，水亏不得涵木，肝阳升而无制，亢逆之阳化风，形成风气内动。除肝阳上亢表现外，伴见筋惕肉瞤、肢麻震颤、眩晕欲仆，甚则口眼㖞斜、半身不遂。严重者，则因血随气升而发猝然厥仆。

2. **热极生风**　热极生风，又称热甚动风。多见于热性病的极期，由于火热亢盛，化而为风，并因邪热煎灼津液，伤及营血，燔灼肝经，而出现痉厥、抽搐、鼻翼扇动、目睛上吊等临床表现，常伴有高热、神昏、谵语等。

3. **阴虚风动**　阴虚风动，多见于热病后期，津液和阴气大量亏损，或由于久病耗伤，津液及阴气亏虚对筋脉失之滋润，又不能制阳而致阳气相对亢盛，因而产生筋挛肉瞤、手足蠕动等动风症状，并见低热起伏、舌光少津、脉细如丝等阴竭表现。

4. **血虚生风**　血虚生风，多由于生血不足或失血过多，或久病耗伤营血，肝血不足，筋脉失养，或血不荣络，则虚风内动。临床见肢体麻木不仁，筋肉跳动、甚则手足拘挛不伸等症。

此外，尚有血燥生风。多由久病耗血，或年老精亏血少，或长期营养缺乏，生血不足，或瘀血内结，新血生化障碍所致。其病机是血少津枯，失润化燥，肌肤失于濡养，经脉气血失于和调，于是血燥而化风。临床可见皮肤干燥或肌肤甲错，并有皮肤瘙痒或落屑等症状。

要点二　寒从中生

寒从中生，又称"内寒"，是指机体阳气虚衰，温煦气化功能减退，虚寒内生，或阴寒之气弥漫的病理状态。

一般表现为阳热不足，温煦失职，虚寒内生，可见面色苍白，畏寒喜热，四末不温，舌质淡胖,苔白滑润,脉沉迟弱或筋脉拘挛,肢节痹痛等症。内寒的病机主要与脾肾阳虚有关。

要点三 湿浊内生

湿浊内生,又称"内湿",是指由于脾气的运化水液功能障碍而引起湿浊蓄积停滞的病理状态。由于内生之湿多因脾虚,因此,脾的运化失职是湿浊内生的关键。

要点四 津伤化燥

津伤化燥,又称"内燥"。是指机体津液不足,人体各组织器官和孔窍失其濡润而出现干燥枯涩的病理状态。因久病伤津耗液,或大汗、大吐、大下,或亡血失精导致津液亏少,以及热性病过程中的热盛伤津等所致。由于津液亏少,不足以内溉脏腑,外润腠理孔窍,从而燥"邪"便由内而生,故临床多见干燥不润等病变。内燥病变可发生于各脏腑组织,以肺、胃及大肠为多见。

要点五 火热内生

火热内生,又称"内火"或"内热",是指由于阳盛有余,或阴虚阳亢,或由于气血郁滞,或由于病邪郁结而产生的火热内扰,功能亢奋的病理状态。

1. **阳盛化火** 人身之阳气在正常的情况下,有温煦脏腑经络等作用,称为"少火"。在病理情况下,阳气过盛,功能亢奋,以致伤阴耗津。导致阳气过亢则称为"壮火",又称为"气有余便是火"。

2. **邪郁化火** 一是外感六淫病邪,在疾病过程中,皆可郁滞而从阳化热化火,如寒郁化热、湿郁化火等。二是体内的病理性代谢产物(如痰、瘀血、结石等)和食积、虫积等,亦能郁而化火。

3. **五志过极化火** 又称为"五志之火"。多指由于情志刺激,影响了脏腑精气阴阳的协调平衡,造成气机郁结或亢逆。气郁日久则可化热,气逆自可化火,因之火热内生。如情志内伤,抑郁不畅,则常能导致肝郁气滞,气郁化火,发为肝火;而大怒伤肝,肝气亢逆化火,亦可发为肝火。

4. **阴虚火旺** 此属虚火。多由于津液亏虚,阴气大伤,阴虚不能制阳,阳气相对亢盛,阳亢化热化火,虚热虚火内生。一般说来,阴虚内热多见全身性的虚热征象,如五心烦热、骨蒸潮热、面部烘热、消瘦、盗汗、咽干口燥、舌红少苔、脉细数无力等;阴虚火旺,多见集中于机体某一部位的火热征象,如虚火上炎所致的牙痛、齿衄、咽痛、升火颧红等。内生火热,主要有心火、肝火、相火(肾火)及胃火等证,其临床表现则随其发病机理和病位的差异而各有不同。

细目九 疾病传变

要点一 病位传变

(一)表里出入

1. **表病入里** 即表邪入里。指外邪侵袭人体,首先停留于机体的肌肤卫表层次,而后内传入里,病及脏腑的病理传变过程。

2. **里病出表** 指病邪原本位于脏腑等在里的层次,而后由于正邪斗争,病邪由里透达于外的病理传变过程。

(二)外感病传变

1. **六经传变** 六经指三阴、三阳,实即十二经脉。六经传变是指疾病的病位在六经之间的相对转移。

六经传变的基本形式是先太阳、阳明、少阳,而后太阴、少阴、厥阴的六个层次,说明阳气由盛而衰,疾病由轻到重的发展过程。反之,由阴出阳,则说明正气由衰而盛,疾病由重到轻的好转过程。

2. **三焦传变** 指病变部位循上、中、下三焦而发生传移变化。三焦传变是温病的主要传变形式。温热病邪,多自口鼻而入,首先侵犯上焦肺卫。病邪深入,则从上焦传入中焦脾胃,再入下焦肝肾。这是疾病由浅入深,由轻而重的一般发展过程,故称为顺传。如果病邪从肺卫直接传入心包,病情发展恶化,超越了一般传变规律,则称为逆传。

3. **卫气营血传变** 指温热病过程中,病变部位在卫、气、营、血四个阶段的传移变化。卫分是温病的初期阶段,病位在肺卫;气分为温病的中期,病位在胃、肠、脾及肺、胆;营分是温病的严重阶段,病位在心包及心;血分属温病的晚期,病位在肝、肾及心。

(三)内伤病传变

1. **脏与脏传变** 指病位传变发生于五脏之间,这是内伤病最主要的病位传变形式。

2. **脏与腑传变** 指病位传变发生于脏与腑之间,或脏病及腑,或腑病及脏。其传变形式是按脏腑之间表里关系而传。由于心与小肠、肝与胆、脾与胃、肺与大肠、肾与膀胱等表里相合脏腑之间,有经脉直接属络,从而使病气得以相互移易。

3. **腑与腑传变** 指病变部位在六腑之间发生传移变化。若其中某一腑发生病变,则势必影响及另一腑,导致其功能失常。

4. **形脏内外传变** 包括病邪通过形体而内传相关之脏腑,及脏腑病变影响形体。

要点二 病性转化

(一)寒热转化

1. **由寒化热** 指病证的性质本来属寒,继而又转变成热性的病理过程。

由寒化热有两种形式:一是实寒证转为实热证,以寒邪化热入里为常见。二是虚寒证转化为虚热证。

2. **由热转寒** 指病证的性质本来属热,继而转变成为寒性的病理过程。

由热转寒,有三种形式:一是实热证转化为虚寒证,一般因伤阳所致。二是实热证转化为实寒证。三是虚热证转化为虚寒证。

(二)虚实转化

1. **由实转虚** 指疾病或病证本来是以邪气盛为矛盾主要方面的实性病变,继而转化为以正气虚损为矛盾主要方面的虚性病变的过程。

2. **因虚致实** 指病证本来是以正气亏损为矛盾主要方面的虚性病变,转变为邪气盛较突出的病变过程。

因虚致实的机理,多由于脏腑功能减退,气化不行,以致全身气血津液等代谢障碍,从而产生气滞、水饮、痰浊、瘀血等病理变化;或因正虚病证,复感外邪,邪盛则实。

第十单元　养生与防治原则

细目一　养　　生

要点　养生的基本原则

1. **顺应自然**　了解和把握自然界各种变化的规律和特点，保持与自然的统一，即"天人合一"。

2. **形神共养**　注意将调养形体与调摄精神活动相结合，使"形与神俱"，即保持形神合一。

3. **保精护肾**　肾为先天之本，保养肾精，使精气充足、体健神旺，从而延年益寿。

4. **调养脾胃**　脾胃为后天之本，气血生化之源。调养脾胃，使其升降协调、纳运相因，有利于精气充盛，脏腑功能强盛，形健神旺。

细目二　治　未　病

要点一　未病先防

（一）扶助机体正气

1. **顺应自然**　《素问·四气调神大论》说："春夏养阳，秋冬养阴，以从其根。"这里的"从其根"即遵循四时变化规律。中医学倡导顺应自然的衣着饮食调配，起居有常，动静合宜等。

2. **养性调神**　调神，或曰养性，要做好养性调神，一是要注意避免来自内外环境的不良刺激，二是要提高人体自身心理的调摄能力。

3. **饮食有节**　一是提倡饮食的定时定量，不可过饥过饱。二是注意饮食卫生，不吃不洁、腐败变质的食物或自死、疫死的家畜，防止得肠胃疾病、寄生虫病或食物中毒。三是克服饮食偏嗜。

4. **起居有常**　指生活起居要有一定的规律。要顺应四时和昼夜的变化，安排适宜的作息时间，以达到增进健康和预防疾病的目的。还要注意劳逸适度，弛张结合。若劳逸失度则有损健康，过劳则耗伤气血，过逸又可致气血阻滞，均可引起疾病的发生。

5. **形体锻炼**　经常进行形体锻炼，可使机体气机调畅，血脉流通，关节活利，筋骨肌肉壮实，体魄强健，才能增强体质，提高抗病力，减少疾病的发生，促进健康长寿，而且对某些慢性病有一定的治疗作用。形体锻炼的要点有三：一是运动量要适度，要因人而异，做到"形劳而不倦"；二是要循序渐进，运动量由小到大；三是要持之以恒。

（二）防止病邪侵害

1. **避其邪气**　邪气是导致疾病发生的重要条件，故未病先防除了养生以增强正气，提高抗病能力之外，还要注意避免病邪的侵害。

2. **药物预防**　事先服食某些药物，可提高机体的免疫功能，能有效地防止病邪的侵袭，从而起到预防疾病的作用。这在预防疫疠邪气的流行方面尤有意义。如用板蓝根、大青叶预防流感、腮腺炎，用茵陈、贯众预防肝炎等，都是用之有效，简便易行的方法。

要点二　既病防变

（一）早期诊治

在疾病的过程中，由于邪正斗争的消长，疾病的发展，可能会出现由浅入深，由轻到重，由单纯到复杂的发展变化。早期诊治预后好，原因就在于疾病的初期，病位较浅，病情多轻，正气未衰，病较易治，因而传变较少。

（二）防止传变

1. **阻截病传途径**　疾病一般都有其一定的传变规律和途径。如伤寒病的六经传变，病初多在肌表的太阳经，病变发展则易往他经传变，因此，太阳病阶段就是伤寒病早期诊治的关键,在此阶段的正确有效的治疗,是防止伤寒病病势发展的最好措施。邪气侵犯人体后,根据其传变规律,早期诊治,阻截其病传途径,可以防止疾病的深入与恶化。

2. **先安未受邪之地** 先安未受邪之地,可以五行的生克乘侮规律、五脏的整体规律、经络相传规律等为指导。如脏腑有病,可由病变性质差异,而有母病及子、子病犯母、相乘、相侮等传变。因此,根据不同病变的传变规律,实施预见性治疗,当可控制其病理传变。

要点三 愈后防复

愈后防复指在疾病初愈、缓解或痊愈时,要注意从整体上调理阴阳,维持并巩固阴阳平衡的状态,预防疾病复发及病情反复。患者初愈后,要根据具体情况,扶助正气、消除宿根、避免诱因,防病复发。

细目三 治　　则

要点一　正治与反治

（一）正治

正治,是指采用与疾病的证候性质相反的方药以治疗的一种治疗原则。由于采用的方药与疾病证候性质相逆,如热证用寒药,故又称"逆治"。正治适用于疾病的征象与其本质相一致的病证。

1. **寒者热之** 寒性病证出现寒象,用温热方药来治疗,即以热药治寒证。如表寒证用辛温解表方药,里寒证用辛热温里的方药等。

2. **热者寒之** 热性病证出现热象,用寒凉方药来治疗,即以寒药治热证。如表热证用辛凉解表方药,里热证用苦寒清里的方药等。

3. **虚则补之** 虚损性病证出现虚象,用具有补益作用的方药来治疗,即以补益药治虚证。如阳虚用温阳的方药,阴虚用滋阴方药,气虚用益气的方药,血虚用补血的方药等。

4. **实则泻之** 实性病证出现实象,用攻逐邪实的方药来治疗,即以攻邪泻实药治实证。如食滞用消食导滞的方药,水饮内停用逐水的方药,瘀血用活血化瘀的方药,湿盛用祛湿的方药等。

（二）反治

反治,指顺从病证的外在假象性质而治的一种治疗原则。由于采用的方药性质与病证中假象的性质相同,故又称为"从治"。反治适用于疾病的征象与其本质不完全吻合的病证。

1. **热因热用** 即以热治热,指用热性药物来治疗具有假热征象的病证。适用于阴盛格阳的真寒假热证。如格阳证,由于阴寒充塞于内,逼迫阳气浮越于外,故可见身反不恶寒,面赤如妆等假热之象,但由于阴寒内盛是病本,故同时也见下利清谷、四肢厥逆、脉微欲绝、舌淡苔白等内真寒的表现。因此,当用温热方药以治其本。

2. **寒因寒用** 即以寒治寒,指用寒性药物来治疗具有假寒征象的病证。适用于阳盛格阴的真热假寒证。如热厥证,由于里热盛极,阳气郁阻于内,不能外达于肢体起温煦作用,并格阴于外而见手足厥冷,脉沉伏之假寒之象。但细究之,患者手足虽冷,但躯干部却壮热而欲掀衣揭被,或见恶热、烦渴饮冷、小便短赤、舌红绛、苔黄等里真热的征象。这是阳热内盛,深伏于里所致。其外在寒象是假,里热盛极才是病之本质,故须用寒凉药清其里热。

3. **塞因塞用** 即以补开塞,指用补益药物来治疗具有闭塞不通症状的虚证。适用于因体质虚弱,脏腑精气功能减退而出现闭塞症状的真虚假实证。如血虚而致经闭者,由于血源不足,故当补益气血而充其源,则无须用通药而经自来。

4. **通因通用** 即以通治通,指用通利的药物来治疗具有通泻症状的实证。适用于因实邪内阻出现通泄症状的真实假虚证。如食滞内停,阻滞胃肠,致腹痛泄泻,泻下物臭如败卵时,不仅不能止泄,相反当消食而导滞攻下,推荡积滞,使食积去而泄自止。

要点二　治标与治本

1. **缓则治本** 缓则治其本,多用在病情缓和,病势迁延,暂无急重病状的情况下。此时必须着眼于疾病本质的治疗。

2. **急则治标** 病证急重时的标本取舍原则是标病急重,则当先治、急治其标。标急的情况多出现在疾病过程中出现的急重甚或危重症状,或卒病而病情非常严重时。

3. **标本兼治** 当标本并重或标本均不太急时,当标本兼治。如脾气虚衰运化失职,水湿内停,此时脾气虚衰为本,水湿内停为标,治可补脾与祛湿同用。

要点三　扶正与祛邪

（一）扶正祛邪的概念

扶正,即扶助正气,增强体质,提高机体的抗邪及康复能力。适用于各种虚证,即所谓"虚则补之"。

祛邪,即祛除邪气,消解病邪的侵袭和损害、抑制亢奋有余的病理反应。适用于各种实证,即所谓"实则泻之"。

（二）扶正祛邪的运用

扶正祛邪的运用原则:①攻补应用合理,即扶正用于虚证,祛邪用于实证;②把握先后主次:对虚实错杂证,应根据虚实的主次与缓急,决定扶正祛邪运用的先后与主次;③扶正不留邪,祛邪不伤正。具体运用如下:

1. **单独运用**

（1）扶正:适用于虚证或真虚假实证。

（2）祛邪:适用于实证或真实假虚证。

2. **同时运用**

（1）扶正兼祛邪:扶正为主,辅以祛邪。适用于以正虚为主的虚实夹杂证。

（2）祛邪兼扶正:祛邪为主,辅以扶正。适用于以邪实为主的虚实夹杂证。

3. **先后运用**

（1）先扶正后祛邪:先补后攻。适用于正虚为主,机体不能耐受攻伐者。

（2）先祛邪后扶正:先攻后补。适用于以下两种情况:一是邪盛为主,兼扶正反会助邪;二是正虚不甚,邪势方张,正气尚能耐攻者。

要点四　调整阴阳

（一）损其有余

损其有余,即"实则泻之",适用于人体阴阳中任何一方偏胜有余的实证。

1. **泻其阳胜**　"阳胜则热"的实热证,宜用寒凉药物以泻其偏胜之阳热,此即"热者寒之"之意。"阳胜则阴病",阳胜易致阴气亏减,此时不宜单纯地清其阳热,而须兼顾阴气的不足,即清热的同时,配以滋阴之品,即祛邪为主兼以扶正。

2. **损其阴胜**　"阴胜则寒"的实寒证,宜用温热药物以消解其偏胜之阴寒,此即"寒者热之"之意。"阴胜则阳病",阴胜易致阳气不足,此时不宜单纯的温散其寒,还须兼顾阳气的不足,即在散寒的同时,配以扶阳之品,同样是祛邪为主兼以扶正之法。

（二）补其不足

1. **阴阳互制之调补阴阳**　阴虚不足以制阳而致阳气相对偏亢的虚热证时,治宜滋阴以抑阳,即唐代王冰所谓"壮水之主,以制阳光"（《素问·至真要大论》注语）,《素问·阴阳应象大论》称之为"阳病治阴"。

2. **阴阳互济之调补阴阳**　对于阴阳偏衰的虚热及虚寒证的治疗,明代张介宾还提出了阴中求阳与阳中求阴的治法。

3. **阴阳并补**　对阴阳两虚则可采用阴阳并补之法治疗。但须分清主次而用。

4. **回阳救阴**　此法适用于阴阳亡失者。亡阳者,当回阳以固脱;亡阴者,当救阴以固脱。由于亡阳与亡阴实际上都是一身之气的突然大量脱失,故治疗时都要兼以峻剂补气,常用人参等药。

要点五　调和脏腑

调和脏腑指在治疗脏腑病变时,既要考虑一脏一腑之阴阳气血失调,更要注意从整体入手调和各脏腑之间的关系,使之重新恢复平衡状态。

（一）顺应脏腑生理特性

脏腑的阴阳五行属性、气机升降出入规律、四时通应及喜恶在志等有所不同,故调和脏腑须顺应脏腑之特性而治。五脏藏精气而不泻,六腑传化物而不藏,故有"实则泻腑,虚则补脏"之说。

（二）调和脏腑阴阳气血

脏腑阴阳气血是人体生命活动的根本,脏腑的阴阳气血失调是脏腑病变的基础。因此,根据脏腑病机变化调理脏腑阴阳气血是调和脏腑的基本原则。

（三）调和脏腑相互关系

1. **根据五行生克规律调和脏腑**

（1）根据五行相生规律确立治则治法:临床上运用五行相生规律治疗疾病的基本原则是补母和泻子,即"虚则补其母,实则泻其子"。

（2）根据五行相克规律确立治则治法:临床上运用五行相克规律治疗疾病的基本原则是

抑强和扶弱。

2. 根据脏腑相合关系调理 人体的脏与腑,生理上彼此协调,病机上相互影响、相互传变。因此,治疗脏腑病变,除直接治疗本脏本腑外,还可以根据脏腑相合理论,或脏病治腑,或腑病治脏,或脏腑同治。

要点六 调理精气血津液

精、气、血、津液是脏腑、经络功能活动的物质基础,生理上各有不同功用,彼此相互为用。因此,调理精气血津液是针对精气血津液失调而设的治疗原则。

1. **调精** 包括补精、固精、疏精等法。
2. **调气** 包括气虚宜补、气滞宜疏、气陷宜升、气逆宜降、气脱则固、气闭则开等法。
3. **调血** 包括血虚则补、血瘀则行、血寒则温、血热则凉、出血则止等法。
4. **调津液** 包括滋养津液、祛除水湿痰饮等法。
5. **调理气血津液关系**

(1) 调理气与血的关系:包括气病治血、血病治气。

(2) 调理气与津液的关系:气虚而致津液化生不足者,宜补气生津;气不行津而成水湿痰饮者,宜补气、行气以行津;气不摄津而致体内津液丢失者,宜补气以摄津。津停而致气阻者,在治水湿痰饮的同时,应辅以行气导滞;气随津脱者,宜补气以固脱,辅以补津。

(3) 调理气与精的关系:气滞可致精阻而排精障碍,治宜疏利精气;精亏不化气可致气虚,气虚不化精可致精亏,治宜补气填精并用。

(4) 调理精血津液的关系:"精血同源",故血虚者在补血的同时可填精补髓,精亏者在填精补髓的同时也可补血。"津血同源",津血同病而见津血亏少或津枯血燥,治当补血养津或养血润燥。

要点七 三因制宜

(一) 因时制宜

根据时令气候节律特点,来制订适宜的治疗原则,称为"因时制宜"。正如《素问·六元正纪大论》所说:"用寒远寒,用凉远凉,用温远温,用热远热,食宜同法。"

(二) 因地制宜

根据不同的地域环境特点,来制订适宜的治疗原则,称为"因地制宜"。不同的地域,地势有高下,气候有寒热湿燥、水土性质各异,因地制宜就是考虑这些差异而实施治疗。

(三) 因人制宜

根据患者的年龄、性别、体质、生活习惯等不同特点,来制订适宜的治疗原则,称为"因人制宜"。

1. **年龄** 年龄不同,则生理功能、病理反应各异,治宜区别对待。如小儿生机旺盛,发病则易寒易热,易虚易实,治疗小儿疾病,药量宜轻,疗程多宜短,忌用峻剂。青壮年病发则由于邪正相争剧烈而多表现为实证,可侧重于攻邪泻实,药量亦可稍重。而老年人病多表现为虚证,或虚中夹实,多用补虚之法,或攻补兼施,用药量应比青壮年少,中病即止。

2. **性别** 男女性别不同,各有其生理、病理特点,治疗用药亦当有别。妇女病理上有经、带、胎、产诸疾及乳房、胞宫之病,从而采用适宜的治法。男子病理上精气易亏而有精室疾患及男性功能障碍等特有病证,宜在调肾基础上结合具体病机而治。

3. **体质** 因先天禀赋与后天生活环境的不同,个体体质存在着差异,一方面不同体质有着不同的病邪易感性;另一方面,患病之后,由于机体的体质差异与反应性不同,病证就有寒热虚实之别或"从化"的倾向。因而治法方药也应有所不同:偏阳盛或阴虚之体,当慎用温热之剂;偏阴盛或阳虚之体,则当慎用寒凉之品;体质壮实者,攻伐之药量可稍重;体质偏弱者,则应采用补益之剂。

第二部分　内　经

《素问·上古天真论》

要点一　养生原则及意义

【原文】上古之人，其知道者，法于阴阳，和于术数，食饮有节，起居有常，不妄作劳，故能形与神俱，而尽终其天年，度百岁乃去。今时之人不然也，以酒为浆，以妄为常，醉以入房，以欲竭其精，以耗散其真，不知持满，不时御神，务快其心，逆于生乐，起居无节，故半百而衰也。(《素问·上古天真论》)

【按语】本段通过对比的方法，强调养生的重要性，并阐述了养生的基本原则与方法。养生原则包括两方面：一是对外顺应自然规律，适应自然环境的变化，避免邪气的侵袭，如"法于阴阳"；二是保持健康的生活方式，如通过调摄情志、饮食起居、劳逸等，使精神守持于内，真气调达和顺，从而突出保养真气、倡导"形与神俱"的健康观。养生方法有五项：一是法于阴阳，如顺应四时昼夜变化调摄身体；二是和于术数，恰当使用修身养性之术，如导引、按跷等；三是食饮有节，注意饮食调养；四是起居有常，使生活有规律；五是不妄作劳，主张劳作适度。

要点二　人生长壮老的规律，肾气与生长、发育、生殖的关系

【原文】帝曰：人年老而无子者，材力尽邪？将天数然也？岐伯曰：女子七岁，肾气盛，齿更发长；二七而天癸至，任脉通，太冲脉盛，月事以时下，故有子；三七，肾气平均，故真牙生而长极；四七，筋骨坚，发长极，身体盛壮；五七，阳明脉衰，面始焦，发始堕；六七，三阳脉衰于上，面皆焦，发始白；七七，任脉虚，太冲脉衰少，天癸竭，地道不通，故形坏而无子也。丈夫八岁，肾气实，发长齿更；二八，肾气盛，天癸至，精气溢泻，阴阳和，故能有子；三八，肾气平均，筋骨劲强，故真牙生而长极；四八，筋骨隆盛，肌肉满壮；五八，肾气衰，发堕齿槁；六八，阳气衰竭于上，面焦，发鬓颁白；七八，肝气衰，筋不能动，天癸竭，精少，肾脏衰，形体皆极；八八，则齿发去。肾者主水，受五脏六腑之精而藏之，故五脏盛，乃能泻。今五脏皆衰，筋骨解堕，天癸尽矣。故发鬓白，身体重，行步不正，而无子耳。(《素问·上古天真论》)

【按语】本段以男八女七为阶段，阐释人的生殖功能盛衰过程，提出肾气自然盛衰规律是决定生殖功能盛衰与机体生长发育的主导因素。先天之精由父母遗传而来，藏于肾，精化为气，乃为先天之真气，即本段之肾气，它又受后天五脏六腑之精滋养。经文论及人体发育与生殖功能的变化，从二七、二八至七七、八八，由盛转衰，以"肾者主水"作结，表明肾气的盛衰起着主导作用，此为后世肾主生殖、主生长发育的理论奠定了基础，也为从肾气盛衰探讨衰老原理，从生殖功能状况推断衰老进度，采取节欲保精等养生方法以防衰缓老提供了重要依据。

《素问·生气通天论》

要点　阳气的重要性、阳气失常所致病证及病机变化

1. 阳气的重要性

【原文】阳气者，若天与日，失其所则折寿而不彰，故天运当以日光明。是故阳因而上，卫外者也。(《素问·生气通天论》)

【按语】本段论述阳气对于人体生命活动的重要性。经文根据"天人相应"的思想，应用取象比类的方法，从生理、病理两个方面论述人身阳气的重要作用。人身阳气就像自然界中的太阳一样，运转不息，向上布散，温养人体、护

卫肌表、抵抗外邪。倘若人身阳气运行失常,功能衰退,失去护卫肌表、抵抗外邪的作用,便会经常受到外邪侵袭,轻者折损寿命,重者造成死亡。这些认识为后世重阳学派的创立与发展提供了理论依据。

2. 阳气卫外失常所致病证及特点

【原文】因于寒,欲如运枢,起居如惊,神气乃浮。因于暑,汗,烦则喘喝,静则多言,体若燔炭,汗出而散。因于湿,首如裹,湿热不攘,大筋软短,小筋弛长。软短为拘,弛长为痿。因于气,为肿。四维相代,阳气乃竭。(《素问·生气通天论》)

【按语】阳失卫外,外邪侵犯,寒、暑、湿、气(风)四种邪气有各自的致病特点,发生不同的病证。寒主收引,故寒邪外束,阳气被郁,症见发热体若燔炭,并伴恶寒、无汗、脉浮紧等。此邪在表,若有汗出,则热随汗泄。暑为阳邪,其性炎热,暑邪外袭,易迫津外出,扰动心肺,故汗多心烦、喘喝有声;暑热内扰神明,神识昏乱,则见神昏、谵语。湿为阴邪,其性重浊,易困遏清阳,阻滞气机。感受湿邪,清阳之气受阻,不能上达头面,则见头重而胀,甚至昏蒙,如以物包裹之状。湿邪中人,郁而化热,湿热交并,阻滞筋脉,气血不能通达濡润,致使筋失所养,或为短缩而拘急,或为松弛而萎缓不用,从而表现为肢体运动障碍之类病证。风邪外袭,肺肾功能失调,行水、主水功能失司,出现头面其或全身水肿,《素问·水热穴论》称之为风水。

3. 阳气功能失常的病机变化

【原文】阳气者,烦劳则张,精绝,辟积于夏,使人煎厥。目盲不可以视,耳闭不可以听,溃溃乎若坏都,汩汩乎不可止。阳气者,大怒则形气绝,而血菀于上,使人薄厥。有伤于筋,纵,其若不容,汗出偏沮,使人偏枯。汗出见湿,乃生痤痱。高粱之变,足生大丁,受如持虚。劳汗当风,寒薄为皶,郁乃痤。(《素问·生气通天论》)

【按语】本段论述各种原因导致阳气运行失常所产生的病变。影响阳气正常运行的因素有六淫侵袭(寒、暑、湿、风)、七情过激(大怒)、烦劳过度(烦劳)、饮食不节(膏粱之变)等,所致病变既有外感,亦有内伤,更有痤、痱、疔、皶等皮肤疾病,说明阳气失常致病的广泛性,以及病机变化的多样性,如煎厥的阳亢阴竭、薄厥的阳气逆乱、偏枯的阳气偏阻、疔疮的阳热蓄积、痤痱的阳气郁遏等。

《素问·阴阳应象大论》

要点一　阴阳的基本概念、属性特征

1. 基本概念

【原文】阴阳者,天地之道也,万物之纲纪,变化之父母,生杀之本始,神明之府也,治病必求于本。故积阳为天,积阴为地。阴静阳躁,阳生阴长,阳杀阴藏。阳化气,阴成形。寒极生热,热极生寒。寒气生浊,热气生清。清气在下,则生飧泄;浊气在上,则生䐜胀。此阴阳反作,病之逆从也。(《素问·阴阳应象大论》)

【按语】阴阳是自然界事物运动变化的根本规律。阴性静、重浊而下降,阳性动、清轻而上升;阳主化气,阴主成形;阴阳两者相依相召、互根互用、相互转化。阴阳之气的相互作用,决定了自然万物的发生、发展以至消亡,也是形成自然气象、气候、物候变化的根本原因。人依赖于自然而生存,人的生命活动遵循自然阴阳运动的基本规律,因此,人之疾病发生的根本原因就在于"阴阳反作",治疗疾病必须抓住阴阳这个根本。

"治病必求于本"之"本"指阴阳。中医学以调节阴阳为治疗总纲和基本原则,故《素问·至真要大论》云:"谨察阴阳所在而调之,以平为期。"需要指出的是,疾病的具体治法也有"治病求本",但它是针对疾病主要矛盾而制定的原则,与此不同。

2. 属性特征

【原文】故清阳为天,浊阴为地。地气上为云,天气下为雨;雨出地气,云出天气。故清阳出上窍,浊阴出下窍;清阳发腠理,浊阴走五脏;清阳实四肢,浊阴归六腑。(《素问·阴阳应象大论》)

【按语】清阳向上向外升发、浊阴向下向内沉降,这是自然界与人共有的规律,文中"清阳""浊阴"的含义也不相同。"清阳出上窍,浊阴出下窍",此清阳即饮食所化之精微,其轻清部分上升布散于头面七窍,以成发声、视觉、嗅觉、味觉、听觉等功能;其糟粕重浊沉降,由前

后二阴排出。"清阳发腠理,浊阴走五脏",此清阳指卫气,浊阴指精血津液。饮食所化之精微,其轻清部分外行于腠理肌表,其浓稠部分内注于五脏。"清阳实四肢,浊阴归六腑",此清阳即饮食物化生的精气,充养于四肢,其代谢后的糟粕,由六腑排出。文中提出的人之清阳向上向外升发、浊阴向下向内沉降的特性,为中医治疗学中多种治疗方法的形成奠定了理论基础。如治疗耳目失聪的益气升提法、治疗邪在肌腠的解表法、治疗手足厥逆的温阳法、治疗肠胃积滞的攻下法、治疗五脏精气虚损的补益法、治疗水肿的利水逐水法等,均是在此理论的启发下发展而成的。

要点二 六淫致病的特点

【原文】风胜则动,热胜则肿,燥胜则干,寒胜则浮,湿胜则濡泻。(《素问·阴阳应象大论》)

【按语】经文所述"风胜则动,热胜则肿,燥胜则干,寒胜则浮,湿胜则濡泻"是六淫致病的基本特点,对中医临床辨证有一定的指导作用,而且丰富了"六气化病"的病机学说。首先提出不同邪气致病显示相应病象,然后根据病象探求病因病机,提出病因辨证的观点,这对临床分析病机及确立治法都具有重要意义。

要点三 因势利导治则

【原文】病之始起也,可刺而已;其盛,可待衰而已。故因其轻而扬之,因其重而减之,因其衰而彰之。形不足者,温之以气;精不足者,补之以味。其高者,因而越之;其下者,引而竭之;中满者,泻之于内;其有邪者,渍形以为汗;其在皮者,汗而发之;其慓悍者,按而收之;其实者,散而泻之。审其阴阳,以别柔刚,阳病治阴,阴病治阳。定其血气,各守其乡,血实宜决之,气虚宜掣引之。(《素问·阴阳应象大论》)

【按语】因势利导是《内经》治则之一,其本义是顺应事物发展的自然趋势而加以疏利引导。其在《内经》中内容有三:

(1) 根据邪正斗争之盛衰趋势择时治疗。如某些周期性发作性疾病,应在发病前治疗,如"其盛,可待衰而已"。

(2) 根据邪气性质及所在部位治疗。如"因其轻而扬之,因其重而减之""其高者,因而越之""其下者,引而竭之""中满者,泻之于内""其有邪者,渍形以为汗""其在皮者,汗而发之",即根据邪气性质及其所在的部位加以引导,使邪气从最简捷的途径、以最快的速度排出。

(3) 根据正气作用的生理趋势加以引导,协助其使逆乱的阴阳气血恢复生理状态,如"气虚宜掣引之"。

《素问·六节藏象论》

要点 藏象学说的基本内容

【原文】心者,生之本,神之变也,其华在面,其充在血脉,为阳中之太阳,通于夏气。肺者,气之本,魄之处也,其华在毛,其充在皮,为阳中之太阴,通于秋气。肾者,主蛰,封藏之本,精之处也,其华在发,其充在骨,为阴中之少阴,通于冬气。肝者,罢极之本,魂之居也,其华在爪,其充在筋,以生血气,其味酸,其色苍,此为阳中之少阳,通于春气。脾、胃、大肠、小肠、三焦、膀胱者,仓廪之本,营之居也,名曰器,能化糟粕,转味而入出者也,其华在唇四白,其充在肌,其味甘,其色黄,此至阴之类,通于土气。凡十一脏取决于胆也。(《素问·六节藏象论》)

【按语】本段从五脏功能所主,外应于四时,内藏精舍神,并联系五体等,论五脏在生命活动中的核心地位。其中心为生之本、肺为气之本、肾为封藏之本、肝为罢极之本、脾为仓廪之本的论述,体现了中医五脏概念的核心内涵。依据本段,藏象的基本内容主要有三个方面:①五脏的主要生理功能及与体表组织的通应关系;②五脏的阴阳属性;③五脏与四时的通应关系。

本段所论五脏的阴阳属性,取决于两个因素:一是五脏所在的位置,膈上属阳,膈下属阴,故心、肺为阳,肝、脾、肾为阴。二是五脏的五行属性及与四时的通应关系。心属火,其气通于夏,故为太阳;肺属金,其气通于秋,故为少阴;肾属水,其气通于冬,故为太阴;肝属木,其气通于春,故为少阳;脾属土,应于长夏,称为至阴,其中"至"为到达之意。

原文所述五脏的阴阳属性,经《新校正》引

《针灸甲乙经》《黄帝内经太素》勘校，又有《灵枢·阴阳系日月》内证，多数学者倾向于校后之论：心为阳中之太阳，肺为阳中之少阴，肾为阴中之太阴，肝为阴中之少阳，脾为至阴。

《素问·脉要精微论》

要点一　诊脉的最佳时间

【原文】诊法常以平旦，阴气未动，阳气未散，饮食未进，经脉未盛，络脉调匀，气血未乱，故乃可诊有过之脉。（《素问·脉要精微论》）

【按语】本段论述"诊法常以平旦"的缘由。"诊法常以平旦"，为医者诊断疾病确定了最佳时间，即清晨时分诊脉最为合适，但临床上不可能都在此时诊病，故对此句经文应灵活看待，掌握其精神实质。诊脉要在经脉气血平静稳定、未受周围环境干扰（如未进食、未运动等）的情况下进行，此时获得的脉象能最真实地反映病变的基本情况。

要点二　脉象与主病

【原文】夫脉者，血之府也，长则气治，短则气病，数则烦心，大则病进，上盛则气高，下盛则气胀，代则气衰，细则气少，涩则心痛，浑浑革至如涌泉，病进而色弊，绵绵其去如弦绝，死。（《素问·脉要精微论》）

【按语】本段明确提出脉诊的原理，即脉为气血藏聚流通之处，脉象可反映气血的盛衰变化；列举了十一种脉象及其主病。

长脉脉体超越本位，表示气血充盈，运行正常。短脉为脉体短小，不及本位，提示气血病变，如短而细小为气血两虚，短而艰涩为气滞血瘀。大脉脉体宽大，无论虚实，均提示病情在进一步发展。虚证见大脉是虚劳深重之兆；实证见大脉是邪正交争激烈之象。数脉谓脉来急速，一息六至以上。数脉多有心烦症状，因数脉主热，虚热可见五心烦热，实热可见躁烦不安。"上盛则气高，下盛则气胀"，上、下指寸口脉的近腕部、远腕部。上部脉盛提示邪塞于上，故有气逆、喘满；下部脉盛提示邪滞于下，故为腹部胀满。代脉是脉来缓慢而有歇止的脉象，提示脏气衰败。细脉指脉来细小如丝线，提示气血皆少，无力鼓动、充盈脉管。涩脉指脉来艰涩如轻刀刮竹，提示气血运行不畅。常有涩脉而伴心痛之症，是胸阳不振，心血瘀阻之象。"浑浑革至如涌泉"指脉来滚滚而急，如涌泉般，提示邪盛正衰，病情危急。"绵绵其去如弦绝"，乃五脏真气衰竭，阴阳将要分离之脉。提示在诊脉时，一要注意脉动的频率快慢，如"数则烦心"；二要注意脉动的节律齐差，如"代则气衰"；三要注意脉象的体态，如上、下、长、短几种脉象是对脉位的论述，浑浑、绵绵、大脉是论脉势，细脉论脉体的狭，涩脉论脉中气血运行的流利程度。本段所列举的脉诊要点，对脉诊的应用起到了提纲挈领的作用。

《素问·玉机真脏论》

要点　五实证、五虚证的传变与转归

【原文】黄帝曰：余闻虚实以决死生，愿闻其情。岐伯曰：五实死，五虚死。帝曰：愿闻五实五虚。岐伯曰：脉盛，皮热，腹胀，前后不通，闷瞀，此谓五实。脉细，皮寒，气少，泄利前后，饮食不入，此谓五虚。帝曰：其时有生者，何也。岐伯曰：浆粥入胃，泄注止，则虚者活；身汗得后利，则实者活。（《素问·玉机真脏论》）

【按语】五实证，即"脉盛，皮热，腹胀，前后不通，闷瞀"五种实证，其病变机理为邪气盛于心则脉盛、盛于肺则皮热、盛于脾则腹胀、盛于肾则二便不通、盛于肝则闷瞀。五虚证，即"脉细，皮寒，气少，泄利前后，饮食不入"五种虚证，其病变机理为心气虚则脉细、肺气虚则皮寒、肝气虚则气少乏力、肾气虚则二便不禁、脾气虚则不欲饮食。从病邪传变与疾病预后转归关系分析：五实证是因邪气盛于五脏，不得外泄而出，邪无出路而形成的闭证，预后凶险；五虚证因五脏精气俱夺，又因"饮食不入"使精气无源，"泄利前后"加剧耗损，致使五脏精气有出无入，故而预后不良。

临床见此五实证、五虚证，通常可以判断其预后险恶，但在临证时，如能及时采取有效

方法,使实证邪有出路,则正气可得以安定,五实证就会出现好的转机,如经文中所云"身汗得后利,则实者活"。同样,五虚证的转机出现在"浆粥入胃,泄注止,则虚者活"之上,提示正气衰竭之证,若胃气尚能来复,肾关得以固守,精气停止耗损,并得到水谷之气的补益,则死证仍有回春的希望。经文的这一论述,为临床实证治疗重在使邪气有出路、虚证治疗重在恢复胃气和防止精气妄泄等法则的确立提供了理论基础。

《素问·脏气法时论》

要点　五脏所苦的治则

【原文】肝苦急,急食甘以缓之。

心苦缓,急食酸以收之。

脾苦湿,急食苦以燥之。

肺苦气上逆,急食苦以泄之。

肾苦燥,急食辛以润之,开腠理,致津液,通气也。(《素问·脏气法时论》)

【按语】本段是《内经》苦欲补泻理论中的五脏所苦的治则。五脏所苦,即五脏的性能、病变特点。苦,即病证、病理状态,由于多种因素导致自身收、散、升、降等特性被违逆或者功能降低,其表现形式或太过,或不及。因此,治疗上以顺其性为补,逆其性为泻,运用五味的特异作用,对五脏施以补泻。肝为刚脏,在志为怒,过怒则气急而肝伤;肝藏血,主筋,肝病多致筋脉拘急、痉挛。甘味性缓,可缓急止痛,以柔制刚,缓解肝之急。心在志为喜,过喜则气缓,心气涣散不收。酸味主收,故以酸收敛心气。脾主运化水湿,脾病则湿不化,外湿亦通于脾,湿胜易困脾。苦能燥湿,故以苦味治之。肺气以降为顺,肺病多气逆,发为咳喘。苦味能泄,故用苦味降逆以通泄肺气。肾为水脏,以燥为苦。辛能发散,化气行津,且入肺能通调水道,下输膀胱,故肾燥以辛药润之。

《素问·热论》

要点　热病治疗大法与饮食宜忌

【原文】帝曰:治之奈何?岐伯曰:治之各通其脏脉,病日衰已矣。其未满三日者,可汗而已;其满三日者,可泄而已。帝曰:热病已愈,时有所遗者,何也?岐伯曰:诸遗者,热甚而强食之,故有所遗也。若此者,皆病已衰,而热有所藏,因其谷气相薄,两热相合,故有所遗也。帝曰:善。治遗奈何?岐伯曰:视其虚实,调其逆从,可使必已矣。帝曰:病热当何禁之?岐伯曰:病热少愈,食肉则复,多食则遗,此其禁也。(《素问·热论》)

【按语】热病的治疗大法是"各通其脏脉",以"通"字强调外感热病以祛邪的思想,给邪以出路。"其未满三日者"说明邪仍在三阳之表,采用汗法,以疏通在表被郁之阳,祛其表邪;"其满三日者",邪热壅积于三阴之里,施行泄法,以泄其里热,祛除里邪。至于外感热病的饮食宜忌,主要是禁多食、肉食,以防热遗与病复发。

《素问·咳论》

要点　"五脏六腑皆令人咳"的病机

【原文】黄帝问曰:肺之令人咳,何也?岐伯对曰:五脏六腑皆令人咳,非独肺也。帝曰:愿闻其状。岐伯曰:皮毛者,肺之合也,皮毛先受邪气,邪气以从其合也。其寒饮食入胃,从肺脉上至于肺,则肺寒,肺寒则外内合邪,因而客之,则为肺咳。五脏各以其时受病,非其时,各传以与之。(《素问·咳论》)

【按语】咳嗽是肺的病变,但本段又提出"五脏六腑皆令人咳,非独肺也"和"五脏各以其时受病,非其时,各传以与之"的理论,从整体观的高度阐明五脏六腑病变皆能影响肺气的宣降而致咳，对临床辨证有一定的指导意义。关于咳证成因，本段指出一是外感邪气、内伤饮冷的"外内合邪"导致肺咳，二是各季节之淫气，乘主时之五脏，进而传与肺，导致咳。

《素问·举痛论》

要点一　研究医学的思维方法及疼痛的病因病机

【原文】黄帝问曰：余闻善言天者，必有验于人；善言古者，必有合于今；善言人者，必有厌于己。如此，则道不惑而要数极，所谓明也。今余问于夫子，令言而可知，视而可见，扪而可得，令验于己，而发蒙解惑，可得而闻乎？岐伯再拜稽首对曰：何道之问也？帝曰：愿闻人之五脏卒痛，何气使然？岐伯对曰：经脉流行不止，环周不休，寒气入经而稽迟，泣而不行，客于脉外则血少，客于脉中则气不通，故卒然而痛。(《素问·举痛论》)

【按语】《内经》提出"善言天者，必有验于人；善言古者，必有合于今；善言人者，必有厌于己"的观点，这是研究世界万物的重要思维方法，研究中医学亦是如此。人与自然息息相关，欲探究人的生命活动，必须联系自然环境对人体的影响；鉴古可以知今，故研究古代历史必须联系现代；以人为镜可以明得失，故谈论人必联系自己。经文强调理论须与实践相结合，在疾病的诊断中，要求医生既精通望、闻、问、切四诊的理论，又要有临证运用的实际经验，才能作出正确的诊断。

关于疼痛的病因病机，本段认为由于寒邪客于经脉内外，使气血留滞不行，脉涩不通而痛者，为实痛；由于血脉凝涩，运行的气血虚少，使组织失养，不荣则痛者，为虚痛。引起疼痛的因素虽多，然以寒邪为主因；其病机亦有"不通则痛"和"不荣则痛"的虚实之分。原文"客于脉外则血少，客于脉中则气不通"概括了虚痛与实痛的病机。本节关于疼痛病因病机的认识，对痛证的辨证具有现实指导意义。

要点二　"百病生于气"的发病学观点

【原文】余知百病生于气也。怒则气上，喜则气缓，悲则气消，恐则气下，寒则气收，炅则气泄，惊则气乱，劳则气耗，思则气结，九气不同，何病之生？岐伯曰：怒则气逆，甚则呕血及飧泄，故气上矣。喜则气和志达，荣卫通利，故气缓矣。悲则心系急，肺布叶举，而上焦不通，荣卫不散，热气在中，故气消矣。恐则精却，却则上焦闭，闭则气还，还则下焦胀，故气不行矣。寒则腠理闭，气不行，故气收矣。炅则腠理开，荣卫通，汗大泄，故气泄。惊则心无所倚，神无所归，虑无所定，故气乱矣。劳则喘息汗出，外内皆越，故气耗矣。思则心有所存，神有所归，正气留而不行，故气结矣。(《素问·举痛论》)

【按语】本段提出"百病生于气"的论断，认为气机逆乱是产生各种疾病的基本病机，并论述情志、劳倦、寒热导致气机失常的病变机理。

（1）情志过激所致的气机病变：大怒伤肝，肝气上逆，血随气升而呕血，肝木乘脾而飧泄，故"怒则气上"。过喜伤心，导致心气滞缓乏力，心神涣散不收，故"喜则气缓"。悲生于心而成于肺，过度悲哀则心系紧急，肺叶张举，致使上焦闭塞，营卫之气不能布达于外，郁而为热，热聚胸中，耗损气血，故"悲则气消"。大恐伤肾，肾伤则精气不升，水火不交，上下不通，肾气下陷而为病，故"恐则气下"。惊伤心肝，神魂散乱，以致心无所主，神无所附，思虑不定，脏气紊乱为病，故"惊则气乱"。思虑过度，精神高度集中，气结于心、滞于脾，故"思则气结"。

（2）劳倦过度所致的气机病变：劳力太过，气血外张，上逆则为喘息，外泄则为汗出，内外皆越而正气亏耗，故"劳则气耗"。

（3）寒热失调所致的气机病变：寒性收引，寒束则腠理闭塞，卫气不能外达肌肤而收敛于内，故"寒则气收"。热性开泄，热迫则腠理开放荣卫外达而大汗出，气随汗泄，故"炅则气泄"。

《素问·痹论》

要点　行痹、痛痹、着痹的成因

【原文】黄帝问曰：痹之安生？岐伯对曰：风寒湿三气杂至合而为痹也。其风气胜者为行痹，寒气胜者为痛痹，湿气胜者为着痹也。(《素问·痹论》)

【按语】从疾病的表现分析，痹证是由风、寒、湿三气杂至而成的。可以进一步推断，痹证的发生是风、寒、湿三邪杂合侵犯人体，与人体内在的逆乱营卫之气相结合，导致机体经络阻滞、营卫之气凝涩、脏腑气血运行不畅。其中，行痹是感受痹邪以风为主，临床以酸痛、游走无定处为特点的痹证，亦称风痹；痛痹是感受痹邪以寒为主，临床以疼痛剧烈、痛有定处为特点的痹证，亦称寒痹；着痹是感受痹邪以湿为主，临床以痛处重滞固定，或顽麻不仁为特点的痹证，亦称湿痹。

《素问·刺禁论》

要点　五脏气机输布规律

【原文】肝生于左，肺藏于右，心部于表，肾治于里，脾为之使，胃为之市。(《素问·刺禁论》)

【按语】经文从五脏配属五行方位的角度认识五脏气机输布运行规律。古人对方位的表述是人体面南而立，则左东木春肝，右西金秋肺，上南火夏心，下北水冬肾，中央土长夏脾。肝主春，其气升，位居东方，所以"肝生于左"。肺主秋，其气降，位居西方，所以"肺藏于右"。心为阳中之太阳，布阳于表；肾为阴中之太阴，主阴于里，所以"心部于表，肾治于里"。脾土旺于四季，转输气机，且主运化水谷，以营四肢，所以"脾为之使"。胃受纳、腐熟水谷，饮食不能久藏，故"为之市"。后人从"脾为之使，胃为之市"一句阐发，认为脾胃为气机输布的"转枢"，有制约各脏气机过度升降、维持其调和状态的作用。

《素问·至真要大论》

要点　病机十九条、病机的概念及其意义

1. 病机十九条

【原文】帝曰：愿闻病机何如？岐伯曰：诸风掉眩，皆属于肝。诸寒收引，皆属于肾。诸气膹郁，皆属于肺。诸湿肿满，皆属于脾。诸热瞀瘛，皆属于火。诸痛痒疮，皆属于心。诸厥固泄，皆属于下。诸痿喘呕，皆属于上。诸禁鼓慄，如丧神守，皆属于火。诸痉项强，皆属于湿。诸逆冲上，皆属于火。诸胀腹大，皆属于热。诸躁狂越，皆属于火。诸暴强直，皆属于风。诸病有声，鼓之如鼓，皆属于热。诸病胕肿，疼酸惊骇，皆属于火。诸转反戾，水液浑浊，皆属于热。诸病水液，澄澈清冷，皆属于寒。诸呕吐酸，暴注下迫，皆属于热。(《素问·至真要大论》)

【按语】本段所论即"病机十九条"。它从病象入手，按五脏六气的特性、特点进行病因、病位、病性的归类分析，以推求病证的本质属性，即病机，从而为进行正确的防治提供可靠依据。"病机十九条"分析病机的方法有以下几种：

（1）定位：即辨别疾病的病位所在。病机十九条首先提出五脏的病机，提示定位应以五脏为中心，其次亦可进行上下、六经、营卫气血等辨别。

（2）求因：即根据疾病的症状特点探求致病之因，主要是辨别六淫之邪的性质。

（3）辨性：即辨别疾病的寒热虚实。本段指出辨寒热的方法，同时后文要求"盛者责之，虚者责之"。

（4）同中求异，异中求同：病机十九条许多条文的证机之间存在着复杂的交叉关系，提示证机之间的关系存在多向性，因此要善于同中求异、异中求同。

六气病机尚缺燥的病机，金人刘完素在《素问玄机原病式》中补充了"诸涩枯涸，干劲皴揭,皆属于燥"一条,使六淫病机趋于完整。病机十九条的意义,在于示范临床审机求属的方法,后世则发展为辨证求本。因此,学习病机十九条,应着重领会其分析证候、探求病机的方法,在具体运用时要防止将条文绝对化。

2. 病机的概念及其意义

【原文】夫百病之生也,皆生于风寒暑湿燥火,以之化之变也。经言盛者泻之,虚者补之。余锡以方士,而方士用之尚未能十全,余欲令要道必行,桴鼓相应,犹拔刺雪污,工巧神圣,可得闻乎?岐伯曰:审察病机,无失气宜,此之谓也。

故《大要》曰:谨守病机,各司其属,有者求之,无者求之,盛者责之,虚者责之,必先五胜,疏其血气,令其调达,而致和平。(《素问·至真要大论》)

【按语】明代张介宾曰:"机者,要也,变也,病变所由出也。"病机的内容包括疾病发生的原因、部位、性质及其发展演变。经文指出,一般医生虽然掌握了六气致病的特点,并了解"盛者泻之,虚者补之"的治疗大法,却不能取得满意的临床疗效,其根本原因在于未能全面掌握疾病的病机,充分说明准确审察病机是提高临床疗效的关键。

明代张介宾对"有者求之,无者求之,盛者责之,虚者责之"多有阐述,认为病机十九条的精神实质在于探讨疾病病机的"有无盛虚",即从邪正两个方面、阴阳两个方面去分析病机,才能正确理解病机的具体内容,对于临床灵活运用十九条病机理论颇有启发。

《灵枢·本神》

要点　五脏藏五神及五脏虚实证候

【原文】肝藏血,血舍魂,肝气虚则恐,实则怒。脾藏营,营舍意,脾气虚则四肢不用,五脏不安,实则腹胀,经溲不利。心藏脉,脉舍神,心气虚则悲,实则笑不休。肺藏气,气舍魄,肺气虚则鼻塞不利、少气,实则喘喝,胸盈仰息。肾藏精,精舍志,肾气虚则厥,实则胀,五脏不安。(《灵枢·本神》)

【按语】《内经》将人的精神活动概括为神、魂、魄、意、志五种,以心总统之,而分属于五脏,即《素问·三部九候论》所说"神脏五",王冰注曰"五神脏"。五神脏理论将人的精神活动归属于五脏,通过五脏分主及五脏间的阴阳五行制化调节,阐发精神活动的机制与规律,为神志疾病的诊断与防治奠定了理论基础。本段论述的五脏虚实病证,其具体病机需结合脏腑气血阴阳盛衰和致病因素的影响加以分析。其中脾、肾两脏病变可致"五脏不安",突出了脾为后天之本、肾为先天之本的临床意义。

《灵枢·百病始生》

要点　"三部之气"的病因分类

【原文】三部之气各不同,或起于阴,或起于阳,请言其方。喜怒不节则伤脏,脏伤则病起于阴也,清湿袭虚,则病起于下,风雨袭虚,则病起于上,是谓三部。至于其淫泆,不可胜数。(《灵枢·百病始生》)

【按语】根据邪气的来源、损伤部位不同,经文将病因分为"三部之气":源于天之风雨寒暑等六淫邪气,始伤人体的上部;源于地之寒湿之邪,始伤人体的下部;源于人体自身的喜怒不节等情志因素,则直接伤人脏腑。将外邪及其所致疾病按上下分列,在临床中有实际意义。虽同属外邪,清湿却与伤上的风雨所致疾病不同,风雨引发外感热病,清湿袭人既可发为肢体关节病,如《素问·阴阳应象大论》所言"地之湿气,感则害皮肉筋脉",为"足偻""着痹"等,也可伤及体内脏腑,为"胀"、为"积"等。后世医家亦重视上下两部邪气的区别,金代张从正《儒门事亲》将邪分而为三,曰天邪、地邪、人邪,指出所致疾病各有特点,祛邪途径亦不同。

第三部分 伤寒论

第一单元 太阳病辨证论治

细目一 太阳病本证

要点一 中风表虚证

桂枝汤证

【原文】太阳中风，阳浮而阴弱。阳浮者，热自发，阴弱者，汗自出。啬啬恶寒，淅淅恶风，翕翕发热，鼻鸣干呕者，桂枝汤主之。(12)

【释义】本条论述太阳中风表虚证治。"阳浮而阴弱"，既指脉象浮缓，又言病机营卫不调，即卫阳浮盛、营阴失守。风寒之邪侵袭人体，体表营卫之气受邪，卫气奋起抗邪，趋向于外，与邪相争则见发热、脉浮，故曰"阳浮者，热自发"；卫气受邪，失于固密，营阴不能内守，泄漏于外，则见汗出，故曰"阴弱者，汗自出"；卫气为风寒所袭，失其"温分肉"之职，加之汗出肌疏，故见恶风恶寒。太阳中风为表证，其热不似阳明里热发于内，其热势不高，故曰"翕翕发热"。太阳中风证表气不和，每每影响里气，致里气不调，肺气不利，则见鼻鸣；肺胃同主肃降，肺气不利，胃气固而上逆，可见干呕等症。

桂枝汤方中，桂枝辛温，温经通阳，疏风散寒；芍药酸苦微寒，敛阴和营。两者等量相配，一辛一酸，一散一敛，一开一合，于解表中寓敛汗养阴之意，和营中有调卫散邪之功，调和营卫。因脾胃为营卫生化之本，故又用生姜、大枣益脾和胃。生姜辛散止呕，助桂枝以调卫。大枣味甘，补中和胃，助芍药以和营。姜、枣合用，亦有调和营卫之功。炙甘草补中益气且调和诸药，与桂枝、生姜等辛味相合，辛甘化阳，可增强温阳之力；与芍药之酸味相配，酸甘化阴，能增强益阴之功。

【原文】太阳病，初服桂枝汤，反烦不解者，先刺风池、风府，却与桂枝汤则愈。(24)

【释义】本条论述太阳中风邪郁较重者可针药并用。太阳中风表虚证，治以桂枝汤解肌祛风，为正治之法，当遍身微汗而解。然初服桂枝汤后，病非但不解，反增烦闷不舒，应仔细辨析是药不对证，还是疾病发生传变。若发生传变，烦闷因于里热者，则当见壮热口渴、舌红脉数等；烦闷因于里寒者，自有恶寒身蜷、脉微肢厥等。然条文中未曾提及上述变化，而仍治以桂枝汤解表，可知不是传变，也并非药不对证。反烦不解，乃太阳中风，邪气较重，服桂枝汤后正气得药力相助，欲祛邪外出，但力尚不足，正邪相争激烈，经气郁滞，阳郁不宣所致。除增烦闷外，其他证候如发热、汗出、恶风、头痛、脉浮缓等应均在。仍需解表，治宜先刺风池、风府，以疏通经脉，泄除风邪，再服桂枝汤解肌祛风，调和营卫。针药并施，两效相加，则祛邪之力倍增，可促使疾病尽快痊愈。此正合《素问·评热病论》"表里刺之，饮之服汤"之法。

【原文】病常自汗出者，此为荣气和，荣气和者，外不谐，以卫气不共荣气谐和故尔。以荣行脉中，卫行脉外，复发其汗，荣卫和则愈，宜桂枝汤。(53)

【释义】本条论述病常自汗出的证治。本条冠以"病"字，既包括外感也包括杂病。然患者只有自汗出，而无恶寒、头痛、发热等症，则知非为外感，而是杂病之自汗。究其病机，当为营卫不和所致，从文中"荣气和""外不谐""以卫气不共荣气谐和故尔"等可知。卫在脉外，而敷布于表，司固外开阖之权；营在脉中，调和于五脏，洒陈于六腑。卫营运行不休，密切配合，功能协调，即为营卫调和。若卫气不能正常司行其开阖之权，而致营不内守流泄于外，则曰"卫气不共荣气谐和"，以致自汗出。治宜"复发其汗"，用桂枝汤，因其具有调和营卫之功，可通过发汗之法，达到止汗之目的，故曰："荣卫和则愈，宜桂枝汤。"所谓"复发其汗"，指本有"自汗出"，又用桂枝汤缓发其汗，使营卫恢复协调，则自汗必愈。从"病常自汗出"到"复发其汗"，提示自汗与发汗有根本的区别，诚如徐灵胎《伤寒论类方·桂枝汤类》云："自汗乃营卫相离，发汗使营卫相合，自汗伤正，发汗祛邪。复发者，因其自汗而更发之，则荣卫和而自汗反止矣。"可谓要言不烦，深得仲景之心法。

【原文】病人脏无他病，时发热自汗出而不愈者，此卫气不和也。先其时发汗则愈，宜桂枝汤。(54)

【释义】本条论述时发热自汗出的证治。本条紧承53条而来，亦属杂病范畴。"病人"泛指已病之人；"脏无他病"指无脏腑病变，里气调和。"时发热自汗出而不愈"者，则无关于脏腑乃营卫不和所致。正常情况下，营卫谐和，阴阳制约。若"卫气不和"，必然开阖失常，固密无权，营阴因而无以内守而外泄，故时发热自汗出。其与外感风寒汗出的鉴别要点在于外感风寒之自汗，发热自汗无休止，且伴见脉浮、头痛、鼻塞、流涕等；杂病营卫不和，发热自汗时作时休，多无上述伴见症。"先其时发汗"指在发热汗出之先，予桂枝汤取微汗。一是在病将发作之前服药，可调和营卫于失调之先，有截断扭转之意；二是可防止汗出"如水流漓"之意。本条辨证的眼目有二：一为"脏无他病"，二为"卫气不和"。论治的要点在于"先其时发汗"，予以桂枝汤治疗。

要点二 伤寒表实证

1. 麻黄汤证

【原文】太阳病，头痛，发热，身疼，腰痛，骨节疼痛，恶风，无汗而喘者，麻黄汤主之。(35)

【释义】本条论太阳伤寒表实证治。外邪袭表，正邪交争，表闭阳郁，不得宣泄，故发热；寒邪束表，卫阳被遏，失其温煦之职，故恶风。寒为阴邪，寒性收引，营阴闭郁故无汗。头项腰脊为太阳经脉循行之处，寒邪侵袭太阳经脉，经气运行不畅，故见头痛，身疼，腰痛，骨节疼痛。肺主气，外合皮毛，毛窍闭塞，肺失宣降，肺气不利，故气喘。由于其喘与毛窍闭塞相关，故言"无汗而喘"。因其病机是风寒束表，卫阳被遏，营阴郁滞，经气不利，肺气失宣，故治以麻黄汤发汗解表、宣肺平喘。

麻黄汤由麻黄、桂枝、杏仁、炙甘草组成。方中麻黄为主药，微苦辛温，发汗解表，宣肺平喘。桂枝辛甘温，解肌祛风，助麻黄发汗。杏仁宣肺降气，助麻黄平喘。炙甘草甘微温，一者调和诸药，二者可缓麻、桂之性，防过汗伤正。全方为辛温发汗之峻剂。

【原文】太阳与阳明合病，喘而胸满者，不可下，宜麻黄汤。(36)

【释义】本条论述太阳阳明合病，喘而胸满的证治。合病，即两经或两经以上证候同时出现。本条云"太阳与阳明合病"，表明发热、恶寒、无汗、身痛等太阳伤寒表证症状与便秘不通等阳明里结证症状同时并见。然其中证候之孰轻孰重，孰主孰次，又当仔细分析。条文明确揭示"喘而胸满"，而对阳明病则戒之以"不可下"，说明病证以太阳伤寒为主，而阳明病次之。肺主宣降，肺气上逆则喘，肺气壅滞则胸满，皆因风寒袭表，不唯皮毛受邪，且内合于肺使然。二阳合病，虽有阳明之某种征象，如不大便，而病机重心在太阳之表，故宜麻黄汤外散其风寒。风寒得祛，则不唯发热、恶寒等症可愈，喘息亦可随之平复。表气得宣之际，肺气肃降而使里气自和，而阳明之证或不药可愈。设表解里未和者，微和胃气，当可作为其后续之治法。《医宗金鉴》谓："太阳阳明合病，不利不呕者，是里气实不受邪也。若喘而胸满，是表邪盛，气壅于胸肺间也。邪在高分之表，非结胸也，故不可下，以麻黄汤发表通肺，喘满自愈矣。"

2. 葛根汤证

【原文】太阳病，项背强几几，无汗，恶风，葛根汤主之。(31)

【释义】本条论述太阳伤寒兼经输不利的证治。太阳病无汗恶风，为太阳伤寒表实证，又兼见项背拘急不舒，活动不能自如，此为风寒袭表，邪客太阳经输，经气不利，气血运行不畅，经脉失养所致。治以葛根汤，发汗解表、升津舒经。

葛根汤由桂枝汤减轻桂、芍用量，加葛根、麻黄而成。方中葛根为主药，功擅解肌退热，且能升津液、舒经脉，以疗项背拘急；能入脾胃，升发清阳而止泻利。桂枝汤减少桂、芍而加麻黄者，一则欲其调和营卫，以利太阳经气运行；再则欲其发汗解表，以治恶风无汗之表实，而又不致峻汗以顾护阴津。本方既能发汗升津，又无麻黄汤过汗之虞，且方中芍药、生姜、大枣、炙甘草又可补养阴血，助津液升发之源。本方服药后不必啜粥，只需温覆取微汗出。余遵桂枝汤调护之法。

【原文】太阳与阳明合病者，必自下利，葛根汤主之。(32)

【释义】本条论述太阳阳明合病自下利的证治。所谓太阳与阳明合病，意指太阳表证与阳明里证同时出现。但从"葛根汤主之"一语，以方测证，仍以太阳表证为主，且为表实无汗之证，故发热、恶风寒、头痛、无汗、脉浮或浮紧等为必具之脉症。又有下利清稀，间或伴有肠鸣腹胀等涉阳明胃肠的里证。"必自下利"，"必"当"假设"讲，即上述太阳伤寒证，如果同时出现下利，则病涉阳明胃肠，故称太阳阳明合病。究其机理，乃风寒束表，内迫阳明，导致大肠传导功能失常，而非邪气内传胃肠蓄热所致。"下利"前冠一"自"字，是说下利由于风寒内迫肠道而自然发生，既非误治，亦非里虚、里热等所致。既属风寒表证下利，则多为水粪杂下，而无臭秽及肛门灼热感，更无口渴、心烦、脉数、舌红等热象。病虽涉太阳阳明两经，然其病机重心在于表寒束闭，故治之以辛温发汗，解除寒闭，更佐以升清止利以治其标，方选葛根汤。其主药葛根，既能辛散解表，又能升津止利，故本方适用于风寒邪气内迫阳明，致使大肠传导过速的下利。

3. 大青龙汤证

【原文】太阳中风，脉浮紧，发热恶寒，身疼痛，不汗出而烦躁者，大青龙汤主之。若脉微弱，汗出恶风者，不可服之。服之则厥逆，筋惕肉瞤，此为逆也。(38)

【释义】本条论太阳伤寒兼里热证的证治及大青龙汤的禁忌。"太阳中风"是病因概念，系指风寒之邪伤人肌表，非太阳中风证。发热恶寒、身痛、脉浮紧是典型的伤寒表实证，应予麻黄汤治疗。然"烦躁"一症又与麻黄汤证有别。从"不汗出而烦躁"分析，"不汗出"，既为症状，又成为"烦躁"之因。由于寒邪闭表，阳郁不得宣泄，郁而生热，热邪上扰故"烦躁"。大青龙汤证为表寒里热、表里俱实之证，大青龙汤为发汗峻剂。若表里俱虚者，不得与之。原文言"脉微弱"示里虚，"汗出恶风"又为表虚，表里俱虚，则为大青龙汤之禁例。若误服，则亡阳损阴，四肢筋脉失于温养，出现手足逆冷、筋肉跳动等变证，从而产生"厥逆，筋惕肉瞤"之变证。大青龙汤证为风寒束表，卫阳被遏，营阴郁滞，内有郁热所致，证属表寒里热，表里俱实，故宜表里两解，重在解表，兼以清热。

大青龙汤由麻黄汤重用麻黄，另加石膏、生姜、大枣组成。方中麻黄用量较麻黄汤多一倍，为发汗峻剂，意在外散风寒、开郁闭之表；加石膏，清郁闭之里；用炙甘草，加生姜、大枣，和中以滋汗源。麻黄、石膏相配，既相反相成，相互制约，又各行其道，为寒温并用、表里双解之剂。

4. 小青龙汤证

【原文】伤寒表不解，心下有水气，干呕，发热而咳，或渴，或利，或噎，或小便不利、少腹满，或喘者，小青龙汤主之。(40)

【释义】本条论太阳伤寒兼水饮内停的证治。"伤寒表不解"，除条中所载发热外，应见恶寒、无汗、脉浮紧等。"心下有水气"，是水饮停蓄于心下胃脘部。此处内近肺胃，水饮扰胃，胃气上逆则呕；水寒射肺，肺气失宣则咳。自"或渴"以后，皆为或然症。由于水饮之邪变动不居，可随三焦气机升降出入，或壅于上，或积于中，或滞于下，故其症状也多有变化。水停为患，一般不渴，但饮停不化，津液不滋，也可口渴，但多渴喜热饮，或饮量不多；水走肠间，清浊不分则下利；水寒滞气，气机不利，故小便不利，甚则少腹胀满；水寒射肺，肺气上逆则喘。诸或然症，并非必然出现，但病机关键为水饮内停。本证为外有表寒，内有水饮，故以小青龙汤发汗蠲饮，表里同治。

小青龙汤由麻黄汤、桂枝汤合方去杏仁、生姜、大枣，加干姜、细辛、半夏、五味子而成。方中麻黄发汗、平喘、利水，配桂枝则增强通阳宣散之力；芍药与桂枝配伍，调和营卫；干姜大辛、大热，合细辛性温，散寒温肺，化痰涤饮；五味子味酸性温，敛肺止咳；半夏味辛性温，降逆止呕、燥湿祛痰；炙甘草调和诸药。

要点三 太阳病里证

1. 太阳蓄水证（五苓散证）

【原文】太阳病，发汗后，大汗出，胃中干，烦躁不得眠，欲得饮水者，少少与饮之，令胃气和则愈。若脉浮，小便不利，微热消渴者，五苓散主之。(71)

中风发热，六七日不解而烦，有表里证，渴欲饮水，水入则吐者，名曰水逆，五苓散主之。(74)

【释义】71条论太阳蓄水证的病因、证治及其和胃津不足证的鉴别。太阳病发汗为正治之法，如果汗不如法，或汗之太过，有可能出现两种变化。其一，患者出现烦躁不得眠，口干渴想喝水，为发汗虽使表邪得解，但因汗出太过，损伤胃津，胃中津液一时不足。胃不和则寐不安，津不足自欲饮水以润其燥。对此只需"少少与饮之",即少量地多次给水,至胃津恢复,胃气调和,可不药而愈。其二,患者表现为脉浮、微热,为汗不如法,表邪不解;口渴多饮、小便不利为太阳表邪循经入腑,膀胱气化失司,水道失调,水蓄于内,不能化为津液上承所致,称为太阳蓄水证。74条论蓄水重证的临床特点和治疗。太阳表证虽然经过六七日,然表证不解而又见烦热和渴欲饮水,是外有表邪,内有蓄水之证,故云"有表里证"。"水入则吐"为水蓄下焦,下窍不利,水邪上逆,遂使胃气亦随之上逆所致,仲景名为"水逆"。太阳蓄水证是因太阳表邪不解,随经入腑,致使水蓄膀胱,气化不利,证属表里同病,而以里之膀胱气化不利为主要病机。治宜通阳化气利水,兼以解表。方用五苓散。

五苓散用猪苓、茯苓、泽泻淡渗利水,用白术健脾燥湿,用桂枝解表邪,兼通阳化气,促进气化,共成外疏内利、表里两解之剂。

2. 太阳蓄血证(桃核承气汤证)

【原文】太阳病不解,热结膀胱,其人如狂,血自下,下者愈。其外不解者,尚未可攻,当先解其外;外解已,但少腹急结者,乃可攻之,宜桃核承气汤。(106)

【释义】本条论太阳蓄血轻证的证治及治禁。太阳病发热、恶寒、头痛等表证没有解除。邪气已经化热入里,与血结于下焦膀胱。血热结于下焦,气血凝滞,故见少腹疼痛、胀满、拘急不舒;热在血分,瘀热上扰心神,故见躁动如狂。如果血热初结,病证尚浅,或可有瘀血自下,邪热随血而去,病证自愈的机转。如不能自愈,应遵循先表后里的原则,先行解表,待表证解除后,只见如狂和少腹急结者,可用桃核承气汤泄热化瘀。

桃核承气汤由桃仁、桂枝、大黄、芒硝、炙甘草五药组成。方中桃仁活血化瘀为主药;桂枝温通经脉,辛散血结,助桃仁活血;大黄苦寒清泄热邪,祛瘀生新;芒硝咸寒,软坚散结;炙甘草调和诸药。诸药合用为泄热逐瘀轻剂。

细目二 太阳病变证

要点一 热证

1. 麻黄杏仁甘草石膏汤证

【原文】发汗后,不可更行桂枝汤,汗出而喘,无大热者,可与麻黄杏仁甘草石膏汤。(63)

【释义】本条论邪热壅肺的证治。太阳病,汗后,若表证未去,宜再用桂枝汤解表。然本条指出汗后不可再用桂枝汤,是因下文云"汗出而喘,无大热者"。肺主气而司呼吸,邪热壅肺,宣降失司,故见喘逆;肺合皮毛,热壅于肺,热迫津泄,则有汗出。其"无大热者",是谓表无大热,而里热壅盛,并非热势不甚。此证尚可伴有咳嗽、口渴、苔黄、脉数等。麻黄汤证与本证皆有喘,麻黄汤证之重点在表,因皮毛为肺之合,伤寒表实而致肺气上逆,故无汗而喘;本证重点在肺,肺热壅盛,则蒸迫津液而外泄,故汗出而喘。因本证不在太阳之表,而是汗后外邪入里化热,热壅于肺,故治当清宣肺热,用麻杏甘石汤。

麻黄杏仁甘草石膏汤为麻黄汤去桂枝加石膏,是变辛温发表之法而为辛凉宣透之方。方中麻黄辛温宣肺定喘,石膏辛寒直清里热。麻黄配石膏,清宣肺中郁热而定喘逆,而且石膏用量倍于麻黄,故可借石膏辛凉之性,以制麻黄辛温发散之力,又能外透肌表,使邪无复留。杏仁宣肺降气而治咳喘,协同麻黄更增平喘之效。甘草和中缓急,调和诸药。四药相伍,宣肺清热、降逆平喘。

2. 葛根黄芩黄连汤证

【原文】太阳病,桂枝证,医反下之,利遂不止,脉促者,表未解也;喘而汗出者,葛根黄芩黄连汤主之。(34)

【释义】本条论里热夹表下利的证治。太阳病,桂枝证,当用汗解,若用攻下,是属误治。"利遂不止",乃误下后损伤胃肠,邪气内陷所致。"脉促",即脉数而急促,反映人体阳气盛,有抗邪达表之势,表邪未能全部内陷,故曰"表未解"。既有表邪未解,又有里热下利,故可称之为里热夹表邪的下利,即"协热下利"。肠热上攻,表热内迫,肺气不利,故喘;里热迫津外泄,故汗出。下利既然是由热邪下迫所致,则具备大便臭秽、肛门灼热、小便短黄等热证特征。治用葛根黄芩黄连汤清热止利,兼以解表。

葛根黄芩黄连汤为表里双解之剂。方用葛根轻清升发,升津止利,又可透邪;黄芩、黄连苦寒清热,厚肠胃,坚阴止利;炙甘草甘缓和中,调和诸药。四药配伍,清热止利,坚阴厚肠,兼以透表。故无论有无表证,均可用之。

要点二 心阳虚证

1. 桂枝甘草汤证

【原文】发汗过多,其人叉手自冒心,心下悸,欲得按者,桂枝甘草汤主之。(64)

【释义】本条论述发汗过多,损伤心阳而致心悸的证治。发汗之法,原为祛除表邪而设,即使表证用汗法,亦贵在适度。发汗不及,则邪不能外解;发汗过多,则损阴伤阳。汗为心液,由阳气蒸化而成,过汗则心阳随汗外泄,心阳受损,尤其心阳素虚者更易出现。心阳一虚,心脏失去阳气的鼓动,则空虚无主,故见心中悸动不安。因阳虚而悸,虚则喜实,内不足者求助于外,故患者两手交叉,以手按其心胸部,以求稍安。本证除心悸外,常伴见胸闷、短气、乏力等心阳气虚之表现。纵观本证,以心阳不足为主要病机,故宜桂枝甘草汤温通心阳。

桂枝甘草汤由桂枝、炙甘草两味药物组成。桂枝辛甘性温,入心经,通阳气;炙甘草甘温,益气补中。两药相配,有辛甘温通心阳之功,心阳复则悸动愈。本方为温通心阳之祖方,药味虽少,但用量较大,且取顿服之法,意在急复心阳而愈悸动。临床治疗心阳虚证,常以本方为基础加味,以适应病情变化。

2. 桂枝加桂汤证

【原文】烧针令其汗,针处被寒,核起而赤者,必发奔豚。气从少腹上冲心者,灸其核上各一壮,与桂枝加桂汤,更加桂二两也。(117)

【释义】本条论述心阳虚奔豚的证治。用烧针强令发汗,汗出则腠理开,外寒从针处内入,则致气血凝涩,卫阳郁结,故局部出现"核起而赤";强责发汗,损伤心阳,不能温暖下焦,阳虚阴乘,下焦水寒之气乘虚上犯心胸,发为奔豚之证。由于本条所述之证系内外为患,外为寒闭阳郁而见"核起而赤",治疗当先灸针刺部位之赤核各一壮,助阳气以散寒邪;内为心阳虚致下焦水寒之气上冲而为奔豚,再服用桂枝加桂汤,以平冲降逆,温通心阳。

桂枝加桂汤由桂枝汤重用桂枝而成,重用之桂枝通心阳而平冲逆,配以甘草,更佐姜、枣辛甘合化,温通心阳,强壮君火,以镇下焦水寒之气而降冲逆,即方后注所言"能泄奔豚气";芍药缓急,破阴结,利小便,祛水气。诸药合用,共奏温通心阳、平冲降逆之功。

要点三 水气证

茯苓桂枝白术甘草汤证

【原文】伤寒,若吐、若下后,心下逆满,气上冲胸,起则头眩,脉沉紧。发汗则动经,身为振振摇者,茯苓桂枝白术甘草汤主之。(67)

【释义】本条论述脾虚水气上冲的证治及治疗禁忌。条文中"茯苓桂枝白术甘草汤主之"当接在"脉沉紧"之后,属倒装文法。太阳病伤寒表证,应以辛温解表之法治疗。若误用吐下之法,则可损伤脾之阳气。脾阳损伤,水失运化而水饮内生,脾阳虚不能制水而水饮上逆。水停心下,气机不利,则心下逆满;水饮上冲于胸,则症见气上冲胸。清阳之气为水饮阻滞,失于上达,或水气上蒙清阳,症可见头晕目眩。沉脉主水主里,紧脉主寒,脾阳虚鼓动无力,水寒之气阻滞气机,故脉沉而紧。本证为脾阳虚水气上冲之证,当温阳健脾、利水降冲,方用茯苓桂枝白术甘草汤。禁用发汗、吐下之法。若医者不知温阳健脾利水之法,而据脉紧而误认为表寒甚而发其汗,则可导致阳气更伤。阳虚不能温养经脉,水饮浸渍筋肉,则出现筋肉动惕,身体振颤动摇之症状。

茯苓桂枝白术甘草汤由茯苓、桂枝、白术、炙甘草组成。方中茯苓淡渗利水健脾,是为主药;桂枝温阳降冲,配茯苓温阳化气、利水降冲,配炙甘草辛甘合化而通阳健脾;白术配茯苓健脾燥湿利水,配炙甘草健脾益气。本方温能化气,甘能补脾,燥能祛湿,淡能利水,诸药共奏温阳健脾、利水化饮之功。

要点四 脾虚证

小建中汤证

【原文】伤寒二三日,心中悸而烦者,小建中汤主之。(102)

【释义】本条论述伤寒里虚,心中悸而烦的证治。伤寒二三日,尚为新病,当见发热、恶寒、无汗等症,未经误治即见心悸而烦,说明其人里气先虚,心脾不足、气血双亏,复被邪扰。里虚邪扰,气血不足,心无所主则悸,邪扰神志,神志不宁则烦。治此证不可攻邪,但需建中补虚,益气血生化之源,正气充盛,则邪气自退,烦悸自止。故治宜小建中汤建中补虚,调补气血,安内攘外。

小建中汤由桂枝汤倍用芍药加饴糖组成。

方中重用饴糖甘温补中,配以甘草、大枣补益脾胃,安奠中州,中气得复则气血生化有源;倍用芍药配甘草、大枣酸甘化阴,以养血和营,缓急止痛;桂枝、生姜温通心脾阳气,与甘草相合,辛甘化阳以温阳养心。诸药协同,建中补虚而气血阴阳双补,具平衡阴阳、协调营卫、缓急止痛等多种作用。中气健则邪自解,实有安内攘外之功。

要点五 肾阳虚证
真武汤证

【原文】太阳病发汗,汗出不解,其人仍发热,心下悸,头眩,身𥆧动,振振欲擗地者,真武汤主之。(82)

【释义】本条论述肾阳虚水泛的证治。太阳病本应微汗而愈,若表证不因汗解,究其因,或为汗不得法,过汗伤阳,或为素体阳虚,汗后阳损更甚。"其人仍发热",指发汗后热不除。太阳病,热在肌表,汗后热当随汗外散,汗后热不除者,非属表邪闭郁,因太阳少阴相表里,发汗常会伤及少阴,肾阳被伤,虚阳外越,所以其人仍发热。少阴肾阳不足,不能化气行水,可见水气泛溢。水气上凌于心则心下悸,上干清阳则头眩;阳虚不能温养筋脉肌肉,水气浸渍肌肉筋脉,则身体筋肉跳动,振颤不稳而欲倒地。证属阳虚水泛,故治以真武汤温肾阳,利水气。

真武汤由炮附子、白术、生姜、茯苓、芍药组成。方中炮附子辛热,温补肾阳,使水有所主;白术甘温,健脾燥湿,使水有所制;生姜辛温,宣发肺气,使水有所散;茯苓淡渗,走膀胱,佐白术健脾,是于制水中有利水之用;芍药活血脉,利小便,是于制水之中有利水之法,且芍药有敛阴和营之用,可制姜、附的刚燥之性。全方从三脏二腑着眼,尤以芍药利肌里膝间水气为妙,既能活血以利水,又能开痹以泄络,如此,三焦上下脏腑之水、肌腠表里内外之水皆可一役而去。

要点六 阴阳两虚证
炙甘草汤证

【原文】伤寒,脉结代,心动悸,炙甘草汤主之。(177)

【释义】本条论述心阴阳两虚的证治。本条冠以"伤寒",当知本病成因为外感病,若病在太阳,当见发热恶寒、脉浮等表证。今不见发热恶寒,脉不浮而结代,并见心动悸,说明病始为太阳而渐内累于心,今外邪已罢,仅存里虚之证。心主血脉,赖阳气以温煦、阴血以滋养,心阴阳气血不足,则心失所养,故见心动悸;心阳虚鼓动无力,心阴虚脉道不充,心之阴阳俱不足,故脉结代。治宜炙甘草汤补阴阳,调气血以复脉。

炙甘草汤由炙甘草、生姜、人参、生地黄、桂枝、阿胶、麦冬、麻子仁、大枣和清酒组成。方中重用炙甘草补中益气,以充气血生化之源,合人参、大枣补中气,滋化源,气足血生,以复脉之本;生地黄、麦冬、阿胶、麻子仁养心阴,补心血,以充血脉;然阴无阳则无以化,故用桂枝、生姜宣阳化阴,且桂枝、炙甘草相合辛甘化阳,以温通心阳;加清酒振奋阳气,温通血脉。诸药合用,阳生阴长,阴阳并补,共奏通阳复脉、滋阴养血之功。

要点七 热实结胸证
小陷胸汤证

【原文】小结胸病,正在心下,按之则痛,脉浮滑者,小陷胸汤主之。(138)

【释义】本条论小结胸病的证治。本病与大结胸类似,多为伤寒表邪入里,或表证误下,邪热内陷与痰相结而成。小结胸病变范围比较局限,正在心下,提示痞硬胀满仅在心下胃脘部。按之则痛,不按不痛,临证虽也有不按也痛者,但疼痛程度较轻,绝不会出现石硬拒按、手不可近的状况,说明邪热较轻,结聚不深。脉浮主热,也示病位较浅;脉滑主痰,也主热。脉浮滑既是小结胸病的主脉,也提示小结胸病的主要病机是痰热相结。由于痰热互结于心下,本证临床除有正在心下、按之则痛的证候特征外,还可伴有胸膈满闷、咳吐黄痰、恶心呕吐等痰热在上气逆不降的症状,治疗宜清热涤痰开结。方用小陷胸汤。

小陷胸汤由黄连、半夏、瓜蒌三味药组成。黄连苦寒,清泄心下之热结;半夏辛温,化痰涤饮,消痞散结;瓜蒌甘寒滑润,既能助黄连清热泻火,又能助半夏化痰开结,同时还有润便导下的作用。三药合用,使本方具有辛开苦降、清热涤痰开结的功效。

要点八 痞证
1. 半夏泻心汤证

【原文】伤寒五六日,呕而发热者,柴胡汤证具,而以他药下之,柴胡证仍在者,复与柴胡汤。此虽已下之,不为逆。必蒸蒸而振,却发热

汗出而解。若心下满而硬痛者,此为结胸也,大陷胸汤主之。但满而不痛者,此为痞,柴胡不中与之,宜半夏泻心汤。(149)

【释义】本条论柴胡证误下后的三种转归及治疗。伤寒,病本在表,经五六日,邪气有内传之机,症见"呕而发热",说明邪传少阳。少阳属胆与三焦,凡阳经为病,必见发热。邪在胆,逆在胃,胃气上逆则作呕,故发热而呕是少阳主症,即"柴胡汤证具"。病在少阳,治宜和解,而医误行泻下,从而发生以下三种转归:①柴胡证仍在,说明其人正气较盛,未因误下而引邪内陷形成坏病,故曰"此虽已下之,不为逆",可复与柴胡汤。但误下毕竟正气受挫,服柴胡汤后,正气得药力之助而奋起抗邪,可出现"蒸蒸而振,却发热汗出而解"的战汗。②变为大陷胸汤证,若其人素有水饮内停,少阳病误下后,邪热内陷,与水饮结于胸膈,则成心下满而硬痛的结胸证,当以大陷胸汤泄热逐水破结。③成为半夏泻心汤证,若其人内无痰水实邪,误下后损伤脾胃之气,少阳邪热乘机内陷,致寒热错杂于中,脾胃升降失常,气机痞塞,形成满而不痛的痞证。此之痞满在于心下,不在胸胁,是中焦气机痞塞,非为少阳半表半里之邪不解,故不能再用柴胡汤,可用半夏泻心汤和中降逆消痞。"但满而不痛",是痞证的辨证眼目。由于本条之心下痞是由寒热之邪痞塞中焦,脾胃升降失和所致,故当兼见恶心、呕吐等胃气不降之症,及肠鸣、下利等脾气不升之症。《金匮要略·呕吐哕下利病脉证治》谓:"呕而肠鸣,心下痞者,半夏泻心汤主之。"该条文是对本条痞证的补充,也是将半夏泻心汤证列为呕利痞的主要依据。

半夏泻心汤由半夏、干姜、黄连、黄芩、人参、甘草、大枣七味药组成。本证以呕吐为主症,故方以半夏为君,并以之为名,和胃降逆止呕,合干姜之辛温,温中散寒,消痞结。黄连、黄芩苦寒泄降,清热和胃,泄其满。佐以人参、甘草、大枣甘温调补,补脾胃之虚以复其升降之职。全方寒温并用,辛开苦降,攻补兼施,阴阳并调,是为和解之剂。本方取去滓再煎之法,意在使药性相合,作用协调,并行不悖,而利于和解。

2. 旋覆代赭汤证

【原文】伤寒发汗,若吐若下,解后心下痞硬,噫气不除者,旋覆代赭汤主之。(161)

【释义】本条论述胃虚痰阻气逆致痞的证治。伤寒发汗,乃正治之法,或吐或下,则为误治。所谓解后,是指表邪已解,但脾胃气伤,脾胃运化腐熟功能失常,痰饮内生,阻于心下,胃气不和,气机痞塞,故心下痞硬。胃气已虚,兼之土虚木乘,肝胃气逆,则噫气不除。治宜旋覆代赭汤和胃化痰、镇肝降逆。

旋覆代赭汤由旋覆花、人参、生姜、代赭石、炙甘草、半夏、大枣七味药组成。方中旋覆花苦辛而咸,主下气消痰,降气行水;代赭石苦寒入肝,镇肝降逆。两者相合,下气消痰,镇肝胃之虚逆,为本方之主药。半夏与较大剂量的生姜为伍,和胃降逆化痰;人参、甘草、大枣补中益气,扶脾胃之虚。诸药配合,除痰下气,而消痞止噫。本方也取去滓再煎之法,意与半夏泻心汤相同。

第二单元 阳明病辨证论治

细目一 阳明病本证

要点一 阳明病热证

白虎加人参汤证

【原文】服桂枝汤,大汗出后,大烦渴不解,脉洪大者,白虎加人参汤主之。(26)

伤寒若吐若下后,七八日不解,热结在里,表里俱热,时时恶风,大渴,舌上干燥而烦,欲饮水数升者,白虎加人参汤主之。(168)

伤寒,无大热,口燥渴,心烦,背微恶寒者,白虎加人参汤主之。(169)

伤寒脉浮,发热无汗,其表不解,不可与白虎汤。渴欲饮水,无表证者,白虎加人参汤主之。(170)

【释义】此四条论胃热弥漫,津气两伤的证治。本证为邪入阳明化热,进而耗伤气阴所致。热结在里,表里俱热,是阳明胃热炽盛,里热外蒸,邪热弥漫周身,充斥内外的表现。"大汗出"是里热逼迫津液外泄所致。"大烦渴不解""舌上干燥而烦,欲饮水数升""口燥渴",口干舌燥,渴欲饮水是里热伤津,津伤则引水自救,故见口渴。热盛耗气,气伤则不能将水化为津液,故饮水数升而口渴不解。"脉洪大"是里热炽盛,气血鼓动之征。"背微恶寒"和"时时恶风"是汗出肌疏,津气两伤,不胜风袭所致。证为胃热弥漫、津气两伤,治用白虎加人参汤清热、益气、生津。

白虎加人参汤由知母、石膏、炙甘草、人参、粳米组成。用白虎汤辛寒清热,用人参益气生津。

要点二 阳明病实证

1. 调胃承气汤证

【原文】阳明病,不吐不下,心烦者,可与调胃承气汤。(207)

太阳病三日,发汗不解,蒸蒸发热者,属胃也,调胃承气汤主之。(248)

伤寒吐后,腹胀满者,与调胃承气汤。(249)

【释义】此三条论述阳明燥热证的证治。太阳病或汗或吐后,邪气传入阳明化热成燥;或阳明经表受邪,邪气循经入里化热成燥而形成本证。因阳明燥热上扰心神,故心烦;里热炽盛,故蒸蒸发热;燥实内结,腑气不通,故腹胀满。综合以上三条,调胃承气汤证当见心烦、蒸蒸发热、腹胀满,其病机当是邪热与阳明糟粕初结,里热炽盛为主,腑气不畅为辅。治以调胃承气汤泄热和胃,润燥软坚。

调胃承气汤由甘草、芒硝、大黄组成。大黄苦寒,攻积导滞,荡涤肠胃,推陈致新,泄热祛实。芒硝咸苦寒,润燥软坚,泄热导滞。硝黄合用,清胃热,润胃燥,泄热通便。妙在甘草一味,甘缓和中,既可缓硝黄峻下之力,使之作用于胃,又可护胃和中,使燥热邪气去而不损中州正气。

2. 小承气汤证

【原文】阳明病,其人多汗,以津液外出,胃中燥,大便必硬,硬则谵语,小承气汤主之。若一服谵语止者,更莫复服。(213)

阳明病,谵语发潮热,脉滑而疾者,小承气汤主之。(214 上)

太阳病,若吐、若下、若发汗后,微烦,小便数,大便因硬者,与小承气汤,和之愈。(250)

【释义】此三条论阳明燥结证的证治。太阳病汗、吐、下后,津液受伤,邪气入里,从阳明燥化;或是阳明病,其人多汗,伤津化燥成实而形成本证。多汗是里热迫津外泄的表现。汗出太多,津液耗伤,邪气化燥成实,燥实结滞,故大便结硬。心烦、谵语为阳明燥热秽浊之气循经上扰心神所致。阳明燥热逼迫津液偏渗,从小便数多一症,可知津液不能还入胃肠,大便必然硬结。阳明之气旺于日晡所,当阳明燥热内盛时,每于日晡前后正邪斗争激烈,而见发潮热。以上诸症颇类似大承气汤证,但因其脉滑而疾而不是脉沉实，犹恐燥实敛结程度尚浅，故不敢贸然投用大承气汤，而试投小承气汤治之。由于证为里热燥结、气滞胃肠所致，属里热腑实证，故治宜通便导滞、行气除满。

小承气汤由大黄、厚朴、枳实组成。大黄苦寒，泄热祛实、推陈致新。厚朴苦辛而温，行气除满。枳实苦而微寒，理气消痞。三药合用，共成通便导滞之剂。本方不用芒硝而用枳、朴，泄热之力较调胃承气汤为弱，但通腑之力较调胃承气汤为强。其所用枳、朴之量较大承气汤为小，又无芒硝，故泄热及通腑之力皆逊于大承气汤，因此名曰小承气汤。

3. 大承气汤证

【原文】阳明病，下之，心中懊憹而烦，胃中有燥屎者，可攻……若有燥屎者，宜大承气汤。(238)

病人不大便五六日，绕脐痛，烦躁，发作有时者，此有燥屎，故使不大便也。(239)

阳明病，谵语，有潮热，反不能食者，胃中必有燥屎五六枚也；若能食者，但硬耳。宜大承气汤下之。(215)

大下后，六七日不大便，烦不解，腹满痛者，此有燥屎也。所以然者，本有宿食故也，宜大承气汤。(241)

病人小便不利，大便乍难乍易，时有微热，喘冒不能卧者，有燥屎也，宜大承气汤。(242)

伤寒，若吐若下后不解，不大便五六日，上至十余日，日晡所发潮热，不恶寒，独语如见鬼状。若剧者，发则不识人，循衣摸床，惕而不安，微喘直视，脉弦者生，涩者死。微者，但发热谵语者，大承气汤主之。若一服利，则止后服。(212)

阳明病，脉迟，虽汗出不恶寒者，其身必重，短气，腹满而喘，有潮热者，此外欲解，可攻里也。手足濈然汗出者，此大便已硬也，大承气汤主之。若汗多，微发热恶寒者，外未解也，其热不潮，未可与承气汤。若腹大满不通者，可与小承气汤，微和胃气，勿令至大泄下。(208)

【释义】以上数条论阳明燥热实邪内结的证治。伤寒吐、下后，津液被伤，邪气传入阳明化燥化热；或阳明经脉受邪，邪气循经入里化燥化热；或素有食积内停，邪气与食积结合，化燥化热，皆可形成本证。综合上述条文，大承气汤证的主症和病机：①日晡所发潮热，提示阳明之热和阳明糟粕相结，热邪已经内收内敛，致使其他时间发热并不明显，而阳明阳气旺于日晡所，此时正邪斗争激烈，发热则会明显增高，每日如此，故称发潮热。②阳明经别上通于心，阳明燥热循经上扰心神，使心主神志和心主言的功能失常，轻则致谵语、烦躁、烦不解、心中懊憹，重则热盛神昏而见独语如见鬼状、不识人，津竭正衰，心神失养还可导致循衣摸床、惕而不安的危象。③身重是阳热壅滞经脉所致；微喘、喘冒不能卧，是阳明燥热耗伤肺气，肺虚气逆并有燥热迫肺的表现；腹胀满、绕脐痛、腹满痛，为燥热实邪阻滞阳明，腑气壅遏，当见腹满疼痛而拒按。④燥热实邪阻结，则大便难、大便硬、不大便、有燥屎；燥热下迫，则大便乍易。⑤邪热伤津，津液不足，则小便不利；实热壅滞，腑气闭阻，则不能食。本证属阳明燥热内盛，腑气壅滞，是阳明腑实证中病情最重者。治以大承气汤攻下实热，荡涤燥结。

大承气汤由大黄、厚朴、枳实、芒硝组成。大黄攻积导滞，荡涤肠胃，推陈致新，泄热祛实。芒硝润燥软坚，泄热导滞。枳实理气消痞。厚朴利气消满。诸药共成攻下实热、荡涤燥结之峻剂。

4. 麻子仁丸证

【原文】趺阳脉浮而涩，浮则胃气强，涩则小便数，浮涩相搏，大便则硬，其脾为约，麻子仁丸主之。(247)

【释义】本条论述脾约证的证治。趺阳脉位于足阳明胃经的冲阳穴处，扪之可候脾胃之气的盛衰。趺阳脉浮，主胃有热，胃热则逼迫津液偏渗，故小便数，小便数多则脾阴伤，故趺阳脉见涩象。浮涩并见，反映了胃热盛脾阴虚的状态，即胃强脾弱。水液入胃，散布精气，上输于脾，脾得转输，为胃行其津液，则胃肠不燥。脾输布津液的功能为胃热所约束，津液不能还入肠道，而偏渗于膀胱，故大便硬。脾约之证与承气汤证不同，其临床特点是大便干结，甚则干如羊屎，但不更衣十余日无所苦，同时无潮热、谵语、腹满痛等症，当以麻子仁丸泄热润肠，缓通大便。

麻子仁丸由小承气汤加麻子仁、芍药、杏仁、蜂蜜组成。方中重用麻子仁，甘平润肠通便，为君；芍药补益脾阴，杏仁降气润肠，为臣；小承气汤泄下通便、行气导滞，为佐；蜂蜜味甘，润肠通便，为使。诸药合而为丸，为润肠滋燥、缓通大便之良方。麻子仁丸虽为缓通大便之剂，但方中毕竟含小承气汤药物，故虚人不宜久服，孕妇亦当慎用。由于病证有轻重、体质有不同,麻子仁丸应从小量起服,逐渐加量,以大便通畅为准,即"以知为度"之意。

5. 阳明病中风中寒证(吴茱萸汤证)

【原文】食谷欲呕,属阳明也,吴茱萸汤主之。得汤反剧者,属上焦也。(243)

【释义】本条论述阳明中寒欲呕证治及与上焦热呕的鉴别。食谷欲呕,病位有中焦、上焦之分,证有寒热之别。据190条"阳明病,若能食,名中风;不能食,名中寒"之说,本证当为阳明寒呕。胃阳虚衰,受纳腐熟无权,或寒饮内停,浊阴上逆,则见食谷欲呕。还可伴有不能食,食难用饱,呕吐清涎冷沫,或呕吐物无酸腐气味,舌淡苔白,脉缓弱等症。此皆可用吴茱萸汤温胃散寒,降逆止呕。但也有上焦有热、胃气上逆致食谷欲呕者,此时若用吴茱萸汤之辛温,以热助热,必拒而不纳,反使呕逆加剧。呕吐一症,寒热之别迥异,临证当参合他脉症细致辨析。

本方由吴茱萸、人参、生姜、大枣组成。方中吴茱萸为主药,主入肝,兼入胃脾,具有温肝暖胃、降逆止呕的功效;重用生姜之辛温,可以温胃化饮、降逆止呕;配以人参之甘温、大枣之甘平,补虚以和中。全方具有温中补虚、散寒降逆的功效。凡脾胃虚寒,或肝胃虚寒、浊阴上逆等证,皆可用之。

细目二　阳明病变证

要点　湿热发黄证

茵陈蒿汤证

【原文】阳明病,发热汗出者,此为热越,不能发黄也。但头汗出,身无汗,剂颈而还,小便不利,渴引水浆者,此为瘀热在里,身必发黄,茵陈蒿汤主之。(236)

伤寒七八日,身黄如橘子色,小便不利,腹微满者,茵陈蒿汤主之。(260)

阳明病,无汗,小便不利,心中懊憹者,身必发黄。(199)

【释义】此三条论述湿热发黄的证治。236条所言阳明病发热汗出,是邪热得以向外发散,湿不得与热邪相结,故不能发黄。若发热仅伴有头汗出,颈以下无汗,说明热不能随汗而畅泄;又见小便不利,说明湿不得下行,湿热二邪相合于内,熏蒸肝胆,疏泄失常,胆汁外溢,故见发黄,其黄色鲜明如橘子色。湿热交阻,气化不利,津液不布,更因热伤津液,故见渴引水浆。湿热蕴结中焦,气机阻滞,可见腹满;湿热邪气上扰心神,故心中懊憹。本证病机为湿热蕴结,并兼有腑气壅滞,故治用茵陈蒿汤,清利湿热,通腑退黄。

茵陈蒿汤由茵陈、栀子、大黄组成。方中茵陈为主药,苦寒清热利湿,并有疏利肝胆、退黄的作用。栀子苦寒,清泄三焦而利小便。大黄苦寒,泄热行瘀,兼有利胆退黄的作用。三药合用,使大小便通利,湿热尽去,且取效甚捷。

第三单元　少阳病辨证论治

细目一　少阳病本证

要点　少阳病本证

小柴胡汤证

【原文】伤寒五六日,中风,往来寒热,胸胁苦满,嘿嘿不欲饮食,心烦喜呕,或胸中烦而不呕,或渴,或腹中痛,或胁下痞硬,或心下悸,小便不利,或不渴,身有微热,或咳者,小柴胡汤主之。(96)

【释义】本条论少阳病的主症与治法方药。太阳病伤寒或中风,过了五六日,出现往来寒热、胸胁苦满、嘿嘿不欲饮食、心烦喜呕等症,这说明太阳表证已罢,邪入少阳。少阳为半表半里,少阳受邪,枢机不利,正邪纷争,进退于表里之间,正胜则发热,邪胜则恶寒,邪正交争,互有胜负,呈现寒去热来,寒热交替,休作有时的特点,故称为往来寒热。足少阳之脉,下胸中,贯膈,络肝属胆,循胁里,邪犯少阳,经气不利,故见胸胁苦满。肝胆气郁,疏泄失职,故神情默默而寡言;胆热内郁,影响脾胃,脾失健运则不欲饮食。胆火内郁,上扰心神则心烦;胆热犯胃,胃失和降则喜呕。以上四症充分反映少阳病胆热内郁、枢机不利、脾胃失和的病机特点,治当和解少阳、畅达气机,使邪去病解,方用小柴胡汤。少阳手足两经,络属胆与三焦,少阳之位,在表里之间,邪犯少阳,胆火内郁,三焦不利,内外失和,故其病变可及表里内外、上中下三焦,出现或然之症。如邪郁胸胁,未犯胃腑,则胸中烦而不呕;邪热伤津则口渴;少阳胆腑气郁较甚,经气郁结较重,则胁下痞硬;邪犯少阳,三焦不利,气化失职,水气内停,水停心下则心下悸,水停下焦则小便不利;表邪未解,津液未伤则不渴,身有微热;寒饮犯肺,肺气上逆则咳。以上诸症,总以胆热内郁、枢机不利、三焦失畅、脾胃失和为主要病机,故仍当以小柴胡汤加减化裁治之。

小柴胡汤为和解少阳之主方。方中柴胡气质轻清,味苦微寒,可疏解少阳,使少阳邪热外解;黄芩苦寒,气味较重,清泄邪热,可使少阳胆腑邪热内消。柴、芩合用,外透内泄,可以疏解少阳半表半里之邪。按剂量分析,柴胡重于黄芩,其外透之力强于内泄之功。半夏、生姜调和胃气,降逆止呕。人参、炙甘草、大枣益气和中,扶正祛邪,使中土健旺,不受木邪之害。方中既有柴、芩苦寒清降,又有姜、夏辛开散邪,复有参、枣、草之甘补调中。药共七味,寒温并用,升降协调,攻补兼施,有和解少阳、疏利三焦、调达上下、宣通内外、和畅气机之作用,故为和解之良方。本方用去滓再煎之法,乃因方中药性有寒温之差,味有苦、辛、甘之异,功用又有祛邪扶正之别,去滓再煎可使诸药气味醇和,有利于透邪外达,而无敛邪之弊。

【原文】伤寒中风,有柴胡证,但见一证便是,不必悉具。凡柴胡汤病证而下之,若柴胡证不罢者,复与柴胡汤,必蒸蒸而振,却复发热汗出而解。(101)

【释义】本条论述小柴胡汤的运用原则及误下后的证治与机转。此条可分两段理解。自"伤寒中风"至"不必悉具"为第一段,阐述小柴胡汤的运用原则。"伤寒中风",即不论伤寒还是中风;"有柴胡证",指口苦、咽干、目眩、往来寒热、胸胁苦满、默默不欲饮食、心烦喜呕诸症;"但见一证便是,不必悉具",言临床凡见到柴胡证的一部分主症,只要能反映少阳病枢机不利、胆火上炎的病机特点,确认为少阳病,即可应用和解之法,投以小柴胡汤,而不必待其主症全部具备再行其方。本条明确指出灵活运用小柴胡汤的原则与方法。论中有"呕而发热者""胸满胁痛者""胸胁满不去者""续得寒热发作有时者"均与小柴胡汤治疗,便是典型例证。

自"凡柴胡汤病证而下之"至"却复发热汗出而解"为第二段,论误下后复服柴胡汤的机转。凡柴胡证,当用和解之法,不可攻下。若用之,当属误治,此时有两种可能:一是邪气内陷,产生变证;二是误下之后,正气尚旺,邪气未陷,柴胡证仍在,可再用柴胡汤。然而服汤之后,可出现蒸蒸而振战,遂发热汗出而解。这种病解的机转,称作"战汗"。产生战汗的原因,在于误下之后,证虽未变,但正气受挫,抗邪乏力,当此之时,服药后正气借药力之助,奋起抗邪,邪正交争剧烈则作战,正胜邪却则作汗而解。

细目二　少阳病兼变证

要点　少阳病兼变证

1. 柴胡桂枝汤证

【原文】伤寒六七日,发热微恶寒,支节烦疼,微呕,心下支结,外证未去者,柴胡桂枝汤主之。(146)

【释义】本条论述少阳兼太阳表证的证治。伤寒六七日,多为太阳病邪解除之期,若不解,则有传变之机。若见发热微恶寒、肢节烦疼,知太阳病未罢,即外证未去之意;微呕、心下支结,为少阳枢机不利、胆热犯胃之征。此乃太阳病邪未解,而又并入少阳,形成太阳少阳并病。然恶寒为微,仅四肢关节疼痛,而无头身疼痛,说明太阳病较轻;微呕、心下支结,较心烦喜呕、胸胁苦满而言,足证少阳病亦不重。此太阳少阳并病而证候俱轻,治以太少两解之法,以小柴胡汤、桂枝汤各取半量,合为柴胡桂枝汤。"外证未去者",强调使用柴胡桂枝汤的前提是表里同病。

柴胡桂枝汤由小柴胡汤与桂枝汤合方组成。方用小柴胡汤原方之半量和解少阳枢机,扶正达邪,以治微呕、心下支结;取桂枝汤原方之半量解肌祛风,调和营卫,解太阳未尽之表邪,以治发热微恶寒、肢节烦疼。此属太阳少阳并病之轻证,故投以小柴胡汤、桂枝汤原方各二分之一,是为太少表里双解之轻剂。

2. 大柴胡汤证

【原文】太阳病,过经十余日,反二三下之,后四五日,柴胡证仍在者,先与小柴胡。呕不止,心下急,郁郁微烦者,为未解也,与大柴胡汤,下之则愈。(103)

伤寒发热,汗出不解,心中痞硬,呕吐而下利者,大柴胡汤主之。(165)

【释义】103条论述少阳病兼阳明里实的证治。太阳表证已罢,邪已传入少阳,谓之"过经"。病入少阳,当以和解为主,汗、吐、下之法均属禁忌。今反二三下之,是为误治,误治可能产生变证。但"后四五日,柴胡证仍在",表明邪气并未因下而内陷,邪仍在少阳,故先与小柴胡汤以和解少阳。服小柴胡汤后,如枢机运转,病即可愈。但服后病未好转,而反加重,由喜呕变为"呕不止",此乃邪热不解,内并阳明,热壅于胃,胃气上逆所致;由胸胁苦满变为"心下急",是邪入阳明,胃热结聚,气机阻滞所致;由心烦而变为"郁郁微烦",是气机郁遏,里热渐甚。呕不止、心下急、郁郁微烦说明邪由少阳误治,化燥成实,兼入阳明。少阳证不解,则不可下,而阳明里实,又不得不下,遂用大柴胡汤和解与通下并行,双解少阳、阳明之邪。

165条补述少阳兼阳明里实另一证型的治法。伤寒表证之发热,多能随汗出热退而病解。今"汗出不解",并伴有心中痞硬、呕吐而下利等,是邪入少阳更兼阳明里实之证。阳明邪热内盛,迫津外泄,故汗出而热不退。"心中痞硬"即心下胃脘部痞满而硬痛,为邪入少阳、胆热内郁、枢机不利兼阳明里实、腑气壅滞之故。少阳胆热内郁,上犯于胃则呕吐,下迫于肠则下利;然少阳胆热兼阳明燥实内结,故其下利必以臭秽不爽、肛门灼热为特点。此证虽下利,但燥热里实不去,故治当和解少阳与通下里实并施,方用大柴胡汤。

大柴胡汤为小柴胡汤与小承气汤合方加减而成。方中柴胡、黄芩疏利少阳,清泄郁热;芍药缓急止痛;半夏、生姜降逆止呕;枳实、大黄利气消痞,通下热结;大枣和中。诸药配合,共奏和解少阳、通下里实之功,实为少阳、阳明双解之剂。

第四单元　太阴病辨证论治

细目　太阴腹痛证

要点　太阴腹痛证

桂枝加芍药汤证

【原文】本太阳病,医反下之,因尔腹满时痛者,属太阴也,桂枝加芍药汤主之。(279)

【释义】本条论太阳病误下邪陷太阴的证治。太阳病当用汗法,禁用攻下,今不当下而误下,故曰"反"。误下伤脾,脾伤运化失职,气机壅滞则腹满;血脉不和,太阴经络不通则腹痛;因病位在脾,故曰"属太阴也"。然此虽属太阴,却与太阴病本证不同,彼为脾阳不足、寒湿内盛所致,故除见腹满时痛外,更见食不下、呕吐、下利等,当用理中汤治疗;而本证仅见腹满时痛,余症不显,为脾伤气滞络瘀所致,故治以通阳益脾、活络止痛,方用桂枝加芍药汤。

桂枝加芍药汤由桂枝汤倍用芍药组成,虽只有一味药量不同,功效却有很大差别。本方用桂枝配合甘草辛甘化阳,通阳益脾;生姜与大枣合用亦能辛甘合化,补脾和胃;重用芍药取其双重作用,一者与甘草配伍,缓急止痛,二者活血和络,经络通则满痛止,故用于腹满时痛十分恰当。

第五单元　少阴病辨证论治

细目一　少阴病本证

要点一　少阴寒化证

1. 四逆汤证

【原文】少阴病,脉沉者,急温之,宜四逆汤。(323)

【释义】本条论述少阴盛阳衰的证治。条文以脉代证,提示少阴病施治宜早,切勿拖延。仅言脉沉,尚未至脉微或脉微欲绝,说明虽已显示少阴不足,但阳虚并不太甚,尚未出现典型的少阴里虚寒证(厥逆、吐利等)。此时强调"急温"是因为病入少阴,涉及根本,阳亡迅速,死证太多。故少阴之治,贵在及早。当脉沉显示阳虚征兆时,即当急温,以防亡阳之变。一旦延误施治,则吐利、厥逆诸症接踵而至,治亦晚矣。本条体现了中医"治未病"的预防治疗学思想,值得重视。

四逆汤由干姜、附子、炙甘草组成。方中附子温肾回阳,干姜温中散寒,两药合用,增强回阳之力,炙甘草温补调中,三药相须为用,为回阳救逆之代表方。

2. 通脉四逆汤证

【原文】少阴病,下利清谷,里寒外热,手足厥逆,脉微欲绝,身反不恶寒,其人面色赤,或腹痛,或干呕,或咽痛,或利止脉不出者,通脉四逆汤主之。(317)

【释义】本条论述少阴病阴盛格阳证的证治。本条所论之下利清谷,为脾肾阳衰水谷不化的特有表现;手足厥逆,为心肾阳衰失于温煦所致;脉微,为阳虚鼓动无力。以上三症为少阴寒化证典型脉症。在此基础上,若见脉微欲绝,则提示此证非一般性少阴寒化证,而是真阳衰竭之危候。阳气极虚,阴寒内盛,病生格拒之变,阴盛格阳,虚阳外浮,则身反不恶寒;虚阳上浮则面色赤,特点为嫩红色,且游移不定,与属热属实的阳明病"面合色赤"及二阳并病的"面色缘缘正赤"而不游移截然不同。本证为阴盛格阳证,论中所云"里寒外热"实指内真寒外假热。由于阴阳格拒证势危重,复杂多变,故除主症外,又多有或然症:阴寒凝结,脾络不通则腹痛;阴寒犯胃,胃失和降,胃气上逆则干呕;虚阳上浮,扰及咽部则咽痛;阳气欲绝,下利至甚,无物可下,阴液将竭则利止脉不出。此证较四逆汤证危重,如进一步发展则会阴阳离决,已非四逆汤所能胜任,需大力回阳,急驱内寒,故用通脉四逆汤破阴回阳,通达内外。

本方即四逆汤加大生附子、干姜用量而成。重用附子,倍用干姜,以大辛大热之药急驱内寒,破阴回阳,通达脉气,故名为通脉四逆汤。面赤,加葱白宣通上下阳气,破除阴阳格拒;腹痛,加芍药缓急和络止痛;干呕,加生姜温胃降逆止呕;咽痛,加桔梗利咽开结止痛;利止脉不出,加人参大补气阴,固脱复脉。方后强调"病皆与方相应者,乃服之",意在示人处方选药必须契合病机,随证加减。

3. 真武汤证

【原文】少阴病,二三日不已,至四五日,腹痛,小便不利,四肢沉重疼痛,自下利者,此为有水气,其人或咳,或小便利,或下利,或呕者,真武汤主之。(316)

【释义】本条论少阴阳虚水泛的证治。少阴病二三日不已,至四五日,邪气渐深,肾阳日亏,阳虚寒盛,水气不化,泛溢为患。水气浸渍肌肉,则四肢沉重疼痛;浸渍胃肠则腹痛下利;水气内停,阳虚气化不行则小便不利。水饮随气机升降,变动不居,上逆犯肺,肺气不利则咳;水气犯胃,胃气上逆则呕。肾主二便,肾阳亏虚,失于固摄则下利加重,不能制水则小便清长。本证属肾阳虚衰,水气泛滥,故用真武汤温阳化气行水。

真武汤由茯苓、芍药、白术、生姜、炮附子组成。炮附子壮肾阳,补命火,使水有所主;白术燥湿健脾,使水有所制;生姜宣散,佐附子助阳、消水；茯苓淡渗，佐白术健脾利水；芍药活血脉，利小便，又可敛阴和营制姜、附刚燥之性，使之温经散寒而不伤阴。诸药合之，共奏温阳利水之效。

要点二　少阴热化证

1. 黄连阿胶汤证

【原文】少阴病，得之二三日以上，心中烦，不得卧，黄连阿胶汤主之。(303)

【释义】本条论少阴阴虚火旺，心肾不交的证治。由于素体少阴阴虚阳亢，外邪从阳化热，肾阴不足，不能上济心火，心火亢盛，心肾不交，则见心中烦，不得卧。还应当伴见口燥咽干、舌红少苔、脉细数等。治用黄连阿胶汤滋阴清火，交通心肾。

黄连阿胶汤由黄连、黄芩、芍药、鸡子黄、阿胶组成。黄连、黄芩清心火，以除炎上之热；阿胶、鸡子黄滋肾阴、养心血，以补阴涵阳；芍药与芩、连相配，酸苦涌泄以清火，与阿胶、鸡子黄相配，酸甘化阴以滋液。诸药共成滋阴清火、交通心肾之剂。

2. 猪苓汤证

【原文】少阴病，下利六七日，咳而呕渴，心烦不得眠者，猪苓汤主之。(319)

若脉浮，发热，渴欲饮水，小便不利者，猪苓汤主之。(223)

【释义】此二条论阴虚水热互结的证治。本证成因有二，一是素体少阴阴虚阳盛，邪从热化，热与水结；二是阳明经热误下伤阴，邪热和水结于下焦。邪气来路虽不同，但均致阴虚水热互结证。肾阴虚于下，心火亢于上，心肾不交，火水未济，则可见心烦、不得眠。水热互结，津液不化，又有阴虚津乏，则见口渴；水热互结，气化不利，症见小便短赤频数、尿道涩痛、小便不利。水热互结，水邪偏渗大肠，或可见下利；水邪上逆犯肺，肺气上逆，或可见咳；水邪上逆犯胃，胃气上逆，或可见呕吐。证属阴虚水热互结，治用猪苓汤育阴清热利水。

猪苓汤由猪苓、茯苓、泽泻、阿胶、滑石组成。猪苓、茯苓、泽泻淡渗利水，阿胶滋阴，滑石清热利窍，共成育阴清热利尿之剂。

细目二　少阴病兼变证

要点一　兼表证

麻黄细辛附子汤证

【原文】少阴病，始得之，反发热，脉沉者，麻黄细辛附子汤主之。(301)

【释义】本条论少阴寒化兼表的证治。少阴寒化不应发热，今始得之即出现发热，故谓之"反发热"，乃少阴阳虚复感外邪所致。因证兼太阳之表，除发热外，当有无汗恶寒、头痛等症。然太阳病发热，其脉当浮，今脉不浮而沉，知非纯为太阳表证。脉沉主里为少阴里虚寒之征象，323条"少阴病，脉沉者，急温之"可证。本证为少阴寒化兼太阳表证，法当表里双解，用麻黄细辛附子汤温阳解表。

麻黄细辛附子汤由麻黄、附子、细辛三味药组成。方中麻黄发汗解表；附子温经扶阳；细辛辛温雄烈，通达内外，外助麻黄解表，内合附子温阳。三药合用，共奏温经解表之效。

要点二　少阴阳郁证

四逆散证

【原文】少阴病，四逆，其人或咳，或悸，或小便不利，或腹中痛，或泄利下重者，四逆散主之。(318)

【释义】本条论阳郁厥逆的证治。本条只提"四逆"主症，他症皆称或然症，知"四逆"是本证的辨证指征。少阴寒化证，阳虚不温四肢，易见四逆，证属虚寒。而本证的"四逆"是肝郁气滞，阳气内郁不达四肢而致，证属实属郁。症同而病机不同，故特提"四逆"以示虚、实之别。因阳气郁遏，气机不畅，故可见诸多或然症。若兼肺寒气逆，则为咳；心阳不足，则为悸；气化不行，则小便不利；阳虚中寒，则腹中痛；兼中寒气滞，则泄利下重。总之，本证病机为阳郁，非阳虚，故治不用回阳救逆的四逆汤，而用宣通阳气、疏达郁滞的四逆散。

四逆散由柴胡、枳实、芍药、甘草组成。方中柴胡疏肝解郁，透达阳气；芍药苦泄破结，通络止痛；枳实导滞行气；甘草调和诸药。诸药共奏疏畅气机、透达郁阳之功。若咳，加干姜、五味子温肺敛气；心悸，加桂枝温壮心阳；小便不利，加茯苓淡渗利湿；腹中痛，加附子温阳止痛；泄利下重，加薤白通阳行滞。

细目三 咽痛证

要点 甘草汤证、桔梗汤证

【原文】少阴病二三日,咽痛者,可与甘草汤,不差,与桔梗汤。(311)

【释义】本条论述少阴客热咽痛的证治。外感邪热客于少阴经脉,经气不利故致咽痛。病之初起,邪热轻浅,仅见咽喉轻微红肿疼痛,用甘草汤清热解毒而止咽痛。若服甘草汤而咽痛不除,是肺气不宣而客热不解,用桔梗汤清热解毒,开肺利咽。

甘草汤,用生甘草一味,凉而泻火,清热解毒,消痈肿而利咽喉。桔梗汤在甘草汤基础上加桔梗辛开苦泄,宣肺散结,利咽止痛,两药相伍,为治疗实热咽痛之基础方。

第六单元 厥阴病辨证论治

细目 厥阴病本证

要点一 寒热错杂证

乌梅丸证

【原文】伤寒脉微而厥,至七八日肤冷,其人躁无暂安时者,此为脏厥,非蛔厥也。蛔厥者,其人当吐蛔,今病者静,而复时烦者,此为脏寒,蛔上入其膈,故烦,须臾复止,得食而呕,又烦者,蛔闻食臭出,其人常自吐蛔。蛔厥者,乌梅丸主之。又主久利。(338)

【释义】本条论脏厥与蛔厥的鉴别及蛔厥的证治,可分为三段理解。第一段为"伤寒脉微而厥"至"非蛔厥也",论脏厥的脉症,厥乃阳气衰微之象。病经七八日,患者周身肌肤皆冷,加之躁扰不宁,病情十分危险,预后不良。脏厥属阳衰阴盛、脏气衰败之证,与蛔厥的病机及证候都有所不同。第二段为"蛔厥者"至"乌梅丸主之",论蛔厥的症状表现及治疗。蛔厥因蛔虫内扰所致,有时作时止的特点,且常有吐出蛔虫的病史,故曰"今病者静,而复时烦""其人当吐蛔"。因患者脾虚肠寒,蛔虫不安其位,内扰上窜,产生剧烈疼痛,而使患者烦躁不宁。若蛔虫内伏不扰,则疼痛、烦躁消失,故称"须臾复止"。若患者进食,则可引起蛔虫扰动,不仅疼痛又生而烦躁,且可致胃失和降而发生呕吐,蛔虫有可能随之吐出。蛔厥与脏厥均可出现手足厥冷,不同的是蛔厥无周身肌肤冷,且时静时烦、时作时止,与进食有关;脏厥周身肌肤寒冷,且"其人躁无暂安时"。蛔厥的治疗当清上温下、安蛔止痛,方用乌梅丸。第三段为"又主久利"。下利发病日久,多气血两虚,且易致阴阳紊乱,寒热错杂。乌梅丸并非治疗蛔虫病的专方,也可以用于此类慢性发作性疾病。

乌梅丸由乌梅、细辛、干姜、黄连、当归、炮附子、蜀椒、桂枝、人参、黄柏组成。方中重用乌梅,并用醋渍,更增其酸性,为安蛔止痛之主药;用苦寒之黄连、黄柏,以清上热;用辛热之细辛、干姜、炮附子、蜀椒、桂枝,取其辛以伏蛔,温以祛下寒;用人参、当归益气养血;米饭、蜂蜜和胃缓急。全方酸苦辛甘并投,寒温攻补兼用,为清上温下、安蛔止痛之要方,亦可治寒热错杂、虚实互见之"久利",实为厥阴病寒热错杂证之主方。

要点二 厥阴病寒证

1. 当归四逆汤证

【原文】手足厥寒,脉细欲绝者,当归四逆汤主之。(351)

【释义】本条论血虚寒厥的证治。脉细欲绝,即脉细如发如丝,主肝血虚少,脉道不充,血脉不利,因此,手足厥寒当是肝血不足,四末失养,复感寒邪,寒凝经脉所致。既可以称其为血虚寒厥证,又可以称其为血虚经寒证。治以当归四逆汤养血通脉,温经散寒。由于患者血虚寒凝的部位不同,也可出现相应的临床表现:若寒滞经脉,留于关节,则四肢关节疼痛,或身痛腰痛;若寒凝胞宫,则见月经后期,经期腹痛,经血量少色暗;若寒凝腹中,则脘腹冷痛。症状虽异,病机则一,故皆可选用当归四逆汤为主方治疗。

当归四逆汤即桂枝汤去生姜,倍用大枣,加当归、细辛、通草而成。当归补肝养血,又能行血,为本方君药;配桂枝温经通阳,芍药和营养血,细辛温散血中之寒邪,通草通行血脉,大枣、甘草益脾养营。诸药相合,养血通脉,温经散寒。

2. 吴茱萸汤证

【原文】干呕,吐涎沫,头痛者,吴茱萸汤主之。(378)

【释义】本条论肝寒犯胃,浊阴上逆的证治。厥阴肝寒犯胃,胃失和降则干呕。肝寒犯胃,胃寒饮停,泛溢于口,则吐清涎冷沫。厥阴肝经与督脉会于颠顶,阴寒循经上攻,故见头痛以颠顶为甚。证属肝寒犯胃,浊阴上逆,治以吴茱萸汤暖肝、温胃、降浊。

吴茱萸汤由吴茱萸、生姜、人参、大枣组成。吴茱萸暖肝胃，散阴寒，下气降浊，为方中主药；重用生姜温胃化饮，降逆止呕；配人参、大枣补虚和中。诸药共成温中祛寒、降逆和胃的良方。

要点三　厥阴热证

白头翁汤证

【原文】热利下重者，白头翁汤主之。(371)

下利，欲饮水者，以有热故也，白头翁汤主之。(373)

【释义】此二条论述厥阴热利的证治。"热利"指热性下利；"下重"即里急后重，表现为腹痛急迫欲下，而肛门重坠难出。两症由于肝热下迫大肠，湿热内蕴，气滞壅塞，秽浊郁滞，欲出不得所致。由于湿热之邪郁遏不解，损伤肠道络脉，化腐成脓，则便中往往夹有红白黏液或脓血。这种热利多属痢疾。因证属肝经湿热下迫大肠，故常伴有身热、渴欲饮水、舌红、苔黄腻等热象，治宜白头翁汤清热燥湿、凉肝止利。

白头翁汤由白头翁、秦皮、黄连、黄柏组成。方中白头翁味苦性寒，善清肠热而治毒痢，又能疏肝凉血，是治疗热毒赤痢之要药。秦皮味苦性寒，能清肝胆及大肠湿热，与白头翁配伍清热解毒，凉血止痢。佐以黄连、黄柏清热燥湿，坚阴厚肠。四药相合，共奏清热燥湿、凉肝解毒、坚阴止利之功。

第七单元　霍乱病辨证论治

细目　霍乱病辨治

要点　霍乱病辨治

理中丸证

【原文】霍乱,头痛发热,身疼痛,热多欲饮水者,五苓散主之;寒多不用水者,理中丸主之。(386)

【释义】本条论霍乱病表里寒热不同的证治。既言霍乱,必有猝然吐利,若又见头痛、发热、身疼痛等症,是属霍乱兼表证;若吐利兼见脉浮发热、头痛身疼、小便不利、渴欲饮水,是病证偏表,然表邪内外相干,胃肠功能逆乱,故发吐利。唯其吐利,清浊不分,三焦水道不利,津液运行失常,既不能上承于口,又不能下输膀胱,但浸渍胃肠,故常兼见口渴、小便不利,宜用五苓散外疏内利、表里双解。若吐利甚而寒多不渴,说明病证属里属阴。此乃中焦阳虚、寒湿内阻、清气不升、浊气上逆,其证当伴见腹中冷痛、喜温喜按、舌淡苔白、脉缓弱等。因其表里同病,但以里虚寒证为急,故以理中汤(丸)温中散寒、健脾燥湿。

理中丸用人参、炙甘草健脾益气,干姜温中散寒,白术健脾燥湿。脾阳得运,寒湿可去,则中州升降调和而吐利自止。本方为太阴病虚寒下利的主方,因具有温运中阳、调理中焦的功效,故取名"理中",此方又名人参汤。理中丸为一方二法,既可制成丸剂,亦可煎汤服用。病情缓而需久服者用丸剂,病势急而丸不济事者用汤剂。服药后腹中由冷而转热感者,说明有效,可续服;若腹中未热,说明效不明显或无效,多为病重药轻之故,当增加丸药的服用量,由一丸加至三四丸,或改用汤剂。为增强药物疗效,服药后约一顿饭的时间,可喝些热粥,并温覆取暖,以助药力。

理中丸方后记载随证加减法有8种:①脐上悸动者,是肾虚水气上冲之象,去白术之壅补,加桂枝以温肾降冲、通阳化气。②吐多者,是胃寒饮停而气逆,故去白术之补土壅塞,加生姜以温胃化饮、下气止呕。③下利严重者,是脾气下陷、脾阳失运,故还需用白术健脾燥湿以止利。④心下悸者,是水邪凌心,可加茯苓淡渗利水、宁心安神。⑤渴欲饮水者,乃脾不散精、水津不布,宜重用白术健脾益气,以运水化津。⑥腹中痛者,是中气虚弱,故重用人参至四两半。⑦里寒甚,表现为腹中冷痛者,重用干姜温中祛寒。⑧腹满者,因寒凝气滞,故去白术之壅塞,加附子以辛温通阳、散寒除满。

第八单元　阴阳易差后劳复病辨证论治

细目　差后劳复证

要点　差后劳复证

1. 理中丸证
【原文】大病差后，喜唾，久不了了，胸上有寒，当以丸药温之，宜理中丸。(396)

【释义】本条论述大病瘥后，肺脾虚寒喜唾的证治。大病瘥后，病虽已除，但时时泛吐涎沫，久不能愈。《素问·宣明五气》言"脾为涎"，涎乃脾之液，喜唾乃脾阳虚致涎液不收所致。足太阴脾与手太阴肺经脉相连，脾寒易致肺寒，肺寒则水气不降，聚而为饮。脾肺虚寒，津液不化而泛溢，故见多唾，且久不得愈，即所谓"久不了了"。"胸上有寒"，是对本证脾肺虚寒喜唾病机的概括。既属脾肺虚寒，温摄失司，必伴见口淡不渴，畏寒怯冷，小便清长，舌淡胖、苔白滑，脉缓弱等虚寒征象，治当温脾暖肺、散寒化饮，宜理中丸。因病久势缓，故予丸剂缓图；若病重者，亦可改丸为汤剂。肺脾得温，阳气健运，津液得化，多唾之证自愈。

2. 竹叶石膏汤证
【原文】伤寒解后，虚羸少气，气逆欲吐，竹叶石膏汤主之。(397)

【释义】本条论病后余热未清，气阴两伤的证治。伤寒热病解后，气液两伤，余热未尽。因津液损伤，不能滋养形骸，故见身体虚弱消瘦；中气不足，所以少气不足以息；加之未尽之余热内扰，胃失和降，故气逆欲吐。此条述证过简，临证还可见发热、口渴、心烦、少寐、舌红少苔、脉虚数等脉证。治宜清热和胃，益气生津。方用竹叶石膏汤。

竹叶石膏汤由竹叶、石膏、半夏、麦冬、人参、甘草、粳米组成。方中竹叶、石膏甘寒清热除烦；人参、麦冬益气生津、滋液润燥；甘草、粳米补中益气养胃；半夏既能和胃降逆止呕，又能防止补药之滞，用意尤妙。诸药相合，既清余热，又益气阴，更有和胃降逆之功，故为清热滋阴和胃之佳方。

第四部分 金匮要略

第一单元 脏腑经络先后病脉证

细目一 已病防传,虚实异治

要点

【原文】问曰:上工治未病,何也?师曰:夫治未病者,见肝之病,知肝传脾,当先实脾。四季脾旺不受邪,即勿补之。中工不晓相传,见肝之病,不解实脾,惟治肝也。

夫肝之病,补用酸,助用焦苦,益用甘味之药调之。酸入肝,焦苦入心,甘入脾。脾能伤肾,肾气微弱,则水不行;水不行,则心火气盛,则伤肺;肺被伤,则金气不行;金气不行,则肝气盛,则肝自愈。此治肝补脾之要妙也。肝虚则用此法,实则不在用之。

经曰:虚虚实实,补不足,损有余,是其义也。余脏准此。(1)

【释义】本条论述已病防传和虚实异治的治未病法则。

人体是脏腑相关的有机整体,一脏有病,可影响他脏,即条文所举"肝传脾"之例,故"上工"除治已病之脏腑外,还应注意调治未病之脏腑,以防疾病传变,即"当先实脾",此为治未病的含义之一。若忽视已病防传治则,则会使病情更加复杂,影响疗效。

第二段以肝病为例论述脏腑病证虚实异治的治则。"补用酸,助用焦苦,益用甘味之药调之"是肝虚证的治法,不适用于肝实证。若虚证误用泻法,使正气更虚,谓之"虚虚";实证误用补法,使病邪更盛,谓之"实实",两者均为误治。第一段中的"四季脾旺不受邪,即勿补之"也体现了视病证虚实而治的治则,若脾气充盛、不易受邪,则不需补益。

细目二 发病与预防

要点

【原文】夫人禀五常,因风气而生长,风气虽能生万物,亦能害万物,如水能浮舟,亦能覆舟。若五脏元真通畅,人即安和,客气邪风,中人多死。千般疢难,不越三条:一者,经络受邪,入脏腑,为内所因也;二者,四肢九窍,血脉相传,壅塞不通,为外皮肤所中也;三者,房室、金刃、虫兽所伤。以此详之,病由都尽。

若人能养慎,不令邪风干忤经络,适中经络,未流传脏腑,即医治之;四肢才觉重滞,即导引、吐纳、针灸、膏摩,勿令九窍闭塞;更能无犯王法,禽兽灾伤;房室勿令竭乏,服食节其冷热苦酸辛甘,不遗形体有衰,病则无由入其腠理。腠者,是三焦通会元真之处,为血气所注;理者,是皮肤脏腑之文理也。(2)

【释义】本条论述内伤杂病的发病机理、致病途径、预防措施和早期治疗原则。

人与自然之间存在着辩证共生关系,疾病的发生、传变与病位,除与外界邪气性质相关外,更与人体元真状态有关。如果能达到"五脏元真通畅"的状态,人就不易受邪发病。人体发病主要有三种途径:一是邪中经络,正气未能抗邪于外,以致邪入脏腑;二是邪中四肢九窍,但正气尚可抗邪,则邪留皮肤而致血脉壅塞,但不会内传;三是房室、金刃、虫兽等因素直接损伤人体。

因此,疾病的预防要内养正气、外慎邪气。具体措施包括避免触冒邪气、虫兽、外伤及触犯王法;节制房事,勿竭乏元真之气;饮食有节,避免寒热过极与五味偏嗜伤及五脏。以此达到形体不衰的目的,使邪气失去由经络、皮肤等表浅部位通过腠理、三焦、气血等途径内伤脏腑元真的机会。

本条还以四肢出现重滞感为例,阐述有病早治的治疗策略:当出现邪中于经络、四肢等表浅部位的症状后,应尽快采用导引、吐纳、针灸、膏摩等方法,使九窍通畅,截断邪气内传脏腑、由浅入深、由轻变重的发展过程。

本条与第一条是对广义"治未病"未病先防、有病早治、已病防传三方面策略的全面、具体阐释。

第二单元　痉湿暍病脉证治

细目一　柔痉证治

要点　瓜蒌桂枝汤证

【原文】太阳病,其证备,身体强,几几然,脉反沉迟,此为痉,瓜蒌桂枝汤主之。(11)

瓜蒌桂枝汤方:

栝楼根二两　桂枝三两　芍药三两　甘草二两　生姜三两　大枣十二枚

上六味,以水九升,煮取三升,分温三服,取微汗。汗不出,食顷,啜热粥发之。

【释义】本条论述柔痉证治。

病因病机:风寒(以风邪为主)邪气阻滞经脉,营卫运行不利,加之素体津液不足,不能濡润筋脉,两者相互影响,从而形成此证。

证候:一是太阳中风,证见身热,恶风汗出,头项强痛,身体强,几几然;二是脉反沉迟,太阳病汗出恶风,脉象当见浮缓,今反沉迟,提示素有津液不足,不能濡养筋脉。

辨证:太阳中风,津亏失濡。

治法:疏散风邪,调和营卫,滋液柔筋。

方药:瓜蒌桂枝汤。栝楼根即天花粉,甘凉生津滋液,柔润筋脉,合桂枝汤疏散风邪,调和营卫。

细目二　湿病证治

要点一　麻黄杏仁薏苡甘草汤证

【原文】病者一身尽疼,发热,日晡所剧者,名风湿。此病伤于汗出当风,或久伤取冷所致也,可与麻黄杏仁薏苡甘草汤。(21)

麻黄杏仁薏苡甘草汤方:

麻黄(去节)半两(汤泡)　甘草一两(炙)　薏苡仁半两　杏仁十个(去皮尖,炒)

上锉麻豆大,每服四钱匕,水盏半,煮八分,去滓,温服。有微汗,避风。

【释义】本条论述风湿在表的成因和证治。

病因病机:本条指出风湿病发病原因,即汗出当风,或久伤取冷。汗出之时,腠理疏松,风邪乘隙侵入,或经常贪凉受冷,湿从外侵,风湿相合侵犯人体,郁阻经脉,不通则痛而发此证。

证候:"伤于汗出当风"或"久伤取冷",肌腠受邪,风湿在表,经脉痹阻,故一身尽疼、发热。日晡属阳明,风为阳邪,风与湿合,有化热化燥之势,故发热日晡所剧。

辨证:风湿相搏,滞于肌表。

治法:轻清宣化,解表祛湿。

方药:麻黄杏仁薏苡甘草汤。麻黄配伍炙甘草、薏苡仁,发汗而不致太过,以达微汗之目的;杏仁宣肺利气;薏苡仁、炙甘草健脾祛湿除痹。

要点二　防己黄芪汤证

【原文】风湿,脉浮,身重,汗出,恶风者,防己黄芪汤主之。(22)

防己黄芪汤方:

防己一两　甘草半两(炒)　白术七钱半　黄芪一两一分(去芦)

上锉麻豆大,每抄五钱匕,生姜四片,大枣一枚,水盏半,煎八分,去滓,温服,良久再服。喘者,加麻黄半两;胃中不和者,加芍药三分;气上冲者,加桂枝三分;下有陈寒者,加细辛三分。服后当如虫行皮中,从腰下如冰,后坐被上,又以一被绕腰以下,温令微汗,瘥。

【释义】本条论述风湿兼气虚的证治。

病因病机:患者素体虚弱肌表疏松,卫阳不固,又外感风湿之邪,出现气虚不固之象,脉浮、汗出、恶风;风性疏泄,风易行而湿黏滞,汗出湿不解,经络不和而身重。

证候:一是表虚,见汗出、恶风、脉浮;二是湿性重着而身体沉重。

辨证:风湿在表,气虚不固。

治法:健脾益气,祛风除湿。

方药:防己黄芪汤。黄芪益气固表,防己、白术祛风除湿,甘草、生姜、大枣调和营卫。

兼见气喘者加麻黄以宣肺平喘,兼胃中不和者加芍药以柔肝和胃,兼气上冲者加桂枝以平冲逆,兼腰冷肢凉、陈寒凝滞者加细辛以散寒通阳。"服后当如虫行皮中",是卫阳振奋、风湿欲解之征。

第三单元　百合狐惑阴阳毒病脉证治

细目一　百合病脉证与病机

要点

【原文】论曰：百合病者，百脉一宗，悉致其病也。意欲食复不能食，常默默，欲卧不能卧，欲行不能行，饮食或有美时，或有不用闻食臭时，如寒无寒，如热无热，口苦，小便赤，诸药不能治，得药则剧吐利，如有神灵者，身形如和，其脉微数。

每溺时头痛者，六十日乃愈；若溺时头不痛，淅然者，四十日愈；若溺快然，但头眩者，二十日愈。其证或未病而预见，或病四五日而出，或病二十日，或一月微见者，各随证治之。(1)

【释义】本条论述百合病病因病机、脉症、预后及治则。

"百脉一宗"言其病机。人体之脉同出一源，由心肺所统，心肺受累则症状百出。百合病临床表现主要有三方面：一是神志症状，表现为"默默"抑郁状和"如有神灵"般的非自主行为；二是饮食起居行为与感觉失调，即"意欲食复不能食""欲卧不能卧，欲行不能行，饮食或有美时，或有不用闻食臭时，如寒无寒，如热无热"；三是阴虚内热证，如口苦、小便赤、脉微数。因患者神病但形似无病，即"身形如和"，故临床易误诊误治而发生吐利反应。

肺通调水道，外合皮毛，下输膀胱，膀胱经从巅入络脑，故根据小便时有无头痛、是否寒战推断病情轻重及病程。百合病既可发于热病之后伤及心肺，也可因情志不遂，郁久化火伤阴所致，临床不拘泥于病因，应审机论治，即"随证治之"。

细目二　百合病正治法

要点　百合地黄汤证

【原文】百合病，不经吐、下、发汗，病形如初者，百合地黄汤主之。(5)

百合地黄汤方：
百合七枚（擘）　生地黄汁一升

上以水洗百合，渍一宿，当白沫出，去其水，更以泉水二升，煎取一升，去滓，内地黄汁，煎取一升五合，分温再服。中病，勿更服。大便当如漆。

【释义】本条论述百合病正治法。

病因病机：百合病未经汗、吐、下误治，病情如初，或虽经失治、误治而主证未变，病机仍为心肺阴虚内热。

证候：神志症状、饮食起居行为与感觉失调症状，以及口苦、小便赤、脉微数等阴虚内热症状。

辨证：心肺阴虚内热。

治法：养心润肺，益阴清热。

方药：百合地黄汤。百合甘凉，清心润肺安神；生地黄汁甘寒而润，滋肾水、益心阴、清血热；泉水利小便而下热气。

细目三　狐惑病证治

要点　甘草泻心汤证

【原文】狐惑之为病，状如伤寒，默默欲眠，目不得闭，卧起不安，蚀于喉为惑，蚀于阴为狐，不欲饮食，恶闻食臭，其面目乍赤、乍黑、乍白。蚀于上部则声喝—作嗄，甘草泻心汤主之。(10)

甘草泻心汤方：
甘草四两　黄芩　人参　干姜各三两　黄连一两　大枣十二枚　半夏半升

上七味，水一斗，煮取六升，去滓，再煎，温服一升,日三服。

【释义】本条论述狐惑病临床表现及内服方。

病因病机:湿热内蕴于脾胃、困扰心神,时而熏蒸于上部眼目、咽喉,时而下注于前后二阴。

证候:以咽喉、二阴溃烂为主症,兼见声音嘶哑、发热恶寒、精神困顿却躁动失眠、厌食,可见面部皮肤及巩膜发生颜色变化。

辨证:湿热化生虫毒。

治法:清热燥湿,和中解毒。

方药:甘草泻心汤。重用甘平之生甘草,配以苦寒之黄芩、黄连清热解毒,辛温之半夏、辛苦之干姜宣化内湿,人参、大枣扶正和胃。

细目四 狐惑病酿脓证治

要点 赤小豆当归散证

【原文】病者脉数,无热,微烦,默默但欲卧,汗出,初得之三四日,目赤如鸠眼;七八日,目四眦—本此有黄字黑。若能食者,脓已成也,赤小豆当归散主之。(13)

赤小豆当归散方:

赤小豆三升(浸令芽出,曝干) 当归三两

上二味,杵为散,浆水服方寸匕,日三服。

【释义】本条论述狐惑病酿脓证治。

病因病机:湿热内蕴扰心,内热而表和。湿热循肝经上侵于目,蓄热不解,湿毒不化,热盛肉腐,酿成痈脓,瘀血内积。因病位局限于目,对脾胃影响反而减轻。

证候:以目赤后出现目四眦黑为辨证要点,兼见纳佳、脉数、嗜卧、心烦、自汗。

辨证:狐惑病日久,湿热蓄毒腐败气血,蕴酿成脓。

治法:清热渗湿,活血排脓。

方药:赤小豆当归散。赤小豆渗湿清热、解毒排脓;当归祛瘀生新;浆水清凉解毒。

第四单元　中风历节病脉证并治

细目一　风湿历节证治

要点　桂枝芍药知母汤证

【原文】诸肢节疼痛，身体魁羸，脚肿如脱，头眩短气，温温欲吐，桂枝芍药知母汤主之。(8)

桂枝芍药知母汤方：

桂枝四两　芍药三两　甘草二两　麻黄二两　生姜五两　白术五两　知母四两　防风四两　附子二枚(炮)

上九味，以水七升，煮取二升，温服七合，日三服。

【释义】本条论述历节病风湿偏胜的证治。

病因病机：本证由于风湿之邪合而流注于筋骨，搏结于关节，气血痹阻不畅而致诸肢节疼痛而肿大；风湿相搏，病久不解，正虚邪盛，营卫气血耗损，而日渐化热伤阴。

证候：诸肢节疼痛，身体魁羸，脚肿如脱，头眩短气，温温欲吐。

辨证：风湿历节(风寒湿邪外袭，痹阻筋脉关节，日渐化热伤阴)。

治法：祛风除湿，温经散寒，佐以滋阴清热。

方药：桂枝芍药知母汤。桂枝、麻黄、防风辛温发散，祛风除湿；附子大辛大热，散寒除湿，通经止痛；白术、甘草、生姜除湿健脾和中；芍药、知母养阴清热；芍药配甘草，酸甘化阴，缓急止痛。

桂枝芍药知母汤多用于感受风湿，化热伤阴之痹证。本证病程日久，本虚标实，其辨证特点为身体消瘦，关节疼痛、肿大或变形等。治疗上祛风散寒化湿与温阳扶正并用。临证时根据证候复杂情况，可扶正祛邪同用或寒温药物并投。

细目二　寒湿历节证治

要点　乌头汤证

【原文】病历节，不可屈伸，疼痛，乌头汤主之。(10)

乌头汤方：治脚气疼痛，不可屈伸。

麻黄　芍药　黄芪各三两　甘草三两(炙)　川乌五枚(㕮咀，以蜜二升，煎取一升，即出乌头)

上五味，㕮咀四味，以水三升，煮取一升，去滓，内蜜煎中，更煎之，服七合。不知，尽服之。

【释义】本条论述历节病寒湿偏胜的证治。

病因病机：寒湿留于关节，经脉痹阻不通，气血运行不畅。

证候：身体多处关节疼痛、肿大，甚至屈伸不利，日久则见关节变形。

辨证：寒湿历节。

治法：温经散寒，除湿止痛。

方药：乌头汤。乌头温经散寒，除湿止痛，通阳行痹；麻黄祛风发汗，以散寒湿；芍药、甘草酸甘柔筋，缓急止痛；黄芪温分肉，益气固卫行湿，既可助麻黄、乌头温经散寒，又可防麻黄过汗伤阳；白蜜甘缓，解乌头毒性，并缓诸药之燥。

乌头辛热而毒性较强，临床常用治沉寒痼冷病证，对于寒湿历节、阴寒腹痛有很好的疗效。乌头的用量及煎服法，一般应注意以下几点：一要斟酌用量，临床使用乌头时，要因人而异，视患者体质强弱而决定用量，并宜从小量开始，逐渐加量；二要煎药得当，即乌头要先煎、久煎或与蜜同煎，待其麻味去后，方可加入其他药同煎；三要配伍恰当，若非特殊情况或有充分的把握，不要与"十八反"所载的反药同用，而选择与干姜、生姜、甘草、蜂蜜等药相伍，既可缓解乌头燥烈之性,也可加强其蠲痹止痛之功。尤其是与蜜同煎,蜜既能制乌头毒性,又能延长药效。服药后唇、舌、肢体麻木,甚至昏眩吐泻,但脉搏、呼吸、神志等方面无较大变化,则为"瞑眩"反应,是有效之征;如服后出现呼吸、心跳加快,脉搏有间歇,甚至昏迷,则为中毒反应,急当抢救。

第五单元 血痹虚劳病脉证并治

细目一 血痹重症证治

要点 黄芪桂枝五物汤证

【原文】血痹,阴阳俱微,寸口关上微,尺中小紧,外证身体不仁,如风痹状,黄芪桂枝五物汤主之。(2)

黄芪桂枝五物汤方:

黄芪三两 芍药三两 桂枝三两 生姜六两 大枣十二枚

上五味,以水六升,煮取二升,温服七合,日三服。

【释义】本条论述血痹病重症的证治。

病因病机:本证由于患者素体营卫气血不足,感受风邪,血行凝滞,痹阻局部肌肤而致。

证候:外证身体不仁,肌肤不觉痛痒,严重者亦有酸痛感。

辨证:气虚血痹。

治法:益气行痹。

方药:黄芪桂枝五物汤。本方即桂枝汤去甘草,倍生姜,加黄芪组成。黄芪甘温益气;桂枝温通经脉;倍生姜以助桂枝走表散邪;芍药和营理血;生姜、大枣调和营卫。

细目二 虚劳失精证治

要点 桂枝加龙骨牡蛎汤证

【原文】夫失精家,少腹弦急,阴头寒,目眩(一作目眶痛),发落,脉极虚芤迟,为清谷、亡血、失精。脉得诸芤动微紧,男子失精,女子梦交,桂枝加龙骨牡蛎汤主之。(8)

桂枝加龙骨牡蛎汤方:

桂枝 芍药 生姜各三两 甘草二两 大枣十二枚 龙骨 牡蛎各三两

上七味,以水七升,煮取三升,分温三服。

【释义】本条论述虚劳失精致阴阳失调的证治。

病因病机:本证由于久患遗精,阴精耗损太甚,肾阴亏虚,阴损及阳,阴阳两虚,阳气虚弱,失于固摄而致。

证候:经常梦遗滑精或梦交,兼有头昏、目眩、发落、少腹弦急不舒、外阴寒冷。

辨证:阴阳两虚。

治法:调补阴阳,固精止遗。

方药:桂枝加龙骨牡蛎汤,即桂枝汤加龙骨、牡蛎。桂枝汤调和阴阳;龙骨、牡蛎潜镇固涩、宁心安神、交通心肾。

细目三 虚劳腰痛证治

要点 肾气丸证

【原文】虚劳腰痛,少腹拘急,小便不利者,八味肾气丸主之。(15)

肾气丸方:

干地黄八两 薯蓣 山茱萸各四两 泽泻 茯苓 牡丹皮各三两 桂枝 附子(炮)各一两

上八味,末之,炼蜜和丸,梧子大,酒下十五丸,加至二十五丸,日再服。

【释义】本条论述肾气不足虚劳腰痛的证治。

病因病机:本证由于肾气不足,不能温养腰府及影响膀胱的气化功能而致。

证候:一是腰痛;二是气化失常而见少腹拘急、小便不利。

辨证:肾气不足。

治法:温补肾气。

方药:八味肾气丸。干地黄、山药、山茱萸与泽泻、牡丹皮、茯苓三补三泻,滋补肾阴,加桂枝、附子温阳化气。

细目四　虚劳不寐证治

要点　酸枣仁汤证

【原文】虚劳虚烦不得眠,酸枣仁汤主之。(17)

酸枣仁汤方:

酸枣仁二升　甘草一两　知母二两　茯苓二两　芎䓖二两

上五味,以水八升,煮酸枣仁,得六升,内诸药,煮取三升,分温三服。

【释义】本条论述虚劳病心肝血虚失眠的证治。

病因病机:本证由于肝之阴血亏虚,血不养心,心血不足,阴虚内热,心神不安而致。

证候:一见肝心阴血不足引起的失眠或心悸、眩晕、口干等;二见阴虚内热并常伴潮热、惊悸、盗汗、口疮、眩晕、舌红、脉细数等。

辨证:心肝阴血不足。

治法:养阴清热,安神宁心。

方药:酸枣仁汤。酸枣仁甘酸性平,养肝阴,益心血,主治失眠,并与甘草为伍,酸甘化阴,以增强养阴之效;茯苓安神宁心;川芎味辛以调肝气;知母苦寒以清虚热。全方补肝养血,安神宁心。

第六单元　肺痿肺痈咳嗽上气病脉证治

细目一　虚热肺痿证治

要点　麦门冬汤证

【原文】大逆上气,咽喉不利,止逆下气者,麦门冬汤主之。(10)

麦门冬汤方:

麦门冬七升　半夏一升　人参二两　甘草二两　粳米三合　大枣十二枚

上六味,以水一斗二升,煮取六升,温服一升,日三夜一服。

【释义】本条论述虚热肺痿的证治。

病因病机:本证由于肺胃津液耗损,虚火上炎,以致肺胃之气俱逆而致。

证候:肺胃气逆当见咳喘、呃逆;津伤虚热熏灼,故咽喉干燥不适,痰黏咳咯不爽;此外,当有口干欲得凉润、舌红少苔、脉象虚数等症。

辨证:肺胃津亏,虚火上炎。

治法:养阴清热,止逆下气。

方药:麦门冬汤。重用麦冬滋阴润肺,清降虚火;半夏下气化痰,虽性温,但用量较轻,且与大量清润药物相伍,则不嫌其燥;人参、甘草、大枣、粳米益气养胃,生津润燥。

细目二　虚寒肺痿证治

要点　甘草干姜汤证

【原文】肺痿吐涎沫而不咳者,其人不渴,必遗尿,小便数,所以然者,以上虚不能制下故也。此为肺中冷,必眩,多涎唾,甘草干姜汤以温之。若服汤已渴者,属消渴。(5)

甘草干姜汤方:

甘草四两(炙)　干姜二两(炮)

上㕮咀,以水三升,煮取一升五合,去滓,分温再服。

【释义】本条论述虚寒肺痿的证治。

病因病机:本证由于上焦阳虚,肺中虚冷而致痿。上焦阳虚者,多因中焦虚寒,土不生金所致。阳虚不能化气,气虚不能输布津液,津液停聚而频吐涎沫;上焦虚冷,通调失常,不能制约下焦而遗尿或小便频数;肺气虚寒,清阳不能上升而见头眩。

证候:频嗽涎沫,咳轻而口不渴,咳则遗尿或小便频数,头眩。

辨证:上焦阳虚,肺中虚冷。

治法:温肺复气。

方药:甘草干姜汤。炙甘草甘温,补中益气;干姜辛温,温复脾肺之阳。两者辛甘合化,益气温阳,培土生金,则虚寒肺痿可愈。

细目三　肺痈邪实壅滞证治

要点　葶苈大枣泻肺汤证

【原文】肺痈,喘不得卧,葶苈大枣泻肺汤主之。(11)

葶苈大枣泻肺汤方:

葶苈(熬令黄色,捣丸如弹子大)　大枣十二枚

上先以水三升,煮枣取二升,去枣,内葶苈,煮取一升,顿服。

肺痈胸满胀,一身面目浮肿,鼻塞清涕出,不闻香臭酸辛,咳逆上气,喘鸣迫塞,葶苈大枣泻肺汤主之。

【释义】本条论述肺痈实证喘满的治法。

病因病机:风热之邪,壅滞于肺,肺气不利,通调失常,津液不能正常输布,故见喘咳不能平卧,属于邪实气闭于肺的实证。

81

证候：喘咳，喘鸣迫塞。
辨证：邪实气闭。
治法：泻肺逐邪。
方药：葶苈大枣泻肺汤。葶苈子苦寒，能开泄肺气，具有泻下逐痰之功，治实证有捷效。恐其峻利而伤及正气，故佐以大枣之甘温安中而缓和药性，祛邪而不伤正。

细目四　咳嗽上气寒饮郁肺证治

要点　射干麻黄汤证

【原文】咳而上气，喉中水鸡声，射干麻黄汤主之。(6)

射干麻黄汤方：
　　射干十三枚—法三两　麻黄四两　生姜四两　细辛　紫菀　款冬花各三两　五味子半升　大枣七枚　半夏(大者，洗)八枚—法半升

上九味，以水一斗二升，先煮麻黄两沸，去上沫，内诸药，煮取三升，分温三服。

【释义】本条论述咳嗽上气病之寒饮郁肺证治。

病因病机：寒饮郁肺，肺气失宣，痰涎阻塞，气道不利。

证候：除咳嗽气喘、喉中痰鸣外，兼见胸膈满闷、痰白质稀、苔白滑或白腻、脉浮弦或浮紧。

辨证：寒饮郁肺。

治法：散寒宣肺，降逆化痰。

方药：射干麻黄汤。射干消痰开结以利咽喉；麻黄发散风寒，宣肺平喘；半夏、生姜、细辛散寒蠲饮；五味子收敛肺气，与麻、辛、姜、夏之辛散药相伍，以复肺气之宣肃；紫菀、款冬花温肺化痰止咳；大枣扶正安中。

第七单元　胸痹心痛短气病脉证治

细目一　胸痹病机

要点

【原文】师曰：夫脉当取太过不及，阳微阴弦，即胸痹而痛，所以然者，责其极虚也。今阳虚知在上焦，所以胸痹、心痛者，以其阴弦故也。(1)

【释义】本条以阳微阴弦的病理来阐释胸痹心痛的病机。

阳微指寸脉微；阴弦指尺脉弦。微脉见于寸口，可知上焦的阳气虚衰；弦脉见于尺部，可知下焦的阴寒痰浊壅盛。上虚则阴寒痰浊自下乘之，阻闭胸阳，故见胸痹心痛。由于上焦阳虚，水气痰饮等阴邪便乘虚而居于阳位，故导致胸中闭塞，阳气不通，不通则痛，故云"所以然者，责其极虚也"。

细目二　胸痹主证证治

要点　瓜蒌薤白白酒汤证

【原文】胸痹之病，喘息咳唾，胸背痛，短气，寸口脉沉而迟，关上小紧数，瓜蒌薤白白酒汤主之。(3)

瓜蒌薤白白酒汤方：

瓜蒌实一枚（捣）　薤白半升　白酒七升

上三味，同煮，取二升，分温再服。

【释义】本条论述胸痹病的典型证候和主治方剂。

病因病机：寸口沉取而迟，是上焦阳虚，胸阳不振之象；关上出现小紧，是中焦(胃)有停饮，

阴寒内盛之征。上焦阳虚，则痰饮上乘，以致阴邪停聚于胸中，故有此种脉象。病机皆由"阳微阴弦"，阳虚邪闭而成。阳虚邪闭，胸背之气痹而不通，故胸背痛而短气；胸背之气痹而不通，则肺气不能宣降，故喘息咳唾。

证候："喘息咳唾，胸背痛，短气"是胸痹病的主证，而其中"胸背痛，短气"是辨证的关键。

辨证：上焦阳虚，痰饮上乘，胸阳痹阻不通。

治法：化痰散结，宣痹通阳。

方药：瓜蒌薤白白酒汤。瓜蒌涤痰宽胸；薤白通阳散结；白酒辛温通阳，调达气血，轻扬善行以助药势。

细目三　胸痹急症证治

要点　薏苡附子散证

【原文】胸痹缓急者，薏苡附子散主之。(7)

薏苡附子散方：

薏苡仁十五两　大附子十枚（炮）

上二味，杵为散，服方寸匕，日三服。

【释义】本条论述胸痹急症的治法。

病因病机：本证由于阳气衰微，阴寒痰湿壅盛所致。阳气不伸，胸阳闭塞，可见胸中痛剧；阳气不达四肢，见四肢逆冷。

证候：胸中痛剧，四肢逆冷，尚可见舌淡苔白而滑，脉象沉伏，或涩，或微细而迟，或紧细而急。

辨证：阳气衰微，阴寒痰湿凝滞胸中。

治法：温阳化湿，开痹以缓急。

方药：薏苡附子散。重用炮附子通阳散寒，温经止痛；薏苡仁除湿宣痹，缓解拘挛。因病情急迫，两药相合为散，取其药力迅速而收速效。此方有缓解血脉拘急和扶阳抑阴的效果。

细目四 心痛重症证治

要点 乌头赤石脂丸证

【原文】心痛彻背,背痛彻心,乌头赤石脂丸主之。(9)

乌头赤石脂丸方:

蜀椒一两(一法二分) 乌头一分(炮) 附子半两(炮)(一法一分) 干姜一两(一法一分) 赤石脂一两(一法二分)

上五味,末之,蜜丸如梧子大,先食服一丸,日三服。不知,稍加服。

【释义】本条论述心痛重症证治。

病因病机:阳气衰微,阴寒痼结,经脉凝滞不通,故见心痛彻背,背痛彻心,痛无休止,四肢厥冷,脉来沉紧。

证候:心痛彻背,背痛彻心。

辨证:阴寒痼结,寒凝气痹。

治法:温阳散寒,峻逐阴邪。

方药:乌头赤石脂丸。方中乌、附、椒、姜为大辛大热之品,协同配伍,逐寒止痛之力极强,并用赤石脂温涩调中,收敛阳气。

第八单元　腹满寒疝宿食病脉证治

细目一　脾虚寒盛证治

要点　大建中汤证

【原文】心胸中大寒痛，呕不能饮食，腹中寒，上冲皮起，出见有头足，上下痛而不可触近，大建中汤主之。(14)

大建中汤方：

蜀椒二合(去汗)　干姜四两　人参二两

上三味，以水四升，煮取二升，去滓，内胶饴一升，微火煎取一升半，分温再服；如一炊顷，可饮粥二升，后更服，当一日食糜，温覆之。

【释义】本条论述脾虚寒盛的腹满痛证治。

病因病机：脾胃阳衰，中焦寒甚，阴寒之气肆行于腹中而致腹满痛。

证候：心胸中大寒痛，呕不能饮食，腹中寒，上冲皮起，出见有头足，上下痛而不可触近。

辨证：脾胃阳衰，中焦寒甚。

治法：温补建中，散寒止痛。

方药：大建中汤。方中蜀椒、干姜温中散寒，与人参、饴糖之温补脾胃合用，大建中气，使中阳得运，则阴寒自散，诸症悉愈。

细目二　寒实内结证治

要点　大黄附子汤证

【原文】胁下偏痛，发热，其脉紧弦，此寒也，以温药下之，宜大黄附子汤。(15)

大黄附子汤方：

大黄三两　附子三枚(炮)　细辛二两

上三味，以水五升，煮取二升，分温三服；若强人，煮取二升半，分温三服。服后如人行四五里，进一服。

【释义】本条论述寒实内结腹满的证治。

病因病机：寒实内结，不通则痛，而见胁下偏痛。

证候：胁腹疼痛，大便不通，脉象紧弦。此外，可伴有恶寒肢冷、舌苔黏腻等。

辨证：寒实内结。

治法：温阳散寒，通便止痛。

方药：大黄附子汤。方中大黄泻下通便以祛里实，附子、细辛温经散寒，并能止痛，苦寒之性得辛温之制，而为温下之法。

第九单元　五脏风寒积聚病脉证并治

细目一　肾着证治

要点　甘姜苓术汤证

【原文】肾着之病,其人身体重,腰中冷,如坐水中,形如水状,反不渴,小便自利,饮食如故,病属下焦,身劳汗出,衣一作表里冷湿,久久得之,腰以下冷痛,腹重如带五千钱,甘姜苓术汤主之。(16)

甘草干姜茯苓白术汤方:

甘草　白术各二两　干姜　茯苓各四两

上四味,以水五升,煮取三升,分温三服,腰中即温。

【释义】本条论述肾着的病因与证治。

病因病机:湿冷衣物长期贴身,致使寒湿侵袭腰部,阳气痹阻。虽尚未影响肾脏功能,但腰为肾之外府,故名肾着。

证候:腰痛、腰冷、腰重,或身体沉重。无口渴、小便不利、纳少纳呆等脾肾症状。

辨证:寒湿痹着腰部。

治法:温中健脾,散寒除湿。

方药:甘姜苓术汤。重用干姜,配甘草以温中散寒;重用茯苓,配白术以健脾祛湿。

细目二　肝着证治

要点　旋覆花汤证

【原文】肝着,其人常欲蹈其胸上,先未苦时,但欲饮热,旋覆花汤主之。臣亿等校诸本旋覆花汤方,皆同。(7)

旋覆花汤方:

旋覆花三两　葱十四茎　新绛少许

上三味,以水三升,煮取一升,顿服之。

【释义】本条论述肝着证治。

病因病机:病位初在气分,若得热饮则可使气机通利,痛苦减轻。迨至病成,渐及血分,经脉瘀滞,虽得揉按或热饮亦无益。

证候:胸胁痞闷不舒,甚或胀痛、刺痛,喜叩击、揉按,善太息。

辨证:肝脏受邪而疏泄失常,经脉气血郁滞,着而不行。

治法:行气活血,通阳散结。

方药:旋覆花汤。旋覆花下气而善通肝络;新绛活血行瘀;葱白通阳散结。

第十单元　痰饮咳嗽病脉证并治

细目一　痰饮病治则

要点

【原文】病痰饮者，当以温药和之。(15)

【释义】本条论述痰饮病的治疗大法。

此处所谓痰饮为广义痰饮。肺、脾、肾三脏阳气虚弱，气化不利，水液停聚而成饮。饮为阴邪，遇寒则聚，遇阳则行，得温则化。因此，治疗痰饮需借助"温药"以振奋阳气、开发腠理、通调水道。阳气振奋，既可温化饮邪，又可绝痰饮滋生之源；开发腠理、通调水道是给饮邪以出路，使其能从表、从下、从前后分消而去。"和之"指温药不可过用，因专补碍邪、过燥伤正，故应以和为原则，调和人体阳气，实为治本之法。

细目二　饮停心下证治

要点　苓桂术甘汤证

【原文】心下有痰饮，胸胁支满，目眩，苓桂术甘汤主之。(16)

苓桂术甘汤方：

茯苓四两　桂枝三两　白术三两　甘草二两

上四味，以水六升，煮取三升，分温三服，小便则利。

夫短气，有微饮，当从小便去之，苓桂术甘汤主之（方见上）；肾气丸亦主之（方见脚气中）。

【释义】本条论述饮停心下的证治。

病因病机：心下即胃之所在，胃中有停饮，故胸胁支撑胀满；饮阻于中，清阳不升，故头目眩晕。

证候：胸胁支满，目眩，或伴有小便不利。

辨证：脾阳不足，痰饮内停。

治法：温阳蠲饮，健脾利水。

方药：苓桂术甘汤。方中茯苓淡渗利水，桂枝辛温通阳，振奋阳气以消饮邪，两药相合可温阳化饮；白术健脾燥湿，甘草和中益气，两药相伍能补土制水。

细目三　饮逆致呕兼眩悸证治

要点　小半夏加茯苓汤证

【原文】卒呕吐，心下痞，膈间有水，眩悸者，小半夏加茯苓汤主之。(30)

小半夏加茯苓汤方：

半夏一升　生姜半斤　茯苓三两一法四两

上三味，以水七升，煮取一升五合，分温再服。

【释义】本条论述饮邪致呕兼眩悸证治。

病因病机：偶犯外邪，停聚于膈间的饮邪随胃气上逆，饮阻气滞，清阳不升，水气凌心。

证候：突然剧烈呕吐，病势急迫，兼见胃脘痞闷、头眩、心悸。

辨证：饮邪上逆。

治法：蠲饮降逆，宁心镇悸。

方药：小半夏加茯苓汤。本方在小半夏汤基础上加茯苓，方中半夏辛温，涤痰化饮，降逆止呕；生姜辛散，温中降逆，消散寒饮，又能抑制半夏之悍性；茯苓淡渗利水，宁心镇悸。

细目四 痰饮冒眩证治

要点 泽泻汤证

【原文】心下有支饮,其人苦冒眩,泽泻汤主之。(25)

泽泻汤方:

泽泻五两 白术二两

上二味,以水二升,煮取一升,分温再服。

【释义】本条论述痰饮冒眩证治。

病因病机:饮停于中,升降受阻,浊阴不能下行,清阳不能上达。

证候:上脘支撑胀满,头昏如冒,目眩懒睁。

辨证:脾虚饮泛,蒙蔽清阳。

治法:健脾化饮,降逆止眩。

方药:泽泻汤。重用泽泻五两,重在利水蠲饮,导浊阴下行;白术健脾制水,培土以断生饮之源。

第十一单元　消渴小便不利淋病脉证并治

细目　消渴证治

要点　白虎加人参汤证

【原文】渴欲饮水,口干舌燥者,白虎加人参汤主之。(方见中暍中)(12)

白虎加人参汤方:

知母六两　石膏一斤(碎)　甘草二两　粳米六合　人参三两

上五味,以水一斗,煮米熟汤成,去滓,温服一升,日三服。

【释义】本条论述肺胃热盛、气津两伤的消渴证治。

病因病机:肺胃热盛而伤及津液,热能伤津,亦能耗气,气虚不能化津,津亏无以上承,则口干舌燥、渴欲饮水,可见舌红苔黄而燥,脉大而细数。

证候:口干舌燥,渴欲饮水,可见舌红,苔黄而燥,脉大而细数。

辨证:肺胃热盛,气津两伤。

治法:清热止渴,益气生津。

方药:白虎加人参汤。方中生石膏、知母清热止渴,人参、甘草、粳米益气生津,使邪热得清,气复津生,消渴乃止。

第十二单元 水气病脉证并治

细目一 风水夹热证治

要点 越婢汤证

【原文】风水恶风,一身悉肿,脉浮不渴,续自汗出,无大热,越婢汤主之。(23)

越婢汤方:

麻黄六两 石膏半斤 生姜三两 大枣十五枚 甘草二两

上五味,以水六升,先煮麻黄,去上沫,内诸药,煮取三升,分温三服。恶风者加附子一枚炮,风水加术四两《古今录验》。

【释义】本条论述风水夹热证治。

病因病机:风水为病,初病在表,水为风激,泛溢于肌表,且有化热趋势。风性开泄,加之热迫津泄,热随汗出,但并未尽去。

证候:周身浮肿,以面目先肿或面目及腰以上肿甚为特征,恶风,低热或中度发热,口渴,自汗出,脉浮。

辨证:风水夹热。

治法:散邪清热,发越水气。

方药:越婢汤。方中麻黄配生姜发越宣散;重用辛寒之石膏,清解郁热;大枣、甘草益气和中以助药力。方后注"恶风者加附子"中的"恶风"指因此方发散太过,损伤卫阳,致恶风加重或不解,故加用附子以温经助阳;"加术"指水湿过盛者,宜加白术与麻黄相配,并行表里之湿以达微汗之效。

细目二 脾虚气滞证治

要点 枳术汤证

【原文】心下坚,大如盘,边如旋盘,水饮所作,枳术汤主之。(32)

枳术汤方:

枳实七枚 白术二两

上二味,以水五升,煮取三升,分温三服,腹中软,即当散也。

【释义】本条论述气分病脾虚气滞证治。

病因病机:脾虚气滞,失于健运转输,致水饮与气瘕结于心下。

证候:心下坚块漫大如盘,上脘胀闷或疼痛。

辨证:脾虚气滞。

治法:行气散结,健脾化饮。

方药:枳术汤。方中枳实苦泄,行气散结消痞;白术苦温,健脾燥湿化饮。

第十三单元　黄疸病脉证并治

细目一　湿热并重证治

要点　茵陈蒿汤证

【原文】谷疸之为病,寒热不食,食即头眩,心胸不安,久久发黄,为谷疸,茵陈蒿汤主之。(13)

茵陈蒿汤方:

茵陈蒿六两　栀子十四枚　大黄二两

上三味,以水一斗,先煮茵陈,减六升,内二味,煮取三升,去滓,分温三服。小便当利,尿如皂角汁状,色正赤,一宿腹减,黄从小便去也。

【释义】本条论述黄疸湿热并重的证治。

病因病机:本证由湿热内蕴脾胃所致。湿热交蒸,营卫不和则生寒热;湿热内蕴,脾胃升降失常则不欲饮食,若勉强进食,反而增湿助热;湿热上冲,则见头目眩晕、心胸不安;湿热郁蒸日久累及血分则形成黄疸。

证候:寒热不食,食即头眩,心胸不安,身黄如橘子色,腹微满,小便不利。

辨证:湿热俱盛。

治法:清利湿热退黄。

方药:茵陈蒿汤。方中茵陈清热利湿退黄,为治疗黄疸的要药;栀子清热除烦,利湿退黄。两药合用,使湿热从小便而去。大黄活血化瘀,泻热退黄,通利大便。三味合用,清热利湿,行瘀退黄,使湿热、瘀热从大小便排泄。

细目二　湿重于热证治

要点　茵陈五苓散证

【原文】黄疸病,茵陈五苓散主之。(18)

茵陈五苓散方:

茵陈蒿末十分　五苓散五分

上二物和,先食饮方寸匕,日三服。

【释义】本条论述湿重于热的黄疸证治。

病因病机:湿热黄疸,湿多热少。

证候:全身发黄,黄色不甚鲜明,食少脘痞,身重便溏,小便不利,苔腻淡黄。

辨证:湿重于热。

治法:利湿清热退黄。

方药:茵陈五苓散。方中茵陈清热利湿退黄,五苓散化气利水除湿。

第十四单元 妇人妊娠病脉证并治

细目一 胎与癥的鉴别及癥病证治

要点 桂枝茯苓丸证

【原文】妇人宿有癥病,经断未及三月,而得漏下不止,胎动在脐上者,为癥痼害。妊娠六月动者,前三月经水利时,胎也。下血者,后断三月,衃也。所以血不止者,其癥不去故也,当下其癥,桂枝茯苓丸主之。(2)

桂枝茯苓丸方:

桂枝 茯苓 牡丹(去心) 桃仁(去皮尖,熬) 芍药各等分

上五味,末之,炼蜜和丸,如兔屎大,每日食前服一丸。不知,加至三丸。

【释义】本条论述胎与癥的鉴别及癥病漏下的治法。

病因病机:素有癥病为患,导致血瘀气滞,经水异常,渐至停经;瘀血内阻,血不归经,则漏下不止。

证候:妇人小腹包块疼痛拒按,下血色晦暗而有瘀块,舌质紫暗,脉沉涩。

辨证:瘀血阻滞,寒痰(湿)凝滞。

治法:祛瘀消癥。

方药:桂枝茯苓丸。方中桂枝、芍药通调血脉;桃仁、牡丹皮活血化瘀消癥;血不利易为水,茯苓利水以和血脉。炼蜜和丸,调和药性,起渐消缓散之功。

细目二 腹痛肝脾失调证治

要点 当归芍药散证

【原文】妇人怀妊,腹中㽲痛,当归芍药散主之。(5)

当归芍药散方:

当归三两 芍药一斤 茯苓四两 白术四两 泽泻半斤 芎䓖半斤(一作三两)

上六味,杵为散,取方寸匕,酒和,日三服。

【释义】本条论述肝脾不和腹痛的证治。

病因病机:本证由于肝虚气郁则血滞,脾虚气弱则湿停,肝病及脾,肝脾失调而致。

证候:腹中绵绵而痛或拘急而痛,体倦,浮肿,白带量多,小便不利,泄泻等。

辨证:肝脾失调,气郁血滞湿阻。

治法:养血疏肝,健脾利湿。

方药:当归芍药散。方中重用芍药养血柔肝,缓急止痛,辅以当归养血活血,川芎行血中之气;茯苓、白术健脾除湿;泽泻用量亦重,意在渗湿于下。

第十五单元　妇人杂病脉证并治

细目一　月经病冲任虚寒夹瘀证治

要点　温经汤证

【原文】问曰：妇人年五十所，病下利，数十日不止，暮即发热，少腹里急，腹满，手掌烦热，唇口干燥，何也？师曰：此病属带下。何以故？曾经半产，瘀血在少腹不去。何以知之？其证唇口干燥，故知之，当以温经汤主之。(9)

温经汤方：

吴茱萸三两　当归　芎藭　芍药各二两　人参　桂枝　阿胶　牡丹皮(去心)　生姜　甘草各二两　半夏半升　麦门冬一升(去心)

上十二味，以水一斗，煮取三升，分温三服。亦主妇人少腹寒，久不受胎；兼取崩中去血，或月水来过多，及至期不来。

【释义】本条论述妇人冲任虚寒夹有瘀血而致崩漏的证治。

病因病机：妇人年五十所，七七之期任脉虚，太冲脉衰，经水当止。今下血数十日不止，乃属崩漏之疾。据条文"曾经半产，瘀血在少腹不去"结合年龄可知，证属冲任虚寒瘀血内阻。由于冲任虚损，气血运行不畅，瘀血阻滞，胞宫失养，故致崩漏下血，见少腹里急、腹满，或伴有刺痛、拒按等症。下血数十日不止，耗损阴血，阴血不足，虚热内生，则见暮即发热、手掌烦热等症。瘀血不去则新血不生，津液失于上润，故见唇口干燥。

证候：少腹里急，腹满或疼痛拒按，崩漏不止，或月经后期、量少，甚或闭经，经期腹痛等，并兼有气血不足的症状。

辨证：冲任虚寒，瘀血内停。

治法：温养血脉。

方药：温经汤。方中吴茱萸、生姜、桂枝温经散寒，通利血脉；阿胶、川芎、当归、芍药、牡丹皮养血和血行瘀；人参、甘草益气补虚；半夏降逆和中；麦冬养阴以制半夏辛燥而清虚热。

细目二　梅核气气滞痰凝证治

要点　半夏厚朴汤证

【原文】妇人咽中如有炙脔，半夏厚朴汤主之。(5)

半夏厚朴汤方：

半夏一升　厚朴三两　茯苓四两　生姜五两　干苏叶二两

上五味，以水七升，煮取四升，分温四服，日三夜一服。

【释义】本条论述咽中气滞痰凝的证治。

病因病机：本病多由于七情郁结，气机不畅，气滞痰凝阻于咽喉所致。

证候：自觉咽中阻塞不适，如有异物感，吞之不下，咯之不出，饮食无碍。

辨证：气滞痰凝。

治法：开结化痰，顺气降逆。

方药：半夏厚朴汤。方中半夏、厚朴、生姜辛以散结，苦以降逆；佐茯苓渗利下气化痰；紫苏叶芳香入肺，以宣气解郁。

细目三　脏躁证治

要点　甘麦大枣汤证

【原文】妇人脏躁，喜悲伤欲哭，象如神灵所作，数欠伸，甘麦大枣汤主之。(6)

甘草小麦大枣汤方：

甘草三两　小麦一升　大枣十枚

上三味，以水六升，煮取三升，温分三服。亦补脾气。

【释义】本条论述脏躁证治。

病因病机：本证多因情志不舒或思虑过度，肝郁化火，伤阴耗液，心脾两伤，心神失养所致。

证候：情志失常，无故悲伤欲哭，频作伸欠，神疲乏力。

辨证：心脾两虚，心神失养。

治法：补益心脾，宁心安神。

方药：甘麦大枣汤。小麦养心安神；甘草、大枣甘润补中，补益心脾。

第五部分 温病学

第一单元 温热类温病

温热类温病指病因为温热性病邪,兼湿邪不明显的温病,主要包括风温病、春温病、暑温病、秋燥病等,具有起病急、传变快、易化燥伤阴的特点,治疗以清泄热邪为基础,还要时时顾护阴液。本单元以风温病、春温病、暑温病作为温热类温病之代表,进行详细论述。

细目一 主要温热类温病的传变规律

要点一 风温病的传变规律

风温病是感受风热病邪引起的,多发生于冬春季节的急性外感热病。风温病初起以发热、微恶风寒、口微渴、咳嗽等肺卫表热证为主要表现,属于新感温病。发于冬季者,称为冬温。

如肺卫表热证不解,则其发展可以有两种情况:第一种是传入气分,病位可在肺、胃、大肠等。邪热犯于肺者,可致肺热咳喘,或痰热壅肺证;邪热犯于胃肠者,可出现阳明热盛证或阳明热结证,其中肺卫之热传于气分者,称为顺传。第二种是传入心包,出现神昏谵语、舌謇肢厥等临床表现,是肺卫之邪直接传入营分,称为逆传,此即叶天士所说"温邪上受,首先犯肺,逆传心包"。风温病后期,多见肺胃阴伤证。总的来说,风温病以肺为病变中心,以热伤肺胃之阴为主要病理损伤。

西医学中的大叶性肺炎、病毒性肺炎,或冬春季节的上呼吸道感染、流行性感冒、急性支气管炎等呼吸系统感染性疾病可参考风温病辨治。

要点二 春温病的传变规律

春温病是发生于春季的急性外感热病。传统认为其病因是冬季的寒邪潜伏于体内,郁久化热形成温热病邪,曾名"伏寒化温病邪"。春温病发病之初就有明显的里热证表现,如发热、烦渴、舌红苔黄,严重者可见神昏、痉厥、斑疹,属于伏邪温病,这是春温病与风温病的鉴别点。

因感邪轻重、体质强弱的差异,春温病初期有发于气分和发于营分的不同。发于气分者,邪气虽盛,而正气亦强,病情相对较轻,若病情进一步发展,亦可深入营分、血分;发于营分者,邪热炽盛,营阴亏损,病情较重,可出现伤阴、闭窍、动风、动血等危重症。春温病初期虽以里热证为主,也可有短暂的卫表证表现。新感引动伏邪,称为"新感引发";无卫表证表现者,称为"伏邪自发"。春温病后期,邪少虚多,主要损耗肝肾阴液,或致虚风内动,与风温病后期主要损伤肺胃阴液不同。春温病恢复期可见余邪留伏阴分,阴液被伤,表现为夜热早凉。

西医学中发生于春季的流行性脑脊髓膜炎、病毒性脑炎、重症流感等外感病可参考春温病辨治。

要点三 暑温病的传变规律

暑温病是感受暑热病邪引起的,发生于夏暑季节的急性外感热病。暑温病初起即见壮热、烦渴、多汗、脉洪大等阳明气分热证表现,即叶天士所说"夏暑发自阳明"。

暑热内炽阳明,极易伤津耗气,甚则导致津气两脱。暑热之邪内陷心营,炼液为痰,可闭阻心包,见神昏谵语;暑热之邪引动肝风,可致痉厥;暑热之邪燔灼营血,可致出血、发斑。暑温病后期,邪热渐退,正虚邪恋,或见暑伤心肾证,或余邪夹痰瘀滞络而出现各种后遗症。暑热之邪易夹湿,因此,暑温病中亦可见暑湿犯肺、暑湿困阻中焦、暑湿弥漫三焦、暑湿伤气等证候。

西医学中发生于夏季的流行性乙型脑炎、登革热、钩端螺旋体病、流行性感冒等疾病可参考暑温病辨治。

细目二　温热类温病主要证治

要点一　卫分证治

温热类温病的卫分证以发热、微恶寒、口微渴为主要见症，可伴有头痛、无汗或少汗、咳嗽、舌边尖红、苔薄白、脉浮数等。此肺卫证主要见于风温病和秋燥病，以疏表透邪为基本治法，以风温病初起银翘散证治为代表。

邪袭肺卫

病机：风温病初起，风热病邪袭于肺卫。

证候表现：发热，微恶寒，头痛，无汗或少汗，咳嗽，口微渴，或咽喉肿痛，舌边尖红，苔薄白，脉浮数。

治法：辛凉解表，宣肺泄热。

方药：银翘散、桑菊饮。

银翘散（辛凉平剂）

金银花　连翘　桔梗　薄荷　竹叶　甘草　荆芥穗　淡豆豉　牛蒡子　鲜芦根

桑菊饮（辛凉轻剂）

杏仁　连翘　薄荷　桑叶　菊花　桔梗　芦根　生甘草

银翘散和桑菊饮都适用于风热犯于肺卫证，但清解之力有轻重之别。银翘散中有辛散透表之荆芥穗、淡豆豉，疏表祛邪力大，且金银花、连翘用量较大，再配竹叶，全方清热力亦强，故称为辛凉平剂。桑菊饮中无荆、豉，解表力较银翘散逊，且桑、菊清热之力亦无银、翘强，故称为辛凉轻剂；方中杏仁宣降肺气，止咳作用优于银翘散。两方均为轻清之剂，不宜久煎。

银翘散适用于风热袭表，卫气闭郁较重，即恶寒、无汗或少汗、头痛等表证明显者；桑菊饮适用于风热袭表，表证较轻，咳嗽较明显者。临床应用时，口渴甚可加天花粉、沙参；咽肿、项肿可加马勃、玄参；咳嗽甚除加杏仁、桔梗外，还可加前胡、紫菀等；有痰可加川贝母、瓜蒌。

要点二　气分证治

气分证温邪较盛，正气亦不衰，正邪相争剧烈，多处于温病的中期和极期，见发热、不恶寒、口渴、苔黄、脉数有力等。气分证可由风温病、秋燥病卫分之邪由表入里传变而致；而春温病属于伏邪温病，暑温病"夏暑发自阳明"，故初起即可见到气分证。

1. 肺热腑实

病机：痰热阻肺，肠腑热结。

证候表现：发热，痰涎壅盛，喘促，便秘，苔黄腻或黄滑，脉右寸实大。

治法：宣肺化痰，通腑泄热。

方药：宣白承气汤。

生石膏　生大黄　杏仁粉　瓜蒌皮

此为肺与大肠同病，痰热壅阻，肺气不降，则腑气难以下行；肠腑热结，腑气不通，则肺热无从外泄。故当肺与肠同治。宣白承气汤取麻杏甘石汤、承气汤合用之意，宣肺通腑，脏腑同治。肺系感染性疾病适当应用肺肠同治法，可提高泄热清肺的疗效，同时也提示，治疗此类疾病时要注意了解大便情况，如大便不通，在清解肺热的同时有必要通利大便，使邪热快速外解。

肺热炽盛，可加桑白皮、黄芩、鱼腥草；痰涎壅盛，加贝母、葶苈子等。

2. 燥热伤肺

病机：燥热壅肺，津液受损。

证候表现：发热，干咳无痰或少痰，气逆而喘，胸胁满闷，鼻咽干燥，心烦口渴，乏力，苔薄白干燥或薄黄干燥，舌边尖红赤。

治法：辛凉甘润，清肺润燥。

方药：清燥救肺汤。

生石膏　桑叶　甘草　人参　胡麻仁　阿胶　麦冬　杏仁　枇杷叶

本证为燥热病邪犯肺，致肺气郁闭，肺津受损，进而肺气上逆而致干咳少痰、痰黏难咳。燥热病邪与风热病邪都以肺为病变中心，但前者主要产生于秋季，更易致津液干燥，故治疗在清泄燥热的同时，要注意清润养阴，避免过用苦燥之品。

卫分之邪未尽，加连翘、牛蒡子；痰多，加贝母、瓜蒌；痰中带血，加白茅根、仙鹤草、侧柏叶；津伤重，加沙参等。

要点三　营分证治

营分证指热邪深入，劫灼营阴，扰乱心神而产生的病变，比气分证更深一层，病情较重。营分证多由气分邪热深入营分而致；或卫分证不解，邪热直接内陷营分；或体内热邪郁伏，暗耗营阴所致。心主血属营，营气通于心，营分的病变会影响到心神,可出现心烦不寐,甚或谵语等明显神志异常的表现;营和血都行于脉中,热窜血络则出现斑疹隐隐的表现。

热灼营阴

病机:营热阴伤,扰神窜络。

证候表现:身热夜甚,心烦不寐,甚或时有谵语,斑疹隐隐,咽燥口干反不甚渴,舌质红绛,苔薄或无苔,脉细数。

本证纯属营分,见舌质红绛,苔薄或无苔。若邪热初入营分而气分热未解,则多兼有黄白苔。

治法:清营解毒,透热养阴。

方药:清营汤。

犀角(现用水牛角代) 生地黄 玄参 竹叶心 麦冬 丹参 黄连 金银花 连翘

本方为温病营分证主方,其中生地黄、玄参、麦冬甘寒清热养阴,水牛角、黄连清营热解毒,丹参化瘀以防瘀热互结,金银花、连翘、竹叶心轻清透热,配入清营养阴解毒之品中,清解并外透营热,体现了叶天士"入营犹可透热转气"的营分证治疗特色。

若营热兼有表证,微恶风寒、咽痛,可加薄荷、蝉蜕、牛蒡子等疏散表邪;若兼神昏谵语、舌謇肢厥,可加安宫牛黄丸或紫雪丹。

要点四 热陷心包证治

热陷心包证亦称心包证,其发生或由风温病肺卫证误治、失治,加之平素心阴心气不足,致邪热与痰相结,未传气分而径入心包,即"逆传心包";或气分证、营分证发展的过程中,邪热炽盛,炼液成痰,痰热闭窍,扰乱神明。本证是温病的危急重症。

热陷心包

病机:痰热内陷,闭阻心包。

证候表现:身灼热,神昏谵语,或昏愦不语,舌謇肢厥,舌色纯绛鲜泽,脉细数。

心包证属营分病变范畴,与热灼营分证不同的是,本证神志异常严重,表现为神昏谵语或昏愦不语;营分证神志异常较轻,仅表现为心烦不寐,或时有谵语,此外尚有营阴受损和血络受伤之表现。

治法:清心凉营,豁痰开窍。

方药:清宫汤送服安宫牛黄丸,或送服紫雪丹、至宝丹。

清宫汤

玄参心 莲子心 竹叶卷心 连翘心 犀角尖(现用水牛角尖代) 连心麦冬

安宫牛黄丸

市售成药,组成略。

紫雪丹

市售成药,组成略。

至宝丹

市售成药,组成略。

安宫牛黄丸、紫雪丹、至宝丹皆为凉开剂,有开窍醒神之功,又称为温病"三宝",临证宜区别使用。安宫牛黄丸最凉,长于清热解毒,适用于高热神昏者;紫雪丹重镇药多,长于止痉息风、泄热通便,适用于高热惊厥、便秘者;至宝丹长于芳香辟秽,适用于痰浊蒙蔽心窍,神昏谵语者。

若热闭心包兼腑实,安宫牛黄丸可配以攻下药,如牛黄承气汤(安宫牛黄丸合生大黄末);若病情突然逆转,正气外脱,称为内闭外脱,"三宝"应与固脱救逆之品同用,其中津气外脱者合生脉散,阳气暴脱者合参附汤。

要点五 热盛动风证治

温病过程中,邪热炽盛,热陷厥阴,引动肝风,属于实证动风,多出现在温病极期高热时,是温病危急重症。

热盛动风

病机:邪热亢盛,深入厥阴,肝风内动。

证候表现:高热不退,头痛头胀,心中躁扰,甚则神昏,手足抽搐,颈项强直,甚或角弓反张,舌干红绛,脉弦数。

治法:清热凉肝,息风止痉。

方药:羚角钩藤汤。

羚羊角 桑叶 菊花 钩藤 生地黄 白芍 竹茹 川贝母 茯神 甘草

羚角钩藤汤是治疗热盛动风的基本方,有息风止痉、清热增液舒筋的功效,温病治疗中多与其他药物配合使用。如抽搐兼见壮热、烦渴、舌红、脉洪大有力,为阳明气分热盛,引动肝风,当配以生石膏、知母清泄气分热;若兼见身热夜甚、舌质红绛,为心营热盛,引动肝风,当配以清营汤;若兼腑实便秘,当配以大黄、芒硝通下泄热;若有窍道出血,或斑疹外发,当配以水牛角、牡丹皮、紫草等凉血消斑;若有神昏狂躁,邪热内陷心包,当与"三宝"同用。

要点六　血分证治

血分证指热邪深入血分,引起耗血、动血的证候。血分证可由卫、气分之邪不解,深入血分而致,也可由营分之热发展而来,亦可由伏气温病发于血分而致。血分证一般病情危重,发展迅速,多见于温病的极期、后期,出血重者可见正气骤然外脱。

热盛迫血

病机:血分热毒炽盛,动血耗血,瘀热互结。

证候表现:灼热夜甚,躁扰不安,甚或昏狂谵妄,斑疹密布,色深红或紫黑,或吐血、衄血、便血、尿血,舌质深绛,脉数。

血分证以血热妄行之出血(窍道出血、斑疹)为主要临床特点,这是与营分证的不同之处。

治法:凉血散血,清热解毒。

方药:犀角地黄汤。

犀角(现用水牛角代)　生地黄　白芍　牡丹皮

本方清热凉血、滋养阴血、消散瘀血,清、养、散三法合用,凉血而不伤血,止血而不留瘀。其中生地黄用量应大,既凉血又养阴,同时起散血的作用。全方体现了叶天士入血"则恐耗血动血,直须凉血散血"的血分证治疗大则。临证运用,应根据出血部位配伍凉血止血之品,如吐血加侧柏叶、白茅根,衄血加白茅根、焦栀子、黄芩,便血加槐花、地榆,尿血加小蓟、琥珀、白茅根等。病情重,见高热、出血发斑等气血两燔之重症,可用清瘟败毒饮。

要点七　真阴耗竭证治

温邪久羁不退,耗伤肝肾之阴血,呈现邪少虚多之势,属温病后期下焦证候。

真阴耗竭

病机:温病日久,真阴耗伤,邪少虚多。

证候表现:低热不退,手足心热甚于手足背,口干咽燥,齿黑,或心悸,或神疲多眠,耳聋,舌干绛或枯萎,或紫晦而干,脉虚软或结代。

治法:滋补肝肾,润养阴液。

方药:加减复脉汤。

炙甘草　干地黄　麦冬　阿胶　麻仁　白芍

本方由《伤寒论》炙甘草汤去参、桂、姜、枣,加白芍而来,是温病后期邪入下焦、肝肾阴伤之主方。方中多滋润之品,邪少虚多时才可使用,邪热尚盛、正邪交争剧烈时不可用,以免敛邪助热。

本方去麻仁,加龙骨、牡蛎,名救逆汤,治温病误汗,损伤心气心阴,致心中动悸,汗出不止,若脉虚大欲散者,再加人参补元气固脱;大便溏薄,去麻仁,加牡蛎(名一甲复脉汤)滋阴固摄;虚风内动,手足蠕动,加生牡蛎、生鳖甲(名二甲复脉汤)以防痉厥。

要点八　虚风内动证治

虚风内动证是因肾阴耗竭导致的动风证,属于虚证动风。吴鞠通所言"热邪深入,或在少阴,或在厥阴,均宜复脉"即温病后期的厥、少同病证。本证与热盛动风证的区别,在动风表现上,虚证动风多为四末、口角的蠕动或颤动,徐缓无力,实证动风多为躯干、四肢抽搐有力,牙关紧闭;在发生的时间上,虚证动风多出现在温病后期,由热久伤阴,水不涵木,筋脉失养而致,实证动风多发生在温病的中期或极期,邪正抗争剧烈,由邪热炽盛,燔灼筋脉而致。

阴虚动风

病机:温病后期,水不涵木,虚风内动。

证候表现:低热,手足蠕动或瘈疭,心悸或心中憺憺大动,甚则心痛,形消神倦,咽干齿黑,舌干绛,脉虚细无力。

治法:滋养阴血,柔肝息风。

方药:三甲复脉汤、大定风珠。

三甲复脉汤

炙甘草　干地黄　白芍　麦冬　阿胶　麻仁　生牡蛎　生鳖甲　生龟甲

本方为加减复脉汤加生牡蛎、生鳖甲、生龟甲而成,治疗温病后期阴虚动风证,症见手足蠕动或瘈疭,心中憺憺大动,甚则心痛。

大定风珠

炙甘草　干地黄　白芍　麦冬　阿胶　麻仁　生牡蛎　生鳖甲　生龟甲　五味子　鸡子黄

本方为三甲复脉汤加五味子、鸡子黄而成。五味子酸敛,以防厥脱之变;鸡子黄为血肉有情之品,填阴增液息风。全方用于肝肾阴竭,阴阳时时欲脱之证。

本着阴阳互生之义,纯补阴方中,必要时当加补气固脱药物。如肺气将绝,喘息气促,加人参;阴阳两脱,自汗不止,加人参、龙骨、浮小麦;

阴气大伤,心悸不已,加人参、茯苓、炒酸枣仁、浮小麦等。

要点九　后期正虚邪恋证治

温病后期,肝肾阴液被伤,余邪尚未尽退,处于正虚邪恋阶段,治疗既要扶助正气,又要清除余邪,当慎用性味猛烈或滋腻厚重的药物,以免伤正,闭门留寇。阴虚火炽证、邪留阴分证是温病后期具有代表性的正虚邪恋证候。

1. 阴虚火炽

病机:温病后期,肾阴耗伤,心火仍炽,心肾不能互济。

证候表现:身热,心烦不得卧,口燥咽干,舌红,苔黄或薄黑而干,脉细数。

治法:泻心火,育肾阴。

方药:黄连阿胶汤。

黄连　黄芩　炒白芍　阿胶　鸡子黄

本方甘、苦、酸同用,上泻心火,下滋肾水,攻补兼施,泻南补北。正如吴鞠通《温病条辨》所说:"名黄连阿胶汤者,取一刚以御外侮,一柔以护内主之义也。"

若心火亢盛,加莲子心、栀子、淡竹叶;若津伤口渴较甚,可加麦冬、生地黄、知母;若兼有气短乏力,脉散大,可加生脉散。

2. 邪留阴分

病机:温病后期,阴液亏损,余邪留伏阴分。

证候表现:夜热早凉,热退无汗,能食形瘦,舌红少苔,脉沉细略数。

治法:滋阴透邪。

方药:青蒿鳖甲汤。

青蒿　鳖甲　生地黄　知母　牡丹皮

本方养阴透邪,亦属攻补兼施方。青蒿、鳖甲一以透热,一以养阴,为全方之君。正如吴鞠通所说:"青蒿不能直入阴分,有鳖甲领之入也;鳖甲不能独出阳分,有青蒿领之出也。"若兼肺阴虚,可加沙参、麦冬、川贝母;若兼胃阴虚,可加玉竹、石斛、山药;若虚热明显,五心烦热,可加地骨皮、白薇、胡黄连。

真阴耗竭证、阴虚动风证、阴虚火炽证、邪留阴分证都属温病后期的证候,吴鞠通提出的"壮火尚盛者,不得用定风珠、复脉;邪少虚多者,不得用黄连阿胶汤;阴虚欲痉者,不得用青蒿鳖甲汤"即对以上四方证的鉴别。

第二单元 湿热类温病

湿热类温病为湿热性质的温邪所致，主要包括湿温病、伏暑病等，多见以脾胃为中心而弥漫全身的湿热症状，起病较缓、传变较慢、病势缠绵，证候有湿与热之偏重，病位有上、中、下焦之分，其中湿热邪气的转归有化燥伤阴、化寒伤阳之不同。此类温病的治疗以清化湿热为基本原则，注重分解湿热、因势利导以祛邪、顾护阴阳以扶正。本单元以湿温病、伏暑病作为湿热类温病之代表，进行详细论述。

细目一 主要湿热类温病的传变规律

要点一 湿温病的传变规律

湿温病是感受湿热病邪引起的急性外感热病，全年可见，但多发生于雨湿较盛、气候炎热的长夏。湿温病初起以湿遏卫气为主要病机，见身热不扬、恶寒少汗、身重肢倦、胸闷脘痞、苔腻脉缓等症。

湿温病起病较缓，传变亦较慢，因湿为阴邪，化热较慢，往往初起湿象偏重。湿温病初起见湿遏卫气证，或可见湿阻膜原证。随着卫分之邪内传或膜原之邪渐趋于脾胃，而出现气分湿热证。气分湿热证按湿与热的多少可分为湿重于热、热重于湿、湿热并重三种类型。中气虚者，中阳不足，热从湿化，病变偏于太阴脾，多呈现湿重于热证；中气实者，中阳偏旺，湿从热化，病变偏于阳明胃，多呈现热重于湿证；介于两者之间，湿与热互结者，证属湿热并重。湿热病邪弥漫，蒙上流下，上壅咽喉、头目，可致喉痹、头目不清；犯于肝胆，可出现黄疸；阻于肠道，则大便不通；蕴结膀胱，则小便不通等。本病若进入气分恢复阶段，余邪未尽，脾胃功能未复，治以轻清芳化，清涤余湿。

湿温病以脾胃为病变中心，其病邪是湿与热两种性质不同的邪气相合而成，故湿温病的转归有别于温热类温病。一种转归是湿从热化，日久化燥化火深入营血，可以伤阴、闭窍、动风、动血；另一种转归是热从湿化，耗伤脾肾之阳，导致"湿胜阳微"之阴寒证。

西医学中发生于夏秋季节的伤寒、副伤寒、沙门菌感染、钩端螺旋体病、流行性乙型脑炎、某些肠道病毒感染性疾病、流行性感冒，以及其他属于湿热性质的疾病可参考湿温病辨治。

要点二 伏暑病的传变规律

伏暑病是夏季感受暑邪，伏藏于体内，于秋冬季节发病的急性外感热病。本病以暑湿邪气伏藏为多见，初起即可见高热、烦渴、脘痞、苔腻等暑湿郁蒸气分证，属于伏邪温病。

伏暑病初起多见表里同病。夏月感受暑湿病邪，郁而未发，至深秋或冬月，由时令之邪引发，出现暑湿郁蒸气分兼表证，为卫气同病；素体阴虚内热重者，初起见营血分兼表证，为卫营同病。随着病情进一步发展，恶寒、无汗之表证去，暑湿邪气郁蒸气分者，可出现暑湿郁阻少阳、弥漫三焦、阻滞肠道等证；暑湿化燥化火入营血者，或出现内闭包络证，或出现瘀热蕴结下焦证等。本病后期，不论气分湿热证，还是营血分阴伤证，皆气阴大伤，甚则出现肾气大伤、下元亏损之险证。

西医学中发生于秋冬季节的重型流感、流行性出血热、散发性脑炎，以及其他一些具有湿热性质的疾病可参考伏暑病辨治。

细目二 湿热类温病主要证治

要点一 湿温病初发证治

湿温病初发，外内合邪为病，常见卫气同病，呈湿重热轻证候。

湿遏卫气

病机：湿温病初起，卫气同病，湿重热轻。

证候表现：身热不扬，午后热显，恶寒，无汗或少汗，头重如裹，身重肢倦，胸闷脘痞，面淡黄，口不渴，苔白腻，脉濡缓。

身热不扬是湿温病湿重于热的典型发热类型，由湿热病邪郁阻卫气，热为湿遏，热势不能外达所致，多伴有汗出热不解；湿热蕴蒸，导致胸脘痞闷、身重纳呆、舌苔白腻、脉濡缓等症状。本证发热恶寒，无汗或少汗，类似伤寒太阳表证，但胸闷脘痞、苔白腻、脉濡缓等湿邪表现突出。胸闷脘痞类似伤食积滞里证，但无苔垢浊、嗳腐食臭；午后热显似阴虚发热，但无颧红、五心烦热及舌红少苔，以上可作为证候鉴别依据。

治法：芳香化湿，宣通气机。

方药：三仁汤、藿朴夏苓汤。

三仁汤

杏仁　滑石　通草　豆蔻　竹叶　厚朴　生薏苡仁　半夏

藿朴夏苓汤

藿香　半夏　赤茯苓　杏仁　薏苡仁　豆蔻　猪苓　泽泻　淡豆豉　厚朴

两方都有杏仁、豆蔻、薏苡仁，均有开上、畅中、渗下的作用。三仁汤中有滑石、竹叶泄湿中之热，宜用于湿渐化热者；藿朴夏苓汤中有藿香、淡豆豉透表，猪苓、赤茯苓、泽泻渗利，宜用于表证明显且湿盛者。湿温病初起禁用辛温发汗、苦寒攻下、滋养阴液药，误用的不良后果如吴鞠通所说："汗之则神昏耳聋，甚则目瞑不欲言；下之则洞泄；润之则病深不解。"

若湿象较甚，可加苍术、石菖蒲、佩兰；若热象较甚，可加连翘、金银花、黄芩。

要点二　湿困中焦证治

湿困中焦证属于湿温病气分证，多由湿遏卫气证发展而来。湿温病气分证有湿与热偏重的不同，此证为湿重于热证。

湿重热轻，困阻中焦

病机：湿邪阻于中焦，脾胃升降失司。

证候表现：身热不扬，胸闷脘痞，腹胀，恶心呕吐，口不渴，或渴不欲饮，或渴喜热饮，大便溏泄，小便浑浊，苔白腻，脉濡缓。

本证为湿温病气分证，湿邪遏阻中焦，湿重于热，病变偏于脾。身热不扬、口不渴、小便浑浊、苔白腻、脉濡缓，均为湿邪偏重表现；胸闷脘痞、腹胀、恶心呕吐，为湿困中焦脾胃的表现。

治法：芳香宣化，燥湿运脾。

方药：雷氏芳香化浊法合三仁汤。

雷氏芳香化浊法

藿香　佩兰　半夏　陈皮　厚朴　大腹皮　荷叶

三仁汤（见湿遏卫气证治）

雷氏芳香化浊法芳化、温燥药多，功在畅脾气、化湿浊。

若湿浊重，胸腹满闷，苔白厚浊腻明显，可加用茯苓、薏苡仁等淡渗利湿药，利小便以加强利湿；若湿邪蒙蔽于上，见神志如蒙、头昏胀，可配合苏合香丸开窍（苏合香丸，市售成药，组成略）；若湿已化热，口微渴，小便黄赤，可加竹叶、栀子、黄芩、滑石、生甘草；若胸闷脘痞较甚，可加枳壳、郁金、紫苏梗。

要点三　湿阻膜原证治

湿阻膜原证为湿热秽浊郁伏膜原，阻遏气机所致，可见于湿温病初起，也可由湿遏卫气证转化而来。膜原位置特殊，清代温病学家薛生白说："膜原者，外通肌肉，内近胃腑，即三焦之门户，实一身之半表半里也。"湿阻膜原证亦归属于中焦证。

邪阻膜原，湿浊偏盛

病机：湿热秽浊郁伏膜原，阻遏气机。

证候表现：寒热往来，寒甚热微，身痛有汗，手足沉重，呕逆胀满，舌苔白厚腻浊如积粉，脉缓。

膜原为一身之半表半里，湿热秽浊郁伏膜原，阻滞表里气机，阳气被阻遏，故寒热往来，寒甚热微；舌苔白厚腻浊如积粉为湿浊内盛之象，也是湿阻膜原证的特征性舌象。

治法：疏利透达膜原湿热。

方药：雷氏宣透膜原法。

槟榔　厚朴　草果　黄芩　甘草　藿香　半夏　生姜

湿阻膜原证湿浊重，非一般燥湿药所能为功，当疏利透达膜原湿浊。雷氏宣透膜原法由明末医家吴又可的达原饮化裁而来，槟榔、厚朴、草果为核心药物，辛开行气，芳香辟秽，直达膜原；辅以藿香、半夏、生姜燥湿化浊；佐以黄芩、甘草泄热、和中。本方性温燥，不可过用。

若秽浊内盛，可加苍术、石菖蒲、佩兰；若太阳不开，腰背项痛，可加羌活；若阳明腑实，大便秘结，可加大黄；若少阳不利，胁痛、口苦，可加柴胡。

要点四 湿热中阻证治

湿热中阻证可由湿困中焦证发展而来,为湿热并重证。

湿热并重,困阻中焦

病机:湿热交蒸,郁阻中焦,脾胃升降失司。

证候表现:发热,汗出不解,口渴不欲多饮,脘痞呕恶,心中烦闷,便溏色黄,小便短赤,苔黄腻,脉滑或濡数。

湿热并重困阻中焦证与湿重热轻困阻中焦证,病位都在中焦,皆有脘痞、呕恶、便溏等脾胃升降失常表现,但湿与热的轻重不同。前者湿热并重,热象已显,见发热汗出不解、小便短赤、苔黄滑腻、脉濡数等;后者湿重于热,湿象明显,见身热不扬、口不渴、小便浑浊、苔白腻、脉濡缓等。

治法:辛开苦降,燥湿泄热。

方药:王氏连朴饮。

黄连 厚朴 石菖蒲 半夏 淡豆豉 栀子 芦根

黄连、栀子为苦寒药,与朴、夏辛苦温药相伍,寒温并用,苦辛并进,分解中焦湿热,调整脾胃升降,即辛开苦降之意;石菖蒲、淡豆豉、芦根芳香、宣透、淡渗,与辛苦温燥之品共用,湿热两解。

若呕吐重,加姜汁、竹茹;若身发白㾦,加薏苡仁、竹叶;若兼食滞,加茵陈、麦芽;若津伤口渴,小便短赤,加白茅根。

要点五 湿热蕴毒证治

温病出现局部红肿热痛,甚则溃烂,或发斑疹,称为温毒类温病。湿热蕴毒为气分湿热之邪蕴结壅滞成毒,导致咽喉肿痛或身黄,可参考温毒类温病辨治。

湿热蕴毒

病机:湿热交蒸,充斥气分,蕴酿成毒。

证候表现:发热口渴,咽喉肿痛,小便黄赤,或身目发黄,脘腹胀满,肢酸倦怠,苔黄腻,脉滑数。

本证为湿热交蒸,弥漫上下,蕴结成毒所致。身目发黄、咽喉肿痛分别为湿热犯于肝胆和湿热蕴毒上壅咽喉之征;脘腹胀满、肢酸倦怠说明中焦湿热为患。

治法:清热化湿,解毒利咽。

方药:甘露消毒丹。

滑石 茵陈 黄芩 石菖蒲 川贝母 木通 藿香 射干 连翘 薄荷 豆蔻

本方又名普济解毒丹,清代著名温病学家王孟英称其为"治湿温时疫之主方",该方煎剂在现代临床有广泛应用。

心烦热,加栀子、黄连;口渴重,加天花粉、芦根;咽喉肿痛甚或化脓,加金银花、板蓝根、白僵蚕;黄疸明显,可加大黄、栀子。

要点六 湿热酿痰蒙蔽心包证治

湿温病气分湿热日久不解,酿蒸痰浊,蒙蔽心包,出现神志异常,为湿热酿痰蒙蔽心包证。本证临床特点为神志似清似昧,或时清时昧,即使清醒也表情淡漠,反应迟钝,严重时谵语乱言,亦是温病的危重症。

湿热酿痰,蒙蔽心包

病机:气分湿热久郁,酿成痰浊,蒙蔽心包。

证候表现:身热不退,朝轻暮重,神志昏蒙,似清似昧或时清时昧,时或谵语,舌苔黄腻,脉濡滑数。

治法:清热化湿,豁痰开窍。

方药:菖蒲郁金汤送服苏合香丸或至宝丹。

菖蒲郁金汤

鲜石菖蒲 郁金 炒栀子 连翘 木通 鲜竹叶 牡丹皮 竹沥 灯心草 玉枢丹

苏合香丸

市售成药,组成略。

至宝丹

市售成药,组成略。

菖蒲郁金汤中石菖蒲、郁金、竹沥、玉枢丹芳香辟秽化痰,连翘、鲜竹叶、炒栀子、牡丹皮清热透湿,木通、灯心草导湿热下行,共成湿热酿痰蒙蔽心包证的基础方;若增强豁痰开窍力量,需配合苏合香丸或至宝丹。若湿浊偏盛,如苔白腻、脉濡缓,配苏合香丸;若热象明显,如苔黄腻、脉濡滑数,配至宝丹。苏合香丸以辛香药为主体,祛湿化痰、开闭通窍力强,属于温开剂。

如见神昏谵语,或昏愦不语,身体灼热,舌苔渐化燥,舌质红绛,舌謇肢厥,说明湿热已化燥,成痰热而内陷心包,病变由气分入营分,当治以清心凉营、豁痰开窍。

要点七 暑湿郁阻少阳证治

暑湿病邪由暑热邪气夹湿邪而成,其导致的证候可见于夏暑季节的暑温病,亦可见于秋冬季节的伏暑病,属于湿热性质证候。"少阳"

指足少阳胆和手少阳三焦,是人体表里之枢和气机、水液运行的通道。暑湿郁阻少阳可见表里不和、三焦不利的表现。

暑湿郁阻少阳

病机:暑湿郁蒸少阳气分,气机郁阻,热重湿轻。

证候表现:寒热似疟,身热午后甚,入暮尤剧,天明得汗诸症稍减,但胸腹灼热不除,口渴心烦,脘痞呕恶,舌红,苔黄白而腻,脉弦数。

暑湿郁阻少阳证是气分湿热证中的一类证候,因邪在少阳,枢机不利,故寒热似疟;脘痞呕恶、苔黄白而腻为湿阻中焦,胃气上逆之象;口渴心烦、舌红脉数为暑热内郁之象。

治法:清泄少阳,分消湿热。

方药:蒿芩清胆汤。

青蒿　黄芩　竹茹　半夏　枳壳　陈皮　赤茯苓　碧玉散

若心烦重,为热邪扰心,加栀子、淡豆豉;恶心呕吐明显,为痰热犯胃,加黄连、紫苏叶、生姜;若湿邪较重,加豆蔻、薏苡仁、通草;黄疸,可加茵陈、苦参、栀子、金钱草等。

要点八　暑湿夹滞阻结肠道证治

暑湿属湿热性病邪,易侵犯胃肠道,若与肠中糟粕搏结,则郁滞肠腑,邪热与有形之邪相合可导致身热稽留、脘腹胀满、胃失和降、肠道失司等表现,常见于夏秋季节暑温病或伏暑病。

暑湿夹滞,阻结肠道

病机:暑湿邪气与肠中积滞胶结,郁蒸气分,阻滞气机。

证候表现:身热稽留,胸腹灼热,恶心呕吐,脘腹痞胀,大便溏而不爽,色黄如酱,苔黄垢腻,脉滑数。

暑湿与肠中积滞相互胶结,郁蒸胃肠,则身热稽留、胸腹灼热;肠道气机阻滞,传导失司,则致大便溏而不爽,色黄如酱,多伴有恶心呕吐、脘腹痞胀等症状;苔黄垢腻、脉滑数为湿热积滞之象。

治法:导滞通下,清热化湿。

方药:枳实导滞汤。

枳实　生大黄　山楂　槟榔　厚朴　黄连神曲　连翘　紫草　木通　生甘草

本证需与肠热下利、热结肠腑鉴别。肠热下利多见泻下稀便臭秽,伴肛门灼热,苔黄燥;热结肠腑可见下利臭秽稀水,伴腹部胀满硬痛,苔焦燥起刺。两者均无本证湿邪阻滞的便溏而不爽、苔黄腻特征,可资鉴别。

如脘腹胀满,气机阻滞较甚,加陈皮、木香、大腹皮等;如呕逆较甚,胃气不和,加半夏、生姜、紫苏叶等。

要点九　暑湿弥漫三焦证治

暑湿邪气属于湿热性质的邪气,其暑热邪气偏盛,可蒸腾湿邪弥漫于上下表里。

暑湿弥漫三焦

病机:气分暑湿郁蒸,弥漫于上、中、下三焦。

证候表现:身热,汗出,口渴,面赤,耳聋,眩晕,胸闷喘咳,痰中带血,脘痞腹胀,下利稀水,小便短赤,舌红赤,苔黄滑,脉滑数。

暑湿弥漫三焦,蒸郁上焦可见面赤、耳聋、目昏;暑湿犯肺,肺气不利,见胸闷咳嗽,甚则咳血;蒸郁中焦可见脘痞腹胀、恶心呕吐、不甚渴饮;蒸郁下焦可见小便短赤,下利清水。

治法:清暑化湿,宣通三焦。

方药:三石汤。

滑石　石膏　寒水石　杏仁　竹茹　金银花　金汁　通草

上焦证重而咳嗽胸闷明显,加瓜蒌、贝母、大豆黄卷等;中焦证重而脘痞腹胀明显,甚至出现呕恶,加豆蔻、半夏、厚朴等;下焦证重而见小便短少或不畅,加猪苓、茯苓、泽泻等。

要点十　余湿留恋证治

湿温病恢复期,邪气渐退,余湿未尽,脾胃功能未完全恢复,需清除余邪,活跃中焦气机,以恢复脾胃功能。

后期余湿留恋

病机:湿温病气分证后期,余湿未尽,脾气不舒,胃气未醒。

证候表现:身热已退,或有低热,脘中微闷,知饥不食,苔薄腻,脉濡缓。

治法:轻清芳化,清涤余湿。

方药:薛氏五叶芦根汤。

藿香叶　鲜荷叶　枇杷叶　佩兰叶　薄荷叶　芦根　冬瓜子

湿温病恢复期,正虚邪恋,忌用重剂。薛生白说:"此湿热已解,余邪蒙蔽清阳,胃气不舒,宜用极轻清之品,以宣上焦阳气。若投味重之剂,是与病情不相涉矣。"

若脾虚湿重,困倦乏力,可加苍术、茯苓;若恶心呕吐,可加豆蔻、紫苏梗;若便溏、食欲不振,可加白扁豆、炒薏苡仁、炒麦芽。

第三单元 温毒类温病

细目 温毒类温病主要证治

温毒类温病是温病的一种特殊类型,由温毒病邪引起,包括大头瘟、烂喉痧等疾病,多发生于冬春两季。温毒病邪具有六淫病邪的性质,又具有攻冲走窜、蕴结壅滞之特性,所以温毒类温病除具有一般外感热病的临床表现外,还具有局部红肿热痛,甚则溃烂,或发斑疹之特点。

现代临床中的颜面丹毒、腮腺炎、猩红热等疾病可参考温毒类温病辨治。

要点一 大头瘟毒壅肺胃证治

大头瘟是感受风热时毒引起的急性外感热病,初起即见卫气同病,继则肺胃热毒炽盛。本病以头面红肿疼痛,甚则溃烂等为特征。毒盛肺胃证为大头瘟气分热毒炽盛、化火攻冲头面的证候。

毒盛肺胃

病机:肺胃热毒炽盛,攻冲头面。

证候表现:壮热口渴,烦躁不安,头面焮肿疼痛,咽喉疼痛加剧,舌红苔黄,脉数有力。

治法:清热解毒,疏风消肿。

方药:普济消毒饮。

黄芩 黄连 玄参 板蓝根 马勃 牛蒡子 薄荷 连翘 僵蚕 桔梗 升麻 柴胡 陈皮 生甘草

本方是清热解毒、疏散头面风热时毒之要方。吴鞠通《温病条辨》说:"温毒咽痛喉肿,耳前耳后肿,颊肿,面正赤,或喉不痛,但外肿,甚则耳聋,俗名大头温、虾蟆温者,普济消毒饮去柴胡、升麻主之。初起一二日,再去芩连,三四日加之佳。""其方之妙,妙在以凉膈散为主,而加入清气之马勃、僵蚕、银花,得轻可去实之妙;再加元参、牛蒡、板蓝根,败毒而利肺气,补肾水以上济邪火……此方皆系轻药,总走上焦,开天气,肃肺气。"可供临床参考。

若邪毒偏盛,头面红肿较甚,可加夏枯草、菊花;若头面肿胀紫赤,加牡丹皮、桃仁、紫草;若兼腑实便秘,可加大黄、芒硝。

要点二 烂喉痧毒燔气营(血)证治

烂喉痧是感受温热时毒引起的急性外感热病,以咽喉肿痛糜烂、肌肤丹痧密布为临床特征,又名疫喉痧、时喉痧,属于传染病,与乙类传染病中的猩红热极为相似。温热时毒从口鼻而入,直犯肺胃。咽喉为肺胃之门户,肺主皮毛,胃主肌肉,正如何廉臣所说:"疫痧时气,吸从口鼻,并入肺经气分则烂喉,并入胃经血分则发痧。"毒燔气营(血)证为疫毒之邪深入营血分,气营(血)同病的危重证候。

毒燔气营(血)

病机:烂喉痧邪毒化火,燔灼气营(血)。

证候表现:壮热,烦躁口渴,咽喉肿痛糜烂,甚则气道不通,肌肤丹痧紫赤密布,红晕融合成片,舌绛干燥起芒刺,状如杨梅,脉细数。

治法:气营(血)两清,解毒救阴。

方药:凉营清气汤。

犀角(现用水牛角代) 鲜石斛 黑栀子 牡丹皮 鲜生地黄 薄荷叶 黄连 赤芍 玄参 生石膏 生甘草 连翘 竹叶 白茅根 芦根 金汁

痰多加竹沥水,或珠黄散(珍珠、西牛黄)内服或吹于患处;咽喉肿痛腐烂,加服六神丸。本证危重,易内陷出现热闭心包之神昏谵语、热盛动风之痉厥,甚则出现内闭外脱等变证。

第六部分 中 药 学

第一单元 药性理论

中药药性又称中药性能。中药的性能是中药作用的基本性质和特征的高度概括。药性理论是中药理论的核心,主要包括四气、五味、升降浮沉、归经、有毒无毒等。

细目一 四 气

要点一 四气所表示药物的作用

一般来讲,寒凉药分别具有清热泻火、凉血解毒、滋阴除蒸、泄热通便、清热利尿、清化热痰、清心开窍、凉肝息风等作用;而温热药则分别具有温里散寒、暖肝散结、补火助阳、温阳利水、温经通络、引火归原、回阳救逆等作用。

要点二 四气对临床用药的指导意义

1.《素问·至真要大论》"寒者热之,热者寒之"、《神农本草经·序录》"治寒以热药,治热以寒药"提出了运用四气理论指导临床用药的基本原则。具体来说,温热药多用治中寒腹痛、寒疝作痛、阳痿不举、宫冷不孕、阴寒水肿、风寒痹证、血寒经闭、虚阳上越、亡阳虚脱等一系列阴寒证;而寒凉药则主要用于实热烦渴、温毒发斑、血热吐衄、火毒疮疡、热结便秘、热淋涩痛、黄疸水肿、痰热喘咳、高热神昏、热极生风等一系列阳热证。

2. 由于寒与凉、热与温之间具有程度上的差异,因而在用药时也要注意。如当用热药而用温药,当用寒药而用凉药,则病重药轻,达不到治愈疾病的目的;反之,当用温药而用热药则反伤其阴,当用凉药反用寒药则易伤其阳。

3. 至于表寒里热、上热下寒、寒热中阻而致的寒热错杂的复杂病证,则当寒热药并用,使寒热并除。若为寒热错杂、阴阳格拒的复杂病证,又当采用寒热并用佐治之法治之,即张介宾"以热治寒,而寒拒热,则反佐以寒药而入之;以寒治热,而热拒寒,则反佐以热药而入之"之谓也。

细目二 五 味

要点 五味所表示药物的作用

辛:"能散能行",即具有发散、行气行血的作用。一般来讲,解表药、行气药、活血药多具有辛味。因此辛味药多用治表证及气血阻滞之证。如紫苏叶发散风寒、木香行气除胀、川芎活血化瘀等。

甘:"能补、能和、能缓",即具有补益、和中、调和药性和缓急止痛的作用。一般来讲,滋养补虚、调和药性及制止疼痛的药物多具有甘味。甘味药多用治正气虚弱、身体诸痛及调和药性、中毒解救等几个方面。如人参大补元气、熟地滋补精血、饴糖缓急止痛、甘草调和药性并解药食中毒等。

酸:"能收、能涩",即具有收敛、固涩的作用。一般固表止汗、敛肺止咳、涩肠止泻、固精缩尿、固崩止带的药物多具有酸味。酸味药多用治体虚多汗、肺虚久咳、久泻肠滑、遗精滑精、遗尿尿频、崩带不止等证。如五味子固表止汗、乌梅敛肺止咳等。

苦:"能泄、能燥、能坚",即具有清泄火热、泄降气逆、通利大便、燥湿、坚阴(泻火存阴)等作用。一般来讲,清热泻火、下气平喘、降逆止呕、通利大便、清热燥湿、苦温燥湿、泻火存阴的药物多具有苦味。苦味药多用治热证、火证、喘咳、呕恶、便秘、湿证、阴虚火旺等证。如黄芩、栀子清热泻火,杏仁、葶苈子降气平喘,半夏降逆止呕,大黄泄热通便,龙胆、黄连清热燥湿,苍术、厚朴苦温燥湿，知母、黄柏泻火存阴等。

咸："能下、能软"，即具有泻下通便、软坚散结的作用。一般来讲，泻下或润下通便及软化坚硬、消散结块的药物多具有咸味。咸味药多用治大便燥结、痰核、瘿瘤、癥瘕、痞块等证。如芒硝泄热通便，海藻、牡蛎消散瘿瘤，鳖甲软坚消癥等。

淡："能渗、能利"，即具有渗湿利小便的作用，故有些利水渗湿的药物具有淡味。淡味药多用治水肿、脚气、小便不利之证。如薏苡仁、通草、灯心草、茯苓、猪苓、泽泻等。由于《神农本草经》未提淡味，后世医家主张"淡附于甘"，故只言五味，不称六味。

涩：与酸味药的作用相似，多用治虚汗、泄泻、尿频、遗精、滑精、出血等证。如莲子固精止带，禹余粮涩肠止泻，海螵蛸收涩止血等。

细目三 升降浮沉

要点一 影响升降浮沉的因素

影响药物升降浮沉的因素主要与四气五味及药物质地轻重有密切关系，并受到炮制和配伍的影响。

1. 药物的升降浮沉与四气五味有关 一般来讲，凡味属辛、甘，气属温、热的药物，大都是升浮药，如麻黄、升麻、黄芪等；凡味属苦、酸、咸，性属寒、凉的药物，大都是沉降药，如大黄、芒硝、山楂等。

2. 药物的升降浮沉与药物的质地轻重有关 一般来讲，花、叶、皮、枝等质轻的药物大多为升浮药，如紫苏叶、菊花、蝉蜕等；而种子、果实、矿物、贝壳及质重者大多都是沉降药，如苏子、枳实、牡蛎、赭石等。除上述一般规律外，某些药具有特殊性，如旋覆花虽然是花，但功能降气消痰、止呕止噫，药性沉降而不升浮；苍耳子虽然是果实，但功能通窍发汗、散风除湿，药性升浮而不沉降，故有"诸花皆升，旋覆独降；诸子皆降，苍耳独升"之说。

3. 药物的升降浮沉与炮制、配伍的影响有关 药物的炮制可以影响转变其升降浮沉的性能。如有些药物酒制则升，姜炒则散，醋炒收敛，盐炒下行。如大黄，属于沉降药，峻下热结，泄热通便，经酒炒后，大黄则可清上焦火热，可治目赤头痛。故李时珍说："升者引之以咸寒，则沉而直达下焦，沉者引之以酒，则浮而上至颠顶。"又药物的升降浮沉通过配伍也可发生转化，如升浮药升麻配当归、肉苁蓉等咸温润下药同用，虽有升降合用之意，终成润下之剂，即少量升浮药配大量沉降药也随之下降；又如牛膝引血下行为沉降药，与桃仁、红花及桔梗、柴胡、枳壳等升达清阳、开胸行气同用，也随之上升，主治胸中瘀血证，即少量沉降药与大队升浮药同用则随之上升的例证。

要点二 升浮与沉降的不同作用

升降浮沉代表不同的药性，标示药物不同的作用趋向。

一般升浮药，性主温热，味属辛、甘、淡，质地多为轻清至虚之品，作用趋向多主上升、向外。就其代表药物的具体功效而言，分别具有疏散解表、宣毒透疹、解毒消疮、宣肺止咳、温里散寒、暖肝散结、温通经脉、通痹散结、行气开郁、活血消癥、开窍醒神、升阳举陷、涌吐等作用。

一般沉降药，性主寒凉，味属酸、苦、咸，质地多为重浊坚实之品，作用趋向多主下行、向内。就其代表药物的具体功效而言，分别具有清热泻火、泻下通便、利水渗湿、重镇安神、平肝潜阳、息风止痉、降逆平喘、止呕、止呃、消积导滞、固表止汗、敛肺止咳、涩肠止泻、固崩止带、涩精止遗、收敛止血、收湿敛疮等作用。

要点三 升浮沉降对临床用药的指导意义

药物具有升降浮沉的性能，可以调整脏腑气机的紊乱，使之恢复正常的生理功能，或作用于机体的不同部位，因势利导，驱邪外出，从而达到治愈疾病的目的。具体而言：

1. 病变部位在上、在表者，宜升浮不宜沉降。如外感风热则应选用薄荷、菊花等升浮药来疏散。

2. 病变部位在下、在里者，宜沉降不宜升浮。如热结肠燥、大便秘结者，则应选用大黄、芒硝等沉降药来泄热通便。

3. 病势上逆者，宜降不宜升，如肝阳上亢、头晕目眩，则应选用赭石、石决明等沉降药来平肝潜阳。

4. 病势下陷者,宜升不宜降,如气虚下陷久泻脱肛,则应用黄芪、升麻、柴胡等升浮药来升阳举陷。

总之,必须针对疾病发生部位有在上、在下、在表、在里的区别,病势有上逆、下陷的区别,根据药物升降浮沉的不同特性,恰当选用药物。这是临床用药必须遵循的重要原则。

细目四 归 经

要点一 归经的理论基础和依据

中药归经理论是在中医基本理论指导下,以脏腑经络学说为基础,以药物所治疗的具体病证为依据,经过长期临床实践总结出来的用药理论。

要点二 归经理论对临床用药的指导意义

1. 掌握归经便于临床辨证用药。
2. 掌握归经理论有助于区别功效相似的药物。
3. 运用归经理论指导临床用药,还要依据脏腑经络相关学说,注意脏腑病变的相互影响,恰当选择用药。

细目五 毒 性

要点一 毒性的含义

1. **古代毒性的概念** 古代药物毒性的含义较广,既认为毒药是药物的总称、毒性是药物的偏性,又认为毒性是药物毒副作用大小的标志。而后世本草书籍在其药物性味下标明"有毒""大毒""小毒"等,则大都指药物的毒副作用的大小。

2. **现代药物毒性的概念** 一般系指药物对机体所产生的不良影响及损害性。包括急性毒性、亚急性毒性、亚慢性毒性、慢性毒性和特殊毒性如致癌、致突变、致畸胎、成瘾等。所谓毒药一般系指对机体发生化学或物理作用,能损害机体引起功能障碍、疾病甚至死亡的物质。

要点二 正确对待中药的毒性

正确对待中药的毒性,是安全用药的保证,这里包含如何总体评价中药的毒性、如何正确看待文献记载及如何正确看待临床报告。

1. **正确总体评价中药毒性** 目前中药品种已达12 800多种,而见中毒报告的有100余种,其中许多还是临床很少使用的剧毒药。大多数中药品种是安全的,这是中药一大优势,尤其与西药(化学合成药)造成众多药源性疾病的危害相比,中药安全低毒的优势就更加突出。

2. **正确对待本草文献记载** 历代本草对药物毒性多有记载,这是前人的经验总结,值得借鉴。但由于受历史条件的限制,也出现了不少缺漏和错误的地方,如《本草纲目》认为马钱子无毒,《中国药学大辞典》认为黄丹、桃仁无毒等,说明对于药物毒性的认识,随着临床经验的积累、社会的发展,有一个不断修改、逐步认识的过程。相信文献,不能尽信文献,实事求是,才是科学态度。

3. **重视中药中毒的临床报道** 自新中国成立以来,出现了大量中药中毒报告,仅单味药引起中毒就达上百种之多,其中植物药90多种,如关木通、苍耳子、苦楝皮等,动物药及矿物药各10多种,如斑蝥、蟾蜍、鱼胆。由此可见,文献中认为大毒、剧毒的固然有中毒致死的,小毒、微毒甚至无毒的同样也有中毒病例发生,故临床应用有毒中草药要慎重,就算是"无毒"的,也不可掉以轻心。认真总结经验,既要尊重文献记载,更要重视临床经验,相互借鉴,才能全面、深刻、准确地理解掌握中药的毒性,对保证安全用药是十分必要的。

4. **加强对有毒中药的使用管理** 此处所称的有毒中药,系指列入国务院《医疗用毒性药品管理办法》的中药品种,即砒石、砒霜、水银、生马钱子、生川乌、生草乌、生白附子、生附子、生半夏、生南星、生巴豆、斑蝥、青娘虫、红娘虫、生甘遂、生狼毒、生藤黄、生千金子、生天仙子、闹羊花、雪上一枝蒿、红升丹、白降丹、蟾酥、洋金花、红粉、轻粉、雄黄。

要点三 引起中药中毒的主要原因

引起中药中毒的主要原因有剂量过大、误服伪品、炮制不当、制剂服法不当、配伍不当。此外，药不对证、自行服药、乳母用药及个体差异也是引起中毒的原因。

要点四 掌握药物毒性强弱对指导临床用药的意义

1. 在应用毒药时要针对体质的强弱、疾病部位的深浅，恰当选择药物并确定剂量，中病即止，不可过服，以防止过量和蓄积中毒。同时要注意配伍禁忌，凡两药合用能产生剧烈毒副作用的禁止同用，并严格执行毒药的炮制标准，以降低毒性。相关部门要抓好药品鉴别，防止伪品混用，注意保管好剧毒中药，从不同的环节努力，确保用药安全，以避免中毒的发生。

2. 根据中医"以毒攻毒"的原则，在保证用药安全的前提下，也可采用某些毒药治疗某些疾病。如用雄黄治疗疔疮恶肿，水银治疗疥癣梅毒，砒霜治疗白血病等，让有毒中药更好地为临床服务。

3. 掌握药物的毒性及其中毒后的临床表现，便于诊断中毒原因，以便及时采取合理、有效的抢救治疗手段，对于搞好中药中毒抢救工作具有十分重要的意义。

第二单元　中药的配伍与用药禁忌

细目一　中药的配伍

要点一　配伍的意义

中药配伍既照顾到复杂病情，又增加了疗效，扩大治疗范围，减少了毒副作用。因此，掌握中药配伍规律对指导临床用药意义重大。

要点二　配伍的内容

《神农本草经·序录》将各种药物的配伍关系归纳为"有单行者，有相须者，有相使者，有相畏者，有相恶者，有相反者，有相杀者，凡此七情，合和视之"。这"七情"之中除单行外，都是谈药物配伍关系，兹分述如下：

1. **单行**　单行就是单用一味药来治疗某种病情单一的疾病。对于病情比较单纯的病证，往往选择一种针对性较强的药物即可达到治疗目的。如古方独参汤，即单用一味人参，治疗大失血所引起元气虚脱的危重病证。

2. **相须**　相须就是两种功效类似的药物配合应用，可以增强原有药物的功效。如麻黄配桂枝，能增强发汗解表、祛风散寒的作用。它构成了复方用药的配伍核心，是中药配伍应用的主要形式之一。

3. **相使**　相使就是以一种药物为主，另一种药物为辅，两药合用，辅药可以提高主药的功效。如黄芪配茯苓治脾虚水肿，黄芪为健脾益气、利尿消肿的主药，茯苓淡渗利湿，可增强黄芪益气利尿的作用。这是功效不同的中药相使配伍的例证，可见相使配伍药不必同类。一主一辅，相辅相成，辅药能提高主药的疗效，就是相使的配伍。

4. **相畏**　相畏就是一种药物的毒副作用能被另一种药物所抑制。如半夏畏生姜，即生姜可以抑制半夏的毒副作用。

5. **相杀**　相杀就是一种药物能够消除另一种药物的毒副作用。

6. **相恶**　相恶就是一种药物能破坏另一种药物的功效。如人参恶莱菔子，莱菔子能削弱人参的补气作用。

7. **相反**　相反就是两种药物同用能产生剧烈的毒副作用。如甘草反甘遂，贝母反乌头等，详见用药禁忌"十八反""十九畏"中若干药物。

上述药物七情，除单行外，其余六项均是对药物基本配伍关系的论述。其中相须、相使表示增效，临床用药要充分利用；相畏、相杀表示减毒，应用毒烈药时须考虑选用；相恶表示减效，用药时应加以注意；相反表示增毒，原则上应绝对禁止。

细目二　中药的用药禁忌

中药的用药禁忌主要包括配伍禁忌、证候禁忌、妊娠禁忌和服药时的饮食禁忌四个方面。

要点一　配伍禁忌

《蜀本草》谓《神农本草经》载药365种，相反者18种，相恶者60种。《新修本草》承袭了18种反药的数目。《经史证类备急本草》载反药24种。金元时期将反药概括为"十八反""十九畏"，累计37种反药，并编成歌诀，便于诵读。

"十八反"："十八反"歌诀最早见于张子和《儒门事亲》，其云："本草明言十八反，半蒌贝蔹及攻乌；藻戟遂芫俱战草，诸参辛芍叛藜芦。"共载相反中药18种，即乌头反贝母、瓜蒌、半夏、白及、白蔹；甘草反甘遂、大戟、海藻、芫花；藜芦反人参、丹参、玄参、沙参、细辛、芍药。

"十九畏"："十九畏"歌诀首见于明代刘纯《医经小学》，其云："硫黄原是火中精，朴硝一见便相争；水银莫与砒霜见，狼毒最怕密陀僧；巴豆性烈最为上，偏与牵牛不顺情；丁香莫与郁金见，牙硝难合京三棱；川乌草乌不顺犀，人参最怕五灵脂；官桂善能调冷气，若逢石脂便相欺；大凡修合看顺逆，炮爁炙煿莫相依。"指出了19种相畏（反）的药物：硫黄畏朴硝，水银畏砒霜，狼毒畏密陀僧，巴豆畏牵牛，丁香畏郁金，川乌、草乌畏犀角，牙硝畏三棱，官桂畏赤石脂，人参畏五灵脂。

要点二　妊娠用药禁忌

根据药物对于胎元损害程度的不同，一般可分为慎用与禁用二大类。慎用的药物包括通经祛瘀、行气破滞及辛热滑利之品，如桃仁、红花、牛膝、大黄、枳实、附子、肉桂、干姜、木通、冬葵子、瞿麦等；而禁用的药物是指毒性较强或药性猛烈的药物，如巴豆、牵牛子、大戟、商陆、麝香、三棱、莪术、水蛭、斑蝥、雄黄、砒霜等。

要点三　证候用药禁忌

其内容详见各论中每味中药的"使用注意"部分。

要点四　服药时的饮食禁忌

在服药期间，一般应忌食生冷、油腻、腥膻、有刺激性的食物。此外，根据病情的不同，饮食禁忌也有区别。如热性病，应忌食辛辣、油腻、煎炸食物；寒性病，应忌食生冷食物、清凉饮料等；胸痹患者应忌食肥肉、脂肪、动物内脏及忌烟、酒等；肝阳上亢头晕目眩、烦躁易怒等应忌食胡椒、辣椒、大蒜、白酒等辛热助阳之品。

第三单元 中药的剂量与用法

细目一 剂量

要点 确定剂量的因素

一般来讲,确定中药的剂量,应考虑如下几方面的因素:

1. 药物性质与剂量的关系 剧毒药或作用峻烈的药物,应严格控制剂量,开始时用量宜轻,逐渐加量,一旦病情好转后,应当立即减量或停服,中病即止,防止过量或蓄积中毒。此外,花、叶、皮、枝等量轻质松及性味浓厚、作用较强的药物用量宜小;矿物、介壳质重沉坠及性味淡薄、作用温和的药物用量宜大;鲜品药材含水分较多,用量宜大(一般为干品的4倍);干品药材用量当小;过于苦寒的药物也不要久服过量,免伤脾胃;再如羚羊角、麝香、牛黄、猴枣、鹿茸、珍珠等贵重药材,在保证药效的前提下应尽量减少用量。

2. 剂型、配伍与剂量的关系 在一般情况下,同样的药物入汤剂比入丸散剂的用量要大些;单味药使用比复方中应用剂量要大些;在复方配伍使用时,主要药物比辅助药物用量要大些。

3. 年龄、体质、病情与剂量的关系 由于年龄、体质的不同,对药物耐受程度不同,则药物用量也就有了差别。一般老年、小儿、妇女产后及体质虚弱的患者,都要减少用量,成人及平素体质壮实的患者用量宜重。一般5岁以下的小儿用成人药量的1/4,5岁以上的儿童按成人用量减半服用。病情轻重、病势缓急、病程长短与药物剂量也有密切关系。一般病情轻、病势缓、病程长者用量宜小,病情重、病势急、病程短者用量宜大。

4. 季节变化与剂量的关系 夏季发汗解表药及辛温大热药不宜多用,冬季发汗解表药及辛热大热药可以多用;夏季苦寒降火药用量宜重,冬季苦寒降火药则用量宜轻。

细目二 用法

要点一 特殊煎法

某些药物因其质地不同,煎法比较特殊,处方上需加以注明,归纳起来包括先煎、后下、包煎、另煎、溶化、泡服、冲服、煎汤代水等不同煎煮法。

1. 先煎 先煎主要指一些有效成分难溶于水的一些金石、矿物、介壳类药物,应打碎先煎,煮沸20~30min,再下其他药物同煎,以使有效成分充分析出。如磁石、赭石、生铁落、生石膏、寒水石、紫石英、龙骨、牡蛎、海蛤壳、瓦楞子、珍珠母、石决明、紫贝齿、龟甲、鳖甲等。此外,附子、乌头等毒副作用较强的药物,宜先煎45~60min后再下他药,久煎可以降低毒性,做到安全用药。

2. 后下 后下主要指一些气味芳香的药物,久煎则其有效成分易于挥发而降低药效,须在其他药物煎沸5~10min后放入,如薄荷、青蒿、香薷、木香、砂仁、沉香、豆蔻、草豆蔻等。此外,有些药物虽不属芳香药,但久煎也能破坏其有效成分,如钩藤、大黄、番泻叶等,亦属后下之列。

3. 包煎 包煎主要指那些黏性强、粉末状及带有绒毛的药物,宜先用纱布袋装好,再与其他药物同煎,以防止药液混浊,或刺激咽喉引起咳嗽,或沉于锅底加热时引起焦化或煳化。如蛤粉、滑石、青黛、旋覆花、车前子、蒲黄、灶心土等。

4. 另煎 另煎又称另炖,主要是指某些贵重药材,为了更好地煎出有效成分,还应单独煎煮2~3h,煎液可以另服,也可与其他煎液混合服用。如人参、西洋参、羚羊角等。

5. 溶化 溶化又称烊化,主要是指某些胶类药物及黏性大而易溶的药物,为避免入煎粘锅或黏附其他药物影响煎煮,可单用水或黄酒将此类药加热溶化即烊化后,用煎好的药液冲服,也可将此类药放入其他药物煎好的药液中加热烊化后服用,如阿胶、鹿角胶、龟甲胶、鳖甲胶及蜂蜜、饴糖等。

6. 泡服 泡服又称焗服,主要是指某些有效成分易溶于水或久煎容易破坏药效的药物,可以用少量开水或复方中其他药物滚烫的煎出液趁热浸泡,加盖闷润,减少挥发,半小时后去渣即可服用,如藏红花、番泻叶、胖大海等。

7. 冲服 冲服主要指某些贵重药,用量较轻,为防止散失,常需要研成细末制成散剂用温开水或复方其他药物煎液冲服,如牛黄、珍珠、羚羊角、猴枣、马宝、西洋参、鹿茸、人参、蛤蚧等;某些药物,根据病情需要,为提高药效,也常研成散剂冲服,如用于止血的三七、花蕊石、白及、紫珠草、血余炭、棕榈炭,用于息风止痉的蜈蚣、全蝎、僵蚕、地龙,和用于制酸止痛的海螵蛸、瓦楞子、海蛤壳、延胡索等;某些药物高温容易破坏药效或有效成分难溶于水,也只能做散剂冲服,如雷丸、鹤草芽、朱砂等。此外,还有一些液体药物,如竹沥汁、姜汁、藕汁、荸荠汁、鲜地黄汁等也须冲服。

8. 煎汤代水 煎汤代水主要指某些药物为了防止与其他药物同煎使煎液混浊,难以服用,宜先煎后取其上清液代水再煎煮其他药物,如灶心土等。此外,某些药物质轻用量多,体积大,吸水量大,如玉米须、丝瓜络、金钱草等,也须煎汤代水用。

要点二 服药法

（一）服药时间

汤剂一般每日1剂,煎2次分服,两次间隔时间为4~6h。临床用药时可根据病情增减,如急性病、热性病可一日2剂。至于饭前还是饭后服则主要决定于病变部位和性质。一般来讲,病在胸膈以上者,如眩晕、头痛、目疾、咽痛等,宜饭后服;如病在胸腹以下,如胃、肝、肾等疾患,则宜饭前服。某些对胃肠有刺激性的药物宜饭后服;补益药多滋腻碍胃,宜空腹服;治疟药宜在疟疾发作前的2h服用;安神药宜睡前服;慢性病定时服;急性病、呕吐、惊厥及石淋、咽喉病须煎汤代茶饮者,均可不定时服。

（二）服药方法

1. 汤剂 一般宜温服。但解表药要偏热服,服后还须盖好衣被,或进热粥,以助汗出;寒证用热药宜热服,热证用寒药宜冷服,以防格拒于外。

2. 丸剂 颗粒较小者,可直接用温开水送服;大蜜丸者,可以分成小粒吞服;若水丸质硬者,可用开水溶化后服。

3. 散剂、粉剂 可用蜂蜜加以调和送服,或装入胶囊中吞服,避免直接吞服而刺激咽喉。

4. 膏剂 宜用开水冲服,避免直接倒入口中吞咽,以免粘喉引起呕吐。

5. 颗粒剂、糖浆剂 颗粒剂宜用开水冲服;糖浆剂可以直接吞服。

此外,危重患者宜少量频服;呕吐患者可以浓煎药汁,少量频服;对于神志不清或因其他原因不能口服时,可采用鼻饲给药法。在应用发汗、泻下、清热药时,若药力较强,要注意患者个体差异,一般得汗、泻下、热降即可停药,适可而止,不必尽剂,以免汗、下、清热太过,损伤人体的正气。

第四单元 解 表 药

细目一 概 述

要点一 解表药的性能特点

本类药物大多辛散轻扬，主入肺、膀胱经，偏行肌表，能促进机体发汗，使表邪由汗出而解，从而达到治愈表证、防止疾病传变的目的。

要点二 解表药的功效

本类药物具有发散表邪的作用，部分解表药兼能利水消肿、止咳平喘、透疹、止痛、消疮等。

要点三 解表药的适应范围

解表药主要用治恶寒发热、头身疼痛、无汗或有汗不畅、脉浮之外感表证。部分解表药尚可用于水肿、咳喘、麻疹、风疹、风湿痹痛、疮疡初起等兼有表证者。

要点四 解表药的使用注意事项

1. 使用发汗力较强的解表药时，用量不宜过大，以免发汗太过，耗伤阳气，损及津液，造成"亡阳""伤阴"的弊端。

2. 汗为津液，血汗同源，故表虚自汗、阴虚盗汗以及疮疡日久、淋证、失血患者，虽有表证，也应慎用解表药。

3. 使用解表药还应注意因时因地而异。如春夏腠理疏松，容易出汗，解表药用量宜轻；冬季腠理致密，不易汗出，解表药用量宜重。北方严寒地区用药宜重；南方炎热地区用药宜轻。

4. 解表药多为辛散轻扬之品，入汤剂不宜久煎，以免有效成分挥发而降低药效。

要点五 解表药的分类

本类药物按药性、功效及主治病证不同分为两类：发散风寒药，又称辛温解表药；发散风热药，又称辛凉解表药。

要点六 各类解表药的性能特点

发散风寒药：性味多属辛、温，辛以发散，温可祛寒。

发散风热药：性味多辛、苦而偏寒凉，辛以发散，凉可祛热。

要点七 各类解表药的功效

发散风寒药：有发散肌表风寒邪气的作用。部分发散风寒药分别兼有祛风止痒、止痛、止咳平喘、利水消肿、消疮等功效。

发散风热药：以发散风热为主要作用，发汗解表作用较发散风寒药缓和。部分发散风热药分别兼有清头目、利咽喉、透疹、止痒、止咳的作用。

要点八 各类解表药的适应范围

发散风寒药：主要用于风寒表证，症见恶寒发热，无汗或汗出不畅，头身疼痛，鼻塞流涕，口不渴，舌苔薄白，脉浮紧等。部分药物又可用治风疹瘙痒、风湿痹证、咳喘以及水肿、疮疡初起等兼有风寒表证者。

发散风热药：主要适用于风热感冒以及温病初起邪在卫分，症见发热，微恶风寒，咽干口渴，头痛目赤，舌边尖红，苔薄黄，脉浮数等。部分药物又可用治风热所致目赤多泪、咽喉肿痛、麻疹不透、风疹瘙痒以及风热咳嗽等。

细目二 发散风寒药

麻黄

【功效】发汗解表，宣肺平喘，利水消肿，散寒通滞。

【应用】①风寒感冒。为发汗解表之要药。②咳嗽气喘。治肺气壅遏所致喘咳的要药。③风水水肿。④风寒痹证，阴疽，痰核。

【性能特点】长于宣肺气,开腠理,透毛窍而发汗解表,力强效速,故素有"发散第一药"之称,主归肺经,开宣肺气,使之肃降如常,咳喘自止,宣肺又可通调水道,水利而肿消。三种功效均与肺有关,故又有"麻黄为肺经专药"之称。

【用法用量】煎服,2~10g。发汗解表宜生用,止咳平喘多炙用。

【使用注意】本品发汗宣肺力强,凡表虚自汗、阴虚盗汗及肺肾虚喘者均当慎用。

桂枝

【功效】发汗解肌,温通经脉,助阳化气。

【应用】①风寒感冒。对外感风寒,不论表实无汗、表虚有汗,均可使用本品。②寒凝血滞诸痛证。③痰饮、蓄水证。④心悸。

【性能特点】辛散温通,助卫实表,发汗解肌;温通经脉,散寒止痛,用于治疗寒凝血滞诸证;温助心阳,通血脉,止悸动,平冲逆;助膀胱气化,能行水湿痰饮之邪。

【用法用量】煎服,3~10g。

【使用注意】本品辛温助热,易伤阴动血,凡外感热病、阴虚火旺、血热妄行等证,均当忌用。孕妇及月经过多者慎用。

【鉴别用药】麻黄与桂枝均能发散风寒,可用治风寒表证及风寒湿痹证。不同点:麻黄发汗力强,风寒表实无汗者宜用;桂枝发汗力弱,又能助阳,风寒表实无汗及表虚有汗者均可使用。麻黄又可宣肺平喘、利水消肿、散寒通滞,可用治咳嗽气喘,风水水肿,阴疽,痰核。桂枝又可温通经脉、助阳化气,可用治寒凝血滞诸痛证,痰饮、蓄水证,心悸。

紫苏

【功效】解表散寒,行气宽中,解鱼蟹毒。

【应用】①风寒感冒。风寒表证而兼气滞胸闷,用之尤为适宜。②脾胃气滞,胸闷呕吐。③食鱼蟹中毒而致腹痛吐泻者。

【用法用量】煎服,5~10g,不宜久煎。

生姜

【功效】解表散寒,温中止呕,温肺止咳。

【应用】①风寒感冒。②脾胃寒证。③胃寒呕吐。④肺寒咳嗽。

【用法用量】煎服,3~10g,或捣汁服。

【使用注意】本品助火伤阴,故热盛及阴虚内热者忌服。

香薷

【功效】发汗解表,化湿和中,利水消肿。

【应用】①风寒感冒。②水肿脚气。

【用法用量】煎服,3~10g。用于发表,量不宜过大,且不宜久煎;用于利水消肿,量宜稍大,且须浓煎。

【使用注意】本品辛温发汗之力较强,表虚有汗及暑热证当忌用。

荆芥

【功效】祛风解表,透疹消疮,止血。

【应用】①外感表证。外感表证均可广泛使用。②麻疹不透,风疹瘙痒。③疮疡初起兼有表证。④吐衄下血。炒炭有止血作用。

【性能特点】辛香透散,微温不燥,性较平和,善散风邪引发的外感表证、麻疹不透、风疹瘙痒。

【用法用量】煎服,5~10g,不宜久煎。发表透疹消疮宜生用,止血宜炒用。荆芥穗更长于祛风。

防风

【功效】祛风解表,胜湿止痛,止痉。

【应用】①外感表证。为治风通用之品。②风疹瘙痒。③风湿痹痛。④破伤风证。⑤脾虚湿盛,清阳不升所致的泄泻。

【性能特点】辛甘微温,主入肝、脾、膀胱经,其性升散,长于驱散风邪,且药力和缓,素有"风药中润剂"之称。

【使用注意】本品药性偏温,阴血亏虚、热病动风者不宜使用。

【用法用量】煎服,5~10g。

【鉴别用药】荆芥与防风均味辛性微温、温而不燥,均长于发表散风,对于外感表证,无论是风寒感冒、恶寒发热、头痛无汗,还是风热感冒、发热、微恶风寒、头痛、咽痛等,两者均可使用。同时,两者也都可用于风疹瘙痒。不同点:荆芥质轻透散,发汗之力较防风为强,风寒感冒、风热感冒均常选用;又能透疹、消疮、止血。防风质松而润,祛风之力较强,为"风药之润剂""治风之通用药",又能胜湿、止痛、止痉,可用于外感风湿,头痛如裹、身重肢痛等证。

羌活

【功效】解表散寒,祛风胜湿,止痛。

【应用】①风寒感冒。②风寒湿痹。尤以上半身疼痛更为适宜。

【用法用量】煎服,3~10g。

【使用注意】本品辛香温燥之性较烈,故阴血亏虚者慎用。用量过多,易致呕吐,脾胃虚弱者不宜服。

白芷

【功效】解表散寒,祛风止痛,通鼻窍,燥湿止带,消肿排脓。

【应用】①风寒感冒。②头痛,牙痛,风湿痹痛。③鼻渊。④带下证。⑤疮痈肿毒。

【用法用量】煎服,3~10g。外用适量。

【使用注意】本品辛温香燥,阴虚血热者忌服。

细辛

【功效】解表散寒,祛风止痛,通窍,温肺化饮。

【应用】①风寒感冒。②头痛,牙痛,风湿痹痛。③鼻渊。④肺寒咳喘。

【性能特点】辛温,芳香透达,通彻表里上下,散寒力强。入心、肺、肾经,外散风寒而解表邪,内化寒饮而止喘咳,辛散透达而宣通诸窍,散寒通经而止痛,又有"治少阴头痛如神"之称。

【用法用量】煎服,1~3g;散剂每次服0.5~1g。

【使用注意】阴虚阳亢头痛、肺燥伤阴干咳者忌用。不宜与藜芦同用。

藁本

【功效】祛风散寒,除湿止痛。

【应用】①风寒表证,颠顶疼痛。②风寒湿痹。

【用法用量】煎服,3~10g。

【使用注意】本品辛温香燥,凡阴血亏虚、肝阳上亢、火热内盛之头痛者忌服。

苍耳子

【功效】散风寒,通鼻窍,除湿止痛,止痒。

【应用】①风寒感冒。②鼻渊。③风湿痹痛。④风疹瘙痒,疥癣麻风。

【用法用量】煎服,3~10g。或入丸散。

【使用注意】血虚头痛不宜服用。过量服用易致中毒。

辛夷

【功效】发散风寒,通鼻窍。

【应用】①风寒感冒。②鼻塞,鼻渊。

【用法用量】煎服,3~10g;本品有毛,易刺激咽喉,入汤剂宜用纱布包煎。

【使用注意】鼻病因于阴虚火旺者忌服。

细目三　发散风热药

薄荷

【功效】疏散风热,清利头目,利咽透疹,疏肝行气。

【应用】①风热感冒,温病初起。②风热头痛,目赤多泪,咽喉肿痛。③麻疹不透,风疹瘙痒。④肝郁气滞,胸闷胁痛。⑤夏令感受暑湿秽浊之气,脘腹胀痛,呕吐泄泻。

【性能特点】辛凉,入肺、肝经,轻浮上升,芳香通窍,善疏散上焦风热,清头目,利咽喉,透疹毒,疏肝理气,芳香辟秽,逐除恶气。

【用法用量】煎服,3~6g,宜后下。薄荷叶长于发汗解表,薄荷梗偏于行气和中。

【使用注意】本品芳香辛散,发汗耗气,故体虚多汗者不宜使用。

牛蒡子

【功效】疏散风热,宣肺利咽,解毒透疹,消肿疗疮。

【应用】①风热感冒,温病初起。②麻疹不透,风热疹痒。③痈肿疮毒,丹毒,痄腮喉痹。

【用法用量】煎服,6~12g。炒用可使其苦寒及滑肠之性略减。

【使用注意】本品性寒,滑肠通便,气虚便溏者慎用。

蝉蜕

【功效】疏散风热,利咽开音,透疹,明目退翳,息风止痉。

【应用】①风热感冒,温病初起,咽痛音哑。②麻疹不透,风疹瘙痒。③目赤翳障。④急慢惊风,破伤风证。⑤小儿夜啼不安。

【用法用量】煎服,3~6g,或单味研末冲服。一般病证用量宜小,止痉则需大量。

桑叶

【功效】疏散风热,清肺润燥,清肝明目,凉血止血。

【应用】①风热感冒,温病初起。②肺热咳嗽,燥热咳嗽。③目赤昏花。④血热妄行之咳血、吐血、衄血。

【用法用量】煎服,5~10g;或入丸散。外用煎水洗眼。桑叶蜜制能增强润肺止咳的作用,故肺燥咳嗽多用蜜制桑叶。

菊花

【功效】疏散风热,平肝明目,清热解毒。

【应用】①风热感冒,温病初起。②肝阳眩晕,肝风实证。③目赤昏花。④疮痈肿毒。

【用法用量】煎服,5~10g。疏散风热宜用黄菊花,平肝、清肝明目宜用白菊花。

【鉴别用药】桑叶与菊花均能疏散风热、清肝明目,可用于风热感冒及温病初起,发热、微恶风寒、头痛;风热上攻或肝火上炎所致的目赤肿痛;以及肝肾精血不足,目暗昏花等证。不同点:桑叶疏散风热之力较强,又能清肺润燥、凉血止血,可用治肺热咳嗽、燥热咳嗽,血热妄行之咳血、吐血、衄血;菊花清肝明目之力较强,又能平抑肝阳、清热解毒,可用治肝阳眩晕、疮痈肿毒。

蔓荆子

【功效】疏散风热,清利头目,祛风止痛。

【应用】①风热感冒,头昏头痛。②目赤肿痛。③风湿痹痛。

【用法用量】煎服,5~10g。

柴胡

【功效】疏散退热,疏肝解郁,升阳举陷。

【应用】①表证发热及少阳证。为治少阳证之要药。②肝郁气滞。为疏肝解郁要药。③气虚下陷,脏器脱垂。

【性能特点】味辛苦,芳香疏散,可升可散,长于疏解半表半里之邪,又能升举清阳之气,为治疗少阳证要药。入肝经,善于疏肝理气而解郁结,为治肝气郁结之要药。

【用法用量】煎服,3~10g。解表退热宜生用,且用量宜稍重;疏肝解郁宜醋炙,升阳可生用或酒炙,其用量均宜稍轻。

升麻

【功效】解表透疹,清热解毒,升举阳气。

【应用】①外感表证。②麻疹不透。③齿痛口疮,咽喉肿痛,温毒发斑。④气虚下陷,脏器脱垂,崩漏下血。

【性能特点】轻浮上行,既能升散,又能清泄,尤善于清阳明热毒,善引清阳之气上升,能升举阳气,为升阳举陷之要药。

【用法用量】煎服,3~10g。发表透疹、清热解毒宜生用,升阳举陷宜炙用。

【使用注意】麻疹已透、阴虚火旺以及阴虚阳亢者,均当忌用。

葛根

【功效】解肌退热,透疹,生津止渴,升阳止泻。

【应用】①表证发热,项背强痛。②麻疹不透。③热病口渴,阴虚消渴。能鼓舞脾胃清阳之气上升。④热泄热痢,脾虚泄泻。

【性能特点】味甘辛凉,趋向升浮。在外轻扬升散,能解肌退热,透发麻疹,可通过缓解外邪、升清气使津液上承以濡养筋脉,甘凉清热之中,又能鼓舞脾胃清阳之气上升,有生津止渴、升阳止泻之功。

【用法用量】煎服,10~15g。解肌退热、透疹、生津宜生用,升阳止泻宜煨用。

【鉴别用药】柴胡与葛根均能发表、升阳,可用治风热感冒、发热、头痛,以及清阳不升,气虚下陷,脏器脱垂等证。不同点:柴胡主升肝胆之气,长于疏散少阳半表半里之邪退热,疏肝解郁,为治疗少阳证的要药。又常用于伤寒邪在少阳,寒热往来、胸胁苦满、口苦咽干、目眩;感冒发热;肝郁气滞,胸胁胀痛,月经不调,痛经等证。葛根主升脾胃清阳之气而达到生津止渴、止泻之功,常用于热病烦渴,阴虚消渴;热泻热痢,脾虚泄泻。又能透疹,常用治麻疹初起,透发不畅。同时,葛根解肌退热,对于外感表证,发热恶寒、头痛无汗、项背强痛,无论风寒表证、风热表证,均可使用。

第五单元　清　热　药

细目一　概　述

要点一　清热药的性能特点
本类药物药性寒凉,沉降入里。

要点二　清热药的功效
本类药物具有清热泻火、凉血、解毒、燥湿及清虚热等不同作用,使里热得以清解。

要点三　清热药的适应范围
清热药主要用治温热病高热烦渴、湿热泻痢、温毒发斑、痈肿疮毒及阴虚发热等里热证。

清热泻火药:功能清气分热,主治气分实热证。

清热燥湿药:性偏苦燥清泄,功能清热燥湿,主治湿热泻痢、黄疸等证。

清热凉血药:主入血分,功能清血分热,主治血分实热证。

清热解毒药:功能清热解毒,主治热毒炽盛之痈肿疮疡等证。

清虚热药:功能清虚热、退骨蒸,主治热邪伤阴、阴虚发热。

要点四　清热药的使用注意事项
1. 本类药物性多寒凉,易伤脾胃,故脾胃气虚,食少便溏者慎用。
2. 苦寒药物易化燥伤阴,热证伤阴或阴虚患者慎用。
3. 清热药禁用于阴盛格阳或真寒假热之证。

要点五　清热药的分类
本类药物按药性、功效及主治病证不同分为清热泻火药、清热燥湿药、清热解毒药、清热凉血药和清虚热药五类。

要点六　各类清热药的性能特点
清热泻火药:性味多苦、寒或甘、寒,清热力较强。

清热燥湿药:性味苦、寒,清热之中,燥湿力强。

清热解毒药:性质寒凉,清热之中更长于解毒。

清热凉血药:性味多为苦、寒或咸、寒,偏入血分以清热,多归心、肝经。

清虚热药:药性寒凉,主入阴分。

要点七　各类清热药的功效
清热泻火药:以清泄气分邪热为主。

清热燥湿药:以清热燥湿为主。

清热解毒药:以清解火热毒邪为主。

清热凉血药:有清解营分、血分热邪的作用。

清虚热药:有清虚热、退骨蒸的作用。

要点八　各类清热药的适应范围
清热泻火药:适用于热病邪入气分而见高热、口渴、汗出、烦躁甚或神昏谵语、舌红苔黄、脉洪数实者。此外,因各药归经的差异,还分别适用于肺热、胃热、心火、肝火等引起的脏腑火热证。

清热燥湿药:主要用于湿热证。因其苦降泄热力大,故本类药物多能清热泻火,可用治脏腑火热证。因湿热所侵机体部位的不同,临床症状各有所异。如湿温或暑温夹湿,湿热壅结,气机不畅,则症见身热不扬、胸脘痞闷、小便短赤、舌苔黄腻;若湿热蕴结脾胃,升降失常,则症见脘腹胀满、呕吐、泻痢;若湿热壅滞大肠,传导失职,则症见泄泻、痢疾、痔疮肿痛;若湿热蕴蒸肝胆,则症见黄疸尿赤、胁肋胀痛、耳肿流脓;若湿热下注,则症见带下色黄,或热淋灼痛;若湿热流注关节,则症见关节红肿热痛;若湿热浸淫肌肤,则可见湿疹、湿疮。上述湿热为患诸病证均属本类药物主治范围。

清热解毒药:主要适用于痈肿疮毒、丹毒、温毒发斑、痄腮、咽喉肿痛、热毒下痢、虫蛇咬伤、癌肿、水火烫伤以及其他急性热病等。

清热凉血药：主要用于营分、血分等实热证，如温热病热入营分，热灼营阴，心神被扰，症见舌绛、身热夜甚、心烦不寐、脉细数，甚则神昏谵语、斑疹隐隐；若热陷心包，则神昏谵语、言謇肢厥、舌质红绛；若热盛迫血，心神被扰，症见舌色深绛、吐血衄血、尿血便血、斑疹紫暗、躁扰不安甚或神昏癫狂等。亦可用于其他疾病引起的血热出血证。

清虚热药：主要用于肝肾阴虚，虚火内扰所致的骨蒸潮热、午后发热、手足心热、虚烦不寐、盗汗遗精、舌红少苔、脉细而数，以及温热病后期，邪热未尽，伤阴劫液，而致夜热早凉、热退无汗、舌质红绛、脉象细数等虚热证。

细目二　清热泻火药

石膏

【功效】生用：清热泻火，除烦止渴；煅用：敛疮生肌，收湿，止血。

【应用】①温热病气分实热证。为清泻肺胃气分实热之要药。②肺热喘咳证。善清肺经实热。③胃火牙痛、头痛、消渴证。④溃疡不敛、湿疹瘙痒、水火烫伤、外伤出血。火煅外用。

【性能特点】味辛甘，性大寒，寒能清热泻火，辛寒解肌透热，甘寒清泻胃火，除烦止渴，为清泻肺胃二经气分实热之要药。入肺、胃经，善于清泄肺经实热和胃火炽盛，治疗邪热壅肺、胃火亢盛、头痛牙痛、内热消渴。煅石膏性寒，味甘辛，外用有收湿、生肌、敛疮、止血之功。

【用法用量】生石膏煎服，15~60g，宜先煎。煅石膏适量外用，研末撒敷患处。

【使用注意】脾胃虚寒及阴虚内热者忌用。

知母

【功效】清热泻火，滋阴润燥。

【应用】①热病烦渴。②肺热燥咳。③骨蒸潮热。④内热消渴。⑤肠燥便秘。

【性能特点】味苦，性寒，善清肺胃气分实热，能清热泻火除烦；甘寒质润，可滋阴润燥。本品以清润为特点，既能清肺、胃、肾之火，又能滋肺、胃、肾之阴。

【用法用量】煎服，6~12g。

【使用注意】本品性寒质润，有滑肠作用，故脾虚便溏者不宜用。

【鉴别用药】石膏与知母均能清热泻火，可用治温热病气分热盛及肺热咳嗽等证。不同点：石膏泻火之中长于清解，重在清泻肺胃实火，肺热喘咳、胃火头痛牙痛多用石膏；知母泻火之中长于清润，肺热燥咳、内热骨蒸、消渴多选知母。

芦根

【功效】清热泻火，生津止渴，除烦，止呕，利尿。

【应用】①热病烦渴。②胃热呕哕。③肺热咳嗽，肺痈吐脓。④热淋涩痛。

【用法用量】煎服，15~30g，鲜品加倍，或捣汁用。

【使用注意】脾胃虚寒者忌服。

天花粉

【功效】清热泻火，生津止渴，消肿排脓。

【应用】①热病烦渴。②肺热燥咳。③内热消渴。④疮疡肿毒。

【用法用量】煎服，10~15g。

【使用注意】不宜与乌头类药材同用。孕妇慎用。

淡竹叶

【功效】清热泻火，除烦，利尿。

【应用】①热病烦渴。②口疮尿赤、热淋涩痛。

【用法用量】煎服，6~10g。

栀子

【功效】泻火除烦，清热利湿，凉血解毒。焦栀子凉血止血。

【应用】①热病心烦。能清泻三焦火邪，泻心火而除烦。②湿热黄疸。③血淋涩痛。④血热吐衄。⑤目赤肿痛。⑥火毒疮疡。

【性能特点】味苦，性寒清降，能清泻三焦火邪，泻心火而除烦，为治热病心烦、躁扰不宁之要药。能泻火解毒，还能入血分，可清热凉血以止血。本品苦能燥湿，寒能清热，善于清利下焦肝胆湿热，治肝胆湿热之黄疸及膀胱湿热之淋证。

【用法用量】煎服，6~10g。外用生品适量，研末调敷。

【使用注意】本品苦寒伤胃,脾虚便溏者不宜用。

夏枯草
【功效】清热泻火,明目,散结消肿。
【应用】①目赤肿痛、头痛眩晕、目珠夜痛。②瘰疬、瘿瘤。③乳痈肿痛。
【用法用量】煎服,9~15g。或熬膏服。
【使用注意】脾胃虚弱者慎用。

决明子
【功效】清热明目,润肠通便。
【应用】①目赤肿痛、羞明多泪、目暗不明。②头痛、眩晕。③肠燥便秘。
【用法用量】煎服,9~15g。用于润肠通便,不宜久煎。
【使用注意】气虚便溏者不宜用。

细目三　清热燥湿药

黄芩
【功效】清热燥湿,泻火解毒,止血,安胎。
【应用】①湿温,暑湿,胸闷呕恶,湿热痞满,黄疸泻痢。尤长于清中上焦湿热。②肺热咳嗽,高热烦渴。善清泻肺火及上焦实热。③血热吐衄。④痈肿疮毒。⑤胎动不安。
【用法用量】煎服,3~10g。清热多生用,安胎多炒用,清上焦热宜酒炙用,止血宜炒炭用。
【使用注意】本品苦寒伤胃,脾胃虚寒者不宜使用。

黄连
【功效】清热燥湿,泻火解毒。
【应用】①湿热痞满,呕吐吞酸。尤长于清中焦湿热。②湿热泻痢。为治泻痢要药。③高热神昏,心烦不寐,血热吐衄。尤善清泻心经实火。④痈肿疔疮,目赤牙痛。⑤消渴。⑥外治湿疹、湿疮、耳道流脓。
【性能特点】大苦大寒,清热燥湿力强,长于清泄中焦脾胃、大肠湿热,尤为治湿热泻痢要药;并善清心除烦,清泄胃火;善疗疔毒。
【用法用量】煎服,2~5g。外用适量。
【使用注意】本品大苦大寒,过服久服易伤脾胃,脾胃虚寒者忌用;苦寒易伤阴津,阴虚津伤者慎用。

黄柏
【功效】清热燥湿,泻火除蒸,解毒疗疮。
【应用】①湿热带下、热淋。长于清泻下焦湿热。②湿热泻痢、黄疸。善除大肠湿热以治泻痢。③湿热脚气、痿证。④骨蒸劳热,盗汗、遗精。⑤疮疡肿毒,湿疹瘙痒。
【用法用量】煎服,3~12g。外用适量。
【使用注意】本品苦寒伤胃,脾胃虚寒者忌用。
【鉴别用药】黄芩、黄连与黄柏三药性味皆苦寒,而黄连为苦寒之最。三药均能清热燥湿、泻火解毒,可用治湿热内盛或热毒炽盛之证,常相须为用。不同点:黄芩偏泻上焦肺火,肺热咳嗽者多用;黄连偏泻中焦胃火,并长于泻心火、中焦湿热、痞满呕逆及心火亢盛、高热心烦者多用;黄柏偏泻下焦相火、除骨蒸,湿热下注诸证及骨蒸劳热者多用。

龙胆草
【功效】清热燥湿,泻肝胆火。
【应用】①湿热黄疸,阴肿阴痒,带下,湿疹瘙痒。②肝火头痛,目赤耳聋,胁痛口苦。③惊风抽搐。
【用法用量】煎服,3~6g。
【使用注意】脾胃虚寒者不宜用,阴虚津伤者慎用。

苦参
【功效】清热燥湿,杀虫,利尿。
【应用】①湿热泻痢、便血、黄疸。②湿热带下、阴肿阴痒、湿疹湿疮、皮肤瘙痒、疥癣。③湿热小便不利。
【用法用量】煎服,5~10g。外用适量。
【使用注意】脾胃虚寒者忌用。不宜与藜芦同用。

白鲜皮
【功效】清热燥湿,祛风解毒。
【应用】①湿热疮毒、湿疹、疥癣。②湿热黄疸,风湿热痹。
【用法用量】煎服,5~10g。外用适量。
【使用注意】脾胃虚寒者慎用。

细目四 清热解毒药

金银花
【功效】清热解毒,疏散风热。
【应用】①痈肿疔疮。为治一切内痈外痈之要药。②外感风热,温病初起。③热毒血痢。④咽喉肿痛、小儿热疮及痱子。
【用法用量】煎服,6~15g。疏散风热、清泄里热以生品为佳;炒炭宜用于热毒血痢;露剂多用于暑热烦渴。
【使用注意】脾胃虚寒及气虚疮疡脓清者忌用。

连翘
【功效】清热解毒,消肿散结,疏散风热,清心利尿。
【应用】①痈肿疮毒,瘰疬痰核。有"疮家圣药"之称。②风热外感,温病初起。③热淋涩痛。
【性能特点】味苦,性寒,长于清心火,解疮毒,又能消散痈肿结聚,故有"疮家圣药"之称。本品升浮宣散,透营达表,外可疏散风热,内可清热解毒,常用于治疗外感风热及温病发热,又能清心利尿。
【用法用量】煎服,6~15g。
【使用注意】脾胃虚寒及气虚脓清者不宜用。
【鉴别用药】连翘与金银花均归心、肺经,均能清热解毒、疏散风热,既能透热达表,又能清里热而解毒,对外感风热、温病初起、热毒疮疡等证常相须为用。不同点:连翘清心解毒之力强,并善于消痈散结,为疮家圣药,亦治瘰疬痰核,兼有清心利尿,用治热淋涩痛;而金银花疏散表热之效优,且炒炭后善于凉血止痢,用治热毒血痢。

穿心莲
【功效】清热解毒,凉血,消肿,燥湿。
【应用】①外感风热,温病初起。②肺热咳喘,肺痈吐脓,咽喉肿痛。③湿热泻痢,热淋涩痛,湿疹瘙痒。④痈肿疮毒,蛇虫咬伤。
【用法用量】煎服,6~9g。煎剂易致呕吐,故多作丸、散、片剂。外用适量。
【使用注意】不宜多服久服。脾胃虚寒者不宜用。

大青叶
【功效】清热解毒,凉血消斑。
【应用】①热入营血,温毒发斑。②喉痹口疮,痄腮丹毒。
【用法用量】煎服,9~15g,鲜品30~60g。外用适量。
【使用注意】脾胃虚寒者忌用。

板蓝根
【功效】清热解毒,凉血,利咽。
【应用】①外感发热,温病初起,咽喉肿痛。②温毒发斑,痄腮,丹毒,痈肿疮毒。
【用法用量】煎服,9~15g。
【使用注意】体虚而无实火热毒者忌服,脾胃虚寒者慎用。

青黛
【功效】清热解毒,凉血消斑,清肝泻火,定惊。
【应用】①温毒发斑,血热吐衄。②咽痛口疮,火毒疮疡。③咳嗽胸痛,痰中带血。④暑热惊痫,惊风抽搐。
【用法用量】内服1~3g,本品难溶于水,一般作散剂冲服,或入丸剂服用。外用适量。
【使用注意】胃寒者慎用。

贯众
【功效】清热解毒,凉血止血,杀虫。
【应用】①风热感冒,温毒发斑。②血热出血。尤善治崩漏下血。③虫疾。驱杀绦虫、钩虫、蛲虫、蛔虫等多种肠道寄生虫。④烧烫伤及妇人带下等。
【用法用量】煎服,5~10g。杀虫及清热解毒宜生用,止血宜炒炭用。外用适量。
【使用注意】本品有小毒,用量不宜过大。服用本品时忌油腻。脾胃虚寒者及孕妇慎用。

蒲公英
【功效】清热解毒,消肿散结,利湿通淋。
【应用】①痈肿疔毒,乳痈内痈。为治疗乳痈之要药。②热淋涩痛,湿热黄疸。
【用法用量】煎服,10~15g。外用鲜品适量,捣敷或煎汤熏洗患处。
【使用注意】用量过大,可致缓泻。

紫花地丁
【功效】清热解毒,凉血消肿。

【应用】①疔疮肿毒,乳痈肠痈。②毒蛇咬伤。③肝热目赤肿痛以及外感热病。

【用法用量】煎服,15~30g。外用鲜品适量,捣烂敷患处。

【使用注意】体质虚寒者忌服。

野菊花

【功效】清热解毒,泻火平肝。

【应用】①痈疽疔疖,咽喉肿痛。②目赤肿痛,头痛眩晕。③湿疹、湿疮、风疹痒痛等。

【用法用量】煎服,9~15g。外用适量。

重楼

【功效】清热解毒,消肿止痛,凉肝定惊。

【应用】①痈肿疔疮,咽喉肿痛,毒蛇咬伤。②惊风抽搐。③跌打损伤。

【用法用量】煎服,3~9g。外用适量,捣敷或研末调涂患处。

【使用注意】体虚、无实火热毒者、孕妇及患阴证疮疡者均忌服。

土茯苓

【功效】解毒,除湿,通利关节。

【应用】①杨梅毒疮,肢体拘挛。为治梅毒的要药。②淋浊带下,湿疹瘙痒。③痈肿疮毒。

【用法用量】煎服,15~60g。外用适量。

【使用注意】肝肾阴虚者慎服。服药时忌茶。

鱼腥草

【功效】清热解毒,消痈排脓,利尿通淋。

【应用】①肺痈吐脓,肺热咳嗽。②热毒疮毒。③湿热淋证,湿热泻痢。

【用法用量】煎服,15~25g;鲜品用量加倍,水煎或捣汁服。外用适量,捣敷或煎汤熏洗患处。

【使用注意】本品含挥发油,不宜久煎。虚寒证及阴性疮疡忌服。

大血藤

【功效】清热解毒,活血,祛风,止痛。

【应用】①肠痈腹痛,热毒疮疡。②跌打损伤,经闭痛经。③风湿痹痛。

【用法用量】煎服,9~15g。外用适量。

【使用注意】孕妇慎用。

败酱草

【功效】清热解毒,消痈排脓,祛瘀止痛。

【应用】①肠痈肺痈,痈肿疮毒。②产后瘀阻腹痛。③肝热目赤肿痛及赤白痢疾。

【用法用量】煎服,6~15g。外用适量。

【使用注意】脾胃虚弱,食少泄泻者忌服。

射干

【功效】清热解毒,消痰,利咽。

【应用】①咽喉肿痛。为治咽喉肿痛常用之品。②痰盛咳喘。

【用法用量】煎服,3~10g。

【使用注意】本品苦寒,脾虚便溏者不宜使用。孕妇慎用。

山豆根

【功效】清热解毒,利咽消肿。

【应用】①咽喉肿痛。为治疗咽喉肿痛的要药。②牙龈肿痛。③湿热黄疸,肺热咳嗽,痈肿疮毒。

【用法用量】煎服,3~6g。外用适量。

【使用注意】本品有毒,过量服用易引起呕吐、腹泻、胸闷、心悸等副作用,故用量不宜过大。脾胃虚寒者慎用。

马勃

【功效】清热解毒,利咽,止血。

【应用】①咽喉肿痛,咳嗽失音。②吐血衄血,外伤出血。

【用法用量】煎服,2~6g,宜包煎;或入丸、散。外用适量,研末撒,或调敷患处,或作吹药。

【使用注意】风寒伏肺咳嗽失音者忌服。

白头翁

【功效】清热解毒,凉血止痢。

【应用】①热毒血痢。尤善于清胃肠湿热及血分热毒。②疮痈肿毒。③阴痒带下。

【用法用量】煎服,9~15g。外用适量。

【使用注意】虚寒泻痢忌服。

马齿苋

【功效】清热解毒,凉血止血,止痢。

【应用】①热毒血痢。②热毒疮疡。③崩漏,便血。④湿热淋证、带下。

【用法用量】煎服,9~15g。外用适量,捣敷患处。

【使用注意】脾胃虚寒,肠滑作泻者忌服。

地锦草

【功效】清热解毒,凉血止血,利湿退黄。

【应用】①热泻热痢。②血热出血。③湿热黄疸。④疮疡痈肿,蛇虫咬伤。

【用法用量】煎服,9~20g;鲜品,30~60g。

外用适量。

鸦胆子
【功效】清热解毒,止痢,截疟;外用腐蚀赘疣。

【应用】①热毒血痢,冷积久痢。②各型疟疾。③鸡眼赘疣。

【用法用量】内服,0.5~2g,以干龙眼肉包裹或装入胶囊包裹吞服,亦可压去油制成丸剂、片剂服,不宜入煎剂。外用适量。

【使用注意】本品有毒,对胃肠道及肝肾均有损害,内服需严格控制剂量,不宜多用久服。外用注意用胶布保护好周围正常皮肤,以防止对正常皮肤的刺激。孕妇及小儿慎用。胃肠出血及肝肾病患者,应忌用或慎用。

半边莲
【功效】清热解毒,利水消肿。

【应用】①疮痈肿毒,蛇虫咬伤。②腹胀水肿。③湿疮湿疹。

【用法用量】煎服,9~15g,鲜品30~60g。外用适量。

【使用注意】虚证水肿忌用。

白花蛇舌草
【功效】清热解毒,散结消肿,利湿通淋。

【应用】①痈肿疮毒,咽喉肿痛,毒蛇咬伤,各种癌症。②热淋涩痛。③湿热黄疸。

【用法用量】煎服,15~60g。外用适量。

【使用注意】阴疽及脾胃虚寒者忌用。

细目五　清热凉血药

生地黄
【功效】清热凉血,养阴生津。

【应用】①热入营血,舌绛烦渴,斑疹吐衄。为清热、凉血、止血之要药。②阴虚内热,骨蒸劳热。③津伤口渴,内热消渴,肠燥便秘。

【性能特点】甘寒质润,苦寒清热,入营血分,为清热凉血、养阴生津之要药。

【用法用量】煎服,10~15g,鲜品用量加倍,或以鲜品捣汁入药。

【使用注意】脾胃虚寒,食少便溏者不宜服用。

玄参
【功效】清热凉血,泻火解毒,滋阴。

【应用】①温邪入营,内陷心包,温毒发斑。②热病伤阴,津伤便秘,骨蒸劳嗽。③目赤咽痛,瘰疬,白喉,痈肿疮毒。

【用法用量】煎服,9~15g。

【使用注意】脾胃虚寒,食少便溏者不宜服用。不宜与藜芦同用。

【鉴别用药】玄参与生地黄均能清热凉血、养阴生津,用治热入营血、热病伤阴、阴虚内热、久病伤阴之骨蒸潮热、内热消渴及阴虚肠燥便秘等证,二药常相须为用。不同点:玄参泻火解毒力较强,故咽喉肿痛、痰火瘰疬多用;生地黄清热凉血力较大,故血热出血、内热消渴多用。

牡丹皮
【功效】清热凉血,活血祛瘀。

【应用】①温毒发斑,血热吐衄。②温病伤阴,阴虚发热,夜热早凉、无汗骨蒸。③血滞经闭、痛经、跌打伤痛。④痈肿疮毒。善于散瘀消痈。

【用法用量】煎服,6~12g。清热凉血宜生用,活血祛瘀宜酒炙用。

【使用注意】血虚有寒、月经过多及孕妇不宜用。

赤芍
【功效】清热凉血,散瘀止痛。

【应用】①温毒发斑,血热吐衄。②目赤肿痛,痈肿疮疡。③肝郁胁痛,经闭痛经,癥瘕腹痛,跌打损伤。

【用法用量】煎服,6~12g。

【使用注意】血寒经闭不宜用。孕妇慎用。不宜与藜芦同用。

【鉴别用药】牡丹皮与赤芍均味苦性微寒、归肝经,均能清热凉血、活血化瘀,同治热入营血之斑疹吐衄、血滞经闭、痛经、癥瘕腹痛、痈疮肿毒及跌打瘀肿等证。不同点:牡丹皮兼辛味,并入心肾经,善透阴分伏热而退虚热,又治热病后期之阴虚发热、久病阴伤之无汗骨蒸;赤芍苦泄而专入肝经,又善清泄肝火止痛,治肝郁化火之胸胁疼痛及肝火目赤肿痛。

紫草

【功效】清热凉血,活血,解毒透疹。

【应用】①温病血热毒盛,斑疹紫黑,麻疹不透。②疮疡,湿疹,水火烫伤。

【用法用量】煎服,5~10g。外用适量,熬膏或用植物油浸泡涂搽。

【使用注意】本品性寒而滑利,脾虚便溏者忌服。

水牛角

【功效】清热凉血,解毒,定惊。

【应用】①温病高热,神昏谵语,惊风,癫狂。②血热妄行斑疹、吐衄。③痈肿疮疡,咽喉肿痛。

【用法用量】镑片或粗粉煎服,15~30g,宜先煎3h以上。水牛角浓缩粉冲服,每次1.5~3g,每日2次。

【使用注意】脾胃虚寒者忌用。

细目六 清虚热药

青蒿

【功效】清透虚热,凉血除蒸,解暑,截疟。

【应用】①温邪伤阴,夜热早凉。②阴虚发热,劳热骨蒸。③暑热外感,发热口渴。④疟疾寒热。尤善除疟疾寒热。

【性能特点】苦寒清热,辛香透散,善入阴分,长于清透阴分伏热,为清虚热要药。辛香发散而性寒,善解暑热。并善截疟,除寒热,为治疟疾寒热之要药。还能清肝胆之热,利胆退黄。

【用法用量】煎服,6~12g,不宜久煎;或鲜用绞汁服。

【使用注意】脾胃虚弱,肠滑泄泻者忌服。

白薇

【功效】清热凉血,利尿通淋,解毒疗疮。

【应用】①阴虚发热,产后虚热。②热淋,血淋。③疮痈肿毒,毒蛇咬伤,咽喉肿痛。④阴虚外感。

【用法用量】煎服,5~10g。

【使用注意】脾胃虚寒、食少便溏者不宜服用。

地骨皮

【功效】凉血除蒸,清肺降火,生津止渴。

【应用】①阴虚发热,盗汗骨蒸。②肺热咳嗽。③血热出血。④内热消渴。

【用法用量】煎服,9~15g。

【使用注意】外感风寒发热及脾虚便溏者不宜用。

银柴胡

【功效】清虚热,除疳热。

【应用】①阴虚发热。②疳积发热。

【用法用量】煎服,3~10g。

【使用注意】外感风寒、血虚无热者忌用。

胡黄连

【功效】退虚热,除疳热,清湿热。

【应用】①骨蒸潮热。②小儿疳热。③湿热泻痢。④痔疮肿痛。

【用法用量】煎服,3~10g。

【使用注意】脾胃虚寒者慎用。

第六单元 泻下药

细目一 概述

要点一 泻下药的性能特点
本类药为沉降之品,主归大肠经。

要点二 泻下药的功效
本类药主要具有泻下通便作用,以排除胃肠积滞和燥屎等。或能清热泻火,使实热壅滞之邪通过泻下而清解,起到"上病治下""釜底抽薪"的作用;或能逐水退肿,使水湿停饮随大小便排除,达到祛除停饮、消退水肿的目的。部分药还兼有解毒、活血祛瘀等作用。

要点三 泻下药的适应范围
泻下药主要适用于大便秘结、胃肠积滞、实热内结及水肿停饮等里实证。部分药还可用于疮痈肿毒及瘀血证。

要点四 泻下药的使用注意事项
1. 泻下药中的攻下药、峻下逐水药,因其作用峻猛,或具有毒性,易伤正气及脾胃,故年老体虚、脾胃虚弱者当慎用。
2. 妇女胎前产后及月经期应当忌用。
3. 应用作用较强的泻下药时,当奏效即止,切勿过剂,以免损伤胃气。
4. 应用作用峻猛而有毒性的泻下药时,一定要严格炮制法度,控制用量,避免中毒现象发生,确保用药安全。

要点五 泻下药的分类
本类药物按药性、功效及主治病证不同分为攻下药、润下药、峻下逐水药三类。

要点六 各类泻下药的性能特点
攻下药:本类药大多苦、寒沉降,主入胃、大肠经。

润下药:本类药物多为植物种子和种仁,富含油脂,味甘质润,多入脾、大肠经。

峻下逐水药:本类药物大多苦、寒有毒,药力峻猛。

要点七 各类泻下药的功效
攻下药:本类药既有较强的攻下通便作用,又有清热泻火之效。

润下药:本类药物能润滑大肠,促使排便而不致峻泻。

峻下逐水药:本类药物服用后能引起剧烈腹泻,有的兼能利尿,能使体内潴留的水饮通过二便排出体外,消除肿胀。

要点八 各类泻下药的适应范围
攻下药:主要适用于大便秘结、燥屎坚结及实热积滞之证。又可用于热病高热神昏,谵语发狂;火热上炎所致的头痛、目赤、咽喉肿痛、牙龈肿痛以及火热炽盛所致的吐血、衄血、咳血等上部出血证。上述病证,无论有无便秘,应用本类药物,以清除实热或导热下行,起到"釜底抽薪"的作用。此外,对痢疾初起,下利后重,或饮食积滞、泻而不畅之证,可适当配用本类药物,以攻逐积滞,消除病因。对肠道寄生虫病,本类药与驱虫药同用,可促进虫体的排出。

润下药:适用于年老津枯、产后血虚、热病伤津及失血等所致的肠燥津枯便秘。

峻下逐水药:适用于全身水肿、大腹胀满以及停饮等正气未衰之证。

细目二 攻下药

大黄

【功效】泻下攻积,清热泻火,凉血解毒,逐瘀通经,利湿退黄。

【应用】①积滞便秘。为治疗积滞便秘之

要药,实热便秘尤为适宜。②血热吐衄,目赤咽肿。③热毒疮疡,烧烫伤。内服外用均可。④瘀血诸证。⑤湿热痢疾、黄疸、淋证。

【性能特点】苦寒沉降,主归脾、胃、大肠、肝、心包经,荡涤肠胃,走而不守,有"将军"之称,为治热结便秘之要药,通便泄热以泻火、凉血、解毒、利湿,治目赤咽肿、血热吐衄、热毒疮肿、湿热黄疸和淋证,并善活血逐瘀,又为治瘀血诸证之佳品。

【用法用量】煎服,3~15g。入汤剂应后下,或用开水泡服。外用适量。

【使用注意】本品为峻烈攻下之品,易伤正气,如非实证,不宜妄用。本品苦寒,易伤胃气,脾胃虚弱者慎用。其性沉降,且善活血祛瘀,故妇女怀孕、月经期、哺乳期应忌用。

芒硝

【功效】泻下攻积,润燥软坚,清热消肿。

【应用】①积滞便秘。②咽痛、口疮、目赤及痈疮肿痛。外用有清热消肿作用。

【性能特点】味咸苦性寒,主归胃、大肠经,咸能软坚,一能软化燥屎、泻下通便,用治实热大便燥结;二能软化坚块,外敷治乳痈初起及其他疮肿。苦寒清热消肿,为外科、五官科常用之品,用于咽喉肿痛、口舌生疮、目赤肿痛、痔疮肿痛等火热证。

【用法用量】6~12g,冲入药汁内或开水溶化后服。外用适量。

【使用注意】孕妇及哺乳期妇女慎用。不宜与硫黄、三棱同用。

【鉴别用药】大黄与芒硝二药均为泻下药,皆有泻下攻积之功,可用治积滞便秘。大黄味苦泻下力强,有荡涤肠胃之功,为治热结便秘之主药;芒硝味咸,可软坚泻下,善除燥屎坚结。不同点:大黄又有清热泻火、凉血解毒、逐瘀通经作用,可用治血热吐衄,目赤咽肿,热毒疮疡,烧烫伤,瘀血诸证,及湿热痢疾、黄疸、淋证;芒硝又有清热消肿作用,可用治咽痛、口疮、目赤及痈疮肿痛。

番泻叶

【功效】泻下通便,行水消胀。

【应用】①热结便秘。②腹水肿胀。

【用法用量】后下或开水泡服,2~6g。

【使用注意】妇女哺乳期、月经期及孕妇忌用。

芦荟

【功效】泻下通便,清肝,杀虫。

【应用】①热结便秘。②烦躁惊痫。③小儿疳积。④癣疮。

【用法用量】入丸散服,每次2~5g。外用适量。

【使用注意】脾胃虚弱,食少便溏及孕妇忌用。

细目三 润下药

火麻仁

【功效】润肠通便。

【应用】老人、产妇及体弱津血不足的肠燥便秘。

【用法用量】煎服,10~15g,打碎入煎。

郁李仁

【功效】润肠通便,利水消肿。

【应用】①肠燥便秘。②水肿胀满及脚气浮肿。

【用法用量】煎服,6~10g,打碎入煎。

【使用注意】孕妇慎用。

细目四 峻下逐水药

甘遂

【功效】泻水逐饮,消肿散结。

【应用】①水肿、鼓胀、胸胁停饮。善行经隧之水湿。②风痰癫痫。③疮痈肿毒。外用。

【用法用量】入丸散服,每次0.5~1.5g。外用适量,生用。内服醋制用,以减低毒性。

【使用注意】虚弱者及孕妇禁用。不宜与甘草同用。

京大戟

【功效】泻水逐饮,消肿散结。

【应用】①水肿、鼓胀、胸胁停饮。②痈肿疮毒,瘰疬痰核。

【用法用量】煎服,1.5~3g;入丸散服,每次1g。外用适量,生用。内服醋制用,以减低毒性。

【使用注意】虚弱者及孕妇禁用。不宜与甘草同用。

芫花

【功效】泻水逐饮，祛痰止咳，外用杀虫疗疮。

【应用】①胸胁停饮、水肿、鼓胀。②咳嗽痰喘。③头疮、白秃、顽癣及痈肿。

【用法用量】煎服，1.5~3g；入丸散服，每次0.6g。外用适量。内服醋制用，以降低毒性。

【使用注意】虚弱者及孕妇禁用。不宜与甘草同用。

牵牛子

【功效】泻下逐水，去积杀虫。

【应用】①水肿，鼓胀。②痰饮喘咳。③虫积腹痛。

【用法用量】煎服，3~6g。入丸散服，每次1.5~3g。本品炒用药性减缓。

【使用注意】孕妇禁用。不宜与巴豆、巴豆霜同用。

巴豆霜

【功效】峻下冷积，逐水退肿，祛痰利咽，外用蚀疮。

【应用】①寒积便秘。②腹水、鼓胀。③喉痹痰阻。④痈肿脓成未溃，疥癣恶疮。外用有蚀腐肉、疗疮毒作用。

【用法用量】入丸散服，每次0.1~0.3g。外用适量。

【使用注意】孕妇及体弱者禁用。不宜与牵牛子同用。

第七单元　祛风湿药

细目一　概述

要点一　祛风湿药的性能特点
祛风湿药多为辛散苦燥之品,其性或温或凉。

要点二　祛风湿药的功效
祛风湿药具有祛除肌肉、经络、筋骨风湿作用,有的还分别兼有散寒或清热、舒筋、通络、止痛、解表,以及补肝肾、强筋骨等作用。

要点三　祛风湿药的适应范围
祛风湿药主要适用于风湿痹痛、筋脉拘挛、麻木不仁、腰膝酸痛、下肢痿弱,或热痹关节红肿;并治痹证兼肝肾不足、外感夹湿表证、头风头痛等。

要点四　祛风湿药的使用注意事项
1. 痹证多属慢性疾患,需较长时间治疗,为服用方便,本类药可制成酒剂或丸剂常服。
2. 本类药中部分药物辛温香燥,易耗伤阴血,故阴亏血虚者应慎用。

要点五　祛风湿药的分类
本类药物按药性、功效及主治病证不同分为祛风寒湿药、祛风湿热药、祛风湿强筋骨药三类。

要点六　各类祛风湿药的性能特点
祛风寒湿药:多为辛、苦、温之品,入肝、脾、肾经。

祛风湿热药:多为辛、苦、寒之品,入肝、脾、肾经。

祛风湿强筋骨药:主入肝、肾经。

要点七　各类祛风湿药的功效
祛风寒湿药:有较好的祛风、除湿、散寒、止痛、通经络等作用,尤以止痛为其特点。

祛风湿热药:具有祛风除湿、通络止痛、清热消肿等作用。

祛风湿强筋骨药:具有祛风除湿、补肝肾、强筋骨等作用。

要点八　各类祛风湿药的适应范围
祛风寒湿药:主要适用于风寒湿痹,肢体关节疼痛,痛有定处,遇寒加重,筋脉拘挛,屈伸不利等。

祛风湿热药:主要适用于风湿热痹,关节红肿热痛等证。

祛风湿强筋骨药:主要适用于风湿日久,肝肾虚损,腰膝酸软,脚弱无力等。

细目二　祛风寒湿药

独活

【功效】祛风湿,止痹痛,解表。

【应用】①风寒湿痹,腰膝酸痛。为治风湿痹痛主药,无论新久均可应用。尤以腰膝、腿足关节疼痛属下部寒湿者为宜。②风寒夹湿表证。③少阴头痛,皮肤湿痒。善治少阴头痛。

【性能特点】辛散苦燥,气香温通,祛风散寒燥湿止痛力佳,凡风寒湿杂至所致痹证,无论新久,均可应用。主入肾经,性善下行,尤以下半身寒湿痹痛为宜;入膀胱经,又可外散肌表风寒湿邪,用于外感风寒夹湿之证。

【用法用量】煎服,3~10g。外用适量。

【使用注意】本品辛温苦燥,易伤气耗血,无风寒湿邪或气血虚者慎用。

【鉴别用药】独活与羌活均善祛风散寒、胜湿止痛、发表,同治风寒湿痹、风寒表证、表证夹湿及头风头痛等证。不同点:独活药力较缓,主散在里之伏风及寒湿而通利关节止痛,善治腰以下风寒湿痹及少阴伏风头痛；羌活则作用强烈，主散肌表游风及寒湿而通利关节止痛，善治上半身风寒湿痹、太阳经（后脑）头痛及项背强痛。

威灵仙

【功效】祛风湿,通经络。

【应用】风寒湿痹,肢体拘挛,瘫痪麻木。

【用法用量】煎服,6~10g。外用适量。

【使用注意】本品辛散走窜,气血虚弱者慎服。

川乌

【功效】祛风湿,散寒止痛。

【应用】①风寒湿痹。有明显的止痛作用。②心腹冷痛,寒疝腹痛。③跌打损伤,麻醉止痛。多外用。

【性能特点】辛热苦燥,药性雄悍,既可散在表之风邪,又逐在里之寒湿,温通经络而止痛,为治寒湿痹证日久、关节疼痛不可屈伸、中风手足不仁之要药。性热归心、肝、肾、脾经,温里散寒止痛之功著,亦为阴寒内盛之心腹冷痛、寒疝疼痛常用药。

【用法用量】煎服,1.5~3g；宜先煎、久煎。外用适量。

【使用注意】孕妇禁用。不宜与贝母类、半夏、白及、白蔹、天花粉、瓜蒌类同用。内服一般应炮制用,生品内服宜慎。酒浸、酒煎服易致中毒,应慎用。

蕲蛇

【功效】祛风,通络,止痉。

【应用】①风湿顽痹,中风半身不遂。为截风要药。②小儿惊风,破伤风。③麻风,疥癣。④瘰疬,梅毒,恶疮。

【用法用量】煎服,3~9g；研末服,一次1~1.5g,一日2~3次；或酒浸、熬膏、入丸散服。

【使用注意】血虚生风者慎服。

乌梢蛇

【功效】祛风,通络,止痉。

【应用】①风湿顽痹,中风半身不遂。②小儿惊风,破伤风。③麻风,疥癣。④瘰疬,恶疮。

【用法用量】煎服,6~12g；研末服,每次2~3g；或入丸剂、酒浸服。外用适量。

【使用注意】血虚生风者慎用。

木瓜

【功效】祛风湿,舒筋活络,和胃化湿。

【应用】①风湿痹痛。尤为治湿痹、筋脉拘挛要药。②脚气水肿。③吐泻转筋。④消化不良,津伤口渴。

【用法用量】煎服,6~9g。

【使用注意】内有郁热,小便短赤者忌服。

海风藤

【功效】祛风湿,通络止痛。

【应用】①风湿痹痛。②跌打损伤。

【用法用量】煎服,6~12g。外用适量。

细目三 祛风湿热药

秦艽

【功效】祛风湿,通络止痛,退虚热,清湿热。

【应用】①风湿痹证。为风药中之润剂,无论寒热新久均可应用。②中风不遂。善"活血荣筋"。③骨蒸潮热,疳积发热。④湿热黄疸。

【性能特点】辛散苦泄,归胃、肝、胆经,质润性平,为"风药中之润剂",凡风湿痹痛、筋脉拘挛、骨节酸痛,无论寒热新久均可配伍应用。性平偏寒,尤宜于热痹。且能舒筋活络,用于中风半身不遂等。又善退虚热,除骨蒸,清湿热,常用于虚热证及湿热黄疸。

【用法用量】煎服,3~10g。

防己

【功效】祛风湿,止痛,利水消肿。

【应用】①风湿痹证。热痹尤宜。②水肿,小便不利,脚气。③湿疹疮毒。④高血压。

【用法用量】煎服,5~10g。

【使用注意】本品大苦大寒,易伤胃气,胃纳不佳及阴虚体弱者慎服。

豨莶草

【功效】祛风湿,利关节,解毒,降血压。

【应用】①风湿痹痛,中风半身不遂。生用性寒,宜于风湿热痹。②风疹,湿疮,疮痈。

【用法用量】9~12g。治风寒湿痹宜制用,治热痹、肿毒、湿疹宜生用。

雷公藤

【功效】祛风除湿,活血通络,消肿止痛,杀虫解毒。

【应用】①风湿顽痹。为治风湿顽痹要

药。②麻风、顽癣、湿疹、疥疮、皮炎、皮疹。

【用法用量】煎汤，1~3g，先煎。外用适量。

【使用注意】本品毒剧，内服宜慎。内脏有器质性病变及白细胞减少者慎服。孕妇禁用。外敷不可超过半小时，否则会起疱。

细目四　祛风湿强筋骨药

五加皮

【功效】祛风湿，补肝肾，强筋骨，利水。

【应用】①风湿痹证。为强壮性祛风湿药。②筋骨痿软，小儿行迟，体虚乏力。③水肿、脚气浮肿。

【用法用量】煎服，5~10g；或酒浸、入丸散服。

桑寄生

【功效】祛风湿，补肝肾，强筋骨，安胎。

【应用】①风湿痹证。②崩漏经多，妊娠漏血，胎动不安。

【用法用量】煎服，9~15g。

狗脊

【功效】祛风湿，补肝肾，强腰膝。

【应用】①风湿痹证。对肝肾不足，兼有风寒湿邪之腰痛脊强，不能俯仰者最为适宜。②腰膝酸软，下肢无力。③遗尿，白带过多。④金疮出血。狗脊的绒毛有止血作用。

第八单元 化 湿 药

细目一 概 述

要点一 化湿药的性能特点
化湿药多辛香温燥,主入脾、胃经。

要点二 化湿药的功效
化湿药具有化湿醒脾或燥湿运脾作用,兼可解暑发表。

要点三 化湿药的适应范围
化湿药主要用于脾为湿困,运化失职所致脘腹痞满、呕吐泛酸、大便溏泄、食少倦怠、舌苔白腻,或湿热困脾之口甘多涎,以及湿温等。兼治阴寒闭暑等。

要点四 化湿药的使用注意事项
1. 本类药物多辛香温燥,易耗气伤阴,故阴虚、血燥、气虚者慎用。
2. 其气芳香,大多含挥发油,故入汤剂不宜久煎,以免降低疗效。

细目二 具 体 药 物

广藿香
【功效】化湿,解暑,发表,止呕。
【应用】①湿滞中焦证。为芳香化湿浊要药。②呕吐。③暑湿、湿温。
【用法用量】煎服,3~10g,鲜品加倍。

佩兰
【功效】化湿,解暑。
【应用】①湿阻中焦。用治脾经湿热,口中甜腻、多涎、口臭等的脾瘅证。②暑湿、湿温。
【用法用量】煎服,3~10g,鲜品加倍。

苍术
【功效】燥湿健脾,祛风散寒,发表,明目。
【应用】①湿阻中焦证。②风寒湿痹。③风寒夹湿表证。④夜盲症及眼目昏涩。
【性能特点】辛香发散,苦温燥湿,主入脾、胃经,为燥湿健脾要药。湿邪为病,不论表里上下,皆可配伍应用,主治湿阻中焦证、痰饮、水肿等,尤宜于寒湿中阻者。又能祛肌表风寒湿邪,治风湿痹证、外感风寒夹湿证,尚能入肝健脾明目,治夜盲症及眼目昏涩。
【用法用量】煎服,3~9g。
【使用注意】阴虚内热、气虚多汗者忌用。

厚朴
【功效】燥湿消痰,下气除满。
【应用】①湿阻中焦,脘腹胀满。为消除胀满的要药。②食积气滞,腹胀便秘。③痰饮咳喘。
【性能特点】味苦辛性温,主入脾、胃、大肠经,长于燥湿、行气,为消除胀满要药,善治湿阻中焦及胃肠气滞之脘腹胀满。味苦降泄,入肺经,能燥湿消痰下气平喘,用治痰饮喘咳。
【用法用量】煎服,3~10g;或入丸散。
【使用注意】本品辛苦温燥,易耗气伤津,故气虚津亏者及孕妇当慎用。
【鉴别用药】苍术与厚朴均能燥湿,同治湿阻中焦诸症。不同点:苍术兼健脾,湿阻兼脾虚食少便溏者多用,为治湿阻中焦之要药;厚朴兼行气,湿阻兼气滞胀满者宜之,并治脾胃气滞,为消除胀满的要药。苍术又能祛风湿而除痹,善治风湿痹痛;厚朴又能消积,善治食积胀满或大便秘结。苍术兼发表、明目,又治表证夹湿、夜盲及目昏眼涩;厚朴善平喘,又治痰饮喘咳。

砂仁
【功效】化湿行气,温中止泻,安胎。
【应用】①湿阻中焦证及脾胃气滞证。②脾胃虚寒吐泻证。③气滞妊娠恶阻及胎动不安。

【性能特点】辛香温散,主入脾、胃经,长于"醒脾调胃,快气调中",善治湿浊中阻证,又能温中行气,尤宜于中焦寒湿气滞者。温中而止呕、止泻,用于脾胃虚寒之呕吐、泄泻。尚能理气安胎,用于妊娠恶阻、胎动不安。

【用法用量】煎服,3~6g。入汤剂宜打碎后下。

豆蔻

【功效】化湿行气,温中止呕。

【应用】①湿阻中焦及脾胃气滞证。②呕吐。

【用法用量】煎服,3~6g。入汤剂宜打碎后下。

第九单元 利水渗湿药

细目一 概述

要点一 利水渗湿药的性能特点
利水渗湿药味多甘淡,主归膀胱、小肠、肾、脾经,作用趋向偏于下行。

要点二 利水渗湿药的功效
利水渗湿药具有利水渗湿、利尿通淋、利湿退黄等功效。

要点三 利水渗湿药的适应范围
利水渗湿药主要用于小便不利、水肿、泄泻、痰饮、淋证、黄疸、湿疮、带下、湿温等水湿所致的各种病证。

要点四 利水渗湿药的使用注意事项
1. 本类药易耗伤津液,阴亏津伤、肾虚遗精尿少者应慎用或忌用。
2. 个别药物有较强的通利作用,孕妇应慎用。

要点五 利水渗湿药的分类
本类药物按药性、功效及主治病证不同分为三类:利水消肿药、利尿通淋药、利湿退黄药。

要点六 各类利水渗湿药的性能特点
利水消肿药:性味多甘、淡,平或微寒。
利尿通淋药:性味多苦、寒,或甘、淡而寒。苦能降泄,寒能清热,善走下焦。
利湿退黄药:性味多苦、寒,主入脾、胃、肝、胆经。苦、寒能清泄湿热。

要点七 各类利水渗湿药的功效
利水消肿药:具有利水消肿作用。
利尿通淋药:具有利尿通淋作用。
利湿退黄药:具有利湿退黄作用。

要点八 各类利水渗湿药的适应范围
利水消肿药:主要适用于水湿内停之水肿、小便不利,以及泄泻、痰饮等证。
利尿通淋药:主要适用于小便短赤、热淋、血淋、石淋及膏淋等证。
利湿退黄药:主要适用于湿热黄疸、目黄、身黄、小便黄。部分药物还可用于湿疮痈肿等证。

细目二 利水消肿药

茯苓
【功效】利水渗湿,健脾,宁心。
【应用】①水肿。药性平和,为利水消肿之要药,可用治寒热虚实各种水肿。②痰饮。③脾虚泄泻。④心悸,失眠。
【性能特点】甘淡而平,淡渗甘补,药性平和,既可祛邪,又可扶正,利水而不伤正气,为利水消肿之要药,可用于寒热虚实各种水肿;入脾经,又善渗湿健脾,治痰饮及脾虚湿盛诸证,有标本兼顾之功;尚能宁心安神,为治心悸失眠之良药。
【用法用量】煎服,10~15g。

薏苡仁
【功效】利水渗湿,健脾止泻,除痹,排脓,解毒散结。
【应用】①水肿,小便不利,脚气。②脾虚泄泻。尤宜治脾虚湿盛之泄泻。③湿痹拘挛。④肺痈,肠痈。⑤赘疣,癌肿。
【用法用量】煎服,9~30g。清利湿热宜生用,健脾止泻宜炒用。
【使用注意】孕妇慎用。
【鉴别用药】茯苓与薏苡仁均能利水渗湿、健脾,同治水肿、小便不利及脾虚诸证。不同点:茯苓性平,药力较强,凡水湿停滞及脾虚诸证无论寒热咸宜。薏苡仁生用微寒,利水力虽不及茯苓,但兼清热,凡水湿停滞轻证或兼热者宜用;炒用寒性减而长于健脾止泻,治脾虚泄泻多用。茯苓又能宁心安神,治心脾两虚或水气凌心之心悸、失眠;薏苡仁生用又能清热除痹、排脓、解毒散结,治湿热痹痛或湿痹拘挛、肺痈、肠痈等。

猪苓
【功效】利水渗湿。
【应用】水肿,小便不利,泄泻。
【用法用量】煎服,6~12g。

泽泻
【功效】利水渗湿,泄热,化浊降脂。
【应用】①水肿,小便不利,泄泻。②淋证,遗精。既能清膀胱之热,又能泄肾经之虚火,以下焦湿热者尤为适宜。③高脂血症。

【性能特点】甘淡性寒,性降泄,利水渗湿作用较强,又善泄下焦、膀胱之湿热,常用于水湿内停之水肿、小便不利、痰饮、泄泻及下焦湿热之淋浊、带下等证。又能泄热,在滋肾阴药中加本品,可泻肾之相火,以保真阴。
【用法用量】煎服,6~10g。

香加皮
【功效】利水消肿,祛风湿,强筋骨。
【应用】①水肿,小便不利。②风湿痹证。
【用法用量】煎服,3~6g。浸酒或入丸散,酌量。
【使用注意】本品有毒,内服不宜过量。

细目三 利尿通淋药

车前子
【功效】利尿通淋,渗湿止泻,明目,祛痰。
【应用】①淋证,水肿。②泄泻。能利水湿、分清浊而止泻,即利小便以实大便。③目赤肿痛,目暗昏花,翳障。④痰热咳嗽。
【用法用量】煎服,9~15g。宜包煎。
【使用注意】肾虚精滑者慎用。

滑石
【功效】利尿通淋,清热解暑;外用祛湿敛疮。
【应用】①热淋,石淋,尿热涩痛。②暑湿,湿温。③湿疮,湿疹,痱子。
【用法用量】煎服,10~20g。宜包煎。外用适量。
【使用注意】脾虚、热病伤津及孕妇忌用。
【鉴别用药】车前子与滑石均善清热利尿通淋,同治湿热淋痛、小便不利、水肿兼热及暑湿泄泻。不同点:车前子长于渗湿止泻,又善清肝明目、清肺化痰,又治肝热目赤涩痛、肺热咳嗽;滑石长于清解暑热,又能祛湿敛疮,又治暑热烦渴、湿温胸闷、湿疹及痱子。

木通
【功效】利尿通淋,清心除烦,通经下乳。
【应用】①热淋涩痛,水肿。②口舌生疮,心烦尿赤。③经闭乳少。④湿热痹痛。
【性能特点】苦寒清降而通利,在下则善泄膀胱、小肠湿热,在上能清心经之实火,为治湿热淋证及心火上炎之口疮、移热小肠之心烦尿赤之要药。且入血分而通血脉,通经下乳,为治经闭乳少要药,又通经络,为湿热痹痛所常用。
【用法用量】煎服,3~6g。
【使用注意】孕妇慎用。

通草
【功效】清热利尿,通气下乳。
【应用】①淋证,水肿。②产后乳汁不下。
【用法用量】煎服,3~5g。
【使用注意】孕妇慎用。

瞿麦
【功效】利尿通淋,活血通经。
【应用】①淋证。②闭经,月经不调。
【用法用量】煎服,9~15g。
【使用注意】孕妇慎用。

萹蓄
【功效】利尿通淋,杀虫止痒。
【应用】①热淋,血淋。②虫证,湿疹,阴痒。
【用法用量】煎服,9~15g,鲜品加倍。外用适量。

地肤子
【功效】清热利湿,祛风止痒。
【应用】①淋证。②阴痒带下,风疹,湿疹。
【用法用量】煎服,9~15g。外用适量。

海金沙
【功效】清利湿热,通淋止痛。
【应用】淋证。尤善止尿道疼痛,为治诸淋涩痛之要药。
【用法用量】煎服,6~15g。包煎。

石韦
【功效】利尿通淋,清肺止咳,凉血止血。
【应用】①淋证。血淋尤宜。②肺热咳喘。③血热出血。
【用法用量】煎服,6~12g。

萆薢
【功效】利湿去浊,祛风除痹。
【应用】①膏淋,白浊。为治膏淋要药。②风湿痹痛。善治腰膝痹痛,筋脉屈伸不利。
【用法用量】煎服,9~15g。
【使用注意】肾阴亏虚、遗精滑精者慎用。

细目四 利湿退黄药

茵陈
【功效】清利湿热,利胆退黄。
【应用】①黄疸。为治黄疸之要药。②湿疹瘙痒。
【性能特点】苦泄寒清,善清利脾胃肝胆湿热,使之从小便而出,退黄疸效佳,为治黄疸之要药,无论湿热郁蒸之阳黄,或寒湿郁滞之阴黄均可用之,尤以湿热黄疸最宜。又能清香芳化湿浊,可用于皮肤湿疮瘙痒。
【用法用量】煎服,6~15g。外用适量,煎汤熏洗。
【使用注意】蓄血发黄者及血虚萎黄者慎用。

金钱草
【功效】利湿退黄,利尿通淋,解毒消肿。
【应用】①湿热黄疸。②石淋,热淋。善消结石,尤宜于治疗石淋。③痈肿疔疮,毒蛇咬伤。
【用法用量】煎服,15~60g,鲜品加倍。外用适量。

虎杖
【功效】利湿退黄,清热解毒,散瘀止痛,化痰止咳。
【应用】①湿热黄疸,淋浊,带下。②水火烫伤,痈肿疮毒,毒蛇咬伤。③经闭,癥瘕,跌打损伤。④肺热咳嗽。⑤热结便秘。
【用法用量】煎服,9~15g。外用适量。
【使用注意】孕妇慎用。

第十单元 温 里 药

细目一 概 述

要点一 温里药的性能特点
本类药多味辛性温热。

要点二 温里药的功效
温里药具有温里散寒、温经止痛作用，个别药物尚能助阳、回阳。

要点三 温里药的适应范围
本类药主要适用于里寒证，个别药物还可用治虚寒证、亡阳证。

要点四 温里药的性能特点使用注意事项
1. 本类药多辛热燥烈，易耗阴动火，故天气炎热时或素体火旺者应减少用量。
2. 热伏于里、热深厥深、真热假寒证禁用。
3. 凡实热证、阴虚火旺、津血亏虚者忌用。
4. 孕妇慎用。

细目二 具 体 药 物

附子

【功效】回阳救逆，补火助阳，散寒止痛。

【应用】①亡阳证。为"回阳救逆第一品药"。②阳虚证。③寒痹证。尤善治寒痹痛剧者。

【性能特点】辛、甘，大热，归心、脾、肾经，走而不守。上助心阳以通脉，中温脾阳以散寒，下补肾阳以益火，既为治亡阳证之要药，又善治肾、脾、心阳虚诸证，为"回阳救逆第一品药"。且性温燥走窜，内走脏腑，外通肢节，亦为散阴寒、祛风湿、止疼痛之佳品。

【用法用量】煎服，3~15g；本品有毒，宜先煎0.5~1h，至口尝无麻辣感为度。

【使用注意】孕妇及阴虚阳亢者忌用。不宜与半夏、瓜蒌、瓜蒌子、瓜蒌皮、天花粉、川贝母、浙贝母、平贝母、伊贝母、湖北贝母、白蔹、白及同用。生品外用，内服须炮制。若内服过量，或炮制、煎煮方法不当，可引起中毒。

干姜

【功效】温中散寒，回阳通脉，温肺化饮。

【应用】①腹痛，呕吐，泄泻。为温暖中焦之主药。②亡阳证。③寒饮喘咳。

【性能特点】辛热，守而不走。主入中焦脾胃，长于温脾胃之阳，祛脾胃之寒，为温中散寒之要药，脾胃实寒、虚寒证均可应用。又入心、肾经，回阳之力虽弱，但常与附子配伍，可助回阳救逆之力，又可减附子之毒，故云"附子无姜不热"。兼入肺经，上能温肺散寒以化痰饮，中能温脾运水以消痰，亦为治寒饮喘咳之良药。

【用法用量】煎服，3~10g。

【使用注意】本品辛热燥烈，阴虚内热、血热妄行者忌用。孕妇慎用。

【鉴别用药】附子与干姜均善回阳、散寒止痛，同治亡阳欲脱、脾肾阳虚、外寒直中、寒湿痹痛等。不同点：附子有毒力强，为回阳救逆第一要药，故为治亡阳证之首选药；又善补火助阳，治命门火衰阳痿、宫冷、遗尿、尿频，以及阳虚水肿、外感、自汗、胸痹痛等。干姜则无毒、力弱兼通脉，治亡阳须配附子方效；又长于温脾阳，善治脾阳不足之脘腹冷痛、吐泻；还能温肺化饮，治寒饮咳喘。

生姜与干姜均能温中散寒，温肺止咳，同治胃寒呕吐、冷痛及肺寒咳喘。不同点：干姜温里散寒力强，偏于温肺散寒而化饮；生姜长于温胃止呕，尤善治胃寒呕吐。干姜又能回阳通脉，又可治亡阳证；生姜又能发汗解表，又可治风寒表证。

肉桂

【功效】补火助阳，散寒止痛，温通经脉，引火归原。

【应用】①阳痿，宫冷。为治命门火衰之要药。②腹痛，寒疝。善去痼冷沉寒。③腰痛，胸痹，阴疽，闭经，痛经。④虚阳上浮诸症。⑤气血虚衰证。

【性能特点】辛甘大热，为补火助阳之要药，善补命门之火，有益阳消阴、引火归原之功，多用于肾阳不足、命门火衰及虚阳上浮证。其性热，温通辛散，散寒止痛力强，善治脾胃寒证、脾肾阳虚及胸阳不振所致心腹冷痛。又入血分，能温通血脉，促进血行，用治寒凝血瘀之月经不调、痛经、闭经、产后瘀阻腹痛等。还常与补气血药同用，有鼓舞气血生长之效。

【用法用量】煎服，1~5g，宜后下或焗服；研末冲服，每次1~2g。

【使用注意】阴虚火旺、里有实热、血热妄行出血及孕妇忌用。不宜与赤石脂同用。

【鉴别用药】附子与肉桂既善补火助阳，治肾阳虚衰或脾肾阳虚所致的诸证；又善散寒止痛，治寒邪直中、寒湿痹痛、胸痹冷痛等证。不同点：附子有毒力强，又善回阳救逆，治亡阳欲脱及阳虚自汗、阳虚外感等。肉桂则无毒、力缓，虽不能回阳救逆，但长于引火归原、益阳消阴，治下元虚衰、虚阳上浮所致诸证；又入血分，善温经通脉，治经寒血滞痛经、经闭，以及寒疝腹痛、阴疽流注等。

桂枝与肉桂均能散寒止痛、温通经脉，同治寒凝血滞之胸痹、闭经、痛经及风寒湿痹。但肉桂长于温里寒，常用治里寒证；桂枝长于散表寒，多用于风寒表证。不同点：肉桂又能补火助阳、引火归原，可治肾阳不足、命门火衰之阳痿、宫冷，下元虚衰、虚阳上浮之虚喘、心悸；桂枝又能助阳化气，可治痰饮、蓄水证。

吴茱萸

【功效】散寒止痛，降逆止呕，助阳止泻。

【应用】①寒凝疼痛。为治肝寒气滞诸痛之主药。②胃寒呕吐。③虚寒泄泻。

【性能特点】辛散苦降，性热燥烈，主归肝经，既散肝经之寒邪，又疏肝气之郁滞，为治肝寒气滞诸痛之主药，常用于寒疝腹痛、厥阴头痛、寒凝痛经及寒湿脚气肿痛等证。因其温燥而降气，兼归脾、胃、肾经，能温脾燥湿散寒，降逆止呕，助阳止泻，善治脾胃寒证或肝胃不和之呕吐吞酸和虚寒泄泻。

【用法用量】煎服，2~5g。外用适量。

【使用注意】本品辛热燥烈，易损气动火，故不宜多服久服。阴虚有热者忌用。孕妇慎用。

高良姜

【功效】散寒止痛，温中止呕。

【应用】①胃寒冷痛。②胃寒呕吐。

【用法用量】煎服，3~6g。

小茴香

【功效】祛寒止痛，理气和胃。

【应用】①寒疝腹痛，睾丸偏坠胀痛，少腹冷痛，痛经。②中焦虚寒气滞证。

【用法用量】煎服，3~6g。外用适量。

【使用注意】阴虚火旺者慎用。

丁香

【功效】温中降逆，散寒止痛，温肾助阳。

【应用】①胃寒呕吐、呃逆。为治胃寒呕逆之要药。②脘腹冷痛。③阳痿，宫冷。

【用法用量】煎服，1~3g。外用适量。

【使用注意】热证及阴虚内热者忌用。不宜与郁金同用。

第十一单元 理 气 药

细目一 概 述

要点一 理气药的性能特点

本类药味多辛苦芳香,性多温,主归脾、胃、肝、肺经,善于行散或泄降。

要点二 理气药的功效

理气药能理气健脾,疏肝解郁,理气宽胸,行气止痛,破气散结。

要点三 理气药的适应范围

本类药主要适用于脾胃气滞之脘腹胀痛、嗳气吞酸、恶心呕吐、腹泻或便秘等;肝气郁滞之胁肋胀痛、抑郁不乐、疝气疼痛、乳房胀痛、月经不调等;肺气壅滞之胸闷胸痛、咳嗽气喘等证。

要点四 理气药的使用注意事项

本类药性多辛温香燥,易耗气伤阴,故气阴不足者慎用。

细目二 具 体 药 物

陈皮

【功效】理气健脾,燥湿化痰。

【应用】①脾胃气滞证。②呕吐、呃逆证。③湿痰、寒痰咳嗽。为治痰之要药。

【性能特点】辛苦温燥,主归脾、肺经,作用温和,长于行脾胃之气,故凡脾胃气滞证皆可选用,为理气健脾之佳品,因其又能燥湿,尤适用于湿阻气滞之证。既能燥湿化痰,又能温化寒痰,常用治湿痰、寒痰。故《本草纲目》曰其"治百病,总取其理气燥湿之功"。

【用法用量】煎服,3~10g。

青皮

【功效】疏肝破气,消积化滞。

【应用】①肝郁气滞证。②气滞脘腹疼痛。③食积腹痛。④癥瘕积聚,久疟癖块。

【用法用量】煎服,3~10g。醋炙疏肝止痛力强。

【鉴别用药】陈皮与青皮均能行气消积化滞,同治食积停滞、脘腹胀痛及呕吐食少等证。不同点:陈皮质轻力缓,温和不峻,作用偏于中、上二焦,主理脾肺气滞,又燥湿化痰,治咳嗽痰多、胸闷不畅及湿浊中阻之胸闷腹胀和肝气乘脾、腹痛泄泻。青皮质重沉降,下行力猛,作用偏于中、下二焦,主疏肝破气,又善散结止痛,治肝郁胸胁胀痛、乳房胀痛或结块、乳痈、疝气肿痛、癥瘕积聚、久疟癖块。

枳实

【功效】破气消积,化痰散痞。

【应用】①胃肠积滞,湿热泻痢。②胸痹、结胸。③气滞胸胁疼痛。④产后腹痛。⑤常与黄芪、升麻等配伍治疗脾气虚、中气下陷之胃扩张、胃下垂、子宫脱垂、脱肛等脏器下垂病证。

【性能特点】辛散苦降,性微寒,行气作用力强,为破气消积除痞之要药,适用于肠胃气滞之脘腹痞满证。凡饮食积滞、热蕴大肠、湿热积滞等各种原因导致的气机不畅、胸腹痞满胀痛、便秘或泻痢后重等均可用之。又兼化痰浊,性微寒,用于痰气交阻或痰热互结之胸痹、结胸。

【用法用量】煎服,3~10g。炒后性平和。

【使用注意】孕妇慎用。

木香

【功效】行气止痛,健脾消食。

【应用】①脾胃气滞证。既为行气止痛之要药,又为健脾消食之佳品。②泻痢里急后重。③腹痛胁痛,黄疸,疝气疼痛。④气滞血瘀之胸痹。

【性能特点】辛行苦泄温通,长于通畅气滞,用于多种气滞疼痛证。主入脾、胃经,尤善于通行脾胃气滞,止痛作用好,为治疗脾胃气滞、脘腹胀痛的要药;亦善于通行大肠气滞而除泻痢后重;又可疏利肝胆,用于湿阻气滞致肝胆失疏之胁痛、黄疸。

【用法用量】煎服,3~6g。生用行气力强;煨用行气力缓而实肠止泻,用于泄泻腹痛。

沉香
【功效】行气止痛,温中止呕,纳气平喘。

【应用】①胸腹胀痛。善散胸腹阴寒,行气以止痛。②胃寒呕吐。善温胃降气而止呕。③虚喘证。

【用法用量】煎服,1~5g,宜后下;或磨汁冲服。

檀香
【功效】行气温中,开胃止痛。

【应用】胸腹寒凝气滞。

【用法用量】煎服,2~5g,宜后下。

【使用注意】阴虚火旺、实热吐衄者慎用。

川楝子
【功效】疏肝泄热,行气止痛,杀虫。

【应用】①肝郁化火所致诸痛证。②虫积腹痛。③头癣、秃疮。

【性能特点】苦降寒清,主入肝经,既善疏肝气、止疼痛,又善清肝火、泻郁热,故治肝郁气滞、肝胃失和、疝气腹痛等证以肝郁有热者最为适宜。其有小毒,能杀虫疗癣,可用治虫积腹痛及头癣。

【用法用量】煎服,5~10g。外用适量。炒用寒性减低。

【使用注意】本品有毒,不宜过量或持续服用,以免中毒。又因性寒,脾胃虚寒者慎用。

乌药
【功效】行气止痛,温肾散寒。

【应用】①寒凝气滞之胸腹诸痛证。②尿频、遗尿。

【用法用量】煎服,6~10g。

香附
【功效】疏肝解郁,调经止痛,理气宽中。

【应用】①肝郁气滞胁痛、腹痛。②经闭痛经、乳房胀痛。③气滞腹痛。

【用法用量】煎服,6~10g。醋炙止痛力增强。

薤白
【功效】通阳散结,行气导滞。

【应用】①胸痹证。为治胸痹之要药。②脘腹痞满胀痛,泻痢里急后重。

【用法用量】煎服,5~10g。

大腹皮
【功效】行气宽中,行水消肿。

【应用】①胃肠气滞,脘腹胀闷,大便不爽。②水肿胀满,脚气浮肿,小便不利。

【用法用量】煎服,5~10g。

第十二单元 消 食 药

细目一 概 述

要点一 消食药的性能特点
本类药多味甘性平,主归脾、胃经。

要点二 消食药的功效
消食药具有消食化积、健脾开胃、和中作用。

要点三 消食药的适应范围
本类药主要适用于食积不化所致的脘腹胀满、嗳腐吞酸、恶心呕吐、不思饮食、大便失常及脾胃虚弱、消化不良等证。

要点四 消食药的使用注意事项
气虚无积滞者慎用。

细目二 具体药物

山楂
【功效】消食健胃,行气散瘀,化浊降脂。
【应用】①肉食积滞证。能治各种饮食积滞,尤为消化油腻肉食积滞之要药。②泻痢腹痛,疝气痛。③瘀阻胸腹痛,痛经。④高脂血症,冠心病,高血压,细菌性痢疾。
【用法用量】煎服,9~12g。生、炒山楂多用于消食散瘀,焦山楂、山楂炭多用于止泻痢。
【使用注意】脾胃虚弱而无积滞者或胃酸分泌过多者均慎用。

神曲
【功效】消食和胃。
【应用】饮食积滞证。
【用法用量】煎服,6~15g。消食宜炒焦用。

麦芽
【功效】行气消食,健脾开胃,回乳消胀。
【应用】①米面薯芋食滞证。②断乳、乳房胀痛。③肝气郁滞或肝胃不和之胁痛、脘腹痛等。
【用法用量】煎服,10~15g。生麦芽功偏消食健胃,炒麦芽多用于回乳消胀。
【使用注意】哺乳期妇女不宜使用。

谷芽
【功效】消食和中,健脾开胃。
【应用】①米面薯芋食积。②脾虚食少,消化不良。
【用法用量】煎服,9~15g。生用长于和中,炒用偏于消食。

莱菔子
【功效】消食除胀,降气化痰。
【应用】①食积气滞证。尤善行气消胀。②咳喘痰多,胸闷食少。
【用法用量】煎服,5~12g。生用吐风痰,炒用消食下气化痰。
【使用注意】本品辛散耗气,故气虚及无食积、痰滞者慎用。前人有"人参恶莱菔子"之说,主张不宜与人参同用。
【鉴别用药】莱菔子、山楂二药的共同功效为消食化积,主治食积证。不同点:山楂长于消积化滞,主治肉食积滞;而莱菔子尤善消食行气除胀,主治食积气滞证。

鸡内金
【功效】健胃消食,涩精止遗,通淋化石。
【应用】①饮食积滞,小儿疳积。广泛用于米面薯芋乳肉等各种食积证。②肾虚遗精、遗尿。③砂石淋证,胆结石。
【用法用量】煎服,3~10g;研末服,每次1.5~3g。研末服效果比煎剂好。
【使用注意】脾虚无积滞者慎用。

第十三单元 驱 虫 药

细目一 概 述

要点一 驱虫药的性能特点

驱虫药入脾、胃、大肠经,部分药物具有一定的毒性,对人体寄生虫,特别是肠道寄生虫有杀灭、麻痹或促排作用。

要点二 驱虫药的功效

驱虫药具有杀灭或驱虫作用。

要点三 驱虫药的适应范围

驱虫药主要适用于肠道寄生虫病,如蛔虫病、蛲虫病、绦虫病、钩虫病等。

要点四 驱虫药的使用注意事项

1. 驱虫药一般应在空腹时服用,以使药物充分作用于虫体,而保证疗效。
2. 部分驱虫药有毒性,应用时应严格控制剂量,以免中毒。
3. 在发热或腹痛较剧时,宜先清热或止痛,待症状缓解后再使用驱虫药。
4. 孕妇及老弱患者应慎用。

细目二 具 体 药 物

使君子

【功效】杀虫,消积。

【应用】①蛔虫病,蛲虫病。为驱蛔要药。②小儿疳疾。

【用法用量】煎服,9~12g,捣碎。取仁炒香嚼服,6~9g。小儿每岁1~1.5粒,一日总量不超过20粒,空腹服用,每日1次,连用3天。

【使用注意】本品大量服用可致呃逆、眩晕、呕吐等反应,故不宜超量服。若与热茶同服,可引起呃逆,故服药时忌饮茶。

苦楝皮

【功效】杀虫,疗癣。

【应用】①蛔虫病,钩虫病,蛲虫病。②疥癣,湿疮。

【用法用量】煎服,3~6g。外用适量。

【使用注意】本品有毒,不宜过量或持续久服。孕妇、脾胃虚寒及肝肾功能不全者慎用。有效成分难溶于水,须文火久煎。

槟榔

【功效】杀虫,消积,行气,利水,截疟。

【应用】①多种肠道寄生虫病。以泻下驱除虫体为其优点。②食积气滞,泻痢后重。③水肿,脚气肿痛。④疟疾。

【用法用量】煎服,3~10g。驱绦虫、姜片虫30~60g。生用力佳,炒用力缓。

【使用注意】脾虚便溏或气虚下陷者忌用。孕妇慎用。

南瓜子

【功效】杀虫。

【应用】①绦虫病。②血吸虫病。

【用法用量】研粉,60~120g,冷开水调服。

第十四单元　止　血　药

细目一　概　述

要点一　止血药的性能特点

本类药虽性味各异,但均入血分,归心、肝、脾经。

要点二　止血药的功效

止血药均能止血,分别具有凉血止血、化瘀止血、收涩止血及温经止血作用。

要点三　止血药的适应范围

本类药主要适用于咳血、吐血、衄血、便血、尿血、崩漏、紫癜及创伤出血等。

要点四　止血药的使用注意事项

1. 出血过多而致气虚欲脱者,如单用止血药,则缓不济急,应急予大补元气之药,以挽救气脱危候。

2. "止血不留瘀"是运用止血药必须始终注意的问题。而凉血止血药和收敛止血药,易凉遏恋邪,有止血留瘀之弊,故出血兼有瘀滞者不宜单独使用。应酌加活血化瘀药,不能单纯止血,以免留瘀。

要点五　止血药的分类

止血药根据寒、温、散、敛的不同,分为凉血止血药、温经止血药、化瘀止血药、收敛止血药四类。

要点六　各类止血药的性能特点

凉血止血药:性属寒凉,味多甘、苦,善入血分而清泄血分之热。

化瘀止血药:既能止血,又能化瘀,具有止血而不留瘀的特点。

收敛止血药:大多味涩,或为炭类,或质黏。因性善收涩,故有留瘀恋邪之弊。

温经止血药:性属温热,主入脾经,能温内脏,益脾阳,固冲脉而统摄血液。

要点七　各类止血药的功效

凉血止血药:有凉血止血之功。

化瘀止血药:以化瘀止血为主,有的兼能消肿、止痛。

收敛止血药:有收敛止血作用。

温经止血药:有温经止血作用。

要点八　各类止血药的适应范围

凉血止血药:主要用于血热妄行引起的各种出血病证。

化瘀止血药:主要用于瘀血内阻,血不循经之出血病证,以及跌打损伤、经闭、瘀滞心腹疼痛等。

收敛止血药:广泛用于各种出血病证。

温经止血药:主要用于脾不统血、冲脉失固之虚寒性出血病证。

细目二　凉血止血药

小蓟

【功效】凉血止血,散瘀解毒消痈。

【应用】①血热出血。尤善治尿血、血淋。②热毒疮痈。

【用法用量】5~12g,鲜品可用30~60g。外用鲜品适量,捣敷患处。

地榆

【功效】凉血止血,解毒敛疮。

【应用】①血热出血。尤宜于下焦之下血。②烫伤、湿疹、疮疡痈肿。为治水火烫伤之要药。

【性能特点】味苦沉降,微寒清热,酸涩收

敛,主入血分。既能凉血热以治本,又能涩血行以治标,为凉血止血之要药,尤宜于便血、痔血、血痢、崩漏等下焦血热出血。又能解毒敛疮,用于水火烫伤、湿疹、痈肿疮毒,尤为治水火烫伤之要药。

【用法用量】煎服,9~15g;或入丸、散。外用适量。止血多炒炭用,解毒敛疮多生用。

槐花

【功效】凉血止血,清肝泻火。

【应用】①血热出血。对下部血热所致的痔血、便血等最为适宜。②目赤头痛。

【用法用量】煎服,5~10g。外用适量。止血多炒炭用,清热泻火宜生用。

【使用注意】本品虚寒性出血或有瘀者慎用。对于大面积烧烫伤患者,地榆制剂外涂宜慎,以防其所含鞣质被大量吸收而引起中毒性肝炎。

【鉴别用药】地榆、槐花二药的共同功效为凉血止血,主治血热妄行之出血诸证,因其性下行,故以治下部出血证为宜。不同点:地榆凉血之中兼能收涩,凡下部之血热出血,诸如便血、痔血、崩漏、血痢等皆宜;槐花无收涩之性,其止血功在大肠,故以治便血、痔血为佳。

侧柏叶

【功效】凉血止血,化痰止咳,生发乌发。

【应用】①血热出血。为治各种出血病证之要药,尤以血热者为宜。②肺热咳嗽。③脱发、须发早白。

【用法用量】煎服,6~12g。外用适量。止血多炒炭用,化痰止咳宜生用。

白茅根

【功效】凉血止血,清热利尿,清肺胃热。

【应用】①血热出血。②水肿、热淋、黄疸。③胃热呕吐、肺热咳喘。

【用法用量】煎服,9~30g,鲜品加倍,以鲜品为佳,可捣汁服。多生用,止血亦可炒炭用。

【鉴别用药】白茅根、芦根二药的共同功效为清肺胃热而利尿,主治肺热咳嗽、胃热呕吐和热淋涩痛。不同点:白茅根偏入血分,以凉血止血见长;而芦根偏入气分,以清热生津为优。

苎麻根

【功效】凉血止血,安胎,清热解毒。

【应用】①血热出血。②胎动不安,胎漏下血。③热毒痈肿。

【用法用量】煎服,10~30g。外用适量,煎汤外洗,或鲜品捣敷。

细目三 化瘀止血药

三七

【功效】散瘀止血,活血定痛。

【应用】①出血。功善止血,又能化瘀生新,有止血不留瘀、化瘀不伤正的特点,尤以有瘀滞者为宜。②跌打损伤,瘀血肿痛。为伤科之要药。③虚损劳伤。有补虚强壮的作用。

【性能特点】味甘微苦,温通入血,具有止血而不留瘀、化瘀而不伤正的特点。凡体内外各种出血皆可运用,对出血兼夹瘀滞者最宜。又善化瘀,通利血脉,以止痛著称,可用于多种瘀血证,尤以治跌打伤痛、胸腹刺痛为佳,内服外敷,皆有捷效。

【用法用量】多研末吞服,1~3g;煎服,3~9g;亦入丸散。外用适量,研末外掺或调敷。

【使用注意】孕妇慎用。阴虚血热之出血不宜单用。

茜草

【功效】凉血,祛瘀,止血。

【应用】①出血。尤适于血热夹瘀的出血证。②血瘀经闭,跌打损伤,风湿痹痛。尤为妇科调经要药。

【用法用量】煎服,6~10g。亦入丸散。止血炒炭用,活血通经生用或酒炒用。

【使用注意】孕妇慎用。

蒲黄

【功效】止血,化瘀,利尿通淋。

【应用】①出血。有止血不留瘀的特点,对出血证无论属寒属热、有无瘀滞,均可应用,但以属实夹瘀者尤宜。②瘀血痛证。③血淋尿血。

【用法用量】煎服,5~10g,宜包煎。外用适量,研末外掺或调敷。止血多炒用,化瘀、利尿多生用。

【使用注意】生蒲黄有收缩子宫作用,故孕妇慎用。

降香

【功效】化瘀止血,理气止痛。

【应用】①出血。②胸胁疼痛、跌损瘀痛。

③呕吐腹痛。

【用法用量】煎服,9~15g,宜后下。外用适量,研末外敷。

细目四　收敛止血药

白及

【功效】收敛止血,消肿生肌。

【应用】①出血。为收敛止血之要药,尤多用于肺胃出血之证。②痈肿疮疡、手足皲裂、水火烫伤。

【性能特点】质极黏腻,性极收涩,为收敛止血之要药,适用于体内外出血。因其主入肺、胃经,故咯血、吐血等肺胃出血尤为多用。其味苦气寒,能消散血热之痈肿;质黏味涩,能收敛疮口而生肌,为外疡消肿生肌之要药,适用于疮疡肿毒、水火烫伤、皮肤皲裂等。

【用法用量】煎服,6~15g;研末吞服,每次3~6g;外用适量。

【使用注意】不宜与乌头类药材同用。

仙鹤草

【功效】收敛止血,止痢,截疟,补虚,解毒。

【使用注意】血热妄行及阴虚火旺而无瘀滞之出血忌用,孕妇忌用。

【应用】①出血。广泛用于全身各部的出血之证,无论寒热虚实,皆可应用。②腹泻、痢疾。③疟疾寒热。④脱力劳伤。⑤疮疖痈肿、阴痒带下。

【用法用量】煎服,6~12g;外用适量。

血余炭

【功效】收敛止血,化瘀,利尿。

【应用】①出血。②小便不利。

【用法用量】煎服,5~10g;外用适量。

棕榈炭

【功效】收敛止血。

【应用】出血。尤多用于崩漏。

【用法用量】煎服,3~9g。

【使用注意】出血兼有瘀滞、湿热下利初起者慎用。

细目五　温经止血药

炮姜

【功效】温经止血,温中止痛。

【应用】①出血。主治脾胃虚寒,脾不统血之出血病证。②腹痛、腹泻。善暖脾胃,用于虚寒性腹痛、腹泻。

【用法用量】煎服,3~9g。

【鉴别用药】生姜、干姜与炮姜三药的共同功效为温中散寒,主治脾胃寒证。不同点:生姜长于散表寒,又为呕家之圣药;干姜偏于祛里寒,为温中散寒之要药;炮姜善走血分,长于温经止血。

艾叶

【功效】温经止血,散寒止痛,调经,安胎;外用:祛湿止痒。

【应用】①出血。为温经止血之要药。用于虚寒性出血病证,尤宜于崩漏。②月经不调、痛经。为治妇科下焦虚寒或寒客胞宫之要药。③胎动不安。为妇科安胎之要药。④皮肤瘙痒。

【性能特点】辛温气香,入三阴经而直走下焦,能温经脉而止血,散寒凝而止痛,暖胞宫而助孕。适用于下元虚冷、冲任不固所致的崩漏下血、月经过多,下焦虚寒或寒客胞宫之少腹冷痛、经寒不调、宫冷不孕等。外用祛湿杀虫止痒,适用于湿疹、阴痒、疥癣等瘙痒性皮肤病。

【用法用量】煎服,3~9g;外用适量。温经止血宜炒炭用,余生用。

第十五单元　活血化瘀药

细目一　概　述

要点一　活血化瘀药的性能特点

本类药味多辛、苦、温,主入心、肝二经,入血分。

要点二　活血化瘀药的功效

本类药物善活血化瘀,并通过活血化瘀作用而产生多种不同的功效,包括活血止痛、活血调经、活血消肿、活血疗伤、活血消痈、破血消癥等。

要点三　活血化瘀药的适应范围

本类药主要适用于血液运行不畅、瘀血阻滞血脉所引起的多种疾病,主治范围很广,遍及内、外、妇、儿、伤等各科。如内科的胸、腹、头痛,痛如针刺,痛有定处,体内的癥瘕积聚,中风不遂,肢体麻木以及关节痹痛日久;伤科的跌仆损伤,瘀肿疼痛;外科的疮疡肿痛;妇科的月经不调、经闭、痛经、产后腹痛等。

要点四　活血化瘀药的使用注意

本类药物行散力强,易耗血动血,不宜用于妇女月经过多以及其他出血证无瘀血现象者;对于孕妇尤当慎用或忌用。

要点五　活血化瘀药的分类

本类药物按其作用特点和临床应用的侧重点,分为活血止痛药、活血调经药、活血疗伤药及破血消癥药四类。

要点六　各类活血化瘀药的性能特点

活血止痛药:多具辛味,辛散善行,既入血分,又入气分,活血每兼行气。

活血调经药:大多辛散苦泄,主归肝经血分,尤善通畅血脉而调经水。

活血疗伤药:味多辛、苦、咸,主归肝、肾经。

破血消癥药:味多辛、苦,虫类药居多,兼有咸味,入归肝经血分。药性峻猛,走而不守。

要点七　各类活血化瘀药的功效

活血止痛药:有良好的活血止痛作用。

活血调经药:有活血散瘀之功,尤善通畅血脉而调经水。

活血疗伤药:有活血化瘀、消肿止痛、续筋接骨、止血、生肌敛疮等作用。

破血消癥药:有破血逐瘀、消癥散积作用。

要点八　各类活血化瘀药的适应范围

活血止痛药:主要适用于气血瘀滞所致的各种痛证,如头痛、胸胁痛、心腹痛、痛经、产后腹痛、肢体疼痛、跌打损伤之瘀痛等,也可用于其他瘀血病证。

活血调经药:主治血行不畅所致的月经不调、痛经、经闭及产后瘀滞腹痛。亦常用于瘀血痛证、癥瘕、跌打损伤、疮痈肿毒。

活血疗伤药:主要适用于跌打损伤、瘀肿疼痛、骨折筋损、金疮出血等伤科疾患。

破血消癥药:主要适用于瘀血时间长、程度重的癥瘕积聚,以及血瘀经闭、瘀肿疼痛、偏瘫等证。

细目二　活血止痛药

川芎

【功效】活血行气,祛风止痛。

【应用】①血瘀气滞痛证。为"血中之气药"。②头痛,风湿痹痛。为治头痛要药。

【性能特点】辛散温通,辛以行气、活血、祛风,温以散寒。能"上行头目,下调经水,中开郁结,旁通络脉",为血中之气药,故有活血行气之效,广泛用于全身寒凝气滞血瘀诸证。

其性升散,又能祛风止痛,尤为头痛之要药,无论风寒、风热、风湿、血瘀、血虚头痛均可随证配用。其祛风活血而利关节,亦为风湿痹痛常用药。

【用法用量】煎服,3~10g。

【使用注意】阴虚阳亢之头痛,阴虚火旺、多汗、热盛及无瘀之出血证不宜使用。孕妇慎用。

延胡索

【功效】活血,行气,止痛。

【应用】气血瘀滞之痛证。为活血行气止痛之良药。

【性能特点】辛散苦泄温通,既入血分以活血祛瘀,又入气分以行气消滞,盖气滞则痛,血瘀亦痛,故为活血行气止痛良药。《本草纲目》谓其:"能行血中气滞,气中血滞,故专治一身上下诸痛。"各种痛证均可配伍应用,尤宜于寒凝气滞血瘀者。醋制后疗效更佳。

【用法用量】煎服,3~10g;研末吞服,每次1.5~3g。醋制可增强止痛作用。

郁金

【功效】活血止痛,行气解郁,清心凉血,利胆退黄。

【应用】①气滞血瘀之胸、胁、腹痛。②热病神昏,癫痫痰闭。③热迫血行之吐血、衄血、倒经、尿血、血淋。④湿热黄疸、胆石症。

【用法用量】煎服,3~10g。

【使用注意】不宜与丁香、母丁香同用。

乳香

【功效】活血定痛,消肿生肌。

【应用】①跌打损伤、疮疡痈肿。②气滞血瘀之痛证。

【用法用量】煎汤或入丸、散,3~5g,宜炒去油用。外用适量,研末外敷。

【使用注意】孕妇及胃弱者慎用。

没药

【功效】散瘀定痛,消肿生肌。

【应用】与乳香相似。常与乳香相须为用,治疗跌打损伤,瘀滞疼痛,痈疽肿痛,疮疡溃后久不收口,以及一切瘀滞痛证。

【用法用量】煎服,3~5g,炮制去油,多入丸散用。外用适量。

【使用注意】同乳香。

五灵脂

【功效】活血止痛,化瘀止血。

【应用】①瘀血阻滞之痛证。为治疗瘀滞疼痛之要药。②瘀滞出血证。

【用法用量】煎服,3~10g,包煎。外用适量。活血止痛宜生用,化瘀止血宜炒用。

【使用注意】血虚无瘀及孕妇慎用。不宜与人参同用。

细目三 活血调经药

丹参

【功效】活血祛瘀,通经止痛,凉血消痈,清心除烦。

【应用】①月经不调,闭经痛经,产后瘀滞腹痛。能祛瘀生新而不伤正。②血瘀胸痹心痛,脘腹疼痛,癥瘕积聚,跌打损伤及风湿痹证。③疮痈肿毒。④热病烦躁神昏及心悸失眠。

【性能特点】苦微寒,入心肝血分。苦降下行,微寒以除血热,故有活血祛瘀以调经、止痛之功,凉血清心以消痈、除烦之力。治热壅血瘀之月经不调、胸痹心痛、疮痈肿毒及热病烦躁不安等。古有"一味丹参饮,功同四物汤"之说,实为祛瘀生新之义,纯虚无瘀者,则非所宜。

【用法用量】煎服,10~15g。活血化瘀宜酒炙用。

【使用注意】不宜与藜芦同用。

【鉴别用药】川芎与丹参均能活血行瘀止痛,同治妇科月经不调、经闭、痛经、癥瘕、产后瘀阻,内科胸痹、心痛、脘腹痛,外科痈肿疮毒,伤科跌打损伤等血滞证。不同点:丹参微寒,又善凉血,故宜于血瘀血热之妇、内、外、伤科诸证,并治肝脾肿大、风湿热痹;还能清心,无论外感或内伤之血热心烦不眠均可应用。川芎性温味辛,又能行气散风寒,故宜于血瘀有寒或又兼气滞之妇、内、外、伤科诸证,并治肝郁气滞胁痛、各种头痛、风寒湿痹等。

红花

【功效】活血通经,散瘀止痛。

【应用】①血滞经闭、痛经、产后瘀滞腹痛。②癥瘕积聚。③胸痹心痛、血瘀腹痛、胁痛。④跌打损伤,瘀滞肿痛。⑤瘀滞斑疹色暗。

【用法用量】煎服,3~10g。外用适量。

【使用注意】孕妇及有出血倾向者慎用。

桃仁
【功效】活血祛瘀,润肠通便,止咳平喘。

【应用】①瘀血阻滞病证。②肺痈,肠痈。③肠燥便秘。④咳嗽气喘。

【用法用量】煎服,5~10g,捣碎用。

【使用注意】孕妇及便溏者慎用。

【鉴别用药】红花与桃仁均具活血化瘀之功,同治妇科血滞经闭、痛经、癥瘕积聚、产后瘀阻腹痛,内科胸痛、心痛,以及伤科跌打瘀痛。不同点:桃仁性平,甘苦润降,破瘀生新为长;又能润肠通便,治肠痈、肺痈、肠燥便秘;还能止咳平喘,治咳嗽气喘。红花性温,辛散温通,又能化斑消肿,治痈肿疮毒、脱疽、斑疹。

益母草
【功效】活血调经,利尿消肿,清热解毒。

【应用】①血滞经闭、痛经、经行不畅、产后恶露不尽、瘀滞腹痛。为妇产科要药。②水肿,小便不利。尤宜用于水瘀互阻的水肿。③跌打损伤,疮痈肿毒,皮肤瘾疹。

【用法用量】煎服,9~30g;鲜品 12~40g;或熬膏,入丸剂。外用适量,捣敷或煎汤外洗。

【使用注意】孕妇慎用。

泽兰
【功效】活血调经,祛瘀消痈,利水消肿。

【应用】①血滞经闭、痛经、产后瘀滞腹痛。②跌打损伤,瘀肿疼痛,疮痈肿毒。③水肿,小便不利。

【用法用量】煎服,6~12g。外用适量。

【使用注意】血虚及无瘀滞者慎用。

牛膝
【功效】逐瘀通经,补肝肾,强筋骨,利尿通淋,引血下行。

【应用】①瘀血阻滞之经闭、痛经、经行腹痛、胞衣不下及跌仆伤痛。②腰膝酸痛、下肢痿软。③淋证、水肿、小便不利。④阴虚阳亢之头痛、眩晕,胃火上炎之齿痛、口舌生疮,气火上逆,迫血妄行之吐血、衄血。

【性能特点】味苦泄降,"走而能补,性善下行"。其活血化瘀,长于治疗妇科经产诸疾及跌打损伤等证;活血以通利关节,味甘酸以补肝肾、强筋骨,故可治痹证日久及肝肾不足腰膝酸痛,筋骨无力;性滑利窍,利尿通淋而治淋证、水肿;引血下行,而善治下焦瘀血证;导热下泄,引血下行,以降上亢之阳、上炎之火、上逆之血。

【用法用量】煎服,5~12g。活血通经、利水通淋、引火(血)下行宜生用,补肝肾、强筋骨宜酒炙用。

【使用注意】本品为动血之品,性专下行,孕妇、月经过多者慎用。中气下陷、脾虚泄泻、下元不固、多梦遗精者慎用。

鸡血藤
【功效】活血补血,调经止痛,舒筋活络。

【应用】①月经不调,痛经,经闭。②风湿痹痛,手足麻木,肢体瘫痪,血虚萎黄。

【用法用量】煎服,9~15g;或浸酒服,或熬膏服。

细目四 活血疗伤药

土鳖虫
【功效】破血逐瘀,续筋接骨。

【应用】①跌打损伤,筋伤骨折,瘀肿疼痛。②血瘀经闭,产后瘀滞腹痛,癥瘕痞块。

【用法用量】煎服,3~10g。

【使用注意】孕妇禁用。

马钱子
【功效】散结消肿,通络止痛。

【应用】①跌打损伤,骨折肿痛。为伤科疗伤止痛之佳品。②痈疽疮毒,咽喉肿痛。③风湿顽痹,麻木瘫痪。善能搜筋骨间风湿,止痛力强。

【用法用量】0.3~0.6g,炮制后入丸散用。外用适量,研末调涂。

【使用注意】内服不宜生用及多服久服。本品所含有毒成分能被皮肤吸收,故外用亦不宜大面积涂敷。孕妇禁用,体虚者忌用。运动员慎用。

自然铜
【功效】散瘀止痛,续筋接骨。

【应用】跌打损伤,骨折筋断,瘀肿疼痛。长于促进骨折的愈合。

【用法用量】3~9g。入丸散服,若入煎剂宜先煎。外用适量。

【使用注意】不宜久服。孕妇慎用。

苏木
【功效】活血,祛瘀,消肿止痛。

【应用】①跌打损伤,骨折筋伤,瘀滞肿痛。②血滞经闭,产后瘀阻腹痛,痛经,心腹疼痛,痈疽肿痛。

【用法用量】煎服,3~9g。外用适量,研末撒敷。

【使用注意】月经过多和孕妇慎用。

骨碎补

【功效】疗伤止痛,补肾强骨。外用消风祛斑。

【应用】①跌打损伤或创伤,筋骨损伤,瘀滞肿痛。②肾虚腰痛脚弱、耳鸣耳聋、牙痛、久泻。③外治斑秃、白癜风。

【用法用量】煎服,3~9g。外用适量,研末调敷或鲜品捣敷,亦可浸酒擦患处。

【使用注意】孕妇及阴虚火旺、血虚风燥者慎用。

细目五　破血消癥药

莪术

【功效】行气破血,消积止痛。

【应用】①气滞血瘀所致癥瘕积聚、经闭及心腹瘀痛。②食积脘腹胀痛。③跌打损伤,瘀肿疼痛。

【用法用量】煎服,6~9g。外用适量。醋制后可加强祛瘀止痛作用。

【使用注意】孕妇及月经过多者禁用。

三棱

【功效】破血行气,消积止痛。

【应用】与莪术基本相同,常相须为用。然三棱偏于破血,莪术偏于破气。

【用法用量】煎服,5~10g。醋制后可加强祛瘀止痛作用。

【使用注意】孕妇及月经过多者禁用。不宜与芒硝、玄明粉同用。

水蛭

【功效】破血通经,逐瘀消癥。

【应用】①血瘀经闭,癥瘕积聚。②中风偏瘫,跌打损伤,心腹疼痛。

【用法用量】煎服,1~3g。研末服,0.3~0.5g。以入丸、散或研末服为宜。或用活水蛭放于瘀肿部位吸血消肿。

【使用注意】孕妇及月经过多者禁用。

穿山甲

【功效】活血消癥,搜风通络,通经下乳,消肿排脓。

【应用】①血滞癥瘕,经闭。②风湿痹痛,中风瘫痪。③产后乳汁不下。④痈肿疮毒,瘰疬。

【用法用量】煎服,5~10g,一般炮制后用。

【使用注意】孕妇慎用。痈肿已溃者忌用。

斑蝥

【功效】破血逐瘀,散结消癥,攻毒蚀疮。

【应用】①癥瘕,经闭。②痈疽恶疮,顽癣,瘰疬,痈疽不溃,恶疮死肌。③面瘫,风湿痹痛。

【用法用量】炮制后多入丸散用,0.03~0.06g。外用适量,研末或浸酒醋,或制油膏涂敷患处,不宜大面积用。

【使用注意】本品有大毒,内服宜慎,应严格掌握剂量。外用对皮肤、黏膜有很强的刺激作用,能引起皮肤发红、灼热、起疱,甚至腐烂,故不宜久服和大面积使用。体弱者忌用。孕妇禁用。

第十六单元　化痰止咳平喘药

细目一　概　述

要点一　化痰止咳平喘药的性能特点

本类药或辛或苦，或温或凉，多入肺经，辛开苦降，温以散寒，凉可清热。

要点二　化痰止咳平喘药的功效

本类药具有宣降肺气、化痰止咳、降气平喘之功。

要点三　化痰止咳平喘药的适应范围

化痰药主治痰证。痰的病证甚多，如痰阻于肺之咳喘痰多，痰蒙心窍之昏厥、癫痫，痰蒙清阳之眩晕，痰扰心神之睡眠不安，肝风夹痰之中风、惊厥，痰阻经络之肢体麻木、半身不遂、口眼㖞斜，痰火互结之瘰疬、瘿瘤，痰凝肌肉、流注骨节之阴疽流注等。止咳平喘药用于外感、内伤所致的各种咳嗽和喘息。

要点四　化痰止咳平喘药的使用注意事项

1. 刺激性较强的化痰药，不宜用于咳嗽兼有出血倾向者，以免加重出血。
2. 麻疹初起兼有表证之咳嗽，应以疏解清宣为主，不可单用止咳药，忌用温燥及具有收敛之性的止咳药，以免影响麻疹透发。

要点五　化痰止咳平喘药的分类

本类药物根据药性、功能及临床应用的不同，分为温化寒痰药、清化热痰药、止咳平喘药三类。

要点六　各类化痰止咳平喘药的性能特点

温化寒痰药：味多辛、苦，性多温燥，主归肺、脾、肝经。

清化热痰药：性多寒凉，部分药物质润，兼能润燥。部分药物味咸，兼能软坚散结。

止咳平喘药：主入肺经，味或辛或苦或甘，性或温或寒，由于药物性味不同，质地润燥有异，其止咳平喘的机理也各不相同。

要点七　各类化痰止咳平喘药的功效

温化寒痰药：有温肺祛寒、燥湿化痰作用，有的兼能消肿止痛。

清化热痰药：有清化热痰之功，兼能润燥化痰、软坚散结。

止咳平喘药：有宣肺止咳、清肺止咳、润肺止咳、降肺止咳、敛肺止咳及化痰止咳之功。

要点八　各类化痰止咳平喘药的适应范围

温化寒痰药：主要适用于寒痰、湿痰证，如咳嗽气喘、痰多色白，以及由寒痰、湿痰所致的眩晕、肢体麻木、阴疽流注等。

清化热痰药：主要适用于热痰、燥痰证，如咳嗽气喘、痰黄质稠，或干咳少痰、痰稠难咯、唇舌干燥，以及痰热癫痫、中风惊厥、瘿瘤、痰火瘰疬等。

止咳平喘药：主要适用于外感或内伤所致的咳喘、痰多，或痰饮喘息。

细目二　温化寒痰药

半夏

【功效】燥湿化痰，降逆止呕，消痞散结。外用消肿止痛。

【应用】①湿痰证，寒痰证。为燥湿化痰、温化寒痰之要药，尤善治脏腑之湿痰。②呕吐。为止呕要药，尤宜于痰饮或胃寒呕吐。③心下痞，胸痹，结胸，梅核气。④瘿瘤，痰核，痈疽肿毒及毒蛇咬伤。

【性能特点】辛散温燥而沉降，入脾则使湿去脾健痰无生源，入肺则肺得宣化而痰无留所,为治湿痰、寒痰要药。入胃则使气降而呕逆自止,常用于痰饮或胃寒呕吐。辛者散结气,开痹气,治心下痞、胸痹、梅核气等。有毒之品,以毒攻毒,外用消肿止痛,用治痈疽肿毒、瘰疬痰核。

【用法用量】煎服,3~9g,一般宜制过用。炮制品中有姜半夏、法半夏等,其中姜半夏长于降逆止呕,法半夏长于燥湿且温性较弱,半夏曲则有化痰消食之功,竹沥半夏能清化热痰,主治热痰、风痰之证。外用适量。

【使用注意】不宜与川乌类药材同用。生品内服宜慎。其性温燥,阴虚燥咳、血证、热痰、燥痰应慎用。

天南星

【功效】燥湿化痰,祛风止痉。外用散结消肿。

【应用】①顽痰咳嗽,湿痰、寒痰证。②风痰眩晕,中风,癫痫,惊风,破伤风。善祛风痰而止痉厥。③外用治痈疽肿痛,痰核瘰疬,蛇虫咬伤。外用。

【用法用量】煎服,3~9g,多制用。外用生品适量,研末以醋或酒调敷患处。

【使用注意】阴虚燥痰及孕妇慎用。

【鉴别用药】半夏与天南星均能燥湿化痰,为治寒痰、湿痰要药;生品外用消肿止痛,治痈疽肿毒、瘰疬痰核等证。不同点:半夏主归脾、胃经,善除脾胃湿痰;天南星主归肝经,温燥之性强于半夏,善治顽痰并祛经络风痰。半夏又能降逆止呕、消痞散结,治呕吐、胸脘痞闷、梅核气、结胸等证。天南星又能祛风止痉,治中风口眼㖞斜、破伤风等证。

白附子

【功效】祛风痰,定惊搐,解毒散结,止痛。

【应用】①中风痰壅,口眼㖞斜,惊风癫痫,破伤风。②痰厥头痛,眩晕。尤擅治头面部诸疾。③瘰疬痰核,毒蛇咬伤。

【用法用量】煎服,3~6g,宜炮制后用。外用生品适量捣烂,熬膏或研末以酒调敷患处。

【使用注意】本品辛温燥烈,阴虚血虚动风或热盛动风者不宜使用;孕妇慎用。生品一般不内服。

芥子

【功效】温肺豁痰利气,散结通络止痛。

【应用】①寒痰喘咳,悬饮。②阴疽流注,肢体麻木,关节肿痛。善散"皮里膜外之痰"。③冷哮日久。于夏令外敷肺俞等穴。

【用法用量】煎服,3~9g。外用适量,研末调敷,或作发疱用。

【使用注意】本品辛温走散,耗气伤阴,久咳肺虚及阴虚火旺者忌用。消化道溃疡、出血者及皮肤过敏者忌用。用量不宜过大。

皂荚

【功效】祛痰开窍,散结消肿。

【应用】①顽痰阻肺,咳喘痰多。②中风,痰厥,癫痫,喉痹痰盛。③疮肿未溃,皮癣,便秘。

【用法用量】多入丸散用,1~1.5g。外用适量,研末吹鼻取嚏或研末调敷患处。

【使用注意】内服剂量不宜过大,以免引起呕吐、腹泻。辛散走窜之性强,非顽疾证实体壮者慎用。孕妇、气虚阴亏及有出血倾向者忌用。

旋覆花

【功效】降气,消痰,行水,止呕。

【应用】①咳喘痰多,痰饮蓄结,胸膈痞满。②噫气,呕吐。善降胃气而止呕噫。③气血不和之胸胁痛。

【性能特点】辛散温通,味咸软坚,化胶结之痰;味苦泄降,功善下气。入肺经,降肺气化痰而止喘咳,治痰饮壅肺之喘咳痰多;入胃经,降胃气而止呕哕,治胃气上逆之呕吐、噫气,为治肺胃气逆之要药。

【用法用量】煎服,3~9g,包煎。

【使用注意】阴虚劳嗽,津伤燥咳者慎用。

白前

【功效】降气,消痰,止咳。

【应用】咳嗽痰多,气喘。长于祛痰,降肺气以平咳喘。

【用法用量】煎服,3~10g。

细目三 清化热痰药

川贝母

【功效】清热润肺,化痰止咳,散结消痈。

【应用】①虚劳咳嗽,肺热燥咳。②瘰疬、乳痈、肺痈。

【性能特点】苦泄甘润,微寒清热,入肺、心经,为清泄润肺之品。既能清肺化痰,又能润肺止咳,为肺热燥咳及虚劳咳嗽之要药。又开郁散结消痈,治痰火、热毒壅结之疮肿瘰疬。

【用法用量】煎服,3~10g;研粉冲服,一次1~2g。

【使用注意】不宜与川乌类药材同用。

浙贝母

【功效】清热化痰止咳,解毒散结消痈。

【应用】①风热、痰热咳嗽。②瘰疬、瘿瘤,乳痈疮毒,肺痈。

【用法用量】煎服,5~10g。

【使用注意】同川贝母。

【鉴别用药】川贝母与浙贝母均能清热化痰、散结消痈,同治肺热咳嗽、瘰疬、乳痈等证。不同点:川贝母味甘偏润,又能润肺止咳,又可治虚劳咳嗽、肺燥咳嗽;浙贝母苦寒降泄,功专清热散结,善治风热、肺热咳嗽及瘰疬、瘿瘤、乳痈等证。

瓜蒌

【功效】清热涤痰,宽胸散结,润燥滑肠。

【应用】①痰热咳喘。②胸痹,结胸。③肺痈,肠痈,乳痈。④肠燥便秘。

【用法用量】煎服,全瓜蒌9~15g,瓜蒌皮6~10g,瓜蒌子9~15g,打碎入煎。

【使用注意】本品甘寒而滑,脾虚便溏者及寒痰、湿痰证忌用。不宜与川乌类药材同用。

【鉴别用药】瓜蒌皮与瓜蒌子均能清热化痰,同治肺热咳嗽、痰黄质稠。不同点:瓜蒌皮偏于清热化痰,又能理气宽胸,可治胸痹、结胸;瓜蒌子重在润燥化痰,又能润肠通便,可治肺燥咳嗽、肠燥便秘。

竹茹

【功效】清热化痰,除烦,止呕。

【应用】①痰热、肺热咳嗽,痰热心烦不寐。②中风痰迷,舌强不语。③胃热呕吐,妊娠恶阻。④吐血、衄血等血热出血证。

【用法用量】煎服,5~10g。生用清化痰热,姜汁炙用止呕。

竹沥

【功效】清热豁痰,定惊利窍。

【应用】①痰热咳喘。最宜于痰稠难咯,顽痰胶结者。②中风痰迷,惊痫癫狂。

【用法用量】内服,30~50mL,冲服。本品不能久藏,但可熬膏瓶贮,称竹沥膏;近年用安瓿瓶密封装置,可以久藏。

【使用注意】寒痰及便溏者忌用。

天竺黄

【功效】清热豁痰,凉心定惊。

【应用】①小儿惊风,中风癫痫,热病神昏。②痰热咳喘。

【用法用量】煎服,3~9g。

【鉴别用药】竹茹、竹沥与天竺黄均能清热化痰,同治痰热咳喘;其中竹沥、天竺黄又可定惊,主治热病或痰热所致的惊风、癫痫、中风昏迷、喉间痰鸣。不同点:竹茹长于清心除烦、止呕,又能凉血止血,可治痰热扰心的心烦失眠、胃热呕吐、血热出血;竹沥性寒滑利,清热涤痰力强,多用于大人惊痫中风,肺热顽痰胶结难咯;天竺黄尤善清心定惊,常用治小儿惊风,热病神昏。

前胡

【功效】降气化痰,散风清热。

【应用】①痰热咳喘。②风热咳嗽。

【用法用量】煎服,3~10g。

桔梗

【功效】宣肺,祛痰,利咽,排脓。

【应用】①咳嗽痰多,胸闷不畅。无论寒热皆可应用。②咽喉肿痛,音哑失音。③肺痈吐脓。④癃闭、便秘,又能载药上行。

【性能特点】苦泄辛散,性平不偏,性善上行,为肺经专药。善开宣肺气,祛痰,治咳嗽痰多,无论外感内伤、属寒属热皆可应用。又宣肺以利咽,治咽痛音哑;宣肺以排脓,治肺痈吐脓;宣肺以通利二便,治癃闭、便秘。借其升浮之力,常为诸药舟楫以载之上行。

【用法用量】煎服,3~10g。

【使用注意】本品性升散,凡气机上逆,呕吐、呛咳、眩晕、阴虚火旺咳血等不宜用,胃、十二指肠溃疡者慎服。用量过大易致恶心呕吐。

胖大海

【功效】清热润肺,利咽开音,润肠通便。

【应用】①肺热声哑,咽喉疼痛,肺热燥咳,干咳少痰。②燥热便秘,头痛目赤。

【用法用量】2~3枚,沸水泡服或煎服。

海藻

【功效】消痰软坚散结,利水消肿。

【应用】①瘿瘤、瘰疬、睾丸肿痛。②痰饮水肿。

【用法用量】煎服，6~12g。
【使用注意】不宜与甘草同用。

昆布
【功效】消痰软坚散结，利水消肿。
【应用】同海藻，常与海藻相须而用。
【用法用量】煎服，6~12g。

黄药子
【功效】化痰散结消瘿，清热凉血解毒。
【应用】①瘿瘤。现常用于治疗多种甲状腺肿大。②疮疡肿毒，咽喉肿痛，毒蛇咬伤。③吐血、衄血、咳血、咳嗽、气喘、百日咳。
【用法用量】煎服，4.5~9g；研末服，1~2g。外用适量，鲜品捣敷，或研末调敷，或磨汁涂。
【使用注意】本品有毒，不宜过量。如多服、久服可引起吐泻、腹痛等消化道反应，并对肝肾有一定损害，故脾胃虚弱及肝肾功能损害者慎用。

细目四　止咳平喘药

苦杏仁
【功效】降气止咳平喘，润肠通便。
【应用】①咳嗽气喘。为治咳喘之要药，无论新久、寒热，皆可配伍用之。②肠燥便秘。
【性能特点】苦微温而润降，质润多脂，并有小毒，入肺与大肠经。上能降肺气以止咳喘，下能润肠燥以通大便，善治多种咳喘与肠燥便秘。
【用法用量】煎服，5~10g，宜打碎入煎，生品入煎剂宜后下；或入丸、散。
【使用注意】阴虚咳喘及大便溏泄者慎用。本品有小毒，用量不宜过大。婴儿慎用。

紫苏子
【功效】降气化痰，止咳平喘，润肠通便。
【应用】①咳喘痰多。②肠燥便秘。
【用法用量】煎服，3~10g，煮粥食或入丸、散。
【使用注意】脾虚便溏者慎用。
【鉴别用药】苦杏仁与紫苏子均能止咳平喘、润肠通便，同治咳喘气逆、肠燥便秘。不同点：苦杏仁味苦，具小毒，又能宣肺，为治咳喘要药，治各种咳喘；苏子善于降气消痰，既治咳喘痰壅气逆，又治上盛下虚之久咳痰喘。

百部
【功效】润肺下气止咳，杀虫灭虱。
【应用】①新久咳嗽，百日咳，肺痨咳嗽。无论外感、内伤、暴咳、久嗽，皆可用之。②蛲虫病、阴道滴虫、头虱及疥癣等。
【用法用量】煎服，3~9g。外用适量，水煎或酒浸。久咳虚嗽宜蜜炙用。

紫菀
【功效】润肺下气，消痰止咳。
【应用】咳嗽有痰。无论外感内伤、寒热虚实，皆可应用。
【用法用量】煎服，5~10g。外感暴咳宜生用，肺虚久咳宜蜜炙用。

款冬花
【功效】润肺下气，止咳化痰。
【应用】咳喘。无论寒热虚实，皆可随证配伍，尤宜于寒咳。
【用法用量】煎服，5~10g。外感暴咳宜生用，肺虚久咳宜炙用。

枇杷叶
【功效】清肺止咳，降逆止呕。
【应用】①肺热咳嗽，气逆喘急。②胃热呕吐，哕逆，烦热口渴。
【用法用量】煎服，6~10g。止咳宜蜜炙用，止呕宜生用。

桑白皮
【功效】泻肺平喘，利水消肿。
【应用】①肺热咳喘。能清泻肺火。②水肿。
【用法用量】煎服，6~12g。泻肺利水、平肝清火宜生用，肺虚咳嗽宜蜜炙用。

葶苈子
【功效】泻肺平喘，行水消肿。
【应用】①痰涎壅盛，喘息不得平卧。②水肿、悬饮、胸腹积水、小便不利。
【性能特点】苦降辛散，大寒清热，入肺、膀胱经。善泻肺中水饮及痰火而止咳平喘，治痰涎壅盛，喘息不得平卧；又泻肺气壅闭而通调水道，行水消肿，为治胸腹积水之常用药。唯其药力颇强，用之宜慎。
【用法用量】煎服，3~10g，包煎。炒用缓其寒性，不易伤脾胃。
【鉴别用药】桑白皮与葶苈子均能泻肺平喘、利水消肿，同治咳嗽喘满、水肿、小便不利等证。不同点：桑白皮味甘性寒，清肺消痰而降气平喘，肺热咳喘多用之，皮肤水肿常用；葶苈子苦辛大寒，善泻肺中水饮，且泻肺气之闭塞以利尿消肿，药力较强，善治咳逆痰多、喘息不得卧及胸腹积水。

白果

【功效】敛肺定喘，止带缩尿。

【应用】①哮喘咳嗽。②带下，白浊，尿频，遗尿。

【用法用量】煎服，5~10g，捣碎。

【使用注意】本品有毒，不可多用，小儿尤当注意。忌生食。过食白果可致中毒，出现腹痛、吐泻、发热、发绀以及昏迷、抽搐，严重者可因呼吸麻痹而死亡。

第十七单元 安 神 药

细目一 概 述

要点一 安神药的性能特点

本类药主入心、肝经。

要点二 安神药的功效

本类药物具有重镇安神、养心安神作用，某些药物还兼有清热解毒、平肝潜阳、纳气平喘、敛汗、润肠、祛痰等作用。

要点三 安神药的适应范围

安神药主要适用于心神不宁的心悸怔忡，失眠多梦；亦可作为治疗惊风、癫狂等病证的辅助药物。部分安神药又可用治热毒疮肿、肝阳眩晕、自汗盗汗、肠燥便秘、痰多咳喘等证。

要点四 安神药的使用注意事项

1. 本类药物多属对症治标之品，特别是矿石类重镇安神药及有毒药物，只宜暂用，不可久服，应中病即止。
2. 矿石类安神药，如作丸散剂服时，须配伍养胃健脾之品，以免伤胃耗气。

要点五 安神药的分类

本类药物按药性、功效及主治病证不同可分为重镇安神药和养心安神药两类。

要点六 各类安神药的性能特点

重镇安神药：多为矿石、化石、介类药物，具有质重沉降之性。

养心安神药：多为植物类种子、种仁，具有甘润滋养之性。

要点七 各类安神药的功效

重镇安神药：有镇心安神、平惊定志、平肝潜阳等作用。

养心安神药：有滋养心肝、益阴补血、交通心肾等作用。

要点八 各类安神药的适应范围

重镇安神药：主要用于心火炽盛、痰火扰心、肝郁化火及惊吓等引起的心神不宁、心悸失眠及惊痫、肝阳眩晕等证。

养心安神药：主要用于阴血不足、心脾两虚、心肾不交等导致的心悸怔忡、虚烦不眠、健忘多梦、遗精、盗汗等证。

细目二 重镇安神药

朱砂

【功效】清心镇惊，安神解毒。

【应用】①心神不宁，心悸，失眠。为镇心、清火、安神定志之药。②惊风，癫痫。③疮疡肿毒，咽喉肿痛，口舌生疮。

【性能特点】味甘性微寒，质重，寒能降火，重可镇怯，专归心经，既能清心经实火，又能镇惊安神，为清心、镇惊之要药。

【用法用量】内服，多入丸、散剂，每次0.1~0.5g，不宜入煎剂。外用适量。

【使用注意】本品有毒，内服不可过量或持续服用。孕妇及肝功能不全者禁用。忌火煅。

磁石

【功效】镇惊安神，平肝潜阳，聪耳明目，纳气平喘。

【应用】①心神不宁，惊悸，失眠及癫痫。②头晕目眩。③耳鸣耳聋，视物昏花。④肾虚气喘。

【用法用量】煎服，9~30g，宜打碎先煎。

【使用注意】因吞服后不易消化，如入丸散，不可多服，脾胃虚弱者慎用。

【鉴别用药】朱砂与磁石二药，质重性寒，

入心经,均能镇心安神,可用治心神不宁、惊悸、失眠、癫痫。不同点：朱砂味甘,有毒,长于镇心、清心而安神,善治心火亢盛之心神不安。磁石味咸,无毒,归肝、肾经,益肾阴,潜肝阳,主治肾虚肝旺、肝火扰心之心神不宁。朱砂还能清热解毒,可用治疮疡肿毒、咽喉肿痛、口舌生疮。磁石又可平肝潜阳,聪耳明目,纳气平喘,可用治肝阳上亢之头晕目眩、耳鸣耳聋、视物昏花、肾虚气喘等证。

琥珀

【功效】镇惊安神,活血散瘀,利尿通淋。

【应用】①心神不宁,心悸失眠,惊风,癫痫。②痛经经闭,心腹刺痛,癥瘕积聚。③淋证,癃闭。④疮痈肿毒。

【用法用量】研末冲服,或入丸散,每次1.5~3g。不入煎剂。外用适量。

细目三 养心安神药

酸枣仁

【功效】养心益肝,安神,敛汗,生津止渴。

【应用】①心悸失眠。为养心安神要药。②自汗,盗汗。③津伤口渴咽干。

【性能特点】味甘,入心、肝经,能养心阴、益肝血而宁心安神,为养心安神之要药。味甘酸,酸能敛,有敛阴生津止渴和收敛止汗之效。

【用法用量】煎服,10~15g。本品炒后质脆易碎,便于煎出有效成分,可增强疗效。

柏子仁

【功效】养心安神,润肠通便,止汗。

【应用】①心悸失眠。②肠燥便秘。③阴虚盗汗,小儿惊痫。

【用法用量】煎服,10~20g。大便溏者宜用柏子仁霜代替柏子仁。

【使用注意】便溏及多痰者慎用。

【鉴别用药】柏子仁与酸枣仁均能养心安神,可用治阴血不足、心神失养所致的心悸怔忡、失眠、健忘等证,常相须为用。不同点：酸枣仁安神作用较强,又可收敛止汗、生津止渴,用治体虚自汗、盗汗,伤津口渴咽干。柏子仁质润多脂,又可润肠通便,用治肠燥便秘。

合欢皮

【功效】解郁安神,活血消肿。

【应用】①心神不宁,忿怒忧郁,烦躁失眠。为悦心安神要药。②跌打骨折,血瘀肿痛。③肺痈,疮痈肿毒。

【用法用量】煎服,6~12g。外用适量。

【使用注意】孕妇慎用。

远志

【功效】安神益智,交通心肾,祛痰消肿。

【应用】①失眠多梦,心悸怔忡,健忘。②癫痫,惊狂。③咳嗽痰多。④痈疽疮毒,乳房肿痛,喉痹。

【用法用量】煎服,3~10g。外用适量。化痰止咳宜炙用。

【使用注意】凡实热或痰火内盛者,以及有胃溃疡或胃炎者慎用。

第十八单元　平肝息风药

细目一　概　　述

要点一　平肝息风药的性能特点
平肝息风药皆入肝经，多为介类、昆虫等动物药及矿石类药物。

要点二　平肝息风药的功效
平肝息风药主要具有平肝潜阳、息风止痉功效。部分药物兼有镇惊安神、清肝明目、降逆、凉血等作用，某些息风止痉药兼有祛风通络之功。

要点三　平肝息风药的适应范围
平肝息风药主要适用于肝阳上亢、肝风内动的病证。部分药物又可用治心神不宁、目赤肿痛、呕吐、呃逆、喘息、血热出血以及风中经络之口眼㖞斜、痹痛等证。

要点四　平肝息风药的使用注意事项
1. 本类药物有性偏寒凉或性偏温燥之不同，故当使用时注意。
2. 脾虚慢惊者，不宜用寒凉之品。
3. 阴虚血亏者，当忌温燥之品。

要点五　平肝息风药的分类
本类药物按药性、功效及主治病证不同可分为平肝息风药和息风止痉药两类。

要点六　各类平肝息风药的性能特点
平抑肝阳药：多为质重之介类或矿石类药物。

息风止痉药：主入肝经。

要点七　各类平肝息风药的功效
平抑肝阳药：有平抑肝阳或平肝潜阳之功效。

息风止痉药：以息肝风、止痉抽为主要功效。部分兼有平肝潜阳、清泻肝火、祛外风作用。

要点八　各类平肝息风药的适应范围
平抑肝阳药：主要用于肝阳上亢之头晕目眩、头痛、耳鸣和肝火上攻之面红、口苦、目赤肿痛、烦躁易怒、头痛头昏等症。亦用治肝阳化风痉挛抽搐及肝阳上扰烦躁不眠者。

息风止痉药：主要用于温热病热极动风、肝阳化风、血虚生风等所致眩晕欲仆、项强肢颤、痉挛抽搐等症，以及风阳夹痰、痰热上扰之癫痫、惊风抽搐，或风毒侵袭引动内风之破伤风、痉挛抽搐、角弓反张等症。部分息风止痉药，亦可用治肝阳眩晕和肝火上攻之目赤、头痛或风邪中经络之口眼㖞斜、肢麻痉挛、头痛、痹证等。

细目二　平抑肝阳药

石决明

【功效】平肝潜阳，清肝明目。

【应用】①肝阳上亢，头晕目眩。为凉肝、镇肝之要药。②目赤，翳障，视物昏花。③胃酸过多之胃脘痛，外伤出血。煅用有收敛、制酸、止痛、止血等作用。

【性能特点】咸寒质重，专入肝经，长于潜降肝阳，清肝泄热，兼益肝阴，为平肝凉肝之要药。且长于清肝火，有明目退翳之功，为治目疾常用药，不论虚实，均可应用。

【用法用量】煎服，6~20g，先煎。平肝、清肝宜生用，外用点眼宜煅用、水飞。

【使用注意】本品咸寒，易伤脾胃，故脾胃虚寒，食少便溏者慎用。

【鉴别用药】石决明与决明子均能清肝明目、平抑肝阳，可用治目赤肿痛、翳障等偏于肝热者，及肝阳上亢、头晕目眩。不同点：石决明凉肝镇肝、滋养肝阴，故无论实证、虚证之目疾均可应用。煅石决明还可收敛、制酸、止痛、止血，可用治胃酸过多之胃脘痛，外伤出血。决明子又可润肠通便，可用治肠燥便秘。

珍珠母

【功效】平肝潜阳，安神，定惊明目，燥湿收敛。

【应用】①肝阳上亢，头晕目眩。②惊悸失眠，心神不宁。③目赤翳障，视物昏花。④湿疮瘙痒，溃疡久不收口，口疮。

【用法用量】煎服，10~25g，先煎。外用适量。

【使用注意】本品属镇降之品，故脾胃虚寒者，孕妇慎用。

牡蛎

【功效】重镇安神，潜阳补阴，软坚散结，收敛固涩，制酸止痛。

【应用】①心神不安，惊悸失眠。②肝阳上亢，头晕目眩。③痰核、瘰疬、瘿瘤、癥瘕积聚。④滑脱诸证。⑤胃痛泛酸。

【用法用量】煎服，9~30g，先煎。外用适量。收敛固涩宜煅用，其他宜生用。

【鉴别用药】龙骨与牡蛎均能重镇安神、平肝潜阳、收敛固涩，可用治心神不安、惊悸失眠、阴虚阳亢、头晕目眩及各种滑脱证。不同点：龙骨长于镇惊安神，且收敛固涩力优于牡蛎；龙骨外用又可收湿、敛疮、生肌，常用治湿疮痒疹，疮疡久溃不敛。牡蛎又可补阴、软坚散结、制酸止痛，常用治热病日久、灼烁真阴、虚风内动、四肢抽搐之症，及痰核、瘰疬、瘿瘤、癥瘕积聚、胃痛泛酸。

赭石

【功效】平肝潜阳，重镇降逆，凉血止血。

【应用】①肝阳上亢，头晕目眩。②呕吐，呃逆，噫气等证。为重镇降逆要药。③气逆喘息。④血热吐衄，崩漏。

【性能特点】味苦性寒，质重沉降，长于镇潜肝阳、清降肝火，为重镇潜阳常用之品。质重性降，为重镇降逆之要药，尤善降上逆之胃气。

【用法用量】煎服，9~30g，先煎。外用适量。降逆、平肝宜生用，止血宜煅用。

【使用注意】孕妇慎用。因含微量砷，故不宜长期服用。

蒺藜

【功效】平肝解郁，活血祛风，明目，止痒。

【应用】①肝阳上亢，头晕目眩。②胸胁胀痛，乳闭胀痛。③风热上攻，目赤翳障。④风疹瘙痒，白癜风。

【用法用量】煎服，6~10g；或入丸、散。外用适量。

【使用注意】孕妇慎用。

罗布麻

【功效】平抑肝阳，清热，利尿。

【应用】①头晕目眩。②水肿，小便不利。

【用法用量】煎服或开水泡服，6~12g。肝阳眩晕宜用叶片，治疗水肿多用根。

细目三 息风止痉药

羚羊角

【功效】平肝息风，清肝明目，散血解毒，解热，镇痛。

【应用】①肝风内动，惊痫抽搐。为治惊痫抽搐之要药。②肝阳上亢，头晕目眩。③肝火上炎，目赤头痛。④温热病壮热神昏，热毒发斑。⑤风湿热痹，肺热咳喘，百日咳。

【用法用量】煎服，1~3g，宜单煎2h以上。磨汁或研粉服，每次0.3~0.6g。

【使用注意】本品性寒，脾虚慢惊者忌用。

牛黄

【功效】化痰开窍，凉肝息风，清热解毒。

【应用】①热病神昏。能清心，祛痰，开窍醒神。②小儿惊风，癫痫。③口舌生疮，咽喉肿痛，牙痛，痈疽疔毒。

【用法用量】入丸、散剂，每次0.15~0.35g。外用适量，研末敷患处。

【使用注意】非实热证不宜用。孕妇慎用。

【鉴别用药】羚羊角与牛黄均归心、肝经，均能清肝热、息风止痉，可用治温热病壮热神昏及肝风惊厥抽搐。不同点：羚羊角性寒，又可平肝潜阳、明目、散血、解热、镇痛，常用治肝阳上亢之头晕目眩、肝火上炎之目赤头痛及热毒发斑、风湿热痹、肺热咳喘、百日咳等证。牛黄性凉，又可化痰开窍、清热解毒，常用治热入心包或痰蒙清窍之癫痫和口舌生疮、咽喉肿痛、牙痛、痈疽疔毒等证。

珍珠

【功效】安神定惊,明目消翳,解毒生肌,润肤养颜。

【应用】①心神不宁,心悸失眠。②惊风,癫痫。③目赤翳障,视物不清。④口内诸疮,疮疡肿毒,溃久不敛。⑤皮肤色斑。

【用法用量】内服,入丸、散用,0.1~0.3g。外用适量。

钩藤

【功效】清热平肝,息风定惊。

【应用】①头痛,眩晕。②肝风内动,惊痫抽搐。

【用法用量】煎服,3~12g,后下。

天麻

【功效】息风止痉,平抑肝阳,祛风通络。

【应用】①肝风内动,惊痫抽搐。治各种病因之肝风内动,惊痫抽搐,不论寒热虚实,皆可配伍应用。②眩晕,头痛。为治眩晕、头痛之要药。③肢体麻木,手足不遂,风湿痹痛。

【性能特点】主入肝经,功擅息风止痉,且味甘质润,药性平和,故治疗肝风内动,惊痫抽搐,不论寒热虚实,皆可配伍应用。本品既息肝风,又平肝阳,善治多种原因之眩晕、头痛,为止眩晕之良药。

【用法用量】煎服,3~10g。

【鉴别用药】钩藤、天麻均能平肝息风,可用治肝风内动之惊痫抽搐,肝阳上亢之头痛、眩晕。不同点:钩藤长于清热息风,用治小儿高热惊风轻证为宜;天麻甘平质润,清热之力不及钩藤,但肝风内动、惊痫抽搐之证,不论寒热虚实皆可配伍应用。钩藤又可清热透邪,常用治风热外感、头痛、目赤及斑疹透发不畅之证;天麻又可祛风通络,多用治肢体麻木、手足不遂、风湿痹痛。

地龙

【功效】清热定惊,通络,平喘,利尿。

【应用】①高热惊痫,癫狂。②气虚血滞,半身不遂。③痹证。尤适用于热痹。④肺热哮喘。⑤小便不利,尿闭不通。

【用法用量】煎服,5~10g。

全蝎

【功效】息风镇痉,攻毒散结,通络止痛。

【应用】①痉挛抽搐。为治痉挛抽搐之要药。②疮疡肿毒,瘰疬结核。③风湿顽痹。④顽固性偏正头痛。

【性能特点】专入肝经,性善走窜,既平息肝风,又搜风通络,有良好的息风止痉之功,为治痉挛抽搐之要药。本品为虫类药,善于搜风,通络止痛,可用于治疗顽痹和顽固性偏正头痛。

【用法用量】煎服,3~6g。外用适量。

【使用注意】本品有毒,用量不宜过大。孕妇禁用。

蜈蚣

【功效】息风镇痉,攻毒散结,通络止痛。

【应用】①痉挛抽搐。为息风要药。②疮疡肿毒,瘰疬结核。③风湿顽痹。④顽固性头痛。

【用法用量】煎服,3~5g。外用适量。

【使用注意】本品有毒,用量不宜过大。孕妇禁用。

僵蚕

【功效】息风止痉,祛风定惊,化痰散结。

【应用】①惊痫抽搐。对惊风、癫痫而夹痰热者尤为适宜。②风中经络,口眼㖞斜。③风热头痛,目赤,咽痛,风疹瘙痒。④痰核,瘰疬。

【用法用量】煎服,5~10g。散风热宜生用,其他多制用。

第十九单元　开　窍　药

细目一　概　述

要点一　开窍药的性能特点

开窍药味辛,其气芳香,善于走窜,皆入心经。

要点二　开窍药的功效

开窍药主要有通关开窍、启闭回苏、醒脑复神的功效。部分开窍药以其辛香行散之性,尚兼活血、行气、止痛、辟秽、解毒等功效。

要点三　开窍药的适应范围

开窍药主要适用于温病热陷心包、痰浊蒙蔽清窍之神昏谵语,以及惊风、癫痫、中风等猝然昏厥、痉挛抽搐等症。又可用治湿浊中阻,胸脘冷痛满闷;血瘀、气滞疼痛,经闭癥瘕;湿阻中焦,食少腹胀;及目赤咽肿、痈疽疔疮等证。

要点四　开窍药的使用注意事项

1. 开窍药辛香走窜,为救急、治标之品,且能耗伤正气,故只宜暂服,不可久用。
2. 因开窍药性质辛香,有效成分易于挥发,内服多不宜入煎剂,只入丸剂、散剂服用。

细目二　具体药物

麝香

【功效】开窍醒神,活血通经,消肿止痛。

【应用】①闭证神昏。为醒神回苏之要药,可用于各种原因所致之闭证神昏,无论寒闭、热闭,用之皆效。②疮疡肿毒,瘰疬痰核,咽喉肿痛。③血瘀经闭,癥瘕,心腹暴痛,头痛,跌打损伤,风寒湿痹等证。

【性能特点】辛香温通,走窜之性甚烈,有极强的开窍通闭之功,可用于各种原因所致的闭证神昏,为醒神回苏之要药。无论寒闭、热闭,用之皆效,尤宜于寒闭神昏。本品辛香,开通走窜,可行血中之瘀滞,开经络之壅遏,且开心脉,祛瘀滞,为治心腹暴痛之佳品。走窜可力达胞宫,有活血通经、催生下胎之效。

【用法用量】入丸散,每次 0.03~0.1g。不宜入煎剂。外用适量。

【使用注意】孕妇禁用。

冰片

【功效】开窍醒神,清热止痛。

【应用】①闭证神昏。②目赤肿痛,喉痹口疮。③疮疡肿痛,疮溃不敛,水火烫伤。

【性能特点】味辛气香,有开窍醒神之功效,功似麝香但力较弱,二者常相须为用。性偏寒凉,为凉开之品,宜用于热病神昏。本品入心经,止心痛,用治冠心病心绞痛。苦寒清热,有良好的泻火解毒、清热止痛之功,为五官科常用药。

【用法用量】入丸散,每次 0.15~0.3g。不宜入煎剂。外用适量,研粉点敷患处。

【使用注意】孕妇慎用。

苏合香

【功效】开窍醒神,辟秽,止痛,温通散寒。

【应用】①寒闭神昏。②胸腹冷痛,满闷。③冻疮。

【用法用量】入丸散,0.3~1g。不入煎剂。外用适量。

石菖蒲

【功效】开窍豁痰,醒神益志,化湿开胃。

【应用】①痰蒙清窍,神志昏迷。②湿阻中焦,脘腹痞满,胀闷疼痛。③噤口痢。能行胃肠之气。④健忘,失眠,耳鸣,耳聋。

【用法用量】煎服,3~10g,鲜品加倍。

第二十单元 补 虚 药

细目一 概 述

要点一 补虚药的性能特点

根据"甘能补"的理论,补虚药大多具有甘味。

要点二 补虚药的功效

补虚药具有补虚作用。具体地讲,补虚药的补虚作用又有补气、补阳、补血与补阴的不同,此外,有的补虚药还分别兼有祛寒、润燥、生津、清热、收涩等功效。

要点三 补虚药的适应范围

补虚药主要适用于人体正气虚弱、精微物质亏耗引起的精神萎靡、体倦乏力、面色淡白或萎黄、心悸气短、脉象虚弱等。具体地讲,补虚药分别主治气虚证、阳虚证、血虚证和阴虚证。

要点四 补虚药的使用注意事项

1. 用补虚药要防止不当补而误补。邪实而正不虚者,误用补虚药有"误补益疾"之弊。
2. 应避免当补而补之不当。如不分气血,不别阴阳,不辨脏腑,不明寒热,盲目使用补虚药,不仅不能收到预期的疗效,而且还可能导致不良后果。
3. 补虚药用于扶正祛邪,不仅要分清主次,处理好祛邪与扶正的关系,而且应避免使用可能妨碍祛邪的补虚药,使其祛邪而不伤正、补虚而不留邪。
4. 应注意补而兼行,使补而不滞。部分补虚药药性滋腻,不容易消化,过用或用于脾运不健者可能妨碍脾胃运化,应掌握好用药分寸,或适当配伍健脾消食药顾护脾胃。同时,补气还应辅以行气、除湿、化痰,补血还应辅以行血。
5. 补虚药如作汤剂,一般宜适当久煎,使药味尽出。虚弱证一般病程较长,补虚药宜采用蜜丸、煎膏(膏滋)、口服液等便于保存、服用并可增效的剂型。

要点五 补虚药的分类

补虚药按药性、功效及主治病证不同分为补气药、补阳药、补血药和补阴药四类。

要点六 各类补虚药的性能特点

补气药:性味以甘、温或甘、平为主。其中,少数兼能清火、燥湿者,可有苦味。能清火者,药性偏寒。大多数药主要归脾、肺经,少数药兼能补心气而归心经。

补阳药:味多甘、辛、咸,药性多温热,主入肾经。

补血药:甘温质润,主入心、肝血分。

补阴药:性味以甘、寒为主,能清热者,可有苦味。其中能补肺、胃之阴者,主要归肺、胃经;能滋养肝、肾之阴者,主要归肝、肾经;少数药能养心阴,归心经。

要点七 各类补虚药的功效

补气药:具有补气的功效,能补益脏气以纠正人体脏气虚衰的病理偏向。补气又包括补脾气、补肺气、补心气、补元气等。某些药物还兼有养阴、生津、养血等不同功效。

补阳药:补阳药补肾助阳,能补助一身之元阳。

补血药:具有补血作用。

补阴药:具有补阴作用,并多兼润燥和清热之效。

要点八 各类补虚药的适应范围

补气药:主要用于各种气虚证。脾气虚,症见食欲不振,脘腹虚胀,大便溏薄,体倦神疲,面色萎黄,消瘦或一身虚浮,甚或脏器下垂,血失统摄等。肺气虚,症见气少不足以息,动则益甚,咳嗽无力,声音低怯,甚或喘促,体倦神疲,易出虚汗等。心气虚,症见心悸怔忡,胸闷气短,活动后加剧等。元气虚极欲脱,可见气息短促,脉微欲绝。某些药物还可用治阴虚津亏证或血虚证,尤宜于气阴(津)两伤或气血俱虚之证。

补阳药:主要用于肾阳不足,畏寒肢冷,腰膝酸软,性欲淡漠,阳痿早泄,精寒不育或宫冷不孕,尿频遗尿;脾肾阳虚,脘腹冷痛,或阳虚水泛之水肿;肝肾不足,精血亏虚之眩晕耳鸣,须发早白,筋骨痿软,或小儿发育不良,囟门不合,齿迟行迟;肺肾两虚,肾不纳气之虚喘;以及肾阳亏虚,下元虚冷,崩漏带下等证。

补血药:主要用于各种血虚证。症见面色苍白或萎黄,唇爪苍白,眩晕耳鸣,心悸怔忡,失眠健忘,或月经愆期,量少色淡,甚则闭经,舌淡脉细等。

补阴药:主治肺阴虚、胃(脾)阴虚、肝阴虚、肾阴虚、心阴虚证。

细目二 补 气 药

人参

【功效】大补元气,复脉固脱,补脾益肺,生津养血,安神益智。

【应用】①元气虚脱证。为拯危救脱要药,用于因大汗、大泻、大失血或大病、久病所致元气虚极欲脱,气短神疲,脉微欲绝的重危证候。②肺脾心肾虚证。为补肺要药,又为补脾要药。③热病气虚津伤口渴及消渴证。④失眠、健忘。

【性能特点】甘温入脾经,补脾调中,鼓舞脾气,助生化之源,为补脾气之要药。人参归肺经,补五脏,尤善补肺气,亦为补肺气之要药。人参益心气,定智,补血,具气血双补之效。人参甘温,大补元气,益气固脱,挽救危候,故能回阳气于垂绝,祛虚邪于俄顷,为治疗元气虚脱、虚劳内伤的要药。

【用法用量】煎服,3~19g,挽救虚脱可用15~30g,宜文火另煎分次对服。野山参研末吞服,每次2g,日服2次。

【使用注意】不宜与藜芦、五灵脂同用。

西洋参

【功效】补气养阴,清热生津。

【应用】①气阴两伤证。②肺气虚及肺阴虚证。③热病气虚津伤口渴及消渴。

【用法用量】另煎兑服,3~6g。

【使用注意】不宜与藜芦同用。

党参

【功效】补脾肺气,补血,生津,扶正祛邪。

【应用】①脾肺气虚证。②气血两虚证。③气津两伤证。

【用法用量】煎服,9~30g。

【使用注意】不宜与藜芦同用。

【鉴别用药】人参与党参均能补脾肺气、补肺气、益气生津、益气生血、扶正祛邪,可用治脾气虚、肺气虚、气血两虚、津伤口渴、消渴及气虚邪实之证。不同点:人参善大补元气,复脉固脱,益气助阳,安神增智,为拯危救脱要药,常用治元气虚脱证或心气虚衰,心悸怔忡,胸闷气短,脉虚,及肾不纳气的短气虚喘,肾虚阳痿,失眠、健忘;党参作用缓和,药力薄弱,又可补血,常用于治疗脾肺气虚、气津两伤、气血两虚之轻症和慢性疾病患者。

太子参

【功效】补气健脾,生津润肺。

【应用】脾肺气阴两虚证。属补气药中的清补之品。

【用法用量】煎服,9~30g。

【使用注意】脾寒滑肠久泄者忌用。

黄芪

【功效】健脾补中,升阳举陷,固表止汗,利尿,生津养血,托毒生肌,行滞通痹。

【应用】①脾气虚证。为补中益气要药。②肺气虚证。③气虚自汗证。④气血亏虚,疮疡难溃难腐,或溃久难敛。⑤痹证,中风后遗症。

【性能特点】味甘能补,性温能升。甘温,益气升阳,能补气生血,又能补气行滞。入肺经,补肺气,益卫气,固表而止汗;入脾经,温养脾胃而生肌,补益气血而托毒,健脾而利水消肿。故黄芪为补气升阳之要药。

【用法用量】煎服,10~30g。蜜炙可增强其补中益气作用。

【使用注意】表实邪盛,疮痈初起者忌用。

【鉴别用药】人参与黄芪均能补脾肺之气,可用治脾气虚、肺气虚之证。不同点:人参又可大补元气、生津、安神益智、扶正祛邪,常用治元气虚脱证及心气虚衰心悸怔忡、胸闷气短、脉虚,肾不纳气的短气虚喘,肾虚阳痿,热病气虚津伤口渴及消渴证,失眠、健忘,气虚外感或里实热结而邪实正虚等证。而黄芪又可补气升阳、益卫固表、托疮生肌、利水退肿,常用治脾虚气陷,表虚自汗,浮肿尿少,及气血亏虚、疮疡难溃难腐或溃久难敛,痹证、中风后遗症等。

白术

【功效】健脾益气,燥湿利尿,止汗,安胎。

【应用】①脾气虚证。被前人誉之为"补气健脾第一要药"。②气虚自汗。③脾虚胎动不安。

【用法用量】煎服,6~12g。炒用可增强补气健脾止泻作用。

【使用注意】本品性偏温燥,热病伤津及阴虚燥渴者不宜用。

【鉴别用药】白术与苍术,古时统称为"术",后世逐渐分别入药。二药共同功效是健脾燥湿,同可用治湿阻中焦、脾失健运之证。然白术以健脾益气为主,宜用于脾虚湿困而偏于虚证者;苍术以苦温燥湿为主,宜用于湿浊内阻而偏于实证者。不同点:白术又可利尿、止汗、安胎,常用治脾虚水肿,及脾肺气虚,卫气不固,表虚自汗,易感风邪,脾虚胎动不安等证。苍术又可发汗解表、祛风湿及明目,常用治风寒夹湿表证、风湿痹证、夜盲症及眼目昏涩等证。

山药

【功效】补脾养胃,生津益肺,补肾涩精。

【应用】①脾虚证。②肺虚证。③肾虚证。④消渴气阴两虚证。

【用法用量】煎服,15~30g。麸炒可增强补脾止泻作用。

【使用注意】湿盛中满者忌用。

白扁豆

【功效】补脾和中,化湿。

【应用】①脾气虚证。②暑湿吐泻。

【用法用量】煎服,9~15g。炒后可使健脾止泻作用增强。

【使用注意】阴寒内盛者忌用。

甘草

【功效】补脾益气,祛痰止咳,缓急止痛,清热解毒,调和诸药。

【应用】①心气不足,脉结代,心动悸。②脾气虚证。③咳喘。④脘腹、四肢挛急疼痛。⑤热毒疮疡、咽喉肿痛、药物及食物中毒。⑥在许多方剂中可发挥调和药性的作用。

【性能特点】甘平,炙用温而补中,入脾经益气健脾,可治脘腹挛急作痛;入心经,补益心气,以鼓动血脉,有益气通脉之效;入肺经,补益肺气,润肺止咳,且无论外感内伤,寒热虚实,新病久咳,皆可选用;生用性凉,清热解毒,利咽消肿。甘草甘平,药性和缓,能升能降,能浮能沉,与各类药物同用,有缓和药性、调和百药之功,故有"国老"之称。

【用法用量】煎服,2~10g。生用性微寒,可清热解毒;蜜炙药性微温,并可增强补益心脾之气和润肺止咳作用。

【使用注意】不宜与京大戟、芫花、甘遂同用。本品有助湿壅气之弊,湿盛胀满、水肿者不宜用。大剂量久服可导致水钠潴留,引起浮肿。

大枣

【功效】补中益气,养血安神。

【应用】①脾虚证。②脏躁及失眠证。③本品与部分药性峻烈或有毒的药物同用,有保护胃气、缓和其毒烈药性之效。

【用法用量】劈破煎服,6~15g。

饴糖

【功效】补益中气,缓急止痛,润肺止咳。

【应用】①中虚脘腹疼痛。②肺燥咳嗽。

【用法用量】入汤剂须烊化冲服,每次30~60g。

【使用注意】本品有助湿壅中之弊,湿阻中满者不宜服。

细目三 补 阳 药

鹿茸

【功效】壮肾阳,益精血,强筋骨,调冲任,托疮毒。

【应用】①肾阳虚衰,精血不足证。②肾虚骨弱,腰膝无力或小儿五迟。③妇女冲任虚寒,崩漏带下。④疮疡久溃不敛,阴疽疮肿内陷不起。

【用法用量】1~2g,研末吞服,或入丸散。

【使用注意】服用本品宜从小量开始,缓缓增加,不可骤用大量,以免阳升风动,头晕目赤,或伤阴动血。凡发热者均当忌服。

淫羊藿

【功效】补肾壮阳,祛风除湿。

【应用】①肾阳虚衰,阳痿尿频,腰膝无

力。②风寒湿痹、肢体麻木。

【用法用量】煎服,6~10g。

【使用注意】阴虚火旺者不宜服。

巴戟天

【功效】补肾助阳,祛风除湿。

【应用】①肾阳虚阳痿、宫冷不孕、小便频数。②风湿腰膝疼痛及肾虚腰膝酸软无力。

【用法用量】煎服,3~10g。

【使用注意】阴虚火旺及有热者不宜服。

仙茅

【功效】温肾壮阳,祛寒除湿。

【应用】①肾阳不足,命门火衰之阳痿精冷、小便频数。②腰膝冷痛,筋骨痿软无力。

【用法用量】煎服,3~10g;或酒浸服,亦入丸散。

【使用注意】阴虚火旺者忌服。燥烈有毒,不宜久服。

杜仲

【功效】补肝肾,强筋骨,安胎。

【应用】①肾虚腰痛及各种腰痛。②胎动不安或习惯性堕胎。③高血压。

【性能特点】甘温,入肝、肾经,有补益肝肾、调理冲任、固经安胎之功;味甘能补,性温助阳,有补火助阳之效;又能补肝肾,强筋骨,壮腰膝,为治疗腰膝酸痛、足胫痿软之要药。

【用法用量】煎服,6~10g。

【使用注意】炒用破坏其胶质,有利于有效成分煎出,故比生用效果好。本品为温补之品,阴虚火旺者慎用。

续断

【功效】补肝肾,强筋骨,续折伤,止崩漏。

【应用】①阳痿不举,遗精遗尿。②腰膝酸痛,寒湿痹痛。③崩漏下血,胎动不安。④跌打损伤,筋伤骨折。

【用法用量】煎服,9~15g。外用适量,研末敷。崩漏下血宜炒用。

【使用注意】风湿热痹者忌服。

【鉴别用药】杜仲与续断均能补肝肾、强筋骨、安胎,可用治肝肾不足,腰膝酸痛,胎动不安,及肾虚阳痿,精冷不固,尿频。不同点:杜仲善补肾,常用治肾虚腰痛、风湿腰痛冷重;续断又可止血活血,疗伤续折,常用治崩漏下血、跌打损伤、筋伤骨折等。

肉苁蓉

【功效】补肾助阳,润肠通便。

【应用】①肾阳亏虚,精血不足之阳痿早泄、宫冷不孕、腰膝酸痛、痿软无力。②肠燥津枯便秘。

【用法用量】煎服,10~15g。

【使用注意】本品能助阳、滑肠,故阴虚火旺及大便泄泻者不宜服。

锁阳

【功效】补肾阳,益精血,润肠通便。

【应用】①肾阳亏虚,精血不足之阳痿、不孕、下肢痿软、筋骨无力等。②血虚津亏肠燥便秘。

【用法用量】煎服,6~10g。

【使用注意】阴虚阳亢、脾虚泄泻、实热便秘者均忌服。

补骨脂

【功效】补肾壮阳,固精缩尿,温脾止泻,纳气平喘。外用消风祛斑。

【应用】①肾虚阳痿、腰膝冷痛。②肾虚遗精、遗尿、尿频。③脾肾阳虚五更泄泻。④肾不纳气,虚寒喘咳。⑤白癜风,斑秃。

【用法用量】煎服,6~10g。外用20%~30%酊剂涂患处。

【使用注意】本品性质温燥,能伤阴助火,故阴虚火旺及大便秘结者忌服。

益智仁

【功效】暖肾固精缩尿,温脾止泻摄唾。

【应用】①下元虚寒遗精、遗尿、小便频数。②脾胃虚寒,腹痛吐泻及口涎自流。

【用法用量】煎服,3~10g。

【使用注意】阴虚火旺,因热遗泄、尿频者忌用。

菟丝子

【功效】补肾益精,养肝明目,止泻安胎。外用消风祛斑。

【应用】①肾虚腰痛、阳痿遗精、尿频及宫冷不孕。为平补阴阳之品。②肝肾不足,目暗不明。③脾肾阳虚,便溏泄泻。④肾虚胎动不安。⑤肾虚消渴。⑥白癜风。

【性能特点】甘温入肾,有益肾壮阳、固精缩尿之效;入肝、肾经,可益肾养肝,使精血上注而明目,固冲任而安胎止血;入脾经,能温肾补脾而止虚泄。既补肾阳,又补肾阴,为阴阳俱补之品,凡肾气不足之证,皆可用之。

【用法用量】煎服,10~20g。

【使用注意】本品为平补之药,但偏补阳,

阴虚火旺,大便燥结、小便短赤者不宜服。

沙苑子
【功效】补肾固精,养肝明目。
【应用】①肾虚腰痛、阳痿遗精、遗尿尿频、白带过多。②目暗不明、头昏目花。
【用法用量】煎服,9~15g。
【使用注意】本品为温补固涩之品,阴虚火旺及小便不利者忌服。

蛤蚧
【功效】补肺益肾,纳气平喘,助阳益精。
【应用】①肺虚咳嗽,肾虚作喘,虚劳喘咳。为治多种虚证喘咳之佳品。②肾虚阳痿。
【用法用量】外入丸散或酒剂,3~6g。
【使用注意】风寒或实热咳喘忌服。

冬虫夏草
【功效】补肾益肺,止血化痰。
【应用】①阳痿遗精,腰膝酸痛。②久咳虚喘,劳嗽痰血。③病后体虚不复或自汗畏寒。
【用法用量】煎服,3~9g。也可入丸散。
【使用注意】有表邪者不宜用。

细目四 补 血 药

当归
【功效】补血调经,活血止痛,润肠通便。
【应用】①血虚诸证。为补血之圣药。②血虚血瘀之月经不调、经闭、痛经等。③虚寒性腹痛、跌打损伤、痈疽疮疡、风寒痹痛等。④血虚肠燥便秘。
【性能特点】甘温,养血补虚,为补血圣药。入心、肝经,可用于心肝血虚;既甘温补血,又辛散活血,兼能散寒止痛,可用于血虚、血瘀、血寒诸证;油润补血,又能用于体弱者血虚便秘。
【用法用量】煎服,6~12g。
【使用注意】湿盛中满、大便泄泻者忌服。

熟地黄
【功效】补血养阴,填精益髓。
【应用】①血虚诸证。为养血补虚之要药。②肝肾阴虚诸证。为补肾阴之要药。
【性能特点】甘微温,为养血补血、调经固崩要药。可用于心肝血虚,面色萎黄,眩晕耳鸣。入肾经,质润滋腻,有极好的滋补肾阴之效;入肝肾经,能补血滋阴,生精填髓,还可用于肝肾不足、精血亏虚之证。
【用法用量】煎服,9~15g。
【使用注意】本品性质黏腻,较生地黄更甚,有碍消化,凡气滞痰多、脘腹胀痛、食少便溏者忌服。重用久服宜与陈皮、砂仁等同用,防止黏腻碍胃。
【鉴别用药】生地黄与熟地黄均能养阴,可用治阴虚潮热、津伤口渴、消渴证。不同点:生地黄又可清热、凉血、止血,常用治热入营血,舌绛烦渴、斑疹吐衄,及温病后期,余热未尽之夜热早凉、舌红、脉数者;熟地黄又可补血、填

益髓,常用治血虚萎黄、眩晕、心悸、失眠,及月经不调、崩中漏下,或精髓亏虚之腰膝酸软、遗精、盗汗、耳鸣、耳聋、须发早白及消渴者。

白芍
【功效】养血敛阴,柔肝止痛,平抑肝阳,止汗。
【应用】①肝血亏虚及血虚月经不调。②肝脾不和之胸胁脘腹疼痛或四肢挛急疼痛。③肝阳上亢之头痛眩晕。④外感风寒、营卫不和之汗出恶风,阴虚盗汗。
【用法用量】煎服,6~15g,大剂量15~30g。
【使用注意】阳衰虚寒之证不宜用。不宜与藜芦同用。

阿胶
【功效】补血,滋阴,润肺,止血。
【应用】①血虚诸证。为补血要药。②出血。为止血要药。③肺热阴虚,燥咳痰少,咽喉干燥,痰中带血。④热病伤阴之心烦失眠,及阴虚风动,手足瘈疭等。
【用法用量】入汤剂,3~9g,宜烊化冲服。
【使用注意】本品黏腻,有碍消化,脾胃虚弱者慎用。

何首乌
【功效】制用可补益精血。生用可解毒,截疟,润肠通便。
【应用】①精血亏虚、头晕眼花、须发早白、腰膝酸软、遗精、崩漏。②久疟、痈疽、瘰疬、肠燥便秘等。
【用法用量】煎服,制何首乌6~12g,生何首乌3~6g。
【使用注意】大便溏泄及湿痰较重者不

宜用。

龙眼肉
【功效】补益心脾,养血安神。
【应用】思虑过度,劳伤心脾,而致惊悸怔忡,失眠健忘,食少体倦,以及脾虚气弱,便血崩漏等。
【用法用量】煎服,9~15g。
【使用注意】湿盛中满或有停饮、痰、火者忌服。

细目五 补阴药

北沙参
【功效】养阴清肺,益胃生津。
【应用】①肺阴虚证。②胃阴虚证。
【用法用量】煎服,5~12g。
【使用注意】不宜与藜芦同用。

南沙参
【功效】养阴清肺,清胃生津,益气,化痰。
【应用】①肺阴虚证。②胃阴虚证。
【用法用量】煎服,9~15g。
【使用注意】不宜与藜芦同用。
【鉴别用药】北沙参与南沙参均能养阴清肺、益胃生津,可用治阴虚肺燥有热之干咳少痰、咳血或咽干音哑,胃阴虚有热之口干多饮、饥不欲食、大便干结、舌苔光剥或舌红少津及胃痛、胃胀、干呕等证。不同点:北沙参清养肺胃作用稍强,常用治肺胃阴虚有热之证。而南沙参又可补气化痰,常用治气阴两伤及燥痰咳嗽者或胃阴脾气俱虚者。

百合
【功效】养阴润肺,清心安神。
【应用】①肺阴虚证。②阴虚有热之失眠心悸及百合病心肺阴虚内热证。
【用法用量】煎服,6~12g。蜜炙可增强润肺作用。
【使用注意】脾肾虚寒、便溏者忌用。

麦冬
【功效】养阴生津,润肺清心。
【应用】①胃阴虚证。②肺阴虚证。③心阴虚证。略具除烦安神作用。
【用法用量】煎服,6~12g。
【使用注意】肺胃有痰饮、湿浊者忌用。

天冬
【功效】养阴润燥,清肺生津。
【应用】①肺阴虚证。②肾阴虚证。③热病伤津之食欲不振、口渴及肠燥便秘等证。
【用法用量】煎服,6~12g。
【使用注意】本品甘苦,滋腻之性较强,脾虚泄泻、痰湿内盛者忌用。
【鉴别用药】麦冬与天冬既能滋肺阴、润肺燥、清肺热,又可养胃阴、清胃热、生津止渴、润肠通便。常用治肺阴虚、胃阴虚及热病伤津之肠燥便秘。不同点:麦冬微寒,清火与滋润之力虽稍弱,但滋腻性亦较小;天冬苦寒之性较甚,清火与润燥之力强于麦冬。麦冬又可清心除烦、宁心安神,常用治心阴不足及心热亢旺之心烦、失眠多梦、健忘、心悸怔忡等症。天冬又可滋肾阴、降虚火,常用治肾阴亏虚之眩晕、耳鸣、腰膝酸痛,阴虚火旺之骨蒸潮热,内热消渴等证。

石斛
【功效】益胃生津,滋阴清热。
【应用】①胃阴虚及热病伤津证。②肾阴虚证。
【用法用量】煎服,6~12g,鲜品可用15~30g。
【使用注意】脾胃虚寒、便溏者忌用。

玉竹
【功效】养阴润燥,生津止渴。
【应用】①阴虚肺燥有热的干咳少痰、咳血、声音嘶哑等症。②阴虚之体感受风温及冬温咳嗽、咽干痰结等。③胃阴虚证。④热伤心阴之烦热多汗、惊悸等证。
【用法用量】煎服,6~12g。
【使用注意】痰湿、便溏者忌用。

黄精
【功效】补气养阴,健脾,润肺,益肾。
【应用】①阴虚肺燥,干咳少痰,及肺肾阴虚的劳咳久咳。②脾虚阴伤证。③肾精亏虚。
【性能特点】甘平,入肺、肾经,既补肺阴,又益肾阴,长于滋阴益精,润肺止咳;甘寒质润,能补诸虚,填精髓,既可治病后虚羸、精血亏虚、眩晕心悸,又可治虚内热、多饮消渴;入脾经,尤善平补气阴,既补脾气,又补脾阴,善治脾胃气虚及脾胃阴虚。

【用法用量】煎服,9~15g。
【使用注意】痰湿、便溏、气滞者忌用。

枸杞子
【功效】滋补肝肾,益精明目。
【应用】肝肾阴虚及早衰证。为平补肾精肝血之品。
【用法用量】煎服,6~12g。
【使用注意】便溏者忌用。

墨旱莲
【功效】滋补肝肾,凉血止血。
【应用】①肝肾阴虚证。②阴虚血热的失血证。
【用法用量】煎服,6~12g。
【使用注意】脾胃虚寒者忌用。

女贞子
【功效】滋补肝肾,乌须明目。
【应用】肝肾阴虚证。
【用法用量】煎服,6~12g。因主要成分齐墩果酸不易溶于水,故以入丸剂为佳。本品以黄酒拌后蒸制,可增强滋补肝肾作用,并使苦寒之性减弱,避免滑肠。
【使用注意】脾胃虚寒、泄泻者忌用。

龟甲
【功效】滋阴潜阳,益肾健骨,养血补心,止血。
【应用】①阴虚阳亢、阴虚内热、阴虚风动。②肾虚筋骨痿弱。③阴血亏虚之惊悸、失眠、健忘。④阴虚血热,冲任不固之崩漏、月经过多。
【用法用量】煎服,9~24g,先煎。本品经砂炒醋淬后,有效成分更容易煎出,并可去其腥气,便于制剂。
【使用注意】胃有虚寒者忌用。

鳖甲
【功效】滋阴潜阳,退热除蒸,软坚散结。
【应用】①阴虚发热,阴虚阳亢,阴虚风动。②癥瘕积聚。长于软坚散结。
【用法用量】煎服,9~24g,先煎。本品经砂炒醋淬后,有效成分更容易煎出,并可去其腥气,易于粉碎,方便制剂。
【使用注意】脾胃虚寒者忌用。
【鉴别用药】龟甲与鳖甲均能滋阴潜阳、退虚热,可用治肾阴不足,虚火亢旺之骨蒸潮热、盗汗、遗精,及肝阴不足,肝阳上亢之头痛、眩晕等症。但龟甲长于滋肾,鳖甲长于退虚热。不同点:龟甲又可健骨、补血、养心,常用治肝肾不足,筋骨痿弱,腰膝酸软,妇女崩漏,月经过多,及心血不足,失眠健忘等证;鳖甲又可软坚散结,常用治腹内癥瘕积聚,疟疾日久不愈,胁下痞硬成块。

第二十一单元 收涩药

细目一 概述

要点一 收涩药的性能特点
收涩药味多酸涩，性温或平，主入肺、脾、肾、大肠经，有敛耗散、固滑脱之功，即陈藏器所谓"涩可固脱"、李时珍所谓"脱则散而不收，故用酸涩温平之药，以敛其耗散"之意。

要点二 收涩药的功效
收涩药分别具有固表止汗、敛肺止咳、涩肠止泻、固精缩尿、收敛止血、止带等作用。

要点三 收涩药的适应范围
收涩药主要适用于久病体虚、正气不固、脏腑功能衰退所致的自汗、盗汗、久咳虚喘、久泻、久痢、遗精、滑精、遗尿、尿频、崩带不止等滑脱不禁的病证。

要点四 收涩药的使用注意事项
1. 本类药物性涩敛邪，故凡表邪未解，湿热内蕴所致之泻痢、带下，血热出血，以及郁热未清者，均不宜用，误用有"闭门留寇"之弊。
2. 某些收涩药除收涩作用之外，兼有清湿热、解毒等功效，则又当分别对待。

要点五 收涩药的分类
本类药物根据其药性和临床应用的不同，可分为固表止汗药、敛肺涩肠药、固精缩尿止带药三类。

要点六 各类收涩药的性能特点
固表止汗药：本类药物性味多为甘、平，性收敛，多入肺、心二经。

敛肺涩肠药：本类药物酸涩收敛，主入肺经或大肠经。

固精缩尿止带药：本类药物酸涩收敛，主入肾、膀胱经。某些药物性甘温。

要点七 各类收涩药的功效
固表止汗药：有固表、止汗之功。

敛肺涩肠药：有敛肺止咳喘、涩肠止泻痢作用。

固精缩尿止带药：有固精、缩尿、止带作用。某些药物还兼有补肾之功。

要点八 各类收涩药的适应范围
固表止汗药：主要用于气虚肌表不固，腠理疏松，津液外泄而自汗；阴虚不能制阳，阳热迫津外泄而盗汗。

敛肺涩肠药：主要用于肺虚喘咳，久治不愈，或肺肾两虚，摄纳无权的虚喘证；大肠虚寒不能固摄或脾肾虚寒所致的久泻、久痢。

固精缩尿止带药：主要用于肾虚不固所致的遗精、滑精、遗尿、尿频以及带下清稀等证。

细目二 固表止汗药

麻黄根
【功效】固表止汗。
【应用】气虚自汗，阴虚盗汗。为敛肺固表止汗之要药。
【用法用量】煎服，3~9g。外用适量。
【使用注意】有表邪者忌用。

浮小麦
【功效】固表止汗，益气，除热。
【应用】①自汗，盗汗。②骨蒸劳热。
【用法用量】煎服，6~12g。
【使用注意】表邪汗出者忌用。

细目三 敛肺涩肠药

五味子
【功效】收敛固涩,益气生津,补肾宁心。
【应用】①肺虚久咳,肺肾两虚喘咳。为治疗久咳虚喘之要药。②自汗,盗汗。③肾虚精关不固遗精、滑精。④脾肾虚寒久泻不止。⑤津伤口渴,消渴。⑥心悸,失眠,多梦。
【用法用量】煎服,2~6g。
【使用注意】凡表邪未解、内有实热、咳嗽初起、麻疹初期者均不宜用。

乌梅
【功效】敛肺止咳,涩肠止泻,安蛔止痛,生津止渴,消疮毒,炒炭固冲止漏。
【应用】①肺虚久咳。②久泻,久痢。③蛔厥腹痛,呕吐。④虚热消渴。⑤胬肉外突,头疮。⑥崩漏不止,便血。
【用法用量】煎服,6~12g。外用适量,捣烂或炒炭研末外敷。止泻止血宜炒炭用。
【使用注意】外有表邪或内有实热积滞者均不宜服。
【鉴别用药】五味子、乌梅均能敛肺、涩肠、生津,可用治肺虚久咳、久泻、虚热消渴。不同点:五味子又可止汗、益气、补肾涩精、宁心安神,常用治自汗、盗汗,热伤气阴、汗多口渴者,肺肾两虚喘咳,遗精、滑精,及心悸、失眠、多梦等;乌梅又可安蛔止痛、炒炭止血,常用于蛔厥腹痛、呕吐、崩漏不止、便血等。

五倍子
【功效】敛肺降火,止咳止汗,涩肠止泻,固精止遗,收敛止血,收湿敛疮。
【应用】①久咳及肺热咳嗽、咳血。②自汗,盗汗。③久泻,久痢。④肾虚精关不固之遗精、滑精。⑤崩漏,便血痔血。⑥湿疮流水、溃疡不敛、疮疖肿毒、肛脱不收、子宫下垂等。
【用法用量】煎服,3~6g。外用适量,研末外敷或煎汤熏洗。
【使用注意】湿热泻痢者忌用。

罂粟壳
【功效】涩肠止泻,敛肺止咳,止痛。
【应用】①久泻,久痢。为涩肠止泻之圣药。②肺虚久咳。③胃痛,腹痛,筋骨疼痛。有良好的止痛作用。
【用法用量】煎服,3~6。止咳宜蜜炙用,止泻止痛宜醋炒用。
【使用注意】本品过量或持续服用易成瘾。咳嗽或泻痢初起邪实者忌用。

诃子
【功效】涩肠止泻,敛肺止咳,利咽开音。
【应用】①久泻,久痢。②久咳,失音。为治失音之要药。
【用法用量】煎服,3~10g。涩肠止泻宜煨用,敛肺清热、利咽开音宜生用。
【使用注意】凡外有表邪、内有湿热积滞者忌用。

肉豆蔻
【功效】涩肠止泻,温中行气。
【应用】①虚泻,冷痢。为治疗虚寒性泻痢之要药。②胃寒胀痛,食少呕吐。
【用法用量】煎服,3~10g。内服须煨熟去油用。
【使用注意】湿热泻痢者忌用。

赤石脂
【功效】涩肠止泻,收敛止血,敛疮生肌。
【应用】①久泻,久痢。②崩漏,便血。③疮疡久溃。
【用法用量】煎服,9~12g。先煎。外用适量,研细末撒患处或调敷。
【使用注意】湿热积滞泻痢者忌服。孕妇慎用。不宜与肉桂同用。

细目四 固精缩尿止带药

山茱萸
【功效】补益肝肾,收敛固涩。
【应用】①腰膝酸软,头晕耳鸣,阳痿。为平补阴阳之要药。②遗精滑精,遗尿尿频。为固精止遗之要药。③崩漏,月经过多。④大汗不止,体虚欲脱。为防止元气虚脱之要药。

⑤消渴证。

【用法用量】煎服,6~12g,急救固脱20~30g。

【使用注意】素有湿热而致小便淋涩者不宜用。

覆盆子

【功效】固精缩尿,益肝肾明目。

【应用】①遗精滑精,遗尿尿频。②肝肾不足,目暗不明。

【用法用量】煎服,6~12g。

桑螵蛸

【功效】固精缩尿,补肾助阳。

【应用】①肾虚不固之遗精滑精、遗尿尿频、白浊。②肾虚阳痿。

【用法用量】煎服,5~10g。

【使用注意】本品助阳固涩,故阴虚多火、膀胱有热而小便频数者忌用。

金樱子

【功效】固精缩尿止带,涩肠止泻。

【应用】①遗精滑精,遗尿尿频,带下。②脾虚久泻、久痢。③崩漏,脱肛,子宫脱垂等。

【用法用量】煎服,6~12g。

海螵蛸

【功效】固精止带,收敛止血,制酸止痛,收湿敛疮。

【应用】①遗精,带下。②崩漏,吐血,便血及外伤出血。③胃痛吐酸。④湿疮,湿疹,溃疡不敛等。

【用法用量】煎服,5~10g。散剂酌减。外用适量。

莲子

【功效】固精止带,补脾止泻,益肾养心。

【应用】①遗精滑精。②带下。③脾虚泄泻。④心悸,失眠。

【用法用量】煎服,6~15g,去心打碎用。

芡实

【功效】益肾固精,健脾止泻,除湿止带。

【应用】①肾虚不固之腰膝酸软、遗精滑精者。②脾虚湿盛,久泻不愈者。③带下。

【用法用量】煎服,9~15g。

【鉴别用药】莲子与芡实均能益肾固精、补脾止泻、止带,可用治肾虚遗精、遗尿,脾虚食少、泄泻,脾肾两虚之带下等。不同点:莲子又可养心安神、交通心肾,常用于心肾不交之虚烦、心悸、失眠者;芡实又可除湿止带,常用治虚实带下证。

第二十二单元 涌 吐 药

细目一 概 述

要点一 涌吐药的性能特点

涌吐药味多酸、苦、辛,归胃经。

要点二 涌吐药的功效

涌吐药具有涌吐毒物、宿食、痰涎的作用。

要点三 涌吐药的适应范围

涌吐药主要用于误食毒物,停留胃中,未被吸收;或宿食停滞不化,尚未入肠,胃脘胀痛;或痰涎壅盛,阻于胸膈或咽喉,呼吸急促;或痰浊上涌,蒙蔽清窍,癫痫发狂等。

要点四 涌吐药的使用注意事项

1. 涌吐药作用强烈,且多具毒性,易伤胃损正,故仅适用于形证俱实者。

2. 宜采用"小量渐增"的使用方法,切忌骤用大量;同时要注意"中病即止",只可暂投,不可连服或久服,谨防中毒或涌吐太过,导致不良反应。

3. 若用药后不吐或未达到必要的呕吐程度,可饮热开水以助药力,或用翎毛探喉以助涌吐。

4. 若用药后呕吐不止,应立即停药,并积极采取措施,及时抢救。吐后应适当休息,不宜马上进食。待胃肠功能恢复后,再进流质或易消化的食物,以养胃气,忌食油腻辛辣及不易消化之物。

5. 凡年老体弱、小儿、妇女胎前产后以及素体失血、头晕、心悸、劳嗽喘咳者,均当忌用。

细目二 具 体 药 物

常山

【功效】涌吐痰涎,截疟。

【应用】①胸中痰饮证。②疟疾。为治疟之要药。

【用法用量】煎服,5~9g;入丸、散酌减。涌吐可生用,截疟宜酒制用。治疟宜在疟病发作前半天或2h服用,并配伍陈皮、半夏等减轻其致吐的副作用。

【使用注意】本品有毒,且能催吐,故用量不宜过大,体虚及孕妇不宜用。

甜瓜蒂

【功效】涌吐痰食,祛湿退黄。

【应用】①风痰、宿食停滞及食物中毒诸证。②湿热黄疸。

【用法用量】煎服,2.5~5g;入丸散服,每次0.3~1g;外用适量,研末吹鼻,待鼻中流出黄水即可停药。

【使用注意】体虚、吐血、咳血、胃弱、孕妇及上部无实邪者忌用。

第二十三单元 攻毒杀虫止痒药

细目一 概 述

要点一 攻毒杀虫止痒药的性能特点
本类药以外用为主,兼可内服。

要点二 攻毒杀虫止痒药的功效
本类药物以攻毒疗疮、杀虫止痒为主要作用。

要点三 攻毒杀虫止痒药的适应范围
攻毒杀虫止痒药主要适用于某些外科、皮肤科及五官科病证,如疮痈疔毒、疥癣、湿疹、聤耳、梅毒及虫蛇咬伤、癌肿等。

要点四 攻毒杀虫止痒药的使用注意事项
1. 本类药物的外用方法因病因药而异,如研末外撒,或煎汤洗渍及热敷、浴泡、含漱,或用油脂及水调敷,或制成软膏涂抹,或制成药捻、栓剂用等。
2. 本类药物内服使用时,宜作丸散剂应用,使其缓慢溶解吸收,且便于掌握剂量。
3. 本类药物多具不同程度的毒性,所谓"攻毒"即有以毒制毒之意,无论外用或内服,均应严格掌握剂量及用法,不可过量或持续使用,以防发生毒副反应。
4. 制剂时应严格遵守炮制和制剂法度,以减低毒性而确保用药安全。

细目二 具体药物

雄黄
【功效】解毒,杀虫,祛痰截疟。
【应用】①痈肿疔疮,湿疹疥癣,蛇虫咬伤。②癫痫,小儿喘满咳嗽,疟疾。
【用法用量】外用适量,研末敷、香油调搽或烟熏。内服,0.05~0.1g,入丸散用。
【使用注意】本品有毒,内服宜慎,不可久服。外用不宜大面积涂搽及长期持续使用。孕妇禁用。忌火煅。

硫黄
【功效】外用解毒杀虫疗疮;内服补火助阳通便。
【应用】①外用治疥癣、湿疹、阴疽疮疡。尤为治疗疥疮的要药。②内服治阳痿、虚喘冷哮、虚寒便秘。
【用法用量】外用适量,研末敷或加油调敷患处。内服,1.5~3g,炮制后入丸散服。
【使用注意】阴虚火旺及孕妇忌服。不宜与芒硝、玄明粉同用。

白矾
【功效】外用解毒杀虫,燥湿止痒;内服止血,止泻,祛风痰。
【应用】①外用治湿疹瘙痒、疮疡疥癣。②内服治便血、吐衄、崩漏、久泻久痢、痰厥、癫狂痫证、湿热黄疸。
【用法用量】外用适量,研末撒布、调敷或化水洗患处。内服,0.6~1.5g,入丸散服。

蛇床子
【功效】杀虫止痒,燥湿,温肾壮阳。
【应用】①阴部湿痒,湿疹,疥癣。②寒湿带下,湿痹腰痛。③肾虚阳痿,宫冷不孕。
【用法用量】外用适量,多煎汤熏洗或研末调敷。内服,3~10g。
【使用注意】阴虚火旺或下焦有湿热者不宜内服。

大蒜
【功效】解毒杀虫,消肿,止痢。
【应用】①用于痈肿疔毒,疥癣。②痢疾,泄泻,肺痨,顿咳。③钩虫病,蛲虫病。
【用法用量】外用适量,捣敷、切片擦或隔蒜灸。内服,9~15g,或生食,或制成糖浆服。
【使用注意】外用可引起皮肤发红、灼热甚至起泡,故不可敷之过久。阴虚火旺及有目、舌、喉、口齿诸疾者不宜服用。孕妇忌灌肠用。

第七部分 方剂学

第一单元 概述

细目一 方剂与治法

要点一 方剂与治法的关系

临床过程中,在辨证的基础上确定治法,在治法的指导下选用适宜的药物组成方剂。方剂组成后,它的功用、主治必须与治法相一致。概而言之,治法是组方的依据,方剂是治法的体现,即"方从法出","法随证立"。

要点二 常用治法

治法是针对临床证候所采取的治疗大法。证候的复杂性决定了治法的多样性,清代程钟龄将诸多治法概括为汗、吐、下、和、清、温、消、补"八法"。

1. **汗法** 是通过发汗解表、宣肺散邪的方法,使在表的六淫之邪随发散而解的一种治法。适用于外感表证,以及疹出不透、疮疡初起、水肿、泄泻、咳嗽、疟疾等而有表证者。

2. **吐法** 是通过涌吐的方法,使停留在咽喉、胸膈、胃脘的痰涎、宿食及毒物等从口中吐出的一种治法。适用于中风痰壅,宿食壅阻胃脘,毒物尚在胃中,痰涎壅盛之癫狂、喉痹,以及干霍乱吐泻不得等证。

3. **下法** 是通过荡涤肠胃、通泻大便的方法,使停留在肠胃的有形积滞从大便排出的一种治法。适用于燥屎内结、冷积不化、瘀血内停、宿食不消、结痰停饮及虫积等证。

4. **和法** 是通过和解与调和的方法,使半表半里之邪,或脏腑、阴阳失和之证得以解除的一种治法。其中,和解之法适用于邪犯少阳,证属半表半里者;调和之法适用于肝脾不和、寒热错杂、表里同病等。此外,尚有和营卫、和胃气等,亦属和法范畴。

5. **清法** 是通过清热、泻火、凉血等方法,使在里之热邪得以解除的一种治法。适用于里热证。

6. **温法** 是通过温里祛寒的方法,使在里之寒邪得以消散的一种治法。适用于里寒证。

7. **消法** 是通过消食导滞、行气活血、化痰利水及驱虫等方法,使气、血、痰、食、水、虫所结成的有形之邪渐消缓散的一种治法。适用于饮食停滞、气滞血瘀、癥瘕积聚、水湿内停、痰饮不化、疳积虫积等病证。

8. **补法** 是通过补益人体气血阴阳,以主治各种虚弱证候的一种治法。适用于各种虚证。

细目二 方剂的组成与变化

要点一 方剂配伍的目的

方剂配伍的目的是通过合理组织药物,调其偏性,制其毒性,增强或改变原有功能,消除或缓解其对人体的不良因素,发挥其相辅或相反相成的综合作用,使各具特性的群药组合成一个新的有机整体。方剂配伍的总体目的不外增效、减毒两个方面。

要点二 方剂的组方原则

1. **君药** 是针对主证或主病起主要治疗作用的药物。其药力居方中之首,用量较作为臣、佐药应用时要大,是不可缺少的药物。

2. **臣药** 有两种意义:一是辅助君药加强治疗主证或主病的药物,二是针对兼证或兼病起主要治疗作用的药物。它的药力小于君药。

3. **佐药** 有三种意义:一是佐助,即协助君臣药以加强治疗作用,或直接治疗次要症状。二是佐制,即用以消除或减缓君臣药的毒性与烈性的药物。三是反佐,即根据病情需要,用与君药性味相反而又能起相成作用的药物。佐药的药力小于臣药,一般用量较轻。

4. 使药 有两种意义:一是引经药,即能引方中诸药直达病所的药物。二是调和药,即具有调和诸药作用的药物。使药的药力较小,用量亦轻。

要点三 方剂的变化形式

1. 药味加减的变化 方剂中药味的增减,必然使方中药物间的配伍关系发生变化,从而导致方剂的功效相应发生变化。

2. 药量加减的变化 当方剂的组成药物相同而用量不相同时,则具体药物在方中的药力和地位发生变化,从而改变了方剂的功用与主治。

3. 剂型的变化 对方剂的功效有一定的影响,同一方剂的剂型不同,功效也有所差异。

细目三 常用剂型

要点 常用剂型的特点及临床意义

1. 汤剂 特点是吸收快、能迅速发挥药效,便于随证加减,适用于病证较重或病情不稳定的患者。李杲说:"汤者荡也,去大病用之。"汤剂的不足之处是服用量大,某些药的有效成分不易煎出或易挥发散失,不适于大生产,亦不便于携带。

2. 丸剂 与汤剂相比,吸收较慢,药效持久,节省药材,便于携带与服用。李杲说:"丸者缓也,舒缓而治之也。"适用于慢性、虚弱性疾病,如六味地黄丸等。但也有些丸剂药性比较峻急,多为芳香类药物与毒剧药物,不宜作汤剂煎服,如安宫牛黄丸、舟车丸等。常用的丸剂有蜜丸、水丸、糊丸、微丸、滴丸等。

3. 散剂 根据用途,分内服和外用两类。散剂的特点是制备方法简便、吸收较快、节省药材、性质较稳定、不易变质、便于服用与携带。李杲说:"散者散也,去急病用之。"外用散剂一般作为外敷,掺撒疮面或患病部位;亦有作点眼、吹喉等用。

4. 膏剂 有内服和外用两种,内服有流浸膏、浸膏、煎膏三种,外用分软膏、硬膏两种。其中流浸膏与浸膏多数用作调配其他制剂使用,如合剂、糖浆剂、颗粒剂、片剂等。

5. 酒剂 又称药酒,是将药物用白酒或黄酒浸泡,或加温隔水炖煮,去渣取液供内服或外用。酒有活血通络、易于发散和助长药效的特性,故常于祛风通络和补益方剂中使用,如风湿药酒、参茸药酒、五加皮酒等。外用酒剂可祛风活血,止痛消肿。

6. 丹剂 丹剂并非一种固定的剂型,内服丹剂有丸剂,也有散剂,每以药品贵重或药效显著而名之曰丹,如至宝丹、活络丹等。外用丹剂亦称丹药,是以某些矿物类药经高温烧炼制成的不同结晶形状的制品。常研粉涂撒疮面,亦可制成药条、药线和外用膏剂,主要用于外科的疮疡、痈疽、瘰疬等病。

第二单元 解　表　剂

细目一 概　述

要点一 解表剂的适用范围

解表剂适用于六淫外邪侵袭人体肌表、肺卫所致的表证。凡风寒外感或温病初起，以及麻疹、疮疡、水肿、痢疾等病初起，症见恶寒、发热、头疼、身痛、苔薄白、脉浮等，均为解表剂的适用范围。

要点二 解表剂的应用注意事项

不宜久煎。一般宜温服，或增衣被，或辅之以热粥，取微汗，汗后避风寒；汗出病瘥，即停服。注意忌食生冷、油腻之品。若外邪已入里，或麻疹已透，或疮疡已溃，或虚证水肿，均不宜使用。

细目二 辛温解表

要点一 麻黄汤（《伤寒论》）

【组成】麻黄三两　桂枝二两　杏仁七十个　甘草（炙）一两

【用法】水煎服，温覆取微汗。

【功用】发汗解表，宣肺平喘。

【主治】外感风寒表实证。恶寒发热，头身疼痛，无汗而喘，舌苔薄白，脉浮紧。

【组方原理】本证由风寒束表，肺气失宣所致。治宜发汗解表，宣肺平喘。方中麻黄辛温，既开腠理、透毛窍，发汗以祛在表之风寒；又开宣肺气，宣散肺经风寒而平喘，为君药。臣以辛温而甘之桂枝解肌发表，通达营卫，既助麻黄发汗散寒之力，又可温通营卫之郁。麻黄、桂枝相须为用，可使风寒去而营卫和。肺主宣降，肺气郁闭，宣降失常，故又佐以杏仁利肺平喘，与麻黄相伍，一宣一降，以复肺气宣降之权而平喘，又使邪气去而肺气和。使以炙甘草，既调和药性，又缓麻、桂峻烈之性，使汗出而不致耗伤正气。四药相伍，麻、桂相须，腠开营畅，麻、杏相使，宣降得宜，使风寒得散，肺气得宣，诸症可愈。

要点二 桂枝汤（《伤寒论》）

【组成】桂枝三两　芍药三两　甘草（炙）二两　生姜三两　大枣十二枚

【用法】上五味，㕮咀，以水七升，微火煮取三升，适寒温，服一升。服已须臾，啜热稀粥一升余，以助药力。温覆令一时许，遍身漐漐微似有汗者益佳，不可令如水流漓，病必不除。若一服汗出病瘥，停后服，不必尽剂；若不汗，更服，依前法；又不汗，后服小促其间，半日许令三服尽。若病重者，一日一夜服，周时观之，服一剂尽，病证犹在者，更作服；若汗不出，乃服至二三剂。禁生冷、黏滑、肉、面、五辛、酒酪、臭恶等物。

【功用】解肌发表，调和营卫。

【主治】外感风寒表虚证。恶风发热，汗出头痛，鼻鸣干呕，苔白不渴，脉浮缓或浮弱。

【组方原理】本方证由外感风寒，卫强营弱，营卫失和所致。治宜解肌发表，调和营卫。方以桂枝为君药，助卫阳，通经络，发汗解表而散卫中之邪气。臣以芍药，益阴敛营，敛固外泄之营阴。桂、芍等量相伍，则发汗不伤阴，敛阴不留邪，散中有收，汗中寓补，针对卫强营弱之机。生姜散寒祛邪，兼能和胃止呕；大枣益血生津，并可补脾益气。二药合用，调和营卫，又调补脾胃，共为佐药。佐使以炙甘草，调和药性，合桂枝辛甘化阳以实卫，合芍药酸甘化阴以和营。本方为滋阴和阳、调和营卫、解肌发汗之总方。

【附方】桂枝加桂汤主治太阳病发汗太过，耗损心阳，肾寒之气凌心之奔豚，故用桂枝汤再加桂枝二两以增温通心阳、平冲降逆之力；桂枝加芍药汤主治太阳病误下伤中，邪陷太阴，土虚木乘之腹痛，故用桂枝汤通阳温脾，倍芍药以柔肝缓急止痛。

【鉴别】麻黄汤与桂枝汤同为辛温解表剂，均可用治外感风寒表证。麻黄汤中麻黄、桂枝并用，佐以杏仁，发汗散寒力强，又能宣肺平喘，为辛温发汗之重剂，主治外感风寒所致恶寒发热、无汗而喘之表实证；桂枝汤中桂枝、芍药并用，佐以生姜、大枣，发汗解表之力逊于麻黄汤，但有调和营卫之功，为辛温解表之和剂，主治外感风寒所致恶风发热而自汗出之表虚证。

要点三　九味羌活汤（张元素方，录自《此事难知》）

【组成】羌活、防风、苍术各一两半　细辛五分　川芎、白芷、生地黄、黄芩、甘草各一两

【用法】水煎服。

【功用】发汗祛湿，兼清里热。

【主治】外感风寒湿邪，内有蕴热证。恶寒发热，无汗，头痛项强，肢体酸楚疼痛，口苦微渴，舌苔白或微黄，脉浮。

【组方原理】本方证由外感风寒湿邪，内有蕴热所致。治宜疏风散寒，祛湿解表，兼清里热。方中羌活解表散寒、祛风胜湿，兼治太阳经头痛而为君药。防风、苍术发汗祛湿，助羌活解表祛邪，同为臣药。细辛、川芎、白芷祛风散寒，止头身痛；生地黄、黄芩清泄里热，并防诸辛温燥烈之品伤津之弊，共为佐药。甘草调和药性，为使药。方中细辛善止少阴头痛，白芷善解阳明头痛，川芎长于止少阳、厥阴头痛，体现分经论治的用药特点。

【常用加减】若湿邪较轻，肢体酸楚不甚者，可去苍术以减温燥之性；如肢体关节痛剧者，加独活、威灵仙、姜黄等以加强宣痹止痛之力。

要点四　小青龙汤（《伤寒论》）

【组成】麻黄、芍药、细辛、干姜、甘草（炙）、桂枝各三两　半夏半升　五味子半升

【用法】水煎服。

【功用】解表散寒，温肺化饮。

【主治】外寒内饮证。恶寒发热，头身疼痛，无汗，喘咳，痰涎清稀而量多，胸痞，或干呕，或不得平卧，或身体疼重，头面四肢浮肿，舌苔白滑，脉浮。

【组方原理】本方证由外感风寒，内停水饮所致。治宜解表散寒与温化寒饮并举。方中麻黄、桂枝相须为君药，发汗散寒以解表邪，且麻黄又能宣肺而平喘，桂枝温阳以化饮。干姜、细辛为臣药，温肺化饮，兼助麻、桂解表祛邪。佐药用五味子敛肺止咳，芍药和营养血。二药与辛散之品相配，有散有收，既可增强止咳平喘之力，又可制约诸药辛散太过，防止温燥药伤津。半夏燥湿化痰，和胃降逆，与干姜、细辛相伍，一温一散一燥，可使寒饮速消，亦为佐药。炙甘草为佐使药，益气和中，又能调和药性。本方配伍散中有收，开中有合，使之散不伤正，收不留邪。

【常用加减】兼有热象而出现烦躁者，加生石膏、黄芩以清郁热；兼喉中痰鸣，加杏仁、射干、款冬花以化痰降气平喘；鼻塞、清涕多者，加辛夷、苍耳子以宣通鼻窍；兼水肿者，加茯苓、猪苓以利水消肿。

要点五　香苏散（《太平惠民和剂局方》）

【组成】香附子、紫苏叶各四两　甘草（炙）一两　陈皮二两

【用法】为散。

【功用】疏散风寒，理气和中。

【主治】外感风寒，内有气滞证。恶寒身热，头痛无汗，胸脘痞闷，不思饮食，舌苔薄白，脉浮。

【组方原理】本方证由外感风寒，内伤气滞所致。治当疏散风寒，理气化滞。方以紫苏叶发表散寒，理气宽中，为君药。香附善疏肝理气，通调三焦气机，为臣药。二药气味芳香辛散，兼有辟秽之用。佐以陈皮理气醒脾以行气滞，燥湿和胃以除痞闷。炙甘草和中健脾，调和诸药，为使药。

【常用加减】气滞闷痛较甚者，加大腹皮、青皮；胃脘痞闷者，加木香、砂仁；不思饮食，湿甚苔腻者，加砂仁、苍术。

要点六　止嗽散（《医学心悟》）

【组成】桔梗、荆芥、紫菀、百部、白前各二斤　甘草（炙）十二两　陈皮一斤

【用法】作汤剂，水煎服。

【功用】宣利肺气，疏风止咳。

【主治】风邪犯肺之咳嗽证。咳嗽咽痒，咳痰不爽，或微恶风发热，舌苔薄白，脉浮缓。

【组方原理】本证为外感风邪咳嗽，或因

治不如法,表解不彻而咳仍不止者。治宜重在宣肺止咳,兼以解表。方中紫菀、百部甘苦而微温,专入肺经,为止咳化痰要药,对于新久咳嗽皆宜,故共用为君。桔梗苦辛而性平,善于宣肺止咳;白前辛苦微温,长于降气化痰。两者协同,一宣一降,以复肺气之宣降,合君药则止咳化痰之力尤佳,共为臣药。荆芥辛而微温,疏风解表,以祛在表之余邪;陈皮行气化痰,二者共为佐药。甘草合桔梗以利咽止咳,兼能调和诸药,为佐使之用。诸药配伍,肺气得宣,外邪得散,则咳痰咽痒得瘥。

细目三 辛凉解表

要点一 银翘散(《温病条辨》)

【组成】连翘、银花各一两 苦桔梗、薄荷、牛蒡子各六钱 竹叶、芥穗各四钱 淡豆豉、生甘草各五钱

【用法】为散。鲜苇根汤煎,勿过煎,温服。

【功用】辛凉透表,清热解毒。

【主治】温病初起。发热,微恶风寒,无汗或有汗不畅,头痛口渴,咳嗽咽痛,舌尖红,苔薄白或薄黄,脉浮数。

【组方原理】本方证为外感风热,卫气被郁,肺失清肃所致。治宜疏风透表,清热解毒。方中重用金银花、连翘为君药,既疏散风热、清热解毒,又可辟秽化浊。薄荷、牛蒡子辛凉,疏散风热,清利头目,并可解毒利咽;荆芥穗、淡豆豉辛温发散,辛而不烈,温而不燥,配入辛凉解表方中,可增辛散透表之力。四药共用以加强解表散邪之力,同为臣药。芦根清热生津,竹叶清上焦热,桔梗开宣肺气、止咳利咽,皆为佐药。生甘草清热解毒,调和药性,合桔梗又止咳利咽,为佐使药。全方辛凉之中配伍少量辛温之品,疏散风邪与清热解毒相伍。全方药性平和,故称为"辛凉平剂"。

【常用加减】渴甚者,为伤津较甚,加天花粉生津止渴;项肿咽痛者,系热毒较甚,加马勃、玄参清热解毒,利咽消肿;胸膈闷者,加藿香、郁金芳香化湿,辟秽祛浊。

要点二 桑菊饮(《温病条辨》)

【组成】桑叶二钱五分 菊花一钱 杏仁二钱 连翘一钱五分 薄荷八分 苦桔梗二钱 生甘草八分 苇根二钱

【用法】水煎温服。

【功用】疏风清热,宣肺止咳。

【主治】风温初起,邪客肺络证。但咳,身热不甚,口微渴,脉浮数。

【组方原理】本证系风温初起之轻证。治当从"辛凉微苦"立法,即疏风清热,宣肺止咳。方中桑叶甘苦性凉,善走肺络,疏散风热,又清宣肺热而止咳嗽;菊花辛甘性寒,疏散风热,又清利头目而肃肺。二药相须,直走上焦,协同为用,以疏散肺中风热见长,共为君药。杏仁苦降,肃降肺气;桔梗辛散,开宣肺气,相须为用,一宣一降,以复肺之宣降功能而止咳,共为臣药。薄荷辛凉解表,助君药疏散风热之力;连翘透邪解毒;芦根清热生津,共为佐药。甘草调和诸药为使。诸药相伍,使上焦风热得以疏散,肺气得以宣降,则表证解,咳嗽止。

【常用加减】原著指出:"二三日不解,气粗似喘,燥在气分者,加石膏、知母;舌绛,暮热甚燥,邪初入营,加元参二钱、犀角一钱;在血分者,去薄荷、芦根,加麦冬、细生地、玉竹、丹皮各二钱;肺热甚,加黄芩;渴者,加花粉。"

【鉴别】银翘散与桑菊饮中均有连翘、桔梗、甘草、薄荷、芦根五药,功能辛凉解表而治温病初起。但银翘散用银花配伍荆芥、豆豉、牛蒡子、竹叶,解表清热之力强,为"辛凉平剂";桑菊饮用桑叶、菊花配伍杏仁,肃肺止咳之力大,而解表清热之力逊,故为"辛凉轻剂"。

要点三 麻黄杏仁甘草石膏汤(《伤寒论》)

【组成】麻黄四两 杏仁五十个 甘草(炙)二两 石膏半斤

【用法】水煎服。

【功用】辛凉疏表,清肺平喘。

【主治】外感风邪,邪热壅肺证。身热不解,咳逆气急,甚则鼻扇,口渴,有汗或无汗,舌苔薄白或黄,脉浮而数者。

【组方原理】本方证由风邪化热,壅遏于肺,肺失宣降而致。治宜辛凉宣肺,清热平喘。方中麻黄宣肺平喘,解表散邪。石膏清泄肺胃之热以生津。二药相伍,既宣散肺中风热,又清

解肺中郁热,共为君药。石膏倍于麻黄,使全方不悖辛凉之旨。麻黄得石膏,宣肺平喘而不助热;石膏得麻黄,清解肺热而不凉遏。杏仁降利肺气以平喘咳,与麻黄相配则宣降相因,与石膏相伍则清肃协同,为臣药。炙甘草既能益气和中,又防石膏寒凉伤中,更能调和于寒温宣降之间,为佐使药。四药合用,共奏辛凉宣肺、清热平喘之功。

【常用加减】如肺热甚,壮热汗出者,宜加重石膏用量,并酌加桑白皮、黄芩、知母以清泄肺热;表邪偏重,无汗而恶寒,石膏用量宜减轻,酌加薄荷、紫苏叶、桑叶等以助解表宣肺之力。

要点四 柴葛解肌汤(《伤寒六书》)

【组成】干葛 柴胡 黄芩 芍药 羌活 白芷 桔梗 甘草(注:原书无用量)

【用法】加生姜三片、大枣两个,《杀车槌法》加石膏末一钱,水煎服。

【功用】解肌清热。

【主治】外感风寒,郁而化热证。恶寒渐轻,身热增盛,无汗头痛,目疼鼻干,心烦不眠,咽干耳聋,眼眶痛,舌苔薄黄,脉浮微洪。

【组方原理】本方证因外邪郁而化热,传入阳明、少阳,属三阳合病。治宜辛凉解肌,兼清里热。方中葛根、白芷、石膏善于清透阳明之邪热,柴胡、黄芩长于透解少阳之邪热,羌活发散太阳之风寒,如此则三阳并治。桔梗宣肺解表;芍药(白芍)、大枣敛阴养血,防止辛散太过伤阴;生姜发散风寒,合大枣调和营卫。甘草调和诸药。

细目四 扶正解表

要点一 人参败毒散(《太平惠民和剂局方》)

【组成】柴胡、前胡、川芎、枳壳、羌活、独活、茯苓、桔梗、人参、甘草各三十两

【用法】上为末,每服二钱,加生姜、薄荷少许,水煎服。

【功用】散寒祛湿,益气解表。

【主治】气虚外感风寒湿证。憎寒壮热,头项强痛,肢体酸痛,无汗,鼻塞声重,咳嗽有痰,胸膈痞满,舌淡苔白,脉浮而按之无力。

【组方原理】本方证系正气素虚,风寒湿邪袭于肌表所致。治当散寒祛湿,益气解表。方中羌活、独活发散风寒、除湿止痛,羌活长于祛上部风寒湿邪,独活长于祛下部风寒湿邪,合用通治一身风寒湿邪,为君药。川芎活血祛风行气,柴胡解肌透邪行气,助君药解表逐邪,又可加强止痛之力,共为臣药。桔梗宣肺利膈,枳壳理气宽中,二药相伍,一升一降,畅通胸膈气机;前胡化痰止咳;茯苓渗湿消痰,俱为佐药。生姜、薄荷为引,助解表之力;甘草调和药性,益气和中,共为佐使之品。方中人参为佐,益气扶正,鼓邪外出,并寓防邪复入之义。喻嘉言用本方治外邪陷里而成之痢疾,意即疏散表邪,表气疏通,里滞亦除,其痢自止,故称此为"逆流挽舟"法。

【常用加减】若正气未虚,而表寒较甚者,去人参,加荆芥、防风以祛风散寒;气虚明显者,可重用人参,或加黄芪以益气补虚;湿滞肌表经络,肢体酸楚疼痛甚者,可酌加威灵仙、桑枝、秦艽、防己等祛风除湿、通络止痛;咳嗽重者,加杏仁、白前止咳化痰;痢疾之腹痛、便脓血、里急后重甚者,可加白芍、木香以行气和血止痛。

要点二 参苏饮(《太平惠民和剂局方》)

【组成】陈皮、枳壳、桔梗、甘草(炙)、木香各半两 半夏、紫苏叶、干葛、前胡、人参、茯苓各三分

【用法】加生姜七片,大枣一枚,水煎温服。

【功用】益气解表,理气化痰。

【主治】气虚外感,内有痰湿证。恶寒发热,无汗,头痛鼻塞,咳嗽痰白,胸脘满闷,倦怠无力,气短懒言,苔白脉弱。

【组方原理】本证由素体气虚,内有痰湿,又外感风寒而致。治当益气解表,理气化痰。方中紫苏叶辛温,发散表邪,宣肺宽中,故为君药。臣以葛根助君药发散风寒,解肌舒筋。佐以半夏、前胡、桔梗化痰止咳;陈皮、木香、枳壳理气宽胸;脾为生湿生痰之源,茯苓健脾渗湿以治生痰之源。化痰与理气兼顾,既寓"治痰先治气"之意,又使升降复常,有助于表邪之宣散、肺气之开阖。更佐入人参益气扶正,既助解表,又使表药祛邪不伤正。炙甘草合茯苓、

人参益气健脾,兼和诸药,为佐使。煎服时,少加生姜、大枣,可助发表、益脾。诸药相合,散补同用,燥行合法,散不伤正,补不留邪,使邪去正安,气顺痰消。

【鉴别】参苏饮与人参败毒散皆佐入人参、茯苓、甘草,治气虚外感风寒之证。然人参败毒散以羌活、独活、川芎、柴胡等祛邪为主,以治风寒夹湿之表证;而参苏饮以苏叶、葛根配半夏、陈皮等,治外感表邪而内有痰湿之证。

要点三　麻黄细辛附子汤(《伤寒论》)

【组成】麻黄二两　附子一枚　细辛二两

【用法】水煎服。

【功用】助阳解表。

【主治】素体阳虚,外感风寒证。发热,恶寒甚,神疲欲寐,脉微细。

【组方原理】本方证为素体阳虚,外感风寒所致。治宜助阳与解表合用。方以麻黄发汗散寒,附子温肾助阳,共为君药。二药相伍,既能鼓邪外出,又无过汗亡阳之虞。细辛温经散寒,外可助麻黄解表,内可助附子温里,为臣药。三药并用,为治表里俱寒、太少两感之剂。

【常用加减】阳气虚弱者,宜加人参、黄芪以合附子助阳益气;兼咳喘有痰者,宜加半夏、杏仁以化痰止咳平喘。

第三单元 泻 下 剂

细目一 概 述

要点一 泻下剂的适用范围
泻下剂适用于热结、寒结、燥结、水结等里实证,亦可用于体质虚弱而兼里实者。

要点二 泻下剂的应用注意事项
应用泻下剂,必待表邪已解,里实已成。若里实较急重,应峻攻急下;较缓者,宜轻下、缓下。泻下剂多峻烈,孕妇、产后、月经期及年老体弱、病后伤津或亡血者,应慎用或禁用。泻下剂易伤正气,应得效即止。

细目二 寒 下

要点 大承气汤(《伤寒论》)
【组成】大黄四两 厚朴半斤 枳实五枚 芒硝三合
【用法】水煎,先煎厚朴、枳实,后下大黄,芒硝冲服。
【功用】峻下热结。
【主治】
1. 阳明腑实证。大便不通,频转矢气,脘腹痞满,腹痛拒按,按之则硬,潮热谵语,手足濈然汗出,舌苔焦黑燥裂,甚则起芒刺,脉沉实。
2. 热结旁流证。下利清水,色纯青,其气臭秽,脐腹疼痛,按之坚硬有块,口舌干燥,脉滑实。
3. 里热结实证之热厥、痉病或发狂。

【组方原理】本方之阳明腑实证系由伤寒之邪内传阳明之腑,入里化热,或温热之邪入胃肠,热盛灼津,邪热与肠中燥屎互结成实所致。治宜峻下热结,即"釜底抽薪,急下存阴"之法。方中大黄苦寒通降,泄热通便,荡涤肠胃实热积滞,为君药;芒硝咸寒,软坚润燥,泄热通便,助大黄以除燥结,为臣药;厚朴下气除满,枳实行气消痞,共为佐药,合而用之,既消痞除满,又行气通便。全方泻下与行气并重,泻下以利行气,行气以助泻下,使胃肠气机畅通,为峻下热结之最佳配伍。

【鉴别】小承气汤、调胃承气汤皆为大承气汤类方。大承气汤硝、黄并用,大黄后下,且加枳、朴,攻下之力颇峻,为"峻下剂",主治痞、满、燥、实四症俱全之阳明热结重证;小承气汤不用芒硝,且三味同煎,枳、朴用量亦减,攻下之力较轻,称为"轻下剂",主治痞、满、实之阳明热结轻证;调胃承气汤不用枳、朴,后纳芒硝,大黄与甘草同煎,泻下之力较大承气汤缓和,称为"缓下剂",主治阳明燥热内结,燥、实而无痞、满之证。

细目三 温 下

要点一 大黄附子汤(《金匮要略》)
【组成】大黄三两 附子(炮)三枚 细辛二两
【用法】水煎服。
【功用】温里散寒,通便止痛。

【主治】寒积里实证。腹痛便秘,胁下偏痛,发热,畏寒肢冷,舌苔白腻,脉弦紧。

【组方原理】本方所治之寒积里实证为里寒积滞内结,阳气不运所致。治宜温里散寒,通便止痛。方中重用附子温里助阳,散寒止痛,为君药。里已成实,虽用温药以祛其寒,同时亦需配伍泻下之品以通其结,故以大黄通导大便,荡涤肠道积滞,为臣药。大黄性虽寒凉,与大辛大热之附子相伍,其寒性去而走泄之性存,为"去性存用"之制。附子、大黄并用,前者散寒助阳,后者通积导滞,是温下法的常用配伍。佐以细辛,辛温宣通,既散寒结以止痛,又助附子温里祛寒。三药并用,苦寒辛热合法,相反相成,共奏温里散寒,攻下寒积之效。

要点二 温脾汤(《备急千金要方》卷十三)

【组成】大黄五两 当归、干姜各三两 附子、人参、芒硝、甘草各二两

【用法】水煎服。

【功用】攻下冷积,温补脾阳。

【主治】阳虚寒积证。腹痛便秘,脐下绞结,绕脐不止,手足不温,苔白不渴,脉沉弦而迟。

【组方原理】本方证由脾阳不足,阴盛寒积所致。治宜攻积与温阳并举。方中附子温壮脾阳,温散寒凝;大黄泻下攻积,与大热之附子相伍,则寒性去而泻下之功犹存,共为君药。芒硝软坚散结,助大黄泻下攻积;干姜温中助阳,助附子温中祛寒,均为臣药。人参、当归益气养血,使下不伤正,共为佐药。甘草补脾益气,调和诸药,为佐使药。诸药相合,使积滞行,寒邪去,脾阳复,则诸症得除。

【鉴别】

1. 温脾汤与大黄附子汤均治冷积里实之腹痛便秘,均以大黄配伍附子为主。但大黄附子汤主治中气未虚、寒实积滞之腹痛便秘;而温脾汤主治脾阳不足,冷积阻滞,虚中夹实之便秘腹痛。

2.《备急千金要方》卷十五之温脾汤较卷十三少芒硝、当归,大黄用四两,且附子用量大于干姜,该方主治久痢赤白,虽有寒积,但其证大便自利,故只用大黄,并减其用量,同时重用附子,意在温阳为主;而卷十三之温脾汤主证以寒积为主,故芒硝、大黄并用,且干姜用量大于附子。

细目四 润　下

要点一 麻子仁丸(脾约丸)(《伤寒论》)

【组成】麻子仁二升 芍药半斤 枳实半斤 大黄一斤 厚朴一尺 杏仁一升

【用法】炼蜜为丸。

【功用】润肠泄热,行气通便。

【主治】脾约证。肠胃燥热,津液不足,大便干结,小便频数。

【组方原理】本方证由肠胃燥热,津液不足,肠失濡润所致。治宜润肠泄热,行气通便。方中麻子仁滋脾润肠而通便,为君药。大黄泄热通便;杏仁降气润肠;芍药养阴和里,共为臣药。枳实下气破结,厚朴行气除满。二者相伍,破结除满,以加强降泄通便之功,共为佐药。蜂蜜为使药,润肠通便,又调和诸药。

要点二 济川煎(《景岳全书》)

【组成】当归三至五钱 牛膝二钱 肉苁蓉二至三钱 泽泻一钱半 升麻五分至七分或一钱 枳壳一钱

【用法】水煎服。

【功用】温肾益精,润肠通便。

【主治】肾虚精亏之大便秘结。大便秘结,小便清长,腰膝酸软,头目眩晕,舌淡苔白,脉沉迟。

【组方原理】本方证由肾虚开阖失司所致。治宜补肾益精,润肠通便。方中肉苁蓉为君药,温肾益精,润肠通便。当归养血润肠;牛膝补肾益精,引药下行,共为臣药。枳壳宽肠下气以助通便,升麻轻宣升阳。两药相伍,使清阳升,浊阴降,且有欲降先升之妙。泽泻甘淡渗利,分泄肾浊,伍枳壳,使浊阴降而大便自通,以上共为佐药。全方欲降先升,寓通于补。

【鉴别】麻子仁丸与济川煎均治津液不足之便秘。但麻子仁丸证为肠胃燥热所致,以麻子仁、芍药、杏仁等润肠药与小承气汤合方,重在润肠泄热,行气通便,主治肠胃燥热,津液不足之便秘;而济川煎证为肾虚津亏而成,以肉苁蓉、当归等温肾益精、养血润肠之品配伍升麻、泽泻等升清降浊药,重在补肾益精,养血润肠,主治肾虚津亏之便秘。

细目五 逐 水

要点 十枣汤（《伤寒论》）

【组成】芫花、甘遂、大戟各等分

【用法】三味等分,各别捣为散。以水一升半,先煮大枣肥者十枚,取八合去滓,纳药末。强人服一钱匕,羸人服半钱,温服之,平旦服。若下少病不除者,明日更服,加半钱。得快下利后,糜粥自养。

【功用】攻逐水饮。

【主治】
1. 悬饮。咳唾胸胁引痛,心下痞硬胀满,干呕短气,头痛目眩,胸背掣痛不得息,舌苔滑,脉沉弦。
2. 实水。一身悉肿,尤以身半以下为重,腹胀喘满,二便不利。

【组方原理】本方证由水饮壅盛于里,停于胸胁,或水饮泛溢肢体所致。治宜攻逐水饮。方中甘遂善行经隧水湿,为君药。大戟善泻脏腑水湿,芫花善消胸胁伏饮痰癖,为臣药。三药峻烈,各有专攻,合而用之,攻逐水饮功效甚强。以肥大枣十枚为佐药,煎汤送服,既可益气护胃,培土制水,使下不伤正,又可缓和诸药毒峻之性。四药合用,共成峻下逐水之剂。

【使用注意】本方药性峻猛,孕妇禁用,年老体弱者慎用。宜清晨空腹时服用,并从小量开始,或据病情增减用量。若服后虽泻不爽,水饮未尽,次日可渐加量再服,总以快利为度;若体虚邪实又非攻不可者,可与健脾补益之剂交替使用;若服药得快利后,当食糜粥以保养脾胃。

细目六 攻补兼施

要点 黄龙汤（《伤寒六书》）

【组成】大黄　芒硝　枳实　厚朴　当归　人参　甘草（注：原书无用量）

【用法】加桔梗一撮、生姜三片、大枣两枚水煎,芒硝冲服。

【功用】攻下热结,补气养血。

【主治】阳明腑实,气血不足证。自利清水,色纯青,或大便秘结,脘腹胀满,腹痛拒按,身热口渴,神疲少气,谵语,甚则循衣摸床,撮空理线,神昏肢厥,舌苔焦黑,脉虚。

【组方原理】本方证因邪热与燥屎内结,腑气不通,气血不足所致。治当泄热通便,补气养血。方中大黄、芒硝、枳实、厚朴（类大承气）攻下热结,荡涤肠胃实热积滞,急下存阴。人参、当归益气补血,使攻不伤正。桔梗开肺气以利大肠,与大黄配伍,上宣下通,以降为主。姜、枣、草补益脾胃,甘草又能调和诸药。综合全方,共成攻下热结、补气养血、攻补兼施之剂。

第四单元 和 解 剂

细目一 概 述

要点一 和解剂的适用范围

和解剂除和解少阳以治少阳病证外,还包括调和肝脾以治肝郁脾虚、肝脾不和证;调和肠胃以治肠胃不和证;调和表里以治表里不和证。

要点二 和解剂的应用注意事项

和解剂以祛邪为主,纯虚不宜用,以防其伤正;因本类方剂兼顾正气,故纯属实者亦不可选,以免贻误病情。

细目二 和解少阳

要点一 小柴胡汤(《伤寒论》)

【组成】柴胡半斤　黄芩三两　人参三两　甘草(炙)三两　半夏半升　生姜三两　大枣十二枚

【用法】去滓再煎,温服。

【功用】和解少阳。

【主治】
1. 伤寒少阳证。往来寒热,胸胁苦满,嘿嘿不欲饮食,心烦喜呕,口苦,咽干,目眩,舌苔薄白,脉弦。
2. 热入血室证。妇人伤寒,经水适断,寒热发作有时。
3. 黄疸、疟疾以及内伤杂病而见少阳证者。

【组方原理】本方证由邪入少阳,经气不利,郁而化热,胆热犯胃,胃失和降所致;或妇人经水适断,邪热乘虚传入血室,热与血结,少阳经气不利。邪在表里之间,治宜和解之法。方中柴胡透泄少阳之邪,又疏散气机之郁滞,为君药。黄芩清泄少阳之热,为臣药。柴胡与黄芩相伍,一散一清,共解少阳之邪。佐以半夏、生姜和胃降逆止呕;又佐人参、大枣益气健脾,一者取其扶正以祛邪,一者取其益气以御邪内传。生姜、大枣合用,又可调和脾胃,兼顾表里。炙甘草助人参、大枣扶正,且能调和诸药,为使药。诸药合用,以和解少阳为主,兼和胃气。使邪气得解,枢机得利,胃气调和,则诸症自除。

本方为和解少阳之代表方。原方"去滓再煎",使药性更为醇和。服本方后有得汗而愈者,或见先寒战后发热而汗出之"战汗"现象,均属正胜邪却之征。

【常用加减】若胸中烦而不呕,为热聚于胸,去半夏、人参,加瓜蒌清热理气宽胸;渴者,是热伤津液,去半夏,加天花粉生津止渴;腹中痛,是肝气乘脾,宜去黄芩,加芍药柔肝缓急止痛;胁下痞硬,是气滞痰凝,去大枣,加牡蛎软坚散结;心下悸,小便不利,是水气凌心,宜去黄芩,加茯苓利水宁心;不渴,外有微热,是表邪仍在,宜去人参,加桂枝以解表;咳者,是素有肺寒留饮,宜去人参、大枣、生姜,加五味子、干姜温肺止咳。

要点二 蒿芩清胆汤(《重订通俗伤寒论》)

【组成】青蒿脑钱半至二钱　淡竹茹三钱　仙半夏钱半　赤茯苓三钱　青子芩钱半至三钱　生枳壳钱半　陈广皮钱半　碧玉散(滑石、甘草、青黛)三钱(包)

【用法】水煎服。

【功用】清胆利湿,和胃化痰。

【主治】少阳湿热证。寒热如疟,寒轻热重,口苦膈闷,吐酸苦水,或呕黄涎而黏,甚则干呕呃逆,胸胁胀痛,小便黄少,舌红苔白腻,间现杂色,脉数而右滑左弦。

【组方原理】本方证为少阳胆热偏重,兼有湿热痰浊内阻之候。治宜清胆利湿,和胃化痰。方中青蒿之嫩芽苦寒芳香,既清透少阳邪热,又辟秽化湿;黄芩善清胆热,并能燥湿。两药相合,既清少阳之热,又祛少阳之湿,共为君药。竹茹善清胆胃之热,化痰止呕;赤茯苓清热利湿,健脾和胃,二者为臣药。枳壳行气宽中,除痰消痞;半夏燥湿化痰,和胃降逆;陈皮理气化痰,宽胸畅膈,共为佐药。碧玉散清热利湿,导邪从小便而去,用为佐使药。综观全方,可使胆热清,痰湿化,气机畅,胃气和,则诸症悉除。

【鉴别】蒿芩清胆汤与小柴胡汤均能和解少阳,用于邪在少阳,往来寒热,胸胁不适者。但小柴胡汤和解中兼有益气扶正之功,适宜于邪踞少阳,胆胃不和者;蒿芩清胆汤和解之中兼具清热利湿、理气化痰之效,适宜于少阳胆热偏重,兼有湿热痰浊者。

要点三 达原饮(《瘟疫论》)

【组成】槟榔二钱 厚朴一钱 草果仁五分 知母一钱 芍药一钱 黄芩一钱 甘草五分

【用法】水煎服。

【功用】开达膜原,辟秽化浊。

【主治】瘟疫或疟疾,邪伏膜原证。憎寒壮热,或一日三次,或一日一次,发无定时,胸闷呕恶,头痛烦躁,脉数,舌边深红,舌苔垢腻,或苔白厚如积粉。

【组方原理】本方是为瘟疫秽浊毒邪伏于膜原而设。治宜开达膜原,辟秽化浊。方中槟榔为君药,破滞气,消痰癖。厚朴芳香化浊,理气祛湿;草果辛香化浊,辟秽止呕,共为臣药。以上三药气味辛烈,可直达膜原,逐邪外出。凡温疫毒邪,最易化火伤阴,故用芍药(白芍)、知母清热滋阴,并可防诸辛燥药之耗散阴津;黄芩苦寒,清热燥湿,共为佐药。配以甘草生用为使,既能清热解毒,又可调和诸药。诸药相伍,苦温芳化与苦寒清热之中少佐酸甘,透达膜原而不伤阴,可使秽浊得化,热毒得清,则邪气溃散,速离膜原,故以"达原饮"名之。为治瘟疫秽浊毒邪伏于膜原证之主方。

细目三 调和肝脾

要点一 四逆散(《伤寒论》)

【组成】甘草(炙)、枳实、柴胡、芍药各十分

【用法】水煎服。

【功用】透邪解郁,疏肝理脾。

【主治】

1. 阳郁厥逆证。手足不温,或腹痛,或泄利下重,脉弦。
2. 肝脾不和证。胁肋胀闷,脘腹疼痛,脉弦。

【组方原理】本方证之阳郁厥逆,缘于外邪入里,气机郁滞,阳气内郁,阴阳气不相顺接所致。此"四逆必不甚冷,或指头微温"。治宜透邪解郁,调畅气机。方中柴胡升发阳气,疏肝解郁,透邪外出,为君药。芍药(白芍)敛阴养血柔肝,为臣药。白芍与柴胡合用,以补养肝血,条达肝气,可使柴胡升散而不伤阴血。佐以枳实理气解郁,泄热破结。枳实与柴胡相伍,一升一降,疏畅气机,并奏升清降浊之效;与白芍相配,理气和血,使气血调和。使以甘草,和中健脾,调和诸药,与白芍相伍,酸甘化阴,缓急止痛。本方亦有疏肝理脾之效,主治肝脾不和之证。

【常用加减】若咳者,加五味子、干姜以温肺散寒止咳;悸者,加桂枝以温心阳;小便不利者,加茯苓以利小便;腹中痛者,加炮附子以散里寒;泄利下重者,加薤白以通阳散结;气郁甚者,加香附、郁金以理气解郁;有热者,加栀子以清内热。

要点二 逍遥散(《太平惠民和剂局方》)

【组成】甘草(炙)半两 当归、白茯苓、白芍药、白术、柴胡各一两

【用法】加薄荷少许、烧生姜一块,水煎服。

【功用】疏肝解郁,养血健脾。

【主治】肝郁血虚脾弱证。两胁作痛,头痛目眩,口燥咽干,神疲食少,或月经不调,乳房胀痛,脉弦而虚。

【组方原理】本方证由肝郁血虚,脾失健运所致。治宜疏肝解郁,养血健脾。方中柴胡疏肝解郁,条达肝气,为君药。当归养血和血,兼可理气;白芍养血敛阴,柔肝缓急;归、芍与柴胡同用,补肝体而和肝用,共为臣药。白术、茯苓、甘草健脾益气,实土以御木侮,且使营血

生化有源；薄荷少许,疏散透热；烧生姜辛散和中,共为佐药。柴胡为肝经引经药,甘草尚能调和诸药,兼使药之用。全方气血兼顾,肝脾同调,为调肝养血之名方。

【附方】加味逍遥散,逍遥散加牡丹皮、栀子,牡丹皮以清血中之伏火,炒栀子善清肝热,并导热下行。用治肝郁血虚有热之月经不调,以及经期吐衄等。黑逍遥散,逍遥散加熟地黄以滋补精血,主治逍遥散证而血虚较甚者。

【鉴别】逍遥散与四逆散均具疏肝理气之功。但四逆散专于疏泄肝郁,主治阳郁厥逆或肝脾不和之证。逍遥散除疏肝解郁外,又有养血健脾之功,主治肝郁血虚脾弱证。

要点三 痛泻要方（《丹溪心法》）

【组成】白术三两　白芍药二两　陈皮一两五钱　防风一两

【用法】水煎服。

【功用】补脾柔肝,祛湿止泻。

【主治】脾虚肝旺之痛泻。肠鸣腹痛,大便泄泻,泻必腹痛,泻后痛缓,舌苔薄白,脉两关不调,左弦而右缓。

【组方原理】本方证由土虚木乘,肝脾不和所致。治宜补脾柔肝,祛湿止泻。方中白术补脾燥湿以治土虚,为君药。白芍柔肝缓急止痛,与白术相配,于土中泻木,为臣药。陈皮理气燥湿,醒脾和胃,为佐药。配伍少量防风,与白术、白芍相伍,辛香以疏肝脾,且有燥湿以助止泻之功,又为脾经引经药,为佐使之用。四药相合,补脾胜湿而止泻,柔肝理气而止痛,使脾健肝柔,痛泻自止。

【鉴别】逍遥散与痛泻要方均可治肝郁脾虚之证。但痛泻要方以治脾为主,兼事柔肝,主治脾虚肝旺之痛泻。逍遥散以疏肝为主,又有健脾养血之功,主治肝郁血虚脾弱证。

细目四　调和肠胃

要点　半夏泻心汤（《伤寒论》）

【组成】半夏半升　黄芩、干姜、人参各三两　黄连一两　大枣十二枚　甘草(炙)三两

【用法】水煎服。

【功用】寒热平调,消痞散结。

【主治】寒热错杂之痞证。心下痞,但满而不痛,或呕吐,肠鸣下利,舌苔腻而微黄。

【组方原理】本方证系小柴胡汤证误用攻下,损伤中阳,少阳热邪乘虚入内,升降失常,寒热互结于心下所致。治宜寒热平调,散结消痞。方中半夏为君药,散结除痞,降逆止呕。臣以干姜温中散寒,黄芩、黄连泄热开痞。以上四味相伍,具有寒热平调、辛开苦降之效。人参、大枣甘温益气,以补脾虚,为佐药。使以甘草补脾和中而调诸药。全方寒热互用以和其阴阳,苦辛并进以调其升降,补泻兼施以顾其虚实,体现寒热并用、辛开苦降、补泻兼施的配伍特点。

【附方】生姜泻心汤即半夏泻心汤减干姜二两,加生姜四两而成,意在和胃而降逆,宣散水气而消痞满,配合辛开苦降、补益脾胃之品,适于水热互结于中焦,脾胃升降失常之痞证。甘草泻心汤,即半夏泻心汤加重炙甘草用量而成,重在调中补虚,适于胃气虚弱、寒热错杂之痞证。

第五单元 清热剂

细目一 概述

要点一 清热剂的适用范围

清热剂适用于里热证。凡温热疫毒邪气入侵气分、营血、脏腑，或五志过极，脏腑阳气偏胜，生热化火而致里热证，见身热、恶热、口渴喜冷饮、小便黄赤、舌红苔黄、脉数等症状者，均为清热剂的适用范围。

要点二 清热剂的应用注意事项

清热剂须在表证已解，里热炽盛，或里热尚未结实的情况下应用。热邪伤阴者忌用苦寒药。假热而真寒之象，不可误用寒凉。对于热邪炽盛，服清热剂入口即吐者，可于清热剂中少佐温热药，或采用凉药热服法，此即反佐法。

细目二 清气分热

要点一 白虎汤（《伤寒论》）

【组成】石膏一斤 知母六两 甘草（炙）二两 粳米六合

【用法】以水煮，米熟汤成，温服。

【功用】清热生津。

【主治】阳明、气分热盛证。壮热面赤，烦渴引饮，汗出恶热，脉洪大有力。

【组方原理】本方证乃伤寒化热内传阳明之经，或温邪传入气分之热盛证。治当清热生津。方中重用石膏为君药，清阳明、气分大热，又止渴除烦。臣以知母，既助石膏清肺胃之热，又滋阴润燥救已伤之阴津。君臣相须为用，为阳明、气分大热之最佳配伍。粳米、炙甘草益胃生津，亦可防石膏大寒伤中之弊，均为佐药。炙甘草兼以调和诸药，为使药。四药相伍，共奏清热生津、止渴除烦之效。

【常用加减】若胃热津伤明显而见烦渴引饮，甚或消渴者，加天花粉、芦根、麦冬，以增强清热生津之力；胃热化燥成实而兼见大便秘结者，加大黄、芒硝以泄热攻积；气血两燔，引动肝风而见神昏谵语、抽搐者，加羚羊角、水牛角以凉肝息风。

【附方】白虎加人参汤，即本方加人参，主治气分热盛，气津两伤，兼见背微恶寒，或饮不解渴，或脉浮大而芤，及暑病见有身大热，属气津两伤者；白虎加桂枝汤，本方加桂枝，主治温疟，症见其脉如平、身无寒但热、骨节疼烦、时呕，以及风湿热痹，见壮热、气粗烦躁、关节肿痛、口渴、苔白、脉弦数；白虎加苍术汤，本方加苍术，主治湿温病，症见身热胸痞、汗多、舌红苔黄腻，以及风湿热痹，身大热、关节肿痛等。

要点二 竹叶石膏汤（《伤寒论》）

【组成】竹叶二把 石膏一斤 半夏半升 麦冬一升 人参二两 甘草（炙）二两 粳米半升

【用法】水煎服。

【功用】清热生津，益气和胃。

【主治】伤寒、温病、暑病，余热未清，气津两伤证。身热多汗，心胸烦闷，气逆欲呕，口干喜饮，或虚烦不寐，舌红苔少，脉虚数。

【组方原理】本方证乃热病后期，余热未清，气津两伤，胃气不和所致。治当清热生津，益气和胃。方中石膏清热除烦，为君药。麦冬养阴生津清热，为臣药。佐以人参益气生津，半夏降逆止呕。半夏性温而燥，然倍用麦冬，则燥性去而降逆之用存。竹叶清热除烦，为佐药。甘草、粳米和中养胃，为佐使药。诸药相伍，共奏清热生津、益气和胃之效。本方清而不寒，补而不滞。

【鉴别】竹叶石膏汤与白虎汤均治气分热

证。然白虎汤所治为正实邪盛之证,而竹叶石膏汤所治则为余热未清而气津两伤之证,为清泻之剂。因热邪已减,增气阴两伤之证,故于白虎汤中去知母,加人参、麦冬、竹叶、半夏。方中既有石膏、竹叶之清热除烦;又有人参、麦冬之两补气阴,合为清补两顾之剂。

细目三 清营凉血

要点一 清营汤(《温病条辨》)

【组成】犀角三钱(已禁用,现多用多倍剂量水牛角代) 生地黄五钱 元参三钱 竹叶心一钱 麦冬三钱 丹参二钱 黄连一钱五分 银花三钱 连翘(带心)二钱

【用法】水煎服。

【功用】清营解毒,透热养阴。

【主治】邪热入营证。身热夜甚,神烦少寐,时有谵语,目常喜开或喜闭,口渴或不渴,斑疹隐隐,舌绛而干,脉数或细数。

【组方原理】本方证乃邪热内传营分,耗伤营阴所致。治宜清营解毒为主,辅以透热养阴。方用犀角(水牛角代)清解营分之热毒为君药。生地黄凉血滋阴,麦冬清热养阴生津,玄参滋阴降火解毒。三药即为增液汤,养阴生津,清营凉血解毒,共为臣药。金银花、连翘清热解毒,芳香透散,使营分热邪透转气分而解,宗"入营犹可透热转气"之说;黄连清心解毒;竹叶心专清心热;丹参清热凉血,并能散瘀以防血与热结,共为佐药。诸药相伍,共奏清营解毒、透热养阴之效。本方以清营解毒为主,养阴生津与透热转气为辅。

要点二 犀角地黄汤(芍药地黄汤)(《小品方》,录自《外台秘要》)

【组成】犀角屑一两(已禁用,现多用多倍剂量水牛角代) 地黄半斤 芍药三分 丹皮一两

【用法】水煎服。水牛角镑片,先煎,余药后下。

【功用】清热解毒,凉血散瘀。

【主治】

1. 热入血分证。身热谵语,斑色紫黑,舌绛起刺,脉细数;或喜忘如狂;或漱水不欲咽,大便色黑易解等。

2. 热伤血络证。斑色紫黑、吐血、衄血、便血、尿血等,舌红绛,脉数。

【组方原理】本方证由热毒深入血分,耗血动血所致。治当清热解毒,凉血散瘀。方中君药犀角(水牛角代)清热凉血,清心解毒。生地黄凉血滋阴生津,既助犀角清热凉血,又能养血,为臣药。牡丹皮、芍药(赤芍)凉血散瘀为佐药,二药合用,使止血不留瘀。诸药配伍,共奏清热解毒、凉血散瘀之效。本方凉血与散瘀并用,使热清血宁而无耗血动血之虑,凉血止血而无冰伏留瘀之弊。

【鉴别】犀角地黄汤与清营汤均可治疗热入营血证。但犀角地黄汤于清热解毒之中配伍泄热散瘀药,寓凉血散血之意,用治热入血分而见耗血、动血之证。清营汤则是在清营解毒养阴中伍以轻清宣透之品,寓有"透热转气"之意,适于热邪初入营分尚未动血之证。

细目四 清热解毒

要点一 黄连解毒汤(《肘后备急方》,名见《外台秘要》引崔氏方)

【组成】黄连三两 黄芩、黄柏各二两 栀子十四枚

【用法】水煎服。

【功用】泻火解毒。

【主治】三焦火毒证。大热烦躁,口燥咽干,错语不眠;或热病吐血、衄血;或热甚发斑;或身热下利;或湿热黄疸;或外科痈肿疔毒,小便黄赤,舌红苔黄,脉数有力。

【组方原理】本方证由火毒充斥三焦所致。治宜泻火解毒,苦寒直折。方中君药黄连尤善泻心及中焦之火。臣以黄芩清泻上焦之火;黄柏清泻下焦之火。更配栀子通泻三焦之火,且可导热下行,为佐使之用。诸药相伍,共奏泻火解毒之效。

【常用加减】若兼大便秘结者,加大黄,以

通腑泻火；火毒发斑，斑色紫黑或吐血、衄血者，可合犀角地黄汤，以清热凉血；湿热疫毒发黄者，加水牛角、茵陈、大黄，以凉血解毒、利胆退黄；疔疮肿毒者，加蒲公英、金银花、连翘，以增强清热解毒之力。

要点二　凉膈散（《太平惠民和剂局方》）

【组成】川大黄、朴硝、甘草（燣）各二十两　山栀子仁、薄荷叶、黄芩各十两　连翘二斤半

【用法】加白蜜、竹叶少许，水煎服。

【功用】泻火通便，清上泻下。

【主治】上中二焦火热证。烦躁口渴，面热头昏，舌肿目赤，口舌生疮，咽痛鼻衄，或睡卧不宁，谵语狂妄，便秘溲赤，或大便不畅，舌红苔黄，脉滑数。

【组方原理】本方证由脏腑郁热，聚于胸膈所致。治宜泻火通便，清上泻下。方中重用连翘清热解毒，祛上焦之热，为君药。黄芩清胸膈郁热；山栀子通泻三焦，引火下行；大黄、芒硝泻火通便，"以泻代清"，共为臣药。薄荷、竹叶轻清疏散，兼有"火郁发之"之义；白蜜少许，润燥生津，共为佐药。使以甘草调和药性。诸药相伍，共奏泻火通便、清上泻下之效。全方清上与泻下并行，所谓"以泻代清"之法。

要点三　普济消毒饮（《东垣试效方》）

【组成】黄芩、黄连各半两　人参三钱　橘红、玄参、生甘草各二钱　连翘、板蓝根、马勃、鼠黏子各一钱　白僵蚕（炒）、升麻各七分　柴胡、桔梗各二钱

【用法】水煎服。

【功用】清热解毒，疏风散邪。

【主治】大头瘟。恶寒发热，头面红肿焮痛，目不能开，咽喉不利，舌燥口渴，舌红苔黄，脉浮数有力。

【组方原理】本方证由风热疫毒之邪，壅于上焦，攻冲头面所致。治宜疏散上焦风热，清解上焦疫毒。方中重用黄连、黄芩清泻心肺热毒，为君药。牛蒡子（鼠黏子）、连翘、僵蚕辛凉疏散上焦头面风热，为臣药。玄参、马勃、板蓝根增强清热解毒之力，橘红理气消壅，人参扶正祛邪，桔梗、甘草清利咽喉，共为佐药。升麻、柴胡疏散风热，既引药上行，又有"火郁发之"之意，为佐使药。诸药配伍，共奏清热解毒、疏散风热之效。

本方出自《东垣试效方》，方中有人参，但其论述中有薄荷而无人参。后世《普济方》《医方集解》等从其论，用薄荷而不用人参，薄荷之用意在疏散上焦之热，且清利咽喉。

细目五　清脏腑热

要点一　导赤散（《小儿药证直诀》）

【组成】生地黄、木通、生甘草梢各等分

【用法】入竹叶水煎。

【功用】清心利水养阴。

【主治】心经火热证。心胸烦热，口渴面赤，意欲饮冷，以及口舌生疮；或心热移于小肠，小溲赤涩刺痛，舌红，脉数。

【组方原理】本方证由心经火热或心热下移小肠所致。治当清心利水养阴。方中木通入心、小肠经，降火利水；生地黄入心、肾经，养阴以制心经火热。二药合用，清心养阴而不恋邪，利水通淋而不伤阴，共为君药。竹叶清心除烦，淡渗利水，导心经热下行，为臣药。生甘草梢泻火解毒，可直达茎中而止痛，防木通、生地黄之寒凉伤胃，并能调和诸药，为佐使药。四药配伍，共奏清心利水养阴之功。

要点二　龙胆泻肝汤（《医方集解》）

【组成】龙胆（酒炒）　黄芩（炒）　栀子（酒炒）　泽泻　木通　车前子　当归（酒炒）　柴胡　生甘草　生地黄（酒炒）（注：原书无用量）

【用法】水煎服。

【功用】清泻肝胆实火，清利肝经湿热。

【主治】

1. 肝胆实火上炎证。头痛目赤，胁痛口苦，耳聋，耳肿，舌红苔黄，脉弦数有力。

2. 肝经湿热下注证。阴肿，阴痒，阴汗，小便淋浊，妇女带下黄臭等，舌红苔黄腻，脉弦数有力。

【组方原理】本方证由肝胆实火上炎，或湿热循经下注所致。治当清泻肝胆实火，清利肝经湿热。方用龙胆大苦大寒，上清肝胆实火，

下利肝经湿热，两擅其功，为君药。黄芩、栀子清上导下，增君药泻火除湿之力；泽泻、木通、车前子导湿热下行，使邪有出路，共为臣药。生地黄、当归滋阴养血，防苦燥渗利伤阴；柴胡疏畅肝胆之气，并引诸药入肝胆，伍生地黄、当归以适肝体阴用阳之性，俱为佐药。甘草调和诸药，为使药。诸药相伍，共奏清泻肝胆实火、清利肝经湿热之效。

要点三　左金丸（《丹溪心法》）

【组成】黄连六两　吴茱萸一两

【用法】为丸。

【功用】清肝泻火，降逆止呕。

【主治】肝火犯胃证。胁肋疼痛，嘈杂吞酸，呕吐口苦，舌红苔黄，脉弦数。

【组方原理】本方证由肝郁化火，横逆犯胃而成。治当清肝泻火为主，兼以降逆止呕。方中重用黄连为君药，清泻肝火，肝火得清自不横逆犯胃；又善清泻胃火，一药两得。少佐辛热之吴茱萸，一则辛散以疏泄肝郁；二则佐制黄连苦寒之性，使泻火而无凉遏之弊；三则取其下气之用，助黄连和胃降逆；四则可引黄连入肝经，为佐使药。二药配伍，共奏清肝泻火、降逆止呕之功。

【鉴别】左金丸与龙胆泻肝汤均可用治肝经实火，胁痛口苦之症，均有清肝泻火的作用。左金丸有降逆和胃之功而无清利湿热的作用，且泻火作用较弱，主要用于肝火犯胃之呕吐吞酸等；龙胆泻肝汤有清利湿热之功而无和胃降逆的作用，且泻火之力较强，主要用于肝经实火上攻之目赤耳聋，或湿热下注之淋浊阴痒等。

要点四　清胃散（《脾胃论》）

【组成】生地黄、当归身各三分　牡丹皮半钱　黄连六分　升麻一钱

【用法】水煎服。

【功用】清胃凉血。

【主治】胃火牙痛。牙痛牵引头疼，面颊发热，其齿喜冷恶热，或牙宣出血，或牙龈红肿溃烂，或唇舌颊腮肿痛，口气热臭，口干舌燥，舌红苔黄，脉滑数。

【组方原理】本方证为阳明胃中积热，循经上攻所致。治当清胃凉血。方中黄连直清胃腑之火，为君药。升麻清热解毒，有"火郁发之"之意。黄连得升麻，则泻火而无凉遏之弊；升麻得黄连，则散火而无升焰之虞。生地黄凉血滋阴；牡丹皮凉血清热，皆为臣药。当归引血归经，又养血活血，以助消肿止痛，为佐药。升麻兼以引经为使药。诸药配伍，共奏清胃凉血之功。

【常用加减】若口渴饮冷，加重石膏用量，再加玄参、天花粉以清热生津；若兼大便秘结，加大黄以泄热通便，导火下行；若齿衄，加牛膝导热引血下行。

要点五　玉女煎（《景岳全书》）

【组成】生石膏三至五钱　熟地三至五钱或一两　麦冬二钱　知母、牛膝各钱半

【用法】水煎服。

【功用】清胃热，滋肾阴。

【主治】胃热阴虚证。头痛，牙痛，齿松牙衄，烦热干渴，舌红苔黄而干。亦治消渴，消谷善饥等。

【组方原理】本方证乃阴虚胃热，相因为病。治宜清胃热，滋肾阴。方中石膏清阳明有余之热，为君药。熟地黄滋补肾水之不足，为臣药。君臣配伍，清胃热而滋肾阴。知母滋阴清热，既助石膏清阳明有余之热，又助熟地黄滋养肾阴；麦冬滋阴养液，配熟地黄滋少阴肾水不足，而兼清胃热，共为佐药。牛膝引血下行，且能滋补肝肾，用为佐使药。诸药配伍，共奏清胃热、滋肾阴之效。本方清胃与滋肾并进，虚实兼治，但以治实为主。

【鉴别】清胃散与玉女煎同治胃热牙痛，但清胃散重在清胃火，以黄连配升麻升散解毒，兼用生地黄、牡丹皮等凉血散瘀之品。功善清胃凉血，主治胃火炽盛之牙痛、牙宣等症。玉女煎以清胃热为主，而兼滋肾阴，石膏为君，配熟地黄、知母、麦冬等滋肾阴之品，并用牛膝引热下行，属清润兼降之剂。功善清胃热、滋肾阴，主治胃经有热而肾水不足之牙痛、牙宣等症。

要点六　泻白散（《小儿药证直诀》）

【组成】地骨皮、桑白皮（炒）各一两　甘草（炙）一钱

【用法】为末，加粳米一撮。

【功用】泻肺清热，止咳平喘。

【主治】肺热喘咳证。气喘，咳嗽，皮肤蒸热，日晡尤甚，舌红苔黄，脉细数。

【组方原理】本方证为肺有"伏火"郁热。治宜泻肺清热，止咳平喘。方中桑白皮清泻肺热，下气平喘，为君药。地骨皮甘寒入肺，助君

药清降肺中伏火,为臣药。君臣相配,清泻肺中伏火郁热。粳米、炙甘草养胃和中、培土生金,共为佐使药。四药配伍,共奏泻肺清热、止咳平喘之功。本方清中有润,泻中有补,对小儿"稚阴"之体具标本兼顾之功。

【鉴别】泻白散与麻杏甘石汤均有泻肺清热、止咳平喘之功。泻白散证属火热郁伏于肺所致,故以甘寒清润之桑白皮与地骨皮为主,意在清泻肺中伏火郁热,为清泻之剂;麻杏甘石汤证属外邪入里化热,壅遏于肺所致,以麻黄伍石膏,重在宣肺平喘、清泻肺热,为辛凉之剂。

要点七 白头翁汤(《伤寒论》)

【组成】白头翁二两 黄柏三两 黄连三两 秦皮三两

【用法】水煎服。

【功用】清热解毒,凉血止痢。

【主治】热毒痢疾。下痢脓血,赤多白少,腹痛,里急后重,肛门灼热,渴欲饮水,舌红苔黄,脉弦数。

【组方原理】本证因热毒深陷血分,下迫大肠所致。治宜清热解毒,凉血止痢。方用苦寒而入"阳明血分"之白头翁为君,清热解毒,凉血止痢。黄连泻火解毒,燥湿厚肠,为治痢要药;黄柏清下焦湿热,二者助君药清热解毒、燥湿止痢而为臣。秦皮苦寒性涩,清热解毒而兼以收涩止痢,用为佐使。四药合用,苦寒之中寓凉血之力,清燥之内存收涩之义,共奏清热解毒、凉血止痢之功。

要点八 芍药汤(《素问病机气宜保命集》)

【组成】芍药一两 当归、黄连各半两 槟榔、木香、甘草(炙)各二钱 大黄二钱 黄芩半两 官桂二钱半

【用法】水煎服。

【功用】清热燥湿,调和气血。

【主治】湿热痢疾。腹痛,便脓血,赤白相兼,里急后重,肛门灼热,小便短赤,舌苔黄腻,脉弦数。

【组方原理】本方证由湿热壅滞肠中,气血失调所致。治宜清热燥湿,调和气血。黄连、黄芩燥湿清热,合而清肠中湿热,为君药。重用芍药养血和营,柔肝缓急;配以当归养血活血,即"行血则便脓自愈"。木香、槟榔行气导滞,乃"调气则后重自除"。四药相配,调和气血,共为臣药。佐入大黄泄热导滞,兼破瘀活血,属"通因通用"之法。少佐肉桂,取其辛热之性,既防苦寒药伤中及冰伏湿遏,又助归、芍以行血。使以甘草调和诸药,与芍药相配,更能缓急止痛。诸药合用,共奏清热燥湿、调和气血之效。本方清热燥湿与攻下积滞合用,柔肝理脾与调气和血并施。

【鉴别】白头翁汤与芍药汤同为治痢之方。但白头翁汤主治热毒血痢,乃热毒深陷血分,功能清热解毒、凉血止痢,使热毒解、痢止而后重自除;芍药汤治下痢赤白,属湿热痢,而兼气血失调证,治以清热燥湿与调和气血并进,且取"通因通用"之法,使"行血则便脓自愈,调气则后重自除"。

细目六 清 虚 热

要点一 青蒿鳖甲汤(《温病条辨》)

【组成】青蒿二钱 鳖甲五钱 细生地四钱 知母二钱 丹皮三钱

【用法】水煎服。

【功用】养阴透热。

【主治】热病后期,邪伏阴分证。夜热早凉,热退无汗,舌红苔少,脉细数。

【组方原理】本方证为温病后期,邪热未尽,深伏阴分,阴液已伤所致。治宜养阴与透邪兼顾。方中鳖甲咸寒,直入阴分,滋阴退热;青蒿苦辛芳香,清热透络,引邪外出,共为君药。二药配伍,吴瑭称"此有先入后出之妙,青蒿不能直入阴分,有鳖甲领之入也;鳖甲不能独出阳分,有青蒿领之出也"。生地黄滋阴凉血,知母滋阴降火,共助鳖甲以养阴退虚热,为臣药。牡丹皮泻血中伏火,为佐药。诸药配伍,共奏养阴透热之功。

要点二 当归六黄汤(《兰室秘藏》)

【组成】当归、生地黄、黄芩、黄柏、黄连、熟地黄各等分 黄芪加一倍

【用法】水煎服。

【功用】滋阴泻火,固表止汗。

【主治】阴虚火旺之盗汗。发热盗汗,面赤心烦,口干唇燥,大便干结,小便黄赤,舌红苔黄,脉数。

【组方原理】本方证由阴虚火扰所致。治宜滋阴泻火,固表止汗。方中生地黄、熟地黄、当归滋阴养血,使阴血充则水能制火,共为君药。臣以黄连清泻心火,合黄芩、黄柏泻火以除烦,清热以坚阴。倍用黄芪既益气实卫以固表,又可合熟地黄、当归以益气养血,亦为臣药。诸药配伍,共奏滋阴泻火、固表止汗之功。本方养血育阴与泻火除热并进,标本兼顾;益气固表与育阴泻火相配,育阴泻火为本,益气固表为标。

第六单元 祛暑剂

细目一 概述

要点一 祛暑剂的适用范围

祛暑剂适用于夏月感受暑邪之病，症见恶寒发热、吐泻腹痛，或身热面赤，烦渴喜饮，体倦汗多，小便不利，脉数等。

要点二 祛暑剂的应用注意事项

当辨暑病的性质属阴属阳。暑多夹湿，祛暑剂每多配伍祛湿药，应用本类方剂时须注意暑与湿的主次轻重。

细目二 祛暑解表

要点 香薷散（《太平惠民和剂局方》）

【组成】香薷一斤 白扁豆、厚朴各半斤

【用法】水煎或加酒少量同煎。

【功用】祛暑解表，化湿和中。

【主治】阴暑。恶寒发热，头重身痛，无汗，腹痛吐泻，胸脘痞闷，舌苔白腻，脉浮。

【组方原理】本方证乃夏月乘凉饮冷，外感风寒，内伤于湿所致。治当祛暑解表，化湿和中。方中香薷辛香，为夏月祛暑解表之要药，重用为君药。厚朴行气除满，燥湿化滞为臣药。白扁豆健脾和中，渗湿消暑为佐药。入酒少许意在温通经脉，助药力通达全身。

【常用加减】若兼内热者，加黄连以清热泻火；湿盛于里者，加茯苓、甘草以健脾利湿；胸闷、腹胀、腹痛甚者，加砂仁、藿香、枳壳以行气醒脾。

细目三 祛暑利湿

要点 六一散（《黄帝素问宣明论方》）

【组成】滑石六两 甘草一两

【用法】包煎，或温开水调下。

【功用】清暑利湿。

【主治】暑湿证。身热烦渴，小便不利，或泄泻。

【组方原理】本方证乃暑热夹湿所致。治宜清暑利湿。方中滑石为君药，清解暑热而除烦止渴，渗利小便使暑湿之邪从下而泄。甘草生用为臣药，清热泻火，益气和中，与滑石配伍，可防滑石寒滑伤胃，亦可甘寒生津，使小便利而津液不伤。本方药性平和，清热而不留湿，利水而不伤阴。

【附方】益元散，本方加辰砂三钱；功用：清暑利湿，镇惊安神；主治：暑湿证，烦渴多汗，心悸怔忡，失眠多梦，小便不利。碧玉散，本方加青黛；功用：祛暑利湿，清热解毒；主治：暑湿证兼肝胆郁热，目赤咽痛，或口舌生疮。鸡苏散，本方加薄荷叶末一分；功用：清暑利湿，辛凉解表；主治：暑湿证兼微恶风寒，头痛头胀，咳嗽不爽。

细目四 清暑益气

要点 清暑益气汤（《温热经纬》）

【组成】西洋参 石斛 麦冬 黄连 竹叶 荷梗 知母 甘草 粳米 西瓜翠衣
（注：原书无用量）

【用法】水煎服。

【功用】清暑益气,养阴生津。

【主治】暑热气津两伤证。身热汗多,口渴心烦,小便短赤,体倦少气,精神不振,脉虚数。

【组方原理】本方证由暑热耗伤气津所致。治当清热解暑,养阴生津。方中西洋参益气生津,养阴清热;西瓜翠衣清热解暑,生津止渴,共为君药。荷梗助西瓜翠衣清热解暑;石斛、麦冬助西洋参养阴生津,且石斛兼能清热,麦冬兼能清心除烦,共为臣药。黄连泻火以助清热之力,知母泻火滋阴,竹叶清热除烦,均为佐药。甘草、粳米益胃和中,用为佐使药。诸药合用,具有清暑益气、养阴生津之功。

【鉴别】清暑益气汤与竹叶石膏汤皆可治暑热耗伤气津之证,症见身热汗多、口渴心烦、脉虚数等。但竹叶石膏汤以石膏与麦冬为主,功善清热泻火养阴,辅以人参、半夏调和脾胃,重在清解余热,兼以益气生津和胃。清暑益气汤以西瓜翠衣、西洋参、石斛、麦冬为主,功善清暑益气养阴,重在清暑养阴生津。

第七单元 温里剂

细目一 概述

要点一 温里剂的适用范围

温里剂适用于里寒证。凡外寒传经入里或寒邪直中三阴,或素体阳虚,或误治,或过食寒凉伤阳,皆可形成里寒证。症见畏寒肢凉,脘腹疼痛,口淡不渴,甚则四肢厥逆,恶寒蜷卧,舌质淡,脉沉迟等,均为温里剂之适用范围。

要点二 温里剂的应用注意事项

真热假寒证禁用。温热药易伤阴血,素体阴虚或失血之人应慎用。若阴寒太盛,或真寒假热,服药即吐者,可反佐少量寒凉药物,或热药冷服,避免格拒。

细目二 温中祛寒

要点一 理中丸(《伤寒论》)

【组成】人参、干姜、甘草(炙)、白术各三两

【用法】为丸。

【功用】温中祛寒,补气健脾。

【主治】

1. 脾胃虚寒证。脘腹疼痛,喜温喜按,恶心呕吐,不欲饮食,大便稀溏,畏寒肢冷,口不渴,舌淡苔白,脉沉细或沉迟无力。

2. 阳虚失血证。便血、衄血或崩漏等,血色暗淡或清稀。

3. 胸痹、小儿慢惊、病后喜唾涎沫、霍乱等属中焦虚寒者。

【组方原理】本方证或因素体脾胃虚弱,或因寒凉伤及脾胃,或因外寒直中中焦所致。治当温中祛寒,补气健脾。方以干姜为君药,温阳散寒。人参为臣药,补益脾气。佐以白术燥湿运脾,与干姜相配,一温一燥,可使脾阳强,湿浊化,运化复常。佐使炙甘草,助人参、白术补脾益气;与干姜相配,辛甘化阳,以增强散寒之力;又可调和诸药。全方一温一补一燥,温补并用,以温为主,温中寓补,兼以燥湿。本方在《金匮要略》中作汤剂,名"人参汤",主治胸痹之证。

胸痹、阳虚失血、小儿慢惊、病后涎唾等病证多属中阳不足者,应用本方温中散寒,补气健脾,是治病求本,异病同治之理。

【附方】附子理中丸,理中丸加附子;功用:温阳祛寒,补气健脾;主治:脾胃沉寒痼冷,或脾肾虚寒证,症见脘腹冷痛,手足厥寒,呕吐下利,或霍乱吐利转筋等。桂枝人参汤,理中丸加桂枝;功用:温阳健脾,解表散寒;主治:脾胃虚寒,复感风寒表邪者。

要点二 小建中汤(《伤寒论》)

【组成】桂枝三两 甘草(炙)二两 大枣十二枚 芍药六两 生姜三两 饴糖一升

【用法】水煎取汁,兑入饴糖,文火加热熔化。

【功用】温中补虚,和里缓急。

【主治】中焦虚寒,肝脾失调,阴阳不和证。脘腹拘急疼痛,时轻时重,喜温喜按,神疲乏力;或心中悸动,虚烦不宁;或四肢酸楚,手足烦热,咽干口燥,舌淡苔白,脉细弦。

【组方原理】本方证由中焦虚寒,肝脾失调,阴阳不和所致。病机虽多,但以中焦虚寒,肝脾失和为要。治宜温补中焦为主,兼以调和肝脾,滋阴和阳。方中重用甘温质润之饴糖,温中补虚,缓急止痛,一药两擅其功而为君药。臣以桂枝温阳气,祛寒气;饴糖与桂枝相伍,辛甘化阳,温中益气,使中气健旺,不受肝木之侮。臣以芍药,滋养营阴;与饴糖相伍,酸甘化阴而缓急止痛;与桂枝相配,调和营卫,燮理阴阳。

佐以生姜,助桂枝温胃散寒;大枣助饴糖补益脾虚。姜、枣合用,又可调营卫,和阴阳。佐使炙甘草,益气补虚,配芍药缓急止痛,又调和诸药。本方重在温补中焦,建立中气,故名"建中"。

【附方】黄芪建中汤,本方加黄芪一两半;功用:温中补气,和里缓急;主治气虚明显者,症见脘腹拘急疼痛,喜温喜按,形体羸瘦,面色无华,心悸气短,自汗盗汗等。当归建中汤,本方加当归四两;功用:温补气血,缓急止痛;主治血虚甚者,或产后虚羸不足,腹中疼痛不已,吸吸少气,或小腹拘急挛痛引腰背,不能饮食者。

【鉴别】小建中汤与理中丸同为温中祛寒之剂。小建中汤以甘温补脾柔肝为主,兼以调和阴阳,主治中焦虚寒,肝脾失和,腹痛拘急,兼有阴阳失调之证。理中丸则纯用温补,温中祛寒,补气健脾,主治中焦脾胃虚寒证,腹痛隐隐等。

要点三 吴茱萸汤(《伤寒论》)

【组成】吴茱萸一升 人参三两 生姜六两 大枣十二枚

【用法】水煎服。

【功用】温中补虚,降逆止呕。

【主治】

1. 胃寒呕吐证。食谷欲呕,或兼胃脘疼痛,吞酸嘈杂,舌淡,脉沉弦而迟。
2. 肝寒上逆证。干呕吐涎沫,头痛,颠顶痛甚,舌淡,脉沉弦。
3. 肾寒上逆证。呕吐下利,手足厥冷,烦躁欲死,舌淡,脉沉细。

【组方原理】本方主治有三证,病机则同属虚寒之邪上逆犯胃所致。治当温中补虚,降逆止呕。方中吴茱萸上可温胃寒,下可暖肝肾,又能降逆止呕,一药三擅其功而为君药。重用生姜为臣药,温胃散寒,降逆止呕。佐以人参,补益脾胃之虚;佐使以大枣,益气补脾,调和诸药。四药相伍,共奏温中补虚、降逆止呕之功。全方肝、肾、胃同治,温、降、补并施。

【鉴别】

1. 理中丸与吴茱萸汤均可治中焦虚寒证。但理中丸温中祛寒,补气健脾,为治脾胃虚寒,腹痛吐利之基础方。吴茱萸汤以温胃降逆为主,兼补中虚,为治胃寒呕吐、肝寒及肾寒上逆之经典方。

2. 吴茱萸汤与左金丸皆治肝木犯胃之呕吐。但吴茱萸汤所治为肝寒上犯于胃而致胃脘疼痛,吞酸嘈杂,呕吐涎沫等。左金丸所治则为肝火犯胃之嘈杂吞酸,呕吐口苦等。

要点四 大建中汤(《金匮要略》)

【组成】蜀椒二合 干姜四两 人参二两

【用法】水煎服,饴糖冲服。

【功用】温中补虚,缓急止痛。

【主治】中阳虚衰,阴寒内盛之脘腹疼痛。心胸中大寒痛,呕不能食,腹中寒,上冲皮起,出见有头足,上下痛而不可触近,舌苔白滑,脉细沉紧,甚则肢厥脉伏。

【组方原理】本证之腹痛由中阳虚衰,阴寒内盛所致。治宜温中以散阴寒,补虚缓急止痛,标本兼顾。方中蜀椒味辛性热,温脾胃,助命火,散寒止痛。伍以辛热之干姜温脾暖胃,令蜀椒散寒之力倍增;以甘温之饴糖温中补虚,缓急止痛,增强蜀椒止痛之功。复以人参补脾益气,补虚助阳,合饴糖重建中脏,缓急止痛,又使中气旺则邪不可干。四药配伍,纯用辛甘,温补兼施,以温为主,共奏补虚缓急、散寒止痛之效。

细目三 回阳救逆

要点 四逆汤(《伤寒论》)

【组成】甘草(炙)二两 干姜一两半 附子(生用)一枚

【用法】水煎服。

【功用】回阳救逆。

【主治】心肾阳衰之寒厥证。四肢厥逆,神衰欲寐,面色苍白,恶寒蜷卧,腹痛下利,呕吐不渴,甚则冷汗淋漓,舌淡苔白滑,脉微欲绝,以及误汗亡阳者。

【组方原理】本方证系阴寒内盛,阳气衰微所致。治宜大辛大热之品,速回阳气,破散阴寒,以挽垂危之急。方以大辛大热之生附子为君药,温壮元阳,破散阴寒,以救助心肾阳气。附子生用能迅达周身内外,是"回阳救逆第一品药"。臣以辛热之干姜,散寒助阳通脉。君臣相须为用,使阳气复,阴寒散,血脉通,为回阳救逆的最佳配伍。佐使炙甘草,一则有益气补虚之效;二则缓干姜、生附子峻烈之性,使其破阴回阳而无暴散虚阳之虞;三则调和药性,使药力持久。

【附方】通脉四逆汤,本方加重干姜、附子用量;功用:回阳复脉;主治:四逆汤证更见"身反不恶寒,其人面色赤,或腹痛,或干呕,或咽痛,或利止脉不出"等。四逆加人参汤,本方加人参;功用:回阳救逆,益气固脱;主治:四逆汤证利止而余症仍在,甚见气短、气促者。白通汤,本方去甘草,减干姜用量,再加葱白;功用:破阴回阳,宣通上下;主治:少阴病阴盛戴阳证,症见手足厥逆,下利,脉微,面赤者。

【鉴别】四逆汤与参附汤均有回阳救逆之功,然四逆汤以生附子配干姜,重在温壮元阳,破散阴寒,以回阳救逆;参附汤则重用人参配炮附子,意为峻补阳气以救暴脱之剂。

细目四　温经散寒

要点一　当归四逆汤(《伤寒论》)

【组成】当归、桂枝、芍药、细辛各三两　甘草(炙)、通草各二两　大枣二十五枚

【用法】水煎服。

【功用】温经散寒,养血通脉。

【主治】血虚寒厥证。手足厥寒,口不渴,舌淡苔白,脉沉细或细而欲绝。或腰、股、腿、足、肩臂疼痛兼见畏寒肢冷者。

【组方原理】本方证由素体营血虚弱,感受寒邪,血行不畅所致。治当温经补血,散寒通脉。方由桂枝汤去生姜,倍大枣,加当归、通草、细辛变化而来。桂枝温经散寒,温通血脉;细辛通达表里,温散寒凝,共为君药。当归养血和血,芍药(白芍)滋养阴血,共为臣药。君臣相伍,一则散寒通脉,一则温补营血。佐入通草,通行经脉。重用大枣与甘草相伍,补中健脾而益气血,又防燥烈之品伤及阴血。全方温、补、通三者并用,温中有补,补中兼行,扶正祛邪,标本兼顾。

【常用加减】若腰、股、腿、足疼痛,属血虚寒凝者,加川断、牛膝、鸡血藤、木瓜等活血通经,除痹止痛;内有胃寒,呕吐腹痛者,加吴茱萸、生姜温胃散寒,降逆止呕;妇女血虚寒凝,经期腹痛,及男子寒疝,睾丸掣痛,牵引少腹冷痛,肢冷脉弦者,加乌药、茴香、良姜、香附等温行厥阴,理气止痛。

要点二　暖肝煎(《景岳全书》)

【组成】当归二三钱　枸杞子三钱　茯苓二钱　小茴香二钱　肉桂一二钱　乌药二钱　沉香(或木香亦可)一钱

【用法】加生姜,水煎服。

【功用】温补肝肾,行气止痛。

【主治】肝肾不足,寒滞肝脉证。睾丸冷痛,或小腹疼痛,疝气痛,畏寒喜暖,舌淡苔白,脉沉迟。

【组方原理】本证系由肝肾不足,寒客肝脉,气机郁滞所致。治宜补肝肾,散寒凝,行气滞。方中肉桂辛甘性热,温肾暖肝,祛寒止痛;小茴香味辛性温,暖肝散寒,理气止痛。二药合用,温肾暖肝散寒。当归辛甘性温,养血补肝;枸杞子味甘性平,补肝益肾,二药补肝肾之不足治其本;乌药、沉香辛温散寒,行气止痛,以去阴寒冷痛之标。茯苓甘淡渗湿健脾;生姜辛温散寒和胃,扶脾暖胃,顾护后天。综观全方,辛散甘温合法,纳行散于温补,肝肾兼顾,使下元虚寒得温,寒凝气滞得散,则睾丸冷痛、少腹疼痛、疝气痛诸症可愈。

【鉴别】暖肝煎与一贯煎均可治疗疝气,均含当归、枸杞子。但暖肝煎所治之疝乃因肝肾阴寒,气机阻滞所致,方中以肉桂、小茴香为君配伍枸杞、乌药等,重在温肾暖肝,行气散寒止痛。一贯煎所治之疝乃因肝肾阴虚,肝气郁滞所致,方中以生地黄为君配伍当归、沙参、川楝子等,重在滋补肝肾,行气止痛。

第八单元　表里双解剂

细目一　概　　述

要点一　表里双解剂的适用范围

表里双解剂适用于表证未解，又见里证，或原有宿疾，复感表邪，出现表证与里证并见的证候。

要点二　表里双解剂的应用注意事项

表里双解剂之使用，首先是有邪气在表，而里证又急之证候；其次，要辨别表证与里证的寒、热、虚、实属性，并据表证与里证的轻重主次，权衡表药与里药之配伍比例，以免太过或不及之弊。

细目二　解表清里

要点　葛根黄芩黄连汤（《伤寒论》）

【组成】葛根半斤　甘草（炙）二两　黄芩三两　黄连三两

【用法】上四味，以水八升，先煮葛根，减二升，纳诸药，煮取二升，去滓，分温再服。

【功用】解表清里。

【主治】表证未解，邪热入里证。身热，下利臭秽，胸脘烦热，口干作渴，或喘而汗出，舌红苔黄，脉数或促。

【组方原理】外感表证，邪在太阳，法当解表，倘误用攻下，伤及正气，脾气不升，以致表邪内陷阳明而现"协热下利"。治宜外解肌表之邪，内清胃肠之热。方中重用葛根为君，甘辛而凉，主入阳明经，外解肌表之邪，内清阳明之热，又升发脾胃清阳而止泻升津，使表解里和。臣以黄芩、黄连苦寒清热，厚肠止利。甘草甘缓和中，调和诸药，为佐使药。四药合用，辛凉升散与苦寒清降共施，以成清热升阳止利之法，外疏内清，表里同治，使表解里和，身热下利自愈。

细目三　解表攻里

要点　大柴胡汤（《伤寒论》）

【组成】柴胡半斤　黄芩三两　芍药三两　半夏半升　枳实四枚　大黄二两　大枣十二枚　生姜五两

【用法】水煎服。

【功用】和解少阳，内泻热结。

【主治】少阳阳明合病。往来寒热，胸胁苦满，呕不止，郁郁微烦，心下痞硬，或心下急痛，大便不解或协热下利，舌苔黄，脉弦数有力。

【组方原理】本方所治少阳与阳明合病，乃因少阳之邪内传阳明，化热成实而致。治当和解少阳为主，辅以内泻阳明热结。本方以和解少阳的小柴胡汤与轻下阳明热结的小承气汤合方加减而成。少阳之邪气未解，故取柴胡与黄芩相伍，和解清热，以解少阳之邪。柴胡善疏少阳之邪，黄芩清泄少阳郁热。里实已成，大黄配枳实，泄热通腑，行气破结，内泻阳明热结。芍药缓急止痛，与大黄相配可治腹中实痛，合枳实能调和气血，以除心下满痛；半夏和胃降逆，辛开散结；配伍大量生姜，既增止呕之功，又解半夏之毒。大枣和中益气，与生姜相配，调脾胃、和营卫，并调和诸药。诸药相伍，和下并用，主以和解少阳，辅以内泻热结，佐以缓急降逆。使少阳与阳明之邪得以分解。

【鉴别】大柴胡汤与小柴胡汤均有柴胡、黄芩、半夏、生姜、大枣，具和解少阳之功。小柴胡汤专治少阳病，大柴胡汤则治少阳阳明合病。

但大柴胡汤症见呕不止,故加量生姜以增强止呕之力,且生姜协柴胡尚有散邪之功。大柴胡汤中减去小柴胡汤之人参、甘草,乃因少阳之邪渐次传里,阳明实热已结,且见"呕不止",故不用人参、甘草,以减甘壅致满之弊;加大黄、枳实,意在泄热除结以轻下阳明之实,伍芍药旨在加强缓急止痛之功。

第九单元 补 益 剂

细目一 概 述

要点一 补益剂的适用范围及配伍规律

补益剂适用于各种虚证，包括气虚、血虚、气血两虚、阴虚、阳虚、阴阳两虚等。

气虚重者应适当补血，血虚重者应适当补气。若血虚急证与大失血而致血虚者，尤当着重补气。补阴方中常佐以温阳之品，补阳方中每配补阴之味。五脏之虚除直接补其虚外，亦可采取"虚则补其母"的治法。补益之药常少佐行气活血之品，以使其补而不滞。

要点二 补益剂的应用注意事项

应注意辨别虚实真假。补益剂多为滋腻之品，易碍胃气，故应酌加健胃消导之品。

细目二 补 气

要点一 四君子汤（《太平惠民和剂局方》）

【组成】人参、白术、茯苓、甘草（炙）各等分

【用法】水煎服。

【功用】益气健脾。

【主治】脾胃气虚证。面色萎白，语声低微，气短乏力，食少便溏，舌淡苔白，脉虚弱。

【组方原理】本方证由脾胃气虚，运化乏力所致。治宜补益脾胃之气。本方以人参为君药，甘温益气，健补脾胃。臣以白术，既补脾胃之气，又运脾燥湿。佐以茯苓健脾利湿，又使参、术补而不滞。炙甘草补脾益气，兼调和诸药，为佐使药。四药皆为甘温和缓之品，而呈君子中和之性，故以"君子"为名。

【附方】异功散，本方加陈皮，功兼行气化滞，适用于脾胃气虚兼气滞证；六君子汤，本方加半夏、陈皮，功兼和胃燥湿，适于脾胃气虚兼痰湿证；香砂六君子汤，本方加半夏、陈皮、木香、砂仁，功善益气和胃，行气化痰，适于脾胃气虚、痰阻气滞证。

要点二 参苓白术散（《太平惠民和剂局方》）

【组成】莲子肉、薏苡仁、缩砂仁、桔梗各一斤 白扁豆一斤半 白茯苓、人参、甘草（炒）、白术、山药各二斤

【用法】上末，枣汤调下。

【功用】益气健脾，渗湿止泻。

【主治】脾虚湿盛证。饮食不化，胸脘痞闷，肠鸣泄泻，四肢乏力，形体消瘦，面色萎黄，舌淡苔白腻，脉虚缓。

【组方原理】本方证由脾虚湿盛所致。治宜补益脾胃，渗湿止泻。方中人参、白术、茯苓益气健脾渗湿，为君药。臣以山药、莲子肉助君药以健脾益气，兼能止泻；白扁豆、薏苡仁助白术、茯苓以健脾渗湿。佐以砂仁醒脾和胃，行气化湿；桔梗宣肺利气，以通调水道，又能载药上行。炒甘草健脾和中，调和诸药，为佐使药。本方兼能补益肺气，培土生金，故亦可用于肺损虚劳证。

【鉴别】参苓白术散与四君子汤均具益气健脾之功，但四君子汤补气健脾之功专，为治脾胃气虚之基础方；参苓白术散则补气健脾与祛湿止泻并重，为治脾虚夹湿之主方。

要点三 补中益气汤（《内外伤辨惑论》）

【组成】黄芪（病甚、劳役热甚者一钱）、甘草（炙）各五分 人参三分 当归二分 橘皮二分或三分 升麻二分或三分 柴胡二分或三分 白术三分

【用法】水煎服。

【功用】补中益气，升阳举陷。

197

【主治】

1. 脾胃气虚证。饮食减少,体倦肢软,少气懒言,面色㿠白,大便稀薄,脉虚软。

2. 气虚下陷证。脱肛,子宫脱垂,久泻,久痢,崩漏等,气短乏力,舌淡,脉虚。

3. 气虚发热证。身热,自汗,渴喜热饮,气短乏力,舌淡,脉虚大无力。

【组方原理】本方证由饮食劳倦,损伤脾胃,清阳下陷所致。治宜补益脾胃中气,升阳举陷。方中重用黄芪补中益气,升阳固表,为君药。臣以人参、炙甘草、白术补气健脾,以增黄芪补益中气之功。当归养血和营,使血有所归;陈皮理气和胃,使补而不滞;以少量升麻、柴胡升阳举陷,助君药升提下陷之中气,共为佐药。炙甘草调和诸药,为使药。全方补气与升提并用,使气虚者补之,气陷者升之,甘温而能除热,亦可治气虚发热。

要点四 生脉散(《医学启源》)

【组成】人参五分 麦门冬五分 五味子七粒

【用法】水煎服。

【功用】益气生津,敛阴止汗。

【主治】

1. 温热、暑热,耗气伤阴证。汗多神疲,体倦乏力,气短懒言,咽干口渴,舌干红少苔,脉虚数。

2. 久咳伤肺,气阴两虚证。干咳少痰,短气自汗,口干舌燥,脉虚细。

【组方原理】本方证由感受暑热之邪,或温热病后期,伤气耗津所致。治宜补气养阴生津。方用人参为君药,大补元气,并能止渴生津。臣以麦冬养阴,清热生津,且润肺止咳。五味子配人参补固正气,伍麦冬收敛阴津,为佐药。三药一补一润一敛,共奏益气养阴、生津止渴、敛阴止汗之功。全方补正气以鼓动血脉,滋阴津以充养血脉,气阴生而脉气复。

【鉴别】生脉散与竹叶石膏汤均可治热病后期,气阴两伤之证。但竹叶石膏汤清热之力较强,兼以益气养阴,降逆和胃,适用于热病后期,余热未尽,气阴两伤证。生脉散重在益气养阴,生津止渴,敛阴止汗,适用于热病后期,气阴两伤之重证。

要点五 玉屏风散(《医方类聚》)

【组成】防风一两 黄芪、白术各二两

【用法】研末,枣汤送服。

【功用】益气固表止汗。

【主治】表虚自汗。汗出恶风,面色㿠白,舌淡苔薄白,脉浮虚。亦治虚人腠理不固,易感风邪。

【组方原理】本方证由卫气虚弱,不能固表所致。治宜益气实卫,固表止汗。本方以黄芪为君药,内可大补脾肺之气,外可固表止汗。臣以白术益气健脾,助黄芪补气固表之力。佐以防风走表而祛风邪,且"黄芪得防风而功愈大",相畏而相激也。三药补中寓散,散不伤正,补不留邪。

【鉴别】玉屏风散与桂枝汤均治表虚自汗。然桂枝汤之自汗,由外感风寒,营卫不和所致,虽云表虚,但为表实。玉屏风散之自汗,是因卫气虚弱,腠理不固所致。二者均见汗出恶风,但桂枝汤证亦有发热、鼻鸣、身痛等外感表证。

细目三 补 血

要点一 四物汤(《仙授理伤续断秘方》)

【组成】当归、川芎、白芍、熟干地黄各等分

【用法】水煎服。

【功用】补血调血。

【主治】营血虚滞证。头晕目眩,心悸失眠,面色无华,妇人月经不调,量少或经闭不行,脐腹作痛,甚或瘕块硬结,舌淡,口唇、爪甲色淡,脉细弦或细涩。

【组方原理】本方证由营血亏虚,血行不畅所致。治宜补血和血。方中熟地黄滋补营血为君药。当归补血和血为臣药。白芍养血敛阴,柔肝和营,为佐药。川芎活血行气,祛瘀止痛,使补而不滞,为使药。四药重在滋补,且补中寓行,使补血而不滞血,行血而不伤血。

【常用加减】血热重者,易熟地黄为生地黄,用量宜重;血瘀重者,易白芍为赤芍;血虚重者,可加鹿角胶、阿胶,或适当加人参、黄芪。

【附方】胶艾汤,本方加阿胶、艾叶、甘草,

侧重养血止血,兼以调经安胎,既可用于冲任虚损、血虚有寒之月经过多、产后下血不止,又可用治妊娠胎漏下血。桃红四物汤,本方加桃仁、红花,偏重活血化瘀,适用于血虚血瘀之月经不调、痛经。圣愈汤,本方加参、芪以补气摄血,适用于气血两虚而血失所统之月经先期量多。

要点二 当归补血汤(《内外伤辨惑论》)

【组成】黄芪一两 当归二钱

【用法】水煎服。

【功用】补气生血。

【主治】血虚阳浮发热证。肌热面赤,烦渴欲饮,脉洪大而虚,重按无力。亦治妇人经期、产后血虚发热头痛;或疮疡溃后,久不愈合者。

【组方原理】本方证由劳倦内伤,血虚气弱,阳气浮越所致。治宜补气生血。方中重用黄芪(五倍于当归)为君药,一为大补脾肺之气,使气旺血生,即"有形之血不能速生,无形之气所当急固";二则固护肌表,摄纳浮阳。臣以少量当归养血和营,则阳生阴长,气旺血生,虚热自退。

要点三 归脾汤(《正体类要》)

【组成】白术、当归、茯神、黄芪、远志、龙眼肉、酸枣仁各一钱 人参一钱 木香五分 甘草(炙)三分

【用法】加生姜、大枣,水煎服。

【功用】益气补血,健脾养心。

【主治】

1. 心脾气血两虚证。心悸怔忡,健忘失眠,盗汗,体倦食少,面色萎黄,舌淡,苔薄白,脉细弱。

2. 脾不统血证。便血,皮下紫癜,妇女崩漏,月经超前,量多色淡,或淋沥不止,舌淡,脉细弱。

【组方原理】本方证因思虑过度,劳伤心脾,气血亏虚所致。治宜健脾养心,益气补血。方中黄芪补脾益气;龙眼肉补脾气,养心血,共为君药。人参、白术补脾益气,助黄芪补脾益气之力;当归补血养心,酸枣仁宁心安神,二药助龙眼肉补心血、安神志,均为臣药。佐以茯神养心安神;远志宁神益智;更佐木香,理气醒脾,使补而不滞。炙甘草补益心脾,调和诸药,为佐使药。姜、枣调和脾胃。全方心脾同治,以补脾为主;气血双补,以补气为重。

【常用加减】若崩漏下血偏寒者,可加炮姜炭、艾叶炭以温经止血;偏热者酌加生地黄炭、地榆炭以凉血止血。

细目四 气血双补

要点 炙甘草汤(复脉汤)(《伤寒论》)

【组成】甘草(炙)四两 生姜三两 桂枝三两 人参二两 生地黄一斤 阿胶二两 麦门冬半升 麻仁半升 大枣三十枚

【用法】水煎,阿胶烊化,冲服。

【功用】滋阴养血,益气温阳,复脉定悸。

【主治】

1. 阴血不足,阳气虚弱证。脉结代,心动悸,虚羸少气,舌光少苔,或质干而瘦小。

2. 虚劳肺痿。干咳无痰,或咳吐涎沫,量少,形瘦短气,虚烦不眠,自汗盗汗,咽干舌燥,大便干结,脉虚数。

【组方原理】本方原治"伤寒脉结代、心动悸",至于虚劳肺痿,亦为气血阴阳皆亏所致。治宜补养阴阳气血。方中重用生地黄为君药,滋阴养血。臣以炙甘草益气养心;麦冬滋养心阴;桂枝温通心阳。三药与生地黄相伍,可收气血阴阳并补之效。佐以人参补中益气;阿胶滋阴养血;麻仁滋阴润燥;大枣益气养血;生姜合桂枝以温通阳气,配大枣益脾胃,调阴阳,和气血。加酒可温通血脉,以行药势。全方滋而不腻,温而不燥,刚柔相济,相得益彰。

【常用加减】若气虚偏重,可加黄芪;血虚偏重,加熟地黄、当归;阳虚者易桂枝为肉桂,甚者可加鹿角胶、熟附子。

【附方】加减复脉汤由炙甘草汤化裁而成。因温病后期,热灼阴伤,故去益气温阳之人参、大枣、桂枝、生姜,加养血敛阴之白芍,变阴阳气血并补之剂为滋阴养液之方。

【鉴别】炙甘草汤与生脉散均有补肺气、养肺阴之功,可治疗肺气阴两虚之久咳不已。但炙甘草汤益气养阴作用较强,敛肺止咳之力不足,重在治本,偏于温补;而生脉散益气养阴之力虽不及本方,但伍用收敛之五味子,故止咳之功较著,偏于清补。

细目五 补 阴

要点一 六味地黄丸(地黄丸)(《小儿药证直诀》)

【组成】熟地黄八钱　山萸肉、干山药各四钱　泽泻、牡丹皮、茯苓各三钱

【用法】为丸。

【功用】滋补肝肾。

【主治】肝肾阴虚证。腰膝酸软，头晕目眩，耳鸣耳聋，盗汗，遗精，消渴，骨蒸潮热，手足心热，口燥咽干，牙齿动摇，足跟作痛，小便淋沥，以及小儿囟门不合，舌红少苔，脉沉细数。

【组方原理】本方证由阴精不足，虚热内扰所致。治宜滋补阴精为主，兼以清降虚火。即"壮水之主，以制阳光"。方中重用熟地黄为君药，填精益髓，滋阴补肾。臣以山萸肉，补养肝肾，并能涩精；山药既养脾阴，又固肾精。三药所谓"三阴并补"，但以滋补肾阴为主。泽泻利湿泄浊，并防熟地黄之滋腻；牡丹皮清泻相火，并制山萸肉之温涩；茯苓健脾渗湿，配山药补脾而助健运，共为佐药。此三药所谓"三泻"，泻湿浊而降相火。全方三补配三泻，以三补为主，但以补肾阴为重；三泻利湿降火，伍于大队滋补药中可使补而不滞。

【附方】都气丸，本方加五味子酸收敛肺，适于肾不纳气之虚喘；知柏地黄丸，本方加知母、黄柏清虚火，适于阴虚火旺之骨蒸潮热、遗精盗汗；杞菊地黄丸，本方加枸杞、菊花养肝明目，适于肝肾阴虚之两目昏花、视物模糊；麦味地黄丸，本方加麦冬、五味子润肺止咳，适于肺肾阴虚之喘嗽。

要点二 大补阴丸(大补丸(《丹溪心法》))

【组成】熟地黄、龟板各六两　黄柏、知母各四两

【用法】为末，猪脊髓适量蒸熟，捣泥，炼蜜为丸。

【功用】滋阴降火。

【主治】阴虚火旺证。骨蒸潮热，盗汗遗精，咳嗽咯血，心烦易怒，足膝疼热，舌红少苔，尺脉数而有力。

【组方原理】本方证由肝肾阴虚，相火亢盛所致。治宜大补真阴以治本，降火以治标。方用熟地黄滋补真阴，填精益髓；龟甲滋阴潜阳，补肾健骨。二药补阴固本，滋水制火，共为君药。黄柏降相火，知母泻火滋阴。二药相须为用，善清降阴虚之火，为臣药。猪脊髓补髓养阴，蜂蜜补中润燥，共增滋补真阴之效，为佐药。全方培本清源，补泻兼施，但以滋阴培本为主，降火清源为辅。

【常用加减】若阴虚较重者，加天冬、玄参；遗精者加金樱子、山萸肉、沙苑子；盗汗多者，加煅龙骨、煅牡蛎。

【鉴别】六味地黄丸与大补阴丸均属滋阴降火之剂。但六味地黄丸以滋补肾阴为主，降火之功稍逊，适于阴虚而虚火较轻者；而大补阴丸滋阴与降火并重，适于阴虚火旺俱甚者。

要点三 一贯煎(《续名医类案》)

【组成】北沙参　麦冬　当归身　生地黄　枸杞子　川楝子(注：原书无用量)

【用法】水煎服。

【功用】滋阴疏肝。

【主治】肝肾阴虚，肝气郁滞证。胸脘胁痛，吞酸吐苦，咽干口燥，舌红少津，脉细弱或虚弦。亦治疝气瘕聚。

【组方原理】本方证由肝肾阴血亏虚而肝气不疏所致。治宜重用滋养肝肾，兼以条达肝气。方中重用生地黄为君药，滋养肝肾阴血，涵养肝木。臣以枸杞补养肝肾；当归补血养肝，且补中有行；沙参、麦冬养肺阴以清金制木，养胃阴以培土荣木。少佐川楝子疏肝泄热，理气止痛，顺其条达之性。全方在大队滋阴药中少佐理气之品，使行气而不伤阴，滋阴而不滞气。

【鉴别】一贯煎与逍遥散均能疏肝理气，可治肝郁气滞之胁痛。但逍遥散疏肝养血健脾的作用较强，主治肝郁血虚之胁痛，并伴有神疲食少等脾虚症状；一贯煎滋养肝肾的作用较强，主治阴虚气滞之胁痛，且见吞酸吐苦等肝气犯胃症状者。

细目六　补　阳

要点　肾气丸(《金匮要略》)

【组成】干地黄八两　山药、山茱萸各四两　泽泻、茯苓、牡丹皮各三两　桂枝、附子各一两

【用法】蜜丸。

【功用】补肾助阳化气。

【主治】肾阳气不足证。腰痛脚软，身半以下常有冷感，少腹拘急，小便不利，或小便反多，入夜尤甚，阳痿早泄，舌淡而胖，脉虚弱，尺部沉细，以及痰饮，水肿，消渴，脚气，转胞等。

【组方原理】本方证皆由肾精不足，肾阳虚弱，气化失常所致。治宜滋养肾精，温补肾气。方用干地黄（今用熟地黄）为君药，滋补肾阴，益精填髓。山茱萸补肝肾，涩精气；山药健脾气，固肾精；附子、桂枝温肾助阳，鼓舞肾气，于"阴中求阳"，共为臣药。佐以茯苓健脾益肾，泽泻、牡丹皮降相火而制浮阳，且茯苓、泽泻均有渗湿泄浊之功。全方"纳桂、附于滋阴剂中十倍之一，意不在补火，而在微微生火，即生肾气也"。

【常用加减】现多将干地黄易为熟地黄，桂枝改为肉桂。若用于肾阳虚衰，阳事痿弱者，宜加淫羊藿、巴戟天壮阳起痿。

【附方】加味肾气丸与十补丸均系肾气丸加味化裁而成。加味肾气丸由肾气丸加车前子、牛膝，但方中熟地黄等补肾之品用量锐减，而附子之量倍增，重在温阳利水，补肾之力较轻，适用于阳虚水肿而肾虚不著者；十补丸非但加入鹿茸、五味子，且更增附子之量，遂易温补肾气之方而为补肾阳、益精血之剂，适用于肾阳虚损、精血不足之证。

细目七　阴阳双补

要点　地黄饮子(地黄饮)(《圣济总录》)

【组成】熟干地黄、巴戟天、山茱萸、石斛、肉苁蓉、附子、五味子、官桂、白茯苓、麦门冬、菖蒲、远志各半两

【用法】加姜、枣、薄荷水煎。

【功用】滋肾阴，补肾阳，开窍化痰。

【主治】下元虚衰，痰浊上泛之喑痱证。舌强不能言，足废不能用，口干不欲饮，足冷面赤，脉沉细弱。

【组方原理】本方证之"喑痱"由下元虚衰，阴阳两亏，虚阳上浮，痰阻清窍所致。治宜补养下元，摄纳浮阳，佐以开窍化痰之法。方用熟地黄、山茱萸滋补肾阴，肉苁蓉、巴戟天温壮肾阳，共为君药。臣以附子、肉桂以助温养下元，摄纳浮阳，引火归原；石斛、麦冬、五味子滋养肺肾，壮水以济火。佐以石菖蒲、远志、茯苓，开窍化痰，交通心肾；少佐薄荷解郁开窍。姜、枣和中调药，为佐使药。全方标本兼治，阴阳并补，上下同治，而以治本治下为主。

第十单元　固　涩　剂

细目一　概　述

要点一　固涩剂的适用范围

固涩剂适用于气、血、精、津液耗散滑脱之证，症见自汗、盗汗、久咳不止、久泻久痢、遗精滑泄、小便失禁，以及崩漏带下等。

要点二　固涩剂的应用注意事项

固涩剂多适宜于正虚无邪者，凡外邪未去，里实尚存者，均应慎用，以免"闭门留寇"，转生他变。

细目二　固表止汗

要点　牡蛎散（《太平惠民和剂局方》）

【组成】黄芪、麻黄根、牡蛎各一两
【用法】为粗散，加小麦，水煎服。
【功用】敛阴止汗，益气固表。
【主治】自汗、盗汗证。自汗，夜卧更甚，心悸惊惕，短气烦倦，舌淡红，脉细弱。
【组方原理】本方证由表虚卫外不固，心阳不潜所致。治宜敛阴止汗，益气固表。方中煅牡蛎敛阴潜阳，固涩止汗，为君药。黄芪益气实卫，固表止汗，为臣药。麻黄根收敛止汗，为佐药。小麦入心经，养气阴，退虚热，为佐使药。诸药合用，共奏敛阴止汗、益气固表之功。

【鉴别】牡蛎散与玉屏风散均具固表止汗之功。但牡蛎散固表敛汗之力较强，主治卫气不固，心阳不潜之自汗、盗汗，属标本兼治之法；玉屏风散健脾益气之力较大，主治表虚自汗或体虚易感风邪者，属治本之法。

细目三　涩肠固脱

要点一　真人养脏汤（《太平惠民和剂局方》）

【组成】人参、当归、白术各六钱　肉豆蔻半两　肉桂、甘草（炙）各八钱　白芍药一两六钱　木香一两四钱　诃子一两二钱　罂粟壳三两六钱
【用法】汤剂。
【功用】涩肠固脱，温补脾肾。
【主治】久泻久痢，脾肾虚寒证。泻痢无度，滑脱不禁，甚至脱肛坠下，脐腹疼痛，喜温喜按，倦怠食少，舌淡苔白，脉迟细。
【组方原理】本方证之久泻久痢，因脾肾虚寒，关门不固所致。治当涩肠固脱治标为主，温补脾肾治本为辅。方中重用罂粟壳涩肠固脱，为君药。肉豆蔻温中涩肠；诃子涩肠止泻，共为臣药。肉桂温肾暖脾；人参、白术补气健脾；当归、白芍养血和血；木香理气醒脾，又补而不滞，共为佐药。甘草补脾和中，调和诸药，为佐使药。诸药相合，共奏涩肠固脱、温补脾肾之功。

【鉴别】真人养脏汤与芍药汤均可治痢疾。但真人养脏汤涩肠固脱之力较强，重在治标，适宜于脾肾虚寒，关门不固之泻痢无度；芍药汤偏于清热燥湿，调和气血，适宜于湿热壅滞肠中，气血失和之湿热痢疾。

要点二　四神丸（《内科摘要》）

【组成】肉豆蔻二两　补骨脂四两　五味子二两　吴茱萸一两
【用法】为末。另取生姜、大枣五十枚共煮，取枣肉为丸。
【功用】温肾暖脾，涩肠止泻。
【主治】脾肾阳虚之肾泄证。五更泄泻，

不思饮食,食不消化,或久泻不愈,腹痛喜温,腰酸肢冷,神疲乏力,舌淡,苔薄白,脉沉迟无力。

【组方原理】五更泄多由命门火衰,火不暖土所致。治宜温肾暖脾,固涩止泻。方中重用补骨脂补命门之火,以温养脾土,为君药。肉豆蔻温中涩肠,既助君药温肾暖脾,又涩肠止泻,为臣药。吴茱萸温脾暖胃以散阴寒;五味子固肾涩肠,合吴茱萸以助君臣药温涩止泻之力,共为佐药。重用姜、枣意在温补脾胃。诸药配伍,火旺土强,肾泄自愈。

【鉴别】四神丸、理中丸与痛泻要方均可治疗泄泻。但四神丸以补骨脂配伍肉豆蔻为主,偏于温肾,兼以涩肠止泻,主治脾肾阳虚,命门火衰所致的五更泄。理中丸以干姜配伍人参为主,重在温中祛寒,并补益脾胃,主治中焦虚寒所致的脘腹疼痛等。痛泻要方以白术配伍芍药为主,重在补脾,兼以抑肝,主治脾虚肝旺之痛泻。

细目四 涩精止遗

要点一 缩泉丸(《魏氏家藏方》)

【组成】天台乌药、益智仁各等分

【用法】上为末,酒煎山药末为糊,丸桐子大,每服七十丸,盐、酒或米饮下。

【功用】温肾祛寒,缩尿止遗。

【主治】膀胱虚寒证。小便频数,或遗尿不禁,舌淡,脉沉弱。

【组方原理】本证为肾气虚弱,膀胱虚寒所致。治宜温肾祛寒,缩尿止遗。方中益智仁温肾固精,缩小便,为君药。乌药行气散寒,能除膀胱肾间冷气,以止小便频数,为臣药。君臣相配,收散有序,涩而不滞。山药健脾补肾,固涩精气,为佐药。三药合用,温肾祛寒,温中兼补,涩中寓行,使膀胱约束有权,而缩尿止遗。

要点二 桑螵蛸散(《本草衍义》)

【组成】桑螵蛸、远志、菖蒲、龙骨、人参、茯神、当归、龟甲各一两

【用法】研末,睡前以人参汤调下。

【功用】涩精止遗,调补心肾。

【主治】心肾两虚之遗精、遗尿。小便频数,或尿如米泔色,或遗尿,或遗精,心神恍惚,健忘,舌淡苔白,脉细弱。

【组方原理】本方证由心肾两虚,水火不交所致。方中桑螵蛸补肾涩精止遗,为君药。龙骨涩精止遗,镇心安神;龟甲滋阴潜阳,补益心肾,共为臣药。佐以人参大补元气,当归补养营血,二者合用气血双补。茯神宁心安神,使心气下达于肾;远志安神定志,通肾气上达于心;菖蒲开心窍,益心智。三药合用以交通心肾,共为佐药。诸药合用,共奏涩精止遗、调补心肾之功。

【鉴别】缩泉丸与桑螵蛸散均能治疗小便频数或遗尿,有固涩止遗之功。但缩泉丸以益智仁配伍乌药,重在温肾祛寒,用于下元虚冷而致者;桑螵蛸散则以桑螵蛸配伍龟板、龙骨、茯神、远志等,偏于调补心肾,适用于心肾两虚所致者。

细目五 固崩止带

要点一 固冲汤(《医学衷中参西录》)

【组成】白术一两 生黄芪六钱 龙骨、牡蛎、萸肉各八钱 生杭芍、海螵蛸各四钱 茜草三钱 棕边炭二钱 五倍子五分

【用法】水煎服。

【功用】固冲摄血,益气健脾。

【主治】脾肾亏虚,冲脉不固之崩漏。血崩或月经过多,或漏下不止,色淡质稀,头晕肢冷,心悸气短,神疲乏力,腰膝酸软,舌淡,脉微弱。

【组方原理】本方证由肾虚不固,脾虚不摄所致。治当固冲摄血为主,辅以健脾益气。方中山萸肉既补益肝肾,又收敛固涩,重用为君药。煅龙骨、煅牡蛎助君药固涩滑脱;白术、黄芪补气健脾,以复统血之权,共为臣药。生白芍补益肝肾,养血敛阴;棕榈炭、五倍子收敛止血;海螵蛸、茜草止血化瘀,使血止而无留瘀之弊,共为佐药。综合全方,共奏固崩止血之效。

要点二 固经丸(《丹溪心法》)

【组成】黄芩、白芍、龟板(炙)各一两

黄柏三钱　椿根皮七钱半　香附二钱半

【用法】水泛丸。

【功用】固经止血，滋阴清热。

【主治】阴虚血热之崩漏。月经过多，或崩中漏下，血色深红或紫黑稠黏，手足心热，腰膝酸软，舌红，脉弦数。

【组方原理】本方证由阴虚血热，损伤冲任，迫血妄行所致。治宜固经止血，滋阴清热之法。方中重用龟甲滋养肝肾，潜阳制火。白芍敛阴益血以养肝，与龟甲合用肝肾并补，共为君药。黄芩清热泻火以止血；黄柏泻火坚阴，既助黄芩清热，又助龟甲降火，共为臣药。椿根皮固涩止血，香附理气调经，共为佐药。诸药合用，共奏滋阴清热、固经止血之功。

【鉴别】固经丸与固冲汤均有固涩止血之功，可用于治疗月经过多，崩漏下血。但固经丸用于阴虚火旺，迫血妄行之崩漏；固冲汤用于脾肾两虚，冲任不固之血崩。

要点三　易黄汤（《傅青主女科》）

【组成】山药（炒）、芡实（炒）各一两　黄柏（盐炒）二钱　车前子（酒炒）一钱　白果十枚

【用法】水煎服。

【功用】补益脾肾，清热祛湿，收涩止带。

【主治】脾肾虚弱，湿热带下。带下黏稠量多，色如浓茶汁，其气臭秽，舌红，苔黄腻。

【组方原理】本方为脾肾两虚，湿热带下而设。方中重用炒山药、炒芡实，补脾益肾，固精止带，共为君药。白果收涩止带，为臣药。黄柏清热燥湿，车前子清热利湿，共为佐药。五药合用，共奏补益脾肾、清热祛湿、收涩止带之功。

第十一单元 安 神 剂

细目一 概 述

要点一 安神剂的适用范围

安神剂适用于神志不安证,多表现为惊狂易怒,烦躁不安,心悸健忘,虚烦失眠等。

要点二 安神剂的应用注意事项

重镇安神剂多由金石、贝壳类药物组方,不宜久服。某些安神药,如朱砂等,有一定的毒性,不宜久服、多服。

细目二 重镇安神

要点 朱砂安神丸(《内外伤辨惑论》)

【组成】朱砂(另研,水飞为衣)五钱 黄连六钱 炙甘草五钱半 生地黄一钱半 当归二钱半

【用法】炼蜜为丸。

【功用】镇心安神,清热养血。

【主治】心火亢盛,阴血不足证。失眠多梦,惊悸怔忡,心烦神乱,或胸中懊憹,舌尖红,脉细数。

【组方原理】本方证由心火亢盛,灼伤阴血,扰及心神所致。治宜镇心安神,清热养血。方中朱砂长于重镇安神,清泻心火,为君药。黄连助君药清心泻火以除烦热,为臣药。生地黄滋阴清热,当归补养心血,俱为佐药。甘草调药和中,防朱砂质重碍胃,为佐使药。本方镇清并举,泻中兼养,使心火得降,阴血得充。

细目三 滋养安神

要点一 酸枣仁汤(《金匮要略》)

【组成】酸枣仁二升 甘草一两 知母二两 茯苓二两 川芎二两

【用法】水煎服。

【功用】养血安神,清热除烦。

【主治】肝血不足,虚热内扰证。虚烦失眠,心悸不安,头目眩晕,咽干口燥,舌红,脉弦细。

【组方原理】本方证由肝血不足,阴虚内热所致。治宜养血安神,清热除烦。方中重用酸枣仁补肝养血,宁心安神,为君药。茯苓宁心安神;知母滋阴润燥,清热除烦,为臣药。川芎伍酸枣仁,辛散与酸收并用,具养血调肝之妙,为佐药。甘草和中缓急,调和诸药,为佐使药。综合全方,共奏养血安神、清热除烦之功。

要点二 天王补心丹(《校注妇人良方》)

【组成】人参、茯苓、玄参、丹参、桔梗、远志各五钱 当归、五味子、麦门冬、天门冬、柏子仁、酸枣仁各一两 生地黄四两

【用法】为丸,朱砂水飞为衣,温水或桂圆肉煎汤送服。

【功用】滋阴清热,养血安神。

【主治】阴虚血少,神志不安证。心悸怔忡,虚烦失眠,神疲健忘,或梦遗,手足心热,口舌生疮,舌红少苔,脉细数。

【组方原理】本方证由心肾两亏,阴虚血少,虚火内扰所致。治宜滋阴清热,养血安神。方中重用生地黄,滋阴养血,壮水以制虚火,为君药。天冬、麦冬滋阴清热,当归补血润燥,酸枣仁、柏子仁养心安神,共为臣药。玄参滋阴降火;茯苓、远志养心安神;人参补气生血,安神益智;五味子敛心气,安心神;丹参养心活血,使补而不滞;朱砂镇心安神,共为佐药。桔梗载药上行,为使药。诸药相伍,共奏滋阴清热、养血安神之功。

第十二单元　开　窍　剂

细目一　概　述

要点一　开窍剂的适用范围

开窍剂适用于窍闭神昏之证。本证可分为热闭和寒闭两种。热闭多见高热，神昏，谵语，甚或痉厥等；寒闭多见突然昏倒，牙关紧闭，不省人事等。

要点二　开窍剂的应用注意事项

首先应辨别闭证和脱证，其次辨清闭证之寒热属性。对于阳明腑实证而见神昏谵语者，只宜寒下，不宜用开窍剂，但兼有邪陷心包之证，可开窍与寒下并用。开窍剂多辛香走窜，不宜久服。

细目二　凉　开

要点一　安宫牛黄丸（《温病条辨》）

【组成】牛黄、郁金、犀角、黄连、朱砂各一两　梅片、麝香各二钱五分　真珠五钱　山栀、雄黄、黄芩各一两（注：犀角已禁用，现用多倍剂量水牛角代）

【用法】炼蜜为丸，金箔为衣，蜡护。脉虚者人参汤下，脉实者银花、薄荷汤下。

【功用】清热解毒，开窍醒神。

【主治】邪热内陷心包证。高热烦躁，神昏谵语，言謇肢厥，舌红或绛，脉数有力。亦治中风昏迷，小儿惊厥，属邪热内闭者。

【组方原理】本方证由温热之邪内陷心包，痰热蒙蔽心窍所致。治宜清热解毒，开窍醒神。方中牛黄清心解毒，豁痰开窍；麝香通达十二经，为开窍醒神之要药。二药清心开窍，芳香辟秽，共为君药。犀角（水牛角代）清心凉血解毒；冰片善通诸窍，兼散郁火；珍珠清心肝之热，又能镇惊坠痰，共为臣药。黄连、黄芩、栀子清热泻火解毒；郁金行气解郁；雄黄劫痰解毒；朱砂镇心安神，兼能凉心；金箔镇心安神，共为佐药。蜂蜜和胃调中为使药。诸药合用，共奏清热解毒、豁痰开窍之功。

要点二　至宝丹（《灵苑方》引郑感方，录自《苏沈良方》）

【组成】生乌犀、生玳瑁、琥珀、朱砂、雄黄各一两　牛黄、龙脑、麝香各一分　安息香一两半　金银箔各五十片（注：犀角已禁用，现用多倍剂量水牛角代）

【用法】为丸，人参汤下。

【功用】化浊开窍，清热解毒。

【主治】热闭心包证。神昏谵语，身热烦躁，舌红苔黄垢腻，脉滑数。亦治中风、中暑、小儿惊厥属于痰热内闭者。

【组方原理】本方证由温热秽浊之邪内闭心包所致。治宜清解热毒，芳香开窍，豁痰化浊。方中犀角（水牛角代）清心凉血解毒；麝香通达十二经，芳香开窍，为君药。安息香、龙脑辛香开窍，清热辟秽；玳瑁镇心安神，清热解毒，息风定惊；牛黄豁痰开窍，以上四药共为臣药。佐以朱砂重镇安神，清泻心火；琥珀镇惊安神；雄黄豁痰解毒；金箔、银箔镇心安神定惊。诸药相合，共奏清热开窍、化浊解毒之功。

【鉴别】至宝丹与安宫牛黄丸、紫雪皆为凉开之常用方，有清热开窍的作用，合称"凉开三宝"。相比而言，"安宫牛黄丸最凉，紫雪次之，至宝又次之"。安宫牛黄丸长于清热解毒，适于痰热偏盛而神昏较重者；紫雪长于息风止痉，适于热闭神昏而见痉厥抽搐者；至宝丹长于芳香开窍，化浊辟秽，适于痰浊偏盛而热邪略轻者。

细目三 温 开

要点 苏合香丸(《广济方》,录自《外台秘要》)

【组成】白术、光明砂、麝香、诃黎勒皮、香附子、沉香、青木香、丁子香、安息香、白檀香、荜茇、犀角各一两 熏陆香、苏合香、龙脑香各半两(注:犀角已禁用,现用多倍剂量水牛角代)

【用法】白蜜和丸。

【功用】芳香开窍,行气止痛。

【主治】寒闭证。突然昏倒,牙关紧闭,不省人事,苔白,脉迟。亦治心腹猝痛,甚则昏厥,属寒凝气滞者。

【组方原理】本方证由寒邪、秽浊或气郁闭阻清窍所致。治宜芳香开窍,行气止痛。方中苏合香、安息香、麝香、冰片开窍醒神,辟秽祛痰,通络散瘀,以上四药共为君药。香附、木香、沉香、白檀香、熏陆香(乳香)、丁香、荜茇芳香辛散温通,散寒止痛,行气解郁,均为臣药。犀角(水牛角代)清心解毒,朱砂重镇安神,以助醒神之功。白术补气健脾,燥湿化浊;诃子温涩敛气化痰。二药合用,既补气,又敛气,可防辛散太过耗气伤正,均为佐药。诸药合用,共奏芳香开窍、行气止痛之功。

第十三单元　理　气　剂

细目一　概　述

要点一　理气剂的适用范围

理气剂适用于气滞或气逆证。气滞以脾胃气滞和肝气郁滞为多见，主要表现为胃脘、胁肋疼痛，或疝气痛，或月经不调，或痛经等症。气逆以肺胃气逆为主，主要表现为咳喘、呕吐、嗳气、呃逆等症。

要点二　理气剂的应用注意事项

注意辨别气滞与气逆。理气剂多辛燥伤津耗气，勿使过剂。年老体弱、阴虚火旺、孕妇或素有崩漏吐衄者，更应慎之。

细目二　行　气

要点一　越鞠丸（《丹溪心法》）

【组成】香附、川芎、苍术、栀子、神曲各等分

【用法】水丸。

【功用】行气解郁。

【主治】六郁证。胸膈痞闷，脘腹胀痛，嗳腐吞酸，恶心呕吐，饮食不消。

【组方原理】本方所治气、血、痰、火、湿、食六郁之证，乃由情志失常，或饮食失节，寒温不适所致。六郁之中以气郁为主，故治宜行气解郁为要，使气行则血行，气行则痰、火、湿、食诸郁自解。方中香附治气郁，川芎治血郁，栀子治火郁，苍术治湿郁，神曲治食郁。因痰郁由气滞湿聚而成，若气行湿化，则痰郁得解，故不另用治痰之品。

【常用加减】若气郁明显者，加厚朴、枳实，以行气解郁；若血瘀明显者，加当归、丹参，以活血散瘀止痛；若火热内盛者，加黄连、黄芩，以清热泻火；若饮食积滞明显者，加麦芽、莱菔子，以消食和胃；若湿盛者，加白术、茯苓，以健脾渗湿；若痰盛者，加半夏、陈皮，以降逆化痰。

要点二　枳实薤白桂枝汤（《金匮要略》）

【组成】枳实四枚　厚朴四两　薤白半升　桂枝一两　瓜蒌一枚

【用法】水煎服。

【功用】通阳散结，祛痰下气。

【主治】胸阳不振，痰气互结之胸痹。胸满而痛，甚或胸痛彻背，喘息咳唾，短气，气从胁下冲逆，上攻心胸，舌苔白腻，脉沉弦或紧。

【组方原理】本方证因胸阳不振，痰浊中阻，气结于胸所致。治宜通阳散结，祛痰下气。方中瓜蒌涤痰散结，开胸通痹；薤白通阳散结，化痰散寒，乃治疗胸痹之要药，共为君药。枳实下气破结，消痞除满；厚朴燥湿化痰，下气除满，二者同用，共助君药宽胸散结、下气除满、通阳化痰之效，均为臣药。桂枝通阳散寒，降逆平冲，为佐药。诸药相合，行气通阳，祛痰散结。

要点三　半夏厚朴汤（《金匮要略》）

【组成】半夏一升　厚朴三两　茯苓四两　生姜五两　苏叶二两

【用法】水煎服。

【功用】行气散结，降逆化痰。

【主治】痰气互结之梅核气。咽中如有物阻，咯吐不出，吞咽不下，胸膈满闷，或咳或呕，舌苔白润或白滑，脉弦缓或弦滑。

【组方原理】本方证由七情郁结，痰气交阻所致。治宜行气散结，降逆化痰。方中半夏化痰散结，降逆和胃，为君药。厚朴行气开郁，下气除满，为臣药。两者相配，痰气并治。生姜降逆消痰，助半夏化痰散结，和胃止呕，并解半夏之毒；茯苓渗湿健脾，则痰无由生，共为佐药。紫苏叶芳香疏散，开郁散结，并能引药上行，为使药。合而成方，共奏散结行滞、降逆化

痰之效。

要点四　天台乌药散(《圣济总录》)

【组成】乌药、木香、茴香、青橘皮、高良姜各半两　槟榔二个　楝实十个　巴豆(同楝实二味用麸一升炒,候麸黑色,拣去巴豆并麸不用)七十粒

【用法】为散。

【功用】行气疏肝,散寒止痛。

【主治】肝经寒凝气滞证。小肠疝气,少腹痛引睾丸,舌淡苔白,脉沉弦。亦治妇女痛经、瘕聚。

【组方原理】本方证由寒凝肝脉,气机阻滞所致。治宜行气疏肝,散寒止痛。方中乌药疏肝行气,散寒止痛,为君药。青皮疏肝行气,木香理气止痛;茴香暖肝散寒,良姜散寒止痛。四药合用,增君药行气散寒之力,俱为臣药。槟榔下气导滞,能直达下焦而破坚;川楝子理气止痛,虽其性苦寒,但与辛热之巴豆同炒,则寒性减,而行气散结之力增,为佐药。诸药相配,共奏行气疏肝、散寒止痛之功。

细目三　降　气

要点一　苏子降气汤(《太平惠民和剂局方》)

【组成】紫苏子、半夏各二两半　川当归一两半　甘草二两　前胡、厚朴各一两　肉桂一两半

【用法】加姜、枣、紫苏叶,水煎服。

【功用】降气平喘,祛痰止咳。

【主治】上实下虚喘咳证。咳喘痰多,胸膈满闷,喘咳短气,呼多吸少,或腰疼脚弱,肢体倦怠,或肢体浮肿,舌苔白滑或白腻,脉弦滑。

【组方原理】本方证由肺气壅实,肾阳不足所致。治以降气平喘,祛痰止咳为重,兼顾下元。方中紫苏子降气平喘,祛痰止咳,为君药。半夏燥湿化痰降逆,厚朴下气宽胸除满,前胡下气祛痰止咳,三药助紫苏子降气祛痰平喘之功,共为臣药。君臣相配,以治上实。肉桂温补下元,纳气平喘;当归既治咳逆上气,又养血润燥,同肉桂以温补下虚;略加生姜、紫苏叶以散寒宣肺,共为佐药。甘草、大枣和中调药,为使药。诸药相合,治上顾下,标本兼治。

要点二　定喘汤(《摄生众妙方》)

【组成】白果二十一枚　麻黄三钱　苏子二钱　甘草一钱　款冬花三钱　杏仁一钱五分　桑白皮三钱　黄芩一钱五分　法制半夏三钱

【用法】水煎服。

【功用】宣降肺气,清热化痰。

【主治】风寒外束,痰热内蕴之喘证。咳喘痰多气急,痰稠色黄,或微恶风寒,舌苔黄腻,脉滑数。

【组方原理】本方证因素有痰热,复感风寒,肺失宣降所致。治宜宣肺降气,止咳平喘,清热祛痰。方用麻黄宣肺平喘、疏散风寒,白果敛肺定喘。白果伍麻黄,一散一收,既可增平喘之功,又可防麻黄耗散肺气,共为君药。紫苏子、杏仁、半夏、款冬花降气平喘、止咳祛痰,均为臣药。桑白皮、黄芩清泄肺热、止咳平喘,为佐药。甘草调和诸药,为使药。诸药配伍,外散风寒,内清痰热,降肺气而平哮喘。

要点三　旋覆代赭汤(《伤寒论》)

【组成】旋覆花三两　人参二两　生姜五两　代赭石一两　炙甘草三两　半夏半升　大枣十二枚

【用法】水煎服。

【功用】降逆化痰,益气和胃。

【主治】胃虚痰阻气逆证。心下痞硬,噫气不除,或反胃呃逆,甚或呕吐,舌苔白腻,脉缓或滑。

【组方原理】本方证由胃气虚弱,痰浊内阻所致。治宜降逆化痰,益气补虚。方中重用旋覆花下气消痰,降逆止噫,为君药。代赭石质重沉降,善镇冲逆;半夏祛痰散结,降逆和胃;生姜用量独重,和胃降逆以止呕,宣散水气以祛痰,共为臣药。人参、大枣、炙甘草益气补脾养胃,为佐药。炙甘草调和诸药,为使药。诸药相合,共奏降逆化痰、益气和胃之功。

【鉴别】旋覆代赭汤与吴茱萸汤均治胃虚气逆之呕吐。但旋覆代赭汤重在降逆,主治胃气虚弱,痰浊内阻之心下痞硬,噫气不除;吴茱萸汤重在温中降逆,主治中焦虚寒,胃气失和之呕吐。

要点四　橘皮竹茹汤(《金匮要略》)

【组成】橘皮二升　竹茹二升　大枣三十

枚　生姜半斤　甘草五两　人参一两

【用法】水煎服。

【功用】降逆止呃,益气清热。

【主治】胃虚有热之呃逆。呃逆或干呕,虚烦少气,口干,舌红嫩,脉虚数。

【组方原理】本方证由胃虚有热,气逆不降所致。治以清补降逆。方中橘皮行气和胃以止呃,竹茹清热安胃以止呕,皆重用为君药。人参益气补虚,与橘皮合用,行中有补;生姜和胃止呕,共为臣药。甘草、大枣补脾和中,调和诸药,为佐使药。诸药合用,共奏降逆止呃、益气清热之功。

第十四单元　理　血　剂

细目一　概　述

要点一　理血剂的适用范围及配伍规律

理血剂适用于血瘀证及出血证。凡下焦蓄血证，或瘀血内停之胸腹胁肋诸痛，妇女经闭、痛经或产后恶露不行，外伤瘀肿、痈肿初起等，以及吐血、衄血、咳血、便血、尿血、崩漏等各种出血证，均为理血剂的适用范围。

活血祛瘀剂常配伍理气药，使气行则血行；或配伍养血补血药，使祛瘀血不伤血。止血剂常配伍活血药，使止血不留瘀；上部出血，多配沉降药；下部出血，多配升提药，以增强止血之力。

要点二　理血剂的应用注意事项

辨清瘀血或出血的原因，分清标本缓急。逐瘀需防伤正，止血慎防留瘀。至于瘀血内阻，血不循经之出血，法当祛瘀为先。活血祛瘀剂其性破泄，易于动血、伤胎，凡妇女经期、月经过多及孕妇当慎用或忌用。

细目二　活血祛瘀

要点一　桃核承气汤（《伤寒论》）

【组成】桃仁五十个　大黄四两　桂枝二两　甘草（炙）二两　芒硝二两

【用法】水煎，芒硝冲服。

【功用】逐瘀泄热。

【主治】下焦蓄血证。少腹急结，小便自利，其人如狂，甚则烦躁谵语，至夜发热；以及血瘀经闭，痛经，脉沉实而涩者。

【组方原理】本方证属瘀热互结下焦，治当因势利导，逐瘀泄热。本方由调胃承气汤减芒硝之量，再加桃仁、桂枝而成。方中桃仁活血破瘀，大黄下瘀泄热。二药瘀热并治，共为君药。芒硝泄热软坚，助大黄下瘀泄热；桂枝通行血脉，既助桃仁活血祛瘀，又防硝、黄寒凉凝血之弊，共为臣药。炙甘草护胃安中，并缓诸药之峻烈，为佐使药。诸药合用，共奏破血下瘀泻热之功。

要点二　血府逐瘀汤（《医林改错》）

【组成】桃仁四钱　红花、当归、生地黄各三钱　川芎一钱半　赤芍二钱　牛膝三钱　桔梗一钱半　柴胡一钱　枳壳、甘草各二钱

【用法】水煎服。

【功用】活血化瘀，行气止痛。

【主治】胸中血瘀证。胸痛，头痛，日久不愈，痛如针刺而有定处，或呃逆日久不止，或饮水即呛，干呕，或内热瞀闷，或心悸怔忡，失眠多梦，急躁易怒，入暮潮热，唇暗或两目暗黑，舌质暗红，或舌有瘀斑、瘀点，脉涩或弦紧。

【组方原理】本方证由瘀血内阻胸部，气机郁滞所致。治宜活血化瘀，兼以行气止痛。方中桃仁破血行滞而润燥，红花活血祛瘀以止痛，共为君药。赤芍、川芎助君药活血祛瘀；牛膝活血祛瘀止痛，引血下行，共为臣药。佐以生地黄、当归养血活血；桔梗、枳壳，一升一降，宽胸行气；柴胡疏肝解郁，与桔梗、枳壳同用，使气行则血行。桔梗并能载药上行，甘草调和诸药，均为使药。全方活血与行气相伍，祛瘀与养血同施，升降兼顾。

【附方】通窍活血汤，由赤芍、川芎、桃仁、红花、麝香、老葱、生姜、红枣、黄酒组成，辛香温通作用较好，重在活血通窍，主治瘀阻头面之头痛等；膈下逐瘀汤，由五灵脂、当归、川芎、桃仁、牡丹皮、赤芍、延胡索、甘草、红花、香附、乌药、枳壳组成，行气止痛作用较好，擅治瘀阻膈下之腹痛、胁痛；少腹逐瘀汤，由延胡索、没药、当归、川芎、赤芍、蒲黄、五灵脂、干姜、肉桂、小茴香组

成,偏于温经散寒止痛,用治寒凝血瘀之少腹疼痛、痛经、月经不调最宜;身痛逐瘀汤,由川芎、桃仁、红花、甘草、没药、当归、五灵脂、香附、牛膝、地龙、秦艽、羌活组成,长于活血通络,宣痹止痛,用于瘀阻脉络之痹痛。

要点三　补阳还五汤(《医林改错》)

【组成】黄芪四两　当归尾二钱　赤芍一钱半　地龙、川芎、红花、桃仁各一钱

【用法】水煎服。

【功用】补气活血通络。

【主治】中风之气虚血瘀证。半身不遂,口眼㖞斜,语言謇涩,口角流涎,小便频数或遗尿失禁,舌暗淡,苔白,脉缓无力。

【组方原理】本方证由正气亏虚,脉络瘀阻所致,以气虚为本,血瘀为标。治当以补气为主,活血通络为辅。原方重用生黄芪四两,补益元气,意在气旺则血行,瘀去而络通,为君药。臣以当归尾活血通络而不伤血。佐以赤芍、川芎、桃仁、红花活血祛瘀;地龙通经活络,以行药力。重用补气药,少佐活血药,为本方配伍特点。

要点四　复元活血汤(《医学发明》)

【组成】柴胡半两　瓜蒌根、当归各三钱　红花、甘草、山甲(代)各二钱　大黄一两　桃仁五十个

【用法】为粗末,加黄酒,水煎服。

【功用】活血祛瘀,疏肝通络。

【主治】跌打损伤,瘀血阻滞证。胁肋瘀肿,痛不可忍。

【组方原理】本方证由跌打损伤,瘀血留于胁肋所致。治当活血祛瘀,兼以疏肝行气通络。方中重用酒制大黄,荡涤留瘀败血,导瘀下行;柴胡疏肝行气,引诸药入肝经,共为君药。臣以桃仁、红花活血祛瘀,消肿止痛;穿山甲(代)破瘀通络,消肿散结。佐以当归补血活血,使祛瘀而不伤血;瓜蒌根入血分而消瘀散结,又清热润燥。甘草缓急止痛,调和诸药,为佐使药。加酒煎服,增活血通络之力。

【鉴别】血府逐瘀汤与复元活血汤同具活血化瘀止痛之功,主治血瘀证。但血府逐瘀汤证为瘀血停于胸部,除重用活血化瘀药外,且配伍柴胡、枳壳、桔梗、牛膝等行气引血之品,活血化瘀与行气止痛之力均较强。复元活血汤证属瘀血留于胁肋,方中配伍大黄、穿山甲(代)等,活血破瘀之力较强,兼以疏肝通络。

要点五　温经汤(《金匮要略》)

【组成】吴茱萸三两　当归、芍药、川芎、人参、桂枝、阿胶、牡丹皮、生姜、甘草各二两　半夏半升　麦冬一升

【用法】水煎,阿胶烊化冲服。

【功用】温经散寒,养血祛瘀。

【主治】冲任虚寒,瘀血阻滞证。漏下不止,血色暗而有块,淋沥不畅,或月经超前或延后,或逾期不止,或一月再行,或经停不至,而见少腹里急,腹满,傍晚发热,手心烦热,唇口干燥,舌质暗红,脉细而涩。亦治妇人宫冷,久不受孕。

【组方原理】本方证属虚、寒、瘀、热错杂,以冲任虚寒,瘀血阻滞为主。治当温经散寒,祛瘀养血,兼清虚热。方中吴茱萸、桂枝温经散寒,通利血脉,为君药。臣以当归、川芎活血祛瘀,养血调经;牡丹皮活血散瘀,又清血分虚热。阿胶、芍药(白芍)、麦冬养血调肝,滋阴润燥,且清虚热,并制吴茱萸、桂枝之温燥;人参、甘草益气健脾,以资生化之源;半夏、生姜辛开散结,通降胃气,以助祛瘀调经,以上均为佐药。甘草调和诸药,为使药。

要点六　生化汤(《傅青主女科》)

【组成】全当归八钱　川芎三钱　桃仁十四枚　干姜五分　甘草(炙)五分

【用法】水煎,或加黄酒同煎。

【功用】养血祛瘀,温经止痛。

【主治】血虚寒凝,瘀血阻滞证。产后恶露不行,小腹冷痛。

【组方原理】本方证由产后血虚寒凝,瘀血内阻所致。治宜活血养血,温经止痛。方中重用全当归补血活血、化瘀生新,为君药。臣以川芎活血行气,桃仁活血祛瘀。炮姜温经散寒止痛,黄酒温通血脉以助药力,共为佐药。炙甘草和中缓急,调和诸药,为使药。原方另用童便同煎,乃取其益阴化瘀、引败血下行之意。

【鉴别】温经汤与生化汤同为温经散寒、养血散瘀之剂。温经汤温养散瘀之力较强,温清消补并用,主治冲任虚寒、瘀血阻滞之证。生化汤长于化瘀生新,温养之力不及温经汤,主治妇人产后血虚寒凝、瘀血内阻之证。

要点七　失笑散（《太平惠民和剂局方》）

【组成】五灵脂、蒲黄各二钱

【用法】为细末，用黄酒或醋冲服。

【功用】活血祛瘀，散结止痛。

【主治】瘀血停滞证。心腹刺痛，或产后恶露不行，或月经不调，少腹急痛等。

【组方原理】本方证由瘀血内停，脉络阻滞，血行不畅所致。治宜活血祛瘀止痛。方中五灵脂、蒲黄相须为用，活血祛瘀，散结止痛。以黄酒或醋冲服，意在行血脉，助药势，化瘀血，并祛五灵脂之腥气。二药合用，药简力专，共奏祛瘀止痛、推陈出新之功，使瘀血除，脉络通。

【鉴别】失笑散与金铃子散均有活血止痛之功。但失笑散长于化瘀散结止痛，主治瘀血内停、脉道阻滞之心腹刺痛。金铃子散功专疏肝泄热，活血行气止痛，主治肝郁化火、气滞血瘀之心腹胁肋诸痛。

要点八　桂枝茯苓丸（《金匮要略》）

【组成】桂枝、茯苓、丹皮、桃仁、芍药各等分

【用法】炼蜜和丸。

【功用】活血化瘀，缓消癥块。

【主治】瘀阻胞宫证。妇人素有癥块，妊娠漏下不止，或胎动不安，血色紫黑晦暗，腹痛拒按，或经闭腹痛，或产后恶露不尽而腹痛拒按，舌质紫暗或有瘀点，脉沉涩。

【组方原理】本方证由瘀血留结胞宫所致。治宜活血化瘀，缓消癥块。方中桂枝通利血脉以行瘀滞，为君药。桃仁活血化瘀，助君药化瘀消癥，为臣药。牡丹皮散血行瘀，兼清瘀热；芍药益阴养血，使祛瘀不伤正；茯苓利湿以助消癥，健脾益胃以扶正气，共为佐药。白蜜甘缓补中，可收渐消缓散之效，兼调和诸药，为佐使药。诸药合用，共奏活血化瘀、缓消癥块之功。

细目三　止　血

要点一　十灰散（《十药神书》）

【组成】大蓟、小蓟、荷叶、侧柏叶、茅根、茜根、山栀、大黄、牡丹皮、棕榈皮各等分

【用法】烧灰研末，纸包，碗盖于地上一夕。用白藕捣汁或萝卜汁磨京墨调服。

【功用】凉血止血。

【主治】血热妄行之出血证。呕血、吐血、咯血、嗽血、衄血等，血色鲜红，来势急暴，舌红，脉数。

【组方原理】本方证因火热炽盛，气火上冲，损伤血络，迫血妄行所致。治宜清降凉血止血，佐以收涩之法。方中大蓟、小蓟凉血止血，兼能祛瘀，为君药。臣以白茅根、荷叶、侧柏叶凉血止血。佐以大黄、栀子清热泻火，导热下行；棕榈皮收敛止血；茜草、牡丹皮配大黄既凉血止血，又活血以行留瘀。诸药烧炭可增收涩止血之力。以藕汁或萝卜汁磨京墨调服，亦在加强凉血止血之效。全方集凉血、止血、清降、祛瘀诸法，为止血之良剂。

要点二　咳血方（《丹溪心法》）

【组成】青黛（水飞）　瓜蒌仁　海粉　山栀子（炒黑）　诃子（注：原书无用量）

【用法】为丸。

【功用】清肝宁肺，凉血止血。

【主治】肝火犯肺之咳血证。咳嗽痰稠带血，咯吐不爽，心烦易怒，胸胁作痛，咽干口苦，颊赤便秘，舌红苔黄，脉弦数。

【组方原理】本方证由肝火犯肺所致。治当清肝泻火。方中青黛清肝泻火，凉血止血；山栀子清热凉血，泻火除烦，炒黑可入血分而止血。两药合用，澄本清源，共为君药。瓜蒌仁清热化痰，润肺止咳；海粉清肺降火，软坚化痰，共为臣药。佐以诃子清降敛肺，化痰止咳。诸药合用，使木不刑金，肺复宣降，痰化咳平，其血自止。

要点三　小蓟饮子（《重订严氏济生方》）

【组成】生地四两　小蓟、滑石、木通、蒲黄、藕节、淡竹叶、当归、山栀子、甘草各半两

【用法】水煎服。

【功用】凉血止血，利水通淋。

【主治】热结下焦之血淋、尿血。尿中带血，小便频数，赤涩热痛，舌红，脉数。

【组方原理】本方证因下焦瘀热，损伤膀

胱血络，气化失司所致。治宜凉血止血，利水通淋。方中生地黄凉血止血，养阴清热为君药。小蓟凉血止血，蒲黄、藕节助君药凉血止血，并能消瘀，共为臣药。滑石、竹叶、木通清热利水通淋；栀子清泻三焦之火，导热从下而出；当归养血和血，引血归经，且防诸药寒凉滞血之弊，合而为佐药。使以甘草缓急止痛，和中调药。诸药合用，共奏凉血止血、利水通淋之功。

【鉴别】导赤散与小蓟饮子均具清热利水通淋之功。导赤散上清心火，下利小便，用治心火上炎或心火下移小肠之尿赤涩痛。小蓟饮子由导赤散加味而成，善能凉血止血，利水通淋，用治热结下焦，损伤膀胱血络之血淋、尿血。

要点四　槐花散（《普济本事方》）

【组成】槐花（炒）、柏叶（杵，焙）、荆芥穗、枳壳（麸炒）各等分

【用法】上为细末，用清米饮调下二钱，空心食前服。

【功用】清肠止血，疏风行气。

【主治】肠风、脏毒下血。便前出血，或便后出血，或粪中带血，以及痔疮出血，血色鲜红或晦暗，舌红苔黄，脉数。

【组方原理】本方证因风热或湿热邪毒，壅遏肠道血分，损伤脉络，血渗外溢所致。治宜清肠凉血，疏风行气。方中槐花善清大肠湿热，凉血止血，为君药。臣以侧柏叶清热止血。荆芥穗炒用，入血分而止血；枳壳行气宽肠，共为佐药。诸药合用，寓行气于止血之中，寄疏风于清肠之内。

要点五　黄土汤（《金匮要略》）

【组成】甘草、干地黄、白术、附子、阿胶、黄芩各三两　灶心黄土半斤

【用法】先将灶心土水煎过滤取汤，再煎余药，阿胶烊化冲服。

【功用】温阳健脾，养血止血。

【主治】阳虚便血。大便下血，先便后血，以及吐血、衄血、妇人崩漏，血色暗淡，四肢不温，面色萎黄，舌淡苔白，脉沉细无力。

【组方原理】本方证由脾阳不足，统摄无权所致。治宜温阳止血，健脾养血。方中灶心黄土（即伏龙肝）温中收涩止血，用以为君药。臣以白术、附子温阳健脾以复统血之权。生地黄、阿胶滋阴养血止血；与黄芩合用，又能制约术、附温燥之性；而生地黄、阿胶得术、附则滋而不腻，避呆滞碍脾之弊，均为佐药。甘草补气和中，调和诸药，为使药。全方寒热并用，刚柔相济，标本兼顾。

【鉴别】黄土汤与归脾汤均可用治脾不统血之便血、崩漏。黄土汤温阳健脾而摄血，适于脾阳不足、统摄无权之出血证；归脾汤补气健脾与养心安神并重，适于脾气不足、气不摄血之出血证，亦治心脾气血两虚之神志不宁证。

第十五单元　治　风　剂

细目一　概　述

要点一　治风剂的适用范围

治风剂适用于外风侵袭及肝风内动引起的风病。外风证，症见头痛，恶风，肌肤瘙痒，肢体麻木，筋骨挛痛，关节屈伸不利，或口眼㖞斜，甚则角弓反张，及破伤风等；内风证，症见眩晕，震颤，四肢抽搐，甚则猝然昏倒，口角㖞斜，半身不遂等。

要点二　治风剂的应用注意事项

当辨别风病属内、属外。应分清病邪的兼夹以及病情的虚实。外风与内风常相互影响，应分清主次，全面兼顾。

细目二　疏散外风

要点一　川芎茶调散（《太平惠民和剂局方》）

【组成】川芎、荆芥各四两　白芷、羌活、甘草各二两　细辛一两　防风一两半　薄荷叶八两

【用法】为细末，饭后清茶调服。

【功用】疏风止痛。

【主治】外感风邪头痛。偏正头痛，或颠顶作痛，目眩鼻塞，或恶风发热，舌苔薄白，脉浮。

【组方原理】本方为外感风邪头痛而设。方中川芎善祛风止痛，为治头痛要药，尤善治少阳、厥阴经头痛，为君药。羌活善治太阳经头痛；白芷善治阳明头痛，均为臣药。薄荷重用八两辛凉散风，荆芥、防风疏散风邪，细辛祛风止痛，共为佐药。甘草调药和中，使升散不致耗气；清茶上清头目，可监制风药之辛燥，均为使药。诸药合用，共奏疏风止痛之效。

【鉴别】九味羌活汤与川芎茶调散均有祛风散邪之功。但九味羌活汤以发汗解表，祛风寒湿邪为主，兼清里热，主治外感风寒湿邪表证，兼有里热之证。川芎茶调散长于发散头面部位之风邪，具疏风止痛、清利头目之功，主治外感风邪之偏正头痛。

要点二　大秦艽汤（《素问病机气宜保命集》）

【组成】秦艽三两　川芎、独活、当归、白芍药、石膏、甘草各二两　羌活、防风、白芷、黄芩、白术、白茯苓、生地黄、熟地黄各一两　细辛半两

【用法】水煎服。

【功用】疏风清热，养血活血。

【主治】风邪初中经络证。口眼㖞斜，舌强不能言语，手足不能运动，或恶寒发热，苔白或黄，脉浮数或弦细。

【组方原理】本方证由风邪乘虚入中经络，气血痹阻所致。治宜疏风清热，活血通络，兼补养气血之法。方中秦艽祛风清热，通经活络为君药。羌活、防风散太阳之风，白芷散阳明之风，独活、细辛搜少阴之风，俱为臣药。佐入当归、川芎、白芍、生地黄、熟地黄以养血柔筋，活血通络；白术、茯苓、甘草益气健脾，以资生气血；石膏、黄芩清风阳所化之热。甘草调和诸药，为使药。诸药配合，共奏疏风清热、养血通络之功。

【鉴别】大秦艽汤与地黄饮子均可治舌强不能言语，肢体痿废不用之病症。但大秦艽汤重用诸祛风药祛风通络，佐以补益气血之品，主治正气亏虚，风邪初中经络证。地黄饮子则滋肾阴，补肾阳，佐以化痰开窍，主治下元虚衰，虚阳上浮，痰阻清窍之喑痱证。

要点三　牵正散（《杨氏家藏方》）

【组成】白附子、白僵蚕、全蝎各等分

【用法】为细末，温酒送服。

【功用】祛风化痰,通络止痉。

【主治】风中经络,口眼㖞斜。

【组方原理】本方证由风痰阻于头面经络所致。治宜祛风化痰,通经络,止痉挛。方中白附子善祛头面之风痰,为君药。全蝎、僵蚕搜风通络,祛风止痉,共为臣药。用热酒调服,可宣通血脉,助药势以直达病所,以为佐使。三药合而用之,则风邪散,痰浊化,经络通。

要点四 小活络丹(活络丹)(《太平惠民和剂局方》)

【组成】川乌、草乌、天南星、地龙各六两 乳香、没药各二两二钱

【用法】蜜丸,用陈酒或温水送服。

【功用】祛风除湿,化痰通络,活血止痛。

【主治】风寒湿痹。肢体筋脉疼痛,麻木拘挛,关节屈伸不利,疼痛游走不定。亦治中风手足不仁,日久不愈,经络中有湿痰瘀血,而见腰腿沉重,或腿臂间作痛。

【组方原理】本方证由风寒湿邪与痰瘀痹阻经络,气血不畅所致。治宜祛风散寒,除湿化痰,活血通络。方中制川乌、制草乌祛风除湿,温通经络,并长于止痛,共为君药。天南星祛风燥湿化痰,以除经络中的风湿顽痰,为臣药。乳香、没药行气活血,通络止痛;地龙性善走窜,功专通经活络,为佐药。陈酒以助药势,引药直达病所,为使药。诸药合用,使外邪得去,经络气血宣通而诸症自愈。

要点五 消风散(《外科正宗》)

【组成】荆芥、防风、牛蒡子、蝉蜕、苍术、苦参、石膏、知母、当归、生地、胡麻各一钱 木通、生甘草各五分

【用法】水煎服。

【功用】疏风除湿,清热养血。

【主治】风疹、湿疹。皮肤瘙痒,疹出色红,或遍身云片斑点,抓破后渗出津水,苔白或黄,脉浮数。

【组方原理】本方证因风湿或风热浸淫血脉,郁于肌腠所致。荆芥、防风、牛蒡子、蝉蜕疏风止痒,共为君药。苍术散风祛湿,苦参清热燥湿,木通渗利湿热,石膏、知母清热泻火,均为臣药。当归、生地黄、胡麻养血活血,滋阴润燥,寓"治风先治血,血行风自灭"之意,为佐药。生甘草清热解毒,调和诸药,为使药。合而用之,共奏疏风养血、清热除湿之功。

细目三 平息内风

要点一 羚角钩藤汤(《通俗伤寒论》)

【组成】羚羊角片(先煎)一钱半 双钩藤(后入)三钱 霜桑叶二钱 滁菊花三钱 鲜生地五钱 生白芍三钱 京川贝四钱 淡竹茹(与羚羊角先煎代水)五钱 茯神木三钱 生甘草八分

【用法】水煎服。

【功用】凉肝息风,增液舒筋。

【主治】肝热生风证。高热不退,烦闷躁扰,手足抽搐,发为痉厥,甚则神昏,舌绛而干,或舌焦起刺,脉弦而数。

【组方原理】本方证由温热病邪传入厥阴,肝经热盛,热极动风所致。治宜清热凉肝,息风止痉之法。方中羚羊角凉肝息风,钩藤清热平肝,息风止痉,共为君药。桑叶疏散肝热,菊花平肝息风,助君药以清热息风,共为臣药。鲜生地黄、生白芍、生甘草酸甘化阴,增液缓急;邪热易灼津为痰,故用川贝母、竹茹清热化痰;茯神木平肝宁心安神,以上共为佐药。生甘草又能调和诸药,兼以为使药。诸药合用,共奏清热凉肝、息风止痉之功。

【鉴别】紫雪与羚角钩藤汤均有清热凉肝、息风解痉之功。紫雪重在清热开窍醒神,兼以凉肝息风,主治热闭心包,引动肝风之高热烦躁,神昏谵语,痉厥等。羚角钩藤汤以凉肝息风为主,兼以增液化痰,舒筋通络,主治肝热生风之高热不退,烦躁抽搐,发为痉厥,甚则神昏等。

要点二 镇肝熄风汤(《医学衷中参西录》)

【组成】怀牛膝、生赭石各一两 生龙骨、生牡蛎、生龟板、生杭芍、玄参、天冬各五钱 川楝子、生麦芽、茵陈各二钱 甘草钱半

【用法】水煎服。

【功用】镇肝息风,滋阴潜阳。

【主治】类中风。头目眩晕,目胀耳鸣,脑部热痛,面色如醉,心中烦热,或时常噫气,或肢体渐觉不利,口眼渐形㖞斜;甚或眩晕颠仆,昏不知人,移时始醒,或醒后不能复原,脉弦长有力。

【组方原理】本方证由肝肾阴亏,肝阳上亢,肝风内动,气血逆乱所致。方中重用怀牛膝引血下行以治标,补益肝肾以治本,为君药。代赭石、龙骨、牡蛎降逆潜阳,镇肝息风,为臣药。佐以龟甲、玄参、天冬、白芍滋养阴液,以制阳亢;茵陈、川楝子、生麦芽清泻肝阳,条达肝气,以利肝阳之平降。使以甘草调和诸药,合麦芽和胃调中,防金石药碍胃。全方重用潜镇清降,配伍滋阴疏肝之品,标本兼治,而以治标为主。

要点三 天麻钩藤饮(《中医内科杂病证治新义》)

【组成】天麻 钩藤(后下) 石决明(先煎) 山栀 黄芩 川牛膝 杜仲 益母草 桑寄生 夜交藤 朱茯神(注:原书无用量)

【用法】水煎服。

【功用】平肝息风,清热活血,补益肝肾。

【主治】肝阳偏亢,肝风上扰证。头痛,眩晕,失眠多梦,舌红苔黄,脉弦。

【组方原理】本方证由肝肾阴虚,肝阳偏亢,火热上扰所致。治宜平肝息风为主,辅以清热活血,补益肝肾。方中天麻平肝阳,息肝风,善治眩晕;钩藤清肝热,息风止痉,共为君药。石决明平肝潜阳,山栀、黄芩清热泻火,使肝经之热不致上扰,为臣药。益母草活血利水;川牛膝引血下行,以利肝阳之平降;杜仲、桑寄生补益肝肾;夜交藤、朱茯神安神定志,俱为佐药。诸药配伍,共奏平肝息风、清热活血、补益肝肾之功。

【鉴别】镇肝熄风汤与天麻钩藤饮均具平肝息风之功。但镇肝熄风汤镇潜降逆之力较强,兼能条达肝气,多用于肝阳上亢,肝风内动,气血逆乱之类中风证。天麻钩藤饮镇潜平肝息风之力较缓,但兼有清热活血安神之效,适于肝阳偏亢,肝风上扰之眩晕、头痛等。

要点四 大定风珠(《温病条辨》)

【组成】生白芍六钱 阿胶三钱 生龟板四钱 干地黄六钱 麻仁二钱 五味子二钱 生牡蛎四钱 麦冬六钱 炙甘草四钱 鸡子黄二枚 鳖甲(生)四钱

【用法】水煎,入阿胶烊化,再入鸡子黄。

【功用】滋阴息风。

【主治】阴虚风动证。手足瘈疭,形消神倦,舌绛少苔,脉气虚弱,时时欲脱者。

【组方原理】本证因温病迁延日久,邪热灼伤真阴,或因误汗、妄攻,重伤阴液,水不涵木,虚风内动所致。治宜滋阴养液以补欲竭之真阴,平肝潜阳以息内动之虚风。鸡子黄、阿胶均为血肉有情之品,滋阴养血为君药。重用生白芍、干地黄、麦冬滋水涵木,柔肝濡筋,为臣药。阴虚则阳浮,故以龟甲、鳖甲、牡蛎等介类潜镇之品,滋阴潜阳,重镇息风;麻仁养阴润燥;五味子味酸善收,与滋阴药相伍则收敛真阴,配白芍、甘草能酸甘化阴。以上诸药协助君臣药加强滋阴息风之功,均为佐药。炙甘草调和诸药,兼为使药。本方为治疗温病后期,真阴大亏,虚风内动证之常用方。本方系由《温病条辨》加减复脉汤(炙甘草、干地黄、生白芍、阿胶、麦冬、麻仁)加味而成。由于温病时久,邪热灼伤真阴,虚风内动,故加鸡子黄、五味子、龟甲、鳖甲、牡蛎等滋阴潜阳之品,从而由滋阴润燥之方衍化为滋阴息风之剂。

第十六单元　治　燥　剂

细目一　概　述

要点一　治燥剂的适用范围

治燥剂适用于燥邪侵袭人体肌表、肺卫，或脏腑津液亏耗所致的燥证。凡秋季外感温燥或凉燥之邪，以及脏腑津液亏耗所致的干咳少痰、口干咽燥、大便干燥、皮肤干燥甚或开裂等，均为治燥剂的适用范围。

要点二　治燥剂的应用注意事项

应分清外燥和内燥。燥邪最易化热伤津耗气，常佐清热泻火或生津益气之品，而辛香耗津、苦寒化燥之品，则非燥病所宜。

细目二　轻宣外燥

要点一　杏苏散（《温病条辨》）

【组成】苏叶　杏仁　桔梗　枳壳　前胡　半夏　茯苓　陈皮　甘草　生姜　大枣（注：原书无用量）

【用法】水煎服。

【功用】轻宣凉燥，理肺化痰。

【主治】外感凉燥证。头微痛，恶寒无汗，咳嗽痰稀，鼻塞咽干，苔白，脉弦。

【组方原理】本方证为凉燥犯表，肺失宣降所致。治宜轻宣凉燥，理肺化痰。方中紫苏叶辛温不燥，发表散邪，开宣肺气；杏仁苦温而润，宣利肺气，润燥止咳，共为君药。前胡降气化痰，疏风散邪；桔梗、枳壳一升一降，理肺化痰，同为臣药。半夏、陈皮燥湿化痰，理气行滞；茯苓渗湿健脾，以杜生痰之源；生姜、大枣调和营卫，滋脾行津，俱为佐药。甘草调和诸药，合桔梗宣肺利咽，功兼佐使药。诸药合用，共奏轻宣凉燥、理肺化痰之功。

要点二　桑杏汤（《温病条辨》）

【组成】桑叶一钱　杏仁一钱五分　沙参二钱　象贝、香豉、栀皮、梨皮各一钱

【用法】水煎服。

【功用】清宣温燥，润肺止咳。

【主治】外感温燥证。头痛，身热不甚，微恶风寒，口渴，咽干鼻燥，干咳无痰或痰少而黏，舌红，苔薄白而干，脉浮数而右脉大。

【组方原理】本方证由温燥外袭，津液受灼所致。治宜清宣燥热，润肺止咳。方中桑叶清宣燥热；杏仁宣利肺气，润燥止咳，共为君药。淡豆豉辛凉透散，象贝母清化热痰，沙参养阴生津，同为臣药。栀子皮质轻，清泄肺热；梨皮清热润燥，止咳化痰，俱为佐药。诸药合用，使燥热除而肺津复，宣降有权，则诸症自愈。

【鉴别】桑杏汤与桑菊饮均可用于外感咳嗽。但桑菊饮为辛凉解表之法，侧重于疏散风热，主治风温初起，津伤不甚之证；桑杏汤辛凉与甘润合法，主治外感温燥，津伤程度相对较甚者。

要点三　清燥救肺汤（《医门法律》）

【组成】桑叶三钱　石膏二钱五分　甘草一钱　人参七分　胡麻仁一钱　真阿胶八分　麦门冬一钱二分　杏仁七分　枇杷叶一片

【用法】水煎服。

【功用】清燥润肺。

【主治】温燥伤肺证。身热头痛，干咳无痰，气逆而喘，咽喉干燥，口渴鼻燥，胸满胁痛，舌干少苔，脉虚大而数。

【组方原理】本方证为温燥伤肺之重证。治当清肺润燥，养阴益气。方中重用桑叶轻宣燥热，透邪外出，为君药。臣以石膏清泄肺热；麦冬养阴润肺。君臣相伍，宣中有清，清中有润，祛邪不伤肺气，清热不碍宣散，滋阴而不留邪。人参、甘草益气生津，培土生金；胡麻仁、

阿胶养阴润肺；用少量杏仁、枇杷叶降利肺气，俱为佐药。甘草调和诸药，兼作使药。全方宣、清、润、补、降五法并用，则肺金之燥热得以清宣，肺气之上逆得以肃降。

【鉴别】清燥救肺汤与桑杏汤均可轻宣温燥，养阴润肺，用于温燥伤肺之证。但桑杏汤辛凉甘润合法，长于清宣燥热，润肺止咳，适宜于外感温燥，邪伤肺卫，肺津受灼之轻证；清燥救肺汤宣、清、润、补、降五法并用，长于清燥润肺，养阴益气，适宜于外感温燥，燥热伤肺，气阴两伤之重证。

细目三 滋阴润燥

要点一 增液汤（《温病条辨》）

【组成】玄参一两 麦冬、细生地各八钱

【用法】水煎服。

【功用】增液润燥。

【主治】阳明温病，津亏便秘证。大便秘结，口渴，舌干红，脉细数或沉而无力者。

【组方原理】本方所治大便秘结为热病耗津，无水而舟停。治当增水行舟，润燥通便。方中重用玄参滋阴润燥，壮水制火，启肾水以润肠燥，为君药。生地黄、麦冬清热养阴，壮水生津，以增玄参滋阴润燥之力，同为臣药。三药合用，大补阴液，增水行舟，然非重用不为功。

【常用加减】若津亏而燥热较甚，服增液汤大便不下者，可加生大黄、芒硝以清热泻下；若胃阴不足，舌质光绛，口干唇燥者，可加沙参、石斛、玉竹以养阴生津。

要点二 麦门冬汤（《金匮要略》）

【组成】麦门冬七升 半夏一升 人参三两 甘草二两 粳米三合 大枣十二枚

【用法】水煎服。

【功用】清养肺胃，降逆和中。

【主治】

1. 虚热肺痿。咳嗽气喘，咽喉不利，咳唾涎沫，口干咽燥，舌红少苔，脉虚数。

2. 胃阴不足证。呕吐，呃逆，舌红少苔，脉虚数。

【组方原理】本方证由肺胃阴亏，虚火上炎，气机上逆所致。治宜润肺益胃，降逆下气。方中重用麦冬甘寒清润，既养肺胃之阴，又清肺胃虚热，为君药。臣以半夏降逆下气，化其痰涎。半夏虽温燥，但与大剂麦冬相配，则燥性减而降逆之用存，且能开胃行津以润肺，又使麦冬滋而不腻。人参益气生津以补肺胃之气；粳米、大枣、甘草益气养胃，"培土生金"，共为佐药。甘草并能润肺利咽，调和诸药，为使药。本方甘润之中佐以辛温，滋补之中辅以降逆，滋而不腻，温而不燥，肺胃并治，培土生金。

【鉴别】

1. 麦门冬汤与炙甘草汤均可治疗肺痿。但炙甘草汤功在滋养阴血，益气温阳，为气血阴阳俱补之剂，用治气血阴阳俱虚之虚劳肺痿。麦门冬汤功在清养肺胃，培土生金，降逆下气，属滋阴润燥之剂，用治肺胃阴虚，气火上逆之虚热肺痿。

2. 麦门冬汤与清燥救肺汤均有润肺止咳之功。但麦门冬汤证为肺胃阴虚，气火上逆，重在滋阴润肺，培土生金，兼以降气化痰，主治虚热肺痿证。清燥救肺汤证为外感温燥，耗气伤阴，重在清宣燥热，兼以益气养阴，主治温燥伤肺重证。

要点三 百合固金汤（《慎斋遗书》）

【组成】生地、熟地、当归身各三钱 麦冬、百合、贝母各一钱半 白芍一钱 桔梗八分 甘草一钱 玄参八分

【用法】水煎服。

【功用】滋养肺肾，止咳化痰。

【主治】肺肾阴亏，虚火上炎证。咳嗽气喘，痰中带血，咽喉燥痛，头晕目眩，午后潮热，舌红少苔，脉细数。

【组方原理】本方证由肺肾阴虚，虚火上炎所致。治宜滋养肺肾之阴，清热化痰止咳。方中生、熟二地为君药，滋补肾阴亦养肺阴，熟地黄兼能补血，生地黄兼能凉血。臣以百合、麦冬滋养肺阴，润肺止咳；玄参咸寒滋肾，且降虚火。佐以贝母清热润肺，化痰止咳；桔梗载药上行，并利咽喉；当归、白芍补血敛肺止咳。佐使以甘草，调和诸药，且与桔梗为伍以利咽。诸药相合，肺肾同治，金水相生。

【鉴别】百合固金汤与咳血方均可治咳嗽，痰中带血等症。但百合固金汤主治肺肾阴亏，虚火上炎之咳嗽痰血证，偏于滋肾养肺，并

能清热化痰。咳血方主治肝火灼肺之咳血证，偏于清肝宁肺，兼以化痰止咳。

要点四　养阴清肺汤(《重楼玉钥》)

【组成】大生地二钱　麦冬一钱二分　生甘草五分　元参钱半　贝母八分　丹皮八分　薄荷五分　炒白芍八分

【用法】水煎服。

【功用】养阴清肺，解毒利咽。

【主治】白喉之阴虚燥热证。喉间起白如腐，不易拭去，咽喉肿痛，初期或发热或不发热，鼻干唇燥，或咳或不咳，呼吸有声，似喘非喘，脉数无力或细数。

【组方原理】本方证之白喉为素体肺肾阴虚，复感燥气疫毒所致。治宜养阴清肺，兼散疫毒。方中重用生地黄滋阴壮水，清热凉血，为君药。麦冬养阴润肺清热，玄参滋阴解毒利咽，同为臣药。牡丹皮散瘀消肿，白芍和营泄热，贝母润肺散结，薄荷散邪利咽，俱为佐药。生甘草清热解毒，调和诸药，为使药。本方扶正与攻毒同用，邪正并治，标本兼顾。

第十七单元 祛湿剂

细目一 概述

要点一 祛湿剂的适用范围

祛湿剂适用于湿邪所致的多种病证，据其成因可分为外湿与内湿两类。外湿者，乃外感湿邪侵袭人体肌肉、经络、筋骨、关节所致，症见恶寒发热，头痛身重，肢节酸痛，或面目浮肿等；内湿者，由脏腑功能失调，湿浊内生而致，症见胸脘痞满，呕恶泄泻，水肿黄疸，癃闭淋浊等。

要点二 祛湿剂的应用注意事项

水湿之生与肺脾肾三脏功能失调密切相关，且湿邪重浊腻滞，易阻气机，故应用祛湿剂须酌情配伍宣降肺气、健脾助运、温肾化气之药以求其本，并注重调理气机，使气化则湿亦化。祛湿剂多由芳香温燥或甘淡渗利之药组成，易伤阴津，有碍胎元，故素体阴虚津亏，病后体弱以及孕妇水肿等慎用。

细目二 燥湿和胃

要点一 平胃散（《简要济众方》）

【组成】苍术四两　厚朴三两　陈橘皮二两　甘草（炙）一两

【用法】为散，姜、枣煎汤送下。

【功用】燥湿运脾，行气和胃。

【主治】湿滞脾胃证。脘腹胀满，不思饮食，口淡无味，恶心呕吐，嗳气吞酸，肢体沉重，怠惰嗜卧，常多自利，舌苔白腻而厚，脉缓。

【组方原理】本方证由湿困中焦，脾失健运，胃失和降，气机不畅所致。治宜燥湿运脾，行气和胃。方中苍术燥湿运脾，为君药。厚朴燥湿行气，为臣药。二药配伍，燥湿之功相得益彰，并使气行则湿化。陈皮理气和胃、燥湿醒脾，甘草补脾和中、调和诸药，为佐使药。煎煮时少加生姜、大枣以助调和脾胃。诸药合用，湿去脾健，胃气平和，则诸症可除。

【常用加减】若湿从热化，口苦，舌苔黄腻者，加黄连、黄芩；若湿从寒化，脘腹冷痛，手足不温者，加干姜、草豆蔻；若泄泻较甚者，加茯苓、泽泻。

【附方】不换金正气散较平胃散多藿香、半夏二味，故燥湿和胃、降逆止呕之力益著，兼可解表，用于湿邪中阻，兼有表寒之证。柴平汤即小柴胡汤与平胃散合方，功在和解少阳，燥湿化痰，用于治疗素多痰湿，复感外邪，寒多热少之湿疟。

要点二 藿香正气散（《太平惠民和剂局方》）

【组成】大腹皮、白芷、紫苏、茯苓各一两　半夏曲、白术、陈皮、厚朴（姜汁炙）、苦桔梗各二两　藿香三两　甘草（炙）二两半

【用法】为细末，姜、枣煎汤送服。

【功用】解表化湿，理气和中。

【主治】外感风寒，内伤湿滞证。霍乱吐泻，恶寒发热，头痛，胸膈满闷，脘腹疼痛，舌苔白腻，脉浮或濡缓。以及山岚瘴疟等。

【组方原理】本方证由风寒犯表，湿浊中阻，脾胃失和所致。治宜解表化湿，理气和中。方中藿香外散风寒，内化湿滞，辟秽止呕，为治霍乱吐泻之要药，故重用为君药。白术、茯苓健脾运湿以止泻；半夏曲、陈皮理气燥湿，和胃降逆以止呕，同为臣药。紫苏叶、白芷辛温发散，助藿香外散风寒；紫苏叶尚可醒脾宽中，行气止呕，白芷兼能燥湿化浊；大腹皮、厚朴行气化湿，寓气行湿化之义；桔梗宣肺利膈，既益解表，又助化湿，俱为佐药。甘草调和药性，用为使药。煎加姜、枣，内调脾胃，外和营卫。感受山岚瘴气以

及水土不服,症见呕吐腹泻,舌苔白腻者,亦可以本方散寒祛湿,辟秽化浊,和中悦脾而治之。

细目三 清热祛湿

要点一 茵陈蒿汤(《伤寒论》)

【组成】茵陈六两 栀子十四枚 大黄二两

【用法】水煎服。

【功用】清热利湿退黄。

【主治】湿热黄疸。一身面目俱黄,黄色鲜明,身热,无汗或但头汗出,口渴欲饮,恶心呕吐,腹微满,小便短赤,大便不爽或秘结,舌红苔黄腻,脉沉数或滑数有力。

【组方原理】本方证乃湿热内蕴,熏蒸肝胆,胆汁外溢,发为阳黄。治宜清热利湿退黄。方中重用茵陈蒿为君药,清利脾胃肝胆湿热,为治黄疸要药。栀子泄热降火,清利三焦湿热,合茵陈蒿使湿热从小便而去,为臣药。大黄泄热逐瘀,通利大便,伍茵陈蒿令湿热瘀滞由大便而去,为佐药。诸药合用,湿热瘀滞由前后分消,邪有去路,则黄疸渐去,腹满自消。

【常用加减】若湿重于热而身热口渴不甚,食少便溏者,加茯苓、泽泻以利水渗湿;若热重于湿而舌红苔黄燥者,加龙胆、虎杖以清热祛湿;若肝气郁滞而胁痛明显者,加柴胡、川楝子以疏肝理气。

要点二 八正散(《太平惠民和剂局方》)

【组成】车前子、瞿麦、萹蓄、滑石、山栀子仁、甘草(炙)、木通、大黄(面裹煨)各一斤

【用法】为散。每服二钱,水一盏,入灯心,煎至七分,温服。

【功用】清热泻火,利水通淋。

【主治】湿热淋证。尿频尿急,尿时涩痛,淋漓不畅,尿色浑赤,甚则癃闭不通,小腹急满,口燥咽干,舌苔黄腻,脉滑数。

【组方原理】本方证由湿热蕴于膀胱,水道不利所致。治宜清热泻火,利水通淋。方中滑石、木通清热利水通淋,共为君药。萹蓄、瞿麦、车前子助滑石、木通利水通淋,同为臣药。山栀子仁清热泻火,除三焦湿热;大黄荡涤邪热,通利肠腑,合诸药令湿热由二便分消,俱为佐药。甘草调和诸药,兼以缓急止茎中痛,为佐使药。煎药时加灯心草以增利水通淋之效。诸药合用,共奏清热泻火、利水通淋之功。

【鉴别】八正散与小蓟饮子同具清热通淋之功,均可治疗淋证。八正散集大队寒凉降泄、清利湿热之品,故专于清热利水通淋,主治热淋;小蓟饮子则以凉血止血药与利水通淋之品为伍,故宜于膀胱有热,灼伤血络之血淋。

要点三 三仁汤(《温病条辨》)

【组成】杏仁五钱 飞滑石六钱 白通草二钱 白蔻仁二钱 竹叶二钱 厚朴二钱 生薏苡仁六钱 半夏五钱

【用法】水煎服。

【功用】宣畅气机,清利湿热。

【主治】湿温初起或暑温夹湿之湿重于热证。头痛恶寒,身重疼痛,面色淡黄,胸闷不饥,午后身热,苔白不渴,脉弦细而濡。

【组方原理】本方为湿温初起,湿重于热,湿热内蕴,气机失畅之证而设。治宜宣畅气机,利湿清热之法。方中滑石长于清热利湿,为君药。杏仁宣利上焦肺气以通利水道,白蔻仁畅达中焦气机以助祛湿,薏苡仁渗利下焦湿热以健脾。三仁并用,宣上畅中渗下,同为臣药。通草、竹叶渗利下焦湿热,半夏、厚朴理气和胃化湿,俱为佐药。原方以甘澜水煎服药,意在益脾胃而不滞邪。

要点四 甘露消毒丹(《医效秘传》)

【组成】飞滑石十五两 淡黄芩十两 绵茵陈十一两 石菖蒲六两 川贝母、木通各五两 藿香、连翘、白蔻仁、薄荷、射干各四两

【用法】每服三钱,开水调下,或神曲糊丸,开水化服亦可。

【功用】利湿化浊,清热解毒。

【主治】湿温时疫,湿热并重证。发热口渴,胸闷腹胀,肢酸倦怠,颐咽肿痛,或身目发黄,小便短赤,或泄泻淋浊,舌苔白腻或黄腻或干黄,脉濡数或滑数。

【组方原理】本方证由湿热疫毒充斥气分,弥漫三焦,湿热并重所致。治宜利湿化浊,清热解毒。方中重用滑石、茵陈、黄芩清热祛湿、泻火解毒,为君药。白豆蔻、石菖蒲、藿香行气化湿、悦脾和中,令气行湿化,助君药祛湿之力;连翘、薄荷、射干、贝母清热解毒、透邪

散结、消肿利咽,助君药解毒之功;木通清热通淋,助君药导湿热从小便而去。诸药相伍,共奏利湿化浊、清热解毒之功。

【鉴别】甘露消毒丹与三仁汤均有清热利湿之功,治疗湿温邪留气分之证。三仁汤以滑石配伍三仁、通草、竹叶清利湿热,重在化湿理气,兼以清热,宜于湿重热轻之湿温初起或暑温夹湿证;甘露消毒丹重用滑石、茵陈、黄芩为君,配伍连翘、射干、贝母散结消肿,利湿化浊与清热解毒并举,适宜于湿热并重之疫毒充斥气分证。

要点五 连朴饮(《霍乱论》)

【组成】制厚朴二钱 川连、石菖蒲、制半夏各一钱 香豉、焦栀各三钱 芦根二两

【用法】水煎服。

【功用】清热化湿,理气和中。

【主治】湿热霍乱。上吐下泻,胸脘痞闷,心烦溺赤,舌苔黄腻,脉濡数。

【组方原理】本方原为湿热内蕴,脾胃升降失调,清浊相干以致霍乱吐泻而设。治宜清热化湿,理气和中。方中芦根用量独重,清热止呕除烦,为君药。黄连清热燥湿,姜制以增和胃止呕之功;厚朴宣畅气机,化湿除满,同为臣药。半夏降逆和胃,栀子清热利湿,石菖蒲化湿醒脾,淡豆豉合栀子清宣郁热而除烦,俱为佐药。诸药相伍,清热化湿、理气和中,湿热去,脾胃和,则吐泻诸症可除。

要点六 二妙散(《丹溪心法》)

【组成】黄柏(炒) 苍术(炒)(注:原书无用量)

【用法】上为末,沸汤入姜汁调服。

【功用】清热燥湿。

【主治】湿热下注证。筋骨疼痛,或两足痿软,或足膝红肿疼痛,或湿热带下,或下部湿疮,小便短赤,舌苔黄腻者。

【组方原理】本方证由湿热注于下焦所致。治宜清热燥湿。方中黄柏擅清下焦湿热,为君药。苍术长于燥湿健脾助运,为臣药。再入姜汁少许调和诸药,借其辛散以助祛湿,亦防黄柏苦寒伤中。

【附方】三妙丸即二妙散加牛膝以补肝肾,强筋骨,引药下行,故专治下焦湿热之两脚麻木,痿软无力。四妙丸乃三妙丸再加薏苡仁以渗湿健脾,舒筋缓急,故适宜于湿热下注之痿证。

细目四 利水渗湿

要点一 五苓散(《伤寒论》)

【组成】猪苓十八铢 泽泻一两六铢 白术十八铢 茯苓十八铢 桂枝半两

【用法】为散,以白饮和服,日三服,多饮暖水,汗出愈。

【功用】利水渗湿,温阳化气。

【主治】

1. 蓄水证。小便不利,头痛微热,烦渴欲饮,甚则水入即吐,舌苔白,脉浮。

2. 痰饮。脐下动悸,吐涎沫而头眩,或短气而咳者。

3. 水湿内停证。水肿,泄泻,小便不利,以及霍乱吐泻等。

【组方原理】本方原治外有表证,膀胱气化不利之"蓄水证"。治以淡渗利湿,温阳化气,解表散邪。方中重用泽泻,利水渗湿,为君药。茯苓、猪苓助君药渗利水湿,为臣药。白术补气健脾燥湿,合茯苓健脾制水之效益彰;桂枝温阳化气以助利水,兼以解表,俱为佐药。诸药配伍,利水渗湿之效颇佳。

【附方】四苓散,即五苓散减去桂枝,重在健脾渗湿,适宜于脾失健运,湿胜泄泻;春泽汤乃五苓散减桂枝,加人参而成,故益气补脾之功较胜,适宜于水湿停蓄而兼神疲乏力、口渴、泄泻等脾虚征象者;胃苓汤系五苓散与平胃散合方,有燥湿和中、行气利水之效,适宜于水湿内盛、气机阻滞之水肿、泄泻、腹胀、舌苔厚腻者;茵陈五苓散为五苓散与倍量茵陈相合而成,具利湿清热退黄之功,适宜于黄疸之湿重热轻证。

要点二 猪苓汤(《伤寒论》)

【组成】猪苓、茯苓、泽泻、阿胶、滑石各一两

【用法】先煮四味,纳阿胶烊消。

【功用】利水渗湿,清热养阴。

【主治】水热互结伤阴证。小便不利,发

热,口渴欲饮,或心烦不寐,或咳嗽,或呕恶,或下利,舌红苔白或微黄,脉细数。

【组方原理】本方证由水热结于下焦,热伤阴津所致。治宜利水渗湿,清热养阴。方中猪苓淡渗利水,为君药。泽泻、茯苓助君药利水渗湿,泽泻兼可泻热,茯苓长于健脾,同为臣药。滑石清热利水,阿胶滋阴止血,俱为佐药。诸药相合,则水湿去,邪热清,阴津复,诸症可痊。

【鉴别】猪苓汤与五苓散均含泽泻、猪苓、茯苓三药,为利水渗湿的常用方剂,皆可用于小便不利、身热口渴之证。五苓散证由水湿内盛,膀胱气化不利而致,故配伍桂枝温阳化气兼解太阳未尽之邪,白术健脾燥湿,共成温阳化气利水之剂;猪苓汤证乃因邪气入里化热,水热互结,灼伤阴津而成里热阴虚,水湿停蓄之证,故配伍滑石清热利湿,阿胶滋阴润燥,共成利水清热养阴之方。

要点三　防己黄芪汤(《金匮要略》)

【组成】防己一两　甘草(炒)半两　白术七钱半　黄芪一两一分

【用法】加姜、枣,水煎服。

【功用】益气祛风,健脾利水。

【主治】气虚受风,水湿内停证。汗出恶风,身重微肿,或肢节疼痛,小便不利,舌淡苔白,脉浮。亦治风水表虚证。

【组方原理】本方证由肺脾气虚,风湿外袭,或脾虚失运,水湿内停,复感风邪所致。治宜祛风胜湿,益气固表,健脾利水。方中防己祛风利水以止痛,黄芪益气补虚而固表。二药合用,祛风除湿而不伤正,益气固表而不恋邪,共为君药。白术补气健脾祛湿,助君药祛湿行水,益气固表,为臣药。煎加生姜、大枣以助祛风湿,和营卫,调脾胃,为佐药。甘草和中调药,为佐使药。诸药相伍,表里同治,邪正兼顾。

【鉴别】防己黄芪汤与玉屏风散均有益气固表健脾之功,可治肺卫气虚,自汗恶风之证。防己黄芪汤中又配入祛风利水的防己,宜用于风湿表虚,身重浮肿者;玉屏风散中配防风,宜用于表虚易感风邪或自汗之疾。

细目五　温化寒湿

要点一　苓桂术甘汤(《金匮要略》)

【组成】茯苓四两　桂枝三两　白术二两　甘草(炙)二两

【用法】水煎服。

【功用】温阳化饮,健脾利水。

【主治】中阳不足,痰饮内停证。胸胁支满,目眩心悸,短气而咳,舌苔白滑,脉弦滑或沉紧。

【组方原理】本方证由脾阳不足,健运失职,水津停滞,聚而成饮所致。"病痰饮者,当以温药和之",治宜温阳化饮,健脾利水。方中茯苓健脾利水,渗湿化饮,为君药。桂枝温阳化气,为臣药。白术健脾燥湿,配茯苓彰健脾化饮之效,为佐药。炙甘草合桂枝辛甘化阳,以温补中阳;合白术益气健脾,以崇土制水;兼调和诸药,为佐使药。四药合用,中阳振奋,脾运复常,则痰饮渐消。

要点二　真武汤(《伤寒论》)

【组成】茯苓三两　芍药三两　白术二两　生姜三两　附子(炮)一枚

【用法】水煎服。

【功用】温阳利水。

【主治】

1. 阳虚水泛证。肢体浮肿或沉重,腰以下为甚,畏寒肢冷,腹痛泄泻,小便不利,或心悸头眩,舌淡胖,苔白滑,脉沉细。

2. 太阳病发汗太过,阳虚水泛证。汗出不解,其人仍发热,心下悸,头眩,身体眴动,振振欲擗地。

【组方原理】本方证由脾肾阳虚,气不化水,水湿泛溢所致。治宜温肾助阳,健脾利水。方中附子温肾暖脾,化气行水,为君药。茯苓、白术补气健脾,利水渗湿,同为臣药。生姜配附子温阳散寒,伍苓、术辛散水气,又能和胃止呕;芍药(白芍)之用有三,柔肝缓急以止腹痛,敛阴舒筋以解筋肉眴动,利小便以行水气,俱为佐药。全方泻中有补,标本兼顾,共奏温阳利水之效。

【常用加减】若水寒射肺而咳者,加干姜、细辛、五味子以温肺化饮,敛肺止咳;脾肾阳衰而下利甚者,去芍药,加干姜以温中祛寒;水寒犯胃而呕者,加半夏、吴茱萸以温胃降逆止呕。

【附方】附子汤为真武汤中生姜易人参,均主治阳虚湿胜证。然附子汤重用附、术,配伍人参,重在温补脾阳而祛寒湿,适宜于阳虚寒湿内盛的身体骨节疼痛;真武汤中附子与茯苓配伍,佐以白术、生姜,故重在温阳而散水气,适宜于阳虚水泛的水肿。

要点三 实脾散（《重订严氏济生方》）

【组成】厚朴、白术、木瓜、木香、草果仁、大腹子、附子、白茯苓、干姜各一两 甘草（炙）半两

【用法】加生姜五片、大枣一枚,水煎服。

【功用】温阳健脾,行气利水。

【主治】阳虚水肿。身半以下肿甚,手足不温,口中不渴,胸腹胀满,大便溏薄,舌苔白腻,脉沉迟。

【组方原理】本方证由脾肾阳虚,水湿内停,阻滞气机,泛溢肌肤所致。治宜温阳健脾,行气利水。方中附子、干姜温肾暖脾,扶阳抑阴,共为君药。茯苓、白术健脾渗湿,利水消肿,同为臣药。木瓜除湿和中,厚朴、木香、大腹子行气利水,草果温中燥湿,俱为佐药。甘草调和药性,为使药。煎时加生姜温散水气,大枣益脾和中。

【鉴别】真武汤与实脾散中均含附子、茯苓、白术等药,具有温补脾肾、利水渗湿之功,可治阳虚水肿。真武汤以附子为君,佐以芍药、生姜,故偏于温肾,并善散水消肿,兼可敛阴缓急,宜于阳虚水肿,伴有腹痛,四肢沉重疼痛,或身眲动者;实脾散以附子、干姜共为君药,故温脾之力胜于真武汤,且配入木香、厚朴、槟榔等行气除满之品,宜于脾肾阳虚水肿兼有胸腹胀满者。

细目六 祛湿化浊

要点一 萆薢分清饮（《杨氏家藏方》）

【组成】益智、川萆薢、石菖蒲、乌药各等分

【用法】为细末。水一盏半,入盐一捻同煎。

【功用】温肾利湿,分清化浊。

【主治】虚寒白浊。小便频数,浑浊不清,白如米泔,凝如膏糊,舌淡苔白,脉沉。

【组方原理】本方证由下元虚冷,湿浊下注,清浊不分所致。治宜温暖下元,利湿化浊。方中萆薢利湿分清化浊,为治小便浑浊之要药,为君药。益智仁温暖脾肾,固精缩尿,为臣药。石菖蒲芳香化浊,温肠暖胃;乌药温暖下元,行气散寒,俱为佐药。入盐煎服,取其咸以入肾,引药直达下焦,用以为使药。诸药相合,共奏温肾利湿、分清化浊之功。

【鉴别】萆薢分清饮与桑螵蛸散皆可治肾虚膀胱失约之小便频数,白如米泔。萆薢分清饮利湿分清之功胜,宜于肾虚湿浊下注而致者;桑螵蛸散固肾涩精之效佳,兼可宁心安神,宜于心肾两虚,心神失宁而致者。

要点二 完带汤（《傅青主女科》）

【组成】炒白术一两 炒山药一两 人参二钱 酒炒白芍五钱 酒炒车前子三钱 苍术三钱 甘草一钱 陈皮五分 黑芥穗五分 柴胡六分

【用法】水煎服。

【功用】补脾疏肝,化湿止带。

【主治】脾虚肝郁,湿浊下注之带下证。带下色白,清稀无臭,倦怠便溏,舌淡苔白,脉缓或濡弱。

【组方原理】本证乃由脾虚肝郁,带脉失约,湿浊下注所致。治宜益气健脾,疏肝解郁,化湿止带。方中白术健脾而化湿浊,山药补肾以固带脉,二者相合,补脾肾,祛湿浊,约带脉,则带下可止,共为君药。人参补中益气,助君药补脾之力;苍术燥湿运脾,车前子利湿泄浊,以增君药祛湿之能;白芍柔肝理脾,使肝木条达而脾土自强,共为臣药。辅以陈皮理气和中,使君药补而不滞,又可令气行而湿化;柴胡、芥穗之升发疏散,得白术可升发脾胃清阳,配白芍可疏达肝气以适肝性,均为佐药。甘草和中调药,为使药。诸药相配,扶土抑木,肝脾同治,补中寓散,升清除湿,使脾气健运,肝气条达,清阳得升,湿浊得化,则带下自止。

【鉴别】易黄汤与完带汤均治带下。但完带汤所治带下,乃因脾虚肝郁,湿浊下注所致,症见带下色白,清稀如涕,伴有肢体倦怠、舌淡苔白,脉缓等;易黄汤所治带下,乃因脾肾虚弱,水湿内停,蕴而生热所致,症见带下色如浓茶汁,黏稠量多,其气臭秽,伴有舌红苔黄腻等。

细目七 祛风胜湿

要点一 羌活胜湿汤(《脾胃论》)

【组成】羌活、独活各一钱 藁本、防风、甘草(炙)各五分 蔓荆子三分 川芎二分

【用法】水煎服。

【功用】祛风胜湿止痛。

【主治】风湿犯表。头痛身重,肩背、腰脊疼痛,难以转侧,苔白,脉浮。

【组方原理】本方证由外感风湿,邪客肌表经络,太阳经气不畅所致。治宜祛风胜湿,通络止痛。方中羌活善祛上部风湿,独活善祛下部风湿,合用发散一身上下之风湿,通利关节而止痹痛,共为君药。防风祛风胜湿,通痹止痛;川芎祛风散邪,活血行气,同为臣药。藁本、蔓荆子善达头面,疏风胜湿,俱为佐药。甘草缓诸药之辛散,并调和诸药,以为佐使药。方中虽集大队辛温升散之品,但量轻力缓,意在微发其汗,使在表之风湿随汗而解。

【鉴别】羌活胜湿汤与九味羌活汤均具祛风胜湿止痛之功,用于外感风寒湿证。九味羌活汤解表发汗之功较著,兼清里热,宜于风寒湿邪在表且内有蕴热之证;羌活胜湿汤善祛一身上下之风湿,而发汗散寒之力逊之,宜于风湿客于肌表经络之证。

要点二 独活寄生汤(《备急千金要方》)

【组成】独活三两 桑寄生、杜仲、牛膝、细辛、秦艽、茯苓、肉桂心、防风、川芎、人参、甘草、当归、芍药、干地黄各二两

【用法】水煎服。

【功用】祛风湿,止痹痛,益肝肾,补气血。

【主治】痹证日久,肝肾两虚,气血不足证。腰膝疼痛、痿软,肢节屈伸不利,或麻木不仁,畏寒喜温,心悸气短,舌淡苔白,脉细弱。

【组方原理】本方证由风寒湿痹日久不愈,累及肝肾,耗伤气血所致。治宜祛风散寒胜湿,补益肝肾气血。方中独活祛风散寒胜湿,善治腰膝腿足之痛,为君药。细辛祛风散寒止痛,秦艽祛风胜湿舒筋,桂心温经散寒通脉,防风祛一身风湿,同为臣药。桑寄生、杜仲、牛膝益肝肾,祛风湿,强筋骨;地黄、当归、芍药、川芎养血和血;人参、茯苓、甘草益气健脾,俱为佐药。芍药与甘草相合,有缓急舒筋之功;当归、川芎、牛膝、桂心相伍,有活血通脉之效。甘草调和诸药,兼作使药。本方以祛风寒湿邪为主,辅以补肝肾、益气血之品,邪正兼顾。

【常用加减】若寒邪偏盛者,酌加附子、干姜以温阳散寒;湿邪偏盛者,去地黄,酌加苍术、防己、薏苡仁以祛湿消肿;疼痛较剧者,可酌加白花蛇、制川乌、制草乌、红花等以助搜风通络,活血止痛。

第十八单元　祛　痰　剂

细目一　概　述

要点一　祛痰剂的适用范围及配伍规律

祛痰剂适用于痰浊留滞于脏腑、经络、肢体而导致的痰病，临床可见于咳喘、头痛、眩晕、胸痹、呕吐、中风、痰厥、癫狂、惊痫，以及痰核、瘰疬等多种疾病。

本类方剂常配伍温里祛寒、清热降火、健脾燥湿、滋阴润肺、疏风散邪或平肝息风，以及疏通经络、软坚散结之品；并酌伍理肺、运脾、温肾等药以治生痰之源；注重配伍调理气机之药使气顺痰消。

要点二　祛痰剂的应用注意事项

辨明痰证寒、热、燥、湿之属性。阴虚燥咳，痰中带血者，慎用辛温燥烈之品以防加重出血。表邪未解或痰多者，慎用滋润之品以防壅滞留邪。

细目二　燥湿化痰

要点一　二陈汤（《太平惠民和剂局方》）

【组成】半夏、橘红各五两　白茯苓三两　甘草（炙）一两半

【用法】加生姜七片、乌梅一个，同煎。

【功用】燥湿化痰，理气和中。

【主治】湿痰证。咳嗽痰多，色白易咯，胸膈痞闷，不欲饮食，恶心呕吐，或头眩心悸，肢体困倦，舌苔白滑，脉滑。

【组方原理】本方证由脾失健运，湿聚成痰，壅滞气机所致。治宜燥湿化痰，健脾助运，理气和胃。方中半夏燥湿化痰，和胃止呕，为君药。橘红理气行滞，使气顺痰消，并助半夏燥湿和胃，为臣药。茯苓渗湿健脾，治生痰之源，为佐药。炙甘草和中健脾，调和诸药，为使药。煎煮时加生姜，降逆化痰，制半夏之毒；入乌梅收敛肺气，合半夏、橘红散中有收，使痰化而正气无损。

【附方】导痰汤（《传信适用方》引皇甫坦方）为二陈汤去乌梅、甘草，改白茯苓为赤茯苓，加天南星、枳实而成，燥湿行气化痰作用较二陈汤为著，适用于痰湿较甚，痰阻气滞及顽痰胶固的痰厥眩晕、咳喘痞胀等；涤痰汤在导痰汤基础上加石菖蒲、竹茹、人参、甘草，改赤茯苓为茯苓，较之导痰汤又多开窍扶正之力，宜于痰湿壅盛，痰迷心窍所致中风、舌强不能言等。

要点二　温胆汤（《三因极一病证方论》）

【组成】半夏、竹茹、枳实各二两　陈皮三两　甘草（炙）一两　茯苓一两半

【用法】加姜枣煎服。

【功用】理气化痰，清胆和胃。

【主治】胆胃不和，痰热内扰证。胆怯易惊，虚烦不眠，口苦吐涎，或呕吐呃逆，或惊悸不宁，或癫痫，舌苔腻，脉弦滑或略数。

【组方原理】本方证由痰热内扰，胆胃不和所致。治宜理气化痰，清胆和胃。方中半夏燥湿化痰，降逆和胃，为君药。竹茹清热化痰，除烦止呕，为臣药。枳实破气消痰，散结除痞；陈皮理气和胃，燥湿化痰；茯苓健脾渗湿，杜生痰之源，俱为佐药。炙甘草调和诸药，为使药。煎加生姜、大枣调和脾胃。诸药合用，共奏清胆和胃、理气化痰、除烦止呕之效。

【附方】黄连温胆汤在温胆汤中加入黄连，故清心泻火之效较温胆汤为优，宜于痰热内扰且热邪较甚者。十味温胆汤乃温胆汤减竹茹，加人参、熟地黄、五味子、酸枣仁、远志而成，故化痰和胃之中兼能益气养血，宁心安神，宜于痰浊内扰，气血不足之心胆虚怯，神志不宁者。

【鉴别】温胆汤与蒿芩清胆汤皆以二陈汤

加竹茹、枳实（枳壳）燥湿化痰,清胆和胃,可治疗痰热内蕴,胆胃失和之证。温胆汤重在燥湿化痰,清热力微,宜于痰浊内扰,胆胃失和而热象不显者;蒿芩清胆汤又增青蒿、黄芩、滑石、青黛等药,清热之力较著,兼可透邪,宜于少阳胆热较甚,兼有湿热痰浊者。

细目三 清热化痰

要点一 清气化痰丸（《医方考》）

【组成】陈皮、杏仁、枳实、黄芩、瓜蒌仁、茯苓各一两 胆南星、制半夏各一两半

【用法】姜汁为丸。

【功用】清热化痰,理气止咳。

【主治】热痰咳嗽。咳嗽痰黄,黏稠难咯,胸膈痞闷,甚则气急呕恶,舌质红,苔黄腻,脉滑数。

【组方原理】本方证由痰热壅结于肺所致。治宜清热化痰,理气止咳。方中胆南星清热豁痰,为君药。瓜蒌仁清热化痰,黄芩清泻肺火,半夏化痰散结,降逆止呕,同为臣药。枳实行气消痞,陈皮理气化痰,茯苓健脾渗湿,杏仁降气止咳,俱为佐药。以生姜汁为丸,以制半夏之毒,并增祛痰降逆之效。诸药相合,共奏清热化痰、理气止咳之效。

要点二 小陷胸汤（《伤寒论》）

【组成】黄连一两 半夏半升 瓜蒌实一枚

【用法】先煮瓜蒌,后内诸药。

【功用】清热化痰,宽胸散结。

【主治】痰热互结之小结胸证。胸脘痞闷,按之则痛,或咳痰黄稠,口苦,舌苔黄腻,脉滑数。

【组方原理】本方为伤寒表证误下,邪热内陷,痰热结于心下之小结胸证而设。治宜清热化痰,宽胸散结。方中瓜蒌实清热涤痰,宽胸散结,为君药。黄连泄热降火,为臣药。半夏祛痰降逆,开结消痞,为佐药。半夏与黄连相伍,辛开苦降,清热化痰,开郁散结。

【常用加减】痰阻气滞而胸脘胀闷者,加枳实、郁金、柴胡以疏肝行气;痰热甚而痰黄稠者,加胆南星、浙贝母以加强化痰之力。

细目四 润燥化痰

要点 贝母瓜蒌散（《医学心悟》）

【组成】贝母一钱五分 瓜蒌一钱 花粉、茯苓、橘红、桔梗各八分

【用法】水煎服。

【功用】润肺清热,理气化痰。

【主治】燥痰咳嗽。咳嗽痰少,咳痰不爽,涩而难出,咽干口燥哽痛,或上气喘促,苔白而干。

【组方原理】本方证由燥热伤肺,灼津成痰,肺失清肃所致。治宜润肺清热,理气化痰。方中贝母清热化痰,润肺止咳,为君药。瓜蒌清热化痰,宽胸散结,为臣药。天花粉清热润肺,茯苓健脾渗湿,橘红理气燥湿化痰,桔梗宣肺化痰止咳,俱为佐药。诸药相伍,使肺得清润而燥痰自化,宣降有权而咳逆自平。

细目五 温化寒痰

要点 三子养亲汤（《皆效方》,录自《杂病广要》）

【组成】白芥子 苏子 莱菔子

【用法】上药微炒,击碎。看何证多,则以所主者为君,余次之。每剂不过三钱,别生绢袋盛之,煮饮代茶,不宜煎太过。

【功用】化痰消食,降气平喘。

【主治】痰壅食滞气逆证。咳嗽喘逆,痰多胸痞,食少难消,舌苔白腻,脉滑。

【组方原理】本方证由痰食壅滞,气机不畅,肺失肃降所致。治宜化痰消食,降逆下气,止咳平喘。方中白芥子温肺化痰,利气散结;紫苏子降气化痰,止咳平喘;莱菔子消食导滞,下气祛痰。临证可视痰壅、气逆、食滞之轻重酌定君药。

细目六 治风化痰

要点 半夏白术天麻汤(《医学心悟》)

【组成】半夏一钱五分 天麻、茯苓、橘红各一钱 白术三钱 甘草五分

【用法】加姜、枣煎服。

【功用】化痰息风,健脾祛湿。

【主治】风痰上扰证。眩晕,头痛,胸膈痞满,痰多,呕恶,舌苔白腻,脉弦滑。

【组方原理】本方证由湿痰内盛,肝风夹痰上扰清空所致。治宜化痰息风,健脾祛湿。方中半夏燥湿化痰,天麻平肝息风,二者为治风痰眩晕头痛之要药,共为君药。白术健脾燥湿,茯苓健脾渗湿以治生痰之本,为臣药。橘红理气化痰为佐药。甘草调和诸药,为使药。煎加生姜、大枣以调和脾胃。

【鉴别】半夏白术天麻汤与天麻钩藤饮均有平肝息风之功。半夏白术天麻汤兼可燥湿化痰,理气和中,故宜于肝风夹痰上扰清空之证;天麻钩藤饮长于清热平肝潜阳,故宜于肝阳上亢,肝风内动之证。

第十九单元 消食剂

细目一 概 述

要点一 消食剂的适用范围

消食剂适用于食积内停之证,常见脘腹胀满、嗳腐吞酸、恶食呕逆、腹痛泄泻等症。

要点二 消食剂的应用注意事项

食积每致伤中、阻气、生湿、化热之变,治疗时需合理遣药配伍组方。不宜长期或过量服用,纯虚无实者禁用。

细目二 消食化滞

要点一 保和丸(《丹溪心法》)

【组成】山楂六两 神曲二两 半夏、茯苓各三两 陈皮、连翘、莱菔子各一两
【用法】炊饼为丸。
【功用】消食和胃。
【主治】食积证。脘腹痞满胀痛,嗳腐吞酸,恶食呕恶,或大便泄泻,舌苔厚腻微黄,脉滑。
【组方原理】本方证乃饮食过量,脾运不及,停滞为积,胃气失和所致。治宜消食化滞,理气和胃。方中重用山楂,消食化滞,尤擅消肉食油腻之积,为君药。神曲消食健脾,尤善化酒食陈腐之积;莱菔子下气消食,长于消谷面之积,同为臣药。君臣配伍,相辅相成,可消一切饮食积滞。半夏和胃降逆,陈皮理气和中,茯苓健脾渗湿,连翘清热散结,俱为佐药。诸药相合,使食积化,胃气和,诸症自解。

要点二 枳实导滞丸(《内外伤辨惑论》)

【组成】大黄一两 枳实、神曲各五钱 茯苓、黄芩、黄连、白术各三钱 泽泻二钱
【用法】汤浸蒸饼为丸。
【功用】消食导滞,清热祛湿。
【主治】湿热食积证。脘腹胀痛,下痢泄泻,或大便秘结,小便黄赤,舌苔黄腻,脉沉有力。
【组方原理】本方证由食积停滞,生湿化热,或素有湿热又与食积互结,阻于肠胃所致。治宜消食导滞,清热利湿。方中大黄攻积泄热,为君药。枳实行气消积导滞,神曲消食化滞和胃,同为臣药。黄芩、黄连清热燥湿止痢,茯苓、泽泻利水渗湿止泻,白术益气健脾燥湿,俱为佐药。诸药相伍,使积化食消,湿除热清,则诸症自解。

细目三 健脾消食

要点 健脾丸(《证治准绳》)

【组成】白术二两半 木香、黄连、甘草各七钱半 白茯苓二两 人参一两五钱 神曲、陈皮、砂仁、麦芽、山楂、山药、肉豆蔻(煨去油)各一两
【用法】蒸饼为丸。
【功用】健脾和胃,消食止泻。
【主治】脾虚食积证。食少难消,脘腹痞闷,大便溏薄,倦怠乏力,舌苔腻而微黄,脉虚弱。
【组方原理】本方证由脾胃虚弱,食积内停所致。治宜健脾助运,消食和胃。方中人参、白术、茯苓健脾化湿止泻,共为君药。山楂、神曲、麦芽消食化滞和胃,为臣药。肉豆蔻、山药益气健脾止泻,木香、砂仁、陈皮理气醒脾和胃,

黄连清热燥湿,俱为佐药。甘草补中益气,调和诸药,为佐使药。诸药相伍,补气健脾与消食行气同用,共成消补兼施之剂。

【鉴别】健脾丸与参苓白术散均含人参、白术、山药、茯苓、砂仁、甘草等药,皆具益气健脾、渗湿止泻之功,可治疗脾虚夹湿之证。健脾丸因配入山楂、神曲、麦芽、黄连等药,兼具消食化滞、清热燥湿之功,宜于脾虚食积内停,生湿蕴热之证;参苓白术散因配入莲子、扁豆、薏苡仁、桔梗等药,功擅渗湿止泻,兼可保肺,宜于脾虚生湿,下渗肠道之泄泻,亦治肺脾气虚之痰湿咳嗽。

第二十单元 驱 虫 剂

要点　乌梅丸（《伤寒论》）

【组成】乌梅三百枚　细辛六两　干姜十两　黄连十六两　当归四两　附子六两　蜀椒四两　桂枝六两　人参六两　黄柏六两

【用法】炼蜜为丸。

【功用】温脏安蛔。

【主治】蛔厥证。腹痛时作，手足厥冷，时静时烦，时发时止，得食而呕，常自吐蛔。兼治久利。

【组方原理】本方证之蛔厥由寒热错杂，寒重热轻，蛔虫内扰所致。治宜寒热并调，温脏安蛔。因"蛔得酸则静,得辛则伏,得苦则下"，故方中重用乌梅，酸以安蛔，并以苦酒（醋）渍之，为君药。细辛、花椒辛可伏蛔，温脏祛寒；黄连、黄柏苦以下蛔，清泄内热，同为臣药。附子、干姜、桂枝合细辛、花椒，温里祛寒之功益增，以利蛔虫安伏肠内；人参、当归补养气血，俱为佐药。以蜜为丸，调和诸药。至于久利、久泻，属寒热错杂，正气虚弱者，本方集酸收涩肠、温中补虚、清热燥湿诸法，亦切中病机，可谓异病同治之用。

第二十一单元 治痈疡剂

细目一 概 述

要点一 治痈疡剂的适用范围

治痈疡剂适用于痈疽疮疡证，具体适用范围包括体表的红肿热痛、化脓溃疡等局部症状明显的痈疡，如痈、疽、疖、疔等；内在脏腑的痈肿，如肺痈、肠痈等；因热毒炽盛、气血凝滞、痰湿瘀阻等引起的痈疡，表现为局部肿块、疼痛、发热等。

要点二 治痈疡剂的应用注意事项

治痈疡剂的使用，首先当辨别病证的阴阳表里虚实。痈疡脓已成，不宜固执内消一法，应促其速溃，不致疮毒内攻。若毒邪炽盛，则须侧重清热解毒以增祛邪之力；若脓成难溃，又应配透脓溃坚之品。痈疡后期，疮疡虽溃，毒邪未尽时，切勿过早应用补法，以免留邪为患。

细目二 散结消痈

要点一 仙方活命饮（《校注妇人良方》）

【组成】白芷、贝母、防风、赤芍药、当归尾、甘草、炒皂角刺、炙穿山甲（代）、天花粉、乳香、没药各一钱　金银花、陈皮各三钱

【用法】水煎服，或水酒各半煎服。

【功用】清热解毒，消肿溃坚，活血止痛。

【主治】痈疡肿毒初起。局部红肿焮痛，或身热凛寒，苔薄白或黄，脉数有力。

【组方原理】本方主治痈疡肿毒初起之证，乃为热毒壅聚，气滞血瘀痰结而成。治宜清热解毒为主，伍以理气活血、化痰散结、消肿溃坚之法。方中金银花芳香透达，轻清气浮，善清热解毒，消肿疗疮，乃"疮疡圣药"，故重用为君药。然单用清热解毒，则气滞血瘀难消，肿结不散，又以当归尾、赤芍、乳香、没药、陈皮行气活血通络，消肿止痛，气行则营卫畅通，营卫畅通则邪无滞留，使瘀去肿散痛止，共为臣药。白芷、防风疏风散表，以助散结消肿；气机阻滞每致液聚成痰，故配用贝母、天花粉清热化痰排脓，可使脓未成即消；穿山甲（代）、皂角刺通行经络，透脓溃坚，可使脓成即溃，均为佐药。甘草助清热解毒，并和中调药，为佐使药。煎药加酒者，借其通行周身，助药力直达病所，使邪尽散。诸药合用，消清并举，清解之中寓活血祛瘀之法，佐辛透散结之品，共奏清热解毒、消肿溃坚，活血止痛之功，使脓"未成者即散，已成者即溃"（《校注妇人良方》），罗美称"此疡门开手攻毒之第一方也"（《古今名医方论》），全面地体现了外科阳证疮疡内治消法的基本配伍法则。

要点二 阳和汤（《外科证治全生集》）

【组成】熟地黄一两　麻黄五分　鹿角胶三钱　白芥子二钱　肉桂一钱　生甘草一钱　炮姜炭五分

【用法】水煎服。

【功用】温阳补血，散寒通滞。

【主治】阴疽。如贴骨疽、脱疽、流注、痰核、鹤膝风等。患处漫肿无头，皮色不变，酸痛无热，口中不渴，舌淡苔白，脉沉细或迟细。

【组方原理】本证系由素体阳虚，营血不足，寒邪乘虚而入里，寒凝痰滞，痹阻于肌肉、筋骨、血脉而成。治宜温阳补血，散寒通滞。方中重用熟地黄，温补营血，填精益髓；鹿角胶温肾助阳，补益精血。两者合用，温阳补血，以治其本，共为君药。肉桂、姜炭药性辛热，均入血分，温阳散寒，温通血脉，共为臣药。白芥子辛温，可达皮里膜外，温化寒痰，通络散结；少量麻黄，辛温达表，宣通毛窍，开腠理，散寒凝，合为佐药。方中鹿角胶、熟地黄得姜、桂、芥、麻之宣通，则补而不滞；麻、芥、姜、桂得熟地黄、鹿角

胶之滋补,则温散而不伤正。生甘草为使,解毒并调诸药。全方配伍,补而不滞,温补营血药与辛散温行药相伍,滋补之中寓温散之法,则宣化寒凝而通经脉,补养精血而扶阳气,用于阴疽,犹如离照当空,阴霾自散,化阴凝而布阳气,使筋骨、肌肉、血脉、皮里膜外凝聚之阴邪,皆得尽去,故名"阳和汤"。

【鉴别】阳和汤与仙方活命饮均治疮疡。阳和汤主要用于治疗阴证疮疡,适用于阳虚血弱,寒凝痰滞,痹阻于肌肉血脉、筋骨关节等部位的阴疽,其特点是局部皮色不变、漫肿无头、疼痛无热、脉沉细。仙方活命饮主要用于治疗阳证疮疡,适用于风热邪毒壅聚肌肤,气滞血瘀所致的阳证痈疡初起,其特点是体质壮实、局部红肿热痛、脉数有力。

要点三 苇茎汤(《外台秘要》引《古今录验方》)

【组成】苇茎二升(以水二斗,煮取五升,去滓) 薏苡仁半升 瓜瓣半升 桃仁三十枚

【用法】上四味咬咀,纳苇汁中,煮取二升,服一升,再服,当吐如脓。

【功用】清肺化痰,逐瘀排脓。

【主治】痰瘀互结,热毒壅滞之肺痈证。身有微热,咳嗽痰多,甚则咳吐腥臭脓血,胸中隐隐作痛,舌红,苔黄腻,脉滑数。

【组方原理】本方所治之肺痈,乃因热毒壅肺、痰瘀互结而致。治宜清热化痰,逐瘀排脓。本方重用苇茎为君药,其性甘寒轻浮,善清肺热,其茎"中空,专于利窍,善治肺痈,吐脓血臭痰"(《本经逢原》),为治肺痈之要药。臣以瓜瓣(冬瓜仁)清热化痰,利湿排脓,能清上彻下,肃降肺气,与君药配伍,则清肺宣壅、涤痰排脓;薏苡仁甘淡微寒,上清肺热而排脓,下利肠胃而渗湿,亦为臣药。佐以桃仁活血祛瘀以助消痈,且能润燥滑肠而通下,使痰瘀之邪从下而解。四药配伍,药性平和,清化于上,降渗于下,凉而不寒,共奏清热化痰,逐瘀排脓之效。

要点四 大黄牡丹汤(《金匮要略》)

【组成】大黄四两 丹皮一两 桃仁五十个 瓜子半升 芒硝三合

【用法】水煎,芒硝溶服。

【功用】泄热破瘀,散结消肿。

【主治】湿热瘀滞之肠痈初起。右下腹疼痛拒按,或右足屈而不伸,伸则痛甚,甚则局部肿痞,或时时发热,自汗恶寒,舌苔薄腻而黄,脉滑数。

【组方原理】本方所治肠痈初起,乃因湿热郁蒸,气血凝聚,邪结肠中而致。治宜泄热破瘀,散结消痈。方中大黄苦寒攻下,泻肠中湿热郁结,祛肠中稽留之瘀血;桃仁苦平入血分,性善破血,与大黄相配,破瘀泄热。芒硝咸寒,泄热导滞,软坚散结,助大黄以荡涤实热;牡丹皮辛苦微寒,凉血散瘀消肿。以冬瓜子清肠中湿热,排脓散结消痈。诸药配伍,下消之中寓清利之能,以通为用,热清瘀祛,肠痈得消。

要点五 四妙勇安汤(《验方新编》)

【组成】金银花、玄参各三两 当归二两 甘草一两

【用法】水煎服,一连十剂,永无后患,药味不可少,减则不效,并忌抓擦为要。

【功用】清热解毒,活血止痛。

【主治】热毒炽盛之脱疽。患肢暗红微肿灼热,疼痛剧烈,久则溃烂腐臭,甚则脚趾节节脱落,延及足背,烦热口渴,舌红,脉数。

【组方原理】本证系火毒内郁,血行不畅,瘀阻经脉所致。治宜重剂清热解毒为主,兼以活血养血,通脉止痛。方中金银花味甘性寒,尤善清热解毒而治痈疽,故重用为君。玄参长于清热凉血,泻火解毒,并能散结软坚,与君药合用,既清气分之邪热,又解血分之热毒,则清热解毒之力尤著;当归性味甘辛而温润,养血活血,既可行气血、化瘀通脉而止痛,又合玄参养血滋阴而生新,共为臣药。甘草生用,既助金银花清热解毒,合当归、玄参养阴生津,又能调和诸药,为之佐使。四药配伍,药简量大而力专,清热解毒之中寓活血养血之法,气血兼顾,通脉止痛,则诸证自愈。

第八部分 中医诊断学

第一单元 绪 论

细目一 中医诊断的基本原理

要点一 司外揣内
外,指因疾病而表现出的"症",包括症状、体征;内,指脏等内在的状态和病理本质。司外揣内指通过诊察其外部的征象,便有可能测知内在的变化情况。

要点二 见微知著
微,指微小、局部的变化;著,指明显的整体的情况。见微知著,是指机体的某些局部的、微小的变化,常包含着整体的生理、病理信息,局部的细微变化常可反映出整体的状况,通过这些微小的变化,可以测知整体的情况。

要点三 以常衡变
常,指健康的、生理的状态;变,指异常的、病理的状态。以常衡变,是指在认识正常的基础上,辨别、发现太过、不及的异常变化。

要点四 因发知受
发,指人在疾病中出现的证候表现;受,指感受的邪气和机体的反应状态。因发知受是根据机体在疾病中所反映的证候特征,确定是否感受外邪,感受何种邪气。

细目二 中医诊断的基本原则

要点一 整体审察
整体审察的含义,一方面是在通过诊法收集患者的临床资料时,必须从整体上进行多方面考虑,而不能只看到局部的征象。另一方面是在对病情资料进行分析时,要求注重整体性,综合判断。

要点二 四诊合参
四诊合参,是指四诊并重,诸法参用,综合考虑所收集的病情资料,有利于得出准确的诊断。

要点三 病证结合
由于"病"与"证"对疾病本质反映的侧重面有所不同,故中医学强调要"辨病"与"辨证"相结合,有利于对疾病本质的全面认识。

要点四 动静统一
疾病具有贯穿始终相对固定的基本病理,其发展演变有其相对的稳定性,是其"静"的一面;在疾病的不同阶段,又有其不同的证候变化,是其"动"的一面。在明确疾病诊断的同时,要注意观察证候的变化,把握病情发展的趋势,及时调整治疗的法则和方案。

第二单元　望　诊

望诊,是医生运用视觉对人体外部情况进行有目的的观察,以了解健康状况,测知病情的方法。

细目一　望　神

要点一　得神、少神、失神、假神的临床表现、相关鉴别及临床意义

（一）得神

得神即有神,是精充气足神旺的表现。

1. 临床表现　神志清楚,语言清晰,目光明亮,精彩内含；面色荣润含蓄,表情丰富自然,反应灵敏,动作灵活,体态自如；呼吸平稳,肌肉不削。

2. 临床意义　提示精气充盛,体健神旺,为健康的表现,或虽病而精气未衰,病轻易治,预后良好。

（二）少神

少神又称为神气不足,是指精气不足,神气不旺的表现。介于得神与失神之间。

1. 临床表现　精神不振,两目乏神,面色少华,肌肉松软,倦怠乏力,少气懒言,动作迟缓等。

2. 临床意义　提示正气不足,精气轻度损伤,脏腑功能减弱。常见于虚证患者,或病后恢复期患者。

（三）失神

失神即无神,是精亏神衰或邪盛神乱的表现。

1. 精亏神衰

（1）临床表现：精神萎靡,意识模糊,反应迟钝,面色无华,晦暗暴露,目无光彩,眼球呆滞,呼吸微弱或喘促无力,肉削著骨,动作艰难等。

（2）临床意义：提示脏腑精气亏虚已极,正气大伤,功能活动衰竭。多见于慢性久病重病之人,预后不良。

2. 邪盛神乱

（1）临床表现：神昏谵语,躁扰不宁,循衣摸床,撮空理线；或猝然昏倒,双手握固,牙关紧闭等。多因邪气亢盛,热扰神明,邪陷心包；或肝风夹痰,蒙蔽清窍,阻闭经络所致。

（2）临床意义：提示气血功能严重障碍,气血津液失调,多见于急性病患者,亦属病重。

（四）假神

假神是指久病、重病患者,精气本已极度衰竭,而突然一时间出现某些神气暂时"好转"的虚假表现,是脏腑精气极度衰竭的表现。

1. 临床表现　如久病、重病患者,本已神昏或精神极度萎靡,突然神志清楚,想见亲人,言语不休,但精神烦躁不安；或原本目无光彩,突然目光转亮,但却浮光外露,目睛直视；或久病面色晦暗无华,突然两颧泛红如妆等；或原本身体沉重难移,忽思起床活动,但并不能自己转动；或久病脾胃功能衰竭,本无食欲,而突然欲进饮食等。

2. 临床意义　提示脏腑精气耗竭殆尽,正气将绝,阴不敛阳,虚阳外越,阴阳即将离决,属病危。常见于临终之前,为死亡的预兆。故古人比喻为回光返照、残灯复明。

得神、少神、失神、假神的鉴别见表8-2-1-1。

表 8-2-1-1 得神、少神、失神、假神鉴别表

项目	得神	少神	失神	假神
目光	两目灵活 明亮有神	两目晦滞 目光乏神	两目晦暗 瞳神呆滞	原本目光晦暗 突然浮光暴露
神情	神志清晰 表情自然	精神不振 思维迟钝	精神萎靡 意识模糊	本已神昏 突然神识似清
面色	面色红润 含蓄不露	面色少华 色淡不荣	面色无华 晦暗暴露	本为面色晦暗 突然颧红如妆
体态	肌肉不削 反应灵敏	肌肉松软 动作迟缓	形体羸瘦 反应迟钝	久病卧床不起 忽思活动
语言	语言清晰 对答如常	声低懒言	低微断续 言语失伦	本不言语 突然言语不休
饮食	饮食如常	食欲减退	毫无食欲	久不能食 突然索食

要点二 神乱的临床表现及意义

神乱是指神志错乱失常。临床常表现为焦虑恐惧、狂躁不安、淡漠痴呆和猝然昏倒等,多见于癫、狂、痴、痫、脏躁等患者。

1. **焦虑恐惧** 焦虑恐惧是指患者时时恐惧,焦虑不安,心悸不宁,不敢独处的症状。多由心胆气虚,心神失养所致,常见于卑惵、脏躁等患者。

2. **狂躁不安** 狂躁不安是指患者毫无理智,躁动不宁,胡言乱语,少寐多梦,甚者打人毁物,不避亲疏的症状。多由痰火扰乱心神所致,常见于狂病等。

3. **淡漠痴呆** 淡漠痴呆是指患者表情淡漠,神志痴呆,喃喃自语,哭笑无常,悲观失望的症状。多由痰浊蒙蔽心神,或先天禀赋不足所致,常见于癫病、痴呆等。

4. **猝然昏倒** 猝然昏倒是指患者突然昏倒,口吐白沫,目睛上视,四肢抽搐,移时苏醒,醒后如常的症状。多由于脏气失调,肝风夹痰上逆,蒙蔽清窍所致,属痫病。

细目二 望 面 色

要点一 常色的分类、临床表现及意义

常色指健康人面部皮肤的色泽,表示人体精神气血津液的充盈。

我国正常人的面色应是红黄隐隐,明润含蓄,是有神气、有胃气的表现。所谓有神气,即光明润泽;所谓有胃气,即隐约微黄,含蓄不露。由于时间、气候、环境等变化,常色又有主色、客色之分。

1. **主色** 主色为人生来就有终生基本不变的基本面色,属于个体特征。但由于种族、禀赋的原因,主色也有偏白、偏黑、偏红、偏黄、偏青的差异。

2. **客色** 客色指因外界因素(如季节、昼夜、阴晴气候等)的不同,或生活条件的差异,而微有相应变化的面色。如春应稍青,夏应稍红,长夏应稍黄,秋应稍白,冬应稍黑等。

主色和客色都是正常生理的现象。此外,如饮酒、运动、七情等一时的影响,或因职业、工作关系少见阳光,或久经日晒,以及风土、种族等而有所变化,也不是病色,诊断时必须注意。

要点二 病色的分类、临床表现及意义

病色是指人体在疾病状态时面部显示的色泽。病色是以晦暗(即面部皮肤枯槁发暗而无光泽)、暴露(即某种面色异常明显地显露于外)为特点。

一般情况下,面部颜色的显露程度与光泽的有无,受疾病轻重等不同情况的直接影响。一般而言,新病、轻病、阳证,面色多显露但尚有光泽;久病、重病、阴证,面色则多暴露而晦暗。观察病色的关键在于分辨面色的善、恶。

1. **善色** 善色指患者面色虽有异常,但仍光明润泽。说明病变尚轻,脏腑精气未衰,胃气尚能上荣于面。其病易治,预后较好。

2. **恶色** 恶色指患者面色异常,且枯槁晦暗。说明病变深重,脏腑精气已衰,胃气不能上荣于面。其病难治,预后较差。

要点三 五色主病的具体临床表现及意义

病色大致可分为赤、白、黄、青、黑五种,分别见于不同脏腑和不同性质的疾病。

(一)赤色

赤色主热证,亦可见于戴阳证。

1. 满面通红者,多属外感发热,或脏腑火热炽盛的实热证。
2. 两颧潮红者,多属阴虚阳亢的虚热证。
3. 久病重病面色苍白,颧颊部嫩红如妆,游移不定者,属戴阳证。因脏腑精气衰竭殆尽,阴阳虚极,阴不敛阳,虚阳浮越所致,属病重。

(二)白色

白色主虚证(包括血虚、气虚、阳虚)、寒证、失血证、夺气。

1. 面色淡白无华,舌、唇色淡者,多属血虚证或失血证。
2. 面色白者,多属阳虚证;色白而虚浮者,多属阳虚水泛。
3. 面色苍白(白中透青)者,多属阳气暴脱之亡阳证;或阴寒凝滞,血行不畅之实寒证;或大失血之人。

(三)黄色

黄色主脾虚、湿证。

1. 面色淡黄,枯槁无华,称"萎黄"。常见于脾胃气虚,气血不足者。
2. 面黄虚浮,称为"黄胖"。多是脾气虚衰,湿邪内阻所致。
3. 若面目一身俱黄,称为"黄疸"。黄而鲜明如橘子色者,属"阳黄",为湿热熏蒸之故;黄而晦暗如烟熏者,属"阴黄",为寒湿郁阻之故。

(四)青色

青色主寒证、气滞、血瘀、疼痛和惊风。

1. 面色淡青或青黑者,属寒盛、痛剧。
2. 突然面色青灰,口唇青紫,肢凉脉微,多为心阳暴脱,心血瘀阻之象。
3. 久病面色与口唇青紫,多属心气、心阳虚衰,血行瘀阻,或肺气闭塞,呼吸不利。
4. 面色青黄(苍黄),多见于肝郁脾虚。
5. 小儿眉间、鼻柱、唇周色青者,多属惊风或惊风先兆。

(五)黑色

黑色主肾虚、寒证、水饮、血瘀、剧痛。

1. 面黑暗淡者,多属肾阳虚。
2. 面黑干焦者,多属肾阴虚。
3. 眼眶周围色黑者,多属肾虚水饮或寒湿带下。
4. 面色黧黑、肌肤甲错者,多由瘀血日久所致。

细目三 望 头 面

要点一 望头部病变的临床表现及意义

(一)望头颅

1. **头大** 小儿头颅均匀增大,颅缝开裂,面部较小,智力低下者,多为先天不足,肾精亏损,水液停聚于颅脑所致。
2. **头小** 小儿头颅狭小,头顶尖圆,颅缝早闭,智力低下者,多因先天肾精不足,颅骨发育不良所致。
3. **方颅** 小儿前额左右突出,头顶平坦,颅呈方形者,是肾精不足或脾胃虚弱,颅骨发育不良的表现,可见于佝偻病、先天性梅毒等患儿。
4. **头摇** 患者头摇不能自主,不论成人或小儿,多为肝风内动之兆,或为老年气血虚衰,脑神失养所致。

(二)望囟门

1. **囟陷** 即小儿囟门下陷,多属虚证。可见于吐泻伤津,或气血不足,或先天肾精不足,脑髓失充。
2. **囟填** 即囟门高突,多属实热证。可见于温病火邪上攻者,或脑髓有病,或颅内水液停聚。
3. **解颅** 即囟门迟闭,骨缝不合,属肾气不足,或发育不良的表现。常见于小儿佝偻病。

（三）望头发

1. 发黄 指发黄干枯，稀疏易落。多属精血不足，可见于慢性虚损患者或大病之后精血未复。

（1）小儿头发稀疏黄软，生长迟缓，甚至久不生发，或枕后发稀，或头发稀疏不匀者，多因先天不足，肾精亏损而致。

（2）小儿发结如穗，枯黄无泽，伴见面黄肌瘦，多为疳积病。

2. 发白 指青少年白发。发白伴有耳鸣、腰酸者属肾虚；伴有失眠健忘症状者为劳神伤血所致；但亦有因先天禀赋不足所致者。

3. 脱发 突然片状脱发，脱落处显露圆形或椭圆形光亮头皮而无自觉症状，称为斑秃，多为血虚受风所致。

（1）青壮年头发稀疏易落，有眩晕、健忘、腰膝酸软等表现者，多为肾虚。

（2）头发已脱，头皮瘙痒，多屑多脂者，多为血热生风所致。

要点二 望面部病变的临床表现及意义

（一）面肿

面部浮肿，按之凹陷者，为水肿病，属全身水肿的一部分。

1. 颜面浮肿，发病迅速者，为阳水，多为外感风邪，肺失宣降所致。

2. 颜面浮肿，兼见面色白，发病缓慢者属阴水，多由脾肾阳虚，水湿泛滥所致。

3. 颜面浮肿，兼见面唇青紫，心悸气喘，不能平卧者，多属心肾阳虚，血行瘀滞，水气凌心所致。

（二）腮肿

1. 痄腮 指一侧或两侧腮部以耳垂为中心肿起，边缘不清，局部灼热疼痛的症状。为外感温毒之邪所致，多见于儿童，属传染病。

2. 发颐 指颔下颌上耳前发红肿起，伴有寒热、疼痛的症状。为阳明热毒上攻所致。

（三）口眼㖞斜

1. 口僻 单见口眼㖞斜，肌肤不仁，面部肌肉患侧偏缓，健侧紧急，患侧目不能合，口不能闭，不能皱眉鼓腮，饮食言语皆不利者，为风邪中络所致。

2. 中风 若口角㖞斜兼半身不遂者，多为肝阳化风，风痰阻闭经络。

（四）面脱

面削颧耸，称面脱。指面部肌肉消瘦，两颧高耸，眼窝、颊部凹陷。因气血虚衰，脏腑精气耗竭所致，多见于慢性病的危重阶段。

（五）特殊面容

1. 惊恐貌 指患者面部呈现恐惧的症状。多见于小儿惊风、客忤及癫病、瘿气等病。若遇声、光、风刺激，或见水、闻水声时出现者，可能为狂犬病。

2. 苦笑貌 指患者面部呈现无可奈何的苦笑样症状，由面部肌肉痉挛所致，乃破伤风的特殊征象。

细目四 望 五 官

要点一 望目部病变的临床表现及意义

（一）五轮学说的内容

目内眦及外眦的血络属心，称为"血轮"；黑睛属肝，称为"风轮"；白睛属肺，称为"气轮"；瞳仁属肾，称为"水轮"；眼胞属脾，称为"肉轮"。

（二）望目色

1. 目赤肿痛 多属实热证。如白睛色红为肺火或外感风热；两眦赤痛为心火；睑缘赤烂为脾有湿热；全目赤肿为肝经风热上攻。

2. 白睛发黄 为黄疸的主要标志。多由湿热或寒湿内蕴，肝胆疏泄失常，胆汁外溢所致。

3. 目眦淡白 属血虚、失血。由血少不能上荣于目所致。

4. 目胞色黑晦暗 多属肾虚。

5. 黑睛灰白混浊 称为目生翳。多因邪毒侵袭，或肝胆实火上攻，或湿热熏蒸，或阴虚火炎等，使黑睛受伤而成。

（三）望目形

1. 目胞浮肿 为水肿的常见表现。

2. 眼窝凹陷 多为伤津耗液或气血不足，可见于吐泻伤津或气血虚衰的患者；若久病重病眼球深陷，伴形瘦如柴，则为脏腑精气竭绝，正气衰竭，属病危。

3. 眼球突出 眼球突出兼喘满上气者，属肺胀，为痰浊阻肺，肺气不宣、呼吸不利所致。

若眼球突出兼颈前微肿,急躁易怒者,称为瘿病,因肝郁化火、痰气壅结所致。

4. 胞睑红肿 睑缘肿起结节如麦粒,红肿较轻者,称为针眼;胞睑漫肿,红肿较重者,称为眼丹,皆为风热邪毒或脾胃蕴热上攻于目所致。

（四）望目态

1. 瞳孔缩小 可见于川乌、草乌、毒蕈、有机磷杀虫药及吗啡、氯丙嗪等药物中毒。

2. 瞳孔散大 可见于颅脑损伤(如头部外伤)、出血中风等,提示病情危重;若两侧瞳孔完全散大,对光反射消失,则是临床死亡的指征之一;也可见于青风内障或颠茄类药物中毒等。

3. 目睛凝视 指患者两眼固定,不能转动。固定前视者,称瞪目直视;固定上视者,称戴眼反折;固定侧视者,称横目斜视。多属肝风内动所致。

4. 睡眠露睛 指患者昏昏欲睡,睡后胞睑未闭而睛珠外露。多属脾气虚弱,气血不足,胞睑失养所致。常见于吐泻伤津和慢脾风的患儿。

5. 胞睑下垂 又称睑废,指胞睑无力张开而上睑下垂者。双睑下垂者,多为先天不足,脾肾亏虚;单睑下垂者,多因脾气虚衰,脉络失养,肌肉松弛所致,也可见于外伤所致。

要点二 望口与唇病变的临床表现及意义

（一）望口

1. 口之形色

（1）口角流涎:小儿见之多属脾虚湿盛;成人见之多为中风口喎不能收摄。

（2）口疮:唇内和口腔黏膜出现灰白色小溃疡,周围红晕,局部疼痛。多由心、脾二经积热上熏所致。

（3）口糜:口腔黏膜糜烂成片,口气臭秽,多由湿热内郁,上蒸口腔而成。

（4）鹅口疮:小儿口腔、舌上出现片状白屑,状如鹅口者,多因感受邪毒,心脾积热,上熏口舌所致。

2. 口之动态

（1）口张:口开而不闭,属虚证。若状如鱼口,但出不入,则为肺气将绝。

（2）口噤:口闭而难开,牙关紧急,属实证,多因筋脉拘急所致,可见于中风、痫病、惊风、破伤风等。

（3）口撮:上下口唇紧聚,不能吸吮,可见于小儿脐风。

（4）口僻:口角向一侧喎斜,见于风邪中络,或中风的中经络。

（5）口振:战栗鼓颔,口唇振摇,常见于疟疾初起。

（6）口动:口频繁开合,不能自禁,是胃气虚弱的表现;若口角掣动不止,是热极生风或脾虚生风之象。

（二）察唇

1. 唇之色泽

（1）唇色红润:此为正常人的表现,说明胃气充足,气血调匀。

（2）唇色淡白:多属血虚或失血。

（3）唇色深红:多属热盛。

（4）口唇赤肿而干:多为热极。

（5）口唇呈樱桃红色者:多见于煤气中毒。

（6）口唇青紫:多属阳气虚衰,血行瘀滞。

（7）口唇青黑:多属寒盛、痛极。

2. 唇之形态

（1）口唇干裂:为津液损伤,多属燥热伤津或阴虚液亏。

（2）口唇糜烂:多为脾胃积热上蒸。

（3）唇边生疮,红肿疼痛:为心脾积热。

要点三 望齿与龈病变的临床表现及意义

（一）察牙齿

1. 牙齿色泽

（1）牙齿洁白润泽:是津液内充、肾气充足的表现。

（2）牙齿干燥:为胃阴已伤。

（3）牙齿光燥如石:是阳明热盛,津液大伤。

（4）牙齿燥如枯骨:是肾阴枯涸,精不上荣,见于温热病的晚期。

（5）牙齿枯黄脱落:见于久病者,多为骨绝。

2. 牙齿动态

（1）牙关紧闭:多属风痰阻络或热极生风。

（2）咬牙啮齿:为热盛动风。

（3）睡中啮齿:多因胃热或虫积所致,也可见于正常人。

（二）望牙龈

1. 牙龈色泽

（1）牙龈淡红而润泽:是胃气充足、气血

调匀的表现。
（2）牙龈淡白：多是血虚或失血。
（3）牙龈红肿疼痛：多是胃火亢盛。
2. **牙龈形态**
（1）牙宣：龈肉萎缩，牙根暴露，牙齿松动，多属肾虚或胃阴不足，也可见于气血不足者。
（2）牙疳：牙龈溃烂，流腐臭血水，多因外感疫疠之邪，积毒上攻所致。

要点四　望咽喉病变的临床表现及意义

（一）咽喉色泽
1. **咽部深红，肿痛明显**　属实热证，多因风热邪毒或肺胃热毒壅盛所致。
2. **咽部嫩红，肿痛不显**　属阴虚证，多由肾水亏少、阴虚火旺所致。
3. **咽喉淡红漫肿**　多属痰湿凝聚所致。

（二）咽喉形态
1. **乳蛾**　一侧或两侧喉核红肿肥大，形如乳头或蚕蛾，表面或有脓点，咽痛不适。属肺胃热盛，邪客喉核，或虚火上炎，气血瘀滞所致。
2. **喉痈**　咽喉部红肿高突，疼痛剧烈，吞咽困难。多因脏腑蕴热，复感外邪，热毒客于咽喉所致。
3. **咽喉溃烂**　溃烂成片或凹陷者，为肺胃热毒壅盛；若腐烂分散浅表者，为肺胃之热尚轻；若溃腐日久，周围淡红或苍白者，多属虚证。
4. **伪膜**　咽部溃烂处上覆白腐，形如白膜者。如伪膜松厚，容易拭去，去后不复生，此属肺胃热浊上壅于咽，证较轻；如伪膜坚韧，不易剥离，重剥则出血，或剥去随即复生，此属重证，多是白喉，又称"疫喉"，因肺胃热毒伤阴而成，属烈性传染病。

细目五　望躯体

要点　望颈项病变的临床表现及意义

（一）瘿瘤
瘿瘤指颈部结喉处有肿块突起，或大或小，或单侧或双侧，可随吞咽而上下移动。多因肝郁气结，血瘀痰凝；或水土失调，痰气搏结所致。

（二）瘰疬
瘰疬指颈侧颌下有肿块如豆，累累如串珠。多由肺肾阴虚，虚火内灼，炼液为痰，结于颈部，或外感风火时毒，夹痰结于颈部所致。

（三）项强
项强指项部拘紧或强硬。
1. 项部拘急牵引不舒，兼有恶寒、发热，是风寒侵袭太阳经脉，经气不利所致。
2. 项部强硬，不能前俯，兼壮热、神昏、抽搐者，多属温病火邪上攻，或脑髓有病。
3. 项强不适，兼头晕者，多属阴虚阳亢，或经气不利所致。
4. 睡眠之后，项强而痛，并无他苦者，为落枕，多因睡姿不当，项部经络气滞所致。

（四）项软
项软指颈项软弱，抬头无力。小儿项软，多因先天不足，肾精亏损。后天失养，发育不良，可见于佝偻病患儿。久病、重病颈项软弱，头垂不抬，眼窝深陷，多为脏腑精气衰竭之象，属病危。

（五）颈脉怒张
颈脉怒张指颈部脉管明显胀大，平卧时更甚。多见于心血瘀阻、肺气壅滞及心肾阳衰、水气凌心的患者。

细目六　望皮肤

要点一　皮肤色泽、形态异常的临床表现及意义

（一）皮肤色泽异常的临床表现及意义
1. **皮肤发黄**　面目、皮肤、爪甲俱黄者，为黄疸。其黄色鲜明如橘皮色者，属阳黄；因湿热蕴蒸，胆汁外溢肌肤而成。黄色晦暗如烟熏色者，属阴黄；因寒湿阻遏，胆汁外溢肌肤所致。
2. **皮肤发赤**　皮肤突然鲜红成片，色如涂丹，边缘清楚，灼热肿胀者，为丹毒。发于头面者，名抱头火丹；发于小腿足部者，名流火；发于全身游走不定者，名赤游丹。发于上部者，多由风热化火所致；发于下部者，多因湿热化火而成；亦有因外伤染毒而引起者。
3. **皮肤发黑**　皮肤黄中显黑，黑而晦暗，多为黑疸，由劳损伤肾所致；周身皮肤发黑，亦可见于肾阳虚衰患者。

4. 皮肤白斑 四肢、面部等处出现白斑，大小不等，界限清楚，病程缓慢者，为白驳风或白癜风；多因风湿侵袭，气血失和，血不荣肤所致。

（二）皮肤形态异常的临床表现及意义

1. 皮肤干枯 皮肤干枯无华，甚至皲裂、脱屑；多因阴津耗伤，营血亏虚，肌肤失养，或因外邪侵袭，气血滞涩所致。

2. 肌肤甲错 皮肤干枯粗糙，状若鱼鳞的症状；多因血瘀日久，肌肤失养所致。

要点二 皮肤病症的临床表现及意义

（一）斑疹

斑和疹都是全身性疾病表现于皮肤的症状。

1. 斑 指皮肤黏膜出现深红色或青紫色片状斑块，平摊于皮肤，摸之不碍手，压之不褪色的症状。可由外感温热邪毒，热毒窜络，内迫营血，或脾虚血失统摄，或阳衰寒凝血瘀，或外伤血溢肌肤所致。

2. 疹 指皮肤出现红色或紫红色、粟粒状疹点，高出皮肤，抚之碍手，压之褪色的症状。常见于麻疹、风疹、瘾疹等病，也可见于温热病中。多因外感风热时邪，或过敏，或热入营血所致。

在外感病中，若斑疹色红，先从胸腹出现，然后延及四肢，斑疹发后热退神清者，是邪气透泄的佳兆，是轻证、顺证；若布点稠密，色现深红或紫黑，并且斑疹先从四肢出现，然后内延胸腹，同时大热不退，神志昏迷，为正不胜邪，邪气内陷，是重证、逆证。

（二）水疱

1. 白㾦 又称白疹。指皮肤上出现的一种白色小疱疹。其特点是晶莹如粟，高出皮肤，擦破流水，多发于颈胸部，四肢偶见，面部不发。白㾦的出现，多因外感湿热之邪，郁于肌表，汗出不彻而发，见于湿温病。白㾦有晶㾦、枯㾦之分。色白，点细，形如粟，明亮滋润像水晶的，称晶㾦，是顺证；若㾦色干枯，则称为枯㾦，是津液枯竭，为逆证。

2. 水痘 指小儿皮肤出现粉红色斑丘疹，很快变成椭圆形小水疱，晶莹明亮，浆液稀薄，皮薄易破，分批出现，大小不等，兼有轻度恶寒发热表现者，称为水痘。因外感时邪，内蕴湿热所致，属儿科常见的传染病。

3. 湿疹 指周身皮肤出现红斑，迅速形成丘疹、水疱，破后渗液，出现红色湿润之糜烂面者。多因湿热蕴结，复感风邪，郁于肌肤而发。

4. 热气疮 口角、唇边、鼻旁、外阴等皮肤黏膜交界处出现成簇粟米大小的水疱，灼热痒痛。多因外感风热，或肺胃蕴热上熏，或肝经湿热下注所致。

（三）疮疡

1. 痈 指患部红肿高大，根盘紧束，伴有焮热疼痛，并能形成脓疡的疾病。具有未脓易消，已脓易溃，疮口易敛的特点，属阳证。多由湿热火毒内蕴，气血瘀滞所致。

2. 疽 指患部漫肿无头，肤色不变，疼痛不已的疾病。具有难消、难溃、难敛，溃后易伤筋骨的特点，属阴证。多由气血亏虚，阴寒凝滞所致。

3. 疔 指患部初起如粟如米，根脚坚硬较深，麻木或发痒，顶白而痛的疾病。多发于颜面和手足。因竹木刺伤，或感受疫毒、火毒等邪所致。

4. 疖 指患部形小而圆，红肿热痛不甚，根浅、脓出即愈的疾病。因外感火热毒邪或湿热蕴结所致。

细目七 望排出物

要点 望痰及呕吐物的临床表现及意义

（一）望痰

1. 痰黄黏稠，坚而成块者，属热痰。因热邪煎熬津液之故。

2. 痰白而清稀，或有灰黑点者，属寒痰。因寒伤阳气，气不化津，湿聚为痰之故。

3. 痰白滑而量多，易咳出者，属湿痰。因脾虚不运，水湿不化，聚而成痰之故。

4. 痰少而黏，难于咳出者，属燥痰。因燥邪伤肺，或肺阴虚津亏所致。

5. 痰中带血，色鲜红者，为热伤肺络。多因肺阴亏虚，或肝火犯肺，或痰热壅肺所致。

6. 咳吐脓血腥臭痰，属肺痈。因热毒蕴

肺,化腐成脓所致。

（二）望呕吐物

1. 呕吐物清稀无臭,多因胃阳不足,难以腐熟水谷,或寒邪犯胃,损伤胃阳,导致水饮内停,胃失和降所致。

2. 呕吐物秽浊酸臭,多因邪热犯胃,胃失和降所致。

3. 呕吐物酸腐,夹杂不化食物,多属伤食,因暴饮暴食,损伤脾胃,宿食不化,胃气上逆所致。

4. 呕吐黄绿苦水,多为肝胆湿热或郁热。

5. 吐血色暗红或紫暗有块,夹杂食物残渣,多属胃有积热,或肝火犯胃,或胃腑素有瘀血所致。

6. 呕吐清水,伴胃脘冷痛,为寒呕,因胃阳不足,腐熟无力,或寒邪犯胃,损伤胃阳,水饮内停,胃失和降所致。

7. 呕吐清水痰涎,伴胃脘振水声,为痰饮,因饮停胃腑,胃气失降所致。

细目八　望小儿指纹

要点一　望小儿指纹的方法及临床表现

（一）望小儿指纹的方法

诊察小儿指纹时,可抱小儿面向光亮,医生用左手拇指和食指握住小儿食指末端,再以右手拇指的侧缘在小儿食指掌侧前缘从指尖向指根部轻推几次,用力要适中,使络脉显露,便于观察。

（二）小儿指纹的临床表现

小儿正常食指指纹在掌侧前缘,纹色浅红,红黄相间,络脉隐隐显露于风关之内,粗细适中。年幼儿络脉显露而较长;年长儿络脉不显而略短。皮肤薄嫩者,络脉较显而易见;皮肤较厚者,络脉常模糊不显。

要点二　小儿指纹异常的临床表现及意义

（一）浮沉分表里

指纹浮而显露,为病邪在表,多见于外感表证。

指纹沉隐不显,为病邪在里,多见于内伤里证。

（二）红紫辨寒热

指纹色鲜红,主外感风寒表证。

指纹紫红,主热证。

指纹色青,主疼痛、惊风。

指纹淡白,主脾虚、疳积。

指纹色紫黑,为血络郁闭,多属病危之象。

（三）淡滞定虚实

指纹浅淡而纤细者,多属虚证。

指纹浓滞而增粗者,多属实证。

（四）三关测轻重

指纹显于风关,是邪气入络,邪浅病轻,可见于外感初起。

指纹达于气关,是邪气入经,邪深病重。

指纹达于命关,是邪入脏腑,病情严重。

指纹直达指端,称为"透关射甲",提示病情凶险,预后不良。

第三单元 舌 诊

舌诊是观察患者舌质和舌苔的变化以诊察疾病的方法,是望诊的重要内容,是中医诊法的特色之一。

细目一 舌诊原理

要点 舌诊原理

(一)舌与脏腑、经络的联系

舌由肌肉、血脉和经络所构成,三者都与脏腑存在着密切的联系。

1. **舌可反映心、神的病变**

(1)舌为心之苗窍,手少阴心经之别系舌本。因心主血脉,而舌的脉络丰富,心血上荣于舌,故人体气血运行的情况,可反映在舌质的颜色上。

(2)心主神明,舌体的运动又受心神的支配,因而舌体运动是否灵活自如,语言是否清晰,与神志密切相关,故舌可反映心、神的病变。

2. **舌可反映脾胃的功能状态** 舌为脾之外候,足太阴脾经连舌本、散舌下,舌居口中,司味觉。舌苔是禀胃气而生,与脾胃运化功能相应,故舌可反映脾胃的功能状态;脾胃为后天之本、气血的生化之源,故舌象亦是全身营养和代谢功能的反映,代表了全身气血津液的盛衰。

3. **舌可反映其他脏腑的病变**

(1)肝藏血、主筋,足厥阴肝经络舌本。

(2)肾藏精,足少阴肾经循喉咙、夹舌本。

(3)足太阳膀胱经经筋结于舌本。

(4)肺系上达咽喉,与舌根相连。

(5)其他脏腑组织,由经络沟通,也直接、间接与舌产生联系,因此,脏腑的病变亦必然通过经络气血的变化而反映于舌。

(二)舌面脏腑分候

1. 以五脏划分,舌尖属心、肺,舌边属肝(胆),舌中属脾(胃),舌根属肾。

2. 以胃经划分,舌尖属上脘,舌中属中脘,舌根属下脘。

3. 以三焦划分,舌尖属上焦(心、肺),舌中属中焦(脾),舌根属下焦(肝、肾)。

(三)舌与气血、津液的联系

1. **舌与气血** 舌为血脉丰富的肌性器官,有赖气血的濡养和津液的滋润。舌体的形质和舌色与气血的盈亏和运行状态有关。

2. **舌与津液** 舌苔和舌体的润燥与津液的多少有关。舌下肉阜部有金津、玉液,中医认为唾为肾液,涎为脾液,为津液的一部分,其生成、输布离不开脏腑功能,尤其与肾、脾胃等脏腑密切相关,所以通过观察舌体的润燥,可以判断体内津液的盈亏及病邪性质的寒热。

细目二 正常舌象

要点一 正常舌象的特点

(一)舌诊的内容

舌诊主要分望舌质和望舌苔两方面。

1. 舌质,又称舌体,是舌的肌肉脉络组织。

2. 舌苔,是舌面上附着的一层苔状物。

(二)正常舌象的主要特征

正常舌象的主要特征为:舌色淡红鲜明,舌质滋润,舌体大小适中、柔软灵活,舌苔均匀薄白而润。简称"淡红舌,薄白苔"。

正常舌象受体内外环境的影响,可以产生生理性变异,如受年龄因素的影响,儿童的舌质多淡嫩,舌苔偏少易剥,老年人的舌色多暗红;受女性生理特点的影响,在月经期可以出现蕈状乳头充血而舌质偏红,或舌尖边部有明显的红刺,月经过后可以恢复正常;受禀赋、体质因素的影响,舌象可以出现一些差异,如裂纹舌、齿痕舌、地图舌等,均有属于先天性者;受气候、环境因素的影响,夏天舌苔多厚,秋天舌苔偏干燥,冬季舌常湿润等。

要点二　正常舌象的临床意义

正常舌象说明胃气旺盛,气血津液充盈,脏腑功能正常。

细目三　望　舌　质

要点一　舌色异常的表现特征及临床意义

舌色是指舌质的颜色。

（一）淡红舌

1. **表现特征**　淡红舌指舌体颜色淡红润泽、白中透红的表现。

2. **临床意义**　淡红舌为气血调和的征象,多见于健康人,或病之轻者。

淡红舌为心血充足,胃气旺盛的生理状态。若外感病初起,病情轻浅,尚未伤及气血及内脏,舌色仍可保持正常。

（二）淡白舌

1. **表现特征**　淡白舌指舌色较健康人的淡红色浅淡,白色偏多,红色偏少,甚至全无血色者(枯白舌)的表现。

2. **临床意义**　淡白舌主气血两虚、阳虚。枯白舌主亡血夺气。

气血两亏,血不荣舌,或阳气不足,推动血液运行无力,致使血液不能上荣于舌,故舌色浅淡。亡血夺气,病情危重,舌无血气充养,则显枯白无华。

（1）淡白湿润,舌体胖嫩:多为阳虚水湿内停。

（2）淡白光莹,舌体瘦薄:属气血两亏。

（三）红舌

1. **表现特征**　舌色较淡红色为深,甚至呈鲜红色的表现。红舌可见于整个舌体,亦可只见于舌尖。

2. **临床意义**　红舌主实热、阴虚。血得热则行,热盛则气血沸涌,舌体脉络充盈;或阴液亏虚,虚火上炎,故舌色鲜红。

（1）舌色稍红,或舌边尖略红:多属外感风热表证初期。

（2）舌色鲜红而起芒刺,或兼黄厚苔:多属实热证。

（3）舌尖红:多为心火上炎。

（4）舌两边红:多为肝经有热。

（5）舌体小,舌鲜红而少苔,或有裂纹,或光红无苔:属虚热证。

（四）绛舌

1. **表现特征**　绛舌指舌色较红色更深,或略带暗红色的表现。

2. **临床意义**　绛舌主里热亢盛、阴虚火旺。

绛舌多由红舌进一步发展而来。其形成是因热入营血,耗伤营阴,血液浓缩,或虚火上炎,舌体脉络充盈。

（1）舌绛有苔,或伴有红点、芒刺:多属温病热入营血,或脏腑内热炽盛。

（2）舌绛少苔或无苔,或有裂纹:多属久病阴虚火旺,或热病后期阴液耗损。

（五）紫舌

1. **表现特征**　全舌呈现紫色,或局部出现青紫斑点的表现。舌淡而泛现青紫者,为淡紫舌;舌红而泛现紫色者,为紫红舌;舌绛而泛现紫色者,为绛紫舌;舌体局部出现青紫色斑点者,为紫斑或紫点舌。

2. **临床意义**　紫舌主气血瘀滞。

（1）全舌青紫:多是全身性血行瘀滞。

（2）舌有紫色斑点:多属瘀血阻滞于某局部。

（3）舌色淡红中泛现青紫:多因肺气壅滞,或肝郁血瘀,或气虚无力推动血液运行,亦可见于先天性心脏病,或某些药物、食物中毒。

（4）舌淡紫而湿润:多因阴寒内盛,或阳气虚衰而致寒凝血瘀。

（5）舌紫红或绛紫而干枯少津:为热盛伤津,气血壅滞。

要点二　舌形异常的表现特征及临床意义

舌形是指舌体的形状。

（一）老舌

1. **表现特征**　舌质纹理粗糙或皱缩,坚敛苍老,舌色较暗者,为苍老舌。

2. 临床意义 多见于实证。实邪亢盛，充斥体内，而正气未衰，邪正交争，邪气壅滞于上，故舌质苍老。

（二）嫩舌

1. 表现特征 舌质纹理细腻，浮胖娇嫩，舌色浅淡者，为娇嫩舌。

2. 临床意义 多见于虚证。气血不足，舌体脉络不充，或阳气亏虚，运血无力，寒湿内生，故舌嫩色淡白。

（三）胖舌

1. 表现特征 舌体较正常舌大而厚，伸舌满口者，称为胖大舌；舌体肿大，盈口满嘴，甚者不能闭口，伸出则难以缩回者，称为肿胀舌。

2. 临床意义 多主水湿内停、痰湿热毒上泛。

（1）舌淡胖大：多为脾肾阳虚，水湿内停。
（2）舌红胖大：多属脾胃湿热或痰热内蕴。
（3）舌红绛肿胀：多见于心脾热盛，热毒上壅。
（4）先天性舌血管瘤：可呈现青紫肿胀舌。

（四）瘦舌

1. 表现特征 舌体比正常舌瘦小而薄者，称为瘦薄舌。

2. 临床意义 多主气血两虚、阴虚火旺。

（1）舌体瘦薄而色淡：多是气血两虚。
（2）舌体瘦薄而色红绛，舌干少苔或无苔：多见于阴虚火旺，津液耗伤。

（五）点、刺舌

1. 表现特征 点、刺相似，多见于舌的边尖部分。

（1）点是指突起于舌面的红色、白色或黑色星点。大者为星，称红星舌；小者为点，称红点舌。
（2）刺是指舌乳头突起如刺，摸之棘手的红色或黄黑色点刺，称为芒刺舌。

2. 临床意义 点、刺舌提示脏腑热极，或血分热盛。

点、刺是由蕈状乳头增生，数目增多，充血肿大而形成。一般点、刺越多，邪热越盛。

（1）舌红而起芒刺：多为气分热盛。
（2）舌红而点刺色鲜红：多为血热内盛，或阴虚火旺。
（3）舌红而点刺色绛紫：多为热入营血而气血壅滞。

根据点刺出现的部位，可区分热在何脏：

①舌尖生点刺：多为心火亢盛。②舌边有点刺：多属肝胆火盛。③舌中生点刺：多为胃肠热盛。

（六）裂纹舌

1. 表现特征 裂纹舌指舌面出现多少不等、深浅不一、各种形态明显的裂沟，有深如刀割剪碎的，有横直皱纹而短小的，有纵形、横形、"井"字形、"爻"字形，以及辐射状、脑回状、鹅卵石状等。

2. 临床意义 裂纹舌统属阴血亏损，不能荣润舌面所致。

（1）舌红绛而有裂纹：多是热盛伤津，或阴液虚损。
（2）舌淡白而有裂纹：多为血虚不润。
（3）舌淡白胖嫩，边有齿痕而又有裂纹：属脾虚湿侵。
（4）健康人舌面上出现裂纹、裂沟，裂纹中一般有舌苔覆盖，且无不适感觉者，为先天性舌裂，应与病理性裂纹舌相鉴别。

（七）齿痕舌

1. 表现特征 齿痕舌指舌体边缘见牙齿压迫的痕迹。

2. 临床意义 齿痕舌多主脾虚、水湿内停证。齿痕舌多因舌体胖大而受齿缘压迫所致，故常与胖大舌同见。

（1）舌淡胖大，润而有齿痕：多属寒湿壅盛，或阳虚水湿内停。
（2）舌淡红而有齿痕：多是脾虚或气虚。
（3）舌红肿胀而有齿痕：为内有湿热痰浊壅滞。
（4）舌淡红而嫩，舌体不大而边有轻微齿痕：可为先天性齿痕；如病中见之提示病情较轻，多见于小儿或气血不足者。

要点三　舌态异常的表现特征及临床意义

舌态是指舌体的动态。

（一）痿软舌

1. 表现特征 痿软舌指舌体软弱，无力屈伸，痿废不灵的表现。

2. 临床意义 痿软舌多见于伤阴，或气血俱虚。

痿软舌多因气血亏虚，阴液亏损，舌肌筋脉失养而废弛，致使舌体痿软。

（1）舌淡白而痿软：多是气血俱虚。
（2）久病舌绛少苔或无苔而痿软：多见于

外感病后期,热极伤阴,或内伤杂病,阴虚火旺。

（二）强硬舌

1. **表现特征** 强硬舌指舌体板硬强直,运动不灵活的表现。

2. **临床意义** 强硬舌多见于热入心包,或高热伤津,或风痰阻络。

外感热病,热入心包,扰乱心神,使舌无主宰；高热伤津,筋脉失养,使舌体失其灵活与柔和；肝风夹痰,风痰阻滞舌体脉络,以致舌体强硬失和。

（1）舌红绛少津而强硬：多因邪热炽盛。

（2）舌胖大兼厚腻苔而强硬：多见于风痰阻络。

（3）舌强语言謇涩,伴肢体麻木、眩晕：多为中风先兆。

（三）歪斜舌

1. **表现特征** 歪斜舌指伸舌时舌体偏向一侧,或左或右。

2. **临床意义** 歪斜舌多见于中风、喑痱或中风先兆。

多因肝风内动,夹痰或夹瘀,痰瘀阻滞一侧经络,受阻侧舌肌弛缓,收缩无力,而健侧舌肌如常所致。

（四）颤动舌

1. **表现特征** 颤动舌指舌体震颤抖动,不能自主的表现。轻者仅伸舌时颤动,重者不伸舌时亦抖颤难宁。

2. **临床意义** 颤动舌为肝风内动的表现,可因热盛、阳亢、阴亏、血虚等所致。

气血两虚,使筋脉失于濡养而无力平稳伸展舌体；或因热极阴亏而动风、肝阳化风等导致舌抖颤难安。

（1）久病舌淡白而颤动：多属血虚动风。

（2）新病舌绛而颤动：多属热极生风。

（3）舌红少津而颤动：多属阴虚动风、肝阳化风。

（4）酒毒内蕴,亦可见舌体颤动。

（五）吐弄舌

1. **表现特征** 舌伸于口外,不立即回缩者,为"吐舌"；舌微露出口,立即收回,或舐口唇上下左右,掉动不停者,叫作"弄舌"。

2. **临床意义** 吐弄舌两者皆因心、脾二经有热所致。心热则动风,脾热则津耗,以致筋脉紧缩不舒,频频动摇。

（1）吐舌：可见于疫毒攻心或正气已绝。

（2）弄舌：多见于热甚动风先兆。

（3）吐弄舌：可见于小儿智力发育不全。

（六）短缩舌

1. **表现特征** 指舌体卷短、紧缩,不能伸长,甚至伸舌难于抵齿的表现。

2. **临床意义** 多属危重证候的表现。

（1）舌短缩,色淡白或青紫而湿润：多属寒凝筋脉或气血俱虚。

（2）舌短缩,体胖而苔滑腻：多属痰浊内蕴。

（3）舌短缩,色红绛而干：多属热盛伤津。

要点四 舌下络脉异常的表现特征及临床意义

舌下络脉是指位于舌下舌系带两侧的大络脉。正常的舌下络脉,是由细到粗,颜色呈暗红色,少有纡曲。舌下络脉的变化可反映气血的运行情况。

望舌下络脉,主要观察其长度、形态、色泽、粗细、舌下小血络等情况。

（1）舌下络脉粗胀,或呈青紫、绛、绛紫、紫黑色,或舌下细小络脉呈暗红色或紫色网络,或舌下络脉曲张如紫色珠子大小不等的结节改变,均为血瘀的征象。可因气滞、寒凝、热郁、痰湿、气虚、阳虚等所致,需结合其他症状进行分析。

（2）舌下络脉短而细,周围小络脉不明显,舌色偏淡者,多属气血不足。

细目四 望舌苔

要点一 望苔质的内容及临床意义

苔质,是指舌苔的质地、形态。主要观察舌苔的厚薄、润燥、腐腻、剥落、偏全、真假等方面的改变。

（一）薄、厚苔

1. **表现特征** 苔质的厚薄以"见底"和"不见底"为标准,即透过舌苔能隐隐见到舌体的为"薄苔",不能见到舌体则为"厚苔"。

2. **临床意义** 苔的厚薄主要反映邪正的

盛衰和邪气之深浅。

（1）薄苔：本是胃气所生,属正常舌苔；若有病见之,亦属疾病轻浅,正气未伤,邪气不盛。故薄苔主外感表证,或内伤轻病。

（2）厚苔：是胃气夹湿等邪气熏蒸所致,故厚苔主邪盛入里,或内有痰浊、食积等。

3. 舌苔厚薄变化的临床意义

（1）舌苔由薄转厚,提示邪气渐盛,或表邪入里,为病进。

（2）舌苔由厚转薄,提示正气胜邪,内邪消散外达,为病退。

（3）舌苔的厚薄变化,一般是渐变的过程,如果薄苔突然增厚,提示邪气极盛,迅速入里。

（4）舌苔骤然消退,舌上无新生舌苔,为正不胜邪,或胃气暴绝。

（二）润、燥苔

1. 表现特征

（1）润苔：舌苔润泽有津,干湿适中。

（2）滑苔：舌面水分过多,伸舌欲滴,扪之湿而滑。

（3）燥苔：舌苔干燥,扪之无津,甚则舌苔干裂。

（4）糙苔：苔质粗糙如砂石,扪之糙手,津液全无。

2. 临床意义　舌苔的润燥主要反映体内津液的盈亏和输布情况。

（1）润苔：是正常的舌苔表现。疾病过程中见润苔,提示体内津液未伤,多见于风寒表证、湿证初起、食滞、瘀血等。

（2）滑苔：多因水湿之邪内聚,主寒证、主湿证、主痰饮。外感寒邪、湿邪,或脾阳不振,寒湿、痰饮内生,均可出现滑苔。

（3）燥苔：提示体内津液已伤。如高热、大汗、吐泻或过服温燥药物等,导致津液不足,舌苔失于濡润而干燥。亦有因痰饮、瘀血内阻,阳气被遏,不能上蒸津液濡润舌苔而见燥苔者,属津液输布障碍。

（4）糙苔：可由燥苔进一步发展而成。多见于热盛伤津之重证。若苔质粗糙而不干者,多为秽浊之邪盘踞中焦。

3. 舌苔润燥变化的临床意义

（1）舌苔由润变燥：表示热重津伤,或津失输布。

（2）舌苔由燥变润：主热退津复,或饮邪始化。

但在特殊情况下也有湿邪苔反燥而热邪苔反润者,如湿邪传入气分,气不化津,则舌苔反燥；热邪传入血分,阳邪入阴,蒸动阴气,则舌苔反润,均宜四诊合参。

（三）腻苔

1. 表现特征　指苔质颗粒细腻致密,揩之不去,刮之不脱,如涂有油腻之状,中间厚边周薄者。

2. 临床意义　多由湿浊内蕴,阳气被遏,湿浊、痰饮停聚于舌面所致。

（1）舌苔白腻不燥,伴胸闷：多为脾虚湿困。

（2）舌苔白腻而滑：为痰浊、寒湿内阻。

（3）舌苔黏腻而厚,口中发甜：为脾胃湿热。

（4）舌苔黄腻而厚：为痰热、湿热、暑湿等邪内蕴。

（四）腐苔

1. 表现特征　指苔质颗粒疏松,粗大而厚,形如豆腐渣堆积舌面,揩之可去者。若舌上黏厚一层,有如疮脓,则称"脓腐苔"。

2. 临床意义　腐苔,主痰浊、食积；脓腐苔主内痈。腐苔的形成,多因阳热有余,蒸腾胃中秽浊邪气上泛,聚集于舌面而成。

（1）腐苔：多见于食积胃肠,或痰浊内蕴。

（2）脓腐苔：多见于内痈,或邪毒内结,是邪盛病重的表现。

（3）病中腐苔渐退,续生薄白新苔：为正气胜邪之象,是病邪消散。

（4）病中腐苔脱落,不能续生新苔：为病久胃气衰败,属于无根苔。

（五）剥落苔

1. 表现特征　剥落苔指舌面本有苔,疾病过程中舌苔全部或部分脱落,脱落处光滑无苔。根据舌苔剥脱的部位和范围大小,可分为以下几种：

（1）光剥苔：舌苔全部剥脱,以致舌面光洁如镜（又称为光滑舌或镜面舌）。

（2）花剥苔：舌苔剥落不全,剥脱处光滑无苔,余处斑斑驳驳地残存舌苔。

（3）地图舌：舌苔不规则地大片脱落,边缘凸起,舌苔界限清楚,形似地图。

（4）类剥舌：剥脱处并不光滑,仍有新生苔质颗粒。

（5）前剥苔：舌前半部分舌苔剥脱。

（6）中剥苔：舌中部分舌苔剥脱。
（7）根剥苔：舌根部分舌苔剥脱。

2. **临床意义** 观苔之剥落，可了解胃气胃阴之存亡及邪正的盛衰，从而判断疾病预后。

（1）舌红苔剥：多为阴虚。
（2）舌淡苔剥或类剥：多为血虚或气血两虚。
（3）镜面舌而舌色红绛：为胃阴枯竭，胃乏生气。
（4）舌色白如镜，甚至毫无血色：主营血大虚，阳气虚衰。
（5）舌苔部分脱落，未剥处仍有腻苔者：为正气亏虚，痰浊未化。
（6）动态观察舌苔之剥脱。舌苔从全到剥：是胃的气阴不足，正气渐衰的表现。舌苔剥脱后，复生薄白之苔：为邪去正胜，胃气渐复之佳兆。

（六）偏、全苔

1. **表现特征**
（1）偏苔：舌苔仅布于前、后、左、右之某一局部。
（2）全苔：舌苔遍布舌面。

2. **临床意义**
（1）偏苔：常提示舌所分候的脏腑有邪气停聚。如舌苔偏于舌尖部，是邪气入里未深，而胃气已先伤；舌苔偏于舌中、舌根部，是外邪虽退，但胃滞依然；舌苔仅见于舌中，常是痰饮、食浊停聚中焦。
（2）全苔：主邪气散漫。多为痰湿阻滞之征。

（七）真、假苔

1. **表现特征**
（1）真苔：指舌苔紧贴舌面，似从舌体上生出，乃胃气所生，又称为有根苔。
（2）假苔：指舌苔浮涂舌上，不像从舌上长出来者，又称为无根苔。

判断舌苔之真假，以有根、无根作为标准。

2. **临床意义** 舌苔之真假，对于辨别疾病的轻重与预后有重要意义。
（1）真苔：真苔是脾胃之气熏蒸食浊等邪气上聚于舌面而成。病之初期、中期，舌见真苔且厚，为正气尚盛，病邪深重；久病见真苔，说明胃气尚存。
（2）假苔：假苔乃胃气告匮，不能续生新苔，而旧苔仅浮于舌面，并逐渐脱离舌面。假苔无论厚薄，若脱落后舌面光滑，无生苔迹象，提示脾、胃、肾之气不能上潮，正气已衰竭。

要点二 望苔色的内容及临床意义

苔色，指舌苔的颜色。主要有白、黄、灰黑苔。

（一）白苔

一般常见于表证、寒证、湿证。但在特殊情况下，白苔也主热证。

1. **薄白苔** 正常舌象，或见于表证初期，或是里证病轻，或是阳虚内寒。
2. **苔薄白而滑** 多为外感寒湿，或脾肾阳虚，水湿内停。
3. **苔薄白而干** 多见于外感风热或凉燥。
4. **苔白厚腻** 多为湿浊内停，或为痰饮、食积。
5. **苔白如积粉，扪之不燥（积粉苔）** 常见于瘟疫或内痈等病，系秽浊时邪与热毒相结而成。
6. **苔白燥裂如砂石，扪之粗糙（糙裂苔）** 提示燥热伤津，阴液亏损。

（二）黄苔

一般主里证、热证。因热邪熏灼所致。淡黄热轻，深黄热重，焦黄为热结。

外感病苔由白转黄，或黄白相兼，为外感表证处于入里化热的阶段。

1. **薄黄苔** 提示热势轻浅，多见于外感风热表证或风寒化热。
2. **苔淡黄而滑润多津（黄滑苔）** 多是阳虚寒湿之体，痰饮聚久化热，或为气血亏虚，复感湿热之邪。
3. **苔黄而干燥，甚至干裂** 多见于邪热伤津，燥结腑实之证。
4. **苔黄而腻** 主湿热或痰热内蕴，或食积化腐。

（三）灰黑苔

苔色浅黑，为灰苔；苔色深黑，为黑苔。灰苔与黑苔只是颜色深浅之别，故常并称为灰黑苔。

灰黑苔主阴寒内盛，或里热炽盛。

1. **苔灰黑而湿润** 主阳虚寒湿内盛，或痰饮内停。
2. **苔灰黑而干燥** 主热极津伤。
3. **苔黑褐色或如有霉斑（霉酱苔）** 多见于胃肠素有湿浊、宿食，积久化热，或湿热夹痰。

细目五　舌质舌苔的综合分析及临床意义

要点一　舌质舌苔的综合分析

舌体颜色、形态主要反映脏腑、气血、津液的情况。舌苔的变化主要与感受病邪和病证的性质有关。所以，观察舌体可以了解脏腑虚实、气血津液的盛衰；察舌苔重在辨病邪性质、邪正消长及胃气的存亡。

（一）舌苔或舌质单方面异常

一般无论病之久暂，舌苔或舌质单方面异常意味着病情尚属单纯。如淡红舌而伴有干、厚、腻、滑、剥等苔质变化，或苔色出现黄、灰、黑等异常时，主要提示病邪性质、病程长短、病位深浅、病邪盛衰和消长等方面的情况，正气尚未明显损伤，故临床治疗时应以祛邪为主。舌苔薄白而出现舌质老嫩、舌体胖瘦或出现舌色红绛、淡白、青紫等变化时，主要反映脏腑功能强弱，或气血、津液的盈亏及运行的畅滞，或为病邪损及营血的程度等，临床治疗应着重于调整阴阳，调和气血，扶正祛邪。

（二）舌质和舌苔均出现异常

1. **舌苔和舌质变化一致**　提示病机相同，所主病证一致，说明病变比较单纯。例如，舌质红，舌苔黄而干燥，主实热证；舌体红绛而有裂纹，舌苔焦黄干燥，多主热极津伤；青紫舌与白腻苔并见，提示气血瘀阻、痰湿内阻等病理特征。

2. **舌苔和舌质变化不一致**　多提示病因病机复杂，应对二者的病因病机及相互关系进行综合分析。如淡白舌黄腻苔者，其舌淡白多主虚寒，而苔黄腻又常为湿热之征，舌色和苔色虽有寒热之别，但是舌质主要反映正气，舌苔主要反映病邪，所以脾胃虚寒而感受湿热之邪可见上述之舌象，表明本虚标实、寒热夹杂的病变特征。又如红绛舌白滑腻苔，舌色红绛属内热盛，而白滑腻苔又常见于寒湿内阻，苔和舌亦反映了寒、热两种病证，分析其成因可能是由于外感热病，营分有热，故舌色红绛，但气分有湿则苔白滑而腻；又有素体阴虚火旺，复感寒湿之邪或痰食停积，亦可见红绛舌白滑腻苔。所以，当舌苔和舌体变化不一致时，往往提示体内存在两种或两种以上的病理变化，病情一般比较复杂，临床诊疗中要注意处理好多方面的标本缓急关系。

（三）舌象的动态分析

无论外感与内伤病，在疾病发展过程中，都有一个发生、发展、变化的动态过程，舌象亦随之相应变化。因此，观察舌象的动态改变，可以了解疾病的进退、顺逆。

1. 外感病中舌苔由薄变厚，表明邪由表入里；舌苔由白转黄，为病邪化热的征象。

2. 舌色转红，舌苔干燥为邪热充斥，气营两燔。

3. 舌苔剥落，舌质红绛为热入营血，气阴俱伤。

4. 在内伤杂病的发展过程中，舌象亦会产生一定的变化规律，如中风患者舌色淡红，舌苔薄白，表示病情较轻，预后良好，如舌色由淡红转红，转暗红、红绛、紫暗，舌苔黄腻或焦黑，或舌下络脉怒张，表明风痰化热，瘀血阻滞。反之，舌色由暗红、紫暗转为淡红，舌苔渐化，多提示病情趋向稳定好转。

要点二　舌诊的临床意义

舌象变化能较客观地反映病情，故对临床辨证、立法、处方、用药及判断疾病转归、分析病情预后，都有十分重要的意义。

1. **判断邪正盛衰**　邪正的盛衰能明显地在舌上反映出来，如气血充盛则舌色淡红而润；气血不足则舌色淡白；气滞血瘀则舌色青紫或舌下络脉怒张。津液充足则舌质舌苔滋润；津液不足则舌干苔燥。舌苔有根，表明胃气旺盛；舌苔无根或光剥无苔，表明胃气衰败等。

2. **区别病邪性质**　不同的病邪致病，舌象特征亦各异。如外感风寒，苔多薄白；外感风热，苔多薄黄。寒湿为病，舌淡而苔白滑；痰饮、湿浊、食滞或外感秽浊之气，均可见舌苔厚腻；燥热为病，则舌红苔燥；瘀血内阻，舌紫暗或有瘀点等。故风、寒、热、燥、湿、痰、瘀、食等诸种病因，大多可从舌象上加以辨别。

3. **辨别病位浅深**　病邪轻、浅多见舌苔变化，而病情深、重可见舌苔、舌质同时变化。以外感温热病而言，其病位可划分为卫、气、营、血四个层次。邪在卫分，则舌苔薄白；邪入气分，舌苔白厚而干或见黄苔,舌色红;舌绛则为邪入营分;舌色深红、紫绛或紫暗,舌枯少苔或无苔为邪入血分。这说明不同的舌象提示病位的浅深不同。

4. 分析病势进退 病情发展的进退趋势,可从舌象上反映出来。从舌苔上看,舌苔由白转黄,由黄转焦黑色,苔质由润转燥,提示热邪由轻变重、由表入里、津液耗损;反之,苔由厚变薄,由黄转白,由燥变润,为邪热渐退,津液复生,病情向好的趋势转变。若舌苔突然剥落,舌面光滑无苔,是邪盛正衰,胃气、胃阴暴绝的征象;薄苔突然增厚,是病邪急剧入里的表现。从舌质观察,舌色淡红转红、绛,甚至转为绛紫,或舌上起刺,是邪热深入营血,有伤阴、血瘀之势;舌色由淡红转为淡白、淡紫,或舌胖嫩湿润,则为阳气受伤,阴寒渐盛,病邪由表入里,由轻转重,由单纯变复杂,病势在进展。

5. 推测病情预后 舌荣有神,舌面薄苔,舌态正常者为邪气未盛,正气未伤之象,预后较好。舌质枯晦,舌苔无根,舌态异常者为正气亏损,胃气衰败,病情多凶险。

第四单元 问 诊

问诊是医生通过对患者或陪诊者进行有目的的询问,以了解患者健康状态,诊察病情的方法,是四诊的重要内容之一。

细目一 问诊的内容

要点 "十问歌"

一问寒热二问汗,三问头身四问便,
五问饮食六问胸,七聋八渴俱当辨,
九问旧病十问因,再兼服药参机变,
妇人尤必问经期,迟速闭崩皆可见,
再添片语告儿科,天花麻疹全占验。

在临床实际运用时,要根据患者的具体病情,灵活而有主次地进行询问,不能千篇一律地机械套问。

细目二 问 寒 热

要点一 问寒热的含义

"寒"指患者自觉怕冷的感觉。临床上有恶风、恶寒和畏寒之分。患者遇风觉冷,避之可缓者,谓之恶风;患者自觉怕冷,多加衣被或近火取暖仍不能缓解者,谓之恶寒;患者自觉怕冷,多加衣被或近火取暖能够缓解者,谓之畏寒。

"热"指发热,包括患者体温升高,或体温正常而患者自觉全身或局部(如手心或足心)发热。

寒与热的产生,主要取决于病邪的性质和机体阴阳的盛衰两个方面。邪气致病者,由于寒为阴邪,其性清冷,故寒邪致病,怕冷症状突出;热为阳邪,其性炎热,故热邪致病,发热症状明显。机体阴阳失调时,阳盛则热,阴盛则寒,阴虚则热,阳虚则寒。

要点二 寒热症状的常见类型、临床表现及意义

（一）恶寒发热的临床表现及意义

恶寒发热,是指患者恶寒的同时,伴有体温升高,是表证的特征性症状。恶寒发热产生的原因是外邪袭表,影响卫阳"温分肉"的功能所致。肌表失煦则恶寒;正气奋起抗邪,则阳气趋向于表,又因寒邪外束,玄府闭塞,阳气不得宣发,则郁而发热。

根据恶寒发热的轻重不同和有关兼症,又可分为以下三种类型:

1. **恶寒重发热轻** 是风寒表证的特征。因寒为阴邪,束表伤阳,故恶寒明显。

2. **发热轻而恶风** 是伤风表证的特征。因风性开泄,使玄府开张,故自汗恶风。

3. **发热重恶寒轻** 是风热表证的特征。因热为阳邪,易致阳盛,故发热明显。

表证寒热的轻重,除与感受外邪的性质有关外,还与感邪轻重关系密切。一般而言:病邪轻者,则恶寒发热俱轻;病邪重者,则恶寒发热俱重。

（二）但寒不热的临床表现及意义

但寒不热是指患者只感寒冷而不发热的症状,是里寒证的特征。临床常有新病恶寒、久病畏寒之分。

1. **新病恶寒** 指患者突然感觉怕冷,且体温不高的症状。常伴有四肢不温,或脘腹、肢体冷痛,或呕吐泄泻,或咳喘痰鸣,脉沉紧等症。主要见于里实寒证。多因感受寒邪较重,寒邪直中脏腑、经络,郁遏阳气,机体失于温煦所致。

2. **久病畏寒** 指患者经常怕冷,四肢凉,得温可缓的症状。常兼有面色㿠白,舌淡胖嫩,脉弱等症。主要见于里虚寒证。因阳气虚衰,形体失于温煦所致。

(三) 但热不寒的临床表现及意义

但热不寒是指患者只发热而无怕冷感觉的症状，是里热证的特征。根据发热的轻重、时间特点等，可有壮热、潮热、微热之别。

1. 壮热 即患者身发高热，持续不退（体温超过39℃以上），属里实热证。可兼有满面通红、口渴饮冷、大汗出、脉洪大等症，是风寒之邪入里化热，或风热内传，正盛邪实，邪正剧争，里热亢盛，蒸达于外的表现。多见于伤寒阳明经证和温病气分阶段。

2. 潮热 即患者定时发热或定时热甚，有一定的规律，如潮汐之有定时。

（1）阳明潮热：其特点是热势较高，日晡热甚，兼见腹胀、便秘等，属阳明腑实证。因热结于阳明胃与大肠，日晡（申时，即下午3~5时）为阳明经气当旺之时，阳明气盛而又加之有实热，故日晡热甚，亦称为日晡潮热。

（2）阴虚潮热：午后或夜间潮热，其特点是午后和夜间有低热，兼见颧红、盗汗、五心烦热等。有热自骨内向外透发的感觉者，称为骨蒸发热，多属阴虚火旺所致。由于阴液亏虚，不能制阳，机体阳气偏亢，午后卫阳渐入于里，夜间卫阳行于里，使体内偏亢的阳气更加亢盛，故见发热。

（3）湿温潮热：午后发热明显，其特点是身热不扬，肌肤初扪之不觉很热，扪之稍久即觉灼手，此属湿温，为湿郁热蒸之象。

（4）瘀血潮热：午后和夜间有低热，可兼见肌肤甲错，舌有瘀点瘀斑者，属瘀血积久，郁而化热。

3. 微热 指发热不高，体温一般在37~38℃，或仅自觉发热的症状。常见于某些内伤病和温热病的后期。按病机有气虚发热、血虚发热、阴虚发热、气郁发热和气阴两虚导致的小儿夏季发热。

（1）气虚发热：长期微热，劳累则甚，兼见有少气自汗、倦怠乏力等症。

（2）阴虚发热：长期低热，兼颧红、五心烦热等症。

（3）气郁发热：每因情志不舒而时有微热，兼胸闷、急躁易怒等症。

（4）小儿夏季热：小儿在夏季气候炎热时长期发热不已，兼见烦躁、口渴、无汗、多尿等症，至秋凉时不治自愈，是由于小儿气阴不足，不能适应夏令炎热气候所致。

(四) 寒热往来的临床表现及意义

寒热往来是指患者自觉恶寒与发热交替发作的症状，是正邪相争，互为进退的病理反应，为半表半里证的特征。在临床上有以下两种类型：

1. 寒热往来无定时 患者自觉时冷时热，一日多次发作而无时间规律的症状，多见于少阳病。兼见口苦、咽干、目眩、胸胁苦满、不欲饮食、脉弦等症，是外感病邪由表入里而尚未达于里，邪气停于半表半里之间的阶段。因邪正交争于半表半里之间，邪胜则恶寒，正胜则发热，故恶寒与发热交替发作。

2. 寒热往来有定时 患者恶寒战栗与高热交替发作，发有定时，每日发作一次，或二三日发作一次的症状，兼见头痛剧烈、口渴、多汗等症，常见于疟疾。是因疟邪侵入人体，潜伏于半表半里的膜原部位，疟邪内入与阴争则恶寒战栗，外出与阳争则身发壮热，故寒战与壮热交替出现。

细目三 问 汗

要点 异常汗出的常见类型、临床表现及意义

1. 自汗的临床表现及意义 自汗指清醒时经常汗出，活动后尤甚的症状。兼见畏寒、神疲、乏力等症，多见于气虚证和阳虚证。因阳虚（卫阳不足）不能固密肌表，玄府不密，津液外泄，故自汗出。活动时机体阳气耗伤，津随阳气外泄，故出汗更为明显。

2. 盗汗的临床表现及意义 盗汗指睡时汗出，醒则汗止的症状。兼见潮热、颧红等症，多见于阴虚证。因阴虚阳亢而生内热，入睡时卫阳入里，不能固密肌表，虚热蒸津外泄，故睡眠时汗出较多；醒时卫阳复出于表，内热减轻而肌表得以固密，故醒则汗止。

3. 绝汗的临床表现及意义 绝汗指在病情危重的情况下，出现大汗不止的症状，常是亡阳或亡阴的表现。若患者冷汗淋漓，兼见面色苍白、四肢厥冷、脉微欲绝者，属亡阳证，是阳气暴脱于外，不能固密津液，津无所依而随阳气外泄之象；若汗热而黏腻如油，兼见躁扰烦渴、脉细数或疾者，属亡阴证，为内热逼涸竭之阴外泄之象。

4. 战汗的临床表现及意义 战汗指患者先恶寒战栗，表情痛苦，几经挣扎而后汗出的症状。战汗者多属邪盛正衰，邪伏不去。一旦正气来复，邪正剧争，则发战汗。见于温病或伤寒病邪正相争剧烈之时，是疾病发展的转折点。如汗出后热退脉缓，则是邪去正安、疾病好转的表现；如汗出后仍身发高热，脉来急疾，则是邪盛正衰、疾病恶化的表现。故战汗为疾病好转或恶化的转折点。

5. 黄汗的临床表现及意义 黄汗指汗出沾衣，色如黄柏汁的症状。多因风湿热邪交蒸所致。

6. 头汗的临床表现及意义 头汗指患者仅头部或头颈部出汗较多，又称为"但头汗出"。多因上焦热盛，或中焦湿热蕴结，或病危虚阳上越所致。

7. 手足心汗的临床表现及意义 手足心汗指患者手足心汗出较多的症状。可因阴虚内热，或阳明燥热内结，或脾胃湿热内盛所致。

8. 半身汗的临床表现及意义 半身汗是指患者仅一侧身体汗出的症状，或左侧，或右侧，或上半身，或下半身。经常无汗出的半侧是病变的部位，可见于中风、痿证、截瘫等患者。多因风痰、痰瘀、风湿等阻滞经络，营卫不能周流，气血失和所致。

9. 心胸汗的临床表现及意义 心胸汗指心胸部易出汗或汗出过多的症状。多见于虚证。伴心悸、失眠、腹胀、便溏者，多为心脾两虚；伴心悸、心烦、失眠、腰膝酸软者，多为心肾不交。

细目四 问 疼 痛

要点一 疼痛的性质及其临床意义

不同病因、病机所致的疼痛，其性质、特点、表现各异，故询问疼痛的性质、特点，有助于辨析疼痛的病因与病机。常见疼痛的性质如下：

1. 胀痛 胀痛指疼痛带有胀满的症状，是气滞作痛的特点。如胸胁脘腹等处胀痛，时发时止，多属肺、肝、胃肠气滞之证；但头目胀痛，多因肝阳上亢或肝火上炎所致。

2. 刺痛 刺痛指疼痛如针刺之状，是瘀血致痛的特征之一。以头部、胸胁、脘腹等处较为常见。

3. 冷痛 冷痛指疼痛伴有冷感而喜暖的症状，是寒证疼痛的特点。常见于腰脊、脘腹及四肢关节等处。因寒邪侵入，阻滞脏腑、组织、经络所致者，属实寒证；因阳气不足，脏腑、组织、经络失于温煦所致者，属虚寒证。

4. 灼痛 灼痛指疼痛伴有灼热感而喜凉的症状，是热证疼痛的特点。常见于咽喉、口舌、胁肋、脘腹、关节等处。因火邪窜络，阳热熏灼所致者，属实热证；为阴虚火旺所致者，属虚热证。

5. 重痛 重痛指疼痛伴有沉重感的症状，多因湿邪困阻气机所致。常见于头部、四肢及腰部。但头部重痛，亦可因肝阳上亢，气血上壅所致。

6. 酸痛 酸痛指疼痛伴有酸楚不适感的症状，多因风湿侵袭，气血运行不畅，或肾虚、气血不足，组织失养所致。常见于四肢、腰背的关节、肌肉处。

7. 绞痛 绞痛指疼痛剧烈如刀绞一般而难以忍受的症状，多因瘀血、气滞、结石、虫积等有形实邪阻闭气机，或寒邪凝滞气机所致。如心脉痹阻引起的真心痛，结石阻塞尿路引起的腰腹痛，寒邪内侵胃肠所致的脘腹痛等，往往都具有绞痛的特点。

8. 空痛 空痛指疼痛带有空虚感的症状，是虚证疼痛的特点。常见于头部、腹部，多因阴精不足，或气血亏虚，组织器官失养所致。

9. 隐痛 隐痛指痛势较缓，尚可忍耐，但绵绵不休的症状，是虚证疼痛的特点。常见于头部、脘腹、胁肋、腰背等部位，多因精血亏虚，或阳气不足，机体失养所致。

10. 走窜痛 走窜痛指疼痛的部位游走不定，或走窜攻冲作痛的症状，或为气滞所致，或见于行痹。若胸胁脘腹疼痛而走窜不定者，称为窜痛，多因肝郁气滞所致；若肢体关节疼痛而游走不定者，称为游走痛，多见于痹证的行痹。

11. 固定痛 固定痛指疼痛部位固定不移的症状。若胸胁脘腹等处固定作痛，多是瘀血为患；若四肢关节固定作痛，多因寒湿、湿热阻滞，或热壅血瘀所致。

12. 掣痛 掣痛指抽掣牵引作痛，由一处连及他处的症状，也称引痛、彻痛。多因筋脉失养，或筋脉阻滞不通所致。

一般而言，新病疼痛，痛势剧烈，持续不解，或痛而拒按，多属实证；久病疼痛，痛势较轻，时痛时止，或痛而喜按，多属虚证。

要点二 疼痛的部位及其临床意义

（一）头痛

头痛指头的某一部位或整个头部疼痛的症状。

根据头痛部位的不同，可辨识病在何经。

1. 前额部连眉棱骨痛，属阳明经头痛。
2. 侧头部痛，痛在两侧太阳穴附近为甚者，属少阳经头痛。
3. 后头部连项痛，属太阳经头痛。
4. 颠顶痛，属厥阴经头痛。

头痛有虚实的不同。凡外感风、寒、暑、湿、燥、火及瘀血、痰浊、郁火等阻滞或上扰脑窍所致者，多属实证；凡气血阴精亏虚，不能上荣于头，脑窍空虚所致者，多属虚证。

（二）胸痛

胸痛指胸的某一部位疼痛的症状。胸痛多与心肺病变有关。

1. 左胸心前区憋闷作痛，时痛时止者，多因痰、瘀等邪气阻滞心脉所致。
2. 胸背彻痛剧烈，面色青灰，手足青冷者，多因心脉急骤闭塞不通所致，可见于厥心痛或真心痛等病。
3. 胸痛，壮热面赤，喘促鼻扇者，多因热邪壅肺，脉络不利所致，可见于肺热病等。
4. 胸痛，颧赤盗汗，午后潮热，咳痰带血者，多因肺阴亏虚，虚火灼络所致，可见于肺痨等病。
5. 胸痛，壮热，咳吐脓血腥臭痰者，多因痰热阻肺，腐肉成脓所致，可见于肺痈等病。

（三）胁痛

胁痛指胁的一侧或两侧疼痛的症状。胁痛多与肝胆病变有关。

肝郁气滞、肝胆湿热、肝胆火盛、肝阴亏虚及饮停胸胁等，均可导致胁痛。

（四）胃脘痛

胃脘痛指上腹部、剑突下，胃之所在部位疼痛的症状。胃失和降，气机不畅，则会导致胃脘痛。

1. 实证多在进食后疼痛加剧，虚证多在进食后疼痛缓解。
2. 胃脘突然剧痛暴作，出现压痛及反跳痛者，多因胃穿孔所致。
3. 胃脘疼痛失去规律，痛无休止而明显消瘦者，应考虑胃癌的可能。

（五）腹痛

腹痛指剑突下至耻骨毛际以上的腹部疼痛（胃脘所在部位除外）。

腹有大腹、小腹和少腹之分。大腹疼痛多属脾胃之病变；小腹疼痛多属膀胱、大小肠及胞宫的病变；少腹疼痛多属肝经的病变。

1. 腹部持续性疼痛，阵发性加剧，伴腹胀、呕吐、便闭者，多见于肠痹或肠结，因肠道麻痹、梗阻、扭转或套叠，气机闭塞不通所致。
2. 全腹痛，有压痛及反跳痛者，多因腹部脏器穿孔或热毒弥漫所致。
3. 脐外侧及下腹部突然剧烈绞痛，向大腿内侧及阴部放射，尿血者，多系结石所致。
4. 妇女小腹及少腹部疼痛，常见于痛经、异位妊娠破裂等病。

（六）腰痛

腰痛指腰部两侧，或腰脊正中疼痛的症状。

1. 腰部经常酸软而痛，多因肾虚所致。
2. 腰部冷痛沉重，阴雨天加重，多因寒湿所致。
3. 腰部刺痛，或痛连下肢者，多因瘀血阻络或腰椎病变所致。
4. 腰部突然剧痛，向少腹部放射，尿血者，多因结石阻滞所致。

（七）四肢痛

四肢痛指四肢的肌肉、筋脉和关节等部位疼痛的症状。

多因风、寒、湿邪侵袭，或风湿郁而化热，或痰瘀、郁热阻滞气血运行所致。

独见足跟痛或胫膝酸痛者，多因肾虚所致。

细目五 问头身胸腹

要点 头晕、胸闷、心悸、胁胀、脘痞、腹胀的临床表现及意义

（一）头晕的临床表现及意义

头晕是指患者自觉头脑眩晕，轻者闭目自止，重者感觉自身或眼前景物旋转，不能站立的症状。

1. 头晕胀痛，口苦易怒，脉弦数者，多因肝火上炎、肝阳上亢，脑神被扰所致。
2. 头晕面白，神疲乏力，舌淡，脉弱者，多

因气血亏虚。

3. 头晕且重,如物裹缠,痰多苔腻者,多因痰湿内阻。

4. 头晕耳鸣,腰酸遗精者,多因肾虚精亏。

5. 若外伤后头晕刺痛者,多属瘀血阻络。

（二）胸闷的临床表现及意义

胸闷是指患者自觉胸部痞塞满闷的症状。胸闷与心、肺等脏气机不畅,肺失宣降,肺气壅滞有关。

1. 胸闷,心悸气短者,多属心气不足,或心阳不足。

2. 胸闷,咳喘痰多者,多属痰饮停肺。

3. 胸闷,壮热,鼻翼扇动者,多因热邪或痰热壅肺。

4. 胸闷气喘,畏寒肢冷者,多因寒邪客肺。

5. 胸闷气喘,少气不足以息者,多因肺气虚或肺肾气虚所致。

（三）心悸的临床表现及意义

心悸是指患者自觉心跳不安的症状。

心悸有惊悸与怔忡之分：因惊恐而心悸,或心悸易惊,恐惧不安者,称为惊悸。无明显外界诱因,心跳剧烈,上至心胸,下至脐腹,悸动不安者,称为怔忡。

形成心悸的原因主要有：心胆气虚,突受惊吓；胆郁痰扰,心神不安；心阳气不足,鼓动乏力；心阴血亏虚,心神失养；心脉痹阻,血行不畅；脾肾阳虚,水气凌心等。

（四）胁胀的临床表现及意义

胁胀是指患者自觉一侧或两侧胁部胀满不舒的症状。多属肝胆及其经脉的病变。

1. 胁肋胀痛,太息易怒,脉弦者,多因肝气郁结所致。

2. 胁肋胀痛,身目发黄,口苦,苔黄腻,多因肝胆湿热所致。

（五）脘痞的临床表现及意义

脘痞是指患者自觉胃脘胀闷不舒的症状。多与脾胃病变有关。

1. 脘痞,饥不欲食,干呕,舌红少苔,多因胃阴亏虚。

2. 脘痞,食少,便溏,多因脾胃气虚。

3. 脘痞,嗳腐吞酸,多因食积胃脘。

4. 脘痞,纳呆,呕恶,苔腻,多因湿邪困脾。

5. 脘痞,胃脘有振水声,多为饮邪停胃。

（六）腹胀的临床表现及意义

腹胀是指患者自觉腹部胀满,痞塞不适,甚则如物支撑的症状。多为气机不畅,虚则气不运,实则气郁滞。

1. 食后腹胀,多属脾虚不运。

2. 腹胀、冷痛,呕吐清水,多属脾胃阳虚。

3. 腹胀,身热面赤,便秘,腹部硬痛拒按,多属热结阳明之阳明腑实证。

4. 腹胀,食欲不振,嗳腐吞酸,或兼腹痛拒按,多为食积胃肠。

5. 腹胀,嗳气太息,情志不舒则加重,多属肝气犯胃。

6. 腹胀,呃逆呕吐,腹部按之有水声,多属饮留胃肠。

7. 小儿腹大,面黄肌瘦,不欲进食,发结如穗,多为疳积。

细目六 问 睡 眠

要点 失眠、嗜睡的临床表现及意义

（一）失眠的临床表现及意义

失眠指患者经常不易入睡,或睡而易醒,不能再睡,或睡而不酣,时易惊醒,甚至彻夜不眠的症状。

失眠是阳不入阴,神不守舍的病理表现。常因心失所养或心神不安而致。病因病机有虚实之分：由营血亏虚,心神失养；或心虚胆怯,神魂不安；或阴虚火旺,内扰心神所致者,属虚证。由火邪、痰热内扰心神,使心神不宁,或食滞内停而致者,属实证。

（二）嗜睡的临床表现及意义

嗜睡指患者神疲困倦,睡意很浓,经常不自主地入睡的症状。嗜睡常因机体阴阳平衡失调,阳虚阴盛所致。

1. 困倦嗜睡,伴头目昏沉,胸闷脘痞,肢体困重者,乃痰湿困脾,清阳不升所致。

2. 饭后嗜睡,兼神疲倦怠,食少纳呆者,多由脾气虚弱,清阳不升所致。

3. 大病之后,精神疲乏而嗜睡,是正气未复的表现。

4. 精神极度疲惫,神志朦胧,困倦欲睡,肢冷脉微者,系心肾阳衰,阴寒内盛所致。

细目七 问饮食口味

要点一 口渴与饮水异常的临床表现及意义

询问患者口渴与饮水的情况,可以了解患者津液的盛衰和输布是否障碍,以及病性的寒热虚实。口渴饮水的多少直接反映体内津伤的程度。

(一)口不渴

口不渴指口不渴,饮水也不多,为津液未伤。多见于寒证、湿证及无明显燥热的病证。

(二)口渴多饮

口渴多饮指口干,欲饮水,饮水量多的症状。临床可见以下多种表现:

1. 口渴咽干,鼻干唇燥,发于秋季者,多因燥邪伤津。
2. 大渴喜冷饮,兼壮热面赤,汗出,脉洪数者,属里热炽盛,津液大伤,多见于里实热证。
3. 口渴多饮,伴小便量多,多食易饥,体渐消瘦者,为消渴。
4. 大量汗出或发汗太过,剧烈吐泻,利尿太过,导致体内津液大量消耗,亦可见口渴多饮。

(三)渴不多饮

渴不多饮指有口干口渴的感觉,但不欲饮水,或饮水不多的症状。多因轻度伤津或津液输布障碍所致。

1. 口干微渴,兼发热者,多见于外感温热病初期,津伤较轻。
2. 口渴而饮水不多,兼身热夜甚,心烦不寐,舌红绛者,属温病营分证。
3. 口渴不多饮,兼见五心烦热,颧红盗汗,舌红少苔,脉细数者,属阴虚证。
4. 渴不多饮,兼身热不扬,头身困重,苔黄腻者,属湿热证。
5. 渴喜热饮,饮水不多,或饮后即吐者,多为痰饮内停。
6. 口干,但欲漱水而不欲咽,兼舌质青紫,脉涩者,为血瘀证。

要点二 食欲与食量异常的临床表现及意义

询问患者的食欲和食量情况,可以了解脾胃功能的强弱、判断疾病的轻重和估计预后的好坏。

(一)食欲减退

食欲减退指患者进食的欲望减退,甚至不思进食的症状。

1. 食欲减退,兼见面色萎黄,食后腹胀,疲乏无力者,多属脾胃虚弱。
2. 纳呆少食,兼见脘闷腹胀,头身困重,便溏,苔腻者,多属湿邪困脾。

(二)厌食

厌食指患者厌恶食物,或恶闻食味的症状。

1. 厌食,兼脘腹胀满,嗳气酸腐,舌苔厚腻者,多属食滞胃脘。
2. 厌食油腻之物,兼脘腹痞闷,呕恶,便溏,肢体困重者,多属湿热蕴脾。
3. 厌食油腻厚味,伴胁肋胀痛灼热,口苦泛呕,身目发黄者,为肝胆湿热。

妇女在妊娠早期,若有择食或厌食反应,多为妊娠后冲脉之气上逆,影响胃之和降所致,属生理现象。但严重者,反复出现恶心呕吐,厌食,甚至食入即吐,则属病态,称为妊娠恶阻。

(三)消谷善饥

消谷善饥指患者食欲过于旺盛,进食量多,食后不久即感饥饿的症状。

1. 消谷善饥,兼多饮多尿,形体消瘦者,多见于消渴病。
2. 消谷善饥,兼大便溏泄者,多属胃强脾弱。

(四)饥不欲食

饥不欲食指患者虽然有饥饿感,但不想进食或进食不多。

饥不欲食,兼脘痞,胃中有嘈杂、灼热感,舌红少苔,脉细数者,是因胃阴不足,虚火内扰所致。

(五)偏嗜食物或异物

偏嗜食物或异物指嗜食生米、泥土,兼见腹胀腹痛、面色萎黄。多见于小儿虫积。妇女妊娠期间,偏食酸辣等食物,为生理现象。

(六)食量变化

食量变化主要指进食量的改变。疾病过程中,食欲渐复,食量渐增,是胃气渐复,疾病向愈之征;若食欲渐退,食量渐减,是脾胃功能渐衰之兆,提示疾病逐渐加重。若危重患者,本来毫无食欲,突然索食,食量大增,称为"除中",是假神的表现之一,因胃气败绝所致。

要点三 口味异常的临床表现及意义

口味异常是指患者口中的异常味觉。询问患者口味的异常变化,可诊察内在脏腑的疾病。

1. **口淡** 口淡是指患者味觉减退,口中乏味,甚至无味的症状。多见于脾胃虚弱证。

2. **口甜** 口甜是指患者自觉口中有甜味的症状。多见于脾胃湿热或脾虚之证。

3. **口黏腻** 口黏腻是指患者自觉口中黏腻不爽的症状。常见于痰热内盛、湿热蕴脾及食积化热之证。

4. **口酸** 口酸是指患者自觉口中有酸味,或泛酸。多因肝胃郁热或饮食停滞所致。

5. **口苦** 口苦是指患者自觉口中有苦味的症状。多见于心火上炎或肝胆火热之证。

6. **口涩** 口涩是指患者自觉口有涩味,如食生柿子的症状。多为燥热伤津或脏腑热盛所致。

7. **口咸** 口咸是指患者自觉口中有咸味的症状。多见于肾病或寒水上泛等病证。

细目八 问 二 便

要点一 大便异常的临床表现及意义

（一）便次异常

1. **便秘** 指大便燥结,排出困难,便次减少,甚则多日不便。

便秘因热邪内结或寒邪凝滞大肠所致者,为实证;因阴血、津液亏损,肠道失润,或气虚、阳虚,肠道传导无力所致者,为虚证。

2. **泄泻** 指大便次数增多,粪质稀薄不成形,甚至呈水样的症状。

泄泻因寒湿、湿热、食积或肝郁气滞所致者,为实证;因脾虚、肾阳虚所致者,为虚证。

（二）便质异常

除便秘便燥、泄泻便稀外,常见的便质异常有:

1. **完谷不化** 即大便中含有较多未消化食物的症状,多见于脾肾阳虚或食滞胃肠的泄泻。

2. **溏结不调** 即大便时干时稀的症状。多因肝郁脾虚所致。若大便先干后溏,多属脾虚。

3. **脓血便** 即大便中含有脓血黏液。多见于痢疾或肠癌,常因湿热疫毒等邪,阻滞肠道,肠络受损所致。

4. **便血** 指血从肛门排出体外,或大便带血,或便血相混,或便后滴血,或全为血便。多因脾胃虚弱,气不摄血,或瘀阻胃络、大肠湿热、大肠风燥等所致。

（1）便黑如柏油,或便血紫暗,其来较远,为远血,多见于胃脘等部位出血。

（2）便血鲜红,血附在大便表面,或于排便前后滴出者,为近血,多见于内痔、肛裂等。

（三）排便感异常

1. **肛门灼热** 指排便时肛门有灼热感的症状。多因大肠湿热所致。

2. **里急后重** 指腹痛窘迫,时时欲便,肛门重坠,便出不爽的症状。多因湿热内阻,肠道气滞所致,常见于湿热痢疾。

3. **排便不爽** 指排便不通畅,有滞涩难尽之感的症状。多因湿热蕴结,肠道气机不畅;或肝气犯脾,肠道气滞;或因食滞胃肠等所致。

4. **滑泻失禁** 指大便不能控制,滑出不禁,甚则便出而不自知的症状。多因脾肾虚衰,肛门失约所致。见于久病年老体衰,或久泻不愈的患者。

5. **肛门重坠** 指肛门有下坠之感的症状。常于劳累或排便后加重。多属脾虚中气下陷或大肠湿热,常见于久泻或久痢不愈的患者。

要点二 小便异常的临床表现及意义

（一）尿次异常

1. **小便频数** 指排尿次数增多,时欲小便的症状。

（1）小便短赤,频数急迫者,为淋证,是湿热蕴结下焦,膀胱气化不利所致。

（2）小便澄清,频数量多,夜间明显者,是因肾阳虚或肾气不固,膀胱失约所致。

2. **癃闭** 小便不畅,点滴而出为"癃";小便不通,点滴不出为"闭"。一般统称为"癃闭"。

癃闭有虚实的不同。因湿热蕴结,或瘀血、结石阻塞,多属实证;因老年气虚,肾阳不足,膀胱气化不利者,多属虚证。

（二）尿量异常

1. **尿量增多** 指尿次、尿量皆明显超过正常量次的症状。

（1）小便清长量多，属虚寒证。

（2）多饮多尿而形体消瘦者，属消渴病，是肾阴亏虚，开多阖少所致。

2. **尿量减少** 指尿次、尿量皆明显少于正常量次的症状。

（1）小便短赤量少，多属实热证，或汗、吐、下后伤津所致。

（2）尿少浮肿，是肺、脾、肾三脏功能失常，气化不利，水湿内停所致。

（三）排尿感异常

1. **尿道涩痛** 即排尿不畅，且伴有急迫、疼痛、灼热感，见于淋证。多因湿热蕴结、热灼津伤、结石或瘀血阻塞等所致。

2. **余沥不尽** 即排尿后小便点滴不尽，多因老年人肾阳亏虚，肾气不固所致。

3. **小便失禁** 患者神志清醒时，小便不能随意控制而自遗。多属肾气不固，膀胱失约所致。

4. **遗尿** 即睡时不自主排尿，多属肾气不足，膀胱失约。

细目九 问 经 带

要点一 月经异常的临床表现及意义

（一）经期异常

1. **月经先期** 指月经周期提前7天以上，并连续3个月经周期以上的症状。多因脾气亏虚，肾气不足，冲任不固；或因阳盛血热，肝郁化热，阴虚火旺，热扰冲任，血海不宁所致。

2. **月经后期** 指月经周期延后7天以上，并连续3个月经周期以上的症状。因营血亏损，肾精不足，或因阳气虚衰，生血不足，使血海空虚所致者，属虚证；因气滞或寒凝血瘀、痰湿阻滞，冲任受阻所致者，属实证。

3. **月经先后不定期** 指经期不定，月经或提前或延后7天以上，并连续3个月经周期以上的症状。多因肝气郁滞，或脾肾虚损，使冲任气血失调，血海蓄溢失常所致。

（二）经量异常

1. **月经过多** 指月经周期、经期基本正常，但经量较常量明显增多。多因热伤冲任，迫血妄行；或气虚，冲任不固；或瘀阻胞络，络伤血溢等所致。

2. **月经过少** 月经周期基本正常，但经量较常量明显减少，甚至点滴即净。属虚者，多因精血亏少，血海失充所致；属实者，常因寒凝、血瘀、痰湿阻滞，冲任气血不畅所致。

3. **崩漏** 非行经期间，阴道内大量出血，或持续下血，淋漓不止者，称为崩漏。一般来势急，出血量多者，称为崩，或称崩中；来势缓，出血量少者，称为漏，或称漏下。

崩与漏在病势上虽有缓急之分，但发病机理基本相同，在疾病演变的过程中，又常互相转化，交替出现，故统称为崩漏。其形成多因热伤冲任，迫血妄行；或脾肾气虚，冲任不固；或瘀阻冲任，血不归经所致。

（三）经色、经质异常

1. 经色淡红质稀，多属气虚或血少不荣。

2. 经色深红质稠，多属血热内炽。

3. 经色紫暗，夹有血块，多属血瘀。

（四）痛经

痛经是指正值经期或行经前后，出现周期性小腹疼痛，或痛引腰骶，甚至剧痛难忍的症状。

1. 经前或经期小腹胀痛或刺痛，多属气滞或血瘀。

2. 小腹冷痛，得温痛减者，多属寒凝或阳虚。

3. 经期或经后小腹隐痛，多属气血两虚，或肾精不足，胞脉失养所致。

（五）闭经

闭经指女子年逾16周岁月经尚未来潮，或已行经，未受孕或不在哺乳期而停经达6个月以上的症状。多因肝肾不足，气血亏虚，阴虚血燥，血海空虚；或因痨虫侵及胞宫，或气滞血瘀，阳虚寒凝，痰湿阻滞胞脉，冲任不通所致。

要点二 带下异常的临床表现及意义

1. **白带** 白带是指带下色白量多，质稀如涕，淋漓不绝的症状，多属脾肾阳虚，寒湿下注所致。

2. **黄带** 黄带是指带下色黄，质黏，气味臭秽的症状，多属湿热下注或湿毒蕴结所致。

3. **赤白带** 赤白带是指白带中混有血液，赤白杂见的症状，多属肝经郁热，或湿毒蕴结所致。

第五单元　闻　　诊

闻诊是通过听声音和嗅气味来诊察疾病的方法。听声音包括诊察患者的声音、呼吸、语言、咳嗽、心音、呕吐、呃逆、嗳气、太息、喷嚏、呵欠、肠鸣等各种响声。嗅气味包括嗅病体发出的异常气味、排出物的气味及病室的气味。

细目一　听　声　音

要点一　声音异常的临床表现及意义

（一）发声

发声指语声的高低清浊。

1. 疾病状态下，语声高亢洪亮有力，声音连续者，多属阳证、实证、热证。
2. 语声低微细弱，声音断续懒言者，多属阴证、虚证、寒证。
3. 语声沉闷而不清晰或似有鼻音者，称为声重，多属外感风寒，或湿浊阻滞，以致肺气不宣，鼻窍不通所致。

（二）音哑与失音

语声嘶哑者为音哑，语而无声者为失音或称为"喑"。前者病轻，后者病重。

1. 新病音哑或失音者，多属实证，多因外感风寒或风热袭肺，或痰湿壅肺，肺失清肃，邪闭清窍所致，即所谓"金实不鸣"。
2. 久病音哑或失音者，多属虚证，多因各种原因导致阴虚火旺，或肺气不足，津亏肺损，声音难出，即所谓"金破不鸣"。
3. 暴怒喊叫或持续高声宣讲，咽喉失润所致音哑或失音者，亦属气阴耗伤。
4. 久病重病，突见语声嘶哑，多是脏气将绝之危象。
5. 妇女妊娠末期出现音哑或失音者，称为妊娠失音（子喑），系因胎儿渐长，压迫肾之络脉，使肾精不能上荣于咽喉所致。

（三）鼻鼾

鼻鼾指熟睡或昏迷时鼻喉发出的一种声响，是气道不利所发出的异常呼吸声。

熟睡鼾声若无其他明显症状，多因慢性鼻病，或睡姿不当所致，体胖者、老年人较常见。

若昏睡不醒或神志昏迷而鼾声不绝者，多属高热神昏，或中风入脏之危候。

（四）惊呼

惊呼指患者突然发出的惊叫声。其声尖锐，表情惊恐者，多为剧痛或惊恐所致。小儿阵发惊呼，多为受惊。成人发出惊呼，除惊恐外，多属剧痛，或精神失常。

（五）喷嚏

喷嚏指肺气上逆于鼻而发出的声响。应注意喷嚏的次数及有无兼症。偶发喷嚏，不属病态。

1. 若新病喷嚏，兼有恶寒发热、鼻流清涕等症状，多因外感风寒，刺激鼻道，属表寒证。
2. 久病阳虚之人，突然出现喷嚏，多为阳气回复，病有好转的趋势。

（六）太息

太息又称叹息，指情志抑郁，胸闷不畅时发出的长吁或短叹声。

要点二　语言异常的临床表现及意义

（一）谵语

谵语指神识不清，语无伦次，声高有力的症状。多属邪热内扰神明所致，属实证，故《伤寒论》谓"实则谵语"。见于外感热病，温邪内入心包或阳明实热证、痰热扰乱心神等。

（二）郑声

郑声指神识不清，语言重复，时断时续，语声低弱模糊的症状。多因久病脏气衰竭，心神散乱所致，属虚证，故《伤寒论》谓"虚则郑声"。见于多种疾病的晚期、危重阶段。

（三）独语

独语指自言自语，喃喃不休，见人语止，首尾不续的症状。多因心气不足，神失所养，或气郁痰阻，蒙蔽心神所致，属阴证。常见于癫病、郁病。

（四）错语

错语指患者神志清楚而语言时有错乱，语后自知言错的症状。证有虚实之分，虚证多因心气不足，神失所养所致，多见于久病体虚或老年脏气衰微之人；实证多为痰浊、瘀血、气郁阻碍心窍所致。

（五）狂言

狂言指精神错乱，语无伦次，狂躁妄言的症状。《素问·脉要精微论》说："衣被不敛，言语善恶，不避亲疏者，此神明之乱也。"多因情志不遂，气郁化火，痰火互结，内扰神明所致。多属阳证、实证，常见于狂病、伤寒蓄血证。

（六）语謇

语謇指神志清楚、思维正常，但语言不流利，或吐字不清。因习惯而成者，不属病态。病中言语謇涩，每与舌强并见者，多因风痰阻络所致，为中风之先兆或后遗症。

要点三　呼吸异常的临床表现及意义

（一）喘

喘，指呼吸困难、短促急迫，甚至张口抬肩，鼻翼扇动，难以平卧。其发病多与肺肾等脏腑有关。喘有虚实之分。

1. 发作急骤，呼吸深长，息粗声高，唯以呼出为快者，为实喘。多为风寒袭肺或痰热壅肺，痰饮停肺，肺失宣肃，肺气上逆所致。

2. 发病缓慢，呼吸短浅，急促难续，息微声低，唯以深吸为快，动则喘甚者，为虚喘。多为肺气不足、肺肾亏虚，气失摄纳，或心阳气虚所致。

（二）哮

哮，指呼吸急促似喘，喉间有哮鸣音的症状。多因痰饮内伏，复感外邪所诱发，或因久居寒湿之地，或过食酸咸生冷或闻刺激性气味等诱发。

喘不兼哮，但哮必兼喘。喘以气息急迫、呼吸困难为主，哮以喉间哮鸣声为特征。临床上哮与喘常同时出现，所以常并称为哮喘。

（三）短气

短气，指呼吸气急而短促，气短不足以息，数而不相接续，似喘而不抬肩，喉中无痰鸣音。短气有虚实之别。

1. 虚证短气，兼有形瘦神疲，声低息微等，多因体质衰弱或元气虚损所致。

2. 实证短气，常兼有呼吸声粗，或胸部窒闷，或胸腹胀满等，多因痰饮、胃肠积滞、气滞或瘀阻所致。

（四）少气

少气，又称气微。指呼吸微弱而声低，气少不足以息，言语无力的症状。主诸虚劳损，多因久病体虚或肺肾气虚所致。

要点四　咳嗽的临床表现及意义

（一）临床表现

咳嗽指肺气向上冲击喉间而发出的一种"咳—咳"声音。古人将其分为三种，有声无痰谓之咳，有痰无声谓之嗽，有痰有声谓之咳嗽。多因六淫外邪袭肺、有害气体刺激、痰饮停肺、气阴亏虚等而致肺失清肃宣降，肺气上逆所致。临床上首先应分辨咳声和痰的色、量、质的变化，其次参考时间、病史及兼症等，以鉴别病证的寒热虚实性质。

（二）临床意义

1. 咳声重浊沉闷，多属实证，多因寒痰湿浊停聚于肺，肺失肃降所致。

2. 咳声轻清低微，多属虚证，多因久病肺气虚损，失于宣降所致。

3. 咳声不扬，痰稠色黄，不易咳出，多属热证，多因热邪犯肺，肺津被灼所致。

4. 咳有痰声，痰多易咳，多属痰浊阻肺所致。

5. 干咳无痰或少痰，多属燥邪犯肺或阴虚肺燥所致。

6. 咳声短促，呈阵发性、痉挛性、连续不断，咳后有鸡鸣样回声，并反复发作者，称为顿咳（百日咳），多因风邪与痰热搏结所致，常见于小儿。

7. 咳声如犬吠，伴有声音嘶哑，吸气困难，喉中有白膜生长，擦破流血，随之复生，是时行疫毒攻喉所致，多见于白喉。

要点五　呕吐、呃逆、嗳气、肠鸣的临床表现及意义

（一）呕吐

呕吐指饮食物、痰涎从胃中上涌，由口中吐出的症状。是胃失和降，胃气上逆的表现。前

人以有声有物为呕吐,有物无声为吐,有声无物为干呕。但临床上难以截然分开,一般统称为呕吐。根据呕吐声音的强弱和吐势的缓急,可判断证候的寒热虚实等。

1. 吐势徐缓,声音微弱,呕吐物清稀者,多属虚寒证。常因脾胃阳虚,脾失健运,胃失和降,胃气上逆所致。

2. 吐势较猛,声音壮厉,呕吐出黏稠黄水,或酸或苦者,多属实热证。常因邪热犯胃,胃失和降,胃气上逆所致。

3. 呕吐呈喷射状者,多为热扰神明,或因头颅外伤、颅内有瘀血、肿瘤等,使颅内压力增高所致。

4. 呕吐酸腐味的食糜,多属伤食,多因暴饮暴食,或过食肥甘厚味,以致食滞胃脘,胃失和降,胃气上逆所致。

5. 共同进餐者皆发吐泻,多为食物中毒。朝食暮吐、暮食朝吐者,为胃反,多属脾胃阳虚证。

6. 口干欲饮,饮后则吐者,称为水逆,因饮邪停胃,胃气上逆所致。

(二)呃逆

呃逆指从咽喉发出的一种不由自主的冲击声,声短而频,呃呃作响的症状。俗称"打呃",唐代以前称"哕",是胃气上逆的表现。临床上根据呃声的高低强弱,间歇时间的长短不同,来判断病证的虚实寒热性质。

1. 呃声频作,高亢而短,其声有力者,多属实证;呃声低沉,声弱无力,多属虚证。

2. 新病呃逆,其声有力,多属寒邪或热邪客于胃;久病、重病呃逆不止,声低气怯无力者,属胃气衰败之危候。

3. 突发呃逆,呃声不高不低,无其他病史及兼症者,多属饮食刺激,或偶感风寒,一时胃气上逆动膈所致,一般为时短暂,不治自愈。

(三)嗳气

嗳气指胃中气体上出咽喉所发出的一种声长而缓的症状。古称"噫"。是胃气上逆的一种表现。饱食之后,或饮汽水后,偶有嗳气,无其他兼症者,是饮食入胃排挤胃中气体上出所致,不属病态。临床根据嗳声和气味的不同,可判断虚实寒热。

1. 嗳气酸腐,兼脘腹胀满者,多因宿食内停,属于实证。

2. 嗳气频作而响亮,嗳气后脘腹胀减,嗳气发作因情志变化而增减者,多为肝气犯胃,属于实证。

3. 嗳气频作,兼脘腹冷痛,得温症减者,多为寒邪犯胃,或为胃阳亏虚。

4. 嗳声低沉断续,无酸腐气味,兼见纳呆食少者,为脾胃虚弱,属虚证。多见于老年人或体虚之人。

(四)肠鸣

肠鸣又称腹鸣,是气体或液体通过肠道而产生的一种气过水声或沸泡音。在正常情况下,肠鸣声低弱而和缓,一般难以直接闻及,肠鸣声高时,患者或旁人可以直接听到。借助听诊器诊察肠鸣音,在脐部听得较为清楚,4~5次/分,若超过10次/分则为肠鸣频繁,持续3~5分钟才听到1次者为肠鸣稀少。

肠鸣发生的频率、强度、音调等与胃肠功能、进食情况、感邪性质等有关。当肠道传导失常或阻塞不通时,则肠鸣声高亢而频急,或肠鸣音减少,甚至完全消失。

1. **肠鸣增多**

(1)当患者动摇身体,或推抚脘部时,脘腹部鸣响如囊裹浆,辘辘有声者,称为振水声,若是饮水过后出现多属正常,若非饮水而常见此声者,多为水饮留聚于胃。

(2)鸣响在脘腹,如饥肠辘辘,得温得食则减,饥寒则重者,为中气不足,胃肠虚寒。

(3)肠鸣高亢而频急,脘腹痞满,大便泄泻者,多为感受风寒湿邪以致胃肠气机紊乱所致。

(4)肠鸣阵作,伴有腹痛欲泻,泻后痛减,胸胁满闷不舒者,为肝脾不调。

2. **肠鸣稀少** 肠鸣稀少主要显示肠道传导功能障碍。可因实热蕴结胃肠,肠道气机受阻;肝脾不调,气机郁滞,肠道腑气欠通;脾肺气虚,肠道虚弱,传导无力;阴寒凝滞,气机闭阻,肠道不通等所致。

3. **肠鸣完全消失** 肠鸣完全消失,腹胀满痛者,多属肠道气滞不通之重症,可见于肠痹或肠结等病。

细目二 嗅气味

要点 口气、病室气味异常的临床表现及意义

（一）口气

口气指从口中散发出的异常气味。正常人呼吸或讲话时，口中无异常气味散出。若口中散发臭气者，称为口臭，多与口腔不洁、龋齿、便秘或消化不良有关。

1. 口气酸臭，并伴食欲不振，脘腹胀满者，多属食积胃肠。
2. 口气臭秽者，多属胃热。
3. 口气腐臭，或兼咳吐脓血者，多是内有溃腐脓疡。
4. 口气臭秽难闻，牙龈腐烂者，为牙疳。

（二）病室气味

病室气味由病体本身或排出物、分泌物散发而形成。气味从病体发展到充斥病室，说明病情重笃。临床上通过嗅病室气味，可作为推断病情及诊断特殊疾病的参考。

1. 病室臭气触人，多为瘟疫类疾病。
2. 病室有血腥味，病者多患失血。
3. 病室散有腐臭气，病者多患溃腐疮疡。
4. 病室尸臭，多为脏腑衰败，病情重笃。
5. 病室尿臊气，多见于水肿病晚期。
6. 病室有烂苹果样气味（酮体气味），多见于消渴。
7. 病室有蒜臭气味，多见于有机磷杀虫药中毒。

第六单元　脉　　诊

脉诊又称切脉,是医生用手指对患者身体某些特定部位的动脉进行切按,体验脉动应指的形象,以了解健康或病情,辨别病证的一种诊察方法。

细目一　诊脉概说

要点一　寸口诊法的部位、原理及寸口分候脏腑

（一）寸口诊法的部位

寸口又称气口或脉口。寸口诊法是指单独切按桡骨茎突内侧一段桡动脉的搏动,根据其脉动形象,推测人体生理、病理状况的一种诊察方法。寸口脉分为寸、关、尺三部。通常以腕后高骨（桡骨茎突）为标记,其内侧的部位关前（腕侧）为寸,关后（肘侧）为尺。两手各有寸、关、尺三部,共六部脉。寸关尺三部又可施行浮、中、沉三候。

（二）寸口诊法的原理

1. **寸口部为"脉之大会"**　寸口脉属手太阴肺经之脉,气血循环流注起始于手太阴肺经,营卫气血遍布周身,循环五十度又终止于肺经,复会于寸口,为十二经脉的始终。脉气流注肺而总会聚于寸口,故全身各脏腑生理功能的盛衰,营卫气血的盈亏,均可从寸口部的脉象上反映出来。

2. **寸口部脉气最明显**　寸口部是手太阴肺经"经穴"（经渠）和"输穴"（太渊）的所在处,为手太阴肺经经气流注和经气渐旺,以至达到最旺盛的特殊反应点,故前人有"脉会太渊"之说,其脉象变化最有代表性。

3. **可反映宗气的盛衰**　肺、脾同属太阴经,脉气相通,手太阴肺经起于中焦,而中焦为脾胃所居之处,脾将通过胃所受纳腐熟的食物之精微上输于肺,肺朝百脉而将营气与呼吸之气布散至全身,脉气变化见于寸口,故寸口脉动与宗气一致。

4. **寸口处为桡动脉**　该动脉所在桡骨茎突处,其行径较为固定,解剖位置亦较浅表,毗邻组织比较分明,方便易行,便于诊察,脉搏强弱易于分辨。另外,诊寸口脉沿用已久,在长期医疗实践中,积累了丰富的经验,所以说寸口部为诊脉的理想部位。

（三）寸口分候脏腑

左寸候心,右寸候肺,并统括胸以上及头部的疾病;左关候肝胆,右关候脾胃,统括膈以下、脐以上部位的疾病;两尺候肾,并包括脐以下至足部的疾病。

要点二　诊脉方法

（一）患者体位

诊脉时患者应取正坐位或仰卧位,前臂自然向前平展,与心脏置于同一水平,手腕伸直,手掌向上,手指自然放松,在腕关节下面垫一松软的脉枕,使寸口部位充分伸展,局部气血畅通,便于诊察脉象。

（二）医生指法

诊脉指法主要包括有选指、布指、运指三部分。

1. **选指**　医生用左手或右手的食指、中指和无名指三个手指的指目诊察,指目是指尖和指腹交界棱起之处,是手指触觉较灵敏的部位。诊脉者的手指指端要平齐,即三指平齐,手指略呈弓形,与受诊者体表约呈45°为宜,这样的角度可以使指目紧贴于脉搏搏动处。

2. **布指**　中指定关,医生先以中指按在掌后高骨内侧动脉处,然后示指按在关前（腕侧）定寸,无名指按在关后（肘侧）定尺。布指的疏密要与患者手臂长短与医生手指的粗细相适应,如患者的手臂长或医者手指较细者,布指宜疏,反之宜密。定寸时可选取太渊穴所在位置（腕横纹上）,定尺时可考虑按寸到关的距离确定关到尺的长度,以明确尺的位置。寸、关、尺

不是一个点,而是一段脉管的诊察范围。

3. **运指** 医生运用指力的轻重、挪移及布指变化以体察脉象。常用的指法有举、按、寻、循、总按和单按等,注意诊察患者的脉位(浮沉、长短)、脉次(至数与均匀度)、脉形(大小、软硬、紧张度等)、脉势(强弱与流利度等)及左右手寸关尺各部的表现。

常用的具体指法:

(1)举:是指医生用较轻的指力,按在寸口脉搏跳动部位,以体察脉搏的方法。亦称"轻取"或"浮取"。

(2)按:是指医生用较重的指力,甚至按到筋骨体察脉象的方法。此法又称"重取"或"沉取"。

(3)寻:寻是指切脉时指力从轻到重,或从重到轻,左右推寻,调节最适当指力的方法。在寸口三部细细寻找脉动最明显的部位,统称寻法,以捕获最丰富的脉象信息,亦称"寻",是中取之意。

(4)总按:总按即三指同时用力诊脉的方法。从总体上辨别寸、关、尺三部和左右两手脉象的形态、脉位、脉力等。总按时一般指力均匀,但亦有三指用力不一致的情况。

(5)单按:用一个手指诊察一部脉象的方法。主要用于分别了解寸、关、尺各部脉象的形态特征。

首先应先用总按的方法,从总体上辨别脉象的形态、脉位的浮沉,然后再使用单按手法等辨别左右手寸、关、尺各部脉象的形态特征。

(三)平息

医生在诊脉时注意调匀呼吸,即所谓"平息"。一方面医生保持呼吸调匀,清心宁神,可以用自己的呼吸计算患者的脉搏至数;另一方面,平息有利于医生思想集中,可以仔细地辨别脉象。

(四)切脉时间

一般每次诊脉每手应不少于1分钟,两手以3分钟左右为宜。

诊脉时需注意每次诊脉的时间,至少应在50动,一则有利于仔细辨别脉象变化,再则切脉时初按和久按的指感有可能不同,对临床辨证有一定的意义,所以切脉的时间要适当长些。

(五)小儿脉诊法

小儿寸口部位甚短,一般用"一指(拇指或食指)定关法",不必细分寸、关、尺三部。

具体操作方法是:用左手握住小儿的手,对3岁以下的小儿,可用右手大拇指按于小儿掌后高骨部脉上,不分三部,以定至数为主;对3~5岁的小儿,则以高骨中线为关,以一指向两侧转动以寻查三部;6~8岁的小儿,则可挪动拇指诊三部;9~15岁,可以次第下指,依寸、关、尺三部诊脉;15岁以上,可按成人三部脉法进行辨析。

要点三 脉象要素

(一)脉位

脉位指脉动显现部位的浅深。脉位表浅为浮脉;脉位深沉为沉脉。

(二)至数

至数指脉搏的频率。正常成人一息脉来4~5至为平脉,一息五至以上为数脉,一息不足四至为迟脉。

(三)脉长

脉长指脉动应指的轴向范围长短,即脉动范围超越寸、关、尺三部,称为长脉;应指不及三部,但见关部或寸、关部者,均称为短脉。

(四)脉宽

脉宽指脉动应指的径向范围大小,即指下感觉到脉道的粗细。脉道宽大者为大脉,脉道狭小者为细脉。

(五)脉力

脉力指脉搏的强弱。脉搏应指有力为实脉,脉搏应指无力为虚脉。

(六)脉律

脉律指脉动节律的均匀度。其包括两个方面:一是脉动节律是否均匀,有无停歇;二是停歇的至数、时间是否规则。

(七)流利度

流利度指脉搏来往的流利通畅程度。脉来流利圆滑者,为滑脉;来势艰难,不流利者,为涩脉。

(八)紧张度

紧张度指脉管的紧急或弛缓程度。脉的紧张度主要体现在脉长、张力和指下搏动变化情况。脉紧张度高,如弦脉、紧脉;脉弛缓者,如缓脉。

细目二 正常脉象

要点一 正常脉象的特点

正常脉象的主要特点是：寸、关、尺三部有脉，一息四五至，相当于72~80次/分；成年人不浮不沉，不大不小，从容和缓，节律一致，尺部沉取有一定力量，并随生理活动、气候、季节和环境不同而有相应变化。故将正常脉象的特点概括为"有胃""有神""有根"。

要点二 胃、神、根的含义

1. 胃 胃也称胃气。脉之胃气主要反映脾胃运化功能的盛衰和营养状况的优劣。脉有胃气的特点是徐和、从容、软滑的感觉。

2. 神 脉搏有力是有神的标志，故有胃即有神。脉之有神是指：脉象有力柔和，节律整齐。

3. 根 脉之有根关系到肾。脉之有根主要表现在尺脉有力、沉取不绝两个方面。

总之，胃、神、根是从不同侧面强调了正常脉象所必备的条件，三者相互补充而不能截然分开。

细目三 常见病脉

要点一 常见病脉的脉象特征及鉴别

（一）常见病脉的脉象特征

1. 浮脉 轻取即得，重按稍减而不空，举之有余，按之不足。其脉象特征是脉管的搏动在皮下较浅表的部位，即位于皮下浅层。

2. 散脉 浮散无根，稍按则无，至数不齐。其脉象特征是浮取散漫，中取似无，沉取不应，并常伴有脉动不规则，时快时慢而不匀（但无明显歇止），或脉力往来不一致。

3. 芤脉 浮大中空，如按葱管。其脉象特征是应指浮大而软，按之上下或两边实而中间空。说明芤脉位偏浮、形大、势软而中空。

4. 革脉 浮而搏指，中空外坚，如按鼓皮。其脉象特征是浮取感觉脉管搏动的范围较大而且较硬，有搏指感，但重按则乏力，有豁然而空之感，因而恰似以指按压鼓皮上的外坚中空之状。

5. 沉脉 轻取不应，重按始得，举之不足，按之有余。其脉象特征是脉管搏动的部位在皮肉之下靠近筋骨之处，因此用轻指力按触不能察觉，用中等指力按触搏动也不明显，只有用重指力按到筋骨间才能感觉到脉搏明显的跳动。

6. 伏脉 重按推筋着骨始得，甚则暂时伏而不显。其脉象特征是脉管搏动的部位比沉脉更深，隐伏于筋下，附着于骨上。因此，诊脉时浮取、中取均不见，需用重指力直接按至骨上，然后推动筋肉才能触到脉动，甚至伏而不见。

7. 牢脉 沉取实大弦长，坚牢不移。其脉象特征是脉位沉长，脉势实大而弦。牢脉轻取、中取均不应，沉取始得，但搏动有力，势大形长，为沉、弦、大、实、长五种脉象的复合脉。

8. 迟脉 脉来迟慢，一息不足四至（相当于每分钟脉搏在60次以下）。其脉象特征是脉管搏动的频率小于正常脉率。

9. 缓脉 其义有二，一是脉来和缓，一息四至（每分钟60~70次），应指均匀，脉有胃气的一种表现，称为平缓，多见于正常人；二是脉来怠缓无力，弛纵不鼓的病脉。

10. 数脉 脉来急促，一息五至以上而不满七至（每分钟90~120次）。其脉象特征是脉率较正常为快，比疾脉慢。

11. 疾脉 脉来急疾，一息七八至（每分钟120次以上）。其脉象特征是脉率比数脉更快。

12. 虚脉 三部脉举之无力，按之空豁，应指松软。亦是无力脉象的总称。其脉象特征是脉搏搏动力量软弱，寸、关、尺三部，浮、中、沉三候均无力。

13. 短脉 应指不及三部，但见关部或寸部者，均称为短脉。

14. 实脉 三部脉充实有力，其势来去皆盛。亦为有力脉象的总称。其脉象特征是脉搏搏动力量强，寸、关、尺三部，浮、中、沉三候均有力量，脉管宽大。

15. 长脉 首尾端直，超过本位。其脉象特征是脉搏的搏动范围显示较长，超过寸、关、尺三部。

16. **洪脉** 脉体宽大而浮,充实有力,来盛去衰,状若波涛汹涌。其脉象特征主要表现在脉搏显现的部位、形态和气势三个方面。脉体宽大,搏动部位浅表,指下有力。

17. **大脉** 脉体宽大,但无脉来汹涌之势。其脉象特征是寸口三部皆脉大而和缓、从容。

18. **细脉** 脉细如线,但应指明显。其脉象特征是脉道狭小,指下寻之往来如线,但按之不绝,应指明显。

19. **濡脉** 浮细无力而软。其脉象特征是位浮、形细、势软。其脉管搏动的部位在浅层,形细而软,如絮浮水,轻取即得,重按不显。

20. **弱脉** 沉细无力而软。其脉象特征是位沉、形细、势软。由于脉管细小且不充盈,其搏动部位在皮肉之下靠近筋骨处,指下感到细而无力。

21. **微脉** 极细极软,按之欲绝,若有若无。其脉象特征是脉形极细小,脉势极软弱,以致轻取不见,重按起落不明显,似有似无。

22. **滑脉** 往来流利,应指圆滑,如盘走珠。其脉象特征是脉搏形态应指圆滑,如同圆珠流畅地由尺部向寸部滚动,浮、中、沉取皆可感到。

23. **动脉** 脉形如豆,滑数有力,厥厥动摇,关部尤显。其脉象特征是具有短、滑、数三种脉象的特点,其脉搏搏动部位在关部明显,应指如豆粒动摇。

24. **涩脉** 形细而行迟,往来艰涩不畅,脉势不匀。其脉象特征是脉形较细,脉势滞涩不畅,如"轻刀刮竹";至数较缓而不匀,脉力大小亦不均,呈三五不调之状。

25. **弦脉** 端直以长,如按琴弦。其脉象特征是脉形端直而形长,脉势较强,脉道较硬,切脉时有挺然指下、直起直落的感觉。

26. **紧脉** 绷急弹指,状如牵绳转索。其脉象特征是脉势紧张有力,坚搏抗指,脉管的紧张度、力度均比弦脉高,其指感比弦脉更加绷急有力,且有旋转绞动或左右弹指的感觉,但脉体较弦脉柔软。

27. **结脉** 脉来缓慢,时有中止,止无定数。其脉象特征是脉来迟缓,脉律不齐,有不规则的歇止。

28. **代脉** 脉来一止,止有定数,良久方还。其脉象特征是脉律不齐,表现为有规则的歇止,歇止的时间较长,脉势较软弱。

29. **促脉** 脉来数而时有一止,止无定数。其脉象特征是脉率较快且有不规则的歇止。

(二)脉象鉴别

1. **比类法鉴别** 见表8-6-3-1~表8-6-3-7。

(1)归类:或称分纲,即将29种脉象进行归类、分纲,就能提纲挈领,执简驭繁。如浮脉类有浮、洪、濡、散、芤、革,沉脉类有沉、伏、弱、牢,迟脉类有迟、缓、涩、结,数脉类有数、疾、促、动,虚脉类有虚、细、微、代、短,实脉类有实、滑、弦、紧、长、大。

(2)辨异:在了解同类脉象相似特征的基础上,再将不同之处进行比较而予以区别,这就是脉象的辨异。

表 8-6-3-1 相似脉部位比较表

脉位	脉名与脉象特征
脉位表浅	浮脉:举之有余,重按稍减而不空,脉形不大不小
	芤脉:浮大中空,如按葱管
	濡脉:浮细而无力
	革脉:浮而搏指,中空外坚,如按鼓皮
	散脉:浮而无根,至数不齐,脉力不匀
脉位在皮下深层	沉脉:轻取不应,重按始得
	伏脉:脉位更深更沉,须推筋着骨始得,甚则暂时伏而不见
	牢脉:沉取实大弦长,坚牢不移
	弱脉:弱脉沉而软小无力

表 8-6-3-2 相似脉至数比较表

至数	脉名与脉象特征
脉率快于正常脉象	数脉：一息五至以上，不足七至
	疾脉：一息七八至
	促脉：不仅脉率每息在五至以上，而且有不规则的歇止
脉率慢于正常脉象	迟脉：一息不足四至
	缓脉：缓脉虽为一息四至，但脉来怠缓无力
	结脉：结脉不仅脉率不及四至，而且有不规则的歇止

表 8-6-3-3 相似脉节律比较表

节律不整	脉名与脉象特征
有间歇的不整脉象	促脉：数而时止，止无定数
	结脉：缓而时止，止无定数
	代脉：脉来一止，止有定数，良久方还
无间歇的不整脉象	涩脉：脉律不齐，三五不调，往来艰涩，形态不匀
	散脉：脉律不齐，浮散无根

表 8-6-3-4 相似脉脉宽比较表

脉象宽细	脉名与脉象特征
具有细的特征的脉象	细脉：脉细如线，应指明显
	濡脉：脉浮细而软，轻取即得
	弱脉：脉沉细而软，重按乃得
	微脉：脉极细极软，似有似无
具有宽的特征的脉象	洪脉：脉体宽大，充实有力，来盛去衰
	实脉：三部脉充实有力，其势来去皆盛

表 8-6-3-5 相似脉脉长比较表

脉象长短	脉名与脉象特征
具有长的特征的脉象	长脉：脉动应指超逾三部
	弦脉：端直以长，如按琴弦
	牢脉：长而沉实弦
具有短的特征的脉象	短脉：短脉指脉动应指不及三部
	动脉：动脉以短而滑数为特征

表 8-6-3-6　相似脉脉紧张度比较表

脉体紧张度	脉名与脉象特征
脉体较硬	弦脉：脉长而坚硬，如按琴弦
	紧脉：紧张有力，如按绳索
	革脉：浮大搏指，中空外坚，如按鼓皮
脉体柔软	濡脉：脉浮细而软
	弱脉：脉沉而软小无力
	缓脉：脉来怠缓无力，弛纵不鼓

表 8-6-3-7　相似脉脉流利度比较表

流利度	脉名与脉象特征
脉来流利	数脉：频率快，一息五至以上而不满七至
	滑脉：往来流利圆滑，如珠走盘
	动脉：动则短而滑数，厥厥动摇
脉来艰涩	涩脉：形细而行迟，往来艰涩不畅，脉势不匀，如轻刀刮竹

2. **对举法鉴别**　对举法就是把两种相反的脉象对比而加以鉴别的方法。如分别进行浮与沉、迟与数、虚与实、滑与涩、洪与细、长与短、弦与紧、紧与缓、散与牢的鉴别比较。（表8-6-3-8）

要点二　常见病脉的临床意义

1. **浮脉**　一般见于表证，亦见于虚阳浮越证。
2. **散脉**　多见于元气离散，脏腑精气衰败，尤其是心、肾之气将绝的危重病证。
3. **芤脉**　常见于大量失血、伤阴等病证。
4. **革脉**　多见于亡血、失精、半产、漏下等病证。
5. **沉脉**　多见于里证。有力为里实；无力为里虚。亦可见于健康者。
6. **伏脉**　常见于邪闭、厥证和痛极的患者。
7. **牢脉**　多见于阴寒内盛、疝气、癥积等病证。
8. **迟脉**　多见于寒证，迟而有力为实寒；迟而无力为虚寒。亦见于邪热结聚之实热证。
9. **缓脉**　多见于湿病、脾胃虚弱，亦可见于健康者。
10. **数脉**　多见于热证，亦见于里虚证。
11. **疾脉**　多见于阳极阴竭，元气欲脱之证。
12. **虚脉**　见于虚证，多为气血两虚。
13. **短脉**　多见于气虚或气郁。
14. **实脉**　见于实证。亦见于健康者。
15. **长脉**　常见于阳证、热证、实证，亦可见于平人。
16. **洪脉**　多见于阳明气分热盛。
17. **大脉**　多见于健康者，或为病进。
18. **细脉**　多见于虚证或湿证。
19. **濡脉**　多见于虚证或湿困。
20. **弱脉**　多见于阳气虚衰，气血俱虚。
21. **微脉**　多见于气血大虚，阳气衰微。
22. **滑脉**　多见于痰湿、食积和实热等病证。亦是青壮年的常脉，或妇女的孕脉。
23. **动脉**　常见于惊恐、疼痛等症。
24. **涩脉**　多见于气滞、血瘀、痰食内停、精伤、血少。
25. **弦脉**　多见于肝胆病、疼痛、痰饮等，或为胃气衰败者。亦见于老年健康者。
26. **紧脉**　见于实寒证、疼痛和食积等。
27. **结脉**　多见于阴盛气结、寒痰血瘀，亦可见于气血虚衰。
28. **代脉**　见于脏气衰微、疼痛、惊恐、跌仆损伤等病证。
29. **促脉**　多见于阳盛实热、气血痰食停滞，亦见于脏气衰败。

表 8-6-3-8　脉象鉴别表

脉纲	共同特点	相类脉		
		脉名	脉象	主病
浮脉类	轻取即得	浮	举之有余,按之不足	表证,亦见于虚阳浮越证
		洪	脉体阔大,充实有力,来盛去衰	热盛
		濡	浮细无力而软	虚证,湿证
		散	浮取散漫而无根,伴至数或脉力不匀	元气离散,脏气将绝
		芤	浮大中空,如按葱管	失血,伤阴之际
		革	浮而搏指,中空外坚	亡血、失精、半产、崩漏
沉脉类	重按始得	沉	轻取不应,重按始得	里证
		伏	重按推至筋骨始得	邪闭、厥证、痛极
		弱	沉细无力而软	阳气虚衰,气血俱虚
		牢	沉按实大弦长	阴寒内积、疝气、癥积
迟脉类	一息不足四至	迟	一息不足四至	寒证,亦见于邪热结聚
		缓	一息四至,脉来怠缓	湿病,脾胃虚弱,亦见于平人
		涩	往来艰涩,迟滞不畅	精伤、血少、气滞、血瘀、痰食内停
		结	迟而时有一止,止无定数	阴盛气结,寒痰瘀血,气血虚衰
数脉类	一息五至以上	数	一息五至以上,不足七至	热证,亦主里虚证
		疾	脉来急疾,一息七八至	阳极阴竭,元气欲脱
		促	数而时有一止,止无定数	阳热亢盛,瘀滞,痰食停积,脏气衰败
		动	脉短如豆,滑数有力	疼痛,惊恐
虚脉类	应指无力	虚	举按无力,应指松软	气血两虚
		细	脉细如线,应指明显	虚证,湿证
		微	极细极软,似有似无	气血大虚,阳气暴脱
		代	迟而中止,止有定数	脏气衰微,疼痛,惊恐,跌仆损伤
		短	首尾俱短,不及本部有力	主气郁,无力主气损
实脉类	应指有力	实	举按充实而有力	实证,亦见于平人
		滑	往来流利,应指圆滑	痰湿、食积、实热,亦见于青壮年或孕妇
		弦	端直以长,如按琴弦	肝胆病、疼痛、痰饮等,亦见于老年健康者
		紧	绷急弹指,状如转索	实寒证、疼痛、宿食
		长	首尾端直,超过本位	阳证、热证、实证,亦见于平人
		大	脉体宽大,无汹涌之势	健康者,亦见于病进

细目四 相兼脉

要点 常见相兼脉的表现及临床意义

相兼脉指两种或两种以上的单因素脉相兼出现,复合构成的脉象。临床常见的相兼脉及其临床意义如下:

1. **浮紧脉** 多见于外感寒邪之表寒证,或风寒痹病疼痛。
2. **浮缓脉** 多见于风邪伤卫、营卫不和的太阳中风证。
3. **浮数脉** 多见于风热袭表的表热证。
4. **浮滑脉** 多见于表证夹痰,常见于素体多痰湿而又感受外邪者。
5. **沉迟脉** 多见于里寒证。
6. **沉弦脉** 多见于肝郁气滞,或水饮内停。
7. **沉涩脉** 多见于血瘀,尤常见于阳虚而寒凝血瘀者。
8. **沉缓脉** 多见于脾虚,水湿停留。
9. **沉细数脉** 多见于阴虚内热或血虚。
10. **弦紧脉** 多见于寒证、痛证,常见于寒滞肝脉,或肝郁气滞等所致的疼痛等。
11. **弦数脉** 多见于肝郁化火或肝胆湿热、肝阳上亢。
12. **弦滑数脉** 多见于肝火夹痰,肝胆湿热或肝阳上扰,痰火内蕴等病证。
13. **弦细脉** 多见于肝肾阴虚或血虚肝郁,或肝郁脾虚等证。
14. **滑数脉** 多见于痰热(火)、湿热或食积内热。
15. **洪数脉** 多见于阳明经证、气分热盛,多见于外感热病。

第七单元　八纲辨证

八纲：指表、里、寒、热、虚、实、阴、阳八个纲领。

根据病情资料，运用八纲进行分析综合，从而辨别疾病现阶段病变部位的浅深、病情性质的寒热、邪正斗争的盛衰和病证类别的阴阳，以作为辨证纲领的方法，称为八纲辨证。

细目一　八纲基本证

要点一　表里证的临床表现及鉴别要点

表证指六淫、疫疠等邪气，经皮毛、口鼻侵入机体的初期阶段，正气抗邪于肌表，以新起恶寒发热为主要表现的证。

里证指病变部位在内，脏腑、气血、骨髓等受病，以脏腑受损或功能失调症状为主要表现的证。

（一）表证与里证的临床表现

1. **表证**　新起恶风寒，或恶寒发热，头身疼痛、喷嚏、鼻塞、流涕、咽喉痒痛，微有咳嗽、气喘，舌淡红，苔薄，脉浮。

表证是正气抗邪于外的表现，一般以新起恶寒，或恶寒发热并见，脉浮，脏腑的症状不明显为共同特征。多见于外感病初期，具有起病急、病位浅、病程短的特点。

2. **里证**　里证的范围极为广泛，其临床表现多种多样，概而言之，凡非表证（及半表半里证）的特定证，一般都属里证的范畴，即所谓"非表即里"。其证特征是无新起恶寒发热并见，以脏腑症状为主要表现。

里证可见于外感疾病的中、后期阶段，或为内伤疾病。不同的里证，可表现为不同的证候，故很难用几个症状或体征全面概括，但其基本特征是一般病情较重，病位较深，病程较长。

（二）表证与里证的鉴别要点

表证和里证的辨别，主要审察寒热症状、脏腑症状是否突出，舌象、脉象等的变化。

1. 外感病中，发热恶寒同时并见者属表证；但热不寒或但寒不热者属里证；寒热往来者属半表半里证。

2. 表证以头身疼痛、鼻塞、喷嚏等为常见症状，脏腑症状不明显；里证以脏腑症状如咳喘、心悸、腹痛、呕泻之类的表现为主症，鼻塞、头身痛等非其常见症状；半表半里证则有胸胁苦满等特有表现。

3. 表证及半表半里证的舌象变化不明显，里证舌象多有变化；表证多见浮脉，里证多见沉脉或其他多种脉象。

4. 辨表里证尚应参考起病的缓急、病情的轻重、病程的长短等。

要点二　寒热证、寒热真假的临床表现及鉴别要点

寒证指感受寒邪，或阳虚阴盛，导致机体功能活动受抑制而表现的具有"冷、凉症状"特点的证。

热证指感受热邪，或脏腑阳气亢盛，或阴虚阳亢，导致机体功能活动亢进而表现的具有"温、热症状"特点的证。

当病情发展到寒极或热极的时候，有时会出现一些与其寒、热病理本质相反的"假象"，具体来说，有真热假寒证和真寒假热证两种情况。

真热假寒证，指疾病的本质为热证，却出现某些"寒象"的证，又称"热极似寒"。是由于邪热内盛，阳气郁闭于内而不能布达于外所致，而且邪热越盛，厥冷的程度可能越重，即所谓"热深厥亦深"。

真寒假热证，指疾病的本质为寒证，却出现某些"热象"的证，又称"寒极似热"。是由于阳气虚衰，阴寒内盛，逼迫虚阳浮越于上、格拒于外所致。

（一）寒证、热证、寒热真假

1. **寒证**　恶寒，畏寒，肢冷蜷卧，冷痛，喜暖，口淡不渴，痰、涎、涕清稀，小便清长，大便稀溏，面色白，舌淡，苔白而润，脉紧或迟等。

2. **热证**　发热，恶热喜冷，口渴欲饮，面赤，烦躁不宁，痰、涕黄稠，小便短黄，大便干结，舌红，苔黄燥少津，脉数等。

3. **真热假寒证**　如里热炽盛之人，除出现胸腹灼热、神昏谵语、口臭息粗、渴喜冷饮、小便短黄、舌红苔黄而干、脉有力等里实热证的典型表现外，有时会伴随出现四肢厥冷、脉沉迟等症。这些"寒象"与寒证的表现有所不同，如虽四肢厥冷，但胸腹灼热，不欲近衣被；虽脉沉迟，但按之有力。

4. **真寒假热证**　如阳气虚衰，阴寒内盛之人，除出现四肢厥冷、小便色清、大便质溏甚至下利清谷、舌淡苔白、脉来无力等里虚寒证的典型表现外，尚可出现自觉发热、面色红、神志躁扰不宁、口渴、咽痛、脉浮大或数等症。这些"热象"与热证的表现有所不同，如虽自觉发热，但触之胸腹无灼热，且欲加衣被；虽面色红，但为两颧浮红，时隐时现；虽神志躁扰不宁，但自感疲乏无力；虽口渴，却欲热饮，且饮水不多；虽咽喉疼痛，但不红肿；脉虽浮大或数，但按之无力。

（二）寒证、热证的鉴别要点

1. **寒证与热证的鉴别**　应对疾病的全部表现进行综合观察，尤其应以寒热的喜恶、口渴与否、面色的赤白、四肢的温凉、二便、舌象、脉象等作为鉴别要点（表8-7-1-1）。

表8-7-1-1　寒证与热证的鉴别

鉴别点	寒证	热证
寒热喜恶	恶寒喜温	恶热喜凉
口渴	不渴	渴喜冷饮
面色	白	红
四肢	冷	热
大便	稀溏	干结
小便	清长	短黄
舌象	舌淡苔白润	舌红苔黄燥
脉象	迟或紧	数

2. **寒热真假的鉴别**　一般情况下"假象"容易出现在疾病的后期及危重期。辨证时应以表现于内部、中心的症状作为判断的主要依据，外部、四肢的症状可能为"假象"。"假象"和"真象"表现不同，如"假热"之面赤，是面色㿠白而仅在颧颊上浅红娇嫩，时隐时现，而里热炽盛的面赤却是满面通红；"假寒"常表现为四肢厥冷伴随胸腹部灼热，揭衣蹬被，而阴寒内盛者则往往身体蜷卧，欲加衣被。

要点三　虚实证、虚实真假的临床表现及鉴别要点

虚证指人体阴阳、气血、津液、精髓等正气亏虚，而邪气不著，表现为"不足、松弛、衰退"特征的证。

实证指人体感受外邪，或疾病过程中阴阳气血失调，体内病理产物蓄积，以邪气盛、正气不虚为基本病理，表现为有余、亢盛、停聚特征的证。

当患者的正气虚损严重，或病邪极其盛实时，有时会出现一些与其虚、实病理本质相反的"假象"。具体来说，有真实假虚证和真虚假实证两种情况。

真实假虚证，指疾病的本质为实证，却出现某些"虚羸"的现象，即所谓"大实有羸状"。是由于火热、痰食、湿热、瘀血等邪气或病理产物大积大聚，以致经脉阻滞，气血不能畅达。其病变的本质属实。

真虚假实证，指疾病的本质为虚证，却出现某些"盛实"的现象，即所谓"至虚有盛候"。是由于脏腑虚衰、气血不足、运化无力、气机不畅所致。其病变的本质属虚。

（一）虚证、实证、虚实真假

1. **虚证** 一般久病、势缓者多虚证，耗损过多者多虚证，体质素弱者多虚证。由于各种虚证的表现极不一致，各脏腑虚证的表现更是各不相同，所以很难用几个症状全面概括。

2. **实证** 一般新起、暴病者多实证，病情急剧者多实证，体质壮实者多实证。由于感受邪气的性质及致病特点的差异，以及病邪侵袭、停积部位的不同，实证的表现各不相同，同样难以全面概括。

3. **真实假虚证** 实邪内盛之人，出现神情默默、身体倦怠、懒言、脉象沉细等貌似"虚羸"的表现，虽默默不语但语时声高气粗，虽倦怠乏力却动之觉舒，虽脉象沉细却按之有力，还可能伴随疼痛拒按、舌质苍老、舌苔厚腻等表现。

4. **真虚假实证** 正气亏虚较为严重之人，出现腹胀腹痛、二便闭塞、脉弦等貌似"盛实"的表现，但腹虽胀满而有时缓解，腹虽痛而按之痛减，脉虽弦但重按无力，还可能伴随神疲乏力、面色无华、舌质娇嫩等表现。

（二）虚证、实证的鉴别要点

1. **虚证与实证的鉴别** 主要可从病程、体质、症状、舌脉等方面加以鉴别（表8-7-1-2）。

表8-7-1-2 虚证与实证的鉴别

鉴别点	虚证	实证
病程	较长（久病）	较短（新病）
体质	多虚弱	多壮实
精神	多萎靡	多兴奋
声息	声低息微	声高气粗
疼痛	喜按	拒按
胸腹胀满	按之不痛，胀满时减	按之疼痛，胀满不减
发热	多为潮热、微热	多为高热
恶寒	畏寒，添衣近火得温则减	恶寒，添衣近火得温不减
舌象	舌质嫩，苔少或无苔	舌质老，苔厚腻
脉象	无力	有力

2. **虚实真假的鉴别** 要注意围绕虚、实证的表现特点及鉴别要点综合分析从而分清虚实的真假。在辨别时应注意：脉象的有力无力、有神无神、浮候如何、沉候如何，尤以沉取之象为真谛；舌质的胖嫩与苍老，舌苔的厚腻与否；言语发声的响亮与低怯；患者体质的强弱，发病的原因，病证的新久，以及治疗经过等。

要点四 阴阳证的临床表现及鉴别要点

阴、阳是归类病证类别的两个纲领。

阴、阳分别代表事物相互对立的两个方面。病证的性质及临床表现，一般都可用阴阳进行概括或归类（表8-7-1-3）。

表证与里证、寒证与热证、虚证与实证反映了病变过程中三对既对立又统一的矛盾现象。为了对病情进行更高层面或总的归纳，可以用阴证与阳证概括其他六类证，即表证、热证、实证属阳，里证、寒证、虚证属阴。阴、阳两纲可以统领其他六纲而成为八纲中的总纲。

阴证与阳证的划分不是绝对的，是相对而言的。因此，临床上在对具体病证归类时会存在阴中有阳、阳中有阴的情况。

表 8-7-1-3 阴证与阳证的鉴别

四诊	阴证	阳证
问	恶寒畏冷，喜温，食少乏味，不渴或喜热饮，小便清长或短少，大便溏泄气腥	身热，恶热，喜凉，恶食，心烦，口干渴引饮，小便短赤涩痛，大便干硬，或秘结不通，或有奇臭
望	面色苍白或暗淡，身重蜷卧，倦怠无力，精神萎靡，舌淡胖嫩，舌苔润滑	面色潮红或通红，狂躁不安，口唇燥裂，舌红绛，苔黄燥或黑而生芒刺
闻	语声低微，静而少言，呼吸怯弱，气短	语声壮厉，烦而多言，呼吸气粗，喘促痰鸣
切	腹痛喜按，肢凉，脉沉、细、迟、无力等	腹痛拒按，肌肤灼热，脉浮、洪、数、大、滑、有力等

细目二 八纲证间的关系

八纲证间的关系，主要可归纳为证的相兼、证的错杂、证的转化三个方面。

要点一 证的相兼

广义的证的相兼，是指多种证同时存在。本处所指为狭义的证的相兼，即在疾病某一阶段，出现不相对立的两纲或两纲以上的证同时存在的情况。

临床常见的八纲相兼证有表实寒证、表实热证、里实寒证、里实热证、里虚寒证、里虚热证，其临床表现一般多是相关纲领证临床表现的叠加。如恶寒重发热轻、头身疼痛、无汗、脉浮紧等，可辨为表实寒证；出现形体消瘦、五心烦热，潮热盗汗，口干咽燥，颧红，舌红少津，脉细数等，可辨为里虚热证。

"表虚证"有两种说法：一是指外感风邪所致有汗出的表证（相对于外感风寒所致无汗出的"表实证"而言）；二是指肺（脾）气虚所致的卫表不固证，但实际上该证属于（阳）气虚弱之证。

要点二 证的错杂

证候错杂指疾病的某一阶段，同时存在八纲中对立两纲的证。

（一）表里同病

表里同病指在同一患者身上，既有表证，又有里证的情况。它的形成可概括为以下三种情况。

1. 发病即同时出现表证与里证的表现。
2. 先有表证未罢，又及于里。
3. 先有内伤病未愈而又感外邪。

临床上常见的 6 种情况为：表里俱寒、表里俱热、表寒里热、表热里寒、表里俱实及表实里虚。

（二）寒热错杂

寒热错杂指在同一患者身上，既有寒证，又有热证的情况。它的形成可概括为以下三种情况。

1. 先有热证，复感寒邪；或先有寒证，复感热邪。
2. 先有外感寒证，寒郁而化热，虽已入里，但表寒未解。
3. 机体阴阳失调，出现寒热错杂。

结合病位，可将其概括为表里的寒热错杂与上下的寒热错杂。表里的寒热错杂包括表寒里热与表热里寒；上下的寒热错杂包括上热下寒与上寒下热。

（三）虚实夹杂

虚实夹杂指在同一患者身上，既有虚证，又有实证的情况。它的形成可概括为以下两种情况。

1. 先有实证，邪气太盛，损伤正气，以致正气亦虚，而出现虚证。
2. 先有正气不足的虚证，无力祛除病邪，以致病邪积聚；或复感外邪，又同时出现实证。

结合病位，可将其概括为三种情况，即以虚证为主的虚中夹实，以实证为主的实中夹虚，以及虚证、实证难分轻重的虚实并重。

要点三 证的转化

证的转化指疾病在其发展变化过程中，八纲中相互对立的证在一定条件下可以相互转化。证的转化包括表里出入、寒热转化、虚实转化。

（一）表里出入

表里出入是指病邪由表入里，或由里出表。一般而言，由表入里多提示病情转重，由里出表多预示病情减轻。掌握病势的表里出入变化，对于预测疾病的发展与转归，调整治疗策略具有重要意义。

1. 表邪入里 指先出现表证，因表邪不解，内传入里，致使表证消失而出现里证。

2. 里邪出表 指某些里证因治疗及时、护理得当，机体抵抗力增强，驱邪外出，从而表现出病邪向外透达的症状或体征。

（二）寒热转化

寒证或热证在一定条件下相互转化，形成相反的证。寒证化热提示阳气旺盛，热证转寒提示阳气衰惫。

1. 寒证化热 指原为寒证，后出现热证，而寒证随之消失。

寒证化热常见于外感寒邪未及时发散，而机体阳气偏盛，阳热内郁到一定程度，寒邪化热，形成热证；或是寒湿之邪郁遏，而机体阳气不衰，由寒而化热，形成热证；或因使用温燥之品太过，亦可使寒证转化为热证。如寒湿痹病，初为关节冷痛、重着、麻木，病程日久，或过服温燥药物，而变成患处红肿灼痛；哮病因寒引发，痰白稀薄，久之见痰黄而稠，舌红苔黄；痰湿凝聚的阴疽冷疮，其形漫肿无头、皮色不变，以后转为红肿热痛而成脓等，均属寒证转化为热证。

2. 热证转寒 指原为热证，后出现寒证，而热证随之消失。

热证转寒常见于邪热毒气严重的情况之下，或因失治、误治，以致邪气过盛，耗伤正气，正不胜邪，功能衰败，阳气耗散，故而转为虚寒证，甚至出现亡阳。如疫毒痢初期，高热烦渴，舌红脉数，泻利不止，因治疗不及时，若急骤出现四肢厥冷、冷汗淋漓、面色苍白、脉微，或病程日久，进而表现出畏冷肢凉，面白舌淡，皆是由热证转化为寒证。

（三）虚实转化

虚实转化指疾病的虚实性质发生相反的转变。提示邪与正之间的盛衰关系出现了本质性的变化。实证转虚为疾病的一般规律；虚证转实常常是因虚致实，形成本虚标实的错杂证。

1. 实证转虚 指原为实证，后发展为虚证。

实证转虚，是邪正斗争的趋势，或是正气胜邪而向愈，或是正不胜邪而迁延，故病情日久，或失治误治，正气伤而不足以御邪，皆可形成实证转化为虚证。如本为咳嗽吐痰、息粗而喘、苔腻脉滑，久之见气短而喘、声低懒言、面白、舌淡、脉弱；或初期见高热、口渴、汗多、脉洪数，后期见神疲嗜睡、食少、咽干、舌嫩红无苔、脉细数等，均是邪虽去而正已伤，由实证转化为虚证。

2. 因虚致实 指正气不足，脏腑功能衰退，组织失却濡润充养，或气机运化无力，以致气血阻滞，病理产物蓄积，邪实上升为矛盾的主要方面，而表现以实为主的证。

虚证转化为实证，是指在虚证基础上转化为以实证为主要矛盾的证，其本质是本虚标实。如心阳气虚日久，温煦无能，推运无力，则可血行迟缓而成瘀，在原有心悸、气短、脉弱等心气虚证的基础上，而后出现心胸绞痛、唇舌紫暗、脉涩等症，即心血瘀阻证，血瘀之实相较心气之虚更为突出，可视作虚证转实。

第八单元 病性辨证

细目一 阴阳虚损辨证

阴阳虚损辨证是根据阴阳的生理与病理特点，对四诊所收集的各种病情资料进行分析、归纳，辨别疾病当前病理本质是否存在阴阳虚损证候的辨证方法。

要点一 阳虚证、阴虚证的临床表现

（一）阳虚证

阳虚证是指人体阳气亏损，其温养、推动、气化等功能减退，以畏寒肢冷为主要表现的虚寒证。

1. **临床表现** 畏寒，肢冷，口淡不渴，或喜热饮，或自汗，小便清长或尿少浮肿，大便稀薄，面色㿠白，舌淡胖嫩，苔白滑，脉沉迟无力，可兼有神疲、乏力、气短等气虚表现。

2. **辨证要点** 畏寒肢冷，小便清长，面色㿠白，常与气虚症状共见。

（二）阴虚证

阴虚证是指人体阴液亏少，其滋润、濡养等功能减退，或阴不制阳，阳气偏亢，以口咽干燥、五心烦热、潮热盗汗等为主要表现的虚热证。

1. **临床表现** 形体消瘦，口燥咽干，两颧潮红，五心烦热，潮热盗汗，小便短黄，大便干结，舌红少津、少苔，脉细数等。

2. **辨证要点** 口咽干燥、五心烦热、潮热盗汗、两颧潮红、舌红少苔、脉细数等为主要表现。

要点二 亡阳证、亡阴证的临床表现及鉴别要点

（一）亡阳证

亡阴证是指人体阴液严重耗损而欲竭，以汗出如油、身热烦渴、面赤唇焦、脉细数疾为主要表现的危重证。

1. **临床表现** 冷汗淋漓，汗稀质清，面色苍白，手足厥冷，肌肤不温，神情淡漠，呼吸气弱，舌质淡润，脉微欲绝等。

2. **辨证要点** 四肢厥冷、面色苍白、冷汗淋漓、气息微弱、脉微欲绝等为主要表现。

（二）亡阴证

亡阴证是指人体阴液严重耗损而欲竭，以汗出如油、身热烦渴、面赤唇焦、脉细数疾为主要表现的危重证。

1. **临床表现** 汗出如油，热而黏手，身热肢温，虚烦躁扰，呼吸气急，口渴饮冷，小便极少，皮肤皱瘪，目眶凹陷，面赤颧红，唇舌干焦，脉细数疾，按之无力。

2. **辨证要点** 以汗出如油、身热口渴、面赤唇焦、脉细数疾为主要表现。

（三）亡阳证与亡阴证的鉴别

亡阳证与亡阴证均出现于疾病的危重阶段，且极易导致死亡，故需及时准确地辨识、治疗（表8-8-1-1）。

表8-8-1-1 亡阳证和亡阴证的鉴别

证名	临床表现							
	汗液	寒热	四肢	面色	气息	渴饮	唇舌	脉象
亡阳证	稀冷如水	身冷畏寒	厥冷	苍白	微弱	不渴或欲热饮	淡白	脉微欲绝
亡阴证	黏热如油	身热恶热	温热	面赤颧红	急促	口渴饮冷	干红	细数疾无力

细目二 气病辨证

要点 气病类证的临床表现及鉴别要点（表8-8-2-1）

（一）气虚证

气虚证是指机体元气不足，脏腑组织功能减退，以神疲乏力、少气懒言、脉虚等为主要表现的证。

1. **临床表现** 神疲乏力，少气懒言，声低息微，头晕目眩，自汗，动则诸症加剧，舌质淡嫩，脉虚。

2. **辨证要点** 以神疲乏力、少气懒言、脉虚、动则诸症加剧为主要表现。

（二）气陷证

气陷证是指气虚升举无力而反下陷，以自觉气坠，或内脏下垂为主要表现的证。

1. **临床表现** 头晕眼花，神疲气短，腹部坠胀，或久泻久痢，或见内脏下垂、脱肛、阴挺等，舌质淡嫩，脉虚。

2. **辨证要点** 以气坠、脏器下垂与气虚症状共见等为主要表现。

（三）气不固证

气不固证是指气虚失其固摄之职，以自汗，或二便、经血、精液、胎元等不固为主要表现的证。

1. **临床表现** 气短，疲乏，面白，舌淡嫩，脉虚；或自汗不止；或流涎不止；或遗尿、余溺不尽，小便失禁；或大便滑脱失禁；或各种出血；或妇女月经过多，崩漏；或滑胎，小产；或男子遗精，滑精，早泄等。

2. **辨证要点** 以自汗，或出血，或二便失禁，或津液、精液、胎元等不固与气虚症状共见等为主要表现。

（四）气脱证

气脱证是指元气亏虚已极而欲脱，以气息微弱、汗出不止、脉微等为主要表现的危重证。

1. **临床表现** 呼吸微弱，汗出不止，口开目合，手撒身软，神识蒙眬，面色苍白，口唇青紫，二便失禁，舌质淡白，舌苔白润，脉微。

2. **辨证要点** 以气息微弱、汗出不止、脉微与气虚症状共见等为主要表现。

（五）气滞证

气滞证是指人体某一部位，或某一脏腑、经络的气机阻滞，运行不畅，以胀闷、疼痛、脉弦为主要表现的证。

1. **临床表现** 胸胁、脘腹等处闷胀疼痛，症状时轻时重，部位不固定，随情绪波动而变化，或随嗳气、矢气、太息等减轻，脉象多弦，舌象无明显变化。

2. **辨证要点** 以胀闷、胀痛、窜痛、脉弦为主要表现。

（六）气逆证

气逆证是指气机升降失常，逆而向上，以咳喘、呕恶、头痛眩晕等为主要表现的证。

1. **临床表现** 咳嗽，喘促；或呃逆，嗳气，恶心，呕吐；或头痛，眩晕，甚至昏厥，呕血。

2. **辨证要点** 以咳喘、呕吐呃逆、头痛眩晕与气滞症状共见等为主要表现。

（七）气闭证

气闭证是指邪气阻闭神机或脏器、官窍，以致气机逆乱，闭塞不通，以突发神昏晕厥、绞痛等为主要表现的证。

1. **临床表现** 突发神昏、晕厥，或脏器绞痛，或二便闭塞，呼吸气粗、声高，脉沉实有力。

2. **辨证要点** 以突发神昏晕厥，或脏器绞痛，或二便闭塞为主要表现。

表8-8-2-1 气病类证的鉴别

证型	性质	病机	临床表现
气虚证	虚证	元气不足，脏腑组织功能减退	神疲乏力，少气懒言，动则诸症加剧，舌质淡嫩，脉虚
气陷证	虚证	气虚升举无力	气坠、脏器下垂与气虚症状共见，舌质淡嫩，脉虚

续表

证型	性质	病机	临床表现
气不固证	虚证	气虚失其固摄之职	自汗,或出血,或二便失禁,或津液、精液、胎元等不固与气虚症状共见,舌质淡嫩,脉虚
气脱证	虚证	元气亏虚已极而欲脱	气息微弱,汗出不止,脉微与气虚症状共见,舌质淡白,舌苔白润,脉微
气滞证	实证	气机阻滞,运行不畅	胀闷,胀痛,窜痛,脉弦,舌象无明显变化
气逆证	多为实证	气机升降失常,逆而向上	咳喘,呕吐呃逆,头痛眩晕与气滞症状共见
气闭证	实证	气机逆乱,闭塞不通	突发神昏晕厥,或脏器绞痛,或二便闭塞,脉沉实有力

细目三 血病辨证

要点 血病类证的临床表现及鉴别要点（表 8-8-3-1）

（一）血虚证

血虚证是指血液亏虚,不能濡养脏腑、经络、组织,以面、睑、唇、甲、舌淡白,脉细为主要表现的证。

1. 临床表现 面色淡白或萎黄,眼睑、口唇、爪甲色淡,头晕眼花,心悸,失眠多梦,健忘,肢体麻木,妇女经血量少色淡、愆期,甚或闭经,舌淡苔白,脉细无力。

2. 辨证要点 以面、睑、唇、甲、舌淡白,脉细等为主要表现。

（二）血脱证

血脱证是指突然大量出血或长期反复出血,致使血液亡脱,以面色苍白、心悸、脉微或芤为主要表现的证。

1. 临床表现 面色苍白,头晕,眼花,心悸,舌淡或枯白,脉微或芤,且与血虚症状共见。

2. 辨证要点 有血液严重耗失的病史,以面色苍白、心悸、脉微或芤等为主要表现。

（三）血瘀证

血瘀证是指瘀血内阻,以疼痛、肿块、出血、瘀血色脉征为主要表现的证。

1. 临床表现 有疼痛、肿块、出血、瘀血色脉征等表现。其疼痛特点为痛如针刺,痛处拒按,固定不移,常在夜间痛甚。肿块在体表者,色呈青紫;在腹内者,触之坚硬,推之不移。出血的特点是出血反复不止,色紫暗或夹有血块。瘀血色脉征主要有面色黧黑,或唇甲青紫,或肌肤甲错,或皮肤出现丝状红缕,或皮下紫斑,或腹露青筋,舌质紫暗、紫斑、紫点,或舌下络脉曲张,脉涩或结、代等。

2. 辨证要点 疼痛、肿块、出血与肤色、舌色青紫等表现共见。

（四）血热证

血热证是指火热炽盛,热迫血分,以出血与实热症状为主要表现的证。

1. 临床表现 咳血、吐血、衄血、尿血、便血、崩漏,女子月经量多或月经先期,血色鲜红,质地黏稠,舌红绛,脉弦数。

2. 辨证要点 以出血与实热症状共见为主要表现。

（五）血寒证

血寒证是指寒邪客于血脉,凝滞气机,血行不畅,以拘急冷痛、形寒、肤色紫暗为主要表现的实寒证。

1. 临床表现 手足或局部冷痛、肤色紫暗发凉,形寒肢冷,得温则减;或少腹拘急冷痛;或痛经,或月经愆期,经色紫暗,夹有血块;舌淡紫,苔白润或滑,脉沉迟或弦紧或涩。

2. 辨证要点 以拘急冷痛、形寒、肤色紫暗、妇女痛经或月经愆期与实寒症状共见为主要表现。

表 8-8-3-1　血病类证的鉴别

证型	性质	病机	临床表现
血虚证	虚证	血液亏虚,不能濡养全身	面、睑、唇、甲、舌淡白,脉细
血脱证	虚证	大量出血,血液亡脱	有血液严重耗失的病史,面色苍白、心悸、脉微
血瘀证	实证	瘀血内阻	疼痛、肿块、出血与肤色、舌色青紫
血热证	实证	元气亏虚已极而欲脱	咳血、吐血、衄血、尿血、便血、崩漏,女子月经量多或月经先期,血色鲜红,质地黏稠,舌红绛,脉弦数
血寒证	实证	寒邪客于血脉,凝滞气机,血行不畅	拘急冷痛、形寒、肤色紫暗、妇女痛经或月经愆期与实寒症状共见

细目四　气血同病辨证

气与血在生理上具有相互依存、相互资生、相互为用的关系,在病理上则相互影响。因此,气血同病辨证是根据气与血关系的特点,分析辨认气血病证的辨证方法。

临床常见的气血同病证型有气血两虚证、气虚血瘀证、气不摄血证、气随血脱证和气滞血瘀证。二者互为因果,兼并为患。

要点　气血同病类证的临床表现及鉴别要点(表 8-8-4-1)

（一）气血两虚证

气血两虚证是指气血不能互相化生,以气虚和血虚症状相兼为主要表现的证。

1. **临床表现**　神疲乏力,少气懒言,自汗,面色淡白或萎黄,口唇、眼睑、爪甲颜色淡白,头晕目眩,心悸失眠,形体消瘦,肢体麻木,月经量少色淡,愆期甚或闭经,舌质淡白,脉弱或虚。

2. **辨证要点**　以气虚证与血虚证的症状共见为主要表现。

（二）气虚血瘀证

气虚血瘀证是指由于气虚运血无力而致血行瘀滞,以气虚和血瘀症状相兼为主要表现的证。

1. **临床表现**　面色淡白或面色暗滞,倦怠乏力,少气懒言,胸胁或其他部位疼痛如刺,痛处固定不移、拒按,舌淡暗或淡紫或有紫斑、紫点,脉涩。

2. **辨证要点**　以气虚证与血瘀证的症状共见为主要表现。

（三）气不摄血证

气不摄血证是指气虚不能统摄血液而致出血,以气虚及出血症状为主要表现的证。

1. **临床表现**　鼻衄、齿衄、皮下紫斑、吐血、便血、尿血、月经过多、崩漏等各种出血,面色淡白无华,神疲乏力,少气懒言,心悸失眠,舌淡白,脉弱。

2. **辨证要点**　以出血与气虚证的症状共见为主要表现。

（四）气随血脱证

气随血脱证是指大量失血时引发气随之暴脱,以大出血及气脱症状为主要表现的证。

1. **临床表现**　大量出血时,突然面色苍白,气少息微,大汗淋漓,手足厥冷,甚至晕厥,舌淡,脉微或芤或散。

2. **辨证要点**　以大量失血,随即出现气少息微、大汗淋漓、脉微等为主要表现。

（五）气滞血瘀证

气滞血瘀证是指由于气滞导致血行瘀阻,或血瘀导致气行阻滞,出现以气滞和血瘀症状相兼为主要表现的证。

1. **临床表现**　局部(胸胁、脘腹)胀闷、走窜疼痛,甚或刺痛,疼痛固定、拒按;或有肿块坚硬,局部青紫肿胀;或有情志抑郁,急躁易怒;或有面色紫暗,皮肤青筋暴露;妇女可见经行不畅,经色紫暗或夹血块,经闭或痛经;舌质紫暗或有紫斑、紫点,脉弦或涩。

2. **辨证要点**　以气滞证与血瘀证的症状共见为主要表现。

表 8-8-4-1 气血同病类证的鉴别

证型	性质	病机	临床表现
气血两虚证	虚证	气血不能互相化生	神疲乏力,少气懒言,自汗,面色淡白或萎黄,口唇、眼睑、爪甲颜色淡白,头晕目眩,心悸失眠,形体消瘦,肢体麻木,月经量少色淡,期甚或闭经,舌质淡白,脉弱或虚
气虚血瘀证	虚证	气虚运血无力而致血行瘀滞	面色淡白或面色暗滞,倦怠乏力,少气懒言,胸胁或其他部位疼痛如刺,痛处固定不移、拒按,舌淡暗或淡紫或有紫斑、紫点,脉涩
气不摄血证	虚证	气虚不能统摄血液而致出血	各种出血,面色淡白无华,神疲乏力,少气懒言,心悸失眠,舌淡白,脉弱
气随血脱证	虚证	大量失血时引发气随之暴脱	大量出血时,突然面色苍白,气少息微,大汗淋漓,手足冷,甚至晕厥,舌淡,脉微或芤或散。
气滞血瘀证	实证	气滞导致血行瘀阻,或血瘀导致气行阻滞	局部(胸胁、脘腹)胀闷、走窜疼痛,甚或刺痛,疼痛固定、拒按;或有肿块坚硬,局部青紫肿胀;或有情志抑郁,急躁易怒;或有面色紫暗,皮肤青筋暴露;妇女可见经行不畅,经色紫暗或夹血块,经闭或痛经;舌质紫暗或有紫斑、紫点,脉弦或涩

细目五 辨津液类证

要点 痰证、饮证、水停证、津液亏虚证的临床表现、证候鉴别与临床意义

(一)痰证

痰证是指痰浊停聚或流窜于脏腑、组织之间,临床以痰多、胸闷、呕恶、眩晕、体胖、包块等为主要表现的证。

1. 临床表现 咳嗽痰多,痰质黏稠,胸脘痞闷,恶心纳呆,呕吐痰涎,头晕目眩,形体肥胖,或神昏而喉间痰鸣,或神志错乱而为癫、狂、痫,或肢体麻木、半身不遂,或某些部位出现圆滑柔韧的包块等,舌苔腻,脉滑。

2. 辨证要点 以咳吐痰多、胸闷、呕恶、眩晕、体胖、局部圆韧包块、苔腻、脉滑等为主要表现。

(二)饮证

饮证是指饮邪停聚于腔隙或胃肠,以胸闷脘痞、呕吐清水、咳吐清稀痰涎、肋间饱满等为主要表现的证。

1. 临床表现 脘腹痞胀,水声辘辘,泛吐清水;肋间饱满,支撑胀痛;胸闷、心悸,息促不得卧;身体、肢节疼重;咳嗽痰多,质稀色白,甚则喉间哮鸣;头目眩晕;舌苔白滑,脉弦或滑。

2. 辨证要点 以胸闷脘痞、呕吐清水、咳吐清稀痰涎、肋间饱满、苔滑、脉弦等为主要表现。

(三)水停证

水停证是指体内水液停聚,以肢体浮肿、小便不利,或腹大胀满、舌质淡胖等为主要表现的证。

1. 临床表现 头面、肢体,甚或全身浮肿,按之凹陷不起,或为腹水而见腹部膨隆,叩之音浊,小便短少不利,周身困重,舌淡胖,苔白滑,脉濡或缓。

2. 辨证要点 以肢体浮肿、小便不利、腹胀如鼓、周身困重、舌胖苔滑等为主要表现。

3. 阳水与阴水的鉴别 见表 8-8-5-1。

表 8-8-5-1 阳水与阴水的鉴别

类型	病因	病位	性质	发病特点	临床表现
阳水	外感风邪、疮毒、水湿	肺、脾	实证	起病较快,病程较短	肿多从头面开始,由上而下,继及全身,肿处皮肤绷急光亮,按之凹陷即起,证见表、实、热证

续表

类型	病因	病位	性质	发病特点	临床表现
阴水	饮食劳倦、禀赋不足、久病体虚	脾、肾	虚实夹杂	起病较慢，病程较长	肿多由下而上，继及全身，肿处皮肤松弛，按之凹陷不易恢复，甚则按之如泥，证见里、虚、寒证

（四）津液亏虚证

津液亏虚证是指机体津液亏少，形体、脏腑、官窍失却滋润濡养和充盈，以口渴欲饮、尿少便干、官窍及皮肤干燥等为主要表现的证。

1. 临床表现 口、鼻、唇、舌、咽喉、皮肤干燥，或皮肤枯瘪而缺乏弹性，眼球深陷，口渴欲饮，小便短少而黄，大便干结难解，舌红少津，脉细数无力等。

2. 辨证要点 以口渴，尿少，便干，口、鼻、唇、舌、皮肤干燥等为主要表现。

痰证、饮证、水停证的鉴别见表8-8-5-2。

表8-8-5-2 痰证、饮证、水停证的鉴别

证型	主症	临床表现	舌象	脉象
痰证	痰多、胸闷、呕恶、眩晕、体胖、包块	咳嗽痰多，痰质黏稠，胸脘痞闷，恶心纳呆，呕吐痰涎，头晕目眩，形体肥胖或神昏而喉间痰鸣，或神志错乱而为癫、狂、痴、痫，或肢体麻木、半身不遂，或某些部位出现圆滑柔韧的包块	舌苔腻	脉滑
饮证	胸闷脘痞、呕吐清水、咳吐清稀痰涎、肋间饱满	脘腹痞胀，水声辘辘，泛吐清水；肋间饱满，支撑胀痛；胸闷，心悸，息促不得卧；身体、肢节疼重；咳嗽痰多，质稀色白，甚则喉间哮鸣；头目眩晕	舌苔白滑	脉弦或滑
水停证	肢体浮肿、小便不利或腹大胀满、舌质淡胖	头面、肢体，甚或全身浮肿，按之凹陷不起，或为腹水而见腹部膨隆、叩之音浊，小便短少不利，周身困重	舌淡胖，苔白滑	脉濡或缓

痰证、饮证、水停证、津液亏虚证的鉴别要点见表8-8-5-3。

表8-8-5-3 痰证、饮证、水停证、津液亏虚证的鉴别要点

证型	主症	临床表现	舌象	脉象
痰证	痰多、胸闷、呕恶、眩晕、体胖、包块	咳嗽痰多，痰质黏稠，胸脘痞闷，恶心纳呆，呕吐痰涎，头晕目眩，形体肥胖或神昏而喉间痰鸣，或神志错乱而为癫、狂、痴、痫，或肢体麻木、半身不遂，或某些部位出现圆滑柔韧的包块	舌苔腻	脉滑
饮证	胸闷脘痞、呕吐清水、咳吐清稀痰涎、肋间饱满	脘腹痞胀，水声辘辘，泛吐清水；肋间饱满，支撑胀痛；胸闷，心悸，息促不得卧；身体、肢节疼重；咳嗽痰多，质稀色白，甚则喉间哮鸣；头目眩晕	舌苔白滑	脉弦或滑
水停证	肢体浮肿、小便不利，或腹大胀满、舌质淡胖	头面、肢体，甚或全身浮肿，按之凹陷不起，或为腹水而见腹部膨隆、叩之音浊，小便短少不利，周身困重	舌淡胖，苔白滑	脉濡或缓
津液亏虚证	口渴，尿少，便干，口、鼻、唇、舌、皮肤干燥	口、鼻、唇、舌、咽喉、皮肤干燥，或皮肤枯瘪而缺乏弹性，眼球深陷，口渴欲饮，小便短少而黄，大便干结难解	舌红少津	脉细数无力

第九单元 脏腑辨证

脏腑辨证是根据脏腑的生理功能及病理特点,对四诊所收集的各种病情资料进行分析、归纳,辨别疾病所在的脏腑部位及病性的一种辨证方法。

细目一 心与小肠病辨证

要点一 心与小肠病各证的临床表现

（一）心血虚证

心血虚证是指血液亏虚,心失濡养,以心悸、失眠、多梦及血虚症状为主要表现的证。

1. **临床表现** 心悸,失眠,多梦,健忘,头晕眼花,面色淡白或萎黄,唇舌色淡,脉细无力。

2. **辨证要点** 以心悸、失眠、多梦与血虚症状共见为主要表现。

（二）心阴虚证

心阴虚证是指阴液亏损,心失滋养,或阴不制阳,虚热内扰,以心悸、心烦、失眠及阴虚症状为主要表现的证。

1. **临床表现** 心悸,心烦,失眠,多梦,口燥咽干,形体消瘦,两颧潮红,或手足心热,潮热盗汗,舌红少苔乏津,脉细数。

2. **辨证要点** 以心悸、心烦、失眠与虚热症状共见为主要表现。

（三）心气虚证

心气虚证是指心气不足,鼓动无力,以心悸怔忡及气虚症状为主要表现的证。

1. **临床表现** 心悸怔忡,气短胸闷,精神疲倦,或有自汗,动则诸症加剧,面色淡白,舌淡,脉虚。

2. **辨证要点** 以心悸怔忡与气虚症状共见为主要表现。

（四）心阳虚证

心阳虚证是指心阳虚衰,温运失司,虚寒内生,以心悸怔忡,或心胸疼痛及阳虚症状为主要表现的证。

1. **临床表现** 心悸怔忡,胸闷气短,或心胸疼痛,畏寒肢冷,自汗,神疲乏力,面色㿠白,或面唇青紫,舌质淡胖或紫暗,苔白滑,脉弱或结、代或迟。

2. **辨证要点** 以心悸怔忡,或心胸疼痛与阳虚症状共见为主要表现。

（五）心阳虚脱证

心阳虚脱证是指心阳衰极,阳气欲脱,以心悸、胸痛、冷汗肢厥、脉微欲绝为主要表现的证。

1. **临床表现** 在心阳虚症状的基础上,突然冷汗淋漓,四肢厥冷,面色苍白,呼吸微弱,或心悸,心胸剧痛,神志模糊或昏迷,唇舌青紫,脉微欲绝。

2. **辨证要点** 以心悸胸痛、神志模糊或昏迷与亡阳症状共见为主要表现。

（六）心火亢盛证

心火亢盛证是指心火内炽,扰神迫血,火热上炎或下移,以心烦失眠、舌赤生疮、吐衄、尿赤及火热症状为主要表现的证。

1. **临床表现** 心烦失眠,或狂躁谵语,神识不清;或舌上生疮,溃烂疼痛;或吐血、衄血;或小便短赤,灼热涩痛;伴见发热口渴,便秘尿黄,面红舌赤,苔黄脉数。

2. **辨证要点** 以心烦失眠、舌赤生疮、吐衄、尿赤与实热症状共见为主要表现。

（七）心脉痹阻证

心脉痹阻证是指瘀血、痰浊、阴寒、气滞等因素阻痹心脉,以心悸怔忡、心胸憋闷疼痛为主要表现的证。

1. **临床表现** 心悸怔忡,心胸憋闷疼痛,痛引肩背内臂,时作时止;或以刺痛为主,舌质晦暗,或有青紫斑点,脉细、涩、结、代;或以心胸憋闷为主,体胖痰多,身重困倦,舌苔白腻,脉沉滑或沉涩;或以遇寒痛剧为主,得温痛减,形寒肢冷,舌淡苔白,脉沉迟或沉紧;或以胀痛为主,与情志变化有关,喜太息,舌淡红,脉弦。

2. **辨证要点** 以心悸怔忡、心胸憋闷疼痛与血瘀、痰阻、寒凝或气滞症状共见为主要表现。

（八）痰蒙心神证

痰蒙心神证是指痰浊内盛，蒙蔽心神，以神志抑郁、错乱、痴呆、昏迷及痰浊症状为主要表现的证。痰蒙心神证又称痰迷心窍证。

1. 临床表现 神情痴呆，意识模糊，甚则昏不知人；或精神抑郁，表情淡漠，喃喃独语，举止失常；或突然昏仆，不省人事，口吐涎沫，喉有痰声，并见面色晦暗，胸闷呕恶，舌苔白腻，脉滑等症。

2. 辨证要点 以神志抑郁、错乱、痴呆、昏迷与痰浊症状共见为主要表现。

（九）痰火扰神证

痰火扰神证是指火热痰浊交结，扰乱心神，以狂躁、神昏及痰热症状为主要表现的证。痰火扰神证又称痰火扰心（闭窍）证。

1. 临床表现 烦躁不宁，失眠多梦，甚或神昏谵语，胸闷气粗，咳吐黄痰，喉间痰鸣，发热口渴，面红目赤；或狂躁妄动，打人毁物，不避亲疏，胡言乱语，哭笑无常；舌红，苔黄腻，脉滑数。

2. 辨证要点 以烦躁不宁、失眠多梦、狂躁、神昏谵语与痰热症状共见为主要表现。

（十）瘀阻脑络证

瘀阻脑络证是指瘀血阻滞脑络，以头痛、头晕与血瘀症状为主要表现的证。

1. 临床表现 头晕不已，头痛如刺，痛处固定，经久不愈，健忘，失眠，心悸，或头部外伤后昏不知人，面色晦暗，舌质紫暗或有紫斑、紫点，脉细涩。

2. 辨证要点 以头痛、头晕与血瘀症状共见为主要表现。

（十一）小肠实热证

小肠实热证是指心火下移小肠，热迫膀胱，气化失司，以小便赤涩疼痛、心烦、舌疮及实热症状为主要表现的证。

1. 临床表现 小便短赤，灼热涩痛，尿血，心烦口渴，口舌生疮，脐腹胀痛，舌红，苔黄，脉数。

2. 辨证要点 以小便赤涩疼痛、心烦、舌疮与实热症状共见为主要表现。

要点二　心与小肠病各证的鉴别要点

（一）心血虚证与心阴虚证的鉴别

心血虚证与心阴虚证均可见心悸、失眠、多梦等症。

1. 心血虚证 心血虚证以面色淡白、唇舌色淡等"色白"之血虚表现为特征。

2. 心阴虚证 心阴虚证以口燥咽干、形体消瘦、两颧潮红、手足心热、潮热盗汗等"色红"及阴虚内热之象为特征。

（二）心气虚证、心阳虚证和心阳虚脱证的鉴别

心气虚证、心阳虚证和心阳虚脱证有密切联系，可以出现在疾病过程中的轻重不同阶段。

1. 心气虚证 心气虚证以心悸怔忡为主症，同时出现心脏及全身功能活动衰弱的症状，如气短、胸闷、神疲、自汗等，且动则诸症加剧。

2. 心阳虚证 心阳虚证是在心气虚证的基础上出现虚寒症状，以畏寒肢冷为特征，且心悸加重，或出现心胸疼痛、面唇青紫等表现。

3. 心阳虚脱证 心阳虚脱证是在心阳虚的基础上出现亡阳症状，以冷汗肢厥，或心胸剧痛、神志模糊或昏迷为特征。

（三）痰蒙心神证与痰火扰神证的鉴别

痰蒙心神证与痰火扰神证均可由情志所伤引起，皆与痰有关，均可出现神志、意识的异常。

1. 痰蒙心神证 痰蒙心神证为痰浊蒙蔽心神，其症以意识模糊、抑郁、错乱、痴呆为主，兼见苔腻、脉滑等痰浊内盛的症状，无明显火热证表现。

2. 痰火扰神证 痰火扰神证则既有痰又有火，其症以狂躁、谵语等动而多躁的表现为主，除了苔腻、脉滑等痰浊内盛的表现以外，还兼见舌红苔黄、脉数等火热症状。

细目二　肺与大肠病辨证

要点一　肺与大肠病各证的临床表现

（一）肺气虚证

肺气虚证是指肺气虚弱，宣肃、卫外功能减退，以咳嗽、气喘、自汗、易于感冒及气虚症状为主要表现的证。

1. 临床表现 咳喘无力，咳痰清稀，少气懒言，语声低怯，动则尤甚，神疲体倦，面色淡白，自汗，恶风，易于感冒，舌淡苔白，脉弱。

2. 辨证要点 以咳、喘、痰稀与气虚症状共见为主要表现。

（二）肺阴虚证

肺阴虚证是指肺阴亏虚，虚热内生，肺失滋润，清肃失司，以干咳无痰，或痰少而黏及阴虚症状为主要表现的证。

1. **临床表现** 干咳无痰，或痰少而黏，不易咳出，或痰中带血，声音嘶哑，形体消瘦，口干咽燥，五心烦热，潮热盗汗，两颧潮红，舌红少津，脉细数。

2. **辨证要点** 以干咳无痰、痰少而黏与阴虚症状共见为主要表现。

（三）风寒犯肺证

风寒犯肺证是指由于风寒侵袭，肺卫失宣，以咳嗽及风寒表证症状为主要表现的证。

1. **临床表现** 咳嗽，痰稀色白，恶寒发热，鼻塞，流清涕，头身疼痛，无汗，苔薄白，脉浮紧。

2. **辨证要点** 以咳嗽、痰稀色白与风寒表证的症状共见为主要表现。

（四）风热犯肺证

风热犯肺证是指由于风热侵犯，肺卫失宣，以咳嗽及风热表证症状为主要表现的证。

1. **临床表现** 咳嗽，痰稠色黄，发热微恶风寒，鼻塞，流浊涕，口干微渴，咽喉肿痛，舌尖红，苔薄黄，脉浮数。

2. **辨证要点** 以咳嗽、痰黄稠与风热表证的症状共见为主要表现。

（五）燥邪犯肺证

燥邪犯肺证是指燥邪侵犯，肺失清肃，肺卫失宣，以干咳无痰或痰少而黏、口鼻干燥症状为主要表现的证。

1. **临床表现** 干咳无痰或痰少而黏，难以咳出，甚则胸痛，痰中带血，或咯血，口、唇、舌、鼻、咽干燥，或见鼻衄，发热恶风寒，少汗或无汗，苔薄干，脉浮数或浮紧。

2. **辨证要点** 以干咳无痰，或痰少而黏与燥淫证的症状共见为主要表现。

（六）肺热炽盛证

肺热炽盛证是指热邪壅肺，肺失清肃，以咳嗽、气喘及里实热症状为主要表现的证。肺热炽盛证又称热邪壅肺证。

1. **临床表现** 咳嗽，气喘，胸痛，气息灼热，咽喉红肿疼痛，发热，口渴，大便秘结，小便短赤，舌红苔黄，脉数。

2. **辨证要点** 以咳嗽、气喘、胸痛与里实热症状共见为主要表现。

（七）痰热壅肺证

痰热壅肺证是指痰热交结，壅滞于肺，肺失清肃，以咳喘、痰黄稠及痰热症状为主要表现的证。

1. **临床表现** 咳嗽，气喘息粗，胸闷，或喉中痰鸣，咳痰黄稠量多，或咳吐脓血腥臭痰，胸痛，发热，口渴，小便短赤，大便秘结，舌红苔黄腻，脉滑数。

2. **辨证要点** 以咳嗽、气喘息粗与痰热症状共见为主要表现。

（八）寒痰阻肺证

寒痰阻肺证是指寒痰交阻于肺，肺失宣降，以咳嗽气喘、痰多色白及寒证症状为主要表现的证。寒痰阻肺证又名寒饮停肺证、痰浊阻肺证。

1. **临床表现** 咳嗽气喘，痰多色白，或喉中哮鸣，胸闷，形寒肢冷，舌淡苔白腻或白滑，脉濡缓或滑。

2. **辨证要点** 以咳嗽、气喘与寒痰症状共见为主要表现。

（九）饮停胸胁证

饮停胸胁证是指水饮停于胸胁，阻滞气机，以胸廓饱满、胸胁胀闷或痛及饮停症状为主要表现的证，即属痰饮病之"悬饮"。

1. **临床表现** 胸廓饱满，胸胁部胀闷或痛，呼吸、咳嗽或转侧时牵引作痛，或伴头晕目眩，舌苔白滑，脉沉弦。

2. **辨证要点** 以胸廓饱满、胸胁胀闷或痛与饮停症状共见为主要表现。

（十）风水搏肺证

风水搏肺证是指由于风邪袭肺，宣降失常，通调水道失职，水湿泛溢肌肤，以突起头面浮肿及卫表症状为主要表现的证。

1. **临床表现** 浮肿始自眼睑、头面，继及全身，上半身肿甚，来势迅速，皮薄光亮，小便短少，或见恶寒重发热轻，无汗，苔薄白，脉浮紧；或见发热重恶寒轻，咽喉肿痛，苔薄黄，脉浮数。

2. **辨证要点** 以骤起面、睑浮肿与卫表症状共见为主要表现。

（十一）大肠湿热证

大肠湿热证是指湿热壅阻肠道气机，大肠传导失常，以腹痛、泄泻及湿热症状为主要表现的证。大肠湿热证又称肠道湿热证。

1. **临床表现** 腹痛，腹泻，肛门灼热，或暴注下泻，色黄味臭；或下痢赤白脓血，里急后重，口渴，小便短赤，或伴恶寒发热，或但热不寒；舌红苔黄腻,脉滑数或濡数。

2. **辨证要点** 以腹痛、泄泻与湿热症状共见为主要表现。

(十二)肠热腑实证

肠热腑实证是指邪热入里,与肠中糟粕相搏,以腹满硬痛、便秘及里热炽盛症状为主要表现的证。肠热腑实证即六经辨证中的阳明腑实证。

1. **临床表现** 腹部硬满疼痛、拒按,大便秘结,或热结旁流,气味恶臭,壮热,或日晡潮热,汗出口渴,甚则神昏谵语、狂乱,小便短黄,舌质红,苔黄厚而燥,或焦黑燥裂起刺,脉沉数有力,或沉迟有力。

2. **辨证要点** 多因邪热炽盛,汗出过多;或误用汗剂,津液外泄,致使肠中干燥,里热更甚,燥屎内结而成。

(十三)肠燥津亏证

肠燥津亏证是指津液亏损,肠失濡润,传导失职,以大便燥结难下及津亏症状为主要表现的证。肠燥津亏证又名大肠津亏证。

1. **临床表现** 大便干燥,状如羊屎,数日一行,腹胀作痛,或见左少腹包块,口干,或口臭,或头晕,舌红少津,苔黄燥,脉细涩。

2. **辨证要点** 以大便燥结难下与津亏症状共见为主要表现。

(十四)肠虚滑泻证

肠虚滑泻证是指大肠阳气虚衰不能固摄,以大便滑脱不禁及阳虚症状为主要表现的证。肠虚滑泻证又称大肠虚寒证。

1. **临床表现** 下利无度,或大便失禁,甚则脱肛,腹痛隐隐,喜温喜按,畏寒神疲,舌淡苔白滑,脉弱。

2. **辨证要点** 以大便失禁与阳虚症状共见为主要表现。

(十五)虫积肠道证

虫积肠道证是指蛔虫等寄居肠道,阻滞气机,噬耗营养,以腹痛、面黄体瘦、大便排虫及气滞症状为主要表现的证。

1. **临床表现** 胃脘嘈杂,时作腹痛,或嗜食异物,大便排虫,或突发腹痛,按之有条索状物,甚至剧痛,呕吐蛔虫,面黄体瘦,睡中龂齿,鼻痒,或面部出现白斑,唇内有白色粟粒样凸起颗粒,白睛见蓝斑。

2. **辨证要点** 以腹痛、面黄体瘦、大便排虫或与气滞症状共见为主要表现。

要点二 肺与大肠病各证的鉴别要点

(一)风寒犯肺证与风寒表证的鉴别

1. **风寒犯肺证** 风寒犯肺证病位在肺卫,偏重于肺,症状以咳嗽为主,或兼见表证。

2. **风寒表证** 风寒表证病位主要在表,症状以恶寒发热为主,或兼有咳嗽,一般咳嗽较轻。

(二)风热犯肺证与风热表证的鉴别

1. **风热犯肺证** 风热犯肺证病位在肺卫,主要在肺,症状以咳嗽为主,或兼见表证。

2. **风热表证** 风热表证病位主要在表,症状以发热恶寒为主,或兼有咳嗽,一般咳嗽较轻。

(三)肺热炽盛证与风热犯肺证的鉴别

肺热炽盛证与风热犯肺证均属肺热实证,症状以咳嗽为主,伴见发热。

1. **肺热炽盛证** 肺热炽盛证咳喘并重,发热明显,兼有里实热证。

2. **风热犯肺证** 风热犯肺证咳喘、发热尚轻,兼有表证。

(四)肠热腑实证与肠燥津亏证的鉴别

肠热腑实证与肠燥津亏证均可见大便秘结。

1. **肠热腑实证** 肠热腑实证属燥热内结肠道,燥屎内结,腑气不通而见便秘,腹部硬满疼痛、拒按,兼有里热炽盛的症状。

2. **肠燥津亏证** 肠燥津亏证为大肠阴津亏虚,肠失濡润,传导失职而致便秘,伴见津亏失润的症状,无腹胀、满、坚、实之征。

细目三 脾与胃病辨证

要点一 脾与胃病各证的临床表现

(一)脾气虚证

脾气虚证是指脾气不足,运化失职,以纳少、腹胀、便溏及气虚症状为主要表现的证。

1. **临床表现** 不欲食或纳少,腹胀,食后胀甚,便溏,神疲乏力,少气懒言,肢体倦怠,或浮肿,或消瘦,或肥胖,面色萎黄,舌淡苔白,脉缓或弱。

2. **辨证要点** 以纳少、腹胀、便溏与气虚症状共见为主要表现。

（二）脾虚气陷证

脾虚气陷证是指脾气虚弱，升举无力而反下陷，以眩晕、泄泻、脘腹重坠、内脏下垂及气虚症状为主要表现的证。脾虚气陷证又名中气下陷证。

1. **临床表现** 眩晕，久泻，脘腹重坠作胀，食后益甚，或小便浑浊如米泔，或便意频数，肛门重坠，甚或内脏下垂，或脱肛，神疲乏力，气短懒言，面白无华，纳少，舌淡苔白，脉缓或弱。

2. **辨证要点** 以眩晕、泄泻、脘腹重坠、内脏下垂与气虚症状共见为主要表现。

（三）脾阳虚证

脾阳虚证是指脾阳虚衰，失于温运，阴寒内生，以纳少、腹胀、腹痛、便溏及阳虚症状为主要表现的证。

1. **临床表现** 腹痛绵绵，喜温喜按，纳少，腹胀，大便清稀或完谷不化，畏寒肢冷，或肢体浮肿，或白带清稀量多，或小便短少，舌质淡胖或有齿痕，舌苔白滑，脉沉迟无力。

2. **辨证要点** 以腹胀、腹痛、大便清稀与阳虚症状共见为主要表现。

（四）脾不统血证

脾不统血证是指脾气虚弱，统血失常，血溢脉外，以各种出血及脾气虚症状为主要表现的证。

1. **临床表现** 各种出血，如呕血、便血、尿血、肌衄、鼻衄、齿衄，妇女月经过多、崩漏等，伴见食少，便溏，神疲乏力，气短懒言，面色萎黄，舌淡苔白，脉细弱。

2. **辨证要点** 以各种出血与脾气虚症状共见为主要表现。

（五）湿热蕴脾证

湿热蕴脾证是指湿热内蕴，脾失健运，以腹胀、纳呆、便溏及湿热症状为主要表现的证。

1. **临床表现** 脘腹胀闷，纳呆，恶心欲呕，口苦口黏，渴不多饮，便溏不爽，小便短黄，肢体困重，或身热不扬，汗出热不解，或见面目发黄、色鲜明，或皮肤瘙痒，舌质红，苔黄腻，脉濡数。

2. **辨证要点** 以腹胀、纳呆、便溏与湿热症状共见为主要表现。

（六）寒湿困脾证

寒湿困脾证是指寒湿内盛，困阻脾阳，运化失职，以脘腹痞闷、纳呆、便溏、身重与寒湿症状为主要表现的证。

1. **临床表现** 脘腹痞闷，腹痛便溏，口腻纳呆，泛恶欲呕，头身困重，面色晦黄，或身目发黄，黄色晦暗如烟熏，或妇女白带量多，或肢体浮肿，小便短少，舌淡胖，苔白腻，脉濡缓或沉细。

2. **辨证要点** 以脘腹痞闷、纳呆、腹胀、便溏、身重与寒湿症状共见为主要表现。

（七）胃气虚证

胃气虚证是指胃气虚弱，胃失和降，以纳少、胃脘痞满、隐痛及气虚症状为主要表现的证。

1. **临床表现** 纳少，胃脘痞满，隐痛喜按，嗳气，面色萎黄，神疲乏力，少气懒言，舌质淡，苔薄白，脉弱。

2. **辨证要点** 以胃脘痞满、隐痛喜按、纳少与气虚症状共见为主要表现。

（八）胃阳虚证

胃阳虚证是指胃阳不足，胃失温养，以胃脘冷痛及阳虚症状为主要表现的证。

1. **临床表现** 胃脘冷痛，绵绵不已，喜温喜按，食后缓解，泛吐清水或夹有不消化食物，纳少脘痞，口淡不渴，倦怠乏力，畏寒肢冷，舌淡胖嫩，脉沉迟无力。

2. **辨证要点** 以胃脘冷痛与阳虚症状共见为主要表现。

（九）胃阴虚证

胃阴虚证是指胃阴亏虚，胃失濡润、和降，以胃脘隐隐灼痛、饥不欲食及阴虚症状为主要表现的证。

1. **临床表现** 胃脘隐隐灼痛，嘈杂不舒，饥不欲食，干呕，呃逆，口燥咽干，大便干结，小便短少，舌红少苔，脉细数。

2. **辨证要点** 以胃脘隐隐灼痛、饥不欲食与阴虚症状共见为主要表现。

（十）寒滞胃脘证

寒滞胃脘证是指寒邪犯胃，阻滞气机，以胃脘冷痛、恶心呕吐及实寒症状为主要表现的证。

1. **临床表现** 胃脘冷痛剧烈，得温痛减，遇寒加重，恶心呕吐，吐后痛缓，或口泛清水，口淡不渴，恶寒肢冷，面白或青，舌淡苔白润，脉弦紧或沉紧。

2. **辨证要点** 以胃脘冷痛、恶心呕吐与实寒症状共见为主要表现。

（十一）胃热炽盛证

胃热炽盛证是指火热壅滞于胃，胃失和降，

以胃脘灼痛、消谷善饥及实热症状为主要表现的证。

1. 临床表现　胃脘灼痛、拒按,消谷善饥,口气臭秽,齿龈红肿疼痛,甚则化脓、溃烂,或见齿衄,渴喜冷饮,大便秘结,小便短黄,舌红苔黄,脉滑数。

2. 辨证要点　以胃脘灼痛、消谷善饥与实热症状共见为主要表现。

（十二）食滞胃脘证

食滞胃脘证是指饮食停积胃脘,以胃脘胀满疼痛、拒按、嗳腐吞酸、泻下臭秽及气滞症状为主要表现的证。

1. 临床表现　胃脘胀满疼痛、拒按,厌恶食物,嗳腐吞酸,或呕吐酸馊食物,吐后胀痛得减,或腹胀腹痛,泻下不爽,肠鸣,矢气臭如败卵,大便酸腐臭秽,舌苔厚腻,脉滑。

2. 辨证要点　以胃脘胀满疼痛、嗳腐吞酸,或呕吐酸馊食物,或泻下酸腐臭秽与气滞症状共见为主要表现。

要点二　脾与胃病各证的鉴别要点

（一）脾阳虚证与脾气虚证的鉴别

脾阳虚证与脾气虚证均以纳少、腹胀、便溏为主症,皆可见全身功能活动减退的表现。

1. 脾阳虚证　脾阳虚证多因脾气虚病久失治发展而成,故尚可见畏寒肢冷、腹痛绵绵、喜温喜按及脉沉迟无力等虚寒表现和白带清稀量多、舌胖或有齿痕、苔白滑等水湿内盛的症状。

2. 脾气虚证　脾气虚证以脾气亏虚,失于健运为主要病机,以食少、腹胀、便溏,兼神疲乏力等气虚表现为特征。

（二）寒湿困脾证与湿热蕴脾证的鉴别

寒湿困脾证与湿热蕴脾证均为湿邪困脾,气机阻滞,可见脘腹胀闷、纳呆、便溏不爽、肢体困重、苔腻、脉濡等症状。

1. 寒湿困脾证　寒湿困脾证为寒邪与湿邪困阻脾阳,除了湿邪困脾的症状之外,尚可见身目发黄、黄色晦暗如烟熏、舌淡苔白等症状。

2. 湿热蕴脾证　湿热蕴脾证为热邪与湿邪困阻中焦,除了湿邪困脾的症状之外,尚可见面目发黄、黄色鲜明、口苦、身热不扬、舌红苔黄等热象。

（三）脾气虚证、脾阳虚证与胃气虚证、胃阳虚证的鉴别

脾气虚证、脾阳虚证与胃气虚证、胃阳虚证四证均有食少、脘腹隐痛及气虚或阳虚的症状。

1. 脾气虚证、脾阳虚证　脾气虚证、脾阳虚证以脾失运化为主,胀或痛的部位在大腹,腹胀腹痛、便溏、水肿等症状突出。

2. 胃气虚证、胃阳虚证　胃气虚证、胃阳虚证以受纳、腐熟功能减弱,胃失和降为主,胀或痛的部位在胃脘,脘痞隐痛、嗳气等症状明显。

（四）胃阴虚证与胃热炽盛证的鉴别

胃阴虚证与胃热炽盛证均属胃的热证,可见脘痛、口渴、脉数等症。

1. 胃阴虚证　胃阴虚证为虚热证,常见嘈杂、饥不欲食、舌红少苔、脉细等症。

2. 胃热炽盛证　胃热炽盛证为实热证,常见消谷善饥、口臭、牙龈肿痛、齿衄、脉滑等症。

细目四　肝与胆病辨证

要点一　肝与胆病各证的临床表现

（一）肝血虚证

肝血虚证是指肝血不足,机体失养,以眩晕、视力减退、肢体麻木及血虚症状为主要表现的证。

1. 临床表现　头晕目眩,视力减退或夜盲,爪甲不荣,肢体麻木,失眠多梦,妇女月经量少、色淡,甚则闭经,面唇淡白,舌淡,脉细。

2. 辨证要点　以眩晕、视力减退、肢体麻木与血虚症状共见为主要表现。

（二）肝阴虚证

肝阴虚证是指肝阴不足,虚热内生,以眩晕、目涩、胁痛及虚热症状为主要表现的证。

1. 临床表现　头晕眼花,两目干涩,视物不清,胁肋隐隐灼痛,口燥咽干,五心烦热,两颧潮红,潮热盗汗,舌红少苔,脉弦细数。

2. 辨证要点　以眩晕、目涩、胁肋隐痛与阴虚症状共见为主要表现。

（三）肝郁气滞证

肝郁气滞证是指肝失疏泄,气机郁滞,以情志抑郁、胸胁、少腹胀痛及气滞症状为主要表现

的证。肝郁气滞证又名肝气郁结证。

1. **临床表现** 胸胁、少腹胀满疼痛,走窜不定,情志抑郁,善太息,妇女可见乳房胀痛、月经不调、痛经、闭经,苔薄白,脉弦。

2. **辨证要点** 以情志抑郁,胸胁、少腹胀痛,脉弦与气滞症状共见为主要表现。

（四）**肝火炽盛证**

肝火炽盛证是指火热炽盛,内扰于肝,气火上逆,以头痛、胁痛、烦躁、耳鸣及实热症状为主要表现的证。肝火炽盛证又名肝火上炎证。

1. **临床表现** 头目胀痛,眩晕,面红目赤,口苦口干,急躁易怒,失眠多梦,耳鸣耳聋,或耳痛流脓,或胁肋灼痛,或吐血、衄血,大便秘结,小便短黄,舌红苔黄,脉弦数。

2. **辨证要点** 以头目胀痛、胁痛、烦躁、耳鸣等与实热症状共见为主要表现。

（五）**肝阳上亢证**

肝阳上亢证是指肝肾阴亏,阴不制阳,阳亢于上,以眩晕耳鸣、头目胀痛、头重脚轻、腰膝酸软等上实下虚症状为主要表现的证。

1. **临床表现** 眩晕耳鸣,头目胀痛,面红目赤,急躁易怒,失眠多梦,腰膝酸软,头重脚轻,舌红少津,脉弦或弦细数。

2. **辨证要点** 以头目胀痛、眩晕耳鸣、急躁易怒、头重脚轻、腰膝酸软等上实下虚症状共见为主要表现。

（六）**肝风内动证**

肝风内动证是指因阳亢、火热、阴虚、血亏等所致,出现以眩晕、麻木、抽搐、震颤等"动摇"症状为主要表现的一类证。肝风内动证属内风证。

根据病因病机、证候表现的不同,临床常见有肝阳化风、热极生风、阴虚动风、血虚生风四证。

1. **肝阳化风证** 肝阳化风证是指阴虚阳亢,肝阳升发无制,引动肝风,以眩晕头痛、肢麻震颤、㖞僻不遂为主要表现的证。

（1）临床表现：眩晕欲仆,头摇而痛,言语謇涩,手足震颤,肢体麻木,步履不正；或猝然昏倒,不省人事,口眼㖞斜,半身不遂,喉中痰鸣；舌红苔腻,脉弦。

（2）辨证要点：以眩晕欲仆、肢麻震颤、口眼㖞斜、半身不遂等为主要表现。

2. **热极生风证** 热极生风证是指邪热亢盛,燔灼筋脉,引动肝风,以高热、神昏、抽搐与实热症状为主要表现的证。

（1）临床表现：高热神昏,躁动谵语,颈项强直,四肢抽搐,角弓反张,牙关紧闭,舌质红绛,苔黄燥,脉弦数。

（2）辨证要点：以高热、神昏、抽搐与实热症状共见为主要表现。

3. **阴虚动风证** 阴虚动风证是指肝阴亏虚,筋脉失养,虚风内动,以手足震颤或蠕动及虚热症状为主要表现的证。

（1）临床表现：手足震颤或蠕动,眩晕耳鸣,两目干涩,视物模糊,五心烦热,潮热盗汗,舌红少苔,脉弦细数。

（2）辨证要点：以手足震颤或蠕动与阴虚症状共见为主要表现。

4. **血虚生风证** 血虚生风是证指血液亏虚,筋脉失养,虚风内动,以手足颤动、肢体麻木及血虚症状为主要表现的证。

（1）临床表现：手足颤动,头晕眼花,夜盲,失眠多梦,肢体麻木,肌肉瞤动,皮肤瘙痒,爪甲不荣,面唇淡白,舌淡苔白,脉细或弱。

（2）辨证要点：手足颤动、肢体麻木与血虚症状共见为主要表现。

（七）**寒凝肝脉证**

寒凝肝脉证是指寒邪侵袭,凝滞肝经,以少腹、前阴、颠顶冷痛及实寒症状为主要表现的证。

1. **临床表现** 少腹冷痛,阴囊收缩,睾丸抽痛,或颠顶冷痛,遇寒痛甚,得温痛减,恶寒肢冷,舌苔白,脉沉弦或沉紧。

2. **辨证要点** 以少腹、前阴、颠顶冷痛与实寒症状共见为主要表现。

（八）**胆郁痰扰证**

胆郁痰扰证是指痰热内扰,胆气不宁,以胆怯易惊、心烦失眠及痰热症状为主要表现的证。

1. **临床表现** 惊悸失眠,胆怯易惊,烦躁不安,犹豫不决,口苦呕恶,胸胁闷胀,眩晕耳鸣,舌红苔黄腻,脉弦数。

2. **辨证要点** 以惊悸失眠、胆怯易惊与痰热症状共见为主要表现。

要点二　肝与胆病各证的鉴别要点

（一）**肝血虚证与肝阴虚证的鉴别**

肝血虚证与肝阴虚证均有头晕目眩、视力减退等头目失养的症状。

1. **肝血虚证** 肝血虚证为血虚,常见爪甲不荣、肢体麻木、经少闭经、舌淡、脉细,且无热象。

2. **肝阴虚证** 肝阴虚证为阴虚,虚热表现明显,常见胁肋灼痛、眼干涩、潮热、颧红、五心烦热等症。

(二) 肝阳上亢证与肝火炽盛证的鉴别

肝阳上亢证与肝火炽盛证在病机与症状上都有相似之处,均有阳热亢逆的病理变化,故皆有头面部的阳热症状,如头晕胀痛、面红目赤、耳聋耳鸣等,并伴见急躁易怒、失眠多梦等神志不安的症状。

1. **肝阳上亢证** 肝火炽盛证是肝经火盛,气火上逆,病程较短,病势较急,属实证,故以口苦口渴、便干尿黄、耳痛流脓、两胁灼痛、舌红苔黄、脉弦数为特点。

2. **肝火炽盛证** 肝阳上亢证是肝肾阴虚,肝阳偏亢,病程较长,病势略缓,属上实下虚,虚实夹杂证,故以腰膝酸软、头重脚轻、舌红少津、脉弦细数为特点。

(三) 肝阳化风证与热极生风证、阴虚动风证、血虚生风证的鉴别

1. **肝阳化风证** 肝阳化风证有轻重之分,轻者以眩晕欲仆、头痛肢颤、语言謇涩、步履不正,甚者突然昏倒、舌强语謇、口眼㖞斜、半身不遂、喉中痰鸣等为辨证要点。

2. **热极生风证** 热极生风证以高热神昏、手足抽搐、颈项强直、两目上视及实热症状共见为辨证要点。

3. **阴虚动风证** 阴虚动风证是以手足蠕动与阴虚症状共见为辨证要点。

4. **血虚生风证** 血虚生风证是以手足震颤、肌肉䀮动、肢体麻木与血虚症状共见为辨证要点。

细目五 肾与膀胱病辨证

要点一 肾与膀胱病各证候的临床表现

(一) 肾阳虚证

肾阳虚证是指肾阳亏虚,机体失其温煦,以腰膝酸冷、性欲减退、夜尿多及阳虚症状为主要表现的证。

1. **临床表现** 腰膝酸软冷痛,畏寒肢冷,下肢尤甚,面色㿠白或黧黑,神疲乏力;或见性欲冷淡,男子阳痿不育、滑精、早泄,女子宫寒不孕、白带清稀量多;或尿频清长,夜尿多;舌淡苔白,脉沉细无力,尺部尤甚。

2. **辨证要点** 以腰膝冷痛、性欲减退、夜尿多与虚寒症状共见为主要表现。

(二) 肾虚水泛证

肾虚水泛证是指肾的阳气亏虚,气化无权,水液泛溢,以浮肿腰以下为甚、尿少及肾阳虚症状为主要表现的证。

1. **临床表现** 全身浮肿,腰以下为甚,按之没指,小便短少,腰膝酸软冷痛,畏寒肢冷,腹部胀满;或心悸气短,咳喘痰鸣,舌淡胖苔白滑,脉沉迟无力。

2. **辨证要点** 以浮肿腰以下为甚、小便短少与肾阳虚症状共见为主要表现。

(三) 肾阴虚证

肾阴虚证是指肾阴亏损,失于滋养,虚热内扰,以腰酸而痛、遗精、经少、头晕耳鸣及阴虚症状为主要表现的证。

1. **临床表现** 腰膝酸软而痛,眩晕耳鸣,失眠多梦,形体消瘦,潮热盗汗,五心烦热,咽干颧红;或见性欲偏亢,男子阳强易举,遗精早泄,女子经少、经闭,或见崩漏;舌红少苔或无苔,脉细数。

2. **辨证要点** 以腰酸耳鸣、男子遗精、女子月经失调与阴虚症状共见为主要表现。

(四) 肾精不足证

肾精不足证是指肾精亏损,脑与骨、髓失充,以生长发育迟缓、生育功能低下、成人早衰等为主要表现的证。

1. **临床表现** 小儿发育迟缓,身材矮小,囟门迟闭,骨骼痿软,智力低下;性欲减退,男子精少不育,女子经闭不孕;发脱齿摇,耳聋,耳鸣如蝉,腰膝酸软,足痿无力,健忘恍惚,神情呆钝,动作迟钝;舌淡苔白,脉弱。

2. **辨证要点** 以小儿生长发育迟缓、成人生育功能低下、早衰为主要表现。

(五) 肾气不固证

肾气不固证是指肾气亏虚,失于封藏、固摄,以腰膝酸软,小便、精液、经带、胎气不固及

肾虚症状为主要表现的证。

1. 临床表现 腰膝酸软,神疲乏力,耳鸣耳聋;小便频数清长,夜尿频多,或遗尿,或尿后余沥不尽,或尿失禁;男子滑精、早泄,女子月经淋漓不尽,带下清稀量多,或胎动易滑;舌质淡,舌苔白,脉弱。

2. 辨证要点 以腰膝酸软、小便频数清长、滑精、滑胎、带下量多清稀与肾气虚症状共见为主要表现。

（六）肾不纳气证

肾不纳气证是指肾气亏虚,纳气无权,以久病咳喘,呼多吸少,动则尤甚及肾虚症状为主要表现的证。肾不纳气证又称肺肾气虚证。

1. 临床表现 久病咳喘,呼多吸少,气不接续,动则喘甚,腰膝酸软,或自汗神疲,声音低怯,舌淡苔白,脉沉弱;或喘息加剧,冷汗淋漓,肢冷面青,脉浮大无根;或气短息促,颧红心烦,口燥咽干,舌红少苔,脉细数。

2. 辨证要点 以久病咳喘,呼多吸少,动则尤甚与肾气虚症状共见为主要表现。

（七）膀胱湿热证

膀胱湿热证是指湿热侵袭,蕴结膀胱,以小便频急、涩滞灼痛及湿热症状为主要表现的证。

1. 临床表现 尿频,尿急,尿道涩滞灼痛,小便短黄或浑浊,或尿血,或尿中见砂石,小腹胀痛,或腰、腹掣痛,或伴发热,舌红苔黄腻,脉滑数。

2. 辨证要点 以尿频、尿急、尿道涩滞灼痛、尿短黄与湿热症状共见为主要表现。

要点二 肾与膀胱病各证候的鉴别要点

（一）肾阳虚证与肾虚水泛证的鉴别

肾阳虚证与肾虚水泛证均为虚寒证。

1. 肾阳虚证 肾阳虚证偏重于温煦、固摄、生殖、气化功能衰退。

2. 肾虚水泛证 肾虚水泛证偏重于气化无权,水邪泛滥,以浮肿、尿少为主症。

（二）肾阴虚证与肾精不足证的鉴别

肾阴虚证和肾精不足证皆属肾的虚证,均可见腰膝酸软、头晕耳鸣等症。

1. 肾阴虚证 肾阴虚证有阴液不足,虚热内扰的表现,性欲偏亢,遗精,经少。

2. 肾精不足证 肾精不足证主要为脑、骨、髓失充,生长发育迟缓,早衰,生育功能低下,无虚热表现。

细目六 辨脏腑兼病证

要点一 脏腑兼病各证的临床表现

（一）心肾不交证

心肾不交证是指心肾水火既济失调,以心烦、失眠、耳鸣、腰膝酸软等为主要表现的证。

1. 临床表现 心烦,心悸,失眠,多梦,头晕,耳鸣,腰膝酸软,梦遗,口燥咽干,五心烦热,潮热盗汗,便结尿黄,舌红少苔,脉细数;或阳痿,腰膝冷痛,脉沉细无力等。

2. 辨证要点 以心烦、失眠、腰膝酸软、耳鸣、梦遗与虚热或虚寒症状共见为主要表现。

（二）心肾阳虚证

心肾阳虚证是指心与肾的阳气虚衰,温煦失职,以心悸、腰膝酸冷、浮肿及阳虚症状等为主要表现的证。其浮肿明显者,可称为水气凌心证。

1. 临床表现 心悸怔忡,腰膝酸冷,肢体浮肿,小便不利,形寒肢冷,神疲乏力,精神萎靡或嗜睡,唇甲青紫,舌胖淡暗或青紫,苔白滑,脉弱。

2. 辨证要点 以心悸怔忡、腰膝酸冷、肢体浮肿与虚寒症状共见为主要表现。

（三）心肺气虚证

心肺气虚证是指心肺两脏气虚,功能减退,以心悸、咳嗽、气喘及气虚症状为主要表现的证。

1. 临床表现 心悸胸闷,咳嗽,气喘,气短,动则尤甚,咳痰清稀,神疲乏力,声低懒言,自汗,面色淡白,舌淡苔白,甚者口唇青紫,脉弱或结、代。

2. 辨证要点 以心悸、胸闷、咳嗽、气喘与气虚症状共见为主要表现。

（四）心脾两虚证

心脾两虚证是指脾气亏虚,心血不足,以心悸怔忡、失眠多梦、食少、腹胀、便溏及气血两虚症状为主要表现的证。

1. 临床表现 心悸怔忡,失眠多梦,食欲不振,腹胀便溏,面色萎黄,眩晕耳鸣,神疲乏力，或见各种慢性出血，血色淡，舌淡嫩，脉弱。

2. 辨证要点　以心悸怔忡、失眠多梦、食少便溏、慢性出血与气血两虚症状共见为主要表现。

（五）心肝血虚证

心肝血虚证是指血液亏少，心肝失养，以心悸、多梦、眩晕、爪甲不荣、肢麻及血虚症状为主要表现的证。

1. 临床表现　心悸怔忡，失眠多梦，健忘，眩晕，视物模糊，雀盲，爪甲不荣，肢体麻木，甚则震颤、拘挛，面白无华，妇女月经量少色淡，甚则闭经，舌淡苔白，脉细。

2. 辨证要点　以心悸、失眠、眩晕、爪甲不荣、肢麻等与血虚症状共见为主要表现。

（六）脾肺气虚证

脾肺气虚证是指脾肺两脏气虚，以咳嗽、气喘、食少、腹胀、便溏及气虚症状为主要表现的证。

1. 临床表现　久咳不止，气短而喘，咳声低微，咳痰清稀，食欲不振，腹胀便溏，面白无华，神疲乏力，声低懒言，或见面浮肢肿，舌淡苔白滑，脉弱。

2. 辨证要点　以咳嗽气喘、痰液清稀、食少便溏与气虚症状共见为主要表现。

（七）肺肾阴虚证

肺肾阴虚证是指肺肾阴液亏虚，虚热内扰，以干咳、少痰、腰酸、遗精及阴虚症状为主要表现的证。

1. 临床表现　咳嗽痰少，或痰中带血，或声音嘶哑，腰膝酸软，形体消瘦，口燥咽干，骨蒸潮热，盗汗，颧红，男子遗精，女子经少或崩漏，舌红少苔，脉细数。

2. 辨证要点　以干咳少痰、腰酸、遗精与虚热症状共见为主要表现。

（八）肝火犯肺证

肝火犯肺证是指肝火炽盛，上逆犯肺，肺失清肃，以胸胁灼痛、急躁易怒、咳嗽阵作或咳血及实热症状为主要表现的证。

1. 临床表现　胸胁灼痛，急躁易怒，头胀头晕，咳嗽阵作，痰黄黏稠，甚则咳血，烦热口苦，面红目赤，舌红苔薄黄，脉弦数。

2. 辨证要点　以胸胁灼痛、急躁易怒、咳嗽阵作或咳血与实热症状共见为主要表现。

（九）肝胃不和证

肝胃不和证是指肝气郁结，横逆犯胃，胃失和降，以脘胁胀痛、嗳气、吞酸、情绪抑郁及气滞症状为主要表现的证。

1. 临床表现　胃脘、胁肋胀痛或窜痛，胃脘痞满，呃逆，嗳气，吞酸嘈杂，饮食减少，情绪抑郁，善太息，或烦躁易怒，舌淡红，苔薄白或薄黄，脉弦。

2. 辨证要点　以脘胁胀痛、嗳气、吞酸、情志抑郁与气滞症状共见为主要表现。

（十）肝郁脾虚证

肝郁脾虚证是指肝失疏泄，脾失健运，以胸胁胀痛、腹胀、便溏、情志抑郁症状为主要表现的证。

1. 临床表现　胸胁胀满窜痛，腹胀纳呆，腹痛欲泻，泻后痛减，或便溏不爽，肠鸣矢气，兼见善太息，情志抑郁，或急躁易怒，舌苔白，脉弦或缓。

2. 辨证要点　以胸胁胀痛、腹胀、便溏与情志抑郁症状共见为主要表现。

（十一）肝胆湿热证

肝胆湿热证是指湿热内蕴肝胆，肝胆疏泄失常，以身目发黄、胁肋胀痛及湿热症状为主要表现的证。以阴痒、带下黄臭及湿热症状为主要表现者，称为肝经湿热（下注）证。

1. 临床表现　胁肋胀痛，纳呆腹胀，泛恶欲呕，口苦厌油，身目发黄，大便不调，小便短黄；或寒热往来，舌红，苔黄腻，脉弦滑数；或阴部潮湿、瘙痒、湿疹，阴器肿痛，带下黄臭等。

2. 辨证要点　肝胆湿热以胁肋胀痛、身目发黄等与湿热症状共见为主要表现；肝经湿热以阴部瘙痒、带下黄臭等与湿热症状共见为主要表现。

（十二）肝肾阴虚证

肝肾阴虚证是指肝肾两脏阴液亏虚，虚热内扰，以腰酸胁痛、两目干涩、眩晕、耳鸣、遗精及阴虚症状为主要表现的证。

1. 临床表现　头晕目眩，胸胁隐痛，两目干涩，耳鸣健忘，腰膝酸软，失眠多梦，口燥咽干，五心烦热，或低热颧红，男子遗精，女子月经量少，舌红少苔，脉细数。

2. 辨证要点　以胸胁隐痛、腰膝酸软、眩晕耳鸣、两目干涩与虚热症状共见为主要表现。

（十三）脾肾阳虚证

脾肾阳虚证是指脾肾阳气亏虚，温化失职，虚寒内生，以久泻久痢、浮肿、腰腹冷痛及阳虚症状为主要表现的证。

1. **临床表现** 腰膝、下腹冷痛，久泻久痢，或五更泄泻，完谷不化，便质清冷，或全身浮肿，小便不利，形寒肢冷，面色㿠白，舌淡胖，苔白滑，脉沉迟无力。

2. **辨证要点** 以腰腹冷痛、久泻久痢、五更泄泻与虚寒症状共见为主要表现。

要点二 脏腑兼病各证的鉴别要点

（一）心脾两虚证与心肝血虚证的鉴别

心脾两虚证与心肝血虚证均有心血不足，心神失养的表现，均可见心悸、失眠多梦等症。

1. **心脾两虚证** 心脾两虚证兼脾虚失运，血不归经的表现，常见食少、腹胀、便溏、慢性出血等症。

2. **心肝血虚证** 心肝血虚证兼肝血不足，两目、爪甲、筋脉失于濡养，或有血虚生风的表现，常见眩晕、肢麻、视物模糊、爪甲不荣等症。

（二）心肺气虚证和脾肺气虚证的鉴别

心肺气虚证和脾肺气虚证均有肺气亏虚，宣降失常的表现，均可见咳嗽气喘、气短、咳痰清稀等症状。

1. **心肺气虚证** 心肺气虚证兼见心气不足的表现，常见心悸怔忡、胸闷等症状。

2. **脾肺气虚证** 兼见脾虚失运的表现，常见食少、腹胀、便溏等症状。

（三）肝胃不和证和肝郁脾虚证的鉴别

肝胃不和证和肝郁脾虚证均有肝郁气滞的表现，均可见胸胁胀满疼痛、善太息，情志抑郁或烦躁易怒。

1. **肝胃不和证** 肝胃不和证兼胃失和降的表现，常见胃脘胀痛、痞满、嗳气、呃逆等症。

2. **肝郁脾虚证** 肝郁脾虚证兼脾失健运的表现，常见食少、腹胀、便溏等症。

（四）脾肾阳虚证和心肾阳虚证的鉴别

脾肾阳虚证和心肾阳虚证均有肾阳虚衰，水湿内停的表现，均可见形寒肢冷、腰膝酸软、浮肿、小便不利、舌淡胖、苔白滑等症状。

1. **脾肾阳虚证** 脾肾阳虚证兼脾阳亏虚，运化无权的表现，常见久泻久痢、便质清冷等症状。

2. **心肾阳虚证** 心肾阳虚证兼心阳虚衰，血行不畅的表现，常见心悸怔忡、唇甲紫暗等症状。

（五）肝胆湿热证和湿热蕴脾证的鉴别

肝胆湿热证和湿热蕴脾证均有湿热内阻的表现，均可见发热、纳呆、恶心、黄疸、苔黄腻等症状。

1. **肝胆湿热证** 肝胆湿热证的病位在肝、胆，故胁肋胀痛明显，或见阴痒等肝经湿热症状。

2. **湿热蕴脾证** 湿热蕴脾证的病位在脾，常见脾失健运的表现，如腹胀、便溏不爽等症状，而无胁肋胀痛。

第十单元　其他辨证方法概要

细目一　辨六经病证

六经辨证是《伤寒论》辨证论治的纲领。由东汉张仲景在《素问·热论》的基础上，根据伤寒病的证候特点和传变规律而总结出来的一种辨证方法。

六经，指太阳、阳明、少阳、太阴、少阴和厥阴。六经辨证，就是以六经所系经络、脏腑的生理病理为基础，将外感病过程中所出现的各种证候，综合归纳为太阳病证、阳明病证、少阳病证、太阴病证、少阴病证和厥阴病证六类证候，用来阐述外感病不同阶段的病理特点，并指导临床治疗。

要点一　太阳病证的概念、临床表现、辨证要点

太阳病证指六淫之邪侵犯人体肌表，正邪抗争，营卫失和，以恶风寒、脉浮、头痛等为主要表现的证候。

（一）太阳经证

1. **太阳中风证**　指以风邪为主的风寒之邪侵袭太阳经脉，卫强营弱，以发热、恶风、汗出、脉浮缓等为主要表现的证候。

临床表现：发热，恶风，头痛，自汗出，脉浮缓，或见鼻鸣，干呕。

辨证要点：本证以恶风、汗出、脉浮缓为辨证依据。

2. **太阳伤寒证**　指以寒邪为主的风寒之邪侵犯太阳经脉，卫阳被遏，以恶寒、发热、无汗、头身疼痛、脉浮紧等为主要表现的证候。

临床表现：恶寒，发热，头项强痛，肢体疼痛，无汗而喘，脉浮紧。

辨证要点：本证以恶寒、无汗、头身痛、脉浮紧为辨证依据。

（二）太阳腑证

1. **太阳蓄水证**　指太阳经证不解，邪与水结，膀胱气化不利，水液停蓄，以发热恶寒、小便不利等为主要表现的证候。

临床表现：发热恶寒，小腹满，小便不利，口渴，或水入即吐，脉浮或浮数。

辨证要点：本证以太阳经证与小便不利、小腹满并见为辨证依据。

2. **太阳蓄血证**　指太阳经证不解，邪热传里，与瘀血相结于少腹，以少腹急结或硬满、大便色黑等为主要表现的证候。

临床表现：少腹急结或硬满，小便自利，如狂或发狂，善忘，大便色黑如漆，脉沉涩或沉结。

辨证要点：本证以少腹急结、小便自利、大便色黑等为辨证依据。

要点二　阳明病证的概念、临床表现、辨证要点

阳明病证指伤寒病发展过程中，阳热亢盛，胃肠燥热所表现的证候。主要病机是"胃家实"，属里实热证，为邪正斗争的极期阶段。阳明病证又可分为阳明经证和阳明腑证。

1. **阳明经证**　阳明经证指邪热亢盛，充斥阳明之经，弥漫全身，肠中尚无燥屎内结，以高热、汗出、口渴、脉洪等为主要表现的证候。

临床表现：身大热，汗出，口渴引饮，心烦躁扰，面赤，气粗，苔黄燥，脉洪大。

辨证要点：本证以大热、大汗、大渴、脉洪大为辨证要点。

2. **阳明腑证**　阳明腑证指邪热内盛，与肠中糟粕相搏，燥屎内结，以潮热汗出、腹满痛、便秘、脉沉实等为主要表现的证候。

临床表现：日晡潮热，手足漐然汗出，脐腹胀满疼痛，拒按，大便秘结，甚则神昏谵语，狂乱不得眠，舌苔黄厚干燥，或起芒刺，甚至苔焦黑燥裂，脉沉实或滑数。

辨证要点：本证以潮热汗出、腹满痛、便秘、脉沉实等为辨证要点。

要点三　少阳病证的概念、临床表现、辨证要点

少阳病证指邪犯少阳胆腑，枢机不运，经气不利，以寒热往来、胸胁苦满等为主要表现的

证候。

临床表现：寒热往来，口苦，咽干，目眩，胸胁苦满，默默不欲饮食，心烦欲呕，脉弦。

辨证要点：本证以寒热往来、胸胁苦满、口苦、咽干、目眩、脉弦等为辨证依据。

要点四 太阴病证的概念、临床表现、辨证要点

指脾阳虚弱，寒湿内生，以腹满而痛、不欲食、腹泻等为主要表现的虚寒证候。

临床表现：腹满而吐，食不下，泄泻，口不渴，时腹自痛，四肢欠温，脉沉缓或弱。

辨证要点：本证以腹满时痛、腹泻等虚寒表现为辨证要点。

要点五 少阴病证的概念、临床表现、辨证要点

1. **少阴寒化证** 少阴寒化证指心肾阳气虚衰，阴寒独盛，病性从阴化寒，以畏寒肢凉、下利清谷等为主要表现的虚寒证候。

临床表现：无热恶寒，但欲寐，四肢厥冷，下利清谷，呕不能食，或食入即吐，或身热反不恶寒，甚至面赤，脉微细，甚或欲绝。

辨证要点：本证以畏寒肢厥、下利清谷、脉微细等为辨证依据。

2. **少阴热化证** 少阴热化证指心肾阴虚阳亢，病性从阳化热，以心烦不寐、舌尖红、脉细数等为主要表现的虚热证候。

临床表现：心烦不得眠，口燥咽干或咽痛，舌尖红少苔，脉细数。

辨证要点：本证以心烦不得眠以及阴虚证候为辨证依据。

要点六 厥阴病证的概念、临床表现、辨证要点

厥阴病证指伤寒病发展传变的较后阶段，表现为阴阳对峙、寒热交错、厥热胜复的证候。

临床表现：消渴，气上撞心，心中疼热，饥而不欲食，食则吐蛔。

辨证要点：本证以消渴、气上撞心、心中疼热、饥而不欲食为辨证依据。

要点七 六经病证的传变

1. **传经** 病邪自外侵入，逐渐向里发展，或正气来复，由里出表，由某一经病证转变为另一经病证，称为"传经"。其中若按伤寒六经的顺序相传者，即太阳病证→阳明病证→少阳病证→太阴病证→少阴病证→厥阴病证，称为"循经传"；若是隔一经或两经以上相传者，称为"越经传"；若相互表里的两经相传者，称为"表里传"，如太阳病传少阴病等。

2. **直中** 伤寒病初起不从阳经传入，病邪直入于三阴者，称为"直中"。

3. **合病** 伤寒病不经过传变，两经或三经同时出现的病证，称为"合病"。如太阳阳明合病、太阳太阴合病等。

4. **并病** 伤寒病凡一经病证未罢，又见他经病证者，称为"并病"。如太阳少阴并病、太阴少阴并病等。

细目二 辨卫气营血病证

卫气营血辨证，是清代叶天士在《温热论》中所创立的一种适用于外感温热病的辨证方法。即将外感温热病发展过程中，不同病理阶段所反映的证候，分为卫分证、气分证、营分证、血分证四类，用以说明病位的浅深、病情的轻重和传变的规律，并指导临床治疗。

要点一 卫分证的概念、临床表现、辨证要点

卫分证指温热病邪侵袭肌表，卫气功能失调，肺失宣降，以发热、微恶风寒、脉浮数等为主要表现的表热证候。

临床表现：发热，微恶风寒，头痛，口干微渴，舌边尖红，苔薄黄，脉浮数，或有咳嗽、咽喉肿痛。

辨证要点：本证以发热而微恶风寒、舌边尖红、脉浮数等为辨证要点。

要点二 气分证的概念、临床表现、辨证要点

气分证指温热病邪内传脏腑，正盛邪炽，阳热亢盛所表现的里实热证候。根据邪热侵犯肺、胸膈、胃肠、胆等脏腑的不同，兼有不同的表现。

临床表现：发热不恶寒，口渴，汗出，心烦，尿赤，舌红，苔黄，脉数有力；或兼咳喘胸痛，咳痰黄稠；或兼心烦懊恼，坐卧不安；或兼潮热，腹胀痛、拒按；或时有谵语、狂乱，大便秘结或下

秽臭稀水,苔黄燥,甚则焦黑起刺,脉沉实;或见口苦,胁痛,心烦,干呕,脉弦数等。

辨证要点:气分证以发热不恶寒、舌红苔黄、脉数有力为辨证要点。

要点三 营分证的概念、临床表现、辨证要点

营分证指温热病邪内陷,营阴受损,心神被扰,以身热夜甚、心烦不寐、斑疹隐隐、舌绛等为主要表现的证候。

临床表现:身热夜甚,口不甚渴或不渴,心烦不寐,甚或神昏谵语,斑疹隐隐,舌质红绛,无苔,脉细数。

辨证要点:本证以身热夜甚、心烦不寐、舌绛、脉细数等为辨证要点。

要点四 血分证的概念、临床表现、辨证要点

血分证指温热病邪深入血分,耗血、伤阴、动血、动风所表现的一类证。根据病理及受损脏腑的不同,血分证可分为血分实热证和血分虚热证。

1. 血分实热证 血分实热证是指温热病邪深入血分,闭扰心神,迫血妄行,或燔灼肝经,以身热夜甚、躁扰神昏、舌质深绛、脉弦数为主要表现的证。多为血分证的前期阶段。

证候表现:身热夜甚,躁扰不宁,甚者神昏谵语,舌质深绛,脉弦数;或见斑疹显露、色紫黑,或吐血、衄血、便血、尿血;或见四肢抽搐,颈项强直,角弓反张,目睛上视,牙关紧闭。

辨证要点:本证以身热夜甚、躁扰神昏、舌质深绛、脉弦数与出血或动风症状共见为辨证要点。

2. 血分虚热证 血分虚热证是指血热久羁,耗伤肝肾之阴,并见机体失养,或虚风内动,以低热持续不退、形体干瘦,或手足蠕动、瘛疭等为主要表现的证。多为血分证的后期阶段。

证候表现:持续低热,暮热早凉,五心烦热,或见口干咽燥,形体干瘦,神疲耳聋,舌干少苔,脉虚细,或见手足蠕动、瘛疭等。

辨证要点:本证以低热持续不退与形体干瘦,或手足蠕动、瘛疭等症状共见为辨证要点。

要点五 卫气营血病证的传变

顺传:指病变多从卫分开始,依次传入气分、营分、血分,反映了温病由浅入深的演变规律。

逆传:指邪入卫分后,不经过气分阶段而直接深入营、血分。实际上,"逆传"只是顺传规律中的一种特殊类型,病情更加急剧、重笃。

第十一单元　中医思维的综合应用

中医诊断的过程包括采集病情资料和作出病、证等结论两个基本环节,中医思维贯穿始终。通过望、闻、问、切四诊合参采集病情资料,分析病因、病机、病性、病位,是中医诊断思维在临床中的具体体现。

细目　中医思维的综合应用

辨症、辨证、辨病、辨人、辨机体现了中医诊断思维的综合应用,概括为"五辨"。

要点　中医思维的综合应用

(一)辨症

症,包括症状和体征,是中医诊断疾病的依据。

1. **症的有无**　四诊合参是保证四诊信息可靠性的前提,因此症状采集应全面、规范和准确。

2. **症的轻重**　在诊断中,对症的轻重的判断是把握疾病主要矛盾和矛盾主要方面的重要依据,也是疗效评价的重要依据。

3. **症的真假**　由于疾病的复杂性,临床所表现的症状或体征存在真假的现象,因此在四诊信息采集过程中,应注意对症的真假的判断。

4. **症的偏全**　全面采集四诊信息可确保诊断的完整性和正确性,因此在诊断过程中应重视对兼症的收集。

(二)辨证

辨证是中医临床的核心环节,以整体思维为基础。

1. **证的有无**　证是立法的重要依据。证的确立需要通过对患者的症状、体征或相关因素的综合分析后判断。

2. **证的轻重**　证有轻重之分,在临床中,除了对证的轻重进行定性描述外,还要借鉴证素辨证的方法逐步实现定量描述。

3. **证的缓急**　证有急缓,在诊断中应避免机械的辨证分型,明确证的缓急,把握"急则治其标,缓则治其本"的治疗原则。

4. **证的兼杂**　证有相兼错杂,主次关系亦不同,临床中多以相兼证为主。

5. **证的演变**　证是动态变化的,同样的证,其形成及转归可能不同。

6. **证的真假**　临床中,患者自述的"假象"症状可能与疾病本质相反,即"真虚假实""真实假虚",因此证的真假需仔细鉴别。

(三)辨病

辨病是中医诊断的重要内容,是对疾病发展全过程的概括。

1. **病有中西**　中医、西医的病名有本质的区别,不可把传统的中医病名和西医病名完全等同起来。中医的病证结合是中医的病和中医的证的结合。

2. **病有因果**　疾病的发生有因果关系,这取决于邪正双方斗争的结果。

3. **病有善恶**　在诊断的过程中,应通过观察一些细微的变化,判断患者的病情或预后,即辨病的善恶。

4. **病有新久**　新病、久病有所不同,同一疾病不同阶段的基本病理特点、病机不同,因此治疗立法原则亦不同。

(四)辨人

中医学的研究对象更多注重整体的人,强调因人制宜。

1. **性别差异**　某些疾病的发生与性别有关,因此临床中应考虑患者的性别特点,避免误诊。

2. **年龄差异**　儿童与成人不同,青壮年与老年不同,不同年龄阶段的生理、病理特点存在差异。

3. **体质差异**　在诊断的过程中,应了解患者的体质,不同的体质和疾病的发生、发展有着内在的联系,且病后的演变趋势亦存在一定规律。

4. 习惯差异 疾病与习惯也有较大的关系,因此辨人中还包含了解患者的生活习惯。

5. 体型差异 体型是辨人的重要内容。体型不同,对疾病的发生、证候的特征、预后转归的影响亦不同。

(五)辨机

疾病的发生发展是一个动态变化的过程,因此在诊断的过程中要了解病证形成的机理,也要辨识先机。

1. 病证之机 症是辨病和辨证的依据,根据证候辨病证之机,是病证诊断的依据。在诊断时,完整采集和疾病发生发展相关的因素,如生活习惯、居住环境等,分析这些因素与疾病之间的内在联系,进而找出是否有阴阳失调、气血逆乱、脏腑功能失调等病理变化。

2. 动态先机 以整体观念为指导,充分考虑疾病的动态变化,把握疾病发展的趋势,也是中医诊断的重要内容。参考五行的生克乘侮、六经及三焦、卫气营血的传变规律、运气学说理论等,可以把握疾病的先机,实现未病先防、既病防变、既变防传、瘥后防复。

第九部分　诊断学基础

第一单元　常见症状

细目一　发　热

要点一　发热病因

(一)感染性发热

各种病原体,如病毒、细菌、支原体、立克次体、螺旋体、真菌、寄生虫等均可引起感染性发热。

(二)非感染性发热

1. **无菌性坏死物质的吸收**　①机械性、物理性或化学性损害,如大手术、内出血、大面积烧伤等。②因血管栓塞或血栓形成而引起心肌、肺、脾等脏器的梗死或肢体坏死等。③组织坏死与细胞破坏,如癌、白血病、淋巴瘤、溶血反应等。

2. **抗原-抗体反应**　如风湿热、血清病、药物热、结缔组织病等。

3. **内分泌与代谢障碍**　如甲状腺功能亢进症、严重脱水等。

4. **皮肤散热减少**　如广泛性皮炎、鱼鳞癣以及慢性心力衰竭等。

5. **体温调节中枢功能失常**　如中暑、镇静催眠药中毒、脑出血、脑外伤等。

6. **自主神经功能紊乱**　可影响正常的体温调节过程,使产热大于散热所致,多为低热,属功能性发热。

要点二　发热临床表现

(一)发热的临床分度

临床根据体温升高情况,以口腔温度为标准,将发热分为下列几种。

1. **低热**　37.3~38.0℃。
2. **中等度热**　38.1~39.0℃。
3. **高热**　39.1~41.0℃。
4. **超高热**　41.0℃以上。

(二)热型

1. **稽留热**　体温持续在39℃以上,达数日或数周,24小时波动范围不超过1℃。见于肺炎链球菌肺炎、伤寒和斑疹伤寒的高热期。

2. **弛张热**　体温在39℃以上,但波动幅度大,24小时内体温差达2℃以上,最低时仍高于正常水平。见于败血症、风湿热、重症肺结核、化脓性炎症等。

3. **间歇热**　高热期与无热期交替出现,体温波动幅度可达数度,无热期(间歇期)可持续一日至数日,如此反复发作。见于疟疾、急性肾盂肾炎等。

4. **回归热**　体温骤升至39℃以上,持续数日后又骤降至正常水平,高热期与无热期各持续若干日后即有规律地交替一次。见于回归热、霍奇金病等。

5. **波状热**　体温逐渐升高达39℃或以上,数天后逐渐下降至正常水平,数天后再逐渐升高,如此反复多次。见于布鲁菌病。

6. **不规则热**　发热无一定规律,见于结核病、风湿热、支气管肺炎、渗出性胸膜炎等。

要点三　发热伴随症状

1. **伴寒战**　见于肺炎链球菌肺炎、败血症、急性胆囊炎、急性肾盂肾炎、疟疾等。

2. **伴头痛、呕吐或昏迷**　见于乙型脑炎、流行性脑脊髓膜炎、脑型疟疾、脑出血、蛛网膜下腔出血、中毒性痢疾等。

3. **伴关节痛**　常见于结核病、结缔组织病等。

4. **伴淋巴结及肝脾肿大**　可见于血液病、恶性肿瘤、布鲁菌病、黑热病、传染性单核细胞增多症等。

5. **伴尿频、尿急、尿痛**　提示尿路感染。

6. **伴咳嗽、咳痰、胸痛**　常见于支气管炎、肺炎、胸膜炎、肺结核等。

7. **伴恶心、呕吐、腹痛、腹泻**　见于急性胃肠炎、细菌性痢疾等。

8. **伴皮肤黏膜出血**　见于流行性出血热、钩端螺旋体病、急性白血病、急性再生障碍性贫血、败血症、重型麻疹及病毒性肝炎等。

9. 伴结膜充血 见于流行性出血热、斑疹伤寒、钩端螺旋体病等。

10. 伴口唇单纯疱疹 常见于肺炎链球菌肺炎、流行性脑脊髓膜炎、间日疟、流行性感冒等。

要点四 发热问诊要点

1. 发热特点 如起病的缓急、患病的时间与季节，发热的病程、程度、频度、病因与诱因、体温变化的规律等。

2. 诊治经过 曾经患过的疾病，患病以来所做过的检查及结果，使用过的药物名称、剂量、疗效等。

3. 患病以来的一般情况 如精神状态、食欲、体重改变、睡眠及大小便情况。

4. 流行病学资料 对传染病的诊断十分重要。如蚊虫叮咬可引起流行性乙型脑炎、疟疾等；有牲畜接触史者，可患布鲁菌病；中毒性菌痢、食物中毒患者，发病前多有进食不洁饮食史；疟疾、乙型或丙型病毒性肝炎、艾滋病等可通过应用血制品、分娩及性交等传播；钩端螺旋体病、血吸虫病都有疫水接触史。

5. 其他 服药史、预防接种史、过敏史、外伤手术史、流产或分娩史、居住地及职业特点等都可对相关疾病的诊断提供重要线索。

6. 伴随症状及体征 发热的伴随症状及体征对发热病因的诊断具有重要意义。

要点五 发热检查要点

1. 体格检查 对发热患者要进行全面而细致的体格检查。重点检查生命体征、面容、意识状态、皮肤黏膜、淋巴结、心、肺、肝、脾和神经系统。注意有无意识障碍、皮疹、出血点、局部或全身浅表淋巴结肿大及肝脾肿大等。

2. 实验室及其他检查

（1）血常规检查：白细胞计数与分类有助感染性疾病的鉴别诊断，如白细胞增多，多考虑细菌性感染、白血病等。

（2）尿常规检查：血尿、白细胞尿可提示尿路感染，必要时做清洁中段尿细菌培养。

（3）粪便常规检查：可提示有无消化道感染。

（4）病原体检查：可作为感染性疾病确诊的最重要的手段。尽量采集血、尿、粪便、痰液、脓液、穿刺液等标本进行培养，阳性结果还需做药敏试验以选择敏感抗生素治疗。

（5）免疫学检查：自身抗体检查有助于诊断免疫、风湿性疾病，如系统性红斑狼疮、类风湿性关节炎等。

（6）影像学检查：胸部 X 线检查和 CT 有助于诊断肺炎、肺结核、肺肿瘤等；超声检查有助于诊断肝、胆、胰、肾等脏器病变。

细目二 头 痛

要点一 头痛病因

1. 颅内病变 见于脑出血、蛛网膜下腔出血、脑肿瘤、颅脑外伤、流行性脑脊髓膜炎、偏头痛等。

2. 颅外病变 见于颈椎病，三叉神经痛，眼、耳、鼻和齿等疾病所致的头痛。

3. 全身性疾病 见于各种感染发热、高血压、中毒、中暑、月经期及绝经期头痛等。

4. 神经症 见于神经衰弱及癔症性头痛等。

要点二 头痛问诊要点

1. 病史 询问患者有无头颅外伤史、感染、发热、中毒、高血压、青光眼、鼻窦炎、偏头痛、脑炎、脑膜炎、颅脑肿瘤、使用药物史及精神疾病史等。

2. 头痛的特点

（1）头痛的病因及诱因：眼疲劳引起的头痛发生在用眼过度；紧张性头痛多因过度紧张、劳累而诱发或加重；女性偏头痛在月经期容易发作；感染或中毒可引发头痛，并且随病情变化而减轻或加重；高血压头痛多在血压未得到控制时出现或加重；头颅外伤头痛发生在受伤后；颅脑病变头痛可发生在典型症状或诊断明确前，常与病变过程伴随。

（2）头痛的部位：大脑半球病变所致疼痛多位于病变的同侧，以额部为多，并向颞部放射；小脑幕以下病变引起的头痛多位于后枕部；青光眼引起的头痛多位于眼的周围或眼上部。

（3）头痛的性质：三叉神经痛表现为颜面

部发作性电击样疼痛；舌咽神经痛的特点是咽后部发作性疼痛并向耳及枕部放射；血管性头痛为搏动样疼痛。

（4）**头痛的时间**：鼻窦炎引起的头痛时间多为上午重下午轻；紧张性头痛多在下午或傍晚出现；颅内占位性头痛在早上起床时较明显；丛集性头痛常在夜间发生；药物引起的头痛一般出现在用药后15~30分钟，持续时间与药物半衰期有关。

3. **伴随症状**

（1）伴发热：体温升高与头痛同时出现见于脑炎、脑膜炎等感染；先头痛后出现发热见于脑出血、脑外伤等。

（2）伴呕吐：见于脑膜炎、脑炎、脑肿瘤等引起的颅内压升高；头痛在呕吐后减轻可见于偏头痛。

（3）伴意识障碍：见于脑炎、脑膜炎、脑出血、蛛网膜下腔出血、脑肿瘤、脑外伤、一氧化碳中毒等。

（4）伴眩晕：见于小脑肿瘤、椎-基底动脉供血不足等。

（5）伴脑膜刺激征：见于脑膜炎、蛛网膜下腔出血。

要点三　头痛检查要点

1. **体格检查**　检查体温、脉搏、呼吸、血压等生命体征，是否有发热、体温过低、呼吸急促、血压升高等；对头痛病因未明者，应做头部、口腔、眼（包括眼底）、耳、鼻、颈部等头颈部检查；重点检查神经系统，注意有无病理反射及脑膜刺激征等颅脑疾病体征。

2. **实验室及其他检查**

（1）血常规检查、血生化检查、血气分析、血培养检查以及脑脊液检查有助于病因诊断。

（2）影像学检查，如头颈部X线、CT、MRI检查，以及脑血管造影等，对颅脑外伤、颅内血肿、肿瘤、颈椎病等可提供诊断依据。

（3）脑电图检查，有助于癫痫、颅内占位性病变的诊断。

细目三　胸　　痛

要点一　胸痛病因

1. **胸壁疾病**　见于皮肤及皮下组织病变、肌肉病变、肋骨病变、肋间神经病变。

2. **呼吸系统疾病**　见于支气管及肺部病变、胸膜病变。

3. **心血管疾病**　见于心绞痛、心肌梗死、急性心包炎、肥厚型心肌病、血管病变、心脏神经症。

4. **其他原因**　食管疾病、纵隔疾病、腹部疾病等。

要点二　胸痛问诊要点

1. **发病年龄**　青壮年应注意结核性胸膜炎、自发性气胸、心肌炎、心肌病等，40岁以上者应多考虑心绞痛、心肌梗死及肺癌等。

2. **胸痛的部位**　胸壁疾病所致的胸痛常固定于病变部位，局部常有压痛。带状疱疹沿一侧肋间神经分布伴剧痛。非化脓性肋软骨炎多侵犯第1、2肋软骨。心绞痛与急性心肌梗死的疼痛常位于胸骨后或心前区，常牵涉至左肩背、左臂内侧达无名指及小指。食管、膈和纵隔肿瘤的疼痛多位于胸骨后。

3. **胸痛的性质**　带状疱疹呈阵发性的灼痛或刺痛。肌痛常呈酸痛。骨痛呈刺痛。食管炎常呈灼痛或灼热感。心绞痛常呈压榨样痛，可伴有窒息感。心肌梗死则疼痛更为剧烈，并有恐惧、濒死感。干性结核性胸膜炎常呈尖锐刺痛。肺梗死为突然剧烈刺痛或绞痛，常伴有呼吸困难与发绀。

4. **胸痛持续时间**　平滑肌痉挛或血管狭窄缺血所致的疼痛为阵发性，如心绞痛发作时间短暂，常为数分钟，不超过15分钟，而心肌梗死疼痛持续时间长且不易缓解。炎症、肿瘤、栓塞或梗死所致的疼痛呈持续性。

5. **胸痛的诱因与缓解因素**　心绞痛常因劳累、体力活动或精神紧张而诱发，含服硝酸甘油可迅速缓解，而对心肌梗死的胸痛则无效。心脏神经症的胸痛在体力活动后反而减轻。胸膜炎、自发性气胸的胸痛则可因深呼吸与咳嗽而加剧。胸壁疾病所致的胸痛常于局部压迫或因胸廓活动时加剧。食管疾病的胸骨后疼痛常于吞咽食物时出现或加剧。反流性食管炎的胸骨后烧灼痛，在服用抗酸剂后减轻或消失。

6. 伴随症状 胸痛伴咳嗽、咳痰见于急慢性支气管炎、肺炎、支气管扩张、肺脓肿等；伴咯血见于肺结核、肺炎、肺脓肿、肺梗死或支气管肺癌；伴呼吸困难见于肺炎链球菌肺炎、自发性气胸、渗出性胸膜炎、心绞痛、心肌梗死、急性心包炎、主动脉夹层等；伴吞咽困难提示食管疾病；伴面色苍白、大汗、血压下降或休克应首先考虑急性心肌梗死、夹层动脉瘤或大块肺栓塞等严重疾病。

要点三 胸痛检查要点

1. 体格检查 检查体温、脉搏、呼吸、血压等生命体征，注意胸腹部有无阳性体征。

2. 实验室检查

（1）血常规及血沉检查对鉴别感染与非感染、器质性与功能性疼痛有帮助。

（2）肌酸激酶（CK）及其同工酶、乳酸脱氢酶（LDH）及其同工酶、肌红蛋白、肌钙蛋白Ⅰ和T的测定，有助于急性心肌梗死的诊断。

（3）心电图检查对诊断心绞痛与心肌梗死有重要价值。

（4）胸部X线检查可发现与胸痛有关的肋骨、脊椎、胸骨、纵隔、主动脉、心、肺与胸膜的病变。

细目四 腹 痛

要点一 腹痛病因

1. 腹部疾病 见于腹膜炎、腹腔脏器炎症、空腔脏器梗阻或痉挛、脏器扭转或破裂、腹膜粘连或脏器包膜牵张、化学性刺激、肿瘤压迫与浸润等。

2. 胸腔疾病的牵涉痛 如急性心肌梗死、肺炎、肺梗死、胸膜炎等，疼痛可牵涉腹部，类似急腹症。

3. 全身性疾病 如尿毒症、铅中毒等。

4. 其他原因 如荨麻疹、过敏性紫癜等。

要点二 腹痛问诊要点

1. 腹痛的病因、诱因及发病缓急 暴饮暴食后出现的急性腹痛多为急性胰腺炎、急性胃扩张；进食油腻食物后突发腹痛多见于急性胆囊炎、胆石症；腹部外伤后突发腹痛有休克者应考虑肝、脾破裂；反复发作的饥饿性腹痛伴反酸、嗳气者多为十二指肠溃疡。

2. 腹痛部位 右上腹痛多为肝、胆疾患；右下腹痛多见于急性阑尾炎；脐周疼痛多为小肠病变；左下腹痛多为降结肠、乙状结肠病变；中上腹痛多为胃、十二指肠或胰腺病变；下腹痛多见于膀胱炎、盆腔炎症及异位妊娠破裂等；全腹痛见于弥漫性腹膜炎。

3. 腹痛的性质与程度 消化性溃疡常有慢性、周期性、节律性中上腹隐痛或灼痛，如突然呈剧烈的刀割样、烧灼样持续性疼痛，可并发急性穿孔；幽门梗阻者为胀痛，于呕吐后减轻或缓解；胆石症、泌尿道结石及肠梗阻时呈剧烈绞痛；剑突下钻顶样痛是胆道蛔虫梗阻的特征；肝癌疼痛多呈进行性锐痛；慢性肝炎与淤血性肝肿大多为持续性胀痛；肝或脾破裂、异位妊娠破裂可出现腹部剧烈绞痛或持续性疼痛；持续性、广泛性剧烈腹痛伴腹肌紧张或板状腹，提示为急性弥漫性腹膜炎。

4. 腹痛与体位的关系 胃黏膜脱垂患者左侧卧位时疼痛减轻；胰腺癌患者卧位时疼痛明显，前倾位或俯卧位疼痛减轻；反流性食管炎患者腹痛在立位时减轻。

5. 腹痛的伴随症状 伴寒战、高热提示急性炎症；伴黄疸提示肝、胆、胰腺疾病，急性溶血等；伴血尿多见于尿路结石；伴休克常见于急性腹腔内脏器出血、急性胃肠穿孔、急性心肌梗死、中毒性菌痢等；伴呕吐、腹胀、停止排便排气提示胃肠梗阻。

6. 腹痛与年龄、性别、职业的关系 儿童要多考虑肠道蛔虫症及肠套叠；青壮年则以消化性溃疡、急性阑尾炎多见；中老年人则应警惕恶性肿瘤的可能；育龄妇女要考虑卵巢囊肿蒂扭转、异位妊娠破裂等；有长期铅接触史要考虑铅中毒。

7. 既往病史 询问相关病史如酗酒史、停经史、消化性溃疡病史等对腹痛的诊断有帮助。

要点三 腹痛检查要点

1. 体格检查 检查体温、脉搏、呼吸、血压等生命体征。急性腹痛患者应注意心、肺、皮肤检查，应注意心肌梗死、下叶肺炎、带状疱疹等疾病。腹部检查是重点，应注意腹部压痛部位及有无反跳痛,触及腹部肿块时应鉴别所属脏器和组织。直肠检查对诊断直肠与盆腔内炎性包块、血肿、脓肿、肿瘤、结肠套叠等有重要帮助。

2. 实验室及其他检查

(1) 血常规检查可区别急性腹痛为炎症性或非炎症性;血沉增快的慢性腹痛须注意腹腔结核、局灶性结肠炎、淋巴瘤、癌瘤、结缔组织病的可能。

(2) 尿常规检查异常,提示腹痛与泌尿系统疾病有关。

(3) 大便常规检查发现蛔虫卵有助于蛔虫性肠梗阻、胆道蛔虫病的诊断;血便提示结肠癌、痔疮等,粪便隐血试验阳性提示活动性消化性溃疡、肠结核、胃癌、结肠癌等。细菌性痢疾粪便培养可检出痢疾杆菌。

(4) 血清或尿淀粉酶明显升高,对诊断急性胰腺炎有确诊意义。

(5) 超声检查能发现肝脾肿大、肝内占位性病变、胰腺炎症与肿瘤、胆道炎症与结石、腹内包块及其性质、部分尿路结石,以及确定异位妊娠等。

(6) 腹部X线检查可协助消化道和泌尿系统疾病的诊断。

细目五 咳嗽与咳痰

要点一 咳嗽病因

1. **呼吸道疾病** 如急慢性咽炎、扁桃体炎、喉炎、急慢性支气管炎、肺炎、肺结核、肺癌、支气管扩张症、气道异物等。

2. **胸膜疾病** 如胸膜炎、自发性气胸等。

3. **心血管疾病** 如二尖瓣狭窄或其他原因所致的肺淤血与肺水肿、肺栓塞等。

4. **中枢神经因素** 如脑炎、脑膜炎、脑出血、脑肿瘤等。

5. **其他原因** 如胃食管反流病、服用血管紧张素转化酶抑制剂等。

要点二 咳嗽与咳痰问诊要点

(一) 发病年龄与性别

婴幼儿呛咳要考虑是否有异物吸入;青壮年长期咳嗽须考虑肺结核或支气管扩张;对40岁以上长期吸烟的男性患者,则须考虑慢性支气管炎、肺气肿或肺癌;对青年女性患者则须注意支气管内膜结核等。

(二) 咳嗽的性质

1. **干性咳嗽** 常见于急性咽喉炎、急性支气管炎初期、胸膜炎、轻症肺结核等。

2. **湿性咳嗽** 常见于慢性支气管炎、支气管扩张症、肺炎、肺脓肿、空洞性肺结核等。

(三) 咳嗽的时间与节律

1. **突然发生的咳嗽** 常见于吸入刺激性气体、气管与支气管异物等。

2. **阵发性咳嗽** 见于支气管异物、支气管哮喘、支气管淋巴结结核、支气管肺癌、百日咳等。

3. **长期慢性咳嗽** 见于慢性支气管炎、支气管扩张、慢性肺脓肿、空洞型肺结核等。

4. **晨起或夜间平卧时(即改变体位时)加剧并伴咳痰** 常见于慢性支气管炎、支气管扩张和肺脓肿等。

5. **夜间咳嗽** 见于左心衰竭、肺结核等。

(四) 咳嗽的音色

1. **声音嘶哑的咳嗽** 多见于声带炎、喉炎、喉癌,以及肺癌、扩张的左心房或主动脉瘤压迫喉返神经。

2. **犬吠样咳嗽** 多见于急性喉炎或气道异物。

3. **咳嗽带有鸡鸣样吼声** 常见于百日咳。

4. **金属调的咳嗽** 可由纵隔肿瘤或支气管肺癌等直接压迫气管所致。

(五) 痰的性质与量

痰的性质可分为黏液性、浆液性、脓性、黏液脓性、浆液血性、血性等。急性呼吸道炎症时痰量较少;支气管扩张症与肺脓肿患者痰量多时,痰可出现分层现象:上层为泡沫,中层为浆液或浆液脓性,下层为坏死性物质。痰有恶臭气味者,提示有厌氧菌感染。黄绿色痰提示铜绿假单胞菌感染。肺炎链球菌肺炎咳吐铁锈色痰,肺水肿时痰呈粉红色泡沫状。

(六) 伴随症状

1. **伴发热** 多见于呼吸道感染、胸膜炎、肺结核等。

2. **伴胸痛** 见于累及胸膜的疾病,如肺炎、胸膜炎、支气管肺癌、自发性气胸等。

3. **伴哮喘** 见于支气管哮喘、喘息型慢性支气管炎、心源性哮喘等。

4. **伴呼吸困难** 见于喉头水肿、喉肿瘤、慢性阻塞性肺疾病、重症肺炎以及重症肺结核、大量胸腔积液、气胸、肺淤血、肺水肿等。

5. **伴咯血** 常见于肺结核、支气管扩张症、肺脓肿、支气管肺癌及风湿性二尖瓣狭窄等。

要点三 咳嗽与咳痰检查要点

1. **体格检查** 重点进行胸部肺脏与心脏的检查，如听诊两下肺散在湿啰音，常见于急性或慢性支气管炎；局限性持久性肺下部湿啰音，见于支气管扩张症。心脏听诊心尖区隆隆样舒张中晚期杂音，提示二尖瓣狭窄。同时注意局部淋巴结检查和咽喉、颈部等的检查。如有锁骨上窝淋巴结肿大要考虑支气管肺癌；气管向患侧移位多见于肺不张、慢性胸膜炎等，气管向健侧移位见于大量胸腔积液、气胸等。

2. **实验室及其他检查**

（1）血常规及血清学检查：白细胞计数增加和中性粒细胞比例升高，提示细菌感染性疾病；嗜酸性粒细胞增多，血清总IgE或特异性IgE升高，支持过敏性疾病如支气管哮喘等。

（2）痰细菌学检查（涂片、培养），对肺炎、肺结核等的诊断有重要帮助，痰中发现癌细胞，能明确支气管肺癌的诊断。

（3）胸部X线检查，能确定肺部病变的部位与范围，有时还可以确定病变的性质。

细目六 咯 血

要点一 咯血病因

1. **支气管疾病** 常见于支气管扩张症、支气管肺癌、支气管内膜结核和慢性支气管炎等。

2. **肺部疾病** 常见于肺结核、肺炎链球菌肺炎、肺脓肿、肺梗死等。

3. **心血管疾病** 如二尖瓣狭窄、先天性心脏病所致的肺动脉高压等。

4. **其他** 血液病如血小板减少性紫癜、白血病等；某些急性传染病如肺出血型钩端螺旋体病、流行性出血热等。

要点二 咯血问诊要点

1. **病史** 了解患者的年龄、居住地，有无心、肺、血液系统疾病，有无结核病接触史等。中年以上，咯血痰或小量咯血，特别是有多年吸烟史，除考虑慢性支气管炎外，应高度注意支气管肺癌的可能。

2. **咯血的量及其性状** 大量咯血常见于空洞性肺结核、支气管扩张和肺脓肿；中等量咯血可见于二尖瓣狭窄；其他原因所致的咯血量较少，或仅为痰中带血。咯粉红色泡沫痰见于急性左心衰竭。多次反复少量咯血，要警惕支气管肺癌。

3. **伴随症状** 伴发热、胸痛、咳嗽、咳痰，首先须考虑肺炎、肺结核、肺脓肿等；伴有呛咳、杵状指须考虑支气管肺癌；伴皮肤黏膜出血应考虑钩端螺旋体病、流行性出血热、血液病等。

要点三 咯血检查要点

1. **体格检查** 注意观察有无黄疸、贫血、全身皮肤黏膜出血、杵状指（趾），心、肺检查有无异常体征，肝、脾与淋巴结有无肿大，有无体重减轻等。

2. **实验室及其他检查**

（1）血液常规检查，出凝血功能检查，必要时做骨髓检查，可明确出血性疾病的诊断。

（2）胸部X线平片检查，必要时做CT检查，对胸肺疾病或心脏病的诊断有重要意义。

（3）纤维支气管镜检查对原因未明的咯血提供诊断依据。对部分考虑呼吸系统疾病所致的咯血但胸部X线与CT检查又呈阴性结果，特别是咯血量较大者，可考虑行支气管动脉造影检查。

细目七 呼吸困难

要点一 呼吸困难病因

1. **呼吸系统疾病** 常见于呼吸道疾病，如急性喉炎、喉头水肿、喉部肿瘤、气道异物、气管与支气管的炎症或肿瘤等；肺部疾病，如支气管哮喘、肺炎、肺结核、喘息性慢性支气管炎、阻塞性肺气肿、肺心病、肺性脑病、弥漫性肺间质纤维化、肺癌、肺栓塞等；胸膜、胸壁疾病，如气胸、胸腔积液、胸部外伤、肋骨骨折等。

2. **循环系统疾病** 见于各种原因所致的急慢性左心衰竭、心脏压塞等。

3. **全身中毒** 如一氧化碳中毒、亚硝酸盐中毒、使用镇静剂或麻醉剂过量、糖尿病酮症酸中毒及尿毒症等。

4. **血液系统疾病** 如重度贫血、高铁血红蛋白血症等。

5. **神经、精神及肌肉病变** 如脑炎、脑膜炎、脑外伤、脑出血、脑肿瘤、急性感染性多发性神经炎、癔症、重症肌无力、药物导致的呼吸肌麻痹等。

6. **腹部病变** 如急性弥漫性腹膜炎、腹腔巨大肿瘤、大量腹水、麻痹性肠梗阻等。

要点二 呼吸困难临床表现

（一）肺源性呼吸困难

1. **吸气性呼吸困难** 表现为胸骨上窝、锁骨上窝、肋间隙在吸气时明显凹陷，称为"三凹征"。见于急性喉炎、喉水肿、喉痉挛、白喉、喉癌、气管异物、支气管肿瘤或气管受压等。

2. **呼气性呼气困难** 表现为呼气费力，呼气时间延长，伴有广泛哮鸣音。常见于支气管哮喘、喘息性慢性支气管炎、慢性阻塞性肺气肿等。

3. **混合性呼吸困难** 表现为吸气与呼气均感费力，呼吸频率浅而快。见于重症肺炎、重症肺结核、大面积肺不张、大块肺梗死、大量胸腔积液和气胸等。

（二）心源性呼吸困难

1. **劳力性呼吸困难** 在体力活动时出现或加重，休息时减轻或缓解。

2. **端坐呼吸** 表现为平卧位时加重，端坐位时减轻。

3. **夜间阵发性呼吸困难** 左心衰竭时出现，多在夜间入睡后感到气闷而被憋醒。发作时，患者被迫坐起喘气和咳嗽，轻者数十分钟后症状消失，重者表现为面色青紫、大汗，呼吸有哮鸣音、咳浆液性粉红色泡沫痰，查体示两肺底湿啰音，心率增快，可出现奔马律。

（三）中毒性呼吸困难

1. **代谢性酸中毒** 血中酸性代谢产物增多，强烈刺激呼吸中枢，出现深大而规则的呼吸，可伴有鼾声，称库斯莫尔呼吸或酸中毒大呼吸。见于尿毒症、糖尿病酮症酸中毒等。

2. **药物及中毒** 如吗啡、巴比妥类、有机磷杀虫药等药物过量或中毒。

（四）中枢性呼吸困难

重症颅脑疾病，呼吸中枢因受增高的颅内压和供血减少的刺激，使呼吸变慢而深，并常伴有呼吸节律的异常。见于脑出血、颅内压增高、颅脑外伤等。

（五）精神或心理性呼吸困难

其特点是呼吸非常频速和表浅，并常因换气过度而发生呼吸性碱中毒，经暗示疗法，分散其注意力，或在睡眠中，可使呼吸困难减轻或消失。见于癔症、抑郁症患者。

要点三 呼吸困难问诊要点

1. **呼吸困难发生的缓急** 突然发生的呼吸困难多见于过敏性哮喘、急性左心衰竭、肺梗死等；缓慢发生的呼吸困难多见于慢性阻塞性肺疾病、慢性心功能不全、重度贫血等。

2. **发生的病因及诱因** 包括有无引起呼吸困难的基础病因和直接诱因，如心肺疾病、代谢性疾病病史等，还应询问有无药物、毒物摄入史及头痛、意识障碍、颅脑外伤史。

3. **呼吸困难的特点** 注意询问是吸气性、呼气性呼吸困难，还是混合性呼吸困难；呼吸困难与活动、体位的关系。

4. **伴随症状** 伴发热，见于肺炎、肺脓肿、肺结核、胸膜炎、急性心包炎等；伴咳嗽、咳痰，见于慢性支气管炎、肺炎、肺脓肿等；呼吸困难伴粉红色泡沫痰见于急性左心衰竭；伴哮鸣音，多见于支气管哮喘、心源性哮喘等；伴胸痛，见于肺炎链球菌肺炎、肺梗死、气胸、支气管肺癌、急性心包炎、急性心肌梗死等；伴昏迷，见于脑出血、脑膜炎、尿毒症、糖尿病酮症酸中毒、肺性脑病、急性中毒等。

要点四 呼吸困难检查要点

1. **体格检查** 注意检查体温、脉搏、呼吸、血压等生命体征，观察呼吸频率、节律和深度的变化。重点检查胸部肺脏和心脏，如有无桶状胸、语颤增强与减弱、病理性呼吸音、干湿性啰音等肺部体征；有无心律失常、心界扩大、心前区震颤、心脏杂音、奔马律等心脏体征。此外，注意有无肝脾肿大、腹部包块、腹水、水肿、杵状指（趾）等，对引起呼吸困难的原发疾病有诊断帮助。

2. 实验室及其他检查

（1）血、尿、痰等常规检查：如血红蛋白、红细胞计数可诊断贫血，白细胞计数对感染性疾病有诊断价值，血糖、血尿素氮及肌酐测定对糖尿病酮症酸中毒、尿毒症有诊断价值，B型心钠素（BNP）的测定有助于急性心功能不全的诊断。

（2）可做血气分析以了解患者酸碱平衡状态及缺氧程度。

（3）X线胸片或CT检查，可观察气管、大支气管腔有无变窄或阻塞等。

（4）肺功能检查有助于了解呼吸困难的类型及程度。

（5）有指征时做纤维支气管内镜、超声心动图、心电图检查。

细目八 发 绀

要点一 发绀病因与临床表现

血液中还原血红蛋白增多引起的发绀可分为以下三种类型。

（一）中心性发绀

特点是全身性发绀，但皮肤温暖。主要由心、肺疾病导致 SaO_2 降低所致。可将其分为以下两种。

1. 肺性发绀 见于呼吸道（喉、气管、支气管）阻塞、肺部疾病（肺炎、肺气肿、肺淤血等）和胸膜疾病（胸腔积液、气胸）等。

2. 心性混血性发绀 见于存在动静脉异常通路的先天性心脏病，如法洛四联症等。

（二）周围性发绀

发绀常见于肢体末梢，如肢端、耳垂或耳尖，且皮肤冰冷。主要因周围循环血流障碍所致。可将其分为以下两种。

1. 淤血性周围性发绀 见于右心衰竭、缩窄性心包炎、局部静脉病变等。

2. 缺血性周围性发绀 见于重症休克、血栓闭塞性脉管炎、雷诺病等。

（三）混合性发绀

中心性与周围性发绀并存，见于心力衰竭、急性高原反应等。

广义的发绀也包括由于异常血红蛋白衍生物所致的皮肤青紫现象。如高铁血红蛋白血症，见于食用含大量硝酸盐的变质蔬菜或腌菜后。

要点二 发绀问诊要点

1. 发病年龄与起病时间 新生儿发绀最常见于心肺病变，如肺不张或先天性心血管病（法洛四联症）；青少年时期发绀提示先天性心脏病、严重风心病；成人和老年人的发绀多因肺部疾病引起。

2. 发绀部位及特点 如为全身性发绀，应询问有无心悸、气急、胸痛、咳嗽、晕厥、尿少等心肺疾病症状。周围性发绀应注意肢端与下垂部位，有无局部肿胀、疼痛、肢凉、受寒情况。

3. 询问药物或化学物质摄入史 如无心肺疾病表现，发病又较急，则应询问有无摄取相关药物、化学物品、变质蔬菜和在持久便秘情况下过多食蛋类与硫化物病史。

4. 伴随症状及体征 伴呼吸困难，常见于急性呼吸道梗阻、气胸、各种原因所致的心力衰竭及肺疾患；伴杵状指（趾），主要见于发绀型先天性心脏病及慢性阻塞性肺疾病；伴意识障碍，常见于某些药物或化学物质急性中毒、休克等。

细目九 心 悸

要点一 心悸病因

1. 器质性心脏病 可见于高血压性心脏病、先天性心脏病（动脉导管未闭、室间隔缺损等）、心瓣膜病（主动脉瓣关闭不全、二尖瓣关闭不全等）、冠心病等。

2. 心律失常 见于心动过速、心动过缓、过早搏动、心房颤动等。

3. 其他 可见于高热或甲状腺功能亢进症、贫血、低血糖症等，饮食或药物影响，心脏神经症，围绝经期综合征等。

要点二 心悸问诊要点

1. 病史 有无器质性心脏病、内分泌疾病、贫血、低血糖症、嗜铬细胞瘤等病史。

2. **诱因** 有无饮浓茶、咖啡及烟酒等嗜好，有无精神刺激因素，有无使用肾上腺素、麻黄碱、氨茶碱、咖啡因等药物。

3. **伴随症状** 伴心前区疼痛，见于冠心病（如心绞痛、心肌梗死）、心肌炎、心包炎，亦可见于心脏神经症等；伴晕厥或抽搐，见于Ⅱ度房室传导阻滞、心室颤动、阵发性室性心动过速、病态窦房结综合征等；伴发热，见于急性传染病、风湿热、心肌炎、心包炎、感染性心内膜炎等；伴面色、唇甲苍白，可见于贫血；伴呼吸困难，见于急性心肌梗死、心包炎、心肌炎、心力衰竭、重度贫血等；伴消瘦、多汗、突眼、甲状腺肿大，见于甲状腺功能亢进症；伴焦虑抑郁、失眠多梦，可见于心脏神经症、围绝经期综合征等。

细目十　水　肿

要点一　水肿病因

（一）全身性水肿

1. **心源性水肿**　常见于右心衰竭、慢性缩窄性心包炎等。

2. **肾源性水肿**　见于各种肾炎、肾病综合征等。

3. **肝源性水肿**　见于各种病因引起的肝硬化、重症肝炎等。

4. **营养不良性水肿**　见于低蛋白血症和维生素 B_1 缺乏。

5. **其他**　如内分泌疾病、结缔组织疾病、妊娠高血压综合征等。

（二）局部性水肿

如血栓性静脉炎、丝虫病、局部炎症、创伤或过敏等。

要点二　水肿问诊要点

1. 水肿的开始部位及蔓延情况、全身性或局部性、是否凹陷、与体位变化及活动的关系。

2. 有无心、肝、肾、内分泌及过敏性疾病病史及其相关症状。

3. 水肿与药物、饮食、月经及妊娠的关系。

4. 伴随表现。伴颈静脉怒张、肝颈静脉回流征阳性，见于心源性水肿；伴高血压、蛋白尿、管型尿等，见于肾源性水肿；伴肝掌、蜘蛛痣、腹壁静脉曲张、脾肿大等，见于肝源性水肿。

细目十一　恶心与呕吐

要点一　恶心与呕吐病因

（一）反射性呕吐

1. **消化系统疾病**　是引起反射性呕吐最常见的病因。常见于急慢性胃炎、急性食物中毒、消化性溃疡、胃癌、幽门梗阻、急性肠炎、急性阑尾炎、肠梗阻、急慢性胆囊炎、胆石症、急性胰腺炎、急性腹膜炎等。

2. **其他系统疾病**　如肺炎、胸膜炎、急性心肌梗死、急性肾炎等。

（二）中枢性呕吐

1. **中枢神经系统疾病**　如高血压脑病、脑梗死、脑出血、脑炎、脑膜炎、脑脓肿、脑寄生虫、偏头痛等。

2. **全身性疾病**　如感染、甲状腺危象、糖尿病酮症酸中毒、尿毒症、休克、缺氧、中暑等。

3. **药物反应与中毒**　如洋地黄、吗啡等药物反应；中毒常见于有机磷杀虫药中毒、毒蕈中毒、酒精中毒、食物中毒等。

4. **精神因素**　如胃神经症、癔症等。

（三）前庭障碍性呕吐

常见于迷路炎、梅尼埃病、晕动病等。

要点二　恶心与呕吐问诊要点

（一）呕吐与进食的关系

进食后出现的呕吐多见于胃源性呕吐。如餐后骤起而集体发病见于集体食物中毒。

（二）呕吐发生的时间

晨间呕吐发生在育龄女性应考虑早孕反应。服药后出现呕吐应考虑药物反应。乘飞机、车、船发生呕吐常提示晕动病。餐后6小时以上呕吐多见于幽门梗阻。

（三）呕吐的特点

有恶心先兆，呕吐后感轻松者多见于胃源性呕吐。喷射状呕吐多见于颅内高压，常无恶心先兆,吐后不感轻松。无恶心,呕吐不费力,全身状态较好者多见于神经性呕吐。

(四)呕吐物的性质

呕吐物呈咖啡色,见于上消化道出血。呕吐隔餐或隔日食物,并含腐酵气味,见于幽门梗阻。呕吐物含胆汁者多见于十二指肠乳头以下的十二指肠或空肠梗阻。呕吐物有粪臭者提示低位肠梗阻。呕吐物中有蛔虫者见于胆道蛔虫、肠道蛔虫。

(五)伴随症状

1. **伴发热** 见于全身或中枢神经系统感染、急性细菌性食物中毒。
2. **伴剧烈头痛** 见于颅内高压、偏头痛、青光眼。
3. **伴眩晕及眼球震颤** 见于梅尼埃病等。
4. **伴腹泻** 见于急性胃肠炎、急性中毒、霍乱等。
5. **伴腹痛** 见于急性胰腺炎、急性阑尾炎及肠梗阻等。
6. **伴黄疸** 见于急性肝炎、胆道梗阻、急性溶血。
7. **伴贫血、水肿、蛋白尿** 见于肾功能衰竭。

细目十二 呕血与黑便

要点一 呕血与黑便病因

1. **食管疾病** 见于食管炎、食管癌、食管贲门黏膜撕裂、食管异物、食管裂孔疝等。
2. **胃及十二指肠疾病** 最常见的原因是消化性溃疡。非甾体抗炎药及应激所致的胃黏膜病变也较常见。其他病因有胃癌、急慢性胃炎、十二指肠炎等。
3. **肝、胆、胰的疾病** 肝硬化门静脉高压引起的食管与胃底静脉曲张破裂是引起上消化道出血的常见病因。胆道感染、胆石症、胆道肿瘤可引起胆道出血。胰腺癌、急性重症胰腺炎也可引起上消化道出血。
4. **全身性疾病** 如白血病、再生障碍性贫血、血小板减少性紫癜、过敏性紫癜、弥散性血管内凝血、肾综合征出血热、钩端螺旋体病、尿毒症、肺心病等。

引起上消化道出血的前四位病因是:消化性溃疡、食管与胃底静脉曲张破裂、急性胃黏膜病变及胃癌。

要点二 呕血与黑便临床表现

幽门以上的出血常表现为呕血和黑便,出血量大,呕吐物呈鲜红色或暗红色,常混有血块;出血量少,呕吐物呈咖啡色或棕褐色,或只有黑便。幽门以下的出血常无呕血,只表现为黑便。上消化道大出血时,可出现头昏、心悸、乏力、口渴、出冷汗、心率加快、血压下降等循环衰竭的表现。

要点三 呕血与黑便问诊要点

(一)是否为上消化道出血

呕血应与咯血及口、鼻、咽喉部位的出血相鉴别,见表9-1-12-1。黑便应与进食动物血、铁剂、铋剂等造成的黑便相鉴别。

表9-1-12-1 咯血与呕血的鉴别

鉴别点	咯血	呕血
病史	肺结核、支气管扩张症、肺癌、二尖瓣狭窄等	消化性溃疡、肝硬化等
出血前症状	喉部痒感、胸闷、咳嗽等	上腹不适、恶心、呕吐等
出血方式	咯出	呕出,可为喷射状
出血颜色	鲜红色	棕黑色或暗红色,有时鲜红色
血内混有物	泡沫和/或痰	食物残渣、胃液
黑便	无(如咽下血液时可有)	有,可在呕血停止后仍持续数日
酸碱反应	碱性	酸性

(二)估计出血量

出血量达5mL以上可出现大便隐血试验阳性,达60mL以上可出现黑便,胃内蓄积血量达300mL可出现呕血。出血量一次达400mL

以上可出现头昏、眼花、口干、乏力、皮肤苍白、心悸不安、出冷汗,甚至昏倒。出血量达800~1000mL以上可出现周围循环衰竭。评估出血量还应参考呕血及便血量、血压及脉搏情况、贫血程度等。

（三）诱因

如饮食不节、饮酒及服用某些药物、严重创伤等。

（四）既往病史

重点询问有无消化性溃疡、肝炎、肝硬化及长期服药史。

（五）伴随症状

1. **伴慢性、周期性、节律性上腹痛**　见于消化性溃疡。

2. **伴蜘蛛痣、肝掌、黄疸、腹壁静脉曲张、腹水、脾肿大**　见于肝硬化门静脉高压。

3. **伴皮肤黏膜出血**　见于血液病及急性传染病。

4. **伴右上腹痛、黄疸、寒战及高热**　见于急性梗阻性化脓性胆管炎。

要点四　呕血与黑便检查要点

1. **体格检查**　进行系统全面的体格检查。注意体温、脉搏、呼吸、血压等生命体征,重点检查有无肝病面容、黄疸、皮肤黏膜出血、蜘蛛痣、肝掌,腹部有无腹壁静脉曲张、上腹压痛、肝脾肿大及腹水等。

2. **实验室及其他检查**

（1）粪便检查:外观呈柏油样便、隐血试验阳性均可提示上消化道出血。

（2）血常规检查:红细胞计数、血红蛋白及血细胞比容测定有助于估计出血量。

（3）肝功能检查:异常应考虑肝硬化、急性重型肝炎等疾病。

（4）止血、凝血功能检查:有助诊断血液系统疾病、感染性疾病、尿毒症等。

（5）上消化道内镜检查:是当前诊断上消化道出血的首选方法,可明确出血部位和病因,并可在直视下止血和活检。

（6）腹部超声波、CT检查:有助于肝、胆、胰等疾病的诊断和鉴别诊断。

细目十三　腹　　泻

要点一　腹泻病因

（一）急性腹泻

1. **急性肠道疾病**　常见于各种病原微生物及寄生虫引起的急性肠道感染、细菌性食物中毒、克罗恩病、溃疡性结肠炎急性发作、急性出血性坏死性肠炎等。

2. **急性中毒**　见于毒蕈、鱼胆、河豚、砷、有机磷杀虫药等中毒。

3. **全身性疾病**　见于伤寒、副伤寒、败血症等感染性疾病,过敏性紫癜、甲状腺危象及某些药物副作用等。

（二）慢性腹泻

1. **消化系统疾病**　可见于慢性萎缩性胃炎、肠易激综合征、慢性细菌性痢疾、慢性阿米巴痢疾、肠结核、溃疡性结肠炎、克罗恩病、肠道肿瘤、肝硬化、慢性胆囊炎、慢性胰腺炎、胰腺癌等。

2. **全身性疾病**　见于甲状腺功能亢进症、肾上腺皮质功能减退、糖尿病、药物性腹泻、神经功能紊乱等。

要点二　腹泻问诊要点

（一）起病情况

腹泻起病急缓。发病季节,夏秋季多见于急性肠道感染。是否有诱因,如不洁饮食史、药物及食物过敏史等。

（二）粪便性状

水样便见于急性胃肠炎;米泔样便见于霍乱;黏液脓血便见于细菌性痢疾;果酱样便见于阿米巴痢疾等。

（三）伴随症状

1. **伴发热**　常见于急性肠道感染、细菌性食物中毒、肠道恶性肿瘤等。

2. **伴里急后重**　见于细菌性痢疾、直肠炎、直肠癌等。

3. **伴腹痛**　感染性腹泻腹痛明显,病变在小肠时脐周痛,病变在结肠时下腹部痛。

4. **腹泻与便秘交替出现**　可见于肠结核、结肠癌等。

5. **伴明显消瘦**　见于胃肠道肿瘤、肠结核、吸收不良综合征等。

6. **伴皮疹或皮下出血** 见于伤寒、副伤寒、过敏性紫癜、败血症等。

7. **伴腹部肿块** 见于克罗恩病、胃肠道肿瘤、肠结核、血吸虫性肉芽肿等。

8. **伴重度失水** 见于细菌性食物中毒、霍乱、尿毒症等。

细目十四 黄 疸

要点一 黄疸病因及临床表现

（一）溶血性黄疸

1. **病因** 常见于先天性溶血性贫血，如遗传性球形红细胞增多症、蚕豆病等；后天获得性溶血性贫血，如误输异型血、新生儿溶血、败血症、疟疾、毒蛇咬伤、阵发性睡眠性血红蛋白尿等。

2. **临床表现** 黄疸较轻，呈浅柠檬色，不伴皮肤瘙痒。急性溶血时，起病急骤，出现寒战、高热、头痛、腰痛、呕吐，严重者出现周围循环衰竭及急性肾功能不全。慢性溶血常有贫血、黄疸、脾大三大特征。实验室检查以非结合胆红素增多为主，结合胆红素一般正常。尿胆原增多，尿胆红素阴性。贫血，网织红细胞增多。

（二）肝细胞性黄疸

1. **病因** 常见于病毒性肝炎、中毒性肝炎、肝硬化、肝癌、败血症、伤寒等。

2. **临床表现** 黄疸呈浅黄至深黄。有乏力、食欲下降、恶心呕吐甚至出血等肝功能受损的症状及肝脏肿大等体征。实验室检查示血清结合及非结合胆红素均增多。尿中尿胆原增多，尿胆红素阳性。转氨酶升高。

（三）胆汁淤积性黄疸

1. **病因** 见于肝外梗阻，如胆道结石、胆管癌、胰头癌、胆道蛔虫等；肝内胆汁淤积，如毛细胆管型病毒性肝炎、原发性胆汁性肝硬化等。

2. **临床表现** 黄疸深而色泽暗，伴皮肤瘙痒及心动过缓。尿色深，粪便颜色变浅或呈白陶土色。实验室检查示血清结合胆红素明显增多。尿胆原减少或阴性，尿胆红素阳性。血清碱性磷酸酶升高。

要点二 黄疸问诊要点

1. **年龄与性别** 新生儿黄疸常见于生理性黄疸、新生儿溶血性黄疸、新生儿败血症及先天性胆道闭锁等。儿童与青少年时期出现的黄疸要考虑先天性与遗传性疾病。病毒性肝炎多见于儿童及青年人。中年以后胆道结石、肝硬化、原发性肝癌较为常见。老年人应多考虑肿瘤。胆石症、原发性胆汁性肝硬化多见于女性；而原发性肝癌、胰腺癌多见于成年男性。

2. **原因与诱因** 输血早期出现黄疸见于误输异型血，之后出现的黄疸见于输血引起的病毒性肝炎。询问有无食鲜蚕豆及毒蕈史，有无服氯丙嗪、异烟肼等药物及接触锑剂、氟烷等毒物。

3. **既往史** 有无溶血家族史、病毒性肝炎及肝硬化病史，有无胆道结石史、酗酒史、血吸虫病史等。

4. **伴随症状** 黄疸伴有右上腹绞痛，多见于胆石症；伴有上腹部钻顶样疼痛，见于胆道蛔虫症；伴有乏力、食欲不振、厌油腻、肝区疼痛，见于病毒性肝炎；伴有进行性消瘦，多考虑肝癌、胰头癌、胆总管癌等；伴有腹痛、发热，见于急性胆囊炎、胆管炎等。

要点三 黄疸检查要点

1. **排除食物或药物所导致的黄染** 过多食用胡萝卜、南瓜、橘子等食物，或服米帕林、呋喃类等药物，可引起皮肤黄染。

2. **体格检查** 注意巩膜、黏膜和皮肤黄疸的分布，以及贫血面容，注意有无肝掌、蜘蛛痣。重点是腹部检查，注意有无腹壁静脉曲张、肝脾大、质地、压痛、结节等情况，胆囊有无肿大、压痛及墨菲征是否阳性，是否有移动性浊音。

3. **实验室及其他检查** 血清胆红素升高可确诊黄疸。溶血性黄疸应进行相应的溶血性贫血的实验室检查；肝细胞性黄疸应重点检查肝功能、肝炎病毒、甲胎蛋白等指标；胆汁淤积性黄疸应进一步检查血清碱性磷酸酶、γ-谷氨酰转移酶有无升高。确定梗阻部位及可能的原因需选择腹部肝、胆、胰、脾的超声、X线、CT、经十二指肠镜逆行胰胆管造影（ERCP）、经皮肝穿刺胆管造影等检查。

细目十五　尿频、尿急、尿痛

要点一　尿频、尿急、尿痛问诊要点

1. **排尿情况**　注意每日排尿次数、每次排尿量、全日尿量，是否伴尿急、尿痛及排尿困难，尿液有无颜色改变等。

2. **既往史**　有无泌尿系统感染、结核病、尿道结石、盆腔炎、糖尿病、神经系统受损等病史。对疑有性传播性疾病导致下尿路感染者，应询问患者及其配偶有无不洁性交史。

3. **伴随症状及体征**

（1）伴发热：见于肾盂肾炎、肾结核、急性盆腔炎、急性阑尾炎等。

（2）伴烦渴、多饮、多尿：见于糖尿病、尿崩症、精神性多尿、甲状旁腺亢进症、原发性醛固酮增多症等。

（3）伴脓尿：见于肾盂肾炎、膀胱炎及肾结核。

（4）伴血尿：见于急性膀胱炎、膀胱肿瘤、泌尿系统结石、结核等。泌尿系统肿瘤常为无痛性血尿。

（5）伴尿线细、进行性排尿困难：见于前列腺增生症。

（6）伴尿流突然中断：见于膀胱结石堵住出口或后尿道结石嵌顿。

（7）伴尿失禁：见于神经源性膀胱，常同时伴有下肢感觉和运动障碍。

要点二　尿频、尿急、尿痛检查要点

1. **体格检查**　重点是泌尿系统相关的体格检查。注意上尿路的体表投影处是否有压痛点，耻骨上区是否有压痛，肾区是否有叩击痛等。其他如睾丸、附睾、前列腺、盆腔及附件的检查也非常必要。

2. **实验室及其他检查**　常规进行血常规检查、尿液检查、尿细菌培养、前列腺液检查等。如尿频伴多饮多尿者，需选择血糖、胰岛素、醛固酮、抗利尿激素等内分泌实验室检查。还可选择泌尿系统超声波、腹部平片、静脉肾盂造影、膀胱镜等检查进一步明确诊断。

细目十六　皮肤黏膜出血

要点一　皮肤黏膜出血病因

（一）毛细血管壁功能异常

1. **先天性**　如遗传性出血性毛细血管扩张症、血管性假性血友病等。

2. **获得性**　如过敏性紫癜、单纯性紫癜、药物中毒、严重感染、维生素C缺乏症等。

（二）血小板数量与功能异常

1. **血小板减少**　①生成减少：如再生障碍性贫血、急性白血病、感染或放化疗后的骨髓抑制等。②破坏增多：如特发性血小板减少性紫癜、脾功能亢进等。③消耗过多：如弥散性血管内凝血、血栓性血小板减少性紫癜、溶血性尿毒综合征等。

2. **血小板增多**　原发性血小板增多症、慢性粒细胞白血病、脾切除术后等。

3. **血小板功能异常**　如血小板无力症，继发于感染、药物、尿毒症、肝病等。

（三）凝血功能障碍

1. **先天性**　如血友病、凝血酶原缺乏症、纤维蛋白缺乏症等。

2. **获得性**　见于严重肝功能不全、尿毒症、维生素K缺乏症等。

3. **抗凝血物质增多或纤溶亢进**　常见于中毒（如蛇毒）、抗凝药过量、原发或继发纤溶亢进。

要点二　皮肤黏膜出血临床表现

各种出血性疾病都可出现皮肤黏膜出血，根据出血的部位、程度、范围的不同临床可表现为：瘀点、紫癜、瘀斑及血肿和血疱等。还可出现牙龈出血、鼻出血、血尿、便血、月经过多等症状，严重者可发生内脏出血。

1. **血小板疾病的出血**　特点为女性多见，家族史罕见，多见皮肤紫癜、瘀斑和内脏出血，可同时出现出血点、鼻出血、牙龈出血、月经过多、血尿及黑便等，可见血肿及手术或外伤后渗血不止。

2. **血管壁功能异常引起的出血**　多见于女性，家族史少见，以皮肤黏膜的瘀点、紫癜为主,少见内脏出血及手术或外伤后渗血不止。如过敏性紫癜表现为四肢或臀部对称性、高出皮肤的紫癜,可伴有痒感、关节痛及腹痛,累及肾脏时可有血尿;单纯性紫癜为慢性四肢偶发瘀斑,常见于女性患者月经期等。

3. **凝血功能障碍引起的出血** 男性及家族性多见,常表现有软组织血肿、关节腔出血、内脏出血及手术或外伤后出血不止,皮肤紫癜较罕见。

要点三 皮肤黏膜出血问诊要点

1. **病史** 发病年龄、性别、家族史、过敏史、外伤史、感染史、中毒史及肝肾病史。

2. **主要症状** 出血病程、部位、范围、特点、诱因等。

3. **伴随症状** 伴关节痛、腹痛见于过敏性紫癜;伴关节腔出血或关节畸形见于血友病。

细目十七 关 节 痛

要点一 关节痛问诊要点

1. **发病年龄及性别** 结核性关节炎、风湿性关节炎、关节型过敏性紫癜、白血病多发于儿童和青少年。结缔组织病常见于女性。强直性脊柱炎好发于 20~30 岁男性。骨关节炎多发生于 50 岁以上中老年人。痛风性关节炎好发于中老年男性等。

2. **关节痛的特点**

(1) 关节痛的部位:化脓性关节炎多发于大关节和单关节;结核性关节炎最常发生于脊柱,其次为髋、膝关节;类风湿关节炎常累及双手腕关节、掌指关节、近端指间关节,呈对称性疼痛;风湿性关节炎常累及膝、踝、肩和髋等四肢大关节,呈游走性疼痛;骨关节炎多累及负重关节或活动频繁的关节;痛风性关节炎则多引起第一跖趾关节红、肿、热、痛。

(2) 关节痛的性质与程度:急性外伤、化脓性关节炎及痛风起病急,疼痛剧烈,呈烧灼样、切割样疼痛或跳痛。骨关节恶性肿瘤,初发病时为间歇性轻痛,继而呈持续性剧痛;良性肿瘤多表现为间歇性隐痛。

(3) 关节痛的持续时间:急性外伤性关节痛、化脓性关节炎发病急,病程较短。反复发作的慢性关节痛,病程较长。

(4) 诱因、加重与缓解因素:急性或慢性外伤性关节痛均有明确的外伤史。慢性外伤性关节炎常反复发作,常因活动过多、过度负重和天气寒冷等刺激诱发,药物及物理治疗后缓解。痛风性关节炎常在饮酒、劳累或高嘌呤饮食后急性发作。

3. **伴随症状及体征** ①伴高热畏寒、局部红肿灼热:见于化脓性关节炎。②伴低热、乏力、盗汗、消瘦:见于结核性关节炎。③伴心肌炎、舞蹈症:见于风湿性关节炎。④伴皮肤紫癜、腹痛、腹泻、血尿、蛋白尿:见于关节型过敏性紫癜。⑤伴晨僵和关节畸形:见于类风湿关节炎。⑥伴皮肤红斑、光过敏、口腔溃疡、脱发和多器官损害:见于系统性红斑狼疮。

要点二 关节痛检查要点

1. **体格检查** 重点系统地检查各关节,注意病变是单关节还是多关节,是否对称。关节局部皮肤有无发红、皮温升高,有无肿胀、压痛、波动感及变形,肌肉有无萎缩,并测定各关节运动范围。

2. **实验室及其他检查**

(1) 血常规检查:白细胞升高可能为感染性关节炎或风湿性关节炎。

(2) 血沉、C 反应蛋白升高:有助于诊断炎症性关节炎,如化脓性关节炎、结核性关节炎、风湿性关节炎、结缔组织病等。

(3) 相关免疫指标检测:抗链球菌溶血素"O"(ASO)滴度升高,多考虑风湿性关节炎;抗核抗体检查阳性,对结缔组织病有鉴别诊断价值。

(4) 血尿酸升高:有助于痛风性关节炎的诊断。

(5) X 线检查:对慢性关节病变的诊断有重要意义。

细目十八 眩 晕

要点一 眩晕病因

1. **系统性眩晕** 由前庭疾病引起。
（1）前庭周围性眩晕：常见于梅尼埃病、良性发作位置性眩晕、药物源性眩晕、前庭神经元炎、迷路炎等。
（2）前庭中枢性眩晕：常见于脑血管病变、颅内肿瘤、颅内感染、外伤性眩晕、多发性硬化等。

2. **非系统性眩晕** 前庭系统以外的全身或局部病变引起的眩晕。常出现头晕眼花、站立不稳，无眼球震颤，通常不伴恶心、呕吐。见于高血压、低血压、严重心律失常、中重度贫血、低血糖、眼部疾病的屈光不正等。

要点二 眩晕问诊要点

1. **发作特点和持续时间** 急性起病，发作短暂，反复发作，持续数日至数周的眩晕，应考虑梅尼埃病。急性、单次发作性眩晕，见于短暂性脑缺血所致。急性发生、慢性进展的眩晕，多见于头颈部外伤。慢性进展性眩晕，应考虑颅内占位性病变。

2. **诱因及有关病史** 注意询问眩晕是否与转颈、仰头、起卧、翻身有固定的关系，询问有无头颈部外伤、耳部疾病、眼部疾病、心血管病、血液病等病史。

3. **伴随症状及体征**
（1）伴耳鸣、听力减退，见于梅尼埃病、内耳药物中毒等；不伴有耳鸣、听力减退者，见于良性发作性位置性眩晕、前庭神经元炎、脑干或颅后窝肿瘤等。
（2）伴恶心、呕吐，多见于周围性眩晕。
（3）伴站立不稳或左右摇摆者，多见于周围性眩晕；眩晕伴有站立不稳或向一侧运动者，多考虑中枢性眩晕。

细目十九 晕 厥

要点一 晕厥病因

1. **神经反射性晕厥** 主要见于血管迷走神经性晕厥、颈动脉窦性晕厥、情景性晕厥等。

2. **直立性低血压性晕厥** 可见于原发性自主神经调节失常综合征、继发性自主神经调节失常综合征、药物和酒精的诱发、大量利尿及失血等血容量不足引发的晕厥等。

3. **心源性晕厥** 见于心律失常性晕厥、器质性心脏病或心肺疾患所致的晕厥。

4. **脑血管性晕厥** 见于脑动脉缺血综合征、短暂脑缺血发作等。

5. **心理性假性晕厥** 见于焦虑、癔症、惊恐和极度沮丧患者。

要点二 晕厥问诊要点

1. **年龄、性别** 儿童和青年人发生晕厥，多为神经介导性晕厥和心理性晕厥。神经反射性晕厥是中年人发生晕厥的主要病因。老年人和中年人多发生情境性晕厥及直立性低血压性晕厥。血管迷走神经性晕厥以女性多见，排尿晕厥患者则全部见于男性。

2. **发作的诱因** 血管迷走神经性晕厥多在情感刺激、疼痛、失血、医疗器械检查等情况下诱发。心源性晕厥多为劳累后诱发。

3. **发作与体位关系** 直立性低血压晕厥发生于从卧位或久蹲位突然转为直立位时；血管迷走神经性晕厥多在站立位或坐位发生。

4. **既往病史及用药史** 注意询问有无心脏病、神经系统病、内分泌及代谢性疾病的病史等，有无服用神经节阻滞剂、镇静剂、扩血管剂及洋地黄类等药物史。

5. **伴随症状及体征**
（1）伴面色苍白、血压下降、脉搏缓弱：可见于血管迷走神经性晕厥。
（2）伴呼吸困难、发绀：可见于心源性晕厥。
（3）伴黑矇、复视、面部或肢体麻木、无力：可见于脑血管性晕厥。

细目二十 抽 搐

要点一 抽搐病因

（一）颅脑疾病

1. **感染性疾病** 如各种脑炎及脑膜炎、脑脓肿、脑寄生虫病等。
2. **非感染性疾病** 见于脑外伤、脑肿瘤、脑血管性疾病、癫痫、先天性脑发育不全、脑积水、结节性硬化、多发性硬化等。

（二）全身性疾病

1. **感染性疾病** 如中毒性肺炎、中毒性菌痢、败血症、狂犬病、破伤风、小儿高热惊厥等。
2. **非感染性疾病** 见于缺氧、中毒、代谢性疾病、心血管疾病、物理损伤、癔症性抽搐等。

要点二 抽搐临床表现

1. **全身性抽搐** 如癫痫大发作，表现为突然出现尖叫、倒地，意识丧失，全身骨骼肌强直，呼吸暂停，发绀，眼球上窜，常伴大小便失禁。
2. **癔症性抽搐** 在情绪激动或被暗示下，突然发作，徐徐倒下，常伴有呻吟、哭泣、自语等精神症状，无大小便失禁及外伤。
3. **局限性抽搐** 表现为单侧肢体某一部分如手指、足趾、某一肢体或一侧口角和眼睑的局限性抽搐，常无意识障碍。

要点三 抽搐问诊要点

（一）发作情况

有无诱因及先兆，有无意识丧失及大小便失禁，发作时肢体抽动次序及分布。

（二）病史、发病年龄

有无产伤史、产后窒息史、癫痫史、颅脑疾病史、长期服药史，有无心、肺、肝、肾及内分泌疾病史，既往有无抽搐史等。

（三）伴随症状

1. **伴高热** 见于颅内与全身感染性疾病、小儿高热惊厥等。
2. **伴高血压** 见于高血压脑病、高血压脑出血、妊娠高血压综合征、颅内高压等。
3. **伴脑膜刺激征** 见于各种脑膜炎及蛛网膜下腔出血。
4. **伴瞳孔散大、意识丧失、大小便失禁** 见于癫痫大发作。
5. **不伴意识丧失** 见于破伤风、狂犬病、低钙抽搐、癔症性抽搐等。
6. **伴肢体偏瘫者** 见于急性脑血管病及颅内占位性病变。

细目二十一 意识障碍

要点一 意识障碍病因

（一）颅脑疾病

1. **感染性疾病** 见于各种脑炎、脑膜炎、脑脓肿、脑寄生虫感染等。
2. **非感染性疾病** 见于颅内肿瘤、脑血管疾病、颅脑外伤、癫痫等。

（二）全身性疾病

1. **感染性疾病** 如伤寒、中毒性菌痢、重症肝炎、流行性出血热、钩端螺旋体病、中毒性肺炎、败血症等。
2. **非感染性疾病** 见于心血管疾病、内分泌与代谢性疾病、急性中毒、物理性损伤、电解质及酸碱平衡紊乱等。

要点二 意识障碍临床表现

（一）嗜睡

嗜睡是最轻的意识障碍，表现为持续性睡眠。轻刺激可被唤醒，醒后能回答简单的问题或做一些简单的活动。刺激停止后，又迅速入睡。

（二）昏睡

昏睡是一种比嗜睡重的意识障碍。患者处于熟睡状态，不易唤醒。虽在强刺激下（如压迫眶上神经）可被唤醒，但不能回答问题或答非所问，而且很快又再入睡。

（三）昏迷

意识丧失，任何强大的刺激都不能唤醒。昏迷是最严重的意识障碍。按程度不同可分为以下两种。

1. 浅昏迷 意识大部分丧失,强刺激也不能唤醒,但对疼痛刺激有痛苦表情及躲避反应,角膜反射、瞳孔对光反射、吞咽反射、眼球运动等都存在。

2. 深昏迷 意识全部丧失,对疼痛等各种刺激均无反应,角膜反射、瞳孔对光反射、眼球运动均消失,可出现病理反射。

(四) 意识模糊

意识模糊是一种常见的轻度意识障碍,意识障碍程度较嗜睡重。具有简单的精神活动,但定向力(即对时间、空间、人物的判断能力)有障碍。

(五) 谵妄

谵妄是一种以兴奋性增高为主的急性高级神经中枢活动失调状态。表现为意识模糊,定向力障碍,伴错觉、幻觉、躁动不安、谵语。常见于急性感染的高热期、急性酒精中毒、肝性脑病等。

要点三 意识障碍问诊要点

1. 既往史 询问有无高血压、心脏病、肝脏病、肾脏病、糖尿病、甲状腺功能亢进症、颅脑外伤、肿瘤、癫痫等史,有无手术、外伤、中毒及药物过敏史等。

2. 发病诱因 询问糖尿病患者降糖药或胰岛素的用量、肝脏病患者应用镇静剂等情况,有无在高温或烈日下工作等诱因。

3. 伴随症状 伴发热,先发热后有意识障碍,见于脑膜炎、脑炎、败血症等,先有意识障碍后发热,见于脑出血、蛛网膜下腔出血、脑肿瘤、脑外伤等;伴呼吸缓慢、瞳孔缩小,见于吗啡、巴比妥类、有机磷杀虫剂等中毒等;伴瞳孔散大,见于脑疝、脑外伤、颠茄类及酒精中毒、癫痫、低血糖昏迷等;伴高血压,见于高血压脑病、尿毒症等;伴心动过缓,见于颅内高压、房室传导阻滞等;伴脑膜刺激征,见于各种脑膜炎、蛛网膜下腔出血等。

要点四 意识障碍检查要点

1. 体格检查 注意体温、脉搏、呼吸、血压等生命体征及皮肤黏膜的变化,观察瞳孔有无散大或缩小,呼气是否带有氨味或"肝臭"味。重点检查神经系统,注意有无神经系统定位体征、脑膜刺激征及病理反射等。

2. 实验室及其他检查

(1) 血常规检查,血电解质、血糖、血酮体、血乳酸、血尿素氮、肌酐、血氨等生化检查,血气分析,甲状腺功能检查等,有助于感染及代谢紊乱所致意识障碍的诊断。

(2) 颅脑 CT 或 MRI 检查,有助于了解颅内弥漫性或局灶性病变情况。

(3) 脑电图检查,对癫痫、颅内占位性病变、颅内炎症等有一定的辅助诊断价值。

第二单元 问 诊

细目 问诊的方法及内容

要点一 问诊的方法

问诊时首先要关心体贴患者,营造宽松和谐的气氛。医师应避免暗示性或诱导性提问。问诊的过程中,医师应边提问边思考,随时分析、归纳患者所陈述的各种症状之间的内在联系,分清主次,去伪存真,采集全面、准确的病史。

要点二 问诊的内容

(一) 一般项目

包括姓名、性别、年龄、民族、婚姻、住址、工作单位、职业、入院日期、记录日期、病史陈述者及其可靠性。

(二) 主诉

主诉是迫使患者就医的最明显、最主要的症状或体征及持续时间,也就是本次就诊的最主要原因。

(三) 现病史

现病史为问诊的最重要内容,争取做到全面而详细的询问。

1. **起病情况与患病时间** 包括病因或诱因。

2. **主要症状的特点** 此为诊断疾病的主要依据,应详细询问。其特点包括主要症状的部位、性质、持续时间、程度、缓解或加重的因素。

3. **病情的发展与演变** 症状的变化或新症状的出现,都是病情的发展与演变的表现。

4. **伴随症状** 常是鉴别诊断的重要依据。

5. **诊治经过** 应询问既往的重要诊断和检查、主要治疗措施及用药情况,以便为制订本次诊断和治疗方案时参考。

6. **一般情况** 病后的精神、体力状态、食欲及食量、睡眠、大小便、体重变化等情况也应详细询问。

(四) 既往史

包括患者既往的健康状况和过去曾经患过的疾病(包括各种传染病)、外伤手术、预防接种、过敏史等,尤其是与现病有密切关系的疾病的病史。

(五) 个人史

包括出生地及居住地区,职业和工作条件,习惯与嗜好,冶游史等。

(六) 婚姻史

婚姻史包括未婚或已婚,结婚年龄,配偶的健康状况,性生活情况,夫妻关系等。

(七) 月经史及生育史

月经史包括月经初潮年龄,月经周期和经期天数,经血的量和颜色,经期症状,有无痛经与白带异常,末次月经日期,闭经日期,绝经年龄。记录格式如下:

$$\text{初潮年龄} \frac{\text{行经期(天)}}{\text{月经周期(天)}} \text{末次月经时间或闭经年龄}$$

生育史包括妊娠与生育次数,人工或自然流产的次数,有无死产、手术产、产褥热及计划生育状况等。

(八) 家族史

包括双亲与兄弟姐妹及子女的健康状况,特别应询问有无患同样疾病者,有无与遗传有关的疾病以及传染病。

要点三 问诊的技巧

1. 问诊的医生要举止端庄,态度和蔼,应主动创造一种宽松和谐的环境,解除患者的不安心情。注意保护患者隐私。

2. 问诊一般从礼节性的交谈开始,可先作自我介绍,讲明自己的职责。使用恰当的言语或体语表示愿意为解除患者的病痛和满足他的要求尽自己所能,这样的举措会很快缩短医患之间的距离,改善互不了解的生疏局面,有助于建立良好的医患关系,使病史采集能顺利地进行下去。

3.问诊时,尽可能让患者充分地陈述和强调他认为重要的情况和感受,切不可生硬地打断患者的叙述,只有患者的亲身感受和病情变化的实际过程才能为诊断提供客观的依据。

第三单元 体格检查

细目一 基本检查法

要点一 视诊

视诊是医生用视觉来观察患者全身或局部表现的检查方法。在体格检查中，视诊适用范围广，使用器械少，得到的体征最多，常能提供重要的诊断资料和线索。

要点二 触诊

1. **浅部触诊** 用于检查体表浅在病变，如关节、软组织、浅部的动脉与静脉、神经、阴囊和精索等。

2. **深部触诊** 主要用于腹部检查，具体有以下4种。

（1）深部滑行触诊：用于检查腹腔深部的包块和脏器。

（2）双手触诊：用于肝、脾、肾、子宫和腹腔肿物的检查。

（3）深压触诊：用于探测腹部深在病变部位或确定腹部压痛点。

（4）冲击触诊：用于大量腹水而肝脾难以触及时。

要点三 叩诊

（一）叩诊方法

1. **间接叩诊法** 临床最常用，如心脏、肺脏、肝脏、腹部等正常脏器及病变部位的叩诊检查。

2. **直接叩诊法** 用于胸部或腹部面积较广泛病变的性质判定，如大量气胸、大量胸腔积液或腹水等。

（二）叩诊音

临床常见的叩诊音有以下5种。

1. **清音** 是正常的肺部叩诊音。

2. **过清音** 肺气肿时的特征性叩诊音。

3. **鼓音** 正常情况下，存在于左下胸的胃泡区及腹部。病理情况下，见于肺空洞、气胸或气腹等。

4. **浊音** 叩击被少量含气组织覆盖的实质脏器时产生的声音，如被肺覆盖的心脏或肝脏部分。病理情况下，见于肺组织含气减少，如肺部炎症、少量胸腔或腹腔积液等。

5. **实音（绝对浊音）** 是不含气组织（如骨骼、心脏、肝脏）的正常叩诊音。病理状态下，见于大量胸腔积液、肺实变等。

要点四 听诊

听诊的注意事项如下。

1. 环境安静，温度适宜。

2. 患者取坐位或卧位，必要时，嘱患者变换体位进行听诊。

3. 充分暴露检查部位，切忌隔衣听诊。

要点五 嗅诊

常见异常气味的临床意义如下。

1. **呼气味** 伴浓烈的酒味见于酒精中毒；刺激性蒜味见于有机磷农药中毒；烂苹果味见于糖尿病酮症酸中毒；氨味见于尿毒症；腥臭味见于肝性脑病。

2. **痰液** 血腥味痰见于大咯血患者；恶臭味痰见于支气管扩张症或肺脓肿。

3. **呕吐物** 粪臭味见于肠梗阻；酒味见于饮酒和醉酒；浓烈的酸味见于幽门梗阻。

4. **粪便** 腥臭味见于细菌性痢疾；肝腥味见于阿米巴痢疾。

细目二 一般检查

要点一 全身状态检查

（一）体温

1. 体温的测量方法及正常范围 ①口测法：将消毒后的口表水银端斜放于舌下，紧闭口唇，5分钟后读数。正常值为36.3~37.2℃。该法测量结果较准确，但不能用于婴幼儿及神志不清者。②肛测法：患者屈膝侧卧，将肛表水银端涂布润滑剂后，徐徐插入肛门，深达肛表的1/2，5分钟后读数。正常值为36.5~37.7℃。该法测值稳定，多用于婴幼儿及神志不清者。③腋测法：将体温计水银端置于患者的干燥腋窝深处，嘱其夹紧，10分钟后读数。正常值为36~37℃。该法简便、安全。

生理情况下，体温有一定的波动，早晨略低，下午稍高，但24小时内波动幅度一般不超过1℃；运动或进食后体温稍高；老年人体温略低；月经期前或妊娠期妇女体温略高。

体温高于正常称为发热，见于感染、创伤、恶性肿瘤、抗原-抗体反应等；体温低于正常称为体温过低，见于大量失血、休克、甲状腺功能减退症等。

2. 体温测量误差的常见原因 ①测量前未将体温计的汞柱甩到36℃以下。②消瘦、病情危重或神志不清的患者使用腋测法时，未能将体温计夹紧。③体温计附近存在冷热物品。

（二）脉搏

多检查桡动脉，也可触摸肱动脉、颈动脉等。

1. 脉率 正常成人在安静状态下脉率为60~100次/分。儿童较快，婴幼儿可达130次/分。发热、疼痛、贫血、甲状腺功能亢进症、心力衰竭、休克、心肌炎等脉率增快；颅内高压、伤寒、病态窦房结综合征、Ⅱ度以上窦房或房室传导阻滞，或服用洋地黄类、钙通道阻滞剂、β受体拮抗剂等药时，脉率减慢。

2. 节律 正常人脉搏节律规整。心房颤动时，节律不规则，并且强弱不一。

（三）血压

1. 血压水平的定义和分类（表9-3-2-1）

表9-3-2-1　成人血压水平的定义和分类

类别	收缩压/mmHg	舒张压/mmHg
正常血压	<120	<80
正常高值	120~139	80~89
1级高血压（轻度）	140~159	90~99
2级高血压（中度）	160~179	100~109
3级高血压（重度）	≥180	≥110
单纯收缩期高血压	≥140	<90

注：收缩压与舒张压水平不在一个级别层面时，按其中较高级别分类。

2. 血压变异的临床意义 ①高血压：收缩压≥140mmHg和/或舒张压≥90mmHg，称为高血压。大多见于原发性高血压；继发性高血压可见于肾脏疾病、肾上腺皮质或髓质肿瘤、肢端肥大症、甲亢、妊娠高血压综合征等。②低血压：血压低于90/60mmHg时，称为低血压。常见于休克、急性心肌梗死、心力衰竭、心包填塞、肾上腺皮质功能减退症等。③脉压增大和减小：脉压>40mmHg称为脉压增大，见于主动脉瓣关闭不全、动脉导管未闭、动静脉瘘、高热、甲亢、严重贫血、老年主动脉硬化等。脉压<30mmHg称为脉压减小，见于主动脉瓣狭窄、心力衰竭、休克、心包积液、缩窄性心包炎等。④上、下肢血压差异常：双上肢血压差大于10mmHg见于多发性大动脉炎、血栓闭塞性脉管炎、先天性动脉畸形等。下肢血压等于或低于上肢血压，见于主动脉缩窄、胸腹主动脉型大动脉炎等。

（四）发育与体型

发育正常与否，通常以年龄与体格成长状态（身高、体重、性征）、智力之间的关系来判断。发育正常时，年龄与体格成长状态、智力是相符的。发育成熟前如有脑垂体前叶功能亢进，可致体格异常高大,称为巨人症;反之,垂体功能减退时,体格异常矮小,称为脑垂体性侏儒症。

体型是身体各部发育的外观表现,包括骨骼、肌肉的成长与脂肪分布的状态等。临床上把正常人的体型分为匀称型、矮胖型、瘦长型3种。

(五)营养状态

1. **判断方法** 根据被检者的皮肤、毛发、皮下脂肪及肌肉发育情况进行判断。最简便而迅速的方法是观察皮下脂肪充实的程度,方法是观察前臂屈侧或上臂背侧下1/3处脂肪的分布。

2. **分级** 分为良好、中等、不良3个等级。①良好:皮肤黏膜红润、有光泽、弹性良好,皮下脂肪丰满而有弹性,肌肉结实,指甲、毛发润泽,肋间隙及锁骨上窝深浅适中,肩胛部和腹部肌肉丰满。②不良:皮肤黏膜干燥、弹性降低,皮下脂肪菲薄,肌肉松弛无力,指甲粗糙无光泽,毛发稀疏,肋间隙、锁骨上窝凹陷,肩胛骨、髂骨突出。③中等:介于良好与不良之间。

3. **标准体重** 标准体重(kg)= 身高(cm)-105。

4. **常见的营养异常** ①营养不良:体重减轻至不足标准体重的90%时称为消瘦,极度消瘦者称为恶病质症状之一。营养不良常见于胃肠功能不良或术后,肝脏、胆囊、胰腺病变,或结核病、糖尿病、甲状腺功能亢进症、癌症等。②营养过度:体内中性脂肪积聚过多,导致体重增加,超过标准体重的20%者称为肥胖。肥胖分为单纯性肥胖(常有一定的遗传倾向)和继发性肥胖(多由内分泌疾病引起,如肾上腺皮质功能亢进症等)两类。

(六)意识状态

意识是大脑功能活动的综合表现,即对环境的知觉状态。正常人的意识清晰,定向力正常,反应敏锐精确,思维和情感活动正常,语言流畅、准确,表达能力良好,凡能影响大脑功能活动的疾病均可引起程度不等的意识改变,称为意识障碍。

判断意识状态多采用问诊,通过交谈了解患者的思维、反应、情感、计算及定向力等方面的情况;对较为严重者,进行痛觉试验、瞳孔对光反射等检查,以确定患者意识障碍的程度。意识障碍可分为嗜睡、意识模糊、昏睡、昏迷。

(七)面容与表情

1. **急性病容** 面色潮红,兴奋不安,口唇干燥,呼吸急促,表情痛苦,有时鼻翼扇动,口唇疱疹。见于肺炎链球菌肺炎、疟疾、流行性脑脊髓膜炎等急性感染性疾病。

2. **慢性病容** 面容憔悴,面色晦暗或苍白无华,双目无神,表情淡漠等。见于肝硬化、重症肺结核、恶性肿瘤等慢性消耗性疾病。

3. **甲状腺功能亢进面容** 眼裂增大,眼球突出,目光闪烁,呈惊恐貌,兴奋不安,烦躁易怒。见于甲状腺功能亢进症。

4. **黏液性水肿面容** 面色苍白,睑厚面宽,颜面浮肿,目光呆滞,反应迟钝,眉毛、头发稀疏,舌色淡、胖大。见于甲状腺功能减退症。

5. **二尖瓣面容** 面色晦暗,双颊紫红,口唇轻度发绀。见于风湿性心瓣膜病二尖瓣狭窄。

6. **伤寒面容** 表情淡漠,反应迟钝,呈无欲状态。见于伤寒。

7. **苦笑面容** 发作时牙关紧闭,面肌痉挛,呈苦笑状。见于破伤风。

8. **满月面容** 面圆如满月,皮肤发红,常伴痤疮和小须。见于库欣综合征及长期应用肾上腺皮质激素者。

9. **肢端肥大症面容** 头颅增大,脸面变长,下颌增大,向前突出,眉弓及两颧隆起,唇舌肥厚,耳鼻增大。见于肢端肥大症。

10. **肝病面容** 可见面颊瘦削,面色灰褐,额部、鼻背、双颊有褐色色素沉着。见于慢性肝炎、肝硬化等。

11. **肾病面容** 表现为面色苍白,眼睑、颜面浮肿。见于慢性肾炎、慢性肾盂肾炎、慢性肾功能衰竭。

12. **面具面容** 面部呆板、无表情,似面具样。见于帕金森病、脑炎等。

13. **贫血面容** 面色苍白,口唇色淡,表情疲惫。见于各种原因所致的贫血。

(八)体位

1. **自动体位** 活动自如,不受限制,见于正常人、轻病或疾病早期。

2. **被动体位** 不能随意调整或变换体位,需别人帮助才能改变体位。见于极度衰弱或意识丧失者。

3. **强迫体位** 患者为减轻疾病所致的痛苦而被迫采取的某些特殊体位。①强迫仰卧位:患者仰卧,双腿蜷曲,借以减轻腹部肌肉的紧张,见于急性腹膜炎等。②强迫俯卧位:通过俯卧位减轻脊背肌肉的紧张程度,见于脊柱疾病。③强迫侧卧位：患者侧卧于患侧，以减轻疼痛，且有利于健侧代偿呼吸，见于一侧大量胸腔积液。④强迫坐位（端坐呼吸）：以减轻心肺的负担，减轻喘憋症状，见于心、肺功能不全者。⑤辗转体位：患者坐卧不安，辗转反侧，见于胆绞痛、肾绞痛、肠绞痛等。⑥角弓反张位：患者颈及脊背肌肉强直，以致头向后仰，胸腹前凸，背过伸，躯干呈反弓形，见于破伤风及小儿脑膜炎。⑦强迫蹲位：活动中因呼吸困难和心悸而采取蹲位以缓解症状。见于发绀型先天性心脏病。

（九）步态

1. **偏瘫步态** 见于脑血管病后遗症。
2. **剪刀步态** 见于双侧锥体束损害及脑性瘫痪等。
3. **醉酒步态** 见于小脑病变、酒精中毒等。
4. **慌张步态** 见于震颤麻痹。
5. **蹒跚步态（鸭步）** 见于佝偻病、大骨节病、进行性肌营养不良或先天性双髋关节脱位等。
6. **跨阈步态** 见于腓总神经麻痹出现的足下垂患者。
7. **间歇性跛行** 见于闭塞性动脉硬化、高血压动脉硬化等。
8. **共济失调步态** 见于小脑或脊髓后索病变，如脊髓痨。

要点二 皮肤检查

（一）皮肤弹性

皮肤弹性与年龄、营养状态、皮下脂肪及组织间隙所含液量有关。长期消耗性疾病或严重脱水者皮肤弹性减弱。

（二）皮肤颜色

1. **发红** 因毛细血管扩张充血、血流加速及增多所致。病理情况见于发热性疾病、阿托品中毒等；一氧化碳中毒者的皮肤、黏膜呈樱桃红色；皮肤持久性发红见于库欣综合征、真性红细胞增多症。
2. **苍白** 多因贫血、末梢毛细血管痉挛或充盈不足引起。常见于贫血、寒冷刺激、休克、虚脱等；只有肢端苍白者，见于雷诺病、血栓闭塞性脉管炎。
3. **黄染** ①因胆红素浓度增高引起的黄疸，轻微时仅见于巩膜及软腭黏膜，较明显时见于全身皮肤。见于各种原因的黄疸。②过多食用胡萝卜、南瓜、橘子等，血中的胡萝卜素含量增加，也可使皮肤黄染，但发黄部位多在手掌、足底部，一般不发生于巩膜和口腔黏膜。③长期服用米帕林、呋喃类药物也可使皮肤发黄，严重者可表现为巩膜黄染，但黄染以角膜缘周围最明显，离角膜缘越远，黄染越浅。
4. **发绀** 皮肤黏膜呈青紫色，见于各种原因的缺氧，以舌、口唇、耳郭、指端容易见到。
5. **色素沉着** 全身性色素沉着多见于慢性肾上腺皮质功能减退症，有时也见于肝硬化、肝癌晚期等。使用某些药物如砷剂、抗癌药等，也可引起不同程度的皮肤色素沉着。妇女在妊娠期，面部、额部可发生棕褐色对称性色素斑片，称为妊娠斑。老年人全身或面部也可发生散在的色素斑，称老年斑。
6. **色素脱失** 局部色素脱失见于白癜风、黏膜白斑，全身色素脱失见于白化病。

（三）湿度与出汗

皮肤的湿度与汗腺的分泌功能有关。出汗增多见于风湿热、结核病、甲亢、佝偻病等。盗汗（夜间睡后出汗）见于肺结核活动期。冷汗（手脚皮肤发凉、大汗淋漓）见于休克与虚脱。无汗时皮肤异常干燥，见于维生素A缺乏症、黏液性水肿、硬皮病和脱水等。

（四）皮疹

检查时应注意皮疹出现与消失的时间、发展顺序、分布部位、形状及大小、颜色、压之是否退色、平坦或隆起、有无瘙痒和脱屑等。常见的皮疹如下。

1. **斑疹** 局部皮肤发红，一般不高出皮肤，见于麻疹初起、斑疹伤寒、丹毒、风湿性多形性红斑等。
2. **玫瑰疹** 鲜红色圆形斑疹，直径2~3mm，由病灶周围的血管扩张所形成，压之退色，松开时又复现，多出现于胸腹部。对伤寒或副伤寒具有诊断意义。
3. **丘疹** 直径小于1cm，皮疹局部发红并凸出皮肤表面，见于药物疹、麻疹及湿疹等。
4. **斑丘疹** 在丘疹周围有发红的皮肤底盘称为斑丘疹，见于风疹、猩红热、湿疹及药物疹等。
5. **荨麻疹（风团块）** 是一种边缘清楚的红色或苍白色的瘙痒性皮肤损害，出现快，消退快，消退后不留痕迹，见于食物或药物过敏。

（五）皮下出血

皮肤或黏膜下出血直径小于 2mm 者称为瘀点；皮下出血直径在 3~5mm 者称为紫癜；皮下出血直径大于 5mm 者称为瘀斑；片状出血并伴有皮肤显著隆起者称为血肿。皮肤黏膜出血常见于造血系统疾病、重症感染、某些血管损害的疾病以及某些毒物或药物中毒等。小的出血点需与皮疹或小红痣相鉴别，皮疹压之退色，出血点压之不退色，小红痣加压虽不退色，但触诊时可稍高出平面，并且表面发亮。

（六）蜘蛛痣

蜘蛛痣是体内雌激素增多导致皮肤小动脉末端分支扩张所形成的血管痣，检查时用棉签杆等压迫蜘蛛痣的中心，周围辐射状的小血管随之消退，解除压迫后又复现，则证明为蜘蛛痣。多出现在上腔静脉分布区，如面、颈、手背、上臂、前胸和肩部等处。常见于慢性肝炎、肝硬化患者，也可见于妊娠妇女。慢性肝病患者的手掌大、小鱼际处常发红，加压后退色，称为肝掌。肝掌的发生机制与蜘蛛痣相同。

（七）皮下结节

位于关节附近或长骨隆起部位的圆形硬质小结，无压痛，多为风湿小结。

（八）水肿

全身性水肿常见于肾炎和肾病综合征、心力衰竭、肝硬化失代偿期及营养不良等；局限性水肿见于局部炎症、外伤、过敏、血栓形成等；黏液性水肿见于甲状腺功能减退症；象皮肿见于丝虫病。后两者均为非凹陷性水肿。

（九）皮下气肿

外观如同水肿，指压可凹陷，去掉压力后迅速恢复原形，按压时有握雪感，见于肺部外伤或产气杆菌感染。

要点三 淋巴结检查

（一）浅表淋巴结的检查顺序及注意事项

正常浅表淋巴结直径多为 0.2~0.5cm，质地柔软，表面光滑，与邻近组织无粘连，不易触及，可移动，无压痛。浅表淋巴结的检查顺序是：耳前、耳后、乳突区、枕骨下区、颌下、颏下、颈后三角、颈前三角、锁骨上窝、腋窝、滑车上、腹股沟、腘窝。发现有淋巴结肿大时，应记录其数目、大小、质地、移动度、表面是否光滑，有无粘连，局部皮肤有无红肿、压痛和波动，是否有瘢痕、溃疡和瘘管等，同时应注意寻找引起淋巴结肿大的病灶。

（二）浅表淋巴结肿大的临床意义

1. 局限性淋巴结肿大 ①非特异性淋巴结炎：肿大的淋巴结表面光滑，有触痛，无粘连，质地不硬。②淋巴结结核：常发生在颈部血管周围，多发性，质地较硬，大小不等，可互相粘连或与邻近组织、皮肤粘连，移动性稍差；破溃后形成瘘管，愈合后可形成瘢痕。③恶性肿瘤转移：肿大的淋巴结质硬或有橡皮样感，一般无触痛，表面可光滑或有结节感，与周围组织粘连而不易推动。左锁骨上窝淋巴结肿大，多为腹腔脏器癌肿转移；右锁骨上窝淋巴结肿大，多为胸腔脏器癌肿转移；鼻咽癌易转移到颈部淋巴结；乳腺癌常转移至同侧腋下淋巴结。

2. 全身性淋巴结肿大 见于传染性单核细胞增多症、白血病、淋巴瘤、系统性红斑狼疮等。

细目三 头部检查

要点一 头颅及颜面检查

1. **头颅大小与形态** 小颅见于先天性痴呆症；方颅见于小儿佝偻病、先天性梅毒；巨颅见于脑积水。

2. **头颅运动** 正常人头部活动自如。头部活动受限见于颈椎病；头部不随意颤动见于震颤麻痹（帕金森病）；与颈动脉搏动节律一致的点头运动见于严重的主动脉瓣关闭不全。

3. **颜面** 为头颅前面未被头发遮盖的部分。面部有很多神经和血管分布，肌群很多，是构成表情的基础。许多全身性疾病在颜面上有特征性改变，颜面检查对某些疾病的诊断具有重要意义，如肢端肥大症面容、贫血面容、二尖瓣面容等。

要点二 头部器官检查

（一）眼

1. **眼睑** ①上睑下垂：双上眼睑下垂见于重症肌无力、先天性上眼睑下垂；单侧上眼睑下垂见于动眼神经麻痹。②眼睑水肿：多见于肾炎、慢性肝病、贫血、营养不良、血管神经性水肿等。③眼睑闭合不全:双侧眼睑闭合不全常见于甲亢;单侧眼睑闭合不全见于面神经麻痹。

2. **结膜** 检查时注意结膜的颜色,有无充血、水肿、乳头增生、滤泡和异物、瘢痕形成等。结膜发红、水肿、血管充盈,见于结膜炎、角膜炎、沙眼早期;结膜苍白见于贫血;结膜发黄见于黄疸;睑结膜有滤泡见于沙眼;结膜有散在出血点见于亚急性感染性心内膜炎;结膜下片状出血见于外伤及出血性疾病,亦可见于高血压、动脉硬化;球结膜透明而隆起为球结膜下水肿,见于脑水肿或输液过多。

3. **巩膜** 显性黄疸时,可在巩膜看到均匀的黄染。

4. **角膜** 检查角膜时用斜照光更易观察其透明度。检查时应注意角膜的透明度,有无白斑、云翳、溃疡、角膜软化和血管增生等。角膜边缘出现灰白色混浊环,称为老年环,是类脂质沉淀所致,多见于老年人或早老症。角膜边缘出现黄色或棕褐色环,外缘清晰,内缘模糊,是铜代谢障碍的体征,称为凯-弗环(角膜色素环),见于肝豆状核变性。

5. **瞳孔** 正常瞳孔的直径为 2~5mm,两侧等大等圆。检查时应注意大小、形态、双侧是否相同、对光反射和调节反射是否正常。①瞳孔大小改变:病理情况下,瞳孔缩小见于虹膜炎、有机磷农药中毒、毒蕈中毒及吗啡、氯丙嗪、毛果芸香碱等药物的影响;瞳孔扩大见于外伤、青光眼绝对期、视神经萎缩、完全失明、濒死状态、颈交感神经刺激和阿托品、可卡因等药物的影响;双侧瞳孔大小不等,常见于脑外伤、脑肿瘤、脑疝及中枢神经梅毒等。②瞳孔对光反射迟钝或消失,见于昏迷患者。③调节反射与聚合反射消失:见于动眼神经损害。

6. **眼球** 检查时注意眼球的外形和运动。①眼球突出:双侧突出见于甲亢,单侧突出见于局部炎症或眶内占位性病变。②眼球凹陷:双侧凹陷见于重度脱水,单侧凹陷见于 Horner 综合征或眶尖骨折。③眼球运动:受动眼神经(Ⅲ)、滑车神经(Ⅳ)和展神经(Ⅵ)支配,这些神经麻痹时,会引起眼球运动障碍,并伴有复视。双侧眼球出现一系列快速水平或垂直的往返运动,称为眼球震颤。自发的眼球震颤见于耳源性眩晕及小脑疾患等。

(二) 耳

1. **外耳** 外耳道有脓性分泌物、耳痛及全身症状,见于中耳炎;外耳道有血液或脑脊液流出,多为颅底骨折。

2. **乳突** 乳突压痛、耳郭后皮肤红肿见于乳突炎,多因化脓性中耳炎引流不畅时蔓延到乳突所致。

(三) 鼻

1. **鼻的外形** 鼻梁部皮肤出现红色斑块,病损处高出皮面且向两侧面颊扩展为蝶形红斑,见于系统性红斑狼疮;鼻部皮肤发红并有小脓疱或小丘疹见于痤疮;鼻尖及鼻翼皮肤发红,并有毛细血管扩张、组织肥厚,见于酒糟鼻;鞍鼻见于鼻骨骨折、鼻骨发育不全和先天性梅毒;蛙状鼻见于肥大鼻息肉患者。

2. **鼻翼扇动** 见于肺炎链球菌肺炎、支气管哮喘、心源性哮喘等。

3. **鼻窦** 包括上颌窦、额窦、筛窦和蝶窦4对。鼻窦炎时鼻窦区有压痛。

4. **鼻出血** 单侧鼻出血见于局部血管损伤;双侧鼻出血见于高热、血液病、高血压、肝脏疾病等。

(四) 口腔

1. **口唇** 正常人的口唇红润、光泽。口唇苍白见于贫血、主动脉瓣关闭不全或虚脱。唇色深红见于急性发热性疾病。口唇单纯疱疹常伴发于肺炎链球菌肺炎、感冒、流行性脑脊髓膜炎、疟疾等。口唇干燥并有皲裂见于重度脱水患者。口角糜烂见于核黄素缺乏。口唇发绀见于先天性心脏病、慢性阻塞性肺疾病、心力衰竭、休克等。

2. **口腔黏膜** 正常人的口腔黏膜光洁呈粉红色。出现蓝黑色色素沉着见于肾上腺皮质功能减退。在平对上颌第二磨牙处的颊黏膜出现直径约1mm 的灰白色小点,外有红色晕圈,为麻疹黏膜斑,是麻疹的早期(发疹前24~48 小时)特征。黏膜下出现出血点或瘀斑见于出血性疾病或维生素 C 缺乏。口腔黏膜溃疡见于慢性复发性口疮。乳白色薄膜覆盖于口腔黏膜、口角等处,为鹅口疮(白色念珠菌感染),多见于体弱重症者,或长期使用广谱抗生素者。

3. **牙齿及牙龈** 检查牙齿要注意有无龋齿、缺齿、义齿、残根,以及牙齿的颜色、形状。牙齿呈黄褐色为斑釉牙,见于长期饮用含氟量高的水或服用四环素等药物后。切牙切缘凹陷呈月牙形伴牙间隙过宽,见于先天性梅毒。单纯性牙间隙过宽,见于肢端肥大症。

正常人的牙龈呈粉红色并与牙颈部紧密贴合。齿龈水肿及流脓见于慢性牙周炎。牙龈萎缩见于牙周病。牙龈出血可见于牙石、牙周炎、血液系统疾病及坏血病等。齿龈的游离缘出现灰黑色点线为铅线，见于慢性铅中毒。在铋、汞、砷中毒时，也可出现类似黑褐色点线状的色素沉着。

4. 舌 正常人的舌质淡红，湿润柔软，活动自如，无震颤。舌面干燥见于脱水、大出血、高热；地图舌见于核黄素缺乏者；草莓舌见于猩红热或长期发热患者；牛肉舌见于糙皮病（烟酸缺乏）；镜面舌见于缺铁性贫血、恶性贫血及慢性萎缩性胃炎；舌震颤见于甲状腺功能亢进症；舌伸出后偏向患侧，见于舌下神经麻痹。

5. 咽部及扁桃体 急性咽炎可见咽部充血红肿。咽部充血，表面粗糙，有淋巴滤泡呈簇状增生，见于慢性咽炎。扁桃体发炎时，腺体红肿、增大。扁桃体肿大分三度：不超过咽腭弓者为Ⅰ度；超过咽腭弓者为Ⅱ度；达到或超过咽后壁中线者为Ⅲ度。化脓性扁桃体炎时，扁桃体上可见脓性分泌物，或形成苔片状假膜，容易与扁桃体剥离；如果在扁桃体所形成的假膜不易剥离，若强行剥离则易引起出血，见于白喉。

6. 喉 急性失音多见于急性喉炎；慢性失音见于喉结核、喉癌；喉返神经受损时可出现声音嘶哑或失音。突发的窒息性呼吸困难应考虑喉头水肿。

（五）腮腺

腮腺位于耳屏、下颌角与颧弓所构成的三角区内。腮腺导管开口于平对上颌第二磨牙牙冠相对的颊黏膜上。正常的腮腺腺体软薄，不能触清其轮廓。腮腺肿大时可出现以耳垂为中心的隆起，并可触及包块。一侧或双侧腮腺肿大，触诊边缘不清，有轻压痛，腮腺导管口红肿，见于流行性腮腺炎。腮腺导管有脓性分泌物见于化脓性腮腺炎。腮腺肿瘤也可致腮腺肿大。

细目四　颈部检查

要点一　颈部姿势与运动

正常的颈部转动自如。斜颈见于先天性颈肌痉挛、外伤、瘢痕挛缩等；颈部活动受限见于炎症、颈肌扭伤、颈椎骨质增生、颈椎结核及肿瘤等。

要点二　颈部包块与颈部血管

1. 颈部包块 颈部发现包块须注意是肿大淋巴结还是囊肿，或是甲状腺肿大等。

2. 颈静脉 正常人立位或坐位时颈静脉常不显露，平卧时可稍见充盈，充盈的水平仅限于锁骨上缘至下颌角下缘距离的下1/3以内。若取30°~45°的半卧位时静脉充盈度超过正常水平，或立位与坐位时可见明显的静脉充盈称为颈静脉怒张，提示静脉压增高，见于右心衰竭、缩窄性心包炎、心包积液或上腔静脉梗阻。三尖瓣关闭不全时可见颈静脉搏动。

3. 颈动脉 安静状态下出现颈动脉明显搏动，见于主动脉瓣关闭不全、高血压、甲亢及严重贫血等。

要点三　甲状腺检查

（一）检查方法

视诊注意观察甲状腺有无肿大，是否对称。检查时可让患者头后仰、双手放于枕后再观察，并嘱其做吞咽动作，可将甲状腺与颈前其他包块相鉴别。除视诊外，还应进行触诊检查以明确甲状腺的大小、轮廓和性质，注意甲状腺的肿大程度、硬度，是否对称、光滑，有无结节、压痛及震颤，有无粘连及血管杂音。触诊包括甲状腺峡部和甲状腺侧叶的检查。

（二）甲状腺肿大的分度

不能看出肿大但能触及者为Ⅰ度；既可看出肿大又能触及，但在胸锁乳突肌以内者为Ⅱ度；肿大超出胸锁乳突肌外缘为Ⅲ度。

（三）甲状腺肿大的临床意义

1. 单纯性甲状腺肿 缺碘为主要的原因。甲状腺呈对称性肿大，质地柔软，多为弥漫性，也可为结节性，没有甲亢的表现。

2. 甲状腺功能亢进症 甲状腺对称性或非对称性肿大，质地多柔软，可触及震颤并听到连续性血管杂音。

3. 甲状腺肿瘤 甲状腺癌常呈不对称性肿大，表面凹凸不平，呈结节性，质地坚硬而固定，与周围组织发生粘连波及喉返神经时，可引起声音嘶哑。甲状腺腺瘤呈圆形或椭圆形肿大，多为单发，质地坚韧，无压痛。

4. 慢性淋巴细胞性甲状腺炎 多为对称

性、弥漫性肿大,也可呈结节性肿大,与四周无粘连而边界清楚,表面光滑,质地坚韧而有弹性。

要点四 气管检查

正常人的气管位于颈前正中部。检查时让患者取坐位或仰卧位,使颈部处于自然正中位置,医师将右手示指与环指分别置于两侧胸锁关节上,将中指置于气管之上,观察中指是否在示指与环指的正中间,如不在正中表示气管有偏移。根据气管的偏移方向可以判断病变的性质。大量胸腔积液、气胸、纵隔肿瘤以及单侧甲状腺肿大可将气管推向健侧;肺不张、胸膜粘连可将气管拉向患侧。

细目五 胸廓、胸壁与乳房检查

要点一 胸部体表标志及分区

(一)骨骼标志

1. **胸骨角** 与第2肋软骨相连接,以此作为标记来计数前胸壁上的肋骨和肋间隙。气管分叉位于胸骨角的水平。

2. **肩胛下角** 直立位、两手自然下垂时,肩胛下角平第7肋骨或第7肋间隙,或相当于第8胸椎水平。

3. **第7颈椎棘突** 为背部颈、胸交界部的骨性标志,其下即为第1胸椎棘突。

(二)胸部体表标志线

1. 前正中线。
2. 锁骨中线(左、右)。
3. 腋前线(左、右)。
4. 腋后线(左、右)。
5. 腋中线(左、右)。
6. 肩胛线(左、右)。
7. 后正中线。

(三)胸部分区

1. 腋窝(左、右)。
2. 胸骨上窝。
3. 锁骨上窝(左、右)。
4. 锁骨下窝(左、右)。
5. 肩胛上区(左、右)。
6. 肩胛区(左、右)。
7. 肩胛间区(左、右)。
8. 肩胛下区(左、右)。

要点二 胸廓检查

(一)正常胸廓

正常成人胸廓前后径较横径(左右径)短,前后径与横径之比约为1:1.5,小儿和老年人前后径略小于或等于横径。

(二)异常胸廓

1. **桶状胸** 胸廓前后径增大,与横径几乎相等,外观呈圆桶形,见于肺气肿、支气管哮喘发作时,亦见于部分老年人及矮胖体型者。

2. **扁平胸** 胸廓扁平,前后径常不到横径的一半,见于瘦长体型者,以及肺结核等慢性消耗性疾病。

3. **鸡胸** 为佝偻病所致的胸部病变,多见于儿童,胸骨特别是胸骨下部显著前凸,两侧肋骨凹陷,形似鸡胸而得名,见于佝偻病。

4. **漏斗胸** 胸骨下端剑突处内陷,有时连同依附的肋软骨一起内陷而形似漏斗,见于佝偻病、胸骨下部长期受压者。

5. **胸廓一侧或局限性变形** 胸廓一侧膨隆多见于大量胸腔积液、气胸等;一侧平坦或下陷见于肺不张、肺纤维化、广泛性胸膜增厚和粘连等;胸廓局限性隆起见于心脏明显增大、大量心包积液、肋骨骨折等。

6. **脊柱畸形引起的胸廓改变** 常见于脊柱结核、强直性脊柱炎、胸椎疾患等。

要点三 胸壁检查

1. **胸壁静脉** 正常胸壁无明显静脉可见。上腔静脉或下腔静脉回流受阻建立侧支循环时,胸壁静脉可充盈或曲张。上腔静脉受阻时,胸壁静脉的血流方向自上向下;下腔静脉受阻时,胸壁静脉的血流方向自下向上。

2. **胸壁压痛** 用手指轻压或轻叩胸壁,正常人无疼痛的感觉。胸壁炎症、肿瘤浸润、肋软骨炎、肋间神经痛、带状疱疹、肋骨骨折等,可有局部压痛。白血病时,常有胸骨压痛或叩击痛。

要点四 乳房检查

1. **视诊** 注意两侧乳房的大小、对称性、外表、乳头状态及有无溢液等。乳房外表发红、肿胀并伴疼痛、发热者,见于急性乳腺炎。乳房皮肤表皮水肿隆起,毛囊及毛囊孔明显下陷,皮肤呈"橘皮样",多为浅表淋巴管被乳癌堵塞后局部皮肤出现淋巴性水肿所致;近期发生的乳头内陷或位置偏移可能为癌变;乳头有血性分泌物见于乳管内乳头状瘤、乳腺癌。

2. 触诊 被检者采取坐位,先两臂下垂,然后双臂高举超过头部或双手叉腰再进行检查。按外上、外下、内下、内上、中央(乳头、乳晕)的顺序滑动触诊,然后检查腋窝及锁骨上、下窝等处淋巴结。

急性乳腺炎时乳房红、肿、热、痛,常局限于一侧乳房的某一象限,触诊有明显压痛的硬块,患侧腋窝淋巴结肿大、压痛。

乳房肿块见于乳腺癌、乳房纤维腺瘤等。恶性肿瘤以乳腺癌最多,常见于中年以上的妇女,肿块质硬,形状不规则,表面凹凸不平,边界不清,压痛不明显,晚期与皮肤及深部组织粘连而固定,易向腋窝等处淋巴结转移。

细目六 肺和胸膜检查

要点一 视诊

(一)呼吸类型

成年女性以胸式呼吸为主,儿童及成年男性以腹式呼吸为主。肺炎、重症肺结核、胸膜炎、肋骨骨折、肋间肌麻痹等胸部疾患,胸式呼吸减弱而腹式呼吸增强。腹膜炎、腹水、巨大卵巢囊肿、肝脾重度肿大、胃肠胀气等腹部疾病及妊娠晚期,腹式呼吸减弱而胸式呼吸增强。

(二)呼吸频率、深度及节律

平静状态下,正常成人的呼吸频率为12~20次/分,呼吸与脉搏之比为1:4。

1. 呼吸频率 呼吸频率超过20次/分,为呼吸过速,病理情况下,见于发热、疼痛、贫血、甲状腺功能亢进症、心力衰竭、肺炎等。呼吸频率低于12次/分,称为呼吸频率过缓,见于深睡眠、颅内高压、黏液性水肿、吗啡及巴比妥中毒等。

2. 呼吸深度 严重代谢性酸中毒时,呼吸深而大称为库斯莫尔呼吸,又称酸中毒大呼吸,见于尿毒症、糖尿病酮症酸中毒等。呼吸浅快可见于肺气肿、胸膜炎、胸腔积液、气胸、呼吸肌麻痹、大量腹水、肥胖、鼓肠等,呼吸浅慢见于颅内高压、麻醉剂或镇静剂过量等。

3. 呼吸节律 正常人呼吸节律匀齐,呼吸与脉搏之比为1:4。常见的呼吸节律异常有:①潮式呼吸(Cheyne-Stokes呼吸):见于脑炎、脑膜炎、颅内压升高、脑干损伤等。②间停呼吸(Biot呼吸):见于颅内压升高、药物(如阿片类)诱发的呼吸抑制及脑损伤,常为临终前的危急征象。

(三)呼吸运动

正常时,两侧呼吸运动对称。双侧呼吸运动减弱见于阻塞性肺气肿;双侧呼吸运动增强见于剧烈运动以及高热、甲状腺功能亢进症、代谢性酸中毒等。一侧呼吸运动减弱或消失见于患侧大量胸腔积液、气胸、胸膜肥厚、大面积肺实变、肺不张等。

要点二 触诊

(一)触觉语颤(语音震颤)

正常情况下,前胸上部语颤较下部强;后胸下部语颤较上部强;右上胸语颤较左上胸强。

1. 语颤增强 见于以下几种情况。①肺实变:如肺炎链球菌肺炎、肺梗死、肺结核、肺脓肿及肺癌等。②压迫性肺不张:胸腔积液上方受压而萎瘪的肺组织及受肿瘤压迫的肺组织。③较浅而大的肺空洞:见于肺结核、肺脓肿、肺肿瘤等。

2. 语颤减弱或消失 见于以下几种情况。①肺泡内含气量增多:如肺气肿及支气管哮喘发作时。②支气管阻塞:如阻塞性肺不张、气管内分泌物增多。③胸壁距肺组织距离加大:如胸腔积液、气胸、胸膜高度增厚及粘连、胸壁水肿或皮下气肿等。④体质衰弱者,大量胸腔积液、严重气胸时,语颤可消失。

(二)胸膜摩擦感

急性胸膜炎时,两层胸膜因有纤维蛋白沉着而变得粗糙,呼吸时壁层和脏层胸膜相互摩擦而产生震动,引起胸膜摩擦感。以腋中线第5~7肋间隙最易触及。

要点三 叩诊

(一)肺部正常叩诊音

肺部正常叩诊音为清音。

(二) 肺界叩诊

1. **肺下界** 正常成人的右肺下界在右侧锁骨中线、腋中线、肩胛线,分别为第6、8、10肋间。左肺下界除在左锁骨中线上变动较大(因有胃泡鼓音区)外,其余与右侧大致相同。病理情况下,肺下界下移见于肺气肿;肺下界上移见于肺不张、肺萎缩,以及腹水、鼓肠、肝脾肿大、腹腔肿瘤。下叶肺实变、胸腔积液、胸膜增厚时,肺下界不易叩出。

2. **肺下界移动度** 正常成人两侧肺下界的移动度为6~8cm。肺下界移动度减小见于阻塞性肺气肿、肺不张、肺炎及各种原因所致的腹压增高;胸腔大量积液、积气或广泛胸膜增厚及粘连时,肺下界移动度难以叩出。

(三) 肺部异常叩诊音

1. **浊音或实音** 见于以下几种情况。①肺组织含气量减少或消失:如肺炎、肺结核、肺梗死、肺不张、肺水肿、肺硬化等。②肺内实质性病变:如肺肿瘤、肺包囊虫病、未穿破的肺脓肿等。③胸膜腔病变:如胸腔积液、胸膜增厚及粘连等。④胸壁疾病:如胸壁水肿、肿瘤等。

2. **鼓音** 见于气胸及直径大于4cm的浅表肺空洞,如空洞性肺结核、肺脓肿或肺肿瘤空洞。

3. **过清音** 见于肺气肿、支气管哮喘发作时。

要点四 听诊

(一) 正常呼吸音

1. **支气管呼吸音** 指气流在声门及气管、支气管内形成的湍流和摩擦所产生的声音。正常人在喉部、胸骨上窝、背部第6颈椎至第2胸椎附近可听到支气管呼吸音,肺部其他部位听到支气管呼吸音则为病理现象。

2. **肺泡呼吸音** 指气流进出肺泡所产生的声音,正常人在肺部任何区域都可听到。

3. **支气管肺泡呼吸音(混合呼吸音)** 正常人在胸骨角附近、肩胛间区的第3、4胸椎水平及右肺尖可以听到。

(二) 病理性呼吸音

1. **病理性肺泡呼吸音** ①肺泡呼吸音减弱或消失:见于呼吸运动障碍(如全身衰弱、呼吸肌瘫痪、腹压过高、胸膜炎、肋骨骨折、肋间神经痛等)、呼吸道阻塞(如支气管炎、支气管哮喘、喉或大支气管肿瘤等)、肺顺应性降低(如肺肿、肺淤血、肺间质炎症等)、胸腔内肿物(如肺癌、肺囊肿等)、胸膜疾患(如胸腔积液、气胸、胸膜增厚及粘连等)。②肺泡呼吸音增强:双侧增强见于运动、发热、甲状腺功能亢进症、贫血、代谢性酸中毒时;肺脏或胸腔病变使一侧或一部分肺的呼吸功能减弱或丧失,则健侧或无病变部分的肺泡呼吸音可出现代偿性增强。③呼气延长:见于阻塞性肺气肿、支气管哮喘发作时。

2. **病理性支气管呼吸音** 在正常肺泡呼吸音部位听到支气管呼吸音,也称管状呼吸音。常见于以下几种情况。①肺组织实变。②肺内大空洞。③压迫性肺不张。

3. **病理性支气管肺泡呼吸音** 正常肺泡呼吸音分布区域听到的支气管肺泡呼吸音。常见于肺实变区,且与正常肺组织掺杂存在,或肺实变部位较深并被正常肺组织所遮盖。

(三) 啰音

1. **干啰音** 气流通过狭窄支气管时发生湍流,或气流通过有黏稠分泌物的管腔时冲击黏稠分泌物引起的震动所致。

听诊特点:①吸气和呼气都可听到,但呼气时更加清楚;②性质多变且部位不定;③几种不同性质的干啰音可同时存在。

临床意义:干啰音是支气管病变的表现。两肺干啰音见于急慢性支气管炎、支气管哮喘、支气管肺炎、心源性哮喘等;局限性干啰音见于支气管局部结核、肿瘤、异物或黏稠分泌物附着;局部而持久的干啰音见于肺癌早期或支气管内膜结核。

2. **湿啰音(水泡音)** 气流通过气道、肺泡或空洞内的稀薄液体(渗出物、黏液、血液、漏出液、分泌液)时形成水泡并立即破裂时所产生的声音。

听诊特点:①吸气和呼气都可听到,以吸气末时多而清楚。②部位较恒定,性质不易改变。③大、中、小湿啰音可同时存在。

临床意义:湿啰音是肺与支气管病变的表现。两肺散在分布的湿啰音,常见于支气管炎、支气管肺炎、血行播散型肺结核、肺水肿;两肺底分布的湿啰音,多见于肺淤血、肺水肿及支气管肺炎;一侧或局限性分布的湿啰音,见于肺炎、肺结核(多在肺上部)、支气管扩张症(多在肺下部)、肺脓肿、肺癌及肺出血等。

3. **捻发音** 是一种微小湿啰音。生理情况下见于老年人、深睡或长期卧床者,深吸气时可在肺底听到,数次深呼吸或咳嗽后可消失,无特殊临床意义;持续存在的捻发音,见于肺炎早期、肺结核早期、肺淤血、纤维性肺泡炎等。

(四) 胸膜摩擦音

胸膜摩擦音是干性胸膜炎的重要体征,见于结核性胸膜炎、化脓性胸膜炎、尿毒症胸膜炎等。一般吸气、呼气均可听到,但屏住呼吸时消失,借此可与心包摩擦音区别。胸膜摩擦音在胸膜任何部位都可听到,以胸廓下侧沿腋中线处最清楚。

(五) 听觉语音

听觉语音减弱见于过度衰弱、支气管阻塞、阻塞性肺疾病、胸腔积液、气胸、胸膜增厚或水肿。听觉语音增强见于肺实变、肺空洞及压迫性肺不张。

要点五 常见呼吸系统病变的体征

常见呼吸系统病变的体征见表9-3-6-1。

表9-3-6-1 肺与胸膜常见病的体征

体征	视诊		触诊		叩诊	听诊	
	胸廓	呼吸动度	气管位置	语颤		呼吸音	听觉语音
肺实变	对称	患侧减弱	居中	患侧增强	浊音或实音	呼吸音消失,可闻及病理性支气管呼吸音	患侧增强
阻塞性肺气肿	桶状	减弱	居中	减弱	过清音,肺下界下降,移动度减少	减弱,呼气延长	减弱
气胸	患侧饱满	患侧减弱或消失	推向健侧	患侧减弱或消失	鼓音	减弱或消失	减弱或消失
胸腔积液	患侧饱满	患侧减弱	推向健侧	患侧减弱或消失	浊音或实音	减弱或消失	减弱或消失

细目七 心脏、血管检查

要点一 视诊

(一) 心前区隆起

1. 某些先天性心脏病,如法洛四联症、肺动脉瓣狭窄等。
2. 慢性风湿性心脏病伴右心室增大者。

(二) 心尖搏动

1. **正常成人心尖搏动** 位于左侧第5肋间隙、锁骨中线内侧0.5~1.0cm处,搏动范围的直径约为2.0~2.5cm。

2. **心尖搏动位置改变** ①生理因素:卧位时心尖搏动可稍上移;左侧卧位时,心尖搏动可向左移2~3cm;右侧卧位时可向右移1.0~2.5cm。小儿及妊娠时心脏常呈横位,心尖搏动可向上外方移位;瘦长体型者,心脏呈垂直位,心尖搏动可向下、向内移至第6肋间隙。②病理因素:左心室增大时,心尖搏动向左下移位;右心室增大时,心尖搏动向左移位;肺不张、粘连性胸膜炎时,心尖搏动移向患侧;胸腔积液、气胸时,心尖搏动移向健侧;大量腹水、肠胀气、腹腔巨大肿瘤或妊娠等,心尖搏动位置向上外移位。

3. **心尖搏动强度及范围改变** 甲状腺功能亢进症、重症贫血、发热等疾病时,心尖搏动增强;心包积液、左侧气胸或胸腔积液、肺气肿等,心尖搏动减弱甚或消失;负性心尖搏动见于粘连性心包炎。

要点二 触诊

1. 左心室肥大时,心尖搏动呈抬举性。
2. 震颤(又称为猫喘)是器质性心血管疾病的体征。震颤出现的时期、部位和临床意义见表9-3-7-1。

表 9-3-7-1　心脏常见震颤的临床意义

时期	部位	临床意义
收缩期	胸骨右缘第 2 肋间	主动脉瓣狭窄
	胸骨左缘第 2 肋间	肺动脉瓣狭窄
	胸骨左缘第 3、4 肋间	室间隔缺损
舒张期	心尖部	二尖瓣狭窄
连续性	胸骨左缘第 2 肋间及其附近	动脉导管未闭

3. 心包摩擦感是干性心包炎的体征,见于结核性、化脓性心包炎,也可见于风湿热、急性心肌梗死、尿毒症、系统性红斑狼疮等引起的心包炎。通常在胸骨左缘第 3、4 肋间最易触及,心脏收缩期和舒张期均可触及,以收缩期较为明显。坐位稍前倾或深呼气末更易触及。

要点三　叩诊

(一) 叩诊方法

采用间接叩诊法,沿肋间隙从外向内、自下而上叩诊,板指与肋间隙平行并紧贴胸壁。叩诊心脏左界时,从心尖搏动外 2~3cm 处由外向内进行叩诊。如心尖搏动不明显,则自第 6 肋间隙左锁骨中线外的清音区开始,然后按肋间隙逐一上移,至第 2 肋间隙为止;叩诊心脏右界时,自肝浊音界的上一肋间隙开始,逐一叩诊至第 2 肋间隙。

(二) 心浊音界改变的临床意义

1. **心脏与血管本身病变**　①左心室增大:心浊音界向左下扩大,使心界呈靴形,见于主动脉瓣关闭不全、高血压性心脏病。②右心室增大:右心室显著增大时,心界向左、右两侧扩大,以向左增大较为显著。常见于二尖瓣狭窄、肺心病。③左心房增大或合并肺动脉段扩大:心腰部饱满或膨出,心脏浊音区呈梨形,见于二尖瓣狭窄。④左、右心室增大:心界向两侧扩大,称为普大型心脏,见于扩张型心肌病等。⑤心包积液:坐位时心浊音界呈三角烧瓶形,卧位时心底部浊音界增宽。

2. **心外因素**　大量胸腔积液、积气时,心浊音界向健侧移位;胸膜增厚及粘连、肺不张,则使心界移向患侧;肺气肿时心浊音界变窄狭长。

要点四　听诊

(一) 心脏瓣膜听诊区

1. **二尖瓣区**　位于左侧第 5 肋间隙,锁骨中线内侧心尖搏动最强处,又称心尖区。

2. **主动脉瓣区**　①主动脉瓣区:位于胸骨右缘第 2 肋间隙,主动脉瓣狭窄时的收缩期杂音在此区最响。②主动脉瓣第二听诊区:位于胸骨左缘第 3、4 肋间隙,主动脉瓣关闭不全时的舒张期杂音在此区最响。

3. **肺动脉瓣区**　在胸骨左缘第 2 肋间隙。

4. **三尖瓣区**　在胸骨体下端近剑突偏右或偏左处。

(二) 听诊内容

1. **心率**　正常成人的心率为 60~100 次/分。心率超过 100 次/分为心动过速,临床意义同脉率增快;心率低于 60 次/分为心动过缓,临床意义同脉率减慢。

2. **心律**　正常人的心律基本是规则的。窦性心律不齐常见于健康青少年及儿童,表现为吸气时心率增快,呼气时心率减慢。期前收缩见于情绪激动、酗酒、饮浓茶以及各种心脏病、心脏手术、心导管检查、低血钾等。心房颤动(房颤)多见于二尖瓣狭窄、冠心病、甲状腺功能亢进症,具有以下听诊特点:①心律绝对不规则;②第一心音强弱不等;③脉搏短绌。

3. **心音**

(1) 正常心音:正常心音有 4 个。按其在心动周期中出现的顺序,依次命名为第一心音(S_1)、第二心音(S_2)、第三心音(S_3)及第四心音(S_4)。通常听到的是 S_1 和 S_2,在儿童和部分青少年中有时可听到 S_3,一般听不到 S_4。第一、第二心音的区别见表 9-3-7-2。

表 9-3-7-2　第一、第二心音的区别

区别点	第一心音	第二心音
声音特点	音强,调低,时限较长	音弱,调高,时限较短
最强部位	心尖部	心底部
与心尖搏动及动脉搏动的关系	与心尖搏动和动脉搏动同时出现	心尖搏动之后出现
与心动周期的关系	S_1 和 S_2 之间的间隔(收缩期)较短	S_2 到下一心动周期 S_1 的间隔(舒张期)较长

（2）心音改变及其临床意义

S_1 与 S_2 同时增强：见于胸壁较薄、情绪激动、甲亢、发热、贫血等。S_1 与 S_2 同时减弱：见于肥胖、胸壁水肿、左侧胸腔积液、肺气肿、心包积液、缩窄性心包炎、甲状腺功能减退症、心肌炎、心肌病、心肌梗死、心力衰竭等。

S_1 增强：见于发热、甲亢、二尖瓣狭窄等。S_1 减弱：见于心肌炎、心肌病、心肌梗死、二尖瓣关闭不全等。

A_2 增强：见于高血压、主动脉粥样硬化等。A_2 减弱：见于低血压、主动脉瓣狭窄和关闭不全。

P_2 增强：见于肺动脉高压、二尖瓣狭窄、左心衰竭、室间隔缺损、动脉导管未闭、肺心病。P_2 减弱：见于肺动脉瓣狭窄或关闭不全。

钟摆律或胎心律见于心肌有严重病变时，如大面积急性心肌梗死、重症心肌炎等。

S_2 分裂临床上较常见，以肺动脉瓣区较为明显。见于右心室排血时间延长，肺动脉瓣关闭明显延迟(如完全性右束支传导阻滞、肺动脉瓣狭窄)，或左心室射血时间缩短，主动脉关闭时间提前(如二尖瓣关闭不全、室间隔缺损等)。

4. 额外心音　在正常心音之外的附加心音。

（1）舒张早期奔马律：是病理性 S_3，又称 S_3 奔马律或室性奔马律。在心尖部容易听到，提示心脏有严重的器质性病变，见于各种原因的心力衰竭、急性心肌梗死、重症心肌炎等。

（2）开瓣音(二尖瓣开放拍击音)：见于二尖瓣狭窄而瓣膜弹性尚好时，是二尖瓣分离术适应证的重要参考条件。

5. 心脏杂音

（1）杂音产生的机制：①血流加速，见于剧烈运动后、发热、贫血、甲状腺功能亢进症等。②瓣膜口、大血管通道狭窄，如二尖瓣狭窄、主动脉瓣狭窄、肺动脉瓣狭窄等。③瓣膜关闭不全，如二尖瓣关闭不全、主动脉瓣关闭不全等。④异常通道，如室间隔缺损、动脉导管未闭及动静脉瘘等。⑤心腔内漂浮物，如心内膜炎时赘生物产生的杂音等。⑥大血管腔瘤样扩张，如动脉瘤。

（2）杂音的特性：①最响的部位。一般来说，杂音最响的部位，就是病变所在的部位。②出现的时期。按杂音出现的时期不同，将杂音分为收缩期杂音、舒张期杂音、连续性杂音、双期杂音。舒张期杂音及连续性杂音均为病理性，收缩期杂音多为功能性。③杂音的性质。分为吹风样、隆隆样(或雷鸣样)、叹气样、机器样及乐音样等，进一步分为粗糙、柔和。④收缩期杂音强度。采用 Levine 6 级分级法。1 级杂音很弱，所占时间很短，须仔细听诊才能听到。2 级较易听到，杂音柔和。3 级为中等响亮的杂音。4 级为响亮的杂音，常伴有震颤。5 级为很响亮的杂音，震耳，但听诊器如离开胸壁则听不到，伴有震颤。6 级杂音极响亮，听诊器稍离胸壁时亦可听到，有强烈的震颤。⑤杂音强度的表示法。6 作分母，杂音级别作分子。4 级杂音记为"4/6 级收缩期杂音"。一般而言，3/6 级和以上的收缩期杂音多为器质性。但应注意，杂音的强度不一定与病变的严重程度成正比。病变较重时，杂音可能较弱；相反，病变较轻时也可能听到较强的杂音。⑥传导方向。二尖瓣关闭不全的收缩期杂音在心尖部最响，并向左腋下及左肩胛下角处传导；主动脉瓣关闭不全的舒张期杂音在主动脉瓣第二听诊区最响，并向胸骨下端或心尖部传导；主动脉瓣狭窄的收缩期杂音以主动脉瓣区最响，可向上传至右侧胸骨上窝及颈部；肺动脉瓣关闭不全的舒张期杂音在肺动脉瓣区最响，可传至胸骨左缘第 3 肋间。⑦较局限的杂音。二尖瓣狭窄的舒张期杂音常局限于心尖部；肺动脉瓣狭窄的收缩期杂音常局限于胸骨左缘第 2 肋间；室间隔缺损的收缩期杂音常局限于胸骨左缘第 3、4

肋间。⑧与体位的关系。体位改变可使某些杂音减弱或增强,有助于病变部位的诊断。例如,左侧卧位可使二尖瓣狭窄的舒张中晚期隆隆样杂音更明显;前倾坐位可使主动脉瓣关闭不全的舒张期杂音更易于听到;仰卧位则使肺动脉瓣、二尖瓣、三尖瓣关闭不全的杂音更明显。⑨与呼吸的关系。深吸气时可使右心(三尖瓣、肺动脉瓣)的杂音增强;深呼气时可使左心(二尖瓣、主动脉瓣)的杂音增强。⑩与运动的关系。运动后心率加快,增加循环血流量及流速,在一定的心率范围内可使杂音增强,如运动可使二尖瓣狭窄的舒张中晚期杂音增强。

(3)各瓣膜区杂音的临床意义:①二尖瓣区收缩期杂音。见于二尖瓣关闭不全、二尖瓣脱垂、冠心病乳头肌功能不全等,杂音为吹风样,较粗糙,响亮,多在3/6级以上,可占全收缩期;左心室扩张引起的二尖瓣相对关闭不全(如高血压心脏病、扩张型心肌病等),杂音为3/6级以下柔和的吹风样,传导不明显;运动、发热、贫血、妊娠、甲亢等产生的杂音一般为2/6级以下,性质柔和,较局限,病因去除后杂音消失。②二尖瓣区舒张期杂音。器质性病变见于二尖瓣狭窄,为心尖部舒张中晚期隆隆样杂音,呈递增型,音调较低而局限,左侧卧位呼气末时较清楚,常伴有S_1亢进、二尖瓣开放拍击音及舒张期震颤,P_2亢进及分裂;主动脉瓣关闭不全所致的相对性二尖瓣狭窄杂音,称为奥-弗杂音(Austin-Flint杂音),性质柔和,不伴有S_1亢进、开瓣音,无震颤。③主动脉瓣区收缩期杂音。见于各种病因的主动脉瓣狭窄,杂音为喷射性,响亮而粗糙,呈递增-递减型,沿大血管向颈部传导,常伴有收缩期震颤;主动脉粥样硬化、高血压性心脏病等引起的相对性主动脉瓣狭窄,杂音柔和,常有A_2增强。④主动脉瓣区舒张期杂音。器质性者常见于风湿性主动脉瓣关闭不全、主动脉粥样硬化、梅毒,为叹气样,递减型,可传至胸骨下端左侧或心尖部,前倾坐位,在主动脉瓣第二听诊区深呼气末最易听到,伴有A_2减弱及周围血管征。⑤肺动脉瓣区收缩期杂音。见于肺动脉瓣狭窄,多为先天性,杂音粗糙,呈喷射性,强度在3/6级以上,常伴收缩期震颤;二尖瓣狭窄、房间隔缺损等引起的相对性肺动脉瓣狭窄,杂音时限较短,较柔和,伴P_2增强亢进。⑥肺动脉瓣区舒张期杂音。器质性极少,多由相对性肺动脉瓣关闭不全所引起,常见于二尖瓣狭窄、肺心病等,伴明显的肺动脉高压,杂音为叹气样,柔和,递减型,卧位吸气末增强,常伴P_2亢进,称为格-斯杂音(Graham-Steell杂音)。⑦三尖瓣区收缩期杂音。器质性者极少见,多为右心室扩大导致的相对性三尖瓣关闭不全,见于二尖瓣狭窄、肺心病等,杂音柔和,在3/6级以下。⑧胸骨左缘第3、4肋间听到响亮而粗糙的收缩期杂音,或伴收缩期震颤,见于室间隔缺损或肥厚型梗阻性心肌病。⑨连续性杂音。是一种连续、粗糙、类似机器转动的声音,在胸骨左缘第2肋间隙及其附近听到,见于动脉导管未闭。

器质性与功能性收缩期杂音的鉴别见表9-3-7-3。

表9-3-7-3 器质性与功能性收缩期杂音的鉴别

鉴别点	器质性	功能性
部位	任何瓣膜听诊区	肺动脉瓣区和/或心尖部
持续时间	长,常占全收缩期,可遮盖S_1	短,不遮盖S_1
性质	吹风样,粗糙	吹风样,柔和
传导	较广而远	比较局限
强度	常在3/6级或以上	一般在2/6级或以下
心脏大小	有心房和/或心室增大	正常

6. **心包摩擦音** 在胸骨左缘第3、4肋间隙较易听到,患者坐位稍前倾,深呼气后屏住呼吸时易于听到,见于急性心包炎。

要点五 血管检查

1. **毛细血管搏动征** 用手指轻压患者指甲床末端,或以干净玻片轻压患者的口唇黏膜,如见到红白交替的、与患者心搏一致的节律性微血管搏动现象,称为毛细血管搏动征。

2. 水冲脉 脉搏骤起骤降,急促而有力。检查者用手紧握患者的手腕掌面,将患者的前臂高举过头,则水冲脉更易触知。

3. 交替脉 为一种节律正常而强弱交替的脉搏,为左心室衰竭的重要体征,见于高血压性心脏病、急性心肌梗死或主动脉瓣关闭不全等。

4. 重搏脉 见于伤寒、肥厚型梗阻性心肌病等。

5. 奇脉 指吸气时脉搏明显减弱或消失的现象,又称为吸停脉。常见于心包积液和缩窄性心包炎,是心包填塞的重要体征之一。

6. 无脉 即脉搏消失,见于严重休克及多发性大动脉炎。

7. 枪击音与杜氏双重杂音 将听诊器体件放在肱动脉等外周较大动脉的表面,可听到与心跳一致的"嗒——嗒——"音,称为枪击音。如再稍加压力,则可听到收缩期与舒张期双重杂音,即杜氏双重杂音。

8. 其他血管杂音 ①在甲亢患者肿大的甲状腺上可听到血管杂音,常为连续性,收缩期较强。②主动脉瘤时,在相应部位可听到收缩期杂音。③动-静脉瘘时,在病变部位可听到连续性杂音。④肾动脉狭窄时,可在腰背部及腹部听到收缩期杂音。

9. 周围血管征 包括头部随脉搏呈节律性点头运动、颈动脉搏动明显、毛细血管搏动征、水冲脉、枪击音与杜氏双重杂音,均由脉压增大所致,常见于主动脉瓣关闭不全、发热、贫血及甲亢等。

要点六 常见循环系统病变的体征

常见循环系统病变的体征见表 9-3-7-4。

表 9-3-7-4 常见循环系统病变的体征

病变	视诊	触诊	叩诊	听诊
二尖瓣狭窄	二尖瓣面容,心搏动略向左移	心尖搏动向左移,心尖部触及舒张期震颤	心浊音界早期稍向左,以后向右扩大,心腰部膨出,呈梨形	心尖部 S_1 亢进,较局限的递增型舒张中晚期隆隆样杂音,可伴开瓣音,P_2 亢进、分裂,肺动脉瓣区 Graham-Steell 杂音
二尖瓣关闭不全	心尖搏动向左下移位	心尖搏动向左下移位,常呈抬举性	心浊音界向左下扩大	心尖部 S_1 减弱,心尖部有 3/6 级或以上较粗糙的吹风样全收缩期杂音,范围广泛,常向左腋下及左肩胛下角传导,并可掩盖 S_1
主动脉瓣狭窄	心尖搏动向左下移位	心尖搏动向左下移位,呈抬举性,主动脉瓣区收缩期震颤	心浊音界向左下扩大	主动脉瓣区高调、粗糙的递增-递减型收缩期杂音,向颈部传导,心尖部 S_1 减弱,A_2 减弱
主动脉瓣关闭不全	颜面较苍白,颈动脉搏动明显,心尖搏动向左下移位且范围较广,可见点头运动	心尖搏动向左下移位并呈抬举性,周围血管征阳性	心浊音界向左下扩大,心脏呈靴形	主动脉瓣第二听诊区叹气样递减型舒张期杂音,可向心尖部传导;心尖部 S_1 减弱,A_2 减弱或消失,可闻及 Austin-Flint 杂音
右心衰竭	颈静脉怒张,口唇发绀,浮肿	肝脏肿大、压痛,肝-颈静脉回流征阳性,下肢或腰骶部凹陷性水肿	心界扩大,可有胸腔积液或腹水体征	心率增快,剑突下或胸骨左缘第 4、5 肋间可闻及右室舒张早期奔马律

细目八 腹部检查

要点一 视诊

(一)腹部外形

正常的腹部平坦。腹部明显膨隆或凹陷见于以下几种情况。

1. **全腹膨隆** ①腹内积气:见于各种原因所致的肠梗阻或肠麻痹。积气在肠道外腹腔内者,称为气腹,见于胃肠穿孔或治疗性人工气腹。②腹水:当腹腔内大量积液时,在仰卧位腹部外形呈宽而扁状,称为蛙腹。常见于肝硬化门静脉高压症、右心衰竭、缩窄性心包炎、肾病综合征、结核性腹膜炎、腹膜转移癌等。结核性腹膜炎症、肿瘤浸润时,腹形常呈尖凸状,也称为尖腹。③腹腔巨大肿块:以巨大卵巢囊肿最常见,腹部呈球形膨隆而以囊肿部位较明显。

2. **局部膨隆** 常见于腹部炎性包块、胃肠胀气、脏器肿大、腹内肿瘤、腹壁肿瘤和疝等。左上腹膨隆见于脾肿大、巨结肠或结肠脾曲肿瘤;上腹中部膨隆见于肝左叶肿大、胃扩张、胃癌、胰腺囊肿或肿瘤;右上腹膨隆见于肝肿大(淤血、脓肿、肿瘤)、胆囊肿大及结肠肝曲肿瘤;腰部膨隆见于大量肾盂积水或积脓、多囊肾、巨大肾上腺瘤;左下腹部膨隆见于降结肠肿瘤、干结粪块;下腹部膨隆多见于妊娠、子宫肌瘤、卵巢囊肿、尿潴留等;右下腹膨隆见于阑尾周围脓肿、回盲部结核或肿瘤等。

3. **全腹凹陷** 见于严重脱水、明显消瘦及恶病质等,严重者呈舟状腹。

(二)腹壁静脉

正常时腹壁静脉一般不显露。当门静脉高压或上、下腔静脉回流受阻导致侧支循环形成时,腹壁静脉呈现扩张、迂曲状态,称为腹壁静脉曲张。①门脉高压时,腹壁曲张的静脉以脐为中心向周围伸展,脐以上腹壁静脉血流方向从下向上,脐以下腹壁静脉血流方向自上向下。②上腔静脉梗阻时,胸腹壁静脉血流方向自上向下,流入下腔静脉。③下腔静脉梗阻时,腹壁浅静脉血流方向向上,进入上腔静脉。

(三)胃肠型和蠕动波

正常人的腹部一般看不到蠕动波及胃型和肠型,有时在腹壁菲薄或松弛的老年人、极度消瘦者或经产妇可能见到。

幽门梗阻时,可见到胃蠕动波自左肋缘下向右缓慢推进(正蠕动波),有时可见到逆蠕动波及胃型;脐部出现肠蠕动波见于小肠梗阻,严重梗阻时,脐部可见横行排列呈多层梯形的肠型和较大的肠蠕动波;结肠梗阻时,宽大的肠型多出现于腹壁周边,同时盲肠多胀大呈球形。

(四)腹纹

肥胖者和高度水肿者可见腹壁白色纵形腹纹;经产妇的银白色条纹称为妊娠纹;肾上腺皮质功能亢进患者的腹部、腰部及臀部都可出现紫红色纵形条纹,称紫纹。

(五)脐

正常的脐与腹壁相平或稍凹陷。脐深陷见于腹壁肥胖者;脐稍突出见于少年和腹壁菲薄者;脐明显突出见于大量腹水;腹腔压力增加时,腹腔内容物经脐部向外膨出而形成脐疝;脐部发炎、溃烂见于化脓性或结核性感染;脐部溃疡使局部坚硬、固定而突出,多为癌肿。

(六)疝

腹腔内容物易经腹壁或骨盆壁的间隙或薄弱部分向体表突出而形成疝。手术瘢痕愈合不良处可有切口疝;股疝位于腹股沟韧带中部,多见于女性;腹股沟疝则发生于髂窝部偏内侧,男性腹股沟斜疝可下降至阴囊,该疝在直立位或咳嗽用力时明显,平卧位时可缩小或消失,如有嵌顿,则可引起急性腹痛。

要点二 触诊

(一)触诊的方法及注意事项

被检者采取仰卧位,两手平放于躯干两侧,两腿并拢屈曲,使腹壁肌肉放松,做缓慢的腹式呼吸运动。医生站在其右侧,面向被检者,以便观察其有无疼痛等表情。检查时手应温暖,动作应轻柔;触诊时可与被检者交谈,转移其注意力,使腹肌放松。检查顺序:从健康部位开始,逐渐移向病变区域,一般常规体检先从左下腹开始,循逆时针方向,由下而上,先左后右,由浅入深,将腹部各区进行仔细触诊,左右对比。

(二)触诊的内容

包括腹壁紧张度、有无压痛和反跳痛、腹部包块、液波震颤及肝脾等腹内脏器的情况。

1. **腹壁紧张度** 正常人的腹壁柔软,无抵抗。在某些病理情况下可使全腹或局部紧张度增加、减弱或消失。

（1）腹壁紧张度增加（腹肌紧张）：①弥漫性腹肌紧张多见于胃肠道穿孔或实质脏器破裂所致的急性弥漫性腹膜炎，此时腹壁常强直，硬如木板，故称为板状腹。②局限性腹肌紧张多系局限性腹膜炎所致，如右下腹腹壁紧张多见于急性阑尾炎，右上腹腹壁紧张多见于急性胆囊炎；腹膜慢性炎症时，触诊如揉面团一样，称为揉面感，常见于结核性腹膜炎、癌性腹膜炎。

（2）腹壁紧张度减低或消失：全腹紧张度减低见于慢性消耗性疾病或刚放出大量腹水者，也可见于身体瘦弱的老年人和经产妇；全腹紧张度消失见于脊髓损伤所致的腹肌瘫痪和重症肌无力等。

2. 压痛及反跳痛

（1）压痛：①广泛性压痛见于弥漫性腹膜炎。②局限性压痛见于局限性腹膜炎或局部脏器的病变。明确而固定的压痛点是诊断某些疾病的重要依据。如麦氏（Mc Burney）点（右髂前上棘与脐连线中外1/3交界处）压痛多考虑急性阑尾炎；胆囊点（右腹直肌外缘与肋弓交界处）压痛考虑胆囊病变。

（2）反跳痛：反跳痛表示炎症已波及腹膜壁层，腹肌紧张伴压痛、反跳痛称为腹膜刺激征，是急性腹膜炎的可靠体征。

3. 腹部包块 腹腔脏器的肿大、异位、肿瘤、囊肿或脓肿、炎性组织粘连或肿大的淋巴结等均可形成包块。如触到包块要鉴别其来源于何种脏器；是炎症性还是非炎症性；是实质性还是囊性；是良性还是恶性；在腹腔内还是在腹壁上。还须注意包块的部位、大小、形态、质地、压痛、搏动、移动度、与邻近器官的关系等。

4. 液波震颤 检查时患者仰卧，医师用手掌面贴于患者的腹壁一侧，以另一手并拢屈曲的四指指端并迅速叩击腹壁另一侧，腹腔内有大量游离液体时，贴于腹壁的手掌就可感到液波的冲击，称为液波震颤。

5. 腹内脏器触诊

（1）肝脏。①检查方法：采用单手或双手触诊法，分别在右侧锁骨中线延长线和前正中线上触诊肝脏右叶和左叶。检查时患者取仰卧位，双腿稍屈曲，使腹壁松弛，医生位于患者的右侧检查。②正常肝脏：正常成人的肝脏一般触不到，但腹壁松弛的消瘦者于深吸气时可触及肝下缘，多在肋弓下1cm以内，剑突下如能触及肝左叶，多在3cm以内。2岁以下小儿的肝脏相对较大，易触及。正常的肝脏质地柔软，边缘较薄，表面光滑，无压痛和叩击痛。③触诊的注意事项：触及肝脏时，应详细描述其大小、质地、表面光滑度及边缘情况、有无压痛及搏动等。④肝脏大小变化的临床意义：弥漫性肝肿大见于肝炎、脂肪肝、肝淤血、早期肝硬化、白血病、血吸虫病等；局限性肝肿大见于肝脓肿、肝囊肿（包括肝包虫病）、肝肿瘤等；肝脏缩小见于急性和亚急性重型肝炎、晚期肝硬化。⑤肝脏质地分级：分为质软、质韧（中等硬度）和质硬3级。正常的肝脏质地柔软，如触口唇；急性肝炎及脂肪肝时，质地稍韧；慢性肝炎质韧，如触鼻尖；肝硬化质硬，肝癌质地最硬，如触前额。⑥肝脏常见病的表现：急性肝炎时肝脏轻度肿大，质稍韧，表面光滑，边缘钝，有压痛；慢性肝炎时肝脏肿大较明显，质韧或稍硬，压痛较轻；肝硬化早期肝常肿大，晚期则缩小变硬，表面呈结节状，边缘较薄，无压痛；肝癌时肝脏进行性肿大，质坚硬如石，表面呈大小不等的结节状或巨块状，高低不平，边缘不整，压痛明显；脂肪肝所致的肝肿大，质软或稍韧，表面光滑，无压痛；肝淤血时肝脏明显肿大，质韧，表面光滑，边缘圆钝，有压痛；右心衰竭引起肝淤血肿大时，压迫肝脏，颈静脉怒张更明显，称为肝颈静脉回流征阳性。

（2）胆囊。①胆囊点：右侧腹直肌外缘与肋弓交界处即为胆囊点。②胆囊触痛的检查方法：医生将左手掌平放在被检者的右肋，拇指放在胆囊点，用中等压力按压腹壁，然后嘱被检者缓慢深呼吸，如果深吸气时被检者因疼痛而突然屏气，则称胆囊触痛征（墨菲征）阳性，见于急性胆囊炎。③临床意义：正常时胆囊不能触及。急性胆囊炎引起胆囊肿大时墨菲征阳性；胰头癌压迫胆总管导致胆囊肿大时无压痛，但有逐渐加深的黄疸，称库瓦西耶征阳性；胆囊肿大，有实性感者，见于胆囊结石或胆囊癌。

（3）脾脏：正常时脾脏不能触及。内脏下垂、左侧大量胸腔积液或积气时，脾向下移而可触及。除此之外，若能触及脾脏，则提示脾肿大。①检查方法：仰卧位或右侧卧位，右下肢伸直，左下肢屈髋、屈膝进行检查。②注意事项：触及脾脏后应注意其大小、质地、表面形态、有无压痛及摩擦感等。③脾肿大分度：深吸气时脾脏下缘在肋下不超过2cm者为轻度肿大；超过 2cm 但在脐水平线以上为中度肿大；超过脐水平线或前正中线为高度肿大，又称巨脾。中度以上脾肿大时，其右缘常可触及脾切迹，这一特征可与左肋下其他包块相区别。④脾肿大的测量方法用三线记录法（单位：cm），ab 线测量左锁骨中线与左肋缘交点（a 点）至脾下缘（b 点）之间的距离；ac 线是测量 a 点至脾脏最远端（c 点）之间的距离；de 线是测量脾右缘（d 点）与前正中线之间的距离；如脾脏高度增大，向右越过前正中线，则测量脾右缘至前正中线的最大距离，以"+"表示；未超过前正中线，则测量脾右缘与前正中线的最短距离，以"-"表示。⑤脾肿大的临床意义：轻度脾肿大见于慢性肝炎、粟粒性肺结核、伤寒、感染性心内膜炎、败血症和急性疟疾等，一般质地较柔软；中度脾肿大见于肝硬化、慢性溶血性黄疸、慢性淋巴细胞性白血病、系统性红斑狼疮、疟疾后遗症及淋巴瘤等，一般质地较硬；高度脾肿大，表面光滑者见于慢性粒细胞性白血病、慢性疟疾和骨髓纤维化症等，表面不平而有结节者见于淋巴瘤等；脾脓肿、脾梗死和脾周围炎时，可触到摩擦感且压痛明显。

（4）肾脏：肾脏触诊常用双手触诊法。患者可取仰卧位或立位。医师位于患者的右侧，将左手掌放在其右后腰部向上托（触诊左肾时，左手绕过患者前方托住左后腰部），右手掌平放于被检侧季肋部，以微弯的手指指端放在肋弓下方，随患者呼气，右手逐渐深压向后腹壁，与在后腰部向上托起的左手试图接近，双手夹触肾。如未触及肾脏，应让患者深吸气，此时随吸气下移的肾脏可能滑入双手之间而被触知。如能触及肾脏大部分，则可将其在两手间夹住，同时患者常有类似恶心或酸痛的不适感。有时只能触及光滑、圆钝的肾下极，它常从触诊的手中滑出。

触及肾脏时应注意其大小、形状、质地、表面状态、敏感性和移动度等。正常的肾脏表面光滑而圆钝，质地结实而富有弹性，有浮沉感。正常人的肾脏一般不能触及，身材瘦长者有时可触及右肾下极。肾脏代偿性增大、肾下垂及游走肾常被触及。肾脏肿大见于肾盂积水或积脓、肾肿瘤及多囊肾等。肾盂积水或积脓时，其质地柔软，富有弹性，有波动感；肾肿瘤则质地坚硬，表面凹凸不平；多囊肾时，不规则增大的肾脏内有囊性感。

肾脏和尿路疾病，尤其是炎性疾病时，可在一些部位出现压痛点。①季肋点：在第 10 肋骨前端。②上输尿管点：在脐水平线上，腹直肌外缘。③中输尿管点：在两侧髂前上棘水平线上，腹直肌外缘，相当于输尿管第 2 狭窄处（入骨盆腔处）。④肋脊点：在背部脊柱与第 12 肋所成的夹角顶点，又称肋脊角。⑤肋腰点：在第 12 肋与腰肌外缘的夹角顶点，又称肋腰点。季肋点压痛亦提示肾脏病变。输尿管有结石、化脓性或结核性炎症时，在上或中输尿管点出现压痛。肋脊点和肋腰点是肾脏炎症性疾病（如肾盂肾炎、肾结核或肾脓肿等）常出现压痛的部位。如炎症深隐于肾实质内，可无压痛而仅有叩击痛。

6. **正常腹部可触到的结构** 腹主动脉、腰椎椎体与骶骨岬、横结肠、乙状结肠、盲肠等。

7. **膀胱触诊** 用单手滑行触诊法。正常的膀胱排空时不能查到。当膀胱积尿而充盈时，在下腹正中部可触到圆形、表面光滑的囊状物，排尿后包块消失，此点可与腹部其他包块相鉴别。尿潴留常见于尿道梗阻、脊髓病、昏迷、腰椎或骶椎麻醉及手术后患者。导尿后肿块消失即可确诊尿潴留。

要点三 叩诊

1. **肝脏叩诊** 体型对肝脏位置有一定的影响，匀称型者正常肝上界在右锁骨中线上第 5 肋间，下界位于右季肋下缘。右锁骨中线上，肝浊音区上下径之间的距离为 9~11cm；在右腋中线上，肝上界在第 7 肋间，下界相当于第 10 肋骨水平；在右肩胛线上，肝上界为第 10 肋间，下界不易叩出。体型瘦长者肝上下界均可低一个肋间，体型矮胖者则可高一个肋间。

病理情况下，肝浊音界向上移位见于右肺不张、右肺纤维化、气腹及鼓肠等；肝浊音界向下移位见于肺气肿、右侧张力性气胸等。肝浊音界扩大见于肝炎、肝脓肿、肝淤血、肝癌和多囊肝等；肝浊音界缩小见于急性重型肝炎、晚期肝硬化和胃肠胀气等；肝浊音界消失代之以鼓音者，是急性胃肠穿孔的一个重要体征，亦可见于人工气腹等。

肝区叩击痛阳性对肝炎、肝脓肿有一定的诊断意义。

2. **胃泡鼓音区** 胃泡鼓音区上界为膈及肺下缘，下界为肋弓，左界为脾脏，右界为肝左缘。胃泡鼓音区明显扩大见于幽门梗阻；明显缩小见于胸腔积液、心包积液、脾肿大及肝左叶肿大；鼓音消失见于急性胃扩张或溺水者。

3. **脾脏叩诊** 脾浊音区宜采用轻叩法，在左腋中线自上而下进行叩诊。正常时脾浊音区在该线上第9~11肋间，宽4~7cm，前方不超过腋前线。脾浊音区缩小或消失见于左侧气胸、胃扩张及鼓肠等；脾浊音区扩大见于脾肿大。

4. **膀胱叩诊** 膀胱空虚时，因小肠位于耻骨上方遮盖膀胱，故叩诊呈鼓音，叩不出膀胱的轮廓。膀胱充盈时，耻骨上方可叩出圆形浊音区。妊娠的子宫、卵巢囊肿或子宫肌瘤等，该区叩诊也呈浊音，应予鉴别。腹水时，耻骨上方叩诊可呈浊音区，但此区的弧形上缘凹向脐部，而膀胱胀大的浊音区弧形上缘凸向脐部。排尿或导尿后复查，如为浊音区转为鼓音，即为尿潴留而致的膀胱胀大。

5. **腹水的检查** 当腹腔内有较多的游离液体(在1000mL以上)时，如患者仰卧位，液体因重力作用多积聚于腹腔低处，含气的肠管漂浮其上，故叩诊腹中部呈鼓音，腹部两侧呈浊音；在患者侧卧位时，液体随之流动，叩诊上侧腹部转为鼓音，下侧腹部呈浊音。这种因体位不同而出现浊音区变动的现象，为移动性浊音阳性。

要点四 听诊

1. **肠鸣音(肠蠕动音)** 正常肠鸣音每分钟4~5次，在脐部或右下腹部听诊最清楚。肠鸣音超过每分钟10次，但音调不特别高亢，称为肠鸣音活跃，见于服泻药后、急性肠炎或胃肠道大出血等；如肠鸣音次数多，且959响亮、高亢的金属音，称肠鸣音亢进，见于机械性肠梗阻；肠鸣音明显少于正常，或3~5分钟以上才听到1次，称肠鸣音减弱或稀少，见于老年性便秘、电解质紊乱(低血钾)及胃肠动力低下等；如持续听诊3~5分钟未闻及肠鸣音，称肠鸣音消失或静腹，见于急性腹膜炎或各种原因所致的麻痹性肠梗阻。

2. **振水音** 患者仰卧，医生用耳凑近患者的上腹部，或将听诊器体件放于此处，然后用稍弯曲的手指以冲击触诊法连续迅速冲击患者上腹部，如听到胃内液体与气体相撞击的声音为振水音。正常人餐后或饮入多量液体时，振水音阳性。若空腹或餐后6~8小时以上仍有此音，则提示胃内有液体潴留，见于胃扩张、幽门梗阻及胃液分泌过多等。

3. **血管杂音** 上腹部的两侧出现收缩期血管杂音常提示肾动脉狭窄；左叶肝癌压迫肝动脉或腹主动脉时，可在包块部位闻及吹风样血管杂音；脐部收缩期血管杂音提示腹主动脉瘤或腹主动脉狭窄；肝硬化门脉高压侧支循环形成时，在脐周可闻及连续性嗡鸣音。

要点五 腹部常见病变的体征

腹部常见病变的体征见表9-3-8-1。

表9-3-8-1 腹部常见病变的体征

病变	视诊	触诊	叩诊	听诊
肝硬化	肝病面容、蜘蛛痣及肝掌，晚期患者黄疸，腹部膨隆，呈蛙腹状，腹壁静脉曲张	早期肝肿大，质地偏硬；晚期肝脏缩小，脾大，腹水	早期肝浊音区轻度扩大，晚期肝浊音区缩小，移动性浊音阳性	肠鸣音正常
幽门梗阻	脱水、消瘦，上腹部可见胃蠕动波、胃型及逆蠕动波	上腹部紧张度增加	上腹部浊音或实音	可出现振水音
急性腹膜炎	急性病容，强迫仰卧位，腹式呼吸消失，肠麻痹时腹部膨隆	出现典型的腹膜刺激征——腹壁紧张、压痛及反跳痛	鼓肠或有气腹时，肝浊音区缩小或消失，移动性浊音阳性	肠鸣音减弱或消失
急性阑尾炎	急性病容，腹式呼吸减弱	麦氏点压痛或反跳痛，结肠充气试验阳性	右下腹部可有叩击痛	肠鸣音无明显变化
急性胆囊炎	急性病容，右上腹部稍膨隆，腹式呼吸减弱	右肋下胆囊区腹壁紧张，墨菲征阳性	右肋下胆囊区有叩击痛	肠鸣音无明显变化

续表

病变	视诊	触诊	叩诊	听诊
急性胰腺炎	急性病容,出血坏死型可见脐周皮肤青紫	上腹或左上腹压痛,重者腹膜刺激征阳性	可出现移动性浊音	肠鸣音减弱或消失
肠梗阻	急性病容,腹式呼吸减弱或消失,可见肠型及蠕动波	腹壁紧张,压痛,绞窄性肠梗阻有压痛性包块及反跳痛	腹部鼓音明显	机械性肠梗阻早期肠鸣音亢进呈金属调;麻痹性肠梗阻时肠鸣音减弱或消失

细目九 肛门、直肠检查

要点 肛门、直肠检查的体位与触诊

(一) 体位

肛门、直肠检查时应根据病情和需要,让患者采取不同的体位,常见的检查体位如下。

1. **膝胸位(肘膝位)** 适用于前列腺、精囊及内镜检查。

2. **左侧卧位** 适用于病重、年老体弱或女性患者。

3. **仰卧位或截石位** 适用于病重、体弱患者及女性盆腔器官检查、膀胱直肠窝检查。也是直肠肛管手术的常用体位。

4. **蹲位** 适用于检查内痔、脱肛及直肠息肉等。

5. **弯腰前俯位** 是肛门视诊时最常用的体位。

(二) 触诊

肛门或直肠触诊通常称为直肠指诊。对肛门、直肠的疾病的诊断有重要价值。患者体位可根据具体病情及要求采取膝胸位、左侧卧位或仰卧位等。

触诊时,先检查肛门及括约肌的紧张度,再查肛管及直肠的内壁。触诊直肠内壁时,注意有无压痛及黏膜是否光滑,有无肿块及搏动感。正常肛管和直肠内壁柔软、光滑,无触痛和包块。若有剧烈触痛见于肛裂及感染;触痛伴波动感,提示肛门、直肠周围脓肿;触及柔软光滑、有弹性的包块,为直肠息肉;触及坚硬、凹凸不平的包块,应考虑直肠癌。指诊后指套带有黏液、脓液或血时,说明存在炎症并有组织破坏。

细目十 脊柱与四肢检查

要点一 脊柱检查

(一) 脊柱弯曲度

1. **检查方法** 患者取立位或坐位,先从侧面观察脊柱有无过度的前凸与后凸;然后从后面用手指沿脊椎棘突用力从上向下划压,划压后的皮肤出现一条红色充血线,观察脊柱有无侧弯。

2. **临床意义** ①脊柱后凸:多发生于胸段,见于佝偻病、脊柱结核、强直性脊柱炎、脊柱退行性变等。②脊柱前凸:多发生于腰段,见于大量腹水、腹腔巨大肿瘤、髋关节结核及髋关节后脱位等。③脊柱侧凸:姿势性侧凸多见于儿童发育期坐立位姿势不良、椎间盘突出症、脊髓灰质炎等;器质性侧凸时,改变体位不能使侧凸得到纠正,见于佝偻病、脊椎损伤、胸膜肥厚等。

(二) 脊柱活动度

1. **检查方法** 检查颈段活动时,固定被检查者的双肩,让其做颈部的前屈、后伸、侧弯、旋转等动作;检查腰段活动时,固定被检查者的骨盆,让其做腰部的前屈、后伸、侧弯、旋转等动作。若已有外伤性骨折或关节脱位时,应避免做脊柱运动,以防损伤脊髓。

2. **临床意义** 脊柱活动受限常见于局部软组织损伤、骨质增生、骨质破坏、脊椎骨折或脱位、腰椎间盘突出。

(三) 脊柱压痛与叩击痛

1. **检查方法** ①检查脊柱压痛时,患者取坐位,身体稍向前倾,医生用右手拇指自上而下逐个按压脊椎棘突及椎旁肌肉。②脊柱

叩击痛检查：患者取坐位，医生用手指或用叩诊锤直接叩击各个脊椎棘突，了解患者是否有叩击痛，此为直接叩诊法；或患者取坐位，医生将左手掌置于患者头顶部，右手半握拳，以小鱼际肌部位叩击左手背，了解患者的脊柱是否有疼痛，此为间接叩诊法。

2. **临床意义** 正常人的脊柱无压痛与叩击痛，若某一部位有压痛与叩击痛，提示该处有病变，如脊椎结核、脊椎骨折、脊椎肿瘤、椎间盘突出等。

要点二 四肢与关节检查

（一）形态异常

1. **匙状甲（反甲）** 常见于缺铁性贫血，偶见于风湿热。
2. **杵状指（趾）** 常见于支气管扩张症、支气管肺癌、慢性肺脓肿、脓胸以及发绀型先天性心脏病、亚急性感染性心内膜炎等。
3. **指关节变形** 以类风湿关节炎引起的梭形关节最为常见。
4. **膝内翻、膝外翻** 膝内翻为O形腿，膝外翻为X形腿。常见于佝偻病及大骨节病。
5. **膝关节变形** 常见于风湿性关节炎活动期、结核性关节炎。
6. **足内翻、足外翻** 多见于先天畸形、脊髓灰质炎后遗症等。
7. **肢端肥大症** 见于腺垂体功能亢进、生长激素分泌过多引起的肢端肥大症。
8. **下肢静脉曲张** 多见于小腿，因下肢浅静脉血液回流受阻或静脉瓣功能不全所致。表现为下肢静脉如蚯蚓状怒张、弯曲，久立位更明显，严重时有小腿肿胀感，局部皮肤颜色暗紫红色或有色素沉着，甚至形成溃疡。常见于从事站立性工作者或栓塞性静脉炎患者。

（二）运动功能

关节活动障碍见于相应部位的骨折、脱位、炎症、肿瘤、退行性变等。

细目十一 神经系统检查

要点一 脑神经检查

1. **视神经**
（1）视神经检查包括视力、视野和眼底检查。
（2）视野反映黄斑中央凹以外的视网膜及视觉通路的功能，视觉通路的任何部位受到损害，都可引起视野缺损。
（3）眼底检查需要用检眼镜，观察视盘、视网膜、视网膜血管、黄斑有无异常。视盘水肿常见于颅内肿瘤、视神经受压迫等，如颅内出血、脑膜炎、脑炎等引起的颅内压升高。视网膜出血常见于高血压、出血性疾病等。视网膜有渗出物可见于高血压、慢性肾炎、妊娠高血压综合征等。原发性视神经萎缩见于球后视神经炎或肿瘤。

2. **动眼神经** 位于中脑，支配上直肌、下直肌、内直肌、下斜肌、上睑提肌、瞳孔括约肌和睫状肌。
动眼神经麻痹可表现为上睑下垂；眼球转向外下方，有外斜视和复视；眼球不能向上、向下、向内转动；瞳孔扩大；对光反射、调节反射、集合反射消失。常见于颅底肿瘤、结核性脑膜炎、脑出血合并脑疝等。

3. **三叉神经** 位于脑桥，主要支配面部感觉和咀嚼运动。
三叉神经刺激性病变时，可出现三叉神经痛，常表现为突然发作的一侧面部剧痛，可在眶上孔、上颌孔和颏孔三处有压痛点，且按压时可诱发疼痛。

4. **面神经**
（1）面神经主要支配面部表情肌和分管舌前2/3味觉。面神经核位于脑桥，分上、下两部分：上部受双侧大脑皮质运动区支配，下部仅受对侧大脑皮质运动区支配。
（2）中枢性与周围性面神经麻痹的鉴别方法，见表9-3-11-1。

表 9-3-11-1　中枢性与周围性面神经麻痹的鉴别方法

鉴别点	中枢性面神经麻痹	周围性面神经麻痹
病因	核上组织(包括皮质、皮质脑干纤维、内囊、脑桥等)受损	面神经核或面神经受损
临床表现	病灶对侧颜面下部肌肉麻痹,可见鼻唇沟变浅,露齿时口角下垂(或口角歪向病灶侧),不能吹口哨和鼓腮等	病灶同侧全部面肌瘫痪,从上到下表现为不能皱额、皱眉、闭目,角膜反射消失,鼻唇沟变浅,不能露齿、鼓腮、吹口哨,口角下垂(或口角歪向病灶对侧)
临床意义	多见于脑血管病变、脑肿瘤和脑炎等	多见于受寒、耳部或脑膜感染、神经纤维瘤引起的周围型面神经麻痹,还可出现舌前 2/3 味觉障碍等

要点二　感觉功能的检查

(一)感觉功能的检查内容
1. **浅感觉**　包括痛觉、触觉、温度觉。
2. **深感觉**　包括运动觉、位置觉、振动觉。
3. **复合感觉(皮质感觉)**　包括定位觉、两点辨别觉、立体觉和图形觉。

(二)感觉障碍的表现形式
有疼痛、感觉减退、感觉异常、感觉过敏、感觉过度和感觉分离。

(三)感觉障碍的类型
1. **末梢型**　表现为肢体远端对称性完全性感觉缺失,呈手套状、袜子状分布,也可有感觉异常、感觉过度和疼痛等。多见于多发性神经炎。
2. **神经根型**　感觉障碍的范围与某种神经根的节段分布一致,呈节段型或带状,在躯干呈横轴走向,在四肢呈纵轴走向。疼痛较剧烈,常伴有放射痛或麻木感,因脊神经后根损伤所致。见于椎间盘突出症、颈椎病和神经根炎等。
3. **脊髓型**　根据脊髓受损程度分为,①脊髓横贯型:为脊髓完全被横断,其特点为病变平面以上完全正常,病变平面以下各种感觉均缺失,并伴有截瘫或四肢瘫,排尿排便障碍。多见于急性脊髓炎、脊髓外伤等。②脊髓半横贯型:脊髓仅一半被横断,又称布朗 - 塞卡尔综合征,其特点为病变同侧损伤平面以下深感觉丧失及痉挛性瘫痪,对侧痛、温觉丧失。见于脊髓外肿瘤和脊髓外伤等。
4. **内囊型**　表现为病灶对侧半身感觉障碍、偏瘫、同向偏盲,称为三偏征,常见于脑血管疾病。
5. **脑干型**　特点是同侧面部感觉缺失和对侧躯干及肢体感觉缺失,见于炎症、肿瘤和血管病变。
6. **皮质型**　特点为上肢或下肢感觉障碍,并有复合感觉障碍,见于大脑皮层感觉区损害。

要点三　运动功能检查

(一)随意运动
1. **肌力分级**　分为 6 级。
0 级:无肢体活动,也无肌肉收缩,为完全性瘫痪。
1 级:可见肌肉收缩,但无肢体活动。
2 级:肢体能在床面上做水平移动,但不能抬起。
3 级:肢体能抬离床面,但不能抵抗阻力。
4 级:能做抵抗阻力的动作,但较正常差。
5 级:正常肌力。
其中,0 级为全瘫,1~4 级为不完全瘫痪(轻瘫),5 级为正常肌力。
2. **瘫痪的表现形式**　①单瘫:单一肢体瘫痪,多见于脊髓灰质炎。②偏瘫:为一侧肢体(上、下肢)瘫痪,常伴有同侧脑神经损害,多见于颅内病变或脑卒中。③交叉性偏瘫:为一侧偏瘫及对侧脑神经损害,见于脑干病变。④截瘫:为双下肢瘫痪,是脊髓横贯性损伤,见于脊髓外伤、炎症等。

(二)被动运动
正常时肌肉有一定的张力。张力降低或缺失见于周围神经、脊髓灰质前角及小脑病变。折刀样张力升高见于锥体束损害,铅管样肌张力升高及齿轮样肌张力升高见于锥体外系损害,如帕金森病。

(三)不自主运动
1. **震颤**　静止性震颤见于帕金森病;动作性震颤见于小脑病变;扑翼样震颤主要见于肝性脑病。
2. **舞蹈症**　多见于儿童脑风湿病变。
3. **手足搐搦**　见于低钙血症和碱中毒。

(四) 共济运动

1. **检查方法** 指鼻试验、对指试验、轮替动作、跟-膝-胫试验等。

2. **临床意义** 正常人的动作协调、稳准，如动作笨拙和不协调时称为共济失调。按病损部位分为小脑性、感觉性及前庭性共济失调。

要点四　中枢性与周围性瘫痪的鉴别方法

中枢性与周围性瘫痪的鉴别方法见表 9-3-11-2。

表 9-3-11-2　中枢性与周围性瘫痪的鉴别方法

鉴别点	中枢性瘫痪	周围性瘫痪
瘫痪分布	范围较广，单瘫、偏瘫、截瘫	范围较局限，以肌群为主
肌张力	增强	降低
肌萎缩	不明显	明显
生理反射	深反射亢进	深、浅反射减弱或消失
病理反射	有	无
肌束颤动	无	可有

要点五　神经反射检查

(一) 浅反射

1. **角膜反射** 直接角膜反射存在，间接角膜反射消失，为受刺激对侧的面神经瘫痪；直接角膜反射消失，间接角膜反射存在，为受刺激侧的面神经瘫痪；直接、间接角膜反射均消失，为受刺激侧三叉神经病变；深昏迷患者角膜反射也消失。

2. **腹壁反射** 上部腹壁反射消失，病变在胸髓 7~8 节；中部腹壁反射消失，病变在胸髓 9~10 节；下部腹壁反射消失，病变在胸髓 11~12 节；一侧腹壁反射消失，多见于同侧锥体束病损；上、中、下腹壁反射均消失，见于昏迷或急腹症患者；肥胖、老年人、经产妇也可见腹壁反射消失。

3. **提睾反射** 一侧反射减弱或消失见于锥体束损害，或腹股沟疝、阴囊水肿、睾丸炎等；双侧反射消失见于腰髓 1~2 节病损。

(二) 深反射

1. **检查内容** 肱二头肌反射、肱三头肌反射、桡骨骨膜反射、膝反射、踝反射、肌阵挛 (髌阵挛、踝阵挛)。

2. **临床意义** ①深反射减弱或消失多为器质性病变，是相应脊髓节段或所属脊神经的病变，常见于末梢神经炎、神经根炎、脊髓灰质炎、脑或脊髓休克状态等。②深反射亢进见于锥体束的病变，如急性脑血管病、急性脊髓炎休克期过后等。

(三) 病理反射

1. **检查内容** 巴宾斯基 (Babinski) 征、奥本海姆 (Oppenheim) 征、戈登 (Gordon) 征、查多克 (Chaddock) 征、霍夫曼 (Hoffmann) 征。

2. **临床意义** 锥体束病变时，大脑失去对脑干和脊髓的抑制功能而出现的低级反射现象称为病理反射。1 岁半以内的婴幼儿由于锥体束尚未发育完善，可以出现上述反射现象。成人出现则为病理反射。

(四) 脑膜刺激征

1. **检查内容** 颈强直、克尼格 (Kernig) 征、布鲁津斯基 (Brudzinski) 征。

2. **临床意义** 脑膜刺激征阳性见于各种脑膜炎、蛛网膜下腔出血等。颈强直也可见于颈椎病、颈部肌肉病变。克尼格征也可见于坐骨神经痛、腰骶神经根炎等。

(五) 拉塞格征

为坐骨神经根受刺激的表现，又称坐骨神经受刺激征。阳性见于腰椎间盘突出症、坐骨神经痛、腰骶神经根炎等。

第四单元　实验室检查

细目一　血液的一般检查

要点一　红细胞的检测

(一) 参考值

血红蛋白(Hb)：男性 130~175g/L，女性 115~150g/L。

红细胞(RBC)：男性 $(4.3~5.8)\times 10^{12}$/L，女性 $(3.8~5.1)\times 10^{12}$/L。

(二) 临床意义

血红蛋白测定与红细胞计数的临床意义基本相同。

1. 红细胞及血红蛋白减少

贫血的诊断标准：男性 Hb<130g/L，女性 Hb<115g/L，孕妇 Hb<110g/L。

(1) 生理性减少：见于妊娠中、后期，6个月至2岁的婴幼儿，老年人。

(2) 病理性减少：见于各种病因的贫血。①红细胞生成减少：造血原料不足，如缺铁性贫血、巨幼细胞贫血；造血功能障碍，如再生障碍性贫血、白血病；一些慢性疾病，如慢性感染、恶性肿瘤、慢性肾病等。②红细胞破坏过多：见于各种原因引起的溶血性贫血，如异常血红蛋白病、珠蛋白生成障碍性贫血、阵发性睡眠性血红蛋白尿、免疫性溶血性贫血、脾功能亢进等。③红细胞丢失过多：见于急性失血性贫血，月经过多、钩虫病等引起的慢性失血。

2. 红细胞及血红蛋白增多

判定标准：成年男性 Hb>180g/L，RBC>6.5×10^{12}/L；成年女性 Hb>170g/L，RBC>6.0×10^{12}/L。

(1) 相对性增多：见于严重腹泻、频繁呕吐、大量出汗、大面积烧伤、糖尿病酮症酸中毒、尿崩症等引起的血液浓缩。

(2) 绝对性增多：①继发性，生理性见于新生儿及高原生活者；病理性见于阻塞性肺气肿、肺源性心脏病、发绀型先天性心脏病等。②原发性，见于真性红细胞增多症。

3. 红细胞形态异常的临床意义

(1) 大小改变：①小红细胞，见于缺铁性贫血。②大红细胞，见于溶血性贫血、急性失血性贫血、巨幼细胞贫血。③巨红细胞，见于叶酸或维生素 B_{12} 缺乏引起的巨幼细胞贫血。④红细胞大小不均，反映骨髓中红细胞系增生旺盛，见于增生性贫血，如溶血性贫血、失血性贫血、巨幼细胞贫血，尤其以巨幼细胞贫血更为显著。

(2) 形态改变：①球形红细胞，主要见于遗传性球形红细胞增多症。②椭圆形红细胞，主要见于遗传性椭圆形红细胞增多症。③靶形红细胞，常见于珠蛋白生成障碍性贫血、异常血红蛋白病。④口形红细胞，主要见于遗传性口形红细胞增多症，少量可见于弥散性血管内凝血(DIC)及乙醇中毒。⑤镰形红细胞，见于镰形细胞性贫血。⑥泪滴形红细胞，见于骨髓纤维化，也可见于珠蛋白生成障碍性贫血、溶血性贫血等。

要点二　白细胞计数及分类计数

(一) 参考值

1. 白细胞总数　成人 $(3.5~9.5)\times 10^9$/L。
2. 分类计数(表9-4-1-1)

表 9-4-1-1　5种白细胞的正常百分数和绝对值

细胞类型	百分数(%)	绝对值($\times 10^9$/L)
杆状核(中性粒细胞)	1~5	0.04~0.5
分叶核(中性粒细胞)	50~70	2.0~7.0
嗜酸性粒细胞	0.5~5.0	0.05~0.5

续表

细胞类型	百分数(%)	绝对值($\times 10^9$/L)
嗜碱性粒细胞	0~1	0~0.1
淋巴细胞	20~40	0.8~4.0
单核细胞	3~8	0.12~0.8

(二) 临床意义

成人白细胞数 $>9.5\times10^9$/L 称为白细胞增多，$<3.5\times10^9$/L 称为白细胞减少。白细胞总数的增减主要受中性粒细胞数量的影响。

1. 中性粒细胞

（1）增多：生理性增多见于新生儿、妊娠后期、分娩、剧烈运动或劳动后。病理性增多见于：①急性感染，化脓性感染最为常见，如流行性脑脊髓膜炎、肺炎链球菌肺炎、急性阑尾炎等；②急性大出血及溶血；③严重组织损伤，如大手术后、大面积烧伤、急性心肌梗死等；④急性中毒，如代谢性酸中毒（尿毒症、糖尿病酮症酸中毒）、化学药物中毒（安眠药中毒）、有机磷杀虫药中毒等；⑤恶性肿瘤及白血病。

（2）减少：中性粒细胞绝对值 $<1.5\times10^9$/L 称为粒细胞减少症，$<0.5\times10^9$/L 称为粒细胞缺乏症。病理性减少见于：①感染，病毒性感染如流行性感冒、病毒性肝炎、麻疹、风疹、水痘等最为常见，某些革兰氏阴性杆菌感染如伤寒及副伤寒等，某些原虫感染如恙虫病、疟疾等；②血液病，如再生障碍性贫血、粒细胞缺乏症等；③自身免疫性疾病，如系统性红斑狼疮等；④脾功能亢进，如肝硬化等；⑤药物及理化因素损伤，物理因素如 X 线、γ 射线、放射性核素等，化学物质如苯、铅、汞等，化学药物如氯霉素、磺胺类药、抗肿瘤药、降糖药及抗甲状腺药物等。

（3）中性粒细胞的核象变化：①核左移，周围血中杆状核粒细胞增多并超过 5%，并出现晚幼粒、中幼粒、早幼粒等细胞，常见于感染，特别是急性化脓性感染，也可见于急性大出血、急性溶血反应、急性中毒等；②核右移，正常人血中的中性粒细胞以 3 叶为主，若 5 叶者超过 3% 时称为核右移。常伴有白细胞总数减少，为骨髓造血功能减退或缺乏造血物质所致，主要见于巨幼细胞贫血、恶性贫血。

2. 嗜酸性粒细胞

（1）增多：①变态反应性疾病，如支气管哮喘、血管神经性水肿、荨麻疹、药物过敏、血清病等；②寄生虫病，如血吸虫病、蛔虫病、钩虫病等；③血液病，如慢性粒细胞白血病、淋巴瘤、多发性骨髓瘤等。

（2）减少：见于伤寒、副伤寒、严重烧伤、大手术、休克、库欣综合征等。

3. 嗜碱性粒细胞 增多见于慢性粒细胞性白血病、嗜碱性粒细胞白血病、转移癌、骨髓纤维化等。减少一般无临床意义。

4. 淋巴细胞

（1）增多：①感染性疾病，主要为病毒感染，如麻疹、风疹、水痘、流行性腮腺炎、传染性单核细胞增多症、病毒性肝炎、流行性出血热等，某些杆菌感染如结核病、百日咳、布鲁菌病等；②某些血液病，急性和慢性淋巴细胞白血病、淋巴瘤等。淋巴细胞相对比例增高，但绝对值不增高，见于再生障碍性贫血、粒细胞缺乏症。

（2）减少：主要见于接触放射线，应用肾上腺皮质激素、烷化剂，免疫缺陷性疾病等。

5. 单核细胞 增多见于：①某些感染，如感染性心内膜炎、活动性结核病、疟疾、急性感染的恢复期等；②某些血液病，如单核细胞白血病、粒细胞缺乏症恢复期、恶性组织细胞病、淋巴瘤、骨髓增生异常综合征等。减少一般无临床意义。

要点三 血小板检测

(一) 参考值

$(125~350)\times10^9$/L。

(二) 临床意义

血小板 $>350\times10^9$/L 称为血小板增多，$<125\times10^9$/L 称为血小板减少。

1. 增多 ①反应性增多：见于急性大出血及溶血之后、脾切除术后等。②原发性增多：见于原发性血小板增多症、真性红细胞增多症、慢性粒细胞性白血病、骨髓纤维化早期等。

2. 减少 ①生成障碍：见于再生障碍性贫血、急性白血病、放射性损伤、骨髓纤维化晚期等。②破坏或消耗增多：见于原发性血小板减少性紫癜、脾功能亢进、系统性红斑狼疮、淋巴瘤等。

要点四 网织红细胞计数

(一) 参考值

百分数 0.005~0.015(0.5%~1.5%)，绝对值 $(24~84) \times 10^9/L$。

(二) 临床意义

网织红细胞计数反映骨髓造血的功能状态，对贫血的鉴别诊断及指导治疗有重要意义。

1. **增多** 表示骨髓红细胞系增生旺盛。①明显增多：见于溶血性贫血和急性失血性贫血。②贫血治疗的疗效判断指标：缺铁性贫血及巨幼细胞贫血的患者，治疗前网织红细胞轻度增多，给予铁剂或叶酸治疗后可迅速增高。

2. **减少** 表示骨髓造血功能减低，见于再生障碍性贫血、骨髓病性贫血(如急性白血病)。

要点五 红细胞沉降率的测定

(一) 参考值

成年男性 0~15mm/h；成年女性 0~20mm/h。

(二) 临床意义

1. **生理性增快** 见于妇女月经期、妊娠3个月以上、60岁以上高龄者。

2. **病理性增快** ①各种炎症：细菌性急性炎症、结核病和风湿热活动期。②组织损伤及坏死：急性心肌梗死血沉增快。③恶性肿瘤：恶性肿瘤血沉增快，良性肿瘤血沉多正常。④各种原因导致的高球蛋白血症：如慢性肾炎、多发性骨髓瘤、肝硬化、感染性心内膜炎、系统性红斑狼疮等。⑤贫血和高胆固醇血症时血沉可增快。

细目二 骨髓检查

要点一 骨髓细胞学检查的临床意义

1. **诊断造血系统疾病** ①对各型白血病、恶性组织细胞病、巨幼细胞性贫血、再生障碍性贫血、多发性骨髓瘤、典型的缺铁性贫血、原发性血小板减少性紫癜等，具有明确诊断的作用。②对增生性贫血、粒细胞缺乏症、骨髓增生异常综合征、骨髓增殖性疾病等有辅助诊断价值。

2. **诊断其他非造血系统疾病** ①感染性疾病：如疟疾、感染性心内膜炎、伤寒等。②某些骨髓转移癌(瘤)。③某些代谢疾病等。

3. **鉴别诊断** 如不明原因的发热，肝、脾、淋巴结肿大，骨痛或关节痛等的鉴别诊断。

要点二 骨髓增生程度分级

骨髓内有核细胞的多少反映骨髓的增生情况，一般以成熟红细胞和有核细胞的比例判断骨髓增生的程度。骨髓增生程度的分级，见表 9-4-2-1。

表 9-4-2-1 骨髓增生程度的分级

增生程度	成熟红细胞：有核细胞	有核细胞(%)	常见的原因
极度活跃	1：1	>50	各种白血病
明显活跃	10：1	10~50	白血病、增生性贫血
活跃	20：1	1~10	正常骨髓、某些贫血
减低	50：1	0.5~1	慢性再生障碍性贫血、粒细胞减少或缺乏症
极度减低	200：1	<0.5	急性再生障碍性贫血

细目三 血型鉴定与交叉配血试验

要点一 ABO 血型系统的临床意义

ABO 血型系统在临床输血上有重要意义。输血前必须准确鉴定供血者与受血者的血型，选择同型人的血液，并经过交叉配血试验，证明完全相配时才可输用。为防止输血反应，必须坚持同型输血。血型不合或不同亚型之间输血都可能引起输血反应，危及生命。非同型患者输入 O 型血仍有可能发生溶血反应，O 型血并非"万能血"。另外，在器官移植上，如果供者与受者 ABO 血型系统不和，也会加大排异反应，增加移植的失败率。

要点二 交叉配血试验

1. **试验内容** 包括主试验和副试验。①主试验：受血者血清加供血者红细胞悬液。②副试验：供血者血清加受血者红细胞悬液。两者合称为交叉配血试验。

2. **试验结果** ①主、副试验均无凝集反应（配血完全相适合），可输血。②当主试验有凝集，其血绝对不可输用。③若主试验无凝集，副试验出现凝集时，如病情紧急又无同型血可用而凝集又较弱时，可输少量（不超过 200mL）。

3. **临床意义** 进行交叉配血试验可以检出 ABO 血型系统的不规则抗原，发现 ABO 血型系统以外的配血不合，防止因血型鉴定错误导致的输血事故。

细目四 血栓与止血检查

要点一 毛细血管抵抗力试验

1. **检查方法** 通过给手臂局部加压（标准压力），维持 8 分钟，然后观察直径 5cm 圆圈内新的出血点。

2. **参考值** 新出血点数量：成年女性和儿童 <10 个，成年男性 <5 个。超过为阳性，提示毛细血管脆性增加。

3. **临床意义** 毛细血管脆性增加见于：①毛细血管壁异常：如遗传性出血性毛细血管扩张症、过敏性紫癜、单纯性紫癜及维生素 C 缺乏症；中毒性损害，如败血症、感染性心内膜炎、尿毒症、砷中毒。②血小板量与质异常：如原发性或继发性血小板减少性紫癜、血小板无力症。③血管性血友病等。

要点二 出血时间测定

1. **参考值** 6.9±2.1 分钟（测定器法），超过 9 分钟为异常。

2. **临床意义** 出血时间（BT）延长见于：①血小板显著减少：如原发性或继发性血小板减少性紫癜。②血小板功能异常：如血小板无力症、巨大血小板综合征。③毛细血管壁异常：如遗传性出血性毛细血管扩张症、维生素 C 缺乏症。④某些凝血因子严重缺乏：如血管性血友病、DIC。

要点三 活化部分凝血活酶时间测定

活化部分凝血活酶原时间（APTT）是反映内源性凝血系统各凝血因子总的凝血状况的筛选试验。

1. **参考值** 32~43 秒（手工法），较正常对照延长 10 秒以上为异常。

2. **临床意义**

（1）APTT 延长：①血浆Ⅷ、Ⅸ、Ⅺ因子缺乏：如重症 A、B 型血友病和遗传性因子Ⅺ缺乏症。②凝血酶原严重减少：如先天性凝血酶原缺乏症。③纤维蛋白原严重减少：如先天性纤维蛋白缺乏症。④纤溶亢进：DIC 后期继发纤溶亢进。⑤APTT 又是监测肝素治疗的首选指标。

（2）APTT 缩短：见于血栓性疾病和血栓前状态，如 DIC 早期、脑血栓形成、心肌梗死等，但灵敏度、特异度差。

要点四 血浆凝血酶原时间测定

1. **参考值** 正常为 11~13 秒，超过正常对照值 3 秒以上为异常。

2. **临床意义**

（1）延长：①先天性凝血因子异常，如因子Ⅱ、Ⅴ、Ⅶ、Ⅹ减少及纤维蛋白原缺乏；②后天性凝血因子异常，如严重肝病、维生素 K 缺乏、DIC 后期及使用抗凝药物。

（2）缩短：主要见于血液高凝状态时，如 DIC 早期、脑血栓形成、心肌梗死等。

要点五 D-二聚体测定

1. **参考值** 胶乳凝集法：阴性。ELISA 法：0~0.256mg/L。

2. **临床意义** 本试验为鉴别原发与继发纤溶症的重要指标。①继发纤溶症：为阳性或增高，见于 DIC、恶性肿瘤、各种栓塞性疾病及心、肝、肾疾病等。D-二聚体增高对诊断肺栓塞、肺梗死有重要意义。②原发纤溶症：为阴性或不升高。

要点六 DIC 检查法

1. **检查项目** ①血小板计数。②血浆纤维蛋白原测定。③3P 试验或血浆纤维蛋白原降解产物测定或 D-二聚体测定。④血浆凝血酶原时间测定。⑤纤溶酶原含量及活性测定。⑥抗凝血酶Ⅲ活性测定。⑦血浆凝血因子Ⅷ：C 活性测定。⑧血浆内皮素-1 测定。

2. **诊断标准** DIC 的实验诊断标准：同时有 3 项以上异常者。

细目五 排泄物、分泌物及体液检查

要点一 尿液的一般性状检查

(一) 尿量

正常成人 1000~2000mL/24h。

1. **多尿** 尿量 >2500mL/24h。病理性多尿见于糖尿病、尿崩症、有浓缩功能障碍的肾脏疾病（如慢性肾炎、慢性肾盂肾炎等）及精神性多尿等。

2. **少尿或无尿** 尿量 <400mL/24h 或 <17mL/h 为少尿；尿量 <100mL/24h 为无尿。见于以下几种情况：①肾前性少尿：休克、脱水、心力衰竭等所致的肾血流量减少。②肾性少尿：急性肾炎、慢性肾炎急性发作、急性肾衰竭少尿期、慢性肾衰竭终末期等。③肾后性少尿：尿道结石、狭窄、肿瘤等引起的尿道梗阻。

(二) 外观（颜色和透明度）

正常新鲜尿液清澈透明，呈黄色或淡黄色。

1. **血尿** 见于泌尿系统炎症、结石、肿瘤、结核等；也可见于血液系统疾病，如血小板减少性紫癜、血友病等。

2. **血红蛋白尿** 呈浓茶色或酱油色，镜检无红细胞，但隐血试验为阳性。见于蚕豆病、阵发性睡眠性血红蛋白尿、恶性疟疾和血型不合的输血反应等。

3. **胆红素尿** 见于肝细胞性黄疸和阻塞性黄疸。

4. **乳糜尿** 见于丝虫病。

5. **脓尿和菌尿** 见于泌尿系统感染，如肾盂肾炎、膀胱炎等。

(三) 酸碱反应

正常新鲜尿液呈弱酸性至中性反应，pH 为 5.0~7.0。

1. **尿 pH 降低** 见于多食肉类、蛋白质食物、代谢性酸中毒、发热、痛风等。

2. **尿 pH 升高** 见于多食蔬菜、服用碱性药物、代谢性碱中毒等。

(四) 比重

正常人在普通膳食的情况下，尿比重为 1.015~1.025。

1. **升高** 见于急性肾炎、糖尿病、肾病综合征及肾前性少尿等。

2. **降低** 见于慢性肾炎、慢性肾衰竭、尿崩症等。

要点二 尿液的化学检查

(一) 蛋白尿

尿蛋白定性试验阳性或定量试验 >150mg/24h 称为蛋白尿。

1. **生理性蛋白尿** 见于剧烈运动、寒冷、精神紧张等，为暂时性，尿中蛋白含量少。

2. **病理性蛋白尿** ①肾小球性蛋白尿：见于肾小球肾炎、肾病综合征等。②肾小管性蛋白尿：见于肾盂肾炎、间质性肾炎等。③混合性蛋白尿：见于肾小球肾炎或肾盂肾炎后期、糖尿病、系统性红斑狼疮等。④溢出性蛋白尿：见于多发性骨髓瘤、巨球蛋白血症、严重骨骼肌创伤、急性血管内溶血等。

(二) 尿糖

尿糖定性试验为阳性，称为糖尿。

1. **暂时性糖尿** 见于强烈精神刺激、全身麻醉、颅脑外伤、急性脑血管病及食糖过多等。

2. **血糖升高性糖尿** 见于糖尿病、甲状腺功能亢进症、库欣综合征、嗜铬细胞瘤及胰腺炎等。

3. **肾性糖尿** 见于慢性肾炎、肾病综合征等。

(三) 尿酮体

正常人尿酮体定性检测为阴性。尿酮体阳性见于糖尿病酮症酸中毒、妊娠剧吐、重症不能进食等。

要点三 尿液的显微镜检查

(一) 细胞

1. **上皮细胞** ①扁平上皮细胞：见于正常

成年女性。②大圆上皮细胞:大量出现见于膀胱炎。③尾形上皮细胞:见于肾盂肾炎、输尿管炎。④小圆上皮细胞:提示肾小管病变。

2. **红细胞**　尿沉渣镜检每高倍视野>3个,称镜下血尿。见于急性肾炎、慢性肾炎急性发作、急性膀胱炎、肾结核、肾结石、肾盂肾炎等。

3. **白细胞和脓细胞**　尿沉渣镜检每高倍视野>5个,称镜下脓尿。见于肾盂肾炎、膀胱炎、尿道炎、肾结核等。

(二) 管型

1. **透明管型**　偶见于健康人;少量出现见于剧烈运动、高热等;明显增多提示肾实质病变,如肾病综合征、慢性肾炎等。

2. **细胞管型**　①红细胞管型:见于急性肾炎、慢性肾炎急性发作、狼疮性肾炎等。②白细胞管型:见于肾盂肾炎、间质性肾炎。③肾小管上皮细胞管型:见于急性肾小管坏死、慢性肾炎晚期、肾病综合征等。

3. **颗粒管型**　①粗颗粒管型:见于慢性肾炎、肾盂肾炎、药物毒性引起的肾小管损害。②细颗粒管型:见于慢性肾炎、急性肾炎后期。

4. **蜡样管型**　提示肾小管病变严重,见于慢性肾炎晚期、慢性肾衰竭、肾淀粉样变性。

5. **脂肪管型**　见于肾病综合征、慢性肾炎急性发作、中毒性肾病。

要点四　粪便的一般性状检查

(一) 量

正常成人每日排便1次,约100~300g。胃肠、胰腺病变或其功能紊乱时,粪便次数及粪量可增多或减少。

(二) 颜色及性状

正常成人的粪便为黄褐色圆柱状软便,婴儿的粪便呈金黄色。

1. **水样或粥样稀便**　见于各种感染性或非感染性腹泻,如急性胃肠炎、甲状腺功能亢进症等。

2. **米泔样便**　见于霍乱。

3. **黏液脓样或脓血便**　见于细菌性痢疾、溃疡性结肠炎、直肠癌等。患阿米巴痢疾时,以血为主,呈暗红色果酱样;细菌性痢疾则以黏液脓性便或脓血便为主。

4. **胨状便**　见于肠易激综合征、慢性菌痢。

5. **鲜血便**　多见于肠道下段出血,如痔疮、肛裂、直肠癌等。

6. **柏油样便**　见于各种原因引起的上消化道出血。

7. **灰白色便**　见于阻塞性黄疸。

8. **细条状便**　多见于直肠癌。

9. **绿色粪便**　提示消化不良。

10. **羊粪样便**　多见于老年人及经产妇排便无力者。

(三) 气味

①恶臭味:见于慢性肠炎、胰腺疾病、结肠或直肠癌溃烂。②腥臭味:见于阿米巴痢疾。③酸臭味:见于脂肪和碳水化合物消化或吸收不良。

(四) 寄生虫体

肉眼可分辨蛔虫、蛲虫、绦虫等较大虫体。

(五) 结石

最常见的是应用排石药物或碎石术后排出的胆石。

要点五　粪便的显微镜检查

1. **细胞**　①红细胞:正常粪便中无红细胞,出现红细胞见于下消化道出血、痢疾、溃疡性结肠炎、结肠或直肠癌等。②白细胞:正常粪便中不见或偶见白细胞,大量出现见于细菌性痢疾、溃疡性结肠炎。③巨噬细胞:见于细菌性痢疾、溃疡性结肠炎。

2. **寄生虫**　肠道有寄生虫时可在粪便中找到相应的病原体,如虫体或虫卵、原虫滋养体及其包囊。

3. **食物残渣**　①淀粉颗粒增多:见于慢性胰腺炎。②脂肪小滴增多:见于慢性胰腺炎、胰腺癌。③肌肉纤维增多:提示蛋白质消化不良。

要点六　粪便的化学检查

隐血试验:正常为阴性。阳性见于消化性溃疡活动期、胃癌、钩虫病、消化道炎症、出血性疾病等。消化道癌症呈持续阳性,消化性溃疡呈间断阳性。

要点七　粪便的细菌学检查

肠道致病菌的检测主要通过粪便直接涂片镜检和细菌培养,用于细菌性痢疾、霍乱等的诊断。

要点八　痰液的一般性状检查

1. **痰量**　正常人无痰或仅有少量无色黏液样痰。痰量增多见于肺脓肿、慢性支气管炎、支气管扩张、肺结核等。

2. **颜色** ①黄色痰：见于呼吸道化脓性感染。②黄绿色痰：见于铜绿假单胞菌感染、干酪性肺炎。③红色痰：见于肺癌、肺结核、支气管扩张症。④粉红色泡沫样痰：见于急性肺水肿。⑤铁锈色痰：见于肺炎链球菌肺炎。⑥棕褐色痰：见于阿米巴肺脓肿。

3. **性状** ①黏液性痰：见于支气管炎、肺炎早期及支气管哮喘等。②浆液性痰：见于肺水肿、肺淤血。③脓性痰：见于支气管扩张症、肺脓肿。④血性痰：见于肺结核、支气管扩张症、肺癌等。

要点九　痰液的显微镜检查

主要用于检查癌细胞和细菌。

要点十　浆膜腔积液的分类

浆膜腔包括胸腔、腹腔和心包腔。浆膜腔内液体过多称为浆膜腔积液。根据浆膜腔积液的形成原因及性质不同，可分为漏出液和渗出液。

1. **漏出液** 漏出液为非炎症性积液。形成的原因主要有：①血浆胶体渗透压降低：如肝硬化、肾病综合征、重度营养不良等。②毛细血管内压力升高：如慢性心力衰竭、静脉栓塞等。③淋巴管阻塞：常见于肿瘤压迫或丝虫病引起的淋巴回流受阻。

2. **渗出液** 渗出液为炎性积液。形成的主要原因有：①感染性：如胸膜炎、腹膜炎、心包炎等。②化学因素：如血液、胆汁、胃液、胰液等化学性刺激。③恶性肿瘤。④风湿性疾病及外伤等。

要点十一　渗出液与漏出液鉴别要点

渗出液与漏出液的鉴别见表9-4-5-1。

表9-4-5-1　渗出液与漏出液鉴别表

鉴别点	漏出液	渗出液
原因	非炎症所致	炎症、肿瘤、物理或化学性刺激
外观	淡黄，浆液性	不定，可为黄色、脓性、血性、乳糜性等
透明度	透明或微混	多混浊
比重	<1.015	>1.018
凝固	不自凝	能自凝
黏蛋白定性（Rivalta试验）	阴性	阳性
蛋白质定量	<25g/L	>30g/L
葡萄糖定量	与血糖相近	常低于血糖水平
细胞计数	常 $<100 \times 10^6$/L	常 $>500 \times 10^6$/L
细胞分类	以淋巴细胞为主	根据不同的病因，分别以中性粒细胞或淋巴细胞为主，恶性肿瘤患者可找到癌细胞
细菌学检查	阴性	可找到病原菌
乳酸脱氢酶	<200U/L	>200U/L

要点十二　脑脊液检查的适应证和禁忌证

1. **适应证** ①有脑膜刺激症状需明确诊断者。②疑有颅内出血。③疑有中枢神经系统恶性肿瘤。④有剧烈头痛、昏迷、抽搐及瘫痪等表现而原因未明者。⑤中枢神经系统手术前的常规检查。

2. **禁忌证** ①颅内压明显增高或伴显著视乳头水肿者。②有脑疝先兆者。③处于休克、衰竭或濒危状态者。④局部皮肤有炎症。⑤颅后窝有占位性病变者。

要点十三　常见中枢神经系统疾病的脑脊液特点

常见中枢神经系统疾病的脑脊液特点见

表 9-4-5-2。

表 9-4-5-2 常见中枢神经系统疾病的脑脊液特点

机体状况	压力	外观	细胞数及分类	蛋白质定性	蛋白质定量	葡萄糖	氯化物	细菌
正常	侧卧位 70~180mmH$_2$O	无色透明	0~8×10^6/L，多为淋巴细胞	(−)	0.2~0.4g/L	2.5~4.5mmol/L	120~130mmol/L	无
化脓性脑膜炎	↑↑↑	混浊脓性，可有脓块	显著增加，以中性粒细胞为主	(+++)以上	↑↑↑	↓↓↓	↓	有致病菌
结核性脑膜炎	↑↑	微浊，毛玻璃样，静置后有薄膜形成	增加，以淋巴细胞为主	(++)	↑↑	↓↓	↓↓↓	抗酸染色可找到结核杆菌
病毒性脑膜炎	↑	清晰或微浊	增加，以淋巴细胞为主	(+)	↑	正常	正常	无
蛛网膜下腔出血	↑	血性为主	增加，以红细胞为主	(+)~(++)	↑	正常	正常	无
脑脓肿（未破裂）	↑↑	无色或黄色微浊	稍增加，以淋巴细胞为主	(+)	↑	正常	正常	有或无
脑肿瘤	↑↑	黄色或无色	正常或稍增加，以淋巴细胞为主	(±)~(+)	↑	正常	正常	无

要点十四 阴道分泌物检查

1. **一般性状检查** 正常阴道分泌物为白色、无特殊气味的稀糊状，pH 为 4.0~4.5。

2. **阴道清洁度检查** 正常为Ⅰ、Ⅱ度。当阴道清洁度为Ⅲ、Ⅳ度时，常可同时发现病原菌，提示存在感染性阴道炎。阴道分泌物清洁度判断见表 9-4-5-3。

表 9-4-5-3 阴道分泌物清洁度判断表

清洁度	杆菌	球菌	上皮细胞	白细胞	临床意义
Ⅰ度	多量	无	满视野	0~5 个/HP	正常
Ⅱ度	中等	少量	1/2 视野	5~15 个/HP	基本正常
Ⅲ度	少量	多量	少量	15~30 个/HP	提示阴道炎
Ⅳ度	无	大量	无	>30 个/HP	较重的阴道炎

3. **病原学检查** 可直接涂片检查，包括细菌、真菌、滴虫检测等。

要点十五 精液检查

1. **量** 正常情况下，每次射精量为 3~5mL。①精液减少：已数日未射精而精液量少于 1.5mL 者。②无精液症：精液量减少至 1~2 滴，甚至排不出。③精液过多：一次射精的精液量超过 8mL 者。

2. **颜色及透明度** 正常为灰白色或乳白色。①血性精液：呈鲜红色、淡红色或暗红色，见于生殖系统的炎症、结核和肿瘤等。②脓性精液:呈黄色或棕色,见于精囊炎、前列腺炎等。

3. 黏稠度和液化时间 ①精液黏稠度减低:似米汤样,见于先天性精囊缺如、精囊液排出受阻。②精液不能液化:常见于前列腺炎。

要点十六 前列腺液检查

主要用于前列腺炎、结石、肿瘤和前列腺增生等的辅助诊断。

正常人的前列腺液为数滴至 2mL,呈淡乳白色,稀薄、半透明的弱酸性液体。前列腺炎时,前列腺液减少,黄色混浊或呈脓性;镜下卵磷脂小体常减少,白细胞增多;细菌培养可以找到致病菌。前列腺癌、结核、结石时,前列腺液常呈不同程度的血性,镜下见大量红细胞。

细目六 肝脏病常用的实验室检查

要点一 蛋白质代谢功能的检查

(一)参考值

血清总蛋白(STP)60~80g/L,白蛋白(A)40~55g/L,球蛋白(G)20~30g/L;A/G 为(1.5~2.5):1。

(二)临床意义

STP<60g/L 或 A<25g/L 称为低蛋白血症;STP>80g/L 或 G>35g/L,称为高蛋白血症或高球蛋白血症。

1. 血清总蛋白及白蛋白降低 见于肝脏疾病:①慢性肝病:如慢性肝炎、肝硬化、肝癌等。② A/G 比值倒置:表示肝功能严重损害,如重度慢性肝炎、肝硬化。

2. 低蛋白血症 也可见于肝外疾病:①蛋白质摄入不足或消化吸收不良:如营养不良。②蛋白质丢失过多:如肾病综合征、大面积烧伤、急性大出血等。③消耗增加:见于慢性消耗性疾病,如重症结核、甲状腺功能亢进症、恶性肿瘤等。

3. 血清总蛋白及白蛋白升高 见于各种原因引起的严重脱水,如腹泻、呕吐、肠梗阻、肠瘘、肾上腺皮质功能减退症等。

4. 血清总蛋白及球蛋白升高 主要由球蛋白升高引起,其中以 γ 球蛋白升高为主。主要见于:①慢性肝病:如肝硬化、慢性肝炎等。② M 球蛋白血症:如多发性骨髓瘤、淋巴瘤、原发性巨球蛋白血症等。③自身免疫性疾病:如系统性红斑狼疮、类风湿关节炎、风湿热等。④慢性炎症与慢性感染:如结核病、疟疾、黑热病等。

要点二 胆红素代谢检查

(一)参考值

1. 血清总胆红素(STB)3.4~17.1μmol/L;结合胆红素(CB)0~6.8μmol/L;非结合胆红素(UCB)1.7~10.2μmol/L。

2. **尿胆红素定性** 阴性。

3. **尿胆原定性** 阴性或弱阳性。

(二)临床意义

1. **鉴别黄疸类型**

(1)溶血性黄疸:STB 及 UCB 升高,以 UCB 升高为主,见于新生儿黄疸、蚕豆病、珠蛋白生成障碍性贫血等。

(2)肝细胞性黄疸:STB、UCB、CB 均升高,见于病毒性肝炎、中毒性肝炎、肝癌、肝硬化等。

(3)阻塞性黄疸:STB 及 CB 升高,以 CB 升高为主,见于胆石症、胰头癌、肝癌等。

2. **尿胆红素定性试验** 肝细胞性黄疸为阳性,阻塞性黄疸为强阳性;溶血性黄疸为阴性。

3. **尿胆原定性试验** 溶血性黄疸时明显升高,肝细胞黄疸时可升高,发热、心力衰竭、肠梗阻、顽固性便秘等尿胆原也可升高。降低见于阻塞性黄疸,新生儿及长期应用广谱抗生素者。

胆红素代谢检查对黄疸诊断和鉴别诊断具有重要的价值。三种类型黄疸的实验室检查鉴别见表 9-4-6-1。

表 9-4-6-1 3种类型黄疸的实验室检查鉴别表

类型	STB	CB	UCB	CB/STB	尿胆原	尿胆红素
溶血性黄疸	↑↑	轻度↑或正常	↑↑	<20%	(+++)	(−)
肝细胞性黄疸	↑↑	↑↑	↑↑	20%~50%	(+)或(−)	(++)
阻塞性黄疸	↑↑↑	↑↑↑	轻度↑或正常	>50%	(−)	(+++)

要点三 肝脏疾病常用的血清酶检查

肝脏病常用的血清酶及同工酶检查包括：丙氨酸转氨酶（ALT）、天冬氨酸转氨酶（AST）、碱性磷酸酶（ALP）、γ-谷氨酰转肽酶（GGT、γ-GT）、乳酸脱氢酶（LDH）及其同工酶（LDH_1、LDH_2、LDH_3、LDH_4、LDH_5）。

（一）参考值

1. ALT 10~40U/L；AST 10~40U/L；ALT/AST≤1。
2. 成人 ALP 40~110U/L；儿童 ALP<250U/L。
3. GGT 0~50U/L。
4. LDH（连续检测法）104~245U/L；LDH（速率法）95~200U/L。

（二）临床意义

1. ALT、AST ALT主要分布在肝脏，AST主要分布在心肌。①急性病毒性肝炎：两者均显著升高，ALT升高更明显，ALT/AST>1。②慢性病毒性肝炎：两者轻度升高或正常，ALT/AST>1；若ALT/AST<1，提示慢性肝炎进入活动期。③肝硬化：转氨酶活性取决于肝细胞进行性坏死程度。④非病毒性肝病及肝内、外胆汁淤积：转氨酶轻度升高或正常；酒精性肝病时，ALT基本正常，AST显著增高，ALT/AST<1。⑤急性心肌梗死：发病6~8小时后AST升高，18~24小时达高峰，4~5天恢复正常，若再次升高提示梗死范围扩大或有新的梗死发生。

2. ALP ALP主要分布在肝脏、骨骼、肾、小肠及胎盘中，血清中大部分ALP来源于肝脏与骨骼，ALP经胆汁排入小肠。ALP升高见于下列几类疾病。①肝胆系统疾病：各种肝内、外胆管阻塞性疾病，如胰头癌、胆道结石，ALP明显升高；累及肝细胞的疾病，如肝炎、肝硬化，ALP轻度升高。②骨骼疾病：如纤维性骨炎、骨肉瘤、佝偻病、骨软化症、成骨细胞瘤及骨折恢复期等，ALP均可升高。

3. GGT 血清中的GGT主要来自肝胆系统。升高见于：①胆道阻塞：如原发性胆汁性肝硬化、硬化性胆管炎，GGT明显升高。②肝脏疾病：肝癌GGT明显升高，可高达正常的10倍以上；急性病毒性肝炎GGT中度升高；慢性病毒性肝炎、肝硬化活动期GGT可升高；急性和慢性酒精性肝炎、药物性肝炎GGT可明显或中度以上升高。

4. LDH及其同工酶 LDH在心肌、骨骼肌、肾脏和红细胞中的含量较为丰富；LDH_1和LDH_2主要来自心肌，LDH_3主要来自肺、脾，LDH_4和LDH_5主要来自肝脏、骨骼肌，血清中的LDH_2含量最高。①急性心肌梗死：发病后8~18小时LDH开始升高，24~72小时达高峰，6~10天恢复正常；病程中LDH持续升高或再次升高，提示梗死面积扩大或再次出现梗死；急性心肌梗死早期LDH_1和LDH_2均升高，LDH_1升高更明显，LDH_1/LDH_2>1。②肝脏疾病：急性和慢性活动性肝炎、肝癌（尤其是转移性肝癌），LDH明显升高；肝细胞损伤时LDH_5升高明显，LDH_5>LDH_4；阻塞性黄疸时LDH_4>LDH_5。③恶性肿瘤：大多数以LDH_3、LDH_4及LDH_5升高为主。

要点四 肝炎病毒相关检测

1. **甲型肝炎病毒（HAV）标志物检测** ①HAVAg阳性：证实HAV在体内存在，出现于感染后10~20天的粪便中，见于甲肝急性期。②抗HAV-IgM阳性：说明机体正在感染HAV，感染1周后产生，是早期诊断甲肝的特异性指标。③抗HAV-IgA阳性：是早期诊断甲肝的指标之一，见于甲肝早期、急性期。④抗HAV-IgG阳性：是保护性抗体，感染3周后出现，且持久存在，是获得免疫力的标志，提示既往感染，可作为流行病学调查的指标。

2. **乙型肝炎病毒（HBV）标志物检测** ①HBsAg阳性：是HBV感染的标志，见于乙型肝炎和HBV携带者。②抗-HBs阳性：感染后

3~6个月出现,是一种保护性抗体,见于注射过乙肝疫苗和曾经感染过HBV者。③HBeAg阳性:是病毒复制的标志,传染性强,乙型肝炎处于活动期;HBeAg持续阳性,表明肝细胞损害较重,且可转为慢性乙型肝炎或肝硬化。④抗-HBe阳性:多见于HBeAg转阴的患者,表示HBV复制减少,传染性降低,但并非保护性抗体,见于HBV感染的恢复期。⑤HBcAg阳性:提示患者血清中有感染的HBV,病毒复制活跃,传染性强。⑥抗-HBc阳性:是反映肝细胞受到HBV感染的可靠指标。抗HBc-IgG:反映抗-HBc总抗体的情况,为HBV感染的标志,包括正在感染和既往感染。抗HBc-IgM:在感染急性期滴度高,是诊断急性乙型肝炎和判断病毒复制活跃的重要指标,提示患者血液有强传染性。

3. 丙型肝炎病毒(HCV)标志物检测 ①抗HCV-IgM阳性:见于急性丙型肝炎。②抗HCV-IgG阳性:表明已有HCV感染,输血后肝炎患者80%~90%出现阳性。③HCV-RNA阳性:见于HCV感染,提示HCV复制活跃,传染性强。

4. 丁型肝炎病毒(HDV)标志物检测 ①HDVAg阳性:出现早,持续时间短,HDVAg与HBsAg常同时阳性,表示HDV与HBV同时感染。②抗HDV-IgG阳性:是诊断丁型肝炎的可靠指标。③抗HDV-IgM阳性:出现早,可用于丁型肝炎的早期诊断。④HDV-RNA阳性:可确诊丁型肝炎。

5. 戊型肝炎病毒(HEV)标志物检测 95%的HEV急性期患者抗HEV-IgM阳性,是确诊戊型肝炎较为可靠的指标。

细目七 肾功能检查

要点一 内生肌酐清除率测定

1. **参考值** 成人(体表面积以1.73m²计)80~120mL/min。

2. **临床意义** 内生肌酐清除率(Ccr)是判断肾小球损害的敏感指标,根据Ccr可将肾功能不全分为4期。①肾衰竭代偿期:Ccr 51~80mL/min。②肾衰竭失代偿期:Ccr 50~20mL/min。③肾衰竭期(尿毒症早期):Ccr 19~10mL/min。④肾衰竭终末期(尿毒症晚期):Ccr<10mL/min。Ccr测定还可指导临床用药:Ccr 30~40mL/min应限制蛋白质的摄入;Ccr<30mL/min,用噻嗪类利尿剂无效,改用祥利尿剂;Ccr≤10mL/min,应做透析治疗。亦用于指导由肾代谢或经肾排出药物的合理使用。

要点二 血清肌酐测定

1. **参考值** 全血肌酐(Cr):88~177μmol/L。血清或血浆Cr:男性53~106μmol/L,女性44~97μmol/L。

2. **临床意义** 当肾小球滤过功能下降至正常人的1/3时,血Cr才明显升高。因此,血肌酐不是检测肾功能的敏感指标。检测的临床意义如下。①评估肾功能的损害程度。血Cr升高程度与慢性肾功能衰竭程度成正比。肾功能衰竭代偿期,血Cr<178μmol/L;肾功能衰竭失代偿期,血Cr 178~445μmol/L;肾衰竭期,血Cr>445μmol/L。②鉴别肾前性与肾实质性少尿。肾前性少尿,血Cr升高,一般≤200μmol/L;肾实质性少尿,血Cr升高可达200μmol/L以上。

要点三 血清尿素氮测定

1. **参考值** 成人3.2~7.1mmol/L。

2. **临床意义** 血清尿素氮(BUN)测定反映肾小球的滤过功能,但不是敏感和特异性指标。BUN升高见于:①肾前性因素:肾血流量减少,如心功能不全、水肿、脱水、休克等;蛋白质分解增加,如急性传染病、上消化道出血、大面积烧伤、大手术后、甲状腺功能亢进症等。②肾性因素:见于严重肾脏疾病引起的慢性肾衰竭,如慢性肾炎、肾盂肾炎、肾结核、肾肿瘤、肾动脉硬化症等。BUN测定对尿毒症的诊断及预后估计有重要意义。③肾后性因素:见于尿路结石、前列腺肥大、泌尿系肿瘤等引起的尿路梗阻。

要点四 昼夜尿比密试验

尿浓缩稀释试验主要反映远曲小管和集合管的重吸收功能。正常人24小时尿量为1000~2000mL,尿最高比重>1.020。①尿量少比重高:见于肾前性少尿,如血容量不足;肾性少尿,如急性肾炎。②夜尿多比重低:见于慢性肾盂肾炎、慢性肾炎等。③尿比重固定在1.010~1.012,称为等张尿,表明肾小管重吸收功能严重受损,浓缩稀释功能丧失,见于慢性肾炎、慢性肾盂肾炎晚期等。

要点五 血尿酸测定

1. **参考值** 男性 149~416μmol/L，女性 89~357μmol/L。

2. **临床意义** 血清尿酸(UA)升高见于下列疾病。①痛风：血 UA 明显升高是诊断痛风的重要依据。②肾脏疾病：如急性或慢性肾炎、肾结核等。③妊娠高血压综合征。④白血病和恶性肿瘤。

要点六 血浆二氧化碳结合力测定

1. **参考值** 22~31mmol/L。

2. **临床意义** ①血浆二氧化碳结合力(CO_2CP)下降：见于代谢性酸中毒，如急性或慢性肾衰竭、糖尿病酮症酸中毒、严重腹泻等；呼吸性碱中毒，如支气管哮喘、脑炎、癔症等。②CO_2CP 增高：见于代谢性碱中毒，如急性胃炎、幽门梗阻所致的剧烈呕吐；呼吸性酸中毒，如慢性肺源性心脏病、慢性阻塞性肺疾病、广泛肺纤维化等。

细目八 临床常用生化检查

要点一 空腹血糖测定

(一)参考值

以空腹血浆葡萄糖(FPG)检测较为方便，结果可靠。葡萄糖氧化酶法：3.9~6.1mmol/L。

(二)临床意义

FPG>7.0mmol/L 称为高糖血症；FPG>9.0mmol/L 时尿糖阳性；FPG<3.9mmol/L 时为血糖减低；FPG<2.8mmol/L 称为低血糖症。

1. **FPG 升高** 生理性升高见于餐后 1~2 小时、高糖饮食、剧烈运动、情绪激动等。病理性增高见于：①各型糖尿病。②内分泌疾病，如甲状腺功能亢进症、巨人症、肢端肥大症、嗜铬细胞瘤、肾上腺皮质功能亢进症等。③应激性因素，如颅脑外伤、急性脑血管病、中枢神经系统感染、心肌梗死等。④肝脏和胰腺疾病，如严重肝损害、坏死性胰腺炎等。⑤其他，如呕吐、脱水、缺氧、麻醉等。

2. **FPG 降低** 生理性降低见于饥饿、长时间剧烈运动等。病理性减低见于：①胰岛素分泌过多，如胰岛 β 细胞增生或肿瘤、胰岛素瘤等。②对抗胰岛素的激素缺乏，如生长激素、肾上腺皮质激素缺乏等。③肝糖原储存缺乏，如重型肝炎、肝硬化、肝癌等严重肝病。④急性酒精中毒。⑤消耗性疾病，如严重营养不良、恶病质等。

要点二 口服葡萄糖耐量试验

(一)适应证

①无糖尿病症状，空腹血糖或随机血糖有异常，但尚未达到糖尿病诊断标准；或有持续性尿糖者。②无糖尿病症状，但有糖尿病家族史者。③有糖尿病症状，但空腹血糖未达到糖尿病诊断标准者。④有分娩巨大胎儿史的妇女。⑤其他：妊娠或甲状腺功能亢进症患者出现糖尿，或原因不明的肾脏病患者等。

(二)方法

采用 WHO 推荐的口服 75g 葡萄糖标准(即口服葡萄糖耐量试验，OGTT)，分别检测空腹血糖、服糖后 0.5 小时、1 小时、2 小时、3 小时的血糖和尿糖。

(三)参考值

①FPG 3.9~6.1mmol/L。②服糖后 0.5~1 小时血糖达高峰，一般在 7.8~9.0mmol/L，峰值<11.1mmol/L。③服糖后 2 小时血糖(2hPG)<7.8mmol/L。④服糖后 3 小时血糖恢复至空腹水平。⑤每次尿糖均为阴性。

(四)临床意义

1. **诊断糖尿病** 具备以下一项即可诊断为糖尿病：①FPG ≥ 7.0mmol/L，并具有糖尿病症状。②OGTT 2hPG ≥ 11.1mmol/L。③随机血糖 ≥ 11.1mmol/L，且伴有尿糖阳性，有糖尿病症状者。

2. **判断糖耐量异常** FPG<7.0mmol/L，2hPG 7.8~11.1mmol/L，且血糖到达高峰时间延长至 1 小时后，血糖恢复正常时间延长至 2~3 小时后，同时伴尿糖阳性者为糖耐量异常，其中 1/3 最终转为糖尿病。常见于 2 型糖尿病、肢端肥大症、甲状腺功能亢进症等。

3. **平坦型糖耐量曲线** FPG 降低，服糖后血糖上升不明显，2hPG 仍处于低水平。常见于胰岛 β 细胞瘤等。

要点三 血糖化血红蛋白检测

血糖化血红蛋白（GHb）分为3种，其中HbA1c（HbA1与葡萄糖结合）含量最高，占60%~80%，是临床最常检测的部分。GHb不受血糖浓度暂时波动的影响，是糖尿病诊断和监控的重要指标。GHb对高血糖，特别是血糖和尿糖波动较大时有特殊的诊断意义。

1. **参考值** HbA1 5%~8%，HbA1c 4%~6%。
2. **临床意义** GHb水平取决于血糖水平、高血糖持续时间，其生成量与血糖浓度成正比，且反映的是近2~3个月的平均血糖水平。

（1）评价糖尿病的控制程度：GHb升高提示近2~3个月糖尿病控制不良，故GHb水平可作为糖尿病长期控制程度的监控指标。

（2）鉴别诊断：糖尿病性高血糖GHb升高，应激性高血糖GHb则正常。

要点四 血清总胆固醇测定

1. **参考值** ①合适水平：<5.18mmol/L。②边缘水平：5.18~6.19mmol/L。③升高：>6.22mmol/L。
2. **临床意义** ①血清总胆固醇（TC）升高：是动脉粥样硬化的危险因素之一，常见于动脉粥样硬化所致的心、脑血管疾病；还可见于各种高脂蛋白血症、甲状腺功能减退症、糖尿病、肾病综合征、阻塞性黄疸；长期高脂饮食、精神紧张、吸烟、饮酒等。②TC减低：见于严重的肝脏疾病，如急性重型肝炎、肝硬化、甲状腺功能亢进症、严重贫血、营养不良和恶性肿瘤等。

要点五 血清甘油三酯测定

1. **参考值** 0.56~1.70mmol/L。
2. **临床意义** ①血清甘油三酯（TG）增高：见于动脉粥样硬化症、冠心病、原发性高脂血症、肥胖症、糖尿病、肾病综合征、甲状腺功能减退症、痛风、阻塞性黄疸和高脂饮食等。②TG降低：见于甲状腺功能亢进症、肾上腺皮质功能减退症、严重的肝脏疾病等。

要点六 血清脂蛋白测定

1. **高密度脂蛋白－胆固醇（HDL-C）测定的临床意义** ①HDL-C升高：HDL-C具有抗动脉粥样硬化作用，与TG呈负相关，也与冠心病发病呈负相关，故HDL-C水平高的个体患冠心病的危险性小。②HDL-C降低：常见于动脉粥样硬化症、心脑血管疾病、糖尿病、肾病综合征等。

2. **低密度脂蛋白－胆固醇（LDL-C）测定的临床意义** ①LDL-C增高：判断发生冠心病的危险性，LDL-C是动脉粥样硬化的危险因素之一，LDL-C水平升高与冠心病发病呈正相关；还可见于肥胖症、肾病综合征、甲状腺功能减退症、阻塞性黄疸等。②LDL-C降低：见于甲状腺功能亢进症、肝硬化和低脂饮食等。

要点七 血清钾测定

（一）参考值
3.5~5.3mmol/L。

（二）临床意义

1. **高钾血症（血钾 >5.3mmol/L）**

（1）排出减少：如急性或慢性肾衰竭少尿期、肾上腺皮质功能减退症。

（2）摄入过多：如高钾饮食、静脉输注大量钾盐、输入大量库存血液。

（3）细胞内钾外移增多：如严重溶血、大面积烧伤、挤压综合征、组织缺氧和代谢性酸中毒等。

2. **低钾血症（血钾 <3.5mmol/L）**

（1）摄入不足：如长期低钾饮食、禁食。

（2）丢失过多：如频繁呕吐、腹泻、胃肠引流、肾上腺皮质功能亢进症、醛固酮增多症、长期应用排钾利尿剂。

（3）分布异常：如心功能不全、肾性水肿、大量应用胰岛素、代谢性碱中毒等。

要点八 血清钠测定

（一）参考值
137~147mmol/L。

（二）临床意义

1. **高钠血症（血钠 >147mmol/L）**

（1）摄入过多：如输注大量高渗氯化钠溶液。

（2）水分丢失过多：如大量出汗、长期腹泻、呕吐。

（3）抗利尿激素分泌过多：如肾上腺皮质功能亢进症、醛固酮增多症、脑性高钠血症（如脑外伤、急性脑血管病等）。

2. **低钠血症（血钠 <137mmol/L）**

（1）胃肠道失钠：如幽门梗阻、严重呕吐、腹泻、胃肠引流。

（2）尿排出过多：如慢性肾衰竭多尿期、大量应用利尿剂、肾上腺皮质功能减退症。

（3）皮肤失钠：如大量出汗、大面积烧伤。
（4）消耗性低钠：如肺结核、肿瘤等慢性消耗性疾病等。
（5）摄入不足：长期低钠饮食、营养不良等。

要点九　血清氯测定

（一）参考值

96~108mmol/L。

（二）临床意义

1. 高氯血症（血清氯 >108mmol/L）
（1）排出减少：如急性或慢性肾衰竭少尿期、尿路梗阻、心力衰竭等。
（2）血液浓缩：如频繁呕吐、反复腹泻、大量出汗。
（3）吸收增加：如肾上腺皮质功能亢进症。
（4）摄入过多：如过量输入生理盐水。
（5）过度换气所致的呼吸性碱中毒等。

2. 低氯血症（血清氯 <96mmol/L）
（1）丢失过多：①严重呕吐、腹泻、胃肠引流。②尿排出过多，如肾上腺皮质功能减退症、慢性肾衰竭、糖尿病、应用利尿剂等。③呼吸性酸中毒。
（2）摄入不足：长期低盐饮食、饥饿等。

要点十　血清钙测定

（一）参考值

2.2~2.7mmol/L。

（二）临床意义

1. 高钙血症（血清钙 >2.7mmol/L）
（1）溶骨作用增强：如甲状旁腺功能亢进症、多发性骨髓瘤等。
（2）吸收增加：如大量应用维生素 D。
（3）排出减少：如急性肾衰竭等。
（4）摄入过多：大量饮用高钙牛奶或静脉输入含钙溶液过多。

2. 低钙血症（血清钙 <2.2mmol/L）
（1）成骨作用增强：如甲状旁腺功能减退症。
（2）摄入不足：如长期低钙饮食。
（3）吸收减少或吸收不良：如手足搐搦症、骨质软化症、佝偻病、维生素 D 缺乏症。
（4）其他疾病：如急性或慢性肾衰竭、代谢性碱中毒、急性坏死性胰腺炎等。

要点十一　血清无机磷测定

（一）参考值

0.85~1.51mmol/L。

（二）临床意义

1. 血清无机磷升高
（1）磷排出减少：如肾衰竭、甲状旁腺功能减退症时肾脏排磷减少。
（2）吸收增加：如维生素 D 中毒时，小肠磷吸收增加，肾小管对磷的重吸收增加。
（3）磷从细胞内释出：如酸中毒、急性重型肝炎或白血病、淋巴瘤等化疗后。
（4）多发性骨髓瘤及骨折愈合期等血磷升高。

2. 血清无机磷降低
（1）摄入不足：如慢性酒精中毒、长期腹泻、长期静脉营养而未补磷等。
（2）吸收减少和排出增加：如维生素 D 缺乏，肠道吸收磷减少而肾脏排磷增加。
（3）磷丢失过多：如甲状旁腺功能亢进症时，磷从肾脏排出增多。也见于血液透析、肾小管性酸中毒及应用噻嗪类利尿剂等。

要点十二　血清铁测定

（一）参考值

男性 11~30μmol/L，女性 9~27μmol/L。

（二）临床意义

1. 血清铁升高
（1）铁利用障碍：如再生障碍性贫血、铁粒幼细胞性贫血、铅中毒等。
（2）铁释放增多：如溶血性贫血、急性肝炎、慢性活动性肝炎等。
（3）铁摄入过多：如反复输血及铁剂治疗过量。

2. 血清铁降低
（1）需铁增加，摄入不足：如生长发育期的婴幼儿、青少年，生育期、妊娠期及哺乳期的妇女。
（2）慢性失血：如消化性溃疡、痔、恶性肿瘤、月经量过多等。

要点十三　血清心肌酶及其同工酶测定

心肌酶包括血清肌酸激酶（CK）及其同工酶（CK-MB）、乳酸脱氢酶（LDH）及其同工酶。

CK 及其 CK-MB

1. 参考值　男性 38~174U/L，女性 26~140U/L。

2. 临床意义　CK 主要存在于骨骼肌和心肌；CK-MB 主要存在于心肌。急性心肌梗死

(AMI)发病后 3~8 小时 CK 开始升高,10~36 小时达高峰,72~96 小时后恢复正常,是 AMI 早期诊断的敏感指标之一。在 AMI 病程中,如 CK 再次升高,提示心肌再梗死;其他如病毒性心肌炎、进行性肌营养不良、骨骼肌损伤、心导管术、电复律以及 AMI 溶栓后再灌注等,也可引起 CK 活性升高。CK-MB 对 AMI 早期诊断的灵敏度明显高于 CK,且特异性达 92% 以上,一般在 AMI 后 3~8 小时增高,2~3 天恢复正常,因此对诊断发病较长时间的 AMI 有困难。

3. LDH 及其同工酶 （见肝脏疾病常用的实验室检查）。

要点十四　心肌肌钙蛋白 T 测定

1. 参考值 ①0.02~0.13μg/L;②0.2μg/L 为诊断临界值;③>0.5μg/L 可诊断 AMI。

2. 临床意义 ①诊断 AMI:肌钙蛋白 T 是诊断 AMI 的确定性标志物。AMI 发病后 3~6 小时开始升高,10~24 小时达高峰,10~15 天恢复正常。对诊断 AMI 的特异性优于 CK-MB 和 LDH;对亚急性及非 Q 波性心肌梗死或 CK-MB 无法诊断的心梗患者更有诊断价值。②其他:用于判断不稳定型心绞痛是否发生了微小心肌损伤、AMI 后溶栓是否出现再灌注,以及预测接受血液透析治疗的患者的心血管事件的发生都有重要价值。

要点十五　心肌肌钙蛋白 I 测定

1. 参考值 ①<0.2μg/L;②>1.5μg/L 为诊断临界值。

2. 临床意义 ①诊断 AMI。②用于判断是否有微小心肌损伤,如不稳定型心绞痛、急性心肌炎。

要点十六　血清肌红蛋白测定

1. 参考值 ①ELISA 法:50~85μg/L。②>75μg/L 为诊断临界值。

2. 临床意义 肌红蛋白(Mb)存在于心肌和骨骼肌中,因此,测定 Mb 可用来判断有无心肌或骨骼肌的损伤。AMI 发病后 0.5~2 小时 Mb 开始升高,5~12 小时达高峰,18~30 小时恢复正常。因此,对早期诊断 AMI 明显优于 CM-MB 和 LDH。当骨骼肌损伤、肌营养不良、多发性肌炎、肾功能衰竭及休克时,Mb 也可增高。

要点十七　B 型心钠素测定

1. 参考值 B 型心钠素(BNP)1.5~9.0pmolL,判断值 >22pmol/L(100ng/L);NT-pro-BNP<125pg/mL。

2. 临床意义

（1）心力衰竭的诊断、监测和预后评估:BNP 升高对心衰具有极高的诊断价值。临床上,NT-pro-BNP>2000pg/mL,可以确定心衰。治疗有效时 BNP 水平可明显下降。若 BNP 水平持续升高或不降,提示心衰未得到纠正或进一步加重。

（2）鉴别呼吸困难:通过测定 BNP 水平可以准确筛选出非心衰患者(如肺源性)引起的呼吸困难,BNP 在心源性呼吸困难升高,肺源性呼吸困难不升高。

（3）指导心力衰竭的治疗:BNP 对心室容量敏感,半衰期短,可以用于指导利尿剂及血管扩张剂的临床应用;还可以用于心脏手术患者的术前、术后心功能的评价,帮助临床选择最佳手术时机。

要点十八　血、尿淀粉酶测定

1. 参考值 Somogyi 法:血清 800~1800U/L,尿液 1000~12000U/L。

2. 临床意义 淀粉酶升高见于:①急性胰腺炎:发病后 2~3 小时血清淀粉酶(AMS)开始升高,12~24 小时达高峰,2~5 天后恢复正常。尿 AMS 于发病后 12~24 小时开始增高,2~10 天后恢复正常。②其他胰腺疾病:如慢性胰腺炎急性发作、胰腺囊肿、胰腺癌、胰腺损伤。③非胰腺疾病:急性胆囊炎、流行性腮腺炎、胃肠穿孔、胆管梗阻等。

要点十九　血气分析的指标

1. 动脉血氧分压(PaO_2) 正常值为 95~100mmHg。PaO_2<60mmHg 是诊断呼吸衰竭的主要指标。PaO_2 下降,见于各种原因的呼吸衰竭、静脉血分流入动脉血以及吸入氧分压过低等。

2. 动脉血氧饱和度(SaO_2) 正常值为 95%~98%。

3. 动脉血二氧化碳分压($PaCO_2$) 反映肺泡的通气状况,正常值为 35~45mmHg。$PaCO_2$ 升高,表明肺泡通气不足,见于肺气肿、慢性呼吸衰竭;$PaCO_2$ 降低,表明肺泡通气过度。

4. pH 正常值为 7.35~7.45。pH<7.35 见于失代偿性酸中毒;pH>7.45 见于失代偿性碱中毒。

5. 碳酸氢盐 有标准碳酸氢盐(SB)和

实际碳酸氢盐（AB）2个指标。SB的正常值为22~27mmol/L，不受呼吸因素的影响。SB下降：见于代谢性酸中毒和呼吸性碱中毒；SB升高：见于代谢性碱中毒和呼吸性酸中毒。正常人SB=AB。SB>AB见于呼吸性碱中毒和肺代偿后的代谢性酸中毒；SB<AB见于呼吸性酸中毒和肺代偿后的代谢性碱中毒。

6. **剩余碱（BE）** 正常值为 $0 \pm 3mmol/L$，临床意义同SB。

7. **二氧化碳结合力（CO_2-CP）** 正常值为23~31mmol/L，临床意义同SB。

8. **阴离子间隙（AG）** 指血浆中未测定阴离子与未测定阳离子之差。AG的正常范围是8~16mmol/L。AG升高：见于乳酸酸中毒，糖尿病酮症酸中毒等，也可见于脱水、使用大量含钠盐的药物等。AG>30mmol/L时，肯定有酸中毒。AG降低：见于低蛋白血症等。

要点二十　常见酸碱平衡失衡类型及病因

1. **代谢性酸中毒** 常见病因有糖尿病酮症酸中毒、过度饥饿、酒精中毒、长期高热、严重感染、休克、肾衰竭、严重腹泻、肠瘘等。

2. **代谢性碱中毒** 常见病因包括严重呕吐、幽门梗阻等导致的胃酸丢失，大量使用利尿剂，严重低钾、低氯血症，库欣综合征或长期大量使用糖皮质激素等。

3. **呼吸性酸中毒** 常见病因有慢性阻塞性肺疾病、肺心病、肺纤维化、严重支气管哮喘、各种病因导致的呼吸衰竭等。

4. **呼吸性碱中毒** 可见于精神过度紧张时发生的过度换气，使用呼吸兴奋剂或呼吸机导致的过度通气，以及颅脑病变导致的过度换气等。

5. **呼吸性酸中毒合并代谢性碱中毒** 常见于肺心病并发酸碱失衡时，也见于使用碱性药物过量，或使用利尿剂、糖皮质激素不当引起的低血钾、低血氯等。

6. **呼吸性酸中毒合并代谢性酸中毒** 是肺心病并发酸碱失衡时的常见表现，还可见于各种病因的严重缺氧、休克，以及慢性阻塞性肺疾病、肺纤维化合并严重感染时。

7. **呼吸性碱中毒合并代谢性酸中毒** 可见于肺心病并发酸碱平衡紊乱时，或癔症较长时间发作，过度换气同时合并感染发热等。

8. **呼吸性碱中毒合并代谢性碱中毒** 是一种严重的碱中毒。预后极差。可见于肝硬化合并肝肺综合征时。

细目九　临床常用免疫学检查

要点一　血清免疫球蛋白测定

免疫球蛋白（Ig）是一组具有抗体活性的蛋白质，有抗病毒、抗菌、溶菌、抗毒素、抗寄生虫感染以及其他免疫作用。血清中的Ig分为5类：IgG、IgA、IgM、IgD和IgE。

（一）升高

1. **单克隆免疫球蛋白升高** 表现为5种Ig中仅有某一种升高，见于以下情况：①原发性巨球蛋白血症时，IgM单独明显升高。②多发性骨髓瘤，可分别见到IgG、IgA、IgD、IgE升高，并以此分型。③支气管哮喘、过敏性鼻炎或寄生虫感染时IgE升高。

2. **多克隆免疫球蛋白升高** 表现为IgG、IgA、IgM均增高，见于各种慢性炎症、慢性肝病、肝癌、淋巴瘤、系统性红斑狼疮、类风湿关节炎等自身免疫性疾病。

（二）降低

见于各类先天性和获得性体液免疫缺陷、联合免疫缺陷以及长期使用免疫抑制剂的患者，血清中5种Ig均有降低。

要点二　血清补体测定

（一）总补体溶血活性（CH50）

1. **升高** 见于各种急性炎症、组织损伤和某些恶性肿瘤。

2. **降低** 见于各种免疫复合物性疾病，如肾小球肾炎；自身免疫性疾病，如系统性红斑狼疮、类风湿关节炎、强直性脊柱炎以及同种异体移植排斥反应、血清病等；补体大量丢失，如外伤、手术、大失血；补体合成不足，如慢性肝炎、肝硬化等。

（二）补体 C_3

补体 C_3 是补体各成分中含量最高的一种，占总补体含量的1/2以上。

1. **升高** 见于急性炎症、某些传染病早期、某些恶性肿瘤及排斥反应等。

2. **降低** 见于大部分急性肾小球肾炎、狼疮性肾炎、系统性红斑狼疮、类风湿关节炎等。

要点三 抗链球菌溶血素"O"测定

1. **参考值** 乳胶凝集法(LAT);<500U。

2. **临床意义** ①抗链球菌溶血素"O"(ASO)升高:见于风湿热、链球菌感染后急性肾小球肾炎、扁桃体炎、感染性心内膜炎等。②曾有溶血性链球菌感染:在感染溶血性链球菌1周后ASO开始升高,4~6周达高峰,可持续数月甚至数年。所以,ASO升高不一定是近期感染链球菌的证据。若动态升高,且C反应蛋白阳性、血沉增快,有利于风湿热的诊断。

要点四 肥达反应检测

肥达反应是检测血清中有无伤寒、副伤寒沙门菌抗体的一种凝集试验。血清抗体效价伤寒"O">1:80及"H">1:160对伤寒有诊断意义。①"O"、"H"均升高:提示伤寒可能性大。②"O"不高、"H"升高:可能曾接种过伤寒疫苗或既往感染过。③"O"升高、"H"不高:可能为感染早期或其他沙门菌感染。

要点五 梅毒血清学检查

梅毒螺旋体侵入人体后,在血清中产生非特异性抗体(反应素)及特异性抗体。反应素定性试验敏感性高,用于梅毒的初筛;定性试验阳性时必须进行特异性抗体确诊试验,若阳性可确诊为梅毒。

要点六 艾滋病病毒抗体测定

艾滋病是由人类免疫缺陷病毒(HIV)引起的获得性免疫缺陷综合征。当机体感染HIV3~8周后,体内可检出抗-HIV抗体。HIV抗体阳性是HIV感染的临床诊断依据。若抗-HIV抗体阳性而无临床症状,则为HIV感染者;如有症状则为艾滋病患者。

要点七 蛋白质炎肿瘤标志物检测

1. **血清甲胎蛋白(AFP)增高的临床意义** ①原发性肝癌:AFP是目前诊断原发性肝细胞癌最特异的标志物,血清中AFP>300μg/L可作为诊断阈值。②病毒性肝炎、肝硬化时,AFP可有不同程度的增高,但一般不超过300mg/L。③生殖腺肿瘤、胎儿神经管畸形时,AFP也可升高。

2. **癌胚抗原(CEA)检测的临床意义** ①用于消化器官癌症的诊断:CEA增高见于结肠癌、胃癌、胰腺癌等,但无特异性。②鉴别原发性和转移性肝癌:原发性肝癌CEA增高者不超过9%,而转移性肝癌CEA阳性率高达90%。③其他:肺癌、乳腺癌、膀胱癌、前列腺癌等CEA也可增高。

要点八 糖脂肿瘤标志物检测

1. **癌抗原125(CA125)检测的临床意义** ①卵巢癌患者血清CA125水平明显升高,早期诊断和复发诊断的敏感性可达50%~90%,故CA125对诊断卵巢癌有较大临床价值,尤其对观察治疗效果和判断复发较为灵敏。②其他癌症,如宫颈癌、乳腺癌、胰腺癌、胆道癌、肝癌、胃癌、大肠癌、肺癌等,CA125水平也有不同程度的升高。

2. **糖链抗原199(CA199)检测的临床意义** ①有助于胃肠道恶性肿瘤的诊断,尤其对胰腺癌有较高的敏感度及特异性,胰腺癌早期,当特异性为95%时,敏感性可达80%~90%。连续监测CA199对病情进展、手术疗效、预后评估及复发的早期发现都有重要价值。②CA199对消化道良恶性疾病,如胰腺癌与胰腺炎、胃癌与胃溃疡的鉴别诊断也有一定价值。

3. **癌抗原153(CA153)检测的临床意义** CA153不能用于筛查和早期诊断,主要用于乳腺癌患者的治疗监测和预后判断,乳腺癌患者CA153浓度升高较临床症状出现或影像学检查的发现时间早。其他恶性肿瘤,如转移性卵巢癌、结肠癌、支气管肺癌、原发性肝癌等,CA153也有不同程度的升高。

要点九 抗核抗体检测

(一) **抗双链DNA抗体测定**

1. **参考值** 健康人阴性。

2. **临床意义** 抗双链DNA(dsDNA)抗体阳性对系统性红斑狼疮(SLE)的特异性较高,但敏感性较低。对SLE合并狼疮性肾炎的诊断具有重要意义。肾炎、血管炎、慢性肝炎、类风湿关节炎、干燥综合征等,该抗体亦可出现阳性。

(二) **抗Sm抗体测定**

1. **参考值** 健康人阴性。

2. **临床意义** 抗Sm抗体为系统性红斑狼

疮(SLE)所特有,特异性达99%,但敏感性较低,平均为30%。抗Sm抗体水平与SLE的活动程度、各种临床表现、治疗与否无关。与中枢神经受体受累、肾病、肺纤维化及心内膜炎有一定关系。

(三)抗核糖核蛋白抗体测定

1. **参考值** 健康人阴性。
2. **临床意义** 抗核糖核蛋白抗体阳性几乎见于所有混合性结缔组织病患者。系统性红斑狼疮患者的阳性率为30%~40%,并常与抗Sm抗体相伴出现。低滴度阳性可见于多种风湿病、进行性全身性硬化症、皮肌炎等。

(四)抗SSA/RO抗体测定

1. **参考值** 健康人阴性。
2. **临床意义** 抗SSA抗体阳性在干燥综合征中出现率最高(敏感性88%~96%),还见于类风湿关节炎(3%~10%)、系统性红斑狼疮(24%~60%)。在下列疾病中也有很高的阳性率,如亚急性皮肤性狼疮(70%~90%),新生儿狼疮(90%),补体C2/C4缺乏症(90%)。抗SSA/Ro抗体阳性的系统性红斑狼疮年轻患者常对光敏感。

(五)抗SSB抗体测定

1. **参考值** 健康人阴性。

2. **临床意义** 抗SSB抗体阳性率较高的有:干燥综合征(71%~87%),新生儿狼症综合征(75%)及其伴有先天性心脏传导阻滞(30%~40%)。阳性率较低的见于:系统性红斑狼疮(9%~35%)、单克隆丙种球蛋白病(15%)等。

要点十 循环免疫复合物测定

循环免疫复合物(CIC)为非特异性诊断指标,阳性见于:①自身免疫性疾病:如系统性红斑狼疮、类风湿关节炎、干燥综合征等。②急性链球菌感染后肾炎、乙型肝炎、感染性心内膜炎、麻风等。

要点十一 C反应蛋白测定

C反应蛋白(CRP)是一种急性时相蛋白质,具有免疫调节作用。CRP是急性时相反应极灵敏的指标。

1. CRP升高见于各种急性化脓性炎症、菌血症、组织坏死、恶性肿瘤等的早期。
2. CRP检测可作为细菌感染与非细菌感染、器质性病变与功能性改变的鉴别指标,一般非细菌性感染、功能性改变者CRP正常。

第五单元　器械检查

细目一　心电图检查

要点一　心电图各波段的组成和命名

每个心动周期在心电图上可表现为四个波（P波、QRS波群、T波和U波）、三个段（PR段、ST段和TP段）、两个间期（PR间期和QT间期）和一个J点（即QRS波群终末部与ST段起始部的交接点）。

P波：为心房除极波，反映左、右心房除极过程中的电位和时间变化。

PR段：是电激动过程在房室交界区以及房室束、室内传导系统所产生的微弱电位变化，一般呈零电位，显示为等电位线（基线）。

PR间期：自P波的起点至QRS波群的起点，反映激动从窦房结发出后经心房、房室交界、房室束、束支及普肯耶纤维网传到心室肌所需要的时间。

QRS波群：为左、右心室除极的波，反映左、右心室除极过程中的电位和时间变化。

ST段：从QRS波群终点至T波起点的一段平线，反映心室早期缓慢复极的电位和时间变化。

T波：为心室复极波，反映心室晚期快速复极的电位和时间变化。

QT间期：从QRS波群的起点至T波终点，代表左、右心室除极与复极全过程的时间。

U波：为T波后的一个小波，产生机制未明。

要点二　常用心电图导联

（一）肢体导联

包括标准导联Ⅰ、Ⅱ、Ⅲ及加压肢体导联。标准导联反映两个肢体之间的电位差。加压肢体导联反映检测部位的电位变化，见表9-5-1-1。

表9-5-1-1　常规肢体导联心电图电极位置

导联	Ⅰ	Ⅱ	Ⅲ	aVR	aVL	aVF
正极	L	F	F	R	L	F
负极	R	R	L	另两肢体加接电阻并连接在一起		
导联轴在六轴系统中的方位	0°	+60°	+120°	−150°	−30°	+90°

1. **标准导联**

（1）Ⅰ导联：正极接左上肢，负极接右上肢。

（2）Ⅱ导联：正极接左下肢，负极接右上肢。

（3）Ⅲ导联：正极接左下肢，负极接左上肢。

2. **加压肢体导联**

（1）加压右上肢导联（aVR）：探查电极置于右上肢并与心电图机正极相连，左上、下肢加接电阻并连接构成无关电极并与心电图机负极相连。

（2）加压左上肢导联（aVL）：探查电极置于左上肢并与心电图机正极相连，右上肢与左下肢加接电阻并连接构成无关电极并与心电图机负极相连。

（3）加压左下肢导联（aVF）：探查电极置于左下肢并与心电图机正极相连，左、右上肢加接电阻并连接构成无关电极并与心电图机负极相连。

（二）胸导联

胸导联包括V_1~V_6导联。将负极与中心电端连接，正极与放置在胸壁一定位置的探查电极相连。探查电极距心脏很近，心电图波形振幅较大。

V_1：胸骨右缘第4肋间。

V_2：胸骨左缘第4肋间。

V_3：V_2与V_4两点连线的中点。

V_4：左锁骨中线与第5肋间相交处。

V_5:左腋前线 V_4 水平处。
V_6:左腋中线 V_4 水平处。
临床上为诊断后壁心肌梗死,常需要加做 V_7~V_9 导联;诊断右心病变需加做 V_{3R}~V_{6R} 导联。
常规胸导联及选用导联电极的位置与作用见表 9-5-1-2。

表 9-5-1-2　常规胸导联及选用导联电极的位置与作用

导联		正极位置	负极位置	主要作用
常规导联	V_1	胸骨右缘第 4 肋间	无干电极	反映右心室处的电位变化
	V_2	胸骨左缘第 4 肋间	无干电极	反映右心室处的电位变化
	V_3	V_2 和 V_4 连线的中点处	无干电极	反映室间隔处的电位变化
	V_4	左锁骨中线与第 5 肋间相交处	无干电极	反映室间隔处的电位变化
	V_5	左腋前线 V_4 水平	无干电极	反映左心室前侧壁处的电位变化
	V_6	左腋中线 V_4 水平	无干电极	反映左心室侧壁处的电位变化
选用导联	V_7	左腋后线 V_4 水平	无干电极	诊断后壁心肌梗死
	V_8	左肩胛骨线 V_4 水平	无干电极	诊断后壁心肌梗死
	V_9	左脊旁线 V_4 水平	无干电极	诊断后壁心肌梗死
	V_{3R}~V_{6R}	右胸与 V_3~V_6 对称处	无干电极	诊断右心病变

要点三　心电图测量方法

(一)心电图记录纸的组成

1. 横坐标,表示时间。
2. 纵坐标,记录电压。

(二)心率的计算

1. **心律齐者**　心率(次/分)=60/RR(或 PP)间距(s)。也可采用查表法。
2. **心律不齐者**　取 5~10 个心动周期 RR 间距的平均值,算出心率。

(三)心电图各波段的测量

1. **时间的测量**　一般规定,测量各波时距应自波形起点的内缘起测至波形终点的内缘。

2. **振幅(电压)的测量**　测量正向波形的高度,以基线上缘至波形的顶点之间的垂直距离为准;测量负向波形的深度,以基线的下缘至波形底端的垂直距离为准。

3. **R 峰时间的测量**　指从 QRS 波群起点量到 R 波顶点与等电位线的垂直线之间的距离。有切迹或 R' 波,则以 R' 波顶点为准。一般只测 V_1 和 V_5。

4. **间期的测量**

(1) PR 间期:应选择有明显 P 波和 Q 波的导联(一般多选 Ⅱ 导联),自 P 波的起点量至 QRS 波群的起点。

(2) QT 间期:选择 T 波比较清晰的导联,测量 QRS 波起点到 T 波终点的间距。

5. **ST 段移位的测量**　①ST 段抬高:从等电位线上缘垂直量到 ST 上缘。②ST 段下移:从等电位线下缘垂直量到 ST 段下缘。③ST 段移位:一般应与 TP 段相比较;如由于心动过速等原因而 TP 不明显时,可与 PR 段相比较;亦可以前后两个 QRS 波群起点的连线作为基线与之比较。斜行向上的 ST 段,以 J 点作为判断 ST 段移位的依据;斜行向下的 ST 段,以 J 点后 0.06~0.08 处作为判断 ST 段移位的依据。

要点四　心电轴测定

心电轴是心室除极过程中全部瞬间综合向量形成的总向量。

1. **心电轴的测量方法**　心电轴的测量方法有 3 种,即目测法、振幅法、查表法。目测法是根据 Ⅰ、Ⅲ 导联 QRS 波群的主波方向进行判断的。如果 Ⅰ、Ⅲ 导联 QRS 波群的主波方向均向上,则电轴不偏;若 Ⅰ 导联 QRS 波群的主波方向向上,而 Ⅲ 导联 QRS 波群的主波方向向下,则心电轴左偏;若 Ⅰ 导联 QRS 波群的主波方向向下,而 Ⅲ 导联 QRS 波群的主波方向向上,则为心电轴右偏;如果Ⅰ、Ⅲ导联QRS波群的主波方向均向下,则为心电轴极度右偏或不确定电轴。

2. 心电轴的临床意义 正常心电轴一般在0°~+90°之间。心电轴在+30°~+90°,表示电轴不偏。0°~+30°为电轴轻度左偏,0°~-30°为中度左偏,-30°~-90°为电轴显著左偏;+90°~+120°为电轴轻度或中度右偏,+120°~+180°为电轴显著右偏;-90°~-180为不确定性电轴。心电轴轻度、中度左偏或右偏不一定是病态。左前分支阻滞、左心室肥大、大量腹水、肥胖、妊娠、横位心脏等,可使心电轴显著左偏。左后分支阻滞、右心室肥大、广泛心肌梗死、肺气肿、垂直位心脏等,可使心电轴显著右偏。

要点五 心电图各波段的正常范围及其变化的意义

(一) P波

正常P波在多数导联呈钝圆形,有时可有切迹,但切迹双峰之间的距离<0.04秒。窦性P波在aVR导联倒置,Ⅰ、Ⅱ、aVF、V_4~V_6导联直立,其余导联(Ⅲ、aVL、V_1、V_2)可直立、低平、双向或倒置。正常P波的时间≤0.11s;电压在肢导联<0.25mV,胸导联<0.2mV。

P波在aVR导联直立,Ⅱ、Ⅲ、aVF导联倒置时称为逆行型P′波,表示激动起源于房室交界区或心房下部。P波时间>0.11s,且切迹双峰间的距离≥0.04s,提示左心房肥大;P波电压在肢导联≥0.25mV、胸导联≥0.2mV,常表示右心房肥大;P波低平无病理意义。

(二) PR间期

成年人心率在正常范围时,PR间期为0.12~0.20s。PR间期受年龄和心率的影响,年龄小或心率快时PR间期较短,老年人或心动过缓时较长,但一般不超过0.22s。

PR间期超过正常最高值者称为PR间期延长,见于一度房室传导阻滞。PR间期<0.12s,而P波形态、方向正常,见于预激综合征;PR间期<0.12s,且伴有逆行型P′波时,见于房室交界区心律。

(三) QRS波群

1. 时间 正常成人QRS波群时间为0.06~0.10s,V_1导联R峰时间<0.03s,V_5导联R峰时间<0.05s。QRS波群时间或R峰时间延长,见于心室肥大、心室内传导阻滞及预激综合征。

2. 形态与电压 正常人V_1、V_2导联为rS型,V_1的R/S<1、R_{V_1}<1.0mV,如超过此值提示右心室肥大。V_5、V_6导联呈qR、qRs、Rs型,V_5的R/S>1、R_{V_5}<2.5mV,如超过此值提示左心室肥大。V_3、V_4导联为过渡区图形,呈RS型,R/S比值接近于1。正常人的胸导联,自V_1至V_5,R波逐渐增高至最大,S波逐渐变小。如果过渡区图形出现于V_1、V_2导联,表示心脏有逆钟向转位;如果过渡区图形出现在V_5、V_6导联,表示心脏有顺钟向转位。在aVR导联,QRS波群主波向下,R_{aVR}<0.5mV,如超过此值提示右心室肥大。在aVL及aVF导联,QRS波群形态不定,R_{aVL}<1.2mV、R_{aVF}<2.0mV,如超过此值提示左心室肥大。

如果6个肢体导联中,每个QRS波群中向上及向下波电压的绝对值之和都小于0.5mV或/和每个胸导联QRS波群中向上及向下波电压的绝对值之和都小于0.8mV,称为低电压,可见于少数正常人,多见于肺气肿、心包积液、全身性水肿、心肌梗死、心肌病、黏液性水肿、缩窄性心包炎等。

Q波:正常人除aVR导联可呈QS或Qr型外,其他导联Q波的振幅不得超过同导联R波的1/4,时间<0.04s。正常情况下,V_1、V_2导联不应有q波,但可呈QS型,V_3导联极少有q波。超过正常范围的Q波称为异常Q波,常见于心肌梗死。

(四) J点

QRS波群的终末与ST段起始的交接点称为J点。J点大多在等电位线上,通常随着ST段的偏移而发生移位。

(五) ST段

正常ST段多为一等电位线,但在任何导联ST段下移不应超过0.05mV;ST段抬高在V_2、V_3导联男性不超过0.2mV,女性不超过0.15mV,其他导联均不应超过0.1mV。

ST段下移超过正常范围,见于心肌缺血、心肌损伤、洋地黄作用、心室肥厚及束支传导阻滞等。ST段上抬超过正常范围且弓背向上见于急性心肌梗死,弓背向下的抬高见于急性心包炎。ST段上抬亦可见于变异型心绞痛和室壁瘤。

(六) T波

正常T波是一个不对称的宽大而光滑的波,前支较长,后支较短;T波的方向与QRS波群主波方向一致；在 R 波为主的导联中，T 波电压不应低于同导联 R 波的 1/10。

在 QRS 波群主波向上的导联中，T 波低平、双向或倒置见于心肌缺血、心肌损伤、低血钾、低血钙、洋地黄效应、心室肥厚及心室内传导阻滞等。T 波高耸见于急性心肌梗死早期和高血钾。

（七）QT 间期

QT 间期与心率快慢密切相关，心率越快，QT 间期越短，反之越长。QT 间期的正常范围为 0.32~0.44s。QT 间期延长常见于心肌损伤、心肌缺血、心室肥大、心室内传导阻滞、心肌炎、心肌病、低血钙、低血钾、QT 间期延长综合征以及药物（如奎尼丁、胺碘酮）作用等。QT 间期缩短见于高血钙、高血钾、洋地黄效应。

（八）U 波

U 波是 T 波后的一个低平波，波形圆钝，在胸导联上（尤其是 V_3）较清楚。U 波的方向与 T 波方向一致。U 波增高常见于低血钾。

要点六　心房、心室肥大的心电图表现

（一）心房肥大的心电图表现

1. **左心房肥大**　P 波增宽≥0.12s，常呈双峰型，双峰间距≥0.04s，以Ⅰ、Ⅱ、aVL 导联上最为显著。V_1 导联的 P 波终末部的负向波变深，Ptf≤-0.04mm·s。多见于二尖瓣狭窄，故称为"二尖瓣型 P 波"。

2. **右心房肥大**　P 波尖而高耸，其幅度≥0.25mV，心电图中以Ⅱ、Ⅲ、aVF 导联表现最为突出，称为"肺型 P 波"，常见于慢性肺源性心脏病以及某些先天性心脏病。

（二）心室肥大的心电图表现

1. **左心室肥大**

（1）QRS 波群电压增高：R_{V5} 或 R_{V6}≥2.5mV，$R_{V5}+S_{V1}$>4.0mV（男）或>3.5mV（女）。

（2）心电轴左偏。

（3）QRS 波群时间延长到 0.10~0.11s。

（4）ST-T 改变，以 R 波为主的导联中，T 波低平，双向或倒置。

上述指标中，以 QRS 波群高电压为重要，是诊断左心室肥大的基本条件。仅有 QRS 波群电压增高表现而无其他阳性指标者，称为左心室高电压，可见于左心室肥大，也可见于经常体力锻炼者；仅有 V_5 导联或以 R 波为主的导联 ST 段下移>0.05mV，T 波低平、双向或倒置者为左心室劳损；同时有 QRS 波群电压增高及 ST-T 改变者，称为左心室肥大伴劳损。

左心室肥大常见于高血压心脏病、二尖瓣关闭不全、主动脉瓣狭窄、主动脉瓣关闭不全、冠心病、心肌病等。

2. **右心室肥大**

（1）V_1 的 R/S>1，V_5 的 R/S<1，aVR 导联以 R 波为主。

（2）$R_{V1}+S_{V5}$>1.05mV（重症>1.2mV），aVR R/q 或 R/S>1，R_{aVR}>0.5mV。

（3）心电轴右偏，重症可>+110°。

（4）右胸导联 ST 段下移>0.05mV，T 波低平、双向或倒置。

右心室肥大常见于慢性肺心病、二尖瓣狭窄、先天性心脏病等。

要点七　心肌缺血与心肌梗死的心电图表现

（一）心肌缺血

1. **稳定型心绞痛**　面对缺血区的导联上出现 ST 段水平型或下斜型下移≥0.1mV，T 波低平、双向或倒置，时间一般小于 15 分钟。

2. **变异型心绞痛**　常于休息或安静时发病，心电图可见暂时性 ST 段抬高，常常伴有 T 波高耸，对应导联 ST 段下移。

3. **慢性冠状动脉供血不足**　在 R 波占优势的导联上，ST 段呈水平型或下斜型压低≥0.05mV，T 波低平、双向或倒置。

（二）心肌梗死

1. **基本图形**

（1）缺血型 T 波改变：缺血发生于心内膜面，T 波高而直立；若发生于心外膜面，出现对称性 T 波倒置。

（2）损伤型 ST 段改变：面向损伤心肌的导联出现 ST 段明显抬高，可形成单相曲线。

（3）坏死型 Q 波出现：面向坏死区的导联出现异常 Q 波（时限≥0.04s，振幅≥1/4 R）或者呈 QS 波。

2. **心肌梗死的图形演变及分期**

（1）超急性期：心肌梗死发生数分钟后出现 T 波高耸或 ST 段斜行上移或弓背向上抬高，持续数小时。

（2）急性期：心肌梗死发生后数小时或数日，可持续 6 小时~7 天，ST 段逐渐升高呈弓背型，并可与 T 波融合成单向曲线，此时可出现异

常Q波,继而ST段逐渐下降至等电位线,直立的T波开始倒置,并逐渐加深。在此期坏死型Q波、损伤型ST段抬高及缺血型T波倒置可同时并存。

（3）亚急性期：心肌梗死发生后7~28天,抬高的ST段基本恢复至基线,坏死型Q波持续存在,缺血型T波由倒置较深逐渐变浅。

（4）陈旧期：心肌梗死发生3~6个月之后或更久,ST段和T波不再变化,常遗留下坏死的Q波,常持续存在终生,亦可能逐渐缩小。

3. **心肌梗死的定位诊断**　根据坏死图形（异常Q波或QS波）出现于哪些导联而作出定位诊断（表9-5-1-3）。

表9-5-1-3　心肌梗死的心电图定位诊断

部位	特征性ECG改变导联	对应性改变导联
前间壁	$V_1 \sim V_3$	—
前壁	$V_3 \sim V_5$	—
侧壁	I、aVL、V_5、V_6	—
广泛前壁	$V_1 \sim V_6$	—
下壁	II、III、aVF	I、aVL
右心室	$V_{3R} \sim V_{5R}$	多伴下壁梗死

要点八　常见心律失常的心电图表现

（一）房性期前收缩的心电图表现

1. 提早出现的房性P'波,形态与窦性P波不同。
2. P'R间期≥0.12s。
3. 房性P'波后有正常形态的QRS波群。
4. 代偿间歇不完全。

（二）室性期前收缩的心电图表现

1. 提早出现的宽大畸形的QRS波群,其前无相关的P波或P'波。
2. QRS时限常≥0.12s。
3. T波方向与QRS主波方向相反。
4. 有完全性代偿间歇。

（三）交界性期前收缩的心电图表现

1. 提前出现的QRS波群,形态基本正常。
2. 出现逆行P'波,可在QRS之前（P'R间期<0.12s）,或QRS之后（RP'间期<0.20s）,或与QRS相重叠。
3. 常有完全性代偿间歇。

（四）阵发性室上性心动过速的心电图表现

1. 连续出现的房性或交界性期前收缩,频率为150~250次/分,节律规则。
2. QRS波群形态基本正常,时间≤0.10s。
3. ST-T无变化,或呈继发性ST段下移和T波倒置。

（五）心房颤动的心电图表现

1. P波消失,代以大小不等、间距不均、形状各异的心房颤动波（f波）,频率为350~600次/分,以V_1导联最明显。
2. RR间距绝对不匀齐,即心室律绝对不规则。
3. QRS波群形态通常正常,当心室率过快时,发生室内差异性传导,QRS波群增宽畸形。

（六）心室颤动的心电图表现

1. QRS-T波群消失,出现形状不一、大小不等、极不规则的心室颤动波。
2. 频率为200~500次/分。

（七）房室传导阻滞的心电图表现

1. **一度房室传导阻滞**　①窦性P波规律出现,其后均伴有QRS波群。②PR间期延长≥0.21s（老年人>0.22s）。
2. **二度I型房室传导阻滞**　①P波规律出现,PR间期进行性延长,直至发生心室漏搏（P波后无QRS波群）。②漏搏后PR间期缩短,之后又逐渐延长,直至QRS脱落,周而复始。③QRS波群时间、形态一般正常。
3. **二度II型房室传导阻滞**　①窦性P波规律出现,PR间期恒定（正常或延长）。②部分P波后无QRS波群（发生心室漏搏）。③房室传导比例一般为3:2或4:3等。

4. **三度房室传导阻滞（完全性房室传导阻滞）** ①P波和QRS波群无固定关系，PP与RR间距各有其固定的规律性。②心房率>心室率。③QRS波群形态正常或宽大畸形。

要点九　动态心电图监测适应症

动态心电图可以获得被检者日常生活状态下连续24小时甚至更长时间的心电图资料，因此常可检测到常规心电图检查不易发现的一过性异常心电图改变。临床上应用动态心电图监测的适应证如下。

1. 心律失常的定性和定量诊断。
2. 心肌缺血的诊断和评价。
3. 心脏病患者的预后评价。
4. 心肌缺血及心律失常药物疗效的评价。
5. 心脏病患者日常生活能力的评定。
6. 选择安装心脏起搏器的适应证及起搏器的功能评定。
7. 用于医学科学研究和流行病学调查。

要点十　心电图运动负荷试验的适应证和禁忌证

（一）适应证

1. **用于诊断**
（1）确定冠心病的诊断。
（2）胸痛的鉴别诊断。
（3）早期检出无临床症状的冠心病。
（4）确定与运动相关的心律失常。
（5）确定运动引起症状的原因。
（6）早期检出不稳定型心绞痛。

2. **用于评价**
（1）评价心功能。
（2）冠心病药物（如抗心绞痛药物）的疗效。
（3）外科及介入治疗效果，如PTCA、CABG。

（4）心肌梗死患者的预后；梗死后患者是否进一步行心导管检查的筛选。
（5）评价窦房结功能。

3. **用于指导康复锻炼**
（1）心脏病患者的康复。
（2）非心脏病患者的康复。

4. **用于研究**
（1）评价抗心绞痛药物。
（2）评价抗心律失常的药物。
（3）评价各类心血管疾病的运动反应。

5. **用于筛选**　如选拔宇航员或运动员体力鉴定等。

（二）禁忌证

1. **绝对禁忌证**
（1）急性心肌梗死5天内。
（2）药物治疗未控制的不稳定型心绞痛。
（3）引起症状或血流动力学障碍的未控制的心律失常。
（4）有症状的严重主动脉瓣狭窄；未控制的有症状的心力衰竭。
（5）急性肺栓塞。
（6）急性心肌炎或心包炎。
（7）急性主动脉夹层。

2. **相对禁忌证**
（1）冠状动脉左主干狭窄。
（2）中度狭窄的心脏瓣膜病。
（3）电解质异常。
（4）严重的高血压（收缩压>200mmHg和/或舒张压>110mmHg）。
（5）梗阻性肥厚型心肌病及其他形式的流出道梗阻。
（6）存在不能充分运动的身心障碍。
（7）高度房室传导阻滞。

细目二　肺功能检查

要点一　肺容积检查

四种基础肺容积包括：潮气容积、补吸气容积、补呼气容积和残气容积。正常成人的潮气容积约为500mL。

要点二　肺容量检查

肺容量由2个或2个以上的肺容积组成。四种基础肺容量包括：深吸气量、肺活量、功能残气量和肺总量。

1. **深吸气量（IC）**　呼吸肌功能减退、限制性或阻塞性通气功能障碍时IC减少。

2. **肺活量（VC）**　正常成年男性的VC为(4217 ± 690)mL，女性为(3105 ± 452)mL。正常人的VC不应低于预计值的80%。VC减少见于各种疾病引起的限制性通气功能障碍，以及阻塞性通气功能障碍和呼吸肌功能障碍等疾病。

3. **功能残气量(FRC)** 正常成年男性的FRC为(3112 ± 611)mL,女性为(2348 ± 479)mL。FRC增加提示肺充气过度,见于阻塞性肺气肿、支气管哮喘发作等。

4. **肺总量(TLC)** 正常成年男性的TLC为(5766 ± 782)mL,女性为(4353 ± 644)mL。TLC增加见于阻塞性肺气肿等阻塞性通气障碍;TLC减少见于限制性通气功能障碍,如气胸、胸腔积液、肺纤维化等。

要点三 通气功能检查

1. **肺通气量** 包括每分钟静息通气量、肺泡通气量、最大通气量。最大通气量减少见于各种疾病引起的限制性、阻塞性通气功能障碍和呼吸肌功能障碍等。

2. **用力肺活量(FVC)** 正常人的FVC=VC。FVC的检查内容包括第1秒用力呼气容积($FEV_{1.0}$)、最大呼气中期流量。正常人的$FEV_{1.0}$/FVC%为83%,$FEV_{3.0}$/FVC%为99%。当$FEV_{1.0}$/FVC%<70%时,提示有阻塞性通气功能障碍,如肺气肿等。限制性通气功能障碍时,此比值正常,甚至增加。

要点四 换气功能检查

包括气体分布、通气/血流比值以及弥散功能检查。正常人的肺泡通气量每分钟约为4L,肺血流量每分钟约为5L,通气/血流比值为0.8。通气/血流比值>0.8,见于肺动脉栓塞等;通气/血流比值<0.8,见于支气管痉挛与阻塞、肺炎、肺水肿、急性呼吸窘迫综合征(ARDS)等。

细目三 内镜检查

要点一 上消化道内镜检查

上消化道内镜检查,包括食管、胃、十二指肠的检查。

(一)适应证

食管、胃、十二指肠疾病诊断不明者,均可进行上消化道内镜检查。

1. 有咽下困难、胸骨后疼痛、烧灼感、上腹部疼痛、不适、饱胀、反酸等症状原因不明者。

2. 上消化道出血原因不明者。

3. X线钡餐检查不能确诊或不能解释的上消化道病变,特别是黏膜病变和疑有肿瘤者。

4. 药物治疗前后对比,需要随访的病变,如溃疡病、萎缩性胃炎、反流性食管炎等。

5. 需要内镜治疗的患者,如异物取出、镜下止血、食管静脉曲张硬化剂注射及套扎、食管狭窄的扩张治疗、上消化道息肉摘除术等。

(二)禁忌证

1. 神志不清、精神失常、检查不能合作者。

2. 休克、昏迷等危重状态。

3. 严重的心肺疾患,如严重心律失常、心力衰竭、急性心肌梗死、严重呼吸衰竭和支气管哮喘发作。轻症心肺功能不全不属禁忌证,但需在监护下进行。

4. 疑有食管、胃、十二指肠穿孔。

5. 严重的咽喉部疾患、腐蚀性食管炎和胃炎、巨大食管憩室、主动脉瘤及严重颈胸段脊柱畸形等。

6. 急性传染性肝炎或胃肠道传染病一般暂缓检查;慢性乙、丙型肝炎或抗原携带者,AIDS患者应备有特殊的消毒措施。

要点二 下消化道内镜检查

下消化道内镜检查,包括乙状结肠镜、全结肠镜及小肠镜检查。

(一)适应证

1. 有腹泻、便血、下腹部疼痛、贫血、腹部包块等症状、体征原因不明者。

2. X线钡剂灌肠或乙状结肠镜检查有异常者,如狭窄、溃疡、息肉、癌肿、憩室等。

3. 肠道炎性疾病的诊断与随访观察。

4. 结肠癌肿的术前诊断与术后随访、癌前病变的监视、息肉摘除术后的随访等。

5. 需做止血及结肠息肉摘除术等治疗者。

(二)禁忌证

1. 肛门、直肠严重狭窄者。

2. 重症细菌性痢疾、溃疡性结肠炎及憩室炎等。

3. 严重心肺功能不全、精神失常及昏迷者。

4. 急性弥漫性腹膜炎及腹腔器官穿孔者。

5. 妊娠妇女。

要点三 支气管镜检查

支气管镜可用于观察病变、做活检或刷检、

钳取异物、清除异物、进行支气管灌洗或支气管肺泡灌洗等,是诊断、治疗、抢救支气管与肺及胸膜疾病的重要方法。

(一)适应证

1. 原因不明的咯血或痰中带血者。
2. 原因不明的干咳或局限性哮鸣音者。
3. 同一部位反复发生的肺炎者。
4. 原因不明的肺不张或胸腔积液者。
5. 原因不明的喉返神经麻痹、膈神经麻痹或上腔静脉梗阻者。
6. 临床表现或 X 线检查疑为肺癌者。
7. X 线检查无异常,而痰中找到癌细胞者。
8. 诊断不明的支气管及肺部病变需要做支气管组织活检、刷检或灌洗并进行细胞学或细菌学检查者。
9. 用于治疗,如取出支气管异物,肺化脓症的吸痰或局部用药,手术后痰液潴留的吸痰,肺癌局部瘤体的放疗和化疗,紧急情况下纤维支气管镜引导的气管插管实施等。

(二)禁忌证

1. 严重心肺功能不全、严重心律失常、频发心绞痛者。
2. 极度衰弱且不能耐受检查者。
3. 出血、凝血机制明显异常者。
4. 主动脉瘤有破裂危险者。
5. 近期有大咯血、哮喘发作、上呼吸道感染或高热者(应暂缓检查)。
6. 对麻醉药物过敏者。

要点四　腹腔镜检查

腹腔镜通过腹壁切口插入内镜对腹腔内病变进行诊断和治疗,能以微小的创伤、很轻的痛苦,在直观下获取诊断依据,使诊断与手术一体化。

(一)适应证

1. 可用于外科急腹症、慢性腹痛的诊断及处理,腹部肿瘤的诊断与分期、诊断性组织活检等。
2. 在治疗方面,可进行胆囊切除、胆管切开取石、胆管癌切除、脾切除、肝叶切除、胃穿孔缝合修补、胃高位迷走神经切断、阑尾切除、左或右半结肠切除、直肠癌根治术、疝修补术等。
3. 妇科疾病的治疗,如卵巢囊肿剥除、盆腔粘连分解、输卵管通液、子宫肌瘤切除、宫颈息肉切除等。
4. 泌尿外科的精索静脉曲张结扎、盆腔淋巴结清扫、肾切除等手术。

(二)禁忌证

1. 严重的心、肺、肝、肾功能不全。
2. 盆腔、腹腔巨大肿块。
3. 弥漫性腹膜炎伴肠梗阻。
4. 腹部疝或横膈疝。
5. 严重盆腔粘连。
6. 缺乏经验的手术者。

第六单元　影像学检查

细目一　超声检查

要点一　超声检查的临床应用

1. 检测实质性脏器（如肝、肾、脾、胰腺、子宫及卵巢等）的大小、形态、边界及脏器内部回声等，帮助判断有无病变或病变情况。

2. 检测某些囊性器官（如胆囊、膀胱、胃等）的形态、走向及功能状态。

3. 检测心脏、大血管和外周血管的结构、功能及血流动力学状态，包括对各种先天性和后天性心脏病、血管畸形及闭塞性血管病等的诊断。

4. 鉴别脏器内局灶性病变性质，是实质性还是囊性，还可鉴别部分病变的良、恶性。

5. 检测积液（如胸腔积液、腹腔积液、心包积液、肾盂积液及脓肿等）的存在与否，对积液量的多少作出初步估计。

6. 对一些疾病的治疗后动态随访，如急性胰腺炎、甲状腺肿块、子宫肌瘤等。

7. 介入性诊断与治疗。如超声引导下进行穿刺，或进行某些引流及药物注入治疗等。

要点二　肝脏常见病的声像图表现

1. 脂肪肝的异常声像图

（1）弥漫性脂肪肝：整个肝均匀性增大，表面圆钝，边缘角增大；肝内回声增多增强，前半细而密，呈一片云雾状改变。彩色多普勒超声显示肝内血流的灵敏度降低，尤其对于较深部位的血管，血流信号较正常减少。

（2）局灶性脂肪肝：通常累及部分肝叶或肝段，超声表现为脂肪浸润区部位的高回声区与正常肝组织的相对低回声区，两者分界较清，呈花斑状或不规则的片状。彩色多普勒超声可显示不均匀回声区内无明显彩色血流，或正常肝内血管穿入其中。

2. 肝硬化的异常声像图

（1）直接征象：肝脏萎缩，体积缩小；肝包膜回声增强，呈锯齿样改变；肝内光点弥漫性增粗增强，分布紊乱；肝静脉变细、僵直、迂曲。

（2）间接征象：脾脏增大；可见腹水的无回声暗区；门静脉主干和主支增粗，可见脐静脉重新开放。

3. 肝囊肿的异常声像图　表现为肝内单发或多发类圆形均匀无回声区，周边囊壁菲薄、光滑呈高回声，可有侧壁回声失落，囊肿后方回声增强。

要点三　胆道常见病的声像图表现

1. 胆囊结石的异常声像图　典型的特征如下。①胆囊内见一个或数个强光团、光斑，其后方伴声影或彗星尾。②强光团或光斑可随体位改变而依重力方向移动，也可因结石嵌顿或结石炎性粘连，看不到光团或光斑随体位改变。不典型者如泥沙型结石，表现为胆囊后壁处细小的强回声光点带，后方伴较宽声影；结石填满胆囊时，胆囊无回声区消失，胆囊前半部呈弧形强光带，后方伴较宽声影，若伴有胆囊壁增厚，则出现"胆囊壁弱回声－结石强回声－声影"三联征。

2. 胆囊炎的异常声像图　急性胆囊炎表现为胆囊增大，胆囊壁明显增厚，呈强回声，其间有弱回声带，重者呈多层弱回声带表现；慢性胆囊炎时胆囊可缩小，胆囊壁增厚、钙化，边缘毛糙，回声增强。

3. 胆管癌的异常声像图

（1）结节型和乳头型：可见扩张的胆管远端有边缘不整的软组织肿块，突入胆管内或阻塞胆管，肿块多呈中等或略低回声，与胆管壁分界不清。

（2）浸润型：表现扩张的胆管远端狭窄或闭塞，呈"V"字形改变。彩色多普勒超声显示肿块周边及内部仅有稀疏细小血流或完全无血流。

要点四 女性生殖系统常见病的声像图表现

1. **子宫肌瘤的异常声像图** 可表现子宫增大,形态不规则,常见于多发者;肌瘤呈圆形低回声,少数为等回声,周边有假性包膜形成的低回声晕;肌层内肌瘤可使子宫内膜变形、移向对侧,黏膜下肌瘤显示内膜增宽、回声增强或显示出瘤体。

2. **卵巢囊肿的异常声像图** 囊肿大小不等,多为单房、薄壁、无分隔;亦可为多囊性。声像图常表现为边缘光滑、壁薄且均一的圆形病变,呈液性无回声或水样密度。

要点五 心脏常见病的声像图表现

1. **二尖瓣狭窄的异常声像图**
（1）二维超声心动图表现:①二尖瓣增厚回声增强,以瓣尖为主,有时可见赘生物形成的强光团。②二尖瓣活动僵硬,运动幅度减小。③二尖瓣口面积缩小。④腱索增粗缩短,乳头肌肥大。⑤左心房明显增大,肺动脉高压时则右心室增大,肺动脉增宽。
（2）M型超声心动图表现:①二尖瓣曲线增粗、回声增强。②二尖瓣前叶曲线双峰消失,呈城墙样改变。③二尖瓣前、后叶呈同向运动,后叶曲线套入前叶。④左心房增大。
（3）多普勒超声心动图表现:彩色多普勒流量可见二尖瓣口见五彩镶嵌的湍流信号;频谱多普勒可见二尖瓣频谱呈单峰宽带充填形,峰值血流速度增快。

2. **主动脉瓣关闭不全的异常声像图**
（1）二维超声心动图表现:在左室长轴及主动脉根部短轴切面上,可见主动脉瓣反射增强,舒张期主动脉瓣闭合不良、左室容量负荷过重的表现。
（2）M型超声心动图表现:①心底部探查,主动脉根部前后径增宽,运动幅度增大,舒张期闭合线呈双线。若闭合线出现扑动现象,是血液反流的有力证据。②左室探查,可见左室容量负荷过重的改变,表现为左心室内径扩大,流出道增宽,室间隔和左室后壁呈反向运动。
（3）多普勒超声心动图表现:舒张期可见五彩反流束自主动脉瓣口流向左室流出道。

要点六 甲状腺常见病的声像图表现

1. **甲状腺肿瘤的异常声像图**
（1）良性肿瘤:常表现为单个或多发均质性较高或稍低回声结节,边界清楚,包膜完整,肿瘤周围有时可见"声晕"征。
（2）恶性肿瘤:表现为肿块轮廓不清,形态不规则,包膜不完整,内部回声不均匀,后方可有声衰减,常见坏死、出血、囊变和砂砾样钙化。

2. **甲状腺囊肿的异常声像图** 显示单个或多个边缘光滑均质性无回声区。

3. **甲状旁腺肿瘤的异常声像图** 肿瘤大到6~15mm才能显示,边界清楚,回声均匀,一般难与甲状腺肿瘤鉴别。

要点七 乳腺常见病的声像图表现

1. **乳腺增生的异常声像图** 表现为:①乳腺腺体增厚,结构紊乱,内部回声不均匀,回声光点增粗;②如有乳腺导管囊性扩张或形成囊肿,可见管状或类圆形大小不等的无回声区,边界清晰,后方回声增强。

2. **乳腺癌的异常声像图** 表现为:①肿块形态不规则,纵径(前后径)通常大于横径,与周围正常组织分界不清,边缘可表现为模糊、成角、微分叶或毛刺,无包膜回声;肿块内部多为不均匀的低回声,如有钙化可出现强回声光点,部分有声影;肿块后方回声衰减,侧方声影少见。②多普勒超声显示乳腺肿块有较丰富的高阻血流信号。③部分患者可探及患侧腋窝处回声较低的增大淋巴结。

3. **乳腺纤维腺瘤的异常声像图** 表现为:①圆形或卵圆形,边缘光滑锐利,界限清楚,横径通常大于纵径;有时可见包膜回声;内部为均匀或比较均匀的低回声,肿块后方回声正常或增强,常有侧方声影。②多普勒超声显示病变内通常无彩色血流或血流较少。

细目二 放 射 检 查

要点一 呼吸系统病变的基本X线表现

（一）肺部病变

1. **渗出与实变** 多为肺部炎症所致,X线多表现为密度较高的斑片影,边缘模糊;一个肺叶发生实变时,可见整个肺叶密度增高的大片状阴影。

2. **增殖** X线表现为密度较高的阴影,边缘较清楚,呈梅花瓣样。

3. **纤维化** X线呈密度高的索条状影或

网状、蜂窝状影。

4. **钙化** 表现为边缘锐利的高密度影，形态不一，可呈点状、块状或球形。

5. **肿块** 良性肿块X线表现为带有包膜、生长较慢、边缘锐利光滑的球形肿块，一般不发生坏死；恶性肿瘤多无包膜，生长快，呈浸润性，边缘有毛刺或为分叶状，中心可坏死形成空洞。

6. **空洞** 为肺组织坏死液化所致，X线表现有以下几种。①薄壁空洞：常见于肺结核，也可见于肺转移瘤。②厚壁空洞：常见于肺脓肿（空洞内多有液面）、肺癌（洞壁多厚薄不规则）。③虫蚀样空洞：见于干酪样肺炎。

7. **空腔** X线表现为肺内壁薄而光滑的腔隙。多为肺大泡、含气肺囊肿及囊状支气管扩张等所致。

8. **索条状、网状、蜂窝状影** 见于肺纤维化、间质性肺炎、尘肺、间质性肺水肿等。

9. **肺门增大** 见于肺门血管扩张、淋巴结肿大、支气管肿瘤等。

10. **支气管阻塞** 支气管阻塞可引起阻塞性肺不张、阻塞性肺气肿、阻塞性肺炎。①阻塞性肺不张：是支气管完全阻塞的表现。X线可见片状或三角形密度增高影、肺体积缩小，肺门或纵隔移向患侧，膈肌升高，肋间隙变窄。②阻塞性肺气肿：是支气管部分阻塞，肺泡残气量增多所致。X线表现为肺透亮度增加，肺体积增大，纹理稀疏、纤细，肋间隙增宽，膈肌下降、平坦、活动减弱等。③阻塞性肺炎：支气管不完全阻塞导致气道变窄，呼吸阻力增大，通气量减少，痰不易及时排出，局部反复感染，炎症难以消散，X线特征表现为同一部位反复出现的炎症性改变。

（二）胸膜病变

1. **胸腔积液** ①游离性胸腔积液：当积液达250mL左右时，站立位X线检查可见外侧肋膈角变钝；中等量积液时，患侧胸中、下部呈均匀性致密影，其上缘形成自外上斜向内下的凹面弧形，同侧膈和心缘下部被积液遮蔽；大量积液时，除肺尖外，患侧全胸呈均匀的致密增高阴影，与纵隔连成一片，患侧肋间隙增宽，膈肌下降，气管纵隔移向健侧。②包裹性胸腔积液：X线表现为圆形或半圆形密度均匀影，边缘清晰。包裹性积液局限在叶间裂时称为叶间积液。

2. **气胸及液气胸** 气胸时X线显示胸腔顶部和外侧高度透亮，其中无肺纹理，透亮带内侧可见被压缩的肺边缘。液气胸时，立位检查可见上方为透亮的气体影，下方为密度增高的液体影，且随体位改变而流动。

3. **胸膜肥厚、粘连、钙化** 胸膜轻度增厚时，X线表现为肋膈角变钝或消失，沿胸壁可见密度增高或条状阴影，还可见膈上幕状粘连，膈运动受限。广泛胸膜增厚则呈大片不均匀性密度增高影，患侧肋间隙变窄或胸廓塌陷，纵隔向患侧移位，膈肌升高，活动减弱，严重时可见胸部脊柱向健侧凸起。胸膜钙化的X线表现为斑块状、条状或片状高密度钙化影，切线位观察时，可见其包在肺的外围。

要点二 呼吸系统常见疾病的影像学表现

（一）慢性支气管炎

早期X线可无异常发现。典型慢支表现为两肺纹理增多、增粗、紊乱，肺纹理伸展至肺野外带。

（二）支气管扩张症

确诊主要靠胸部CT检查，尤其是高分辨力CT（HRCT）。柱状扩张时可见"轨道征"或"印戒征"；囊状扩张时可见葡萄串样改变；扩张的支气管腔内充满黏液栓时，可见"指征"。

（三）肺炎链球菌肺炎（大叶性肺炎）

充血期X线无明显变化，或仅可见肺纹理增粗；实变期肺野出现均匀性密度增高的片状阴影，病变范围呈肺段性或大叶性分布，在大片密实阴影中常可见到透亮的含气支气管影，即支气管充气征。消散期X线可见实变区密度逐渐减退，表现为散在性的斑片状影，大小不等，继而可见到增粗的肺纹理，最后可完全恢复正常。CT在充血期即可见病变区磨玻璃样阴影，边缘模糊。实变期可见呈肺段性或大叶性分布的密实阴影，支气管充气征较X线检查更为清楚。

（四）支气管肺炎（小叶性肺炎）

常见于两中下肺野的中、内带，X线表现为沿肺纹理分布的、散在密度不均的小斑片状阴影，边界模糊。CT见两中下支气管血管束增粗，有大小不等的结节状及片状阴影，边缘模糊。

（五）间质性肺炎

病变常同时累及两肺，以中、下肺最显著。X线表现为两肺门及两中下肺纹理增粗、模糊，可呈网状，并伴有小点状影，肺门影轻度增大，轮廓模糊，密度增高。病变早期HRCT可见两侧支气管血管束增粗、不规则，伴有磨玻璃样阴影。较重者可有小叶性实变导致的小斑片影，肺门、纵隔淋巴结可增大。

（六）肺脓肿

急性肺脓肿 X 线可见肺内大片致密影，边缘模糊，密度较均匀，可侵及一个肺段或一叶的大部。在致密的实变区中可见含有液面的空洞，内壁不规整。慢性肺脓肿可见空洞壁变薄，周围有较多紊乱的纤维条索状阴影。多房性空洞则显示为多个大小不等的透亮区。CT 较平片能更早、更清楚地显示肺脓肿，因此，有利于早期诊断和指导治疗。

（七）肺结核

1. **原发型肺结核** 表现为原发复合征及胸内淋巴结结核。①原发复合征：是由肺内原发灶、淋巴管炎及淋巴结炎三者组成的哑铃状双极现象。②胸内淋巴结结核：表现为肺门和（或）纵隔淋巴结肿大突向肺野。

2. **血行播散型肺结核** ①急性粟粒型肺结核：X 线可见两肺大小、密度、分布都均匀一致的粟粒状阴影，正常肺纹理显示不清。②亚急性与慢性血行播散型肺结核：X 线可见以两上、中肺野为主的大小不一、密度不同、分布不均的多种性质（渗出、增殖、钙化、纤维化、空洞等）的病灶。

3. **继发性肺结核** 包括浸润型肺结核（成人最常见）、慢性纤维空洞型肺结核。病变多在肺尖和锁骨下区开始，X 线可见渗出、增殖、播散、纤维和空洞等多种性质的病灶同时存在。慢性纤维空洞型肺结核的 X 线主要表现为两肺上部多发厚壁的慢性纤维病变及空洞，周围有广泛的纤维索条影及散在的新老病灶，常伴有明显的胸膜肥厚，病变的肺因纤维化而萎缩，出现肺不张征象，上叶萎缩使肺门影向上移位，下肺野血管纹理牵引向上及下肺叶的代偿性肺气肿，使膈肌下降、平坦，肺纹理被拉长呈垂柳状。

4. **结核性胸膜炎** 多见于儿童与青少年，可单独存在，或与肺结核同时出现。少量积液时 X 线可见患侧肋膈角变钝，大量积液时 X 线可见患侧均匀的密度增高阴影，阴影上方呈外高内低状，积液随体位的变化而改变。后期可引起胸膜肥厚、粘连、钙化。

肺结核 CT 表现与平片相似，但可更早、更细微地显示病变情况，发现平片难以发现的病变，有助于鉴别诊断。

（八）肺肿瘤

肺肿瘤分原发性与转移性两类。原发性肿瘤有良性与恶性之分。良性少见；恶性中 98% 为原发性支气管肺癌，少数为肺肉瘤。

1. **原发性支气管肺癌（肺癌）** 按发生部位可分三型。①中心型：早期局限于黏膜内时 X 线无异常发现，引起管腔狭窄时可出现阻塞性肺气肿、阻塞性肺炎、阻塞性肺不张三种肺癌的间接征象；肿瘤同时向腔外生长和/或伴肺门淋巴结转移时形成肺门肿块影，肺门肿块影是肺癌的直接征象。发生于右上叶的肺癌，肺门肿块及右肺上叶不张连在一起可形成横行 S 状下缘。有时肺癌发展迅速，中心可坏死形成内壁不规则的偏心性空洞。CT 可见支气管壁不规则增厚，管腔狭窄；分叶状或不规则的肺门肿块，可同时伴有阻塞性肺炎、肺不张；肺门、纵隔淋巴结肿大等。②周围型：X 线表现为密度增高、轮廓模糊的结节状或球形病灶，逐渐发展可形成分叶状肿块；发生于肺尖的癌称为肺沟癌。HRCT 有利于显示结节或肿块的形态、边缘、周围状况以及内部结构等，可见分叶征、毛刺征、胸膜凹陷征、空泡征或支气管充气征（直径小于 3cm 以下的癌，肿块内见到的小圆形或管状低密度影），同时发现肺门或纵隔淋巴结肿大则更有助于肺癌的诊断。增强 CT 能更早地发现肺门、纵隔淋巴结转移。③细支气管肺泡癌（弥漫性肺癌）：表现为两肺广泛的细小结节，边界不清，分布不对称，进一步发展可融合成大片肿块，形成癌性实变。CT 可见两肺不规则分布的 1cm 以下结节，边缘模糊，常伴有肺门、纵隔淋巴结转移；融合后的大片实变影中靠近肺门处可见支气管充气征，实变区密度较低呈毛玻璃样，其中可见到高密度的隐约血管影是其重要特征。

2. **转移性肿瘤** X 线可见两肺中、下肺野外带，出现密度均匀、大小不一、轮廓清楚的棉絮样低密度影。血供丰富的肿瘤发生粟粒状转移时，可见两中、下肺野轮廓光滑、密度均匀的粟粒影。淋巴转移至肺的肿瘤，则主要表现为肺门和（或）纵隔淋巴结肿大。CT 发现肺部转移较平片敏感；HRCT 对淋巴转移的诊断具有优势，可见肺门、纵隔淋巴结肿大、支气管血管束增粗、小叶间隔增厚以及沿两者分布的细小结节影。

要点三 循环系统常见疾病的影像学表现

（一）心脏瓣膜病

1. **单纯二尖瓣狭窄** X 线表现为左心房及右心室增大，左心耳部突出，肺动脉段突出，主动脉结及左心室变小,心脏外形呈梨形。

2. 二尖瓣关闭不全 典型的 X 线表现是左心房和左心室明显增大。

3. 主动脉瓣狭窄 X 线可见左心室增大,或伴左心房增大,升主动脉中段局限性扩张,主动脉瓣区可见钙化。

4. 主动脉瓣关闭不全 左心室明显增大,升主动脉、主动脉弓普遍扩张,心脏呈靴形。

(二) 高血压性心脏病

X 线表现为左心室扩大,主动脉增宽、延长、迂曲,心脏呈靴形。

(三) 慢性肺源性心脏病

X 线表现为阻塞性肺气肿征象,右下肺动脉增宽≥15mm,右心室增大等。

(四) 心包积液

心包积液在 300mL 以下者,X 线难以发现。中等量积液时,后前位可见心脏形态呈烧瓶形,上腔静脉增宽,心缘搏动减弱或消失等。

要点四 消化系统常见疾病的影像学表现

(一) 食管静脉曲张

X 线钡剂造影可见:食管中、下段的黏膜皱襞明显增宽、迂曲,呈蚯蚓状或串珠状充盈缺损,管壁边缘呈锯齿状。

(二) 食管癌

X 线钡剂造影可见:①黏膜皱襞改变:由于肿瘤破坏黏膜层,使正常皱襞消失、中断、破坏,形成表面杂乱的不规则影像。②管腔狭窄。③腔内充盈缺损。④不规则的龛影,早期较浅小,较大者表现为长径与食管长轴一致的长形龛影。⑤受累食管呈局限性僵硬。

(三) 消化性溃疡

1. 胃溃疡 上消化道钡剂造影检查的直接征象是龛影,多见于胃小弯;龛影口周围有一圈黏膜水肿造成的透明带,这种黏膜水肿带是良性溃疡的特征性表现。胃溃疡引起的功能性改变包括:①痉挛性改变。②分泌增加。③胃蠕动增强或减弱。

2. 十二指肠溃疡 绝大部分发生在球部,溃疡易造成球部变形;球部龛影或球部变形是十二指肠溃疡的直接征象。间接征象有:①激惹征。②幽门痉挛,开放延迟。③胃分泌增多和胃张力及蠕动方面的改变。④球部压痛。

(四) 胃癌

上消化道钡剂造影检查可见:①胃内形态不规则的充盈缺损,多见于蕈伞型癌。②胃腔狭窄,胃壁僵硬,多见于浸润型癌。③形状不规则、位于胃轮廓之内的龛影,多见于溃疡型癌。④黏膜皱襞破坏、消失或中断。⑤肿瘤区蠕动消失。CT 或 MRI 检查可直接观察肿瘤侵犯胃壁、周围浸润及远处转移的情况,其影像表现直接反映了胃癌的大体形态,但检查时需用清水或对比剂将胃充分扩张。

(五) 溃疡性结肠炎

结肠气钡双重对比造影检查可见:病变肠管结肠袋变浅、消失,黏膜皱襞多紊乱,粗细不一,其中可见溃疡龛影。晚期病例的 X 线表现为肠管从下向上呈连续性的向心性狭窄,边缘僵直,同时肠管明显缩短,肠腔舒张或收缩受限,形如硬管状。

(六) 结肠癌

结肠气钡双重对比造影可见:①肠腔内肿块,形态不规则,黏膜皱襞消失。病变处肠壁僵硬,结肠袋消失。②较大的龛影,形状不规则,边缘不整齐,周围有不同程度的充盈缺损和狭窄,肠壁僵硬,结肠袋消失。③肠管狭窄,肠壁僵硬。

(七) 胃肠道穿孔

最多见于胃或十二指肠穿孔,立位 X 线透视或腹部 X 线平片可见:两侧膈下有弧形或半月形透亮气体影。若并发急性腹膜炎则可见肠管充气、积液、膨胀,肠壁间隔增宽,在腹部 X 线平片上可见腹部肌肉与脂肪层分界不清。

(八) 肠梗阻

典型的 X 线表现为:梗阻上段肠管扩张,积气、积液,立位或侧位水平位摄片可见肠管扩张,呈阶梯状气液平,梗阻以下的肠管闭合,无气或仅有少量气体。CT(尤其是螺旋 CT)适用于一些危重患者、不能配合检查者以及肥胖者,有助于发现腹腔包裹性或游离性气体、液体及肠坏死,帮助判断梗阻的部位及病因。

(九) 原发性肝癌

肝动脉造影可见肿瘤供血的肝动脉扩张,肿瘤内显示病理血管,肝血管受压移位或被肿瘤包绕,可见动静脉瘘等。CT 检查可见肝内单发或多发、圆形或类圆形较低密度的肿块影,边界清楚或模糊,周围可见低密度的透亮带;巨块型肝癌中心坏死时可出现更低密度区;对比增强造影全过程呈"快显快出"现象等。MRI 检查主要用于小肝癌的鉴别诊断,作用优于 CT。

要点五 泌尿系统常见疾病的影像学表现

(一)泌尿系结石

X线平片可显示的结石称为阳性结石,约占90%。疑为肾或输尿管结石时,首选腹部X线平片检查;必要时,选用CT。

1. **肾结石** 发生于单侧或双侧,可单个或多个,主要位于肾盂或肾盏内。阳性结石X线平片可见圆形、卵圆形或桑椹状致密影,密度高而均匀或浓淡不等或呈分层状。阴性结石平片不能显影,造影可见肾盂内圆形或卵圆形密度减低影或充盈缺损,还可引起肾盂、肾盏积水扩张等。阳性结石需与腹腔内淋巴结钙化、肠内粪石、胆囊或胰腺结石相鉴别,肾结石时腹部侧位片上结石与脊柱影重叠。CT检查表现基本同X线平片。

2. **输尿管结石** 阳性结石X线平片或CT可见输尿管走行区域内米粒大小的高密度影,CT可见结石上方输尿管、肾盂积水扩张;静脉肾盂造影可见造影剂中止在结石处,其上方尿路扩张。

3. **膀胱结石** 多为阳性,X线平片可见耻骨联合上方圆形或卵圆形致密影,边缘光滑或毛糙,密度均匀或不均匀,可呈层状,大小不一。结石可随体位而改变位置,但总是在膀胱最低处。阴性结石排泄性尿路造影可见充盈缺损影。CT可见膀胱内致密影。MRI检查呈非常低的信号。

(二)肾癌

较大肾癌的X线平片可见肾轮廓局限性外突;尿路造影可见肾盏伸长、狭窄、受压变形,或肾盏封闭、扩张。CT可见肾实质内肿块,密度不定,可略高于周围肾实质,也可低于或接近于周围肾实质,肿块较大时可突向肾外,少数肿块内可有钙化影;增强CT可见肿块早期有明显、不均一的强化,之后表现为相对低密度。

要点六 骨与关节常见疾病的影像学表现

(一)长骨骨折

X线检查是诊断骨折最常用、最基本的方法,可见骨皮质连续性中断、骨小梁断裂和歪曲,有边缘光滑锐利的线状透亮阴影,即骨折线。根据骨折程度把骨折分为完全性骨折和不完全性骨折。完全性骨折时,骨折线贯穿骨全径;不完全性骨折的骨折线不贯穿骨全径。根据骨折线的形状和走行,将骨折分为横形、斜形和螺旋形。CT不是诊断骨折的常规检查方法,但对解剖结构比较复杂的部位(如骨盆、髋关节、肩关节、脊柱、面部等)骨折的诊断、诊断骨折碎片的数目等较普通X线有优势。MRI显示骨折不如CT,但可清晰显示骨折周围软组织损伤的情况以及骨折断端出血、水肿等。

(二)脊柱骨折

主要发生在胸椎下段和腰椎上段,以单个椎体损伤多见。多因受到纵轴性暴力冲击而发生椎体压缩性骨折。X线可见骨折椎体压缩呈楔形,前缘骨皮质嵌压。由于断端嵌入,所以不仅不见骨折线,反而可见横形不规则的线状致密影。有时椎体前上方可见分离的骨碎片,上、下椎间隙保持正常。严重时并发脊椎后突成角、侧移,甚至发生椎体错位,压迫脊髓而引起截瘫;常并发棘突间韧带撕裂,使棘突间隙增宽,或并发棘突撕脱骨折,也可发生横突骨折。CT对脊椎骨折的定位、骨折类型、骨折片移位程度以及椎管有无变形、狭窄等的诊断优于普通X线平片。MRI对脊椎骨折及有无椎间盘突出、韧带撕裂等有较高的诊断价值。

(三)椎间盘突出

青壮年多发,下段腰椎最容易发生。

1. **X线表现** ①椎间隙变窄或前窄后宽。②椎体后缘唇样肥大增生、骨桥形成或游离骨块。③脊柱生理曲度变直或侧弯。Schmorl结节表现为椎体上面或下面的圆形或半圆形凹陷,其边缘有硬化线,常对称见于相邻椎体的上、下面且常累及数个椎体。

2. **CT检查** 根据椎间盘变形的程度,分为椎间盘变性、椎间盘膨出、椎间盘突出3种。以椎间盘突出最为严重,其CT直接征象是:椎间盘后缘变形,有局限性突出,其内可有钙化。间接征象是:①硬膜外脂肪层受压、变形甚至消失,两侧硬膜外间隙不对称。②硬膜囊受压变形和移位。③一侧神经根鞘受压。

3. **MRI检查** 能很好地显示各部位椎间盘突出的图像,是诊断椎间盘突出的最好方法。在矢状面可见突出的椎间盘向后方或侧后方伸出;横断面上突出的椎间盘局限突出于椎体后缘;可见硬膜外脂肪层受压、变形甚至消失和神经根鞘受压图像。

(四)急性化脓性骨髓炎

1. **X线表现** ①发病后2周内,可见肌间隙模糊或消失,皮下组织与肌间分界模糊等。

②发病2周后可见骨改变。开始在干骺端骨松质中出现骨质疏松，进一步出现骨质破坏，破坏区边缘模糊；骨质破坏逐渐向骨干延伸，小的破坏区可融合形成大的破坏区，骨皮质也受到破坏，皮质周围出现骨膜增生，表现为一层密度不高的新生骨，新生骨广泛时可形成包壳；骨皮质供血障碍时可发生骨质坏死，出现沿骨长轴形成的长条形死骨，有时可引起病理性骨折。

2. **CT表现** 能较清楚地显示软组织感染、骨膜下脓肿以及骨破坏和死骨，尤其有助于发现平片不能显示的小的破坏区和死骨。

3. **MRI检查** 对显示骨髓腔内改变和软组织感染优于X线片和CT。

（五）慢性化脓性骨髓炎

1. **X线表现** 可见明显的修复，即在骨破坏周围有骨质增生硬化现象；骨膜的新生骨增厚，并同骨皮质融合，呈分层状，外缘呈花边状；骨干增粗，轮廓不整，骨密度增高，甚至骨髓腔发生闭塞；并可见骨质破坏和死骨。

2. **CT表现** 与X线表现相似，并容易发现X线不能显示的死骨。

（六）骨关节结核

多继发于肺结核，儿童和青年多见，发病部位以椎体、骺和干骺端为多，X线主要表现为骨质疏松和骨质破坏，部分可出现冷脓肿。

1. **长骨结核** ①好发于骺和干骺端。X线早期可见骨质疏松；在骨松质中可见局限性类圆形、边缘较清楚的骨质破坏区，邻近无明显骨质增生现象；骨质破坏区有时可见碎屑状死骨，密度不高，边缘模糊，称之为"泥沙"状死骨；骨膜反应轻微；病变发展易破坏骺而侵入关节，形成关节结核，但很少向骨干发展。②CT检查可显示低密度的骨质破坏区，内部可见高密度的小斑片状死骨影，病变周围软组织发生结核性脓肿，密度低于肌肉。

2. **关节结核** 分为继发于骺、干骺端结核的骨型关节结核和结核菌经血行累及关节滑膜的滑膜型结核。①骨型关节结核的X线表现较为明显，即在原有病变征象的基础上，又有关节周围软组织肿胀、关节间隙不对称性狭窄或关节骨质破坏等。滑膜型结核以髋关节和膝关节常见，早期X线表现为关节囊和关节软组织肿胀，密度增高，关节间隙正常或增宽，周围骨骼骨质疏松；病变进展而侵入关节软骨及软骨下骨质时，X线可见关节面及邻近骨质模糊及有虫蚀样不规则破坏，这种破坏多在关节边缘，而且上、下两端相对应存在；晚期发生关节间隙变窄甚至消失，关节强直。②CT检查可见肿胀的关节囊、关节周围软组织和关节囊内积液，骨关节面毛糙，可见虫蚀样骨质缺损；关节周围冷脓肿密度较低，注射对比剂后可见边缘强化。③MRI检查：滑膜型结核早期可见关节周围软组织肿胀，肌间隙模糊。依据病变组织密度不同而显示不同信号。

3. **脊椎结核** 好发于腰椎，可累及相邻的两个椎体，附件较少受累。①X线表现：病变椎体骨松质破坏，发生塌陷变形或呈楔形变，椎间隙变窄或消失，严重时椎体互相嵌入融合而难以分辨；病变椎体旁因大量坏死物质流入而形成冷脓肿，表现为病变椎体旁软组织梭形肿胀，边缘清楚；病变部位脊柱后突畸形。②CT对显示椎体及其附件的骨质破坏、死骨、冷脓肿均优于X线片。③MRI对病变部位、大小、形态和椎管内病变的显示优于X线片和CT。

（七）骨肿瘤

分为原发性和转移性两种，转移性骨肿瘤在恶性骨肿瘤中最为常见。原发性骨肿瘤分为良性与恶性。X线检查不仅可以发现骨肿瘤，还可帮助鉴别肿瘤的良恶以及是原发还是转移。一般原发性骨肿瘤好发于长骨，转移性骨肿瘤好发于躯干骨与四肢骨近侧的近端。原发性骨肿瘤多为单发，转移性骨肿瘤常为多发。良性骨肿瘤多无骨膜增生；恶性骨肿瘤常有骨膜增生，并且骨膜新生骨可被肿瘤破坏，形成恶性骨肿瘤的特征性X线表现"Codman三角"。

1. **骨巨细胞瘤（破骨细胞瘤）** 多见于20~40岁的青壮年，股骨下端、胫骨上端以及桡骨远端多发，良性多见。①X线片：在长骨干骺端可见到偏侧性的膨胀性骨质破坏透亮区，边界清楚。多数病例破坏区内可见数量不等的骨嵴，将破坏区分隔成大小不一的小房征，称为分房型；少数破坏区无骨嵴，称为溶骨型。当肿瘤边缘出现筛孔状或虫蚀状骨破坏，骨嵴残缺紊乱，环绕骨干出现软组织肿块影时，提示恶性骨巨细胞瘤。②CT检查：可见骨端的囊性膨胀性骨破坏区，骨壳基本完整，骨破坏与正常骨小梁的交界处多没有骨增生硬化带。骨破坏区内为软组织密度影，无钙化和骨化影。增强扫描示肿瘤组织有较明显的强化，而坏死囊变区无强化。

2. **骨肉瘤** 多见于11~20岁的男性，好发于股骨下端、胫骨上端及肱骨上端的干骺端。①X线主要表现为骨髓腔内不规则的骨破坏和骨增生，骨皮质破坏，不同形式的骨膜增生和骨膜新生骨的再破坏，可见软组织肿块以及其中的云絮状、斑块状肿瘤骨形成等，肿瘤骨存在是诊断骨肉瘤的重要依据。根据 X 线表现不同，骨肉瘤分为溶骨型、成骨型和混合型三种类型，混合型最多见。溶骨型骨肉瘤以骨质破坏为主要表现，破坏偏于一侧，呈不规则斑片或大片状溶骨性骨质破坏，边界不清；可见骨膜增生被破坏形成的骨膜三角。成骨型骨肉瘤以肿瘤骨形成为主要 X 线表现，可见大片致密的骨质硬化改变，称为象牙质变；骨膜增生明显；软组织肿块中多有肿瘤骨形成。混合型骨肉瘤兼有以上两者的骨质改变。②CT 表现为松质骨的斑片状缺损，骨皮质内表面的侵蚀或全层的虫蚀状、斑片状破坏或大片缺损。骨质增生表现为松质骨内不规则斑片状高密度影和骨皮质增厚。软组织肿块围绕病变骨骼生长或偏于一侧，边缘模糊，与周围正常组织界限不清，其内常见大小不等的坏死囊变区。CT 发现肿瘤骨较平片敏感，并能显示肿瘤与邻近结构的关系。③MRI 能清楚地显示骨肿瘤与周围正常组织的关系，以及肿瘤在髓腔内的情况等；但对细小、淡薄的骨化或钙化的显示不如 CT。一般的典型骨肉瘤 X 线片即可诊断，而判断骨髓病变则 MRI 更好。

3. 转移性骨肿瘤 乳腺癌、甲状腺癌、前列腺癌、肾癌、肺癌及鼻咽癌等癌细胞通过血行可转移至胸椎、腰椎、肋骨、股骨上段，以及髋骨、颅骨和肱骨等处。①根据 X 线表现的不同将其分为溶骨型、成骨型和混合型三种，以溶骨型最为多见。②CT 显示骨转移瘤不仅比普通 X 线片敏感，而且还能清楚地显示骨外局部软组织肿块的范围、大小、与相邻脏器的关系等。③MRI 对骨髓中的肿瘤组织及其周围水肿非常敏感，比 CT 能更早地发现骨转移瘤，从而为临床诊断、治疗等提供更早而可靠的依据。

（八）颈椎病

X 线表现为颈椎生理曲度变直或向后反向成角，椎体前缘唇样骨质增生或后缘骨质增生、后翘，相对关节面致密，椎间隙变窄，椎间孔变小，钩突关节增生、肥大、变尖，前、后纵韧带及项韧带钙化。CT、MRI 对颈椎病的诊断优于 X 线片，尤其对 X 线片不能确诊的颈椎病，MRI 诊断更具有优势。

（九）类风湿关节炎

X 线表现为早期手、足小关节多发对称性梭形软组织肿胀，关节间隙可因积液而增宽，出现软骨破坏后关节间隙变窄；发生在关节边缘的关节面骨质侵蚀（边缘性侵蚀）是类风湿关节炎的重要早期征象；进一步发展可见骨性关节面模糊、中断，常有软骨下囊性病灶，呈多发、边缘不清楚的小透亮区（血管翳侵入所致）；骨质疏松早期发生在受累关节周围，以后可累及全身骨骼；晚期可见四肢肌肉萎缩，关节半脱位或脱位，指间、掌指间关节半脱位明显，常造成手指向尺侧偏斜畸形。

（十）退行性骨关节病

依靠普通 X 线片即可诊断。

1. 四肢关节（髋与膝关节）退行性骨关节病的 X 线表现 由于关节软骨破坏，使关节间隙变窄，关节面变平，边缘锐利或有骨赘突出。软骨下骨质致密，关节面下方骨内出现圆形或不规整形透明区。晚期还可见关节半脱位和关节内游离骨体，但多不造成关节强直。

2. 脊椎关节病（脊椎小关节和椎间盘退行性变）的 X 线表现 脊椎小关节改变包括上下关节突变尖、关节面骨质硬化和关节间隙变窄。椎间盘退行性变表现为椎体边缘出现骨赘，相对之骨赘可连成骨桥；椎间隙前方可见小骨片，但不与椎体相连，为纤维环及邻近软组织骨化后形成；髓核退行性变则出现椎间隙变窄，椎体上、下骨缘硬化。

要点七 中枢神经系统常见疾病的影像学表现

（一）脑血管病

1. 脑出血 高血压性脑出血是最常见的病因，出血部位多为基底节、丘脑、脑桥和小脑。根据血肿演变分为急性期、吸收期和囊变期。CT、MRI 可以确诊。

CT 表现：①急性期血肿呈圆形、椭圆形或不规则形均匀密度增高影，边界清楚；周围有环形密度减低影（水肿带）；局部脑室受压移位；血液进入脑室或蛛网膜下腔时，可见脑室或蛛网膜下腔内有积血影。②吸收期（发病后 3~7 天）可见血肿缩小、密度降低，小的血肿可以完全吸收，血肿周围变模糊，水肿带增宽。③发病 2 个月后进入囊变期，较大的血肿吸收后常留下大小不等的囊腔，同时伴有不同程度的脑萎缩。

2. 蛛网膜下腔出血 CT 表现为脑沟、脑池、脑裂内密度增高影，脑沟、脑裂、脑池增大，少数严重病例周围脑组织受压移位。出血一般7天左右吸收,此时CT检查无异常发现,但MRI仍可见高信号出血灶痕迹。

3. **脑梗死** 常见的原因有脑血栓形成、脑栓塞、低血压和高凝状态等。病理上分为缺血性脑梗死、出血性脑梗死、腔隙性脑梗死。

(1)CT表现:①缺血性脑梗死:发病12~24小时之内,CT无异常所见;少数病例在血管闭塞6小时即可显示大范围低密度区,其部位、范围与闭塞血管供血区一致,皮质与髓质同时受累,多呈三角形或扇形,边界不清,密度不均,在等密度区内散在较高密度的斑点影,代表梗死区内脑质的相对无损害区;2~3周后,病变处的密度越来越低,最后变为等密度而不可见;1~2个月后可见边界清楚的低密度囊腔。②出血性脑梗死:在密度减低的脑梗死灶内,见到不规则斑点状或片状高密度出血灶影;由于占位,脑室轻度受压,中线轻度移位;2~3周后,病变处密度逐渐变低。③腔隙性脑梗死:发病12~24小时之内,CT无异常所见;典型者可见小片状密度减低影,边缘模糊,无占位效应。

(2)MRI表现:MRI对脑梗死灶发现早、敏感性高,发病后1小时即可见局部脑回肿胀,脑沟变浅。

(二)**脑肿瘤**

影像检查的目的在于确定肿瘤有无,并对其作出定位、定量乃至定性诊断。颅骨X线片的诊断价值有限,CT、MRI是主要的诊断手段。

(三)**颅脑外伤**

1. **脑挫裂伤** CT可见低密度脑水肿区内散在斑点状高密度出血灶,伴有占位效应。有的表现为广泛性脑水肿或脑内血肿。

2. **颅内出血** 包括硬膜外、硬膜下、脑内、脑室和蛛网膜下腔出血等。CT可见相应部位的高密度影。

细目三 介入诊疗技术

要点一 血管性、非血管性介入技术的临床应用

1. **血管性介入技术的临床应用**

(1)经导管血管灌注术:用于血管收缩治疗、化疗药物灌注治疗、动静脉血栓的溶栓治疗、缺血性病变的灌注治疗等。

(2)经导管血管栓塞术:用于治疗血管性病变、止血、治疗肿瘤、血流重分布、内科性器官切除等。

(3)经皮经腔血管成形术:包括球囊血管成形术:可用治疗于动、静脉狭窄或闭塞性病变;血管支架置入术可用于急性血管闭塞、长段血管狭窄或闭塞、伴有溃疡性斑块或严重钙化的病变等治疗。

2. **非血管介入技术的临床应用**

(1)经皮穿刺活检。

(2)经皮穿刺消融术:用于肿瘤灭活治疗、囊性病变的硬化治疗、体表静脉畸形的硬化治疗、腹腔神经丛阻滞止痛等。

(3)经皮穿刺引流术。

(4)非血管管腔扩张术:用于治疗人体的气道、消化道、胆道、尿路以及输尿管、鼻泪管等管腔发生狭窄或闭塞性病变。

要点二 常见疾病的介入治疗

1. **心血管系统疾病**

(1)冠心病:冠状动脉支架置入(PCI)是介入治疗在冠心病中的广泛应用,通过在狭窄的冠状动脉部位置入支架,改善血流,缓解心绞痛症状。

(2)血管狭窄:如颈动脉狭窄、外周动脉狭窄等,通过介入治疗,可以扩张狭窄的血管,恢复血流通畅,减轻患者的症状。

(3)先天性心脏病:部分先天性心脏病患者可以通过介入治疗进行封堵或修复,如房间隔缺损、室间隔缺损等。

2. **神经系统疾病**

(1)脑动脉瘤:可以通过介入治疗进行栓塞或夹闭,防止动脉瘤破裂导致脑出血。

(2)脑血管狭窄:经导管介入技术可以在不开颅的情况下进行脑血管修复,减少手术风险。

3. **肿瘤疾病**

(1)肝脏肿瘤:包括经肝动脉化疗栓塞术(TACE)、射频消融、微波治疗等,可以直接作用于肝脏肿瘤组织,达到治疗效果,减少对正常组织的损伤。

(2)肾脏肿瘤:经皮肾穿刺消融术、经肾动脉栓塞术等介入治疗,可以达到局部治疗的效果,保留患者的肾功能。

（3）其他肿瘤：如肺部肿瘤、盆腔肿瘤等，也可以通过介入治疗进行局部药物灌注、栓塞或消融治疗。

4. 消化系统疾病

（1）消化道出血：通过精准血管造影及介入栓塞术，找到出血的血管进行栓塞便能有效止血。

（2）胆道梗阻：经皮肝穿刺胆道引流术（PTCD）可以解除胆道梗阻，缓解黄疸等症状。

（3）食道狭窄：通过球囊扩张或支架置入解除狭窄，恢复患者正常进食。

5. 泌尿、生殖系统疾病

（1）肾囊肿：通过介入方法穿刺囊肿并注入硬化剂，使囊肿萎缩和吸收。

（2）子宫肌瘤：通过栓塞肌瘤供血动脉，使其缺血性坏死，缩小或消失。

6. 其他

（1）大咯血：经导管支气管动脉、肺动脉栓塞治疗咯血，疗效显著。

（2）脊柱病变：如椎间孔狭窄、椎体压缩性骨折等，经皮椎体成形术（PVP）和椎间孔成形术（IPD）等介入手段可以有效缓解患者的疼痛。

细目四　放射性核素检查

要点一　甲状腺吸 ^{131}I 功能测定

（一）参考值

正常情况下，甲状腺吸 ^{131}I 的百分率为 2~3 小时 15%~25%；4~6 小时 20%~30%；24 小时 30%~50%，吸 ^{131}I 高峰出现在 24 小时。

（二）影响因素

1. **地域因素**　甲状腺吸 ^{131}I 率正常值受不同地域中食物及水中含碘多少不同而有差异，但共同的规律是随着时间的增加，吸碘率逐渐增高，吸碘高峰在 24 小时。

2. **年龄、性别**　儿童、青春期少年甲状腺吸 ^{131}I 率较成年人高，女性高于男性，但差异均无显著性。

3. **食物、药物**　含碘食物如海带、紫菜，一些药物如海藻、昆布、胺碘酮等对甲状腺吸碘率有抑制作用。

（三）临床意义

1. **甲状腺吸 ^{131}I 功能测定**　可用于甲状腺功能亢进症、亚急性甲状腺炎、甲状腺功能减低以及地方性甲状腺肿的辅助诊断或鉴别诊断。此项检查对成人身体几乎无害，因此安全可靠。但为了防止射线损伤胎儿，禁用于妊娠及哺乳期妇女。

2. **吸碘率增高**　见于以下情形：①甲状腺功能亢进症，此时不仅有吸 ^{131}I 率增高，而且吸 ^{131}I 高峰前移，但吸 ^{131}I 率的高低与甲状腺功能亢进症病情的严重程度不成正比关系。②地方性缺碘性甲状腺肿，虽然吸 ^{131}I 率增高，但无高峰前移。

3. **吸碘率降低**　见于以下情形：①原发性或继发性甲状腺功能减退症。②亚急性甲状腺炎、慢性淋巴性甲状腺炎。

要点二　血清甲状腺素和促甲状腺激素测定

1. **甲状腺素测定**　主要是测定血液中有活性的四碘甲状腺原氨酸（T_4）和三碘甲状腺原氨酸（T_3）。正常情况下，血液循环中的 T_4 绝大部分与蛋白相结合，只有 0.04% 呈游离状态，称为游离 T_4（FT_4），血液中总的 T_4 含量称为总 T_4（TT_4）。血液中 T_4 均由甲状腺分泌而来，其浓度比 T_3 大 60~80 倍，但生物活性较 T_3 低。血液中 T_3 只有 20% 是甲状腺分泌的，其余 80% 是由 T_4 转化而来。与 T_4 一样，血液循环中绝大部分 T_3 与蛋白结合，只有 0.3%~0.5% 呈游离状态，称为游离 T_3（FT_3）。只有游离的甲状腺素才能在靶细胞中发挥生物效应。因此，测定 FT_3、FT_4 能更准确地反映甲状腺的功能。

2. **甲状腺素测定的临床意义**　TT_3、TT_4 联合测定对甲状腺功能判定有重要意义。FT_3、FT_4 对诊断甲状腺功能亢进症或甲状腺功能减退症更加准确和敏感，其诊断价值依次是 $FT_3 > FT_4 > TT_3 > TT_4$。

3. **血清促甲状腺激素（TSH）测定的临床意义**　TSH 升高见于甲状腺功能减退症；TSH 降低主要见于甲状腺功能亢进症。

第十部分　药　理　学

第一单元　总　论

细目一　药物效应动力学

要点一　药物作用的基本规律

（一）药物作用及其类型

药物作用是指药物与机体间的初始作用。药理效应（或药物效应）是药物原发作用所引起机体功能或形态的改变。

药物作用可从不同的角度分成不同的类型：兴奋作用和抑制作用；对因治疗和对症治疗；局部作用和全身作用；直接作用和间接作用。

（二）选择性和二重性

1. **选择性**　指多数药物在适当剂量时，只对少数器官或组织发生明显作用，而对其他器官或组织的作用较小或不发生作用的特性。选择性低的药物，作用广泛，临床应用多，不良反应常较多。

2. **二重性**　指药物对机体能产生预防和治疗作用，同时也会产生不良反应。

（三）量效关系

药理效应在一定范围内与剂量的大小或浓度高低呈一定关系，这种剂量与效应的关系即量效关系。药理效应按反应性质可分为质反应和量反应。

1. **剂量**　一般是指药物每天的用量，是决定血药浓度和药物效应的主要因素。常用来描述药物作用的剂量包括：无效量、最小有效量、最大有效量、治疗量、最小中毒量和致死量。

2. **量效曲线**　以药物的效应为纵坐标，剂量为横坐标所作的曲线。量效曲线包含4个特征的变量，即最小有效量、效价强度、效能、斜率。

3. **评价指标**　评价药物效应强度常用半数效应量。包括有半数有效量（ED_{50}）、半数致死量（LD_{50}）。

评价药物安全性的指标有治疗指数（TI）和安全范围。TI=LD_{50}/ED_{50}，此数值越大，表示有效剂量与中毒剂量（或致死剂量）间距离越大，越安全。安全范围可选用LD_1/ED_{99}、LD_5/ED_{95}或TD_1/ED_{99}等。治疗指数不适用于药物引起的特异质反应，临床使用受到限制。

要点二　药物的不良反应

药物的不良反应指药物产生的不符合用药目的并对患者不利的反应。

1. **副作用**　药物在治疗剂量时产生与治疗目的无关的作用。这是与治疗作用同时发生的药物固有的作用，一般较轻微，危害不大，可自行恢复。产生副作用的原因主要是由于药物的选择性低。

2. **毒性反应**　药物剂量过大或用药时间过长而引起的机体损害性反应，一般比较严重。剂量过大而立即发生的毒性反应，称为急性毒性；长期使用而逐渐发生的毒性反应，称为慢性毒性。致癌、致畸胎和致突变反应也属于慢性毒性范畴。

3. **变态反应**　变态反应也称过敏反应，这种反应只发生在少数过敏体质的患者，与该药的作用、使用剂量及疗程无关，在远远低于治疗量时也可发生严重反应。临床表现有药热、皮疹、哮喘、溶血性贫血、类风湿关节炎等，严重时还可引起休克。

4. **特异质反应**　少数患者对某些药物特别敏感，其产生的作用性质可能与常人不同。其反应性质与药物的固有药理作用相关，其严重程度与剂量成正比。这是一类先天性遗传异常所致的反应。如红细胞葡萄糖-6-磷酸脱氢酶缺损者服用伯氨喹时可发生严重的溶血性贫血。

5. **其他反应**　其他反应包括后遗效应、继发反应、药物依赖性。

要点三　药物的作用机制

药物作用机制是研究药物在何处起作用及

如何起作用。可分为受体机制和非受体机制。

（一）药物作用的受体机制

受体是存在于细胞膜或细胞内的一种能选择性地与相应的递质、激素、自体活性物质或药物等相结合，并产生特定生理效应的大分子物质。药物与受体结合后要引起效应，必须具有亲和力和内在活性。亲和力是指药物与受体结合的能力，是作用强度的决定因素。内在活性是药物本身内在固有的，与受体结合后可引起受体激动产生效应的能力，是药物最大效应或作用性质的决定因素。

根据作用于受体后的效应，药物可分为：激动药、拮抗药和部分激动药。

1. 激动药 指既有较强的亲和力，又有较强的内在活性的药物。这些药物与受体结合能产生该受体激动的效应。

2. 拮抗药 指具有较强的亲和力，而无内在活性的药物。这些药物与受体结合后不能产生该受体激动的效应，却因占据受体而拮抗激动药的效应。拮抗药按其作用性质可分为竞争性拮抗药和非竞争性拮抗药两类。

3. 部分激动药 指具有激动药和拮抗药双重特性的药物。这类药物的亲和力较强，但内在活性弱，其单独应用时产生较弱的激动效应。若与激动药合用，随着其浓度增大，表现出拮抗激动药的作用，使同浓度激动药的效应下降，必须增大浓度才能达到最大效应。

受体并不是固定不变的，受各种生理和药物因素的影响而发生调节。受体的调节类型有：受体脱敏和受体增敏。

（二）药物作用的非受体机制

不少药物并不与受体直接作用也能引起细胞功能的变化。已知的非受体机制有：影响酶、影响离子通道、影响转运、影响代谢、影响免疫、理化反应、基因治疗等。

要点四 影响药物效应的因素

药物在机体内产生的药理作用是药物与机体相互作用的结果，受药物和机体的多种因素影响。药物代谢动力学差异和药物效应动力学差异均能引起药物反应的个体差异。临床用药时，应熟悉各种因素对药物作用的影响，根据个体的情况，选择合适的药物和剂量，做到用药个体化。

（一）药物因素

1. 剂型的影响 不同的药物剂型，因给药部位及吸收途径各异、药物溶出速率不同，也影响药物吸收的速度和程度，从而影响药物的起效时间、作用强度、持续时间等。不同剂型的吸收情况取决于剂型释放药物的速度和数量，一般认为，口服剂型吸收情况的顺序为溶液剂＞混悬剂＞颗粒剂＞胶囊剂＞片剂＞包衣片。

2. 给药途径的影响 除血管内给药不存在吸收过程外，其他各种非血管内给药途径吸收快慢不同，特点各异。不同给药途径吸收速率的一般规律为吸入给药＞腹腔注射＞舌下给药＞肌内注射＞皮下注射＞口服＞直肠给药＞皮肤给药。

（二）机体因素

1. 心理因素 患者的精神状态会影响药物的疗效。如情绪激动可使血压升高，亦可引起失眠。

2. 年龄和性别的影响

（1）年龄：①婴儿对影响水盐代谢和酸碱平衡的药物敏感。婴儿血脑屏障未发育健全，新生儿及两岁以下婴儿对吗啡特别敏感，可引起呼吸中枢抑制。②老年人对有些药物反应较敏感，如非甾体抗炎药易致胃肠道出血。老年人对药物的生物转化和排泄能力亦减弱。

（2）性别和体型：女性的脂肪占体重的比率高于男性，而体液总量占体重的比率低于男性，这些因素都可影响药物的分布。女性在月经期、妊娠期、分娩期和哺乳期用药应特别谨慎。

3. 生理与病理状态的影响 生理状态下，由于机体对药物的敏感性呈现昼夜节律变化。内源性配体浓度的差异说明不同机体对药理学拮抗药反应的差异。病理情况下影响药物作用的因素较多，如肝功能不全、肾功能不全、营养不良等。

4. 遗传因素的影响 在基本条件相同的情况下，多数患者对药物的反应基本相似，但有少数患者对药物出现极敏感或极不敏感的现象，称为个体差异，有时甚至有质的不同。

5. 种属差异 不同种族的人群对药物的代谢不尽相同。

细目二 药物代谢动力学

要点 基本药动学参数

(一)生物利用度(F)

生物利用度指药物活性成分从制剂中释放并被吸收进入血液循环的程度和速度。生物利用度是评价药物制剂质量及药物安全性、有效性的重要指标,易受药物制剂、生理、食物等多方面因素影响。生物利用度可分为绝对生物利用度和相对生物利用度。

(二)表观分布容积(V_d)

表观分布容积指药物在体内达到动态平衡时,体内药物总量按血药浓度分布所需体液的总体积。主要反映药物在体内分布的程度,其大小取决于药物的脂溶性、膜通透性、组织分配系数及药物与血浆蛋白结合率等因素。意义在于:可计算出达到期望血浆药物浓度时的给药剂量;可以推测药物在体内的分布程度和组织中的摄取程度。

(三)半衰期($t_{1/2}$)

半衰期又称消除半衰期,是指药物在体内的量或血药浓度下降一半所需的时间。药物半衰期对临床合理用药的重要意义在于:可反映药物消除的快慢,作为临床制定给药方案的主要依据,有助于设计最佳给药间隔;可预计停药后药物从体内消除的时间;可预计连续给药后达到稳态血药浓度的时间。

(四)清除率(Cl)

清除率是指在单位时间内机体能将相当于多少体积血液中的药物完全清除。

(五)稳态血药浓度(C_{ss})

随着给药次数增加,体内总药量的蓄积率逐渐减慢,直至在给药间隔内消除的药量等于给药剂量,从而达到平衡,这时的血药浓度称为稳态血药浓度(C_{ss}),又称坪值。达到C_{ss}的时间仅决定于半衰期,与剂量、给药间隔及给药途径无关。

第二单元 各 论

细目一 外周神经系统药

要点一 拟胆碱药

拟胆碱药是一类作用与乙酰胆碱（ACh）相似或与胆碱能神经兴奋效应相似的药物。按作用方式分为：直接作用于胆碱受体的拟胆碱药和抗胆碱酯酶药。

毛果芸香碱

（一）药理作用

1. **眼** ①缩瞳：激动瞳孔括约肌的 M 胆碱受体，使瞳孔括约肌收缩，瞳孔缩小。②降低眼内压：通过缩瞳作用，虹膜向中心拉紧，虹膜根部变薄，前房角间隙变大，房水回流通畅，眼内压下降。③调节痉挛：作用于睫状肌上 M 受体，使远距离物体不能清晰地成像于视网膜上，看近物清楚，看远物模糊，这一作用称为调节痉挛。

2. **腺体** 毛果芸香碱激动腺体的 M 胆碱受体，使腺体分泌增加，以汗腺和唾液腺最为明显。

（二）临床应用

青光眼、虹膜睫状体炎（与扩瞳药阿托品交替使用）、放疗引起的口腔干燥。

要点二 有机磷酸酯类的毒理与解救药物

有机磷酸酯类的亲电子性的磷原子与胆碱酯酶的酯解部位丝氨酸上的羟基以共价键结合，生成难以水解的磷酰化胆碱酯酶，使胆碱酯酶失去水解 ACh 的能力，造成 ACh 在体内大量堆积，引起中毒症状。如中毒时间过久，则磷酰化胆碱酯酶的磷酰化基团上的一个烷氧基断裂，生成更稳定的单烷氧基磷酰化胆碱酯酶，使中毒酶更难以复活。

有机磷酸酯类中毒症状表现广泛而多样，可分为急性毒性和慢性毒性。

（一）急性毒性

急性毒性主要表现在对胆碱能神经突触、胆碱能神经肌肉接头和中枢神经系统的毒性。轻度中毒以 M 样症状为主，中度中毒者同时有 M 样和 N 样症状，严重中毒者 M 样和 N 样症状加重，还出现中枢神经系统症状。呼吸中枢麻痹是死亡的主要原因。

（二）慢性毒性

因体内胆碱酯酶活性长期受到抑制而出现慢性中毒症状，如神经衰弱综合征（表现为头晕、失眠等）以及多汗、腹胀、偶有肌束颤动及瞳孔缩小。

急性中毒解救原则：

1. **消除毒物** 立即将患者移离中毒现场。经皮肤中毒者，用温水、肥皂水清洗皮肤。经口中毒者，用 1% 盐水或 1:5000 高锰酸钾或 2%~5% 碳酸氢钠洗胃，再用硫酸镁导泻。敌百虫中毒时禁用肥皂水及碱性溶液洗胃，因敌百虫在碱性溶液中可生成毒性更强的敌敌畏。对硫磷中毒时忌用高锰酸钾洗胃，否则氧化成对氧磷，毒性更强。

2. **应用解毒药** ①阿托品：及早、足量使用阿托品，以解除体内 ACh 产生的 M 样症状。直到 M 样症状缓解出现阿托品化。②胆碱酯酶复活药：氯解磷定、碘解磷定及双复磷。氯解磷定为临床使用的首选药。

3. **对症治疗** 吸氧、人工呼吸、输液、用升压药及抗惊厥药等。

要点三 抗胆碱药

阿托品

1. **药理作用** ①抑制腺体分泌，拮抗 M 受体而使腺体分泌减少。唾液腺和汗腺最为敏感。②松弛由胆碱能神经支配的多种内脏平滑肌，对处于过度兴奋或痉挛的平滑肌作用最明显。作用的强弱依次为：胃肠道＞膀胱＞胆管、输尿管、支气管＞子宫。③阻断瞳孔括约肌M受体，扩大瞳孔，升高眼内压和调节麻痹。④对心血管系统的作用，兴奋心脏，大剂量阿托品有明显扩张皮肤血管和解除小血管痉挛的作用，表现为面部潮红（以面颈部明显）与温热，可改善微循环，增加组织的血流灌注量。治疗量时阿托品可阻断副交感神经节后纤维上的M_1受体，使部分患者心率短暂性减慢。

2. 临床应用 ①抑制腺体分泌，抑制呼吸道腺体及唾液腺分泌，防止分泌物阻塞呼吸道而发生吸入性肺炎，常用于全身麻醉前给药。也可用于严重盗汗、流涎症和溃疡病的辅助用药。②解除内脏绞痛，松弛痉挛的内脏平滑肌，对各种内脏绞痛，疗效较好。③眼科应用，虹膜睫状体炎、验光配眼镜和检查眼底。④缓慢型心律失常。⑤抗休克，用于治疗暴发型流脑、中毒性菌痢、中毒性肺炎等所致的休克。⑥有机磷酸酯类中毒。

3. 不良反应 ①副作用较多，常见的有口干、皮肤干燥、视力模糊、扩瞳、心悸、高热、眩晕、排尿困难、便秘等，停药后可逐渐消失，无需特殊处理。②中毒反应：剂量过大除副作用症状加重外，可出现烦躁不安、多语、谵妄、幻觉及惊厥等中枢兴奋症状，严重中毒可由兴奋转入抑制，出现昏迷和呼吸麻痹而致死。阿托品中毒解救主要是对症治疗，同时用毛果芸香碱对抗阿托品中毒症状。

要点四 拟肾上腺素药

（一）去甲肾上腺素

1. 药理作用 对α受体具有强大激动作用，但对$α_1$、$α_2$受体没有选择性，对心脏$β_1$受体作用较弱，对$β_2$受体几乎无影响。

①血管：激动血管的$α_1$受体，主要是使小动脉和小静脉收缩。皮肤、黏膜血管收缩最明显；其次是肾脏、脑、肝、肠系膜、骨骼肌血管。血管收缩，可使外周阻力增加。对冠状血管一般则表现为舒张作用。②心脏：由于血管收缩，外周阻力增加，血压的急剧升高，反射性兴奋迷走神经，使心率减慢。心输出量一般不变或稍降。大剂量可诱发心律失常，但较肾上腺素少见。③血压：升压作用强。小剂量静脉滴注，因对血管收缩作用不剧烈，舒张压升高也不明显，故脉压差变化不大；较大剂量时，因血管剧烈收缩使外周阻力明显增高，脉压差可变小。④其他：对其他平滑肌作用较弱，对机体代谢影响较小。

2. 临床应用 ①休克：主要用于早期神经源性休克。②药物中毒性低血压：中枢抑制药中毒可引起低血压，特别是氯丙嗪中毒时应选用NA，不宜选用肾上腺素。③上消化道出血：适当稀释后口服，对食管静脉曲张破裂出血或胃出血可产生止血效果。

3. 不良反应 ①局部组织缺血坏死：静脉滴注时浓度过大、时间过长或泄漏出血管外，都可引起局部缺血坏死。②急性肾衰竭：用药时间过长或剂量过大，可因肾脏血管强烈收缩，产生少尿、无尿和肾实质损伤。③停药后的血压下降：长期静脉滴注突然停药，可引起血压骤降，应在逐渐减少滴注剂量和速度后再停药。

（二）肾上腺素

1. 药理作用 对α受体和β受体均有激动作用。

（1）心血管系统：①激动心脏$β_1$受体，心肌收缩力增加，传导加速，心率加快，心输出量增加，同时舒张冠状血管，改善心肌供血。剂量过大可引起心律失常。②激动小动脉及毛细血管前括约肌的α受体，使皮肤、黏膜、肾和胃肠道等器官的血管平滑肌收缩，以皮肤、黏膜血管收缩最为强烈；激动骨骼肌和肝脏的血管平滑肌上的$β_2$受体，使这些器官血管舒张。能舒张冠状血管。③升高血压：治疗量或慢速静脉滴注时，由于心脏兴奋，心排出量增加，收缩压升高。同时由于骨骼肌血管的扩张，总外周阻力不变或稍降，脉压加大；大剂量或快速静脉滴注时，血管平滑肌的α受体激动占主导地位，使皮肤、黏膜以及内脏的血管强烈收缩，肾素释放，使总外周阻力明显增高，脉压差变小。

（2）舒张平滑肌：可激动支气管平滑肌上的$β_2$受体而使支气管平滑肌舒张；抑制肥大细胞释放组胺和其他过敏介质；激动支气管黏膜上的α受体，使黏膜血管收缩，毛细血管的通透性降低，有利于消除支气管黏膜水肿。

（3）促进代谢：促使肝糖原分解，血糖升高。降低组织对葡萄糖的摄取和激活甘油三酯酶，加速脂肪分解，使游离脂肪酸升高，可能与兴奋β受体有关。

2. 临床应用 ①心脏骤停：可用于溺水、麻醉意外、手术意外、药物中毒、传染病和心脏传导阻滞等引起的心脏骤停。②过敏性休克：为治疗过敏性休克的首选药。③支气管哮喘：因不良反应严重，仅用于急性发作。④与局麻药配伍可延缓局麻药的吸收，延缓麻醉时间和减少中毒。也可用于局部止血。

3. **不良反应** 主要表现为心悸、烦躁、头痛和血压升高等，有诱发脑出血的危险，可引起心律失常，甚至纤颤。

（三）异丙肾上腺素

1. **药理作用** 有很强的β受体激动作用，但对$β_1$和$β_2$受体选择性低，无α受体激动作用。

（1）心血管系统：①心脏$β_1$受体激动作用，使心肌收缩力增强、心率加快和传导加速。②血压：治疗剂量的异丙肾上腺素，收缩压升高，舒张压下降，脉压差明显加大，可增加组织器官的血液灌注量。可扩张冠状血管，增加冠脉流量。

（2）舒张支气管：激动支气管平滑肌的$β_2$受体，抑制过敏性物质的释放，使支气管平滑肌舒张。

（3）促进代谢：促进糖和脂肪的分解，增加组织耗氧量，升高血糖作用较肾上腺素弱，升高游离脂肪酸作用相似。

2. **临床应用** ①心脏骤停：特别适用于心室自身节律缓慢，高度房室传导阻滞或窦房结功能衰竭并发的心脏骤停。②房室传导阻滞：可治疗二、三度房室传导阻滞。③支气管哮喘：用于控制支气管哮喘的急性发作，舌下或喷雾给药，起效快，作用强。

3. **不良反应** 常见有心悸、头晕、皮肤潮红。支气管哮喘的患者可增加心肌耗氧量，容易诱发心肌梗死、心律失常，严重者还可引发室性心动过速及室颤而导致死亡。禁用于冠心病、心肌炎和甲状腺功能亢进患者。

要点五 抗肾上腺素药

（一）α受体阻断药——酚妥拉明

1. **药理作用**

（1）舒张血管、兴奋心脏：拮抗$α_1$受体，扩张血管平滑肌，导致血管舒张，血压下降。血压下降，反射性兴奋心脏，同时因拮抗突触前膜$α_2$受体，使去甲肾上腺素释放增加，心率加快，心输出量增加。

（2）其他：有拟胆碱作用，使肠平滑肌张力增加；有拟组胺样作用，使胃酸分泌增加，皮肤潮红等。

2. **临床应用**

（1）外周血管痉挛性疾病：如肢端动脉痉挛性疾病及血栓闭塞性脉管炎。

（2）静脉滴注去甲肾上腺素（NA）药液外漏：当静脉滴注去甲肾上腺素发生外漏时，可用该药做局部浸润注射，防止组织坏死。

（3）急性心肌梗死和顽固性充血性心力衰竭。通过舒张小动脉和小静脉，减轻心脏负荷，降低心室充盈压，改善心肌供血和肺水肿、全身水肿。

（4）抗休克：扩张小动脉和小静脉，解除微循环障碍，并能降低肺循环阻力，防止肺水肿的发生。

（5）肾上腺嗜铬细胞瘤：用于嗜铬细胞瘤的诊断、手术前的准备以及手术过程中由于大量肾上腺素释放，而骤发的高血压危象。

（二）β受体阻断药

1. **β受体拮抗作用** ①阻断心脏$β_1$受体，使心率减慢，心收缩力减弱，心输出量减少，心肌耗氧量下降。能延缓心房和房室结的传导。②阻断血管$β_2$受体，引起血管收缩和外周阻力增加。③阻断支气管平滑肌上的$β_2$受体，使支气管平滑肌收缩，呼吸道阻力增加。可诱发或加重哮喘的急性发作。④抑制交感神经兴奋所引起的脂肪分解。能延缓使用胰岛素后血糖水平的恢复，而掩盖低血糖症状。⑤抑制肾素释放：阻断肾小球旁器细胞的$β_1$受体，抑制肾素的释放。

2. **应用**

（1）心律失常：对多种原因引起的快速型心律失常有效。

（2）心绞痛和心肌梗死：对心绞痛有良好的疗效。对心肌梗死，长期应用可降低复发和猝死率。

（3）高血压：对高血压有良好的疗效，伴有心率减慢。

（4）其他：甲状腺功能亢进辅助治疗等。噻吗洛尔降低眼内压，可用于青光眼。

3. **不良反应** 一般的不良反应有恶心、呕吐和轻度腹泻等消化道症状，停药后迅速消失。严重的不良反应为心功能不全和诱发或加剧支气管哮喘。长期应用可使受体上调，如突然停药，可引起原病情加重。偶见眼－皮肤黏膜综合征、幻觉、失眠和抑郁症状。

要点六 局部麻醉药

局麻药是一类应用于局部神经末梢或神经干周围,能暂时、完全和可逆地阻断神经冲动的产生和传导,并在意识清醒的条件下,使局部痛觉暂时消失,且对各类组织均无损伤的药物。可分酯类和酰胺类。其主要作用是阻断感觉神经冲动的产生和传导,高浓度对任何神经都有阻断作用。局麻药的作用与阻滞细胞膜钠通道有关,致使 Na^+ 不能内流,神经传导受阻而产生局麻作用,且作用是可逆的。

根据使用目的和方法,分为表面麻醉、浸润麻醉、传导麻醉、蛛网膜下腔麻醉、硬膜外麻醉和区域镇痛。

细目二 中枢神经系统药

要点一 全身麻醉药

全身麻醉药,是一类能引起中枢神经系统广泛抑制,导致意识、感觉,特别是痛觉暂时消失的药物,主要用于手术麻醉。

1. **吸入性麻醉药** 一类经呼吸道吸入,通过肺泡毛细血管弥散入血而产生全身麻醉作用的药物。多是化学性质稳定的挥发性液体或气体。

2. **静脉麻醉药** 静脉麻醉药是指经静脉注入而产生全麻作用的药物。

3. **麻醉前给药** 在使用麻醉药之前,为减轻患者的紧张情绪,增强麻醉效果,防止唾液、支气管分泌物所致的吸入性肺炎和防止反射性心律失常而使用的药物。常用的有镇静药、镇痛药、抗胆碱药等。

要点二 镇静催眠药

苯二氮䓬类

(一)作用机制

苯二氮䓬类药物(BZ,地西泮、艾司唑仑等)与 BZ 结合位点结合后,可促进 GABA 与 $GABA_A$ 受体结合,导致氯通道开放频率增加,大量氯离子进入细胞膜内产生超极化,导致神经兴奋性降低。

(二)药理作用及其应用

1. **抗焦虑** 小于镇静剂量即可产生抗焦虑作用,选择性地缓和焦虑、紧张、忧虑、恐惧等症状。对于精神不安引起的失眠也有改善作用。

2. **镇静催眠** 随着剂量的增大,依次出现镇静及催眠作用,能缩短入睡时间,减少觉醒次数,延长睡眠时间。麻醉前给药,减少麻醉药用量,缓解患者对手术的恐惧情绪,增强安全性。本类药较大剂量还可引起暂时性的记忆缺失,使患者忘掉手术中的不良刺激。

3. **抗惊厥和抗癫痫** 大剂量的地西泮等能缓解、消除惊厥或癫痫症状。可用于治疗破伤风、子痫、药物中毒和小儿高热引起惊厥的辅助治疗。地西泮静脉注射,对癫痫持续状态有显著效果,常作为首选药物。

4. **中枢性肌松** 抑制脊髓多突触反射而呈现中枢性肌松作用。可用于缓解中枢神经系统病变引起的肌张力增强,以及关节病变、腰肌劳损等所致的肌肉痉挛。

(三)不良反应

常见不良反应为嗜睡、乏力、头晕、记忆力下降,以及影响技巧性操作如驾驶安全等。连续用药,会发生依赖性,突然停药可出现戒断症状。过量使用可引起急性中毒,过量中毒时的特异拮抗药为氟马西尼。

要点三 抗癫痫药与抗惊厥药

抗癫痫药物作用是抑制病灶的异常放电和遏制异常放电向周围正常脑组织的扩散。按其作用机制可分为两类:一类以作用于神经细胞膜,干扰 Na^+、Ca^{2+} 内流,降低神经细胞膜的兴奋性,如苯妥英钠、苯巴比妥等;另一类是增强 GABA(中枢抑制性递质)介导的抑制性突触的传递功能,提高突触前或突触后抑制,如丙戊酸钠、硝西泮等。

苯妥英钠

(一)药理作用

阻止大脑神经元高频放电向病灶周围正常脑组织的扩散,但不能抑制癫痫病灶的高频放电。作用机制为阻滞神经细胞膜上 Na^+ 通道和 Ca^{2+} 通道,减少 Na^+、Ca^{2+} 内流,稳定细胞膜。

(二)临床应用

1. **癫痫** 是治疗癫痫强直-阵挛性发作(大发作)的首选药,但复杂部分性发作亦有效,对小发作无效。

2. 外周神经痛 用于三叉神经、舌咽神经和坐骨神经痛等,可使疼痛减轻,发作次数减少或消失。

3. 室性心律失常 特别是对强心苷中毒所致的室性心律失常有效。

（三）不良反应

一般不良反应发生率高,主要有:局部刺激,口服可致恶心、呕吐、食欲减退等胃肠道反应,宜饭后服用。静脉注射可发生静脉炎。长期使用能引起齿龈增生,多见于儿童和青少年。药量过大可致前庭小脑功能失调,长期应用可导致叶酸缺乏,发生巨幼红细胞性贫血；还可致低血钙症,可致过敏反应。

要点四 抗精神失常药

抗精神病药主要通过阻断中脑-皮质通路和中脑-边缘系统通路的多巴胺受体,呈现抗精神病作用；同时也阻断其他多巴胺通路,导致内分泌紊乱、锥体外系反应等不良反应。

氯丙嗪

（一）药理作用

1. 中枢 ①镇静:用药后,患者表现安定、镇静、感情淡漠对周围事物不感兴趣,在安静环境中易诱导入睡,但易觉醒。对动物有镇静驯化作用。②抗精神病:能使精神分裂症的躁狂、幻觉、妄想等症状逐渐消失,理智恢复,情绪安定,生活自理。但对Ⅱ型精神病和抑郁症无效,甚至使之加重。氯丙嗪可以阻断 D_1 和 D_2 受体,其抗精神病作用主要与拮抗中脑-皮质和中脑-边缘系统通路中突触后的 D_2 受体有关。③镇吐:小剂量直接抑制延脑的催吐化学感受区(CTZ),产生中枢性镇吐作用；大剂量直接抑制呕吐中枢。但对晕动病(晕车、晕船)引起的呕吐无效。④影响体温调节:能抑制下丘脑的体温调节中枢,从而抑制机体的体温调节作用,使体温随环境温度的变化而升降。与物理降温同时应用能降低正常人体温。⑤加强中枢抑制药的作用:与全身麻醉药、镇静催眠药、镇痛药等中枢抑制药合用有协同作用,应减少用量。

2. 自主神经系统 ①阻断 α 受体:可使肾上腺素的升压作用翻转；能使血管扩张,外周阻力降低而产生降压作用。②阿托品样作用:大剂量氯丙嗪阻断 M 受体,出现口干、心悸、视物模糊、尿潴留及便秘等副作用。

3. 内分泌 氯丙嗪阻断下丘脑垂体通路的 D_2 受体,使垂体内分泌的调节受到抑制。如抑制催乳素抑制因子的释放,使腺垂体催乳素分泌增加等。

（二）临床应用

1. 精神分裂症 用于Ⅰ型精神分裂症,必须长期用药。

2. 躁狂症 可用于治疗躁狂症及伴有兴奋、紧张、妄想、幻觉等症状的精神病。

3. 神经官能症 小剂量可消除焦虑、紧张等症状。

4. 呕吐 可治疗多种疾病(如癌症、放射病等)及药物所引起的呕吐,但对晕动性呕吐无效。氯丙嗪还可制止顽固性呃逆。

5. 低温麻醉及人工冬眠 配合物理降温(如冰浴等),用于低温麻醉。常与其他中枢抑制药合用(如哌替啶、异丙嗪)组成"冬眠合剂",使患者进入人工冬眠状态,用于严重感染、高热惊厥及甲状腺危象等病症的辅助治疗。

（三）不良反应

1. 一般不良反应 如嗜睡、困倦、乏力等中枢抑制作用及视物模糊、口干、鼻塞、心悸、便秘及尿潴留等。少数患者注射给药时可出现直立性低血压。

2. 锥体外系反应 是长期大量使用氯丙嗪治疗精神分裂症时最常见的副作用。主要有:①帕金森综合征。表现为表情呆板、动作迟缓、肌肉震颤、肌张力增高,多见于老年患者。②急性肌张力障碍。③静坐不能。表现为坐立不安、反复徘徊。④迟发性运动障碍。表现为不自主的呆板运动及四肢舞蹈动作,可出现口-舌-颜面的不随意运动。

3. 过敏反应 常见皮疹、接触性皮炎。少数患者可致肝损害或急性粒细胞缺乏。

4. 内分泌紊乱 长期用药可致乳房肿大及泌乳、排卵延迟、闭经及生长迟缓等。

5. 惊厥与癫痫 有惊厥、癫痫病及脑器质性病变的患者用药应谨慎。

要点五 抗帕金森病药和抗阿尔茨海默病药

（一）抗帕金森病药

抗帕金森病药是指能够增强中枢多巴胺能神经功能或降低中枢胆碱能神经功能、缓解帕金森病临床症状的药物。目前临床常用治疗帕金森病的药物有：①拟多巴胺药，如左旋多巴和卡比多巴。②中枢抗胆碱药，如苯海索、苯扎托品及丙环定。③促进中枢多巴胺释放及激动多巴胺受体药，前者如金刚烷胺，后者如溴隐亭。

左旋多巴

1. 药理作用 进入脑组织的左旋多巴，在中枢多巴脱羧酶的作用下转变为多巴胺（DA），补充纹状体中 DA 的不足。

2. 临床应用

（1）帕金森病（PD）：左旋多巴可用于治疗各种类型的 PD，但对吩噻嗪类抗精神病药引起的锥体外系症状无效。常与卡比多巴合用。

（2）肝昏迷：纠正神经功能紊乱，仅为辅助治疗。

3. 不良反应

左旋多巴的不良反应多由左旋多巴在外周生成的 DA 蓄积所致。

（1）胃肠道反应：治疗早期可出现厌食、恶心、呕吐或上腹部不适，继续使用可产生耐受性，偶见胃溃疡、出血和穿孔。

（2）心血管反应：部分患者早期会出现轻度直立性低血压。因激动 β 受体，可引起心律失常。

（3）症状波动：长期用药的患者可出现异常不随意运动，还可出现"开关现象"，表现为患者突然出现多动不安（开），而后又出现肌强直性运动不能（关），两种现象交替出现，严重影响患者的正常活动。常见于初期疗效好且持续服药 1 年以上的患者。

（4）精神障碍：部分患者可出现焦虑、失眠、噩梦、幻觉、妄想、抑郁以及轻度躁狂等。

（二）抗阿尔茨海默病药

阿尔茨海默病（Alzheimer's disease，AD）是一种进行性的认知功能障碍和记忆损伤为主的中枢神经系统退行性病变，主要发生在老年或老年前期。随着老龄化社会的进程加快，AD 的发病率逐年上升。目前临床主要使用中枢胆碱酯酶抑制药、N-甲基-D-天门冬氨酸（NMDA）受体抑制剂、神经细胞生长因子、促代谢药等。

多奈哌齐

多奈哌齐是第二代中枢胆碱酯酶抑制药。通过竞争性抑制中枢胆碱酯酶来增加中枢乙酰胆碱含量，对丁酰胆碱酯酶无作用。与第一代药他克林相比，多奈哌齐对中枢胆碱酯酶有更高的选择性和特异性，能改善轻度和中度 AD 患者认知能力，延缓病情发展。常见不良反应为肝毒性及外周抗胆碱副作用，较他克林轻。

美金刚

美金刚是第一个 FDA 批准用于治疗 AD 的药物，属于非竞争性 NMDA 受体抑制剂。能改善中度至重度 AD 患者的认知能力和日常生活能力。主要用于治疗中、晚期重度 AD，与胆碱酯酶抑制药同时使用效果更好。不良反应主要为轻微眩晕、不安、头重、口干等。

要点六 镇痛药

吗啡

（一）药理作用

1. 中枢神经系统 ①镇痛、镇静：吗啡有强大的镇痛作用，而不影响意识。有明显的镇静作用，可消除由疼痛所引起的焦虑、紧张、恐惧等情绪反应，并可产生欣快感。②抑制呼吸：治疗量吗啡可明显降低呼吸中枢对 CO_2 的敏感性，使呼吸频率减慢，潮气量减少。呼吸抑制是吗啡急性中毒致死的主要原因。③其他作用：具有缩瞳作用，中毒时可呈针尖样瞳孔。吗啡可引起恶心和呕吐，与兴奋延髓催吐化学感受区有关。直接抑制延髓咳嗽中枢，产生镇咳作用。抑制下丘脑促性腺激素释放激素和促肾上腺皮质激素释放激素释放。

2. 外周作用 ①消化系统：治疗剂量的吗啡兴奋胃肠平滑肌，抑制胆汁、胰液和肠液分泌，同时抑制中枢，减轻便意，引起便秘。吗啡还能兴奋胆道 Oddi 括约肌，使胆道和胆囊内压增加，诱发或加重胆绞痛，所以胆绞痛时应与阿托品合用。②心血管系统：扩张全身血管，引起直立性低血压。抑制呼吸致 CO_2 积聚，可使脑血管扩张，颅内压增高。③其他：治疗量吗啡能提高膀胱括约肌张力；也可对抗催产素的作用而延长产程；大剂量吗啡还可收缩支气管，抑制免疫功能。

（二）作用机制

通过激动中枢阿片受体而起镇痛作用。

（三）临床应用

①疼痛：吗啡可用于各种原因引起的疼痛，但仅用于其他镇痛药无效的剧痛，对胆绞痛和肾绞痛需加用解痉药如阿托品等；对神经压迫性疼痛疗效较差。②心源性哮喘：吗啡有镇静作用，可迅速缓解患者的紧张、恐惧和窒息感；

抑制呼吸中枢对CO_2的敏感性，使呼吸由浅快变得深慢；扩张外周血管，降低外周阻力，减少回心血量，有利于缓解左心衰竭和消除肺水肿。但伴有休克、昏迷、严重肺部疾患或痰液过多者应禁用。③腹泻：一般以含少量吗啡的阿片酊配成复方制剂用于严重的单纯性腹泻。

（四）不良反应

治疗量的吗啡有时会有恶心、呕吐、呼吸抑制、嗜睡、眩晕、便秘、排尿困难等副作用。具有耐受性及依赖性。急性中毒表现为昏迷、针尖样瞳孔、呼吸高度抑制、血压降低，甚至休克。呼吸麻痹是中毒致死的主要原因。阿片受体阻断药纳洛酮是最常用的抢救药物。

（五）禁忌证

禁用于分娩止痛、哺乳期妇女止痛；支气管哮喘及肺源性心脏病、颅脑损伤的患者禁用。

要点七 解热镇痛抗炎药与抗痛风药

（一）解热镇痛抗炎药

该类药物通过抑制环氧合酶（COX），使前列腺素（PG）合成减少，发挥解热、镇痛共同的药理作用，除苯胺类药物外，大多具有抗炎作用。

1. 解热 通过抑制下丘脑体温调节中枢处的环氧合酶（COX-2），减少前列腺素（PG）的合成，使发热的体温降至正常。对正常体温几乎没有影响。

2. 镇痛 作用于外周，通过抑制炎症局部PG的合成，降低痛觉感受器对致痛物质的敏感性而镇痛，对慢性钝痛有较好的效果。

3. 抗炎 通过抑制PG合成，减轻炎症的红、热、肿、痛等反应，故可明显缓解风湿及类风湿关节炎的症状。

阿司匹林

1. 药理作用及其应用

（1）解热、镇痛：对慢性钝痛特别是伴有炎症者效果好，如头痛、牙痛、神经痛、月经痛和术后创口痛等。

（2）抗炎：作用较强。用于风湿性或类风湿关节炎的治疗，能迅速缓解急性风湿热患者的红、肿、热、痛症状，可用于鉴别诊断。对类风湿关节炎可迅速镇痛，消退关节炎症，减轻及延缓关节损伤的发展进程。

（3）抗血栓形成：小剂量（50~100mg/d）阿司匹林能抑制血小板中COX活性，减少血小板中血栓素（TXA_2）生成，抑制血小板聚集和抗血栓形成，可防治血栓性疾病，小剂量用于预防冠状动脉和脑血管血栓形成。

2. 不良反应

（1）胃肠道反应：最常见。口服对胃黏膜有直接刺激作用，引起恶心、呕吐、上腹部不适等，较大剂量时能兴奋延髓催吐化学感受区引起呕吐。长期服用阿司匹林可致不同程度的胃黏膜损伤和出血，也可使原有溃疡病加重，除了药物对胃肠黏膜的直接刺激外，也与药物抑制对胃黏膜有保护作用的PG的合成有关。

（2）凝血障碍：长期使用者出血性倾向增加，服用维生素K可预防。严重肝损害、低凝血酶原血症、维生素K缺乏和血友病患者禁用，手术前1周的患者应停用。

（3）水杨酸反应：剂量过大（每日5g以上）引起的中毒反应，表现为头痛、眩晕、恶心、呕吐、耳鸣以及视力和听力减退等，严重者可致过度换气、酸碱平衡失调、高热、精神错乱、昏迷，应立即停药，静脉滴注碳酸氢钠以碱化尿液，加速水杨酸盐从尿中排出。

（4）过敏反应：偶见皮疹、荨麻疹、血管神经性水肿和过敏性休克。有些哮喘患者服用阿司匹林后可诱发支气管哮喘，称为"阿司匹林哮喘"。用肾上腺素治疗无效，可试用糖皮质激素。

（5）瑞夷综合征：病毒性感染伴有发热的儿童和青年，服用阿司匹林有发生瑞夷综合征的危险。表现为肝损害和脑病，可致死。

（二）抗痛风药

痛风是体内嘌呤代谢紊乱引起的一种疾病，表现为血液中嘌呤代谢终产物尿酸浓度过高，沉积于关节、结缔组织和肾脏，引起粒细胞局部浸润而产生炎症反应。抗痛风药可通过抑制嘌呤代谢从而减少尿酸生成、促进尿酸排泄或抑制粒细胞浸润而产生作用，迅速终止急性关节炎，减少反复间歇发作，防止关节和肾脏损害。

1. 主要用于急性痛风的药 有秋水仙碱、非甾体抗炎药。秋水仙碱是治疗急性痛风的经典药物，能迅速控制急性痛风性关节炎。非甾体抗炎药能缓解急性痛风的炎症和疼痛症状，有些药物如保泰松还能促进尿酸排泄。

2. 主要用于慢性痛风的药 本类药物通过抑制尿酸生成或促进排泄，从而控制慢性痛风的复发性发作。别嘌醇、奥昔嘌醇、硫异嘌呤属抑制尿酸生成药。丙磺舒、乙磺舒、苯溴马隆属促尿酸排泄药,能抑制尿酸在肾小管吸收,降低血中尿酸浓度。

两类药物适当联合应用可提高疗效。

细目三 自体活性物质

要点一 H_1受体阻断药

第一代H_1受体阻断药(苯海拉明、茶苯海明等)中枢抑制作用强,应用受到限制。第二代(西替利嗪、特非那定等)无中枢作用或较弱,作用持久。

(一)药理作用

1. **抗H_1受体** 对抗组胺引起的支气管、胃肠道平滑肌收缩。对组胺引起的毛细血管扩张和通透性增加有很强的抑制作用。可部分对抗组胺引起的血管扩张和血压降低。

2. **抑制中枢** 多数药物可通过血脑屏障,对中枢产生抑制,表现有镇静、嗜睡。苯海拉明和异丙嗪最强。

3. **其他** 苯海拉明、异丙嗪具有中枢抗胆碱作用,防晕止吐作用较强。

(二)临床应用

1. **皮肤黏膜变态反应性疾病** 常作为首选,现多用第二代药物。

2. **晕动病和呕吐** 茶苯海明、苯海拉明和异丙嗪可用于晕动病、放射病等引起的呕吐。

3. **镇静** 苯海拉明、异丙嗪可用于紧张不安、失眠。

(三)不良反应

常见中枢抑制现象如镇静、嗜睡、乏力等,以苯海拉明和异丙嗪最明显,驾驶员或高空作业者工作期间不宜使用,阿司咪唑等第二代药物无此反应。

要点二 H_2受体阻断药

选择性拮抗胃壁细胞上H_2受体,抑制胃酸分泌,主要用于胃和十二指肠溃疡,胃肠道出血,胃酸分泌过多症,反流性食管炎等的治疗。

不良反应主要有恶心、呕吐、腹泻和便秘等胃肠反应。少数有粒细胞缺乏和再生障碍性贫血。西咪替丁有抗雄激素作用和药酶抑制作用。

细目四 心血管系统药

要点一 抗高血压药

(一)利尿药——氢氯噻嗪

1. **药理作用** 氢氯噻嗪降压作用温和、持久、平稳。初期降压机制是排钠利尿,使细胞外液及血容量减少;长期应用使体内轻度缺钠,小动脉细胞内低钠,通过Na^+-Ca^{2+}交换机制,降低细胞内钙,使血管平滑肌对去甲肾上腺素等加压物质的反应性减弱,并能诱导血管扩张物质的生成。

2. **临床应用** 单独用于轻度高血压或与其他降压药合用治疗各类高血压。联合用药可增强降压作用,并防止其他药物引起的水钠潴留。

3. **不良反应** 该药长期大剂量使用可致低血钾,引起血脂、血糖及尿酸升高,还能增高血浆肾素活性,合用β受体拮抗药可避免或减少不良反应。

(二)肾素-血管紧张素系统抑制药

作用于该系统的药物主要为ACEI(血管紧张素转化酶抑制药)和AngⅡ(血管紧张素Ⅱ)受体拮抗药。

1. **血管紧张素转化酶抑制药** 该类药物的作用特点为:①降压时不伴有反射性心率加快,对心排血量没有明显影响。②可防止或逆转高血压患者的血管壁增厚、心肌肥大和心肌重构。③能增加肾血流量,保护肾脏。④能改善胰岛素抵抗,不引起电解质紊乱和脂质代谢改变。⑤久用不易产生耐受性。

卡托普利

(1)药理作用:卡托普利具有中等强度的降压作用,可降低外周阻力,不伴有反射性心率加快,同时可以增加肾血流量。降压机制主要包括以下几种。①抑制血管紧张素Ⅰ转化酶

（ACE）。②减少醛固酮分泌。③减少缓激肽降解，增强扩张血管效应。

（2）临床应用：用于各型高血压，降压作用与血浆肾素水平相关，对血浆肾素活性高者疗效较好。本类药物也是治疗充血性心力衰竭的基础药物。早期使用卡托普利可降低心梗患者死亡率。

（3）不良反应：主要有咳嗽、血管神经性水肿、皮疹、味觉及嗅觉改变等。

2. **血管紧张素Ⅱ受体拮抗药** 常用药物有氯沙坦、厄贝沙坦等。选择性地与 AT_1 受体结合，拮抗 AngⅡ引起的血管收缩，从而降低血压。长期用药还能抑制心肌肥厚和血管壁增厚。可用于各型高血压，效能与 ACEI 相似，不良反应较 ACEI 少，主要有头晕、高血钾和与剂量相关的直立性低血压。

（三）β 受体拮抗药

常用药物有美托洛尔、普萘洛尔、纳多洛尔、阿替洛尔等。

1. **药理作用** ①阻断心肌 $β_1$ 受体，使心肌收缩力减弱，心率减慢，心输出量减少。②阻断肾小球旁器部位的 $β_1$ 受体，减少肾素分泌，从而抑制肾素血管紧张素系统。③阻断血管运动中枢的 $β_1$ 受体，从而抑制外周交感神经张力而降压。④促进具有扩张血管作用的前列环素生成。

2. **临床应用** 适用于轻、中度高血压，对伴有心输出量偏高或血浆肾素活性增高者以及伴有冠心病、脑血管病变者更适宜。支气管哮喘、严重左心室衰竭及重度房室传导阻滞者禁用。

（四）钙通道阻滞药

该类药物的基本作用是抑制细胞外 Ca^{2+} 的内流，导致血管平滑肌松弛、血管扩张、血压下降。

硝苯地平

1. **药理作用** 硝苯地平能抑制细胞外 Ca^{2+} 的内流，选择性松弛血管平滑肌。降压时伴有反射性心率加快，心输出量增加，血浆肾素活性增高。

2. **临床应用** 用于各型高血压，尤其低肾素性高血压疗效最好。可单用或与利尿药、β 受体拮抗药、ACEI 合用，以增强疗效，减少不良反应。

3. **不良反应** 一般较轻，常见面部潮红、头痛、眩晕、心悸、踝部水肿。踝部水肿系毛细血管前血管扩张所致，非水钠潴留。

要点二 抗心律失常药

（一）I_A 类——奎尼丁

1. **药理作用** 适度阻滞钠通道，使 0 期上升的速率减慢，不同程度抑制心肌细胞膜 K^+、Ca^{2+} 通透性，使心房肌、心室肌和浦肯野纤维的自律性降低，减慢心房肌、心室肌、浦肯野纤维的传导，延长复极过程，且以延长 ERP 更为显著。可使单向阻滞变为双向阻滞，消除折返激动，使异位冲动或折返冲动落入 ERP 中而被消除。此外，可使邻近细胞的 ERP 趋于一致，减少折返的发生。

2. **临床应用** 为广谱抗心律失常药，可用于心房颤动、心房扑动、室上性及室性期前收缩和心动过速的治疗。

3. **不良反应**

（1）胃肠道反应：用药早期常有恶心、呕吐、腹泻等。

（2）心血管反应：抑制心肌收缩力和扩张血管可引起低血压。可引起多种心律失常，如房室和心室内传导阻滞、尖端扭转型室性心动过速，并可出现奎尼丁晕厥，甚至心室颤动而致猝死。当窦房结功能低下时，可引起心动过缓或停搏。

（3）金鸡纳反应：长期用药可引起。轻者出现耳鸣、头痛、视力模糊，重者出现谵妄、精神失常。

（4）过敏反应：偶见血小板、粒细胞减少等。

（二）I_B 类——利多卡因

1. **药理作用**

（1）抑制 4 期 Na^+ 内流，促进 K^+ 外流，从而降低浦肯野纤维的自律性，提高心室肌的阈电位水平，提高其致颤阈。

（2）改变传导速率：当血 K^+ 浓度低于心肌部分除极浓度时，可促进 K^+ 外流，加快传导，消除单向阻滞而中止折返。

（3）相对延长 ERP：缩短心室肌和浦肯野纤维的 APD 和 ERP，但缩短 APD 更显著，相对延长 ERP，有利于消除折返。

2. **临床应用** 窄谱抗心律失常药用于室性心律失常，特别适用于危急病例，是治疗急性心肌梗死引起的室性心律失常的首选药，对强心苷中毒所致者也有效。

3. **不良反应** 剂量过大可引起心率减慢、房室传导阻滞或低血压。禁用于有癫痫病史患者。眼球震颤是利多卡因毒性反应的早期信号。

(三) I_C 类——普罗帕酮

1. **药理作用** 该药抑制 0 期及 4 期 Na^+ 内流的作用强于奎尼丁,还有较弱的 β 受体拮抗作用和钙通道阻滞作用。

(1) 明显抑制 Na^+ 内流,降低浦肯野纤维和心室肌细胞的自律性。

(2) 可使心房、心室和浦肯野纤维的传导速度明显减慢。

(3) 轻度延长 ERP 和 APD,但对复极过程影响较奎尼丁弱。

(4) 轻度抑制心肌收缩力。

2. **临床应用** 适用于室性、室上性心律失常及预激综合征伴心动过速者,是广谱抗心律失常药。

3. **不良反应** 常见不良反应有恶心、呕吐、味觉改变、头晕等,心血管反应有心律失常、房室传导阻滞、心功能不全、低血压等。本药一般不宜与其他抗心律失常药合用,以避免心脏抑制。

(四) II 类 β 受体拮抗药——普萘洛尔

1. **药理作用** 拮抗心脏的 $β_1$ 受体。对窦房结、心房内传导组织及浦肯野纤维,可减慢 4 相自动除极化速率,降低自律性。减慢 0 相 Na^+ 内流,使 0 相除极化速率降低,减慢房室结及浦肯野纤维的传导速度。延长房室结 ERP。

2. **临床应用** ①室上性心律失常如心房颤动、心房扑动及阵发性室上性心动过速等;②因焦虑、甲状腺功能亢进等引起的窦性心动过速;③室性心律失常特别是对由于运动和情绪激动引起者的疗效显著;④急性心肌梗死患者,长期使用可减少心律失常的发生及再梗死率,从而降低病死率。

(五) III 类延长动作电位时程药——胺碘酮

1. **药理作用** 阻滞心肌细胞膜钾通道,阻滞钠通道和钙通道,并可轻度非竞争性地拮抗 α 受体和 β 受体,并且具有扩张血管平滑肌作用。

通过抑制 K^+ 外流,抑制复极过程,明显延长房室结、心房肌和浦肯野纤维的 APD 和 ERP。通过阻滞钠、钙通道和拮抗 β 受体,降低窦房结和浦肯野纤维的自律性。减慢传导,阻滞钠、钙通道,减慢房室结和旁路以及浦肯野纤维的传导速度。扩张冠状动脉,改善心肌营养;扩张外周血管,降低心脏做功,减少心肌耗氧量。

2. **临床应用** 广谱抗心律失常药,用于各种室上性和室性心律失常,对心房扑动、心房颤动和室上性心动过速疗效好。

3. **不良反应**

(1) 心血管反应:窦性心动过缓、房室传导阻滞及 Q-T 间期延长(发生率高,需定期查心电图),偶致尖端扭转型室性心动过速。静脉注射过快可引起血压下降、心力衰竭。

(2) 心血管外反应:因含碘,长期服用可引起甲状腺功能亢进或低下;偶致肺间质纤维化,预后严重;还可引起胃肠道反应及皮肤光过敏症等。

(3) 禁忌证:心动过缓、房室传导阻滞、Q-T 间期延长综合征、甲状腺功能障碍及对碘过敏者禁用。

(六) IV 类钙通道阻滞药——维拉帕米

1. **药理作用** 阻滞心肌细胞膜的钙通道,抑制 Ca^{2+} 内流,主要作用于窦房结和房室结。具有降低自律性、减慢传导速度、延长动作电位时程和有效不应期、抑制心肌收缩力、扩张冠脉、扩张外周血管的作用。

2. **临床应用** 阵发性室上性心动过速,是首选药物之一,对冠心病、高血压伴发心律失常者尤其适用;对强心苷中毒引起的室性期前收缩(迟后除极)也有效。

3. **不良反应** 静脉注射过快或剂量过大可引起心动过缓、房室传导阻滞甚至心脏停搏,也可引起血压下降,诱发心力衰竭。

要点三 抗慢性心功能不全药

强心苷类

(一) 药理作用

1. **心脏** ①正性肌力作用:强心苷可选择性地作用于心肌。其特点是直接作用于心脏,使心肌收缩力加强,加快心肌收缩速度,收缩更加敏捷。由于正性肌力作用,强心苷可增加衰竭心脏的输出量,对衰竭心脏能降低总耗氧量。作用机制:心肌细胞膜上的 Na^+-K^+-ATP 酶是强心苷的受体,强心苷与受体结合,抑制酶的活性,使心肌细胞内 Na^+ 浓度增加,K^+ 浓度降低,

影响 Na^+-Ca^{2+} 交换，导致 Na^+ 外流增多，Ca^{2+} 内流增加；或 Na^+ 内流减少，Ca^{2+} 外流降低，致使心肌细胞内游离 Ca^{2+} 浓度升高，又进一步促使肌浆网 Ca^{2+} 释放，最终细胞内游离 Ca^{2+} 增多，发挥正性肌力作用。②负性频率：强心苷增加心排出量，反射性降低 CHF 时的交感神经兴奋性，提高迷走神经兴奋性，从而减慢心率。③对心肌电生理的主要影响。

2. **其他** ①影响神经系统的作用：兴奋迷走神经、影响交感神经兴奋性、兴奋中枢神经系统，中毒时可兴奋延髓催吐化学感受区而引起呕吐，可增强交感神经兴奋性导致快速心律失常。②抑制肾素-血管紧张素-醛固酮系统（RAAS）：强心苷可使血浆肾素活性降低，减少血管紧张素Ⅱ的生成及醛固酮的分泌，从而产生对心脏的保护作用。③利尿：强心苷通过增加心排出量，使肾血流量增加而对 CHF 患者有明显利尿作用，还可通过抑制肾小管上皮细胞膜 Na^+-K^+-ATP 酶而抑制肾小管对 Na^+ 的重吸收，排 Na^+ 利尿。

（二）临床应用

1. **慢性心功能不全** 对多种原因引起的 CHF 都有治疗作用，但对不同原因所致 CHF 的治疗效果不同：对伴心房颤动且心室率较快者疗效最好；对高血压、心脏瓣膜病、先天性心脏病所致者疗效较好；对继发于甲状腺功能亢进、重度贫血等疾病者，由于心肌能量代谢障碍而疗效较差；对肺源性心脏病、活动性心肌炎等有心肌缺氧和损害者，不仅疗效差，而且易发生强心苷中毒；对机械因素所致者，如缩窄性心包炎、严重二尖瓣狭窄等疗效很差或无效。

2. **某些心律失常** ①心房颤动：通过抑制房室传导，使较多的心房冲动不能下传到心室，从而减慢心室率，改善心室的泵血功能，增加心排出量。②心房扑动：通过缩短心房不应期，引起更频繁的折返激动，使心房扑动转为心房颤动，进而通过治疗心房颤动的机制产生疗效。部分患者停用强心苷后，因骤然减少折返激动，可恢复窦性节律。③阵发性室上性心动过速：通过提高迷走神经兴奋性可使之终止。

（三）不良反应及其预防

强心苷的安全范围小，一般治疗量已接近中毒量的 60%。多种因素均可诱发强心苷中毒，如低血钾、低血镁、高血钙、心肌缺血缺氧、肾功能不全等，所以中毒的发生率高。

1. **不良反应** ①胃肠道反应：较常见，是中毒的早期反应，可有厌食、恶心、呕吐、腹泻、腹痛等。②中枢反应：可有眩晕、头痛、失眠、谵妄、幻觉等，偶见惊厥。③视觉障碍：为强心苷中毒的特征，可表现为黄视、绿视及视物模糊。④心脏反应：是中毒最严重的反应，各种心律失常都有可能出现。其中室性期前收缩最多见且发生早，室性心动过速和心室颤动最为严重。

2. **预防** 首先应纠正各种诱发或加重强心苷中毒的因素，如低血 K^+、低血 Mg^{2+}、高血 Ca^{2+} 等。密切观察中毒先兆和心电图变化，如出现一定数目的室性期前收缩、窦性心动过缓及视觉障碍，应及时停用强心苷及各种有排钾作用的药物。监测血药浓度有助于中毒的预防和及早发现。

3. **治疗** 轻度中毒应立即停用强心苷和排钾利尿药等。对于快速型心律失常，如室性期前收缩、室性心动过速，应及时补钾，并可选用苯妥英钠、利多卡因等抗心律失常药。静脉注射地高辛抗体 Fab 片段，可有效地救治强心苷中毒（每 80mg Fab 片段能拮抗 1mg 地高辛）。对于缓慢型心律失常，如房室传导阻滞、窦性心动过缓等可用阿托品治疗。

要点四 抗心绞痛药

（一）硝酸酯类

常用药物有硝酸甘油、硝酸异山梨酯等。

1. **药理作用**

（1）降低心肌耗氧量：①扩张静脉，使回心血量减少，降低心室壁张力，减少心肌耗氧量。②扩张动脉，降低心脏射血阻力，减少心脏做功而降低心肌耗氧量。

（2）改善缺血区心肌供血：①增加心内膜下的血液供应。②选择性扩张心外膜较大的输送血管，该类药物对较大的血管产生舒张后，增加对缺血区的血液灌注。③开放侧支循环。

（3）抑制血小板聚集和黏附，抗血栓形成。

2. **作用机制** 硝酸酯类作为前体药，在血管平滑肌细胞及血管内皮细胞内被催化释放出一氧化氮（NO），而使血管平滑肌松弛。对血管内皮受损的病变，血管仍可产生扩张作用。

3. **临床应用**

（1）稳定型心绞痛的首选药：①预防发作时。②控制急性发作，应舌下含服或气雾吸入，如需多次含服可选用硝酸异山梨酯口服、单硝酸异山梨酯缓释片以及透皮制剂。③发作频繁的重症心绞痛患者，首选硝酸甘油静脉滴注，症状减轻后改为口服。

（2）急性心肌梗死：早期应用可缩小心室容积，降低前壁心肌梗死的病死率，减少心肌梗死并发症的发生。

（3）慢性心功能不全：急性左心衰时采用静脉给药，慢性心功能不全可采用长效制剂，需与强心药物合用。

（4）急性呼吸衰竭及肺动脉高压。

4. **不良反应**　常见因血管扩张所继发的搏动性头痛、皮肤潮红、眼内压升高和颅内压增高。剂量过大使血压过度下降，可引起冠脉灌注压过低，且可反射性兴奋交感神经，使心率加快，心肌收缩力增加而加大心肌耗氧量，导致心绞痛加重，合用β受体拮抗药可对抗。

（二）β受体拮抗药

常用药物有普萘洛尔、美托洛尔、阿替洛尔等。

1. **药理作用**

（1）降低心肌耗氧量：通过拮抗心脏 $β_1$ 受体的作用可使心率减慢，并抑制心肌收缩力，降低血压，减少心脏做功，降低心肌耗氧量而发挥抗心绞痛作用。

（2）改善心肌代谢：心肌缺血时，肾上腺素分泌增加，使游离脂肪酸（FFA）增多。FFA代谢消耗大量的氧而加重心肌缺氧。β受体的拮抗作用可抑制脂肪水解酶，使 FFA 的水平下降，心肌耗氧量降低。

（3）增加缺血区血液供应：β受体拮抗药使非缺血区的血管阻力增高，而缺血区的血管则由于缺氧呈现代偿性扩张状态，促使血液更多地流向缺血区；还能减慢心率而延长心脏的舒张期，增加冠脉的灌注时间，有利于血液向缺血区流动。

（4）促进氧合血红蛋白解离：可增加全身组织包括心脏的供氧。

2. **临床应用**　用于稳定型心绞痛和不稳定型心绞痛，对伴有高血压和快速性心律失常者效果更好。对冠脉痉挛所致的变异型心绞痛，因该类药物拮抗β受体后，使α受体作用占优势，使冠脉收缩而加重心肌缺血，不宜应用。

3. **不良反应**　与阻断β受体有关。导致心脏抑制，诱发或加重哮喘、停药反跳现象。

（三）钙通道阻滞药

常用药物有硝苯地平、维拉帕米等。

药理作用：通过抑制钙离子内流而舒张血管，对变异性心绞痛疗效最为突出。

1. 降低心肌耗氧量，阻滞 Ca^{2+} 流入血管平滑肌细胞，使外周血管扩张，外周阻力降低，减轻心脏后负荷；阻滞 Ca^{2+} 流入心肌细胞，使心肌收缩力减弱，自律性降低，心率减慢；阻滞 Ca^{2+} 进入神经末梢，抑制递质释放，从而对抗交感神经活性增高所引起的心肌耗氧量增加。上述综合结果使心肌耗氧量降低。

2. 增加心肌血液供应，通过阻滞 Ca^{2+} 流入血管平滑肌细胞，直接松弛血管平滑肌和刺激血管内皮细胞合成和释放 NO，使冠脉舒张，以增加心肌血液供应；也可通过开放侧支循环，增加对缺血区的血液灌注；拮抗心肌缺血时儿茶酚胺诱导的血小板聚集，有利于保持冠脉血流通畅。

3. 保护缺血的心肌细胞　钙通道阻滞药可阻滞 Ca^{2+} 内流而减轻"钙超载"，起到保护心肌细胞的作用。

要点五　抗动脉粥样硬化药

动脉粥样硬化是一种慢性炎症过程，主要发生在大动脉和中动脉，特别是冠状动脉、脑动脉和主动脉。常用于防治动脉粥样硬化的药物包括调血脂药、抗氧化剂、多烯脂肪酸类及保护动脉内皮药等，其中调血脂药又包括他汀类、胆固醇吸收抑制药、PCSK9抑制药、贝特类及烟酸类。

调血脂药

临床上常用的调血脂药主要通过以下途径改善血脂异常：①降低脂蛋白的生成。②增加血浆脂蛋白的代谢。③增加胆固醇的清除。

1. **他汀类**　是 3-羟基-3-甲基戊二酰辅酶 A（HMG-CoA）还原酶抑制药。临床常用药物有洛伐他汀、普伐他汀、辛伐他汀，以及人工合成的氟伐他汀、阿托伐他汀和瑞舒伐他汀等。

（1）药理作用

1）调血脂作用：HMG-CoA 还原酶是合成胆固醇的限速酶。他汀类药物竞争性抑制 HMG-CoA 还原酶，从而阻断 HMG-CoA 向甲羟戊酸转化，使肝内胆固醇合成减少。

2）非调脂作用：①改善血管内皮功能。②抑制血管平滑肌细胞增殖和迁移。③延缓巨噬细胞泡沫化。④降低脂蛋白的氧化。⑤抑制血小板的黏附和聚集,阻止血栓形成等。

(2)临床应用:适用于高胆固醇血症和以胆固醇升高为主的混合性高脂血症,既是伴有胆固醇升高的Ⅱ和Ⅲ型高脂血症的首选药,也是糖尿病和肾病性高脂血症的首选药物。

(3)不良反应:他汀类有较好的耐受性和安全性,不良反应较少见,但儿童、孕妇、哺乳期妇女及肝、肾功能异常者不宜使用,原有肝病史者慎用。不良反应主要为肌病,肝毒性,胃肠道反应、皮肤潮红、头痛等暂时性反应。他汀类与大环内酯类抗生素(克拉霉素和红霉素),降血脂药烟酸类或者贝特类联合,会使循环中他汀类药物浓度升高,增加肌病的危险性。

2. **依折麦布** 是第一个胆固醇吸收抑制剂类降脂药,通过抑制小肠黏膜上皮细胞胆固醇吸收而降低 TC 和 LDL。

(1)药理作用:依折麦布是第一个胆固醇吸收抑制剂类降脂药,是一种口服、强效的降脂药物,能附在小肠绒毛的刷状缘,选择性抑制 NPC1L1 受体而特异地抑制肠道内胆固醇的吸收,从而减少小肠中胆固醇向肝脏转运,降低肝脏胆固醇的储量,继之增加血液中胆固醇的清除。该药既不增加胆汁分泌,也不抑制胆固醇在肝脏的合成(如他汀类)。

(2)临床应用:依折麦布可单独或联合用于以胆固醇升高为主的患者,特别适合作为不能耐受他汀治疗者的替代。

(3)不良反应:该药不良反应少,少数患者偶见肌肉损害,肝脏反应,过敏反应等。

细目五 内脏系统药和血液系统药

要点一 利尿药与脱水药

常用利尿药的分类及其作用机制:

1. **高效利尿药** 主要作用于髓袢升支粗段,抑制 Na^+-K^+-$2Cl^-$ 同向转运体,影响肾脏的稀释功能和浓缩功能,产生强大的利尿作用。常用药物有呋塞米、依他尼酸等。

2. **中效利尿药** 主要作用于远曲小管近端的 Na^+-Cl^- 同向转运体,减少 Na^+、Cl^- 的重吸收,影响肾脏的稀释功能而产生利尿作用,利尿效能中等,常用药物有氢氯噻嗪。

3. **低效利尿药** 包括碳酸酐酶抑制药和 Na^+-K^+ 交换抑制药。前者有乙酰唑胺,后者有螺内酯和氨苯蝶啶。乙酰唑胺通过抑制碳酸酐酶,使 H^+ 生成减少,抑制 H^+-Na^+ 交换,Na^+ 排出增加而产生利尿。螺内酯通过竞争醛固酮受体,抑制 Na^+-K^+ 交换,产生留钾利尿;氨苯蝶啶通过抑制远曲小管和集合管的 Na^+ 通道,使 Na^+-K^+ 交换减少。螺内酯和氨苯蝶啶又称留钾利尿。

(一)高效利尿药——呋塞米

1. **药理作用**

(1)利尿:作用强大、迅速而短暂。呋塞米能促进 Ca^{2+}、Mg^{2+} 排出,减少尿酸排出。

(2)扩张血管:能扩张肾血管,降低肾血管阻力,增加肾血流量,改变肾皮质内血流分布;还能扩张全身小静脉,降低左室充盈压,减轻肺水肿。

2. **临床应用**

(1)严重水肿:对各类水肿均有效,主要用于其他利尿药无效的顽固性水肿和严重水肿。

(2)急性肺水肿和脑水肿。

(3)急慢性肾衰竭:可用于急性肾衰竭的早期防治。大剂量可治疗慢性肾衰竭,使尿量增加。但禁用于无尿患者。

(4)加速毒物排出:配合输液,可加速毒物排泄。主要用于经肾排泄的药物中毒抢救,如苯巴比妥、水杨酸类、溴化物等急性中毒。

(5)高钾血症和高钙血症:可增加 K^+ 排出,抑制 Ca^{2+} 重吸收,降低血钾和血钙。

3. **不良反应**

(1)水和电解质紊乱:长期用药,利尿过度可引起低血容量、低血钠、低血钾、低血镁及低氯性碱中毒。以低血钾最为常见,应注意及时补钾。加服留钾利尿药有一定预防作用。当低血镁同时存在时,如不纠正低血镁,即使补充 K^+,也不易纠正低血钾。

(2)耳毒性:表现为眩晕、耳鸣、听力下降、暂时性耳聋。应避免与氨基糖苷类抗生素等有耳毒性的药物合用。

(3)胃肠道反应:可致恶心、呕吐、上腹不适及腹泻,大剂量可致胃肠道出血。

(4)高尿酸血症。

(5)过敏反应,偶致骨髓抑制。

（二）中效利尿药——氢氯噻嗪

噻嗪类是临床广泛应用的一类口服利尿药和降压药，毒性小，安全范围较大。

1. 药理作用

（1）利尿：作用温和而持久。由于转运至远曲小管的 Na^+ 增加，促进了 Na^+-K^+ 交换，K^+ 的排出也增加，长期服用可引起低血钾。

（2）抗利尿：噻嗪类药物使尿崩症患者尿量明显减少，口渴症状减轻。

（3）降压：用药初期通过利尿作用减少血容量而降压，后期因排钠较多，降低血管平滑肌对儿茶酚胺等加压物质的敏感性而降压。

2. 临床应用

（1）轻、中度水肿：是治疗各类轻、中度水肿的首选药。对肾性水肿的疗效与肾功能有关，肾功能不良者疗效差；对肝性水肿与螺内酯合用疗效增加，可避免血钾过低诱发肝昏迷。

（2）高血压：轻、中度高血压可单用或与其他降压药合用。

（3）尿崩症：用于肾性尿崩症及加压素无效的垂体性尿崩症。轻症效果好，重症疗效差。

（4）特发性高钙血症和肾结石：使患者尿钙排出显著降低，防止肾钙结石的形成。

3. 不良反应

（1）电解质紊乱：长期用药可引起低血钾、低血镁、低氯性碱中毒及低血钠症。低钾血症较多见，表现为疲倦、软弱、眩晕或轻度胃肠反应，合用留钾利尿药可防治。

（2）代谢异常：致血糖升高、高脂血症和高尿酸血症。

（3）过敏：偶有过敏性皮疹、皮炎、粒细胞减少、血小板减少、溶血性贫血等过敏反应。

（4）加重肾功能不良：可使肾小球滤过率下降，肾功能不良者慎用。

（三）低效利尿药——螺内酯

1. 药理作用 结构与醛固酮相似，可与醛固酮竞争远曲小管远端和集合管细胞质内的醛固酮受体，拮抗醛固酮的排钾保钠作用，促进 Na^+ 和水的排出。作用特点为：①作用弱，起效慢，维持时间长。②作用的发挥依赖于体内醛固酮的存在，对切除肾上腺的动物无效。

2. 临床应用 用于醛固酮增多的顽固性水肿，因利尿作用弱，较少单用，常与噻嗪类利尿药合用。

3. 不良反应 不良反应较少，久用可致高血钾；有性激素样副作用。

要点二 血液系统药

抗凝血药

肝素

（一）药理作用

1. 抗凝 体内、体外均具有抗凝作用，且作用迅速，能延长凝血酶原时间。机制为：激活 AT-Ⅲ，从而加速 AT-Ⅲ 对凝血因子Ⅱa、Ⅸa、Ⅹa、Ⅺa、Ⅻa 等的灭活。

2. 其他 能抑制由凝血酶诱导的血小板聚集。可通过调节血脂、保护动脉内皮和抗血管平滑肌细胞增殖等作用而发挥抗 AS 作用。

（二）临床应用

1. 血栓栓塞性疾病。
2. 弥散性血管内凝血（DIC）。
3. 体外抗凝。

（三）不良反应

主要为自发性出血，严重出血需缓慢静脉注射硫酸鱼精蛋白解救。血小板减少症，停药后第 4 天可恢复。此外，可引起过敏反应，出现皮疹、药热等。长期应用可引起脱发、骨质疏松等。

要点三 消化系统药

抗消化性溃疡药

胃酸的分泌受组胺、促胃泌素和乙酰胆碱的控制，这些物质能激动壁细胞膜上的 H_2 受体、促胃泌素受体和 M 受体，通过第二信使激活 H^+-K^+-ATP 酶（质子泵），将 H^+ 从壁细胞内转运到胃腔，K^+ 从胃腔转运到壁细胞内，进行 H^+-K^+ 交换分泌胃酸。促胃泌素受体拮抗药和 H^+ 泵抑制药均能抑制胃酸分泌。另外，前列腺素类也能抑制胃酸分泌。

黏膜保护药主要有前列腺素衍生物、硫糖铝和铋制剂等。

奥美拉唑

1. 药理作用 特异性地作用于胃黏膜细胞，可逆性地抑制胃壁细胞 H^+-K^+-ATP 酶的功能，对胃酸分泌有强大而持久的抑制作用。能迅速缓解疼痛，减少胃液的总量和胃蛋白酶的分泌量，增强胃血流量，降低幽门螺杆菌数量，有利于溃疡愈合。对阿司匹林、乙醇、应激所致胃黏膜损伤有预防保护作用。

2. 临床应用 胃、十二指肠溃疡，反流性食管炎，卓-艾综合征等，对其他药无效的消化性溃疡患者也具有良好效果。

3. **不良反应** 主要有头痛、头晕、口干、恶心、腹胀和失眠。长期使用可致胃内细菌过度滋长。

要点四 呼吸系统药

1. **祛痰药** 一是黏液分泌促进药，如氯化铵等，通过刺激胃黏膜，反射性地促进呼吸道分泌。二是降低痰液黏稠度药，如乙酰半胱氨酸、溴己新等，使黏稠度下降，利于排出。

2. **镇咳药** 镇咳药能抑制咳嗽反射，减轻咳嗽频度和强度。按作用部位可分为中枢性镇咳药（可待因、右美沙芬）和外周性镇咳药（那可丁、苯佐那酯）。

3. **平喘药** 平喘药有两类，一类是支气管扩张药：包括β受体激动药（沙丁胺醇、异丙肾上腺素、肾上腺素、麻黄碱等），茶碱类（氨茶碱、胆茶碱），M受体拮抗药等。另一类是抗炎抗过敏平喘药：常用的有糖皮质激素类、肥大细胞膜稳定药（色甘酸二钠）和抗白三烯药（孟鲁司特、扎鲁司特）三大类。

细目六 内分泌系统药

要点一 糖皮质激素类药

（一）药理作用

1. **抗炎** 有很强的抗炎作用，其特点为显著、非特异性，对细菌、病毒等病原微生物无影响。在急性炎症早期，抑制局部血管扩张，降低毛细血管通透性，使血浆渗出减少、白细胞浸润及吞噬作用减弱，改善红、肿、热、痛等症状；对于慢性炎症或急性炎症的后期，能抑制毛细血管和成纤维细胞的增生及肉芽组织的形成，减轻炎症引起的瘢痕和粘连。

糖皮质激素抗炎作用的环节主要有：①抑制磷脂酶A_2，减少具有扩张血管作用的前列腺素类及白三烯类的生成，降低血管通透性。②稳定溶酶体膜，减轻细胞和组织的损伤性反应。③增加血管张力，降低毛细血管通透性。④抑制吞噬细胞功能，抑制巨噬细胞对抗原的反应能力，抑制巨噬细胞的趋化性。⑤抑制炎症细胞功能。⑥抑制炎症后期肉芽组织增生。⑦抑制某些细胞因子及黏附因子的产生。⑧诱导炎症细胞凋亡。

2. **免疫抑制与抗过敏** 糖皮质激素对免疫过程的许多环节都有抑制作用。

3. **抗内毒素** 糖皮质激素能提高机体对细菌内毒素的耐受力，缓和机体对内毒素的反应，减轻细胞损伤，缓解毒血症状。

4. **抗休克** 超大剂量的糖皮质激素常用于严重休克的抢救，对中毒性休克疗效尤好。抗休克的机制与下列因素相关：①降低血管对某些缩血管活性物质（如肾上腺素、去甲肾上腺素）的敏感性，解除小血管痉挛，改善微循环。②稳定溶酶体膜，减少形成心肌抑制因子（MDF）的酶进入血液，从而阻止或减少MDF的产生。

5. **影响血液与造血系统** 糖皮质激素能增强骨髓造血功能，使血液中红细胞和血红蛋白含量增加，大剂量也使血小板和纤维蛋白原增多，缩短凝血时间。也能减少血中单核细胞和嗜酸性粒细胞。

6. **其他作用** ①退热：对严重的中毒性感染，如肝炎、伤寒、脑膜炎、急性血吸虫病、败血症及晚期癌症的发热，常具有迅速而良好的退热作用。②中枢兴奋：用药后患者出现欣快、激动、失眠等，偶可诱发精神失常。大剂量对儿童可致惊厥或癫痫样发作。③促进消化：大剂量糖皮质激素可刺激胃产生胃酸和胃蛋白酶。

（二）临床应用

1. **肾上腺皮质功能不全** 脑垂体前叶功能减退症、肾上腺皮质功能减退症（艾迪生病）、肾上腺危象和肾上腺次全切除术后，给予适当剂量维持正常生理作用。

2. **严重感染** 主要用于中毒性感染或同时伴有休克者，如中毒性菌痢、中毒性肺炎、结核性脑膜炎及败血症等。在应用有效而足量的抗生素治疗感染的同时，可用糖皮质激素作为辅助治疗，有助于患者度过危险期。

3. **休克** 大剂量对各种休克均有一定的疗效，是抢救休克的重要药物，但必须同时采用综合性治疗措施。

4. **防止某些炎症后遗症** 可减轻粘连和瘢痕形成，如角膜炎等。

5. **自身免疫性疾病、过敏性疾病** 应用糖皮质激素可缓解症状,但不能根治。与环孢素等免疫抑制剂合用于异体器官移植手术后的抗排斥反应。过敏性疾病在病情严重或在应用肾上腺素受体激动药和抗组胺药治疗无效时,也可用糖皮质激素治疗,能抑制抗原-抗体反应所致的组织损害和炎症过程。

6. **血液病**　可用于治疗急性淋巴细胞白血病、再生障碍性贫血、粒细胞减少症、血小板减少症和过敏性紫癜等,能改善症状,但停药后易复发。

7. **皮肤病**　局部应用治疗接触性皮炎、湿疹、牛皮癣、肛门瘙痒等,宜用氢化可的松、泼尼松龙或氟轻松;对天疱疮及剥脱性皮炎等较严重的皮肤病仍需全身用药。

（三）不良反应

1. **医源性肾上腺皮质功能亢进症**　长期大量使用糖皮质激素引起物质代谢和水盐代谢紊乱,表现为满月脸、水牛背、向心性肥胖、皮肤变薄、痤疮、多毛、水肿、血钾降低、肌无力、高血压、高血脂、糖尿等,一般不需特殊治疗,停药后可自行消退。在需要时应用降压药、降血糖药、氯化钾。

2. **诱发或加重感染**　由于糖皮质激素抗炎不抗菌,且降低机体的防御功能,细菌易乘虚而入诱发感染或促使体内原有病灶如结核、化脓性病灶等扩散恶化。

3. **消化系统并发症**　可刺激胃酸和胃蛋白酶的分泌,抑制胃液分泌,降低胃肠黏膜对胃酸的抵抗力,可诱发或加重胃、十二指肠溃疡,甚至引起出血或穿孔。

4. **骨质疏松、延缓伤口愈合**　糖皮质激素减少钙、磷在肠道的吸收并增加其排泄,且长期应用抑制骨细胞活力,造成骨质疏松。儿童、绝经期妇女、老年人较多见,严重者引起自发性骨折。同时糖皮质激素抑制蛋白质合成,会导致伤口愈合迟缓。

5. **延缓生长**　抑制生长激素分泌和造成负氮平衡,可影响儿童生长发育;对孕妇偶可引起畸胎。

6. **糖尿病**　长期超生理剂量使用会引起糖代谢紊乱,出现糖耐量受损或类固醇性糖尿病。

7. **肾上腺皮质萎缩和功能不全**　长期应用尤其是连续给药的患者,可引起肾上腺皮质萎缩和功能不全。若此时患者突然停药或减量过快,当遇到严重应激情况如感染、创伤、手术时可发生肾上腺危象,如恶心、呕吐、乏力、低血压、休克等,需及时抢救。因此长期用药需缓慢停药。

8. **反跳现象**　指患者症状基本控制后,突然停药或减量过快,引起原病复发或恶化的现象。

要点二　甲状腺激素及抗甲状腺药

（一）甲状腺激素

1. **药理作用**

（1）维持生长发育:甲状腺激素主要促进蛋白质合成及骨骼、脑的生长发育。

（2）促进代谢:促进糖、脂肪、蛋白质、碳水化合物、水、电解质等代谢。

（3）提高交感-肾上腺系统的敏感性:甲状腺激素能使机体对儿茶酚胺类物质的反应性提高。

2. **临床应用**　主要作为替代疗法用于甲状腺功能减退症:①呆小病,治疗越早越好。治疗应从小剂量开始,逐渐增加剂量,有效者应终身治疗,并随时调整剂量。②黏液性水肿。③单纯性甲状腺肿,缺碘所致者应补碘,原因不明者给予适量甲状腺激素。

3. **不良反应**　过量可引起甲状腺功能亢进的临床症状。轻者体温及基础代谢率均高于正常,表现出多汗、体重减轻、神经过敏、失眠、心悸等;重者则出现呕吐、腹泻、发热、脉搏快而不规则,在老年人和心脏病患者中,可发生心绞痛和心肌梗死。

（二）抗甲状腺药

抗甲状腺药是指能阻碍甲状腺激素合成或改变组织对甲状腺激素反应性的药物,常用药物有硫脲类、碘和碘化物、放射性碘、β肾上腺素受体拮抗药。

硫脲类

硫脲类药物包括甲硫氧嘧啶、丙硫氧嘧啶、甲巯咪唑、卡比马唑。

1. **药理作用**　能抑制在过氧化物酶作用下的酪氨酸的碘化及偶联,从而抑制甲状腺激素的生物合成。硫脲类并不抑制甲状腺激素的释放,也不能拮抗甲状腺激素的作用,所以需待甲状腺内贮存的激素消耗到一定程度才能呈现疗效。丙硫氧嘧啶还能抑制周围组织内T_4转化为T_3的过程。

2. 临床应用 临床主要用于甲状腺功能亢进症、甲状腺手术前准备，以减少发生麻醉意外或手术合并症及甲状腺危象的机会。

碘及碘化物

1. 临床应用 不同剂量的碘化物对甲状腺功能可产生不同的作用。小剂量的碘用于治疗单纯性甲状腺肿，早期患者疗效显著；大剂量碘主要是阻滞甲状腺激素的释放及阻止甲状腺蛋白水解。主要用于甲状腺危象及甲状腺功能亢进手术前准备。

2. 不良反应 急性过敏反应主要表现为血管神经性水肿，上呼吸道水肿及严重喉头水肿，可导致窒息。一般停药后可消退。慢性碘中毒，表现为口腔及咽喉烧灼感、唾液分泌增多、眼刺激症状等。长期服用碘化物可诱发甲状腺功能亢进。

要点三 胰岛素及口服降血糖药

（一）胰岛素

1. 药理作用

（1）降血糖：胰岛素主要通过两种途径降低血糖：①增加葡萄糖进入细胞，加速葡萄糖的有氧氧化和无氧酵解，促进糖原的合成和贮存，使血糖的去路增加；②抑制糖原分解和糖异生，使血糖来源减少。

（2）对脂肪代谢的影响：胰岛素促进脂肪合成，抑制脂肪分解，故减少游离脂肪酸和酮体的生成，防止酮症酸中毒的发生。

（3）对蛋白质代谢的影响：胰岛素增加氨基酸进入细胞而促进蛋白质合成，并能抑制蛋白质分解，对人体生长过程有促进作用。

（4）钾转运：胰岛素促进K^+进入细胞内，增加细胞内K^+浓度，有利于纠正细胞缺钾症状。

2. 临床应用 ①治疗1型糖尿病的唯一药物。②2型糖尿病经饮食控制或用口服降血糖药未能控制者，以及口服降血糖药有禁忌而不能耐受者。③继发性糖尿病。④糖尿病伴有合并症，如合并高热、严重感染、妊娠、创伤以及手术等。⑤糖尿病急性期或严重并发症。如糖尿病酮症酸中毒或非酮症高渗性昏迷。⑥心律失常，脓毒症。

3. 不良反应

（1）低血糖症：大多由于胰岛素过量或未按时按量进食或运动过多等诱因引起。早期表现为饥饿感、脉搏增快、出汗、心悸、烦躁等症状；严重者可出现共济失调、震颤、昏迷或惊厥、休克，甚至死亡。注意及早发现和摄食，或饮用糖水等。严重者应立即静脉注射50%葡萄糖。必须注意鉴别低血糖昏迷和酮症酸中毒性昏迷及非酮症性糖尿病昏迷。

（2）过敏反应：轻者出现注射部位瘙痒、肿胀、红斑，少数出现荨麻疹、血管神经性水肿，偶见过敏性休克。

（3）胰岛素抵抗：①急性型。在并发感染、创伤、手术、情绪激动等应激状态时，血中抗胰岛素物质增多而导致胰岛素耐受。消除诱因后可恢复。②慢性型：没有并发症却每日需用胰岛素200U以上。

（4）局部反应：皮下注射时，会发生表面发红，久用皮下脂肪萎缩、硬结。

（二）口服降血糖药

常用的有磺酰脲类药、双胍类药、α葡糖苷酶抑制药、胰岛素增敏药及非磺酰脲类胰岛素促分泌药共五类。

磺酰脲类药

常用药物有格列本脲、格列吡嗪、格列齐特等。

1. 药理作用

（1）降血糖：磺酰脲类药物直接作用于胰岛β细胞，刺激内源性胰岛素释放。对胰岛功能完全丧失者或切除胰腺的动物无效。

（2）抗利尿：格列本脲等促进抗利尿激素分泌和增强其作用的结果，可用于尿崩症的治疗。

（3）影响凝血功能：如格列齐特，可使血小板数目减少，黏附力减弱，恢复纤溶酶活力，并降低微血管对活性胺类的敏感性，对预防或减轻糖尿病患者微血管并发症有一定作用。

2. 临床应用 主要用于胰岛功能尚存的2型糖尿病饮食控制无效者，对产生胰岛素抵抗的患者可用以刺激内源性胰岛素分泌而减少胰岛素的用量。其次是尿崩症，可使患者尿量减少（氯磺丙脲）。

3. 不良反应 常见不良反应有胃肠不适、恶心、腹泻、皮肤过敏、粒细胞减少和胆汁淤积性黄疸。大剂量可引起中枢神经系统症状，如嗜睡、眩晕、共济失调、精神错乱。可引起持久性低血糖，造成不可逆性的脑损伤。

双胍类：二甲双胍

1. **药理作用** 对正常人血糖无影响，但对糖尿病患者则可使血糖明显降低。其机制可能是：①增加肌肉组织的无氧糖酵解，促进组织对葡萄糖的摄取和利用。②减少肝细胞糖异生，降低葡萄糖在肠道的吸收。③增加胰岛素与其受体结合。④降低血中胰高血糖素水平。

2. **临床应用** 主要用于单用饮食控制无效的轻、中型糖尿病患者，尤其肥胖病例。常与磺酰脲类或胰岛素合用。如单用磺酰脲类无效者，加用该类药物常可有效。二甲双胍能减少糖耐量降低患者糖尿病的发病率。

要点四 性激素类药物与避孕药

（一）雌激素类药

1. **药理作用**

（1）促进女性性征和性器官发育，对未成年女性，促使子宫发育、乳腺腺管增生并使脂肪分布发生变化。对成年女性，保持女性性征并参与月经周期。

（2）抑制排卵和泌乳：较大剂量可作用于下丘脑-垂体系统，抑制促性腺激素释放激素（GnRH）的分泌，发挥抗排卵作用；并能抑制乳汁分泌，但并不减少催乳素分泌。

（3）影响代谢：有轻度水钠潴留作用；能增加骨骼的钙盐沉积，加速骨骺闭合；大剂量能升高血清甘油三酯和磷脂，降低血清胆固醇，也可使糖耐量降低，还有促凝血作用。

2. **临床应用**

（1）围绝经期综合征：应用雌激素替代治疗。减轻绝经症状，并能防止雌激素水平降低所引起的病理性改变。

（2）卵巢功能不全与闭经：用雌激素作替代治疗，以促进外生殖器、子宫及第二性征的发育；与孕激素合用可形成人工月经。

（3）功能性子宫出血：用于因雌激素水平波动引起的不规则出血或雌激素水平低下，子宫内膜创面修复不良引起的出血。可适当配伍孕激素，以调整月经周期。

（4）其他包括：大剂量雌激素可反馈性抑制垂体催乳素的分泌，使乳汁分泌减少而退乳消痛。缓解晚期乳腺癌不宜手术患者的症状。大剂量雌激素类抑制垂体促性腺激素分泌，使睾丸萎缩及雄激素分泌减少，同时又能拮抗雄激素，用于前列腺癌的治疗。与孕激素合用避孕。

3. **不良反应** 常见恶心、呕吐、食欲不振、头晕等，早晨较多见。长期大量应用可致子宫内膜过度增生而引起出血，有子宫出血倾向者及子宫内膜炎患者慎用。

（二）雌激素拮抗药

该类药物竞争性拮抗雌激素受体，抑制或减弱雌激素的作用。主要药物有氯米芬、他莫昔芬等。此外，该类药对机体的器官具有二重作用，即对生殖系统表现为雌激素拮抗作用，而对骨骼系统及心血管系统则发挥拟雌激素样作用，这对雌激素的替代治疗具有重要意义。

（三）孕激素类药

1. **药理作用** 促进子宫内膜由增殖期转变为分泌期，有利于孕卵着床和胚胎发育。一定剂量的孕激素可抑制垂体前叶分泌黄体生成素（LH），起负反馈作用，抑制排卵，抑制子宫收缩。促使乳腺泡发育。

2. **临床应用**

（1）功能性子宫出血：对黄体功能不足所致子宫内膜不规则成熟与脱落而引起的子宫出血，应用孕激素可使子宫内膜协调一致地转为分泌期，维持正常的月经。

（2）流产：对先兆性流产和习惯性流产均有效；痛经及子宫内膜异位症。

（3）子宫内膜癌、前列腺肥大或癌症。

3. **不良反应** 较少。长期应用可引起子宫内膜萎缩，月经量减少，并易发阴道真菌感染。同时具有雄激素作用，可引起女性胎儿男性化。

细目七 化学治疗药物

要点一 合成抗菌药

（一）喹诺酮类

1. **药理作用** 杀菌剂，对静止期和生长繁殖期细菌均有明显作用。有明显抗菌后效应。第一代抗菌谱窄，主要杀灭革兰阴性菌。第二代抗菌谱扩大，对肠杆菌科细菌均有强大杀灭作用，对革兰阳性菌作用较差。第三代除对革兰阴性菌的作用进一步增强外,对铜绿假单胞菌也有效,抗菌谱扩大到金黄色葡萄球菌、肺炎链球菌等革兰阳性球菌、衣原体、支原体、军团菌及结核分枝杆菌。第四代在第三代的基础上,抗菌谱进一步扩大,对部分厌氧菌、革兰阳性菌和铜绿假单胞菌的抗菌活性明显提高,并具有明显抗菌后效应。

抗菌机制:主要是抑制细菌的DNA回旋酶,从而干扰细菌的DNA复制,最终导致细菌死亡。

2. 耐药性 该类药物之间有交叉耐药性。其耐药机制包括靶酶结构改变、胞质膜通透性降低和主动排出系统加强。

3. 临床应用 目前临床主要应用抗菌活性强、毒性低的第二、第三代产品。适用于敏感的革兰阴性菌、革兰阳性菌引起的呼吸道、泌尿道、肠道、胆道、骨关节及前列腺等感染。

4. 不良反应 均较轻,主要有胃肠道反应,最常见味觉异常、食欲不振、恶心、呕吐、腹痛、腹泻及便秘等,常与剂量有关。儿童用药后易出现软骨损害。其他有神经系统反应、过敏、心脏毒性等。

(二)磺胺类

1. 药理作用 广谱抑菌剂,对大多数革兰阳性菌和革兰阴性菌均有较好的抗菌活性,但对病毒、螺旋体、支原体、立克次体无效,甚至可促进立克次体生长。

作用机制:磺胺类药物通过干扰细菌的叶酸代谢而抑制细菌生长繁殖。对磺胺药敏感的细菌不能直接利用周围环境中的叶酸,只能利用对氨基苯甲酸(PABA)、二氢蝶啶在菌体内二氢叶酸合成酶的催化形成二氢叶酸,再经二氢叶酸还原酶的作用还原成四氢叶酸。后者参与核酸的合成。磺胺药的化学结构与PABA极其相似,通过与PABA竞争性抑制二氢叶酸合成酶,阻碍二氢叶酸的形成,从而影响核酸的合成,最终抑制细菌的生长繁殖。

2. 耐药性 易产生耐药性,应用磺胺时必须注意严格掌握适应证、使用足够的剂量和疗程,或与甲氧苄啶(TMP)合用来增强疗效及延缓耐药性的发生。

3. 临床应用 根据磺胺类药物的药动学特点和临床用途分为治疗全身感染药物、治疗肠道感染药物和外用药物三类。

(1)全身感染:用于流行性脑脊髓炎(磺胺嘧啶)、泌尿系统感染(磺胺异噁唑)、呼吸道感染等全身性敏感菌感染。

(2)肠道感染:选择口服不易吸收,肠道浓度高的药物,如柳氮磺吡啶。用于菌痢、肠炎及肠道手术前准备。

(3)外用:磺胺米隆、磺胺嘧啶银用于烧伤中大面积创伤后感染。

4. 不良反应

(1)泌尿系统损害:某些磺胺药及其乙酰化物肾脏排泄时尿中浓度高,在偏酸性尿中溶解度低,易在尿中析出结晶,刺激肾脏引起蛋白尿、血尿、尿痛、尿少等症状,以SD常见。同服碳酸氢钠碱化尿液和适当增加饮水,可以减少尿液中结晶析出和降低药物浓度而预防肾损害。

(2)其他:过敏反应、血液系统反应、肝损害、恶心、呕吐、头痛、头晕、嗜睡等,一般反应较轻。

要点二 β-内酰胺类抗生素

β-内酰胺类的抗菌机制主要有:①抑制转肽酶活性,阻止黏肽的交叉连接,使细菌细胞壁缺损,水分内渗,菌体肿胀、破裂、死亡。β-内酰胺类抗生素的作用靶点为青霉素结合蛋白(PBPs)。②触发细菌自溶酶活性,促进菌体裂解死亡。

耐药机制:①产生水解酶。耐药菌产生β-内酰胺酶,使该类抗生素中β-内酰胺环水解开环而失活。②缺乏自溶酶,使菌体自溶减少。③与药物结合。耐药菌产生的β-内酰胺酶还可与某些该类抗生素结合,使之停留在胞质膜外而不能到达作用靶位(PBPs)发挥抗菌作用。④改变菌膜通透性,使该类抗生素不能进入菌体内。⑤药物外排。⑥改变PBPs。细菌通过改变PBPs结构或合成新的PBPs,使β-内酰胺类抗生素对PBPs亲和力降低,结合率下降。

(一)青霉素G

青霉素G口服易被胃酸及消化液破坏,吸收量少且不规则;肌内注射易吸收。吸收后因脂溶性低而进入细胞内少,主要分布于细胞外液,能广泛分布于各种组织间液中。炎症时,透入脑脊液和房水的量可提高并达有效浓度。青霉素几乎全部以原形迅速经尿排泄。

1. 药理作用 低浓度抑菌,高浓度杀菌,为繁殖期快速杀菌药。敏感菌包括:①革兰阳性球菌,如溶血性链球菌、肺炎球菌等作用强。②革兰阳性杆菌,如白喉杆菌、炭疽杆菌及革兰阳性厌氧杆菌。③革兰阴性球菌,如脑膜炎奈瑟菌和淋球菌敏感,但易耐药。④螺旋体,如梅毒螺旋体、钩端螺旋体等高度敏感。

2. **临床应用** 对敏感的革兰阳性球菌、阴性球菌、螺旋体感染,可作为首选治疗药。如溶血性链球菌引起的咽炎、扁桃体炎等;草绿色链球菌引起的心内膜炎;肺炎球菌所致的大叶性肺炎、中耳炎等;脑膜炎球菌引起的流行性脑脊髓膜炎;钩端螺旋体病、梅毒、回归热等引起的感染。也可与抗毒素合用,用于治疗破伤风、白喉患者。

3. **不良反应**

(1)过敏表现为药热、药疹、血管神经性水肿,严重的为过敏性休克。

过敏的防治:①详细询问病史,有过敏史者禁用。②皮试,初次使用、用药间隔3日以上、药品批号或厂家改变时均应皮试,阳性者禁用。③注射后观察30分钟。④不在无急救药物(如肾上腺素)和抢救设备的条件下使用。⑤严格掌握适应证,避免滥用和局部用药。⑥避免空腹时注射。⑦避免注射过快。⑧注射液应当新鲜配制,立即使用。

(2)局部刺激:肌内注射可引起局部疼痛、红肿、硬结等。

(3)赫氏反应:青霉素在治疗梅毒、钩端螺旋体病、雅司、鼠咬热或炭疽时,可有症状加剧现象,称赫氏反应或治疗矛盾。表现为全身不适、寒战、发热、咽痛、胁痛、心跳加快等,同时可有病变加重现象,可危及生命。

(4)鞘内注射或大剂量应用,可能会引起青霉素脑病。

(二)头孢菌素类抗生素

与青霉素G比较具有以下特点:①化学结构相似,均有一个β内酰胺环。②理化特性相似,抗菌机制相同。③抗菌谱更广,对多数革兰阴性杆菌也有效。④耐青霉素酶,对产酶的金黄色葡萄球菌有效。⑤过敏反应较少。主要用于对青霉素G治疗无效的感染,如产青霉素酶的金黄色葡萄球菌和革兰阴性杆菌所致的多种严重感染。

1. **药理作用及临床应用** 头孢菌素类抗生素可分为四代,各代药物的作用特点和应用情况如下。

第一代(头孢噻吩、头孢唑啉):对革兰阳性菌的作用强于第二、第三代,对革兰阴性菌的作用弱于第二、第三代,对肾脏有一定毒性,对铜绿假单胞菌、耐药肠杆菌和厌氧菌无效。口服用于治疗革兰阳性菌所致的轻、中度感染,注射则用于中度和严重的敏感菌感染。

第二代(头孢呋辛、头孢克洛):对革兰阳性球菌作用相似或弱于第一代,强于第三代,对革兰阴性杆菌作用较第一代强,对肾的毒性较第一代低,对厌氧菌有一定作用。可作为一般革兰阴性菌感染的首选药。

第三代(头孢曲松、头孢唑肟):对革兰阳性菌的抗菌活性不及第一、第二代,对革兰阴性菌抗菌谱增宽,包括肠杆菌属、铜绿假单胞菌及厌氧菌如脆弱拟杆菌均有较强的作用,对肾基本无毒性,体内分布广,组织穿透力强,可在各组织、体液、体腔中达到有效浓度。口服主要用于革兰阴性菌所致的各系统中度感染;注射用于耐药的革兰阴性菌引起的严重感染,以及以革兰阴性菌为主要致病菌、兼有厌氧菌和革兰阳性菌的混合感染且病情危重者。

第四代(头孢匹罗、头孢吡肟):对革兰阳性球菌作用增强,对革兰阴性菌作用强大,超过第三代头孢菌素。用于对其他抗生素耐药的细菌引起的各系统严重感染或其他抗生素治疗无效的严重感染。

2. **不良反应** 常见的有皮疹等过敏反应,偶见过敏性休克。5%~10%与青霉素类抗生素有交叉过敏现象。第一代大剂量可出现肾近曲小管坏死,第二代肾毒降低,第三代更低,第四代对肾脏基本无毒。

要点三 大环内酯类与林可霉素类抗生素

大环内酯类抗生素是快速抑菌剂,常用药物有红霉素、阿奇霉素、克拉霉素等。其抑菌机制为:能与细菌核糖体的50S亚基结合,抑制转肽作用和抑制mRNA的位移,从而抑制细菌蛋白质的合成。由于林可霉素、克林霉素在细菌核糖体50S亚基上的结合点与大环内酯类相同或相近,所以合用可发生拮抗而降低抗菌活性。

红霉素

红霉素不耐酸,在酸性溶液中易分解失活,常制成肠溶片及酯化物。可广泛分布至各种组织和体液中,尤其在胆汁和前列腺组织中浓度高。主要在肝脏代谢和从胆汁排泄，可形成肝肠循环。

（一）药理作用

低浓度抑菌，高浓度杀菌。抗菌与青霉素G相似但稍广。对革兰阳性菌有强大的抗菌作用；对革兰阴性菌也有较强作用；对除脆弱拟杆菌和梭杆菌属以外的各种厌氧菌也有相当的抗菌作用；对螺旋体、肺炎支原体及螺杆菌、立克次体、衣原体也有抑制作用。

（二）临床应用

1. 耐青霉素的金黄色葡萄球菌感染及对青霉素过敏者；溶血性链球菌、肺炎球菌等革兰阳性球菌引起的扁桃体炎、猩红热、丹毒。

2. 首选治疗军团菌病、弯曲杆菌所致败血症或肠炎、支原体肺炎、沙眼衣原体所致的婴儿肺炎等。

3. 沙眼衣原体结膜炎、泌尿生殖系统衣原体感染。

4. 厌氧菌所致口腔感染。

（三）不良反应

口服大剂量可出现胃肠道反应，如恶心、呕吐、腹痛和腹泻；静脉注射可发生血栓性静脉炎；口服依托红霉素或琥乙红霉素可引起肝损害，出现氨基转移酶升高、肝肿大及胆汁淤积性黄疸等，一般于停药数日后即可恢复；口服红霉素也可引起伪膜性肠炎。耳毒性，可引起耳鸣、听力减退等。

要点四 氨基糖苷类与多肽类抗生素

氨基糖苷类常用药物有链霉素、卡那霉素、庆大霉素等。

（一）体内过程

氨基糖苷类是强极性化合物，口服难吸收，仅用于肠道感染或肠道术前准备。肌内注射吸收迅速且完全。氨基糖苷类主要分布于细胞外液（但脑脊液中药物浓度低），所以对细胞内细菌感染效果较差。在肾皮质和内耳内、外淋巴液有高浓度积聚，是肾毒性和耳毒性的原因。主要以原形由肾小球滤过排泄，尿中药浓度高，可用于泌尿道感染。肾功能明显减退的患者可延长体内时间，肾功能不良的患者必须调整用药剂量以避免药物的蓄积中毒。

（二）药理作用

快速杀菌药，对静止期细菌有较强作用。抗菌谱较广，主要对各种需氧革兰阴性杆菌有强大的杀菌作用。对MRSA、耐甲氧西林表皮葡萄球菌（MRSE）也有较好的抗菌活性。其杀菌特点是：①杀菌速率和杀菌持续时间与浓度呈正相关。②仅对需氧菌有效，对厌氧菌无效。③存在抗菌后效应。④在碱性环境中抗菌活性增强。⑤链霉素、卡那霉素对结核分枝杆菌有效。

抗菌机制：主要是抑制细菌蛋白质合成，对蛋白质合成的始动、延伸、终止三个阶段均有作用，可造成细菌体内核糖体耗竭及蛋白质合成受阻。此外，还可使细菌细胞膜缺损，膜通透性增加，细胞内重要物质外漏，加速细菌的死亡。

（三）临床应用

本类药物主要用于敏感革兰阴性杆菌所致的全身感染；口服可用于消化道感染、肠道术前准备、肝昏迷用药等；制成外用软膏或眼膏或冲洗液可治疗局部感染。此外，链霉素、卡那霉素可作为结核治疗药物。

（四）不良反应

1. **耳毒性** 由于该类药物在内耳外淋巴液内蓄积，可引起前庭功能障碍和耳蜗神经损害。前庭功能障碍主要表现为眩晕、恶心、呕吐、头晕、视力减退、眼球震颤、共济失调。耳蜗神经损害表现为耳鸣、听力减退甚至耳聋等。该类药物的耳毒性直接与其在内耳淋巴液中较高的药物浓度有关，可损害内耳柯蒂器内、外毛细胞的能量产生及利用，造成毛细胞损伤。

2. **肾毒性** 通常表现为蛋白尿、管型尿、血尿等，严重时可导致无尿、氮质血症和肾衰竭。停药后一般可恢复。老年人及肾功能不良者宜减量使用或慎用。注意应避免与肾毒性药物合用并定期进行肾功能检查，有条件者应做血药浓度监测。肾功能减退患者应慎用或调整给药方案。

3. **变态反应** 可见药热、皮疹、口周发麻、血管神经性水肿等过敏反应。偶可引起过敏性休克，尤其是链霉素，发生率虽较青霉素低，但死亡率高，应引起警惕。

4. **神经肌肉阻滞** 静脉滴注速度过快或浓度过高时，对神经肌肉产生箭毒样拮抗作用，导致呼吸肌麻痹，引发严重后果。抢救时应立即静脉注射新斯的明和钙剂，其他措施同抢救休克。应避免合用肌肉松弛药、全麻药等。

庆大霉素

庆大霉素是该类药物中最常用者。对各种需氧革兰阴性杆菌，包括铜绿假单胞菌作用强大,对结核分枝杆菌无效。主要用于:①革兰阴性杆菌感染,如败血症、脑膜炎等,为首选药物。②铜绿假单胞菌感染,常合用羧苄西林。③细菌性心内膜炎,与青霉素合用。④原因未明的严重感染,常与羧苄西林或头孢菌素合用。⑤口服可用于胃肠道术前消毒,治疗肠道感染、幽门螺杆菌引起的慢性胃炎及消化性溃疡。

万古霉素

万古霉素是一种糖肽类抗生素。

(一)体内过程

口服吸收差,肌内注射可引起局部疼痛和组织坏死,除治疗肠道感染外一般静脉给药。不易透过血脑屏障,可透过胎盘屏障,超过90%的原型药物经肾脏排出体外。

(二)药理作用

抗菌谱窄,作用于部分革兰阳性菌和某些螺旋体,对耐药革兰阳性菌,如金黄色葡萄球菌、草绿色链球菌、肺炎球菌、溶血性链球菌、炭疽杆菌、白喉杆菌有强大抗菌作用。对耐甲氧西林金黄色葡萄球菌(MRSA)和耐青霉素肠球菌及难辨梭状芽孢杆菌有效。与其他抗菌药物无交叉耐药。

(三)临床应用

用于耐药的革兰阳性球菌引起的严重感染,尤其是 MRSA 和耐青霉素肠球菌。口服治疗伪膜性肠炎和严重肠道感染。

(四)不良反应

毒性较大。不良反应主要有耳毒性,肾毒性,过敏反应等。静脉滴注过快可引起"红人综合征"。

要点五 四环素类

四环素

(一)体内过程

口服时胃肠道吸收不规律,也不完全。口服时可与乳制品、抗酸药、食物或药物中的 Ca^{2+}、Mg^{2+} 等金属阳离子发生螯合而影响吸收。在体内分布广泛,但脑脊液中浓度较低,能与钙结合沉积于骨和牙齿内。

(二)药理作用

快速抑菌药,有非常广的抗菌谱,包括多数的革兰阳性和阴性菌、支原体、衣原体、立克次体、螺旋体和一些原虫(如阿米巴)等。

(三)临床应用

四环素类是衣原体、支原体、立克次体、布鲁病和霍乱弧菌感染的首选用药和一些螺旋体感染的选择用药,同时也是各种细菌感染的次选药物。

(四)不良反应

1. **局部刺激**　口服常引起恶心、呕吐、上腹部不适、厌食和腹泻等症状。肌内注射可致剧痛及局部坏死。静脉滴注有时可引起静脉炎。

2. **二重感染(菌群交替症)**　正常人体的口腔、鼻咽部、消化道等处有多种微生物寄生,相互拮抗而维持相对平衡的共生状态。长期使用广谱抗生素,使敏感菌受到抑制,而一些不敏感菌如真菌或耐药菌乘机大量繁殖,造成新的感染,称为二重感染,又称菌群交替症,多见于老、幼、体弱、抵抗力低的患者及合用糖皮质激素或抗恶性肿瘤药的患者。常见的二重感染包括:①真菌感染。表现为鹅口疮、肠炎,应立即停药并同时进行真菌治疗。②对四环素耐药的难辨梭菌引起的假膜性肠炎,引起肠壁坏死、体液渗出、剧烈腹泻,甚至脱水或休克等症状,可危及生命,应立即停药并选用万古霉素或甲硝唑治疗。

3. **损害骨骼和牙齿**　四环素类药能与新形成的骨、牙组织中沉积的钙结合,造成牙齿黄染、龋齿或发育不良,还可抑制婴幼儿骨骼的生长。

4. **其他**　四环素类药可损害肝功能或造成肝坏死,特别是在妊娠或肝功能已受损时,可致过敏反应。

要点六 抗真菌药与抗病毒药

(一)抗真菌药

治疗真菌病的药物根据来源不同分为两类:①抗生素类抗真菌药,如两性霉素 B、制霉菌素等。②合成抗真菌药,主要是唑类抗真菌药,此外还有丙烯胺类和氟胞嘧啶等。

对于浅部真菌感染,主要治疗药物是制霉菌素或局部应用的咪唑类抗真菌药。深部真菌感染治疗药物主要是两性霉素 B、咪康唑、氟康唑及伊曲康唑等唑类抗真菌药物。

两性霉素 B

口服、肌内注射均难吸收,临床多采用静脉滴注给药。血浆蛋白结合率约90%,不易通过血脑屏障,主要在肝脏代谢,肾脏排泄,消除缓慢。

1. 药理作用 两性霉素 B 是广谱抗真菌药,对各种深部真菌如念珠菌、新隐球菌、荚膜组织胞浆菌及皮炎芽生菌等有强大抑制作用,高浓度有杀菌作用。

两性霉素 B 可选择性地与真菌细胞膜上麦角固醇结合,在细胞膜上形成孔道,增加细胞膜通透性,导致细胞内核苷酸、氨基酸等重要物质外漏,使真菌死亡。细菌细胞膜不含麦角固醇,所以两性霉素 B 对细菌无效。

2. 临床应用 静脉滴注用于治疗深部真菌感染,脑膜炎时还可配合鞘内注射。口服仅用于肠道真菌感染。局部应用可治疗浅部真菌感染。

3. 不良反应 静脉滴注可出现高热、寒战、头痛、恶心、呕吐,静脉滴注过快出现血压下降、心律失常、眩晕、惊厥;有肾毒性,表现为蛋白尿、管型尿及尿素氮增高;也可出现贫血、血小板及白细胞减少、肝损害等。

(二)抗病毒药

抗病毒药物可在不同阶段阻断病毒的生长繁殖而发挥治疗作用:①阻止病毒吸附于宿主细胞。②阻止病毒进入宿主细胞内或脱壳。③抑制病毒核酸复制,影响 DNA 合成。④通过增强宿主抗病能力而抑制病毒转录、翻译、装配等过程。由于病毒严格的胞内寄生特性及病毒复制时依赖于宿主细胞的许多功能,导致药物在抗病毒的同时也可能杀伤宿主的正常细胞,由此导致抗病毒药的应用受到一定限制。此外,病毒在不断复制中产生错误而形成变异,也使得抗病毒药物的疗效很差。

根据抗病毒药物的用途不同将其分为广谱抗病毒药物(利巴韦林、干扰素等)、抗人类免疫缺陷病毒药(齐多夫定、奈韦拉平等)和治疗疱疹病毒感染(阿昔洛韦、阿糖腺苷等)、流感病毒感染(金刚烷胺等)、抗肝炎病毒药(阿德福韦等)等抗病毒药。

利巴韦林

1. 药理作用 广谱抗病毒药,对多种 DNA、RNA 病毒有效,如甲、乙型流感病毒,呼吸道合胞病毒,甲型肝炎病毒等。改变病毒核酸合成所需要的核苷池或干扰病毒 mRNA 的合成。

2. 临床应用 用于流感病毒引起的呼吸道感染,以及疱疹病毒性角膜炎、结膜炎、口腔炎、小儿病毒性肺炎等。对急性甲型和丙型肝炎有一定疗效。

3. 不良反应 大剂量可引起头痛、腹泻、疲劳、胆红素升高;长期应用可致贫血和白细胞减少。

阿昔洛韦

阿昔洛韦是核苷类抗 DNA 病毒药物。

1. 药理作用 阿昔洛韦是广谱高效抗病毒药,其中对单纯疱疹病毒(HSV)的作用最强,对乙型肝炎病毒也有一定作用。阿昔洛韦在被感染的细胞内,在病毒腺苷激酶和细胞激酶的催化下,转化为三磷酸无环鸟苷,对病毒 DNA 多聚酶呈强大的抑制作用,阻止病毒 DNA 的合成。但阿昔洛韦对 RNA 病毒无效。

2. 临床应用 阿昔洛韦是治疗 HSV 感染的首选药;局部应用治疗 HSV 引起的皮肤和黏膜感染,如角膜炎、皮肤黏膜感染、带状疱疹病毒感染;口服或静脉注射治疗生殖器疱疹、疱疹病毒脑炎等;对乙型肝炎有明显近期效果。

3. 不良反应 可见转氨酶升高、皮疹;偶可出现肾功能损害。过敏体质及精神异常者禁用。

奥司他韦

奥司他韦是第一个上市的神经氨酸酶抑制药,可特异性地抑制神经氨酸酶,抑制成熟的流感病毒脱离宿主细胞,从而抑制流感病毒在人体内的传播。奥司他韦是临床使用最多的一类抗病毒药,对甲型流感病毒(如 H1N1、H3N2)和乙型流感病毒具有很强的抗病毒作用。由于丙型流感病毒缺少神经氨酸酶,奥司他韦无效。不良反应主要有恶心、呕吐,偶发短暂的神经精神事件。

要点七 抗菌药物的合理应用

(一)合理应用抗菌药物的基本原则

1. 明确病原诊断。
2. 掌握药物特点。
3. 熟悉患者状况。
4. 制订合理方案。
5. 避免局部用药。
6. 严格预防性用药。

(二)抗菌药物的联合应用

临床上对绝大多数的感染性疾病,一般只用一种抗菌药物治疗即可。不必要或不合理地联合应用抗菌药物,不仅会使不良反应及费用增加,耐药菌也更易出现,有时反而会由于药物相互间发生拮抗作用而降低疗效。因此,我们必须了解抗菌药物联合用药的目的、指征及可能出现的结果等,做到合理地联合用药。

(三)联用的目的
提高疗效,降低毒性,扩大抗菌谱,延缓或减少抗药性的产生。

(四)联用的指征
单一药物可有效治疗的感染不需联合用药,仅在下列情况时有指征联合用药:

1. 病原菌尚未查明的严重感染,包括免疫缺陷者的严重感染。

2. 单一抗菌药物不能控制的需氧菌及厌氧菌混合感染,两种或两种以上病原菌感染。

3. 单一抗菌药物不能有效控制的感染性心内膜炎或败血症等重症感染。

4. 需长程治疗,但病原菌易对某些抗菌药物产生耐药性的感染,如结核病、深部真菌病等。

5. 由于药物协同抗菌作用,联合用药时应将毒性大的抗菌药物剂量减少,如两性霉素B与氟胞嘧啶联合治疗隐球菌脑膜炎时,前者的剂量可适当减少,从而减少其毒性反应。联合用药时宜选用具有协同或相加抗菌作用的药物联合,如青霉素类、头孢菌素类等其他β内酰胺类与氨基糖苷类联合,两性霉素B与氟胞嘧啶联合。联合用药通常采用两种药物联合,三种及三种以上药物联合仅适用于个别情况,如结核病的治疗。此外,必须注意联合用药后药物不良反应将增多。

(五)联合用药的效果
抗菌药物根据其作用性质可分为四类:Ⅰ类为繁殖期杀菌剂,如青霉素类及头孢菌素类;Ⅱ类为静止期杀菌剂,如氨基糖苷类、多黏菌素类及喹诺酮类;Ⅲ类为速效抑菌剂,如四环素类、林可霉素类、氯霉素及大环内酯类;Ⅳ类为慢效抑菌剂,如磺胺类。

各类抗菌药联用的可能效果为:Ⅰ类+Ⅱ类=协同,原因是Ⅰ类药物使细菌细胞壁缺损,使Ⅱ类药物易于进入菌体内的作用靶位;Ⅰ类+Ⅲ类=拮抗,原因是Ⅲ类药物可迅速抑制细菌细胞蛋白质合成,使细菌处于静止状态,致使Ⅰ类药物难以发挥其繁殖期杀菌作用;Ⅲ类+Ⅳ类=相加,因两类均为抑菌药,Ⅱ类+Ⅲ类也可获得相加或增强作用;Ⅰ类+Ⅳ类=无关或相加,因Ⅳ类为慢效抑菌药,并不影响Ⅰ类的杀菌活性。如青霉素与SD合用于治疗流行性脑脊髓膜炎时可发生相加作用。

要点八 抗结核病药

(一)异烟肼
异烟肼是治疗结核病的主要药物。

1. **体内过程** 口服吸收快而完全,其穿透力强,可广泛分布于全身组织细胞和体液中,在脑脊液、胸腔积液、腹水、胆汁、关节腔、干酪样病灶及淋巴结中都可达到一定浓度,且易通过血脑屏障。异烟肼大部分在肝脏内代谢成无效的乙酰异烟肼和异烟酸,代谢产物及少量原型药物由肾脏排出。异烟肼在肝内乙酰化速度受遗传基因影响,有明显的种族和个体差异。

2. **药理作用** 异烟肼能选择性作用于结核分枝杆菌,对生长旺盛的活动期结核分枝杆菌有强大的杀灭作用,对静止期结核分枝杆菌有抑制作用。因其穿透性强,能渗透入吞噬细胞,对细胞内外的结核分枝杆菌均有作用,所以称为全效杀菌药。

3. **临床应用** 异烟肼是抗结核病的首选药之一,对早期轻症肺结核或预防用药时可单用,规范化治疗时必须与其他一线抗结核药合用;对急性粟粒性结核和结核性脑膜炎应增大剂量,延长疗程,必要时静脉滴注给药。

4. **不良反应**

(1)神经系统:常见反应为周围神经炎,表现为四肢乏力、反射迟钝、麻木、手指、脚趾疼痛、步态不稳等;过量时可引起中枢神经系统毒性,出现头痛、头晕、惊厥、精神错乱,偶尔可见中毒性脑病或中毒性精神病。

(2)肝脏毒性:异烟肼可损伤肝细胞,引起转氨酶升高、食欲减退、腹胀及黄疸等,严重者可出现肝小叶坏死甚至死亡。

(3)其他:可致过敏反应,如药热、皮疹;偶尔可引起粒细胞缺乏、血小板减少、再生障碍性贫血等;用药期间也可能产生脉管炎及关节炎综合征。

(二)利福平
1. **药理作用** 具有广谱抗菌作用,对繁殖期和静止期的细菌均有作用。对结核分枝杆菌、麻风杆菌和革兰阳性球菌特别是耐药金黄色葡萄球菌有强大的抗菌作用,对革兰阴性菌如大肠埃希菌、变形杆菌、流感杆菌等,以及沙眼衣原体和某些病毒也有抑制作用。低浓度抑菌,高浓度杀菌,且由于穿透力强,对细胞内、外的结核分枝杆菌均有作用。

2. 临床应用 目前治疗结核病最有效的药物之一,用于治疗各种结核病,单用易产生耐药性,常与其他抗结核药合用。与异烟肼合用于重症患者的初治效果最好,也可用于治疗麻风病和耐药金黄色葡萄球菌及其他敏感细菌所致的感染。局部用药可用于沙眼、急性结膜炎及病毒性角膜炎的治疗。

3. 不良反应 主要有:①胃肠道反应,常见恶心、呕吐、食欲不振、腹痛、腹泻。②肝脏损害,少数患者出现黄疸、肝肿大。有肝病、嗜酒者及老年患者,或与异烟肼合用时较易发生。③过敏反应,如皮疹、药热、血小板和白细胞减少等多见于间歇疗法,出现过敏反应时需停药。④流感综合征,大剂量间隔使用时偶尔会出现,表现为发热、寒战、头痛、嗜睡、肌肉酸痛等类似感冒样症状。

要点九 抗恶性肿瘤药

（一）抗恶性肿瘤药分类

抗恶性肿瘤药分成细胞毒类抗恶性肿瘤药和非直接细胞毒类抗肿瘤药两大类。

1. 细胞毒类抗恶性肿瘤药

（1）根据药物化学结构与来源分类

1）烷化剂:氮芥类、乙烯亚胺类、甲烷磺酸酯类。

2）抗代谢物:叶酸、嘧啶、嘌呤类。

3）抗肿瘤抗生素:蒽环类抗生素、司链霉素、放线菌类。

4）抗肿瘤植物药:长春碱类、喜树碱、紫杉醇。

5）其他类:铂类配合物和酶等。

（2）根据抗肿瘤作用的生化机制分类

1）干扰核酸生物合成的药物:抗代谢物等。

2）直接影响DNA结构与功能的药物:烷化剂、铂类配合物、丝裂霉素、博来霉素类等。

3）干扰转录过程和阻止RNA合成的药物:蒽环类抗生素等。

4）干扰蛋白质合成与功能的药物:三尖杉生物碱类、门冬酰胺酶等。

（3）根据药物作用的周期或时相特异性分类

1）细胞周期非特异性药物（cell cycle nonspecific agents,CCNSA）:此类药物对恶性肿瘤细胞的作用往往较强,其杀伤作用呈剂量依赖性,在机体能耐受的药物毒性限度内,作用强度随剂量增加而成倍增强。

2）细胞周期特异性药物（cell cycle specific agents,CCSA）:对增殖周期中某些时相有抗癌活性,对G_0期细胞无影响,如作用于S期细胞的抗代谢药、作用于M期的长春碱类和作用于G_2期、M期的紫杉醇类等。

2. 非直接细胞毒类抗肿瘤药（分子靶向药）

（1）络氨酸激酶抑制药:伊马替尼、吉非替尼等。

（2）单克隆抗体:曲妥珠单抗、利妥昔单抗等。

（3）靶向蛋白酶体小分子抑制药:硼替佐米。

（二）抗恶性肿瘤药药理作用机制

1. 细胞毒性药机制

（1）干扰核酸生物合成:药物通过阻止核酸合成,进而抑制蛋白质的合成,影响肿瘤细胞的分裂繁殖。5-氟尿嘧啶可阻止嘧啶类核苷酸形成。氨甲蝶呤可抑制二氢叶酸还原酶。阿糖胞苷可抑制DNA多聚酶。

（2）破坏DNA结构和功能:药物可直接破坏DNA结构（如烷化剂、铂类化合物、丝裂霉素、博来霉素等）、抑制拓扑异构酶活性（如喜树碱、鬼臼毒素等）,从而影响DNA的复制和修复功能。

（3）干扰转录过程和阻止RNA合成:药物能嵌入DNA碱基对,干扰转录过程,阻止mRNA的形成,如放线菌素D、蒽环类抗生素等。

（4）干扰蛋白质合成与功能:药物可干扰微管蛋白聚合功能（如长春碱、紫杉醇）、干扰核蛋白体功能（如三尖杉酯碱）或影响氨基酸供应（L-门冬酰胺酶）,影响肿瘤细胞分裂繁殖。

2. 非细胞毒性药作用机制 这些药物实际上超越了传统的直接细胞毒类抗肿瘤药,如改变激素平衡失调状态的某些激素或其拮抗药;以细胞信号转导分子为靶点的蛋白酪氨酸激酶抑制药、法尼基转移酶抑制药、丝裂原活化蛋白激酶信号转导通路抑制药和细胞周期调控剂;针对某些与增殖相关细胞信号转导受体的单克隆抗体;破坏或抑制新生血管生成,有效地阻止肿瘤生长和转移的新生血管生成抑制药;

减少癌细胞脱落、黏附和基底膜降解的抗转移药；以端粒酶为靶点的抑制药；促进恶性肿瘤细胞向成熟分化的分化诱导剂；通过重新启动并维持肿瘤-免疫循环，恢复机体正常的抗肿瘤免疫反应，从而控制与杀伤肿瘤的免疫治疗药物。

（三）抗恶性肿瘤药的毒性反应

1. 共有毒性

（1）骨髓抑制：除激素类、博来霉素和门冬酰胺酶外，大多数抗肿瘤药物均有不同程度的骨髓抑制。通常先出现白细胞减少，然后出现血小板降低，一般不会引起严重贫血。

（2）消化道毒性：恶心和呕吐是抗恶性肿瘤药物的最常见消化道毒性反应。药物除直接刺激胃肠道外，也可作用于延脑呕吐中枢以及刺激催吐化学感受器引起呕吐。另外也可损害增殖活跃的消化道黏膜组织，容易引起口腔炎、口腔溃疡、舌炎、食管炎等。

（3）脱发：多数抗恶性肿瘤药物都能引起不同程度的脱发，停止化疗后头发仍可再生。

2. 特有毒性

（1）心、肺、肝、泌尿及神经系统的毒性：心脏毒性以阿霉素常见，可引起心肌退行性病变和心肌间质性水肿；博来霉素大剂量长期应用可引起肺纤维化；L-门冬酰胺酶、放线菌素D及环磷酰胺等可引起肝脏的损害；L门冬酰胺酶、顺铂可致肾小管坏死，引起蛋白尿、血尿等，大剂量环磷酰胺可引起膀胱炎；顺铂还有神经毒性等。

（2）过敏反应：多肽类以及蛋白质类抗肿瘤药静脉注射易引起过敏反应。

3. 远期毒性

（1）第二原发恶性肿瘤：很多抗恶性肿瘤药特别是烷化剂具有致突变和致癌，以及免疫抑制作用，在化疗并获得长期生存患者中，部分患者会发生可能与化疗相关的第二原发恶性肿瘤。

（2）引起不育症或致畸胎：烷化剂等抗恶性肿瘤药可影响生殖内分泌系统功能，干扰生殖细胞的产生而引起不育症或致畸胎。男性患者睾丸生殖细胞的数量明显减少，导致男性不育。女性患者可产生永久性卵巢功能障碍，如闭经，孕妇可致流产或畸胎。

（四）耐药性

肿瘤细胞对抗恶性肿瘤药物产生耐药性是化疗失败的重要原因。有些肿瘤细胞对某些抗恶性肿瘤药具有天然耐药性，如 G_0 期细胞对化疗不敏感，也是恶性肿瘤化疗后易复发的原因。表现最突出、最常见的耐药性是多药耐药性（multidrug resistance，MDR），即肿瘤细胞在接触一种抗恶性肿瘤药后，产生了对多种结构不同、作用机制各异的其他抗恶性肿瘤药的耐药性。

细目八　影响免疫功能药物

要点一　免疫抑制药

免疫抑制药是一类抑制机体免疫功能的药物，可用于抑制对机体不利的免疫反应，临床主要用于器官移植和自身免疫病。大多数免疫抑制药主要作用于免疫反应的感应期，抑制淋巴细胞增殖，也有一些作用于免疫反应的效应期。免疫抑制药可大致分为以下几类：①抑制IL-2生成及其活性的药物，如环孢素、他克莫司等；②抑制细胞因子基因表达的药物，如糖皮质激素；③抑制嘌呤或嘧啶合成的药物，如硫唑嘌呤等；④阻断T细胞表面信号分子，如单克隆抗体等。

环孢素

环孢素又名环孢菌素A，是由真菌的代谢产物中提取得到的含11个氨基酸组成的环状多肽，现已能人工合成，其具有潜在的免疫抑制活性，但对急性炎症反应无作用。环孢素可口服或静脉注射给药。环孢素是选择性作用于T细胞的免疫抑制药。免疫抑制作用强毒性小，选择性高，特别是对T细胞激活的早期阶段有强大的抑制作用，对一般剂量B淋巴细胞没有明显的影响。临床应用于肾或骨髓等器官移植以及1型糖尿病，类风湿关节炎等自身免疫性疾病，但对重症肌无力及系统性红斑狼疮疗效较差。肾毒性、肝毒性等一系列不良反应发生率较高，多为可逆反应。

他克莫司

他克莫司为二十三元环大环内酯类抗生素。可口服或静脉注射给药。作用机制与环孢素相似。用于临床抗移植排斥反应,其存活率、排斥时间较环孢素为优。对自身免疫性疾病有一定的疗效,可用于类风湿关节炎、肾病综合征、1型糖尿病等的治疗。不良反应与环孢素类似,有一定的肾、神经、胃肠及心血管毒性。

要点二 免疫增强药

免疫增强药是一类能增强机体特异性免疫功能的药物,主要用于难治性的细菌感染、肿瘤的辅助性治疗和免疫缺陷病治疗等。免疫增强药可分为:①细菌制剂(卡介苗)。②化学合成药(左旋咪唑、异丙肌苷)。③细胞因子(干扰素、白介素、肿瘤坏死因子、转移因子)。④其他免疫系统产物(胸腺素、甘露聚糖肽、人免疫球蛋白)。

干扰素

干扰素(IFN)是免疫系统产生的细胞因子之一,可分为IFN-α、IFN-β和INF-γ,具有抗病毒、抗肿瘤及免疫调节作用。IFN-α、IFN-β抗病毒作用强于INF-γ,但INF-γ具有较强免疫调节作用。

(一)药理作用

1. **抗病毒** IFN具有广谱抗病毒作用,对RNA病毒和DNA病毒具有抑制作用。因不影响宿主细胞mRNA与核糖体结合,对人体毒性小。

2. **抗肿瘤** 直接抑制肿瘤细胞的生长,抑制癌化基因的表达和转化,激活抗肿瘤免疫功能等作用产生综合抗肿瘤效应,其中IFN-α有广谱的抗肿瘤活性。

3. **调节免疫** IFN-α和IFN-β可促进MHC-1分子表达,促进NK细胞活化,增强各种细胞的抗病毒状态。IFN-γ可活化单核巨噬细胞,促进B细胞类别转化并形成IgG型抗体,促进Th1细胞分化,促进多种细胞表达MHC-Ⅰ类分子和MHC-Ⅱ分子,并增强这些细胞的抗原递呈作用。

(二)临床应用

1. **病毒性疾病** 用于慢性乙肝、丙肝、丁肝、水痘、带状疱疹、扁平湿疣、尖锐湿疣、巨细胞病毒感染、病毒性角膜炎和流感,IFN-α还可用于艾滋病及艾滋病相关综合征。

2. **肿瘤** IFN对在血液肿瘤有较好效果,如慢性粒细胞白血病、多毛细胞白血病、多发性骨髓瘤等。

(三)不良反应

早期主要表现为流感样症状,如寒战、发热、心动过速、头痛、肌痛、关节痛、恶心、呕吐、腹泻等。随着疗程延长,发热可逐渐减轻,一般7日后可停止发热。长期应用会出现多系统的不良反应,如可逆性白细胞和血小板减少、心悸、低血压、肝损害等。

第十一部分 传染病学

第一单元 传染病学总论

细目一 传染病的流行过程与特征

要点一 传染病的流行过程

传染病的流行过程有传染源、传播途径和易感人群三个基本条件(环节)。

要点二 传染病的特征

1. 基本特征 传染病四个基本特征：病原体、传染性、流行病学特征和感染后免疫。

2. 临床特征

（1）急性传染病的发生、发展和转归具有一定的阶段性：潜伏期、前驱期、症状明显期、恢复期等阶段。

（2）常见的症状和体征：发热、发疹、毒血症状、单核吞噬细胞系统反应等。

细目二 传染病的诊治与预防

要点一 传染病的诊断

1. 西医诊断

（1）流行病学资料：包括发病地区、发病季节、传染源接触史、有无再传他人病例、免疫接种史、既往患传染病情况等，还包括患者的年龄、性别、职业、流行地区旅居史等。

（2）临床资料：包括详询病史、症状及全面体格检查等。

（3）实验室检查及其他检查资料：应重视有诊断和鉴别诊断意义的实验室检查，特别是病原学检查。大多数检查必须结合临床资料、流行病学资料综合分析，才能获得正确诊断。病原体的直接检出或分离培养出病原体常是传染病病原学诊断的金指标。

2. 中医辨证及诊法

（1）中医辨证：分卫气营血辨证、三焦辨证、六经辨证（太阳病证、阳明病证、少阳病证、太阴病证、少阴病证、厥阴病证）等。传染病病机演变是正邪交争的过程，正胜则邪却，正虚则邪陷。

（2）中医诊法：根据望、闻、问、切四诊，掌握病邪的消长和正气盛衰，尤其是舌象、脉象的变化与主病主证密切相关，是辨证的重要依据。同时，应注意外感病具有起病急、多有发热、病情变化快等特点。

要点二 传染病的治疗

1. 西医治疗

（1）治疗原则：对传染病患者的治疗，不仅为了促进其康复，还在于控制传染源。要坚持治疗、护理与隔离、消毒并重，一般治疗、对症治疗与特效治疗并重的原则。

（2）治疗方法：包括一般及支持疗法、病原或特效疗法、对症治疗（如降温、给氧、解痉止痛、抗惊厥补液纠正酸中毒、抗休克、抗呼吸衰竭等）、康复疗法等。

2. 中医治疗

（1）治疗原则：审证求因，审因论治；分析病机，确定治法；辨证与辨病相结合等。

（2）治疗方法：以扶正祛邪为重要思路，常用解表法、清气法、和解法、化湿法、通下逐邪法、清营凉血法、开窍法、息风法、滋阴生津法、固脱法等。另外，还有中医外治法如外洗、灌肠、针灸疗法等。

要点三 传染病的预防

预防是传染病防治工作中的一项重要任务。传染病的预防主要是针对传染源、传播途径、易感人群而采取相应的措施。

1. 管理传染源 发现传染源并及时有效地对其实施管理，要求早发现、早诊断、早报告、早隔离，积极治疗患者。传染病报告制度是早发现传染病的重要措施。及时报告和隔离患者是临床工作者的职责。

2. **切断传播途径** 切断传播途径的重点是做好消毒与隔离工作。对于消化道传染病、虫媒传染病及许多寄生虫病来说，切断传播途径通常是起主导作用的预防措施。

3. **保护易感人群** 即提高人群免疫力。通过改善营养、加强体育锻炼、规律的生活方式等以提高机体非特异性免疫力。接种疫苗、菌苗、类毒素等可使机体获得相应的主动性特异性免疫，注射抗毒素、丙种球蛋白或高效价免疫球蛋白等可使机体获得相应的被动性特异性免疫。儿童计划免疫对传染病的预防起关键作用。此外潜伏期药物预防是一种有效的挽救措施。

要点四 中医药在传染病防治中的作用

中医学将具有传染性的疾病称为"疫""瘟疫""疫疠"等。根据文献资料记载，我国早在西周时期就已经认识到疫病的发生和流行，此后数千年间经历的大流行传染病有数百余次，历代医家在诊治传染病的过程中，通过不断地实践和探索，促使中医药在与传染病的斗争中不断发展、提高，逐步形成了一套独特的防治体系，积累了宝贵的经验。现代研究发现中医药治疗传染性疾病，尤其是病毒性疾病具有较好的疗效，在减轻症状、缓解病情等方面作用尤为明显，其精华为辨证施治，如对新型冠状病毒感染的治疗得到了世界卫生组织的认可。中医学对传染病预防的基本原则为"正气存内""避其毒气"，主要措施包括顺应自然界四时变化、平衡人体阴阳、调畅情志、导引养生、药物预防、节制饮食、免疫接种等。中医学对传染性疾病病因病机、发病传变规律、预防治疗的认识，对现代传染病的防治有重要价值。

第二单元 常见传染病

细目一 病毒性肝炎

要点一 病原学

病毒性肝炎是由多种肝炎病毒引起的,以肝脏损害为主的一组传染病,各型病毒性肝炎的临床表现相似。目前按病原学明确分类的有甲型、乙型、丙型、丁型、戊型五型病毒性肝炎,乙型和丙型病毒感染后容易慢性化。

要点二 流行病学

1. **传染源** 甲型、戊型肝炎的传染源为潜伏期末、急性患者和隐性感染者,乙、丙、丁型肝炎的传染源为患者和病毒携带者。

2. **传播途径**
（1）甲、戊型肝炎主要经粪–口途径传播。
（2）乙、丙、丁型肝炎主要经母婴传播和血液、体液、性传播。

3. **易感人群** 人群对肝炎病毒普遍易感。甲肝病毒感染以隐性感染为主,感染后可产生持久免疫。感染乙肝病毒恢复后如产生抗–HBs则有免疫力,婴幼儿期是乙肝病毒感染慢性化的最危险时期。感染丙肝病毒后无保护性免疫,且慢性化概率高。丁肝病毒以与乙肝病毒重叠感染或同时感染的形式存在,尤以重叠感染多见。戊肝病毒感染很少慢性化,感染后可获得一定程度的免疫力。

4. **流行特征** 甲、戊型肝炎以散发为主,水源或食物污染可致暴发或流行。乙型肝炎以散发为主,有明显的地域特征和家庭聚集现象。丙型肝炎与乙型肝炎类似,共用注射器和不安全性行为是目前新发感染最主要的传播方式。丁型肝炎的流行特征与乙型肝炎相似。

要点三 病机病理

1. **西医病机病理**
（1）甲肝病毒经口进入人体,引起短暂的病毒血症。约一周后进入肝细胞内复制,引起肝细胞轻度损伤,随后是细胞免疫引起的病理损害。
（2）乙肝病毒进入人体,通过血液到达肝脏,进入肝细胞内复制。肝细胞损伤主要是机体的免疫应答引起的。
（3）丙肝病毒感染机体后通过直接作用及多种免疫反应,引发肝损伤。
（4）丁肝病毒通过对肝细胞直接损害及细胞免疫引起肝脏病变。
（5）戊肝病毒主要由免疫应答介导,诱发肝细胞坏死。

2. **中医病因病机** 病毒性肝炎属中医"黄疸""胁痛"等范畴。急性肝炎多是在饮食不洁(节)或劳累过度、嗜酒过度等因素下,湿热疫毒入侵而发病。湿热疫毒郁于中焦脾胃,交蒸于肝胆,以致肝失疏泄,胆汁外溢,发为黄疸。慢性肝炎是由湿热缠绵,邪正相争,病久则"湿热毒瘀邪未尽,肝郁脾肾气血虚",病程迁延不愈。本病的病位主要在肝,常多涉及脾、肾两脏及胆、胃、三焦等腑。病性属本虚标实,虚实夹杂。

要点四 临床表现

1. **急性肝炎** 病程在6个月内,包括急性黄疸型肝炎和急性无黄疸型肝炎。

2. **慢性肝炎** 急性肝炎病程超过6个月,或原有乙、丙、丁型肝炎急性发作再次出现肝炎症状、体征及肝功能异常者,或其他符合慢性肝炎表现者。依病情轻重可分为轻、中、重度。

3. **肝衰竭** 多种因素引起的严重肝脏损伤,病死率较高。表现为一系列肝衰竭综合征:极度乏力,严重消化道症状,神经、精神症状,明显出血现象,凝血酶原时间显著延长及凝血酶原活动度(PTA)＜40%。根据病理组织学特征和病情发展速度,可分为急性肝衰竭、亚急性肝衰竭、慢加急性肝衰竭、慢性肝衰竭。

4. **淤胆型肝炎** 以肝内胆汁淤积为主要表现的一种特殊临床类型，又称为毛细胆管炎型肝炎。黄疸深，且持续时间长，有皮肤瘙痒，大便灰白，肝大等胆汁淤积性黄疸的表现。

5. **肝炎肝硬化** 肝硬化是各种慢性肝病进展至以肝脏慢性炎症、弥漫性纤维化、假小叶形成、再生结节和肝内外血管增殖为特征的病理阶段，临床上根据肝脏组织病理及临床表现，可分为代偿期肝硬化和失代偿期肝硬化，根据肝脏炎症情况，分为活动性与静止性两型。患者常有腹水，出现消化道出血、脓毒症、肝性脑病、肝肾综合征和癌变等并发症，导致多脏器功能衰竭而死亡。未达到肝硬化诊断标准，但肝纤维化表现较明显者，称为肝炎肝纤维化，主要根据组织病理学做出诊断。

要点五 实验室及其他检查

1. **血常规检查** 部分慢性肝炎患者可有血小板、白细胞、红细胞的减少。

2. **血清学检查**

（1）肝功能：可有血清转氨酶、白蛋白、球蛋白、胆红素、凝血酶原时间、凝血酶原活动度等不同程度的异常。

（2）肝癌指标：甲胎蛋白、异常凝血酶原、血浆游离微小 RNA 和血清甲胎蛋白异质体可以作为肝癌早期诊断标志物。

3. **病原学检查**

（1）甲型肝炎：抗-HAV IgM 是新近感染的证据，是早期诊断甲型肝炎最简便而可靠的血清学标志。

（2）乙型肝炎：①HBsAg 阳性是乙肝病毒现症感染标志，抗-HBs 为保护性抗体，阳性表示对 HBV 有免疫力。②HBeAg 的存在表示病毒复制活跃且有较强的传染性。HBeAg 消失而抗-HBe 产生称为血清转换。抗-HBe 阳转后，病毒复制多处于静止状态，传染性降低。③抗-HBc 阳性表示感染过乙肝病毒，包括现症感染和既往感染。④HBV-DNA 是乙肝病毒现症感染、病毒复制和传染性的直接标志。对于判断病毒复制水平，传染性大小，抗病毒治疗方案的制定与疗效观察等有重要意义。

（3）丙型肝炎：抗-HCV 是丙肝病毒感染的标志。HCV-RNA 阳性是 HCV 现症感染及复制活跃的标志。

（4）丁型肝炎：HDV Ag、抗-HD IgM 及 HDV Ag 阳性是 HDV 现症感染的标志。

（5）戊型肝炎：抗-HEV IgM 是 HEV 近期感染的标志，有早期诊断价值。

4. **肝组织病理检查** 对明确诊断、衡量炎症活动度、纤维化程度、评估疗效及判断预后具有重要价值。

5. **影像学检查** 超声、CT、MRI 检查对肝硬化、脂肪肝及肝内占位性病变的诊断、阻塞性黄疸的鉴别诊断等有意义。

肝脏硬度值测定主要包括基于超声技术的瞬时弹性成像(TE)、点剪切波弹性成像(p-SWE)和二维剪切波弹性成像(2D-SWE)，以及磁共振弹性成像超声技术的瞬时弹性成像。进行肝脏硬度值测定能够比较准确地识别进展期肝纤维化和早期肝硬化。

要点六 诊断与鉴别诊断

1. **诊断** 有流行病学史、相应的临床表现及实验室肝功能检查异常和相应病原学检查阳性可予以诊断。

慢性乙型肝炎根据 HBeAg 情况可分为 HBeAg 阳性慢性乙型肝炎和 HBeAg 阴性慢性乙型肝炎。慢性 HBV 携带状态的患者年龄较轻，HBV DNA 定量水平较高，HBeAg 阳性，血清 ALT 和 AST 持续正常，影像学检查无肝硬化征象；非活动性 HBsAg 携带状态的患者血清 HBsAg 阳性、HBeAg 阴性、抗-HBe 阳性，HBV DNA 阴性，ALT 和 AST 持续正常，影像学检查无肝硬化征象。

2. **鉴别诊断**

（1）其他原因引起的黄疸：如溶血性黄疸、肝外梗阻性黄疸、遗传代谢疾病相关性黄疸等。

（2）其他原因引起的肝损伤：其他感染性疾病（如巨细胞病毒感染、传染性单核细胞增多症、流行性出血热、恙虫病等）所致的肝损伤；药物性肝损伤、酒精性肝病、自身免疫性肝病、脂肪性肝炎及妊娠急性脂肪肝、肝豆状核变性等。

要点七 治疗

1. **西医治疗原则** 病毒性肝炎的治疗应根据不同病原体、不同临床类型及组织学损害区别对待。各型肝炎的治疗均应给予足够的休息、合理饮食,辅以适当药物,避免饮酒、过劳和服用损害肝脏的药物。急性肝炎一般为自限性,多可完全康复,除丙型肝炎外不需病原治疗;慢性肝炎目前认为应以抗病毒治疗为主。

2. **中医辨证论治**

(1) 急性肝炎

阳黄证:湿热蕴蒸型,治疗方法为清热解毒,利湿退黄。方用茵陈蒿汤加减。湿重于热,可用茵陈五苓散加减。

阴黄证:寒湿阻遏型,治疗方法为健脾和胃,温中化湿。方用茵陈术附汤加减。

无黄证:肝郁气滞型,治疗方法为疏肝理气。方用柴胡疏肝散加减或逍遥散加减。

(2) 慢性肝炎

肝郁脾虚证:治疗方法为疏肝健脾。方用逍遥散加减。

肝胆湿热证:治疗方法为清利湿热。方用茵陈蒿汤或甘露消毒丹加减。

肝肾阴虚证:治疗方法为滋补肝肾。方用一贯煎加减。

瘀血阻络证:治疗方法为活血通络。方用膈下逐瘀汤加减。

脾肾阳虚证:治疗方法为温补脾肾。方用附子理中汤合金匮肾气丸加减。

(3) 肝衰竭

毒热炽盛型:治疗方法为清热解毒,凉血救阴。方用神犀丹加减。

脾肾阳虚,痰湿蒙闭型:治疗方法为健脾温肾,行气利水,化痰开窍。方用茵陈四逆汤合菖蒲郁金汤加减。

气阴两虚,脉络瘀阻型:治疗方法为益气救阴,活血化瘀。方用生脉饮合桃红四物汤加减。

要点八 预防

1. **控制传染源** 肝炎患者和病毒携带者是本病的传染源。急性患者应隔离治疗至病毒消失。慢性患者和病毒携带者符合抗病毒治疗情况的尽可能予以抗病毒治疗。对育龄期女性、乙肝和丙肝高危人群应重点检查,早期发现,早期诊断,早期治疗及阻断母婴传播。对献血人员应进行严格筛查。

2. **切断传播途径**

(1) 甲、戊型肝炎:重点在做好卫生防护,防止"病从口入"。

(2) 乙、丙、丁型肝炎:重点在于防止通过血液和体液传播。

3. **保护易感人群**

(1) 甲型肝炎:在甲型肝炎流行期间,易感人群应注射甲肝疫苗。

(2) 乙型肝炎:接种乙肝疫苗是我国预防和控制乙型肝炎流行的最关键措施。意外暴露于乙肝病毒的易感者及HBeAg阳性母亲所生的新生儿应尽早注射乙肝免疫球蛋白,以获得被动免疫。

(3) 戊型肝炎:必要时流行期间可注射我国自主研发的戊肝疫苗。

(4) 丁型肝炎:可通过注射乙肝疫苗来预防。

目前对丙型肝炎尚缺乏特异性免疫预防措施。

细目二 肾综合征出血热

要点一 病原学

肾综合征出血热(HFRS)是由汉坦病毒引起的,以鼠类为主要传染源的一种自然疫源性疾病,以发热、低血压休克、出血和肾损害为主要临床表现。我国流行的主要是Ⅰ型汉滩病毒(野鼠型)及Ⅱ型汉城病毒(家鼠型)。本病可归于中医学"伏暑""疫疹"等范畴。

要点二 流行病学

1. **传染源** 我国黑线姬鼠、褐家鼠为主要宿主动物及传染源,林区以大林姬鼠为主。患者不是本病的主要传染源。

2. **传播途径** 病毒可通过呼吸道、消化道、接触、虫媒、母婴等多种途径传播。

3. **易感人群** 人群普遍易感。隐性感染率低。

4. 流行特征

（1）地区性：本病主要分布在亚欧大陆，我国疫情最重，除青海和新疆外其他省市均有报告。

（2）季节性和周期性：野鼠型发病高峰多在秋冬季，家鼠型主要发生在春季和夏初。林区姬鼠型多发生在夏季。

（3）人群分布：男性青壮年发病率高。

要点三　病机病理

1. 西医病机病理　迄今仍未完全阐明。一般认为汉坦病毒对人体呈泛嗜性感染，可引起机体多器官损伤。机制包括病毒直接破坏所侵袭的细胞结构和功能，以及激发人体的免疫应答和各种细胞因子的释放，造成组织器官严重损伤。

2. 中医病因病机　中医学认为本病病因为"疫毒"，兼有热毒、湿毒等性质。本病的传变，遵循卫气营血的传变规律，热毒侵袭卫表，邪正相争，之后迅速传气入营而导致气营两燔，变证丛生。

要点四　临床表现

潜伏期为4~46日，一般为7~14日。典型病例病程中有发热期、低血压休克期、少尿期、多尿期和恢复期五期经过。非典型和轻型病例可出现越期现象，重型可出现前三期重叠。

1. 发热期　急性起病，发热，体温多为39~40℃，以稽留热和弛张热多见。一般持续3~7日，主要表现为全身中毒症状、毛细血管损伤和肾损害等。全身中毒症状表现为头痛、腰痛、眼眶痛(三痛征)。毛细血管损伤表现为充血、出血和渗出水肿征。皮肤充血表现为颜面、颈、胸潮红(三红征)，黏膜充血见于眼结膜、软腭和咽部。皮肤出血常见于腋下和胸背部，呈条索样、抓痕样皮肤出血点。黏膜出血常见于软腭、眼结膜。渗出水肿征表现在眼球结膜。肾损害表现在蛋白尿和尿镜检有管型。轻者热退后症状缓解，重者热退后病情反而加重。

2. 低血压休克期　一般发生于第4~6病日，多于发热末期、发热同时或热退后出现。本期持续时间一般为1~3日。主要为中毒性低血容量性休克的表现，过久的组织血流灌注不足可引起DIC、脑水肿、急性呼吸窘迫综合征和急性肾衰竭。

3. 少尿期　一般发生于第5~8病日，一般持续2~5日。主要表现为少尿(24小时尿量少于400mL)或无尿(24小时尿量少于100mL)，可引起尿毒症、酸中毒、水和电解质紊乱等，严重者出现高血容量综合征和肺水肿。

4. 多尿期　一般发生于第9~14病日，持续时间一般7~14日。每日尿量显著增多至2000mL即进入多尿期。根据尿量和氮质血症情况可分为三期：移行期、多尿早期、多尿后期。

5. 恢复期　经过多尿期后每日尿量降至2000mL以下，症状基本消失，精神食欲基本恢复，体力日渐增加，一般需要1~3个月才能恢复至正常。

要点五　实验室检查

1. 血常规检查　早期出现血小板降低，白细胞逐渐升高，以中性粒细胞为主，病后4~5日开始有淋巴细胞增多。

2. 尿常规检查　早期出现蛋白尿，尿镜检可发现红细胞和管型。

3. 血液生化检查　在低血压休克期开始有血尿素氮和肌酐升高，少尿期及移行期末达高峰以后逐渐下降；少尿期血钾多升高。

4. 凝血功能检查　发热期开始出现血小板减少，若出现DIC常减至50×10^9/L以下。高凝期凝血时间缩短，消耗性低凝血期凝血酶原时间延长、纤维蛋白原下降。进入纤溶亢进期则出现纤维蛋白降解物(FDP)升高。

5. 免疫学检查

（1）特异性抗原检查：早期患者的血清、外周血白细胞及尿沉渣细胞内可检测出抗原。

（2）特异性抗体检测：血清特异性抗体IgM在第1病日即可阳性，第3病日阳性率接近100%，是临床诊断本病常用简便而可靠的依据。

6. PCR技术

用反转录聚合酶链反应(RT-PCR)检测汉坦病毒RNA，具有较高的特异性和敏感性，可早期诊断。

要点六　诊断与鉴别诊断

1. 诊断　主要依靠流行病学史、临床症状和体征，结合实验室检查进行诊断。

2. 鉴别诊断　发热期应与上呼吸道感染、

急性胃肠炎、菌痢、败血症等疾病相鉴别。休克期应与其他感染性休克相鉴别。少尿期与急性肾小球肾炎及其他原因引起的肾衰竭相鉴别。出血倾向明显者,应与血小板减少性紫癜、其他原因所致的 DIC 等相鉴别。

要点七　治疗

目前尚无特效疗法,仍以综合疗法为主。总的原则是"三早一就",即"早发现、早休息、早治疗及就近治疗",防治休克、出血、肾衰竭和继发感染。

1. 发热期

(1)西医治疗方法:抗病毒、减轻外渗、改善中毒症状和预防弥散性血管内凝血。

(2)中医辨证论治

邪袭表卫证:治疗方法为清热解毒,透表散邪。方用银翘散加减。

热燔阳明证:治疗方法为清气泄热,解毒透邪。方用白虎汤合银翘散加减。

热入营血证:治疗方法为清营凉血。方用清瘟败毒饮加减。

气血两燔证:治疗方法为清气凉血,解毒护阴。方用清瘟败毒饮加减。

2. 低血压休克期

(1)西医治疗方法:补充血容量,纠正酸中毒,改善微循环,维护重要脏器功能等。

(2)中医辨证论治

热厥证:治疗方法为清热凉血解毒,益气养阴救脱。方用清营汤合生脉散加减。

寒厥证:治疗方法为回阳救逆。方用参附汤或参附龙牡汤。

3. 少尿期

(1)西医治疗方法:稳定内环境,利尿,导泻和透析治疗等。

(2)中医辨证论治

肾阴亏虚证:治疗方法为滋阴生津,凉血化瘀,清热解毒。方用犀角地黄汤合增液承气汤加减。

阴虚热结证:治疗方法为滋阴利水,清热散结。方用导赤散合知柏地黄丸加减。

4. 多尿期

(1)西医治疗方法:维持水和电解质平衡,防治继发感染。

(2)中医辨证论治

肾气不固证:治疗方法为补肾益气,育阴生津。方用左归丸合生脉散加减。

5. 恢复期

(1)西医治疗原则:注意休息,加强营养,逐渐增加活动量。

(2)中医辨证论治

气阴两虚证:治疗方法为益气养阴。方用生脉散加减。

6. 并发症治疗　积极防治消化道出血、脑水肿、肺水肿、ARDS 等严重并发症。

要点八　预防

做好疫情监测,防鼠灭鼠为预防本病的关键性措施,做好食品卫生、个人卫生和防护,必要时可注射疫苗。

细目三　艾滋病

艾滋病,即获得性免疫缺陷综合征(AIDS),是由人类免疫缺陷病毒(HIV)感染引起的以细胞免疫功能缺陷,继发各种机会性感染、恶性肿瘤为特征的慢性传染病。根据临床表现,本病可归属于中医学"疫病""虚劳"等范畴。

要点一　病原学

HIV 分为 HIV-1 和 HIV-2 两个亚型。目前全球流行的多为 HIV-1。HIV 变异性很强,各基因的变异程度不同,env 基因变异率最高。

要点二　流行病学

1. 传染源　艾滋病患者和 HIV 感染者是传染源。病毒主要存在于血液、精液、阴道分泌物、羊水、乳汁、胸腔积液、腹腔积液、脑脊液等体液中。

2. 传播途径　主要经性接触、血液及血制品、母婴等途径传播。

3. 易感人群　人群普遍易感。高危人群包括:男性同性性行为者、静脉注射毒品者、与 HIV 感染者有性接触者、多性伴人群、性传播感染(STI)者。

4. **流行情况** 截至2021年年底,在世界范围内存活的HIV感染者高达3840万。我国疫情形势整体保持低流行态势,部分地区传播风险较高,性传播为主要传播途径,2022年新报告病例中经性传播比例达97.6%,其中异性性传播为72.0%,男性同性性传播为25.6%。

要点三 病机病理

1. **西医病机病理** HIV主要侵犯人体的免疫系统,包括$CD4^+T$淋巴细胞、单核巨噬细胞和树突状细胞等,主要表现为$CD4^+T$淋巴细胞数量不断减少,最终导致人体细胞免疫功能缺陷,引起各种机会性感染和肿瘤的发生。此外,HIV感染也会导致心血管疾病(CVD)、骨病、肾病和肝功能不全等疾病的发病风险增加。

2. **中医病因病机** 本病的病因病机为疫毒疠气之邪内侵,耗伤正气,日久全身气血阴阳失调,脏腑功能受损而发病。基本病机是毒侵、虚损、痰浊、瘀血互结。该病病位由膜原侵及三焦及肺、脾、肾,病初疫毒流布三焦,壅遏气营,消烁气阴;久则渐渐耗损元气,暗耗精气血,出现五脏精气血阴阳虚损,三焦命门元气耗竭。

要点四 临床表现

1. **急性期** 多发生在接触HIV后2~4周,部分感染者可出现HIV病毒血症和免疫系统急性损伤,主要表现为发热、乏力、咽痛类上呼吸道感染等症状。通常症状轻微,持续1~3周后自行缓解。

2. **无症状期** 可由急性期进入此期,也可无明显急性期症状直接进入此期。一般无特殊临床表现,部分患者可出现淋巴结肿大。持续时间一般为4~8年。由于病毒在体内不断复制,$CD4^+T$淋巴细胞计数逐渐下降。

3. **艾滋病期** 此期为HIV感染的最终阶段。主要临床表现为HIV感染相关症状、各种机会性感染及恶性肿瘤。患者常出现持续性全身淋巴结肿大综合征,其特点为除腹股沟淋巴结以外有两处及以上淋巴结肿大,直径1cm以上,持续3个月以上。各种机会性感染包括呼吸系统、中枢神经系统、消化系统等多系统机会性感染,其中肺孢子菌肺炎最为常见。恶性肿瘤主要有淋巴瘤和卡波西肉瘤等。

要点五 实验室检查及其他检查

1. **病原学检查** 包括抗原检测、抗体检测和病毒核酸检测等。HIV抗体检测是最常用的方法,分为筛查试验和补充试验。核酸检测是预测疾病进展、提供抗病毒治疗、指导治疗方案、评估治疗效果和诊断HIV感染的重要指标。HIV基因型耐药检测可为高效抗反转录病毒治疗(HAART)方案的选择和调整提供指导。

2. **免疫学检查** T细胞绝对数下降,包括$CD4^+T$淋巴细胞计数下降、CD4/CD8 < 1.0,其中$CD4^+T$淋巴细胞计数是判断疾病进展、指导临床用药、观察疗效和判断预后的重要指标。

3. **常规检查** 血常规、肝肾功能检查可出现异常。

要点六 诊断

HIV/AIDS的诊断需结合流行病学史(包括不安全性生活史、静脉注射毒品史、输入未经抗HIV抗体检测的血液及血制品、HIV抗体阳性者所生子女或职业暴露史等)、临床表现和实验室检查等进行综合分析慎重做出。HIV抗体和病原学检测是确诊HIV感染的依据;流行病学史是诊断急性期和婴幼儿HIV感染的重要参考;$CD4^+T$淋巴细胞检测和临床表现是HIV感染分期诊断的主要依据;AIDS的指征性疾病是AIDS诊断的重要依据。

要点七 治疗

1. **抗逆转录病毒疗法(ART)** HIV感染一旦确诊,无论$CD4^+T$淋巴细胞水平高低,均建议立即开始治疗。启动ART后,需终身治疗。目前国际上共有六大类30多种药物,分别为核苷类反转录酶抑制剂(NRTIs)、非核苷类反转录酶抑制剂(NNRTIs)、蛋白酶抑制剂(PIs)、整合酶抑制剂(INSTIs)、融合抑制剂(FIs)、CCR5抑制剂。初治患者推荐方案为两种NRTIs类骨干药物联合第三类药物治疗。

2. **常见机会感染及恶性肿瘤的治疗** 肺孢子菌肺炎病原治疗首选复方磺胺甲噁唑。巨细胞病毒感染是HIV/AIDS患者最常见的疱疹病毒感染,可应用更昔洛韦静脉滴注或缬更昔洛韦口服。弓形虫病病原治疗首选乙胺嘧啶+磺胺嘧啶。隐球菌脑膜炎诱导期、巩固期使用两性霉素 B+5-氟胞嘧啶,维持期使用氟康唑。淋巴瘤和卡波西肉瘤治疗须根据患者的免疫状态给予个体化综合性治疗,包括手术、化疗和放疗等。

3. **一般治疗** 体质较差者可采用营养支持治疗,心理负担重者可辅以心理治疗。

4. **预防性治疗** $CD4^+T$ 淋巴细胞计数低于 $200/\mu L$ 成人和青少年,可口服复方磺胺甲噁唑以预防肺孢子菌肺炎。

5. **中医药治疗** 艾滋病的中医治则以早发现、早治疗为主。急性期透邪外出,无症状期扶正祛邪,艾滋病期以补益脾肾为主,三期均应解毒通络。

(1) 急性期

疫毒侵袭证:治疗方法为清热解毒,凉血泻火。方用清瘟败毒散加减。

风热表实证:治疗方法为辛凉解表,疏散风热。方用银翘散加减。

风寒表实证:治疗方法为辛温解表,宣肺散寒。方用荆防败毒散加减。

(2) 无症状期

气虚证:治疗方法为益气健脾。方用四君子汤加减。

气阴两虚证:治疗方法为益气养阴,扶正固本。方用生脉散加减。

湿热壅滞证:治疗方法为清热化湿,通利化浊。方用三仁汤或藿朴夏苓汤加减。

痰瘀互结证:治疗方法为化痰祛瘀。方用二陈汤合桃红四物汤加减。

气虚血瘀证:治疗方法为补气活血。方用四君子汤合补阳还五汤加减。

(3) 艾滋病期

气血两虚证:治疗方法为气血双补。方用八珍汤加减。

痰湿瘀滞证:治疗方法为燥湿化痰,调畅气血。方用二陈平胃散合血府逐瘀汤加减。

阴竭阳脱证:治疗方法为益气固脱,温阳救逆,清热生津。方用独参汤合竹叶石膏汤合附子汤加减。

要点八 预防

1. **管理传染源** HIV/AIDS 患者是本病的传染源,需加强对患者的管理,遵循保密原则,定期随访,积极开展抗病毒治疗。对高危人群 HIV 普查有助于发现传染源。加强国境检疫。

2. **切断传播途径** 加强艾滋病防治知识的宣传教育工作。避免接触 HIV 感染者的血液,严格加强血液制品管理,使用一次性注射器,严格消毒医疗器械。高危人群使用安全套。对 HIV 感染孕妇应采取产科干预,给予抗病毒药物干预及避免母乳喂养。不共用剃须刀、牙具等。

3. **保护易感人群** 规范职业操作,意外暴露时,应立即彻底清洗、消毒和抗病毒预防用药。高危人员必要时采用暴露前预防(PrEP)或暴露后紧急阻断(PEP)。疫苗尚在研制过程中。

细目四 流行性感冒

流行性感冒是由流感病毒引起的急性呼吸道传染病。本病传染性强,已多次引起世界范围大流行,是全球目前面临的重要公共健康问题之一。流感属于中医学"时行感冒"范畴,由外感时行之邪引起,非时之气夹时行之邪侵袭人体而致病。

要点一 病原学

流感病毒属正黏病毒科,分为甲、乙、丙三型。流感病毒抗原变异有抗原漂移和抗原转换两种形式。发生抗原转换可引起流感的全球性大流行,发生抗原漂移可引起季节性流感或流感的中小型流行。甲型流感病毒可发生抗原转换,也可发生抗原漂移,乙型流感病毒可发生抗原漂移,丙型尚未发现亚型,抗原稳定。

要点二 流行病学

1. **传染源** 患者和隐性感染者是主要传染源。发病 3 日内传染性最强。

2. **传播途径** 主要在人与人之间通过飞沫和气溶胶经呼吸道传播。

3. **易感人群** 人群普遍易感。感染后可获得一定免疫力,常可以避免当次流行流感病毒的再次感染,但不能避免下次流感流行时的感染。甲、乙、丙三型之间,以及各型流感病毒不同亚型之间无交叉免疫力,同一亚型的变种之间有一定免疫力。由于流感病毒不断变异,人群易反复感染而发病。

4. **流行特征** 多发生于冬春季节,常突然发生,迅速蔓延。大流行时季节性不明显。

要点三 病机病理

1. **西医病机病理** 病毒在细胞内复制致细胞病变是流感发病的主要机制。流感病毒依靠血凝素与呼吸道纤毛柱状上皮细胞受体结合,病毒进入细胞内进行复制,新增殖的病毒颗粒借神经氨酸酶的作用释放并播散。

2. **中医病因病机** 病因主要是由于感受时行之邪,因所感病邪的不同而有风寒、风热、暑湿之分。以风邪为主要的致病因素,风邪由口鼻侵入,肺卫首当受累,致卫外失司,肺气失宣。夏季暑湿当令,故发生于这一季节的时行感冒多以暑湿为主,常表现为风寒外束,暑湿内蕴的病机变化。

要点四 临床表现

起病急,主要以发热及全身中毒症状为主,呼吸道卡他症状轻微或不明显,发热体温可达39~40℃,通常持续3~4日。根据临床表现的不同可分为轻型、单纯型、肺炎型、胃肠型和中毒型等类型。轻型发热等全身症状及呼吸道症状轻,2~3日自愈。幼年和老年、原有基础疾病的患者感染,可见肺炎型流感,出现高热、咳嗽、呼吸困难及发绀。X线胸片示肺部絮状阴影,可于5~10日发生呼吸循环衰竭,预后较差。部分患者伴呕吐、腹泻等消化道症状的称胃肠型流感。脑膜脑炎型表现为意识障碍、脑膜刺激征等神经系统症状体征阳性。

要点五 实验室检查

1. **血常规检查** 白细胞计数正常或减少,中性粒细胞显著减少,淋巴细胞相对增多。

2. **病原学检查** 包括病毒抗原检测、病毒核酸检测和病毒分离等,有助于确诊流感病毒感染,病毒分离是诊断流感病毒感染的"金标准"。

3. **血清学检查** 流感病毒特异性抗体水平恢复期比急性期升高4倍以上有诊断意义。

要点六 诊断与鉴别诊断

1. **诊断** 根据流行病学史、临床表现及实验室检查可以做出初步诊断,尤其是短时间内出现较多数量的流感样病例,结合流行病学资料多可做出流感的临床诊断,确诊需病原学检查或血清学检查结果。

2. **鉴别诊断** 本病应与其他病原体所致的上呼吸道感染或肺炎等相鉴别,确诊有赖于病原学检查。

要点七 治疗

1. **西医治疗** 以一般及对症治疗为主,必要时给予抗流感病毒治疗。对症治疗时儿童患者应避免应用阿司匹林,以免诱发Reye综合征。抗流感病毒药物可选用奥司他韦、扎那米韦、帕拉米韦和玛巴洛沙韦等。

2. **中医辨证论治**

(1) 邪袭卫表

外感风热证:治疗方法为辛凉解表。方用银翘散加减。

外感风寒证:治疗方法为辛温解表。方用荆防败毒散加减。

外感暑湿证:治疗方法为祛暑化湿解表。方用藿香正气散或新加香薷饮加减。

外感燥邪证:治疗方法为解表清肺润燥。方用桑杏汤加减。

表寒里热证:治疗方法为发汗解表,兼清里热。方用九味羌活汤或麻黄汤加减。

(2) 热郁气分

肺热壅盛证:治疗方法为辛凉宣肺,清热平喘。方用麻杏石甘汤加减。

热灼肺胃证:治疗方法为清气泄热,除烦生津。方用白虎汤加减。

肺热及肠证:治疗方法为解肌清热。方用葛根芩连汤加减。

(3) 邪犯营血

热入心营证:治疗方法为透营泄热,清心醒神。方用犀角地黄汤加减。

热动肝风证:治疗方法为凉肝息风。方用羚角钩藤汤加减。

(4) 余热伤阴证:治疗方法为益气养阴。方用沙参麦冬汤加减。

要点八　预防

密切监测流感动态,及早发现疫情,隔离和治疗患者。流行期间减少大型聚会及集体活动,对公共场所加强通风和空气消毒。疫苗注射是预防流感的最基本措施。每年应根据流行病学调查结果,补充或更换疫苗的抗原组成。接种时间一般在每年流行前的秋季。抗病毒药物预防不能代替疫苗接种,可作为未接种疫苗的并发症高风险人群紧急临时预防措施。

细目五　流行性乙型脑炎

流行性乙型脑炎简称乙脑,是由乙型脑炎病毒引起的以脑实质炎症为主要病变的中枢神经系统急性传染病,属中医学"暑温""暑厥"等范畴。

要点一　病原学

乙型脑炎病毒属虫媒病毒乙组的黄病毒科,核心为单股正链 RNA 及衣壳蛋白。乙脑病毒为嗜神经病毒。

要点二　流行病学

1. **传染源**　乙脑是人兽共患的自然疫源性疾病。家畜(如猪、牛、马和犬等)、家禽(如鸭、鹅和鸡等)和鸟类可感染乙脑病毒。猪的感染率高,是本病的主要传染源。猪感染高峰常在人类流行高峰前 1~2 个月,可作为乙脑流行的预测依据。人不是本病的主要传染源。

2. **传播途径**　主要经蚊虫叮咬传播。三带喙库蚊是主要的传播媒介。

3. **易感人群**　人群普遍易感。感染后多数呈隐性感染。感染后可获得持久的免疫力。

4. **流行特征**　东南亚和西太平洋地区是乙脑主要流行区,我国除东北北部、青海、新疆和西藏外,均有乙脑病例,且多集中于 7、8、9 三个月。近年来由于儿童和青少年按计划接种疫苗,成人和老年人的发病率则相对增加。乙脑呈高度散发状态,少有家庭成员中多人同时发病的情况。

要点三　病机病理

1. **西医病机病理**　携带乙脑病毒的蚊虫叮咬人后,病毒进入人体,经淋巴管或毛细血管进入单核吞噬细胞系统内繁殖,随后进入血液循环,形成病毒血症。当机体免疫力相对较弱时,病毒可侵入中枢神经系统,引起脑实质病变。

2. **中医病因病机**　本病外因为暑热疫毒,常兼湿邪,内因为正气内虚,卫外力弱。暑热邪毒先伤气分,循卫气营血传变,传变中易伤津耗气,化火生风,可有气营两燔、热陷营血等证。后期热邪渐退而津气未复,伤及肝肾阴精,大多表现为正虚邪恋,病情严重者邪毒留恋、伤津耗气,进展为痰瘀阻络,可后遗抽搐、瘫痪、失语、呆钝等后遗症。

要点四　临床表现

潜伏期为 4~21 日,一般为 10~14 日。典型病例临床进程可分为四期。

1. **初期**　病初 1~3 日,起病急,体温在 1~2 日内上升至 39~40℃,且持续不退,伴头痛、食欲不振、恶心、呕吐等,少数患者可有神志淡漠和颈项强直。

2. **极期**　第 4~10 日,在初期症状基础上,出现脑实质受损表现:高热、意识障碍、惊厥或抽搐、呼吸衰竭、脑膜刺激征、浅反射先减弱后消失、腱反射先亢进后消失,锥体束征阳性。高热、抽搐和呼吸衰竭是乙脑极期的严重表现,三者相互影响。呼吸衰竭常为死亡的主要原因。

3. **恢复期**　患者体温逐渐下降,神经系统症状和体征逐渐好转,一般于 2 周左右完全恢复。但重症患者可有反应迟钝、多汗、吞咽困难、颜面瘫痪、四肢强直性瘫痪等,大多数患者可于 6 个月内恢复。

4. **后遗症期**　部分重症患者留有后遗症,主要表现为意识障碍、痴呆、失语、肢体瘫痪、扭转痉挛和精神失常等,经积极治疗可有不同程度的恢复。癫痫后遗症可持续终生。

根据病情轻重可分为轻型、普通型、重型和极重型。

要点五 实验室检查

1. **血常规检查** 白细胞总数常升高,以中性粒细胞为主,部分患者血象始终正常。

2. **脑脊液检测** 脑脊液压力升高,外观无色透明或微浑浊,白细胞增多,早期以中性粒细胞为主,后期淋巴细胞增多。

3. **其他** 血清学检测、病毒分离、病毒抗原或核酸检测。特异性 IgM 抗体病后 3~4 日即可阳性,有助于早期诊断。

要点六 诊断与鉴别诊断

1. **诊断** 根据流行病学史、临床表现及实验室检查外周血白细胞及中性粒细胞均升高,脑脊液检查符合无菌性脑膜炎改变,结合血清特异性 IgM 抗体或血凝抑制试验阳性可做出诊断。

2. **鉴别诊断** 本病应与中毒型菌痢、结核性脑膜炎、化脓性脑膜炎及其他病毒性脑炎等相鉴别。

要点七 治疗

1. **西医治疗** 目前尚无特效的抗乙脑病毒药物,早期可使用利巴韦林、干扰素等。需采取综合治疗措施,积极对症、支持治疗并做好护理工作。重点处理好高热、抽搐和呼吸衰竭等,以降低病死率,防止后遗症发生。

2. **中医辨证论治**

邪犯卫气证:治疗方法为辛凉透表,清气泄热。方用银翘散加减。

气营两燔证:治疗方法为清气泄热,凉营解毒。方用白虎汤合清营汤加减。

热陷营血证:治疗方法为清营凉血,息风开窍。方用清瘟败毒饮合羚角钩藤汤加减。

正气外脱证:治疗方法为益气养阴,敛肺固脱。方用生脉散合参附汤加减。

正虚邪恋证:治疗方法为养阴清热,补肾养肝。方用加减复脉汤(《温病条辨》)加减。

痰瘀阻络证:治疗方法为益气活血,化痰通络。方用补阳还五汤合菖蒲郁金汤加减。

要点八 预防

防蚊、灭蚊和预防接种是乙脑预防的关键措施。患者隔离至体温正常。搞好家畜饲养场所的环境卫生,人畜居住地分开。流行季节前可给幼猪进行疫苗接种,减少猪群的病毒血症。

细目六 流行性脑脊髓膜炎

流行性脑脊髓膜炎是由脑膜炎奈瑟菌引起的急性化脓性脑膜炎,简称为流脑。属于中医学"风温""春温""瘟疫""急惊风"等范畴。

要点一 病原学

脑膜炎球菌属奈瑟菌属,可从带菌者及患者的鼻咽部、血液、脑脊液、皮肤瘀点中检出。在体外易自溶而死亡。

要点二 流行病学

1. **传染源** 带菌者及患者是本病的传染源。带菌者不易被发现,是重要的传染源。

2. **传播途径** 主要借飞沫经呼吸道直接传播。间接接触传播的机会较少,但密切接触如同睡、搂抱、亲吻等对 2 岁以下婴幼儿亦可传播。

3. **易感人群** 人群普遍易感,本病隐性感染率高。感染后对同种菌群产生持久免疫力,非同种菌群间有交叉免疫,但不持久。

4. **流行特征** 本病遍布全球,在温带地区可出现地方性流行,全年散发,但以冬、春季高发。

要点三 病机病理

1. **西医病机病理** 病原菌自鼻咽部侵入人体,细菌和宿主间的相互作用最终决定是否发病及病情的轻重。若人体免疫力弱且菌株毒力强、数量多,细菌侵入血管内皮细胞大量繁殖,并释放内毒素而发展为败血症。细菌突破血脑屏障,进入脑脊液,释放内毒素等引起脑膜和脊髓膜化脓性炎症。

2. **中医病因病机** 本病主要是冬春季节感受瘟疫毒邪,若人体正气不足,难以抗御,即可发病。温邪自口鼻而入,按卫气营血发展,病初卫分症状持续时间极短,随后侵入气分、营分、血分，发生各种传变。若人体正气虚，感邪较重，则可在发病之初即见气、营、血分症状。后期多因化火化燥，导致肝肾阴虚。甚者邪陷血分，或热闭心包，出现神昏谵语等危候。

要点四 临床表现

潜伏期一般为2~3天，最短1天，最长7天。根据临床表现的不同可分为4型。

1. **普通型** 占全部病例的90%以上，按病情的进展可分为前驱期、败血症期、脑膜炎期、恢复期四期。

2. **暴发型** 起病急骤，24小时内出现意识障碍，病势凶险，病死率高，儿童多见。根据临床表现的不同可分为休克型、脑膜脑炎型、混合型。

3. **轻型** 病变轻微，可有低热，皮肤黏膜可见少量出血点。脑脊液多无明显改变，皮肤出血点及咽拭子培养可有病原菌生长。

4. **慢性型** 不多见，主要见于成人，病程可迁延数周或数月。反复出现寒战、发热、皮肤瘀点、瘀斑等。常伴关节痛、脾大、血液白细胞增多，血液培养可为阳性。

要点五 实验室检查

1. **血常规检查** 白细胞总数多在$(10\sim20)\times10^9$/L以上，中性粒细胞占90%以上。

2. **脑脊液检查** 是确诊的重要方法。典型的脑膜炎期，压力增高，脑脊液外观混浊，白细胞数升至1.0×10^9/L以上，以多核细胞增多为主。蛋白增高，糖及氯化物明显减低。腰穿时要注意防止发生脑疝。

3. **细菌学检查**

（1）涂片检查：脑脊液离心沉淀物或皮肤瘀点涂片染色，可见革兰氏染色阴性双球菌。

（2）细菌培养：在使用抗菌药物前收集瘀斑组织液、血或脑脊液培养可获阳性结果，是临床诊断的金标准。

4. **免疫学检查** 抗原测定可用于早期诊断。

要点六 诊断与鉴别诊断

1. **诊断** 有流行病学史、典型的临床表现（起病急，突发发热，剧烈头痛，喷射性呕吐，皮肤黏膜瘀点，脑膜刺激征阳性等）及实验室病原学检查阳性可予以诊断。

2. **鉴别诊断** 应与其他细菌引起的化脓性脑膜炎、结核性脑膜炎、流行性乙型脑炎、败血症、肾综合征出血热等进行鉴别。

要点七 治疗

1. **西医治疗原则** 早期诊断，就地住院隔离治疗，密切监护，做好护理，对症治疗，预防并发症，保证足够液体入量。一旦高度怀疑流脑，应于30分钟内足量应用细菌敏感并能透过血脑屏障的抗菌药物，如青霉素、第三代头孢菌素等。

2. **中医辨证论治**

邪犯肺卫证：治疗方法为辛凉解表，泄热解毒。方用银翘散加减。

卫气同病证：治疗方法为清热解毒，泄卫清气。方用银翘散合白虎汤加减。

气营两燔证：治疗方法为清气凉血，泄热解毒。方用清瘟败毒饮加减。

内闭外脱证：治疗方法为扶正固脱。方用生脉散合参附汤。

气阴两虚证：治疗方法为养阴益气，兼以清热。方用青蒿鳖甲汤加减。

要点八 预防

1. **管理传染源** 早发现、早诊断、早隔离、早治疗。隔离至症状消失后3天，一般不少于病后7天。密切接触者，应医学观察7天。

2. **切断传播途径** 保持空气流通，减少飞沫传播。

3. **保护易感人群** 对易感人群，可注射A群或A+C群疫苗预防；对密切接触者，可服用磺胺甲噁唑、利福平等抗菌药物预防。

细目七 伤 寒

伤寒是由伤寒杆菌引起的急性肠道传染病。以持续高热、表情淡漠、玫瑰疹、相对缓脉、肝脾大和血白细胞减少等临床表现为特征，严重者可出现肠出血或肠穿孔等并发症。多属中医学温病中"湿温"范畴。

要点一 病原学

伤寒杆菌属沙门菌属中的 D 群，革兰氏染色阴性，不产生外毒素，其菌体破裂所释放的内毒素在发病中起重要作用。

要点二 流行病学

1. **传染源** 带菌者或患者是唯一传染源。少数患者可长期或终身带菌，是本病不断传播甚至流行的主要传染源。

2. **传播途径** 主要经粪-口途径传播。水源污染是本病最重要的传播途径。

3. **易感人群** 普遍易感。病后可以获得较稳固的免疫力，二次发病者少见。

4. **流行特征** 夏秋季多发，水源污染可导致暴发或流行。

要点三 病机病理

1. **西医病机病理** 人体感染伤寒杆菌后是否发病取决于所摄入细菌的数量、致病性及宿主的防御能力。主要病理改变为全身单核吞噬细胞系统的炎性增生反应。病变部位主要在回肠下段的集合淋巴结和孤立淋巴滤泡。

2. **中医病因病机** 主要与外感湿热或暑湿有关。夏秋季节，湿易困脾，加上饮食不节或不洁，湿热疫毒之邪阻滞中焦，上阻清阳见发热，热炽肠络则便血，蒙蔽清窍则神昏谵语，疾病后期多有余邪未尽，气阴两虚。

要点四 临床表现

潜伏期 3~60 日，多为 7~14 日。

典型伤寒的临床表现分为 4 期。

初期：病程第 1 周。多数患者起病较缓，体温呈阶梯升高，病情逐渐加重。

极期：病程第 2~3 周。出现持续高热，食欲减退等消化系统症状，表情淡漠、听力减退等神经系统中毒症状，相对缓脉等循环系统症状，以及玫瑰疹、肝脾大等。

缓解期：病程第 4 周。体温逐渐下降，各种症状逐渐好转。

恢复期：病程第 5 周。体温正常，神经、消化系统症状消失，肝脾恢复正常。

除典型伤寒外，还可见到轻型、迁延型、逍遥型、暴发型等临床类型。

在伤寒的发病过程中可见到肠出血、肠穿孔、中毒性肝炎、中毒性心肌炎、支气管炎及肺炎、溶血性尿毒综合征等多种并发症。其中肠出血较为常见，肠穿孔是最严重的并发症。

要点五 实验室检查

1. **血常规检查** 白细胞总数在 $(3\sim5)\times10^9$/L，中性粒细胞减少，嗜酸性粒细胞减少或消失。

2. **细菌培养**

（1）血培养：阳性是确诊的主要依据，病程 1~2 周阳性率最高。

（2）骨髓培养：阳性率比血培养高。对病程较长、已经应用抗菌药物或血培养阴性的疑似病例尤为适用。

（3）其他：粪便培养、尿培养、十二指肠引流液培养及玫瑰疹刮取液培养等。

3. **肥达反应** 第 2 周开始出现阳性，第 3~4 周阳性率最高。O 抗体效价在 1∶80 以上，H 抗体效价在 1∶160 以上，或 O 抗体效价呈现 4 倍及以上升高有辅助诊断意义。

要点六 诊断与鉴别诊断

1. **诊断** 根据流行病学史、典型的临床表现，参考实验室检查结果可予以诊断。血和骨髓等培养阳性有确诊意义。

2. **鉴别诊断** 需与发热性疾病，尤其是伴肝脾大的疾病鉴别，如病毒性呼吸道感染、疟疾、革兰氏阴性杆菌败血症及血行播散性结核病等。

要点七 治疗

1. **西医治疗**

（1）一般治疗：消毒和隔离，进易消化、流质饮食，卧床休息等。一般退热后 2 周才可恢复正常饮食。

（2）对症治疗：高热者给予物理降温。腹胀明显者用肛管排气，禁用新斯的明类药物。便秘者可用高渗盐水灌肠，禁用泻药。腹泻者忌用阿片类制剂。

（3）病原治疗：首选第三代喹诺酮类药物，儿童和孕妇患者首选第三代头孢菌素类。

（4）带菌者的治疗：可以选用喹诺酮类药物。

（5）并发症治疗：积极治疗肠出血、肠穿孔、病毒性心肌炎等严重并发症。

2. 中医辨证论治

湿遏卫气证：治疗方法为清热透表，芳香化湿。方用藿朴夏苓汤加减。

湿热中阻证：治疗方法为清热化湿，理气和中。方用王氏连朴饮加减。

热重湿轻证：治疗方法为清热解毒，佐以化湿。方用白虎加苍术汤加减。

湿热蒙蔽心包证：治疗方法为清热化湿，芳香开窍。方用菖蒲郁金汤加减。

湿热化燥，伤络便血证：治疗方法为清热解毒，凉血止血。方用犀角地黄汤加减。

余邪留恋，气阴两虚证：治疗方法为益气养阴，泻除余邪。方用竹叶石膏汤加减。

要点八 预防

1. 控制传染源 患者需按消化道传染病隔离至体温正常后两周。带菌者不能从事餐饮、托幼工作。

2. 切断传播途径 做好水源、饮食、粪便管理及消灭苍蝇等卫生工作。

3. 保护易感人群 必要时可对高危人群进行疫苗接种。

细目八 细菌性痢疾

细菌性痢疾是志贺菌属细菌（痢疾杆菌）引起的肠道传染病。属中医学的"痢疾""肠澼""滞下"等范畴。

要点一 病原学

痢疾杆菌为肠杆菌科志贺菌属，分为4群：痢疾志贺菌（A群）、福氏志贺菌（B群）、鲍氏志贺菌（C群）、宋内志贺菌（D群）。目前我国多数地区B群占据首位，其次是D群，再次是C群。

要点二 流行病学

1. 传染源 急、慢性菌痢患者及带菌者为传染源。非典型患者、慢性菌痢患者及带菌者在流行病学中有重要意义。

2. 传播途径 主要为粪-口途径传播。

3. 易感人群 人群普遍易感。病后仅产生短暂而不稳定的免疫力，不同菌群间无交叉免疫。

4. 流行特征 全年散发，夏秋呈季节性高峰。

要点三 病机病理

1. 西医病机病理 痢疾杆菌进入机体后是否发病与细菌的数量、致病力及人体的抵抗力有关。菌痢的主要病变部位为乙状结肠和直肠，严重者波及整个结肠和回肠末端。基本病理变化为肠黏膜的弥漫性纤维蛋白渗出性炎症。

2. 中医病因病机 多由于外感时邪或饮食不洁，湿热疫毒内蕴肠腑，气血化为脓血而赤白下痢。急性期多属实证，慢性期多属本虚标实证。病位主要在大肠，与脾胃关系密切，并可涉及肝肾。

要点四 临床表现

潜伏期为数小时至7日，一般为1~3日。根据病程长短和病情轻重可分为以下各型。

1. 急性菌痢 普通型（典型）、轻型（非典型）、中毒型三型。普通型起病急，有畏寒、发热、腹痛、腹泻、黏液脓血便和里急后重等症状。轻型症状轻微。中毒型多见于2~7岁体质健壮儿童，起病急骤，突发高热，可迅速发生循环衰竭或呼吸衰竭。根据临床表现，中毒型菌痢可分为休克型（周围循环衰竭型）、脑型（呼吸衰竭型）和混合型3型。

2. 慢性菌痢 急性菌痢病程迁延超过2个月不愈者，为慢性菌痢。根据临床表现，可分为慢性迁延型、急性发作型和慢性隐匿型3型。

要点五 实验室检查

1. 一般检查

（1）血常规检查：急性菌痢白细胞总数及中性粒细胞计数可增加，慢性患者可有贫血。

（2）粪便常规检查：外观为黏液或脓血便，镜下可见大量白细胞、红细胞。

2. 病原学检查 粪便细菌培养阳性可确诊，是临床最常用的病原学检查。

要点六 诊断与鉴别诊断

（1）诊断：依据流行病学史、症状体征及实验室检查进行综合诊断。确诊须依赖于病原学检查。

(2) 鉴别诊断：急性菌痢应与阿米巴痢疾、其他肠道细菌感染、食物中毒及肠套叠等相鉴别。中毒型菌痢应与流行性乙型脑炎等疾病相鉴别。慢性菌痢应与结肠癌及直肠癌、溃疡性结肠炎等疾病相鉴别。

要点七 治疗

1. 西医治疗 急性菌痢以抗菌治疗为主，慢性菌痢除抗菌治疗外还应改善肠道功能，中毒型菌痢还应采用改善微循环、解痉、纠正休克、降低颅内压等救治措施。病原治疗首选喹诺酮类药物，儿童和孕妇患者可选用第三代头孢菌素。服用抗菌药物的同时可口服小檗碱（黄连素），以减少肠道分泌。

2. 中医辨证论治

湿热痢：治疗方法为清利湿热，调气行血。方用芍药汤加减。

疫毒痢：治疗方法为清热解毒，凉血理气。方用白头翁汤加减。

寒湿痢：治疗方法为散寒除湿，调气行血。方用胃苓汤加减，或平胃散加减。

阴虚痢：治疗方法为养阴清肠。方用驻车丸加减。

虚寒痢：治疗方法为温补脾肾，涩肠固脱。方用真人养脏汤加减。

休息痢：治疗方法为温中清肠，调气化滞。方用连理汤加减，或四君子汤合香连丸加减。

要点八 预防

急慢性患者和带菌者应隔离或定期访视，彻底治疗。搞好"三管一灭"及环境卫生。高危人群必要时可口服痢疾菌苗。

细目九 结 核 病

结核病是由结核分枝杆菌复合群引起的一种慢性感染性疾病，以肺结核最常见，临床多呈慢性过程，表现为长期低热、咳嗽、咯血等。属于中医学"肺痨""痨瘵"等范畴。

要点一 病原学

结核分枝杆菌复合群简称结核分枝杆菌，为抗酸杆菌。菌体含类脂质、蛋白质和多糖类。菌体成分与诱导宿主免疫反应及结节性病理变化等相关，如双分枝菌酸海藻糖脂与慢性肉芽肿、磷脂与结核结节、蜡质D与迟发型超敏反应等。耐药性为结核杆菌重要的生物学特性。

要点二 流行病学

1. 传染源 传染源是排菌的患者和动物（主要是牛）。其中开放性肺结核患者是主要传染源。

2. 传播途径 呼吸道传播为主，带菌牛奶是牛型结核病的重要传播方式。

3. 易感人群 人群普遍易感。婴幼儿、青春后期少年及老年人发病率较高。社会经济发展落后地区的人群因居住拥挤、营养不良等原因发病率较高。

4. 流行现状 结核病仍然是当今全球一种主要传染病，尤其是艾滋病与结核病共感染及耐药结核是目前全球结核病防控的两大重要问题。我国结核病发病数量居世界前三，尤其是耐多药结核（MDR-TB）问题日益严重。

要点三 病机病理

1. 西医病机病理 当结核杆菌数量多或毒力强时，其大量繁殖可导致肺泡细胞溶解破裂，释放出的结核杆菌可再感染其他吞噬细胞和局部组织，在感染过程中机体可产生T细胞介导的免疫反应（CMI）和迟发型超敏反应（DTH），对结核病的发病、演变及转归起着决定性的作用。结核病的基本病变有渗出、增生和变质三种，其中结核结节和干酪样坏死是特征性病变，三种病变常以某种病变为主，可相互转化、交错存在。

2. 中医病因病机 肺痨的病因为感染痨虫，并与正气虚弱有关，病理性质以阴虚为主，并可导致气阴两虚，甚则阴损及阳。除肺脏病变外，痨虫尚可四处蔓延，引起肺外病变。本病病位在肺，还可影响脾、肾，涉及心、肝，甚则传及五脏。基本病机为痨虫蚀肺，肺体受损，肺阴耗伤。

要点四 临床表现

1. 全身表现 多数起病缓慢，长期低热，多为午后或傍晚，可伴有疲倦、盗汗、体重减轻等。病变急剧进展时可出现高热、咳嗽、胸痛或全身衰竭等。

2. 呼吸系统表现 本病主要表现有咳嗽、咯血、胸痛和呼吸困难等。

3. 肺外结核 结核病是全身性疾病,肺结核是主要的类型,其他还有淋巴结结核、骨结核、结核性心包炎、结核性脑膜炎、结核性腹膜炎和肠结核、肝结核、肾结核、输尿管结核、膀胱结核、生殖系统结核等。

4. 结核病临床类型 根据结核病的发病过程和临床特点,可分为5型:原发性肺结核(Ⅰ型)、血行播散型肺结核(Ⅱ型)、继发性肺结核(Ⅲ型)、结核性胸膜炎(Ⅳ型)、肺外结核(Ⅴ型)。原发性肺结核为初次感染后发病的肺结核,包括原发综合征及胸内淋巴结结核;血行播散型肺结核又分为急性、亚急性及慢性血行播散型肺结核三种类型;继发性肺结核是成人肺结核最常见的类型,根据胸部X线检查的特点,临床上又可分为浸润性肺结核、空洞性肺结核、干酪性肺炎、结核球和纤维空洞性肺结核5型;结核性胸膜炎又有干性胸膜炎、渗出性胸膜炎及结核性脓胸之分;肺外结核是结核杆菌感染了肺部以外的脏器而引起的结核病。

要点五 实验室检查及其他检查

1. 一般检查 外周血白细胞计数一般正常,可有贫血。在急性进展期白细胞可增多,重症感染时可发生类白血病样血象。血沉可增快,但无特异性。

2. 病原学检查

(1)涂片镜检:各种分泌物、排泄物可查到抗酸杆菌,有助于诊断,但阳性率低。

(2)病原菌培养和核酸检测:结核菌培养是诊断结核病的金标准,特异性核酸检测可测结核杆菌DNA。

(3)Xpert M TB/RIF 检测法:是通过核酸检测结核病和耐药结核病快速诊断方法,具有高度的敏感性和特异性。

3. 免疫学检测 结核菌素皮肤试验(TST)、抗结核抗体检测、γ-干扰素释放试验(IGRAs)均有助于结核病的诊断。γ-干扰素释放试验不受接种卡介苗的影响,可辅助诊断结核菌潜伏性感染或活动性感染,且对区别非结核分枝杆菌感染也有一定价值。

4. 其他检查 影像学检查、内镜检查、活体组织检查等。影像学检查是诊断肺结核的重要手段,对于肠结核、骨结核、泌尿生殖系统结核等的诊断有重要价值。

要点六 诊断与鉴别诊断

1. 诊断 肺结核的诊断须结合流行病学资料、临床表现、实验室检查与影像学检查等综合分析,主要的诊断依据为胸部X线、CT检查以及痰菌检查。肺外结核的诊断应综合分析临床表现、治疗效果和辅助检查,必要时可通过各种途径的活检,经病理学证实确诊。

2. 鉴别诊断 肺结核病应与肺炎、肺脓肿、肺癌等相鉴别。应与其他如伤寒等发热类疾病相鉴别。肠结核须鉴别肠癌、克罗恩病等。总之,结核病是全身性感染性疾病,诊断时应与结核病有相似表现的诸多疾病相鉴别,具体要结合患者的临床表现和辅助检查等。

要点七 治疗

1. 西医治疗

(1)化学药物治疗:化疗原则为早期、联合、适量、规律、全程。整个化疗分为强化和巩固两个阶段。目前国际上通用的抗结核药物有十余种,异烟肼(INH)、利福平(RFP)、利福布汀(RFB)、利福喷汀(RFT)、吡嗪酰胺(PZA)、链霉素(SM)、乙胺丁醇(EMB),这些药物除乙胺丁醇外均是杀菌药,是治疗的首选。在临床上要针对初治、复治及耐药结核病等个体化制定不同的治疗方案。

(2)对症治疗:合理的营养、适当的休息仍然是治疗的基础。

(3)手术治疗:经正规抗结核治疗9~12个月,痰菌仍阳性的病灶、慢性结核性脓胸、支气管胸膜瘘内科治疗无效、不能控制的大量咯血及结核球与肺癌鉴别困难者应考虑手术治疗。

(4)预防性治疗:对拟使用生物制剂的潜伏性结核感染(LTBI)者需采取预防性治疗。

2. 中医治疗 中医治疗当以补虚培元和抗痨杀虫为主。

肺阴亏虚证:治疗方法为滋阴润肺,清热杀虫。方用月华丸加减。

阴虚火旺证:治疗方法为补益肺肾,滋阴降火。方用百合固金汤合秦艽鳖甲散加减。

气阴耗伤证：治疗方法为养阴润肺，益气健脾。方用保真汤加减。

阴阳两虚证：治疗方法为滋阴补阳，培元固本。方用补天大造丸加减。

要点八　预防

1. **控制传染源**　早发现、早诊断、早治疗痰菌阳性肺结核患者。直接督导下短程化疗是控制本病的关键。
2. **切断传播途径**　管理好患者的痰液。
3. **保护易感人群**　目前无理想的结核病疫苗，现在广泛使用的卡介苗尚不足以预防结核感染，但新生儿出生时接种卡介苗后可显著降低儿童发病及其严重程度，特别是结核性脑膜炎等严重感染，并可减少以后内源性恶化的可能性。我国结核病的感染率和发病率仍较高，接种卡介苗仍有现实意义，规定新生儿出生时即应接种。

有感染结核杆菌好发因素且PPD试验反应大于等于15mm或γ-干扰素释放试验呈阳性反应者，应酌情预防用药。

第三单元 其 他

细目一 医院感染

医院感染是指住院患者在医院内获得的感染，包括住院期间发生的感染和在医院内获得但在出院后出现临床表现的感染。医院工作人员在医院内获得的感染也属医院感染。医源性感染是指诊疗过程中造成的病原体传播而发生的感染。医院感染应尽力做出病原学诊断并按要求报告。医院感染分为外源性感染（交叉感染）和内源性感染。

要点一 病原学

细菌、病毒、真菌、立克次体和原虫等均能引起医院感染。有时可从同一患者体内分离出两种以上的病原体，既可以是几种细菌的混合感染，也可以是细菌与真菌或病毒的混合感染。病原体特点：以机会病原菌为主、聚集性发病、感染的病原菌常具有多重耐药性。

要点二 流行病学

1. **感染源** 各种类型的感染者是重要的感染源，而医院环境中的任何物体被污染后都可成为感染源。内源性感染者的感染源是患者自己。
2. **传播途径** 接触传播、血液传播、共同媒介物传播、空气和飞沫传播及消化道传播等。
3. **易感人群** 住院患者对条件致病菌和机会病原体的易感性均较高。

要点三 发病机制

与宿主免疫功能减退、各种侵袭性诊疗措施、抗菌药物使用不当及操作不规范等多种因素相关。

要点四 常见的医院感染

全身各器官、各部位都可能发生医院感染，病原体的种类很多，可分为呼吸系统医院感染、手术部位医院感染、泌尿系统医院感染、血液系统医院感染、皮肤软组织医院感染等。但严重影响住院患者医疗安全、可有效控制的常见医院感染主要有中心导管相关血流感染（CLABSI）、呼吸机相关肺炎（VAP）、尿管相关尿路感染（CAUTI）和手术部位感染（SSI）四种。

要点五 诊断与鉴别诊断

1. **诊断** 医院感染的诊断主要依据临床表现、实验室检查、流行病学资料等进行综合判断。在诊断过程中必须重视病原学诊断，同时还可借助病理学检查以弥补病原学检查的不足。

具有下列情况之一者可确诊为医院感染。

（1）无明显潜伏期，入院48小时后发生的感染为医院感染；有明确的潜伏期，自入院时起超过平均潜伏期后发生的感染为医院感染。

（2）患者发生的感染直接与上次住院有关。

（3）在原有感染的基础上培养分离出新的病原体，或出现新的感染部位（除外脓毒血症迁延病灶）。

（4）新生儿在分娩过程当中或产后获得的感染。

（5）由于各类诊疗措施激活的潜在性感染，如疱疹病毒、结核杆菌等感染。

（6）医务人员在医院工作期间获得的感染。

2. **鉴别诊断** 下列情况不属于医院感染。

（1）皮肤黏膜开放性伤口或分泌物中只有细菌定植而无具体炎症临床表现。

（2）新生儿经胎传获得的感染（多为出生后48小时内发病），如单纯疱疹病毒感染、弓形虫病、水痘等。

（3）由物理性、化学性刺激引起的炎症反应。

（4）患者入院时就已存在的感染，在住院期间出现急性发作或并发症。

（5）全身感染的迁徙性病灶，或原有的慢性感染复发，不能证明系医院内获得者。

（6）潜在感染被激活，如带状疱疹、结核、梅毒等。

要点六 治疗

根据病原体种类、药敏结果、感染部位、患者基础疾病、免疫状态、抗菌药物 PK/PD 等特点，选用合适的抗菌药物进行病原治疗；积极治疗基础疾病，维持水、电解质的平衡，补充必要的热量和营养物质，进行对症支持治疗。

要点七 预防与控制

1. 预防

（1）建立和完善医院感染管理组织和监测系统：日常监测工作如下。①医院感染病例的类别。②调查和汇集医院感染的病因和诱因。③在患者、医护人员、医疗器械和环境中采样进行培养，进行细菌药物敏感试验。④细菌耐药性监测。⑤医院感染资料数据库的积累、分析。⑥定期召开监测资料的统计分析报告会。

（2）落实标准预防的基本措施和规章制度。

（3）提高医护人员的防控意识。

（4）合理应用抗菌药物。

2. 控制 针对常见的医院感染或有局部暴发感染时应采取的防控措施如下。

（1）流行病学调查、分析和预防措施。

（2）对不同感染的患者采取不同的隔离措施。

（3）加强消毒和灭菌工作。

（4）对医院感染患者及时诊断和治疗。

（5）对医院的住院患者和陪护家属定期开展防控知识科普和宣教。

（6）加强手卫生知识科普宣教和管理制度。

（7）严格执行医院隔离技术规范。

细目二 新发传染病

要点一 新发传染病概况

20世纪中期以来，人类在防控传染病方面取得了巨大成就，消灭了天花，基本控制了脊髓灰质炎、麻疹、霍乱、白喉、伤寒、风疹、黑热病、丝虫病、血吸虫病、流行性脑脊髓膜炎等，多数传染病发病率较前明显下降，人类在与传染病的斗争中占了上风，20世纪70年代西方医学界甚至认为传染病正在消亡。然而，1981年的艾滋病、2003年的传染性非典型肺炎、2012年的中东呼吸综合征、2014年的埃博拉病毒病，以及2019年的新冠病毒感染等新的传染病相继出现，给人类敲响了警钟。20世纪90年代国际上就提出了"emerging infectious diseases（EID）"的概念。2003年WHO提出新发感染病是指由新种或新型病原微生物引起的感染病，以及近年来导致地区性或国际性公共卫生问题的感染病。即新发感染病包括新发现的感染病和再发感染病两大类。"近年来"一般认为是指20世纪70年代以来。目前我国尚在流行的新发现的感染病主要有幽门螺杆菌感染、甲型H1N1流感、人禽流感、艾滋病、病毒性肝炎（A、C、E型）、发热伴血小板减少综合征及新型冠状病毒感染等。

1. 人禽流感 人禽流感是由禽流感病毒中某些亚型感染者引起的急性呼吸道传染病。被甲型禽流感病毒感染的禽类动物是人禽流感的主要传染源，主要经呼吸道传播或密切接触感染禽类的分泌物或排泄物而获得感染，人类对禽流感病毒并不易感。临床以发热、咳嗽、咽痛等呼吸道症状为主，其中重症病例常合并急性呼吸窘迫综合征（ARDS）、感染性休克、多器官功能衰竭，甚至导致死亡。治疗原则是在积极抗病毒治疗的基础上，采取对症支持等综合疗法。必要时密切接触者可预防性服用抗流感病毒药物。

2. 发热伴血小板减少综合征 发热伴血小板减少综合征是我国于2009年发现的由大别班达病毒（Dabie banda virus，DBV）感染所致的急性自然疫源性疾病。本病散发于山区和丘陵地区，全年均可发病，夏秋季居多，感染的动物是主要传染源，主要经带毒长角血蜱等媒介生物叮咬传播。其主要表现为发热、白细胞和（或）血小板计数降低、淋巴结肿大、乏力及胃肠道症状等，多数预后良好。老年、有基础疾病或延迟就医者病情较重，危重者可因多器官功能衰竭死亡。目前尚无特效疗法，主要是对症治疗、支持治疗和针对并发症的治疗。

3. 新型冠状病毒感染 新型冠状病毒感染是由新型冠状病毒（SARS-CoV-2）引起的急性传染病。新型冠状病毒感染者是传染源，呼吸道飞沫和密切接触传播是主要的传播途径。

临床以咽干、咽痛、咳嗽、发热、乏力等为主要表现，少数患者伴有鼻塞、流涕、腹泻等上呼吸道和消化道症状。严重病例可出现急性呼吸窘迫综合征、脓毒症休克及多器官功能衰竭等，甚至导致死亡。治疗以对症治疗、支持治疗和抗病毒治疗为主。对危重症患者还应积极防治并发症、治疗基础疾病、预防继发感染、及时进行器官功能支持。

要点二　新发传染病的中医认识

传染病多属于中医学"疫病"范畴，长久以来中医药在防治疫病方面积累了丰富的经验，在防治一些新发、突发传染病方面，取得了显著成效。中医药根据疫病的证候演变规律，立足祛邪，注重扶正，截断扭转，防止传变，把握整体状态与局部病变的关系，制订相应的治疗方法。强调中医药防治结合、早期干预、全程干预。

1. **人禽流感**　人禽流感属中医学"风温""温热""瘟疫"范畴。中医认为本病由毒邪侵袭肺胃而致病，宜早用清热解毒、通腑攻下、凉血活血之法治疗。中医药干预疗效主要体现在改善高热、咳喘、憋闷等症状，减轻西药的不良反应，改善免疫功能，控制肺纤维化等方面。

2. **发热伴血小板减少综合征**　本病属于中医学"瘟疫"范畴。中医认为其核心病机为风温疫邪犯肺，卫气同病，疫邪内陷毒损脉络则转为重症。临床上可根据轻型、重型、恢复期来辨证论治。

3. **新型冠状病毒感染**　本病属于中医学"疫病"范畴，认为病因为感受"疫疠"之气，病位在肺，基本病机特点为湿、热、毒、瘀。临床上结合患者病情给予清肺排毒汤治疗，也可按临床分期进行辨证论治。

细目三　消　毒

要点一　消毒种类

消毒（disinfection）是用物理、化学或生物学的方法，消除或杀灭体外环境中病原微生物的一系列方法，借以切断病原微生物的传播途径，阻止和控制传染病的发生和播散。

1. **疫源地消毒**　对目前或曾经存在传染源的地区进行消毒。疫源地消毒分为随时消毒、终末消毒。

2. **预防性消毒**　指在未发现传染源存在的情况下，对可能被病原体污染的物品、场所和人体进行的消毒措施。

要点二　消毒方法

根据消毒原理不同，可将消毒方法分为物理方法、化学方法及生物方法。通过生物方法利用生物因子去除病原体，作用缓慢且灭菌不彻底，一般不用于疫源地消毒。

1. **物理消毒法**　包括机械消毒、热力灭菌、辐射消毒等方法。

2. **化学消毒法**　主要是应用化学药物清除病原微生物的方法，常用的化学消毒剂包括：醇类消毒剂[75%乙醇、异（正）丙醇、复合醇等]、含氯消毒剂（漂白粉、次氯酸钠、氯胺和二氯异氰尿酸钠等）、氧化消毒剂（过氧乙酸、过氧化氯、高锰酸钾和臭氧等）、含碘消毒剂（碘伏、碘酊、复合含碘消毒剂）、醛类消毒剂（甲醛、戊二醛和邻苯二甲醛等）、杂环类气体消毒剂（环氧乙烷、环氧丙烷等）、其他消毒剂如酚类季铵盐类（新洁尔灭、消毒宁、消毒净和洗必泰等）消毒剂属于低效消毒剂，不能消灭细菌芽孢，适用于皮肤及医疗器械的消毒。

细目四　隔　离

要点一　隔离的原则与方法

隔离是指采用各种方法、技术，防止病原体从患者及携带者传播给他人的措施，是预防和控制传染病的重要措施，应针对不同传染病的病原学和流行病学特点，采取相应的隔离措施和隔离检疫期限。一般应将传染源隔离至不再排出病原体为止。

1. **隔离的方法**　标准预防是针对医院所有患者和医务人员采取的一组预防感染措施，是基于患者的血液、体液、分泌物（不包括汗液）、非完整皮肤和黏膜均可能含有感染性因子的原则，认定患者的血液、体液、分泌物、排泄物等均具有传染性，医务人员在接触之时，必须采取防护措施。根据疾病的主要传播途径，采取相应的隔离措施，包括接触隔离、空气隔离和飞沫隔离。预防的措施既包括手卫生，也包括穿戴合适的防护用品，处理患者环境中污染的物品与医疗器械等；根据预期可能的暴露选用手套、隔离衣、口罩、护目镜或防护面罩，以及安全注射。

2. 隔离原则

（1）在标准预防的基础上，医疗机构应根据传染病传播的种类（接触传播、飞沫传播、空气传播和其他传播途径），结合医疗机构实际情况，制定相应的隔离与预防措施。

（2）一种传染病可能有多种传播途径时，应在标准预防的基础上，采取相应传播途径的隔离与预防措施。

（3）隔离病室应有隔离标志，限制人员的出入。通常黄色为空气传播的隔离，粉色为飞沫传播的隔离，蓝色为接触传播的隔离。

（4）传染病患者或疑似传染病患者应在单人房间隔离，如条件有限，同种确诊传染病患者可同室隔离。

要点二　隔离的种类

医疗机构应根据疾病的传播方式，制定不同的隔离措施。

1. **接触传播的隔离与预防**　接触传播（contact transmission）是指病原体通过手、媒介物直接或间接接触进行的传播。接触经接触传播的疾病，如肠道及呼吸道感染、多重耐药菌感染、皮肤感染等患者，在标准预防的基础上，还应采用接触传播的隔离与预防措施。

2. **空气传播的隔离与预防**　空气传播（airborne transmission）是指带有病原微生物的微粒子（$\leq 5\mu m$）通过空气流动导致的疾病传播。接触经空气传播的疾病，如麻疹、水痘、肺鼠疫、SARS等，在标准预防的基础上，还需采用空气传播的隔离和预防措施。

3. **飞沫传播的隔离与预防**　飞沫传播（droplet transmission）是指带有病原微生物的飞沫核（$>5\mu m$），在空气中短距离（1m内）移动到易感人群的口、鼻黏膜或眼结膜等导致的传播。接触经飞沫传播的疾病，如肺结核、百日咳、白喉、流行性感冒、病毒性腮腺炎、流行性脑脊膜炎等，在标准预防的基础上，还应采用飞沫传播的隔离与预防措施。

4. **其他传播途径疾病的隔离与预防**　根据疾病的特性，应采取相应的隔离与防护措施。

第十二部分 医学心理学

第一单元 心理学基础知识

细目 人的心理现象

要点一 心理学的内容及医学心理学概述

1. **心理学的概念** 心理学是研究心理现象发生、发展规律的科学。心理现象是心理活动的表现形式,心理活动包括心理过程和个性心理。它们是两个不可分割的部分。科学的心理观认为,人的心理实质可以理解为以下三个方面:脑是心理的器官,心理是脑的机能;心理是客观现实的反映;人的心理是对客观现实主观的、能动的反映。

2. **医学心理学的概念** 医学心理学将心理学的理论和技术应用于医学领域,主要研究心理社会因素在人类健康和疾病及二者相互转化过程中的作用及规律,解决健康和疾病相关的心理行为问题,是医学和心理学相结合的学科。

3. **医学心理学的研究范围** 医学心理学的研究对象是人,人的心身活动始终是相互作用、相互制约、相互影响的,所以人类的疾病与健康是个体的生理现象与心理现象共同作用的结果。医学心理学旨在深入研究和应用心理学知识和技术,为医学领域提供更好的心理健康服务和支持。研究范围主要包括以下内容。

(1)心身相互作用关系及其机制。
(2)心理或行为的生物学和社会学基础及其在健康和疾病中的意义。
(3)心理社会因素在疾病过程中的作用机制与规律。
(4)各种疾病过程中的心理和行为特征及变化规律。
(5)医疗过程中医患关系的特征及增进医患关系的途径和方法。
(6)如何将心理学原理及技术应用于人类的健康促进及疾病防治。

要点二 认知过程:感觉、知觉、记忆、思维、想象和注意

1. **感觉**
(1)感觉的概念:感觉是人脑对直接作用于感觉器官的客观事物的个别属性的反映和感官系统的察觉情况。人主要的感觉分为外部感觉和内部感觉。
(2)几种感觉现象
1)适应:当刺激连续作用时,感觉随时间延续逐渐发生变化,感受性降低甚至消失的现象。
2)联觉:一种感觉引起另一种感觉的现象。如颜色可以引起温度觉。
3)补偿:当某种感觉受损或缺失后,其他感觉会过度进行补偿。例如,失明的人触觉一般都很灵敏。
4)掩蔽:当不同感觉器官同时接受刺激时,一种感觉使另一种感觉感受性减低的现象。如一些牙科诊所利用音乐镇痛。
5)后像:刺激消失之后感觉暂时存留的现象。如夜晚关灯后,视觉仍然能暂时存留灯亮时的形象。

2. **知觉** 知觉是人脑对直接作用于感觉器官的客观事物的各个部分和属性的整体反映。知觉以感觉为基础,同时是感觉的深入和发展,是一种纯粹的心理现象。
(1)知觉的基本特征
1)知觉的选择性:作用于人的感官刺激丰富多彩,但人并非对所有刺激都作出反应,而只选取其中少数刺激进一步加工,并作出反应。
2)知觉的理解性:根据已有的知识经验,对感知的事物进行加工处理,并用语词加以概括、赋予说明的组织加工过程。知觉的理解性主要受个人的知识经验、言语指导、实践活动以及兴趣爱好等多种因素影响。

3) 知觉的整体性:人根据知识经验把直接作用于感官的客观事物的多种属性整合为统一整体的组织加工过程。

4) 知觉的恒常性:当客观事物的物理特性在一定范围内已发生变化,而知觉仍保持相对稳定特性的组织加工过程。

(2) 几种主要的知觉

1) 空间知觉:对物体距离、形状、大小、方位等空间特性的知觉。空间知觉包括距离知觉、形状知觉和方位知觉。

2) 时间知觉:人对客观现象的延续性和顺序性的感知。

3) 运动知觉:人对物体在空间位移的知觉。运动知觉是视觉、动觉、平衡觉等多种感官协同活动的结果,其中视觉起重要作用。运动知觉包括真正运动知觉和似动知觉。似动知觉指在一定时间和空间条件下,人们在静止物体间看到移动,或者在没有连续移动时看到连续移动。

4) 错觉:人对客观事物不正确的知觉。错觉现象十分普遍,几乎在各种知觉中都可以发生。视错觉在各种错觉中表现得最为明显,其研究也最多,如图形错觉、大小错觉等。

3. 记忆 记忆是人脑对过去经验的保持和再现。

(1) 记忆的分类:根据记忆的内容分为形象记忆、逻辑记忆、情绪记忆和运动记忆4种。根据输入信息编码加工方式的不同和储存时间的长短分为瞬时记忆、短时记忆和长时记忆3种。其中,瞬时记忆又叫感觉记忆,是记忆的开始。保持时间短,为0.25~2秒,有鲜明的形象性。短时记忆是瞬时记忆和长时记忆的中间阶段,此阶段储存的时间稍长,但不超过1分钟,其容量相当有限。短时记忆的信息经过复述成为长时记忆。长时记忆保持在1分钟以上直至多年,甚至终身。

(2) 记忆系统:在记忆过程中,由于从信息的输入到提取经过的时间间隔不同,对信息的编码方式也不同,可以把记忆分为3种系统,即感觉记忆系统、短时记忆系统和长时记忆系统。

1) 感觉记忆:感觉刺激作用后仍在脑中继续短暂保持其映象的记忆,是信息加工的第一阶段。感觉记忆的特点:信息保持的时间短,图像记忆约1秒,听觉稍长,但不超过4秒;信息完全按照物理特性编码,并以感知的顺序被登记,具有鲜明的形象性;记忆信息容量由感受器的解剖生理特点所决定,几乎进入感官的信息都能被登记,但感觉记忆痕迹很容易衰退,只有受到注意的信息才能转入短时记忆。

2) 短时记忆:脑中的信息在1分钟之内的加工编码记忆,又称为工作记忆。短时记忆的基本特征:信息在无复述的情况下一般只有5~20秒,最长不超过1分钟;短时记忆的容量有限,记忆广度为7±2组块;信息易受干扰,很难恢复,复述是使短时记忆的信息转入长时记忆的关键;短时记忆的信息编码主要采用语言听觉形式编码,少量的是视觉或语义编码。

3) 长时记忆:是指信息在人脑中长久保持的记忆,又称为永久性记忆。长时记忆的特点:容量无限;信息保持时间长,理论上是永久存在的;信息编码以意义编码为主,包括语义编码和表象编码;长时记忆的储存有程序性记忆和陈述性记忆两种。程序性记忆是一种技能记忆,是个人对具有先后顺序活动的记忆。陈述性记忆是个人对事实性信息的记忆。

(3) 记忆过程:记忆的三个基本环节是识记、保持和遗忘、回忆和再认。

1) 识记:记忆过程从识记开始,它是保持、回忆和再认的必要前提。根据识记有无明确的目的,可将识记分为无意识记和有意识记。无意识记是指事先没有预定目的,不需要任何有助于识记的方法,也不需意志努力而进行的识记;有意识记是指具有明确的识记目的,并通过一定意志努力,采取一定方法进行的识记。在其他条件相同的情况下,有意识记的记忆效果比无意识记好。识记还可根据识记材料有无意义或识记者是否了解其意义分为意义识记和机械识记。

2) 保持和遗忘:保持以识记为前提,在再认或回忆中得到体现。对识记过的材料不能再认或回忆,或表现为错误的再认或回忆称为遗忘。德国心理学家艾宾浩斯首先对遗忘做了系统研究,提出著名的艾宾浩斯遗忘曲线,也称保持曲线。曲线表明了遗忘发展的规律:遗忘进程不是均衡的。遗忘的发展,时间上是"先快后慢",数量上是"先多后少"。

3) 回忆和再认:回忆是把以前经历过的事物在头脑中重新呈现并加以确认的心理过程。回忆常常以联想的形式出现,联想的种类有接近联想、类似联想、对比联想和因果联想。再认是当经历过的事物再次出现时能够识别确认的过程。

4. 思维

（1）思维的概念：思维是一种高级认知过程，是人脑借助于语言而实现的，以已有知识为中介，可以揭示事物的本质特征和内部规律，并以概念的形式进行判断、推理，使人们解决面临的各种问题。

思维过程的主要特征包括间接性和概括性。思维的间接性表现为凭借已有知识经验和其他事物为媒介，理解并把握未直接感知过的事物。思维的概括性表现在两个方面，一方面是对一类事物共同本质特征的概括性认识，另一方面是对事物之间规律性内在联系的认识。

（2）思维的分类：根据思维方式不同，思维可分为动作思维、形象思维和抽象思维。根据思维的指向性分类，主要包括聚合思维和发散思维。其中聚合思维也称求同思维，是将解决问题所能提供的各种信息聚合起来，朝同一方向得出一个正确的答案；而发散思维又称求异思维，是解决一个问题时，从一个目标出发，沿着各种不同路径进行积极思考，找出符合条件的多种答案、解决方法或结论的一种思维。根据思维的独立程度来分类，包括常规思维和创造性思维。

（3）思维过程

1）分析与综合。分析是指在头脑中将整体事物分解为各个部分或属性，再分辨出个别方面、个别特征，并加以思考的过程。而综合是指在头脑中把事物的各个部分、特征、属性结合起来，形成一个整体。

2）比较与分类。比较是在分析、综合的基础上，把各种事物和现象加以对比，从而找出事物之间的相同点、不同点及其联系。分类是在比较的基础上确认事物主次并将其联为成组、局、种、类的过程。通过分类可揭示事物的从属关系、等级关系，从而使知识系统化。

3）抽象与概括。抽象是指找出事物的本质属性，排除非本质属性的思维过程。概括是指在思想上把抽象出的各种事物与现象的共同特征和属性综合起来，形成对一类事物的概括性本质属性的认识。

5. 想象 想象是人脑中对已有表象进行加工改造而创造新形象的过程。想象促进智力发展，想象力的发展是智力发展的一个极为重要的方面。

根据想象时有无目的性和计划性可以把想象分为有意想象和无意想象。有意想象是有预定目的，自觉进行的想象。无意想象是没有预定目的和计划而产生的想象。根据创造性程度，可以把想象分为再造想象和创造想象。

6. 注意 注意是心理活动对某种事物的指向和集中，它本身并不是独立的心理活动过程，而是伴随心理过程并在其中起指向作用的心理活动。指向性和集中性是注意的两个特点。

要点三　情感过程：情绪和情感的定义、分类和作用

1. 情绪和情感的定义 情绪和情感是人对客观事物的态度的体验，是人的需要是否获得满足的反映。情绪和情感是人类心理活动的一个重要方面，也是人对客观现实的一种反映形式。

2. 情绪和情感的分类和作用

（1）情绪的分类和作用：情绪是多种多样的，种类划分很难有明确的界定，一般认为快乐、愤怒、恐惧和悲哀是最基本、最原始的4种情绪。

情绪状态是指在某种事件或情境的影响下，在一定时间内所产生的一定情绪状况。最典型的情绪状态有心境、激情和应激3种。

1）心境：心境是一种深入的、比较微弱的、持久的、影响人的整个精神活动的情绪状态，如得意、忧虑。心境具有弥散性，它不是关于某一事物的特定体验，而是由一定情境唤起后在一段时间内影响各种事物的态度体验。

2）激情：激情是一种强烈的、短暂的、爆发性的情绪状态。激情通常由生活中具有重大意义的事件所引发。激情发生时有明显的外部表现，如面红耳赤、咬牙切齿等。激情状态下，人的认识活动范围缩小，控制力减弱，对自己的行为后果不能做出适当的评估。

3）应激：应激是在出乎意料的紧急情况下引起的情绪状态，是人对某种意外的环境刺激作出的反应。应激状态有时使人做出平时不可能做出的大胆判断和行为，所谓急中生智；另外某些时候可能使人知觉狭隘，注意局限，思维迟滞，行动刻板，正常能力也得不到发挥。

（2）情感的分类和作用：情感是指与人的社会性需要相联系的主观体验。人类高级的社会性情感主要有道德感、理智感和美感。

1）道德感：道德感是个体根据一定社会政治道德标准，评价自己或他人的行为、举止、思想、意图时产生的情感体验。当个体自身的言行符合基本道德准则时，就会产生幸福感、自豪感，否则就会产生自责、内疚、不安等。当别人的言行符合基本道德准则时，人们就会对他产生尊敬、钦佩、爱慕感，对那些违背了基本道德标准的思想和行为，人们就会产生厌恶感、鄙视感等。

道德感是在人的社会实践中发生和发展的，不同的历史时期、不同的社会制度、不同阶级具有不同的道德标准。所以道德感具有社会性、历史性和阶级性。

2）理智感：理智感是人在智力活动过程中认识和追求真理的需要是否满足而产生的情感体验。这类情感与人的认识活动、求知欲望、认识兴趣及对客观规律的探求有着密切联系。人们在认识世界和改造世界的过程中，形成并发展了认识和追求真理的需要，形成了理智感。认识活动越深入，求知欲越强，追求真理的兴趣越浓厚，理智感也就越深厚。

理智感是人们认识世界和改造世界的动力之一，对人们学习知识、认识事物、发现规律和追求真理的活动具有积极的推动作用。理智感的表现形式有探索未知事件时所表现出的求知感、获得新知识时的喜悦感、对新异事物的好奇心和新异感、对奇异现象的惊奇感、对某种理论的怀疑感和确信感、对真理的热爱感、对谬误和迷信的鄙视感和憎恶感等。

3）美感：美感是客观事物是否符合个人审美需要而产生的个人体验，根据对象可以分为自然美感、社会美感和艺术美感3类。美感受个人的审美观、审美能力、社会性、历史性等诸多因素的影响。人的审美标准既反映了事物的客观属性，又受到个人的思想观点和价值观念的影响。在不同的文化背景下，不同民族、不同阶级的人对事物美的评价可能有所不同。"桂林山水甲天下"就是对自然美的感悟。

要点四　意志过程：意志的概述及心理过程

1. 意志过程　意志是指人们自觉地确定目标，有意识地支配、调节行为，通过克服困难以实现预定目标的心理过程。意志是人类特有的心理现象，是人的意识能动性的集中表现，主要体现在人主动变革现实的行动中，对行为有发动、坚持和制止、改变等调控作用。意志使人的内部意识转化为外部的动作，充分体现了意识的能动性。意志具有引发行为的动机作用，但比一般动机更具选择性和坚持性，因而可以看成人类特有的高层次动机。

2. 意志的品质　意志的品质包括自觉性、果断性、坚韧性及自制性，共同构成了意志的基本特征，使得个体能够在面对各种困难和挑战时保持积极的态度和行为。

（1）意志的自觉性是指个体能够主动地支配自己的行动，使其能达到既定目标。在这个过程中，个体能够坚持信念，不会轻易动摇，既不固执己见也不独断。

（2）意志的果断性是指个体在决策或行为时能够迅速作出决定，不优柔寡断，不犹豫不决。

（3）意志的坚韧性是指个体能够长期保持充沛的精力，战胜各种困难，不屈不挠地努力实现目标。

（4）意志的自制性是指个体能够自觉地、灵活地控制自己的情绪和动机，约束自己的行动和语言。

要点五　个性和人格的定义、内容及个性心理特征

1. 个性的定义、内容　在心理学中，个性可以理解为一个人的整个心理面貌，即具有一定倾向性的各种心理特征的总和。部分心理学书籍，也把个性翻译为人格。个性是复杂的，是多侧面、多层次的统一体。个性的心理结构包括个性倾向性和个性心理特征两大部分。

2. 个性的心理特征　个性的心理特征包括能力、气质和性格。

（1）能力：能力是直接影响活动的效率，使活动顺利完成的个性心理特征。能力在活动中形成和发展，并且在活动中表现出来。能力可以分为一般能力和特殊能力。一般能力包括观察力、记忆力、注意力、思维能力、想象力，也就是通常说的智力，它们适用于广泛的活动范围，并保证人们较容易和有效地掌握知识，与认识活动密切联系。特殊能力只在特殊活动领域内发生作用，如音乐能力、色彩鉴别能力、图画能力等。为了顺利完成某种活动而形成的多种能力的完备结合称为才能。才能的高度发展

就是天才。能力是在遗传和环境两大因素支配下由成熟和学习交互作用的结果。个体在能力上存在着个别差异。

（2）气质：气质是个体心理活动稳定的动力特征，主要指心理过程的速度和稳定性、心理过程的强度及心理活动的指向性等方面的特点。

（3）性格：性格是一个人在现实的稳定态度下和习惯化的行为方式中所表现出来的个性心理特征。性格的个体差异很大，性格一经形成就比较稳固，并且贯穿于全部行动之中。个体一时的偶然表现，不能认为是其性格特征，只有经常性、习惯性的表现才能认为是个体的性格特征。

要点六　心理评估和心理测验的概念、方法

1. **心理评估的概念及作用**　心理评估是依据心理学的理论和方法对人的心理品质及水平所作出的鉴定。心理评估在医学心理学中的作用非常重要。一方面，心理评估是心理干预的重要前提和依据；另一方面，心理评估还可判定心理干预的效果。此外，心理评估对于维护和促进正常人群的心理健康也有帮助。

2. **心理评估的方法**

（1）观察法：通过对被评估者的行为表现直接或间接的观察或观测而进行心理评估的一种方法。观察法的依据是人的行为，而行为是由其基本心理特征所决定，因此相对稳定。观察法可分为自然情境中的观察和特定情境下的观察两类。

（2）会谈法：评估者与被评估者进行面对面的语言交流是其基本形式，会谈法是心理评估中最常用的一种基本方法。会谈的形式包括自由式会谈和结构式会谈两种。前者是开放式的，被评估者较少受到约束；后者根据评估目的预先设计一定的结构和程序，效率相对较高。

（3）调查法：通过借助晤谈、问卷或调查表来了解人的态度、意见和行为的一种方法。根据调查的取向，调查又分为历史调查和现状调查两类。历史调查主要是了解被评估者过去的一些情况，现状调查主要围绕与当前问题有关的内容进行。

（4）心理测验法及临床评定量表：心理测验可对心理现象的某些特定方面进行系统评定，一般采用标准化、数量化的原则。由于所得到的结果可参照常模进行比较，从而避免了一些主观因素的影响，结果更加客观。目前在临床和心理卫生工作中，还应用许多精神症状及其他方面的评定量表。

3. **心理测验的类型及应用**　心理测验根据其功能、测量方法，以及测验材料的性质等可以有不同的分类。

（1）根据测验功能分类

1）智力测验。常用的比奈-西蒙量表、韦克斯勒成人和儿童智力量表、丹佛发育筛选测验等，可用于儿童智力发育的鉴定、脑器质性损害及退行性病变、特殊教育或职业选择时的咨询参考。

2）人格测验。常用的量表有明尼苏达多相人格调查表（MMPI）、罗夏墨迹测验（RIT）、主题统觉测验（TAT）以及艾森克人格问卷（EPQ）等，多用于诊断某些心理障碍和评估病情预后，也可用于科研或心理咨询时评价人格。

3）神经心理学测验。既有针对感知运动、记忆、联想思维等个别能力的测验，还有一些成套测验，可用于辅助诊断脑器质性损害和脑与行为关系的研究。

4）评定量表。常见评定量表有抑郁量表、焦虑量表、生活事件量表、认知功能量表等，可用于评价精神症状及其他方面，对临床工作以及科研等具有特殊的意义和应用价值。

（2）根据测验方法分类

1）问卷法。主要采用结构式问题，多让被试者回答"是"或"否"或在几种有限选择里进行作答。问卷法的结果容易评分，方便统一处理。MMPI、EPQ 等人格测验及评定量表都采用问卷法的形式。

2）作业法。多用于测量感知和运动等操作能力，测验形式是非文字的，需要让受试者进行实际操作。针对婴幼儿及受文化教育因素限制的受试者的心理测验主要采用作业法。

3）投射法。要求受试者根据自己的理解不受限制地进行回答，目的是诱导出受试者的经验、情绪或内心冲突。测验材料通常无严谨的结构，如意义不明的图像、模糊的墨迹或不完整的句子。投射法多用于人格的测量，如 RIT、TAT 等。也可检测异常思维，如自由联想测验、填词测验等。

要点七 医学心理学基本理论

1. 精神分析与心理动力学理论 精神分析理论是奥地利心理学家弗洛伊德创立的心理治疗体系。精神分析与心理动力学理论包括经典精神分析理论，以及之后发展的各种流派的现代精神分析理论。潜意识理论、人格结构理论、性心理发展阶段理论、心理防御机制理论、释梦理论是经典精神分析理论的主要内容。

（1）潜意识理论：弗洛伊德提出"心理地形学"，将人的心理活动分成意识、前意识和潜意识三个层次，并指出潜意识层面是各种症状产生的主要原因。

（2）人格结构理论：人格结构分为本我、自我和超我。三者关系协调时，人格则表现出健康状况；当三者关系冲突时，就会产生心理紊乱或心理疾病。

（3）性心理发展阶段理论：根据"力比多"附着部位的不同，人的性心理发展被分为以下5个时期：口唇期（0~1岁）、肛门期（1~3岁）、生殖器期（3~6岁）、潜伏期（6岁到青春期）、两性期（青春期以后）。

（4）心理防御机制理论：根据心理功能和人格成熟度的不同，主要分为以下三种防御机制。①原始心理防御机制，包括否认、歪曲、投射、退行、幻想等。②神经症性心理防御机制，包括压抑、隔离、转移、反向形成、抵消、补偿、合理化等。③成熟心理防御机制，包括升华、幽默、利他等。

（5）释梦理论：弗洛伊德认为梦是对清醒时被压抑到潜意识中的欲望的表达，是通往潜意识的重要捷径。梦分为隐梦和显梦。梦的解析就是以显梦为起点，进一步探究隐梦中所隐含的真正意义。

弗洛伊德的女儿安娜·弗洛伊德和哈特曼、埃里克森等人强调自我的功能，形成了精神分析的自我心理学。美国的精神分析学家霍妮、弗洛姆和沙利文等是新精神分析的代表人物。克莱因、温尼科特、科恩伯格和科胡特等是现代精神分析中客体关系理论和自体心理学理论代表人物。

2. 行为主义理论 行为主义理论的创建者是美国心理学家华生，该理论的发展经历了早期行为主义、新行为主义和社会认知行为主义等阶段。经典条件反射理论、操作性条件反射理论和社会学习理论是最具有代表性的行为主义理论。

（1）经典条件反射理论：由俄国生理学家巴甫洛夫在20世纪初发现，是以无条件反射为基础而形成的。影响经典条件反射的因素主要有无条件刺激和条件刺激的性质、无条件刺激和条件刺激的时间关系、条件刺激和无条件刺激的一致性、共同作用的次数、以前对条件刺激的体验。复杂的学习行为遵循两条规律，即频因律和近因律。

（2）操作性条件反射理论：描述了有机体作出特定的行为反应后，会导致环境发生某种变化，由美国心理学家斯金纳通过一系列实验证明。强化分为正强化和负强化，在操作性条件反射中，如果行为结果使积极刺激增加，进而使该行为反应逐渐加强，称为正强化；如行为结果使消极刺激减少，进而使该行为反应逐渐加强，称为负强化。影响强化的因素包括直接性、一致性、已形成事件和结果的特征。

（3）社会学习理论：创建者是美国心理学家班杜拉，该理论提出了另一种学习形式，即观察学习或模仿学习，观察学习的过程包括注意、保持、再现、动机四个步骤。社会学习理论强调环境中社会因素对人类行为的影响，主要观点是人类的大量行为的获得并非通过条件作用的途径进行的。

3. 人本主义心理学理论 人本主义心理学被认为是行为主义和精神分析之后的心理学第三势力，主要代表人物是马斯洛和罗杰斯。强调研究人性，如人的成长、潜能与自我实现倾向以及人的存在与意义等。人本主义心理学认为心理治疗需要关注个体的内在需求和价值观，帮助个体实现自我。

（1）马斯洛的主要理论

1）需要层次理论。马斯洛提出了需要层次论，将动机分为两大类、五个层次。第一类是基本需要，包括生理需要、安全需要、归属与爱的需要和尊重需要四个层次。第二类是成长需要，包括自我实现的需要这一个层次。

2）自我实现理论。自我实现是人的机体潜能发挥的一种内驱力，是一种人的本性中的创造性倾向。自我实现有两种类型，一种是健康型自我实现，另外一种是超越型自我实现。自我实现论是人本主义心理学的核心。

3）心理健康与心理治疗观。马斯洛认为

心理健康指的是人性的丰富实现,即自我实现,心理疾病则是人的基本需要或自我实现的受挫与失败。如果心理治疗要取得成效,必须符合满足病人的基本需要、改善病人的自我认识和建立良好的社会环境这三个条件。

(2)罗杰斯的主要理论:卡尔·罗杰斯主张"以人为中心"的心理治疗方法,首创非指导性治疗。他提出了人格的自我理论,强调自我概念的重要性,认为个体内在的自我认知对心理健康和自我实现至关重要。自我概念有真实自我和理想自我两种。真实自我是指个体真实的、内在的本质。而理想自我是一个人渴望成为的理想形象。无条件的积极关注可以帮助个体发展出积极的自我概念,并促进自我成长和实现。

(3)现代人本主义理论的发展

1)自我选择说。由罗洛·梅开创,以探究人的经验和存在感为目标,重视人的自由选择、自我肯定和自我实现的能力。

2)超个人心理学。人本主义心理学的派生物,主要关注人生价值、人类幸福、宗教体验、自我超越的途径、超越中的心理健康和意识状态等问题。

3)动机访谈。创立者是米勒和罗尔尼克,指通过独有的面谈原则和谈话技巧,协助人们认识到现在面临的或潜在的问题,从而提升其改变的动机。

4)积极心理学。以塞利格曼和米哈里·契克森米哈赖发表的论文《积极心理学导论》作为首次提出的标志。采用科学的原则和方法来研究幸福,倡导心理学的积极取向,研究人类的积极心理品质。塞利格曼总结积极情绪、参与、关系、意义和目的,以及成就是幸福感理论的内涵,简称PERMA。

4. 认知理论 认知理论强调认知过程不是被动接受外界刺激的过程,而是一个主动的信息加工过程。认知疗法的焦点是冲击患者的非理性信念,让其意识到当前困难与抱持非理性观念有关。帮助患者发展有适应性的思维,教会其更有逻辑性和自助性的信念,鼓励身体力行,引导产生建设性的行为变化,并且验证这些新信念的有效性。认知疗法的基本原理包括认知影响行为、重建认知、着眼于病人非功能性的认知问题和治疗技术在于改变病人的现实评价。有代表性的认知行为理论包括埃利斯理性情绪治疗理论、格拉瑟现实治疗理论和贝克认知疗法理论。在现代发展出了多种以正念为基础的心理疗法,目前较为成熟的有正念减压疗法、正念认知疗法、辩证行为疗法和接纳与承诺疗法。

5. 心理生物学理论 医学心理学的心理生物学方向是利用生物学理论和方法探索心身相互关系的规律和生理机制。心理生物学理论主要包括情绪丘脑假说与情绪中枢假说、应激学说、脑功能定位等。随着神经解剖学、病理学、神经生物学、内分泌学和免疫学等医学基础学科的发展,人们对脑的结构和功能及人类的心理与行为活动的认识愈发深刻。遗传学、神经内分泌、中枢神经递质、神经免疫学、脑影像等研究是心理生物学理论的最新进展。

要点八 心理咨询与心理治疗的概述及常用技术

1. 心理咨询和心理治疗的概念 心理咨询是指受过专业训练的咨询者依据心理学理论和技术,通过与来访者建立良好的咨询关系,帮助其认识自己,克服心理困扰,充分发挥个人的潜能,促进其成长的过程。心理咨询的对象一般是面临各种发展性问题和有各种心理困扰的人。干预的对象可以是个人,也可以是伴侣、家庭或有共同特质的群体。

心理治疗是一类应用心理学原理和方法,由专业人员有计划地实施的治疗疾病的技术。心理治疗人员通过与患者建立治疗关系与互动,积极影响患者,达到减轻痛苦、消除或减轻症状的目的,帮助患者健全人格、适应社会、促进康复。心理治疗的基本原则有信赖性原则、整体性原则、发展性原则、个性化原则、中立性原则和保密性原则。情绪宣泄、认知领悟、情感转化、觉察能力、关爱能力等是心理治疗的有效因素。

2. 心理咨询与心理治疗的区别和联系 心理咨询与心理治疗都是以谈话为主要方式的心理干预,在应用的理论、技术方法、基本的原则和设置上并没有本质的区别。但心理咨询和心理治疗仍有以下几点区别。

(1)场所不同:心理咨询主要在社会机构,心理治疗主要在医疗机构。

(2)服务对象不同:心理咨询主要为有一般心理问题或发展性议题的"正常人"服务,而心理治疗的服务对象主要是心理或精神障碍病人。

（3）目标不同：心理咨询的主要目标是解决问题或个人成长，而缓解症状、了解背后模式、改变人格结构是心理治疗的目标。

（4）干预时间存在差异：心理咨询一般是短程、低频，而心理治疗则相对长程、可能高频。

（5）从业人员资质不同：心理咨询由心理咨询师实施，而心理治疗师必须由精神科医生或心理治疗师实施。

3. 心理治疗的常用技术

（1）倾听技术：治疗师听取、感受和理解来访者所遇到的问题，以及来访者内心的一切，包括其思想、情感、欲望、冲突等。在倾听的过程中，治疗师应保持着敏锐而又开放的状态，让来访者充分自由地表达他自己。

（2）提问技术：通常提问方式有两种，即开放式提问和封闭式提问。开放式问题常以"什么""怎样""为什么"等形式发问，封闭式提问通常以"是不是""对不对"等形式发问，两者的目的有所不同。提问需要循序渐进，并注意问句的方式、语气语调。

（3）鼓励技术：治疗师通过言语或非言语等方式对来访者进行鼓励，促使其进行自我探索和改变的技术。

（4）内容反应技术：治疗师把来访者的言语与非言语的思想内容加以概括、综合与整理后，再用自己的言语反馈给来访者，有利于深化谈话的内容。

（5）情感反应技术：与内容反应很接近，但情感反应着重于反馈来访者的情绪，以达到加强对来访者情绪、情感的理解，促进沟通。

（6）面质技术：治疗师明确指出来访者身上的矛盾之处，促使来访者直面自己的问题，向更深刻的自我认识和更积极的自我改变迈进的技术。在使用面质技术时，治疗师需要以良好咨询关系为基础，以事实根据为前提，避免个人发泄和无情攻击。

（7）澄清技术：帮助来访者更清晰地表达自己的想法、感受和体验，从而更好地理解和处理自己的情感和思维过程。澄清技术包括确认来访者的言语和非言语信息；提出澄清问题；重复或重述来访者的信息；反馈来访者的情感等。

（8）解释技术：治疗师为来访者的行为、想法或者情感赋予一种新的意义或说明，使来访者能够从新的角度来看待自己的问题，主要目的是加深来访者对自己情绪、思想、行为的了解，从而产生顿悟。有时解释可能引起来访者的阻抗。

（9）非言语性技巧：心理治疗中的大量信息除了言语表达，更重要的是非言语表达。非言语表达的途径包括面部表情、目光接触、言语表情、躯体语言等。

（10）个案概念化技术：治疗师根据心理治疗理论，提出关于来访者的问题或困难背后原因的假设。在治疗中，治疗师需要随时根据获得的新信息以及治疗的进展来修正甚至推翻原有的概念化。

第二单元 心理应激

细目 应激反应

要点一 应激、应激源及种类

应激是个体觉察环境刺激对生理、心理及社会系统造成负担过重时的整体现象,所引起的反应可以是适应的,也可以是适应不良的。引起一定反应并产生结果的刺激就是应激源。

心理应激源可分为以下4类。

1. **躯体性应激源** 是指引起生理反应的直接作用于人体的各种物理、化学和生物学刺激,如冷、热、噪声、病毒、损伤等,这些刺激会导致心理反应。过度疲劳也属于躯体性应激源。

2. **心理性应激源** 挫折和心理冲突是最重要的两种心理性应激源。个人需求强烈或对自己的要求过高,凡事要求完美,而能力限制或信息不够都会导致心理反应。人际关系冲突往往是很大的心理性应激源。

3. **社会性应激源** 范围很广,生活中的很多事件都可能成为应激源。生活事件也称生活变化,主要是指可以造成个人的生活风格和行为方式改变,并要求个体去适应或应对的社会生活情境和事件。

4. **文化性应激源** 产生文化性应激源的主要原因是社会文化环境的改变,如迁居异地,文化、语言等环境变化给人带来的不适应。社会巨变同样可带来对个体的持久影响。

要点二 中介机制和应激反应

1. **应激的心理中介机制** 主要是指对应激源的觉察和评价。中介机制中以心理的作用最为重要,心理的变化影响着脑-内分泌-免疫系统的变化。

2. **应激的生理中介机制** 对于生理中介的因素虽尚未全部探明其细微机制,但脑的作用与行为的关系,心理、神经、内分泌、免疫领域的研究已有许多资料。

3. **应激反应** 应激的心身反应包括心理反应和生理反应。应激的心理反应存在很大的个体差异,但是从心理反应的性质来看,一类是积极的心理反应,一类是消极的心理反应。

积极的心理反应可以引起适度的皮层唤醒水平和情绪唤醒,使注意力集中,思维敏锐和动机调整适宜。消极的心理反应常常是过度唤醒,通常会产生不良情绪,导致认知能力降低,甚至自我概念模糊。

要点三 应对与心理防御机制

1. **应对** 是个体对因生活事件而出现自身不平衡状态所采取的认知和行为措施。

2. **心理防御机制** 精神分析学说通过自我的无意识过程来探讨个体如何应付外界压力,认为在面临挫折或冲突时,个体会不自觉地运用防御机制来改变对现实的感知,从而维护理性的自我形象,使情绪得到调节,而不是客观地面对并解决问题。

第三单元　心身疾病

细目一　心身疾病的概述

要点一　心身疾病的特点

心身疾病又称心理生理疾患，是一类在发病、发展、转归和防治等方面都与心理-社会因素密切相关的躯体疾病。

心身疾病有以下主要特征：主要是由心理-社会因素刺激，通过情绪和人格特征等作用而发病；必须具有躯体症状和与症状相关的体征，有明确的器质性损害；损害往往涉及的是自主神经所支配的组织或器官；区别于神经症和精神病；大多数患者不了解心理-社会因素在自身发病中的作用。

要点二　心身疾病的诊断要点

对心身疾病的诊断要重视病因中的心理-社会因素，对心身疾病的诊断不仅要通过体格检查做出躯体诊断，还要尽量发现患者的心理社会因素刺激，根据心身相关的概念，作出全面正确的诊断。心身疾病的诊断包括躯体诊断和心理诊断两个方面。

要点三　心身疾病的治疗原则

心身疾病的治疗要兼顾患者的生物学和心理-社会诸方面，不仅要采用有效的生物医学手段在躯体水平上处理实在的病理过程，而且必须在心理和社会水平上加以干预或治疗。治疗达到消除心理-社会刺激因素、消除心理学病因和消除生物学症状三个目标。

细目二　临床心身相关问题

要点一　临床典型的心身疾病

1. 消化性溃疡。
2. 神经性厌食。
3. 原发性高血压。
4. 冠心病。
5. 肥胖症。
6. 支气管哮喘。
7. 偏头痛。
8. 肿瘤。

要点二　疼痛心理

疼痛是一种复杂的心理、生理现象，疼痛的程度与损害程度不一定一致，心理-社会因素对疼痛的影响较大。

1. **社会学习**　疼痛从某种意义上与社会学习过程相关。
2. **对处境的认知评价**　对疼痛刺激的含义理解不同，疼痛体验也不同。
3. **注意力**　如果把注意力集中在自己的痛觉上，疼痛就会更加剧烈。相反，把注意力集中在疼痛以外的事物上，对疼痛的感觉就会处于抑制状态。
4. **情绪状态**　恐惧、生气、内疚等情绪是疼痛的催化剂，人的情绪状态在痛知觉中起到重要作用。
5. **人格特征**　自尊心强的人常常表现出较高的疼痛耐受性，具有疑病、抑郁、癔症、紧张等特征的人对疼痛更敏感。
6. **暗示**　暗示对疼痛影响很大。

此外，宗教、文化、信仰等因素也能影响疼痛的感受和耐受。

要点三　妇科和儿科心身疾病

1. **妇科心身疾病**　心理-社会因素在妇科疾病发病、发展中起到重要作用。妇科患者的心理问题许多是由月经、妊娠、分娩等这些女性特有的生理现象所引起的，有时还会引起强烈的心身反应,转化为心身障碍。妇科常见的心理问题干预有以下几方面。

（1）大力开展健康教育,普及医疗卫生知识,向广大妇女宣讲月经、妊娠、分娩等生理卫生、心理健康科学知识,改变不良认识,从而改善不良心理刺激的影响。

（2）对不良情绪严重的患者,可通过心理支持疗法、认知心理疗法改善其不良认知和不良情绪。

（3）通过心理指导,帮助患者改善不良个性,提高心理素质,从而改善心身反应,促进心身健康。

2. 儿科心身疾病 儿童期个体的生理和心理处于快速发展阶段,由于大脑结构和相关功能的发育正在完善之中,大脑缺乏对自主神经和情绪活动的有效调节,极易受到体内外各种因素的影响从而导致心身疾病。儿科心身疾病的心理干预包括心理护理和心理治疗两方面。

第四单元 心理障碍

细目一 心理障碍的概述

要点一 心理障碍的判断标准

1. **内省的经验标准** 是通过患者自己的主观经验和观察者根据自身的活动经验来判别的。

2. **社会适应的标准** 是指在社会常模的基础上衡量行为顺应是否完善，人的行为是否与环境协调一致。一个人成长的过程是不断适应社会的过程，使其从一个自然人转变成为一个社会人。若一个人成年后不能适应他所处的社会环境，则其有心理障碍。如人格障碍就形成了某些整体适应能力受损的人格特点。主要考察患者对人对己的态度、在群体中的表现、与他人交往和处理人际关系是否恰当、对社会实践和社会关系的看法是否适应社会的要求等。

一般认为，社会适应能力包括4个方面：①自理生活的能力；②人际交往与沟通能力；③工作、学习和操持家务的能力；④遵守道德、行政、法律和习俗等社会规则的能力。

3. **医学标准** 该标准是将心理变态当作躯体疾病一样看待。有些异常的心理现象或致病因素在正常人的身上不一定存在，若在某人身上发现这些致病因素或疾病的症状则被判断为异常。这个标准比较客观，但是其运用的范围比较窄。

4. **统计学标准** 该标准有两个假设，一是人群中某一心理现象或行为方式的程度是呈正态分布的；二是评价是正常的，统计学检验有显著性差异的，即是有障碍的。凡是符合这两个标准的心理现象和行为方式才可以用统计学方式来衡量。统计学标准不是普遍适用的。

要点二 心理障碍的分类

心理障碍可分为：神经症性障碍、人格障碍和其他类型心理障碍。

细目二 神经症性障碍

要点一 神经症性障碍的临床特征与常见症状

1. **临床特征** 神经症性障碍的主要临床表现有烦恼、焦虑、紧张、恐怖、强迫、疑病、抑郁等，患者有严重的痛苦体验，一般无幻觉、妄想等精神病性症状；患者自知力良好，往往主动求医；患者往往有大量的躯体症状主诉，却无法查明器质性病变；同时生活自理能力、社会适应能力和工作能力基本没有缺损。病程多迁延不愈。

2. **常见症状**

（1）精神易兴奋、易疲劳。

（2）情绪症状：主要表现为焦虑、恐惧、抑郁及情绪易激惹。

（3）强迫症状：在强迫性神经症中表现最为明显。

（4）疑病观念：在疑病性神经症中疑病观念表现得最为突出。

（5）慢性疼痛。

（6）头痛。

（7）心慌。

（8）自主神经症状群。

（9）睡眠障碍。

（10）性功能障碍。

要点二 临床常见神经症性障碍：焦虑障碍、恐惧症、强迫障碍、躯体形式障碍

1. **焦虑障碍** 焦虑是一切神经症性障碍表现的基础，也是所有神经症性障碍的一个共

同症状。但在焦虑障碍中,患者对焦虑的体验要显著得多,弥漫性也大得多,每时每刻都会感到很高程度的恐惧,同时伴有显著的自主神经症状和肌肉紧张,以及运动性不安。焦虑可继发于多种神经症性障碍,但只有原发性焦虑症状可视为焦虑障碍。焦虑障碍有两种主要的临床形式,即惊恐障碍和广泛性焦虑。

2. **恐惧症** 该症是指与现实根本不对应的完全耗费性恐惧。恐惧症的恐惧都有某种具体的对象,如某些事物或特殊的情境,与在焦虑中体验到的泛化恐惧不同。患者明知自己的恐惧是过分的、不合理的和不必要的,但仍然成为它们的囚徒,即这种认知并不能防止恐怖发生。由于患者不能自我控制,因而极为回避所害怕的事物或情境。

3. **强迫障碍** 临床表现以强迫症状为特征。强迫障碍的特点是有意识的自我强迫和自我反强迫同时存在,二者的尖锐冲突使患者异常焦虑和痛苦。患者体验到,观念或冲动来源于自身,但违反自己的意愿,遂极力抵抗和排斥,却无法控制。患者认识到强迫症状是异常的,但无法摆脱。本病常发生于青年期。

4. **躯体形式障碍** 以持久地担心或相信各种躯体症状的优势观念为特征。患者因这些症状反复就医,各种医学检查阴性和医生的解释均不能打消其疑虑。即使有时存在某种躯体障碍,也不能解释所诉症状的性质、程度,或其痛苦与优势观念,经常伴有焦虑或抑郁情绪。尽管症状的发生和持续与不愉快的生活事件、困难或冲突密切相关,但患者常否认心理因素的存在。患者常有一定程度寻求注意的行为,并相信其疾病是躯体性的,需要进一步的检查。本障碍的病程一般呈慢性波动性。

细目三 抑郁障碍

要点 抑郁障碍的常见症状及处置

抑郁障碍以心境显著而持久的低落为基本临床表现,伴有相应的思维和行为改变,常伴有焦虑、躯体不适和睡眠障碍,患者表现为兴趣减低,悲观,思维迟缓,缺乏主动性,自责、自罪,饮食、睡眠差、早醒,担心自己患有各种疾病,感到全身多处不适,严重者可出现自杀念头和行为。患者有反复发作的倾向,间歇期可完全缓解。病程常迁延不愈,患者感到内心痛苦,常主动求治。

抑郁障碍可以进行心理治疗、药物治疗、物理治疗等。心理治疗可以进行认知行为疗法,通过识别自动想法重新建立认知体系,帮助患者认识到并矫正自己的负性思维和不合理认知模式,可以取得良好的治疗效果,从而达到治疗目标。药物治疗主要以5-羟色胺再摄取抑制剂为主,常用的有氟西汀、帕罗西汀、舍曲林、西酞普兰、艾司西酞普兰、度洛西汀、文拉法辛等,传统抗抑郁药物如阿米替林、马普替林、氯米帕明等,要注意遵循足剂量、足疗程、个体化治疗的原则。物理治疗包括无抽搐电休克治疗和重复经颅磁刺激治疗等。

细目四 其他类型的心理障碍

要点一 人格障碍及类型

人格障碍是指人格特征明显偏离正常,从而使患者形成特有的行为模式,对环境适应不良,明显影响社会功能和职业功能,或者患者自己感到精神痛苦。人格障碍一般早年开始,不存在智能障碍,对自己的行为和问题具有自知力,但是人格明显偏离正常,常常发生动机不明的行为。

人格障碍分为以下6种类型。
(1)偏执型人格障碍。
(2)分裂型人格障碍。
(3)反社会型人格障碍。
(4)冲动型人格障碍。
(5)表演型人格障碍。
(6)强迫型人格障碍。

要点二 不良行为及睡眠障碍

不良行为包括酒瘾、烟瘾、药物依赖、贪食与厌食等。

睡眠障碍主要表现为入睡困难、睡眠维持困难、早醒、睡眠质量下降,可由不良心理事件或不舒适的外界环境引起,包括原发性失眠和继发性失眠。继发性失眠普遍见于各种精神疾病及内外科疾病患者。

第五单元 心理发展与心理健康

细目一 心理发展与心理健康概述

要点一 心理发展与心理健康的意义

心理发展和心理健康紧密相关。心理发展是指个体在生理发展的基础上,认知、情感和社会交往等方面逐步成熟和改变的过程。心理健康是指个体在心理发展的基础上,具备健康的心态和能力,环境适应良好,保持积极的心理状态和行为状态。

1984年,世界卫生组织(WHO)为健康提出的定义是:"健康,不仅仅是没有疾病和身体的虚弱现象,而是身体上、心理上和社会上的完满状态。"1990年进一步对健康的定义作了补充,即健康包括一个人身体健康、心理健康、社会适应健康和道德健康四个方面。一般认为,心理健康就是以积极的、有效的心理活动,平稳的、正常的心理状态,对当前和发展着的社会、自然环境以及自我变化有良好的适应能力;并由此不断地发展健全的人格,提高生活质量,保持旺盛的精力和愉快的情绪。

心理健康的意义有三个方面:一是有助于群体心理疾病的防治;二是有助于个体心理健康的发展;三是有助于社会精神文明的建设。

要点二 心理健康的标准

心理健康的标准具有相对性,许多心理学家提出了自己的观点,其中马斯洛的10项标准得到了较多认可。这10项标准是:①有充分的适应能力;②充分了解自己,并对自己的能力作出恰当的估计;③生活目标能切合实际;④与现实环境保持接触;⑤能保持人格的完整和谐;⑥有从经验中学习的能力;⑦能保持良好的人际关系;⑧适度的情绪发泄与控制;⑨在不违背集体利益的前提下,有限度地发挥个性;⑩在不违背社会规范的情况下,个人基本需求能恰当满足。

我国心理学家从适应能力、耐受力、控制力、意识水平、社会交往能力、康复力、愉快胜于痛苦的道德感等方面阐述了心理健康的标准。其中智力正常、情绪良好、人际和谐、社会适应和人格完整这5条标准值得重视。

细目二 心理健康的发展

要点一 不同年龄的心理健康:婴儿期、幼儿期、儿童期、青少年期、中年期和老年期

1. 婴儿期 婴儿时期的心理健康,不仅影响婴儿的生长发育,对其今后的成长都有着重要的影响。婴儿期的心理健康被认为是心理健康的起点,如儿童期出现的心理疾病包括发育迟缓、情绪不稳定等多数是因为婴儿时期抚养不当。

该时期的关键问题包括:①母乳喂养的重要性;②增进母爱,帮助婴儿建立依恋关系,减少分离焦虑;③保证充足的睡眠;④促进运动与智力的发展。

2. 幼儿期(3~6岁) 幼儿期心理健康应注意的是:①促进幼儿语言的发展;②对幼儿的独立愿望因势利导;③玩耍与游戏是幼儿的主导活动,应帮助幼儿走出自我中心,学会与人交往,建立合作伙伴关系;④正确对待孩子的无理取闹和过失;⑤父母的言行举止注意起到表率作用。

3. 儿童期(6~12岁) 也称学龄期。该阶段心理健康应注意的是:①科学、合理安排学习,帮助小学生入学的适应,培养正确的学习动机和学习习惯;②组织社会劳动,在集体活动中发展友谊感和责任心;③培养开拓创造性思维;④注意情商的培养,帮助其建立良好的道德

情操,积极、乐观、豁达的品性,持之以恒的韧性,同情和关心他人的品质,并善于调控自己的情感。

4. **青少年期** 心身发展快,达到一生的高峰,也是为中年打基础的时期。该期心理健康的常见问题包括:①学习问题,是家长关注的焦点问题;②情绪、情感问题;③恋爱与性的问题。

针对容易出现的心身问题,父母应为青少年健康成长创造良好的家庭氛围,学校和社会应对青少年健康成长提供良好的环境。

5. **中年期** 是一生中发展最成熟、精力最充沛、工作能力最强的阶段,中年人是整个社会的中坚力量。中年人的心身特点是:①生理从成熟走向衰退;②智力发展到最佳状态;③个性成熟与稳定。

中年人心理发展中常出现的问题有:①反应速度与记忆能力下降;②渴望健康与追求成就的矛盾;③人际关系错综复杂;④家庭与事业的双趋冲突。

心理保健方面要建立可行的保健与监测体系,加强自我心理保健。

6. **老年期** 生理和心理功能都已经过了鼎盛时期,心身发展的特点是:各个器官生理功能逐渐衰退,认知能力和应变能力下降;智力水平开始下降,容易产生孤独心理和恐惧心理。老年人心理发展中常出现的问题有:①不适应退休生活;②主观健康评价差;③性生活问题;④对死亡的恐惧。

老年人心理保健的目标是提高生活质量,度过一个愉快的晚年。

要点二 不同群体的心理健康:家庭、学校和职业

1. **家庭** 家庭环境对个体心理健康具有重要意义。家庭内部平等、民主、相互尊重,才能有温馨和幸福的生活。家庭心理问题主要反映为代与代之间及夫妻之间的关系问题。家庭崩溃和家庭冲突及家庭教育子女的方式也会带来很多心理问题。加强家庭成员的沟通,增进相互间的理解,互相关心、帮助和尊重,避免家庭的破裂,采用正确的教育子女的方式方法,以及增强家庭成员对家庭的责任感等均是增进和维护家庭心理健康的重要措施。

2. **学校** 是现代社会中个体社会化的重要场所,学校生活构成了个体发展的重要环节。学校环境对学生心理健康状态的维系甚为重要。学习负担和升学的压力,导致学生紧张、焦虑情绪的产生。长此以往,势必严重影响青少年的心理健康和发展。

3. **职业群体** 职业活动是人们实现自我价值,寻求社会与他人尊重,谋求生活经费来源的主要渠道。职业性质和职业环境是社会生活和社会环境中最重要的部分,这是因为它们在很大程度上决定着人们的安宁、幸福、前途等问题。工作环境、工作安排、人际关系等都会直接影响每个工作人员的身心健康。职业群体的心理健康主要是通过提高职业满意度、促进人际关系和谐、实现工作环境优化及劳动组织合理化来达到的。

第六单元　患者心理与医患关系

细目一　患者的心理问题

要点一　患者角色

患者角色是以社会角色为基础的,社会角色是社会规定的用于表现社会地位的行为模式。患者角色有以下特点:减免平日"正常"的社会责任;有接受帮助的义务;有恢复健康的责任;有寻求医疗帮助的责任。

要点二　患者的心理需要

患者除了具有一般人所共有的多种心理需要外,还具有在疾病状态下的特殊心理需要。主要表现在以下4个方面。

1. 接纳的需要。
2. 尊重的需要。
3. 提供诊疗信息的需要。
4. 安全的需要。

要点三　患者的一般心理问题

患者身体上的损伤会直接或者间接造成其心理变化,主要表现为焦虑、行为退化、愤怒、抑郁和猜疑。

要点四　各类患者的心理特点:门诊、住院和手术患者

1. **门诊患者**　心理要求主要有以下3点。
（1）希望能及时就诊,并得到良好的医护对待。
（2）期盼明确的诊断,以妥善治疗。
（3）急诊患者较普通门诊患者心理反应更强烈。

2. **住院患者**　住院无疑对疾病的诊断和治疗都会带来好处,然而住院又是疾病较为严重的标志,它会让患者产生心理-社会应激。
（1）环境突变增加了患者的负性心理。
（2）生活方式的不适应。
（3）工作及家庭生活中断易产生自我认同迷失,带来心理压力。

3. **手术患者**
（1）手术患者的一般心理:手术往往被人们认为是重大的生活事件,患者的心理压力很大。求生的欲望使他们对医务人员产生依赖心理。
（2）手术前患者的心理:手术都具有一定的危险性和不可预期性,患者的心理负担很重。
（3）术前心理准备:可以调整患者对手术和麻醉的认识,缓解心理冲突,使之更容易配合手术,同时也能减轻患者术中的痛苦,促进术后恢复。

4. **手术后患者的心理问题**　手术前的心理问题通过实施手术而大都解决,或已时过境迁,手术后的各种实际问题便在较长的恢复期内不时出现,如手术之后的疼痛。如果术后疼痛持续时间较长,应考虑是否为术后抑郁或心理退化所致。

细目二　医患关系

要点一　医患关系的模式与重要性

1. **医患关系的定义**　医患关系是人际关系的一种,是人际关系在医疗情境中的一种具体化形式。医患关系有狭义与广义之分。狭义的医患关系是特指医生与患者关系的一个专门术语,广义的医患关系指以医生为主体的人群与以患者为中心的人群的关系。

2. **医患关系的模式**　医患关系常常用医患关系模式来描述。此模式根据医生的地位、患者的地位、主动性的程度将医患关系分为3种类型:主动-被动型、指导-合作型和共同参与型。
（1）主动-被动型:这是一种具有悠久历

史的医患关系模型。医务人员处于完全主动的地位，患者处于完全被动的地位。这种模式在现代医学实践中普遍存在。

（2）指导-合作型：这是一种构成现代医疗实践医患关系基础的模型，医患间存在着相互作用。在这种关系中，虽然患者有一定的地位和主动性，但在总体上医患的权利是不平等的。按照这个模式，在临床实践中医生的作用占优势，同时又在一定程度上调动了患者的主动性。在这种模式中，医生是主角，患者是配角。目前临床上的医患关系多属于此种模式。

（3）共同参与型：在这种模式的医患关系中，医务人员和患者有近似相等的权利和地位，医生帮助患者进行自疗。几乎所有的心理治疗均属于这种模式。在这个模式中，医生和患者都是主动的，患者的主观能动作用得以充分发挥。

要点二　医务人员的心理素质培养

医务人员应当有较强的自我控制能力，保持稳定的情绪，不把工作及个人生活中的不愉快发泄到患者身上，这不仅是一种职业的道德要求，也是医务人员保持心身健康的一个重要途径。医务人员应注意培养良好的性格特征，善于使用安慰性、鼓励性和劝说性的语言，对病痛之中的患者进行安慰，这样会使他们感到温暖，心情愉快。医务人员对患者的鼓励实际上是对患者的心理支持。

要点三　医务人员与患者的沟通技巧

1. **语言交流的要领**　尊重患者、遵循一定社会语言规范、及时反馈。

2. **语言交流的技巧**　倾听、同感反应、控制谈话方向、及时恰当反应、沉默技巧。

第十三部分 医学伦理学

第一单元 医学的道德传统

细目一 中国医学的道德传统

要点一 中国医学道德规范

1. **医德原则——医乃仁术，仁者爱人**
"仁"是儒家思想的核心，是儒家道德体系中最完美、最高尚的人格境界，深刻影响两千多年来医学伦理思想的形成与发展，形成了"为医先做人，做人先修德"的人生信条和"不为良相，则为良医"、济世救人的道德操守。

2. **医德品质——重义轻利，以义为上** 儒家的义利之辨"君子喻于义，小人喻于利"，把"义利"作为划分道德善恶的价值标准。《古今医鉴》中说："今之明医，心存仁义……不计其功，不谋其利，不论贫富，施药一例。"古代医家严辨义利，有着比儒家重义轻利、贵义贱利更为严格的要求。

3. **医疗态度——人命至重，博施济众**
"人命至重"是古代医德最基本、最朴素的观念。《素问·宝命全形论》指出："天覆地载，万物悉备，莫贵于人。"《备急千金要方》"大医精诚"中也说："人命至重，有贵千金。"人的生命是天地万物中最宝贵的，医生必须珍惜一切人的生命，同时，医乃生命所系，责任重大，所以医学道德的根本出发点就是以患者为先，竭诚尽智地为患者服务。

4. **医德修养——谦虚慎独，竭诚敬业**
《为医八要》指出"医家存心：当自谦，不当自傲"，"自谦者，旧必学进，自傲者，旧必术疏"。古有"临病如临敌""用药如用兵""用药如用刑"等说法。治疗疾病是一个复杂的过程，望、闻、问、切中需要医家尽心尽力，细心观察。

5. **治学精神——博学多识，刻苦钻研** 中医药学是一门极为深奥、广博且又专业性很强的学科，要想实现"仁爱救人"的济世宏愿，就必须博学多才。除了具备精深的理论修养和高超的诊治技术外，还需要上知天文，下知地理，风俗人情，无不通晓。要达到这些条件，从业者必须广闻博识、刻苦钻研。

要点二 中国古代医学家的道德论述

1. **医药师祖——神农** 即炎帝，姜姓，号神农氏，中国上古人物。被世人尊称为"药祖""五谷先帝""神农大帝""地皇"等。农业和医药的发明者，尝百草，教人们医治疾病，被医馆、药行视为守护神。著有《神农本草经》。尝草遇毒，反映了神农一心为百姓减轻病痛而不顾个人安危的高尚品德，这种品德正是医德的最高境界——济世活人，大圣之业。

2. **岐黄之术——黄帝与岐伯** 上古时代的著名医生精通医术，黄帝尊称为师。《黄帝内经》是黄帝与岐伯在医药方面的讨论经过整理而成。后人常岐、黄并称，以代表中医。《黄帝内经》是传统医学"四大经典"著作之一，包含丰富的医德思想，阐述了不追逐名利、不贪图钱财、尊重患者的医德观，批判了巧立名目、好自为功、损害患者利益的恶劣行径，强调尊重患者的文化传统、个人信仰等，以建立和谐医患关系的思想。

3. **神医——扁鹊** 春秋战国时期名医，医术高超，医德高尚，人们借用上古神话神医"扁鹊"的名号尊称。他创造了望、闻、问、切诊断方法，奠定了中医临床诊断和治疗方法的基础。具有虚怀若谷、救死扶伤、治学严谨的医德思想。

4. **外科圣手——华佗** 东汉末年著名的医学家，与董奉、张仲景并称"建安三神医"。华佗钻研医术，不求仕途，不恃权贵，医术全面，擅长外科，发明的"麻沸散"是世界医学史上应用全身麻醉进行手术的最早记录，比美国牙医摩尔顿(1846)发明乙醚麻醉要早1600多年。后人称华佗为"圣手""外科鼻祖""神医华佗"，用"华佗再世"称誉有杰出医术的医师。

5. **医圣——张仲景** 东汉末年名医，勤求古训，博采众方，著有《伤寒杂病论》传世巨著。张仲景开辨证论治先河，奠定中医临床基础，继承发扬扁鹊等名医的医德医风，敬业乐业，不逐名利，一丝不苟，精益求精，反对迷信巫神，坚持无神论思想。

6. 大医精诚——孙思邈 唐代医药学家，有"药王"之称。孙思邈是医学伦理学的重要开拓者，也是中医人文精神的倡导者和践行者。他著有《备急千金要方》《千金翼方》等，把道德素养具体化、系统化，形成了一套完整的医德观。"大医精诚""大医习业"全面论述了医学目的、献身精神、服务态度、品德修养的医德问题。

7. 医中之圣——李时珍 明代著名医药学家，广泛收集药物标本和处方，参考历代医药等方面书籍925种，考古证今、穷究物理，记录上千万字札记，历经27个寒暑，三易其稿，耗尽毕生心血，完成了192万字的巨著《本草纲目》，后世尊为"药圣"。李时珍具有坚忍不拔、勇于探索的创新精神，严肃认真、一丝不苟的科学态度，救死扶伤、关心百姓的高尚医德。

要点三　中国古代医学家的道德风范

1. 张仲景 张仲景(约150—219)，名机，东汉医学家。东汉末年，战乱频仍，疾疫流行，人多病死。张仲景深为感慨，发愤精研古代医经，广收各家方书，著成《伤寒杂病论》16卷。张仲景以"仁爱救人"为准则，以"救人活命"为己任，行医治病，从不分贵贱贫富，"上以疗君亲之疾，下以救贫贱之厄"，受到人民群众的爱戴。

2. 孙思邈 孙思邈(581—682)，唐代医学家。他医术精湛，医德高尚，在《备急千金要方》的《大医精诚》中对医生在为患者诊治疾病中的道德要求做出了详细的说明，成为规范后世医家行为、激励后人高尚医德的精神力量。

3. 钱乙 钱乙(1035—1117)，北宋医学家。他医术精湛，屡愈危证，名震朝野。他为人治病不分贵贱。"自是戚里贵室，逮士庶之家，愿致之，无虚日。"钱乙70多岁时回到故乡，虽然手挛痛，坐卧不起，但登门求医者仍"扶携襁负，累累满前，近自邻井，远或百数十里，皆授之药"。

4. 陈实功 陈实功(1555—1636)，明代医学家。他医术高明，医德高尚，深得病家信任。他提出"遇贫难者，当量力微赠，方为仁术"。他在《外科正宗》一书中提出了医生的"十要"和"五戒"。对医生的学习和知识结构、药物的选择和配制、对同道的态度、防治疾病、医生对患者家庭和社会的责任、对待患者馈赠等都做出了详细的规定。

5. 徐大椿 徐大椿(1693—1771)，清代医学家，著有《内经诠释》《慎疾刍言》《洄溪脉学》《医学源流论》《伤寒约编》等。他医风严谨，待人诚朴，关心贫苦百姓疾苦，认为"医者能正其心术，虽学不足，犹不至于害人。况果能虚心笃学则学日近，学日近则治必愈"。

细目二　外国医学的道德传统

要点一　外国医学道德规范

1. 救死扶伤，尽职尽责 要求医务人员把维护患者的生命、增进人类健康看作最崇高的职责。

2. 平等待人，一视同仁 指医务人员尊重和关心患者的权利、利益，强调医务人员与患者、患者与患者之间在人格上的平等。

3. 医行庄重，语言和蔼 目的在于调动患者的积极性，使其密切配合治疗，以及帮助患者建立良好的心理素质。

4. 慎言守密，尊重患者 要求医务人员要全力解除患者痛苦，尽量给予其精神安慰，使之对生活充满希望，并为其保守秘密。

5. 尊重同仁，团结协作 要求医务人员在协调好医患关系的同时，还要处理好医务人员之间的关系。

要点二　外国医学家的道德风范

1. 希波克拉底 古希腊医学家，为后世留下了内容十分丰富的医学著作《希波克拉底文集》共70卷，流传至今的有60卷，涉及面很广。希波克拉底堪称"西方医学之父""西方医学史上最早的一位巨人"。他认为，医生对一切患者，不论穷人与富人都应尽职尽责，一切为患者利益着想。他的医德理论和实践也为西方医学道德的发展奠定了基础。

2. **阿维森纳** 阿拉伯医学全盛时期最杰出的医学家。他对穷人体贴入微,立志习医免费为患者治病。除免费施诊外,还出钱救济穷人。他临终前将家奴全部解放,把余下的钱全部分给贫民。

3. **塞尔维特** 西班牙著名的医生和学者。他提出血液循环理论,坚信科学,反对迷信,为医学事业献出了宝贵的生命。

4. **南丁格尔** 近代护理学和护士教育的创始人。她主张从人道主义出发,帮助患者完成疾病的"修复过程";重视患者护理过程的自然环境和生理因素,对患者的饮食起居,空气、阳光、通风、环境等都提出了具体的要求;创办了世界上第一所护士学校,注重学生道德品质的培养。

5. **野口英世** 日本明治时期著名的传染病学家和医生。20世纪初,拉丁美洲各国流行黄热病,许多人死亡。他亲赴病区,在拉丁美洲的厄瓜多尔热带丛林中,对死亡率极高的传染病——黄热病的病因进行了4个月的潜心研究,终于找到了黄热病的病原体,又冒着生命危险奔赴非洲黄热病疫区,以身殉职。

第二单元 医学伦理学的基本原则与范畴

细目一 医学伦理学的基本原则

要点一 无伤原则

1. **概念** 不伤害原则是指在医学服务中不使患者受到不应有的伤害。损伤是医学实践中客观存在的现象。不伤害原则强调医务人员对患者高度负责、保护患者健康和生命,努力使患者免受不应有的伤害。

2. **医疗伤害的分类**

(1) 有意伤害与无意伤害:有意伤害是由于医务人员极其不负责任,拒绝给患者必要的诊治、抢救,或者出于增加收入等私利,为患者滥施不必要的诊治手段所直接造成的故意伤害。无意伤害是指医务人员实施正常诊治中导致的间接伤害。

(2) 可知伤害与意外伤害:可知伤害是指医务人员知晓的不可避免的伤害。意外伤害是指医务人员无法预先知晓的对患者的伤害。

(3) 可控伤害与不可控伤害:可控伤害是指医务人员经过努力可以降低、甚至可以避免的伤害。不可控伤害是指超出医务人员控制能力的伤害。

(4) 责任伤害与非责任伤害:责任伤害是指有意伤害以及虽然无意但属可知、可控而未加认真预防与控制的伤害。不伤害原则就是针对责任伤害提出的。非责任伤害是指意外伤害或虽可知但不可控的伤害。

3. **不伤害原则的具体要求** 强化以患者为中心和维护患者利益的动机和意识,坚决杜绝有意和责任伤害;恪尽职守,千方百计防范无意的但可知的伤害以及意外伤害,不给患者造成本可避免的身体上、精神上的伤害和经济上的损失;正确处理审慎与胆识的关系,经过风险/治疗/伤害/受益的比较评价,选择最佳诊治方案,并在实施中尽最大努力把可控伤害控制在最低限度之内。

要点二 有利原则

1. **概念** 有利原则是指把有利于患者健康放在第一位,切实为患者谋利益,亦称行善原则。

2. **有利原则与不伤害原则的关系** 有利原则与不伤害原则有着密切关系。有利包含不伤害;不伤害是有利的起码要求和体现,是有利的一个方面。有利原则由两个层次构成,低层次是不伤害患者,高层次是为患者谋利益。不伤害原则为有利原则规定底线,奠定了基础。

3. **有利原则的具体要求**

(1) 科学、全面地思考以患者健康利益为核心的患者利益,如挽救生命、止痛、康复、治愈、节省医疗费用等正当心理需求和社会学需求。

(2) 提供最优服务,努力使患者受益,包括预防疾病和损伤、促进和维持健康,照料那些不能治愈的患者,提高患者的生活质量,追求安详死亡。

(3) 努力预防或减少难以避免的伤害。

(4) 全面权衡利害得失,选择受益最大、伤害最小的医学决策。

(5) 坚持公益原则,将有利于患者与有利于社会健康公益有机地统一起来。

要点三 尊重原则

1. **概念** 尊重原则是指医患交往时应该真诚地相互尊重,并强调医务人员尊重患者及其家属。

2. **狭义的尊重原则与广义的尊重原则**

(1) 狭义的尊重原则:要求尊重患者的人格,尊重患者独立的平等的人格尊严,不允许"重病不重人",不允许做有损患者人格的事。人格权是一个人生下来即享有并受到法律、道德肯定和保护的权利。在我国,依据现行法律和伦理传统,每一位公民都享有生命权、健康权、身体权、姓名权、肖像权、名誉权、荣誉权、人格尊严权、人身自由权等；隐私权或者其他人格利益；人去世后仍享有的姓名权、肖像权、名誉权、荣誉权、隐私权、遗体权等；具有人格象征意义的特定纪念物品的财产权。其中，自然人的生命权、健康权、身体权及其死后的遗体权等属于物质性人格权，其余的属于精神性人格权。

（2）广义的尊重原则：除狭义的尊重原则外，还包括尊重患者的自主性，保证患者在能够理性地选择诊治决策时的自主选择。患者的自主权并不因其罹患疾病、处于弱势地位而降低和丧失。相反，正因其身心在承受病痛折磨，更应得到医务人员的尊重。尊重患者自主性的伦理价值在于从根本上体现和保障患者的健康权益。

3. 坚持尊重原则的意义 尊重原则是医学人道主义基本精神的必然要求和具体体现，也是现代生物-心理-社会医学模式的必然要求和具体体现。实现尊重原则是建立和谐医患关系的必要条件和可靠基础，是保障患者根本权益的必要条件和可靠基础。

要点四 公正原则

1. 概念 公正原则是指在医学服务中公平地对待每一位患者。

2. 形式公正与内容公正 公正由形式层面的公正和内容层面的公正组成。形式公正是指同样的人给予相同的待遇，不同的人给予不同的待遇。内容公正是指不同个体的地位、能力、贡献、需要等决定其承担的社会义务和权利。

3. 医疗服务公正观 是形式公正与内容公正的有机统一，即做出同样社会贡献具有相同条件的患者，应得到同样的医疗待遇，贡献和条件不同的患者则享受有差别的医疗待遇；在基本医疗保健需求上要求做到绝对公正，即人人同样享有；在特殊医疗保健需求上要求做到相对公正，即为具有同样条件的患者提供同样的服务。

4. 医疗公正原则

（1）政府在宏观管理上全面负起医疗公正的职责，建立以广大群众基本医疗保健机制和家庭经济困难人群医疗救助机制为基础的完善的公正医疗制度和规则，当好医疗公正的"守门人"。

（2）医疗卫生机构直接负起医疗公正的职责，以全面覆盖、功能互补、结构合理的医疗保健格局为依托，为广大人民群众提供人人享受得起、数量充足、质价相称的医疗保健服务。

（3）医务人员具有公正素质，恪尽职守，平等地对待每一位患者，合理地使用稀有卫生资源。

细目二 医学伦理学的基本范畴

要点一 权利与义务

1. 权利

（1）患者的权利

1）患者权利的概念：患者权利是指患者在患病就医期间所拥有的而且能够行使的权利和应该享受的利益，也称患者权益。患者权利包括法律层面的权利和道德层面的权利。

2）患者道德权利的内容如下。

第一，平等医疗权。公民人人享有平等的生命健康权；所有患者在社会地位、人格尊严等方面都是相互平等的；患者与医务人员双方的社会地位、人格尊严是相互平等的。医务人员在与患者及其家属交往时平等相处，一视同仁地对待不同患者；医务人员在满足患者基本医疗保健需求时体现和保证公平，在满足患者不同层次尤其是特殊医疗保健需求时体现和保证公平。不尊重患者平等医疗权必然受到社会的谴责，造成严重后果的，要受到法律的制裁。

第二，自主权。患者享有经过深思熟虑以后做出的自主的、合乎理性的选择和决定，以及改变这些选择和决定的权利，包括有权选择医院、医生，有权自主决定采取合理的诊治决策，有权放弃或拒绝诊治。医务人员要尊重和保障患者或其家属的自主决定；慎重、负责任地处理患者自主放弃或终止治疗的决定。

第三，知情同意权。患者有权获悉与自己疾病诊治相关的一切信息，并根据自己的利益做出选择。不经患者或者其家属知情同意而实施的诊治是不道德的，甚至是违法的。医务人员要以口头或书面的形式为患者及其家属提供关于患者疾病的医学信息，使患者及其家属全面了解诊治决策的利与弊，包括诊治的性质、作用、依据、损伤、风险、意外等，鼓励患者及其家属提出他们所关心的任何问题,以及患者在完全知情后,自主、理性地做出的负责任的承诺。患者或其家属做出同意的必要条件是:具备自主选择的合法身份,具备认知理解能力,具备理性的决策能力。

第四,保密和隐私权。患者享有要求医务人员为其隐私、疾病信息保守秘密的权利。医务人员要自觉地尊重患者的隐私,为患者的隐私和诊疗信息保密。

（2）医务人员的权利

1）医务人员权利的概念:医务人员的权利是维护和保证患者普遍、平等医疗权利的实现,促进患者的身心健康。所以,医务人员的权利必须服从患者的权利。

2）医务人员权利的内容如下。

第一,有权对患者的疾病作出判断,并根据自己的临床经验采取必要的治疗措施。

第二,有权根据病情需要开具诊断证明,证明患者是否需要休息,甚至是否承担某些社会或法律责任。

第三,有权要求患者或家属配合诊治。

第四,有权干涉对自主选择意向违背社会利益、他人利益、自身根本利益的患者的行为。

2. 义务

（1）医务人员的道德义务

1）医务人员道德义务的特点:医务人员的道德义务具有不以享有某种权利为前提和自觉自愿履行的特点。道德义务没有相应的权利获得,它的履行全凭自己的使命感、内心信念和意志。

2）医务人员道德义务的内容如下。

第一,为患者治疗疾病是医师基本的道德义务,包括为患者诊断治疗的义务、为患者解除痛苦的义务、对患者及其家属解释说明的义务。医务人员要以维护患者健康为己任,全身心为患者诊治疾病;抢救危重患者时,要处置果断、敢于承担风险;尽可能为患者、患者家庭、社会减少治病费用,减轻大病造成的经济负担。

第二,对社会负责的义务。出现疫情和突发灾难,医务人员要毫不犹豫地进入疫区、灾区,控制和消灭疫情,救治伤员。患者是社会的一员,对患者负责与对社会负责是一致的。在个别患者利益与社会利益发生矛盾时,医务人员应坚持社会利益为重。

（2）患者的道德义务:①保持健康和恢复健康;②积极配合医生治疗;③支持医学科学研究。

要点二　情感与良心

1. 医德情感

（1）医德情感的概念:医德情感是指医务人员对医疗卫生工作及患者的职业态度和内心体验,它是建立在对患者的生命和健康高度负责基础上的崇高道德情感。

（2）医德情感的特点:①具有医学职业的特殊性;②具有理智性;③具有纯洁性。

（3）医德情感的内容如下。

1）同情感:是医务人员对患者的遭遇和不幸在自己的情感上发生共鸣,并以相应的态度表现出来的怜悯情感。医务人员面对受疾病折磨、盼望救治的患者,思想上自然产生一种痛苦的感觉。

2）责任感:是建立在为患者解除病痛神圣职责基础上的,对医务人员的行为起主导作用的情感。

3）事业感:是医务人员积极探索疾病、勇于追求真理的道德情感。

2. 医德良心

（1）医德良心的概念:医德良心是指医务人员对医德义务和医德责任的自觉认识,是医务人员在自我意识中按照一定的医德准则进行的自我评价能力。

（2）医德良心的特点如下。

1）存在于医务人员意识之中的对患者和社会负责的道德责任感,是在学习医学知识和从事医疗活动中,认识到自身的使命、职责和任务而产生的对患者和社会应尽道德义务的强烈而持久的愿望。

2）医务人员在内心深处进行自我评价的能力,是医务人员在深刻理解职业道德原则和道德规范的基础上,以高度负责的态度对自己行为进行自我判断和评价的心理过程。

（3）医德良心的作用如下。

1）医疗行为前的选择作用:医务人员在做诊疗准备时,职业良心会促使他根据自己的道德义务作出正确的抉择,避免失误,防止医疗差错。

2）医疗行为过程中的监督作用:职业良心对符合医德要求的诊断、治疗给予肯定和鼓励,对不符合医德要求的给予抑制和克服,促使医务人员以良心发现的形式随时主动调节自己的行为。

3）医疗行为结束后的评价作用：诊疗工作完成后，医务人员对履行了道德义务的操作感到满足和欣慰；对没有履行道德义务或造成的不良后果和影响感到内疚、惭愧和悔恨，自我谴责，主动反省自己的缺陷和不足。

要点三　审慎与保密

1. 审慎

（1）审慎的概念：审慎即周密谨慎，是指医务人员在医疗行为之前的周密思考和医疗过程中的谨慎认真。审慎既是医务人员内心信念和良心的具体表现，又是医务人员对患者和社会的义务感、责任感、同情感的总体表现。

（2）审慎的道德要求

1）在医疗实践的各个环节，应自觉地做到认真负责，谨慎小心，兢兢业业，一丝不苟。李时珍在《本草纲目》中把"用药"比喻成"用刑"，"谈即便隔生死"。

2）不断地提高自己的业务水平，在技术上做到精益求精。

2. 保密

（1）保密的概念：保密是指医务人员在防病治病的医疗活动中应当保守医疗秘密，不得对外泄露。医疗秘密包括患者及其家庭生活、个人隐私，独特的体征及畸形、"不名誉"的疾病（性病、精神病、妇科病）以及不良诊断和预后。

（2）保密的内容

1）为患者保密：医生无权泄露由于执行医疗任务而获知的有关患者的疾病、隐私及家庭生活的情况。这是对患者人格的尊重。

2）对患者保密：征得患者家属同意，医生不告诉患者所患危重疾病的病情。这是为加强疗效、提高患者治疗疾病的信心而采取的一种保护性的医疗措施。

（3）保密的道德要求

1）询问病史、查体从疾病诊断的需要出发，不有意探听患者的隐私。对在诊疗中知晓的患者的隐私进行保密。

2）对某些可能给患者带来精神打击的诊断和预后，应对患者保密。

3）医务人员在向家属交代病情时，应选择合适的时机和场合，并嘱咐家属不宜将危重病情过多地向亲友泄露，不要在患者面前过分悲伤，以免引起患者猜测，增加患者的疑虑和心理负担。

要点四　荣誉与幸福

1. 荣誉

（1）医务人员的荣誉观：医务人员的荣誉是建立在全心全意为人民健康服务基础之上的。医务人员热爱医学事业，全心全意为人民的健康服务，并在自己的岗位上作出贡献，获得社会的褒奖，因而产生荣誉感。

（2）医务人员的荣誉是个人荣誉与集体荣誉的统一：个人荣誉中包含着集体的智慧和力量，集体荣誉也离不开每个医务人员辛勤工作作出的贡献。集体荣誉是个人荣誉的基础和归宿，个人荣誉是集体荣誉的体现和组成部分。

（3）荣誉的作用：荣誉对医务人员的行为起评价和激励作用，促使医务人员严格要求自己，力争使自己的行为获得社会的肯定和赞许，并努力保持自己的荣誉，不断进步。

2. 幸福

（1）医务人员幸福观的特点

1）物质生活和精神生活的统一：既包含物质生活的改善和提高，在职业服务中获得应有的物质报酬；又包含精神生活的充实，从患者的康复中获得其精神上的满足，从而感受幸福和快乐。

2）个人幸福和集体幸福的统一：国家富强和集体幸福是个人幸福的基础，离开集体幸福，医务人员的个人幸福是无法实现的。在强调集体幸福高于个人幸福的前提下，积极关心和维护医务人员的幸福是必要的。

3）创造幸福和享受幸福的统一：医务人员只有在为患者的服务之中，通过辛勤劳动、精心治疗、使患者恢复健康、得到社会的肯定，才能获得物质上和精神上的利益和享受。因此，医务人员的幸福寓于职业劳动和创造之中，是创造与享受的统一。

（2）医务人员幸福观的作用

1）促使医务人员将个人幸福建立在崇高的职业生活和职业理想的追求上，体现在救死扶伤、防治疾病的平凡而又伟大的医疗工作中，从集体幸福和患者康复的欢乐中获得幸福。

2）促使医务人员认识到没有苦就没有乐，没有辛勤的耕耘就难以体会收获的欣慰和欢乐，感受到自身价值的实现和工作意义，更加热爱自己的专业，努力地工作，将自己毕生的精力献给医疗卫生事业。

第三单元　临床诊疗的道德要求

细目一　临床诊断的道德要求

要点一　中医诊断的道德要求

中医诊断主要是通过"望闻问切"四诊过程收集患者的症状和体征,通过辨证论治综合得出中医诊断的结论。中医四诊即观气色、听声音、问症状、摸脉象,通过四诊观察和了解患者病情,每一项诊疗活动都有具体的伦理要求。

1. **举止端庄,态度和蔼**　医务人员语言亲切,行为举止端庄,态度热情诚恳,便于获得全面、真实、可靠的病史资料,据此制定正确的诊疗方案。如果语言傲慢、态度冷漠、举止轻浮或敷衍塞责、动辄训斥,就会使患者产生不安全感或压抑感,甚至产生不信任感和反感,增加患者的精神负担,结果形成一种简单、刻板的问答或交流方式,使医务人员难以获得需要的资料,从而影响疾病的诊断,甚至造成错诊、漏诊或误诊。

2. **语言得当,通俗易懂**　面对文化素养、认识能力、性格气质等迥然不同的患者,医务人员在询问病史时,一定要使用通俗易懂、简单明了、朴实热情的语言,使患者感到温暖,增强治愈疾病的信心,并有利于医务人员快速、准确地掌握病情。应避免使用方言土语或患者听不懂的医学术语,也不能故弄玄虚,更不能语言生硬甚至恶语相加,否则会引起患者的不信任感,给病史资料的采集带来困难,极易引发医患纠纷,甚至暴力伤医、杀医事件。

3. **耐心体贴,循循善诱**　患者求医心切,期望早日解除病痛,恢复健康,诉说病情时怕有所遗漏,往往滔滔不绝。如果接诊医生打断或露出不耐烦之意,就会引起患者不满。因此,接诊医生应耐心倾听患者心声,以点头表示理解和领悟,有助于找出患病的社会因素,以及患者的心理状态。有些患者对所患疾病感到忧虑,通过问诊可以得到宣泄或抒发,有利于医务人员找到疾病的根源和有效的治疗方法。有些患者对涉及隐私的疾病不愿吐露心声,医务人员应耐心开导,关心体贴,循循善诱,使患者敞开心扉,有助于医务人员准确找到病因,对症下药。有些患者答非所问或者表达不清,此时,应引导患者回归正题,抓住重点和关键问题,并仔细询问。特别需要提示,医务人员不能采取暗示的方法诱导患者,否则会使病史资料采集不准确,并给诊断和治疗带来困难。

4. **专心致志,慎言守密**　医务人员必须动机纯正,紧紧围绕与疾病有关的信息进行交谈,与疾病无关的信息一概不问,不能借问诊之机、职务之便,乘人之危,索要礼物;更不能吹嘘炫耀自己,取宠于患者,或有意夸大病情,恐吓患者,以示自己医术高明。为了诊治疾病,患者会毫无保留地向接诊医生倾诉其躯体或精神方面的秘密和隐私,这是出于对医务人员的信任,医务人员不能传播患者的秘密和隐私。一旦发现患者病情严重,一般不宜直接告诉患者,待明确诊断后,可通知患者家属或代理人,逐步告诉患者,尽量减轻对患者的不良刺激。

5. **安神定志,细致入微**　孙思邈曾言:"凡大医治病,必当安神定志,无欲无求。"《素问·征四失论》中说:"精神不专,志意不理。"疾病种类多样,有些病证又极为相似,采用望、闻、问、切四诊判断病情时需要医务人员心无旁骛,神情专一,于细微处判断病情,不受外界各种利益的诱惑。医务人员诊断时要安神定志。注重功利,爱慕虚荣,极易造成误诊、错诊和漏诊,从而延误治病的最佳时机,造成不可挽回的后果。细致入微要求医务人员诊断时要集中精力,仔细观察患者的表情和气色,认真倾听患者的主诉,详细询问患者的病情,细心揣摩患者的脉象,杜绝敷衍塞责,应付了事。

要点二　体格检查的道德要求

1. **全面系统,认真细致**　医生要按照一定的顺序检查,不遗漏部位和内容,不放过任何疑点,做到一丝不苟。对难以确定的体征要反复检查或请上级医生核查。对于危重患者,特别是昏迷患者,为了不耽误抢救,可以扼要检查重点,但病情缓解后,必须充分检查。

2. **关心体贴,减少痛苦** 在体格检查过程中,要根据患者的病情选择舒适的体位,动作要敏捷,手法要轻柔,要用语言转移患者的注意力,不要让患者频繁地改变体位,更不能动作粗暴,以免增加患者的痛苦。

3. **尊重患者,心正无私** 始终保持对被检查者的尊重,要根据体检的需要依次暴露和检查各部位。检查异性、畸形者时,态度要庄重。遇到难以合作者,要讲清体检对诊断、治疗的重要性,不可勉强,待做好工作再查,或先查容易检查的部位。男医生为女性体检,要有女护士在场。

要点三 辅助检查的道德要求

1. **从诊断要求出发,目的纯正** 辅助检查要从患者所患疾病诊查的实际出发。简单检查能解决问题的,不得做复杂而危险的检查;少数几项检查能得出结论的,不得做更多的检查。怕麻烦、图省事,需要做的检查项目不做是失职行为;出于"经济效益"的需要进行"大撒网"式的、与疾病无关的检查同样是失职行为。

2. **知情同意,尽职尽责** 确定了辅助检查项目后,要向患者和家属讲清楚检查的目的和意义,得到同意后再行检查。特别是一些比较复杂、费用比较昂贵或危险较大的检查,更应得到患者的理解和同意。有些患者对某些检查,如腰穿、骨穿、内镜等,因惧怕痛苦而拒绝检查,医生应尽职尽责地向患者解释,讲清辅助检查对尽早确定诊断和进行治疗的意义,不能不做解释听其自然,也不能强行实施检查而剥夺患者的自主权。

3. **综合分析,切忌片面** 辅助检查能够使医务人员更深入、更细致、更准确地认识疾病,为疾病的诊断提供重要依据。但是由于辅助检查受各种条件的严格限制,有些结果反映的又是局部表现或瞬间状态,存在一定的局限性,因此,要注意将辅助检查的结果与病史、体格检查资料综合分析,防止片面夸大辅助检查在诊断中的作用。

4. **密切联系,加强协作** 辅助检查分别在不同的医技科室或研究室进行,而各医技科室和研究室都有自己的专业特长。医技人员要利用自己的特长主动地开展工作,在自己的专业领域不断进取,更好地为患者服务。临床医生与医技人员既要承认对方工作的相对独立性和重要性,又要相互协作,共同完成对患者的诊断任务。

要点四 转诊、会诊的道德要求

转诊和会诊是为求得正确的诊断和治疗措施而采取的一种临床治疗方式。转诊和会诊有利于对患者复杂的病情做出科学的诊断和处置,也有利于医务人员互相学习,取长补短,提高业务水平。转诊和会诊有着特殊的伦理要求。

1. **转诊的道德要求**

一般来说,转诊除了与会诊有着同样的伦理要求外,它还具有医生的更替、转科、转院三个特殊的过程,也有一些值得注意的伦理规范。

(1)竭尽全力,为患者提供方便:即使患方的要求不尽合理,安排也确有困难,也要耐心地解释和劝导,但不能指责歧视患者,更不能打击报复。绝不能因为工作脱节,相互推诿,让患者和家属徒劳往返,甚至延误时机,给患者带来不良后果。对危重患者,特别是休克患者,应就地会诊抢救,未脱离危险不能转科,以免造成意外事故。

(2)竭尽全力,为患者提供安全保障:转科、转院必须出于诊疗的需要,不能推卸责任或出于其他不良动机,更不能因此使患者蒙受损失。要本着对患者高度负责的态度,向患者和家属详细说明转科、转院的原因,帮助患者做好联系工作,确保转院途中的患者安全。即使是患者自己要求转院,医院也应当提供必要的安全保障。

2. **会诊的道德要求**

(1)患者利益至上:会诊的目的是发挥专业特长,全面分析病因和发病机制,及时做出准确的诊疗决策。因此无论是经治医生,还是参加会诊的其他医务工作者,都应当抱着维护患者利益的目的参与会诊工作。

(2)客观陈述病情:经治医生最先接触患者,对患者的病情及信息掌握较全面,在会诊时必须客观介绍情况,切忌从个人利益出发,为了自己的虚荣心或为了推卸责任,故意隐瞒或夸大病情,影响会诊做出正确诊疗决策。必须客观公正、实事求是,确保信息准确、全面,保证结果相对科学。

（3）尊重科学同行：会诊医生，无论级别高低，都应坚持严谨的科学精神和实事求是的作风，做到学术面前，人人平等。正确的要坚持，错误的要修正。转诊会诊尤其是会诊，不是学术争高低，不是竞争博弈的平台，而是交流沟通、取长补短、增长见识的平台。不能以权势压人，更不能相互挑剔指责，也不能因知情而不发表不同意见。同行之间应虚心求教，相互尊重。

细目二 临床治疗的道德要求

要点一 药物治疗的道德要求

1. **对症用药，剂量适宜** 医生必须明确疾病的诊断和药物的性能、适应证和禁忌证，根据患者的病情选择药物，确定适宜的剂量。

2. **合理配伍** 在联合用药时，合理配伍可以提高患者抵御疾病的能力，也可以克服或对抗一些药物的副作用，使药物发挥更大的疗效，减少毒副作用。要掌握药物的配伍禁忌，预防药源性疾病。

3. **节约费用** 在确保疗效的前提下，尽量节约患者的费用。常用药、国内生产的药物能达到疗效时，不用贵重药、进口药；不开大处方。

4. **严守法规** 按国家法规处方用药。

要点二 非药物治疗的道德要求

1. 手术治疗的道德要求

（1）术前：严格掌握指征，对手术效果与代价要进行全面的权衡，提出手术方案，充分考虑麻醉和手术中可能发生的意外，并制定出相应的对策。得到患者及家属对手术的真正理解和同意，签订患者及家属知情同意协议书。帮助患者在心理上、躯体上做好接受手术治疗的准备。

（2）术中：认真操作，一丝不苟。一旦手术上遇到问题，要大胆、果断、及时地处理。对意识清醒的手术患者，医务人员还要给予安慰，告知手术进展情况，缓解患者的紧张情绪。

（3）术后：密切观察病情，理解并帮助患者减轻痛苦，发现异常，及时处理，尽可能减少或消除意外情况。

2. 针灸推拿治疗的道德要求

（1）尊重患者：在针灸推拿治疗中，多数情况是一位医生为一位患者服务，医生要尊重患者的隐私。

（2）耐心体贴：针灸推拿在非麻醉条件下进行，由于病情不同，患者对疼痛感知的个体差异大，医生在操作中态度要和蔼，手法要精细，动作要轻，尽量减轻患者痛苦。

3. **心理治疗的道德要求** 尊重和满足患者的心理需要，建立良好的医患关系。从患者的具体情况出发，选择适当的治疗方法，保证治疗效果。尊重患者的隐私，采取必要的安全保护措施。帮助患者建立和谐的亲属关系。

4. **饮食治疗中的道德要求** ①保证饮食营养的科学性和安全性；②创造良好的进餐环境和条件；③尽量满足患者的饮食习惯和营养要求。

第四单元 疾病预防的道德要求

细目一 卫生防疫道德

要点一 卫生防疫的道德内涵

预防疾病是最经济、最积极的医学服务，反映着社会道德进步。预防医学的工作效果直接关系到整个民族的健康素质和国家的繁荣昌盛，关系到人类的命运和前途。

要点二 卫生防疫的道德要求

1. **坚持群众受益，维护公益** 预防医学实践的目的和根本宗旨是维护和改善人们的生产、生活环境，保护生产力，提高社会成员的整体健康水平，促进社会的繁荣和发展。

2. **坚持"预防为主"** 以饱满的工作热情，积极、主动地采取各种措施维护和改善环境，消灭可能引发疾病的各种因素，充分发挥第一级预防的作用。面对已经出现的疫情要积极采取措施，隔离传染源，切断传染渠道，保护易感人群，有效地控制疫情的发展。

3. **严谨求实，秉公执法** 要坚持原则，不徇私情，秉公执法。依法打击损害他人健康、破坏自然和社会环境的行为。

4. **文明礼貌，团结协作** 要互相支持，齐心协力；要深入群众，虚心听取群众意见，取得全社会的支持和配合。

细目二 "治未病"理论的道德内涵

要点一 "治未病"理论

"未病"和"治未病"的理论及方法是中医学独立于西医学的一个创造。"未病"一词首见于《素问·四气调神大论》："是故圣人不治已病治未病，不知乱治未乱，此之谓也。夫病已成而后药之，乱已成而后治之，譬犹渴而穿井，斗而铸锥，不亦晚乎！"

按照中医学的"未病"理论，人体的生命状态分为"正常""未病"和"已病"三种，这三种状态在一定条件下可以相互转化。"未病"是机体从"正常"到"已病"的一个状态，每种"已病"都有相应的"未病"阶段，有效地治疗"未病"，既能预防"已病"的发生，又可阻断由"未病"向"已病"的发展。"治未病"是指根据人体不同阶段的身体状况，采取相应的预防和治疗措施，防止疾病的发生发展。它包括两方面的内容：一是针对健康人的"未病先防"，二是针对已病者的"既病防变"。这一理念通常被分为三个层次：未病先防、既病防变和瘥后防复。未病先防是指在人体尚未患病时，通过养生保健等活动，以及疾病的早期治疗（或调理），预防疾病的发生，包括调养精神、体格锻炼、合理饮食、适时养生、科学用药等。既病防变是指在已经患病的情况下，采取措施，防止疾病进一步恶化或引发其他并发症。愈后防复是指在疾病治愈或病情稳定后，采取措施预防疾病复发，包括巩固治疗效果、改善生活习惯、增强身体免疫力等方面。

要点二 "治未病"的道德准则

1. **以提高人们健康水平为最终目的** 不断增强人们健康水平服务意识，研究和早期诊断关键技术，显著提高重大疾病诊断和防治能力，将中医学强调的心理健康、饮食养生、运动养生、气功养生、药物养生等预防疾病的方法和手段传达给患者及其家属。

2. **坚持预防为主、以人为本的理念** 长期以来，一直存在着重医疗、轻防保，重视解决病人问题、忽视健康人和亚健康人群健康需要的问题。提倡树立以人为本的理念，服务对象包括所有人，即健康人、亚健康人和患者。服务领域包括预防、保健、养生、康复和医疗,因此,中医药是为所有人服务的,即便是对中医医院来讲,在突出以病人为中心的基础上,也要强调为所有人服务的观念。"治未病"理念,就是要建立以中医药理论为基础,预防为主、以人为本为主要内容的服务体系。

3. 发掘、研究和宣传"治未病"理念 鼓励在临床实践中发掘、研究和宣传"治未病"理念和方法,普及和整理道家、儒家在内的养生思想,如"清静无为""保养精气,顺乎自然,气功修炼""恬惔虚无,真气从之,精神内守,病安从来""天行健,君子以自强不息""仁者寿""智者寿""欲而不贪"等养生道德理念。"治未病"思想形成了一个静动结合的思维方式,贯穿在中医养生学发展过程之中。

第五单元 医学研究的道德要求

细目一 人体试验的道德准则

要点一 有利于医学和社会发展

医学研究的主要目的是改善预防、诊断和治疗的方法，提高对疾病病源和疾病发生因素的认识。人体试验的根本目的在于研究人体的生理机制，探索疾病的病因和发病机制，改进疾病的诊断、治疗和预防措施，维护和促进人类的健康水平以及促进医学的发展。人体试验必须做到有利于医学发展，有利于社会的文明进步。背离这一根本目的，为个人私利或小团体利益的试验是不道德的行为。

要点二 维护受试者利益

任何生命科学研究都必须保护受试者的利益，做到受试者利益第一，医学利益第二。在人体研究之前，首先预测试验过程中的风险，如可能对受试者造成身体上或精神上的严重伤害，无论这项研究的科学价值有多大，也无论对医学的发展和人类的健康具有多么重要的意义，都不得实施。

要点三 受试者知情同意

受试者知情是同意的前提和必要条件。同意的基本条件包括：受试者处于能够自由选择的地位、受试者有正常的理解力、受试者具备必要的知识。受试者做出同意决定后，经过思考撤销原来的决定，研究者必须给予理解和支持。

要点四 严谨的科学态度

研究者要细心观察，精确测量，深思熟虑。人体试验必须建立在基础实验、动物实验等前期试验基础之上。人体试验前，必须周密思考该试验的目的、要解决的问题、预期的治疗效果及可能产生的危害，预期的受益必须超过可能出现的损害。所选择的临床试验方法必须符合科学标准和伦理标准。试验方案的设计须经过严密的科学论证，有极高的可信度和可靠性，以确保试验中不发生意外。严谨的科学态度是人体试验顺利进行的重要保障。

细目二 医学研究的伦理审查

要点一 伦理审查程序

1. **审查** 研究前必须提交伦理委员会审查，所有以人为实验对象的科研项目都要向伦理审查委员会提交伦理审查申请报告。

2. **批准** 获得伦理委员会批准后方可开始研究。

3. **监督** 研究开展后，接受伦理委员会的全过程监督。

要点二 利益冲突的预防

1. **切实保障受试者利益** 人体试验要充分考虑并切实保障受试者利益，最大限度地避免人体试验中发生意外事件，使人体试验的风险降低到最小。

2. **妥善处理对受试者的意外伤害** 人体试验中发生意外事故造成对受试者的伤害时，要立即采取措施救护受试者，并按受试者受伤害情况给予相应的赔偿。

要点三 中医药学研究伦理审查的原则

1. **中医药学研究的特点**

（1）医学的复杂性与中医药学的整体性——综合考虑，系统决策。首先，只要是医药学，研究对象就是现实生活中活生生的人，一个人的身体、心理、生命安危与其生活的环境息息相关，对研究者提出更高的伦理道德要求；其次，由于个体差异、疾病发生、发展与转归是一个极其复杂且不确定的生命活动过程，决定医学研究也具有复杂性、长期性，且结果往往还具有局限性，这使得医学研究程序更加严格、规范，同时，也提升医学研究的道德底线；再次，医学研究和行医过程的区别是模糊的，二者往往同时发生所以，有时候很难界定；从次，复杂性还表现在受试者和研究者地位的差异而导致信息掌握的不对称性；最后，"在涉及人类受试者的医学研究中，研究受试者的个体安康必须优于其他所有利益"。有鉴于此，我们必须借助中医学的"整体观念"，综合考虑，系统决策。人体是一个有机的整体，各组成部分在结构上不可分割，在功能上相互为用，在病理上则相互影响；同时，强调人与自然、社会环境的统一性，人的生理功能和病理变化必然会受到自然环境和社会条件的影响。

（2）研究成果的两重性与中医药的辨证施治——辨证分析，取长补短。医学研究结果往往具有"双刃剑效应"，即有益于人类健康，也可能给人类带来危害甚至灾难。辨证论治是中医认识疾病和治疗疾病的基本原则，是中医学对疾病的一种特殊的研究和处理方法。把四诊收集的资料、症状和体征，通过分析、综合、辨清疾病的原因、性质、部位，以及邪正之间的关系，加以概括、判断为某种性质的证；根据辨证的结果，确定相应的治疗方法。辨证分析，取长补短。

2. 中医药学研究伦理审查的一般原则

（1）研究选题中的伦理审查原则

1）动机纯正、明确，符合人民健康需求。医学进步是以医学研究为基础的，中医药学是中华民族优秀传统文化的重要组成部分，具有悠久历史和独特理论及技术方法的医药学体系。为此，科研人员选题、设计等要尊重科学，考虑国家、民族和广大人民群众的健康需求，剔除其糟粕，发掘其精华。

2）尊重客观事实，勇于质疑，敢于探索。诚实是医学研究的灵魂和良心，质疑是科学研究的核心，勇于探索是科学研究的保障。

（2）研究过程中的伦理审查原则

1）设计科学、严谨、可行。

2）实验规范、准确、可靠。

3）团结协作、平等、竞争。

3. 研究成果与应用的伦理规范

1）成果发表：以事实依据为基础，严禁抄袭、剽窃等不良学术行为。

2）成果应用：在保守国家秘密和保护知识产权的前提下，把道德目的放在第一位，决不能背离研究动机和目的。

以上只是中医药学研究伦理审查的一般原则，除此之外，还有"人体试验""动物实验""遗传服务""生殖控制""临终关怀"等具体科学研究的伦理问题。

第六单元　医德修养与评价

细目一　医德修养

医德修养是医务人员在医德方面通过自我教育、自我塑造，把医德理论、原则和规范转化为个人的医德品质的过程，是经过学习和实践所达到的医德境界。它包括两个方面：一是医务人员按照社会主义医德原则和规范磨炼意志、实践医德的过程；二是医务人员在医德实践中经过长期努力所达到的医德境界或医德水平。

要点一　医德修养的含义

1. **医德认识的提高**　医德认识是医务人员医德品质形成的基础。医务人员只有认识自己医德行为的意义、个人和他人相互间的道德义务，掌握医德原则和规范，才能产生一定的思想感情，才能具有对自己行为的道德判断力，才能增强履行医德义务的自觉性。

2. **医德情感的丰富**　医德情感是激发人们进行自我反省的动力。医德情感是在长期的医德实践中形成的。随着医德情感的不断深化，医务人员的事业心和责任感在日益增强，以高度的同情心和责任感为患者解除痛苦，履行医德义务。

3. **医德意志的形成**　医德意志是指发自内心地对自己应尽义务的坚定信心和强烈责任心。锻炼医德意志，树立医德信念，关系到医德修养的形成和完善，是调节医德行为的精神力量。有了这种意志和精神，就能在疑难患者和危重患者面前敢担风险，知难而进。

4. **医德行为和习惯的养成**　良好的医德行为和习惯是医德修养的目的，也是衡量医务人员医德水平的客观标志。

要点二　医德修养的途径、方法

1. **在医疗实践中加强医德修养**　医学实践是医德修养的最根本方法和途径。医务人员只有投身于道德实践中，才能真正理解医学道德的内涵，才能培养医学道德情感，坚定医学道德信念，养成医学道德习惯，提高医德境界。

2. **努力做到"慎独"**　慎独既是道德修养的一种方法，也是道德修养所要达到的无私奉献的医德境界。

第一，确立医德理想，增强医德修养的主动性和自觉性，持之以恒，坚持不懈。

第二，必须防微杜渐，在思想和行为的隐蔽和微小处下功夫。

第三，必须打消一切侥幸、省事的念头，在劳累过度、工作压力大的情况下，尤其要严格要求自己。

3. **勇于自我批评，自觉抵制违反医德的行为**　自觉地进行自我批评是医德修养的一种方法。只有经常反省自己，敢于自我批评，才能与违反医德的行为作斗争。

细目二　医德评价

要点一　医德评价及标准

1. **医德评价的含义**　医德评价是指人们根据一定的医德标准，对他人或自己的医德行为所作的善恶判断。医德评价有两种类型：一种是社会评价，即医德行为当事人之外的组织或个人通过各种形式对医务人员的职业行为进行善恶判断并表明倾向性态度；另一种是自我评价，即医务人员对自己的行为在内心深处进行的善恶判断。

2. **医德评价的标准**

（1）疗效标准：医疗行为是否有利于患者疾病的缓解和根除。

（2）科学标准：医疗行为是否有利于医学科学的发展。

（3）社会标准：医疗行为是否有利于人类的健康、长寿、优生和人类生存环境的改善。

这三条标准是一个统一的整体，其基本点在于维护患者的医疗利益和健康利益，总的目的是人类的健康和幸福。

要点二　医德评价方式

1. 社会舆论　社会舆论是医德评价中最普遍、最重要的一种方式。

2. 内心信念　内心信念是指医务人员发自内心地对医德义务的深刻认识和强烈的责任感，是把医德原则内化为高度自觉的思想品质，是医务人员对自己进行善恶评价的精神力量。内心信念具有深刻性、稳定性和自我监督性。

3. 传统习俗　传统习俗是人们在长期社会生活中形成的稳定的、习以为常的行为倾向和行为规范。

第十四部分 卫生法规

第一单元 卫生法中的法律责任

卫生法律责任分为民事责任、行政责任和刑事责任3种。

细目一 卫生法中的民事责任

要点一 民事责任的构成

民事责任的构成必须同时具备以下4个要件：①损害的事实存在。②违法行为。③行为人有过错。④损害事实与过错或违法行为有因果关系。

要点二 承担民事责任的方式

承担民事责任的方式主要有：①停止侵害。②排除妨碍。③消除危险。④返还财产。⑤恢复原状。⑥修理、重作、更换。⑦继续履行。⑧赔偿损失。⑨支付违约金。⑩消除影响、恢复名誉。⑪赔礼道歉。

细目二 卫生法中的行政责任

要点一 行政责任的构成

行政责任的构成必须同时具备以下3个要件：①违反卫生法中行政管理方面的法律规定。②行为人须有过错，即主观上的故意或过失。③违法失职行为已经超过了批评教育的限度。

要点二 行政责任的形式

1. **行政处分** 行政处分是指由行政机关或企事业单位依照行政隶属关系给予有违法失职行为的工作人员的一种惩罚措施，包括警告、记过、记大过、降级、撤职、开除等形式。

2. **行政处罚** 行政处罚是指卫生行政机关或者法律法规授权组织在职权范围内对违反行政管理秩序而尚未构成犯罪的公民、法人和其他组织实施的一种行政制裁。行政处罚的种类主要有警告、罚款、没收违法所得、没收非法财物、责令停产停业、暂扣或者吊销许可证、行政拘留等。

细目三 卫生法中的刑事责任

要点一 刑事责任的构成

刑事责任的构成必须同时具备以下4个要件：①犯罪客体，是指犯罪行为所侵害而为《刑法》所保护的社会关系。②犯罪客观方面，是指行为人实施的危害行为及造成或可能造成的危害后果。③犯罪主体，是指实施犯罪行为，依法应负刑事责任的自然人或法人。④犯罪主观方面，是指犯罪主体对自己实施的犯罪行为及危害结果所持的心理状态。

要点二 刑事责任的形式

刑事责任的体现是刑罚，刑罚分为主刑和附加刑两大类。主刑包括管制、拘役、有期徒刑、无期徒刑、死刑；附加刑包括罚金、剥夺政治权利、没收财产、驱逐出境。附加刑是补充主刑适用的刑罚方法，既可以独立适用，也可以附加适用。我国《刑法》规定了20多个与卫生健康相关的罪名，如妨害传染病防治罪、非法行医罪、医疗事故罪等。

第二单元　相关卫生法律法规

细目一　《中华人民共和国基本医疗卫生与健康促进法》

要点一　医疗卫生事业的原则

1. **公益性原则**　医疗卫生与健康事业应当坚持以人民为中心，为人民健康服务。公民依法享有从国家和社会获得基本医疗卫生服务的权利。

2. **中西医结合原则**　国家大力发展中医药事业，坚持中西医并重、传承与创新相结合，发挥中医药在医疗卫生与健康事业中的独特作用。

3. **强基础、保基本原则**　国家建立基本医疗卫生制度，建立健全医疗卫生服务体系，保护和实现公民获得基本医疗卫生服务的权利。

要点二　基本医疗卫生服务

基本医疗卫生服务是指维护人体健康所必需、与经济社会发展水平相适应、公民可公平获得的，采用适宜药物、适宜技术、适宜设备提供的疾病预防、诊断、治疗、护理和康复等服务。

基本医疗卫生服务包括基本公共卫生服务和基本医疗服务。基本公共卫生服务由国家免费提供。

基本公共卫生服务项目由国务院卫生健康主管部门会同国务院财政部门、中医药主管部门等共同确定。省、自治区、直辖市人民政府可以在国家基本公共卫生服务项目基础上，补充确定本行政区域的基本公共卫生服务项目，并报国务院卫生健康主管部门备案。国务院和省、自治区、直辖市人民政府可以将针对重点地区、重点疾病和特定人群的服务内容纳入基本公共卫生服务项目并组织实施。

要点三　医疗卫生机构和人员

医疗卫生机构是指基层医疗卫生机构、医院和专业公共卫生机构等。

基层医疗卫生机构是指乡镇卫生院、社区卫生服务中心(站)、村卫生室、医务室、门诊部和诊所等。基层医疗卫生机构主要提供预防、保健、健康教育、疾病管理，为居民建立健康档案，常见病、多发病的诊疗以及部分疾病的康复、护理，接收医院转诊患者，向医院转诊超出自身服务能力的患者等基本医疗卫生服务。

医院主要提供疾病诊治，特别是急危重症和疑难病症的诊疗，突发事件医疗处置和救援以及健康教育等医疗卫生服务，并开展医学教育、医疗卫生人员培训、医学科学研究和对基层医疗卫生机构的业务指导等工作。

专业公共卫生机构是指疾病预防控制中心、专科疾病防治机构、健康教育机构、急救中心(站)和血站等。专业公共卫生机构主要提供传染病、慢性非传染性疾病、职业病、地方病等疾病预防控制和健康教育、妇幼保健、精神卫生、院前急救、采供血、食品安全风险监测评估、出生缺陷防治等公共卫生服务。

按照是否营利，医疗卫生机构可分为营利性与非营利性两类。医疗卫生服务体系以非营利性医疗卫生机构为主体、营利性医疗卫生机构为补充。

医疗卫生人员是指执业医师、执业助理医师、注册护士、药师(士)、检验技师(士)、影像技师(士)和乡村医生等卫生专业人员。

要点四　健康促进

各级人民政府应当加强健康教育工作及其专业人才培养，建立健康知识和技能核心信息发布制度，普及健康科学知识，向公众提供科学、准确的健康信息。

医疗卫生、教育、体育、宣传等机构，基层群众性自治组织和社会组织应当开展健康知识的宣传和普及。

医疗卫生人员在提供医疗卫生服务时，应当对患者开展健康教育。健康知识的宣传应当科学、准确。

要点五　资金保健与监督管理

国家建立以基本医疗保险为主体,商业健康保险、医疗救助、职工互助医疗和医疗慈善服务等为补充的、多层次的医疗保障体系。

基本医疗服务费用主要由基本医疗保险基金和个人支付。

基本医疗保险基金支付范围由国务院医疗保障主管部门组织制定,并应当听取国务院卫生健康主管部门、中医药主管部门、药品监督管理部门、财政部门等的意见。

国家建立健全基本医疗保险经办机构与协议定点医疗卫生机构之间的协商谈判机制,科学合理确定基本医疗保险基金支付标准和支付方式。

县级以上人民政府医疗保障主管部门对纳入基本医疗保险基金支付范围的医疗服务行为和医疗费用加强监督管理,确保基本医疗保险基金合理使用、安全可控。

要点六　法律责任

行政机关、医疗机构、医疗卫生人员的法律责任。

1. 行政机关的法律责任　地方各级人民政府、县级以上人民政府卫生健康主管部门和其他有关部门,滥用职权、玩忽职守、徇私舞弊的,对直接负责的主管人员和其他直接责任人员依法给予处分。

2. 医疗机构的法律责任

（1）未取得医疗机构执业许可证擅自执业的,由县级以上人民政府卫生健康主管部门责令停止执业活动,没收违法所得和药品、医疗器械,并处违法所得5倍以上20倍以下的罚款,违法所得不足1万元的,按1万元计算。

（2）伪造、变造、买卖、出租、出借医疗机构执业许可证的,由县级以上人民政府卫生健康主管部门责令改正,没收违法所得,并处违法所得5倍以上15倍以下的罚款,违法所得不足1万元的,按1万元计算;情节严重的,吊销医疗机构执业许可证。

（3）有下列行为之一的,由县级以上人民政府卫生健康主管部门责令改正,没收违法所得,并处违法所得2倍以上10倍以下的罚款,违法所得不足1万元的,按1万元计算;对直接负责的主管人员和其他直接责任人员依法给予处分:①政府举办的医疗卫生机构与其他组织投资设立非独立法人资格的医疗卫生机构。②医疗卫生机构对外出租、承包医疗科室。③非营利性医疗卫生机构向出资人、举办者分配或者变相分配收益。

（4）违反医疗管理的法律责任:医疗卫生机构等的医疗信息安全制度、保障措施不健全,导致医疗信息泄露,或者医疗质量管理和医疗技术管理制度、安全措施不健全的,由县级以上人民政府卫生健康等主管部门责令改正,给予警告,并处1万元以上5万元以下的罚款;情节严重的,可以责令停止相应执业活动,对直接负责的主管人员和其他直接责任人员依法追究法律责任。

3. 医疗卫生人员的法律责任　医疗卫生人员有下列行为之一的,由县级以上人民政府卫生健康主管部门给予行政处罚或处分:①利用职务之便索要、非法收受财物或者牟取其他不正当利益。②泄露公民个人健康信息。③在开展医学研究或提供医疗卫生服务过程中未按照规定履行告知义务或者违反医学伦理规范。

细目二　《中华人民共和国医师法》

要点一　医师的基本要求与职责

1. 执业医师享有的权利

（1）在注册的执业范围内,按照有关规范进行医学诊查、疾病调查、医学处置、出具相应的医学证明文件,选择合理的医疗、预防、保健方案。

（2）获取劳动报酬,享受国家规定的福利待遇,按照规定参加社会保险并享受相应待遇。

（3）获得符合国家规定标准的执业基本条件和职业防护装备。

（4）从事医学教育、研究、学术交流。

（5）参加专业培训,接受继续医学教育。

（6）对所在医疗卫生机构和卫生健康主管部门的工作提出意见和建议,依法参与所在机构的民主管理。

（7）法律、法规规定的其他权利。

2. **医师在执业活动应履行的义务**

（1）树立敬业精神，恪守职业道德，履行医师职责，尽职尽责救治患者，执行疫情防控等公共卫生措施。

（2）遵循临床诊疗指南，遵守临床技术操作规范和医学伦理规范等。

（3）尊重、关心、爱护患者，依法保护患者隐私和个人信息。

（4）努力钻研业务，更新知识，提高医学专业技术能力和水平，提升医疗卫生服务质量。

（5）宣传推广与岗位相适应的健康科普知识，对患者及公众进行健康教育和健康指导。

（6）法律、法规规定的其他义务。

要点二　执业注册

1. **国家实行医师执业注册制度**　取得医师资格的，可以向所在地县级以上地方人民政府卫生健康主管部门申请注册。医师经注册后，可以在医疗卫生机构中按照注册的执业地点、执业类别、执业范围执业，从事相应的医疗卫生服务。

2. **未注册取得医师执业证书**　不得从事医师执业活动。

3. **不予注册的情形**　有下列情形之一的，不予注册。

（1）无民事行为能力或者限制民事行为能力。

（2）受刑事处罚，刑罚执行完毕不满2年或者被依法禁止从事医师职业的期限未满。

（3）被吊销医师执业证书不满2年。

（4）因医师定期考核不合格被注销注册不满1年。

（5）法律、行政法规规定不得从事医疗卫生服务的其他情形。

4. **变更注册**　医师变更执业地点、执业类别、执业范围等注册事项的，应当依照《中华人民共和国医师法》（以下简称《医师法》）规定到准予注册的卫生健康主管部门办理变更注册手续。

5. **重新注册**　中止医师执业活动2年以上或者《医师法》规定不予注册的情形消失，申请重新执业的，应当由县级以上人民政府卫生健康主管部门或者其委托的医疗卫生机构、行业组织考核合格，并依照《医师法》规定重新注册。

要点三　执业规则

医师在执业活动中应当遵守下列规则。

1. 医师实施医疗、预防、保健措施，签署有关医学证明文件，必须亲自诊查、调查，并按照规定及时填写病历等医学文书，不得隐匿、伪造、篡改或者擅自销毁病历等医学文书及有关资料。医师不得出具虚假医学证明文件以及与自己执业范围无关或者与执业类别不相符的医学证明文件。

2. 对需要紧急救治的患者，医师应当采取紧急措施进行诊治，不得拒绝急救处置。

3. 医师应当使用经依法批准或者备案的药品、消毒药剂、医疗器械，采用合法、合规、科学的诊疗方法。除按照规范用于诊断治疗外，不得使用麻醉药品、医疗用毒性药品、精神药品、放射性药品等。

4. 医师在诊疗活动中应当向患者说明病情、医疗措施和其他需要告知的事项。需要实施手术、特殊检查、特殊治疗的，医师应当及时向患者具体说明医疗风险、替代医疗方案等情况，并取得其明确同意；不能或者不宜向患者说明的，应当向患者的近亲属说明，并取得其明确同意。医师开展药物、医疗器械临床试验和其他医学临床研究应当符合国家有关规定，遵守医学伦理规范，依法通过伦理审查，取得书面知情同意。

5. 医师不得利用职务之便，索要、非法收受财物或者牟取其他不正当利益；不得对患者实施不必要的检查、治疗。

6. 遇有自然灾害、事故灾难、公共卫生事件和社会安全事件等严重威胁人民生命健康的突发事件时，医师应当服从县级以上人民政府卫生健康主管部门的调遣。

7. 在执业活动中有下列情形之一的，医师应当按照有关规定及时向所在医疗卫生机构或者有关部门、机构报告：①发现传染病、突发不明原因疾病或者异常健康事件。②发生或者发现医疗事故。③发现可能与药品、医疗器械有关的不良反应或者不良事件。④发现假药或者劣药。⑤发现患者涉嫌伤害事件或者非正常死亡。⑥法律、法规规定的其他情形。

8. 执业助理医师应当在执业医师的指导下，在医疗卫生机构中按照注册的执业类别、执业范围执业。在乡、民族乡、镇和村医疗卫生机构以及艰苦边远地区县级医疗卫生机构中执业的执业助理医师,可以根据医疗卫生服务情况和本人实践经验,独立从事一般的执业活动。

要点四　考核和培训

1. 县级以上人民政府卫生健康主管部门或者其委托的医疗卫生机构、行业组织应当按照医师执业标准,对医师的业务水平、工作业绩和职业道德状况进行考核。

2. 受委托的机构或者组织应当将医师考核结果报准予注册的卫生健康主管部门备案。

3. 省级以上人民政府卫生健康主管部门负责指导、检查和监督医师考核工作。

4. 对考核不合格的医师,县级以上人民政府卫生健康主管部门应当责令其暂停执业活动3个月至6个月,并接受相关专业培训。暂停执业活动期满,再次进行考核,对考核合格的,允许其继续执业。

5. 医师有下列情形之一的,按照国家有关规定给予表彰、奖励:①在执业活动中,医德高尚,事迹突出。②在医学研究、教育中开拓创新,对医学专业技术有重大突破,做出显著贡献。③遇有突发事件时,在预防预警、救死扶伤等工作中表现突出。④长期在艰苦边远地区的县级以下医疗卫生机构努力工作。⑤在疾病预防控制、健康促进工作中做出突出贡献。⑥法律、法规规定的其他情形。

6. 县级以上人民政府卫生健康主管部门和其他有关部门应当制定医师培训计划,采取多种形式对医师进行分级分类培训,为医师接受继续医学教育提供条件。

7. 县级以上人民政府应当采取有力措施,优先保障基层、欠发达地区和民族地区的医疗卫生人员接受继续医学教育。

8. 医疗卫生机构应当合理调配人力资源,按照规定和计划保证本机构医师接受继续医学教育。

要点五　法律责任

1. 以不正当手段取得医师资格证书或者医师执业证书的,由发给证书的卫生健康主管部门予以撤销,3年内不受理其相应申请。

2. 医师在执业活动中有下列行为之一的,由县级以上人民政府卫生健康主管部门责令改正,给予警告;情节严重的,责令暂停6个月以上1年以下执业活动直至吊销医师执业证书:①在提供医疗卫生服务或者开展医学临床研究中,未按照规定履行告知义务或者取得知情同意。②对需要紧急救治的患者,拒绝急救处置,或者由于不负责任延误诊治。③遇有自然灾害、事故灾难、公共卫生事件和社会安全事件等严重威胁人民生命健康的突发事件时,不服从卫生健康主管部门调遣。④未按照规定报告有关情形。⑤违反法律、法规、规章或者执业规范,造成医疗事故或者其他严重后果。

3. 医师在执业活动中有下列行为之一的,由县级以上人民政府卫生健康主管部门责令改正,给予警告,没收违法所得,并处1万元以上3万元以下的罚款;情节严重的,责令暂停6个月以上1年以下执业活动直至吊销医师执业证书:①泄露患者隐私或者个人信息;②出具虚假医学证明文件,或者未经亲自诊查、调查,签署诊断、治疗、流行病学等证明文件或者有关出生、死亡等证明文件;③隐匿、伪造、篡改或者擅自销毁病历等医学文书及有关资料;④未按照规定使用麻醉药品、医疗用毒性药品、精神药品、放射性药品等;⑤利用职务之便,索要、非法收受财物或者牟取其他不正当利益,或者违反诊疗规范,对患者实施不必要的检查、治疗造成不良后果;⑥开展禁止类医疗技术临床应用。

4. 医师未按照注册的执业地点、执业类别、执业范围执业的,由县级以上人民政府卫生健康主管部门或者中医药主管部门责令改正,给予警告,没收违法所得,并处1万元以上3万元以下的罚款;情节严重的,责令暂停6个月以上1年以下执业活动直至吊销医师执业证书。

5. 严重违反医师职业道德、医学伦理规范,造成恶劣社会影响的,由省级以上人民政府卫生健康主管部门吊销医师执业证书或者责令停止非法执业活动,5年直至终身禁止从事医疗卫生服务或者医学临床研究。

6. 非医师行医的,由县级以上人民政府卫生健康主管部门责令停止非法执业活动,没收违法所得和药品、医疗器械,并处违法所得2倍以上10倍以下的罚款,违法所得不足1万元的,按1万元计算。

7. 违反《医师法》规定,构成犯罪的,依法追究刑事责任;造成人身、财产损害的,依法承担民事责任。

细目三 《中华人民共和国传染病防治法》

要点一 传染病防治方针与原则

1. 国家对传染病防治实行预防为主的方针。
2. 传染病防治管理原则是"防治结合、分类管理、依靠科学、依靠群众"。

要点二 法定传染病的分类

根据传染病病种的传播方式、速度及对人类危害程度的不同，《中华人民共和国传染病防治法》（以下简称《传染病防治法》）将法定管理的传染病分为甲类、乙类和丙类3类。

1. 甲类传染病是指鼠疫、霍乱。
2. 乙类传染病是指严重急性呼吸综合征（传染性非典型肺炎）、艾滋病、病毒性肝炎、脊髓灰质炎、人感染高致病性禽流感、麻疹、流行性出血热、狂犬病、流行性乙型脑炎、登革热、炭疽、细菌性和阿米巴性痢疾、肺结核、伤寒和副伤寒、流行性脑脊髓膜炎、百日咳、白喉、新生儿破伤风、猩红热、布鲁菌病、淋病、梅毒、钩端螺旋体病、血吸虫病、疟疾。
3. 丙类传染病是指流行性感冒、流行性腮腺炎、风疹、急性出血性结膜炎、麻风病、流行性和地方性斑疹伤寒、黑热病、包虫病、丝虫病，除霍乱、细菌性和阿米巴性痢疾、伤寒和副伤寒以外的感染性腹泻病。

国务院卫生行政部门根据传染病暴发、流行情况和危害程度，可以决定增加、减少或者调整乙类、丙类传染病病种并予以公布。

2008年5月2日，卫生部决定将手足口病列入《传染病防治法》规定的丙类传染病进行管理。2009年4月30日，经国务院批准，卫生部发布公告将甲型H1N1流感纳入乙类传染病，并采取甲类传染病的预防、控制措施。2013年10月28日，国家卫生和计划生育委员会发布《关于调整部分法定传染病病种管理工作的通知》，将人感染H7N9禽流感纳入乙类传染病，将甲型H1N1流感从乙类传染病调整为丙类传染病，并纳入流行性感冒进行管理；解除对人感染高致病性禽流感采取的甲类传染病预防、控制措施。2020年1月20日，经国务院批准，国家卫生健康委员会发布公告，将新型冠状病毒感染纳入乙类传染病，并采取甲类传染病的预防、控制措施。2022年12月26日，国务院应对新型冠状病毒感染疫情联防联控机制综合组，发布《关于对新型冠状病毒感染实施"乙类乙管"的总体方案》，明确指出：2023年1月8日起，对新型冠状病毒感染实施"乙类乙管"。2023年9月20日，国家卫生健康委员会发布公告将猴痘纳入乙类传染病进行管理，采取乙类传染病的预防、控制措施。

目前，对乙类传染病中的传染性非典型肺炎、炭疽中的肺炭疽采取《传染病防治法》所称甲类传染病的预防、控制措施。其他乙类传染病和突发原因不明的传染病需要采取《传染病防治法》所称甲类传染病的预防、控制措施的，由国务院卫生行政部门及时报经国务院批准后予以公布、实施。

要点三 传染病预防

1. 传染病预防的相关制度

（1）国家实行有计划的预防接种制度。用于预防接种的疫苗必须符合国家质量标准。国家对儿童实行预防接种证制度。国家免疫规划项目的预防接种实行免费。

（2）国家建立传染病监测制度。各级疾病预防控制机构对传染病的发生、流行以及影响其发生、流行的因素进行监测。

（3）国家建立传染病预警制度。国务院卫生行政部门和省、自治区、直辖市人民政府根据传染病发生、流行趋势的预测，及时发出传染病预警，根据情况予以公布。

（4）县级以上地方人民政府应当制定传染病预防、控制预案，报上一级人民政府备案。

（5）国家建立传染病菌种、毒种库。对可能导致甲类传染病传播的以及国务院卫生行政部门规定的菌种、毒种和传染病检测样本，确需采集、保藏、携带、运输和使用的，须经省级以上人民政府卫生行政部门批准。

2. 医疗机构和疾病预防控制机构在传染病预防中的职责

（1）医疗机构必须严格执行国务院卫生行政部门规定的管理制度、操作规范，防止传染病的医源性感染和医院感染。医疗机构应当确定专门的部门或者人员，承担传染病疫情报告，本单位的传染病预防、控制以及责任区域内的传染病预防工作；承担医疗活动中与医院感染有关的危险因素监测、安全防护、消毒、隔离和医疗废物处置工作。

（2）疾病预防控制机构应当指定专门人员负责对医疗机构内传染病预防工作进行指导、考核，开展流行病学调查。

（3）疾病预防控制机构、医疗机构的实验室和从事病原微生物实验的单位应当符合国家规定的条件和技术标准，建立严格的监督管理制度，对传染病病原体样本按照规定的措施实行严格监督管理，严防传染病病原体的实验室感染和病原微生物的扩散。

（4）疾病预防控制机构、医疗机构使用血液和血液制品必须遵守国家有关规定，防止因输入血液、使用血液制品引起经血液传播疾病的发生。

要点四 疫情报告、通报和公布

1. 传染病疫情报告、通报

（1）疾病预防控制机构、医疗机构和采供血机构及其执行职务的人员发现《传染病防治法》规定的传染病疫情或者发现其他传染病暴发、流行以及突发原因不明的传染病时，应当遵循疫情报告属地管理原则，按照国务院规定的或者国务院卫生行政部门规定的内容、程序、方式和时限报告。

任何单位和个人发现传染病患者或者疑似传染病患者时，应当及时向附近的疾病预防控制机构或者医疗机构报告。

（2）县级以上地方人民政府卫生行政部门应当及时向本行政区域内的疾病预防控制机构和医疗机构通报传染病疫情以及监测、预警的相关信息。接到通报的疾病预防控制机构和医疗机构应当及时告知本单位的有关人员。

（3）毗邻的及相关的地方人民政府卫生行政部门，应当及时互相通报本行政区域的传染病疫情以及监测、预警的相关信息。

2. 疫情信息公布制度

（1）国务院卫生行政部门定期公布全国传染病疫情信息。省、自治区、直辖市人民政府卫生行政部门定期公布本行政区域的传染病疫情信息。

（2）传染病暴发、流行时，国务院卫生行政部门负责向社会公布传染病疫情信息，并可以授权省、自治区、直辖市人民政府卫生行政部门向社会公布本行政区域的传染病疫情信息。

要点五 疫情控制措施

1. 医疗机构发现传染病时应采取的措施

（1）医疗机构发现甲类传染病时，应当及时采取下列措施：①对患者、病原携带者予以隔离治疗，隔离期限根据医学检查结果确定；②对疑似患者，确诊前在指定场所单独隔离治疗；③对医疗机构内的患者、病原携带者、疑似患者的密切接触者，在指定场所进行医学观察和采取其他必要的预防措施。

拒绝隔离治疗或者隔离期未满擅自脱离隔离治疗的，可以由公安机关协助医疗机构采取强制隔离治疗措施。

（2）医疗机构发现乙类或者丙类传染病患者，应当根据病情采取必要的治疗和控制传播措施。

（3）医疗机构对本单位内被传染病病原体污染的场所、物品以及医疗废物，必须依照法律、法规的规定实施消毒和无害化处置。

2. 疾病预防控制机构发现传染病疫情或接到传染病疫情报告时应采取的措施

（1）对传染病疫情进行流行病学调查，根据调查情况提出划定疫点、疫区的建议，对被污染的场所进行卫生处理，对密切接触者，在指定场所进行医学观察和采取其他必要的预防措施，并向卫生行政部门提出疫情控制方案。

（2）传染病暴发、流行时，对疫点、疫区进行卫生处理，向卫生行政部门提出疫情控制方案，并按照卫生行政部门的要求采取措施。

（3）指导下级疾病预防控制机构实施传染病预防、控制措施，组织、指导有关单位对传染病疫情的处理。

3. 政府部门在传染病发生时应采取的紧急措施

（1）传染病暴发、流行时，县级以上地方人民政府应当立即组织力量，按照预防、控制预案进行防治，切断传染病的传播途径，必要时，报经上一级人民政府决定，可以采取下列紧急措施并予以公告：①限制或者停止集市、影剧院演出或者其他人群聚集的活动；②停工、停业、停课；③封闭或者封存被传染病病原体污染的公共饮用水源、食品以及相关物品；④控制或者扑杀染疫野生动物、家畜家禽；⑤封闭可能造成传染病扩散的场所。

上级人民政府接到下级人民政府关于采取前款所列紧急措施的报告时，应当即时作出决定。紧急措施的解除，由原决定机关决定并宣布。

（2）甲类、乙类传染病暴发、流行时，县级以上地方人民政府报经上一级人民政府决定，可以宣布本行政区域部分或者全部为疫区；国务院可以决定并宣布跨省、自治区、直辖市的疫区。

省级人民政府可以决定对本行政区域内的甲类传染病疫区实施封锁；但封锁大、中城市的疫区或者封锁跨省、自治区、直辖市的疫区，以及封锁疫区导致中断干线交通或者封锁国境的，由国务院决定。

要点六　医疗救治

医疗机构应当对传染病患者或者疑似传染病患者提供医疗救护、现场救援和接诊治疗，书写病历记录以及其他有关资料，并妥善保管；实行传染病预检、分诊制度；对传染病患者、疑似传染病患者，应当引导至相对隔离的分诊点进行初诊。

医疗机构不具备相应救治能力的，应当将患者及其病历记录复印件一并转至具备相应救治能力的医疗机构。

要点七　法律责任

1. 医疗机构违反《传染病防治法》规定，有下列情形之一的，由县级以上人民政府卫生行政部门责令改正，通报批评，给予警告；造成传染病传播、流行或者其他严重后果的，对负有责任的主管人员和其他直接责任人员，依法给予降级、撤职、开除的处分，并可以依法吊销有关责任人员的执业证书；构成犯罪的，依法追究刑事责任。

（1）未按照规定承担本单位的传染病预防、控制工作，医院感染控制任务和责任区域内的传染病预防工作的。

（2）未按照规定报告传染病疫情，或者隐瞒、谎报、缓报传染病疫情的。

（3）发现传染病疫情时，未按照规定对传染病患者、疑似传染病患者提供医疗救护、现场救援、接诊、转诊的，或者拒绝接受转诊的。

（4）未按照规定对本单位内被传染病病原体污染的场所、物品以及医疗废物实施消毒或者无害化处置的。

（5）未按照规定对医疗器械进行消毒，或者对按照规定一次使用的医疗器具未予销毁，再次使用的。

（6）在医疗救治过程中未按照规定保管医学记录资料的。

（7）故意泄露传染病患者、病原携带者、疑似传染病患者、密切接触者涉及个人隐私的有关信息、资料的。

2. 单位或个人违反《传染病防治法》规定，导致传染病传播、流行，给他人人身、财产造成损害的，应依法承担民事责任。

细目四　《突发公共卫生事件应急条例》

要点一　突发公共卫生事件的预防与应急准备

1. 突发公共卫生事件应急预案的制定与预案的主要内容

（1）突发公共卫生事件应急预案的制定：国务院卫生行政主管部门按照分类指导、快速反应的要求，制定全国突发公共卫生事件应急预案，报请国务院批准。

省、自治区、直辖市人民政府根据全国突发公共卫生事件应急预案，结合本地实际情况，制定本行政区域的突发公共卫生事件应急预案。

（2）全国突发公共卫生事件应急预案应包括的主要内容：①突发公共卫生事件应急处理指挥部的组成和相关部门的职责。②突发公共卫生事件的监测与预警。③突发公共卫生事件信息的收集、分析、报告、通报制度。④突发公共卫生事件应急处理技术和监测机构及其任务。⑤突发公共卫生事件的分级和应急处理工作方案。⑥突发公共卫生事件预防、现场控制，应急设施、设备、救治药品和医疗器械以及其他物资和技术的储备与调度。⑦突发公共卫生事件应急处理专业队伍的建设和培训。

2. 突发公共卫生事件预防控制体系

（1）国家建立统一的突发公共卫生事件预防控制体系。

（2）县级以上人民政府建立和完善突发公共卫生事件监测与预警系统。

（3）县级以上人民政府卫生行政主管部门指定机构负责开展突发公共卫生事件的日常监测。

要点二　报告与信息发布

1. 突发公共卫生事件应急报告制度与报告情形

（1）国家建立突发公共卫生事件应急报告制度：国务院卫生行政主管部门制定突发公共卫生事件应急报告规范，建立重大、紧急疫情信息报告系统。

（2）突发公共卫生事件的报告情形和报告时限要求：突发公共卫生事件监测机构、医疗卫生机构和有关单位发现有下列情形之一的，应当在2小时内向所在地县级人民政府卫生行政主管部门报告；接到报告的卫生行政主管部门应当在2小时内向本级人民政府报告，并同时向上级人民政府卫生行政主管部门和国务院卫生行政主管部门报告：①发生或者可能发生传染病暴发、流行的。②发生或者发现不明原因的群体性疾病的。③发生传染病菌种、毒种丢失的。④发生或者可能发生重大食物和职业中毒事件的。

任何单位和个人对突发公共卫生事件，不得隐瞒、缓报、谎报或者授意他人隐瞒、缓报、谎报。

2. 突发公共卫生事件的信息发布　国务院卫生行政主管部门负责向社会发布突发公共卫生事件的信息。必要时，可以授权省、自治区、直辖市人民政府卫生行政主管部门向社会发布本行政区域内突发公共卫生事件的信息。信息发布应当及时、准确、全面。

要点三　应急处理

1. 应急预案的启动　在全国范围内或者跨省、自治区、直辖市范围内启动全国突发公共卫生事件应急预案，由国务院卫生行政主管部门报国务院批准后实施。省、自治区、直辖市启动突发公共卫生事件应急预案，由省、自治区、直辖市人民政府决定，并向国务院报告。

2. 应急预案的实施

（1）医疗卫生机构、监测机构和科学研究机构，应当服从突发公共卫生事件应急处理指挥部的统一指挥，相互配合、协作，集中力量开展相关的科学研究工作。

（2）根据突发公共卫生事件应急处理的需要，突发公共卫生事件应急处理指挥部有权紧急调集人员、储备的物资、交通工具以及相关设施、设备；必要时，对人员进行疏散或者隔离，并可以依法对传染病疫区实行封锁。

（3）参加突发公共卫生事件应急处理的工作人员，应当按照预案的规定，采取卫生防护措施，并在专业人员的指导下进行工作。

（4）医疗卫生机构应采取的措施：医疗卫生机构应当对因突发公共卫生事件致病的人员提供医疗救护和现场救援，对就诊患者必须接诊治疗，并书写详细、完整的病历记录；对需要转送的患者，应当按照规定将患者及其病历记录的复印件转送至接诊的或者指定的医疗机构。

医疗卫生机构内应当采取卫生防护措施，防止交叉感染和污染。

医疗卫生机构应当对传染病患者密切接触者采取医学观察措施。

医疗机构收治传染病患者、疑似传染病患者，应当依法报告所在地的疾病预防控制机构。

（5）有关部门、医疗卫生机构应当对传染病做到早发现、早报告、早隔离、早治疗，切断传播途径，防止扩散。

要点四　法律责任

1. 医疗卫生机构违反条例规定应追究的法律责任　医疗卫生机构有下列行为之一的，由卫生行政主管部门责令改正、通报批评、给予警告；情节严重的，吊销医疗机构执业许可证；对主要负责人、负有责任的主管人员和其他直接责任人员依法给予降级或者撤职的纪律处分；造成传染病传播、流行或者对社会公众健康造成其他严重危害后果的，依法给予开除的行政处分；构成犯罪的，依法追究刑事责任：①未依照本条例的规定履行报告职责，隐瞒、缓报或者谎报的。②未依照本条例的规定及时采取控制措施的。③未依照本条例的规定履行突发公共卫生事件监测职责的。④拒绝接诊患者的。⑤拒不服从突发公共卫生事件应急处理指挥部调度的。

2. 在突发公共卫生事件处理工作中，有关单位和个人未履行职责应承担的法律责任　在突发公共卫生事件应急处理工作中，有关单位和个人未依照本条例的规定履行报告职责，隐瞒、缓报或者谎报，阻碍突发公共卫生事件应急处理工作人员执行职务,拒绝国务院卫生行政主管部门或者其他有关部门指定的专业技术机构进入突发公共卫生事件现场,或者不配合调查、采样、技术分析和检验的,对有关责任人员依法给予行政处分或者纪律处分;触犯《中华人民共和国治安管理处罚法》,构成违反治安管理行为的,由公安机关依法予以处罚;构成犯罪的,依法追究刑事责任。

3. **在突发公共卫生事件发生期间扰乱公共秩序应追究的法律责任** 在突发公共卫生事件发生期间,散布谣言、哄抬物价、欺骗消费者、扰乱社会秩序、市场秩序的,由公安机关或者工商行政管理部门依法给予行政处罚;构成犯罪的,依法追究刑事责任。

细目五 《医疗机构管理条例》及其实施细则

要点一 医疗机构执业

1. 未取得医疗机构执业许可证或者未经备案,不得开展诊疗活动。

2. 医疗机构执业,必须遵守有关法律、法规和医疗技术规范。

3. 医疗机构必须按照核准登记或者备案的诊疗科目开展诊疗活动。

4. 医疗机构不得使用非卫生技术人员从事医疗卫生技术工作。

5. 医疗机构工作人员上岗工作,必须佩戴载有本人姓名、职务或者职称的标牌。

6. 医疗机构对危重患者应当立即抢救。对限于设备或者技术条件不能诊治的患者,应当及时转诊。

7. 未经医师(士)亲自诊查患者,医疗机构不得出具疾病诊断书、健康证明书或者死亡证明书等证明文件;未经医师(士)、助产人员亲自接产,医疗机构不得出具出生证明书或者死产报告书。

8. 医疗机构对传染病、精神病、职业病等患者的特殊诊治和处理,应当按照国家有关法律、法规的规定办理。

9. 发生重大灾害、事故、疾病流行或者其他意外情况时,医疗机构及其卫生技术人员必须服从县级以上人民政府卫生行政部门的调遣。

要点二 登记和校验

1. 医疗机构执业,必须进行登记,领取医疗机构执业许可证;诊所按照国务院卫生行政部门的规定向所在地的县级人民政府卫生行政部门备案后,可以执业。

2. 医疗机构执业登记的事项:①类别、名称、地址、法定代表人或者主要负责人。②所有制形式。③注册资金(资本)。④服务方式。⑤诊疗科目。⑥房屋建筑面积、床位(牙椅)。⑦服务对象。⑧职工人数。⑨执业许可证登记号(医疗机构代码)。⑩省、自治区、直辖市卫生行政部门规定的其他登记事项。

3. 医疗机构改变名称、场所、主要负责人、诊疗科目、床位,必须向原登记机关办理变更登记或者向原备案机关备案。

4. 医疗机构执业许可证不得伪造、涂改、出卖、转让、出借。医疗机构执业许可证遗失的,应当及时申明,并向原登记机关申请补发。

5. 医疗机构歇业,必须向原登记机关办理注销登记或者向原备案机关备案。经登记机关核准后,收缴医疗机构执业许可证。医疗机构非因改建、扩建、迁建原因停业超过 1 年的,视为歇业。

6. 床位不满 100 张的医疗机构,其医疗机构执业许可证每年校验 1 次;床位在 100 张以上的医疗机构,其医疗机构执业许可证每 3 年校验 1 次。校验由原登记机关办理。

要点三 法律责任

1. 未取得医疗机构执业许可证擅自执业的,由县级以上人民政府卫生健康主管部门责令停止执业活动,没收违法所得和药品、医疗器械,并处违法所得 5 倍以上 20 倍以下的罚款,违法所得不足 1 万元的,按 1 万元计算。

2. 逾期不校验医疗机构执业许可证仍从事诊疗活动的,由县级以上人民政府卫生行政部门责令其限期补办校验手续;拒不校验的,吊销其医疗机构执业许可证。

3. 出卖、转让、出借医疗机构执业许可证的,由县级以上人民政府卫生健康主管部门责令改正,没收违法所得,并处违法所得 5 倍以上 15 倍以下的罚款,违法所得不足 1 万元的,按 1 万元计算;情节严重的,吊销医疗机构执业许可证。

4. 诊疗活动超出登记或者备案范围的,由县级以上人民政府卫生行政部门予以警告,责令其改正,没收违法所得,并可以根据情节处以 1 万元以上 10 万元以下的罚款;情节严重的,吊销其医疗机构执业许可证或者责令其停止执业活动。

5. 使用非卫生技术人员从事医疗卫生技术工作的,由县级以上人民政府卫生行政部门责令其限期改正,并可以处以 1 万元以上 10 万元以下的罚款;情节严重的,吊销其医疗机构执业许可证或者责令其停止执业活动。

6. 出具虚假证明文件的,由县级以上人民政府卫生行政部门予以警告;对造成危害后果的,可以处以 1 万元以上 10 万元以下的罚款;对直接责任人员由所在单位或者上级机关给予行政处分。

细目六 《医疗纠纷预防和处理条例》

要点一 处理医疗纠纷的原则

处理医疗纠纷,应当遵循公平、公正、及时的原则,实事求是,依法处理。

要点二 医疗纠纷的预防

1. 医疗机构及其医务人员在诊疗活动中应严格遵守医疗卫生法律、法规、规章和诊疗相关规范、常规,恪守职业道德。

医疗机构应当对其医务人员进行医疗卫生法律、法规、规章和诊疗相关规范、常规的培训,并加强职业道德教育。

2. 医疗机构应当按照国务院卫生主管部门制定的医疗技术临床应用管理规定,开展与其技术能力相适应的医疗技术服务,保障临床应用安全,降低医疗风险;采用医疗新技术的,应当开展技术评估和伦理审查,确保安全有效、符合伦理。

3. 医疗机构应当依照有关法律、法规的规定,严格执行药品、医疗器械、消毒药剂、血液等的进货查验、保管等制度。禁止使用无合格证明文件、过期等不合格的药品、医疗器械、消毒药剂、血液等。

4. 医务人员在诊疗活动中应当向患者说明病情和医疗措施。需要实施手术,或者开展临床试验等存在一定危险性、可能产生不良后果的特殊检查、特殊治疗的,医务人员应当及时向患者说明医疗风险、替代医疗方案等情况,并取得其书面同意;在患者处于昏迷等无法自主作出决定的状态或者病情不宜向患者说明等情形下,应当向患者的近亲属说明,并取得其书面同意。

紧急情况下不能取得患者或者其近亲属意见的,经医疗机构负责人或者授权的负责人批准,可以立即实施相应的医疗措施。

5. 开展手术、特殊检查、特殊治疗等具有较高医疗风险的诊疗活动,医疗机构应当提前预备应对方案,主动防范突发风险。

6. 医疗机构及其医务人员应当按照国务院卫生主管部门的规定,填写并妥善保管病历资料。因紧急抢救未能及时填写病历的,医务人员应当在抢救结束后 6 小时内据实补记,并加以注明。

要点三 医疗纠纷的处理

1. **处理途径** ①双方自愿协商。②申请人民调解。③申请行政调解。④向人民法院提起诉讼。⑤法律、法规规定的其他途径。

2. **医疗机构应当告知患者或者其近亲属的事项** ①解决医疗纠纷的合法途径。②有关病历资料、现场实物封存和启封的规定。③有关病历资料查阅、复制的规定。

患者死亡的,还应当告知其近亲属有关尸检的规定。

3. 封存、启封病历资料的,应当在医患双方在场的情况下进行。封存的病历资料可以是原件,也可以是复制件,由医疗机构保管。病历尚未完成需要封存的,对已完成病历先行封存;病历按照规定完成后,再对后续完成部分进行封存。医疗机构应当对封存的病历开列封存清单,由医患双方签字或者盖章,各执一份。

4. 疑似因输液、输血、注射、用药等引起不良后果的,医患双方应当共同对现场实物进行封存、启封,封存的现场实物由医疗机构保管。需要检验的,应当由双方共同委托依法具有检验资格的检验机构进行检验;双方无法共同委托的,由医疗机构所在地县级人民政府卫生主管部门指定。

疑似输血引起不良后果,需要对血液进行封存保留的,医疗机构应当通知提供该血液的血站派员到场。

5. 患者死亡，医患双方对死因有异议的，应当在患者死亡后48小时内进行尸检；具备尸体冻存条件的，可以延长至7日。尸检应当经死者近亲属同意并签字，拒绝签字的，视为死者近亲属不同意进行尸检。不同意或者拖延尸检，超过规定时间，影响对死因判定的，由不同意或者拖延的一方承担责任。

6. 医患双方应当依法维护医疗秩序。任何单位和个人不得实施危害患者和医务人员人身安全、扰乱医疗秩序的行为。

医疗纠纷中发生涉嫌违反治安管理行为或者犯罪行为的，医疗机构应当立即向所在地公安机关报案。公安机关应当及时采取措施，依法处置，维护医疗秩序。

要点四　法律责任

1. 医疗机构篡改、伪造、隐匿、毁灭病历资料的，对直接负责的主管人员和其他直接责任人员，由县级以上人民政府卫生主管部门给予或者责令给予降低岗位等级或者撤职的处分，对有关医务人员责令暂停6个月以上1年以下执业活动；造成严重后果的，对直接负责的主管人员和其他直接责任人员给予或者责令给予开除的处分，对有关医务人员由原发证部门吊销执业证书；构成犯罪的，依法追究刑事责任。

2. 医疗机构将未通过技术评估和伦理审查的医疗新技术应用于临床的，由县级以上人民政府卫生主管部门没收违法所得，并处5万元以上10万元以下罚款，对直接负责的主管人员和其他直接责任人员给予或者责令给予降低岗位等级或者撤职的处分，对有关医务人员责令暂停6个月以上1年以下执业活动；情节严重的，对直接负责的主管人员和其他直接责任人员给予或者责令给予开除的处分，对有关医务人员由原发证部门吊销执业证书；构成犯罪的，依法追究刑事责任。

3. 医疗机构及其医务人员有下列情形之一的，由县级以上人民政府卫生主管部门责令改正，给予警告，并处1万元以上5万元以下罚款；情节严重的，对直接负责的主管人员和其他直接责任人员给予或者责令给予降低岗位等级或者撤职的处分，对有关医务人员可以责令暂停1个月以上6个月以下执业活动；构成犯罪的，依法追究刑事责任。

（1）未按规定制定和实施医疗质量安全管理制度。

（2）未按规定告知患者病情、医疗措施、医疗风险、替代医疗方案等。

（3）开展具有较高医疗风险的诊疗活动，未提前预备应对方案防范突发风险。

（4）未按规定填写、保管病历资料，或者未按规定补记抢救病历。

（5）拒绝为患者提供查阅、复制病历资料服务。

（6）未建立投诉接待制度、设置统一投诉管理部门或者配备专(兼)职人员。

（7）未按规定封存、保管、启封病历资料和现场实物。

（8）未按规定向卫生主管部门报告重大医疗纠纷。

（9）其他未履行《医疗纠纷预防和处理条例》规定义务的情形。

细目七　医疗损害责任
（《中华人民共和国民法典》第七编第六章）

要点一　医疗机构承担赔偿责任的情形

1. 医务人员未尽到告知义务，造成患者损害的，医疗机构应当承担赔偿责任。

医务人员在诊疗活动中应当向患者说明病情和医疗措施。需要实施手术、特殊检查、特殊治疗的，医务人员应当及时向患者具体说明医疗风险、替代医疗方案等情况，并取得其明确同意；不能或者不宜向患者说明的，应当向患者的近亲属说明，并取得其明确同意。

2. 医务人员在诊疗活动中未尽到与当时的医疗水平相应的诊疗义务，造成患者损害的，医疗机构应当承担赔偿责任。

3. 因药品、消毒产品、医疗器械的缺陷，或者输入不合格的血液造成患者损害的，患者可以向药品上市许可持有人、生产者、血液提供机构请求赔偿，也可以向医疗机构请求赔偿。患者向医疗机构请求赔偿的,医疗机构赔偿后,有权向负有责任的药品上市许可持有人、生产者、血液提供机构追偿。

要点二　推定医疗机构有过错的情形

患者在诊疗活动中受到损害,有下列情形之一的,推定医疗机构有过错。①违反法律、行政法规、规章以及其他有关诊疗规范的规定。②隐匿或者拒绝提供与纠纷有关的病历资料。③遗失、伪造、篡改或者违法销毁病历资料。

要点三　医疗机构不承担赔偿责任的情形

患者在诊疗活动中受到损害,有下列情形之一的,医疗机构不承担赔偿责任:①患者或者其近亲属不配合医疗机构进行符合诊疗规范的诊疗。②医务人员在抢救生命垂危的患者等紧急情况下已经尽到合理诊疗义务。③限于当时的医疗水平难以诊疗。

但在患者或者其近亲属不配合医疗机构进行符合诊疗规范的诊疗情形中,医疗机构或者其医务人员也有过错的,应当承担相应的赔偿责任。

要点四　紧急情况医疗措施的实施

因抢救生命垂危的患者等紧急情况,不能取得患者或者其近亲属意见的,经医疗机构负责人或者授权的负责人批准,可以立即实施相应的医疗措施。

要点五　病历资料的书写、复制

1. 医疗机构及其医务人员应当按照规定填写并妥善保管住院志、医嘱单、检验报告、手术及麻醉记录、病理资料、护理记录等病历资料。

2. 患者要求查阅、复制上述病历资料的,医疗机构应当及时提供。

细目八　《医疗事故处理条例》

要点一　医疗事故的处理原则与基本要求

处理医疗事故应当遵循公开、公平、公正、及时、便民的原则,坚持实事求是的科学态度,做到事实清楚、定性准确、责任明确、处理恰当。

要点二　行政处理与监督

卫生行政部门应当依照本条例和有关法律、行政法规、部门规章的规定,对发生医疗事故的医疗机构和医务人员作出行政处理。

卫生行政部门接到医疗机构关于重大医疗过失行为的报告后,除责令医疗机构及时采取必要的医疗救治措施,防止损害后果扩大外,应当组织调查,判定是否属于医疗事故;对不能判定是否属于医疗事故的,应当依照本条例的有关规定交由负责医疗事故技术鉴定工作的医学会组织鉴定。

县级以上地方人民政府卫生行政部门应当按照规定逐级将当地发生的医疗事故以及依法对发生医疗事故的医疗机构和医务人员作出行政处理的情况,上报国务院卫生行政部门。

要点三　法律责任

医疗机构发生医疗事故的,由卫生行政部门根据医疗事故等级和情节给予警告;情节严重的,责令限期停业整顿直至由原发证部门吊销执业许可证,对负有责任的医务人员依照刑法关于医疗事故罪的规定,依法追究刑事责任;尚不够刑事处罚的,依法给予行政处分或者纪律处分。

对发生医疗事故的有关医务人员,除依照前款处罚外,卫生行政部门并可以责令暂停6个月以上1年以下执业活动;情节严重的,吊销其执业证书。

细目九　《中华人民共和国中医药法》

要点一　发展中医药事业的方针、基本原则与保障措施

1. **中西医并重的方针**　国家大力发展中医药事业,实行中西医并重的方针,建立符合中医药特点的管理制度,发挥中医药在我国医疗卫生与健康事业中的独特作用。

2. **继承与创新相结合的原则**　发展中医

药事业应当遵循中医药发展规律,坚持继承和创新相结合,保持和发挥中医药特色和优势,运用现代科学技术,促进中医药理论和实践的发展。国家鼓励中医西医相互学习,相互补充,协调发展,发挥各自优势,促进中西医结合。

3. 保障措施

（1）政策支持和条件保障：县级以上人民政府应当为中医药事业发展提供政策支持和条件保障,将中医药事业发展经费纳入本级财政预算。县级以上人民政府及其有关部门制定基本医疗保险支付政策、药物政策等医药卫生政策,应当有中医药主管部门参加,注重发挥中医药的优势,支持提供和利用中医药服务。

（2）中医医疗服务收费：县级以上人民政府及其有关部门应当按照法定价格管理权限,合理确定中医医疗服务的收费项目和标准,体现中医医疗服务成本和专业技术价值。

（3）纳入基本医疗保险：县级以上地方人民政府有关部门应当按照国家规定,将符合条件的中医医疗机构纳入基本医疗保险定点医疗机构范围,将符合条件的中医诊疗项目、中药饮片、中成药和医疗机构中药制剂纳入基本医疗保险基金支付范围。

（4）中医药标准体系建设：国家加强中医药标准体系建设,根据中医药特点对需要统一的技术要求制定标准并及时修订。中医药国家标准、行业标准由国务院有关部门依据职责制定或者修订,并在其网站上公布,供公众免费查阅。

（5）与中医药有关的评审等活动的要求：开展法律、行政法规规定的与中医药有关的评审、评估、鉴定活动,应当成立中医药评审、评估、鉴定的专门组织,或者有中医药专家参加。

要点二　中医药服务

1. 政府在举办中医医疗机构方面的责任　县级以上人民政府应当将中医医疗机构建设纳入医疗机构设置规划,举办规模适宜的中医医疗机构,扶持有中医药特色和优势的医疗机构发展。合并、撤销政府举办的中医医疗机构或者改变其中医医疗性质,应当征求上一级人民政府中医药主管部门的意见。

2. 设置中医药科室的要求　政府举办的综合医院、妇幼保健机构和有条件的专科医院、社区卫生服务中心、乡镇卫生院,应当设置中医药科室；社会力量举办的医疗机构可根据自身情况决定是否设置中医药科室。县级以上人民政府应当采取措施,增强社区卫生服务站和村卫生室提供中医药服务的能力。

3. 中医医疗机构的登记　举办中医医疗机构应当按照国家有关医疗机构管理的规定办理审批或备案手续,方可执业。

（1）中医医疗机构的审批。举办中医类医院、中医类门诊部应当按照国家有关医疗机构管理的规定办理审批手续,并遵守医疗机构管理及其实施细则的有关规定。

（2）中医诊所的备案。举办中医诊所的,应将诊所的名称、地址、诊疗范围、人员配备情况等报所在地县级人民政府中医药主管部门备案后即可开展执业活动。中医诊所应当按照备案的诊疗科目、技术开展诊疗活动。

4. 开展中医药服务,应当以中医药理论为指导,运用中医药技术方法,并符合国务院中医药主管部门制定的中医药服务基本要求。

中医医疗机构配备医务人员应当以中医药专业技术人员为主,主要提供中医药服务。

5. 中医从业人员

（1）从事中医医疗活动的人员应当通过中医医师资格考试取得中医医师资格,并进行执业注册,方可从事中医服务活动。

（2）以师承方式学习中医或者经多年实践,医术确有专长的人员,按照《传统医学师承和确有专长人员医师资格考核考试办法》《中医医术确有专长人员医师资格考核注册管理暂行办法》规定,经省、自治区、直辖市人民政府中医药主管部门组织实践技能和效果考核合格后,即可取得中医医师资格；按照考核内容进行执业注册后,即可在注册的执业范围内从事中医医疗活动。

要点三　中药保护与发展

1. 国家建立道地中药材评价体系,支持道地中药材品种选育,扶持道地中药材生产基地建设,加强道地中药材生产基地生态环境保护,鼓励采取地理标志产品保护等措施保护道地中药材。

2. 采集、贮存中药材以及对中药材进行初加工,应当符合国家有关技术规范、标准和管理规定。

3. 在村医疗机构执业的中医医师、具备中药材知识和识别能力的乡村医生,按照国家有关规定可以自种、自采地产中药材并在其执业活动中使用。

4. 国家保护中药饮片传统炮制技术和工艺，支持应用传统工艺炮制中药饮片，鼓励运用现代科学技术开展中药饮片炮制技术研究。

5. 对市场上没有供应的中药饮片，医疗机构可以根据本医疗机构医师处方的需要，在本医疗机构内炮制、使用。医疗机构应当遵守中药饮片炮制的有关规定，对其炮制的中药饮片的质量负责，保证药品安全。医疗机构炮制中药饮片，应当向所在地设区的市级人民政府药品监督管理部门备案。

根据临床用药需要，医疗机构可以凭本医疗机构医师的处方对中药饮片进行再加工。

6. 国家保护传统中药加工技术和工艺，支持传统剂型中成药的生产，鼓励运用现代科学技术研究开发传统中成药。

7. 生产符合国家规定条件的来源于古代经典名方的中药复方制剂，在申请药品批准文号时，可以仅提供非临床安全性研究资料。

8. 国家鼓励医疗机构根据本医疗机构临床用药需要配制和使用中药制剂，支持应用传统工艺配制中药制剂，支持以中药制剂为基础研制中药新药。

9. 医疗机构配制的中药制剂品种，应当依法取得制剂批准文号。但是，仅应用传统工艺配制的中药制剂品种，向医疗机构所在地省、自治区、直辖市人民政府药品监督管理部门备案后即可配制，不需要取得制剂批准文号。

要点四　中医药人才培养

1. 中医药教育应当遵循中医药人才成长规律，以中医药内容为主，体现中医药文化特色，注重中医药经典理论和中医药临床实践、现代教育方式和传统教育方式相结合。

2. 完善中医药学校教育体系，支持专门实施中医药教育的高等学校、中等职业学校和其他教育机构的发展。

中医药学校教育的培养目标、修业年限、教学形式、教学内容、教学评价及学术水平评价标准等，应当体现中医药学科特色，符合中医药学科发展规律。

3. 发展中医药师承教育，支持有丰富临床经验和技术专长的中医医师、中药专业技术人员在执业、业务活动中带徒授业，传授中医药理论和技术方法，培养中医药专业技术人员。

4. 加强对中医医师和城乡基层中医药专业技术人员的培养和培训。

国家发展中西医结合教育，培养高层次的中西医结合人才。

要点五　中医药科学研究

1. 鼓励科研机构、高等学校、医疗机构和药品生产企业等，运用现代科学技术和传统中医药研究方法，开展中医药科学研究，加强中西医结合研究，促进中医药理论和技术方法的继承和创新。

2. 支持对中医药古籍文献、著名中医药专家的学术思想和诊疗经验以及民间中医药技术方法的整理、研究和利用。

国家鼓励组织和个人捐献有科学研究和临床应用价值的中医药文献、秘方、验方、诊疗方法和技术。

3. 建立和完善符合中医药特点的科学技术创新体系、评价体系和管理体制，推动中医药科学技术进步与创新。

4. 采取措施，加强对中医药基础理论和辨证论治方法，常见病、多发病、慢性病和重大疑难疾病、重大传染病的中医药防治，以及其他对中医药理论和实践发展有重大促进作用的项目的科学研究。

要点六　中医药传承与文化传播

1. 对具有重要学术价值的中医药理论和技术方法，省级以上人民政府中医药主管部门应当组织遴选本行政区域内的中医药学术传承项目和传承人，并为传承活动提供必要的条件。传承人应当开展传承活动，培养后继人才，收集整理并妥善保存相关的学术资料。

2. 建立中医药传统知识保护数据库、保护名录和保护制度。

中医药传统知识持有人对其持有的中医药传统知识享有传承使用的权利，对他人获取、利用其持有的中医药传统知识享有知情同意和利益分享等权利。

国家对经依法认定属于国家秘密的传统中药处方组成和生产工艺实行特殊保护。

3. 发展中医养生保健服务，支持社会力量举办规范的中医养生保健机构。中医养生保健服务规范、标准由国务院中医药主管部门制定。

4. 开展中医药文化宣传和知识普及活动，应当遵守国家有关规定。任何组织或者个人不得对中医药作虚假、夸大宣传，不得冒用中医药名义牟取不正当利益。

要点七　法律责任

1. 县级以上人民政府中医药主管部门及其他有关部门未履行《中华人民共和国中医药法》（以下简称《中医药法》）规定的职责的，由本级人民政府或者上级人民政府有关部门责令改正；情节严重的，对直接负责的主管人员和其他直接责任人员，依法给予处分。

2. 违反《中医药法》规定，中医诊所超出备案范围开展医疗活动的，由所在地县级人民政府中医药主管部门责令改正，没收违法所得，并处1万元以上3万元以下罚款；情节严重的，责令停止执业活动。

中医诊所被责令停止执业活动的，其直接负责的主管人员自处罚决定作出之日起5年内不得在医疗机构内从事管理工作。医疗机构聘用上述不得从事管理工作的人员从事管理工作的，由原发证部门吊销执业许可证或者由原备案部门责令停止执业活动。

3. 违反《中医药法》规定，经考核取得医师资格的中医医师超出注册的执业范围从事医疗活动的，由县级以上人民政府中医药主管部门责令暂停6个月以上1年以下执业活动，并处1万元以上3万元以下罚款；情节严重的，吊销执业证书。

4. 违反《中医药法》规定，举办中医诊所、炮制中药饮片、委托配制中药制剂应当备案而未备案，或者备案时提供虚假材料的，由中医药主管部门和药品监督管理部门按照各自职责分工责令改正，没收违法所得，并处3万元以下罚款，向社会公告相关信息；拒不改正的，责令停止执业活动或者责令停止炮制中药饮片、委托配制中药制剂活动，其直接责任人员5年内不得从事中医药相关活动。

医疗机构应用传统工艺配制中药制剂未依照《中医药法》规定备案，或者未按照备案材料载明的要求配制中药制剂的，按生产假药给予处罚。

5. 违反《中医药法》规定，发布的中医医疗广告内容与经审查批准的内容不相符的，由原审查部门撤销该广告的审查批准文件，1年内不受理该医疗机构的广告审查申请。

违反《中医药法》规定，发布中医医疗广告有前款规定以外违法行为的，依照《中华人民共和国广告法》的规定给予处罚。

6. 违反《中医药法》规定，在中药材种植过程中使用剧毒、高毒农药的，依照有关法律、法规规定给予处罚；情节严重的，可以由公安机关对其直接负责的主管人员和其他直接责任人员处5日以上15日以下拘留。

7. 违反《中医药法》规定，造成人身、财产损害的，依法承担民事责任；构成犯罪的，依法追究刑事责任。

细目十　《中华人民共和国药品管理法》及相关法规

要点一　药品研制

1. 药品，是指用于预防、治疗、诊断人的疾病，有目的地调节人的生理机能并规定有适应证或者功能主治、用法和用量的物质，包括中药、化学药和生物制品等。

2. 从事药品研制活动，应当遵守药物非临床研究质量管理规范、药物临床试验质量管理规范，保证药品研制全过程持续符合法定要求。

3. 开展药物临床试验，应当在具备相应条件的临床试验机构进行。

4. 开展药物临床试验，应当符合伦理原则，制定临床试验方案，经伦理委员会审查同意。

5. 实施药物临床试验，应当向受试者或者其监护人如实说明和解释临床试验的目的和风险等详细情况，取得受试者或者其监护人自愿签署的知情同意书，并采取有效措施保护受试者合法权益。

6. 药品标准。国务院药品监督管理部门颁布的《中华人民共和国药典》和药品标准为国家药品标准。

要点二　医疗机构药事管理

1. 医疗机构购进药品，应当建立并执行进货检查验收制度，验明药品合格证明和其他标识；不符合规定要求的，不得购进和使用。

2. 医疗机构应当有与所使用药品相适应的场所、设备、仓储设施和卫生环境，制定和执行药品保管制度，采取必要的冷藏、防冻、防潮、防虫、防鼠等措施,保证药品质量。

3. 医疗机构配制制剂,应当经所在地省、自治区、直辖市人民政府药品监督管理部门批准,取得医疗机构制剂许可证。无医疗机构制剂许可证的,不得配制制剂。

4. 医疗机构配制的制剂,应当是本单位临床需要而市场上没有供应的品种,并应当经所在地省、自治区、直辖市人民政府药品监督管理部门批准;但是,法律对配制中药制剂另有规定的除外。

5. 医疗机构配制的制剂凭医师处方在本单位使用,经国务院药品监督管理部门或者省级药品监督管理部门批准,可以在指定的医疗机构之间调剂使用,不得在市场上销售。

要点三 假药和劣药

1. 禁止生产(包括配制)、销售、使用假药。有下列情形之一的,为假药:①药品所含成分与国家药品标准规定的成分不符。②以非药品冒充药品或者以他种药品冒充此种药品。③变质的药品。④药品所标明的适应证或者功能主治超出规定范围。

2. 禁止生产(包括配制)、销售、使用劣药。有下列情形之一的,为劣药:①药品成分的含量不符合国家药品标准。②被污染的药品。③未标明或者更改有效期的药品。④未注明或者更改产品批号的药品。⑤超过有效期的药品。⑥擅自添加防腐剂、辅料的药品。⑦其他不符合药品标准的药品。

要点四 特殊管理的药品

国家对麻醉药品、精神药品、医疗用毒性药品、放射性药品、药品类易制毒化学品实行特殊管理。

1. 麻醉药品和精神药品管理的相关规定

(1)麻醉药品和第一类精神药品不得零售。禁止使用现金进行麻醉药品和精神药品交易,但是个人合法购买麻醉药品和精神药品的除外。

(2)第二类精神药品零售企业应当凭执业医师出具的处方,按规定剂量销售第二类精神药品,并将处方保存2年备查;禁止超剂量或者无处方销售第二类精神药品;不得向未成年人销售第二类精神药品。

2. 医疗用毒性药品管理的相关规定 《医疗用毒性药品管理办法》规定:医疗单位供应和调配毒性药品,凭医师签名的正式处方。每次处方剂量不得超过2日极量。

要点五 法律责任

1. 未取得药品生产许可证、药品经营许可证或者医疗机构制剂许可证生产、销售药品的,责令关闭,没收违法生产、销售的药品和违法所得,并处违法生产、销售的药品(包括已售出和未售出的药品,下同)货值金额15倍以上30倍以下的罚款;货值金额不足10万元的,按10万元计算。

2. 生产、销售假药的,没收违法生产、销售的药品和违法所得,责令停产停业整顿,吊销药品批准证明文件,并处违法生产、销售的药品货值金额15倍以上30倍以下的罚款;货值金额不足10万元的,按10万元计算;情节严重的,吊销药品生产许可证、药品经营许可证或者医疗机构制剂许可证,10年内不受理其相应申请;药品上市许可持有人为境外企业的,10年内禁止其药品进口。

3. 生产、销售劣药的,没收违法生产、销售的药品和违法所得,并处违法生产、销售的药品货值金额10倍以上20倍以下的罚款;违法生产、批发的药品货值金额不足10万元的,按10万元计算,违法零售的药品货值金额不足1万元的,按1万元计算;情节严重的,责令停产停业整顿直至吊销药品批准证明文件、药品生产许可证、药品经营许可证或者医疗机构制剂许可证。

4. 生产、销售的中药饮片不符合药品标准,尚不影响安全性、有效性的,责令限期改正,给予警告;可以处10万元以上50万元以下的罚款。

5. 药品使用单位使用假药、劣药的,按照销售假药、零售劣药的规定处罚;情节严重的,法定代表人、主要负责人、直接负责的主管人员和其他责任人员有医疗卫生人员执业证书的,还应当吊销执业证书。

6. 医疗机构未从药品上市许可持有人或者具有药品生产、经营资格的企业购进药品的,责令改正,没收违法购进的药品和违法所得,并处违法购进药品货值金额2倍以上10倍以下的罚款;情节严重的,并处货值金额10倍以上30倍以下的罚款,吊销药品批准证明文件、药品生产许可证、药品经营许可证或者医疗机构执业许可证;货值金额不足5万元的,按5万元计算。

7. 违反《中华人民共和国药品管理法》规定,医疗机构将其配制的制剂在市场上销售的,责令改正,没收违法销售的制剂和违法所得,并处违法销售制剂货值金额2倍以上5倍以下的罚款;情节严重的,并处货值金额5倍以上15倍以下的罚款;货值金额不足5万元的,按5万元计算。

医疗机构未按照规定报告疑似药品不良反应的,责令限期改正,给予警告;逾期不改正的,处5万元以上50万元以下的罚款。

8. 医疗机构的负责人、药品采购人员、医师、药师等有关人员收受药品上市许可持有人、药品生产企业、药品经营企业或者代理人给予的财物或者其他不正当利益的,由卫生健康主管部门或者本单位给予处分,没收违法所得;情节严重的,还应当吊销其执业证书。

细目十一 《处方管理办法》

要点一 处方开具与调剂的原则

1. 医师开具处方和药师调剂处方应当遵循安全、有效、经济的原则。

2. 处方调剂。药师调剂处方时必须做到"四查十对":查处方,对科别、姓名、年龄;查药品,对药名、剂型、规格、数量;查配伍禁忌,对药品性状、用法用量;查用药合理性,对临床诊断。

要点二 处方权的获得

1. 经注册的执业医师在执业地点取得相应的处方权。

2. 医师应当在注册的医疗机构签名留样或者专用签章备案后,方可开具处方。

3. 执业医师经考核合格后取得麻醉药品和第一类精神药品的处方权,药师经考核合格后取得麻醉药品和第一类精神药品调剂资格。

4. 医师取得麻醉药品和第一类精神药品处方权后,方可在本机构开具麻醉药品和第一类精神药品处方,但不得为自己开具该类药品处方。药师取得麻醉药品和第一类精神药品调剂资格后,方可在本机构调剂麻醉药品和第一类精神药品。

要点三 处方的开具

1. 医师开具处方应当使用经药品监督管理部门批准并公布的药品通用名称、新活性化合物的专利药品名称和复方制剂药品名称。

医师开具院内制剂处方时应当使用经省级卫生行政部门审核、药品监督管理部门批准的名称。医师可以使用由国家卫生健康委公布的药品习惯名称开具处方。

2. 处方开具当日有效。特殊情况下需延长有效期的,由开具处方的医师注明有效期限,但有效期最长不得超过3日。

3. 处方一般不得超过7日用量;急诊处方一般不得超过3日用量;对于某些慢性病、老年病或特殊情况,处方用量可适当延长,但医师应当注明理由。

4. 为门(急)诊患者开具的麻醉药品注射剂,每张处方为1次常用量;控缓释制剂,每张处方不得超过7日常用量;其他剂型,每张处方不得超过3日常用量。

第一类精神药品注射剂,每张处方为1次常用量;控缓释制剂,每张处方不得超过7日常用量;其他剂型,每张处方不得超过3日常用量。哌甲酯用于治疗儿童多动症时,每张处方不得超过15日常用量。

第二类精神药品一般每张处方不得超过7日常用量;对于慢性病或某些特殊情况的患者,处方用量可以适当延长,医师应当注明理由。

5. 为门(急)诊癌症疼痛患者和中、重度慢性疼痛患者开具的麻醉药品、第一类精神药品注射剂,每张处方不得超过3日常用量;控缓释制剂,每张处方不得超过15日常用量;其他剂型,每张处方不得超过7日常用量。

6. 为住院患者开具的麻醉药品和第一类精神药品处方应当逐日开具,每张处方为1日常用量。

要点四 处方的调剂

依法经过资格认定的药师或者其他药学技术人员调剂处方时,认为存在用药不适宜时,应当告知处方医师,请其确认或者重新开具处方;发现严重不合理用药或者用药错误,应当拒绝调剂;对于不规范处方或者不能判定其合法性的处方,不得调剂。

药师调剂处方时必须做到"四查十对":查

处方,对科别、姓名、年龄;查药品,对药名、剂型、规格、数量;查配伍禁忌,对药品性状、用法用量;查用药合理性,对临床诊断。

要点五 监督管理

1. 医疗机构应当建立处方点评制度,填写处方评价表,对处方实施动态监测及超常预警,登记并通报不合理处方,对不合理用药及时予以干预。

2. 医疗机构应当对出现超常处方3次以上且无正当理由的医师提出警告,限制其处方权;限制处方权后,仍连续2次以上出现超常处方且无正当理由的,取消其处方权。

3. 医师出现下列情形之一的,处方权由其所在医疗机构予以取消:①被责令暂停执业;②考核不合格离岗培训期间;③被注销、吊销执业证书;④不按照规定开具处方,造成严重后果的;⑤不按照规定使用药品,造成严重后果的;⑥因开具处方牟取私利。

要点六 法律责任

医师出现下列情形之一的,按照《医师法》的规定,由县级以上卫生行政部门给予警告或者责令暂停6个月以上1年以下执业活动;情节严重的,吊销其执业证书:①未取得处方权或者被取消处方权后开具药品处方的;②未按照《处方管理办法》规定开具药品处方的;③违反《处方管理办法》其他规定的。

细目十二 《医疗机构从业人员行为规范》

要点一 总则

1. 为规范医疗机构从业人员行为,根据医疗卫生有关法律法规、规章制度,结合医疗机构实际,制定本规范。

2. 本规范适用于各级各类医疗机构内所有从业人员,包括:

(1)管理人员,指在医疗机构及其内设部门、科室从事计划、组织、协调、控制、决策等管理工作的人员。

(2)医师,指依法取得执业医师、执业助理医师资格,经注册在医疗机构从事医疗、预防、保健等工作的人员。

(3)护士,指经执业注册取得护士执业证书,依法在医疗机构从事护理工作的人员。

(4)药学技术人员,指依法经过资格认定,在医疗机构从事药学工作的药师(士)及技术人员。

(5)医技人员,指医疗机构内除医师、护士、药学技术人员之外从事其他技术服务的卫生专业技术人员。

(6)其他人员,指除以上五类人员外,在医疗机构从业的其他人员,主要包括物资、总务、设备、科研、教学、信息、统计、财务、基本建设、后勤等部门工作人员。

3. 医疗机构从业人员,既要遵守本文件所列基本行为规范,又要遵守与职业相对应的分类行为规范。

要点二 医疗机构从业人员基本行为规范

1. 以人为本,践行宗旨。坚持救死扶伤、防病治病的宗旨,发扬大医精诚理念和人道主义精神,以患者为中心,全心全意为人民健康服务。

2. 遵纪守法,依法执业。自觉遵守国家法律法规,遵守医疗卫生行业规章和纪律,严格执行所在医疗机构各项制度规定。

3. 尊重患者,关爱生命。遵守医学伦理道德,尊重患者的知情同意权和隐私权,为患者保守医疗秘密和健康隐私,维护患者合法权益;尊重患者被救治的权利,不因种族、宗教、地域、贫富、地位、残疾、疾病等歧视患者。

4. 优质服务,医患和谐。言语文明,举止端庄,认真践行医疗服务承诺,加强与患者的交流与沟通,积极带头控烟,自觉维护行业形象。

5. 廉洁自律,恪守医德。弘扬高尚医德,严格自律,不索取和非法收受患者财物,不利用执业之便谋取不正当利益;不收受医疗器械、药品、试剂等生产、经营企业或人员以各种名义、形式给予的回扣、提成,不参加其安排、组织或支付费用的营业性娱乐活动;不骗取、套取基本医疗保障资金或为他人骗取、套取提供便利;不违规参与医疗广告宣传和药品医疗器械促销,不倒卖号源。

6. 严谨求实,精益求精。热爱学习,钻研业务,努力提高专业素养,诚实守信,抵制学术不端行为。

7. 爱岗敬业，团结协作。忠诚职业，尽职尽责，正确处理同行同事间关系，互相尊重，互相配合，和谐共事。

8. 乐于奉献，热心公益。积极参加上级安排的指令性医疗任务和社会公益性的扶贫、义诊、助残、支农、援外等活动，主动开展公众健康教育。

要点三　管理人员行为规范

1. 牢固树立科学的发展观和正确的业绩观，加强制度建设和文化建设，与时俱进，创新进取，努力提升医疗质量、保障医疗安全、提高服务水平。

2. 认真履行管理职责，努力提高管理能力，依法承担管理责任，不断改进工作作风，切实服务临床一线。

3. 坚持依法、科学、民主决策，正确行使权力，遵守决策程序，充分发挥职工代表大会作用，推进院务公开，自觉接受监督，尊重员工民主权利。

4. 遵循公平、公正、公开原则，严格人事招录、评审、聘任制度，不在人事工作中谋取不正当利益。

5. 严格落实医疗机构各项内控制度，加强财物管理，合理调配资源，遵守国家采购政策，不违反规定干预和插手药品、医疗器械采购和基本建设等工作。

6. 加强医疗、护理质量管理，建立健全医疗风险管理机制。

7. 尊重人才，鼓励公平竞争和学术创新，建立完善科学的人员考核、激励、惩戒制度，不从事或包庇学术造假等违规违纪行为。

8. 恪尽职守，勤勉高效，严格自律，发挥表率作用。

要点四　医师行为规范

1. 遵循医学科学规律，不断更新医学理念和知识，保证医疗技术应用的科学性、合理性。

2. 规范行医，严格遵循临床诊疗和技术规范，使用适宜诊疗技术和药物，因病施治，合理医疗，不隐瞒、误导或夸大病情，不过度医疗。

3. 学习掌握人文医学知识，提高人文素质，对患者实行人文关怀，真诚、耐心与患者沟通。

4. 认真执行医疗文书书写与管理制度，规范书写、妥善保存病历材料，不隐匿、伪造或违规涂改、销毁医学文书及有关资料，不违规签署医学证明文件。

5. 依法履行医疗质量安全事件、传染病疫情、药品不良反应、食源性疾病和涉嫌伤害事件或非正常死亡等法定报告职责。

6. 认真履行医师职责，积极救治，尽职尽责为患者服务，增强责任安全意识，努力防范和控制医疗责任差错事件。

7. 严格遵守医疗技术临床应用管理规范和单位内部规定的医师执业等级权限，不违规临床应用新的医疗技术。

8. 严格遵守药物和医疗技术临床试验有关规定，进行实验性临床医疗，应充分保障患者本人或其家属的知情同意权。

要点五　实施与监督

1. 医疗机构行政领导班子负责本规范的贯彻实施。主要责任人要以身作则，模范遵守本规范，同时抓好本单位的贯彻实施。

2. 医疗机构相关职能部门协助行政领导班子抓好本规范的落实，纪检监察纠风部门负责对实施情况进行监督检查。

3. 各级卫生行政部门要加强对辖区内各级各类医疗机构及其从业人员贯彻执行本规范的监督检查。

4. 医疗卫生有关行业组织应结合自身职责，配合卫生行政部门做好本规范的贯彻实施，加强行业自律性管理。

5. 医疗机构及其从业人员实施和执行本规范的情况，应列入医疗机构校验管理和医务人员年度考核、医德考评和医师定期考核的重要内容，作为医疗机构等级评审、医务人员职称晋升、评先评优的重要依据。

6. 医疗机构从业人员违反本规范的，由所在单位视情节轻重，给予批评教育、通报批评、取消当年评优评职资格或低聘、缓聘、解职待聘、解聘。其中需要追究党纪、政纪责任的，由有关纪检监察部门按照党纪政纪案件的调查处理程序办理；需要给予行政处罚的，由有关卫生行政部门依法给予相应处罚；涉嫌犯罪的，移送司法机关依法处理。

第十五部分 中西医结合骨伤科学

第一单元 损伤的分类与病因病机

细目一 损伤的分类

要点一 按损伤部位分类

（一）外伤

外伤可分为骨折、脱位和筋伤。

1. **骨折** 指骨骼的完整性或连续性中断。
2. **脱位** 又称脱臼或脱骱，指构成关节的骨端关节面脱离正常的位置，发生关节功能障碍。根据脱位的原因，临床上常有外伤性脱位、病理性脱位、习惯性脱位、先天性脱位之分。根据脱出的方向，常分为前脱位、后脱位、上脱位、下脱位及内侧脱位、外侧脱位等。
3. **筋伤** 中医所指广义的"筋"包含四肢及躯干部除骨之外的软组织。中医学筋伤的范畴较为广泛，由于扭转、闪挫、切割以及劳损，常使筋络、筋膜以及韧带、软骨等受伤或组织退行性改变等，均属筋伤的范畴。

（二）内伤

内伤按病理特点可分为伤气（气滞、气闭、气虚、气脱）、伤血（血瘀、血热、血虚、血脱）、伤脏腑（包括脏腑功能损伤和脏器结构的实质性损伤）3类。按内伤部位不同可分为头部伤、胸部伤、腹部伤。内伤后可出现诸多内证，如损伤血证、损伤疼痛、损伤昏厥、损伤呕吐等。

要点二 按损伤过程和外力作用的性质分类

1. **急性损伤** 是指由突发暴力所造成的损伤。
2. **慢性劳损** 是指由于外力持续作用、劳逸失度或长期姿势不正确而致的损伤，亦称劳伤。

要点三 按损伤后就诊时间的长短分类

1. **新鲜损伤** 指受伤时间比较短（一般为3周之内）的损伤。包括骨折、脱位、筋伤和内伤。
2. **陈旧损伤** 指受伤时间比较长（一般为3周及以上）的损伤。陈旧损伤亦包括陈旧性骨折、陈旧性脱位、慢性筋伤及宿伤（陈旧性内伤）。陈旧性损伤的特点是既往一般有损伤史，多为日久失治或久治未愈，或缓解后又因某些诱因而反复发作。

应注意的是，临床上不应机械地根据上述时间区分新鲜损伤与陈旧损伤。以骨折为例，应根据患者的年龄、骨折的部位及类型区别对待，如儿童的青枝骨折2周即可愈合，而老年人的股骨颈骨折虽已3周亦可无任何连接的迹象。

要点四 按损伤部位的皮肤或黏膜完整与否分类

1. **闭合性损伤** 是指由钝性暴力作用而致的损伤，受伤部位的皮肤或黏膜完整、无创口。闭合性损伤可分为闭合性软组织损伤（挫伤、扭伤、挤压伤）、闭合性骨折、闭合性脱位、闭合性内脏损伤（冲击伤、爆震伤等）等几类。
2. **开放性损伤** 是由锐器、火器或钝性暴力碾挫造成，受伤部位的皮肤或黏膜破裂而出现创口。创口的形态、大小、深浅因暴力的性质及损伤的程度而异：可深达骨骼、关节，形成开放性骨折和开放性脱位；可涉及内脏，导致开放性内脏损伤；亦可仅涉及皮肤、筋膜、肌肉组织，而形成开放性软组织损伤（如擦伤、刺伤、切割伤、裂伤、穿凿伤）等。

要点五 按损伤部位的多少及严重程度分类

按损伤部位的多少及严重程度可分为单发性损伤、复杂性损伤和多发性损伤（指两个以上解剖部位的较严重损伤），如多发性骨折、多发性软组织损伤。

1. **骨折** 有不完全骨折和完全骨折之分：不完全骨折系指骨的完整性和连续性仅有部分

中断,多无移位,如裂纹骨折、青枝骨折等;完全骨折系指骨的完整性和连续性全部中断,管状骨骨折后形成两个或两个以上的骨折段,且多发生移位。完全骨折又可分为横形骨折、斜形骨折、螺旋形骨折、粉碎性骨折、爆裂性骨折、嵌插骨折、压缩骨折及骨骺损伤等类型。

2. **脱位** 临床上可分为完全脱位、不完全脱位(半脱位)、单纯性脱位、复杂性脱位(脱位合并骨折,或合并血管、神经、内脏损伤者)。

3. **筋伤** 按筋伤的病理特点及损伤程度可分为瘀血凝滞(系指筋膜、肌肉的脉络受伤,无筋膜、肌肉、韧带的断裂或撕裂)、筋伤断裂(含牵拉伤、撕裂伤和断裂伤)、筋纵弛软(含神经损伤和失用性肌萎缩等)、筋挛拘急(含关节僵硬和肌肉痉挛等)和筋出其槽(即筋位异常,含肌腱滑脱及可动和微动关节的细微错缝)等。

4. **内伤** 按损伤后是否合并体内脏腑器官的损伤,可分为单脏器损伤和多脏器损伤。

要点六 按损伤前组织结构是否正常分类

以骨折为例,外伤性骨折系指受伤前骨质正常,骨折多由较强大的暴力造成,临床上占绝大多数;而病理性骨折则为骨质在受伤前已有病变破坏,如骨结核、骨肿瘤、骨髓炎、骨囊肿等,骨折多由轻微外力造成。与此类似,脱位亦有外伤性脱位和病理性脱位之分。

要点七 按损伤因素的性质及种类分类

按损伤因素的性质和种类可分为物理性损伤、化学性损伤、生物性损伤以及复合性损伤(两种以上不同性质的致伤因素所造成的损伤称为复合性损伤,如热压伤、烧冲伤等)。

细目二 损伤的病因

要点一 外因

外因是指外界作用于人体的因素,主要系外力伤害,但损伤的发生和发展亦与外感六淫及邪毒感染等因素有密切的关系。

(一)外力因素

常见的外力因素形式:钝器击伤、平地跌倒、高处坠堕、机器压轧、车辆撞击、火器伤害以及台风、地震等自然灾害损伤。但无论何种形式的外力,分析其性质均可归纳为以下4类。

1. **直接暴力** 所致的损伤发生在外力直接作用的部位,可由跌仆、坠堕、撞击、压轧、穿凿、挤压等引起。直接暴力造成的损伤有以下特点。

(1)骨折:发生在外力直接作用的部位,其局部软组织常被暴力碾挫致伤,骨折线常为粉碎或横断性,若发生在前臂或小腿,两骨骨折部位多在同一平面。

(2)脱位:多并发筋伤断裂和骨端撕脱。

(3)筋伤:多为钝性挫伤,但暴力严重时可造成严重的挫裂伤,形成开放性损伤甚至毁损伤、挫灭伤。

(4)内伤:易出现体内脏器的单脏器或多脏器损伤。

(5)开放性损伤:因暴力由外向内穿破皮肤,感染率较高。

2. **间接暴力** 所致的损伤发生在远离外力作用的部位。

(1)间接暴力造成的损伤有以下特点。

1)骨折:多发生在应力集中的部位,其骨折线形态多为斜形、螺旋形、压缩性和撕裂性,若发生在前臂或小腿,则两骨骨折的部位多不在同一平面。

2)脱位:当间接暴力的强度超过关节所能承受的应力,即可破坏关节的正常结构,如关节囊、韧带等损伤断裂,使关节的骨端运动超过正常范围而引起脱位。

3)筋伤:多为扭转牵拉所致。

4)内伤:多为震荡伤。

5)开放性损伤:多因骨折断端由内向外穿破皮肤所致,故感染率相对较低。

(2)根据间接暴力的不同性质可分为传达暴力、扭转暴力、杠杆暴力3种。

1)传达暴力:多由大小相等、方向相反的纵向轴心作用力形成,易发生在四肢和脊柱。跌仆和坠堕时多为此种损伤。损伤部位在力的作用中心,而骨质结构薄弱处及运动与静止交界处、松质骨与密质骨交界处,易成为力的作用中心而造成损伤。如发生骨折多为斜形或压缩性。

2）扭转暴力：为大小相等、作用方向相反的绕骨干纵轴轴心旋转的作用力。所致损伤多发生在关节、筋腱结构薄弱处或骨干细弱处。扭转暴力多形成关节囊、韧带的撕裂伤，重者则形成脱位，如为骨折，多为撕裂性或螺旋形。

3）杠杆暴力：易在关节和关节附近形成支点，因支撬作用造成筋腱断裂或骨折脱位，如跌仆时上肢高度外展、外旋而形成的肩关节脱位，膝关节急骤屈曲所形成的髌骨骨折均属此类损伤。

3. 肌肉收缩力 在损伤中由于机体的防御反射或在劳作时用力过猛，均可致急剧而不协调的肌肉强烈收缩，或韧带受外力的被动牵拉，造成筋腱断裂或肌腱韧带附着处骨折，情况如下。

（1）筋腱断裂：如运动员比赛时股四头肌强烈收缩致股四头肌断裂，杂技演员翻跟斗时小腿三头肌强烈收缩造成跟腱断裂。

（2）撕脱性骨折：如冈上肌牵拉引起的肱骨大结节骨折，肱三头肌牵拉导致的尺骨鹰嘴骨折，前臂屈肌群牵拉导致的肱骨内上髁骨折，第三腓骨肌牵拉引起的第5跖骨基底部骨折等。

4. 持续劳损力 当代生物力学称其为交变应力，由于劳作过度或操作姿势不正确，易形成筋肉、骨关节积累性劳损而使组织变性，甚至断裂，此为局部气血阻滞、积劳成疾所致。常有以下几种情况。

（1）长期伏案工作：易形成颈项部肌肉劳损。

（2）长期负重劳作：易引起腰肌劳损或椎间盘退行性改变。

（3）长途跋涉：可形成第2跖骨骨折。

（4）长期劳损：可致筋肉松弛萎弱，关节失稳，出现筋出槽、骨错缝等。

持续劳损致病多由轻及重、由表及里、由筋及骨、由气血及脏腑，或复加外伤而成急性损伤，但其本质仍是劳损，所以病势缠绵，反复发作。若持续劳损致局部气血不足，瘀血内停，经脉受阻，风、寒、湿等外邪入侵而成痹证，易逢阴雨天发作，缠绵难愈。

（二）外感六淫

外感六淫诸邪对损伤疾病有一定的影响。人体四肢百骸遭受外伤后，气血、筋骨、脏腑、经络受损，尤其年老体弱或久病体虚者，六淫之邪常乘虚而入。如损伤后，受风、寒、湿邪的侵袭而引起腰部和四肢关节痹痛，及宿伤外合风湿所形成的陈伤旧患经久难愈，均属此类疾患。

（三）邪毒感染

人体受伤后，常有皮肉破损，严重者筋骨断裂，形成开放性骨折，则邪毒可从伤口侵入，引起邪毒感染，轻者局部伤口红、肿、热、痛，重者腐肉为脓、肢体坏死，甚者邪毒内陷，侵犯脏腑，导致全身化脓性感染，出现火毒攻心的证候，创伤感染出现败血症就是邪毒感染的结果。此外，邪毒感染还可引动肝风，从而出现牙关紧闭、角弓反张、全身抽搐等表现，见于创伤后破伤风患者。

（四）虫兽伤害

虫兽伤害包括毒蛇、猛兽、狂犬、毒虫等动物的伤害，这些伤害不仅导致伤口出血、皮损、疼痛等，更主要的是毒素从伤口进入人体，使伤者出现昏迷、发热、精神失常等全身中毒症状，甚则中毒死亡。如狂犬咬伤、毒蛇咬伤往往是致命性损伤。

要点二 内因

内因是指人体内部影响伤病发生发展的因素。损伤的发生无论是急性的外力损伤或慢性的劳损，或兼六淫侵袭及邪毒感染，主要由外界伤害因素所致，但是伤病的发生又往往与患者的年龄、体质、局部解剖结构、职业性质、病理因素等有关，外在因素发病还必须通过内在因素起作用，而且许多伤病的发病与人体生理特点、病理反应等内在因素有关。因此在认识病因时，不可忽视内在因素。

（一）年龄

不同的年龄，伤病的发生率及损伤的性质、部位各不相同。

1. 损伤发生的性质 中老年人易发生劳损性、退行性伤病，而青少年则极少发生。

2. 损伤发生的部位 若跌仆外伤因手掌撑地而发生骨折，老年人易发于桡骨远端处，儿童易发于肱骨髁上，青壮年则多发于尺桡骨或肱骨干处。

3. 骨折的性质 老年人易形成完全性或粉碎性骨折，且多产生并发症；儿童骨骼的胶质成分多，骨膜较厚而坚韧，遭受外力不易完全断裂，往往形成青枝骨折；青少年的骨骺尚未闭合，关节部位受伤往往发生骨骺分离或骨骺骨折;青壮年多形成骨干或干骺端部位的横断或斜形骨折。

4. **关节脱位** 多见于青壮年,儿童和老年人较少见。究其原因,因儿童体重轻,关节软骨富于弹性,缓冲作用大,关节周围韧带和关节囊柔韧而不易撕裂,虽遭受暴力机会多但不易发生脱位,而常常造成骨骺损伤。老年人因其骨骼中无机成分增多,骨质疏松,骨骼脆性增加而刚度和强度下降,在外力作用下关节部位多发生骨折,而较少发生脱位。

（二）体质

人体体质的强弱、盛衰与伤病的发生有明显的关系。

1. 素体虚弱者,因气血不足,肝肾亏损,筋骨失养,一般外力即可造成损伤。
2. 体质壮实、气血旺盛者,在相同外力下很少造成损伤,即使形成损伤,其程度亦较轻。

（三）局部解剖结构

在外力作用下,机体局部的解剖结构与伤病的形成密切相关。

1. 传达暴力作用于某一骨骼时,通常是在其解剖结构的薄弱处发生骨折。

（1）松质骨与密质骨交界处和形态变化部位:均易产生应力集中,为力学上的薄弱点,前者如肱骨外科颈、桡骨远端、肱骨髁上,后者如锁骨中外1/3交界处、胫骨中下1/3交界处等。

（2）脊柱多关节部位:小范围活动关节与大范围活动关节交界处（相对静止和活动关节的交界处）,遭受屈曲（成角）应力时,往往易发生骨折和脱位。

2. 各关节部位的骨端结构、经筋的结构也与损伤相关。

（1）踝部:由于外踝位置较内踝低,加之外侧副韧带不如内侧副韧带坚强,故踝部扭伤以内翻型居多。

（2）肩关节:关节盂小,肱骨头大,关节灵活但不稳定,故一般跌仆暴力即可引起脱位。

（3）髋关节:由于股骨头深纳于髋臼之内,且其头臼比例一致,故关节稳定,除非遭受强大暴力,一般不发生脱位。

（四）职业性质

损伤的发生与职业性质也有一定的关系,如运动员在激烈的对抗活动中,体力劳动者的劳动保护不符合要求等,均易发生损伤。

1. **手部损伤** 多发生于缺乏必要防护设备的机械工人。
2. **肱骨外上髁炎** 多发生于网球运动员、手工业工人等。
3. **胫骨结节骨骺炎** 多发生于青少年田径、足球运动员。
4. **腰部劳损** 多发生于经常弯腰体力劳动者。
5. **脊柱骨折** 高空作业的建筑工人常因跌伤形成脊柱骨折。
6. **颈部劳损和颈椎病** 经常低头伏案工作的脑力劳动者容易患颈部劳损和颈椎病。
7. **运动性损伤** 运动员、杂技演员易形成运动性损伤。

（五）病理因素

1. 伤病的形成与诸多病理因素有关,如内分泌代谢障碍中的甲状旁腺功能亢进等,骨病中的骨肿瘤、骨结核、骨髓炎、骨囊肿等,某些先天性疾患如脆骨病等,均会影响骨组织结构,削弱骨组织的强度和刚度,使骨组织在轻微外力作用下即发生病理性骨折。

2. 关节脱位的发生亦受病理因素影响,有以下几种情况。

（1）先天性关节发育不良,体质虚弱,关节囊和关节周围韧带松弛,较易发生脱位,如先天性髋关节脱位等。

（2）关节内病变,或近关节的病变,可引起骨端或关节面破坏,引起病理性关节脱位,如化脓性关节炎、骨髓炎、骨关节结核等疾病的中后期可并发关节脱位。

（3）某些关节脱位,只是全身性疾病的局部表现,如脊髓前角灰质炎后遗症、小儿脑性瘫痪、中老年人脑卒中引起的半身不遂等,由于广泛性的肌肉萎缩,患肢关节周围韧带松弛,无力承受肢体下垂的重量,形成关节半脱位、脱位,临床上多见于肩关节。

细目三 损伤的病机

人体是由脏腑、经络、皮肉、筋骨、气血与津液等共同组成的一个整体。人体生命活动主要是脏腑功能的反映,脏腑功能活动的物质基础是气血、津液。脏腑各有不同的生理功能,通过经络联系全身的皮肉、筋骨等组织，构成复杂的生命活动。它们之间保持着相对的平衡，互相联系、互相依存、互相制约，在生理活动和病理变化上都有着不可分割的关系。因此，伤病的发生和发展与气血、筋骨、脏腑、经络等都有密切的关系。

人体的损伤，虽有外伤与内损之分，从表面上看，外伤似乎主要是局部皮肉、筋骨的损伤，但人体受外力影响而遭受的局部损伤，能导致脏腑、经络、气血的功能紊乱，因而一系列症状随之而来。所以在整个诊治过程中，应从整体观念出发，对气血、筋骨、脏腑、经络等之间的病理生理关系加以研究探讨，才能认识损伤的本质与病理现象的因果关系。

外伤疾患多由于皮肉、筋骨损伤而引起气血瘀阻、经络阻塞、津血亏损或瘀血邪毒由表入里，而导致脏腑不和；亦可由于脏腑不和，由里达表，引起经络、气血、津液病变，导致皮肉、筋骨病损。

要点一　皮肉、筋骨病机

皮肉、筋骨的损伤，在伤科疾患中最为多见，一般分为"伤皮肉""伤筋""伤骨"，但又互有联系。

（一）伤皮肉

伤病的发生，或破其皮肉，犹壁之有穴、墙之有窦，无异门户洞开，易使外邪侵入；或气血瘀滞逆于肉理，则因营气不从，郁而化热，有如闭门留邪，以致瘀热为毒；亦可由皮肉失养，导致肢体萎弱或功能障碍。皮肉受营卫气血濡养，营卫气血的生理、病理变化关系到皮肉的消长和病变。伤病之后，可出现以下情况。

1. **肺气不固，脾虚不运**　肺卫阳气不能熏泽皮毛，脾不能为胃运行津液，而致皮肉缺乏濡养，引起肢体萎弱或功能障碍。

2. **损伤引起血脉受压，营卫运行滞涩**　筋肉得不到气血濡养，致肢体出现麻木不仁、挛缩畸形等缺血性肌挛缩的表现。

3. **局部皮肉组织感染邪毒，营卫运行机能受阻，气血凝滞**　郁热化火、酿而成脓，出现局部红、肿、热、痛等症状。

4. **皮肉破损引起破伤风**　可导致肝风内动而出现张口困难、牙关紧闭、角弓反张、强直性阵发性抽搐等症状。

（二）伤筋

在临床上，凡扭伤、挫伤，可致筋肉损伤，局部肿痛、青紫，关节屈伸不利。即使在"伤骨"的病证中，如骨折时，由于筋附着于骨的表面，筋亦往往首先受伤；关节脱位时，关节四周筋膜多有破损。所以，在治疗骨折、脱位时都应考虑伤筋这个因素。忽略了它，就不能取得满意的疗效。慢性的劳损，亦可导致筋的损伤。临床上筋伤机会较多，其证候表现、病理变化复杂多端，如筋急、筋缓、筋缩、筋挛、筋痿、筋结、筋惕等，宜细审察之。

（三）伤骨

在伤科疾患中所见的伤骨病证，包括骨折、脱位，多因间接暴力或直接暴力所引起。凡伤后出现肿胀、疼痛、活动功能障碍，并可因骨折断端位置的改变而有畸形、骨擦音、异常活动，或因关节脱位，骨的位置不正常，可使附着之筋紧张而出现弹性固定的情况。但伤骨不会是单纯的孤立的损伤。如上所述，损骨能伤筋，伤筋亦能损骨，筋骨的损伤必然累及气血伤于内，因脉络受损，血瘀气滞，为肿为痛。所以治疗伤骨时，必须行气消瘀以纠正气滞血瘀的病理变化。

伤筋损骨还可累及肝肾精气。肝肾精气充足，可促使肢体骨骼强壮有力。因此，伤后如能注意调补肝肾，充分发挥精生骨髓的作用，就能促进筋骨修复。

要点二　气血、津液病机

（一）损伤与气血的关系

气血与损伤的关系极为密切。当人体受到外力损伤后，常可导致气血运行紊乱而产生一系列的病理变化。人体一切伤病的发生、发展无不与气血有关，气血调和能使阳气温煦、阴精滋养，若气血失和，便会百病丛生。损伤后气血的循行不得流畅，则体表的皮肉、筋骨与体内的五脏六腑均将失去濡养，以致脏腑组织的功能活动发生异常，而产生一系列的病理变化。所以，气血与损伤的关系是损伤病机的核心内容。现将伤气、伤血分述如下。

1. **伤气**　由于负重用力过度，或举重呼吸失调，或跌仆闪挫、击撞胸部等，以致人体气机运行失常。一般可分为气滞与气虚，损伤严重者可出现气闭、气脱等证。

（1）气滞：气运行于全身，应该流通顺畅，如人体某一部位、某一脏腑发生病变或受外伤，气机不利,都可使气的流通发生障碍,出现"气滞"的病理现象。《素问·阴阳应象大论》说:"气伤痛,形伤肿。"气本无形,故郁滞则气聚,聚则似有形而实无质。气机不通之处,即伤病所在之处,必出现胀闷、疼痛。因此,痛是气滞的主要症状。如气滞发生于胸胁,则胸胁胀痛,呼吸、咳嗽时均可牵掣作痛。其特点为外无肿形,自觉疼痛范围较广,痛无定处,体表无明显压痛点。气滞在伤科中多见于胸胁损伤,如胸胁迸伤、挫伤后,出现胸胁部的疼痛、胀闷等气滞证候。

（2）气闭:常为损伤严重而骤然导致气血错乱,气为血壅,闭而不宣。其主要表现为出现一时性的晕厥、昏迷、不省人事、窒息、烦躁妄动,或昏睡困顿等。常发生于严重损伤的患者。

（3）气虚:是全身或某一脏腑、器官、组织出现功能减弱和衰退的病理现象。在伤科疾病中如某些慢性损伤患者、严重损伤的恢复期、体质虚弱和老年患者等均可见到。其主要表现为疲倦乏力、语声低微、呼吸气短、胃纳欠佳、自汗、脉细软无力等。

（4）气脱:损伤可造成气随血脱,本元不固,而出现气脱是气虚最严重的表现。气脱者多有突然昏迷,或醒后又昏迷,表现为目闭口开、面色苍白、呼吸浅促、四肢厥冷、二便失禁、脉微弱等。常发生于开放性损伤失血过多、头部外伤等严重损伤。

2. 伤血 由于跌仆坠堕、碾轧挤压、拳击挫撞以及各种机械冲击等伤及经络血脉,以致损伤出血,或瘀血停积而产生全身症状。损伤后血的生理功能失常可出现各种病理现象,主要有血瘀、血虚和血热,这三种情况和伤气又有互为因果的关系。

（1）血瘀:血液循行于脉管之中,流布全身,环周不休,运行不息。如全身血流不畅或因血溢脉外,局部有离经之血停滞,便会出现血瘀的病理现象。血瘀可由局部损伤出血以及各种内脏和组织发生病变所形成。伤科疾患中的血瘀多属于局部损伤出血所致。

1）血瘀证候:血有形,形伤肿,瘀血阻滞,不通则痛,故血瘀会出现局部肿胀疼痛。疼痛如针刺刀割,痛点固定不移,是血瘀最突出的症状。瘀血痛与气滞痛的性质有所不同,瘀血痛常随瘀血所在之处而表现固定部位,不是痛无定处。血瘀时还可在伤处出现肿胀青紫,同时由于瘀血不去,可使血不循经,出血反复不止。在全身多表现为面色晦暗、皮肤青紫、舌暗或有瘀斑、脉细或涩等。

2）血瘀与气滞的关系:因为气血之间有着不可分割的关系,所以在伤科疾患中,气滞血瘀多并见。《素问·阴阳应象大论》说:"气伤痛,形伤肿。故先痛而后肿者,气伤形也;先肿而后痛者,形伤气也。"伤气者,每多兼有血瘀,而血伤瘀凝,必阻碍气机流通。临床上每多气血两伤,肿痛并见,但有所偏胜,或偏重伤气,或偏重伤血,以及先痛后肿,或先肿后痛等,故在治疗上常需理气、活血同时并进。

（2）血虚:是体内血液不足所发生的病变,其原因主要是由于失血过多或心脾功能不佳、生血不足所致。在伤科疾患中,由于失血过多,新血一时未及补充,或因瘀血不去,新血不生,或因筋骨严重损伤,累及肝肾,肝血肾精不充,都能导致血虚。

1）血虚证候:表现为面色不华或萎黄、头晕、目眩、心悸、手足发麻、心烦失眠、爪甲色淡、唇舌淡白、脉细无力。在伤科疾患中还可表现为局部损伤之处久延不愈,甚至血虚筋挛、皮肤干燥、头发枯焦,或关节缺少血液滋养而僵硬、活动不利。

2）血虚与气虚的关系:血虚患者,往往由于全身功能衰退,同时可出现气虚证候。气血俱虚在伤科疾患中表现为损伤局部愈合缓慢,功能长期不能恢复等。

3）创伤严重失血:往往会出现四肢厥冷、大汗淋漓、烦躁不安,甚至晕厥等虚脱症状。血虽以气为帅,但气的宁谧温煦需血的濡养。失血过多时,气浮越于外而耗散、脱亡,出现气随血脱、血脱气散的虚脱证候。

（3）血热:损伤后积瘀化热或肝火炽盛、血分有热均可引起血热。临床可见发热、口渴、心烦、舌红绛、脉数等表现,严重者可出现高热昏迷。积瘀化热,邪毒感染,尚可致局部血肉腐败,酝酿液化成脓。若血热妄行,则可见出血不止等。

（二）损伤与津液的关系

气血、津液主要来源于水谷之精微,它们共同组成人体生命活动的基本物质。在人体的整个生理活动过程中,气血与津液相互为用,密切联系。

1. 血液的盈亏与津液的盛衰相互影响
如在损伤大出血之后,可出现口干烦渴、皮肤干燥和尿少等津液不足的证候,因此《伤寒论》中有"衄家不可发汗"和"亡血家不可发汗"之戒。损伤而致血瘀时,由于积瘀生热,热邪灼伤津液,可使津液出现一时性消耗过多,而使滋润作用不能很好发挥,出现口渴、咽燥、大便干结、小便短少、舌苔黄而干糙等症。由于重伤久病,常能严重耗伤阴液,除了可见较重的伤津证候外,还可见全身情况差、舌色红绛而干燥、舌体瘦瘪、舌苔光剥、口干而不甚欲饮等症。

2. 津液与气有密切的关系 损伤而致津液亏损时,气亦随之受损。津液大量丢失,甚至可导致"气随液脱"。而气虚不能固摄,又可致津液损伤。

损伤后如果有关脏腑的气机失调,必然会影响三焦气化,妨碍津液的正常运行而导致病变。人体水液代谢调节,虽然是肺、脾、肾、三焦等脏腑共同的职能,但起主要作用的是肾。这是因为三焦气化生于肾气,脾阳根源于肾阳,膀胱的排尿功能依赖于肾的气化作用。肾气虚衰时可见小溲清长,或水液潴聚的表现,如局部或下肢浮肿。关节滑液停积时,可积聚为肿胀。

要点三 脏腑、经络病机

(一)脏腑

脏腑病机是探讨疾病发生演变过程中脏腑功能活动的病理变化机制。脏腑的生理各有所主,故其主病亦各有不同之见症。

1. 肝、肾 《素问·宣明五气》早就提出五脏随其不同功能而各有所主。"肝主筋""肾主骨"的理论亦广泛地运用在治疗上。损伤与肝、肾的关系十分密切。

(1)肝主筋:全身筋肉的运动与肝有密切关系。运动属于筋,而筋又属于肝,肝血充盈才能使肢体的筋得到充分的濡养,以维持正常的活动。若肝血不足,血不养筋,则出现手足拘挛、肢体麻木、屈伸不利等症。

(2)肝藏血:肝脏具有贮藏血液和调节血量的功能。人体在休息时,各处不需要很多的血液供给,部分血液就归藏于肝,即人静则血归于肝;当劳动或工作时,血液分布于全身各处,人动则血运于诸经。所以凡跌打损伤之证,有恶血留内者,不分何经,皆以肝为主,败血凝滞,及其所属,故必归于肝。又如跌仆闪挫、迸伤之疼痛多发生在胁肋少腹部位,是因为肝在胁下,肝经起于大趾、循少腹、布两胁的缘故。所以说肝藏血主筋,肝血充盈,筋得所养,肝血不足,筋的功能就会发生异常。

(3)肾主骨生髓:骨是支持人体的支架。因为肾藏精,精生髓,髓养骨,所以骨的生长、发育、修复,均需依赖肾脏精气的滋养和推动。临床上小儿骨软无力、囟门迟闭以及某些骨骼的发育畸形,多是肾的精气不足所致;肾精不足,骨髓空虚,可致腿脚痿弱而不能行动。肾虚者易致腰部扭闪和劳损等,而出现腰酸背痛、腰脊不能俯仰等症。

骨折必内动于肾,因肾生精髓,骨折后如肾生养精髓不足,则无以养骨,故在治疗时,必须用补肾续骨之法,多采用入肾经的药物。筋骨相连,在骨折时也必然伤筋,筋伤内动于肝,若肝血不充,无以荣筋,筋失滋养而影响修复。肝血、肾精不足,还可以影响骨折的愈合,所以在补肾的同时需养肝、壮筋,多采用入肝经的药物。由于肝肾与筋骨的关系如此密切,所以,即使素无肝肾亏损的患者,为了促进其筋骨的愈合,都有调养肝肾的必要。因此,在骨折与腰痛的治疗中,必须要有整体观念,注意与肝、肾二脏的关系。

2. 脾、胃 为仓廪之官,主消化吸收。脾胃受纳五谷,所以称为仓廪;五味入于胃,脾转输以养五脏气,所以"五味出焉"。胃受纳水谷,脾主运化水谷,输布精微,对于气血的生成和维持正常生命活动所必需的营养起着主要的作用,故称为气血生化之源。此外,脾还具有统摄血液的功能,对损伤后的修复起着重要的作用。

脾主肌肉四肢,四肢皆禀气于胃。全身的肌肉营养,依赖脾胃的健运。一般人如果营养好则肌肉壮实,四肢活动有力,受伤以后容易痊愈;反之,则肌肉瘦削,四肢疲惫,举动无力,伤后不易恢复。所以损伤以后还要注意气血的濡养情况,调理脾胃的功能。胃气强,则五脏俱盛,脾胃运化机能正常,消化吸收旺盛,水谷精微得以生气化血,输布全身,伤后也容易修复;如果脾胃失于健运,则化源不足,无以滋养,势将影响气血的生化和筋骨损伤的恢复,所以有"胃气一败,百药难施"的说法。若伤后脾胃机能减退,生化和转输功能障碍,日久则出现肢体疲软乏力、肌肉消瘦等现象。

3. 肺、心 气血的周流循环,还有赖于心肺功能的健全,因肺主气,心主血,心肺调和,则气血循环输布正常,才能发挥煦濡的作用,筋骨损伤才能得到痊愈。肺主一身之气,如果肺气不足,不但会影响呼吸功能,而且会影响真气的生成,从而导致全身性的气虚,出现体倦无力、气短、自汗等症状。心气有推动血液循环的功能。血行脉中,不仅需要心气的推动,还需要血液的充盈。气为血之帅,而又依附于血,因此损伤后出血太多,血液不足而心血虚损时,心气也会随之不足,出现心悸、胸闷、眩晕等症。

(二)经络

人体的生命活动、疾病变化和治疗作用,都是通过经络来实现的。经络的病候主要有两个方面:一是脏腑伤病可以累及经络,经络伤病又可内传脏腑而出现症状;二是经络运行阻滞,影响其循行所过组织器官的功能,出现相应部位的证候。在医治伤科疾患时,应根据经络学说、脏腑学说灵活运用,调整其内脏的活动和体表组织、器官的功能。经脉内联脏腑,外络肢节,布满于全身,是营卫气血循行的通路,一旦受伤就使营卫气血的通路受到阻滞。损伤疾患,必由外侵内,而使经络脏腑俱伤,治疗的方法亦必于经络脏腑间求之。

第二单元　诊　断

骨伤科诊断,通过望、闻、问、切四诊,结合影像学和实验室检查,将所收集的临床资料作为依据,按病因、部位、伤势等进行分类,并以脏腑、经络、气血、津液、皮肉、筋骨等理论为基础,根据它们的内在联系,加以综合分析而作出判断。伤科疾病的辨证方法颇多,或根据病程的阶段分期辨证,或根据不同证候分型辨证,临床运用时,常需互相结合、相互补充。在辨证过程中,既要有整体观念、重视全面的检查,还要注意结合骨伤科的特点进行细致的局部检查,才能全面而系统地了解病情,作出正确的判断。

细目一　望　诊

对骨伤患者进行诊察时,望诊是必不可少的步骤,除观察患者的全身情况,如神色、形态、舌象以及分泌物、排泄物外,对损伤局部及其邻近部位应特别注意认真察看,以初步确定损伤的部位、性质和轻重。

望诊最好在自然光线下进行,采取适当的体位,并显露足够的范围,因为许多骨伤科疾病可以同时牵涉几个部位。通常检查上肢和肩胛带时,需显露上半身躯干;检查脊柱、骨盆和下肢时,最好脱去全部衣着。

要点一　望全身

（一）望神色

神是人体生命活动的体现,亦是对人体精神意识、思维活动以及气血、脏腑功能外在表现的高度概括。察神可判断正气的盛衰和损伤过程中的转化情况。①正气未伤者:精神爽朗,面色清润。②正气已伤者:精神萎靡,面色晦暗。③损伤危候者:若出现神志昏迷、神昏谵语、面色苍白、目暗睛迷、瞳孔散大或缩小、四肢厥冷、汗出如油、形羸色败者,则为危候,多见于重度创伤、严重感染或大失血等。

损伤的五色所主:白色主失血,虚寒证;青色主瘀血气闭,气血运行受阻;赤色主损伤发热;黄色主损伤脾虚湿重,湿热阻滞;黑色主肾虚,或经脉失于温养。

（二）望姿态

注意观察姿态,可初步了解损伤的部位和病情轻重。骨折、脱位以及严重伤筋,常可出现形态的改变,常见情况有以下几种。

1. **肩、肘部损伤**　患者多以健手扶托患侧前臂。
2. **颞颌关节脱位**　多用手托住下颌。
3. **腰部急性扭伤**　身体多向患侧倾斜,且扶腰慢步。
4. **下肢骨折**　大多不能直立行走。
5. **下肢骨关节疾患**　常出现步态的改变。

望姿态应结合摸诊、运动和测量检查进一步观察和分析病位。

（三）望舌

望舌亦称为舌诊,是望诊中的重要部分,包括观察舌质及舌苔。心开窍于舌,舌为心之苗,又为脾胃之外候,舌与各脏腑均有密切联系,所以舌能反映人体气血的盛衰、津液的盈亏、病情的进退、病邪的性质、病位的深浅以及伤后机体的变化。因此,望舌是伤科辨证的重要部分。舌质和舌苔都可以诊察人体内部的寒热、虚实等变化,两者既有密切的关系,又各有侧重。大体上,反映在舌质上的,以气血的变化为重点;反映在舌苔上的,以脾胃的变化为重点。望舌质和舌苔可以相互印证、相得益彰。

1. **舌质**　正常人舌质一般为淡红色。如舌质发生变化,预示疾病发生。

（1）舌色淡白:为气血虚弱,或为阳气不足而伴有寒象。

（2）舌色红绛:为热证,或为阴虚。舌色鲜红,深于正常,称为舌红,进一步发展而成为深红者称为绛。两者均主有热,但绛者热势更甚,多见于里热实证、感染发热、创伤和大手术后。

（3）舌色青紫：为伤后气血运行不畅，瘀血凝聚。局部紫斑表示血瘀程度较轻，或局部有瘀血；全舌青紫表示血瘀程度较重；青紫而滑润，表示阴寒血凝，为阳气不能温运血液所致；绛紫而干表示热邪深重，津伤血滞。

2. 舌苔　观察舌苔的变化，可鉴别疾病是属表还是属里，舌苔过少或过多标志着正邪两方的虚实。正常舌苔为薄白而润滑；有时为一般外伤复感风寒，初起在表，病邪未盛，正气未伤者。舌苔的厚薄与邪气的盛衰成正比。舌苔厚腻为湿浊内盛，舌苔愈厚则邪愈重。从舌苔的消长和转化可测知病情的发展趋势，由薄增厚为病进，由厚减薄称"苔化"，为病退。如舌苔发生变化，预示疾病发生。

（1）舌苔过少或无苔：表示脾胃虚弱。

（2）舌苔厚白：厚白而滑，为损伤伴有寒湿或寒痰等兼证；厚白而腻，为湿浊；厚白而干燥，表示湿邪化燥；白如积粉，为创伤感染、热毒内蕴之证。

（3）舌苔薄白而干燥：表示寒邪化热，津液不足。

（4）舌红光剥无苔：属胃气虚或阴液伤，老年人股骨颈等骨折时多见此舌象。

（5）苔黄：一般主热证，或里热证，创伤感染、瘀血化热多见。脏腑为邪热侵扰，皆能使白苔转黄，尤其是脾胃有热。薄黄而干，为热邪伤津；黄腻为湿热；老黄为实热积聚；淡黄薄润表示湿重热轻；黄白相间表示由寒化热，由表入里；白、黄、灰黑色泽变化标志着人体内部寒热以及病邪发生变化，若由黄色转为灰黑苔时，表示病邪较盛，多见于严重创伤感染伴有高热或津涸等。

（四）望目

眼珠灵活，神光充沛，为眼神正常。闭目不欲视，羞明，常见于头部脑髓震荡。白睛血筋暴露或呈紫色者，为瘀血停积。血灌瞳神（瞳孔），伴有渗出者，伤势严重。

（五）望耳

耳郭与人体有着密切的关系，当人体有病时，在耳郭的相应部位及特定区域可出现不同程度的皮肤变色、变形、丘疹、脱屑等变化。如有些骨质增生的患者可见耳郭出现点状凹陷、条索状或结节状隆起等变形。颅中窝骨折出现耳道流出脑脊液。

要点二　望局部

（一）望畸形

可通过观察肢体标志线或标志点的异常改变，判断有无畸形，如突起、凹陷、成角、倾斜、旋转、缩短或增长等。畸形往往标志有骨折或脱位的存在。某些特征性畸形可对诊断有决定性意义，举例如下。

1. **桡骨远端骨折**　可出现"餐叉"状畸形。
2. **肩关节前脱位**　可出现方肩畸形。
3. **斜方肌瘫痪**　可出现平肩畸形。
4. **肘关节后脱位及肱骨髁上骨折**　可出现"靴形"畸形。
5. **髋关节后脱位**　可出现髋关节屈曲内收内旋畸形。
6. **股骨颈骨折和粗隆间骨折**　可出现下肢外旋短缩畸形。
7. **强直性脊柱炎**　可出现驼背强直畸形。

（二）望肿胀、瘀斑

人体损伤，多伤及气血，以致气滞血凝，瘀积不散，瘀血滞于肌表，则为肿胀、瘀斑。通过观察其肿胀的程度，以及色泽的变化，判断损伤性质。

1. **肿胀严重，瘀斑青紫明显**　可能有骨折或伤筋存在。
2. **肿胀较轻，稍有青紫或无青紫**　多属轻伤。
3. **早期损伤有明显的局限性肿胀**　可能有骨裂或撕脱性骨折存在。
4. **肿胀较重，肤色青紫**　为新鲜损伤。
5. **肿胀较轻，青紫带黄**　为陈旧损伤。
6. **大面积肿胀，青紫伴有黑色**　为严重的挤压伤。
7. **肿胀紫黑**　应考虑组织坏死。

（三）望创口

若局部有创口，需注意创口的大小、深浅，创缘是否整齐，创面污染程度，色泽鲜红还是紫暗，以及出血多少等。对感染的创口，应注意引流是否通畅，肉芽组织和脓液的情况。

1. **肉芽组织红活柔润**　为脓毒已尽。
2. **肉芽组织苍白晦暗**　为脓毒未尽。
3. **脓液稠厚**　为阳证、热证。
4. **脓液清稀**　为阴证、寒证。
5. **若伤口周边紫黑，臭味特殊，有气逸出**　可能为气性坏疽，应特别提高警惕。

(四)望肢体功能

肢体功能的观察,对骨与关节的损伤和疾患有重要意义。除观察上肢能否上举、下肢能否行走外,应进一步检查关节各方向的活动是否正常。举例如下。

1. **肩关节** 正常活动有外展、内收、前屈、后伸、内旋和外旋6种。凡上肢外展不足90°,而外展时肩胛骨一并移动,说明外展动作受限制;当肘关节屈曲,正常肩关节内收时,肘尖可接近人体正中线,若做上述动作,肘尖不能接近中线,说明内收动作受限;若患者梳发的动作受限制,说明有外旋功能障碍;若患者手背不能置于背部,说明内旋功能障碍。

2. **肘关节** 虽仅有屈曲和伸直的功能,而上下尺桡关节的联合活动可产生前臂旋前和旋后活动,如有活动障碍时,应进一步查明是何种活动有障碍。

为了精确掌握障碍的情况,除嘱患者主动活动外,往往与摸诊、运动和测量检查结合进行,通过对比观察以测定其主动运动和被动运动的活动度。

细目二 闻　诊

要点一　一般闻诊

从患者的语言、呻吟、呼吸、咳嗽、呕吐物及伤口、二便或其他排泄物的气味等方面获得的临床资料,有助于了解疾病的轻重、虚实,以及有无并发症等。

(一)听声音

正常人的声音柔和而圆润,发音高亢洪亮,说明元气和肺气充沛,如果发音低弱则为气血不足。在病中发音高亢洪亮为阳证、实证、热证,发音低弱为阴证、虚证、寒证。严重创伤或手术患者,失血过多,出现声低语少,言语无力而断续,呼吸微弱,此为虚脱或休克表现。

(二)嗅气味

口气臭秽者多属热,或消化不良、口腔疾病等。二便、痰液、脓液等气味恶臭、质稠厚者,多属湿热或热毒。脓液稀薄、无臭,多为气血两亏或寒性脓肿。

要点二　局部闻诊

(一)听骨擦音

骨擦音是骨折的主要体征之一。无嵌插的完全性骨折,当摆动或触摸骨折的肢体时,两断端互相摩擦可发生音响或摩擦感,称骨擦音或骨擦感,不仅可以帮助辨明是否存在骨折,而且可以进一步分析骨折属于何种性质。骨擦音经治疗后消失,表示骨折可能已接续。但应注意,检查不宜主动去寻找骨擦音,只能在检查中偶得,以免增加患者的痛苦和损伤。

(二)听骨传导音

主要用于检查某些不易发现的长骨骨折,如股骨颈骨折、粗隆间骨折等。检查时将听诊器置于伤肢近端的适当部位,或置于耻骨联合部上,或放在伤肢近端的骨突起上,用手指或叩诊锤轻轻叩击远端骨突起部,可听到骨传导音。骨传导音减弱或消失说明骨的连续性遭到破坏。但应注意与健侧对比,伤肢应不附有外固定物,与健侧位置对称,叩诊时用力大小相同等。

(三)听入臼声

关节脱位在整复成功时,常能听到"咯噔"一声,当复位时听到此响声,应立刻停止增加拔伸牵引力,以免肌肉、韧带、关节囊等软组织被拔牵太过而增加损伤。

(四)听伤筋或关节声

部分伤筋或关节病在检查时可有特殊的摩擦音或弹响声。最常见的有以下几种。

1. **关节摩擦音** 一手放在关节上,另一手移动关节远端的肢体,可检查出关节摩擦音,或有摩擦感。柔和的关节摩擦音可发生在一些慢性或亚急性关节疾患;粗糙的关节摩擦音可发生在骨性关节炎。

2. **肌腱弹跳声与捻发音** 指屈肌腱狭窄性腱鞘炎患者在做伸屈手指的检查时可听到弹跳声,多系肌腱通过肥厚的腱鞘所产生,所以习惯上又把这种狭窄性腱鞘炎称为弹响指或扳机指。

3. **关节弹响声** 膝关节半月板损伤或关节内有游离体者,当进行膝关节屈伸旋转活动时,可发生较清脆的弹响声。

(五)听啼哭声

应用于小儿患者,以辨别其是否受伤。小

儿不能准确诉说伤部病情，家属有时也不能提供可靠病史。检查患儿时，若摸到患肢某一部位，小儿啼哭或哭声加剧，则往往提示该处可能有损伤。

（六）听创伤皮下气肿音

当创伤后发现皮下组织有大小不相称的弥漫性肿起时，应检查有无皮下气肿。检查时把手指分开像扇形，轻轻揉按患部，当皮下组织中有气体存在时，就有一种特殊的捻发音或捻发感。常见的有以下几种。

1. 肋骨骨折后，若断端刺破肺脏，空气渗入皮下组织可形成皮下气肿。
2. 开放性损伤合并气性坏疽感染时，可出现皮下气肿，伤口常有奇臭的脓液。
3. 在手术创口周围缝合裂伤时，如有空气残留在切口中，亦可发生皮下气肿。

细目三　问　诊

问诊是疾病诊断过程中的一个重要环节，在四诊中占有重要地位。问诊时应首先抓住主要矛盾，为判定病位、掌握病性及辨证治疗提供可靠的依据。骨伤科问诊除按诊断学的一般原则和注意事项外，还需要结合骨伤科的特点，重点询问以下几个方面。

要点一　一般情况

了解患者的一般情况，如详细询问患者姓名、性别、年龄、职业、婚姻、籍贯、住址、就诊日期、病历陈述者，建立完整的病案记录，以利于查阅、联系和随访。特别是对交通意外、涉及纠纷的伤者，这些记录尤为重要。

要点二　发病情况

（一）主诉

主诉即患者主要症状及发生时间。主诉是促使患者前来就医的原因，可以提示病变的性质。骨伤科患者的主诉有疼痛、肿胀、功能障碍、畸形及挛缩等。记录主诉应简明扼要。

（二）发病过程

应详细询问患者以下内容。

1. **发病情况和变化的急缓**　应尽可能问清楚受伤的原因，如跌仆、闪挫、扭捩、坠堕等，询问打击物的大小、重量、硬度，暴力的性质、方向和强度，以及损伤时患者所处的体位、情绪等。

（1）如伤者因高空作业坠落，足跟着地，则损伤可能发生在足跟、脊柱或颅底。

（2）平地摔倒者，则应问清楚着地的姿势，如肢体处于屈曲位还是伸直位，何处先着地。

（3）若伤者与人争论，情绪激昂或愤怒，则在遭受打击后不仅有外伤，还可兼有七情内伤。

2. **受伤的过程**　有无昏厥，昏厥持续的时间，以及醒后有无再昏迷。

3. **受伤后的治疗**　经过何种方法治疗，效果如何，目前症状怎样，是否减轻或加重。

（三）伤情

问损伤的部位和各种症状，包括创口情况。

1. **疼痛**　详细询问疼痛的起始日期、部位、性质、程度。应问清楚患者是剧痛、酸痛还是麻木；疼痛是持续性还是间歇性；麻木的范围是在扩大还是缩小；痛点固定不移或游走，有无放射痛，放射到何处；服止痛药后疼痛是否减轻；各种不同的动作（负重、咳嗽、喷嚏等）对疼痛有无影响；劳累、休息、昼夜及气候变化对疼痛程度有无影响等。

2. **肿胀**　应询问肿胀出现的时间、部位、范围、程度。如系增生性肿物，应了解先出现肿物还是先有疼痛，以及肿物出现的时间和增长速度等。

3. **肢体功能**　如有功能障碍，应问清楚是受伤后立即发生的，还是受伤后经过一段时间才发生的。一般骨折或脱位后，功能大部分立即有障碍或丧失，骨病则往往是得病后经过一段时间才影响到肢体的功能。如果病情许可，应在询问的同时，由患者以动作显示其肢体的功能。

4. **畸形**　应询问畸形发生的时间及演变过程。外伤引起的肢体畸形，可在伤后立即出现，亦可经过若干年后才出现。与生俱来或无外伤者应考虑为先天性畸形或发育畸形。

5. **创口**　应询问创口的形成时间、污染的情况、处理经过、出血情况，以及是否使用过破伤风抗毒血清等。

要点三 全身情况

（一）问寒热

恶寒与发热是骨伤科临床上常见的症状。除体温的高低外，还有患者的主观感觉。要询问寒热的程度和时间的关系，恶寒与发热是单独出现还是并见。

1. **感染性疾病** 恶寒与发热并见。
2. **损伤** 初期发热多属血瘀化热，中、后期发热可能为邪毒感染，或虚损发热。
3. **骨关节结核** 有午后潮热。
4. **恶性骨肿瘤晚期** 可有持续性发热。
5. **颅脑损伤** 可引起高热抽搐等。

（二）问汗

问汗液的排泄情况，可了解脏腑、气血、津液的状况。

1. **严重损伤或严重感染** 可出现四肢厥冷、汗出如油的险象。
2. **邪毒感染** 可出现大热大汗。
3. **损伤初期或手术后** 可出现自汗。
4. **慢性骨关节疾病、阴疽等证** 可出现盗汗。

（三）问饮食

应询问饮食时间、食欲、食量、味觉、饮水情况等。对腹部损伤应询问其发生于饱食后或空腹时，以估计肠破裂后腹腔污染程度。

1. **食欲不振或食后饱胀** 是胃纳呆滞。
2. **口腻** 属湿阻中焦。
3. **口中有酸腐味** 为食滞不化。

（四）问二便

对脊柱、骨盆、腹部损伤者应注意询问二便的次数、量、颜色。

1. **伤后便秘或大便燥结，小便赤热** 为瘀血内热。
2. **老年患者伤后便秘** 可为阴液不足，失于濡润。
3. **大便溏薄，小便点滴不尽** 为阳气不足，或伤后机体失调。

（五）问睡眠

1. **伤后不能入睡，或彻夜不寐** 多见于严重创伤，心烦内热。
2. **昏沉而嗜睡，呼之即醒，闭眼又睡** 多属气衰神疲。
3. **昏睡不醒或醒后再度昏睡，不省人事** 为颅内损伤。

要点四 其他情况

1. **过去史** 应自出生起详细追询，按发病的年月顺序记录。对过去的疾病可能与目前的损伤有关的内容，应记录主要的病情经过，当时诊断、治疗的情况，以及有无并发症或后遗症。例如，对先天性斜颈、新生儿臂丛神经损伤，要了解有无难产或产伤史；对骨关节结核，要了解有无肺结核史。
2. **个人史** 应询问患者从事的职业或工种的年限，劳动的性质、条件和常处体位，以及家务劳动、个人嗜好等。对妇女要询问月经、妊娠、哺乳史等。
3. **家族史** 询问家族内成员的健康状况。如已死亡，则应追询其死亡原因、年龄，以及有无可能影响后代的疾病。这对骨肿瘤、先天性畸形的诊断尤有参考价值。

细目四 切 诊

伤科的切诊包括脉诊和摸诊两个方面。脉诊主要是掌握内部气血、虚实、寒热等变化；摸诊主要是鉴别外伤轻重深浅和性质的不同。

要点一 脉诊

损伤常见的脉象有以下几种。

1. **浮脉** 轻按应指即得，重按之后反觉脉搏的搏动力量稍减而不空，举之泛泛而有余。在新伤瘀肿、疼痛剧烈或兼有表证时多见；大出血及慢性劳损患者，出现浮脉时说明正气不足，虚象严重。
2. **沉脉** 轻按不应，重按始得。一般沉脉主病在里，伤科在内伤气血、腰脊损伤疼痛时常见。
3. **迟脉** 脉搏至数缓慢，每息脉来不足四至。一般迟脉主寒、主阳虚，在伤筋挛缩、瘀血凝滞等证中多见。
4. **数脉** 每息脉来超过五至。数而有力，多为实热；虚数无力，多属虚热。浮数热在表，沉数热在里，虚细而数为阴亏，浮大虚数为气虚。损伤发热及邪毒感染，脉数有力；损伤津润,脉细数无力。

5. **滑脉** 往来流利,应指圆滑充实有力,切脉时有"如珠走盘"之流利感。主痰饮、食滞。妇女妊娠期常现此脉。伤病中胸部挫伤血实气壅时多见。

6. **涩脉** 指脉形不流利,细而迟,往来艰涩,如轻刀刮竹。主气滞、血瘀、精血不足。涩而有力为实证,涩而无力为虚证。损伤血亏津少不能濡润经络之虚证及气滞血瘀的实证多见。

7. **弦脉** 脉形端直以长,如按琴弦,主诸痛,主肝胆疾病,阴虚阳亢。在胸部损伤以及各种损伤剧烈疼痛时多见,还常见于伴有肝胆疾患、高血压、动脉硬化等的损伤患者。弦而有力称为紧弦,多见于外感寒胜之腰痛。

8. **濡脉** 浮而细软,脉气无力以动,与弦相对。虚损劳伤、气血不足、久病虚弱时多见。

9. **洪脉** 脉形如波涛汹涌,来盛去衰,浮大有力。其特点是应指脉形宽,大起大落。主热证。损伤邪热内壅,热邪炽盛,或血瘀化热之证多见。

10. **细脉** 脉细如线。多见于虚损患者,以阴血虚为主,亦见于气虚。损伤久病卧床体虚者多见,亦可见于虚脱或休克者。

11. **芤脉** 浮大中空。为失血之脉,在损伤出血过多时多见。

12. **结、代脉** 间歇脉之统称。脉来至数缓慢,时一止,止无定数为结脉;脉来动而中止,不能自还,良久复动,止有定数为代脉。在损伤疼痛剧烈,脉气不衔接时多见。

要点二 摸诊

摸诊也称触诊,是伤科诊断中的重要方法之一。通过医者的手对损伤局部的认真触摸,可帮助了解损伤的性质,有无骨折、脱位,以及骨折、脱位的移位方向等。依靠长期临床实践积累的经验,运用摸诊,能对许多损伤性疾病获得比较正确的诊断。摸诊的用途极为广泛,在伤科中的作用十分重要。

(一)意义

1. **摸压痛** 根据压痛的部位、范围、程度来鉴别损伤的性质及种类。

(1)直接压痛:可能是局部有骨折或伤筋。

(2)间接压痛:常提示骨折的存在。

(3)环状压痛:长骨干完全骨折,在骨折部多有环状压痛。

(4)广泛压痛:骨折斜断,压痛范围较横断为广泛。

2. **摸畸形** 当望诊发现畸形时,结合触摸体表骨突变化,可以判断骨折和脱位的性质、移位方向以及呈现重叠、成角或旋转畸形等变化。

3. **摸肤温** 一般用手背测试,并要与健侧对比。从局部皮肤冷热的程度,可以辨别是热证或是寒证,了解患肢血运情况。

(1)热肿:一般表示新伤或局部瘀热和感染。

(2)冷肿:表示寒性疾患。

(3)伤肢远端冰凉(伴麻木、动脉搏动减弱或消失):表示血运障碍。

4. **摸异常活动** 在肢体无关节处出现了类似关节的活动,或关节原来不能活动的方向出现了活动,多见于骨折和韧带断裂。但检查患者时,不要主动寻找异常活动,以免增加患者的痛苦和加重局部的损伤。

5. **摸弹性固定** 脱位的关节保持特殊的畸形位置,在摸诊时手中有弹力感。这是关节脱位的特征之一。

6. **摸肿块** 首先应区别肿块的解剖层次,是骨性的或囊性的,是在骨骼还是在肌腱、肌肉等组织中,还需触摸其大小、形态、硬度,边界是否清楚,推之是否可以移动及其表面光滑度等。

(二)常用手法

1. **触摸法** 以拇指、示指和中指三指置于伤处,稍加按压之力,仔细触摸。范围先由远端开始,逐渐移向伤处,用力大小视部位而定。触摸时仔细体验指下感觉,古人有"手摸心会"的要领。通过触摸可了解损伤和病变的确切部位,病损处有无畸形、摩擦征,皮肤温度、软硬度有无改变,有无波动感等。触摸法往往检查时最先使用,然后在此基础上根据情况选用其他手法。

2. **挤压法** 用手掌或手指挤压患处上下、左右、前后,根据力的传导作用来诊断骨骼是否折断。如检查肋骨骨折时,常用手掌挤按胸骨及相应的椎骨,进行前后挤压;检查骨盆骨折时,常用两手挤压两侧髂骨翼;检查四肢骨折,常用手指挤捏骨干。此法有助于鉴别是骨折还是挫伤。但检查骨肿瘤或感染患者,不宜在局部过多或过用力挤压。

3. **叩击法** 是以掌根或拳头对肢体远端

的纵向叩击所产生的冲击力,来检查有无骨折的一种方法。检查股骨、胫腓骨骨折,有时采用叩击足跟的方法;检查脊椎损伤时可采用叩击头顶的方法;检查四肢骨折是否愈合,亦常用纵向叩击法。

4. 旋转法 用手握住伤肢远端,轻轻地做旋转动作,以观察伤处有无疼痛、活动障碍及特殊的响声。旋转法常与屈伸关节的手法配合应用。

5. 屈伸法 一手握关节部,另一手握伤肢远端,做缓慢的屈伸活动。若关节部出现剧痛,说明有骨关节损伤。关节内骨折者,可出现骨摩擦音。此外,患者主动的屈伸和旋转活动常与被动活动进行对比,以此作为测量关节活动功能的依据。

6. 摇晃法 一手握于伤处,另一手握伤肢远端,做轻轻摇晃,结合问诊与望诊,根据患部疼痛的性质、异常活动、摩擦音的有无,判断是否有骨与关节损伤。

临床运用摸诊时非常重视对比,并注意"望、比、摸"的综合应用。只有这样,才能正确分析通过摸诊所获资料的临床意义。应用四诊时亦是如此。

细目五 骨科检查方法

要点一 测量

(一)测量的常用方法

1. 肢体长短测量方法

(1) 上肢长度:肩峰至桡骨茎突(或中指尖)。

(2) 上臂长度:肩峰至肱骨外上髁。

(3) 前臂长度:肱骨外上髁至桡骨茎突。

(4) 下肢长度:髂前上棘至内踝;或脐至内踝(骨盆骨折或髋部病变时用之)。

(5) 大腿长度:髂前上棘至膝关节内缘。

(6) 小腿长度:膝关节内缘至内踝。

2. 肢体周径测量方法 两肢体取相应的同一水平测量,测量肿胀时取最肿处,测量肌萎缩时取肌腹部。如下肢常在髌上10~15cm处测量大腿周径,在小腿最粗处测定小腿周径等。通过肢体周径的测量,以了解其肿胀程度或有无肌肉萎缩等。

(二)临床意义

1. 长于健侧 伤肢明显增长者,常为脱位的标志,多见于肩、髋等关节向前或向下脱位,亦可见于骨折过度牵引等。

2. 短于健侧 伤在肢体,多系有短缩畸形之骨折;伤在关节,则因脱位而引起,如髋关节、肘关节之向后脱位等。

3. 粗于健侧 有畸形且量之较健侧显著增粗者,多属骨折、关节脱位等重证。如无畸形而量之较健侧粗者,多系伤筋肿胀等。

4. 细于健侧 可为陈伤误治而成筋肉萎缩,或有神经疾患而致肢体瘫痪。

(三)注意事项

1. 量诊前应注意有无先天畸形和陈旧性损伤,防止与新伤混淆。

2. 患肢与健肢需放在完全对称的位置上,如患肢在外展位,健肢必须放在同样角度的外展位。

3. 定位要准确,可在起点与止点做好标记,带尺要拉紧。

要点二 理学检查法

(一)骨关节运动检查法

1. 关节功能活动范围检查法 关节的功能活动范围是指各关节从中立位运动到各方位最大角度的范围。目前临床上常用的关节活动度的记录方法有中立位0°法(即以每个关节的中立位为0°计算)和邻肢夹角法(以关节相邻肢段所构成的夹角计算)两种。国际上通用的方法为中立位0°法,本书采用中立位0°法记录。

全身各关节都有其正常的生理活动范围,在肢体发生疾病或损伤时,其活动范围可发生变化,活动度减小或增大,也可出现超越生理活动范围的异常活动度。在测量时应注意除外关节周围的附加活动。如测量肱盂关节活动,应固定肩胛骨;测量髋关节活动时,应固定骨盆等。还应注意正常人关节活动的范围差异,必要时要进行双侧关节活动的对比。

人体各关节活动的正常范围如下。

(1) 脊柱关节

1) 颈椎:中立位为面向前,眼平视。活动范围：前屈35°~45°，后伸35°~45°，左右侧屈各45°，左右旋转各60°~80°。

2）腰椎：中立位为直立，腰伸直自然体位。活动范围：前屈90°，后伸30°，左右侧屈各30°，左右旋转各30°（固定骨盆，以两肩连线与骨盆横径的角度计算）。

（2）上肢关节

1）肩关节：中立位为上肢下垂。活动范围：前屈90°，后伸45°，外展90°，内收20°~40°，肘尖达腹中线，内旋80°，外旋30°，上举90°。

2）肘关节：中立位为肘关节伸直。活动范围：屈曲140°，过伸0°~10°，旋前（掌心向下）80°~90°，旋后（掌心向上）80°~90°。

3）腕关节：中立位为手与前臂成直线，掌心向下。活动范围：背伸35°~60°，掌屈50°~60°，桡偏25°~30°，尺偏30°~40°。

4）手部关节：掌指关节屈曲60°~90°，近侧指间关节屈曲90°，远侧指间关节屈曲60°~90°；手指外展或内收≥20°，拇指外展活动50°~70°，拇指屈曲活动度可达20°~50°。

（3）下肢关节

1）髋关节：中立位为髋关节伸直，髌骨向上。活动范围：屈曲145°，后伸40°，外展30°~45°，内收20°~30°，外旋、内旋各40°~50°。

2）膝关节：中立位为膝关节伸直。活动范围：屈曲120°~150°，过伸5°~10°。

3）踝关节：中立位为足与小腿成90°。活动范围：背伸20°~30°，跖屈40°~50°。

2. 特殊检查法

（1）颈部特殊检查

1）前屈旋颈试验：先令患者头颈部前屈，再左右旋转活动，若颈椎处出现疼痛即为阳性，提示有颈椎骨关节病，表明颈椎有退行性改变。

2）头部叩击试验：患者正坐，医生以一手平置于患者头部，掌心朝下，另一手握拳叩击头顶部的手背。若患者感觉颈部疼痛，或疼痛向上肢放射，则为试验阳性。多用于颈椎病或颈部损伤的检查。

3）椎间孔挤压试验（Spurling试验）：将患者的头转向患侧并略屈曲，检查者双手手指互相嵌夹相扣，以手掌面压于患者头顶部。当出现肢体放射性疼痛或麻木感时，即为阳性。阳性者提示有神经性损害，常见于神经根型颈椎病。

4）椎间孔分离试验：又称引颈试验。与挤压试验相反，检查者双手托于颌下，向上牵引。若患者原有根性症状减轻，则为阳性，多提示根性损害。

5）臂丛神经牵拉试验（Eaten试验）：患者端坐，医生一手握住患者病侧手腕，另一手放在患者病侧头部，双手向相反方向推拉。若患者感到疼痛并向上肢放射，即为阳性。用于颈椎病的检查。但应注意，除颈椎病根性压迫外，臂丛损伤、前斜角肌综合征者均可阳性。

6）深呼吸试验（Adson试验）：患者坐位，昂首转向患侧，深呼吸后屏住呼吸，检查者一手抵患侧下颌，给以阻力，另一手摸患侧桡动脉。动脉搏动减弱或消失，则为阳性，表示血管受挤压，常见于前斜角肌综合征等。

（2）腰骶部特殊检查

1）托马斯征（Thomas征）：患者仰卧，大腿伸直，则腰部前凸；屈曲健侧髋关节，迫使脊椎代偿性前凸消失，则患侧大腿被迫抬起，不能接触床面。常见于腰椎疾病和髋关节疾病等。

2）直腿抬高试验：患者仰卧、伸膝，检查者一手压患膝，一手托足跟，抬高肢体至患者疼痛而不能继续抬高为止，记录其角度，于30°~70°出现阳性者才有意义。常为腰椎间盘突出症。

3）健腿直腿抬高试验：方法同"直腿抬高试验"，只是健侧下肢抬高，患肢出现放射痛。多为较大或中央型腰椎间盘突出症。

4）直腿抬高加强试验（足背伸试验、Bragard加强试验）：直腿抬高至痛时，降低5°左右，再突然使足背伸，可引起大腿后侧剧痛，常为腰椎间盘突出症。

5）屈髋伸膝试验（Lasègue征）：患者仰卧，屈髋、屈膝，于屈髋位伸膝时，引起患肢放射痛为阳性。这是腰椎间盘突出症的表现之一。

6）屈颈试验（Brudzinski征）：患者仰卧，检查者一手按其胸前，另一手按其枕后，屈其颈部，若出现腰部及患肢后侧放射性疼痛则为阳性。提示坐骨神经受压。

7）股神经牵拉试验：患者俯卧、屈膝，检查者将其小腿上提或尽力屈膝，出现大腿前侧放射性疼痛者为阳性。见于股神经受压，多为腰3、腰4椎间盘突出症。

8）骨盆回旋试验：患者仰卧，双手抱膝，极度屈髋屈膝，检查者一手扶膝，另一手托臀，使臀部离开床面，腰部极度屈曲，摇摆膝部，腰痛者则为阳性。多见于腰部软组织劳损或腰椎结核。

9）拾物试验：让小儿站立，嘱其拾起地上物品。正常小儿可以两膝微屈，弯腰拾物；若腰部有病变，可见以腰部挺直、屈髋、屈膝的姿势去拾地上的物品，此为该试验阳性。常用于检查儿童脊柱前屈功能有无障碍。

（3）骨盆部特殊检查

1）骨盆挤压及分离试验：患者仰卧位，检查者双手将两侧髂嵴用力向外下方挤压，称骨盆分离试验；反之，双手将两髂骨翼向中心相对挤压，称为骨盆挤压试验。能诱发疼痛者多为阳性，见于骨盆环骨折。

2）"4"字试验（Fabere 征或 Patrick 试验）：患者仰卧，患肢屈髋屈膝，并外展、外旋，外踝置对侧大腿上，两腿相交呈"4"字，检查者一手固定骨盆，一手于膝内侧向下压。若骶髂关节疼痛，则为阳性。阳性者提示骶髂关节劳损、类风湿性关节炎、结核、致密性骨炎。

3）床边试验（Gaenslen 试验）：患者仰卧位，患侧靠床边，使臀部能稍突出，大腿能垂下为宜，对侧下肢屈髋、屈膝，双手抱于膝前。检查者一手扶住髂嵴，固定骨盆，另一手将垂下床旁的大腿向地面方向加压。如能诱发骶髂关节处疼痛则为阳性，说明骶髂关节有疾患。

4）伸髋试验：患者俯卧位，屈膝至 90°，检查者一手压住患侧骶髂关节，一手向上提起患侧小腿。如能诱发骶髂关节部位疼痛，则为阳性，其意义同"4"字试验。

（4）肩部特殊检查

1）杜加斯征（Dugas 征）：患肢肘关节屈曲，手放在对侧肩关节前方，如肘关节不能与胸壁贴紧为阳性，提示肩关节脱位。

2）直尺试验（Hamilton 试验）：以直尺置于上臂外侧，一端贴紧肱骨外上髁，另一端如能贴及肩峰，则为阳性，提示肩关节脱位。

3）肱二头肌抗阻力试验（Yergason 试验）：患者屈肘，前臂旋后，检查者给以阻力，当有肱二头肌长头肌腱炎时，结节间沟区有疼痛感。

4）肩关节外展上举试验（又称"疼痛弧"试验）：患者上肢外展 0°~60° 不痛，60°~120° 疼痛，再上举 120°~180° 反而不痛，即为阳性，提示冈上肌肌腱炎。

5）冈上肌肌腱断裂试验：当肩外展开始的 30°~60° 时，可以看到三角肌用力收缩，但不能外展举起上臂，越用力，肩越高耸，但如果帮助患者外展到此范围以外，三角肌便能单独完成其余的外展幅度。30°~60° 范围内的主动外展障碍，为阳性征，提示冈上肌腱断裂。

（5）肘部特殊检查

1）腕伸肌紧张试验（Mills 征）：患者伸直患侧肘关节，前臂旋前，检查者将患侧腕关节屈曲，若患者肱骨外上髁区疼痛，则为阳性，提示肱骨外上髁炎。

2）肘后三角（Hüter 三角）：正常情况下，肘关节伸直时，肱骨外上髁、肱骨内上髁和尺骨鹰嘴在一条直线上；肘关节屈曲时，三者呈一等腰三角形。肱骨髁上骨折时，三者关系不变；肘关节后脱位时，三者关系改变。

3）肘关节外展内收试验：患者肘关节置伸直位，检查者一手握住肘关节上方，一手握前臂外展，或内收前臂，若肘关节被动外展内收出现异常侧方运动，提示侧副韧带撕裂、肱骨外髁骨折、肱骨内上髁骨折或桡骨头骨折。

（6）腕部特殊检查

1）握拳尺偏试验（Finkelstein 试验）：患者握拳（拇指埋于拳内），使腕部尺偏，若桡骨茎突处出现疼痛为阳性。阳性者提示桡骨茎突狭窄性腱鞘炎。

2）腕关节尺侧挤压试验：患者腕关节置于中立位，检查者将其尺偏并挤压，若下尺桡关节处疼痛为阳性。提示三角软骨盘损伤、尺骨茎突骨折。

（7）髋部特殊检查

1）髋关节承重功能试验（Trendelenburg 试验）：患者站立位，两下肢交替持重和抬高，注意骨盆的动作，抬腿侧骨盆不上升反下降，为阳性。轻度时只能看出上身摇摆。阳性者提示：持重侧不稳定，臀中肌、臀小肌麻痹和松弛，如脊髓灰质炎（俗称小儿麻痹症）后遗症或高度髋内翻；骨盆与股骨之间的支持性不稳，如先天性不稳（先天性髋脱位）、股骨颈骨折。

2）下肢短缩试验（Allis 征）：患者仰卧，屈髋屈膝，两足平行置于床面，比较两膝高度，不等高为阳性。提示较低一侧股骨或胫骨短缩，或髋关节后脱位。

3）望远镜试验（Dupuytren 征）：患者仰卧，检查者一手握膝，另一手固定骨盆，上下推动股骨干，若察觉有抽动和音响即为阳性，提示小儿先天性髋关节脱位。

4）髂胫束试验（Ober 征）：患者健侧卧位，健侧屈髋屈膝，检查者一手固定骨盆，一手握踝，屈患髋膝达 90° 后，外展大腿并伸直患膝，大腿不能自然下落，并可于大腿外侧触及条索样物，或患侧主动内收，足尖不能触及床面，则为阳性，提示髂胫束挛缩。

5）蛙式试验（Ortolani 征）：见于小儿先天性髋关节脱位。小儿仰卧，双髋外展，两腿分开，患侧膝关节不能接触床面；如能，则先有一滑动声响，此为暂时复位标志。

6）髂坐线（Nelaton 线）：患者侧卧，髂前上棘到坐骨结节的连线正通过大转子的最高点。否则为阳性，提示髋关节脱位或股骨颈骨折。

7）髂股三角（Bryant 三角）：患者仰卧位，自髂前上棘向床面作垂线，测大转子与此垂线的最短距离。比较两侧这一距离，正常时应相等。连接大转子与髂前上棘，构成直角三角形。

8）大转子髂前上棘连线（Shoemaker 线）：左右大转子的顶点与同侧的髂前上棘作连线，其延长线相交于腹正中线上。若患侧大转子上移，则两线交于中线旁的健侧。

（8）膝部特殊检查

1）浮髌试验：患者仰卧，伸膝，放松股四头肌，检查者一手虎口对着髌上囊，压迫膝部，将膝内液体压入髌骨下，一手轻压髌骨后快速松开，可察觉到髌骨浮起，此为阳性。正常膝内液体约 5mL，当膝内液体达 50mL 时，方为阳性。

2）髌骨摩擦试验（Soto-Holl 征）：患者仰卧位，伸膝，检查者一手按压髌骨，使其在股骨髁关节面上下活动，出现摩擦音或疼痛为阳性。见于髌骨软化症。

3）回旋挤压试验（McMurray 试验）：患者仰卧，检查者一手拇指及其余四指分别按住膝内外间隙，一手握住足跟部，极度屈膝。在伸屈膝的过程中，当小腿内收、外旋时有弹响或合并疼痛，说明内侧半月板有病变；当小腿外展、内旋时有弹响或合并疼痛，说明外侧半月板有病变。

4）旋转提拉或旋转挤压试验（Apley 征）：患者俯卧，屈膝 90°，检查者双手握患肢足部，左腿压住患腿，旋转提起患膝，若出现疼痛，则为侧副韧带损伤；将膝下压，再旋转，若出现疼痛，则为半月板损伤；轻微屈曲时痛，则为半月板前角损伤。

5）膝关节侧向挤压试验（Bochler 征）：患者仰卧，膝伸直，肌肉放松，检查者一手握住踝关节向外拉，一手按住股骨远端外侧，若内侧副韧带承受外展张力，有疼痛或有侧方活动，说明内侧副韧带损伤。若使膝关节外侧副韧带承受内收张力有疼痛或有侧方活动，说明外侧副韧带损伤。

6）抽屉试验：患者仰卧，屈膝，固定踝部，检查者双手握住膝部之胫骨近端，向后施压，胫骨后移，则提示后十字韧带断裂；向前施压，胫骨前移，则提示前十字韧带断裂。

7）过伸试验（Jones 试验）：患者仰卧，伸膝，检查者一手固定膝部，一手托起小腿，使膝过伸，出现疼痛者可能是半月板前角损伤、髌下脂肪垫肥厚或损伤、股骨髁软骨损伤。

8）重力试验：用于盘状半月板和侧副韧带的检查。患者健侧卧位，患膝外展，自动伸屈膝，如膝内侧有响声或疼痛加强，则病变在内侧半月板；若膝外侧痛，则可能是外侧副韧带损伤。如膝内疼痛减轻，则病变在外侧半月板；若膝内侧痛减轻，则可能是内侧副韧带损伤。假如患侧卧位，则相反。

9）肌警觉试验（Lannelongue 征）：膝关节结核时，关节活动受限，平衡功能遭到破坏，因此步态停滞、不连贯。

10）交锁征：患者膝关节活动，特别是在爬坡、上楼时，突然在某一角度有物嵌住，不能伸屈活动并有疼痛，称为交锁现象，当慢慢伸屈关节使交锁解除后又能活动。见于半月板损伤或关节内有游离体的患者。

（9）足踝部特殊检查

1）前足横向挤压试验：检查者双手自前足两侧挤压前足引起疼痛，提示跖骨骨折、跖间肌损伤。趾底总神经卡压综合征（Morton 病）除了放射痛外，还有足趾麻木。

2）捏小腿三角肌试验：患者仰卧，检查者以手捏其三角肌腹，如有足屈曲，为正常；反之，则提示跟腱断裂。

（二）肌肉检查法

1. **肌容积** 观察肌肉有无萎缩及肥大，测量肢体周径，判断肌肉营养状况。

2. **肌张力** 指静息状态下肌肉紧张度。检查方法是嘱患者肌肉放松，用手触摸肌肉硬度，并测定其被动运动时的阻力及关节运动幅度。亦可叩击肌腱听声音，声音高者肌张力高，声音低者肌张力低。

（1）肌张力增加：触摸肌肉时有坚实感，做被动检查时阻力增加。可有如下表现。

1）痉挛性：在被动运动开始时阻力较大，终末时突感减弱，称为"折刀"现象，见于锥体束损害。

2）强直性：指一拮抗肌张力增加，做被动运动时，伸肌与屈肌肌力同等增加，如同弯曲铅管，称为"铅管样"强直，见于锥体外系损害者。如在强直性肌张力增加的基础上又伴有震颤，做被动运动时可出现齿轮顿挫样感觉，称"齿轮样"强直。

（2）肌张力减弱：触诊肌肉松软，被动运动时阻力减低。见于周围神经、脊髓灰质前角病变。

3. 肌力 指肌肉主动收缩的力量。

（1）肌力评级标准：目前通用的是 Code 六级分法。

0级：肌力完全消失，无活动。

Ⅰ级：肌肉能收缩，关节不活动。

Ⅱ级：肌肉能收缩，关节有自主活动，但不能对抗肢体重力。

Ⅲ级：能对抗肢体重力使关节活动，但不能抗拒外来阻力。

Ⅳ级：能对抗外来阻力使关节活动，但肌力较弱。

Ⅴ级：肌力正常。

（2）肌力检查法：在关节主动运动时施加阻力与之对抗，测量其肌力，并进行双侧对比。以下为各主要肌肉肌力的检查法。

1）胸锁乳突肌：由颈2~颈3副神经和颈丛肌支支配，检查方法为将头转向对侧并略仰视，可触及该肌。

2）斜方肌：由颈3~颈4副神经外侧支支配，检查方法为用力耸肩，向后内收两肩，可触及该肌的上、下半。

3）胸大肌：由胸前内侧皮神经支配，检查方法为上臂高举过肩并内收，可触及该肌锁骨部，微举上臂并内收可触及该肌胸骨部。

4）冈上肌：由肩胛上神经支配，检查方法为上臂外展，可在冈上窝触及该肌。

5）背阔肌：由胸背神经支配，检查方法为肩外展至水平位再抗阻力内收，可在腋窝后触及。

6）三角肌：由腋神经支配，肩关节外展，上臂与躯干之间在15°~90°可触及该肌。

7）肱二头肌：由肌皮神经支配，检查方法为前臂旋后，用力屈肘，可触及该肌。

8）肱三头肌：由桡神经支配，检查方法为托住上臂，抗阻力伸展，可触及该肌。

9）肱桡肌：由桡神经支配，检查方法为前臂置于中立位，用力屈前臂可触及该肌。

10）桡/尺侧腕伸肌：由桡神经支配，检查方法为腕及手指伸直，用力向桡/尺侧伸腕，可触及该肌。

11）指总伸肌：由桡神经支配，检查方法为用力伸展掌指关节，可触及该肌。

12）桡侧腕屈肌：由正中神经支配，检查方法为腕关节用力向桡侧屈腕，可触及该肌。

13）尺侧腕屈肌：由尺神经支配，检查方法为腕和手指伸展，掌心向上，用力屈腕。

14）髂腰肌：由股神经支配，用力屈髋，在股部施以阻力。

15）股四头肌：由股神经支配，检查方法为屈膝再用力伸膝。

16）股内收肌：由闭孔神经支配，检查方法为下肢伸直，向外施以阻力，用力内收。

17）股外旋肌：由坐骨神经支配，检查方法为屈膝，略屈髋，在膝外侧、踝内侧加阻力，髋用力外展。

18）腘绳肌：由坐骨神经支配，检查方法为俯卧位，于踝后方施阻力，用力屈膝。

19）臀中肌：由臀上神经支配，检查方法为俯卧位，下肢外展。

20）臀大肌：由臀下神经支配，检查方法为俯卧位，下肢用力后伸。

21）胫前肌：由腓深神经支配，检查方法为踝关节用力背屈，在胫前触及该肌。

22）趾长伸肌：由腓深神经支配，检查方法为用力背屈各趾，可在踝前方触及该肌肌腱。

23）趾屈肌：由胫神经和足底内侧神经支配，检查方法为于趾跖面施以阻力，用力跖屈。

24）小腿三头肌：由胫神经支配，检查方法为踝关节跖屈，足尖站立，小腿后方可触及该肌。

（3）轻瘫试验：当肌力减弱不明显，用上述方法无法检出时，可用此法估测。包括上肢轻瘫试验、下肢轻瘫试验和单足立试验。

（三）神经检查法

骨伤科疾病常合并神经系统的损伤。神经功能的检查在骨伤科疾病诊断中具有相当重要的作用。神经系统检查对伤病的诊断、治疗、疗效观察等具有重要意义。

1. **感觉检查** 检查患者时应在安静的室内进行,温度适宜,检查部位要充分暴露,说服患者耐心合作。

（1）浅感觉:包括痛觉、温度觉、触觉,三者中以痛觉检查为主。检查时最好嘱患者闭上眼睛,注意两侧对比。

1）痛觉:用针尖或其他尖锐的器具轻刺皮肤,确定有无痛觉过敏或减退、消失区域。

2）温度觉:以内盛冷水（5~10℃）和热水（40~45℃）的两个试管或水瓶,分别接触患者皮肤,询问患者对冷热的感觉情况。

3）触觉:用干燥的小棉花条絮轻触患者皮肤,问其感觉情况。

（2）深感觉（本体感觉）:包括位置觉和振动觉,两者中以位置觉检查为主。

1）位置觉:嘱患者闭目,检查者轻轻地捏住患者的手指或足趾的两侧,做屈伸运动,然后让患者回答被捏住的指或趾的名称及被搬动的方向。

2）振动觉:将振动的音叉置于患者骨突起部位皮肤上,询问患者有无振动及持续时间。

（3）综合感觉（皮质感觉）:在浅、深感觉正常的情况下,为了鉴别、判断是否存在大脑皮质的损害,可进一步做下述各项检查。检查均在患者闭目情况下进行。

1）皮肤定位觉:用手指或笔杆等物轻触患者皮肤,让患者用手指出受刺激的部位。

2）两点辨别觉:用两脚规分别以一脚或两脚接触皮肤,看患者能否辨别是一点还是两点刺激。另外,还要测定患者感知两点刺激的最小距离。正常两点辨别觉的最小距离:指尖 3~8mm,手掌 8~12mm,手背 30mm,前胸 40mm,背部 40~70mm,上臂及大腿 75mm。

3）体表图形觉:用笔杆在患者皮肤上划三角形或圆形等几何图形或数字,询问患者能否辨别出来。

4）实体觉:让患者触摸放于手中的物体,说出物体的形态、大小及名称。

5）重量觉:以体积相同而重量不同的物体置于患者手中,让患者指出何者轻或重,以测定辨别重量的能力。

（4）感觉检查的临床意义

1）神经干损伤:受损伤的神经感觉分布区浅、深感觉均有障碍。常伴有该神经支配的肌肉瘫痪、萎缩和自主神经功能障碍。

2）神经丛损伤:该神经丛分布区的浅、深感觉均受影响,感觉减弱或消失,常伴有疼痛。感觉障碍的分布范围较神经干型的要大,包括受损神经丛在各神经干内感觉纤维所支配的皮肤区域。

3）神经根损伤:浅、深感觉均受影响,其范围与脊髓神经节段分布相一致,并伴有损伤部位的疼痛,称"根性疼痛"。

4）半侧脊髓损伤:损伤节段以下同侧运动障碍及深感觉障碍,对侧痛觉、温度觉障碍,双侧触觉往往不受影响,称为半侧脊髓损伤综合征,又称 Brown-Sequard 综合征。

5）脊髓横断性损伤:损伤节段以下浅、深感觉均受影响。

2. **反射检查** 有助于判断神经系统损害的部位和性质。检查时必须两侧对比,一侧反射增强或减弱、消失,是神经系统损害的重要体征。若两侧反射为对称性的减弱或增强,其诊断意义不大。

（1）深反射:是刺激肌腱、骨膜和关节内的本体感受器所引起的反射。一般常用下列方法表示反射程度:消失（-）、减退（+）、正常（++）、增强（+++）、亢进甚至出现阵挛（++++）。常用的深反射有如下几种。

1）肱二头肌腱反射:患者前臂旋前,肘关节屈曲 90° 位,医生将拇指置于肱二头肌腱上,以叩诊锤叩击拇指,引起肱二头肌收缩、肘关节屈曲活动。反射弧通过肌皮神经,神经节段为颈 5~颈 6。

2）肱三头肌腱反射:患者前臂旋前,肘关节屈曲 90° 位,叩击尺骨鹰嘴上方肱三头肌腱,引起肱三头肌收缩、肘关节呈伸直运动。反射弧通过桡神经,神经节段为颈 6~颈 7。

3）桡骨膜反射:患者肘关节半屈曲,叩击桡骨茎突,引起前臂屈曲、旋前动作。反射弧通过肌皮神经、正中神经、桡神经,神经节段为颈 5~颈 8。

4）膝腱反射:膝关节半屈曲,叩击髌韧带,引起膝关节伸直运动。反射弧通过股神经,神经节段为腰 2~腰 4。

5）跟腱反射:叩击跟腱,引起踝关节跖屈。反射弧通过坐骨神经,神经节段为腰 1~腰 2。

（2）浅反射:是刺激体表感受器所引起的

反射。一般的记录方法:消失(-)、迟钝(+)、活跃(++)、亢进(+++)。常检查的浅反射有如下几种。

1)腹壁反射:患者仰卧,放松腹部肌肉,以钝器分别划腹壁两侧上、中、下部,引起该部的腹壁收缩。上腹壁反射神经节段为胸7~胸8,中腹壁为胸9~胸10,下腹壁为胸11~胸12。

2)提睾反射:以钝器划患者大腿内侧皮肤,引起提睾肌收缩,睾丸上提。神经节段为腰1~腰2。

3)肛门反射:以钝器划肛门周围皮肤,引起肛门外括约肌收缩。神经节段为骶4~骶5。

3. **病理反射** 病理反射是中枢神经损害时才出现的异常反射,正常人不能引出。常检查的病理反射有如下几种。

(1)霍夫曼征(Hoffmann征):医生以左手托住患者一手,用右手示指、中指夹住患者中指,并用拇指轻弹中指指甲,引起患者其余手指屈曲动作,为阳性征。

(2)巴宾斯基征(Babinski征):用钝器轻划患者足底外侧,自足跟向足趾方向,引出趾背伸,其余四趾呈扇形分开,为阳性征。

(3)查多克征(Chaddock征):用钝器从患者外踝沿足背外侧向前划,阳性表现同巴宾斯基征。

(4)奥本海姆征(Oppenheim征):用拇、示指沿胫骨前缘由上向下推移,阳性时趾背伸。

(5)戈登征(Gordon征):用力捏压腓肠肌,阳性时趾背伸。

(6)罗索利莫征(Rossolimo征):患者手指微屈,检查者用手指快速弹拨中间三个手指之间,阳性反应为拇指屈曲内收和其他各指屈曲。

(7)腓骨反射:用圆形笔杆等物,沿腓骨表面自下向上划过,若引起反射性的趾背伸动作,即为反射阳性。

(8)髌阵挛:患者膝伸直,右手拇、示指夹住髌骨,将髌骨急速向下推动数次,引起髌骨有规律的跳动。

(9)踝阵挛:用力使踝关节突然背伸,然后放松,引起踝关节连续交替的背伸反应。

要点三 影像学检查法

(一)X线检查

X线检查是骨伤科临床疾病检查、诊断的重要手段之一,为临床提供重要的依据。

1. **X线检查的应用价值** 常规X线检查在骨伤科疾病的应用最为广泛。通过X线检查,不仅可以了解骨与关节伤病的部位、范围、性质、程度及与周围软组织的关系,为治疗提供可靠的参考,还可在治疗过程中指导骨折、脱位的手法整复、牵引、固定和观察治疗效果、病变的发展以及预后的判断等。此外,还可利用X线检查观察骨骼生长发育的情况,以及观察某些营养和代谢性疾病对骨骼的影响。

2. **X线检查的局限性** X线检查虽有不少优点及重要的使用价值,但并不是完美无缺的。由于X线检查只能从影像的变化来判断,而不完全是伤病的实质变化情况,因此难以准确判断并作出及时的诊断。因此,对X线检查不可单纯依赖,它仅是辅助诊断手段之一而已。

3. **投照体位** 投照X线片位置正确,能够及时获得正确的诊断,防止误诊及漏诊,避免经济损失和减少患者的痛苦。除确定检查部位外,还应选择准确的投照体位。常用的投照体位一般有常规摄影及特殊摄影两种。常规摄影位置有正位、侧位、斜位;特殊摄影位置有轴位、斜位、切线片、开口位、关节或脊椎运动X线检查、双侧对比X线片等。

4. **常规X线摄影的种类**

(1)X线透视:有荧光透视和X线电视两种。常用于检查火器伤,异物的寻找、定位和摘除,外伤性骨折、脱位的整复和复查。

(2)平片摄影:用于骨、关节的所有部位的检查。对四肢长骨、关节和脊柱的摄片,一般采用正、侧两个相互垂直的投照位置;除了正、侧位以外,脊柱、骶髂关节、腕关节和手等可加摄斜位片;颅底、髌骨、跟骨等可加摄轴位片;骨骼轮廓呈弧形弯曲的部位,如头颅、面部和肋骨可加摄切线片;某些部位还可加摄外展、外旋、内收、内旋、过屈、过伸等位置X线片;颈1~颈2正位被门齿和下颌重叠,无法看清,可摄开口位片。各部位的摄片必须包括骨与关节周围的软组织,以及邻近的关节。有的需照健侧X线片来对比。X线片的观察既要重视骨、关节的形态,又要注意软组织的变化。

(二)CT检查

CT即电子计算机放射线断层扫描的简称。它的显像原理不同于一般的X线照相。CT扫描是以一束细窄的X线对患者的受检部位进行扫描，由于各组织对X线吸收程度的不同，借用高敏感度的检出器将微小的差别检示出来，通过信号转换与贮存装置及电子计算机转换，并以完全不同于X线片的方式，构成被检查部位的横断层面图像，在电视荧幕上显示，可供直接阅读，也可拍片保存。

1. **CT检查的优点** CT扫描检查方便、迅速，扫描时患者无痛苦，无危险，容易为患者所接受。虽然也有X线辐射问题，但只要使用合理，一般照射量不会超过允许量。CT扫描所获得的图像的空间分辨率和密度分辨率都很高，可直接显示许多密度近似的、普通X线不能显示的器官组织和病变，从而使躯干部和四肢的软组织（如肌肉、脊髓、神经、血管和椎间盘等）也能很好地显示。

2. **CT检查的应用价值** 在骨伤科疾病的检查、诊断中，CT能从横断面了解脊椎、骨盆、四肢骨关节的病变，而不受骨阴影重叠或肠内容物遮盖的影响。通过CT横断扫描，可发现椎体、椎管侧隐窝、小关节突、骨盆、长管骨髓腔等处的微小改变。可直接观察到椎管内腔情况，对腰椎间盘突出症、腰椎管狭窄症等疾病能作出更为确切的诊断。对原发性骨肿瘤，CT扫描可显示定位，测定病变范围，可确定肿瘤与重要脏器之间的关系。但CT的检查也有其缺点和局限性，要注意掌握其适应证。

（三）MRI检查

磁共振成像（MRI）在医学诊断中的应用，是继CT后在影像学领域中的又一重大成就。这是利用人体组织磁性特征，运用磁共振原理测定各组织中运动质子的密度，进行空间定位以获得运动中原子核分布图像的一种检查方法。人体内有大量的氢离子（H^+）、H核（质子），这是目前被选为做MRI检查的物质。当这些有磁力的原子核被置于强磁场内时，它们就围绕磁力做旋转运动，各种不同组织的H^+浓度不同，经过数据处理，就使组织的MRI图像呈现出不同的灰阶。

1. **MRI检查的优点** MRI成像具有参数多，软组织分辨率高，并可随意取得横断面、冠状面、矢状面断层图像，且无辐射损害等优点。目前已用于除消化道及肺周边部分以外全身各部位的检查。

2. **MRI检查的应用价值** 在骨伤科疾病中对软组织损伤、脊椎病变的诊断效果较好。MRI能很好地显示肌肉和脂肪组织结构，对肌肉、肌腱的断裂、血肿、肿胀以及血管吻合后通过情况能清晰地显现，并能显示病变部位、形态和范围等。对四肢关节软组织损伤性疾患的诊断亦较精确。可同时以矢状面、冠状面及横断面观察椎管内外的结构有无改变，如椎管矢径大小、硬膜囊形态、黄韧带厚度、后纵韧带改变、硬膜外脂肪消失、脱出椎间盘轮廓、椎体后缘的骨质增生以及局部有无炎症或肿瘤等。MRI检查可以早期发现脊髓本身的病理及生化改变，这是其他任何诊断技术尚不能取代的。但MRI亦有其局限性，不能完全代替X线及其他成像技术。

（四）放射性核素骨显像

放射性核素骨与关节检查，是将能被骨质和关节浓聚的放射性核素或标记化合物注入人体内，由扫描仪或γ照相仪探测，使骨骼和关节在体外显影成像的一种诊断新技术。常根据核素γ能量大小、半衰期长短、血清除快慢，选择合适的显像剂。目前临床上常用的骨显像剂为^{99m}锝（^{99m}Tc）的磷酸化合物（MDD）。

1. **放射性核素骨显像的应用原理** 影响骨骼中放射性核素聚集的主要因素，一是局部骨骼供血量，供血丰富时，放射性物质增加，该处骨的显像增强；二是骨骼生长活跃或新生骨形成时，局部放射性核素增加。此外，软组织坏死的程度加重，也可吸收较多的骨显像剂。显像剂进入骨骼后，骨骼有病变时，只要有血供代谢和成骨旺盛或低下，即可在病变处表现为影像异常。溶骨区呈现冷区，显像剂减少；骨质修复、新骨形成则出现热区，显像剂沉积增多。检查时应双侧对比，或与周围上下骨骼对比，观察有无异常。

2. **放射性核素骨显像的应用价值** 在骨与关节疾病早期诊断上具有重要价值，其最主要的优点是对发现骨、关节病变有很高的灵敏性，能在X线检查或酶试验出现异常前，早期显示病变的存在。骨、关节显像的假阴性率比较低。放射性核素骨与关节显像既能显示骨关节的形态，又能反映出局部骨关节的代谢和血供状况，定出病变部位，早期发现骨、关节疾病。对于各种骨肿瘤，尤其是骨转移瘤，具有早期诊断价值。

（五）超声波检查

频率高于20000Hz的声波称为超声波。

超声波在介质中传播的过程中,遇到不同声抗的界面,声能发生放射折回,超声仪将这种声的机械能转变为电能,再将这种电信号处理放大,在荧光屏上显示出来。

1. 超声波检查分类 可分为以下四类。

(1) A型超声诊断法:即将回声转换成电信号,显示为振幅高低不同的波(A型超声示波)。

(2) M型超声诊断法:即显示为光点扫描(M型超声光点扫描)。

(3) B型超声诊断法:即显示为辉度不同的光点,进而组成图像(B型超声显像)。

(4) D型超声诊断法:即显示超声的多普勒(Doppler)效应所产生的差频时(D型超声频移)。

2. 超声波检查的应用价值 超声波检查具有无放射线损害、实时显像、便捷易携带等优点。尤其是软组织显影清楚,广泛应用于骨骼肌、肌腱、腱鞘、周围神经、血管等组织的诊断,并在多种穿刺等微创操作中起到引导的作用。也用于四肢骨和软组织的肿瘤、脓肿、损伤的检查诊断。

要点四 其他检查法

(一)肌电图

肌电图是一种临床电生理学检查法。神经肌肉兴奋时可发生生物电位变化,用同心轴单、双心针电极插入肌肉,用电极把肌肉所产生的生物电位引导出来,经过相应处理,可显示出一定的波形,这种波形称为肌电图。肌电图主要用于检查神经与肌肉疾患,对下运动神经元疾病及肌源性疾病的诊断价值较大,并可作为评定肌肉功能的指标,对治疗亦有一定的参考价值。

1. 正常肌电图 对于正常人,当针电极插入肌肉时,由于针的抗撼刺激,引起肌纤维的活动,出现插入电位。肌肉松弛时无电位出现,称为电静息;肌肉轻收缩时,只有少数单位兴奋产生动作电位,可呈单相、双相或三相的动作电位;肌肉强烈收缩时,各放电波形相互重叠,波幅参差不齐,不能分辨出单个电位,称为干扰相。

2. 异常肌电图 根据异常肌电图形状、分布和范围,可以确定神经损伤的部位,判断神经、肌肉损伤的程度和预后的情况。

(1)自发电位:肌肉松弛时,不呈电静息,而出现自发电位,是最具有特征的诊断。

1)纤颤电位:呈双相或三相波形,其时限在2毫秒以内,幅度小于$100\mu V$,频率为3~30Hz。多见于肌肉失神经支配时,也可见于某些肌病。

2)正锐波:又称正相波、正尖波,是一个主峰向下的正向尖波,后面接一个平缓、低矮的负向波。其时限大于2~5毫秒,幅度大于$100~200\mu V$。多见于肌肉失神经支配。在失神经支配初期,纤颤电位增多,而后期则正锐波增多。

3)束颤电位:是患者肌肉在松弛时,出现自发的颤动而出现的自发的运动单位电位图像。其时限宽、波幅高,呈多相波形。往往是脊髓前角细胞变性的一种征象。

(2)异常电位

1)混合相:当肌肉收缩,各肌纤维出现不同步活动时,呈现复波型。往往是神经部分损伤或伤后恢复不一。

2)单纯相:为孤立电位,中间断断续续。由于神经损伤,当肌肉收缩时所动员的肌肉有限而不能形成正常活动时,呈现单纯相。在神经肌肉病损早期可有此现象。

(二)体感诱发电位

英文缩写为SEP,是电流刺激周围神经干时,通过向心传导引起中枢神经的电活动,在脑皮质的相应感觉区出现可被测定、放大及记录的感觉诱发电位。依据诱发电位有无波形、潜时等不同,为脊髓伤病的诊断及预后提供依据。体感诱发电位的检测目的:观察神经损伤的程度,神经损伤点的定位,客观反映感觉神经功能状态,观察神经恢复的进展情况。常用于判断脊髓损伤的程度和预后、各种脊柱伤病(如脊髓内或脊髓外肿瘤及结核压迫)的检测、判断周围神经损伤的程度和预后以及脊柱手术的监护等。

1. 基本知识 做SEP常用的刺激部位在上肢。通常是刺激腕部正中神经及尺神经,在肘部刺激桡神经,在下肢内踝下刺激胫神经,腓骨颈部刺激腓总神经,股前刺激股神经。直接刺激周围神经干,其潜时与波幅较稳定。亦可刺激皮肤感觉神经,但其精确度不如周围神经干。

(1)潜时:从刺激之时开始至接收部位

出现电位活动波峰的时间,谓之潜时(或峰潜时)。因从刺激点经神经传导至接收处的距离不同而异,也因受试者的身高而有所差异,因此潜时的正常值也有一个范围。如正中神经与尺神经的潜时为 18 毫秒(20 毫秒以内为正常范围),桡神经为 14 毫秒,下肢胫神经为 38 毫秒(40 毫秒以内为正常),腓总神经为 28~38 毫秒,股神经为 24~26 毫秒。

(2)波形与波幅:体感诱发电位的波形与波幅随接收部位而有所差异。刺激周围神经在对侧头皮接收的皮层诱发电位,呈现一较规律的波形。对其波幅的命名有两种方式:向上的波峰为负波 N,向下的波峰为正波 P;或依波峰的潜时而命名。整个引出的波形可分为主反应或初始反应及后发放。主反应的潜时与波幅比较固定,而后发放则波幅小,波幅不规整,因此应主要测量主反应。临床应用主要是计算潜时与第 1 个 N 波或 P 波的波幅值。

2. **注意事项** 检查前应向患者讲清该项检查是怎样进行的,检查中有什么感觉,及该检查是安全无害的,以消除患者的疑虑。检测前应让患者排尽大小便,以免影响检测结果。患者卧位或半卧位,要舒适,肌肉保持完全松弛状态,特别是颈部肌肉,非松弛状态对颈部、头部诱发电位的影响极大。检查过程中患者不要思考问题,有些患者随每次刺激而心中计数,这样对检测结果影响最大。为避免影响检测结果,检查前一般不用镇静剂。

(三)骨密度测定

骨密度(BMD)又称骨矿密度,指单位体积内骨矿物质含量,是反映骨质疏松程度、预测骨折危险性的重要依据。由于测量仪器的日益改进和先进软件的开发,骨密度测定可用于不同部位,测量的精度显著提高。除可诊断骨质疏松外,尚可用于临床药效观察和流行病学调查,在预测骨质疏松性骨折方面也有重要的价值。早期发展的放射影像分析法、光密度分析法及单光子吸收分析法主要应用于肢体骨的骨皮质的测定,而近期发展的双光子吸收分析及定量 CT 则主要测量椎骨的骨密度。

1. **X 线片** 包括定性、半定量和定量的分析方法。定性的方法已为 X 线医生应用多年。半定量的方法近年来逐渐为国内学者应用,包括骨小梁观察法(如腰椎骨小梁观察法、股骨颈骨小梁 Singh 指数法、跟骨骨小梁 Jhamaria 分度法等)、骨皮质厚度测量法(多应用于管状骨,如掌骨、桡骨、股骨、锁骨、跖骨、掌骨皮质放大摄影等)。定量测量骨密度的方法,常指 X 线片光密度仪测量法,既可用于骨松质,也可用于骨皮质的测量,是利用 X 线源、X 线胶片和作为已知标准的模型进行骨皮质测量的定量分析方法。若经验丰富,比单纯的骨皮质测量要灵敏。胸、腰楔形指数法,本身是估计骨质疏松引起的压缩骨折的程度的方法,压缩骨折又可估计骨密度减低,因而也可以归于骨密度分析的方法。

2. **单光子吸收法** 利用放射性同位素所产生的 γ 射线束在穿透人体组织时被吸收使其强度下降的原理,由电子计算机计算并转换成骨矿含量。桡骨干中部或桡骨远端 1/3 点及 1/10 点是测量的最佳点,该处 BMD 曲线基本一致,在实际测量中较稳定,且有一定的敏感性。常用的单光子骨密度仪(SPA)中,放射源为 ^{125}I(半衰期为 60 天)或 ^{241}Am(半衰期为 433 年)。测量时常用水袋以消除软组织对测量结果的影响。单光子吸收法以准确性高、精度好、易操作、费用低、辐射量小等优点,在临床上有一定的使用价值。其主要反映外周管状骨皮质的状态,但评价全身骨骼整体形态可靠性稍差。对代谢性疾病的诊断作用受到严格限制,因代谢性疾病主要影响骨松质。

3. **双光子吸收法** 双光子 γ 射线吸收法(DPA)的原理类同于 SPA。其最初是利用发射不同能量射线的两种放射线核素混合体,后来利用能发射两种不同能量射线的 Gd 作为发射源,高能及低能射线通过被测部位时有不同的衰减,由计算机解析计算得出较精确的骨密度值。由于 Gd 发射的射线强度低,扫描时间长,图像不清晰,现已基本为双能量 X 线骨密度测量仪(DEXA)所取代。其主要用于检测轴心骨或整个骨骼的骨密质和骨松质的含量,常取腰椎及股骨近端,周围骨亦可应用。

4. **双能量 X 射线吸收法** 双能量 X 射线吸收法(DEXA)建立在 20 世纪 70 年代发展的 X 线分光光度测定法的基础上,并作为 DPA 的延续进入临床。DEXA 与 DPA 均采用相似的检测原理,只是前者的照射源为 X 线。DEXA 优于 DPA 主要在于,X 线球管能产生更多的光子流而使扫描时间缩短,并使图像更清晰,因此测量结果的准确性与精确性均得以提高。

DEXA在临床上的应用主要为对代谢性骨病的评价,建立骨质疏松的诊断并预测其严重性,观察治疗效果或疾病的过程。

5. 定量CT检查技术 计算机体层摄影(CT)能提供客观的定量信息,具有良好的密度分辨率,现已在临床广泛应用,并用于评估骨钙含量,因而定量CT(QCT)的概念就广泛应用于骨质疏松的研究领域。QCT能提供精确的三维解剖定位,能分别评估皮质骨和松质骨的骨矿密度,测定三维单位体积内的骨矿密度(BMD)。QCT扫描形式有单能及双能之分,所使用的设备为普通的全身CT扫描机。测量部位一般包括第1腰椎至第4腰椎,或第12胸椎至第3腰椎的4个连续脊柱段。QCT的测量不受相邻组织的影响,其系列结果具有较高的敏感性和准确性,也具有较高的重复精度,使其在骨质疏松的研究领域占有重要的地位和具有独特的作用。目前QCT的骨矿含量测量在临床上主要应用于两个方面:其一,测量骨矿密度并据此确定骨量减少的程度,并协助对骨质疏松作出诊断;其二,对各种代谢性骨病造成的骨丢失的发展进程以及疗效进行随访。

(四)关节镜检查

此检查是对关节内部使用关节内镜进行检查的一种方法。目前主要用于膝关节检查,随着器械的改进,正在逐步地用于其他关节,如肩、肘、腕、髋等关节的检查。

1. 关节镜的用途 除可直视关节腔内部结构的损伤和病变外,还可把镜下所见的情况拍照或录像,也可用专用的活检钳采取组织标本送活检。此外,在检查的基础上可进行治疗,如关节腔冲洗、电灼、切断粘连、松解滑膜皱襞、搔刮关节软骨面、摘除关节内游离体、切除或修复损伤的半月板和修复交叉韧带等。

2. 关节镜检查的主要并发症 有关节软骨损伤、关节血肿、皮下水肿及感染等。因此,施行关节镜检查应在手术室内按无菌手术原则要求,严格按照操作规程进行操作。

第三单元　治疗方法

细目一　概　述

要点一　治疗原则

1. 中西医结合治疗骨伤科疾病是从整体观念出发，以辨病和辨证相结合为基础。
2. 正确贯彻动静结合（固定与活动结合）、筋骨并重（骨与软组织并重）、内外兼治（局部与整体兼顾）、医患合作（医疗措施与患者的主观能动性密切配合）的治疗原则。

要点二　治疗方法

1. 在中西医结合骨伤科的治疗中，既重视整体、强调功能，又重视局部、强调结构；既重视局部的外治法，又重视整体的内治法，把局部与整体、结构与功能、内治与外治、固定与活动辩证地统一起来。
2. 运用辨病治疗与辨证治疗相结合的方法，实行个体化治疗。
3. 概括起来可分为外治法和内治法两大类别。

（1）外治法：是指运用手法、手术或配合一定的器械以及药物等对损伤局部进行治疗的方法。

（2）内治法：是指在辨病和辨证相结合的原则指导下，分别应用中药和西药治疗骨伤科疾病的方法。

细目二　手　法

要点一　正骨手法的使用原则

1. 正骨手法的实施应在经过详细的临床检查及必要的辅助检查，明确诊断，全面掌握病情的前提下实行；也必须遵循辨证施治的原则，实行个体化治疗。
2. 因骨折有类别轻重不同、解剖部位之别，又有年龄、体质的差异，故要求按具体骨折病证选用相应的正骨手法，此即"因人而异，因病而异，因部位而异"。
3. 了解骨折的发生机制，对骨折的整复也很重要。
4. 以"子求母"的复位原则，即复位时移动骨折的远断端（子骨）去凑合近断端（母骨）。
5. 使用正骨手法时要求做到及时、稳妥、准确、轻巧。

（1）及时：是指早期正确地施行手法，则骨折易于复位，愈合快，功能恢复好，患者痛苦小。但必须根据骨折患者的具体情况而定。

（2）稳妥：是指施行正骨手法时应做到有力而稳妥，避免造成骨折断端及周围软组织新的损伤，以保证手法的正确实施。

（3）准确：是指施行正骨手法时操作要准确有效，用力大小要恰到好处，避免不必要的动作。这就要求对骨折性质、移位方向、局部解剖等有明确的了解，才能使正骨手法取得实效。

（4）轻巧：是指施行正骨手法时要充分运用各种力学原理，掌握操作技巧，动作要轻巧，既省力又有效，切忌鲁莽粗暴，增加患者痛苦，造成新的损伤。

要点二　正骨手法的要求和注意事项

（一）明确骨折诊断

复位之前，一要对骨折局部伤情有充分了解，根据病史、受伤机制和X线检查结果作出明确诊断，分析骨折发生移位的机制，选择有效的整复手法；二要注意患者全身情况，多发性骨折体质虚弱、严重骨盆骨折合并出血性休克、内脏严重损伤以及脑外伤等重症时，均需暂缓整复，可采用临时固定、持续牵引、纠正休克、抢救生命等措施，待全身情况好转后再考虑骨折整复。

（二）把握整复时机

只要周身情况允许，整复时间越早越好。

1. 骨折后半小时内，局部疼痛、肿胀较轻，肌肉尚未发生痉挛，最易复位。

2. 伤后4~6小时内局部瘀血尚未凝结，复位也较易。

3. 一般成人伤后7~10天内可考虑手法复位，时间越久复位难度越大。

（三）做好整复准备

包括人员与器材准备。

1. 确定术者与助手，并做好分工。所有人员应对患者全身情况、受伤机制、骨折类型、移位情况等做全面的了解，确定整复手法，术者与助手做到认识一致、动作协调。同时，根据骨折的需要，确定患者的体位。

2. 准备固定所需要的物品，如纸壳、石膏绷带、夹板、扎带、棉垫、压垫以及牵引装置等。

（四）根据患者具体情况选择有效的止痛或麻醉方法

1. 如果伤后时间不长，骨折又不复杂，可做局部浸润麻醉。

2. 如果伤后时间较长，估计复位有一定困难者，上肢采用臂丛阻滞麻醉，下肢采用脊椎麻醉或坐骨神经阻滞麻醉，尽量不采用全身麻醉。

（五）掌握复位标准

1. 治疗骨折时首先要进行复位，以恢复骨骼的支架作用，骨折对位越好，支架越稳定，固定也越稳当，骨折才能顺利愈合，功能亦恢复满意。

2. 对每一个骨折都应认真整复，争取达到解剖对位或接近解剖对位。

3. 若某些骨折不能达到解剖对位，也应根据患者年龄、职业及骨折部位的不同，达到功能对位。所谓功能对位，即骨折在整复后无重叠移位，旋转、成角畸形得到纠正，肢体的力线正常，长度相等，骨折愈合后肢体的功能可以恢复到满意程度，不影响患者在工作或生活上的要求。

4. 如老年患者，虽骨折对位稍差，肢体有轻度畸形，只要关节活动不受影响，自理生活无困难即可。

5. 儿童骨折治疗时要注意肢体外形，不能遗留旋转及成角畸形，轻度的重叠及侧方移位，在发育过程中可自行矫正。

（六）操作时集中精力

整复骨折时要注意手下感觉，观察伤处外形的变化，以判断手法的效果；注意患者全身反应，如有意外，则要停止整复，及时抢救，防止意外事故的发生。

（七）切忌使用暴力

拔伸牵引需缓慢用力，恰到好处，勿使太过或不及，不得施用暴力。整复时着力部位要准确，用力大小、方向应视病情而定，不得因整复而增加新的损伤。

（八）争取一次成功

多次反复整复，可增加局部软组织损伤，使肿胀更加严重，易造成骨折迟缓愈合，加重骨折后期并发症。因此，对骨折的整复要避免反复多次，争取一次复位。复位后，要检查复位情况，同时常规拍摄骨折处正侧位X线片，以了解治疗效果。

（九）避免X线伤害

为减少X线对患者和术者的损害，整复、固定尽量避免在X线直视下进行。若确实需要，应注意保护，尽可能缩短直视时间。

要点三　常用正骨手法

1. **手摸心会**　是施用手法前的首要步骤，且贯穿于正骨过程的始终。在骨折整复前，术者用手仔细在骨折局部触摸，明确骨折断端在肢体上的确切位置和移位情况，结合X线片在头脑中构成一个骨折移位的立体形象，以达到《医宗金鉴·正骨心法要旨》中所说"知其体相，识其部位，一旦临证，机触于外，巧生于内，手随心转，法从手出"的目的。

2. **拔伸牵引**　是施行正骨手法的基础，其主要作用是克服肌肉拉力，矫正重叠移位，恢复肢体长度，即所谓"欲合先离，离而复合"。

3. **绕轴旋转**　是用来矫正骨折断端旋转移位的手法。骨折发生后，在旋转肌群的作用下，骨折端发生旋转移位；或由于肢体重力和位置的影响，也可使骨折远端发生旋转移位。

4. **屈伸收展**　是用来矫正骨折断端成角移位的手法。临床上常用此法整复肱骨髁上骨折、肱骨外科颈骨折、桡骨远端骨折。

5. **成角折顶**　用来矫正肌肉丰厚部位横断或锯齿形骨折的重叠移位。不但可以纠正重叠移位，侧方移位也可一起得到矫正。这是一种比较省力的方法。

6. 反向回旋 是用于矫正斜形或螺旋形背对背骨折以及骨折断端间嵌有软组织的骨折。一般经拔伸牵引使周围软组织紧张，断端间隙增大后，软组织嵌入即可解除；如果仍未解除，就可用回旋手法使之解除。操作时可根据骨擦音的有无、强弱来判断。

7. 端挤提按 是用来矫正侧方移位的骨折。当骨折重叠、旋转、成角畸形矫正后，侧方移位就成为骨折的主要畸形。根据骨折远端移位的方向，可分为内、外侧移位和前、后侧移位，端挤法用于纠正内外侧移位，提按法用于纠正前后侧移位。

8. 夹挤分骨 是用于矫正并列部位的多骨或双骨折移位。

9. 摇摆纵压 是用于检查横形或锯齿形骨折经手法整复后的复位效果。横断或锯齿形骨折断端之间经整复后可能仍有间隙，此手法可使骨折面紧密接触，有利于骨折迅速愈合。使用摇摆纵压手法时，不可用力过大，以免骨折断端再移位。

10. 顺骨捋筋 是用于骨折整复后，骨折周围尚有软组织不同程度损伤时的手法。"伤骨必伤筋"，骨折周围部分肌肉和肌腱歪曲、反折，通过施以轻柔的顺骨捋筋手法，用拇指及食、中指沿骨干周围上下轻轻推理数次，使骨折周围扭转曲折的肌肉、肌腱等软组织舒展条顺，达到散瘀舒筋的效果。使用顺骨捋筋手法时，操作要轻柔，按肌肉、肌腱走行方向，由上而下捋顺筋骨。

细目三 牵 引

要点一 皮肤牵引

（一）定义

皮肤牵引是指用胶布粘贴于伤肢皮肤上，利用扩张板（方形木板），通过滑车连接牵引重锤进行牵引的方法。

（二）特点

牵引力通过皮肤的张力间接对抗肌肉的收缩力而作用于骨骼。其特点是简单易行，对患肢基本无损伤，无穿针感染之危险，安全，痛苦小。

（三）适应证和禁忌证

由于皮肤本身所承受的力量有限，同时皮肤对胶布黏着不持久，牵引力较小，故其适应范围有一定的局限性。

1. **适应证** 骨折需要持续牵引疗法，但又不需要强力牵引，或不适于骨骼牵引、布带牵引的患者。

2. **禁忌证**

（1）皮肤对胶布过敏者。

（2）皮肤有损伤或炎症者。

（3）肢体有血管病变者，如静脉曲张、慢性溃疡、血管硬化及栓塞等。

（4）骨折严重错位需要重力牵引方能矫正畸形者。

（四）操作方法

1. **术前准备**

（1）皮肤准备：在牵引部位剃毛、洗净、擦干，以免影响胶布的黏合力，并用酒精消毒，防止皮肤感染。

（2）牵引装置准备：按肢体粗细取宽 6~8cm 的胶布，其长度应根据骨折平面而定，即骨折线以下肢体长度与扩张板长度两倍之和（为绕过足底贴在扩张板上和留出空隙的长度），在胶布的中段贴上扩张板，并将胶布末端按三等份或两等份撕成叉状，其长度约为 10cm。扩张板的宽度约较两踝稍宽，中间有一圆孔，并穿入牵引绳于扩张板内侧面打结，防止牵引绳滑脱。

（3）其他用品准备：复方安息酸酊 1 瓶，绷带数卷，牵引支架 1 个，牵引重锤若干。

2. **操作步骤**

（1）在伤肢两侧皮肤上涂一层复方安息酸酊，以增加皮肤黏性，并可防止皮肤发生水疱。

（2）在骨突起处放置纱布，不使胶布直接接触该处，以免压迫皮肤出现溃疡。

（3）先持胶布较长的一端平整地贴于大腿或小腿外侧，并使扩张板与足底保持两横指的距离，然后将胶布的另一端贴于内侧，注意两端长度相一致，以保证扩张板处于水平位置。

（4）胶布外面自上而下地用绷带缠绕（但不要盖住上端，以便观察胶布有无脱落），将胶布平整地固定于肢体上，勿过紧，以防影响血液循环。

（5）将肢体置于牵引架上，根据骨折对位

要求调整滑车的位置及牵引方向。

（6）牵引重量根据患者年龄、体重和骨折类型、移位程度及肌肉丰厚情况而定，但一般不能超过5kg。腘窝和跟腱处应垫以棉垫，勿使悬空。

（五）注意事项

1. 注意牵引重量是否合适，牵引重量太轻不起作用，过重则易伤及皮肤或起水疱，影响继续牵引。

2. 牵引时间一般为2~3周，时间过长，因皮肤上皮脱落影响胶布黏着力，如需继续牵引应更换新胶布维持牵引。

3. 牵引期间应定时检查伤肢长度及牵引的胶布粘贴情况，及时调整重量和体位，防止过度牵引。

（1）一般于3~5天内肢体肿胀消退时，即能纠正骨折重叠和畸形。

（2）牵引2~4周，骨折端有纤维性连接，不再发生移位时，可换为石膏或夹板固定，以免卧床时间太久，不利于功能锻炼。

（3）注意胶布和绷带是否脱落，滑脱者应及时更换。

4. 注意有无皮炎发生，特别是小儿皮肤柔嫩，对胶布反应较大，若有不良反应，应及时停止牵引。特别注意检查患肢末梢血运及足趾/手指感觉活动情况。

要点二　骨牵引

（一）定义

骨牵引是指在患肢远端特定的部位，在无菌条件下，将骨圆针或牵引钳穿过骨骼内，通过牵引装置进行牵引的方法。骨牵引为直接牵引，其牵引力直接作用于骨骼而到达损伤部位，起到复位和固定的作用，是临床最常用的方法。

（二）特点

1. 可以承受较大的牵引重量，阻力较小，可以有效克服肌肉紧张，纠正骨折重叠或关节脱位造成的畸形。

2. 牵引后便于检查和护理患肢，牵引力可以适当增加，不致引起皮肤发生水疱、压迫性坏死或循环障碍。

3. 配合夹板固定，保持骨折端不移位的情况下，可以加强患肢功能锻炼，防止关节僵直、肌肉萎缩，以促进骨折愈合。但骨圆针直接通过皮肤穿入骨质，如果消毒不严格或护理不当，易导致针眼处感染。

4. 穿针部位不当易损伤关节囊、神经和血管。

5. 儿童采用骨牵引易损伤骨骺。

（三）适应证

1. 成人肌力较强部位的骨折，尤其是不稳定性骨折、开放性骨折、骨盆骨折、髋臼骨折及髋关节中心性脱位等。

2. 颈椎骨折与脱位。

3. 学龄前儿童股骨干不稳定性骨折，如需要骨牵引，骨圆针的进针处应避开骨骺，以免影响骨的生长发育。

4. 皮肤牵引无法实施的短小管状骨骨折，如掌骨、指（趾）骨骨折。

5. 某些手术前准备，如髋关节人工股骨头置换术前、关节挛缩畸形矫形术前等。

（四）禁忌证

1. 牵引处有感染或开放性伤口，创伤污染严重者。

2. 牵引处局部骨骼有某种病变，如肿瘤、结核、骨髓炎以及严重骨质疏松者。

3. 牵引处局部需要切开复位者。

（五）常用骨牵引

1. 颅骨牵引

（1）适应证：用于颈椎骨折脱位，尤其是合并有颈髓损伤者。

（2）穿针部位：患者仰卧，头下枕一沙袋，剃光头发，用肥皂水洗净，擦干。用龙胆紫在两侧乳突之间画一条冠状线，再沿鼻尖到枕外隆凸画一条矢状线。将颅骨牵引弓的交叉部支点对准两线的交点，两端钩尖放在横线上，充分撑开牵引弓，钩尖所在横线上的落点即为进针点。另一方法是由两侧眉外端向颅顶画两条平行的矢状线，两线与上述冠状线相交的两点即为进针点。

（3）牵引方法：以龙胆紫标记两个进针点。常规消毒，铺无菌巾，局部麻醉后，用尖刀在两点处各做一长约1cm小横切口，深达骨膜，止血，用带安全隔板的钻头在颅骨表面斜向内侧约45°，以电钻钻穿颅骨外板（成人约4mm，儿童约3mm）。注意防止穿过颅骨内板伤及脑组织。然后将牵引弓两钉齿插入骨孔内，拧紧牵引弓螺丝钮，使牵引弓钉齿固定牢固，缝合切口并用酒精纱布覆盖伤口。牵引弓系牵引绳并通过滑车，抬高床头20cm左右作为对抗牵引。

（4）牵引重量：一般第1~2颈椎用4kg，以后每下一椎体增加1kg。复位后其维持重量一般为3~4kg。为了防止牵引弓滑脱，于牵引后第1~2天内，每天将牵引弓的螺丝加紧一扣。

2. 尺骨鹰嘴牵引

（1）适应证：用于肱骨外科颈、肱骨干、肱骨髁上及髁间粉碎性骨折，移位和局部肿胀严重，不能立即复位固定者，也可用于陈旧性肩关节脱位拟进行手法复位者。

（2）穿针部位：自尺骨鹰嘴尖端向远端2cm处做一尺骨背侧缘的垂直线，再在尺骨背侧缘的两侧各2cm处画一条与尺骨背侧缘平行的直线，三条直线相交两点即为牵引针的进出针点。

（3）牵引方法：定位后用龙胆紫做好标记。患者仰卧位，助手将患者伤肢提起，屈肘90°，前臂中立位。常规皮肤消毒、铺巾，局部麻醉生效后，术者将固定在电钻上的骨圆针从内侧标记点刺入皮肤至骨，转动电钻将骨圆针穿过尺骨鹰嘴从外侧标记点穿出。穿针时应始终保持针与尺骨干垂直，不能钻入关节腔或损伤尺神经，以免造成不良后果。穿好针后去除电钻，使牵引针两端外露部分等长，安装牵引弓并拧紧固定以免滑脱；针眼部用酒精纱布保护，以防针道感染；针之两端予以适当包裹，避免发生医源性刺伤。连接牵引绳及牵引装置，沿上臂纵轴线方向进行牵引，同时将伤肢前臂用帆布吊带吊起，保持肘关节屈曲90°。

（4）牵引重量：一般牵引重量为2~5kg，维持重量为2~2.5kg。

3. 股骨髁上牵引

（1）适应证：用于股骨干骨折、粗隆间骨折、髋关节中心性脱位、骶髂关节脱位、骨盆骨折向上移位、髋关节挛缩畸形矫形术前需要松解粘连者，也可用于胫骨结节牵引的替代牵引。

（2）穿针部位：自髌骨上缘做一与股骨干垂直的横线，再沿腓骨小头前缘与股骨内髁隆起最高点各做一条与髌骨上缘横线相交的垂直线，相交的两点即为克氏针的进出针点，同时做好标记点。也可将内收肌结节上方2cm处作为进针点。

（3）牵引方法：以龙胆紫做好定位用标记点。患者仰卧位，伤肢置于布朗架上，使膝关节屈曲40°，常规消毒铺巾，局部麻醉后，以克氏针在大腿内侧标记点（此点应在股骨远端前后之中点）穿入皮肤，直达骨质，掌握骨钻进针方向，徐徐转动电钻，当穿过对侧骨皮质时，以手指压迫针眼处周围皮肤，穿出钢针，使两侧钢针相等，酒精纱布覆盖针孔，安装牵引弓，进行牵引。穿针时一定要从内向外进针，以免损伤神经、血管。穿针的方向应呈水平位，与股骨干纵轴垂直，否则钢针两侧负重不平衡，易造成骨折断端成角畸形。

（4）牵引重量：维持重量为3~5kg。髁上牵引的重量应根据患者的体重和损伤情况决定，如骨盆骨折、股骨骨折和髋关节脱位的牵引重量，成人一般为体重的1/8~1/6，年老体弱者为体重的1/9，维持牵引的重量为体重的1/10。牵引时，应将床脚抬高20cm左右，以作对抗牵引。

4. 胫骨结节牵引

（1）适应证：用于股骨干骨折、伸直型股骨髁上骨折、髋关节中心性脱位及陈旧性髋关节脱位等。临床上胫骨结节牵引较股骨髁上牵引常用，如牵引过程中有其他问题时，才考虑换为股骨髁上牵引继续治疗。

（2）穿针部位：自胫骨结节向下2cm，画一条与胫骨结节纵轴垂直的横线，在纵轴两侧各3cm左右处，画两条与纵轴平行的纵线，与横线相交的两点，即为克氏针进出针点，同时做好标记点。也可在胫骨结节最高点向下2cm再向后2cm处外侧作为进针点。

（3）牵引方法：患者仰卧位，将伤肢置于布朗架上。常规消毒，铺无菌巾，局部浸润麻醉后，助手牵引踝部维持固定，以防止继发损伤和减少患者痛苦。将克氏针自标记点从外向内刺入皮肤，以免伤及腓总神经，直达骨质，摇动电钻穿透骨质，自内侧标记点处穿出。克氏针穿出皮肤后，使针之两端等长，酒精纱布保护针孔，安装牵引弓，连接牵引装置。

（4）牵引重量：成人一般为体重的1/10~1/8，维持重量为3~5kg。

5. 跟骨牵引

（1）适应证：用于胫腓骨不稳定性骨折、踝部粉碎性骨折、跟骨向后上方移位的骨折等。也可用于髋关节、膝关节轻度挛缩畸形的早期治疗。

（2）穿针部位：自内踝尖到足跟后下方连线中点，或自内踝尖垂直向下3cm，再水平向后3cm，即为内侧进针点。

(3) 牵引方法：将伤肢置于牵引架上，在小腿下方垫一沙袋使足跟抬高，助手一手握住前足，另一手握住小腿下段，维持踝关节中立位。常规消毒足跟周围皮肤，局部麻醉后，用电钻或骨锤将克氏针自内侧标记点刺入，直达骨骼，使针贯穿跟骨至对侧皮肤，酒精纱布覆盖针孔，安装牵引弓进行牵引即可。成人跟骨牵引最好用骨圆针，骨圆针较克氏针稳妥，不易拉豁骨质。穿针时应注意针的方向，胫腓骨干骨折时，针与踝关节面呈15°倾斜，即针的内侧进口处低，外侧出口处高，有利于恢复胫骨的正常生理弧度。

(4) 牵引重量：跟骨牵引重量一般为4~6kg，维持重量为2kg。

6. 肋骨牵引

(1) 适应证：用于多根多段肋骨骨折造成浮动胸壁，出现反常呼吸时。

(2) 牵引方法：患者仰卧位，常规消毒铺巾，选择浮动胸壁中央的一根肋骨，局部浸润麻醉后，用无菌巾钳将肋骨夹住，钳子的另一端系于牵引绳，进行滑动牵引。

(3) 牵引重量：一般为2~3kg。

(六) 注意事项

1. 经常检查牵引针处有无不适，如皮肤绷得过紧，可适当切开少许以减张，穿针处如有感染，应设法使之引流通畅，保持皮肤干燥，感染严重时应拔出钢针改换牵引位置。

2. 牵引重量应根据患者的年龄、体质、肌肉发达情况以及骨折的部位、类型、移位程度，并结合X线等来确定和调整。切勿过重，一旦复位或肢体肿胀消退后，应酌情减轻牵引重量，防止过度牵引。

3. 牵引开始数日，应透视骨折端对位矫正情况，及时调整体位或加小夹板等矫正。

4. 骨牵引时间，一般为4~8周。

5. 牵引过程中应本着"动静结合，筋骨并重"的原则，鼓励患者进行功能锻炼，防止伤肢及未牵引肢体发生失用性肌萎缩、关节僵硬等。

6. 每日检查牵引装置1~2次，保持牵引绳与肢体长轴方向一致。注意牵引绳有无障碍，骨圆针是否松动，伤肢血运是否正常。如发现问题，及时处理。

要点三 牵引带牵引

这类牵引是利用牵引带系于患者肢体某一部位，再用牵引绳通过滑轮连接牵引带和重量进行牵引的方法。对骨折和脱位有一定的复位固定作用，还可用于缓解和治疗筋伤的痉挛、挛缩和疼痛。根据病变部位的不同，常用的有以下几种牵引方法。

(一) 枕颌带牵引

枕颌带牵引是利用枕颌带系于头颅的颌下与枕部，连接牵引装置牵引颈椎的一种方法。其目的是利用牵引维持固定头颈于休息位，使颈椎间隙松弛，缓解痉挛，恢复颈椎平衡，促使神经根水肿吸收等，从而缓解症状，达到治疗目的。

1. **适应证** 用于轻度无截瘫的颈椎骨折或脱位、颈椎病、颈椎间盘突出症的治疗。

2. **牵引方法** 坐位牵引，每日1~2次，每次20~30分钟，间接牵引，重量自6kg开始，逐渐增加，根据每个患者的具体情况，可增加到12kg左右；卧床持续牵引，患者仰卧位，牵引重量一般为2.5~3kg，同时垫高床头15~20cm。

3. **注意事项** 坐位牵引时，应选择合适的坐椅，要求高低合适，坐垫松软并带有靠背，务必保持端坐体位。卧位牵引时，应选择合适的床铺，便于连接牵引装置。注意牵引角度，这是牵引治疗的关键。一般对颈型、神经根型颈椎病患者进行牵引时，头颈宜前屈30°位；椎动脉型颈椎病患者宜采用垂直牵引；无关节交锁的颈椎骨折，多采用头颈略后伸的卧位牵引；伸直型颈椎骨折多采用卧位牵引。开始牵引时，有少数患者出现头痛、恶心、颈部不适等不良反应时，通过减轻重量、调整牵引角度多能缓解。对重度脊髓型颈椎病和颈椎间盘突出症患者，禁用牵引。牵引重量不宜过大，以免影响张口进食，压迫产生溃疡，甚至滑脱至下颌部压迫颈部血管及气管，引起缺血窒息。

(二) 骨盆悬吊牵引

骨盆悬吊牵引是利用骨盆悬吊兜将臀部抬离床面，利用体重使悬吊兜侧面拉紧向骨盆产生挤压力，对骨盆骨折和耻骨联合分离进行整复固定的方法。

1. **适应证** 用于骨盆环骨折分离、耻骨联合分离、髂骨翼骨折向外移位以及骶髂关节分离等。

2. **牵引方法** 患者仰卧位，以长方形厚布制成的骨盆悬吊布兜，其两端各穿一木棍，用布兜托住骨盆，以牵引绳分别系住横棍的两端，通过滑轮进行牵引。牵引重量能使臀部稍离开床面即可。牵引时间为4~6周。

3. 注意事项 牵引时两横木棍尽可能向中央收紧,以增加对骨盆两侧的挤压力,既可稳定骨折减少疼痛,又便于护理,同时患者感觉舒适。有骨盆环破坏的骨折,必要时同时进行两下肢的皮肤牵引或骨牵引,经4~6周悬吊牵引后可改为骨盆弹力夹板或石膏短裤固定,一般需要7~8周才能扶拐下地活动。

(三) 骨盆牵引带牵引

骨盆牵引带牵引是让患者仰卧于骨盆牵引床上,用束带分别捆绑于胸部和骨盆部,在束带上连接一定的重量或施加一定的力量进行牵引的方法。目前,电脑程控骨盆牵引床已经得到普遍应用。

1. 适应证 用于腰椎间盘突出症、腰椎小关节紊乱症、急性腰扭伤以及慢性腰肌劳损等。

2. 牵引方法 持续牵引,是用骨盆牵引带包托于骨盆,两侧各一个牵引带,每侧重量均等,约为10kg,床脚抬高20~25cm,便于对抗牵引,并结合加强腰背肌功能锻炼,使腰腿痛的症状逐渐消退;间断牵引,是利用机械进行大重量牵引,即用固定带将两侧腋部向上固定,做对抗牵引,另用骨盆牵引带包托进行牵引,每天牵引1次,每次牵引20~30分钟。牵引重量先从体重的1/3开始,逐渐加重,可使腰腿痛症状逐渐减轻。

3. 注意事项 对腰椎不稳症者不宜用较大重量牵引,以免加重症状。患者若在牵引中出现症状加重,或胸闷不适者,应调整牵引的重量、体位以及牵引带的松紧。部分患者可采取双小腿用枕垫高,或屈膝60°~90°,更能有效地松弛腰背肌,使腰椎间隙后缘加宽,有利于减轻神经根刺激症状。经骨盆牵引后,疼痛减轻,应配合积极的腰背肌功能锻炼。合并腰椎椎管狭窄的患者禁用牵引。

细目四 固 定

要点一 夹板固定

骨折复位后选用不同的材料,如柳木板、竹板、杉树皮、纸板等,根据肢体的形态加以塑形,制成适用于各部位的夹板,并用扎带系缚,以固定垫配合保持复位后的位置,这种固定方法称为夹板固定。夹板固定在我国有着悠久的历史,目前已成为临床治疗骨折的良好固定方法。

夹板固定是从肢体功能出发,通过扎带对夹板的约束力,固定垫对骨折端防止或矫正成角畸形和侧方移位的效应力,并充分利用肢体肌肉的收缩活动所产生的内在动力,克服移位因素,使骨折断端复位后保持稳定。

(一) 材料与性能

1. 夹板 根据伤肢的部位、长度及外形,做成不同规格及塑形的薄板,是外固定的主要用具。夹板的性能要具备以下特点。

(1) 可塑性:根据肢体外形可塑性,以适应肢体生理性弯曲和弧度。

(2) 韧性:要有足够的支持力,能承受肢体的张力而不变形、不折断。

(3) 弹性:能适应肢体肌肉收缩和舒张时所产生的压力变化,保持持续固定复位作用。

(4) 吸附性和通透性:有利于肢体表面散热,避免发生皮炎和毛囊炎。

(5) X线穿透性:能被X线穿透,便于及时检查。

2. 压垫 又叫固定垫,可使夹板的固定力集中放大,产生压力或杠杆力,作用于骨折断端可起到固定和复位作用。其形状必须与肢体外形相吻合,以维持压力平衡。压垫的放置必须准确,否则会起相反作用,加大骨折端移位。压垫必须质地柔软,有一定弹性和韧性,能吸水,可散热,对皮肤无刺激。可用绷带、棉絮或毛毡等材料制作。常用的压垫有以下几种。

(1) 平垫:适用于肢体平坦部位,多用于四肢骨干骨折。呈方形或长方形,其宽度可稍宽于该侧夹板,以增加与肢体的接触面;其长度根据部位而定,一般4~8cm;其厚度根据局部软组织厚薄而定,为1.5~4cm。

(2) 塔形垫:适用于肢体关节凹陷处,如肘、踝关节处。做成中间厚、两头薄,状如塔形。

(3) 梯形垫:适用于肢体斜坡处,如肘后、足踝部。做成一边厚、一边薄,状如阶梯状。

(4) 高低垫:适用于锁骨骨折或复位后固定不稳的尺桡骨骨折。做成一头厚一头薄的形状。

(5) 抱骨垫:适用于髌骨骨折。可用毛毡剪成半月状压垫。

（6）葫芦垫：适用于桡骨头骨折与脱位。做成两头大、中间小,状如葫芦。

（7）横垫：适用于桡骨远端骨折。一般为长6~7cm、宽1.5~2cm、厚0.3~0.5cm的长条形,厚薄一致。

（8）合骨垫：适用于下尺桡关节分离。中间薄、两头厚。

（9）分骨垫：适用于尺桡骨骨折,掌、跖骨骨折。可以铅丝为中心,外用棉花或绷带卷成,形如烟卷状,置于两骨间隙的掌、背侧。

（10）大头垫：适用于肱骨外科颈骨折。可用棉垫或绒毡包扎于夹板的一头,做成蘑菇状。

（二）作用机制

1. **扎带、夹板、压垫的外部作用力** 其外固定作用力来源于扎带的约束力,通过夹板、压垫和软组织传导到骨折断端,以对抗骨折发生侧方、成角移位,配合持续骨牵引能防止骨折端发生重叠移位。

2. **肌肉收缩的内在动力**

（1）夹板固定只固定骨折的局部和一个关节,一般不超过上下关节,这样既有利于关节屈伸及早期进行功能活动,又不妨碍肌肉纵向收缩活动,使两骨折断端产生纵向挤压力,加强骨折断端紧密接触,增加稳定性。

（2）由于肌肉收缩时肢体的周径增大,可对压垫、夹板产生一定的张力,这样骨折断端亦承受了由夹板、压垫产生的同样大小的反作用力,从而加强了骨折断端的稳定性,并起到了矫正骨折断端残余移位的作用。

3. **伤肢置于与移位倾向相反的位置** 骨折的移位,是由暴力作用方向、肌肉牵拉和远端肢体的重力等因素引起,即使骨折复位后,这种移位倾向仍然存在。因此,应将肢体置于逆损伤机制方向的位置,防止骨折再移位。

4. 夹板固定通过以下3个方面达到其治疗目的。

（1）以力量相等、方向相反的外固定力,来抵消骨折移位的倾向力。

（2）以外固定装置的杠杆作用来协调肢体内部的平衡。

（3）通过外固定装置,把肌肉收缩活动使骨折移位的消极因素转变为维持固定、矫正残余畸形的积极因素。

（三）适应证与禁忌证

1. **适应证**

（1）四肢闭合性骨折经手法整复成功者。股骨干骨折因肌肉发达、收缩力大,需配合持续牵引。

（2）关节内及近关节内骨折经手法整复成功者。

（3）四肢开放性骨折,创面小或经处理闭合伤口者。

（4）陈旧性四肢骨折运用手法整复者。

2. **禁忌证**

（1）较严重的开放性骨折。

（2）难以整复的关节内骨折和难以固定的骨折,如髌骨、股骨颈、骨盆骨折等。

（3）肿胀严重伴有水疱者。

（4）伤肢远端脉搏微弱,末梢血运较差或伴有血管损伤者。

（四）固定方法

1. **选用合适的夹板和压垫** 夹板有不同的种类和型号,使用时,应根据骨折的部位、类型,按照患者肢体的长短、粗细,选用适合的夹板和压垫。

2. **外敷药物** 骨折复位后,两助手仍需把持肢体,以防骨折端再移位,术者将事先准备好的消肿止痛药膏敷在骨折部,外用绷带缠绕1~2圈,或以棉垫包裹患肢后用绷带缠绕固定,以防皮肤压伤,若皮肤有擦伤或已形成水疱,应在消毒后用消毒针头放空水疱,外敷地榆膏。

3. **放置压垫** 将做好的压垫准确地放在肢体的适当部位,用胶布固定在绷带外面。

4. **安放夹板** 根据各部骨折的具体要求,按照先前后、两侧的顺序放置夹板。

5. **捆绑扎带** 最后,术者用3~4条扎带按中间、远端、近端的顺序依次绕夹板外面缠绑2圈后扎紧,并检查松紧度。除简单包扎法外,临床常用续增包扎法,其优点是夹板不易移动,肢体受压均匀,固定较为牢靠。固定时放置固定垫后先放置2块起主要作用的夹板,以绷带包扎2周,再放置其他夹板,亦用绷带包扎,最后绑缚扎带3~4条。

（五）常用的几种固定形式

1. **局部外固定** 适用于四肢骨干骨折,如肱骨干骨折,桡骨干、尺骨干骨折,桡骨远端骨折,胫腓骨干骨折。

2. **超关节夹板固定** 适用于关节内或关

节附近骨折，如肱骨外科颈骨折、肱骨髁上骨折、股骨髁上骨折、胫骨近端骨折、踝部骨折等。

3. **持续骨牵引配合夹板固定** 适用于骨折部软组织丰富、肌肉拉力强的股骨干骨折，不稳定的胫腓骨骨干骨折等。

4. **其他** 活动夹板弹性抱膝带或抱膝环固定，适用于髌骨骨折；木板分骨垫固定，适用于掌、跖骨骨折；小竹片或小木板或铝板固定，适用于指、趾骨骨折等。

（六）注意事项

1. 抬高患肢，以利肢体肿胀消退。

2. 观察患肢的血运，特别在固定后3天内更应注意观察肢端皮肤色泽、温度、感觉、肿胀、动脉搏动及被动活动情况。如发现肢端肿胀、疼痛、发凉、麻木、活动障碍和脉搏减弱或消失等，应及时处理，不要误认为是骨折引起的疼痛，否则，肢体有发生缺血性肌挛缩，甚至坏疽的危险。

3. 调整扎带的松紧度。一般在固定后4天内，因复位的继发性损伤、部分浅静脉回流受阻、局部损伤性反应等，夹板内压力有上升趋势，应将布带及时放松一些；以后随着肿胀消退，夹板内压力日趋下降，扎带会变松，应及时调整，保持1cm左右的正常移动度。2周后夹板内压力趋向平稳。

4. 定期做X线检查，了解骨折是否再移位。特别在固定后2周内要勤于复查，如再发生移位，应及时重新复位和固定。

5. 若在压垫骨突起处出现固定性疼痛时，应立即拆开夹板进行检查，以防发生压迫性溃疡。

6. 固定后及时指导患者进行正确的功能锻炼，并告知注意事项，取得患者的合作。

要点二 石膏固定

（一）石膏绷带固定的优点

本法塑形好，固定坚强可靠，便于护理和搬动，不需要经常更换或调整等，至今仍是临床中一种良好的外固定方法。

（二）石膏绷带的用法

1. 使用时将石膏绷带卷平放在30~40℃温水桶内，待气泡出尽后取出，以手握其两端，挤去多余水分，即可使用。

2. 凝固的时间随温度和石膏的纯度而异，在30~40℃温水中，10~20分钟即凝固，所以石膏在水中不可浸泡过久，或从水中取出后放置时间过长。

3. 石膏干燥一般需要24~72小时。

4. 为了保护骨突部的皮肤和局部软组织，在坚硬的石膏壳里面必须放些衬垫，防止受压致伤。包扎石膏前必须放好衬垫，常用的衬垫有棉花、棉垫、毛巾等。

5. 根据衬垫的多少，可分为有衬垫石膏和无衬垫石膏。

（1）有衬垫石膏衬垫较多，即将整个肢体先用衬垫自上而下全部包好，然后外面包石膏绷带，患者感觉也较为舒适，但固定效果略差，多用在骨与关节术后及骨折手法复位后，估计有可能发生肢体肿胀较严重者。

（2）无衬垫石膏并非完全无衬垫，只是在骨突处放置衬垫，其他部位可不放，固定效果较好，多用于骨折早期手法复位后，估计伤肢不致发生严重肿胀者。

6. 石膏绷带直接与皮肤接触，比较贴附切实，也较轻便，但骨折后因肢体肿胀，容易影响血液循环或压伤皮肤。

（三）临床应用

石膏固定是通过其可塑性、固定可靠、不常更换的特点，达到固定伤肢、维持伤肢于特定位置、获得休息、避免损伤、支持肢体的作用，在骨伤科临床有广泛的用途。

1. **骨折与脱位的固定** 可作为紧急固定，防止增加新的损伤；用于复位后维持固定，防止再移位，保持稳定，促进愈合。

2. **骨与关节结核的固定** 可使病变部位受力减轻，保持功能位，促进痊愈。

3. **骨与关节炎症的固定** 可保护骨与关节，减轻炎症对关节的破坏。

4. **矫形手术后的应用** 如截骨术，关节固定术，成形术，植骨术，肌腱、神经及血管吻合术，骨髓炎的碟形手术等术后采用，可维持伤肢在有利于愈合或修复的位置，保障愈合。

5. **畸形的矫正和预防** 楔形切除部分石膏，或于石膏管型上加用器械，持续牵拉，以纠正关节挛缩，或加用撑开器以纠正各种畸形；先天性畸形，如畸形足、先天性髋脱位等手法矫形后的固定；脊髓灰质炎后遗症瘫痪导致畸形的预防等。

（四）常用石膏类型

1. **石膏托** 将石膏绷带按需要长度折叠

成石膏条,即石膏托。一般上肢石膏托需用石膏绷带12~14层,下肢石膏托需用石膏绷带14~16层。石膏托的宽度一般以能包围肢体周径的2/3左右为宜。将做好的石膏条叠好放入水桶中,直至没有气泡,完全浸透,取出轻挤两端,放在石膏台上铺开抹平后,加衬垫置于伤肢的背侧或后侧,用湿绷带卷包缠两层固定,再继续用干绷带卷包缠即可。

2. **石膏夹** 按照做石膏托的方法制作石膏条,将两条石膏条带加衬垫分别置于被固定肢体的伸侧及屈侧,先用湿绷带包缠两层固定,再用干绷带继续包缠而成。

3. **石膏管型** 指用石膏绷带和石膏夹结合包缠固定肢体的方法,即在石膏夹板的基础上改纱布绷带为石膏绷带缠绕固定,使前后石膏条成为一个整体。适用于四肢不稳定性骨折整复后的固定等,常用的有前臂石膏管型、上肢石膏管型、小腿石膏管型和下肢石膏管型。

4. **躯干石膏** 指采用石膏条带与石膏绷带相结合包缠固定躯干的方法。常用的躯干石膏有头胸石膏、颈胸石膏、石膏围领、肩"人"字石膏、石膏背心、石膏围腰及髋"人"字石膏等。

5. **其他类型** 根据伤情或病情的需要,制成各种类型的石膏以达到外固定目的,如蛙式石膏、"U"形石膏等。

(五)固定方法

1. **术前准备** 石膏绷带浸泡水中10~15分钟后即开始凝结,因此,术前应做好准备工作,以免延误时间,影响固定效果。

(1)材料准备:石膏台应收拾整齐干净,需用多少石膏绷带要预先估计好,拣出放在托盘内,用桶或盆盛40℃左右温水备用,其他用具如石膏剪、石膏刀、剪刀、衬垫、绷带、胶布及有色铅笔等准备齐全,在固定的地方排放整齐,以方便使用。

(2)患者肢体准备:将拟固定肢体用肥皂清洗干净,有伤口者应清洁换药,摆好伤肢关节功能位或特殊体位,并由专人扶持或置于石膏牵引架上。

(3)人员分工:石膏固定是一个集体操作过程,要有明确的分工,还要密切配合。大型石膏固定包扎要一人负责体位,一人制作石膏条并浸泡石膏,一人或两人包缠及抹制石膏。一般包扎石膏人数多少根据固定部位石膏大小情况而定。

2. **制作石膏条带** 根据不同需要用石膏绷带来回反复折叠成不同长度、宽度和厚度的石膏条带,叠好后放入已准备好的温水中浸泡,待气泡冒尽后取出,两手握住其两端,轻轻对挤,除去多余水分后,铺开抹平即可使用。

3. **制作石膏衬垫** 石膏固定前,应在石膏固定部位根据需要制作相应的石膏衬垫,或在骨骼隆起部、关节部垫以棉垫,以免影响血运或致皮肤受压坏死形成压迫性溃疡。

4. **石膏包扎手法**

(1)由于部位不同,一般于固定部位由上向下或由下向上缠绕,且以滚动方式进行,松紧要适度,每一圈石膏绷带应盖住前一圈绷带的1/2或1/3。

(2)由于肢体粗细不等,当需要向上或向下移动绷带时,要提起绷带的松弛部并向肢体的后方折叠,切不可翻转绷带。

(3)操作要迅速、敏捷、准确,两手要互相配合,即用一手缠绕石膏绷带,另一手同时朝相反方向抹平,然后将石膏绷带表面抹光,使每层石膏紧密贴合,以增强其坚固性,并按肢体的外形或骨折复位的要求加以塑形和修剪。因石膏易于成形,必须在成形前数分钟内完成。

(4)石膏包扎完毕在没有凝固以前,应由助手用手掌而不能用手指托扶患肢在功能位或特殊位置,否则会使初步凝固的石膏断裂,或在关节的屈侧产生皱褶,引起皮肤压伤。最后用色笔在石膏显著位置标记诊断及日期。有创面者应将创面的位置标明,以备开窗。

(六)范围和时间

1. 石膏固定虽然应用方便,固定作用牢靠,但多需固定邻近关节,限制了关节运动,长时间固定可引起关节僵硬、肌肉萎缩,甚至严重的功能障碍。

2. 固定时间太短、范围不够会影响效果,过早拆除石膏会发生骨折移位或影响骨折愈合。

(七)并发症

1. **缺血性肌挛缩及坏疽** 石膏固定过紧,影响静脉回流和动脉供血,使肢体严重缺血,导致肌肉坏死、挛缩,甚至肢体坏疽。因神经受压和缺血可造成神经损伤,进而发生肢体感觉和运动障碍。因而固定松紧应适当,术后应严密观察,及时处理。

2. **压迫性溃疡** 多因石膏凹凸不平或关

节处塑形不良压迫所致。一般患者表现为持续性局部疼痛不适，以致石膏局部有臭味及分泌物，应及时开窗检查进行处理。

3. **化脓性皮炎**　因固定部位皮肤不清洁，有擦伤及软组织严重挫伤形成水疱，破溃后可形成化脓性皮炎，应及时开窗处理，以免影响治疗。

4. **坠积性肺炎**　躯干石膏固定或合并上呼吸道感染，长期卧床而未能及时活动，导致坠积性肺炎。因而，应加强固定部位的功能锻炼和护理，积极应用抗生素以预防感染。

5. **失用性肌萎缩、关节僵直、骨质疏松和肾结石**　石膏固定后，固定关节失于功能锻炼，易发生失用性肌萎缩、关节僵直和骨质疏松。骨骼发生失用性脱钙，大量钙进入血流，从肾脏排出，易导致肾结石。因此，应嘱患者多饮水和翻身，加强功能锻炼，以防止并发症的出现。

（八）注意事项

1. 维持石膏固定的位置至石膏完全凝固。为了加速石膏的干固，可用电吹风机或其他办法烘干。

2. 在石膏未干以前搬动运送患者时，避免折断石膏或使石膏变形，常用手托起石膏，忌用手指捏压。

3. 患者回病房后，必须用软枕垫好，应抬高患肢，防止肿胀，石膏干后即开始未固定关节的功能锻炼。

4. 要密切观察肢体远端血运、感觉和运动情况，如有剧痛、麻木或血液循环障碍等不适情况，应及时将石膏纵行全层剖开松解，继续观察伤肢远端血液循环情况；若伤肢远端血液循环仍有障碍，应立即拆除石膏完全松解，紧急处理伤肢血运障碍。

5. 肢体肿胀消退后，如石膏固定过松，失去固定作用时，应及时更换石膏。

6. 注意保持石膏的清洁，勿被尿、便或食物浸湿污染，影响固定效果。

7. 注意冷暖变化，天冷时，要注意石膏固定部位保暖，以防因受冷致伤肢远端肿胀；天热时，对包扎大型石膏固定的患者，要注意通风，防止中暑。

（九）石膏的修整

石膏固定完毕，必须进行适当的修整和其他必要的处理，以求舒适合用，且能满足需要。

1. **修整**　石膏绷带包扎后，需切去多余部分，充分露出不包括在固定范围内的关节，以不妨碍功能锻炼为宜，并应将石膏边缘修齐，以免损伤皮肤。修整时最好以石膏刀为主，操作宜小心，刀刃由石膏内向外切取，以免伤及患者及医者，衬垫的边缘需反转向外，以石膏绷带盖住。

2. **分开**　使用石膏后，一般不需要分开；然而在管形石膏发现有循环或神经障碍时，或为便于恢复期中X线检查，或需理疗等，可考虑将石膏分开，待循环恢复，或理疗完毕，再行盖合。分开方法一般有两种，一为正中切开，一为侧面分开。后者可将整个石膏劈为前后两半，便于再用，较为节省及便利。正中切开亦有用作术后常规，以防循环障碍发生。

3. **开窗**　石膏管型固定时，为便于继续更换敷料或拆除缝线，或妨碍石膏背心内的胸腹部、颈部的呼吸和饮食动作，或形成压疮时，均应开窗。开窗可于石膏干固前或干固以后进行，若为解除局部压迫而开窗时，则应在开窗后，以棉垫或其他衬垫填塞开窗处，另以石膏绷带缠绕修补，否则将会使局部软组织膨出，引起开窗性肿胀，发生组织坏死或压疮。

4. **楔形修整**　骨折经固定后，仍有成角畸形，或为纠正关节挛缩，可做楔形切除石膏处理，不必重换石膏。其法可用刀在石膏管型上需纠正角度处做楔形切除，然后加压矫正畸形，再以石膏绷带固定于所需要的位置。

5. **拆除**　石膏的拆除可用石膏剪由石膏绷带的近心端剪开达关节部；由于壳内缝隙较小，可改用石膏刀，在预定切线上，滴少量水将石膏润湿，用钩形石膏刀切割。为了避免切伤皮肤，可用金属片垫于石膏与皮肤之间。拆除时，可用撑开器将石膏壳撑开。

要点三　支具

支具是用来矫正畸形或维持已矫正的畸形，在一定时间内给肢体以支撑的工具，是骨伤科临床常用的治疗措施，其最基本的功能是控制肢体某些部位的活动。一个理想的支具，不仅能控制异常或不合理的运动，还能允许正常活动以发挥肢体功能。支具的合理选择基于对需要矫正的肢体某部位生物力学缺陷的正确判断。

（一）支具的作用

1. **保护作用**　如在骨折治疗期间骨折愈

合的后期,不需要坚强外固定时,可佩戴支具保护。

2. **支撑作用** 应用支具的生物力学原理纠正柔软的畸形,如用支具矫正马蹄内翻足。

3. **增加肢体的功能** 如对脊髓损伤和神经损伤的患者,使用支具可增加膝关节在站立时的稳定性。

（二）支具的分类

1. **固定性支具** 只有固定作用。
2. **动力性支具** 允许有限的活动。
3. **功能性支具** 可代偿已麻痹的肌肉功能,活动关节。

（三）支具的应用

1. **脊柱支具**

（1）颈椎：用于颈椎的支具有围领式和后托式两种基本的类型。

（2）胸腰椎：胸腰椎的支具有3种功能,即增加体腔内压力、减少躯干运动、改善骨骼的对线。

2. **上肢支具**

（1）肩、肘支具：主要起到保护和固定作用。

（2）手、腕支具：属于动力性支具,主要用来增加运动的动力,也有部分固定和矫正作用。临床分为功能性固定夹板和矫正夹板,一般用于部分性瘫痪的患者,助其完成日常生活活动。固定夹板包括上翘夹板、近指间关节及指间夹板；矫正夹板包括正向指间关节屈曲器、反向指间关节屈曲器及可调试腕支具等。

3. **下肢支具**

（1）特殊鞋：主要起到矫形和保护作用。

（2）矫形鞋：指有特殊鞋跟（SACH、Thomas鞋跟）及鞋底（楔形、横条形）的鞋。

（3）鞋垫：可以改善足跖侧压力分布,有多种制作材料,且有多种形式。

（4）踝-足支具：可以控制足、踝关节的对线和运动,常用于踝背屈肌无力、内、外侧不稳及踝关节疼痛的患者。

（5）膝-踝-足支具：是从大腿到足的支具,常用于膝关节不稳和膝反张的患者,也可用于股骨和胫骨需支撑的患者。

（6）膝关节支具：用于髌骨病变的支具,可用来帮助控制膝关节活动时的髌骨运动轨迹。髌下固定带环形固定于髌下膝关节来稳定髌腱。踝上膝关节支具可以限制膝关节过伸,侧方稳定可通过标准的膝关节支具的支条完成。许多膝关节支具可以用来保护成角及旋转稳定性。

4. **助行器** 包括步行器、拐杖、手杖及轮椅等,对某些骨伤科疾病也有辅助治疗作用。

要点四 外固定器固定

（一）概述

外固定器固定是指将骨圆针或螺丝钉钻入骨折两断端后,在皮外固定于外固定架上,利用物理调节使骨折两断端达到良好对位和固定的方法,又称外固定架固定。

（二）目前国内外应用外固定器治疗骨折的特点

1. 在用针上是多针（4枚以上）、粗针。
2. 在结构上是以在肢体一侧逐渐过渡到穿通肢体的框架式,进而发展为立体交叉穿针来加强其稳定性。
3. 由于骨外固定架的改进和技术的提高,较广泛地应用于开放性骨折、多发性骨折、骨不连的治疗及肢体短缩的骨骺延长等,均收到显著效果。

（三）类型与特点

1. **单边架** 是最简单的外固定架。

（1）在骨折的一侧上、下端各穿一组钢针,穿过两侧骨皮质,但不穿越对侧的软组织。

（2）主要的优点在于对组织损伤小,特别是不会损伤对侧的神经、血管,因为它的进针止于对侧的骨皮质,这一点是其他形式的固定架所不及的。

（3）操作方便,进针方向要求不高,结构简单,针可以非平行进入。

（4）从力学观点看,这种非平行针的固定较平行针更稳定,这也是其他固定架所不及的。

（5）其缺点是抗旋转及抗前屈后伸之力不足。

2. **双边架** 是单平面全针外固定架。

（1）两组钢针穿过骨干及对侧软组织,肢体两侧外露钢针,通过连接杆加以固定。

（2）其特点是较单边架更为牢固,但仍有抗旋转及抗前屈后伸之力不足的缺点。

（3）双边架对进针要求高,必须平行进针,稍有偏斜,就会造成对侧穿出针固定的困难。

3. **半环、全环与三角式外固定架** 都属多平面外固定架。

（1）是多平面穿针,属于较稳定的一种。

（2）不会发生旋转与成角畸形,但结构复杂,安装较繁琐,体积也较大,因其连杆与针数较多,固定过于牢固,产生过大的应力遮挡效应,可能影响骨折愈合。

4. **平衡固定牵引架** 属于单针双边外固定架。

（1）是把单根斯氏针穿过股骨髁上,在大腿根部套一固定环,内外侧连接伸缩杆,治疗股骨干骨折。

（2）特点是稳定性差,常需配合小夹板固定。

（四）使用方法

1. 基本要求

（1）严格无菌操作,预防针孔感染。由于针尾露在皮外,固定时间较长,如有不慎就会导致严重感染,造成治疗失败。

（2）要熟悉局部的解剖位置,避免损伤大血管与神经。

（3）正确选择穿针部位,既不能靠近骨折端,又不能远离骨折端,后者固定力不足。对开放骨折,进针处应尽量偏离创面。

（4）穿针最好用骨钻。不能用锤击,以防止骨干劈裂;也不要用快速的电钻,否则易造成组织的坏死,对肌肉丰厚的部位损伤更大。

（5）骨针粗细要适当。

2. 操作方法

（1）常规消毒皮肤,铺无菌巾。

（2）进针处用局部麻醉,并做与肢体纵轴平行的 0.5cm 切口,深及筋膜下,这样避免针对皮肤造成压迫坏死。

（3）穿刺应经过骨干的中间部,否则将使针经过骨皮质,给钻孔造成困难,即使针已进入,针在骨端的作用力不均匀,可影响加压和稳定。

（4）穿针时应根据不同外固定架对针之角度和方向的要求使针穿过肢体,以便较为容易地与外固定架连接起来,最好是在选择固定架时选用连杆上有活动关节的针固定夹,各针就不一定要求平行,穿针就方便。

（5）各部穿针:胫腓骨骨折应在胫骨上穿针,针由内向外。股骨以穿半针为好,即针穿出对侧皮质后,不要再穿出软组织,这样损伤重要组织的可能性就小,若需全针固定,应注意避免损伤股骨内侧的动、静脉和神经。

（五）骨外固定架的适应证

1. 严重的开放性骨折伴广泛的软组织损伤或合并感染者,应用骨外固定架能使骨折得到固定,同时便于对软组织损伤进行修复、创面换药、引流和控制感染等处理。

2. 四肢各种不稳定性新鲜骨折和软组织损伤、肿胀严重的骨折。

3. 骨折延迟愈合或不愈合,外固定架可以使骨折端得到较好的制动,又可在骨折断端产生加压作用,使断端紧密接触,有利于骨折愈合。

4. 下肢短缩需要延长者,外固定架不仅有加压的作用,还具有延长、牵开的作用,利用这一特点可以使肢体延长。

5. 多发性骨折或骨折后需要多次搬动的患者。

6. 关节融合术、畸形矫正术后均可用外固定器加压固定,可使关节融合速度更快。

（六）注意事项

1. 每天应检查钢针在固定处有无松动。松动的钢针易于滑出,也没有加压与牵拉作用。

2. 经常检查并保护好针孔,用酒精纱布包扎,以防止感染。

3. 早日下地做负重或不负重行走。要根据骨折和固定情况决定,并开始关节活动锻炼。

4. 若已有感染,先不要急于拔针,应先扩大针孔引流,加大抗生素剂量。为了预防感染,在穿针 1 周内,应酌情使用抗生素。

要点五 内固定

（一）概述

内固定是在骨折复位后,通过置入金属固定物来维持复位的一种方法。

临床有两种置入方法:一是切开复位后置入;二是闭合复位后,在电视 X 线机监视下置入。

（二）材料与性能

目前常用的不锈钢材料有镍钼不锈钢、钴合金钢、钛合金钢、钴铬钼合金钢等,后两种材料较好。所选材料应具有以下要求。

1. 足够的力学强度和抗疲劳性能。

2. 极好的组织相容性,与人体组织相容,抗酸抗碱,在生物环境中不起电解作用,亦无磁性,不因长期使用而发生疲劳性断裂。

3. 必须无毒,无致癌性与过敏反应。

（三）器材与应用

根据手术部位、骨折类型和内固定术式的不同，需要相应的内固定器材。常用的有螺丝钉、接骨板、髓内针、不锈钢丝、骨圆针、空心钉以及脊柱前后路内固定器材等。手术所用的特殊器械也需要准备，如电钻、螺丝刀、固定器、持钉器、测钉针、持骨器、骨撬等。

1. **螺丝钉** 可以单独使用，也可与接骨板一同使用。一般分普通螺丝钉和加压螺丝钉两种。少数骨折单独应用螺丝钉就能达到较稳定的固定，如内踝骨折、肱骨内髁骨折、股骨颈骨折、下胫腓关节分离等。在骨干，只有长斜形和螺旋形骨折可用2~3枚螺丝钉固定，而横形和短斜形骨折需配合接骨板固定。

2. **接骨板** 需与螺丝钉联合使用。

（1）普通接骨板：多由钛合金、钴基合金或不锈钢制成，一般为直板、圆孔式，使用目的仅将骨折固定，无加压作用，其长度有8孔、6孔、4孔等不同规格。固定骨干骨折时，应选其长度大于所固定骨干直径4~5倍的接骨板。如金属板过短，则固定不牢，常导致固定失败。

（2）加压接骨板：多由较高强度的钛基合金和钴基合金制成，其形式和普通接骨板基本相同，仅在一端的洞壁上有一可供加压器钩住的孔洞。使用时，先用螺丝钉将接骨板固定于一侧骨折段上，再将加压器固定于另一骨折段上，钩住接骨板，拧紧加压器，使骨折断端紧紧压缩后，再拧上螺丝钉固定接骨板，使断端之间维持压缩力。

（3）动力型加压接骨板：这种自动加压接骨板主要依靠改变它的螺丝钉孔和螺丝钉帽的形状，利用螺丝钉帽下的斜面和接骨板钉孔的"错配"关系，使其在螺丝钉旋入过程中自动产生压缩力。这种自身加压作用，可使骨折间隙缩小2~3mm，并且可以不用加压器，手术切口也较带加压器之接骨板之切口小得多，是目前比较常用的一种接骨板。

3. **髓内针** 是用金属长针在髓腔内固定管状骨干骨折的一种方法。髓内针需有足够强度，在长期使用中不弯曲、不折断。如器材选择合适，操作方法正确，可牢固地固定骨折，维持对位，术后可不用外固定，早日进行功能锻炼，从而促进骨折愈合，早日恢复伤肢功能，避免长期外固定所引起的并发症。

4. **不锈钢丝** 临床上髌骨、尺骨鹰嘴、股骨大转子等处骨折可用钢丝行张力带固定，也与克氏针联合应用。应用张力带原则是使造成骨折片分离的力转变为骨折端的压缩力，有利于早期愈合，允许较早地进行关节功能锻炼。对粉碎性长骨干骨折，在髓内针固定后，也可用钢丝捆扎较大的骨片。

5. **骨圆针** 有粗细长短很多规格。细的针可以作掌骨、指骨以及髁部骨折的固定；粗的针可作股骨颈骨折、肱骨颈骨折及骨牵引用。一般直径小于1.5mm的骨圆针称为克氏针，大于此者称为斯氏针。其他内固定器材可根据骨折部位、类型、术式及临床需要的不同分别选择。

（四）内固定的优点

1. 可以比较牢固地维持骨折已整复的位置，无菌技术的发展极大减少了手术感染的机会。

2. 器材的改进使得更多的骨折可以在术后完全避免外固定，提供了早期活动的条件。

（五）手术内固定的适应证

1. 骨折经手法复位与外固定未能达到功能复位的标准，而影响肢体功能者。

2. 有移位的关节内骨折，手法整复难以达到满意的复位，日后会影响关节功能，易发生创伤性关节炎者。

3. 有严重移位的骨骺分离的骨折，如不能正确复位、牢固固定，易发生不愈合、畸形愈合以及骨骺发育停止。

4. 严重移位的撕脱性骨折，用闭合方法难以复位和维持复位的骨折，如髌骨、尺骨鹰嘴、肱骨大结节等处骨折。

5. 骨不连接或骨折畸形愈合造成功能障碍者。

6. 断肢/指再植术时，需先行固定骨折，以利于血管、神经的吻合。

7. 多发骨折和同一肢体多处骨折，可采用内固定，既可消除各损伤在治疗上的相互干扰，又便于护理、预防严重并发症和患者早期活动。

8. 其他骨折

（1）病理性骨折，切开复位内固定有利于对原发病灶的治疗。

（2）合并颅脑损伤，不能耐受石膏固定或牵引治疗不合作的骨折，为便于护理，应行内固定治疗。

（3）不适于长期卧床的患者，可行内固定

以便早期离床活动,减少并发症的发生。

（4）闭合治疗效果较差的股骨颈骨折等,可行内固定治疗。

细目五　手　术

要点一　清创术

（一）概述

清创术是处理新鲜污染创口的一种手术方法。及时而完善的清创术,是预防感染和成功地修复组织的基础。凡新鲜污染创口,均应早期予以彻底清创,以减少创口感染的机会,促进伤口顺利愈合。

（二）清创的目的

通过止血,清除污染及异物,切除失去活力的组织,修复损伤的组织和器官,防止感染,使伤口顺利愈合。

（三）适应证

清创术适用于急性开放性损伤。对急性开放性损伤应争取在伤后6~8小时内尽快做好清创。

（四）注意事项

1. 术前应先用肥皂水、双氧水和生理盐水冲洗,清除伤口周围皮肤的污垢,常规消毒后方可用生理盐水冲洗伤口,彻底清除血凝块、残留组织和异物,并进一步止血。

2. 扩创时应按组织层次有序地进行。即按照由浅及深,从皮肤、皮下组织、筋膜、肌肉、骨骼等层次有序地进行清创,这样才不致遗漏。

3. 对挫伤皮肤边缘苍白又不出血的可切除1~2mm,但不宜切除过多。手掌及手指掌面的皮肤应尽量保留。

4. 怀疑被污染的皮下脂肪应切除。

5. 对挫伤严重、无活力的肌肉应予以切除。注意手部功能精巧,对每条肌肉都应尽量保留。

6. 对神经、肌肉的断裂,彻底清创后应尽量缝合;如创口污染严重,可先用黑丝线将神经两端按原位置悬缝在一起,待伤口愈合后再行二期缝合。

7. 对无碍于肢体血液供应的小血管破裂可予以结扎,主要的血管破裂应修补或吻合,有缺损时可做自体静脉移植。

8. 对受伤严重的关节囊可切除,但清创完毕后应关闭关节腔。若关节囊丧失过多,可利用邻近的软组织拼凑缝合,设法关闭关节腔,引流物应放置于关节囊外。

9. 对污染严重的开放性骨折,应用骨刮匙清除髓腔污物,游离的小骨片可去除。

10. 污染不严重的创口,彻底清创后可做一期缝合。

要点二　骨移植术

（一）概述

骨移植术是利用患者自身健康骨（自体骨）或其他健康者的新鲜骨以及经合理保存的骨库骨（同种骨）移植于患者身体上需要植骨部位的手术,以促进骨折愈合。

（二）适应证

1. 骨折不愈合或延迟愈合。

2. 骨肿瘤切除或刮除术后和骨感染所造成的骨缺损。

3. 融合关节,用植骨方法加固关节,以达到关节稳固、消除症状及治疗疾病的目的。

4. 修补关节,用植骨方法加固关节,以防再脱位。如先天性髋关节脱位的髋臼造盖术等。

（三）注意事项

1. 凡身体上存在有感染病灶,需待炎症控制后方能进行植骨术。

2. 对开放性骨折,伤口有感染现象者,应待伤口完全愈合3~6个月后,再施行植骨手术。

3. 植骨面上的软组织、瘢痕及软骨必须彻底清除,并铲除最外层皮质骨,认真凿成粗糙面,以利植骨愈合。

4. 陈旧性骨折两断端的硬化骨应加以切除,使骨髓腔重新相通,断端靠拢,再行植骨。

5. 采用皮质骨板移植时,骨板应坚硬可靠,亦需同时植入足够数量的松质骨碎片,以利移植骨融合。

6. 术中应避免过多地剥离软组织及骨膜,以免影响血运,有碍植骨愈合。术后应用石膏绷带固定患肢,固定应充分可靠。

要点三 截骨术(切骨术)

(一)概述

截骨术是截断骨骼,改变力线,以矫正畸形而达到治疗目的的手术。

(二)方法和目的

截骨术有楔形截骨术、旋转截骨术和移位截骨术等。可以通过改变长骨干的角度、方位后重新对合以矫正成角、旋转畸形,通过进行骨延长或骨缩短矫正下肢不等长,进行移位截骨以改善下肢的负重力线和功能。

(三)适应证

1. 各种骨关节畸形,如肘关节内翻畸形,膝关节内、外翻畸形,髋关节的各种畸形和足部的各种畸形等,通过截骨术可予以矫正。

2. 髋关节及膝关节骨关节炎。骨关节炎患者有局部疼痛,通过截骨术可改变力线或关节接触面,同时可以改善髓腔内较高静脉压而达到减轻症状的目的。

3. 适用于某些延迟愈合或不愈合的患者,通过截骨术促进骨折愈合。如股骨颈骨折后,通过股骨粗隆部截骨,消除或减少骨折的剪力以促进愈合。

4. 适用于脱位、半脱位的不稳定关节,通过截骨矫正力线,加强关节的稳定性。

(四)注意事项

1. 行截骨术前,应根据X线片准确地测定截骨位置、方向和角度。操作时,应根据术前测定的截骨位置和角度,在骨面准确刻画出截骨线后,再行截骨。

2. 截骨位置应尽量选择在血液供给好、断面宽、容易愈合、含松质骨较多的部位(如干骺端),或选择在畸形最明显的部位。

3. 截骨面应平整,两端吻合密切,并采用有效可靠的内固定和外固定,或施行骨外固定器固定,使断端面有一定的压缩力,以促进骨愈合。

要点四 截肢术

(一)概述

经骨或关节将肢体远端切除的外科手术,称为截肢术,是当肢体遭受严重损害或破坏并危及生命时,为了保全患者生命、改善功能而采取的治疗措施。

(二)适应证

1. 肢体遭受严重的损伤,如无法修复的血管损伤,且伴有广泛的软组织碾挫伤。

2. 肢体有严重感染,危及患者的生命时,如严重的气性坏疽。

3. 不能治疗的残肢,尤其是伴有神经或血液循环障碍,以及肢体有明显的坏死者。

4. 肢体恶性肿瘤不宜行局部切除,用其他疗法医治无效者。

5. 肢体先天性畸形。

(三)注意事项

1. **标准截肢平面**

(1)上肢:上臂的标准平面自肱骨髁以上,尽可能保存上臂长度。最短的截肢平面为自肩峰下12~15cm或自腋前皱襞以下10cm。前臂的标准截肢平面为前臂远端1/4以上。手部截肢时应尽可能保护掌骨与拇指,第2及第3指经掌指关节截肢时可将掌骨头切除,第3和第5指经掌指关节截肢时应保留掌骨头,以免影响手的握力。

(2)下肢:大腿的标准截肢平面在股骨大转子下25~30cm,最短平面在股骨大转子下15cm或耻骨弓以下10cm。小腿的标准截肢平面在胫骨近端以下20cm或自膝后面皱襞以下15cm,腓骨应比胫骨短2.5cm。最短而又有用的残肢为膝后面皱襞以下7cm。

(3)踝及足部:Syme截肢术经两踝稍上的平面;Lisfrare截肢术经跗跖关节;跖趾关节离断术应保留跖骨,以便持重;Chopert截骨术经跗骨关节离断。

2. **皮瓣的设计** 根据截肢的部位和装义肢的条件,术前必须合理地设计皮瓣的长度和大小,使缝合的瘢痕在非负重部位以防止磨损、疼痛,并将所设计皮瓣形式,用亚甲蓝描绘在切肢部位的皮肤上。上肢适用前后等长皮瓣,切口瘢痕落在肢体残端的中部。手指和腕部截肢时,应保留掌侧长、背侧短肌的皮瓣,利用掌侧皮瓣遮盖断端,使瘢痕落在手背侧。下肢不宜把切口安排在残端的末端,故常用前长后短的皮瓣。足部的截肢,应尽量采用跖侧长的皮瓣,使瘢痕落在足部的背侧。

3. **残端缝合或敞开的选择** 根据病情和手术确定截肢后残端伤口缝合或敞开。一般对无菌切口,患肢无感染病灶和能够控制现有或潜伏感染者,采用残端缝合式截肢。当切口部位或患肢已有严重的感染和厌氧菌感染者,在截肢后不宜行断端伤口早期缝合,应暂时敞开,待炎症控制后行二期缝合。

4. **手术操作原则** 按皮瓣设计画线,全层切开皮肤直达筋膜下,在筋膜下层进行游离。在皮瓣收缩的平面,一组一组地将肌肉切断,对较大的血管应做双重结扎,再行切断,对神经首先用1%~2%利多卡因做神经干封闭,再轻轻游离,适当向远端牵引后,用锋利刀片快速切断,使近端自然回缩。缝合前可斜形切除部分肌肉,使残端呈圆锥状,并注意用肌肉包住骨端。

要点五 关节融合术

（一）概述

关节融合术又称关节固定术,是对一个已失去功能或将要失去功能的关节,用手术的方法使其在最大的功能位置上骨性强直,借此以求得解除关节疼痛,矫正关节畸形,以及改善患肢持重功能。

（二）适应证

1. 由于外伤、炎症、退行性改变等原因发生对应关节面不对称,关节面破坏,引起严重的关节功能障碍,或顽固性关节疼痛,经非手术疗法无效,又不适合施行其他手术来保留关节者。

2. 成人全关节结核,关节面严重破坏,估计不能保留关节功能,宜在行病灶清除术的同时施行关节融合术。

3. 因神经、肌肉病变而产生关节畸形或关节不稳定,固定局部关节可改善功能者,宜施行关节融合术。

4. 关节病变并有畸形,关节功能不能保留者,可行关节融合术,并同时矫正畸形。

5. 脊柱先天性或后天性畸形（如半椎体、脊柱侧弯）,为预防畸形发展,稳定脊柱,宜施行脊柱融合术,或施行矫形术后同时施行融合术。

（三）注意事项

1. 除一般择期手术的禁忌证外,有下列情况应禁忌手术:①邻近关节已有骨性强直者,不宜施行关节融合术;②在两侧肢体相同的关节中,一侧已有强直者,对侧不宜施行关节融合术;③年龄在12岁以下的儿童,为避免影响其生长发育,不宜施行关节融合术。

2. 炎性关节病变（如结核性、化脓性）,应在术前、术中和术后应用抗生素或抗结核药物,以控制感染或防止已静止的病变复发。

3. 如关节有软组织挛缩,术中畸形不易矫正,术前应先行牵引,尽量克服肌肉挛缩。

要点六 关节成形术

（一）概述

关节成形术是恢复关节活动及控制关节有关的肌肉、韧带及软组织功能的一种手术。

（二）适应证

1. 类风湿性关节炎造成多发性的关节强直,可对部分关节行关节成形术。

2. 创伤后造成骨缺血性坏死、塌陷、关节破坏、关节疼痛及活动障碍,可行关节成形术以改善功能及缓解症状。

3. 急性感染后,或创伤后合并感染造成骨性强直而病变已停止者。

（三）注意事项

1. 除一般择期手术的禁忌证外,有下列情况应禁忌手术:①因关节结核造成的关节强直,或有其他慢性感染存在者;②因创伤后有骨缺损或骨骺板损伤后生长障碍,造成肢体有明显缩短者;③关节周围软组织明显萎缩,或有明显的骨质异常者;④12岁以下儿童。

2. 在施行关节成形术时,必须尽可能保留周围的肌腱、韧带,以维持关节的稳定性。关节周围软组织的修复情况与关节成形术的结果有直接的关系。关节周围的肌肉、韧带如有挛缩,影响关节的活动范围时,可行肌腱延长或附着点移位。

3. 进行新的关节面再造时,无论是骨性强直或纤维性强直,关节切除时必须在直视下进行,以免造成新的骨折或粗糙面。切除的范围应在手法牵引下,关节能自由活动为度,决不能切除过度而成连枷关节。各部位的切除范围可有不同,同一个关节的切除范围也因情况不同而有所区别。对一个多关节强直的患者,切除的范围应比单关节者的切除范围大。

4. 关节内应置入间隔物。新形成的关节因其关节端均无软骨覆盖,术后极易再发生关节强直,因此必须置入间隔物。关节内置入的间隔物种类很多,如筋膜、皮肤、合金或尼龙等。随着人造物质性能的改善,使用人造物质作为间隔物的范围越来越广泛。

要点七 人工关节置换术

（一）概述

人工关节是用一些生物材料或非生物材料制成的关节假体，用以替代病变的关节结构，恢复关节功能。

目前，人工关节置换术是治疗关节强直、严重的骨关节炎、因外伤或肿瘤切除后形成关节骨端大块骨缺损等的一种有效方法。

用于制作人工关节的生物医学工程材料主要有金属材料（如钴铬钼合金）、高分子聚乙烯、陶瓷材料、炭质材料等。

（二）人工股骨头置换术的适应证

人工股骨头置换术具有使关节活动较好、可早期下地活动、减少老年患者长期卧床并发症等优点。但由于存在一定的并发症，所以应严格掌握手术适应证及禁忌证。具体适应证如下：

1. 65岁以上，髋臼无病变的股骨颈头下型骨折不愈合。

2. 各种原因所致股骨头无菌性坏死，髋臼完整者。

3. 股骨颈良性肿瘤。

4. 转移病所致股骨颈病理性骨折时，为了减轻患者痛苦也可行此置换术。

（三）人工股骨头置换术的注意事项

1. 人工股骨头置换术的创伤严重程度小于全髋关节置换，相对而言较为安全。但对不能耐受手术或有感染的患者仍为禁忌证。

2. 术前应备齐各种规格的假体，不能只备一个，以便选用合适的人工股骨头。

3. 术中安放假体时，应注意保持人工股骨头的前倾角。

4. 防止术后发生脱位的措施：选用合适的人工股骨头，清除髋臼内的骨块及软组织，缝合后关节囊。

5. 术后用小腿皮肤牵引，或皮套牵引，或"丁"字鞋制动，并置患肢于外展中立位2周，避免髋外旋动作。术后1周可在床上坐起，2周拆线，3周可扶拐下地活动。

要点八 关节镜技术

（一）概述

关节镜是应用于关节腔内部检查与治疗的一种内镜，借助它可以直接观察滑膜、软骨、半月板与韧带。它使医务人员可在直视下对关节内进行检查和各种手术操作，这不仅可为关节疾病诊治提供直观的信息，而且可在非开放性手术条件下进行关节内病变组织的切除和修复。

（二）优点

1. 切口小，可避免后期瘢痕引起刺激症状。

2. 属微创手术，痛苦小，术后反应少，患者易于接受。

3. 可在近乎生理环境下对关节内病变进行检查，提高了诊断能力。

4. 基本不影响关节周围肌肉结构，术后可早期进行功能锻炼，减少并发症。

5. 可施行以往开放性手术难以完成的手术，如半月板部分切除术等。

（三）应用范围

1. **用于诊断** 关节镜可用于检查关节腔内各种病变，对关节内各种组织结构的状况进行详细评估及记录，还可获取关节液或病变组织，在关节镜监视下进行活检取病理组织，做进一步的实验室检查和病理检查。

（1）非感染性关节炎的鉴别。

（2）判断膝关节半月板损伤的部位、程度和形态。

（3）观察膝关节交叉韧带及腘肌腱止点损伤情况。

（4）了解关节内软骨损害情况。

（5）分析慢性滑膜炎的病因。

（6）膝关节滑膜皱襞综合征及脂肪垫病变的诊断。

（7）检查肩袖破裂的部位、程度及肱二头肌腱粘连情况。

（8）关节滑膜活检。

2. **用于治疗**

（1）运动损伤：如膝关节撕裂半月板切除术或修补术、前交叉韧带修复重建术、滑膜皱襞切除术、关节内粘连松解术、胫骨平台或踝间嵴骨折修整术、肩袖清创术、肱二头肌粘连松解术等。

（2）关节滑膜病变：关节镜下治疗色素沉着绒毛结节性滑膜炎。

（3）退行性关节病：通过关节镜可磨削关节面，切除骨赘；摘除关节游离体及清除炎性介质。

(4)化脓性关节炎：在关节镜下行清理术，结合术后持续灌洗，是有效的治疗手段，有利于关节功能的恢复。

(5)关节骨折微创治疗：关节内骨折在关节镜下行内固定植入或取出。

要点九　脊柱内镜技术

脊柱内镜技术是通过冷光源镜头、纤维光导线、图像传输系统、屏幕显示系统进行的，其采用激光照明，将待查部位的图像转化为数字化光纤信号，图像通过光纤传送至仪器显示屏，使疾病病变点的图像得以贮存、再现。医生利用镜下手术工具在直视下切除病灶、修复组织。

(一)优点

1. 良好的照明效果和使用25°内镜为术者提供更宽广的视野和优秀的可视效果。

2. 手术时间短，恢复迅速，早期活动，并且减少术后护理费用。

3. 侵入性操作较少，保护周围的组织、椎管的稳定结构和硬膜外腔。

4. 更容易进行翻修手术。

5. 降低并发症的发生率，如减少硬膜损伤、出血、感染等。

6. 对于助手来说，显示器可以作为培训工具。

7. 患者易于接受。

(二)适应证

1. 游离型或非游离型腰椎间盘突出症，位置相对独立、固定。

2. 传统或全内镜下手术后复发的椎间盘突出症。

3. 外侧或中央型骨性和韧带引起的椎管狭窄。

4. 关节突关节囊肿。

5. 特殊适应证的椎间内植入物的植入，如髓核置换、椎间融合器。

6. 椎间清创和引流，如椎间隙感染或硬膜外脓肿。

(三)禁忌证

中央型腰椎间盘突出症，伴马尾神经损伤者应考虑传统的开放手术。

(四)操作方法

1. 局部麻醉，在C型臂X线机或CT监视引导下将极细的穿刺针插入椎间孔或者腰椎间盘，回抽无脑脊液，插入导丝达病灶。

2. 顺导丝插入直径1.4mm的一级空心扩展管达病灶，依次插入二、三级扩展管后置入操作通道管，置入纤维同轴内窥镜。

3. 在医用监视器下用髓核钳取出突出的髓核。

4. 应用双极射频消融髓核收缩纤维环。

5. 插入臭氧穿刺针，退出工作套管，注入臭氧，缝合切口。

(五)术后处理

术后绝对卧床3天，第4天开始可以下床活动，佩戴腰围6周。

细目六　物理疗法

要点一　作用

1. **消炎**　对肌肉、关节、皮肤、筋膜、韧带、神经等的急慢性炎症，物理疗法可以改善局部组织的血液循环，降低局部微小血管的渗透性，提高白细胞和巨噬细胞吞噬能力，从而促进局部病变组织从被动充血及淤血状态中逆转过来，变成血流通畅的主动充血，以消除组织水肿，促进血肿吸收，改善组织缺氧和营养状态，消除炎症反应。

2. **镇痛**　炎症刺激、缺血、代谢产物、致痛介质及精神因素等都可产生疼痛。不论是神经痛、肌肉痉挛性疼痛、肢体缺血性疼痛、炎症性疼痛等，都可以根据疼痛的部位和性质，选用合适的物理疗法，以提高痛阈，消除各种致痛原因，从而起到镇痛的作用。

3. **减少瘢痕和粘连的形成**　瘢痕组织是一种血液循环不良、结构不正常、神经分布错乱的修复性组织；粘连是因炎症渗出后组织纤维化而形成的病理性结缔组织。物理疗法通过减少胶原纤维的形成和玻璃样变性过程，减轻瘢痕组织水肿，改善局部组织血供和营养，从而减少瘢痕和粘连的形成。同时，也可缓解或消除瘢痕瘙痒、瘢痕疼痛等症状。

4. **避免或减轻并发症和后遗症**　因外伤、手术、瘫痪等导致关节制动以及关节炎症所致的关节功能障碍和肌肉萎缩,应用物理疗法可以镇痛和改善局部的血液循环,有利于肌肉得到较充分的活动和血液的濡养,可避免关节僵硬、肌肉萎缩等后遗症。

要点二　种类

（一）电疗法

本法包括直流电疗法、低频电疗法、中频电疗法和高频电疗法。

1. **直流电疗法**　是指应用方向恒定不变的电流来治疗疾病的方法。

（1）直流电作用于机体时,处于直流电场中的组织内可引起正负离子的定向移动、带电胶粒的电泳和水分子的电渗,因而引起组织兴奋性、细胞膜结构与通透性、酸碱度和组织含水量的变化。

（2）直流电疗法具有镇静、止痛、消炎、促进神经再生和骨折愈合、调整神经系统和内脏功能、提高肌张力等作用。

（3）利用直流电将药物离子导入人体以治疗疾病的方法,称直流电离子导入疗法。用这一疗法将中药导入损伤局部,是骨伤科常用的电疗方法之一。

2. **低频电疗法**　是指应用频率每秒低于1kHz 的各种波形的脉冲电流治疗疾病的方法。

（1）低频电疗法疗效确切,应用广泛,具有促进神经系统功能恢复、调整内脏器官的功能、镇痛、引起骨骼肌节律性收缩、防止失用性肌萎缩、训练肌肉做新的动作、改善局部血液循环的作用。

（2）临床应用的低频电疗法包括电刺激疗法、感应电疗法、间动电疗法等。

3. **中频电疗法**　是指应用频率为1~100kHz 的正弦电流治疗疾病的方法。

（1）中频电疗法的主要治疗作用为镇痛、促进局部血液循环与淋巴回流、锻炼骨骼肌与提高平滑肌紧张度、松解粘连和促进瘢痕组织的吸收。

（2）目前临床应用的中频电疗法包括等幅中频正弦电疗法、调制中频电疗法和干扰电疗法3种。

4. **高频电疗法**　是指应用频率100kHz 以上的高频电磁振荡电流治疗疾病的方法。

（1）高频电疗法包括长波疗法、中波疗法、短波疗法、超短波疗法、微波疗法、射频疗法等,其生理和治疗作用主要基于热效应和非热效应。

（2）热效应具有消炎作用、止痛作用;非热效应可使神经纤维再生加速,白细胞吞噬作用加强,急性炎症的发展受到控制并逐渐吸收消散。

（二）光疗法

凡是应用日光或人工光源治疗疾病的方法称为光疗法。现代应用的人工光源有可见光、红外线、紫外线和激光等。用于消炎、镇痛多选用红外线、紫外线。

1. 利用红外线治疗疾病的方法称为红外线疗法。

（1）红外线是不可见光线,红外线治疗的主要作用是温热效应,不过这种辐射热透入机体很浅表,不像高频电流所致热效应那样深。

（2）红外线治疗作用主要为改善局部血液循环、缓解肌肉痉挛和镇痛,适用于较浅表组织的慢性劳损、扭伤和炎症等。

（3）红外线还有使表层组织干燥的作用,对于渗出严重的伤口与溃疡,能使渗出物在表皮结成防护性痂膜,制止渗出。治疗时一般照射在裸露的局部,温度以患者感到舒适为佳。

2. 紫外线是一种光化学辐射线,为不可见光。

（1）根据其波长可分 A、B、C 三个波段。A 波段波长为320~400nm,其生物作用弱,但可造成明显的色素沉着,能产生荧光反应,适用于过敏及佝偻病。B 波段波长为280~320nm,能调节机体代谢,增强免疫功能,刺激组织再生和上皮愈合过程。C 波段波长为180~280nm。

（2）由于光聚合作用具有对病毒和细菌明显的杀灭或抑制其生长繁殖的作用,因此,紫外线在临床上常用于杀菌、抗炎、镇痛和促进伤口愈合等。

（三）超声波疗法

应用超声波治疗疾病的方法称超声波疗法。

1. 超声波是一种机械弹性振动波,振动频率超过20kHz,不能为人的听觉器官所接收。

2. 超声波作用于人体时,由于机械的振动作用(即微细按摩作用),引起细胞浆运动、原浆颗粒旋转、质点颤动和摩擦等变化,通过神经－体液机制刺激组织的再生过程,加速炎症的消散与损伤组织的修复、瘢痕组织的软化、小剂量与中等剂量的超声波还有镇痛作用。

（四）磁疗法

本法是利用磁性材料或电动生磁原理所产生的磁场作用于机体一定部位或穴位来治疗疾病的方法。

1. 磁场对人体的作用机制比较复杂，其作用似乎与细胞膜生物电位、离子交换以及生物高分子的磁矩取向有关。

2. 主要治疗作用是镇痛、消肿、消炎和镇静。使用的方法也较多，临床应随症选用。

（五）温热疗法

为利用各种热源为介质，将热传至机体而达到预防和治疗疾病目的的方法。

1. **常用的传热介质** 醋、泥类、水、沙、蒸汽等。

2. **临床上常用的热疗法** 温泉热疗法、石蜡疗法、蒸汽浴疗法、沙浴疗法等。它们具有温热和机械的综合作用。

3. **中药热熨法** 亦是一种热疗法，除具有温热作用外，还具有药物的治疗作用。

（六）冷疗法

本法是应用比人体皮肤温度低的物理因子（冷水、冰块等）刺激来作为治疗和康复的一种手段。

1. 冷效应可降低神经传导速度，抑制感受器的传入冲动，降低疼痛的感觉，冷使局部组织温度降低，组织代谢率降低，抑制局部组织反应，故冷疗可减轻疼痛，降低肌张力，及减轻炎症反应。

2. 冷疗可直接使用冰块按摩，冰冻毛巾，冰水袋冷敷。患有周围血管疾患及皮肤感觉障碍者不宜做冷疗。

细目七 功能锻炼

要点一 作用

1. **活血化瘀、消肿定痛** 损伤后瘀血凝滞，经络阻塞不通而致疼痛肿胀。局部锻炼与全身锻炼能起到推动气血流通的作用，达到活血化瘀、消肿定痛的目的。

2. **濡养筋络、滑利关节** 损伤后局部气血不充，筋失所养，酸痛麻木。功能锻炼后血行通畅，化瘀生新，舒筋活络，筋络得到濡养，关节滑利，屈伸自如。

3. **防治肌肉萎缩** 骨折、脱位及严重筋伤往往因制动而致肢体失用，必然导致某种程度的肌肉萎缩。积极锻炼如肌肉的收缩、舒张活动可以使肌肉始终处于大脑的支配之下并受生理性刺激，因而可以减轻或预防肌肉萎缩。

4. **防治关节粘连和骨质疏松** 关节粘连和骨质疏松的原因是多方面的，但其最主要的原因是患肢长期固定和缺乏活动锻炼。积极进行功能锻炼可以使气血宣畅，关节滑利，筋骨健壮，避免或减轻关节粘连和骨质疏松。

5. **促进骨折愈合** 功能锻炼能促进气血循行，起祛瘀生新之效而有利于接骨续损。在夹板的有效固定下进行锻炼，不仅能使骨折的残余移位逐渐得到纠正，而且可以使骨折断面受到恒定的、间断的应力刺激，有利于骨痂生长，促进骨折愈合。

6. **促进功能恢复** 损伤可致全身气血、脏腑功能失调，并能由此而致风寒湿邪侵袭。锻炼能调节机体功能，促使气血充盈、肝血肾精旺盛、筋骨强劲，从而加速整体与局部功能的恢复。

要点二 分类

（一）徒手锻炼

1. **局部锻炼** 指患者在医生的指导下，进行患肢的自主锻炼，以促使功能尽快恢复，防治关节僵硬、肌肉萎缩等并发症。主要形式有患肢肌肉的等长收缩、伤病早期未固定关节的活动以及后期受累关节的锻炼等。

2. **全身锻炼** 指患者在医生的指导下，进行全身锻炼，可促进气血运行，提高整体脏腑组织器官的功能，增强抗病能力，促进伤病恢复。主要形式有气功、太极拳、医疗体操等。

（二）器械锻炼

即采用器械辅助锻炼，其主要目的是加强伤肢的负荷（刺激量），弥补徒手锻炼之不足，以尽快恢复伤肢的肌肉力量和关节功能。主要形式有蹬车、手拉滑车、握搓健身球、足蹬滚棒等。

要点三 应用原则及注意事项

（一）督促患者进行有针对性的锻炼

根据患肢损伤的具体情况及不同阶段指导

患者进行针对性锻炼,并督促患者执行。

(二)向患者说明功能锻炼的目的、意义及必要性

充分发挥患者的主观能动作用,增强其信心和耐心。

1. 上肢练功的主要目标是恢复手的运用功能,凡上肢损伤,均应注意手部各指间关节、掌指关节的早期活动,以保持其灵活性。

2. 下肢练功的主要目标是恢复负重和行走功能,凡下肢损伤,均应注意保持各关节的稳定性,力求臀大肌、股四头肌、小腿三头肌肌力的强大有力。

(三)以主动锻炼为主,辅以被动活动

骨关节损伤的治疗目的主要是恢复患肢功能,而功能的恢复必须通过患者的主动锻炼才能取得,任何治疗都无法代替而只能辅助或促进主动锻炼。原因如下。

1. 功能的发挥必须由神经支配下的肌肉运动来带动关节和肢体。

2. 只有主动锻炼才能恢复肌肉张力,防止肌肉萎缩,协调肌群运动。

3. 从发生意外损伤的角度看,主动锻炼是由患者自己掌握的,一般不易因过度而发生损伤;而被动活动则不然,无经验的相关指导者可能造成患肢新的损伤。

(四)加强有利的活动,避免不利的活动

1. 在骨折的功能锻炼中,凡与骨折原始移位方向相反的活动,因其有助于维持骨折的对位,防止再移位(如屈曲型胸腰椎椎体压缩性骨折的腰背肌功能锻炼、外展型肱骨外科颈骨折的内收活动等),故属于有利的活动,应得到加强。

2. 与骨折移位方向一致的活动,可造成骨折的再移位或不利于骨折的愈合(如屈曲型胸腰椎骨折的弯腰活动、外展型肱骨外科颈骨折的外展活动),故应予以避免。应经常检查患者的锻炼方式是否得当,锻炼效果是否良好,并及时纠正错误,肯定成绩。

(五)循序渐进,持之以恒

1. 功能锻炼不可急于求成,应严格掌握循序渐进的原则,锻炼的力度由弱至强,动作的幅度由小渐大,次数由少至多,时间由短至长,尤其重要的是练功的方式应适应创伤修复各个阶段的病理特点,如此才能防止出现偏差或加重损伤。

2. 只要不出现意外和异常反应,功能锻炼就必须坚持不懈,持之以恒,如此才能获得预期的效果。切不可间断锻炼,一曝十寒。

要点四 各部位主要功能锻炼方法

(一)颈部锻炼方法

1. **前屈后伸法** 坐位或站立位,双足分开与肩等宽,吸气时头部后仰,使颈部充分后伸,呼气时颈部尽量前屈。

2. **侧屈法** 吸气时头部向左侧屈,呼气时头部回归正中位,随后再如法做右侧屈及回归动作。

3. **左右旋转法** 吸气时,头颈向右后转,眼看右后方,呼气时回归中位;随后如法做向左后转及回归动作。

4. **前伸旋转法** 吸气时头部前伸并侧转向右前下方,眼看右前下方,呼气时头颈回归正中位;随后如法做头颈前伸向左前下方及回归动作。

5. **后伸旋转法** 吸气时头颈尽力转向后上方,眼看右后上方,呼气时回归正中位;随后如法做头颈部向左后上方转及回归动作。

6. **环转法** 头颈部向左右各环转数次,此法实为上述活动的综合。

(二)腰部锻炼方法

1. **前屈后伸法** 站立位,两足分开与肩等宽,双下肢保持伸直,腰部前屈,手掌尽量着地;后仰时双下肢仍保持伸直位,腰部尽量过伸,上半身后仰。

2. **侧屈法** 姿势同前,腰部向左或向右做充分侧屈活动,每次均应达到最大限度。

3. **旋转法** 姿势同前,两肩外展,双手手指交叉手置于脑后,上半身向左或向右做转身活动,每次均应达到最大限度,视线亦应随之转向左后方或右后方。

4. **回旋法** 姿势同前,两腿伸直,上身正直,两手托护腰部,腰部向左或向右做大回旋运动(自左向前、右后做回旋动作及自右向前、左后做回旋动作)。此法实为上述三法动作的综合。

5. **仰卧起坐法** 患者仰卧于硬板床上,两上肢向前伸直的同时逐渐坐起,弯腰直至两手触及足尖。

6. **仰卧位腰背肌锻炼**

(1)五点支撑法:患者仰卧,先屈肘伸肩,后屈膝伸髋,同时收缩腰背肌,以两肘、两足和头枕部五点支重,使身体背腰部离开床面,维持一定时间,然后恢复原位(抬起及复原时均应缓慢,下同)。

(2)三点支撑法:患者仰卧,两肘屈曲贴胸,以两足、头顶三点支撑,使整个身体离开床面。

(3)拱桥式支撑法:患者仰卧,两臂后伸,两腕极度背伸,两脚和两手用力将身体完全撑起,呈拱桥式悬空。

7. **俯卧位腰背肌锻炼法**

(1)第一步,准备姿势,患者俯卧,头转向一侧。

(2)第二步,两腿交替向后做过伸动作。

(3)第三步,两下肢同时向后做过伸动作。

(4)第四步,两腿不动,两上肢后伸,头颅抬起,使胸部离开床面。

(5)第五步,头胸和两下肢同时离开床面,仅腹部与床面接触。

8. **摇椅活动法** 仰卧,两髋、两膝极度屈曲,双手抱腿,使背部做摇椅式活动。

(三)上肢练功法

1. **前后摆臂法** 站立,两足分开与肩同宽,弯腰,两上肢交替前后摆动,幅度由小至大,直至最大幅度。

2. **弯腰划圈法** 站立,两足分开,与肩同宽,向前弯腰90°,患侧上肢下垂,做顺、逆时针画圈回环动作,幅度由小至大,速度由慢到快。

3. **肩臂回旋法** 站立,姿势同上,健手叉腰,患肢外展90°,握拳,先向前做回环旋转,再向后做回环旋转,速度由慢到快,幅度由小至大。

4. **手指爬墙法** 面对或侧身向墙站立,用患侧手指沿墙徐徐向上爬行,使上肢高举到最大限度,然后沿墙下移回归原位。

5. **推肘收肩法** 患肘屈曲,腕部尽可能搭在健肩上,健手托住患肘,将患臂尽量内收向健侧,然后回归原位。

6. **反臂拉手法** 患肩后伸内旋,腕背贴于腰部,然后健手从背后将患手拉向健侧肩胛骨。随着功能的恢复,健手握患手的部位应逐渐向肘部靠近,患手力争摸到健侧肩胛骨。

7. **手拉滑车法** 坐或站立于滑车下,两手持绳的两端,健手用力牵拉带动患肢来回拉动,幅度可逐渐增大。

8. **反掌上举法** 站立,两足分开与肩同宽,两手放在胸前,手指交叉,掌心向上,反掌向上抬举上肢,同时眼看手指,然后还原。可由健肢用力帮助患臂上举,高度逐渐增加。

9. **肘部屈伸法** 坐位,患肢上臂平放于台面,前臂旋后,握拳,健手握患肢前臂,并带动患肘做屈曲伸直锻炼,尽力活动至最大范围。

10. **前臂旋转法** 坐位或站立位,屈肘90°,做前臂旋前、旋后活动,旋前时握拳,旋后时还原变掌;或旋后时握拳,旋前时还原变掌。亦可用健手协助患肢前臂做旋转活动。

11. **腕屈伸法** 患肢腕关节用力做背伸、掌屈的动作;或采用合掌压腕法:屈肘、前臂贴于胸前,两手掌或手背相贴,然后用力压腕。

12. **腕侧偏法** 坐位或站立位,屈肘,前臂中立位,患肢腕关节用力做尺偏及桡偏运动,尽力达到最大限度。

13. **腕部回旋法** 体位同前,五指分开,患腕做回旋运动,或两侧手指交叉,用健手带动患腕做回旋运动。

14. **抓空握拳法** 体位同上,手指尽量张开,然后用力屈曲握拳,左右交替进行。

15. **手捻双球法** 体位同上,患手握两个大小适中的钢球或核桃,使球在手心中做交替滚动,以练习手指的活动。

(四)下肢练功法

1. **直腿抬高法** 仰卧位,两下肢伸直,患肢用力伸直后慢慢屈髋,将整个下肢抬高,然后再逐渐放回原位。两下肢可交替进行,反复多次。

2. **举屈蹬空法** 体位同上,将患肢直腿抬高45°时,屈髋、屈膝,然后用力伸直向外上方蹬出,反复多次。

3. **箭步压腿法** 站立位,患腿向前迈出一大步,呈屈曲前弓态,健腿在后伸直,双手扶住患侧大腿做压腿动作,尽量使膝关节屈曲,踝关节背伸,同法练习健腿,两腿交替练习多次。

4. **侧卧展腿法** 向健侧卧位,下肢伸直,将患侧大腿尽力外展,然后还原,继之向患侧卧位做健侧下肢外展运动。

5. **半蹲转膝法** 两脚立正,足跟并拢,两膝微屈,两手扶于膝部,使两膝做顺、逆时针方向回旋动作。

6. **屈膝下蹲法** 两足开立,与肩同宽,足尖着地,足跟轻提,两臂伸直平举,或两手扶住固定物,随后两腿下蹲,尽可能使臀部触及足跟。

7. **四面摆踢法** 双下肢并立,两手叉腰,四指在前,然后做下列动作。

(1)患肢大腿保持原位,小腿向后提起,然后患足向前踢出,足部尽量跖屈,还原。

(2)患侧小腿向后踢,尽量使足跟触及臀部,还原。

(3)患侧下肢抬起屈膝,患足向里横踢(髋外旋),似踢毽子一样,还原。

(4)患侧下肢抬起屈膝,患腿向外横踢(髋内旋)。

继之换健侧下肢做同样动作。必要时,双手可扶住床架稳定身体,然后练习。

8. **踝部屈伸法** 仰卧或坐位,足做背伸、跖屈活动,反复交替进行。

9. **踝部旋转法** 体位同前,踝关节做顺、逆时针方向的旋转活动,反复交替进行。

10. **蹬滚木棒法** 坐位,患足踏于竹管或圆棒上,做前后来回滚动圆棒的动作。

11. **蹬车运动法** 坐于一特制的练功车上,做蹬车运动,模拟踏自行车。

12. **上下台阶法** 借助于台阶高低的特点,练习下肢的活动。对髋、膝、踝关节的功能恢复均有帮助。

13. **负重伸膝法** 坐位,患肢足部负一小沙袋,然后慢慢伸直膝关节,再慢慢屈膝,反复多次。

细目八 外用药物

要点一 敷贴药

(一)药膏(又称敷药或软膏)

1. **药膏的配制** 将药碾成细末,然后选加饴糖、蜂蜜、油、水、鲜草药汁、酒、醋或医用凡士林等,调匀如糊状,涂敷伤处。近代伤科各家的药膏用饴糖较多,主要是取其硬结后药物本身的作用和固定、保护伤处的作用。饴糖与药物的比例为3:1。对于有创面的创伤,多用药物与油类熬炼或拌匀制成的油膏,因其柔软,并有滋润创面的作用。

2. **药膏的种类**

(1)祛瘀消肿止痛类:适用于骨折、筋伤初期肿胀疼痛剧烈者。可选用消瘀止痛药膏、定痛膏、双柏膏、消肿散等药膏外敷。

(2)舒筋活血类:适用于扭挫伤筋、肿痛逐步减退的中期患者。可选用三色敷药、舒筋活络药膏、活血散等药膏外敷。

(3)接骨续筋类:适用于骨折整复后,位置良好,肿痛消退之中期患者。可选用接骨续筋药膏、外用接骨散、驳骨散等药膏外敷。

(4)温经通络、祛风散寒除湿类:适用于损伤日久,复感风寒湿邪,肿痛加剧者。可用温经通络药膏外敷;或用舒筋活络类药膏内酌加温散风寒、除湿的药物外敷。

(5)清热解毒类:适用于伤后感染邪毒,局部红、肿、热、痛者。可选用金黄膏、四黄膏等药膏外敷。

(6)生肌拔毒长肉类:适用于伤后创面感染者。可选用橡皮膏、生肌玉红膏、红油膏等药膏外敷。

3. **临床应用及注意事项**

(1)临床应用时,将药膏摊在棉垫或4~8层的桑皮纸上,大小根据敷贴范围决定。摊妥后还可在敷药上加盖一张绵纸(绵纸极薄,药力可渗透,不影响药效的发挥,又可减少对皮肤的刺激,也便于换药。摊涂时四周要留边,以防药膏烊化玷污衣服),然后敷于患处。

(2)换药时间要根据伤情、肿胀的消退程度和天气的冷热变化来决定,一般2~4天换1次,后期患者也可酌情延长。凡用水、酒、鲜药汁调敷药时,需随调随用勤换。生肌拔毒类药物也应根据创面情况而勤换药,以免脓水浸淫皮肤。

(3)宜随调随用。凡用饴糖调敷的药膏,室温高容易发酵,梅雨季节易发霉,故一般不主张一次调制太多,或将饴糖煮过后再调制。寒冬气温低时可酌加开水稀释,以便于调制拌匀。

(4)少数因过敏而产生接触性皮炎,皮肤奇痒及有丘疹、水疱出现的患者,应注意及时停药,给予脱敏药膏和对症治疗。

(二)膏药

古称为薄贴,是中医学外用药中的一种特有剂型。《肘后备急方》中就有关于膏药治法的记载,后世广泛地应用于内外各科的治疗上,骨伤科临床应用更为普遍。

1. **膏药的配制**　将药物碾成细末,配以香油、黄丹或蜂蜡等基质炼制而成。

(1) 熬膏药肉:将药物浸于植物油中,主要用香油即芝麻油加热熬炼后,再加入铅丹,又称黄丹或东丹,"下丹收膏",制成的一种富有黏性、烊化后能固定于伤处的成药,称为膏或膏药肉。膏药要求老嫩适度,达到"贴之即粘,揭之易落"的标准。膏药肉熬成后浸入水中数天,再藏于地窖阴暗处以"去火毒",可减少对皮肤的刺激,防止诱发接触性皮炎。

(2) 摊膏药:将已熬成的膏药肉置于小锅中用文火加热烊化,然后将膏药摊在牛皮纸或布上备用,摊时应注意四面留边。

(3) 掺药法:膏药内药料掺合方法有3种,第一种是熬膏药时将药料浸在油中,使有效成分溶于油中;第二种是将小部分具有挥发性又不耐高温的药物如乳香、没药、樟脑、冰片、丁香、肉桂等先研成细粉末,摊膏药时将膏药肉在小锅中烊化后加入,搅拌均匀,使之融合于膏药中;第三种是将贵重的芳香开窍药物,或特殊需要增加的药物,临贴时加在膏药上。

2. **膏药的种类**　按其功能可分为两类。

(1) 治损伤与寒湿类:适用于损伤的有坚骨壮筋膏;适用于风湿的有狗皮膏、伤湿宝珍膏等;适用于损伤与风湿兼顾者有万灵膏、损伤风湿膏等;适用于陈伤气血凝滞、筋膜粘连的有化坚膏。

(2) 提腐拔毒生肌类:适用于创伤而有创面溃疡的有太乙膏、陀僧膏,一般常在创面另加药粉如九一丹、生肌散等。

3. **临床使用及注意事项**

(1) 膏药有较多的药物组成,适用于多种疾患。一般较多应用于筋伤、骨折的后期,若新伤初期有明显肿胀者,不宜使用。

(2) 对含有丹类药物的膏药,由于含四氧化三铅或一氧化铅,X线不能穿透,所以做X线检查时应取下。

(三) 药粉

药粉即散剂,又称掺药。

1. **药粉的配制**　将药物碾成极细的粉末,收贮瓶内备用。使用时可将药粉直接掺于伤口处,或置于膏药上,将膏药烘热后贴患处。

2. **药粉的分类**　按其功用可分6类。

(1) 止血收口类:适用于一般创伤出血敷用,常用的有桃花散、花蕊石散、金花铁扇散、如意金刀散、云南白药等。近年来研制出来的不少止血粉,具有收敛凝血的作用,对一般创伤出血掺上加压包扎,即能止血。

(2) 祛腐拔毒类:适用于创面腐脓未净,腐肉未去,或肉芽过长的患者。常用的有九一丹、七三丹以及红升丹、白降丹。红升丹药性峻猛,系朱砂、雄黄、水银、火硝、白矾炼制而成。白降丹专主腐蚀,只可暂用而不可久用,因它主要成分是氧化汞,故需加赋形剂使用。常用的九一丹即指熟石膏与升丹之比为9:1,七三丹即是7:3。对升丹过敏的患者,可用不含有升丹的祛腐拔毒药,如黑虎丹等。

(3) 生肌长肉类:适用于脓水稀少,新肉难长的疮面。常用的有生肌八宝丹等,也可与祛腐拔毒类散剂掺合在一起应用,具有促进新肉生长、疮面收敛、创口迅速愈合的作用。

(4) 温经散寒类:适用于损伤后期,气血凝滞,风寒湿邪痹阻疼痛的患者。常用的有丁桂散、桂麝散等,具有温经活血、散风逐寒的作用,故可作为一切阴证的消散掺药。其他如《疡科纲要》之四温丹等可掺在膏药内贴之。

(5) 活血止痛类:适用于损伤后局部瘀血阻滞肿痛者。常用的有四生散、代痛散等,具有活血止痛的作用。

(6) 取嚏通经类:适用于坠堕,不省人事,气塞不通者。常用的有通关散等,吹鼻中取嚏。

要点二　搽擦药

(一) 酊剂

酊剂又称为外用药酒或外用药水,是用药与白酒、醋浸制而成,一般酒醋之比为8:2,也有单用酒浸者。近年来还有用乙醇溶液浸泡加工炼制的。常用的有活血酒、伤筋药水、息伤乐酊、正骨水等。具有活血止痛、舒筋活络、追风祛寒的作用。

(二) 油膏

用香油把药物熬煎去渣后制成油剂或加黄醋、白醋收膏炼制而成油膏。

1. 具有温经通络、消散瘀血的作用。

2. 适用于关节筋络寒湿冷痛等症,也可配合手法及练功前后做局部搽擦。

3. 常用的有跌打万花油、活络油膏、伤油膏等。

要点三 熏洗湿敷药

（一）热敷熏洗

本法是将药物置于锅或盆中加火煮沸后熏洗患处的一种方法。

1. 先用热气熏蒸患处（冬季气温低，可在患处加盖棉垫，以保持热度持久），每日2次，每次15~30分钟。每剂药可熏洗数次。

2. 药水因蒸发而减少时，可酌量加水再煮沸熏洗。

3. 具有舒松关节筋络、疏导腠理、流通气血、活血止痛的作用，用于关节强直拘挛、疼痛麻木或损伤兼夹风湿者均有卓效。多用于四肢关节的损伤，腰背部如有条件也可熏洗。

4. 常用的方药可分新伤瘀血积聚熏洗方和陈伤风湿冷痛熏洗方两种。

（1）新伤瘀血积聚熏洗方：散瘀和伤汤、海桐皮汤、舒筋活血洗方。

（2）陈伤风湿冷痛熏洗方：陈伤风湿冷痛，及瘀血已初步消散者，用八仙逍遥汤、上肢损伤洗方、下肢损伤洗方等。

（二）湿敷洗涤

古称"渍溃""洗伤"等。现临床上把药制成水溶液，供创伤溃破伤口湿敷洗涤用。常用的有甘葱煎水、野菊花煎水、2%~20%黄柏溶液，以及蒲公英等鲜药煎汁。

要点四 热熨药

（一）热熨法

热熨法是一种热疗方法。临床多选用温经祛寒、行气活血止痛的药物，用布包裹，加热后垫熨患处，借助其热力作用于局部，适用于腰背躯体熏洗不便之处的新伤、陈伤。

（二）热熨药

热熨药主要有下列几种。

1. **坎离砂** 又称风寒砂。用铁砂加热后与醋水煎成的药汁搅拌后制成，临用时加醋少许拌匀置布袋中，数分钟内会自然发热，热熨患处，适用于陈伤兼有风湿证者。现工艺革新，接触空气即能自然发热，使用更为方便。

2. **熨药** 俗称"腾药"。将药置于布袋中，扎好袋口放在蒸锅内蒸气加热后热熨于患处，能舒筋活络、消瘀退肿，适用于各种风寒湿肿痛。常用的有正骨熨药等。

3. **其他** 如用粗盐、黄沙、米糠、麸皮、吴茱萸等炒热后装入布袋中加热后熨患处。民间也用葱、姜、豆豉、盐炒热，布包罨脐上治风寒。这些方法简便有效，适用于各种风寒湿型筋骨痹痛、腹胀痛、尿潴留等症。

细目九 封闭疗法

要点一 适应证和禁忌证

1. 全身各部位的肌肉、韧带、筋膜、腱鞘、滑膜等的急慢性损伤或退行性改变所引起的局部疼痛性疾病，都适合应用封闭疗法。

2. 封闭疗法对于骨关节结核、化脓性关节炎及骨髓炎、骨肿瘤禁忌使用。

3. 全身状况不佳，特别是心血管系统有严重病变者应慎用，因封闭的刺激可导致发生意外。

要点二 常用药物

（一）局部麻醉药物

0.5%~1%利多卡因2~6mL。

（二）类固醇类药物

1. 醋酸泼尼松25mg，每周1次。
2. 地塞米松5~10mg，3日1次。
3. 曲安奈德5~40mg，每周1次。

（三）其他药物

1. 中药制剂，如复方当归注射液2~6mL，隔日1次，10次为1个疗程。复方丹参注射液2~6mL，隔日1次，10次为1个疗程等。常单独使用。

2. 维生素类药物，如维生素B_1每次50~100mg，维生素B_{12}每次250~500μg。

要点三 作用机制

1. 疼痛性疾病的发生，是由于急慢性损伤或退行性改变使局部组织发生无菌性炎症，形成不同程度的粘连、纤维化或瘢痕化，使末梢神经受到化学性刺激和机械性压迫而引起。疼痛使有关肌肉痉挛收缩，造成局部组织的代谢障碍，进一步加重疼痛，而疼痛又使肌痉挛加重，如此形成恶性循环，使病情加重。

2. 封闭疗法可以阻止以上恶性循环，达到治疗目的。

3. 局部麻醉药物可麻醉止痛，阻断疼痛刺激的传导，而使得肌肉痉挛得到缓解，局部循环得到改善。

4. 类固醇类药物则可促进无菌性炎症的吸收，松解粘连，软化瘢痕。中药制剂类药物则可活血化瘀，解痉止痛。

5. 维生素类药物可改善神经的营养状况，从而达到治疗的作用。

要点四　封闭部位

1. **痛点封闭**　在体表压痛最明显部位注射。

2. **穴位封闭**　根据中医经络腧穴理论，选取特定穴位，按照针刺方法将注射针头刺入穴位，得气后，将药物注入。治疗各种疼痛性疾病。

3. **鞘内封闭**　将药物注入腱鞘内，有消炎、松解粘连、止痛的作用，用于指屈肌腱炎、桡骨茎突狭窄性腱鞘炎等。

4. **囊肿内封闭**　将囊肿内滑液抽净后，将药物注射入囊肿内。有消炎止痛、促进囊肿吸收之作用，用于治疗腱鞘囊肿。

5. **硬膜外封闭**　将药物注射到椎管内硬膜外腔中，可减轻局部炎症反应，松解粘连，缓解疼痛。常用于腰椎间盘突出症、椎管狭窄等椎管内因素引致的腰腿疼痛性疾病。

6. **神经根封闭**　将药物注入神经根部，以缓解疼痛。用于颈椎病等。

7. **骶管封闭**　将药物自骶管裂孔注入骶管，治疗腰骶部疼痛性疾病和腰椎间盘突出症等神经根受累疾病。

8. **关节腔封闭**　将药物注入关节腔内，有消炎止痛的作用，用于治疗退行性关节炎或滑膜炎等疾病。

要点五　封闭疗法

1. 封闭疗法的关键是注射部位要准确，而压痛点常是病灶之所在，因此寻找压痛点是非常重要的。压痛点确定后，还要进一步查清压痛的深浅和范围，结合有关解剖知识判断病变所在的解剖部位。

2. 有些疾病可能会出现几个压痛点，此时应对疾病进行全面分析，找出主要压痛点，即病灶所在。

3. 一般较小、较表浅部位的封闭，如指屈肌腱狭窄性腱鞘炎、肱骨外上髁炎等疾病，常用 5mL 注射器，7 号针头，抽好药物，找准压痛点后，以痛点为圆心，常规消毒后，于圆心进针，注入药物，然后拔出针头，用消毒棉签压迫针孔 1 分钟，用消毒敷料覆盖 1 天即可。

4. 较深部位封闭，如坐骨神经出口、第 3 腰椎横突综合征的部位，应行较大面积皮肤消毒，铺无菌巾，术者戴消毒手套，用 10~20mL 注射器，9 号长针头，抽好药物，找准部位，刺入皮肤，直达病变部位，经抽吸无回血后，将药物注入，拔出针头后处理同前。

要点六　注意事项

1. 诊断必须明确，掌握适应证和禁忌证。对于有高血压、溃疡、活动性肺结核的患者禁用类固醇类药物，以防加重病情。

2. 封闭部位要准确。腱鞘炎封闭时，应将药物注入鞘管内；肌腱炎时封闭压痛区的肌腱及其在骨骼的附着处；筋膜炎只封闭有压痛的筋膜；滑囊炎应将药物注入囊内。

3. 严格无菌操作，防止感染发生。因封闭部位大多在肌肉、肌腱、韧带附着于骨骼处，位置较深，一旦感染，后果极为严重。

4. 规范合理用药。只要注射部位准确，少量药物就可生效。类固醇类药物用量过多，疗程过长，可引起严重的并发症，如骨质疏松、缺血性骨坏死、肌腱变性或断裂等。关节内封闭还可能引起夏科特关节。

5. 密切观察反应。一般如果封闭的部位准确，压痛及疼痛即刻消失。如果封闭在张力大的区域，或者封闭区出血，麻药吸收后，封闭部位可再疼痛，特别是当天夜间，待消肿后，疼痛才逐渐消失。

细目十　其他疗法

要点一　针灸疗法

1. 针灸是针刺或艾灸人体相应的穴位，从而达到治疗疾病目的的一种方法。

2. 针灸具有调和阴阳、舒筋活络、活血祛瘀、行气止痛、祛风除湿等作用。

3. 针灸在骨伤科疾病的治疗中应用范围很广，一般新伤取穴"以痛为腧"，或结合邻近取穴，在疼痛剧烈处进针可收到止痛消肿、舒筋活络等效果；陈伤主要是以循经取穴为主，辨证论治。

4. 若因损伤而致昏厥不省人事者，可取人中、十宣或涌泉等穴急救。

5. 常用的针法有毫针法、电针法、水针法和耳针法等，灸法有艾炷灸、艾条灸和温针灸等，应用时应根据临床病证的不同选择使用。

6. 针刺操作过程中要注意无菌操作，对胸、胁、背、腰等脏腑所居之处的腧穴，不宜直刺、深刺，以防损伤脏器。有继发性出血倾向的患者和损伤后出血不止的患者等不宜针刺。

要点二 小针刀疗法

（一）概述

小针刀疗法是以中医针刺疗法和西医学的局部解剖、病理生理学知识为基础，与现代外科有限手术和软组织外科松解理论相结合而形成的一种新的治疗方法。这种治疗方法"以痛为腧"，用小针刀刺入病所，以治疗肌肉、筋膜、韧带、关节滑膜等软组织损伤性疾病。

（二）特点和性能

小针刀疗法有方法简便、痛苦小、见效快、花钱少，及变不治为可治、变复杂为简单、变难治为易治等特点，较为临床医生和患者所欢迎。

1. 小针刀形状像针，但末端有一个0.8mm宽的刃，在刺入体内时，容易避开神经、血管和重要脏器。

2. 小针刀设计有方向性，可根据在体外的刀柄部分判明刀锋在体内的方向。

3. 治疗时按照一定的操作方法和入路，结合局部解剖就可安全地将刀刃刺到病灶部位，进行各种治疗。

4. 小针刀的刀刃比较锋利且有一定弹性，可以在体内很快切开或剥离病变组织，在体内运动、旋转、小距离移动一般不会卷刃和折断。

5. 小针刀很细，直径只有1~3mm，对组织近乎无损伤。这种特殊的结构和性能，能够保证闭合性手术顺利而安全地实施。

（三）作用机制

1. 小针刀刺入病变部位后，可以切开或剥离病变组织，通过松解筋肉、剥离粘连而起到解痉止痛、疏通气血的作用。

2. 小针刀治疗损伤性疾患，通过刺入病灶后产生机械刺激，把肌肉间、韧带间以及肌肉韧带与神经的粘连松解剥离开来，从而恢复损伤部位的正常功能活动。

3. 小针刀通过剥离、松解肌肉和韧带间的粘连，疏通气血，使微循环得到恢复，提高了局部组织新陈代谢能力和自我修复能力。

4. 小针刀的刺激，可使局部组织蛋白分解，末梢神经介质增加，产生血管神经的活性物质，降低致痛物质缓激肽和5-羟色胺在血清中的含量，使组织功能活跃，起到镇静、调整神经功能、减轻或治愈疾病的目的。

（四）适应证与禁忌证

1. 主要适用于肌肉、筋膜、韧带等软组织损伤后因粘连而引起的固定性疼痛，韧带积累性损伤，各种腱鞘炎、滑囊炎以及跟痛症等。

2. 发热的患者，有严重心脏病、血液性疾病的患者，以及年老体弱或高血压病患者，施术部位有皮肤感染、疖肿的患者，施术部位有重要的神经、血管、器官而无法避开者，均为禁用或慎用小针刀治疗的指征。

（五）进针方法

1. **定点** 先确定病变部位和弄清局部解剖结构，在进针部位做一标记，常规消毒铺巾。

2. **定向** 使针刀的刀口线与大血管、神经及肌纤维走向平行；若肌纤维方向不与神经、血管平行，以神经、血管方向为准。

3. **加压分离** 以右手拇指、示指捏住针柄，其余三指托住针体，稍加压力，使进针点形成一长形凹陷，使刀口下的神经、血管分离到刀口两侧。

4. **刺入** 继续加压，感到坚韧感时，说明刀口下组织已接近骨质，稍加压即可刺透皮肤。刺到需要深度，再施行各种手术。

（六）手术八法

纵行疏通剥离法、横行剥离法、切开剥离法、铲磨削平法、瘢痕刮除法、骨痂凿开法、通透剥离法和切割肌纤维法。

（七）注意事项

1. 严格掌握无菌操作规程，术后针孔立即用无菌敷料包扎，术后3天内不要洗澡，以免污染针孔，引起感染。

2. 特别注意，不可损伤血管、神经，在腰背部不可进针太深，以免损伤内脏。

3. 严格掌握适应证及禁忌证。

4. 对思想紧张和体弱患者，应防止晕针休克。

5. 防止针体折断。小针刀一般使用2年后就要更换，不能继续使用。现多为一次性无菌针刀。

要点三　关节穿刺术

（一）概述

关节穿刺术是以空心针刺入关节腔，达到吸出关节内容物、注入药物或造影对比剂等目的的诊断或治疗方法。其对于关节病的诊断和治疗具有双重意义。

（二）诊断需要

关节有病变时，通过穿刺取得关节液进行化验和细菌学检查，以明确诊断。

（三）治疗需要

治疗关节病变，尤其是积液明显时，常需吸出关节液或做引流，并同时注入药物进行治疗。

（四）摄片需要

为明确诊断，需行关节造影者，常在关节穿刺后注入造影剂，并摄片检查。

（五）操作方法

1. **穿刺前准备**　常规准备皮肤，操作必须严格按无菌操作规程进行。标记好穿刺点。

2. **操作过程**　注意在距离关节腔最近的皮肤表面处穿刺，切勿损伤周围重要器官、血管及神经。

（1）先在穿刺点注入1%利多卡因2~10mL，再用备好的无菌注射器和16~18号针头刺入关节腔，进入关节腔时，术者有阻力消失的感觉，并可见关节内液体流入注射器。

（2）如关节内液体量较少而欲尽量吸出积液，可由助手按压关节周围，以使更多积液抽吸于针管内。

（3）吸完积液后，应迅速拔出针头。

（4）如欲行关节内药物治疗，则应在注入药物后再拔出针头。

3. **穿刺标本处理**　将穿刺所得材料，根据穿刺目的和需要规范处理（涂片、固定、送培等），并送交实验室进行进一步检查。

4. **术后包扎**　对渗出性积液或关节内积血，穿刺后为防止关节内渗血和积液应行无菌敷料加压包扎。

（六）穿刺途径

1. **肩关节**　穿刺途径可在肩关节前或侧方。因积液/脓的波动在前方较明显，易触到，故最常取三角肌前缘穿刺途径穿刺吸引。

2. **肘关节**　置肘关节于屈曲位，由肘后侧鹰嘴与肱骨外髁之间刺入；亦可轻屈肘关节，在桡骨头与肱骨小头之间刺入。

3. **腕关节**　在尺骨茎突外侧或拇长伸肌腱与示指固有伸肌腱之间穿入。

4. **髋关节**　侧方穿刺途径，自大粗隆的最下方沿股骨颈方向向内上方刺入关节腔；前方穿刺途径，自腹股沟韧带的中点向下和向外侧各2.5cm处，即股动脉稍向外侧垂直刺入。

5. **膝关节**　自髌骨外上角或内上角向下方刺入。如积液不多，穿刺前可将髌骨尽量推向穿刺的一侧，以便于确定髌骨和股骨髁间的间隙。

6. **踝关节**　从胫前肌与内踝之间刺入或趾长伸肌腱与外踝之间刺入。

要点四　关节引流术

（一）适应证

化脓性关节炎经过穿刺抽液并注入抗菌药物治疗，患者全身及局部情况仍不见好转，或关节液已成为稠厚的脓液，应及时行关节引流术。

（二）操作方法

1. 患者仰卧或侧卧，常规消毒、铺巾，一般采用局部麻醉，亦可用臂丛、硬膜外阻滞麻醉或全身麻醉。

2. 按一定手术入路进入关节腔，用大量生理盐水冲洗，去除脓液、纤维块和坏死脱落组织，注入抗生素，一期缝合滑膜、关节囊和皮肤。

3. 若脓液黏稠，关节有明显破坏，关节囊外亦有炎症或脓肿时，可在关节切开后，放入橡皮条或软橡皮管引流。

4. 亦可用套管针做关节穿刺，套管针进入关节腔后拔出针芯，经套管插入直径约3mm的塑料或硅胶管，然后抽出套管，用丝线将引流管固定于穿刺孔皮缘。共置入两管，一根作滴入管，每日滴入敏感抗生素或无菌生理盐水2000~3000mL；另一根用负压吸出，连接于持续吸引装置。

（三）注意事项

1. 严格无菌操作。

2. 防止损伤重要组织。关节引流术切开的方向和部位，应从关节最表浅而直接的径路进入，这样做较容易抽出积液，又利于引流。

3. 切开后保持引流通畅。用肠线将滑膜与皮肤缝合数针,以利引流。

4. 术后用石膏托固定或皮肤牵引,保持关节于功能位。在炎症得到控制的情况下,早期开始关节活动,以防关节粘连僵硬。

(四)引流部位及方法

1. **髋关节引流切口** 常取前侧切口。由髂前上棘稍下,沿缝匠肌与阔筋膜张肌之间向下,做长6~8cm的切口,分别将两肌向内侧和外侧牵开,显露出股直肌并将其向内牵开,显露和切开关节囊。

2. **膝关节引流切口** 在髌韧带及髌骨两侧各约1cm处做长约4cm的纵切口,切开皮肤、筋膜、关节囊和滑膜进入关节腔。

3. **踝关节引流切口** 在外踝与趾长伸肌腱之间,以关节为中心,做长约4cm的纵切口,切开皮肤、十字韧带,牵开趾长伸肌腱,再切开关节囊。

4. **肩关节引流切口** 常用前切口,即沿三角肌胸大肌间沟做长约5cm的弧形切口,切开关节囊。

5. **肘关节引流切口** 于尺骨鹰嘴两侧做长4~6cm纵向切口,同时切开皮下组织和筋膜,再切开肱三头肌两侧腱膜,纵向切开关节囊进入关节腔。

6. **腕关节引流切口** 在桡骨远端背侧之拇长、短伸肌腱之间,即"鼻烟窝"部位,做一纵向切口长约5cm,同时切开皮下组织及筋膜,再纵行切开桡侧副韧带及关节囊,进入关节腔。

细目十一 内 治 法

要点一 中药

中药的辨证论治是在中医学"整体观念"的指导下,贯彻内外兼治,即局部与整体兼顾的重要方法,是中西医结合骨伤科临床治疗特色之一。

人体是一个统一的整体,其正常生命活动依赖于气血、营卫、脏腑、经络等维持。若机体遭受损伤,则其正常活动必然受到影响,产生功能紊乱,出现一系列的病理改变和临床表现。因此,治疗损伤,必须从整体观念出发,才能取得良好的效果。

(一)确立治法的依据

1. **理论依据** 根据中医学"损伤一证,专从血论""气伤痛,形伤肿""瘀血不去则新血不生""恶血必归于肝",以及"肝主筋""肾主骨""脾主肌肉"等有关气血、经络、筋与脏腑内在联系的整体观念等理论,临床可分别采用活血化瘀、消肿止痛、舒筋活络、祛瘀生新以及补益肝肾、强筋壮骨和滋脾长肉等治法。

2. **辨证依据** 骨伤科疾病的发生有很多原因,各种原因所导致疾病的病理机制又不同。临床治疗的目的是祛除病因,纠正病机,以恢复人体的正常生理状态。因此,要在辨证的前提下,分别采用审因论治和辨机论治的原则以恢复人体阴阳气血的平衡,如热者寒之、寒者热之、客者除之、劳者温之、结者散之、留者攻之、燥者濡之等。

3. **损伤三期辨证依据** 根据损伤性疾病的发展过程,一般分为初、中、后三期。

(1)损伤初期,由于气滞血瘀,肿痛较重,则以活血化瘀、消肿止痛为主;若瘀积化热,或邪毒感染,迫血妄行,则以清热凉血、解毒化瘀为法;若气闭昏厥或瘀血攻心,"急则治其标",则以开窍醒神为法。

(2)损伤中期,肿胀渐趋消退,疼痛逐步减轻,但瘀阻未尽,仍应以活血化瘀、和营生新、接骨续筋为主。

(3)损伤后期,瘀肿已消,但筋骨尚未坚实,功能尚未恢复,则以补养气血、肝肾、脾胃,坚骨壮筋为主;而经络阻滞、筋肉拘挛、风寒湿痹、关节不利者则以舒筋活络、温经散寒、祛风除湿为原则。

4. **损伤部位辨证依据** 损伤虽同属瘀血,但由于损伤的部位不同,治疗的方药也有所不同。

(1)头面部损伤用通窍活血汤、清上瘀血汤。

(2)四肢损伤用桃红四物汤。

(3)胸胁部损伤可用复元活血汤。

(4)腹部损伤可用膈下逐瘀汤。

(5)腰及小腹部损伤可用少腹逐瘀汤、大成汤、桃核承气汤。

(6)全身多处损伤可用血府逐瘀汤或身痛

逐瘀汤加味。

5. **引经药的应用** 适当加入引经药，可使药力更好地作用于损伤部位，加强治疗效果。

（1）头部损伤，若伤在颠顶加藁本、细辛，伤在两侧加白芷，后枕部损伤加羌活。

（2）胸部损伤，加柴胡、郁金、制香附、苏子。

（3）两胁肋部损伤，加青皮、陈皮、延胡索。

（4）腰部损伤，加杜仲、补骨脂、川续断、狗脊等。

（5）腹部损伤，加枳壳、槟榔、川厚朴、木香、小茴香、乌药。

（6）上肢损伤，酌加姜黄、桑枝、桂枝、羌活、防风。

（二）内治中药的剂型

1. 临床常见有汤剂、丸剂、散剂、药酒、膏剂、丹剂、露剂等。

2. 随着现代制药工业的发展，中药剂型不断改良，现在临床出现的片剂、颗粒剂、胶囊剂、口服液以及静脉注射液、粉针剂等，应用也较普遍。

3. 一般汤剂或散、丸、胶囊、口服液、静脉注射液等剂型兼用。

4. 如病情较轻者，多用胶囊、散剂、丸剂，如活血止痛胶囊、跌打丸等。

5. 如病情较重者，还可用静脉输液等；如气闭昏厥者，急用芳香开窍之品，如苏合香丸、安宫牛黄丸抢救；宿伤而兼风寒湿者，多选用药酒，如损伤药酒等。此外，患者无出血，损伤处无红肿热痛者，可用黄酒少许以助药力，通常加入汤剂煎服，或用温酒冲服丸散。

（三）内治法的分类和应用

根据损伤的病因病机和中药内治的特点可以归纳为消、下、清、开、和、续、补、舒内治八法。临床应用时根据骨伤科疾病分类不同，又可分为创伤内治法与骨病内治法。

1. **创伤内治法**

（1）初期治法：伤科在治疗上必须活血化瘀与理气止痛兼顾，调阴与和阳并重。损伤早期常用治法有攻下逐瘀法、行气消瘀法、清热凉血法、开窍通关法等。

1）攻下逐瘀法：创伤初期络破血溢，气滞血瘀，脉络阻塞，瘀血不去，新血不生，变证多端，需及时应用攻下逐瘀法。本法适用于损伤早期蓄瘀，大便不通，腹胀，苔黄，脉滑数的体实患者。常用的方剂有桃核承气汤、大成汤、鸡鸣散、黎洞丸等加减。

攻下逐瘀法属下法，常用苦寒泻下以攻逐瘀血、通泄大便、排除积滞，药效峻猛，临床不可滥用。对年老体弱、气血虚衰、妇女妊娠、经期及产后失血过多者，应当禁用或慎用。

2）行气消瘀法：创伤后有气滞血瘀者，宜采用行气消瘀法。本法适用于气滞血瘀，肿胀疼痛，无里实热证，或宿伤而有瘀血内结，或有某种禁忌而不能用猛攻急下之患者。常用的方剂：以活血消瘀为主的有复元活血汤、活血止痛汤、活血化瘀汤；以行气为主的有柴胡疏肝散、加味乌药汤、金铃子散；行气、活血并重的有膈下逐瘀汤、顺气活血汤、血府逐瘀汤等。临证可根据损伤的不同，或重于活血化瘀，或重于行气，或活血与行气并重而灵活选用。

行气消瘀法属于消法，具有消散瘀血的作用。行气消瘀方剂一般并不峻猛，如需逐瘀通下，可与攻下法配合。对于素体虚弱或年老体虚、妊娠产后、月经期间、幼儿等不宜猛攻破散者，可遵王好古"虚人不宜下者，宜四物汤加穿山甲"之法治之。

3）清热凉血法：包括清热解毒、凉血活血两法，适用于损伤后引起的瘀积化热，瘀热互结，或创伤感染，火毒内攻，迫血妄行，热毒蕴结之证。常用的清热解毒方剂有五味消毒饮、黄连解毒汤；凉血活血方剂有犀角地黄汤、清营汤等。

清热凉血法属清法，是用性味寒凉药物以清泄邪热而止血的一种治法。寓活血于其中以祛瘀止血，又防寒凉过度（血遇寒则凝）。多用于身体壮实之人患实热之证。若身体素虚，脏腑本寒，肠胃虚滑，或产后等，虽有热证，不可过用本法，以防寒凉太过。出血过多时，需辅以补气摄血之法，以防气随血脱。必要时还应当结合输血、补液等疗法。

4）开窍通关法：是以辛香走窜、开窍通关、镇心安神的药物来急救的一种方法，以治疗创伤后气血逆乱、气滞血瘀、瘀血攻心、神昏窍闭等危急重症。分别采用清心开窍法、豁痰开窍法、辟秽开窍法等治法，常用的方剂有苏合香丸、安宫牛黄丸、紫雪丹、玉枢丹、行军散等。

（2）中期治法：损伤诸症经过初期治疗，肿痛减轻，但瘀肿尚未消尽，筋骨虽连而未坚，故损伤中期宜和营生新、接骨续损。其治疗以和、续法为基础,即活血化瘀的同时加补益气血药物,如当归、熟地黄、黄芪、何首乌、鹿角胶等,或加接骨续筋药物,如续断、补骨脂、骨碎补、煅狗骨、煅自然铜等。结合内伤气血、外伤筋骨的特点,损伤中期常用治法有和营止痛法、接骨续筋法。

1)和营止痛法:适用于损伤后,虽经消、下等法治疗,而气血瘀滞,肿痛未尽之证。常用方剂有和营止痛汤、定痛和血汤、正骨紫金丹、七厘散、和营通气散等。

2)接骨续筋法:适用于损伤中期骨位已正,筋已理顺,筋骨已有连接但未坚实,尚有瘀血未去者。瘀血不去则新血不生,新血不生则骨不能合、筋不能续,故治以接骨续筋药,佐以活血祛瘀。常用的方剂有接骨活血汤、新伤续断汤、接骨丹、接骨紫金丹等。

(3)后期治法:损伤后期,正气必虚,可分别采用补气养血、补养脾胃、补益肝肾的补法。由于损伤日久,病久入络,筋脉粘连,关节挛缩,复感风寒湿邪,以致关节酸痛、屈伸不利者颇为多见,故又当采用舒筋活络、温经除痹等法。损伤后期常用治法有补气养血法、补养脾胃法、补益肝肾法、温经通络法等。

1)补气养血法:是使用补气养血药物,使气血旺盛而濡养筋骨的治疗方法。凡外伤筋骨、内伤气血以及长期卧床,出现各种气血亏损、筋骨痿弱等证候者均可用本法。常用方剂有以补气为主的四君子汤、以补血为主的四物汤以及气血双补的八珍汤、十全大补汤。对损伤大出血而引起血脱者,补气养血法要及早使用,以防气随血脱,方选当归补血汤,重用黄芪。

使用补气养血法应注意,补血药多滋腻,素体脾胃虚弱者易引起纳呆、便溏,补血方宜兼用健脾和胃之药。阴虚内热、肝阳上亢者,忌用偏于辛温的补血药。此外,若跌仆损伤而瘀血未尽,体虚不任攻伐者,于补虚之中仍需酌用祛瘀药,以防留邪损正,积瘀为患。

2)补养脾胃法:适用于损伤日久、耗伤正气,或由于长期卧床而导致脾胃气虚、运化失职者。治疗宜采用补养脾胃,以促进气血生化,使筋骨肌肉加速恢复。常用的方剂有补中益气汤、参苓白术散、健脾养胃汤、归脾丸等。

3)补益肝肾法:又称强壮筋骨法。肝主筋,肾主骨。本法适用于损伤后期,年老体虚,筋骨痿弱,肢体关节屈伸不利,骨折愈合迟缓、骨质疏松而肝肾虚弱者。

临床应用本法时,应注意肝肾之间的相互联系及肾的阴阳偏盛。肝为肾之子,故肝虚者也应注意补肾,以滋水涵木。常用的方剂有壮筋养血汤、生血补髓汤。肾阴虚用六味地黄汤或左归丸;肾阳虚用金匮肾气丸或右归丸;筋骨痿软、疲乏衰弱者用健步虎潜丸、壮筋续骨丹等。在补益肝肾法中参以补气养血药,可增强养肝益肾的功效,加速损伤筋骨的康复。损伤后期,病情复杂,若出现阴虚火旺,可用知柏地黄丸或大补阴丸,滋阴降火。

4)温经通络法:属温法。本法使用温性或热性的祛风、散寒、除湿药物,并佐以调和营卫或补益肝肾之药,以求达到驱除留注于骨与关节经络之风寒湿邪,使血活筋舒、关节滑利、经络畅通。适用于一般损伤后气血运行不畅,或因阳气不足,腠理空虚,风寒湿邪滞留或筋骨损伤日久,气血凝滞,经络不通者。常用方剂有麻桂温经汤、乌头汤、大红丸、大活络丹、小活络丹等。

需要说明的是,以上治法是临证应用时应遵循的一般原则。如骨折后肿胀不严重者,往往可直接用接骨续筋法,佐活血化瘀之药;开放性损伤,在止血以后,也应根据证候而运用上述疗法。如失血过多者,急需补气摄血法以急固其气,防止虚脱。临证时变化多端,错综复杂,必须灵活变通,审慎辨证,正确施治,不可拘泥,亦不可机械地分期。

2. **骨病内治法** 骨病的发生可能与损伤有关,但其病理变化和临床表现与损伤显然不同,因此在治疗上有其特殊性,如骨髓炎、骨结核等症,必须外治与内治并重。在应用内治法时必须确定疾病的性质,明确患者的体质,辨明其阴阳、虚实、表里、寒热,分初起、成脓及溃后三期进行治疗。骨病常用的治法有清热解毒法、温阳散寒法、祛痰散结法、祛邪通络法等。

(1)清热解毒法:适用于急性骨髓炎,热毒蕴结于筋骨或内攻营血诸证。骨髓炎早期可用五味消毒饮、黄连解毒汤或仙方活命饮合五神汤加减。如热毒重者加黄连、黄柏、生山栀,有损伤史者加桃仁、红花;热毒在血分的实证,疮疡兼见高热烦躁、口渴不多饮、舌绛、脉细数者,可加用生地黄、赤芍、牡丹皮等药;热毒内陷或有走黄重急之征象,症见神昏谵语或昏沉不语者,当加用清心开窍之药,如安宫牛黄丸、紫雪丹等。本法是用寒凉的药物使内蕴之热毒清泄，因血喜温而恶寒，寒则气血凝滞不行，故不宜寒凉太过。

（2）温阳散寒法：适用于阴寒内盛之骨痨（骨结核）或附骨疽（慢性骨髓炎）。本法是用温阳通络的药物，使阴寒凝滞之邪得以驱散。流痰初起，患处漫肿酸痛，不红不热，形体恶寒，口不作渴，小便清利，苔白，脉迟等内有虚寒现象者，可选用阳和汤加减。阳和汤以熟地黄大补气血为君，鹿角胶生精补髓、养血助阳、强壮筋骨为臣，麻黄、姜、桂宣通气血，使上述两药补而不滞，主治一切阴疽。

（3）祛痰散结法：适用于骨病见无名肿块，痰浊留滞于肌肉或经隧关节者。骨病的癥瘕积聚均为痰滞交阻、气血凝留所致。此外，外感六淫或内伤情志，以及体质虚弱等，亦能使气机阻滞，液聚成痰。本法在临床运用时要针对不同病因，与下法、消法、和法等配合使用，才能达到化痰、消肿、软坚之目的。常用方剂有二陈汤、温胆汤、苓桂术甘汤等。

（4）祛邪通络法：适用于风寒湿邪侵袭而引起的各种痹证。祛风、散寒、除湿、宣痹止痛为治疗痹证的基本原则，但由于各种痹证感邪性质及病理特点不同，辨证时还应灵活变通。常用方剂有蠲痹汤、独活寄生汤、三痹汤等。

对骨病中的一些杂症则以发汗解表、养阴清热、固涩收敛、祛湿和络、镇静安神法施治为主。但在具体运用时，必须根据具体病情，在基本治法中参合变化，灵活应用，对特殊患者尤需审慎辨证，正确施治。

要点二　西药

（一）非甾体抗炎药

本类药是骨科常用药，属于解热镇痛药，是治疗疼痛最基本、最常用的方法。在药理作用上具有共同的特性，即有解热、镇痛、消炎和抗风湿作用。它们起作用的共同基础是抑制前列腺素（PG）的生物合成。

1. 作用机制和临床应用

（1）解热作用：由于致热源作用于下丘脑体温调节中枢促进PG的合成与释放，而引起发热，本类药物抑制PG合成，使散热过程加强（周围血管扩张，血流量加大、加速以及出汗），因而退热。此类药物不抑制产热过程，治疗量不使体温下降到正常以下。临床用于发热体温过高者（高于39℃），特别是小儿（有适应年龄）高热惊厥者；持续高热影响患者休息或已危害心肺功能者；长期发热性疾病，如结核、癌性发热等。

（2）镇痛作用：对钝痛有效，其止痛的作用部位主要在外周。主要是通过抑制炎症部位PG合成，阻抑致炎化学物质（组织胺、缓激肽、5-羟色胺）对痛觉感受器的致痛作用。临床多用于治疗各种关节炎和躯体各种轻至中度疼痛，如关节和肌肉疼痛、手术后疼痛、头痛以及痛经等。

（3）抗炎、抗风湿作用：除对乙酰氨基酚、非那西丁外，均有较强的抗炎、抗风湿作用，与其抑制炎症组织PG合成减少有关。临床用于风湿和类风湿性关节炎、骨关节炎、强直性脊柱炎等疾病，可缓解症状，但不能控制疾病过程的进展。

2. 毒副作用和注意事项　非甾体抗炎药对人体有不同程度而又相似的毒副作用。

（1）胃肠道有恶心呕吐、消化不良、诱发和加重溃疡、穿孔和出血等。凡有消化道疾患者最好避免使用或慎用。在用药过程中均应禁酒。

（2）神经系统有头痛、头晕、嗜睡、精神障碍等，严重者可出现精神错乱、昏迷、惊厥等。凡有抑郁、焦虑等精神障碍者均应慎用。

（3）血液系统可产生骨髓抑制、溶血性贫血、血小板减少性紫癜，严重者出现再生障碍性贫血。因此，造血功能不全的患者应避免使用。

（4）长期使用可见不同程度的肝、肾毒性，如急性重型肝炎、急性肾衰等。长期用药应定期检查肝肾功能。肝肾功能不全者应慎用或禁用。

（二）糖皮质激素

本类药是许多结缔组织疾病的一线药物，但非根治药物。临床常用的有可的松、氢化可的松、泼尼松、泼尼松龙、地塞米松等。

1. 作用机制和临床应用　糖皮质激素通过受体发挥作用，其受体一个位于中枢神经，以调节激素的昼夜活动规律，另一个位于各种体细胞内，具有强大而快速的抗炎和调节代谢作用，小剂量对糖、蛋白质等代谢的影响属于生理效应，大剂量则产生多方面的药理作用，如"四抗"作用（抗炎、抗过敏、抗毒素、抗休克）等。由于激素具有免疫抑制和抗炎作用，是自身免疫性疾病的首选药物，骨伤科临床上常用于治疗类风湿性关节炎；在足量的抗生素配伍下可用于严重的中毒性感染；在早期抗结核药物治疗的同时，短程的糖皮质激素可用于多种结核病的急性期；早期大量应用糖皮质激素抢救休克，均可取得明显效果。

2. 毒副作用和注意事项

（1）长期大量使用激素，可引起肌肉萎缩，并能增加钙磷代谢，导致骨质疏松、股骨头无菌性坏死，多见于儿童、绝经期妇女和老年人，甚至可产生自发性骨折。应注意补充钙剂和维生素D等。

（2）用药不当，可诱发或加重感染、消化道溃疡出血、穿孔以及高血压、糖尿病、肥胖、精神障碍等。

（3）用药超过7天者，不可突然停药，应逐渐减量或在停药前给予促肾上腺皮质激素（ACTH）。

（4）应用激素时要注意有无禁忌证；凡能用其他疗法控制症状者，应避免使用激素。

（5）妊娠早期使用可影响胎儿发育或引起胎儿畸形，故孕妇应慎用或禁用。

（6）在用法上，近年来多采用每日上午（8点）1次给药法。

（三）抗生素

其发明与应用在医学史上有划时代的意义，对防止感染起到了不可磨灭的作用。但一味依赖抗生素，不但感染无法控制，还将招致耐药菌群的产生、微生物生态失衡以及其他毒副作用。抗生素不能取代骨外科处理，更不能依赖药物而忽视无菌操作，这是必须重视的原则。

1. 临床常用抗生素及其作用　根据抗生素不同的作用机制，临床可分为干扰细菌细胞壁合成的抗生素、作用于细胞核糖体而影响蛋白质合成的抗生素、作用于细菌RNA和DNA的抗生素、抑制细菌代谢和合成的抗生素等。

（1）干扰细菌细胞壁合成的抗生素

1）青霉素类：经常应用于肌肉骨骼系统的感染。临床医生最常用的几类青霉素包括天然青霉素、氨基青霉素、耐酶青霉素等。所有青霉素类抗生素主要的不良反应是过敏反应。

2）β-内酰胺酶抑制剂：克拉维酸、舒巴坦、三唑巴坦是革兰氏阳性菌和革兰氏阴性菌产生β-内酰胺酶的有效抑制剂，临床已被用于对抗许多重要的革兰氏阳性菌如金黄色葡萄球菌、表皮葡萄球菌所产生的β-内酰胺酶等。目前临床上已经有克拉维酸与阿莫西林、舒巴坦与氨苄西林等联合制剂。

3）头孢菌素：第一代头孢菌素包括头孢噻吩、头孢匹林、头孢拉定、头孢唑林等，对革兰氏阳性球菌有抗菌活性，是临床用于葡萄球菌感染（包括骨髓炎）的第一代头孢菌素；第二代头孢菌素主要有头孢西丁、头孢呋辛等，对革兰氏阴性菌的抗菌活性比第一代头孢菌素略强；第三代头孢菌素主要有头孢噻肟、头孢曲松、头孢哌酮、头孢他啶等，与第一代头孢菌素相比，第三代头孢菌素对革兰氏阳性菌的抗菌活性较弱，但对肠杆菌属抗菌活性较强；第四代头孢菌素以头孢吡肟为代表，对需氧革兰氏阳性菌以及包括铜绿假单胞菌在内的革兰氏阴性菌有很好的抗菌活性。

4）万古霉素：万古霉素对金黄色葡萄球菌、表皮葡萄球菌、肠球菌属有很好的抗菌属性。

（2）作用于细菌核糖体的抗生素

1）克林霉素：对包括骨组织在内的许多组织有很好的穿透力，还可以进入到脓液中，尤其对脆弱拟杆菌属有很高的抗菌活性，对金黄色葡萄球菌、凝固酶阴性球菌和链球菌也有活性。

2）大环内酯类：其代表药物是红霉素。这类药物作用于细菌核糖体，是细菌抑制剂，是非常安全的药物。新型大环内酯类抗生素如克拉霉素、阿奇霉素，在低浓度就可以抑制肺炎支原体、嗜肺军团菌和肺炎衣原体的感染。这两类抗生素对嗜血流感杆菌、细胞内鸟分枝杆菌和其他典型的分枝杆菌有更强的作用。

3）氨基糖苷类：包括庆大霉素、妥布霉素、阿米卡星、奈替米星，是治疗需氧革兰氏阴性菌的基本药物。

（3）作用于细菌RNA的抗生素

利福平：对革兰氏阳性菌及革兰氏阴性菌有广泛的抗菌活性，是已知的对葡萄球菌活性最强的药物，但是对大多数革兰氏阴性菌的抗菌作用逊于氨基糖苷类。联合使用其他敏感抗生素可降低细菌对利福平的耐药性。利福平和半合成青霉素联合使用已经用于治疗甲氧西林敏感金葡菌所致骨髓炎等。

（4）作用于细菌DNA的抗生素

喹诺酮类：第一代用于尿路感染；第二、第三、第四代可以用于治疗包括骨髓炎在内的肌肉和骨骼系统的感染。第二代喹诺酮类抗生素包括环丙沙星、氧氟沙星，在血清、组织、尿路中有足够的浓度可以有效地抑制革兰氏阴性菌；第三代喹诺酮类抗生素包括左氧氟沙星、司帕沙星，对链球菌属有很强的抗菌活性，还能有效地抑制多属革兰氏阴性菌；第四代喹诺酮类抗生素如曲伐沙星，与第三代喹诺酮类抗生素有相同的抗菌谱，但对厌氧菌也有很好的抗菌谱。

（5）抑制细菌代谢的抗生素

甲氧苄啶-磺胺甲基异噁唑是氧苄嘧啶和磺胺甲基异噁唑的联合制剂，比任意一种单独使用都具有更高的抗菌活性。对需氧革兰氏阳性菌一直保持敏感，临床上可用于骨髓炎的抑制治疗。所有磺胺制剂均有多种副作用，包括胃肠道反应及过敏反应。

（6）抑制细菌合成的抗生素

甲硝唑：是一种治疗厌氧菌感染的便宜而有效的药物。这种抗生素可被诱导形成一种有毒的氧基，从而抑制细菌的合成。甲硝唑对所有的厌氧菌都有效，而且吸收良好，可穿透组织和脓液。

2. **临床选择和使用依据**

（1）根据细菌学检查和药敏试验：使用抗生素的目的是抗菌，其基本选择的药物需针对病原种类。因此，理想的方法是及时地收集有关体液、分泌物，进行微生物检查和药物敏感试验，以此来选择或调整抗菌药物品种。一旦病原菌被分离并行抗生素敏感试验，应根据结果对初始的抗生素使用方案进行调整。

（2）根据经验：药物敏感检查常需要一定的设备和时间，而药物的最佳疗效是在感染的早期，为此还需要经验性用药。经验来自对有关感染类型和医院内细菌敏感方式的认识。结合感染部位：临床医生应熟悉身体不同部位及其邻近组织的常驻细菌，皮肤、皮下组织的感染以革兰氏阳性球菌居多，如链球菌、葡萄球菌，腹腔、大腿根部感染则以肠道菌群包括厌氧菌为多等。根据局部情况：如链球菌感染，炎症反应较明显，扩散快，易形成蜂窝织炎，脓液稀薄或为血性；葡萄球菌感染时化脓性反应较明显，脓液稠厚，易有灶性破坏；铜绿假单胞菌感染时，敷料易见绿染，与坏死组织共存时有霉腥味；厌氧菌感染时因蛋白分解、发酵，常有硫化氢、氨等特殊臭味，有些厌氧菌有产气作用，可致皮下气肿。结合病情：病情急剧，较快发展为低温、低白细胞、低血压、休克者以革兰氏阴性杆菌感染为多；病情较缓，以高热为主，有转移性脓肿者，以金黄色葡萄球菌感染居多；病程迁延，持续发热，口腔黏膜出现霉斑，对一般抗生素治疗反应差时，应考虑真菌感染。据此，分别选择各种对该细菌敏感的抗生素。

（3）根据组织分布：临床现用的药物敏感试验都是以血清中的有效抑菌浓度为标准，并不反映不同组织中的有效浓度，所以，还应根据药物在组织中的分布能力进行选择。如头孢菌素在骨与软组织中的弥散作用较好，常用于骨与软组织的感染；浆膜腔、滑液囊等部位，抗生素浓度一般只为血浆浓度的一半，应用抗生素应适当增加用量；氨苄西林可进行"肝肠循环"，在胆道无阻塞的情况下，胆汁浓度可达到血清浓度的数倍，多用于胆道感染等；感染灶如在颅内，要选用能穿透血脑屏障的药物。

（4）根据不良反应：各种抗生素均有不同程度的毒副作用和并发症，临床应用时也要根据抗生素的不良反应选择和使用。青霉素、头孢菌素和红霉素有着最安全的使用记录。其他抗生素可引起相关并发症和毒副作用，如氨基糖苷类抗生素可引起耳聋，使用磺胺类药物超过6个月可使胆红素与白蛋白分离而引起核黄疸症，四环素可引起小儿骨发育障碍并能造成孕妇胰腺炎和肝功能紊乱，喹诺酮类抗生素可改变生长期动物的软骨生长等。因此，孕妇和哺乳期妇女应慎重选择抗生素。

此外，抗生素的应用剂量一般按体重计算，还要结合年龄和肾功能以及感染部位综合考虑。对危重和全身感染，应选择静脉给药。对多菌群感染还要联合用药，较好的组合是第三代头孢菌素加氨基糖苷类抗生素，必要时加抗厌氧菌的甲硝唑。一般情况下，可单用者不联合，可用窄谱者不用广谱，还应考虑到药源充足、价格低廉、有效。抗生素一经使用，就要密切注意其毒副作用，如过敏性休克，剥脱性皮炎，造血系统和肝肾功能的障碍等，特别要注意长期使用抗生素可引起的菌群失调等副作用。

3. **抗生素的疗程** 是根据肌肉骨骼系统感染的类型来确定的。在所有肌肉骨骼系统感染中，蜂窝织炎和丹毒需要抗生素治疗的时间最短，需10～14天，当患者临床症状稳定时可改为口服给药；化脓性关节炎通常是在穿刺、关节镜或切开术后肠外途径持续应用抗生素2～3

周;对于骨髓炎,一般是在最后一次彻底清创术后使用肠外途径抗生素治疗3周;糖尿病骨髓炎的抗生素疗程取决于骨科治疗的情况,当不能进行骨科治疗时,可给予长期口服抗生素来控制感染,如可进行骨科治疗,可在清创术后给予4~6周的抗生素;如果整个受到感染的骨被完整切除,可在术后给予2周的抗生素治疗以消除残存的软组织感染,如部分切除受感染的骨,可给予抗生素治疗4~6周,如在远离感染部位进行截肢术可给予短期抗生素治疗,一般3天左右。

(四)抗结核药物

1. 抗结核药物治疗的原则 早期、联合、适量、规律和全程用药。早期指一旦发现和确诊后应立即给药治疗。对活动性病灶早期使用抗结核药物可发挥最大的杀菌或抑菌作用。联合是指根据病情和抗结核药物的作用特点,联合两种以上的药物可增强与确保疗效。联合用药比单一用药使耐药菌减少,效果较单药更佳。适量是指根据不同的病情和不同的个体,选择不同的给药剂量。药量不足,组织内药物难以达到有效浓度,且细菌易产生继发性耐药,药量过大则易产生不良反应。规律是指患者必须严格按照化疗方案规定的用药方法,有规律地坚持治疗,不可随意更改或无故随意停药,亦不可随意间断用药。全程是指患者必须按照方案所确定的疗程坚持治满全程。短程化疗通常为6~9个月。一般而言,按照上述原则规范治疗,疗效可达98%以上,复发率低于2%。

常规用量的异烟肼和利福平在细胞内外均能达到杀菌作用,被称为全杀菌剂。链霉素和吡嗪酰胺亦是杀菌剂,但链霉素在偏碱的环境中才能发挥最大作用,且很少渗入吞噬细胞,对细胞内结核菌无效,吡嗪酰胺虽可渗入吞噬细胞,但仅在偏酸的环境中才有杀菌作用,故两者只能作为半杀菌剂。乙胺丁醇、对氨基水杨酸钠等均为抑菌剂,常规剂量时药物浓度均不能达到最低抑菌浓度(MIC),加大剂量则容易发生不良反应。

2. 抗结核药物及其特点 理想的抗结核药物具有杀菌、灭菌或较强的抑菌作用,毒性低,不良反应少,价廉,使用方便,药源充足;经口服或注射后能在血液中达到有效浓度并能渗入吞噬细胞,疗效迅速而持久。

(1)异烟肼:其作用主要是抑制结核菌脱氧核糖核酸(DNA)的合成并阻碍细菌细胞壁的合成。常用剂量为成人每日300mg,一次口服;小儿每日5~10mg/kg。具有杀菌力强、可以口服、不良反应少、价廉等优点。常规用量很少发生不良反应,偶见周围神经炎、兴奋或抑制、肝脏损害(血清丙氨酸氨基转氨酶升高)等。

(2)利福平:是广谱抗生素,其杀灭结核杆菌的作用机制是抑制菌体的RNA聚合酶,阻碍mRNA合成,常与异烟肼联合应用。成人每日1次,空腹口服450~600mg。利福平不良反应较轻,除消化道不适、流感症候群外,偶有肝功能损害。

(3)链霉素:为广谱氨基糖苷类抗生素,对结核杆菌有杀灭作用,能干扰结核杆菌的酶活性,阻碍蛋白合成。常用剂量成人每日肌内注射1.0g(50岁以上或肾功能减退者可用0.5~0.75g),妊娠妇女慎用。链霉素的主要不良反应是第Ⅷ对脑神经损害,表现为眩晕、耳鸣、耳聋,严重者应及时停药,肾功能损害者不宜使用。其他过敏反应有皮疹、药物热等。

(4)吡嗪酰胺:能杀灭吞噬细胞内、酸性环境中的结核菌。常用剂量为每日1.5g,分3次口服。偶见高尿酸血症、关节痛、胃肠不适及肝损害等不良反应。

(5)乙胺丁醇:对结核菌有抑制作用,与其他抗结核药物连用时,可延缓细菌对其他药物产生的耐药性。常用剂量为25mg/kg,每日1次口服,8周后改为15mg/kg。其优点是不良反应甚少,偶有胃肠不适。

(6)对氨基水杨酸钠:为抑菌药,与链霉素、异烟肼等抗结核药联用,可延缓对其他药物发生耐药性。常用剂量为成人每日8~12mg,分2~3次口服。不良反应有食欲减退、恶心、呕吐、腹泻等,饭后服用可减轻胃肠道反应。

3. 抗结核药物的疗程

(1)短程化疗方案:目前临床广泛采用,是必须包括两种杀菌药物,联合应用异烟肼和利福平或加用链霉素,连用6~9个月,具有较强的杀菌和灭菌作用。过去常规采用的12~18个月的所谓"标准"化疗,因疗程过长,许多患者不能完成,疗效反而受到影响。

(2)两阶段用药:在开始的1~3个月内,每天用药(强化阶段),以后每周3次间歇用药(巩固阶段),其效果与每日用药相同,并且有利于监督用药,保证完成全程化疗。两阶段用药仍应联合用药,每次异烟肼、利福平、乙胺丁醇等剂量可适当加大,但链霉素等不良反应较多,每次用药剂量不宜增加。

需要特别强调,在抗结核化疗全过程中督导用药非常重要。抗结核治疗用药至少半年,疗程较长,患者常难坚持。医护人员应按时督导用药,加强访视,取得患者合作,以保证全程治疗和疗效。

(五)抗骨质疏松药

1. 钙剂和维生素D 是防治原发性骨质疏松症的基本药物,剂量不宜过大或过小。成人元素钙摄取量应不少于每日800mg,孕妇及哺乳期可增至每日1000~1500mg。除选择含钙量高的食物,如牛奶、奶酪、豆制品、紫菜、海带等外,还应选择含元素钙量高、吸收充分、副作用少的钙剂。分次饭后服比一次空腹服有效。通常钙剂没有副作用,个别有便秘、腹胀。补钙过多可引起高尿钙症,易形成泌尿系结石,若尿钙每日>300mg和尿Ca/Cr比值>0.3应暂停服用。维生素D可以促进小肠钙吸收和骨的矿化。维生素D的主要来源是光照,若不足应予以补充。一般成人每日需要400IU,老人每日需要600~800IU。体内合成不足者,应直接给予口服。维生素D与钙剂联合用药可加强疗效。

2. 性激素补充疗法 雌激素是健康女性不可缺少的内分泌激素,性激素补充疗法(HRT)对预防绝经后妇女退行性疾病(包括绝经后骨质疏松症)有重要作用。HRT的原则是进行生理性补充,保持妇女健康的生理状况,并应个体化治疗。

3. 抑制骨吸收的药物 对不适于HRT或男性原发性骨质疏松症呈骨转化高者,可考虑用抑制骨吸收的药物。

(1)二磷酸盐制剂:可分别选择依替膦酸钠(羟乙膦酸钠)、阿伦磷酸盐等。

(2)降钙素:对骨质疏松症患者有镇痛、增进活动功能、改善钙平衡、减慢骨丢失等作用。

4. 刺激骨形成药物 目前尚无确实刺激骨形成的药物,对骨转换低的老年性原发性骨质疏松症可选用一些药物,如依普黄酮等。此外,甲状旁腺素在动物实验已证实有促进成骨的作用,有关临床研究正在进行。

(六)免疫抑制剂

本制剂对机体各种免疫反应具有非特异性抑制作用,现已广泛用于防止器官移植的排斥反应,效果比较肯定;也常用于变态反应和自身免疫性疾病,其疗效特别是远期疗效尚难确定。

1. 作用特点

(1)多数免疫抑制剂对机体免疫系统的作用缺乏特异性和选择性,表现为既能抑制免疫病理反应,又能干扰正常的免疫应答反应,既抑制细胞免疫又抑制体液免疫。

(2)免疫抑制剂对初次免疫应答反应抑制作用较强,对再次免疫应答反应抑制作用较弱。

(3)免疫抑制剂的作用在很大程度上取决于给药时间与抗原刺激时间的关系。这可能与药物干扰免疫应答反应的感应期有关。

(4)不同类型的免疫病理损伤对免疫抑制剂的反应不同。

2. 临床应用原则

(1)自身免疫性疾病:多数免疫抑制剂尚不能有效地诱导抗原特异的免疫耐受性,只能控制疾病的症状,不能根治。加之此类药物毒性较大,长期应用易导致不良反应,故必须慎用。一般应首先采用其他防治措施,无效时再考虑应用免疫抑制剂。在各类免疫抑制剂中,应首先选择肾上腺皮质激素类制剂。对此类药物无效时再考虑改用其他免疫抑制剂。近年来为提高疗效和减轻毒性反应,多倾向于合并用药,常用的合并治疗方案是肾上腺皮质激素加细胞毒类免疫抑制剂。

(2)器官移植:器官移植者必须长期使用免疫抑制剂,以防止排斥反应。常用药物有肾上腺皮质激素、硫唑嘌呤、环磷酰胺及抗淋巴细胞球蛋白等。一般倾向于合并应用其中2~3种。在出现明显排斥反应时,应短期应用大剂量,一旦控制即应减量维持,以防发生毒性反应。

3. 毒副作用和不良反应

(1)感染:由于长期应用免疫抑制剂,机体的免疫功能受到抑制,对感染的抵抗力降低,易发生细菌、病毒和真菌感染,器官移植患者更为明显。

(2)致癌:长期应用免疫抑制剂的患者肿瘤发生率较高,可能是机体对肿瘤的免疫监护功能被抑制的结果。

(3)致畸胎和不孕症:长期应用免疫抑制剂可致生殖功能障碍,表现为妇女卵巢功能降低及闭经,男性精子缺乏或无精子症。此种不良反应尤以烷化剂和抗代谢剂最为严重。

第四单元 损伤概论

外界各种致伤因素作用于人体,使皮肉、筋骨、脏腑等组织器官出现结构上的破坏和功能上的紊乱,此即为损伤。骨伤科学的范畴中,损伤主要涵盖了骨折、脱位、筋伤和内伤。骨折系指由于外力的作用,破坏了骨或软骨的完整性和连续性。脱位(关节脱位、脱骱、脱臼)系指外力使构成关节各骨的骨端关节面失去了正常的对合关系,发生功能障碍。筋伤系因外来暴力、慢性劳损或风寒湿邪侵袭等原因所造成的筋的损伤。内伤是指由损伤引起的气血、脏腑、经络组织结构破坏及生理功能障碍。骨伤科学范畴中的内伤不同于内科领域里的内伤概念,为了区别亦称"内损"或"损伤内证"。

关于损伤的分类在第一单元已有详尽的论述,下文只介绍损伤的病因病理、诊断、并发症及修复和治疗。

细目一 损伤的病因病理

要点一 骨折的病因病理

骨折的形成是外因和内因综合作用的结果,外力超越了骨骼的强度即会造成骨折。但是由于年龄、健康状况、解剖位置、结构、受伤姿势以及骨骼病理等因素的影响,同一形式的外力,可以造成不同的损伤。例如同为跌倒手掌撑地致伤,老年人因肝肾不足、筋骨脆弱,易发生肱骨外科颈骨折和桡骨远端骨折;儿童则因其骨质特点而易发生尺、桡骨骨干青枝骨折,又因其骨骺尚未闭合而易发生骨骺损伤。另外,不同形式的致伤暴力又可产生相同的骨折机制,如胸腰椎屈曲型压缩骨折既可以由于从高处坠落臀部着地而致,亦可由重物砸击头顶而发生。两者相同的机制为受伤时脊柱处于屈曲状态,由此产生屈曲压缩暴力而导致骨折。因此,骨折的机制以外来暴力的作用为主导,但内因亦是不可忽视的因素。

(一)骨折移位的基本形式

1. **成角移位** 两骨折段之轴线交叉成角,以角顶的方向为准,称为向前、向后、向内、向外成角。

2. **侧方移位** 骨折两端相对移向侧方。在四肢,一般以近折端为基准,视远折端的移位方向称为向前、向后、向内或向外侧方移位;在脊柱,以下位椎为基准,以上位椎的移位方向来区分骨折的移位方向。

3. **短缩移位(重叠移位)** 骨折两断端相互重叠或嵌插。必须指出的是,短缩与重叠移位并不是完全等同的概念,在大多数的情况下,短缩往往伴随着侧移或成角,但少数粉碎性骨折可以只有短缩而无侧移或成角。有侧移情况下的短缩即为重叠移位。

4. **分离移位** 两骨折端相互分离。分离移位的发生多由于肌肉牵拉、肢体重力或骨牵引所致。

5. **旋转移位** 骨折段绕自身的纵轴发生旋转移位。在不同的部位有不同的命名方式,如前臂骨折后的旋转移位,称为旋前、旋后移位;而在上臂、大腿、小腿等处则称为内旋、外旋移位。此外,旋转移位亦指撕脱骨折片相对主骨在某个面上的旋转,如肱骨外髁骨折片在冠状面、矢状面及水平面三个面上的旋转。

6. **背向移位** 骨折远端绕近端旋转(公转),使两骨折端的断面朝向相反的方向,故称为背向移位。

7. **疲劳骨折多无移位** 疲劳骨折常见的部位为第2、3跖骨颈(干)和腓骨下1/3,胫骨、股骨颈等处少见。临床特点为起病缓慢,无急性损伤史;局部疼痛逐渐加重,影响功能;疼痛部位可触摸到骨性包块;X线片在发病1~2周内可无阳性发现或可见压痛处有一横形或斜形骨裂,但无移位,3~4周后骨折线较为明显,周围可有梭形骨痂。

（二）影响骨折移位的因素

影响骨折移位程度和方向的因素主要有暴力的大小、作用力方向、作用点、暴力性质和速度，患者受伤时的姿势，受伤肢体远侧段的重量，肌肉的附着点、牵拉力、作用方向，人为因素，以及创伤处解剖特点等。

1. 当暴力较小时，引起的骨折可能是裂纹骨折或移位程度较轻的骨折；反之，则可能引起明显的错位骨折。
2. 高能量高速度的暴力冲击引起的"爆裂"骨折，骨折移位往往无规律。
3. 受伤肢体远段的重量往往导致骨折远段出现外旋畸形，如小腿在胫腓骨骨干骨折后。
4. 受伤的姿势可以影响骨折的类型，不同的受伤姿势可以导致不同的骨折或造成不同类型的骨折。如肱骨外科颈骨折，可因受伤时上肢所处的位置不同而发生内收型或外展型骨折。
5. 骨折的部位与骨折的移位方式及程度有较为密切的关系，如桡骨干单骨折时，旋前圆肌止点上、下方骨折，其桡骨近端的旋转移位方向完全不同。

要点二　脱位的病因病理

1. 关节脱位，不仅骨关节面的正常对合关系遭到破坏，关节囊亦有不同程度的破裂，关节周围的韧带、肌腱、肌肉亦常有撕裂。
2. 如暴力强大，骨端移位明显，常合并血管、神经损伤。严重时骨端可穿破软组织和皮肤，造成开放性脱位。
3. 脱位伴有大块骨折、关节面挤压骨折、关节软骨面脱落等，亦属较为常见的创伤病理改变。
4. 关节脱位后，关节腔隙和创伤形成的软组织裂隙，均为损伤出血所填充，形成局限性血肿，如治疗不及时，则可形成陈旧性损伤，此时因关节囊内、外血肿机化，结缔组织增生，周围软组织的瘢痕形成，导致复位困难。若勉强采用手法复位，或手法复位操作粗暴，可导致关节面损伤，使关节周围的血液循环遭到破坏，增加创伤性关节炎发生的概率，甚至形成干骺端缺血性坏死及骨折。

要点三　筋伤的病因病理

筋伤的基本病理变化为瘀血凝滞、筋伤断裂、骨节错缝。其特点如下。

1. 筋膜、筋腱的脉络受伤，血溢脉外，形成血肿，导致局部气血流通受阻，运化失常，水湿停留于肢体的局部，继发水肿。
2. 创伤血肿或炎性反应致使气血瘀滞，脉络不通，而产生疼痛。
3. 由于疼痛和肿胀的影响，或筋伤断裂，或骨节错缝，或神经损伤，或关节内软骨板破裂，致关节交锁，或受伤组织的粘连、纤维化、骨化，凡此种种，均可造成肢体关节的活动障碍。
4. 现代医学认为软组织损伤后的基本病理变化是由于致伤因素、出血、凝血等引起的炎性反应，表现为损伤局部的充血、毛细血管通透性增高、血浆渗出而出现水肿。此外，严重损伤可引起人体一系列的全身应激反应，主要表现为内分泌与代谢方面的改变。

要点四　内伤的病因病理

人体是一个有机的整体，局部皮肉、筋骨的创伤可导致气血脏腑功能紊乱或并发组织器官的实质性损伤。

1. 内伤的病理主要有伤气（气滞、气闭、气虚、气脱）、伤血（血瘀、血热、血虚、血脱）、伤脏腑（功能损伤和组织结构的实质性损伤）三类。内伤后出现的诸多内证，如损伤血证、损伤疼痛、损伤昏厥、损伤呕吐等，即为内伤的临床表现。
2. 外伤与内伤、局部与整体之间的关系是相互作用、相互影响的。

细目二　损伤的诊断

损伤的诊断是治疗的基础。在诊察的过程中，必须遵循"由浅及深，由局部至全身"的原则，认真询问患者的受伤史，贯彻望、闻、问、摸、动、量全面检查的方针，结合必要的放射及实验室检查，予以综合分析，才能得出及时、准确、全面的诊断。

要点一　病史

正确地询问病史，对指导检查，准确判断伤情，及时处理骨折、脱位等损伤均十分重要。损伤病史的询问要点如下。

1. 要问清楚患者的受伤情况，包括询问暴力的形式、大小、方向、作用部位等。

2. 要问清楚准确的受伤时间，是否多次受伤及受伤时间与主症（如疼痛、功能障碍）的关系等。

3. 要问明伤后全身情况，如有无昏迷（昏迷的时间、中间有无清醒期等）、呼吸困难、腹痛等。

4. 要查问伤后处理情况，如患肢处理、制动、搬运、治疗及用药情况。

5. 对开放性骨折还要问清楚伤口包扎或缝合情况，止血带使用、种类及时间等。

6. 对陈旧性损伤则要详细询问伤后治疗及练功情况，以避免重复错误，少走弯路。

7. 还要询问既往健康情况及病史。

要点二　临床表现

（一）全身表现

损伤患者的全身情况反映了机体损伤的程度，与患者的体质、精神状态密切相关。一般损伤，如无并发症，全身症状不甚明显或不严重。但由于损伤局部瘀血停聚，积瘀化热，可出现血肿吸收热，体温多在38℃以下，且多在1周内恢复正常。伴随发热可出现口干、心烦、尿赤、便秘、夜寐不安等症。

（二）局部表现

1. 损伤的主要症状

（1）疼痛：各种损伤局部均会有疼痛，与损伤的程度及骨关节移位的程度相关。疼痛发生的机制是损伤后由于脉络受损，瘀血留内，气血凝滞，阻塞经络，不通则痛。现代医学则认为，疼痛与损伤局部创伤性炎症反应、肌肉痉挛、骨膜或关节囊破裂、骨关节移位，使神经末梢受牵拉压迫等刺激有关。

（2）肿胀：损伤局部脉络破裂，营血离经，壅滞于肌肤腠理之间，故而出现血肿。加之局部气血流通受阻，运化失常，水湿停留而产生水肿。若损伤处出血较多，离经之血透过撕裂的肌膜组织溢于皮下，则形成瘀斑。现代医学认为，骨折、脱位及软组织损伤使局部血管破裂出血，或积聚于骨折处形成血肿，或充满关节囊内外，或渗入皮下形成瘀斑。局部血管破裂后，静脉回流障碍则引发水肿，进而导致组织压增高，严重者即产生张力性水疱（尤多见于儿童）。

损伤局部肿胀一般于2~4日内达到高峰，表现为皮肤光亮，瘀斑则逐渐变为紫色、青色乃至黄色。必须指出的是，轻微损伤或部分深部损伤可无明显的肿胀。此外，瘀斑可由于重力作用而出现在远离损伤的部位。

（3）功能障碍：由于骨骼的杠杆、支架、支柱作用丧失，或因脱位之关节枢纽作用丧失，或因筋腱断裂，失去静力平衡和动力来源，或因神经损伤，肌肉失去主观支配，或因关节内软骨破裂而致交锁，或因疼痛引起肌肉反射性痉挛，或因肌肉失去附着，或因陈旧性损伤组织粘连、纤维化、骨化等诸多因素，使肢体及关节各种功能出现障碍，如握持、站立、行走功能丧失。但必须指出的是，不完全骨折、部分嵌插骨折、关节半脱位、筋腱部分撕裂，因组织的连续性尚部分存在，功能障碍不明显。

2. 损伤的特殊体征

（1）压痛：任何损伤均会存在压痛，压痛点常为损伤部位，故确定压痛点是寻找病损部位最直接的方法。伤后局部存在固定且局限的压痛（如环形压痛）、间接压痛（如叩击痛、挤压痛）是骨折的主要体征。尤其对无移位骨折、深部骨折、隐匿骨折及骨骺损伤的诊断有重要意义。

（2）畸形：移位骨折、完全脱位及严重筋伤均会在损伤局部出现畸形。如骨折后畸形，系由于骨折断端移位，使肢体的骨性标志、肌性标志、生理弯曲及肢体轴线发生改变而致，表现为肢体短缩、成角、旋转、增粗（侧移）、隆起、凹陷等。部分近关节部位的骨折尚可形成某些特殊的畸形，如伸直型桡骨远端骨折，局部可呈"餐叉"畸形。关节脱位之畸形，系关节骨端脱离正常位置，使关节周围的骨性标志发生改变，破坏了肢体原有轴线而发生畸形，如肩关节前脱位呈"方肩"畸形，是由肱骨头的位置改变，肩峰相对高突所致。肘关节后脱位，可呈现"靴形"畸形，肱骨内、外上髁与尺骨鹰嘴三者间的关系失常。关节脱位后，患肢处于异常的位置上而出现畸形，如髋关节后脱位，患肢明显内旋、内收，髋、膝关节微屈，患侧膝部贴附于健侧膝部上，即所谓的"粘膝征"。筋伤之畸形多由筋伤后肌肉、韧带、关节囊断裂或挛缩，关节错位，以及瘀血所致。

（3）骨擦音：是骨折的特征之一，系由于骨折两断端相互碰撞、摩擦所引起。骨擦音具有不同的性质，如骨折断端粗糙面相互摩擦时会产生粗糙滞涩的摩擦音（感）；而当骨折有重叠移位时，骨皮质相互碰撞或摩擦时则有较滑钝的摩擦音（感）；此外，骨骺损伤时骺软骨的摩擦音多较柔和。应当注意的是骨折端摩擦、碰撞会引起患者疼痛加剧，并可加重局部损伤，所以不应为寻找骨擦音而无故活动患肢。骨擦音的正确检查方法为用手指轻压局部，逐渐加重，再逐渐轻放，在骨折断端可闻及骨擦音且可触及局部骨擦感。

（4）关节盂空虚：是关节脱位的特征之一。构成关节的一侧骨端脱离了关节盂，造成脱位关节内空虚，表浅关节比较容易触摸辨别。如肩关节脱位后，肱骨头脱离关节盂，肩峰下出现凹陷，触摸时有空虚感。与此同时可发现移位骨端处于异常的位置，如肩关节前脱位，在喙突下或锁骨下可扪及光滑的肱骨头。

（5）弹性固定：亦为关节脱位的特征。骨端位置的改变，关节周围未撕裂的肌肉痉挛、收缩，可将脱位后的骨端保持在特殊的位置上，在对脱位关节做被动运动时，虽有一定的活动度，但存在弹性阻力，当去除外力后，脱位的关节又回复到原来的特殊位置，这种体征变化称为弹性固定。

（6）异常活动：在损伤中，下列两种情况可出现异常活动，一是骨折后，由于骨的连续性中断，可致骨干部产生无嵌插的完全骨折，在移动伤肢远端时，骨折处出现屈曲、旋转等类似关节的异常活动，亦称假关节活动。此外，移位明显的撕脱性骨折触诊时亦可扪及骨块的活动，同属异常活动的范畴。二是关节韧带完全断裂后，关节出现超正常范围活动或异常方向活动。如膝交叉韧带断裂，可导致膝关节前后滑移的异常活动；膝侧副韧带断裂，膝关节则会出现异常的侧向运动。应该注意的是，异常活动亦会加重患者的痛苦和可能造成新的损伤，故不宜反复进行检查。

要点三 影像学检查

影像学检查（X线、CT、MRI等）是诊断损伤，尤其是骨折、脱位和严重筋伤的重要手段。临床医师不但要熟练正确地判断各种影像学表现，而且需依据患者症状和体征提出正确的检查部位及选择正确的检查手段。对损伤进行影像学检查时，需了解以下问题。

（一）X线检查

1. 常规X线检查主要是拍摄正、侧位片，但某些部位的骨折是不能用常规检查方法显示的，必须使用特殊的位置进行投照，才能显示骨折移位的真实情况。常见特殊的投照位置如下。

（1）肱骨外科颈骨折的穿胸位。

（2）髌骨纵形骨折的轴位。

（3）腕舟骨骨折的蝶位。

（4）髋关节后脱位并髋臼骨折的谢氏位。

（5）寰枢关节的张口位。

（6）四肢骨摄片，至少要包括骨折邻近关节，必要时还要包括两端。

（7）某些较为隐匿的损伤，如颈椎半脱位、暂时性脱位的踝关节外翻损伤等，亦可在有效的保护下，在与原始移位一致的位置进行应力位摄片，以确定投照位置是否符合要求，判断病变部位、范围，避免漏诊和误诊。

在对畸形明显的移位骨折、关节脱位或肌腱韧带断裂等损伤进行X线摄片时，应对患肢进行简单的外固定后再行摄片，避免搬动时骨折断端、关节头等进一步损伤周围组织，甚至造成重要的血管神经的损伤。此外，X线片所显示的征象不一定代表受伤当时外伤的程度，因外力作用的瞬间错位程度最大，但外力消失后，尤其是经过搬运或手法复位后，骨折或脱位的移位可能有部分纠正。

2. X线征象是骨折诊断的一个重要依据，但不是主要的依据，更不是唯一的依据。原因如下。

（1）有些无移位的腕舟骨骨折、股骨颈骨折早期、肋软骨骨折等，1~2次X线摄片往往不容易发现骨折，有时需待1~2周骨折端骨质吸收后，才出现骨折线。

（2）当X线片与临床有矛盾，尤其是临床上有肯定体征，而X线表现为阴性时，应当以临床为主，或再做进一步检查，可同时在相同位拍摄对侧片以作对照参考。特别是邻近关节的骨折和某些关节脱位，如儿童骨骺损伤、肩锁关节半脱位等，需加照相应的健肢关节片进行对比，才能明确诊断。

（3）有条件时亦可行CT或MRI检查，或定期随诊，以证实或排除损伤。

3. X线检查用于关节脱位的主要目的是明确关节脱位的类型、程度及是否合并骨折。

关节造影用于了解四肢大关节软骨、软骨板或韧带的损伤及关节结构的变化,临床上多用于膝关节和肩关节。多采用双重对比造影,造影剂多用过滤空气和有机碘水溶液。对脱位合并骨折、脱位合并韧带及关节软骨损伤等复杂性损伤,主张选用多层CT或MRI检查,对明确诊断、减少患者痛苦大有裨益。

4. 对筋伤患者进行X线检查的目的,主要是与骨折、脱位及骨病等鉴别。应力位摄影对肌腱、韧带及软骨损伤有一定的参考价值。检查时患肢应采取强迫体位,如内翻或外翻、过屈或过伸位等。应力摄影多用于颈椎、腰椎、膝关节和踝关节等部位筋伤的检查。由于可能给患者增加痛苦,因此有条件者可以CT、MRI取代。

(二) CT或MRI检查

CT或MRI检查可显示组织密度相近、普通X线不能显示的组织器官病变。主要用于脊柱骨折脱位和关节损伤,特别是伴有截瘫者,韧带、肌腱断裂或关节内软骨破裂的疑似患者,以明确骨折对椎管内脊髓及神经的影响、肌腱韧带断裂的程度及软骨板破裂移位的形式等,为后续治疗提供依据。

细目三　损伤的并发症

损伤的并发症临床上可分为早期并发症和晚期并发症。在早期,某些危重的并发症如休克、内脏损伤等必须给予紧急处理,而部分症状稍缓的并发症则可与损伤进行同期处理;损伤晚期并发症有些可以预防,避免发生,已经发生者,则应积极地进行处理。

要点一　早期并发症

1. **休克**　见于严重损伤,尤其多见于骨盆骨折、脊柱骨折、多发性骨折及严重的开放性骨折、脱位、肢体挫裂伤、软组织广泛撕脱伤等。患者常因广泛的组织损伤、严重失血、剧烈疼痛或并发内脏损伤等引起休克。

2. **感染**　开放性损伤如清创不及时或不彻底,有发生化脓性感染和厌氧菌感染的可能。素体虚弱者,更易发生。轻者创口感染,重则可并发骨关节化脓性感染。此外,极少数处理不当者,可发生特异性感染,如破伤风、气性坏疽等。此类感染严重,可危及生命,故应特别注意预防。

3. **内脏损伤**　多见于严重暴力的直接打击,或骨折端的直接损伤。如严重的肋骨骨折可造成肺实质、胸膜或肋间血管破裂,引起各种类型的气胸、血胸;有时还可造成肝脏或脾脏破裂,出现严重内出血和休克。骨盆骨折,特别是错位的耻骨与坐骨支同时断裂时,容易导致膀胱和尿道损伤。骶骨骨折或尾骨脱位时可能刺激直肠,而致下腹部疼痛,肛门指检时可能有血染指套。此外,严重的肩关节胸腔内脱位及髋关节中心性脱位亦可导致胸腔或盆腔内脏器损伤。

4. **血管损伤**　多为移位的骨折端或脱位的骨端压迫、牵拉损伤部位周围的重要血管引起。伸直型肱骨髁上骨折可导致肱动脉破裂或撕裂,引起广泛性出血;骨盆骨折可引起髂部大血管破裂或撕裂出血;屈曲型股骨髁上骨折的远折端伤及腘动脉;胫骨近端骨折伤及胫前或胫后动脉;肩关节前脱位的腋动脉挫伤;肘关节后脱位,肱动脉受压的损伤;膝关节脱位挤压腘动脉等。这类血管损伤,多能随关节复位而逐渐恢复其血液供应。若为老年患者,伴有动脉硬化症,可因动脉损伤而致血栓形成。重要动脉损伤后,肢体远端脉搏消失或减弱,严重者可致肢体缺血坏死,处理不及时可引起休克甚至死亡。

动脉损伤的性质,或由于骨折或脱位的骨端的错位,使动脉受到刺激而发生血管痉挛,导致血栓形成;或由于骨端压迫动脉,使血流不畅或完全不通;或由于动脉被骨折端刺破,形成局部血肿,后期形成假性动脉瘤,若动、静脉同时被刺破,可形成动静脉瘘。此外,在严重的开放性骨折中,可合并动脉破裂大出血。

5. **缺血性肌挛缩**　为骨-筋膜室综合征的严重后果。多由于上、下肢的重要动脉损伤后,血液供应不足或因外固定包扎过紧超过一定时限,前臂或小腿的肌群因缺血而坏死,变性或坏死的肌肉机化后,形成瘢痕组织,逐渐挛缩而形成特有的畸形——爪形手、爪形足,而造成严重残疾。

6. **脊髓损伤**　多发生在颈段和胸腰段脊柱骨折和/或脱位时,形成损伤平面以下的脊髓损伤。

7. **周围神经损伤**　由于骨折断端或脱位的骨端挤压、挫伤、牵拉、摩擦及外固定压迫,均可造成附近的神经干损伤。如肩关节脱位时,腋神经易被肱骨头牵拉或压迫；髋关节后脱位时，坐骨神经被股骨头压迫或牵拉；肱骨干骨折可能损伤桡神经；肱骨髁上骨折可能损伤正中神经；肱骨内上髁骨折可能损伤尺神经；腓骨小头、颈骨折时，可能损伤跨越腓骨颈部的腓总神经。神经损伤后，即出现其所支配区域的运动和感觉障碍，后期可出现神经营养障碍。对闭合性神经损伤者，及时解除压迫和牵拉，神经功能有望逐渐恢复。若不见恢复，可择期进行神经探查术。

8. **脂肪栓塞** 在成人，若骨干骨折处髓腔内血肿张力过大，骨髓被破坏，脂肪滴进入破裂的静脉窦内，可以引起肺脂肪栓塞、脑脂肪栓塞等。

要点二 晚期并发症

1. **坠积性肺炎** 老年骨折患者若长期卧床不起，肺功能减弱，咳痰困难，呼吸道分泌物积聚，可形成坠积性肺炎，严重者可危及生命。故在治疗骨折时，应督促患者积极地进行功能锻炼，及早起床行动。

2. **压疮** 截瘫或其他严重外伤的患者，往往需要长期卧床，若护理不周，在骨隆突处（如骶骨部、足跟部、股骨大转子部、踝部等处）长期受压，局部软组织发生血液供应障碍，以致坏死，形成溃疡而导致压疮发生。

3. **尿路感染及结石** 长期留置导尿管的患者，若护理不当，可引起上行性尿路感染，发生膀胱炎、肾盂肾炎等。长期卧床的患者，若不注意功能锻炼，或对瘫痪的肢体不按时被动活动，全身骨骼容易发生失用性脱钙，大量钙盐从肾脏排出，在翻身不勤或饮水不多时，则排尿不畅，易于形成结石，或引起尿路感染。

4. **损伤性骨化（骨化性肌炎）** 关节扭伤、脱位及关节附近发生骨折后，由于骨膜剥离，形成骨膜下血肿，此血肿如因损伤严重而较大，与深部肌肉内的血肿沟通，或向被破坏组织间隙扩散，加之处理不当（如粗暴手法推拿）等因素，经机化、骨化后，在关节附近的软组织内可有广泛的骨化，影响关节活动功能。早期X线片显示不均匀的骨化阴影，临床多见于肘关节。

5. **创伤性关节炎** 关节内骨折若未准确复位，畸形愈合或脱位导致关节软骨面损伤，造成关节面不平整，或关节部位筋伤处理不当，或下肢骨折成角移位未能纠正，以致关节面不均匀负重，日久部分关节面磨损，活动时疼痛，引起创伤性关节炎。常见于下肢负重关节，尤以膝关节多见。创伤性关节炎发生的主要原因是骨折脱位后引起关节软骨坏死。或者说，创伤性关节炎是关节软骨坏死后必然发生的继发病理变化。

6. **关节僵硬** 受伤肢体经长时间固定而不注意功能锻炼时，将使静脉血和淋巴回流不畅，患肢组织中有浆液纤维性渗出物和纤维蛋白沉积，或因损伤使关节内、外血肿形成并机化，关节内滑膜反折等处的粘连，以及关节囊及其周围的韧带、肌腱、肌肉等软组织的挛缩粘连，造成关节僵硬。临床多见于中老年患者。

7. **缺血性骨坏死** 骨折发生后，骨折段的血液供应因骨折被切断，或因血管的栓塞、血栓形成等原因而致坏死时，称缺血性骨坏死。常见的有股骨颈骨折晚期股骨头坏死、腕舟骨骨折近折端骨坏死。骨缺血性坏死发生于脱位时，主要由于损伤关节囊及关节内、外的韧带，骨的血液循环受到破坏，血液供应严重不足而致，大多在伤后6~12个月发生，其好发部位有股骨头、月骨、距骨等。

8. **骨生长畸形（迟发性畸形）** 多见于儿童或青少年骨折。骨骺损伤在发育过程中可出现生长阻滞或各种畸形，如肱骨髁上骨折的肘内翻畸形、肱骨外髁骨折的肘外翻畸形等。

9. **关节游离体（亦称"关节鼠"）** 可因关节内软骨骨折、关节脱位或筋伤而并发，由于关节内滑膜或软骨损伤，后期损伤滑膜或软骨屑脱落、钙化而形成游离体，其位置常随关节活动而改变。关节内游离体多发生于膝关节。

细目四 损伤的修复

要点一 软组织损伤的修复

（一）修复

组织器官受到损伤后，人体会出现一系列局部和全身反应，如细胞的增殖、趋化和组织新生、再成形等，以达到消除致伤因素、清除坏死组织、恢复功能的目的。

（二）软组织修复的一般过程

一般经过渗出、细胞增殖和组织再成形3个阶段。损伤发生后，局部即出现损伤性炎症，其主要为炎性渗出物的产生,并在伤后 72 小时达到高峰。炎性渗出物含有白细胞、纤维蛋白原、抗体及补体等多种成分,故其具有覆盖创面、杀灭细菌、清除坏死细胞和加固损伤创口边缘的作用。随着炎性渗出物的出现,成纤维细胞、上皮细胞和毛细血管内皮细胞等亦在损伤局部增殖。细胞增殖的结果是新生的毛细血管和成纤维细胞增殖形成肉芽组织,纤维蛋白在其中起网架作用。肉芽组织有充填损伤创口,阻止细菌的入侵,并作为软组织床基,以利上皮细胞新生蔓延的作用。修复后期,损伤局部经历再成形的过程,以使损伤组织尽可能地恢复原有的形态。

(三)影响软组织修复的全身因素

损伤的修复与患者的全身状况关系密切,某些全身性疾病,如糖尿病、恶性肿瘤、蛋白质和维生素缺乏等,均可影响损伤的修复和创口的愈合。

(四)影响损伤修复的局部因素

1. 损伤局部血肿过多过大,不仅会成为细菌的培养基,而且会使创口分离,压迫血管,进而影响局部血液循环。

2. 损伤局部如清创不彻底,创口内残留异物和坏死组织,极易继发感染,而细菌毒素往往会溶解蛋白质、胶原纤维,并引起出血或血栓形成,这些均不利于创口的修复和愈合。

3. 外伤性血管断裂、栓塞,血肿压迫,清创时广泛剥离,术后包扎过紧等因素,均会导致创口局部缺血缺氧,亦是影响伤口愈合的重要因素。

4. 损伤的修复和创口的愈合受局部温度的影响,因此临床上躯干的创口较四肢的创口愈合快,故治疗时应注意局部保暖。

要点二 骨组织损伤的修复

(一)骨折的修复

骨组织的愈合过程是指两骨折端之间的组织修复反应。

(二)骨组织愈合的一般过程

过程一般分为纤维愈合期(血肿机化期)、骨痂形成期(原始骨痂期)、骨性愈合期(成熟骨板期)、改造塑形期。

(三)纤维愈合期(血肿机化期)

骨折愈合的纤维连接过程大致可概括为血肿形成和纤维性骨痂形成。骨折后,骨内外膜、髓腔及周围软组织损伤,血管破裂而出血。骨折断端间、髓腔内、掀起的骨膜下及邻近组织间血块与损伤炎性渗出物混合形成血肿。与此同时,受损伤及炎症的刺激,血肿周围的成纤维细胞增生与新生的毛细血管及吞噬细胞一起侵入血肿及坏死组织内,导致血肿被清除、机化形成肉芽组织。经 2 周左右时间肉芽组织转化为纤维性骨痂,将骨折断端初步连接在一起。骨折后血肿(含炎性渗出物)的大小及损伤的程度与骨折对合是否良好有关,骨折断端之间无空隙,断端对合好,渗出物少,血肿则小;反之,则血肿较大。血肿过大会延缓骨折的愈合。由于骨折端缺血坏死,骨细胞消失,细胞陷窝空虚,X 线表现为骨折间隙增宽;骨折后 2 周断端吸收,而纤维性骨痂尚不显影,故部分骨折此时摄片骨折线可能更为明显。本期将近完成(需 2~3 周)时,局部异常活动"消失",但压痛仍存在,局部仍有轻度水肿。纤维性骨痂非常脆弱,不能承受骨折断端间的活动,故临床上必须加以妥善的外固定保护;另一方面,如在此期内对位不良,尚可再次手法整复或调整外固定或改变牵引方向加以矫正。血肿机化期应以活血祛瘀为主,以加强骨折局部的血液循环,并清除血肿块及代谢分解产物,即所谓"祛瘀生新",为下一阶段的骨折愈合奠定基础。

(四)骨痂形成期(原始骨痂期)

骨痂形成包括骨膜内成骨和软骨内成骨两种成骨形式。骨膜内成骨是指骨折后 24 小时,骨折断端附近的骨外膜、骨内膜及骨髓的成骨细胞开始增殖,骨膜肥厚,骨膜血管扩张弯曲,新生的毛细血管伸入骨膜深层,标志着膜内成骨开始。约 1 周后,开始形成与骨干平行的骨样组织,两者紧贴皮质的外、内面逐渐向骨折处延伸、汇合。骨样组织逐渐钙化,即成新生骨。软骨内成骨是指断端间和髓腔内血肿机化而形成的纤维组织转化为软骨组织(即软骨性骨痂),然后软骨细胞增生、钙化而骨化。

(五)软骨内成骨的特点

1. 仅在骨折断端间形成,远离骨折区不形成。

2. 剪应力能促使软骨成熟和骨痂增殖,故制动差的骨折软骨性骨痂生成多。此外,骨折局部血供缺乏造成的低氧张力是刺激软骨增殖的最重要因素。

3. 软骨内成骨过程从其周围开始,即由含骨母细胞的组织侵入软骨块，随之发生软骨细胞死亡，基质钙化，侵入组织形成松质骨，分割软骨块并最终取代软骨。

（六）骨痂的类型

1. **外、内骨痂** 由骨外、内膜膜内成骨及部分软骨内成骨形成两棱形短管，像夹板一样，将两断端的骨皮质及其间的纤维组织夹在中间，分别称为外骨痂和内骨痂（骨痂的形成受局部活动与应力的影响）。

2. **环状骨痂（桥梁骨痂）** 由断端皮质间的纤维组织经软骨内成骨形成，其边缘与内、外骨痂相连，因其整体呈一环形，故称为环状骨痂。又因其连接两断端间的皮质，故又称为桥梁骨痂。

3. **腔内骨痂（髓性骨痂）** 由髓腔内纤维组织经软骨内成骨而形成的骨痂，亦称为骨内支柱。

（七）骨性愈合期（成熟骨板期）

成熟骨板的形成过程主要为成骨细胞、破骨细胞及血管侵入断端，清除死骨，并完成爬行替代过程，骨髓腔亦为骨痂所封闭，从而使成熟的板状骨替代原始骨痂（原始骨痂由排列不规则的骨小梁组成，硬度和强度不足）。从骨折到骨性愈合，临床一般需8~12周完成。此时X线片可见内、外骨痂的密度与骨皮质相同，断端连接，有连续性骨小梁通过。患肢可恢复正常活动和负重功能。本期中药治疗以补肝肾、益气血、壮筋骨为主。

（八）改造塑形期

骨性愈合期后，骨折部位的骨结构按力学原则（Wolff定律：骨的机械强度取决于骨的结构，正常和异常结构随功能需要而发生变化。机械应力对维持和改变骨的结构是很重要的）重新改造，随着肢体的活动和负重，在应力轴线上的骨痂不断得到加强和改造；而应力轴线外的骨痂逐步被清除，以适应局部的负重；髓腔重新沟通开放。骨折愈合的改造塑形期结束时，骨骼恢复原有外形，骨折痕迹消失。成人需2~4年，儿童需1~2年。成人严重成角、重叠等畸形难以通过塑形矫正，故临床上必须根据骨折移位的特点和患者的年龄综合考虑复位的标准。

（九）骨折临床愈合标准

1. 局部无压痛，无纵轴叩击痛。
2. 局部无异常活动。

3. X线片显示骨折线模糊，有连续性骨痂通过骨折线。

4. 功能测定：在解除外固定的情况下，上肢能平举1kg重物达1分钟，下肢能连续性徒手步行3分钟，并不少于30步。

5. 连续观察2周骨折处不变形，则观察的第1天即为临床愈合日期。

（十）骨性愈合标准

1. 具备临床愈合标准的条件。
2. X线片显示骨小梁通过骨折线。

（十一）影响骨折愈合的局部因素

1. **骨折段的血液供应** 骨折的修复需要充足的血液供应，当两骨折段血供均良好时，骨折愈合快；当两骨折段之一血供减弱，骨折愈合缓慢；当两骨折段血供均减弱，如胫骨干双处骨折时，两骨折端血供均减弱，骨折愈合延迟；当骨折段血供完全中断，血供中断的骨折段可因缺血而坏死，造成骨折不愈合。

2. **骨折局部的损伤程度** 骨折愈合主要靠骨痂连接，骨痂的形成有赖于骨膜的完整和血供。损伤程度轻者，骨膜完整，血肿小，两骨折端接触多，骨折愈合快；损伤程度重者，如骨膜撕裂缺损影响骨膜内成骨过程，血管损伤重，出血坏死区和血肿大，影响骨折断端的修复，又如开放性骨折，大块骨从伤口脱出，或清创时不得已清除大块碎骨片，造成骨缺损者，则骨折愈合缓慢或延迟，甚或不愈合。

3. **骨折断端的接触** 骨折愈合的速度与骨折断端间接触的紧密程度、接触面积成正比关系。如骨膜下裂纹骨折、嵌插骨折等断端接触紧密的骨折，愈合快；反之，骨折断端出现分离，断端分离大于0.5cm时，甚或骨折两断端间有软组织嵌入者，由于骨折端骨痂不能汇合，即发生骨折延迟愈合或不愈合。此外，骨折断端接触面积大者，如复位固定良好的斜形、螺旋形骨折，因其有较大范围的血管区供给骨痂生长，骨痂产生的量也多，而且当骨折端形成纤维性骨痂后，接触面积较大的骨折断端间所遭受的干扰应力相对较小，故骨折易于愈合。反之，骨折断端接触面积小者，如横断骨折、对位不良的骨折，则愈合速度较慢。

4. **感染** 由于骨折局部受脓性细胞及分泌物刺激而长期充血、脱钙而使骨化过程难以进行，加之断端间被炎性肉芽组织充填，感染加重，骨折端坏死，使之吸收甚至形成死骨而致骨缺损。如感染不控制,骨折将不能愈合。

5. **治疗方法的影响** 粗暴或反复多次的手法复位,可损伤局部的软组织和骨外膜,而使骨折愈合减慢。手术切开复位时,如操作粗暴,因软组织及骨膜剥离过多,使骨折局部血供进一步受损;骨牵引过度,使骨折断端分离,血管痉挛引起慢性血液循环障碍,使整个肢体和骨折局部血供不良。骨折固定范围不够,位置不当,固定松动或时间过短,使骨折断端受旋转、成角及剪式应力的影响,导致断端修复组织(新生毛细血管和骨痂)断裂等,均可使断端缺血坏死,纤维组织和软骨大量形成,造成骨折延迟愈合或不愈合。

6. **功能锻炼** 在有效固定保证骨折不再发生移位的条件下,进行肢体恰当的练功活动,如肌肉的等长舒张收缩活动等,促进患肢的血液循环,加快血肿吸收,有利于骨痂生长,促使骨折端紧密接触,可加快骨折愈合。反之,不恰当的运动,如超过固定强度的活动、与创伤机制一致的活动,可引起骨折断端间产生剪切、成角及扭转应力,而延迟或阻碍骨折愈合。

（十二）影响骨折愈合的全身因素

主要有年龄和健康状况两大因素。年龄越小,其组织再生和塑形能力越强,故骨折愈合速度与年龄关系密切。就患者的全身健康状况而言,身体强壮,气血旺盛,对骨折愈合有利;反之,身体虚弱,气血不足,肝肾亏虚者将影响骨折愈合。如慢性消耗性疾病、糖尿病、骨软化症、重度营养不良等患者发生骨折,愈合将非常缓慢。

（十三）影响骨折愈合的药物因素

1. **中医三期辨证用药** 早期活血化瘀、消肿止痛;中期接骨续筋、和营生新;后期补肝肾、养气血、强筋骨。通过正确的内外用药,能增加骨折局部的血液循环,促进血肿的吸收和机化,加速骨折愈合过程。

2. **维生素及药物** 维生素 C 缺乏,胶质和骨形成将受到抑制;维生素 D 缺乏将影响新骨的钙化过程而产生纤维软骨组织;维生素 A 有促进骨愈合的作用,但过多将会导致破骨细胞作用过强,使骨的脆性增加,骨干变细,皮质变薄。甲状腺素、降钙素、胰岛素、同化激素、生长激素等在实验条件下均有促进骨折愈合的作用,但临床尚无可靠的证据证实其可行性。其他药物如透明质酸酶等均被认为有促进骨折愈合的作用。此外,某些药物会延缓或阻止骨折愈合,如吲哚美辛和水杨酸类,可抑制前列腺素的合成(前列腺素可使骨折局部血管扩张),使骨折局部的血流受抑制,组织缺氧而致骨折愈合延迟;四环素族类抗生素影响骨的钙化过程和胶原合成,而延缓骨折愈合。动物实验证实,土霉素可导致骨骼的脆性增加;皮质酮类药物可使骨折局部血肿吸收缓慢,血肿机化抑制,血管新生、膜内成骨和软骨内成骨过程受影响。抗凝药可减少凝血激酶的浓度,使骨折断端纤维蛋白血块减少,阻止骨或软骨基质钙化。

细目五 损伤的治疗

要点一 骨折的复位

（一）**手法整复的基本原则**

最大限度地恢复肢体功能和正常外观是治疗骨折的最终目标,骨折复位是必需的而且应该在可能范围内达到理想的复位。应争取达到解剖复位或接近解剖复位,达不到者可根据患者的年龄、职业及骨折部位的不同使其达到功能复位。

（二）**解剖复位**

骨折的畸形和移位完全矫正,恢复了骨的正常解剖关系,对位和对线完全良好时,即为解剖复位。对位指两骨折端的接触面的对合程度,对线指两骨折段在纵轴上的对应关系。

（三）**功能复位**

骨折的某种移位因种种原因未完全纠正,但骨折在此位置愈合后,对肢体功能无明显妨碍者称为功能复位。对旋转移位必须完全纠正,成角移位与关节活动方向垂直,日后不能自行纠正,必须完全纠正。允许存在与关节活动方向一致,日后可通过改造塑形得到部分纠正的成角:成人<10°,儿童<15°。骨折对位的要求为干骺端≥3/4,骨干≥1/3。骨干长度短缩的允许范围为成人≤1cm,儿童≤2cm。

（四）**功能复位的标准**

1. 上肢与下肢的标准不同,下肢以负重为主,因此,下肢骨折对线复位要求较高。

2. 同一肢体标准亦可不同,如前臂有特殊的旋转功能,因此其对旋转、成角移位的复位要求较高。而在上臂肱骨干骨折如存在30°左右的成角畸形,在肌肉丰厚的上臂外观上不易出现明显异常,对功能影响亦不大。

3. 关节内骨折复位要求高,应尽量达到或接近解剖复位,以免后期出现创伤性关节炎。

4. 老年人骨折,治疗的首要任务是保存生命及恢复生活自理能力,儿童对骨折畸形的塑形能力强,故两者功能复位的要求可适当放宽。然而对中青年人,特别是从事体育运动、精密操作、舞蹈等工作者的功能复位则要求很高,复位不良对功能影响较大。

(五)骨折复位的时机

从理论上讲,骨折的复位愈早愈好。及时复位,技术操作上比较容易,且易获得成功。骨折后6~12小时,肢体发生肿胀、出血、水肿,使软组织失去弹性而影响复位。骨折的整复受诸多因素的影响,如患者的全身状况、患肢肿胀程度、皮肤条件及是否合并血管、神经损伤等,因此,应全面权衡,把握骨折复位的最佳时机。

1. **危及生命的全身性并发症** 对于合并休克、昏迷、内脏或颅脑损伤的骨折患者,治疗的关键是以保全生命为主,可在采取急救措施的同时对骨折进行简单的处理,待休克、昏迷等纠正后,再行整复。

2. **患肢肿胀程度及皮肤条件** 患肢肿胀较轻,皮肤无损伤且移位较轻的骨折,即使就诊时间较晚,其成功的可能性亦较大;反之,如患肢肿胀严重,皮肤出现张力性水疱等情况存在时,即使早期复位,亦可能受复位困难、外固定不确实等诸多因素的影响而归于失败。

3. **患肢局部并发症** 如存在移位骨端压迫、刺激血管和神经的情况,即使存在不利于复位的因素,亦应立即复位。如肱骨髁上伸直型骨折移位的近端压迫肱动脉时,即应及时复位。此外,在前臂和小腿,如骨折后肢体肿胀明显,则不应即刻手法复位,因其可加剧出血和肿胀,加之手法复位后外固定压迫,极有可能造成骨-筋膜室综合征的发生,可采用骨牵引复位或外固定器疗法为宜。

4. **儿童骨骺损伤** 延迟复位可能造成骨骺发育紊乱、停滞,故儿童骨折应尽早复位。

(六)骨折复位的先期准备

1. **了解病史,分析损伤机制** 只有掌握骨折的损伤机制,才能采取正确的复位步骤,并在复位后有针对性地防止再移位。因此详细了解病史中受伤情况,和暴力的形式、大小、作用方向及受伤体位等,从中分析该骨折发生形成的过程(即损伤机制),实为骨折复位的前提条件。

2. **手摸心会,全面掌握伤情** 对于每一个特定情况下发生的骨折,必然有其特殊性,X线检查虽能清楚显示各个方向的移位情况,但它并不能替代施术者的亲手触摸手感,因此,在掌握骨折发生的一般机制的基础上,必须认真地检查患肢局部实际情况,根据触摸所得,结合X线片所见,在施术者大脑"屏幕"上构成一个骨折移位的动态立体图像,此即为"手摸心会"。在实施"手摸心会"的过程中,要求做到触摸手法宜先轻后重,由浅及深,从远至近,两端相对,边摸边想。此外,"手摸心会"不仅是手法复位的必要步骤,而且亦应该将其运用于复位过程之中,检查复位的效果。

3. **主次分工,配合协调默契** 骨折的手法整复一般由一名主要施术者和2~3名助手协作完成,故要求人员分工及任务明确。整复前详尽分析关键步骤和相互配合的方法及应当注意的问题。

4. **器械准备,力求充分完善** 根据不同部位、不同类型的骨折,充分利用器械协助复位,如墙钩、牵引用宽布带、复位床、起杠杆支点作用的木棍及撬拨复位用具、必要的外固定器械等。

5. **选择麻醉,务必灵活实效** 整复骨折时,应施行必要且适宜的麻醉,以保证患者在无痛的情况下接受治疗,克服因疼痛造成惧怕心理、肌肉痉挛等不利因素,增加成功率。一般情况下,上肢骨折多采用臂丛麻醉,下肢骨折多采用硬膜外麻醉或脊椎麻醉,位置表浅、移位较轻的骨折可采用血肿内麻醉。一般不主张使用全麻,因全麻患者苏醒时,常因患肢不自觉运动造成骨折再次移位。对于简单骨折如青枝骨折及处于"骨折休克期"(骨折后1~2小时,骨折部的疼痛反应比较迟钝)的骨折,可不予麻醉,直接整复。

(七)手法复位应权衡利弊

手法复位在骨折治疗中固然占有极重要的地位,但必须明确,任何复位手法,特别是粗暴的手法整复,都可能加重局部损伤(出血、肿胀、骨膜撕裂加重、骨折端磨钝等)。因此施用手法必须轻柔、准确，尽量保留骨折端残留血运，全面权衡复位的必要性。贸然复位，不顾利弊，则可能出现与医生意愿相反的结果。

（八）骨折的切开复位

切开复位骨科手术对于骨折等诸多骨伤科损伤和疾患的治疗是必需的，但骨伤科手术存在一定的风险，处理不当有发生感染、骨不连接、关节僵硬等严重并发症的可能。因此，临床上应严格掌握手术指征。骨折切开复位术除应掌握一般的外科技术、无菌术外，还应重点掌握手术入路和内固定方法。前者系指选用正确且尽量简单的入路显露骨折部；后者则指选用合适而可靠的内固定方式固定骨折断端。

要点二　脱位的复位

（一）手法复位的基本原则及注意事项

脱位治疗的目的，是恢复受损关节的正常解剖关系及功能。应根据脱位的不同原因、类型决定治疗方案。

1. **仔细检查、明确诊断**　复位前应仔细触摸，结合X线所见，准确判断脱位的类型及程度，并注意有无骨折、血管神经损伤等并发症存在。明确诊断后，才能制订正确的治疗方案，采用针对性强的方法，复位才易于成功。否则，诊断不明，对关节脱位的病理解剖了解不清，贸然进行复位，不仅成功率低，且易产生并发症。

2. **把握时机、及早治疗**　关节脱位的治疗，在全身情况允许时，应尽早进行复位。特别是在脱位数小时之内进行复位，不但可减少患者痛苦，而且复位易获得成功。

3. **掌握原理、巧妙复位**　关节脱位的复位，宜在"巧"字上下功夫，应根据具体病情，选择有效且安全的复位方法、麻醉止痛方法及复位最佳体位。脱位复位方法多根据解剖特点和生物力学原理，利用杠杆作用进行复位，故脱位骨干常承受较大剪切或扭转应力，因此，手法操作要刚柔相济，掌握用力大小和方向，动作要灵活轻巧。严禁使用暴力，否则可造成患肢骨折，甚至损伤重要的血管、神经。

4. **先整复脱位、再整复骨折**　脱位如并发骨折，一般宜先整复脱位，后整复骨折。先整复脱位，多数骨折往往可随之复位，无须施行特殊手法。

5. **合理固定、及时练功**　脱位复位后，必须将伤肢固定于该关节的功能位或稳定位，固定时间需足够，以使撕裂的关节囊等软组织充分愈合，否则易产生再脱位甚至形成习惯性脱位。与此同时，在固定期间及去除固定后的功能锻炼，是恢复肢体功能的重要环节，不可忽视，但应避免可能导致关节再次脱位的活动。

（二）手法复位

1. **麻醉选择**　一般新鲜脱位，若方法选择和操作适当，不需要任何麻醉即可复位成功，或仅选用镇痛剂。有些患者肌肉发达，或属复杂性脱位，为减轻患者痛苦，使痉挛的肌肉松弛，便于整复成功，可选用针刺麻醉、臂丛神经阻滞、硬膜外麻醉等，必要时亦可选择全身麻醉。

2. **整复手法**　手法复位时应根据脱位的方向和骨端所处的位置，选用适当手法，制订整复方案。脱位整复操作时，助手应熟悉病变，了解手法操作步骤，密切配合术者施行手法，动作宜缓慢、轻柔、持续，切不可使用任何强大暴力，应充分利用杠杆原理，轻巧地将脱出的骨端通过关节囊裂口送回原位，并结合理筋手法，理顺错乱的筋络，从而达到复位。

3. **脱位整复手法的原理**　①牵引复位，通过术者与助手对抗牵引达到使脱位复位成功的目的，例如肩关节前脱位的直接牵引复位法。②原路返回，根据造成关节脱位的病理改变，使脱出的骨端沿原路返回，例如肘关节后脱位。③杠杆作用，利用杠杆原理，以脱位肢体的远端为力点，脱位关节囊为支点，通过旋转、收展、伸屈等活动，恢复关节面的正常关系。应用此法时，切忌用力粗暴，以免引起骨折和加重关节囊损伤。④松弛复位，在应用阻滞麻醉和肌肉松弛剂后，让患肢下垂，利用肢体的自身重量向下持续悬吊牵引15~20分钟，患肢即会感到疲劳，肌肉松弛而复位，如肩关节脱位俯卧悬垂复位法。

（三）切开复位

切开复位的适应证：多次手法复位失败者；复杂性脱位，需行血管、神经探查者；脱位并发骨折，骨折片嵌入关节腔内者；脱位并发较大骨折，肌腱、韧带断裂，复位成功后可能产生关节不稳定者；开放性脱位需要手术清创者，可在清创同时切开复位。

要点三　筋伤的手法治疗

1. **手法的作用**　手法具有舒筋活络、消肿止痛、活血化瘀、温经散寒、整复错位、调正骨缝、松解粘连、消除狭窄、滑利关节、调和气血等作用。选用手法要以筋伤的主症为主，同时顾及兼症。手法治疗适用于急、慢性筋伤和劳损性疾患，微动关节错缝，关节紊乱及滑膜嵌顿，创伤后关节僵硬、粘连及组织挛缩萎软者，骨关节炎引起肢体疼痛、活动不利者。但对诊断尚不明确的急性脊柱损伤伴有脊髓损伤症状的患者，急性软组织损伤局部肿胀严重者，可疑或已明确诊断有骨关节、软组织肿瘤的患者，有严重心、脑、肺疾患的患者，有出血倾向的血液病患者，妊娠3个月左右的孕妇，精神病患者，以及不能配合治疗的患者，均不能应用。

2. **手法治疗筋伤的三个阶段** 包括准备阶段、治疗阶段和结束阶段。施法时要均匀、柔和、持久、深透有力，即在临床运用时要充分把握手法的连续性、节律性、自然性及时间与力度，还需将各点有机地紧密联系，不可断然分开。手法要自始至终贯彻稳、准、巧的原则，同时要注意手法感觉及异常反应，摆正医患者体位，随症辨证施治。中医治疗筋伤的手法种类多，一般分为舒筋通络类（如按、摩、推、拿、揉、捻、擦、拍、叩、捏、抖、搓等法）和活动关节类（伸屈法、旋转摇晃法、拔伸牵引法、腰部背伸法、按压踩跷法等）两大类。

3. **手术适应证** 肌肉、肌腱、韧带的完全断裂伤，反复发作的腱鞘病经非手术治疗无效，非手术治疗无效的某些滑囊病，合并神经、血管损伤需手术探查治疗者，颈、腰椎间盘突出症经非手术治疗无效且影响工作和生活者，关节内游离体影响肢体活动者，膝关节半月板损伤等筋伤，均可考虑手术治疗。

要点四 固定方法

1. **骨折的固定** 固定是治疗骨折的重要手段。骨折经手法或手术整复后，为了维持其功能位置，防止骨折再移位，保证损伤组织正常愈合，必须予以固定。固定通常分为外固定和内固定两大类。其中外固定包括夹板、石膏、牵引及骨外固定器等；内固定系指采用手术的方法，在直视下进行骨折复位，然后以钢板、髓内针、螺丝钉、钢丝等对骨折进行内固定。

2. **脱位的固定** 脱位复位后，应将肢体固定在功能位，或关节稳定的位置上，以减少出血，使损伤的关节囊、韧带等软组织修复，防止脱位再发。这是关节功能恢复的关键。脱位固定的方法，常用的有直角托板、皮肤或骨牵引、绷带或三角巾悬吊、石膏托固定等，可视具体部位选用。固定时间，按脱位的部位、有无并发症及并发症的程度而确定。一般上肢脱位应固定2~3周，下肢脱位需3~4周。脱位固定时间不宜过长，否则易发生组织粘连，影响关节活动，甚至发生关节僵硬。

3. **筋伤的固定** 及时、适当的外固定有利于减轻疼痛，解除痉挛，预防重复损伤或加重损伤，维持治疗效果，减少并发症和后遗症的发生。在临床上，一般筋伤通过手法及药物治疗和适当的休息可不用固定，但对较严重的筋伤，如肌腱、韧带的断裂伤等，需要进行固定。常用的固定方法有绷带固定法、弹力绷带固定法、胶布固定法、纸板固定法和石膏固定法。

要点五 功能锻炼

（一）骨折的功能锻炼

骨折练功活动的主要目的是通过肌肉收缩和关节活动，加速全身和局部气血循环，化瘀消肿，濡养筋骨关节，增加骨折断端垂直压应力，促进骨折愈合，防止肌肉萎缩、骨质疏松、肌腱韧带挛缩、关节僵硬等并发症，尽快地恢复肌肉、关节功能。

（二）练功活动的原则和要求

1. 根据骨折的不同部位、类型和稳定程度，选择适当的练功方法，并在医护人员的指导下进行。

2. 练功活动要早，在伤肢和全身状况允许的情况下，在骨折整复固定后即开始，并随骨折愈合的进程而循序渐进，逐步加大活动量，将练功活动贯穿于整个治疗过程中。

3. 以主动活动为主、被动活动为辅，禁忌任何粗暴的被动活动。

4. 练功活动不应影响固定效果，防止造成骨折再移位，在有效固定下，进行合理的练功活动，使骨折愈合与功能恢复齐头并进。

5. 充分发挥患者的主观能动性，坚持正确的练功活动，做到医疗措施与患者的主观能动性相结合。

（三）骨折早期的功能锻炼

伤后1~2周内，患肢局部肿胀、疼痛，骨折容易再发生移位，筋骨正处于修复阶段。此期练功的目的是消瘀退肿，加强气血循环。练功方法是使患肢肌肉做舒缩活动，但骨折部上下关节则不活动或轻微活动。健肢及身体其他各部关节也应进行练功活动,卧床患者必须加强深呼吸练习并结合自我按摩等。练功要求以健肢带动患肢,次数由少到多,时间由短到长,活动度由小到大,以患部不痛为原则,切忌任何粗暴的被动活动。

（四）骨折中期的功能锻炼

伤后2~3周后,此期练功的目的是加强去瘀生新、和营续骨能力,防止局部筋肉萎缩、关节僵硬及全身的并发症。练功方法除继续进行患肢肌肉的舒缩活动外,应在医务人员的指导和帮助下逐步活动骨折部的上下关节。练功要求动作舒缓,活动范围由小到大,至接近临床愈合时再增加活动次数,加大运动幅度和力量。

（五）骨折后期的功能锻炼

骨折已临床愈合,夹缚固定已解除,但筋骨未坚,肢体功能未完全恢复。此期练功的目的是尽快恢复患肢关节功能和肌力,达到筋骨强劲、关节滑利。练功方法常取坐位、立位,以加强伤肢各关节的活动为重点。练功要求动作有力,活动范围应逐步接近关节生理活动范围,活动次数和活动量应逐渐增加,但以不引起患肢过度疲劳或关节疼痛为原则。在练功期间可同时配合热熨、熏洗等疗法。部分患者功能恢复有困难时,或已有关节僵硬者,可配合按摩推拿手法,以达到舒筋活络之目的。

（六）脱位的功能锻炼

功能锻炼是恢复患肢功能的重要环节,应贯穿于脱位治疗的始末。练功可促进血液循环,加快损伤组织的修复,预防肌肉萎缩、骨质疏松、脱钙及关节僵硬等并发症的发生,并可减少组织粘连,尽快恢复关节的正常功能。练功要由健康关节到损伤关节,由单一关节到多个关节,活动范围由小到大,循序渐进,持之以恒。还应积极做主动的活动锻炼,早期以健康关节及肌肉舒缩活动为主,解除固定后,可逐步训练受伤关节,必要时可配合按摩推拿,促进关节功能恢复。练功活动既要抓紧进行,又要防止活动过猛,尤其要避免粗暴的被动活动。

（七）筋伤的功能锻炼

功能锻炼是筋伤治疗不可或缺的组成部分,也是治疗损伤后,康复过程中进行自我功能锻炼的一种方法。是加速损伤愈合,防止肌肉萎缩、关节粘连和骨质疏松,帮助肢体恢复正常功能活动的一项重要步骤。患者应在医生的指导下进行积极的自我功能活动锻炼,掌握循序渐进的原则。

要点六　药物治疗

（一）骨折的药物治疗

药物是治疗骨折的重要方法。骨折的药物治疗,应有整体观念,既重视内治,也不忽视外治,以"瘀去、新生、骨合"的理论指导临床骨折三期辨证内外用药。内服和外用药物,对纠正因损伤而引起的脏腑、经络气血功能紊乱,促进骨折愈合有良好作用。

1. **骨折初期**　伤后1~2周内。由于筋骨脉络的损伤,血离经脉,瘀积不散,气血凝滞,经络受阻,故宜活血化瘀、消肿止痛为主。内治药物可选用活血止痛汤、和营止痛汤、新伤续断汤、复元活血汤、夺命丹、七厘散、肢伤一方等。如损伤较重,瘀血较多,应防其瘀血流注脏腑而出现昏沉不醒等症,可用大成汤通利促醒。如有伤口者可吞服玉真散。外治药物可选用消瘀止痛药膏、双柏散、定痛膏、紫荆皮散等。局部红肿热痛时可外敷清营退肿膏。

2. **骨折中期**　伤后3周到骨折接近临床愈合。此期肿胀逐渐消退,疼痛明显减轻,但瘀肿虽消而未尽,骨尚未连接,故治宜接骨续筋为主。内治可选用新伤续断汤、续骨活血汤、桃红四物汤、肢伤二方、接骨丹等;常用接骨药物有自然铜、血竭、地鳖虫、骨碎补、续断等。外治药物可选用接骨续筋药膏、外敷接骨散、驳骨散、碎骨丹等。

3. **骨折后期**　骨折临床愈合期以后。此期骨折端已有骨痂生长,但不够坚固,伤后气血亏虚、肝肾不足或兼受风寒湿邪,伤肢有筋肉粘连。内治宜壮筋骨、养气血、补肝肾为主,兼温经通络,可选用壮筋养血汤、生髓补血汤、六味地黄汤、八珍汤、健步虎潜丸、肢伤三方、独活寄生丸、续断紫金丹、大活络丹、小活络丹等。外治宜舒筋活络为主,敷贴药物可选用万应膏、损伤风湿膏、坚骨壮筋膏、金不换膏、跌打膏、伸筋散等;熏洗药物可选用海桐皮汤、骨科外洗二方、上肢损伤洗方、下肢损伤洗方等;涂擦药水可选用伤筋药水、活血酒等。

（二）脱位的药物治疗

关节脱位整复后,关节囊和韧带损伤的修复是治疗的关键。故脱位的药物治疗应以治筋为主。当脱位合并骨折时,治疗则应筋骨并重。

脱位的内外用药治疗方法，首先必须活血化瘀，然后和营生新，并根据筋伤或骨伤的具体情况，给予续筋或接骨治疗。一般亦应按初、中、后三期进行辨证论治。

1. **脱位初期** 伤后1~2周内，关节周围的筋肉与络脉受损，血离经脉，瘀积不散，经络受阻，气血不得畅通，肿胀剧烈，故以活血化瘀为主，佐以行气止痛。内服可选用舒筋活血汤、肢伤一方、活血止痛汤、云南白药等；外用药可选用活血散、双柏散、散肿止痛膏、定痛膏等。

2. **脱位中期** 伤后2~3周，此期疼痛瘀肿虽散而未尽，筋骨尚未修复，故应和营生新、续筋接骨为主。内服药选用壮筋养血汤、跌打养营汤、续骨活血汤、肢伤二方等；外用药可选用活血散、接骨续筋药膏、舒筋活络药膏等。

3. **脱位后期** 损伤3周以后，即解除固定之后，筋骨连续，肿痛消退，但因筋骨损伤内动肝肾，气血亏损，体质虚弱，故应养气血、补肝肾、壮筋骨。内服方可选用补肾壮筋汤、壮筋养血汤、生血补髓汤、虎潜丸、肢伤三方等；后期合并风寒湿，可选用独活寄生汤。外治以熏洗为主，可选用五加皮汤、海桐皮汤、八仙逍遥汤、上肢损伤洗方、下肢损伤洗方等。

（三）**筋伤的药物治疗**

筋伤的药物治疗是在辨证施治的基础上，贯彻局部与整体兼顾的原则，临床可根据病情有针对性地选用。

1. **筋伤初期** 伤后1~2周，对气血瘀滞较甚，肿痛明显的患者，治宜活血化瘀、行气止痛。可内服桃红四物汤、复元活血汤、血府逐瘀汤、柴胡疏肝散等；外用消肿止痛膏、三色敷药、定痛散等。

2. **筋伤中期** 伤后3~6周，患部肿痛初步消退，但筋脉拘急并未完全消除，治宜舒筋活血，和营止痛。内治用舒筋活血汤、和营止痛汤、定痛和血汤等；外用海桐皮汤、丁桂散、伤湿止痛膏等。

3. **筋伤后期** 损伤6周后，及慢性劳损者，因损伤日久，耗损气血，肝肾亏虚，又常兼风寒湿邪侵袭，局部疼痛乏力，活动功能障碍，阴雨天则症状加重，或有肌肉萎缩、麻木不仁，治宜养血和络、强壮筋骨、祛风宣痹为主。内服方用大活络丹、独活寄生汤、补肾壮筋汤等；外用骨科上肢洗方或下肢洗方、八仙逍遥汤等。

要点七 其他疗法

（一）**封闭疗法**

本法是筋伤治疗中较常用的方法，它通过对损伤或有病变的部位注射局部麻醉药物或加适当的其他药物进行治疗，以达到抑制炎症渗出、改善局部营养状况、消肿止痛等作用。只要诊断明确，适应证选择恰当，注射部位准确，合理用药，便可取得明显疗效。

1. **方法**

（1）痛点封闭：适用于压痛明显，范围局限，且部位较为表浅者。

（2）腱鞘内封闭：系将药物直接注射到肌腱鞘管内，临床主要用于桡骨茎突狭窄性腱鞘炎、指屈肌腱狭窄性腱鞘炎等。

（3）硬膜外腔封闭：是将药物注入硬膜外腔中，以减轻炎症反应对神经根的刺激，缓解疼痛。常用于腰椎间盘突出症、腰椎管狭窄症等。

2. **常用药物** 醋酸泼尼松龙12.5~25mg加0.5%~1%盐酸利多卡因3~10mL，每周1次，3次为1个疗程。复方丹参注射液2~6mL加0.5%~1%盐酸利多卡因2~10mL，隔日1次，10次为1个疗程。类固醇类药物尚可用醋酸曲安奈德5~10mg等。

3. **注意事项** 严格无菌操作，防止感染发生，注射部位要准确，尤其是胸背部要防止损伤内脏；利多卡因术前需要做皮试。推注前要回抽，观察是否有回血，避免将药液注入血管内。有高血压、溃疡病、活动性肺结核的患者禁用类固醇激素类药物，以防加重病情。

（二）**牵引疗法**

利用厚帆布或皮革按局部体形制成各种兜托，绑缚患部，通过机械的力量牵拉肢体，以克服肌肉的收缩力，舒筋活络，通利关节。

（三）**物理疗法**

应用各种物理因素作用于人体以防治疾病的方法称为物理疗法，简称理疗。骨伤科常用的理疗方法有电疗法、磁疗法、光疗法、超声疗法、传导热疗法5大类，具有消炎、镇痛、兴奋、缓解痉挛、松解粘连、软化瘢痕等作用。临床应用时需依患者的病情、病位、病程等具体情况有针对性地选择有效的理疗方法。

（四）**针灸治疗**

损伤初期一般"以痛为腧"，与循经取穴相

结合,在痛点处进针,用泻法,可收到止痛、消肿、舒筋等功效;损伤中、后期与慢性劳损者主要是循经取穴配合局部取穴,对症施治,用平补平泻法,可收到消肿止痛、舒筋活络等功效,促使血脉通畅,肌肉、关节的功能恢复正常;对于损伤后期而有风寒湿邪者,可在针刺后加用艾灸、拔火罐等,其疗效更佳。

要点八　骨折的迟缓愈合、不愈合、畸形愈合及其治疗

（一）概念

1. **延迟愈合**　指超出该类骨折正常愈合时间,骨折仍未愈合。X线片显示骨痂生长缓慢、没有连接,骨折线仍清晰,但骨折端无硬化现象,有轻度脱钙,骨髓腔仍通。也称为迟缓愈合。

2. **不愈合**　指超过该类骨折预期愈合时间的数倍,骨折仍未愈合。在某些条件影响下,骨折愈合功能停止,骨折端已形成假关节。X线片显示骨折端互相分离,间隙较大,骨端硬化、萎缩疏松、髓腔封闭。

3. **畸形愈合**　指骨折发生重叠、旋转、成角而愈合,并伴有功能障碍者。

（二）病因

1. **延迟愈合**　①过度牵引;②粗暴或多次手法整复;③骨折局部的血运供给不良;④感染,体质虚弱;⑤损伤严重;⑥复位不良、内外固定不良;⑦抗凝药物、抗类风湿药物、可的松类药物的应用。

2. **不愈合**　①骨折局部存在剪力、扭转力、成角应力等不良应力;②复位不良或过度牵引引起骨折断端分离或骨折断端内有较多软组织;③骨缺损,骨膜或软组织损伤严重;④骨折局部感染等。

3. **畸形愈合**　①如复位不良,未达到该部位复位的最低标准;②固定不充分造成骨折再移位,均可导致骨折畸形愈合;③临床上尚有一些不可预测或避免的因素,如严重的骨和软组织损伤,儿童生长期骨骺损伤造成骨骺发育异常（过度生长、畸形生长、生长停滞）等。

（三）临床表现

1. **迟缓愈合**　一般在骨折断端有疼痛、压痛、叩击痛及异常活动等临床表现,X线征象骨痂出现少而晚（部分因固定不佳所致的延迟愈合,局部反见骨痂增多）,骨折端呈"绒毛状"表现,骨折断端虽无硬化现象,但骨折间隙由肉芽组织或不成熟的骨组织填充,故骨折线仍存在,而且有轻度脱钙影像。

2. **不愈合**　一般在骨折断端有疼痛、压痛、叩击痛及异常活动,骨折处有假关节形成等。X线征象可有肥大性和萎缩性两种表现。肥大性表现为骨折间隙增宽,清晰可见,有过量骨痂形成;萎缩性则表现为无骨痂或骨痂稀少,两断端萎缩光滑,骨折断端硬化且髓腔封闭,甚至形成杵臼式假关节。

3. **畸形愈合**　可影响邻近和远处的关节功能,X线征象显示骨折有重叠、旋转、成角移位且已愈合。

（四）治疗

1. **迟缓愈合、不愈合**　①及时去除妨碍愈合的有关因素;②合理地制动与锻炼,以促进纤维软骨骨痂转化为骨性骨痂;③手术植骨（包括自体或异体骨、自体骨-骨髓混合、脱钙异体骨等）诱导或促进成骨,适用于无或少量骨痂形成的萎缩性不愈合;④电刺激疗法、加压内固定,适用于骨不连;⑤药物疗法如前列腺素,生长因子（如骨形态生成蛋白系列以及成纤维细胞生长因子、血小板衍化生长因子）等;⑥穿针加压外固定,适用于感染性骨不连。

2. **畸形愈合**　①在畸形最严重时同时注意兼顾有利于骨折愈合的部位截骨,以矫正肢体力线及平衡双下肢长度;②矫正畸形时要考虑到儿童生长发育的特点,避免损伤骨骺而出现迟发性畸形;③运用近关节截骨,以纠正力线,保留关节功能;④继发创伤性关节炎者,行人工关节置换术或关节融合术。

要点九　陈旧性外伤性脱位的治疗

（一）概念

脱位超过2周未能整复者,属陈旧性脱位。

（二）治疗方法的选择

1. **综合疗法**　适应证是脱位时间在1个月以内,关节尚有一定活动度的青壮年患者;无骨折、骨质疏松、骨化性肌炎等并发症者;关节软骨面正常或接近正常,尚未并发创伤性关节炎者。可采用舒筋活血药物熏洗,及舒筋活络等手法按摩或加用持续牵引后,试行手法复位,但忌用暴力,以免发生骨折。

2. **手术疗法**　青壮年患者如有上述并发症或手法复位未能成功者,可考虑手术切开复

位或做关节成形术。

3. 姑息疗法 年老体弱患者，脱位已超过 2~4 个月，无神经血管症状和局部疼痛，关节功能尚可者，可听其自然，不予复位，以防疏松的骨质断裂。若局部有酸痛者可用药物熏洗等方法治疗。

（三）手法复位的禁忌证

1. 60 岁以上的老年患者，往往骨质疏松，采用闭合复位易合并骨折；同时老年人体质衰弱，或多伴有心血管疾病，如高血压、心脏病等，采用闭合复位危险性较大。

2. 关节脱位超过 3~6 个月者，一般肘关节脱位超过 3 个月，肩关节、髋关节超过 6 个月者，瘢痕组织较多，关节粘连较重，闭合复位难以成功。

3. 关节周围软组织内有明显钙化，或已有骨化性肌炎者。

4. 关节脱位合并骨折，骨折块已在畸形位置愈合者。如肘关节脱位合并尺骨鹰嘴骨折等，或陈旧性肘关节脱位伴有明显侧方移位者。

5. 临床检查时，脱位之关节活动较小，甚至僵硬者。

6. 脱位之关节周围诸骨过于疏松，明显脱钙者。

（四）闭合复位前的准备

1. 详细了解患者的全身情况，充分估计患者能否耐受麻醉和手法复位的刺激。

2. 详细检查患肢局部情况，判断手法整复成功的可能性。

3. 认真分析和研究 X 线片，明确其病理变化，为选择手法和给手法操作提供依据。

4. 加强练功，应以主动和被动功能锻炼相结合，不断加大关节活动范围，为手法整复创造条件。若脱位时间较长，关节活动范围小，肌肉发达丰厚，或软组织挛缩较明显，需要采用持续牵引，一般成人可采用骨骼牵引，儿童可用皮肤牵引，待关节周围组织松弛后，再行手法复位。

5. 中药煎汤熏洗并辅以按摩推拿患部，使局部软组织的挛缩逐渐松弛，粘连逐渐松解，以增加手法复位成功的可能性。推拿时手法宜轻柔。

6. 研究制订治疗方案及复位操作步骤，充分估计术中可能出现的并发症，并拟定相应的预防措施。

（五）闭合整复操作步骤

1. 充分麻醉 陈旧性关节脱位在充分有效的麻醉下，施行手法整复。若麻醉效果差，不但加重患者疼痛，而且给整复带来较大困难。

2. 松解粘连 是脱位整复成功与否的关键。在术前功能锻炼基础上，继续给予被动活动，根据关节原有活动范围，充分进行旋转、拔伸，使受伤关节屈、伸、收、展、旋转等功能恢复或接近正常范围。施行手法松解粘连时，用力由轻至重，活动范围由小到大，动作要稳健有力，缓慢而轻柔，反复摇晃，直至患部在各个方向的活动都已灵活，关节周围软组织的粘连得以充分松解为止，有时需长达 1 小时左右。否则不但脱位难以复原，而且还有造成骨折的危险，尤其有明显骨质疏松者及复位时杠杆力大者，更易并发骨折。

3. 整复脱位 经前述手法操作后，根据不同关节及脱位类型，选用稳妥有效的复位方法。在整复脱位时，可根据选定的手法操作步骤，施行复位，反复操作，直至脱出的骨端回到关节囊破裂口的相对位置时，再进行复位，则成功几率较大。若手法复位不能成功，应认真分析 X 线片，详细检查关节周围软组织情况，尽量找到阻碍复位的原因，并给予解除。临床上，阻碍复位的原因很多，如为部分粘连尚未解除，应针对粘连部位耐心手法剥离，切不可粗暴操作，勉强复位。这样不但达不到复位目的，还可造成血管、神经损伤，甚至发生骨折，应严加避免。若手法整复失败，应考虑手术治疗。

（六）固定与练功

脱位整复后的固定及练功与新鲜脱位基本相同。

细目六　儿童骨骺损伤及处理原则

要点一　骨骺的解剖生理

（一）软骨内成骨

在胚胎时期，中胚层间充质细胞分化成具备骨骼雏形的软骨组织，再由软骨组织逐渐演变为骨组织。人体大多数骨骼（如四肢骨、脊椎骨）由软骨内成骨方式形成。

（二）膜内成骨

由胚胎时期的间充质细胞分化凝集成为具有骨雏形的结缔组织膜，然后在结缔组织膜内直接化骨。人体少数骨骼如颅骨、部分面骨、下颌骨等，以及管状骨的横向增粗，系由膜内成骨方式形成。

（三）原始骨化中心

长骨形成时，先通过软骨内成骨形成软骨干，软骨干的中心是骨化开始的部位，故称为原始骨化中心。

（四）继发骨化中心

软骨干的两端在胚胎期生长分化为骺软骨（骨骺），大多数骨骺在出生后方开始骨化，其中心即称为继发骨化中心。

（五）骨骺的分类及组成

骨骺分为两大类，一类为位于长骨骨端的关节内骨骺，为承受压力骨骺，对长骨纵向生长及关节形态发育生长十分重要。另一类为关节外骨骺，是大肌肉、肌腱或肌群附着点，为承受拉力骨骺。骨骺一般由骨骺、骺板及干骺端3部分组成。

1. **骨骺** 由关节软骨和继发骨化中心（化骨核）组成，是长骨两端关节形态和大小发育的主要部位，其数目各部位不尽相同。

2. **骺板** 是骨骺与骨干之间的骨骺生长板。骺板的组织结构可分为生长层、成熟层、转化层。

3. **干骺端** 骨干两端与骺板连接处称为干骺端，其外观呈漏斗状，外周为薄层多孔隙的皮质，中间部分的松质骨为以钙化软骨基质为轴心的索状骨小梁组织。

（六）生长层（软骨生长层）

生长层又可分为静止区和柱状区。静止区（生发细胞层）细小密集，生长相对静止，为骺板幼稚软骨细胞的来源，对骨骺的生长发育最重要；柱状区（增殖细胞层）细胞数目多，体积较大，并沿长轴方向排列成圆柱状，细胞分裂增殖生长活跃，是骺板生长发育的重要区域。

（七）成熟层（肥大细胞层）

成熟层软骨细胞已成熟并失去增殖能力，软骨细胞继续增大并仍呈圆柱状排列。该层处于钙化与非钙化的交界处。

（八）转化层（退化细胞层）

转化层为软骨内骨化的预备钙化层，成熟的肥大细胞开始退化，胞膜破裂，细胞解体。转化层基质有钙化和骨化，故其坚韧度较肥大细胞层又有所增加。

（九）骨骺的血液供应

其一，骨骺的营养血管在远离骺板的部位直接进入骨骺；其二，骨骺完全位于关节内，表面有关节软骨覆盖者，关节内骨骺血管先穿达骺板边缘，然后进入骨骺。

骺板的血液供应如下。

1. **骨骺系** 由骨骺血管的分支进入骺板的生长层，并形成终末支，主要供给软骨增殖细胞的营养。

2. **干骺系统（M-血管）** 主要由骨干滋养动脉和干骺动脉的终末支形成，进入骺板的转化层，主要供给与软骨内化骨有关细胞的营养。

3. **软骨周围系统** 该组血管除供应干骺端骺板的边周部分外，尚供应 Ranvier 区，主要供给与骺板横向生长有关细胞的营养。

要点二 病因及分类

（一）病因

造成骨骺损伤的外力有4种，即剪切力、牵拉力（撕脱力）、劈裂力和挤压力。此外，某些疾病，如佝偻病、骨骺炎、维生素C缺乏病以及内分泌失调等可使骺板结构破坏，在遭受轻微外力甚至无外伤史的情况下，出现骨骺分离、滑脱。

（二）分类

骨骺损伤分6型。

1. **Ⅰ型（骨骺分离）** ①损伤由剪切应力造成，分离发生在骺板的成熟层细胞大区或钙化区，不引起生长障碍；②多见于幼小婴儿；③骨骺移位轻。X线片见化骨核移位但程度轻；骺板厚度有时可能增宽或为部分增宽（呈张开状），骨骺及干骺端无骨折，周围骨膜大部分完好。复位容易，预后良好。

2. **Ⅱ型（骨骺分离伴干骺端骨折）** ①损伤常由剪力和扭转力引起，整个骺端骨块从骨干分离，骨骺分离线亦经肥大区，干骺端骨块可呈三角形或薄片状；②多见于10~16岁的少儿；③骨块的骨膜往往保持完整（凹侧），而对侧骨膜则破裂。X线片见骨折线经骺板折向干骺端，骨骺连同小块骨向一侧移位，多有成角趋向（向骨膜断裂侧成角）。复位容易，预后良好。

3. **Ⅲ型（骨骺骨折）** ①损伤由关节内剪力所致，属关节内骨折，骨折线自关节面穿过骨骺和骺板，再沿骺板的薄弱区（肥大区）延伸至骺板的边缘，造成部分骨骺及骺板脱离主骨；②患儿平均年龄14~15岁；③骨折较稳定，一般移位不大。X线片见骨折线纵向穿越骨骺，然后横穿骺板，骨骺骨折块轻度向伤侧移位。对位良好，骨骺血供未受影响，患儿年龄较大（生长潜力小）者，预后良好，反之则差。

4. **Ⅳ型（骨骺及干骺端骨折）** ①损伤由劈裂或牵拉暴力造成，属关节内骨折，骨折线涉及骨骺、骺板和干骺端，分离的骨折块包括部分骨骺、骺板及干骺端；②骨折移位一般较明显。X线片见骨折线多呈斜形贯穿骨骺、骺板和干骺端；骨折块移位程度一般较明显。骨折波及骺板全层，易引起生长发育障碍和关节畸形。

5. **Ⅴ型（骺板挤压伤）** 由强大的挤压暴力造成，骺板软骨细胞严重损伤或骨骺营养血管广泛性损伤，相当于骺板的压缩性骨折。X线片表现早期常为阴性，往往至晚期出现畸形方作出诊断。预后差，骺板生发层的损伤导致晚期骨骼变形和关节畸形。

6. **Ⅵ型** 此为骺板软骨膜环或Ranvier软骨膜沟损伤。X线检查显示骺板边缘骨折或缺损，骨折常涉及邻近骨骺和干骺端，处理不当局部容易形成骨桥，继发畸形。

要点三 诊断与鉴别诊断

（一）把握儿童骨骺损伤的规律

1. 儿童关节部位损伤应首先考虑骨骺损伤。儿童期关节部位的韧带和关节囊相对较坚韧，因此，在儿童关节部位损伤时，必须排除骨骺损伤。

2. 骨骺损伤绝大多数发生在化骨核出现后，好发年龄为13~15岁的少年，其次为学龄儿童。婴幼儿因其骨骺具有较大的韧性和弹性，不易损伤，但随着年龄的增长，化骨核的增大，其硬度亦增加，骺板和干骺端即成为易损伤的薄弱部位。

3. 骨骺损伤类型与发病年龄有明显关系。首先，年龄小者易发生骨骺分离，年龄大者易发生干骺端骨折；其次，年龄越大，骨骺分离的程度越小。

4. Ⅱ型及Ⅳ型骨骺损伤发病率高，共占全部骨骺损伤的78.4%。

5. 发病部位以桡骨远端、肱骨远端、胫腓骨远端最为多见，大约占80%。

（二）重视临床检查

大多数患者有不同程度的外伤史。

1. 骨骺损伤移位明显者，局部存在不同程度的肿胀和畸形。

2. 无移位或移位很少的骨骺损伤，一般肿胀较轻，亦无畸形。但骺板平面一定存在局限性压痛。

3. 化骨核尚未出现或刚出现的部位如发生骨骺损伤，即使行X线片检查，亦可能无明显征象，或只有很少的征象，此时更应该仔细进行局部检查。

（三）熟知骨骺损伤的X线表现及基本内容

X线检查是诊断骨骺损伤的重要手段。阅片者必须熟知儿童骨骺的知识，包括骨骺出现和闭合的时间，正常骨骺的形状、位置及变异，各型骨骺损伤的X线特征等。

1. 通过观察骨骺化骨核位置是否有变化，与所属骨之间的关系，以及与构成该关节对应骨骼或骨端的关系，判断有无骨骺损伤及骨骺损伤的类型。通过观察有无骨折线通过骨骺（骨折线多为纵行），提示骨骺损伤类型：有骨折线者为骨骺骨折；无骨折线者为骨骺分离或骺软骨骨折。

2. 通过观察骺板一侧或全部宽度有无变化，判断有无骨骺损伤，及骨骺损伤的类型。

3. 通过观察干骺端三角形骨块与所属骨干骺端之间的关系，与构成该关节对应骨骼（或骨端）的关系，判断损伤部位，以及区别骨骺损伤的类型。观察片状骨块是否存在，骨折线是否与骺线平行，干骺端骨折片是否呈薄片状，防止漏诊。此类骨折片多无移位，骨折线形似骨骺线，容易混淆。

4. 通过观察构成关节对应骨骼或骨端的相互位置关系是否发生改变，判断损伤部位。

要点四 治疗原则及注意事项

（一）损伤类型及复位要求

对Ⅰ、Ⅱ型损伤，复位如有困难，允许有轻、中度的前后或内外侧方移位（日后自行塑形的可能性大）。Ⅲ、Ⅳ型损伤属关节内骨折，并可能伤及骺板，整复要求恢复关节面的平整。骨折端对位不良会产生骺板早闭和骨桥形成，造成生长障碍而出现畸形,故应首选手法复位,尽可能达到解剖复位,否则应切开复位。而对于Ⅴ型或其他型,应避免负重3个月,并需将预后的真实情况向家长说明,建立长期定期随访,一般每6个月摄X线片检查1次,直至肯定患肢无生长障碍为止。

（二）受伤年龄及部位

生长旺盛期的患者,即1~3岁和12~15岁两个年龄阶段的儿童骨骺损伤,以及生长能力强的部位,应避免反复整复,强求解剖对位。反复粗暴的整复或手术创伤,极易损伤骺板血供,导致迟发性畸形的发生。另一方面,15岁以上的青少年骨骺即将闭合,或生长能力弱的部位发生骨骺损伤,如桡骨近端、胫骨远端等,即使骺板损伤,一般不会引起严重的畸形,畸形的出现多由于整复不良引起,因此,对此部分患者应强调良好的复位。

（三）复位时间

骨骺损伤的最佳复位时间是1天之内,最迟不能超过10天。其道理在于复位时间越早,对骨骺生长的影响越小,复位也越容易,骨骺损伤后修复较快。Ⅰ~Ⅳ型愈合时间大约是该干骺端骨折愈合时间的一半。因此,延迟复位必然导致复位困难,易使施术者采用暴力整复,极易损伤骨骺。

（四）复位注意事项

施行手法复位时,操作必须轻柔、准确,禁用纵向挤压、扭转、橇拨手法,避免粗暴手法和反复复位。对Ⅱ型骨骺损伤应在充分牵引下解除嵌插挤压（可同时解脱软组织嵌夹）后再行复位,严禁在重叠未拉开之前强行推挤或施行过度折顶等粗暴手法。行手术复位者,则必须避免用粗硬器械橇拨骺板,对Ⅲ、Ⅳ型骨骺损伤应力争恢复关节面的平整光滑。此外应避免剥离骺端表面的软组织,以免软骨膜损伤。内固定物最好置于干骺端,必要时可只用细克氏针穿过骺板,严禁用螺钉及粗钢针贯穿骺板。

（五）骨骺损伤手术治疗指征

疑有骨膜或关节囊等软组织嵌夹在骨折断端之间者;受伤时间超过4天以上的陈旧性骨骺损伤;移位大,复位困难,且不稳定的Ⅲ、Ⅳ型损伤;开放性骨骺损伤。

（六）骨骺损伤手法复位后的固定时间

Ⅰ、Ⅱ、Ⅲ型:固定时间为同龄儿童干骺端骨折的1/2;Ⅳ型:固定时间与同龄儿童干骺端骨折时间相等。

（七）骨骺损伤后期生长障碍的处理

1. 骺板一侧损伤,该侧骨生长停止,或延迟生长,或在两骨并列部位,其中一骨骨骺生长停止,可形成偏向患侧的成角畸形,或合并短缩畸形,宜采用张开式切骨矫正术（年幼儿童可能需做多次）,患骨延长,健骨缩短,或阻止健骨骨骺生长。

2. 单骨组成部位骨骺损伤,伤肢肢体骨骺生长停滞或延缓,可致两侧肢体不等长,宜行肢体均衡术,伤侧肢体延长,健侧肢体缩短,或两者同时施行。

第五单元　头面颈项部损伤

细目一　头皮损伤

要点一　临床表现

（一）头皮血肿

多因钝器伤所致，按血肿出现于头皮内的具体层次可分为皮下血肿、帽状腱膜下血肿和骨膜下血肿3种。

1. **皮下血肿**　一般体积小，有时因血肿周围组织肿胀隆起，中央反而凹陷，易被误认为凹陷性颅骨骨折，颅骨X线片可资鉴别。

2. **帽状腱膜下血肿**　因该层组织疏松，血肿可蔓延至全头部，小儿及体弱者可导致休克或贫血。

3. **骨膜下血肿**　其特点是局限于某一颅骨范围之内，以骨缝为界，见于产伤等颅骨损伤。

（二）头皮裂伤

可由锐器或钝器伤所致。由于头皮血管丰富，出血较多，可引起失血性休克。

（三）头皮撕脱伤

多因发辫受机械力牵扯，使大块头皮自帽状腱膜下层或连同颅骨骨膜被撕脱所致。可导致失血性或疼痛性休克。

要点二　诊断与鉴别诊断

头皮下血肿、头皮损伤，自局限至整个头部不等；X线片无骨质损伤。

要点三　治疗

（一）外治

头皮血肿在剃发后，依略大于血肿范围贴消散膏或其他活血消肿药膏，加黑虎丹，加含有麝香的膏药效果更好。较小的头皮血肿在1~2周可自行吸收，巨大的血肿可能需4~6周才能吸收。局部适当加压包扎，可防止血肿扩大。

（二）内治

一般不需内服药物，症状较重且有头晕头痛者，用活血化瘀、升清降浊药。常用药：柴胡、细辛、薄荷、当归尾、土鳖虫、丹参、泽兰、川芎、姜半夏。

细目二　颅骨骨折

要点一　临床表现

（一）线形骨折

颅盖部的线形骨折发生率最高，主要靠颅骨X线片确诊。单纯线形骨折本身不需要特殊处理，但应警惕是否合并脑损伤。骨折线通过脑膜血管沟或静脉窦所在部位时，要警惕硬脑膜外血肿的发生，需严密观察或行CT检查。骨折线通过气窦者可导致颅内积气，要注意预防颅内感染。颅底部的线形骨折多为颅盖骨折延伸到颅底，也可由间接暴力所致。

根据发生部位可分为以下4种。

1. **颅前窝骨折**

（1）累及眶顶和筛骨，可有鼻出血、眶周广泛瘀血斑（"熊猫眼"征）以及广泛球结膜下瘀血斑等表现。

（2）若脑膜、骨膜均破裂，则合并脑脊液鼻漏，脑脊液经额窦或筛窦由鼻孔流出。

（3）若筛板或视神经管骨折，可合并嗅神经或视神经损伤。

2. **颅中窝骨折**

（1）若累及蝶骨，可有鼻出血或合并脑脊液鼻漏，脑脊液经蝶窦由鼻孔流出。

（2）若累及颞骨岩部，脑膜、骨膜及鼓膜均破裂时，则合并脑脊液耳漏，脑脊液经中耳由外耳道流出；若鼓膜完整，脑脊液则经咽鼓管流往鼻咽部，可被误认为鼻漏。

（3）常合并第Ⅶ、Ⅷ对脑神经损伤，若累及蝶骨和颞骨的内侧部，可能损伤垂体或第Ⅱ、Ⅲ、Ⅳ、Ⅴ、Ⅵ对脑神经。

（4）若骨折伤及颈动脉海绵窦段，可因动静脉瘘的形成而出现搏动性突眼及颅内杂音。

（5）破裂孔或颈内动脉管处的破裂，可导致致命性的鼻出血或耳出血。

3. **颅后窝骨折**

（1）累及颞骨岩部后外侧时，多在伤后1~2日出现乳突部皮下瘀血斑（Battle征）。

（2）若累及枕骨基底部，可在伤后数小时出现枕下部肿胀及皮下瘀血斑。

（3）枕骨大孔或岩尖后缘附近的骨折，可合并后组脑神经（第Ⅸ~Ⅻ对脑神经）损伤。

4. **颅底骨折**

（1）诊断及定位主要依靠上述临床表现来确定。

（2）瘀血斑的迟发性、部位特定以及位置不是暴力的直接作用点等特征，可资区别于单纯软组织挫伤。

（3）对脑脊液漏有疑问时，可收集流出液做葡萄糖定量检测来确定。有脑脊液漏存在时，实际属于开放性脑损伤。

（4）普通X线片可显示颅内积气，但仅30%~50%能显示骨折线。

（5）CT检查不但对眼眶及视神经管骨折的诊断有帮助，还可了解有无脑损伤。

（6）颅底骨折本身无须特别治疗，着重于观察有无脑损伤及处理脑脊液漏、脑神经损伤等并发症。合并脑脊液漏时，需预防颅内感染，不可堵塞或冲洗，不做腰穿，取头高位卧床休息，避免用力咳嗽、打喷嚏和擤鼻涕，给予抗生素，绝大多数漏口会在伤后1~2周内自行愈合。如超过1个月仍未停止漏液，可考虑行手术修补硬脑膜，以封闭瘘口。对伤后视力减退，疑为碎骨片挫伤或血肿压迫视神经者，应争取在12小时内行视神经探查减压术。

（二）凹陷性骨折

1. 见于颅盖骨折，好发于额骨及顶骨，多呈全层凹陷，少数仅为内板凹陷。

2. 成人凹陷性骨折多为粉碎性骨折，婴幼儿可呈"乒乓球凹陷"样骨折。

3. 骨折部位的切线位X线片可显示骨折陷入颅内的深度。

4. CT扫描不仅有助于了解骨折情况，还可了解有无合并脑损伤。

要点二 诊断与鉴别诊断

1. 外伤史。

2. 疼痛，局部肿胀瘀斑，或在眼眶、乳突部、枕下等处出现瘀斑。

3. 鼻、耳或咽部有血性液体流出。有视神经、面神经、嗅神经或展神经损伤征象。

4. X线片可显示骨折，但颅底骨折因骨折线较细或投照位置的影响，X线片上或不能显示，因此，X线片无骨折不能排除存在颅底骨折的可能。

要点三 治疗

（一）外治

1. **复位** 多不需复位，如凹陷性骨折的深度超过0.5cm则必须复位，儿童"乒乓球凹"样骨折多需手术撬起整复或摘除。

2. **外用药** 肿胀瘀斑处外敷活血消肿、续骨止痛药膏，如三色敷药。

3. **清创** 开放性骨折应清创，颅底骨折应采取45°头高位，脑脊液漏严禁堵塞，也不可冲洗，尽可能避免打喷嚏和咳嗽，以防逆行感染和颅内积气。

4. **手术** 适应证：①合并脑损伤或大面积骨折片陷入颅腔，导致颅内压增高，CT示中线结构移位，有脑疝可能者，应行急诊开颅去骨瓣减压术；②因骨折片压迫脑重要部位引起神经功能障碍（如偏瘫、癫痫等）者，应行骨折片复位或取除手术；③在非功能部位的小面积凹陷骨折，无颅内压增高，深度超过1cm者，为相对适应证，可考虑择期手术；④开放性骨折的碎骨片易致感染，需全部取出；硬脑膜如果破裂应予缝合或修补。

（二）内治

以活血化瘀、上清头面为原则。常用药：防风、荆芥、白芷、蔓荆子、细辛、当归、川芎、炙没药、苏木。

细目三　颞颌关节脱位

要点一　临床表现与诊断

1. 患者常以手托住下颌部就诊，功能障碍表现为语言不清、吞咽困难、流涎不止。
2. 口呈半开状（单侧前脱位者，口半开程度较双侧前脱位小），不能主动张合。
3. 双侧前脱位者局部畸形表现为下颌骨下垂（单侧前脱位者则表现为口角歪斜，下颌部偏向健侧，患侧低于健侧），颏部前突（下齿列位于上齿列之前），咬肌痉挛，呈块状突出，面颊扁平。
4. 触诊时可在耳屏前扪及凹陷，可于颧弓下触及髁状突。

要点二　治疗

（一）手法复位

1. 口腔内复位法

（1）首先应向患者说明复位动作，以取得患者的配合，使其尽量放松，并提示其在复位后不要用力咬合。
（2）令患者坐矮凳或地面上，头靠墙。
（3）局部轻轻揉按颊车穴，以松弛局部肌肉的紧张。
（4）术者双拇指裹上数层纱布（防止复位时被患者咬伤），然后伸入患者口中，分别压在两侧下方最后两个臼齿上；其余四指在外面托住下颌体。
（5）准备就绪后，术者两拇指用力向后下方按压；余指托住下颌骨向上、向前端托，呈一弧形动作。
（6）复位成功时可感到一明显的弹响，此时迅速将两拇指滑向外侧，并退出口腔外，以免被咬伤。
（7）如为单侧前脱位，在进行复位时，健侧的手可不用力。
（8）如一次复位不成功，可于双侧咬肌内注入1%的利多卡因2~5mL，使肌肉松弛后再行复位。

2. 口腔外复位法　本法适用于年老齿落，或咬肌痉挛复位困难者。术者双拇指置下颌角前，由轻而重向下、向后按压；余指托住下颌体配合拇指动作。

3. 单侧口腔外复位法　患者头部偏向健侧45°，术者一手掌托颏部，另一手拇指按压下颌角前方，余指放于颈后，向后下方按压推送；托颏部的手以协同动作向后推挤下颌部。

（二）固定方法

固定的目的是保持复位的位置，使拉长的关节囊得以修复以防止发生再脱位。

1. 用绷带兜住下颌部，使关节固定于张口度≤1cm的位置上。
2. 固定时间一般为1周左右。
3. 固定期间嘱患者不要过度张口，应进食软食或流食。

（三）药物疗法

外用舒筋药水，如舒筋止痛水、茴香酒涂擦患处关节周围。患者可内服舒筋活血汤加减。

细目四　颈部扭伤

要点一　概述

1. 因各种暴力使颈部过度牵拉或扭转暴力直接打击，引起颈部软组织损伤者，称为颈部扭伤。
2. 临床以胸锁乳突肌和斜方肌上部损伤多见。
3. 青壮年发病率较高。

要点二　病因病理

1. 颈部扭伤，多因颈项在外力的作用下突然过度前屈、后伸或旋转而发生。例如：①乘车时猝然减速所致头部猛烈前冲；②球类运动员在快速奔跑时头部突然后仰；③跌仆、嬉闹时颈部过度扭转等。上述情况均可使颈部突然扭转或过度屈伸，肌肉骤然收缩或过度牵拉，造成颈项部肌肉起止点或肌腹部分纤维撕裂而形成颈部扭伤。
2. 中医病因为外伤跌仆，筋膜损伤，气滞血瘀，经络痹阻，不通则痛。

要点三　临床表现

1. 患者有明确的外伤史。
2. 颈部疼痛常在伤后24~48小时加重，可向肩背部放射,颈部活动时疼痛加剧,常伴有酸胀感。多数患者为颈部一侧疼痛,头偏向患侧。

3. 部分患者因损伤波及颈神经根,可出现手臂麻木疼痛、局部沉重感,或伴有头痛、头胀等症状。

4. 痛处可触及痉挛的肌肉,如条索状、板块状,局部有轻度肿胀或压痛,颈部活动受限。

5. 重者头歪向患侧,颈部活动受限,以旋转侧屈受限明显。

6. X线检查可排除颈椎骨折和脱位。

要点四 诊断与鉴别诊断

（一）诊断

1. 根据患者的外伤史、临床表现及影像学检查等,可明确诊断。

2. X线检查仅见颈椎生理弧度改变,无颈椎骨折脱位。

3. 重症患者出现颈神经根刺激和颈脊髓受压的症状时,应做 MRI 或 CT 检查,以除外隐匿的颈椎骨折脱位或韧带损伤等。

（二）鉴别诊断

1. **落枕** 成年人发病率较高,颈部症状多发生于晨起之后。无明确的外伤史,但多有感受风寒的病史。

2. **寰枢关节半脱位** 多见于儿童,常有咽炎史,颈部疼痛,活动受限,头颈偏斜,寰枢关节张口位可显示寰椎侧块与齿状突间隙不等宽。

要点五 治疗

主要是解除因外伤疼痛引起的颈项部肌肉痉挛。手法和牵引具有良好的疗效；使用药物、理疗等方法,能够加速缓解肌肉痉挛,消除症状。

（一）手法治疗

损伤较轻、肿胀不明显者,采用捏拿、点按、擦揉、摩擦、旋扳和拔伸等手法。每日1次,每次 20~30 分钟,7 次为 1 个疗程。

（二）牵引与固定

1. 急性颈项部扭伤,症状严重,头颈偏歪明显或伴有关节紊乱者,可用枕颌带牵引或以颈托固定。

2. 枕颌带牵引重量 2.5~3.5kg,每日 1 次,每次 30 分钟。

（三）药物治疗

1. 损伤初期以祛瘀活血生新为主,兼有头痛头晕者酌用疏风祛邪药物,内服可用防风芎归汤加减。

2. 损伤中期,以舒筋活络止痛为主,可用舒筋活血汤加减。

3. 后期宜温经通络,如症状好转时可服小活络丸。

4. 外治药以祛瘀止痛为主,局部肿胀者可外敷祛瘀止痛类药膏,不肿胀者可外搽红花油或正骨水等。

（四）其他疗法

局部热敷、理疗或针灸可缓解症状。针灸治疗的常用穴位有风池、大椎、合谷、昆仑等。用泻法,不留针。

要点六 预后与康复

1. 本病早期治疗,预后良好,多无后遗症。

2. 临床症状减轻后,即可做颈项部屈伸、旋转等功能锻炼。

3. 在治疗期间患者需有意识地放松颈部肌肉,尽量保持头部于正常位置,避免长时间伏案低头工作。

4. 睡眠姿势要正确,枕头不要过高、过低或过硬。

5. 要避免感受风寒湿邪。

细目五 颈椎骨折脱位

要点一 概述

颈椎共有7节,第1、第2及第7颈椎,因其形状特殊,列为特殊颈椎；第3~6颈椎为普通颈椎。

普通颈椎其椎体呈横椭圆形,横径大于矢径。颈椎椎体上面在横径上凹陷,两侧呈唇样突起,形成钩突,恰好与上位椎体的下面嵌合,在增加颈椎稳定性的同时,构成了所谓的钩椎关节（Luschka 关节）。颈椎的椎弓由椎弓根和椎板组成,分别构成椎管后壁及侧壁并围绕脊髓。椎弓的两侧伸出横突,颈椎的横突短而宽,根部有横突孔,为椎动脉穿行；横突末端的上面有一深沟,为脊神经通过处。颈椎关节突的特点是短粗而呈柱状,关节面呈卵圆形,呈前高后低约 45° 的倾斜位,故颈椎遭受屈曲暴力作用时,易发生半脱位或脱位。椎弓的后侧发出棘突稍向下倾斜，末端分成叉状。

第7颈椎形态与普通颈椎的区别在于其棘突特长而不分叉，近似水平位。横突变异较大，多数无椎动脉通过。

第1、2颈椎和其他椎体不同：①第1颈椎称寰椎，呈环状，无椎体和棘突，与横突相连接的两侧，其骨质较肥厚坚强，称为侧块。寰椎的前部与背部均比较细小，与侧块相连处尤为脆弱，为骨折的好发部位。②第2颈椎亦称枢椎，椎体小而棘突特大，椎体上有一骨突称齿状突，它向寰椎的环内前部突起。③寰椎横韧带起限制齿状突向后或向椎管内移位的作用。④寰枕关节由枕骨髁和寰椎侧块的上关节凹组成，属于联合椭圆关节，可绕额状轴做前俯、后仰，绕矢状轴做左、右侧屈等运动。⑤寰枢关节由寰椎侧块的下关节面和枢椎两侧的上关节面、枢椎齿突和寰椎前弓后面的关节凹与寰椎横韧带组成，故后者又称寰齿关节。寰枢关节属联合关节，以齿突为轴，寰椎连同颅做旋转运动。⑥寰齿关节的构成除颈1、颈2外，椎间盘是连接颈椎的主要结构，椎间盘由四周的纤维环、中心的髓核和上下软骨板组成。

颈椎椎体前后侧分别由前纵韧带和后纵韧带把椎体连接在一起，前纵韧带有限制颈椎过度伸展运动的功能，后纵韧带构成椎管的前壁。颈椎的黄韧带（弓间韧带）较宽而薄，连接上下椎板，并与椎间关节的关节囊相连，有限制颈椎过屈的作用。连接横突的横突间韧带在颈椎不甚发达，棘上韧带在颈椎则形成项韧带。后纵韧带、黄韧带、棘间韧带及棘上韧带等，总称后韧带组合。

颈椎的活动形式有旋转、前后屈伸和左右侧屈。旋转活动主要发生在寰椎和枢椎之间；颈3~颈7的活动形式主要为屈伸和侧屈。

颈椎的椎孔串联在一起组成椎管的颈段，容纳颈段脊髓及其被膜。椎间孔位于上下椎弓之间，左右各一，供脊神经通过。胎儿1~3个月脊髓与椎骨长度一致；自第4个月起，脊髓与椎骨的生长不一致，椎骨生长速度快而脊髓生长速度慢，终使脊髓的节段和椎骨的平面不相等，颈部脊髓分节平面等于颈椎的数目加1。在颈3~颈7，脊髓形成颈膨大，上肢的运动和感觉神经中枢集中于此。

要点二　病因病理

颈椎活动度大，稳定性较差，故各种形式的暴力均可引起颈椎骨折脱位。颈椎骨折脱位是脊柱损伤中较严重的一种，约占脊柱损伤的3.8%，多属不稳定性骨折，易并发脊髓神经损伤。颈椎骨折与脱位的好发部位为颈5~颈6和颈1~颈2。

（一）上颈椎（寰枢椎）骨折脱位

上颈椎（寰枢椎）骨折脱位临床较少见，主要原因是寰枢椎骨折脱位易合并高位截瘫，使伤者因窒息而于院前死亡。上颈椎骨折脱位损伤机制及类型如下。

1. **寰椎骨折**　高处坠下头顶冲击地面，或重物由高处垂直下落打击头顶，暴力经枕骨髁传达至寰椎的两侧块上，分成向下的两个分力，使寰椎的骨环在其脆弱处被冲裂成为2块甚至数块。常合并颅脑损伤，若横韧带完整则不致损伤脊髓。

2. **齿状突骨折及寰枢椎脱位**　过屈、过伸或旋转暴力均可造成，齿状突基底或上部撕脱骨折，连同寰椎向前或向后移位。单纯性外伤性横韧带断裂及寰枢椎半脱位较少见。如寰椎向前移位，压迫脊髓，将形成四肢瘫甚至因窒息而立即死亡。极少数向后移位，但若寰椎同时骨折，且随之向后移位，则脊髓损伤的机会较少。

3. **寰椎脱位或半脱位**　暴力导致单纯横韧带断裂，致寰椎向前移位，形成半脱位甚至全脱位。寰椎向前移位或齿状突向后移位，均可使脊髓受压而损伤的概率非常大。

（二）下颈椎（第3~7颈椎）骨折脱位

下颈椎（第3~7颈椎）骨折脱位临床常见，各种形式的暴力均可造成。骨折脱位同时存在者，多为严重暴力所致，常合并不同程度的脊髓和神经根损伤。下颈椎骨折脱位损伤机制及类型如下。

1. **单纯骨折**　受过屈暴力或侧屈暴力作用，冲击挤压椎体，导致椎体楔形骨折、钩突骨折或椎板骨折，多见于颈4~颈5。可伴发椎间小关节骨折，后韧带组合亦可一并撕裂。如骨折仅涉及椎体前部，椎管形态未改变则脊髓多无损伤。肌肉强力收缩牵拉棘突，可造成棘突撕脱骨折，如"铲土工"骨折。多发生于棘突较长的颈6、颈7及胸1,不累及椎管和椎间孔,故不伴有神经损伤。

2. 单纯脱位

(1)双侧关节突前脱位:由屈曲暴力作用引起,上位颈椎的下关节突及椎体向前滑移,可形成驾迭或交锁状态(关节突跳跃征),颈4以下多见。损伤平面的韧带包括前、后纵韧带及棘间韧带等均撕裂,椎间盘亦受损,受累椎体向前下方脱位的同时,可伴有关节突骨折。损伤节段的椎管变形,容量变小,脊髓受挤压,严重者可断裂。

(2)前半脱位:下关节突向前滑动分离移位,外力终止后,关节回缩原位。损伤多半隐匿,易漏诊或误诊。损伤节段的后韧带组合全部撕裂,小关节松动不稳。

(3)单侧关节突脱位:一侧上位颈椎下关节突向后旋转,另一侧下关节突向前方滑动,并可超越下位颈椎的上关节突至前方,形成"交锁"。上下关节突可在相互撞击时发生骨折;双侧关节突关节囊撕裂;前纵韧带、后纵韧带、椎间盘及其他后韧带结构破坏;由于脱位的关节突位于上关节突的前方,使椎间孔变形或狭窄,易使神经根受压;椎管有时亦变形,造成脊髓受压。

(4)后脱位:属过伸性损伤,如头额部遭直接打击和高处坠落伤,伸展暴力作用时,局部形成剪切力,二力共同作用致上位颈椎向后,下位颈椎向前移位,多发生于颈4~颈6。后部的棘突和关节突互相挤压可引起骨折;严重者可导致前纵韧带和椎间盘撕裂,亦可累及后纵韧带,破裂的椎间盘如向后突入椎管,可压迫脊髓。

3. 骨折脱位

(1)屈曲型:受力节段除椎体前缘压缩骨折外,后韧带组合撕裂,使上位椎体前移,上位椎体下关节突位于下位椎体上关节突之前,形成骨折脱位。常使椎间孔及椎管变形,压迫脊髓或神经根。

(2)侧屈型:暴力迫使颈椎强力侧屈,造成受力节段椎体侧方压缩变扁。受累侧横突骨折或横突间韧带撕裂,椎间孔或椎管变形,压迫神经根或脊髓。

(3)伸展型:过伸暴力使颈椎强力后伸,致小关节受压,前结构受张力作用,同时后侧受剪切力作用,使椎体向后移位,而下位椎体相对向前移位。亦可见于"挥鞭样"损伤。椎间盘及前纵韧带可被撕裂,或引起椎体前缘撕脱骨折。

(4)垂直压缩(爆裂性):颈椎在中立位时,受垂直方向暴力打击,外力从头顶下传至枕寰和下颈椎,可造成寰椎爆裂性骨折,亦可引起下颈椎爆裂骨折。骨折片可向四周分离移位,同时前后纵韧带破裂。因椎体高度变低,使椎体后结构相应发生骨折,骨折片挤入椎管和椎间孔,引起脊髓和神经根损伤。

要点三 临床表现

1. 患者均有明显的头或颈外伤史。

2. 伤后颈项部疼痛,肿胀可不明显,头颈部活动障碍,并可出现头部僵直偏歪、前屈僵硬、旋转或后凸畸形。

3. X线检查可明确损伤的部位、类型、程度及移位形式。常规拍摄正、侧及左右斜位片,寰枢椎骨折脱位需摄张口位,必要时尚需拍摄动力位片,以发现潜在的隐匿损伤。

4. CT扫描可清楚地观察骨折移位方向、椎管形态和颈髓有无受压的征象,确定椎管内有无骨碎片,有利于估计颈髓损伤的平面及程度。

5. MRI可从冠状面、矢状面及横断面上三维观察椎管内外病理解剖征象。①损伤早期,可明确分辨出脊髓水肿或血肿范围和脊髓内出血。②损伤晚期,通过MRI可观察到有无脊髓萎缩、外伤性空洞。

6. 上颈椎骨折脱位,由于上颈椎的结构及位置特殊,故各类型损伤的临床表现、并发症及影像学检查特点亦相差较大。各类型临床表现及影像学检查特点如下。

(1)单纯寰椎骨折:颈部疼痛较局限,枕颈部压痛明显;旋转及屈曲活动受限,旋转颈椎时,需以双手托住头部,以保持头部与躯干一致。偶有咽后壁血肿,一般不引起呼吸困难和吞咽障碍;因该部椎管矢状径较大,加之骨折片呈离心分离移位,故脊髓或神经根受压较少见;约半数患者因颈2神经根受刺激或压迫,出现枕大神经放射痛或感觉障碍。正位片寰椎两侧块与齿状突间距离相等而对称,寰椎两侧块外缘与枢椎关节侧突块外缘在一直线上,如发生变化,特别是寰椎侧块向外滑动移位,即为寰椎骨折的重要征象;侧位片寰齿间距(寰椎前弓后缘与齿状突前缘的间距)大于3mm,常提示合并寰椎前弓骨折或横韧带断裂。CT 及 MRI 检查能清楚显示寰椎骨折片移位情况及韧带损伤情况。

（2）寰枢椎半脱位及脱位：外伤造成者较少见，典型表现为头颈部倾斜。单侧向前移位，头部向健侧倾斜，伴有颈部疼痛和肌肉痉挛、枕大神经痛等。脊髓压迫症状极少发生。于侧位 X 线片测量寰齿间距，如成人寰齿间距在 3~5mm，提示横韧带断裂；寰齿间距为 5~10mm，提示横韧带合并部分辅助韧带断裂。正位片显示寰椎两侧块与齿状突间距不相等。

（3）齿状突骨折并寰椎脱位：临床症状悬殊，轻重程度不一，典型患者多以双手托住头部惧怕转动，否则即加重疼痛。单纯无移位齿状突骨折，仅诉颈部疼痛、旋转受限，患者可自行就诊，故易被误诊；重症患者可因窒息而立即死亡。齿状突骨折移位并寰椎脱位时，常有不同程度脊髓损伤。早期神经症状主要有四肢无力、腱反射亢进、枕部感觉减退或疼痛；严重者出现四肢瘫痪、呼吸困难，可在短期内死亡。寰枢椎张口位 X 线片可显示齿状突骨折及骨折的类型；侧位片观察寰齿间距可判定寰椎有无脱位；齿状突骨折可能合并寰椎骨折，临床注意勿忽略。

另外，若横韧带断裂而齿状突完整，寰椎向前或后脱位，除半脱位症状外，势必出现脊髓受压症状，高位截瘫，甚至窒息。单纯外伤性横韧带断裂比较少见，因为同样暴力更易造成齿状突骨折，如果两者都损伤，齿状突骨折容易发生在韧带损伤之前。

7. 下颈椎骨折与脱位，伤后颈部疼痛，屈伸和旋转活动困难。头颈部呈强迫性前倾畸形，颈部肌肉痉挛，压痛广泛，以损伤部位明显。合并脊髓损伤者则伴有不同程度的瘫痪或伴有神经根痛，损伤部位在颈 4 以上者常合并有呼吸窘迫。下颈椎各类型损伤的影像学检查征象主要有以下几种。

（1）单纯压缩性骨折：侧位 X 线片显示伤椎椎体呈楔形变，有时可并发关节突骨折。

（2）爆裂性骨折：正侧位片均可显示。CT 扫描可观察骨折形态、移位情况及椎管内有无骨折片突入。

（3）双侧关节突脱位：侧位 X 线片显示损伤节段椎体前移的距离至少是椎体矢径的 1/2，上位椎体的下关节突位于下位椎体上关节突的顶部（驾迭）或前方（交锁），相邻棘突间隙增大。正位 X 线片显示钩椎关节关系紊乱或相邻椎体边缘相互重叠。

（4）单侧关节突关节脱位：侧位片显示为脱位椎体向前移位的距离大于等于椎体矢径的 1/3，小于等于椎体矢径的 1/2。正位可见脱位颈椎的棘突偏离中央，向脱位的一侧偏移。斜位片可显示小关节脱位或"交锁"现象。

（5）颈椎前半脱位：X 线表现可无异常发现。如小关节仍维持在半脱位状态，侧位片可显示关节突的排列紊乱。动力位摄片可发现损伤节段不稳，相邻椎体成角 >11°，或测量椎体后缘距离，如移动 >3.5mm 均提示损伤节段颈椎失稳。

（6）颈椎骨折脱位：X 线表现可为上述各种损伤的综合表现。应仔细观察骨折的部位、移位方向及程度，椎弓根及关节突与椎间孔的关系等。疑有椎管受损和神经根损伤，应做 CT 或 MRI 检查，以明确诊断。

（7）伸展型损伤：主要 X 线表现为椎体前下缘撕脱骨折；MRI 检查可发现椎间盘及椎前软组织的损伤，被认为是伸展型颈椎损伤的特征性表现。

要点四 诊断与鉴别诊断

（一）诊断

1. 根据患者明确的外伤史、症状、体征及影像学特点，一般即可确立诊断。

2. 诊断时除应注意骨折或脱位本身的表现外，尚应密切观察颅脑、脊髓等神经系统症状和体征。

3. 寰枢关节可在无外伤情况下发生自发性半脱位，常由咽部炎症浸润引起寰椎横韧带充血变松弛所致，多见于儿童，又称继发性或自发性寰椎半脱位。因该部椎管矢状径较大，一般无脊髓受压。明确的外伤史、年龄及咽部炎症是诊断的要点。

4. 枢椎齿状突骨折合并迟发性脊髓病者较多见，系伤后齿状突无移位或移位较小而未出现神经症状，未获治疗或治疗不当，寰枢椎逐渐移位所致。一般情况下缓冲间隙缓慢减少，在一定限度内，脊髓有一定适应能力，但超出了脊髓的适应极限就会出现相关的脊髓压迫症状。脊髓受压症状可表现为渐进性加重或间歇性发作，个别患者于伤后数年、十数年后方出现症状,亦可因一次轻微外伤而出现严重的脊髓压迫症状。因此,早期诊断十分重要。

5. 颈椎过伸型脱位,就诊时多能自行恢复,疑诊者需拍摄动力侧位片确定,可见损伤节段明显不稳,尤其在过伸位片,上位椎体后移。前纵韧带断裂时,有时可见损伤节段椎体前下缘三角形撕脱骨折。

(二)鉴别诊断

应注意与颅脑损伤鉴别,颅脑损伤与颈髓损伤并存时更应仔细鉴别。颅脑损伤一般有意识障碍或生命体征的改变,要详细询问受伤经过和伤后意识变化,并认真进行相关检查,头颅CT或MRI有助于鉴别诊断。

要点五 治疗

(一)现场救护与搬运

急救和搬运不当可加重不稳定型骨折的错位,使脊髓损伤平面上升或由不全损伤变为完全性脊髓损伤。因此对颈椎损伤患者,要有专人托住头部并沿纵轴略加牵引,使之与躯干移动保持一致,严禁将患者头颈部屈曲或旋转。转运过程中要观察呼吸道有无阻塞并及时排除,检查呼吸、心率和血压等变化,以便及时处理。

(二)牵引复位与固定

1. **枕颌带牵引** 适用于单纯性骨折无移位者,牵引重量一般为3~5kg。

2. **颅骨牵引** 是非手术治疗颈椎骨折脱位的主要措施。牵引重量可根据需要而定,初始重量为5~15kg,牵引方向应根据损伤机制及骨折类型而定,骨折脱位一旦复位,即应用3~4kg的牵引重量维持牵引。

3. **头颈胸外固定支架或头颈胸石膏背心固定** 能有效地控制头颅和颈部的肌肉牵张力,稳定复位后的位置,有利于损伤的修复。牵引维持时间和头颈胸石膏固定的时间视损伤性质和类型而定。

(三)手术治疗

1. 目的是恢复颈椎正常的解剖序列,重建颈椎的稳定性,恢复椎管容积,解除椎管压迫,为早期康复创造条件;同时亦可减少卧床时间、护理工作量和并发症。

2. 手术方案的确定,应根据损伤的机制、骨折类型、技术水平及设备条件等因素来综合考虑。

3. 常采用的手术方式有后路或前路融合术、金属板或螺钉内固定术等。

(四)上颈椎损伤(寰枢椎骨折脱位)的治疗

上颈椎损伤无论是否伴有脊髓损伤,均应按危重患者处理,并做好气管插管或切开等急救措施的准备。

1. **寰椎骨折**

(1)无神经症状者用枕颌带牵引,牵引重量3~5kg,1~2周后再用头颈胸石膏背心固定10~12周。

(2)伴有神经症状者多为不稳定型,宜用颅骨牵引(牵引早期应注意保持呼吸道通畅,并观察神经功能的恢复),或以头环支架制动至骨折愈合,通常需要3~5个月。

(3)手术应慎重,必要时做寰枢椎后方融合术。

2. **寰枢椎半脱位**

(1)用枕颌带将颈椎置于中立位进行牵引,牵引重量根据年龄而定,一般成人用2.5~3kg,儿童用1.5~2kg即可。

(2)牵引期间应随时摄片检查,根据复位情况调整牵引重量及角度。

(3)一般3~7天即可复位,复位后应用颈部围领固定2~3个月。

(4)陈旧性脱位可用颅骨牵引,复位后行寰枢椎融合术。

3. **寰枢椎脱位**

(1)因该处椎管矢状径大,脊髓仅占据矢状径的1/3,故其椎管形态在牵引下易于复原,因此治疗以非手术疗法为主,采用枕颌带牵引2~3周,复位后以头颈胸石膏或支具将头颅固定于伸展位3个月。

(2)对极度不稳定,寰齿间距超过5mm者,早期做寰枢椎融合术。

4. **齿状突骨折**

(1)尖部撕脱骨折者以枕颌带牵引(牵引重量3~5kg),4~6周后改用头颈胸石膏或支具固定3个月,直至骨折完全愈合。

(2)腰部骨折无移位者,可用头颈胸石膏或头环支架制动3个月;有移位者做后路寰枢椎融合术或经颈前路齿状突螺丝钉固定。

(3)基底部骨折者,头颈胸石膏或头环支架制动3个月;对不稳定者或伤后6个月仍不愈合时可考虑做寰枢椎融合术。

（4）因齿状突的血供特殊，故其愈合时间较长，除小儿骨骺分离可在8周内愈合外，成人多需3~4个月。

5. 齿状突骨折伴寰枢椎脱位

（1）尽量选用颅骨牵引复位，力争齿状突骨折尽早解剖复位，以利脊髓症状的缓解及颈椎功能的恢复。

（2）无移位骨折、轻度移位或复位后对位良好且稳定者持续颅骨牵引4~6周，待骨折局部纤维愈合后，再以头颈胸石膏固定。

（3）对移位明显、复位后不稳及陈旧者，需采用后路融合或前路齿状突骨折复位加螺钉内固定术，亦可行寰枢融合或颈枕融合术。

（五）下颈椎损伤（颈3~颈7骨折脱位）的治疗

1. 椎体压缩骨折

（1）轻度楔形变者用头颈胸石膏或颈托固定。

（2）中重度楔状变者宜用枕颌带牵引，牵引重量1.5~2kg；牵引力线使颈椎略向后仰15°~30°，以有利于压缩性骨折的复位。牵引3~4周后改为头颈胸石膏固定6~8周。

（3）合并脊髓损伤者，先行颅骨牵引，待神经症状恢复后，按上述方法处理。

（4）如神经症状未见恢复甚至加剧者，或CT扫描见椎体后缘有骨性致压物者，可行前路切除致压物并植骨融合术。

2. 侧屈骨折

（1）较少见，多为颈椎钩突骨折，严重者可合并椎体及椎弓根骨折，可能引起神经根受压，一般不合并脊髓损伤。

（2）轻度骨折采用颈托或头颈胸石膏固定。

（3）有移位者先采用枕颌带牵引，以缓解移位骨块对脊神经根或椎动脉的压迫，复位后头颈胸石膏或支具固定。

（4）少数患者需行侧前方切骨减压术。对不稳定型损伤，可行颈前路融合术。

3. 椎体爆裂骨折

（1）无脊髓损伤者，颅骨牵引3~5周，恢复了颈椎的正常序列后，头颈胸石膏固定4~6周。

（2）有脊髓损伤或椎管内有骨碎片者，宜早期手术治疗，采用前路椎体次全切除减压融合术。减压后牵引8~12周，再改用头颈胸石膏固定。

（3）椎间失稳的晚期患者，宜行椎间融合术。

（4）伴不全性脊髓损伤者，应行前路减压术。

（5）伴完全性脊髓损伤者，则可通过康复治疗来改善生活质量。

4. 棘突骨折

（1）单纯棘突骨折比较少见，有时合并椎体及附件骨折。

（2）颈6~颈7及胸1棘突较长，较易发生骨折。

（3）无移位者，颈托固定2~3个月。

（4）有移位者，枕颌带牵引，牵引重量2~3kg，时间3个月。

5. 前半脱位

（1）无神经症状者，采用枕颌带于颈椎中立位牵引，牵引重量2~3kg，复位后维持牵引重量1~1.5kg，持续牵引3周后，以仰颈位颌-胸石膏或支具固定2~3个月。

（2）合并脊髓损伤者，应酌情施以减压及内固定术。

（3）伤后3周以上者，以切开复位为主，勉强行牵引复位易加重损伤。

（4）对后期表现为损伤节段不稳者，可行颈椎融合术。

6. 单纯性双侧小关节脱位

（1）尽可能利用颅骨牵引。

（2）牵引时抬高床头作对抗牵引。

（3）以有关节突关节交锁者为例，初始牵引重量3~4kg，逐渐增加牵引重量。

（4）每隔20~30分钟床边拍摄颈椎侧位片或床边C臂机透视，观察复位情况。

（5）密切观察血压、脉搏，注意保持呼吸道通畅，密切观察患者瘫痪平面有无改变。

（6）牵引重量最大可加至10~15kg。

（7）根据脱位机制，牵引体位初始时为颈椎轻度前屈约20°，防止伸直。待脱位的关节突关节牵开后，即于患者肩背部垫一软枕，并将牵引方向改为中立位。

（8）一旦复位，应即减轻牵引重量至2~3kg，取轻度后伸位维持牵引3~4周后，再用颈托或头颈胸石膏固定3个月。

（9）少数未能复位者应行切开复位。

7. 单纯性单侧小关节脱位

（1）复位机制、牵引方法及注意事项与双

侧脱位基本相同，颅骨牵引或枕颌带牵引均可采用，但牵引重量至多不超过10kg。

（2）垫枕协助复位时，仅在伤侧肩背部略为垫高，使损伤节段轻度侧屈，以牵开脱位的小关节。

（3）复位后以1~2kg的牵引重量维持3~4周，然后用头颈胸石膏固定3个月。

8. 骨折并脱位

（1）治疗时应注意保持呼吸道通畅，尤其是颈5椎节以上完全性脊髓损伤应及早行气管切开。

（2）复位应达到恢复椎管形态及椎节稳定的目的，可先通过牵引方式恢复椎管之列线，以消除对脊髓的压迫，同时保证受损椎节的稳定，以防加重脊髓损伤。

（3）如椎管内有骨片占位，应及时手术摘除。

（4）在减压的基础上，运用营养神经及改善血液循环药物，尽快消除脊髓水肿及创伤反应，以促进脊髓功能的恢复。

（5）陈旧性损伤主要是切除妨碍脊髓功能进一步恢复的致压物及功能重建。

9. 伸展型损伤

（1）无脊髓损伤者，多以枕颌带将颈椎置于中立位或轻度前屈15°位牵引，牵引2~3周后用头颈胸石膏或支具固定2~3个月。

（2）合并脊髓损伤且CT证实有明确致压物者，应酌情手术切除致压物，或通过恢复椎管列线达到减压目的。

（3）椎节严重不稳伴有神经症状者，宜先行牵引，待病情稳定后，酌情行减压固定术。

要点六　预后与康复

1. 单纯寰椎骨折预后良好，仅个别患者可继发枕大神经痛。伴有颅脑等并发伤者，如漏诊而影响及时治疗，常有后遗症。

2. 寰枢椎半脱位及自发性脱位，如治疗及时，预后良好。

3. 单纯性寰枢椎脱位，不伴有脊髓受压症状及早期经治疗后神经症状恢复者，预后一般较好。

4. 脱位严重、陈旧性以及伴有明显脊髓受压症状者预后较差。

5. 齿状突骨折伴寰椎脱位者，除伴有颈髓损伤及齿状突不愈合者外，一般预后较好。

6. 颈椎单侧及双侧小关节脱位预后一般尚好。

7. 稳定性的颈椎骨折脱位，若能够早期诊断和正确处理，预后良好。

8. 颈椎爆裂性骨折预后一般较差，尤以颈椎椎管狭窄合并严重脊髓损伤者为著。

9. 骨折合并脱位为下颈椎损伤中之重症，脊髓损伤发生率高，预后差。

10. 伸展型损伤多合并脊髓损伤，故其预后较差，恢复不全者主要影响手部功能。

11. 长期卧床情况下，易引起压疮、下肢深静脉血栓形成、坠积性肺炎及尿路感染等并发症，故治疗过程中，应鼓励患者做以四肢为主的功能锻炼。

12. 骨折愈合后，要加强颈项部各方向的功能锻炼，并配合理疗、按摩、针灸等治疗，促进颈项背部肌肉功能的恢复。

第六单元　胸腰骨盆损伤

细目一　概　　述

要点一　胸腰骨盆的解剖

（一）胸壁的解剖结构

1. 肋骨是胸壁的主要骨性结构，共有12对，其后端与胸椎相接。第1~7肋前端借肋软骨直接附着于胸骨；第8~10肋借第7肋软骨间接附着于胸骨；第11~12肋前缘游离，故称为浮肋。肋骨、胸骨与胸椎共同构成骨性胸廓。由于第1~3肋较短小且外有锁骨和肩胛骨保护，第11、12浮肋活动性较大，故临床上第4~10肋骨骨折多见。儿童肋骨弹性大，发生骨折概率很小；成年后，肋骨弹性逐渐减小，同时肋软骨骨化的程度增高，使骨折的概率相应增大。

2. 肋骨弯曲，典型的肋骨分为体部及两端，脊椎端以肋骨头与胸椎相关节，以肋结节与胸椎横突相关节。肋骨体的后1/4呈圆柱形，前1/3则扁平，肋骨体由后向前弯转处为肋骨角，是骨折的好发部位。肋骨体上缘较钝圆，下缘较锐利形成肋沟，有肋间神经和血管通过，至胸前分开，分别行于肋骨之上、下缘。肋前端借助肋软骨附着于胸骨，加之肋椎关节有少许活动，故具有相当的弹性及活动性，有缓冲外力的作用。但由于肋骨长而细，为两层极薄的坚质骨包裹一层松质骨的结构，因此遭受较严重暴力时易发生骨折。

3. 胸壁的软组织包括皮肤、皮下组织、胸部肌肉、肋间肌、神经、血管及淋巴组织等。肋间肌附着于两相邻的肋骨边缘上，肋间外肌从后上方斜行至前下方，肋间内肌从后下方斜行至前上方，肋横肌是在胸骨体下部及剑突的内面两侧起始的数个小肌束。肋间神经和其伴行血管在肋沟中通过，肋骨骨折时可受损伤，若胸膜壁层同时破裂，则出血流入胸腔形成血胸。

（二）胸椎及其以下脊柱的解剖结构

1. 胸椎、腰椎和骶椎参与构成胸腔、腹腔和骨盆的后壁。胸椎计有12个，腰椎计有5个，骶椎计有5个，尾椎计有4个。在发育过程中，5个骶椎融合为一块骶骨，4个尾椎亦融为一块尾骨。

2. 典型的胸腰椎可分为前部的椎体和后部的椎弓。椎体呈圆柱形，是脊柱承重的主要结构。椎体的横断面积从上至下逐渐增大，这种解剖特点使得各个椎体的单位面积承受的压力基本保持一致。椎体上下面的周缘突起，为椎体二级骨化中心（骺环）骨化后与椎体骨质融合而形成。椎间盘连接在上下两个椎体之间，由上下软骨盘、纤维环和髓核构成。椎弓根左右各一，附着于椎体的后侧，与椎弓根相连接的尚有许多附件。其两侧各有一横突，上面两侧各有一上关节突，下面两侧各有一下关节突，后面两侧各有一椎板，两椎板的连接部为棘突的基底，椎板与各附件连接部组成椎弓，一侧上、下关节突之间称峡部。上下两椎板之间由黄韧带连接，并向椎板内侧上下左右延伸。下位脊椎的上关节突与上位脊椎的下关节突构成椎后小关节，上下关节突之间为关节软骨面，其四周为关节囊包绕。12个胸椎构成脊柱后凸的胸段，在第1~10胸椎除依靠椎体、椎间盘、关节突关节连接外，还有肋骨、胸骨、胸椎构成的胸廓的连接，其关节突关节面近于冠状位，与水平面几乎垂直，故此段胸椎具有较好的稳定性，伸屈活动较少，不易发生脱位。胸11~胸12则主要依靠椎体、椎间盘、关节突关节连接，其关节突关节由冠状面逐渐向矢状面移行，与之相连的肋骨为游离肋，对其稳定性没有帮助。5个腰椎构成脊柱前凸的腰段，依靠椎体、椎间盘、关节突关节相互连接，且上连胸椎下接骶椎。其关节突关节面呈内外方向（上关节突在外，下关节突在内），近于矢状位，因而有较大的屈伸活动，其关节突不易发生单纯脱位和交锁，脱位时往往合并关节突骨折。胸11~胸12与腰1~腰2为后凸的胸椎与前凸的腰椎相互移行的部位，是躯干活动时应力集中的部位，因而易于发生骨折脱位。胸腰椎骨的棘突形态特点各不相同：上部胸椎棘突斜向下方；中部胸椎棘突较长，几乎呈垂直方向；下部胸椎及腰椎棘突后伸，近于水平位。

3. 胸腰椎椎体前后侧分别由前纵韧带和后纵韧带把椎体连接在一起。胸腰椎压缩性骨折行过伸性复位的基础，即是依靠前纵韧带作为支点。连接横突间和棘突间的分别为横突间韧带、棘间韧带和棘上韧带。后纵韧带、黄韧带、棘间韧带及棘上韧带等，总称后韧带组合。屈曲性暴力，可造成后韧带的损伤甚至断裂。脊柱各韧带的功能是连接各椎骨，维持静力平衡，限制脊柱的过度运动。脊柱周围的肌肉，可发动和控制脊柱运动，能增强脊柱的稳定性和承受作用于躯干的外力。人体站立时，犹如一竖杆，前后左右各方向均有等量而反向的肌肉牵张力，脊柱前后的屈伸肌及两侧的侧屈肌在运动时紧密配合，动作协调，人体才得以维持一定的平衡。胸1~胸10的活动度极小，略有伸屈、旋转的活动。胸11~胸12和腰椎的活动形式是背伸、前屈和侧弯。

4. 脊柱生理弯曲是与人类直立姿势相适应的，其生理意义是进一步增加脊柱的弹性，对行走、跑跳时从下方传到脊柱的震荡可起缓冲作用，以减轻外力对头部的冲击。侧面观察脊柱的颈曲前凸，胸曲后凸，腰曲前凸，骶曲后凸。由于在正常情况下人体的重力线必定通过各生理弯曲的交界处，因此，负重应力最易集中于脊柱的胸腰段。从后方观察，可以看到全部椎骨的棘突在后正中线上所形成的纵嵴。相邻两椎骨间的活动很小，但就整个脊柱而言，其运动范围却很大，可做前屈、后伸、侧屈、旋转和环转等运动。腰部运动范围较大，胸部及骶部则很小。

5. 胸椎、腰椎、骶椎及椎管内的脊髓的血液供应来源于肋间动脉、腰动脉、髂腰动脉和骶外侧动脉的分支。

6. 椎间盘为两个椎体之间的连接。胸部椎间盘占胸部脊柱全长的18%~24%，腰部椎间盘占腰部脊柱全长的30%~36%。椎体上下覆盖有软骨板，上一椎体的下软骨板与下一椎体的上软骨板之间有椎间盘连接，两软骨板之间充满富有弹性的半固体物质，称为髓核，其周围有纤维环环绕。在严重损伤时软骨板可以破裂，髓核组织也可被挤入椎体松质骨内，称为施莫耳结节。纤维环也可破裂，髓核突出，压迫脊髓和神经根，即椎间盘突出症。

7. 胸腰椎骨的椎孔串联在一起形成胸腰段椎管，容纳脊髓；上下相邻的椎弓根切迹构成椎间孔，供脊神经通过。自胚胎4个月起，脊髓与椎骨的生长速度不一致，椎骨生长速度快于脊髓，终使脊髓的节段和椎骨的平面不相等。新生儿脊髓下端平第3腰椎，至成人则平第1腰椎下缘，第2腰椎以下无脊髓，仅有神经根和马尾。因而脊髓内部运动和感觉的分节及其神经的分支，均与相对应的脊椎平面不符合。成人的一般推算方法：上颈髓节段（C1~C4）大致与同序数椎骨相对应，下颈髓节段（C5~C8）和上胸髓节段（T1~T4）与同序数椎骨上方第1节椎体平对，中胸部的脊髓节段（T5~T8）约与同序数椎骨上方第2椎体平对，下胸部的脊髓节段（T9~T12）约与同序数椎骨上方第3椎体平对，腰髓节段平对第10~12胸椎，骶、尾髓节段约平对第1腰椎。从脊髓每一节段发出1对脊神经，计胸段有12对，腰段有5对，骶段有5对及尾段1对，分别自相应椎间孔穿出椎管。下肢的运动和感觉中枢以及膀胱自主排尿中枢集中于胸10~腰1的扩张部。

（三）胸腰段脊髓的解剖结构

1. 脊髓的内部结构由中央区的灰质和周边部的白质构成。其横切面依其平面不同可呈圆形或椭圆形。前方有正中裂，后方有后正中沟。中央管的周围有H形的灰质，前端扩大为前角/柱，后端狭细为后角/柱。前后角之间的侧方突出部称侧角/柱，在胸腰骶段较明显。中央管的前后有连接两侧灰质的灰质连合。颈段前后角之间及胸段侧角与后角之间的凹陷部，灰质白质混杂相交成网状结构，称脊髓网状核，主要存在于脊髓的上段（颈胸段）。灰质内含大小不等的多极神经元，胞体聚排成群称神经核。前角细胞属运动性，后角细胞属感觉性，侧角中为小型细胞称中间外侧核，是交感神经节前纤维的胞体。中间外侧核只见于胸髓和上三节腰髓中。

2. 脊髓的白质可分为三个索。前根与前正中裂之间的部分叫前索；后根与后正中沟之间的白质称后索；前根后根之间的白质为侧索。在灰质连合的前方有横越的纤维叫作白质前连合。白质中的三个索由许多纤维束组成。纤维束分上行和下行两类，上行纤维束起自后角细胞或后根，上至脑的不同阶段。下行纤维束起于脑的不同部位，止于脊髓。

3. 脊髓的上行传导束有传导本体深感觉后索中的薄束和楔束；传导皮肤浅感觉的侧索中的脊髓丘脑前束和侧束。在下行传导束中主要为侧索中的皮质脊髓束。薄束和楔束是后根内侧部纤维在后索中的直接延续。薄束起于第四胸节以下的脊神经节细胞，楔束起于第四胸节以上的脊神经节细胞。节细胞的周围突分别至肌、腱、关节和皮肤。中枢突经后根内侧部进入脊髓，在后索中上行，止于延髓的薄束核和楔束核。薄束和楔束主要传导来自肌、腱、关节等周围神经的刺激。薄束传导来自下肢和躯干下部的冲动，楔束传导上肢和躯干上部的冲动，在脑中经过两次中继，最后传至大脑皮质，引起本体感觉，即骨膜、肌、腱、关节的位置和震动感觉，及精细的触觉，如辨别两点距离和物体的纹理粗细等。脊髓后索损伤时，引起同侧本体感觉及精细触觉丧失。

4. 脊髓丘脑侧束位于侧索中脊髓小脑前束的内侧，起于后角的固有核，此核接受后外束的纤维，发出轴索向上斜越，经白质前连合到对侧沿外侧索上行止于丘脑，传导对侧痛觉和温度觉。单侧脊丘侧束损伤时，表现为损伤平面对侧1~2节以下的痛温觉丧失。脊髓丘脑前束位于前索，此束较小，起于后角固有核，接受后根纤维，发出纤维经白质前连合到对侧前索，合成脊髓丘脑前束上行止于丘脑，传导粗的触觉。脊髓丘脑侧束和前束可以分层定位，由内向外依次为来自颈、胸、腰、骶的纤维；其由后外至前内的感觉依次为痛、温、触、压觉。皮质脊髓侧束的分层定位由内向外，依次为到颈、胸、腰、骶部去的纤维。所以支配上半身的纤维在内侧，支配下半身的纤维在外侧。当脊髓中央损害时，上半身运动较下肢损伤严重。

5. 皮质脊髓束是人类脊髓中最大的下行束。起自大脑皮质中央前回的锥体细胞，纤维下行在延髓下端大部分经过交叉，进入对侧的外侧索下行，位于脊髓小脑后束的内侧者称皮质脊髓侧束；没有交叉的小部分纤维沿同侧脊髓前索下行，位于前正中裂的两侧，称皮质脊髓前束。侧束下贯脊髓全长，陆续止于本侧的前角细胞。前束一般只下降到胸部，沿途经白质前连合止于对侧的前角细胞，控制骨骼肌的随意运动。皮质脊髓束和前角运动细胞共同组成随意运动的传导通路。如前角运动细胞受损，其所支配的肌肉松弛、萎缩，腱反射消失，呈弛缓性瘫痪；皮质脊髓束受损时产生痉挛性瘫痪，出现肌张力升高，肌肉失用性萎缩，腱反射亢进等症状。

6. 创伤性半侧脊髓横断时，伤侧截面以下的肌肉呈痉挛性瘫痪，本体感觉消失，因皮质脊髓束和后索受损。对侧伤面水平1~2节以下皮肤感觉消失，因为伤侧的脊髓丘脑侧束受损。

7. 脊髓是中枢神经的原始结构，正常状态下它的活动受脑的下行至脊髓的纤维控制。躯干及四肢受刺激后，经过脊髓传达到脑，再由脑的活动通过脊髓完成各种复杂活动。但脊髓本身也可完成许多反射活动。脊髓反射包括躯体反射和内脏反射。前者依刺激部位不同，包括深反射如腱反射和浅反射如皮肤反射及异常的病理反射。后者包括直肠、膀胱、性功能、血管反射及立毛反射等。

8. 马尾神经由腰2以下的神经根组成，在硬膜囊中，每1个神经根由1条前根纤维束与3条后根纤维束组成，圆锥下从腰2~骶5有9对神经根，即每一侧有36条纤维束，两侧72条，加1条终丝，各纤维顺行向下，每下移一个椎节，两个神经根共减少8条纤维束，至腰5椎间盘水平，只剩下5对骶神经根，即40条纤维束，加1根终丝。在硬膜囊内马尾的排列有一定规律，在腰3椎间孔以上，马尾纤维束多密集在一起，各前根纤维束居前半，后根纤维束居后半，终丝在中间，此一特点对马尾断裂伤的修复甚为重要。众多的马尾神经束，不可能也不必要逐条分开去对合，而是将整个马尾作为一大束，使前根对前根，后根对后根，选其中较粗的纤维束，用无创针线缝合固定1~2束，即可保持整个马尾对合，不必逐条缝合，为减少缝线刺激，缝合愈少愈好。腰3椎间孔以下，马尾中纤维束的数量逐渐减少，并在脑脊液中互相分开，各个神经根的后根束在远侧集合为一束，并与前根纤维束互相接近并行至出各自椎间孔。终丝则向后正中位移至腰4、腰5水平，则形成终丝居后正中浅面，两侧各神经根由中线向两侧排列，腰椎者在两侧前部，骶椎者在后面近中线，横切面上呈马蹄状。每一神经根的前根束在前内，后根束在后外。马尾于此水平断裂，即需逐条缝合修复，上述排列规律可作为判断纤维束归属的参考依据。马尾后根神经的纤维数量,平均每一神经根为311682条,前根纤维为94983条,后前根比例3.2∶1。骶3以下各神经根较细,肋间神经纤维计数在10000~35000,其中运动神经所占较少。运动神经纤维数与马尾中腰骶神经运动纤维数相差甚远,至少十余倍以上。因此用肋间神经移接马尾或腰骶神经根以恢复下肢运动功能,从解剖基础看是不合理的。排尿功能的低级中枢在骶2、骶3。用肋间神经修复骶2、骶3神经,在纤维数量上是合理的。

（四）骨盆的解剖结构

1. 骨盆呈环形,状如漏斗,由两侧的髋骨和后面的骶尾骨连接而成。骨盆的连接前侧为耻骨联合,后侧为左右骶髂关节。骶骨前面光滑略凹,后面粗糙隆凸,前后各有4对骶孔与骶管相通。骶骨第1~3节两侧为耳状关节面,与髂骨构成骶髂关节;骶骨上借椎间盘与第5腰椎相连,构成腰骶关节,下与尾骨相连。髋骨为宽大不规则之扁骨,由髂骨、坐骨和耻骨3部分组成。骶髂关节由骶骨与髂骨的耳状关节面连接而成,具有一般关节结构,关节面凹凸不平,由后内斜向前外,仅有很少的旋转活动,属微动关节。骶髂关节韧带坚韧有力,是维持关节稳定的主要因素。耻骨联合在耻骨上、下支会合处的内侧为一粗糙的耻骨联合面,两侧的耻骨联合面借纤维软骨板连接,构成耻骨联合。耻骨联合依靠耻骨上韧带、弓状韧带及耻骨前韧带维持其稳定。耻骨联合在正常情况下没有活动。骨盆环后部有两个承重弓（主弓）,骶骨是两个承重弓的汇合点,股骶弓站立时支持体重,由两侧髋臼向上,通过髂骨的增厚部分至骶骨;坐骶弓坐位时支持体重,由两侧坐骨结节向上,经坐骨体从髂骨的增厚部分至骶骨。骨盆环的前部有上下束弓（连接弓或副弓）,其中上束弓与股骶弓相连,起稳定和加强股骶弓的作用,联合两侧耻骨上支及耻骨体即为上束弓;下束弓与坐骶弓相连,起稳定和加强坐骶弓的作用,联合两侧耻骨下支即为耻坐弓。盆腔系指小盆腔上下口之间的腔隙,其前壁为耻骨联合及邻近的耻骨部分;后壁是骶、尾骨及梨状肌;两侧壁为髋臼、坐骨上支与骶棘、骶结节韧带。骨盆对盆腔内脏器和组织（包括膀胱、直肠、输尿管、性器官,以及重要的血管神经,如髂外动静脉、闭孔动脉、骶丛等）有保护作用。严重的骨盆骨折,除影响其负重功能外,常可伤及盆腔内脏器或血管、神经,造成严重后果。

2. 骨盆的主弓和副弓相连形成一个完整且稳定的骨盆环,在坐位和站立时支撑躯干,符合生物力学的要求。由于副弓远不如主弓坚强,骨盆受外力作用而发生骨盆环断裂时,副弓必先断裂;副弓没有断裂主弓不会断裂;副弓断裂可以单独存在,但多伴有主弓骶髂韧带不同程度的损伤。

要点二　胸腰骨盆的生理功能

1. 由肋骨、胸骨与胸椎共同构成的骨性胸廓,具有参与呼吸运动、保护胸腔及部分腹腔脏器（包括心脏、肺脏、纵隔、肝脏、脾脏、肾脏等）的作用。

2. 由胸椎、腰椎、骶尾椎构成的脊柱中下段具有承受外力、参与运动、保护内脏、脊髓等重要脏器的作用。

3. 骨盆有保护盆腔内器官和组织（包括膀胱、直肠、输尿管、性器官,以及重要的血管神经,如髂外动静脉、闭孔动脉、骶丛等）及传递重力的作用。严重的骨盆骨折,除影响其负重功能外,常可伤及盆腔内脏器或血管、神经,造成严重后果。

细目二　胸壁软组织损伤

要点一　概述

胸壁软组织损伤系指胸壁肌肉、韧带、筋膜和皮下组织等软组织的损伤。本病临床常见,多发生于青壮年。

要点二　病因病理

1. 直接暴力和间接暴力均可导致胸壁软组织损伤。

2. 若因外来暴力直接冲撞挤压胸壁,如拳击、钝器击打,或摔倒时硌伤胸部等,致使胸壁软组织受伤,伤后局部发生渗出、出血、肿胀等无菌性炎症,或炎症刺激胸壁末梢神经而出现伤部疼痛,称为胸部挫伤。

3. 若在抬、扛、提、举重物等劳动或运动中,因动作过猛或用力不均衡,骤然闪挫,或急骤之咳嗽、喷嚏等,致使胸壁肌肉猛力收缩,均可造成肌肉神经受牵拉而痉挛,甚则肌纤维、韧带或筋膜撕裂,发生局部组织出血、水肿和炎性渗出等病理改变,或导致胸肋或肋横关节紊乱(错缝),中医称为胸部迸伤,俗称"岔气""努伤"。

4. 本病的病因病机如下。①迸伤者以伤气为主,气机逆乱,运化阻滞,经络气血运行受阻。②挫伤者以伤血为主,皮肤筋肉受挫,络脉受损,血溢脉外,瘀血停滞。③因气血相互为用,伤气可伤血,伤血必及气,故多见气血两伤。

要点三 临床表现

1. 患者有明显的胸部外伤史。伤后胸胁部疼痛、胀闷,疼痛可放射到肩背部、咳嗽、呼吸、抬肩或活动上肢时疼痛加重。

2. 胸部迸伤者感胸部闷痛,且痛无定处,俯仰转侧时疼痛加重,局部压痛不明显或压痛范围较广泛。

3. 胸部挫伤者疼痛部位固定,伤及神经时,可有刺痛感。

4. 胸部迸伤者局部无固定压痛,无明显肿胀和瘀斑;胸部挫伤者局部压痛,有肿胀和瘀斑。胸廓挤压试验阴性。

5. X线检查无骨折征象,合并气胸或皮下气肿可有相应的X线表现。

要点四 诊断与鉴别诊断

(一)诊断

1. 患者有明显的胸部外伤史。

2. 伤后胸胁部疼痛、胀闷,疼痛可放射到肩背部、咳嗽、呼吸、抬肩或活动上肢时疼痛加重。胸部迸伤者感胸部闷痛,且痛无定处,俯仰转侧时疼痛加重,局部压痛不明显或压痛范围较广泛;胸部挫伤者疼痛部位固定,伤及神经时,可有刺痛感。

3. 胸部迸伤者局部无固定压痛,无明显肿胀和瘀斑;胸部挫伤者局部压痛,有肿胀和瘀斑。胸廓挤压试验阴性。

4. X线检查无骨折征象,合并气胸或皮下气肿可有相应的X线表现。

(二)鉴别诊断

1. 胸壁挫伤与肋骨骨折鉴别:胸壁挫伤与肋骨骨折均有明显的胸部外伤史,伤后局部疼痛明显,咳嗽、喷嚏或深呼吸时疼痛加剧,皮下瘀肿,压痛明确。但骨折局部可触及骨擦音,胸廓挤压试验阳性,X线检查可见骨折征象。

2. 胸部迸伤和胸壁挫伤鉴别:胸部迸伤和胸壁挫伤均有明显的胸部外伤史,伤后胸部疼痛明显,咳嗽、喷嚏或深呼吸时疼痛加剧,X线检查两者均无异常(部分重症迸伤患者如并发气胸或皮下气肿,则可有相应X线征象)。但胸部迸伤的外伤史为抬、扛、提、举及身体扭转等,患者胸胁胀闷作痛,其痛游窜,常无定处,疼痛区域模糊,做深呼吸及抬肩活动时,上肢时有牵掣痛,胸壁无明显肿胀、瘀斑及压痛点。挫伤的外伤史为拳击、钝器击打、碰撞,或摔倒时胸部硌伤等,患者疼痛明显,逐渐加重,部位固定不移,胸壁有明显肿胀、瘀斑及压痛点。

要点五 治疗

(一)手法治疗

手法治疗多用于疼痛缓解期或胸肋关节紊乱者,可选用按摩、掌揉、拍击、捋顺、分筋等手法。施术重点在伤处及肋间肌,以消肿止痛,解除痉挛。亦可让患者正坐,医者双手由患者腋下穿至胸前环抱并向上提拉,轻轻旋转摇晃,然后向健侧后外方倾斜,嘱患者深吸气,在用力咳嗽之机医者对伤处进行叩击拍打,并沿肋间隙方向捋顺。如此重复2~3次,往往可收到良好效果。

(二)药物治疗

1. **内服药** 伤气证治宜疏肝理气止痛,方用柴胡疏肝散、金铃子散加减。伤血证治宜活血化瘀止痛,方可选用复元活血汤或血府逐瘀汤加减。气血两伤证治宜活血化瘀、理气止痛并重,方用柴胡疏肝散、复元活血汤、血府逐瘀汤加减。胸胁陈伤证治宜行气破瘀,佐以调补气血,方用活血止痛汤加减。瘀血积滞者,用三棱和伤汤加黄芪、党参等。

2. **外治法** 胸部挫伤而局部瘀肿疼痛者,宜用消瘀退肿、行气止痛类药膏外敷,可选用消瘀止痛药膏、双柏散、消炎散等。陈伤隐痛或有风寒湿痹痛者,宜用温经散寒、祛风止痛类膏药外贴,可选用狗皮膏药、万应膏、万灵膏等。

(三)其他治疗

胸壁挫伤之急性期,可选用2%盐酸利多卡因2mL加醋酸泼尼松龙12.5mg痛点注射。注意勿刺伤胸膜,以免发生气胸或皮下气肿。此外局部热敷和理疗等也有一定的疗效。

要点六 预后与康复

1. 急性期应取半卧位休息,并用胸带固定胸壁,以限制局部之肋间活动,减轻疼痛。

2. 缓解期患者尽量离床行走活动,应加强深呼吸活动锻炼,鼓励咳嗽,避免感受风寒,并指导患者做上肢抬举和扩胸运动。

3. 胸壁软组织损伤一般预后较好,但新伤失治或治疗不当,均可使瘀血散而不尽,或结而不化,成为陈伤,而病情缠绵不愈。

细目三 肋骨骨折

要点一 概述

多由交通事故、坠落、直接打击或挤压所致。一般摔伤或钝器打击伤可能为单发骨折,严重者为多发骨折。因第1~3肋骨短,前方有锁骨保护,第11、12肋前端游离,故骨折多见于第4~10肋。肋骨骨折需注意肝脏、脾脏、肾脏损伤。肋骨骨折端易刺破胸膜、肺,发生血气胸,多发肋骨骨折可形成浮动胸壁,发生反常呼吸。

要点二 病因病理

(一)骨折机制及病理特点

肋骨骨折可由直接暴力或间接暴力造成,亦可由两者合并作用所致。此外,肌肉牵拉作用偶可导致骨折。各种类型的暴力所造成的骨折各有不同的发生机制及病理特点。

1. **直接暴力骨折** 胸廓遭受外力直接打击、撞击或挤压,肋骨受力处发生骨折,断端可向内移位,严重者可向胸廓内塌陷。常为横形或粉碎骨折,骨折端内移可刺伤胸膜或肺脏而导致气胸、血胸。

2. **间接暴力骨折** 在塌方、重物挤压或车轮碾轧等事故中,胸廓两侧或前后方受暴力挤压,可使肋骨向外过度弯曲而发生骨折。骨折线常为斜形,骨折断端可向外凸出,刺破胸膜、损伤内脏的概率较小,偶可刺破皮肤形成开放性骨折。亦可因前胸部受打击,外力传导至后端致肋骨角处发生骨折。

3. **混合暴力骨折** 暴力多较强大,在被打击的肋骨局部发生骨折后,暴力仍未完全吸收,残余暴力传达至该肋骨的其他部位造成再次骨折,导致1根甚至数根肋骨双处骨折,后者往往形成浮动胸壁(连枷胸)。该类型骨折的骨折线特点是,一骨或多骨双处甚至多处骨折。此类骨折往往伴有胸腔脏器损伤。

4. **肌肉牵拉骨折** 少见,临床可见于长期患病,骨质疏松严重脱钙的患者,可由于严重咳嗽、打喷嚏等,致肋间肌急剧强烈收缩而造成下部肋骨骨折。骨折线多为横形或斜形,一般骨折断端无明显移位。

(二)分型

临床上一般将肋骨骨折分为单处肋骨骨折和双处肋骨骨折两大类。

1. **单处肋骨骨折** 又分单根肋骨单处骨折和多根肋骨单处骨折,前者合并气胸、血胸的可能性小,后者合并气胸、血胸的可能性大。肋骨的上、下缘均有肋间肌附着,故一根或数根肋骨单骨折后,因有肋间肌支持,且其上、下方有完整的肋骨支持胸廓,故一般不致移位或移位不明显,对呼吸功能影响不大。

2. **双处肋骨骨折** 一般均为多根肋骨双处骨折,可能引起连枷胸并合并明显的心胸内损伤。双段骨折,特别是多根双段骨折,累及胸廓较大面积者,使该处胸廓失去支持,胸壁软化下陷,成为浮动胸壁,在呼吸运动时与正常胸廓步调不一致,出现反常呼吸。反常呼吸运动影响正常通气,严重时可引起呼吸和循环衰竭。反常呼吸表现为吸气时胸内负压增高,正常部分的肋骨上举、胸廓扩大,但浮动部分的胸壁因负压吸引反而下陷;呼气时胸内负压减低,正常部分的肋骨下降、胸廓缩小,而浮动部分的胸壁因负压减小反而隆起,这就降低了肺的呼吸功能。同时两侧胸腔内压力不一致,吸气时伤侧压力较高,呼气时伤侧压力较低,使纵隔在呼吸运动中来回扑动,阻碍静脉内血液回流,影响循环功能,产生呼吸困难、发绀、休克等严重症状。

要点三 并发症

单一肋骨骨折,因有肋间肌交叉附着,很少发生移位。如挤压暴力较大,骨折多发生于肋骨弯曲部并向外移位,一般不伤及胸膜;但如系直接暴力打击,骨折端可向内移位,则损伤胸膜的概率较大,肋间动、静脉也可能破裂,从而引起血胸、气胸或皮下气肿。

1. **气胸** 肋骨骨折后,由于胸壁或肺裂伤,致使空气进入胸膜腔而形成气胸。如空气进入胸腔后,伤口迅速闭合,空气不再进入胸腔,此为闭合性气胸;与此相对,如胸膜腔通过伤口与外界相通,呼吸时空气自由出入胸腔,则为开放性气胸。开放性气胸患者,吸气时空气吸入胸腔,患侧肺被压缩,纵隔移向健侧,呼气时纵隔返回原位,导致纵隔摆动而引起呼吸循环功能的严重障碍。如果胸膜腔穿破口形成活瓣式阀门,吸气时,空气能进入胸膜腔内,呼气时,空气不能顺利排出,形成张力性气胸,亦称高压性气胸,临床少见。张力性气胸致胸膜腔内压力不断增高,并超过大气压,造成伤侧肺被压缩,纵隔被推向健侧,甚至健侧肺亦被压缩,从而严重影响呼吸循环功能。

合并气胸者根据不同类型而有不同的临床表现。小量闭合性气胸仅有轻度呼吸困难,X线检查也不一定能显示肺压缩;若积气量较大者患者出现明显气急,常不能平卧,查体患者胸廓饱满,肋间隙变宽,呼吸度减弱,语音震颤及语音共振减弱或消失,气管、心脏移向健侧,叩诊患侧呈鼓音,右侧气胸时可致肝浊音界下移,听诊患侧呼吸音减弱或消失。X线检查显示肺压缩,纵隔移位。开放性气胸和张力性气胸由于肺被压缩,纵隔移位,出现严重呼吸循环障碍,患者出现表情紧张,胸闷,气促,烦躁不安,面色发绀,出冷汗,脉细无力,或有心律失常,甚至呼吸衰竭、意识不清,查体除可见与积气量多的闭合性气胸相同的体征外,同时患者头、颈、胸等处可出现皮下气肿。

2. **血胸** 肋骨骨折后,骨折端刺破肺血管、肋间动脉、胸廓内动脉甚至大血管,致使血液进入胸膜腔而形成血胸。如血胸形成后,血管破裂口为血块封闭,出血自行停止者,为非进行性血胸;反之,如破裂血管持续出血,症状逐渐加重,甚至发生休克者,提示可能为进行性血胸。伤侧胸腔如大量积血,则可能压迫肺脏,将纵隔推向健侧,健侧肺脏亦受压,导致呼吸、循环均受影响。

合并血胸者,其症状体征随出血量的多少而异:出血量小(少于500mL),且出血速度不快者,可无明显症状或仅有轻度胸闷不适;出血量大(1000mL以上),且出血速度较快者,可出现面色苍白、出冷汗、脉细数且弱、呼吸急促、血压下降等内出血征象和心肺受压征象,查体可见肋间隙饱满,气管向健侧移位,叩诊呈浊音,心界移向健侧,听诊呼吸音减弱或消失。如为进行性血胸,则上述症状和体征将随时间推移而进行性加剧,并可引起严重呼吸困难或发生休克,导致呼吸循环衰竭。胸膜腔穿刺可抽出血性液体。X线胸片可见肋膈角变钝甚至全胸大片致密阴影和纵隔移位。血胸早期,如出血属中小量,由于肺膨活动具有去纤维蛋白作用,则血液不凝固;但如在短期内大量出血,导致大量纤维蛋白沉积于胸膜表面,使肺膈的去纤维蛋白作用不全,则血液凝固。血胸后期,由于血肿机化,纤维组织增生挛缩,而束缚肺脏并使胸廓收缩塌陷,形成所谓机化血胸(纤维胸),可使呼吸功能受影响。

要点四 临床表现

（一）病史

肋骨骨折患者多有明确的外伤史。但骨质疏松严重脱钙的患者可无明显外伤史,常因咳嗽或打喷嚏后发生。

（二）症状

1. 伤后出现骨折处疼痛,咳嗽及深呼吸时疼痛加剧。

2. 患者多有不同程度的胸闷感或呼吸困难。

3. 合并严重气胸者出现明显气急,不能平卧,烦躁不安,甚至呼吸衰竭、意识不清。

4. 合并严重血胸者出现面色苍白、出冷汗、呼吸急促、血压下降等内出血和心肺受压征象。

5. 合并肝脏、脾脏损伤者可出现腹胀、腹痛。合并肾脏损伤可出现尿血。

（三）体征

1. 局部胸壁肿胀,可出现瘀斑。单根肋骨单处骨折者,局部压痛多较明显且局限,有时可触及骨擦音。胸廓挤压试验阳性。多根肋骨双处骨折可出现局部胸壁浮动,引起反常呼吸。

2. 合并气胸者胸廓饱满,肋间隙变宽,呼吸度减弱,语音震颤及语音共振减弱或消失,气管、心脏移向健侧,叩诊患侧呈鼓音,右侧气胸时可致肝浊音界下移,听诊患侧呼吸音减弱或消失,头、颈、胸等处可出现皮下气肿。

3. 合并血胸者可见肋间隙饱满,气管向健侧移位,叩诊呈浊音,心界移向健侧,听诊呼吸音减弱或消失。

4. 出现休克者面色苍白,表情淡漠,脉搏细数无力,血压下降。

5. 合并肝脏、脾脏损伤者可见腹部压痛、反跳痛等腹膜刺激征。合并肾脏损伤可见肾区叩击痛。

（四）影像学检查

1. X线检查　除应拍摄正位片外，必要时还应拍摄切线位片，以防漏诊。X线片可明确显示骨折的类型、骨折移位情况及是否合并气胸、血胸等并发症。

2. CT检查　对X线片无法明确诊断的患者，可行CT检查以明确诊断。

（五）实验室检查

合并气胸、血胸者可出现血氧分压下降、二氧化碳分压上升，合并血胸或肝脏、脾脏损伤者可出现血红蛋白明显下降。

要点五　诊断与鉴别诊断

（一）诊断

1. 有明确的胸部外伤史。

2. 伤后出现骨折处疼痛，咳嗽及深呼吸时疼痛加剧；患者多有不同程度的胸闷感或呼吸困难，合并严重气胸者出现明显气急，不能平卧，烦躁不安，甚至呼吸衰竭、意识不清；合并严重血胸者出现面色苍白、出冷汗、呼吸急促、血压下降等内出血和心肺受压征象；合并肝脏、脾脏损伤者可出现腹胀、腹痛；合并肾脏损伤可出现尿血。

3. 检查可发现：①局部胸壁肿胀，可出现瘀斑；②单根肋骨单处骨折者，局部压痛多较明显且局限，有时可触及骨擦音；③胸廓挤压试验阳性；④多根肋骨双处骨折可出现局部胸壁浮动，引起反常呼吸；⑤合并气胸者胸廓饱满，肋间隙变宽，呼吸度减弱，语音震颤及语音共振减弱或消失，气管、心脏移向健侧，叩诊患侧呈鼓音，右侧气胸时可致肝浊音界下移，听诊患侧呼吸音减弱或消失，头、颈、胸等处可出现皮下气肿；⑥合并血胸者可见肋间隙饱满，气管向健侧移位，叩诊呈浊音，心界移向健侧，听诊呼吸音减弱或消失；⑦出现休克者面色苍白，表情淡漠，脉搏细数无力，血压下降；⑧合并肝脏、脾脏损伤者可见腹部压痛、反跳痛等腹膜刺激征；⑨合并肾脏损伤者可见肾区叩击痛。

4. X线片可明确显示骨折。对无移位或骨与软骨交界处骨折X线片未显现骨折线者，不能除外骨折，应以临床检查体征为主要诊断依据（局部明显压痛、骨擦音、胸廓挤压试验阳性）。

（二）鉴别诊断

1. **肋骨骨折与单纯胸壁软组织损伤的鉴别**　见细目二，要点四。

2. **合并气胸与血胸的鉴别**　均有明显外伤史，伤后出现骨折处疼痛，咳嗽及深呼吸时疼痛加剧；患者多有不同程度的胸闷感或呼吸困难，不能平卧，烦躁不安，甚至呼吸衰竭、意识不清等。检查见胸廓饱满，肋间隙变宽，呼吸度减弱，语音震颤及语音共振减弱或消失，气管、心脏移向健侧等体征。但气胸者患侧叩诊呈鼓音，头、颈、胸等处可出现皮下气肿，X线片可见胸腔积气，肺萎缩。血胸者出现面色苍白、出冷汗等内出血症状，检查可见患侧叩诊呈浊音、脉搏细数无力、血压下降等体征，X线片可见肋膈角消失，或全肺为液体阴影所掩盖。

要点六　治疗

（一）手法整复

单纯肋骨骨折，因有肋间内外肌的保护和其余肋骨的支持，故大多较稳定，无明显移位或轻度移位，故一般无须手法整复。移位明显的骨折，只有在患者全身及局部条件允许的情况下，方可考虑手法复位。

1. **坐位整复法**　患者坐位，助手立其后，以一膝顶住患者背部，双手抓其双肩，缓缓用力向后方牵拉，使之呈挺胸姿态，术者双手分别扶按健侧与患侧，应用推按手法压平骨折高凸处。如为后肋骨折，则令助手扶住胸前，使患者挺胸，术者立于患者身后，用推按法将断骨矫正。

2. **卧位整复法**　患者仰卧，令其最大限度地吸气，并用力咳嗽，此时助手用力按压上腹部，若骨折处外凸，术者以手或拇指按压骨折突起处，使之复位。对凹陷骨折，则在患者咳嗽的同时，术者双手对挤患部两侧，使凹陷复起。

（二）手术治疗

1. 新鲜开放性肋骨骨折，在清创、处理完胸腔内损伤后，可用钢丝缠绕固定骨折断端。

2. 对于持续性胸腔大出血或胸腔脏器损伤者，应开胸探查，术后行闭式引流。

3. 多根双处肋骨骨折，必须迅速固定胸部，以减小浮动胸壁产生反常呼吸引起的呼吸循环障碍。浮动胸壁范围较小者，采用加压包扎固定法即可制止反常呼吸。对于严重浮动胸壁出现反常呼吸者，应采取以下措施：①保持呼吸道畅通（气管内插管或气管切开），以改善因反常呼吸及合并肺挫伤引起的呼吸功能障碍。②多根双处肋骨骨折合并血胸、气胸者应行胸腔引流。③对浮动的肋骨应进行牵引固定或手术内固定。牵引固定的方法为在浮动胸壁的中央，选择1~2条坚硬的肋骨，局麻下，用布巾钳夹住内陷的肋骨，通过滑动牵引来消除胸壁浮动，牵引重量0.5~1kg，牵引时间一般为1~2周。若牵引固定不能控制胸壁浮动，则行切开复位内固定术，固定浮动的胸壁，消除反常呼吸。④对反常呼吸还可通过气管插管或气管切开连接呼吸机施行间歇性正压呼吸内固定法治疗，即在吸气时正压，呼气时由于大气压的压力而换气，消除浮动胸壁，改善肺泡换气，减少呼吸困难。这种治疗对浮动胸壁合并肺挫伤者亦能收到满意的治疗效果。

（三）肋间神经阻滞术

本术式适用于单根或多根单处肋骨骨折，以解除疼痛，使之能有效呼吸和咳嗽，避免发生肺部感染等并发症。

其方法是于患侧背部距棘突4~6cm处或骨折近端进针。进针刺中肋骨后，沿肋骨下移，当针尖至肋骨下缘时，于该处注入1%利多卡因2~3mL。

1根肋骨骨折需注射封闭3条肋间神经：除折断的肋骨外，尚需封闭上、下各一条肋间神经。

（四）固定方法

1. **胶布固定法**　患者正坐，双臂外展或上举，令其在呼气之末屏气，使胸围最小，然后用宽7~10cm，比患者胸廓半周长10cm左右的胶布，自健侧肩胛中线绕过骨折处紧贴至健侧锁骨中线，第1条贴在骨折部，而后以叠瓦状（两条之间相互重叠1/2）向上和向下各粘贴2~3条，以跨越骨折部上、下各2条肋骨为宜。固定时间3~4周。本法简便易行，适用于第5~9肋骨骨折，但部分皮肤对胶布过敏的患者不宜采用。

2. **宽绷带或多头带固定法**　适用于患者皮肤对胶布过敏者。患者体位同上。嘱患者深呼气，在胸围最小时，用宽绷带多层环绕包扎固定或多头带包扎固定3~4周。

（五）气胸、血胸治疗概要

1. **闭合性气胸**　若胸膜腔内积气一般不需要特殊处理，可让患者卧床休息，使积气自行吸收。如积气量多，为减轻气体对肺及纵隔的压迫，促进肺舒张，可自第2肋间锁骨中线处行胸膜腔穿刺抽出积气。如反复穿刺抽吸，胸腔内气体仍排出不尽，或减少后复又增加者，说明漏气源头未止，应做胸膜腔水封瓶引流。

2. **开放性气胸**　应尽快用油纱布外加厚棉垫临时封闭创口，紧急情况下可用纱块或衣物封堵伤口，使其变为闭合性气胸，然后送至手术室进行清创并处理损伤器官组织。

3. **张力性气胸**　由于患者病情紧急，应迅速在其伤侧前胸壁第2肋间插入1根针头排气，以暂时降低胸膜腔内压力，然后插入引流管进行水封瓶引流。

4. **进行性血胸**　应争取时机，积极进行抗休克治疗，并给予静脉或动脉输血，为转胸外科治疗、行开胸探查止血手术创造有利的条件。

5. **非进行性血胸**　于伤后12~24小时后施行胸膜腔穿刺术，穿刺点在腋后线第7肋骨上缘处，一般每次抽吸量应不超过1500mL。穿刺抽血后可注入抗生素，预防感染。

要点七　预后与康复

1. 单纯性肋骨骨折，即使有较明显错位，一般4周左右可愈合，预后良好。

2. 合并气胸、血胸或反常呼吸者，如治疗不及时或方法不当，可出现严重后果。

3. 肋骨骨折固定后，轻症患者可自由活动，重者卧床休息，取半卧位（肋骨牵引者平卧位），并锻炼腹式呼吸运动，有痰者要鼓励患者咳出，避免合并呼吸道感染。待症状减轻，应尽早离床活动。

细目四　急性腰扭伤

要点一　概述

急性腰扭伤系指腰部肌肉、筋膜、韧带及椎间小关节的急性损伤，多由突然遭受间接外力所致。《医部全录》记载："腰脊者，身之大关节也，故机关不利而腰不可以转也。"俗称闪腰、岔气。多发于青壮年和体力劳动者。

要点二　病因病理

1. 急性腰扭伤的发病机制，或因弯腰转身时突然扭闪,或因体位姿势不正确,或因弯腰提取重物用力过猛,致使腰部肌肉强烈收缩,引起腰部肌肉、韧带、筋膜或脊柱小关节过度牵拉、扭转甚至撕裂,及关节错缝。

2. 当脊柱屈曲时,两旁的骶棘肌收缩,以抵抗体重和维持躯干的位置,这时如负重过大,易使骶棘肌和腰背筋膜的附着部发生撕裂伤。当脊柱完全屈曲时,主要依靠韧带限制椎骨间的过度活动以维持躯干位置,韧带处于高度紧张而肌肉收缩力量不足,此时如负重过度,韧带易被牵拉致伤,甚至断裂。

3. 临床主要有棘上、棘间和髂腰韧带损伤,但以腰骶间、棘间韧带损伤多见。棘上韧带损伤以胸段为多。腰部活动范围过大、速度过快时,椎间小关节受过度牵拉、扭转而间隙扩大,关节内负压增加,将关节滑膜吸入。此时如脊椎突然后伸,滑膜可能来不及退出而被嵌夹在关节面之间,造成小关节滑膜嵌顿,或关节突关节错位,引起腰部剧烈疼痛,活动功能障碍。

4. 急性腰扭伤若处理不当,或治疗不及时,也可使症状长期延续,发生关节炎或粘连,形成慢性腰痛。

要点三 临床表现

1. **病史** 患者有明确的外伤史。
2. **症状** 伤后腰部疼痛剧烈,部分患者伤时腰部有电击感、组织撕裂感或响声,深呼吸、咳嗽、转动体位均可诱发腰痛或加剧腰痛,部分患者伴有一侧或两侧的臀部及大腿反射痛,部分患者不能指出明确的疼痛部位,腰部活动受限,体位变动困难,立行时常用手托扶腰部。
3. **体征** 检查时可发现腰部肌肉紧张,大多数患者均有明显而固定的压痛点,严重者可出现腰椎生理弯曲消失或功能性侧弯。
4. **X线检查** X线片可能显示腰椎生理弯曲的改变或侧弯畸形;一般无骨质病变,但中老年患者可能有骨质增生或骨质疏松等退行性改变。

要点四 诊断与鉴别诊断

（一）诊断

1. 患者有明显腰部外伤史。
2. 伤后有腰部疼痛剧烈、深呼吸、咳嗽、转动体位均可诱发腰痛或加剧腰痛,腰部活动受限,严重者体位变动困难,立行时常用手托扶腰部。

3. 检查时可发现腰部肌肉紧张,大多数患者均有明显而固定的压痛点,严重者可出现腰椎生理弯曲消失或功能性侧弯。

4. X线片可能显示腰椎生理弯曲的改变或侧弯畸形;一般无骨质病变,但中老年患者可能有骨质增生或骨质疏松等退行性改变。

5. 常见急性腰扭伤有腰肌及筋膜损伤、髂腰韧带损伤、棘上和棘间韧带损伤、椎间小关节损伤等。

（1）腰肌及筋膜损伤:患者伤时常感到腰部有响声或有"撕裂"感,随即感腰部一侧或两侧剧痛。疼痛多位于腰骶部,腰部屈伸活动困难,活动时疼痛加剧,腰部僵直,常以双手扶住腰部。棘突旁骶棘肌处、腰椎横突或髂嵴后部压痛。腰肌紧张,伤侧腰肌可肿胀,腰椎生理前凸改变,多呈强直位。腰椎各方向活动均受限。

（2）髂腰韧带损伤:患者弯腰工作或负重时,外力使腰部骤然前屈,腰肌失力,自觉腰部有清脆响声或撕裂样感觉。疼痛位于腰骶部,可有一侧或双侧臀部或大腿后部牵涉痛,疼痛部位和性质较模糊。压痛点在髂嵴后部与第5腰椎间三角区。肌痉挛主要发生于骶棘肌附着部和臀大肌,脊柱可有侧弯。腰椎屈曲、旋转功能障碍。仰卧屈髋试验阳性。

（3）棘上、棘间韧带损伤:患者弯腰工作或负重时,外力使腰部骤然前屈,腰肌失力,自觉腰部有清脆响声或撕裂样感觉。呈断裂样、针刺样或刀割样疼痛,局部可出现瘀斑肿胀,坐卧困难,伴下肢反射痛。压痛多在棘突或棘突间。腰部肌肉痉挛,棘突间距增宽,腰部屈曲功能障碍。仰卧屈髋试验阳性。

（4）椎间小关节损伤:患者多有腰部扭伤、闪腰或弯腰后立即直腰的病史。伤后腰部即发生难以忍受的剧烈疼痛,表情痛苦,腰部不敢活动,惧怕他人搬动。膝关节常取半屈位,两手扶膝以支撑。棘突两侧深压痛。腰肌紧张、僵硬,脊柱呈僵直屈曲位,可有侧弯,部分患者可扪及偏歪的棘突。腰部活动功能几乎完全丧失,尤以后伸活动功能障碍明显。

（二）鉴别诊断

腰部扭伤有时伴有下肢牵涉痛,直腿抬高试验阳性,但加强试验为阴性,可与腰椎间盘突出症鉴别。

要点五　治疗

（一）手法治疗

急性腰扭伤者，可运用揉按、捏拿腰肌及压腰扳腿、揉摩舒筋等手法，行气活血、消肿止痛、舒筋活络。对椎间骨节错缝或滑膜嵌顿，需应用特定手法解除滑膜嵌顿，纠正关节紊乱。

1. **俯卧位扳压法**　患者取俯卧位，术者用两手从胸背部至腰骶部的两侧，自上而下轻轻揉按，持续3~5分钟，以缓解腰肌紧张和痉挛。然后按压揉摩阿是穴、腰阳关、命门、肾俞、大肠俞、次髎等穴，以镇静止痛。最后术者用左手压住腰部痛点，用右手托住患侧大腿，摇晃拔伸数次后，用力做反向扳动。如腰两侧俱痛者，可将两腿同时向背侧扳动。在整个推拿过程中，痛点应作为手法重点区，急性期症状严重者可每日推拿1次，轻者隔日1次。

2. **斜扳法**　患者侧卧，患侧下肢在上，屈髋屈膝各90°，健肢伸直，腰部放松。医者面对患者（或立其身后），两手（或两肘部）分别扳推患者的肩前部及臀上部，先轻轻使腰部扭转数次，然后两手交错扳推，待感到旋转有明显阻力时，再突然施加一个增大旋转幅度的扳推动作，此时常可闻及"咔嗒"声。

3. **坐位旋转复位法**　患者坐于方凳上，腰部放松，两足分开与肩同宽。以向右侧旋转为例，助手面对患者站立，用两腿夹住患者大腿，双手按住大腿根部，以稳定患者坐姿。医生坐（或弯腰立）于患者右后侧，右手自患者右腋下穿过，绕至颈后，以手掌扶住其颈项，左手拇指向左顶推偏歪的棘突，然后先使患者腰椎慢慢前屈至一特定角度（拇指下有棘突活动感）时，右手用力将腰椎向右侧屈旋转，左手拇指同时用力顶推棘突，常可闻及一"咔嗒"声和感到拇指下有棘突跳动感，提示复位成功。最后使患者恢复正坐，术者用拇、示指自上而下理顺棘上韧带及腰肌。

（二）药物治疗

1. **内服药**　①气滞血瘀证，治宜活血化瘀、消肿止痛。扭伤者侧重于行气止痛，可用舒筋活血汤加枳壳、香附、木香等。②气滞络阻证，表现为腰痛走窜无定处，时轻时重，腰部活动受限，行走困难，咳嗽震痛。舌淡红，苔薄白，脉弦。治宜理气通络，和营止痛。方用泽兰汤加羌活、乳香、没药。③血瘀气阻证，表现为腰痛较局限，局部瘀肿，压痛明显，腰活动受限。舌暗红，苔薄白，脉弦紧。治宜行气消瘀。方用地龙散、复元活血汤、大成汤等。④成药可选用跌打丸、云南白药、三七片、七厘散等。⑤后期以补益肝肾、强壮筋骨为主，可用补肾活血汤、补肾壮筋汤、壮筋养血汤等方剂加减。⑥西药则常选用双氯芬酸等非甾体抗炎药，亦可收到一定的止痛效果。

2. **外用药**　局部瘀肿热痛者，可用双柏散、消炎散外敷，如无瘀肿仅有疼痛者，则用狗皮膏、伤科膏药、伤湿止痛膏外贴。

（三）封闭治疗

痛点局限者，可用1%利多卡因6~10mL加醋酸泼尼松龙25mg于患处封闭注射，将药液均匀地向四周做浸润注射，7天1次，3~4次为1个疗程。往往可收到满意疗效。

（四）针灸治疗

常取阿是穴、肾俞、命门、志室、大肠俞、腰阳关、委中、承山等，强刺激，留针3~5分钟。并可在腰部、骶部等痛点加拔火罐。

要点六　预后与康复

1. 急性腰部扭挫伤一般预后良好，但如治疗不及时或治疗不当，可导致慢性腰痛，使椎间盘等组织退变加快。

2. 早期宜卧硬板床休息2~3周，以减轻疼痛，缓解肌肉痉挛，防止继续损伤，期间配合各种治疗。

3. 疼痛缓解后，宜做腰部背伸功能锻炼，活动时应用腰围或宽布带保护。

4. 后期宜加强腰部的各种功能锻炼，以促进气血运行，防止粘连，增强肌力。

细目五　胸腰椎骨折脱位

要点一　概述

由于解剖和运动生理特点，绝大多数的胸腰椎骨折和脱位多发生在活动范围大，或活动与相对静止的交界部位，故临床上发生在胸10~胸12、腰1~腰2等部的骨折和脱位，占胸腰椎骨折和脱位总数的90%左右。胸腰椎骨折及骨折脱位合并截瘫的发生率差异很大。在地震伤、煤矿等意外砸压伤,胸腰段脊椎损伤合并截瘫的比例很大,可达60%以上。高处落下亦以胸腰椎损伤合并截瘫为多。

要点二 病因病理

胸腰椎骨折和脱位大多由间接暴力造成,临床有屈曲暴力、后伸暴力、侧屈暴力、旋转暴力、垂直压缩暴力和水平剪切暴力6种基本形式。直接暴力临床上较少见,在胸、腰部多造成横突或棘突骨折,在骶椎则多致横断或粉碎骨折。肌肉强力收缩亦可造成腰椎横突、棘突撕脱骨折,或单个或多个椎体挤压骨折(如抽搐及电休克时引起的胸腰骨折)。临床上根据损伤机制、Denis 三柱理论、损伤部位、稳定性等有以下几种分类方法。

(一)根据损伤机制分类(生物力学分型法)

根据胸腰椎损伤的受力方向,可分为屈曲暴力、后伸暴力、侧屈暴力、旋转暴力、垂直压缩暴力和水平剪切暴力6种类型。其中以屈曲暴力最为常见,占全部脊柱损伤的60%~70%。

1. **屈曲暴力** 屈曲暴力引起的损伤有几种情况,一是因高处坠下,足或臀部先着地,脊柱骤然猛烈向前屈曲,屈曲处上位椎体冲来,挤压下位椎体,暴力由上向下作用,下位椎体的前上部被压缩而发生楔形骨折。一般仅累及1或2个椎体,暴力强大时可波及5~6个椎体。后韧带组合可完整或有不同程度的损伤,脊柱可有后突、侧弯等畸形。二是因向前弯腰时,重物砸于上背部,迫使脊柱急骤前屈而导致骨折发生,椎体发生压缩骨折,压缩范围可达椎体一半以上,且常为粉碎骨折,关节突常有骨折。可并发脊柱的后韧带组合断裂,且常合并椎间关节半脱位、交锁。严重者合并不同程度的脊髓损伤。三是行进物体撞击背部(属纯粹的屈曲应力)引起的脊柱的骨折脱位,椎体可压缩或粉碎,椎板骨折、关节突骨折为始发损伤,上位椎体大多移位于下位椎体的前方或侧方。常伴有脊髓损伤。单纯屈曲暴力作用时,由于应力首先消耗于椎体上,导致椎体骨折,故后韧带组合所承受的张力被抵消而不发生断裂。

2. **后伸暴力** 仰面坠落,中途腰部被硬物阻挡,暴力使脊柱急骤过伸,可造成椎板或关节突骨折,椎体的后部可有椎板和椎弓根骨折。单纯后伸暴力作用,前纵韧带通常是完整的,易并发脊髓损伤,严重者可合并前纵韧带断裂。

3. **侧屈暴力** 由脊柱过度侧弯暴力造成,椎体发生侧楔形压缩骨折或横突撕脱骨折,偶可发生侧方脱位。骨折大多稳定,如暴力强大亦可合并韧带及脊髓损伤。

4. **旋转暴力** 单纯旋转暴力少见,常与其他形式的暴力混合作用,如屈曲旋转暴力所致的脊柱三柱受损。可发生椎体压缩骨折及椎间小关节骨折,多位于胸腰段,下方椎体前上缘呈三角形骨片撕脱移位,或合并上位椎体下关节突向前移位至下位椎体上关节突之前方形成关节突跳跃征或驾迭征。多合并截瘫及后韧带组合断裂。

5. **垂直压缩暴力** 暴力直接沿着脊柱纵轴传导,多发生于能保持直立位的腰椎。如患者下坠时腰椎略屈时,其曲度变直。暴力沿脊柱纵轴向上传导,使椎体终板破裂,椎间盘挤入爆破的椎体内,发生垂直爆裂骨折。韧带一般保持完整,故脊柱稳定。

6. **水平剪切暴力** 脊柱遭受与之垂直的水平暴力的作用,多为分离性剪切损伤,如 Chance 骨折。椎体无楔形压缩骨折和成角畸形,但椎体水平脱位,其椎间盘、前后韧带损伤。主要见于上腰椎损伤。有时合并关节突骨折,骨折不稳定,多合并脊髓或马尾神经损伤。

椎体压缩骨折的程度,可分为轻度(压缩部分不超过椎高度的1/3)、中度(不超过1/2)及重度(超过1/2或全粉碎)。脱位程度按椎体的前后或左右径计算,不超过椎体前后径的1/4者为Ⅰ度;大于1/4、不超过1/2者为Ⅱ度;大于1/2、不超过3/4者为Ⅲ度;大于3/4者为Ⅳ度;完全错开者为完全脱位。

(二)根据三柱理论分类

戴尼斯(Denis)的三柱理论将脊柱分为前、中、后柱。前柱包括前纵韧带、椎体及椎间盘的前2/3;中柱包括椎体及椎间盘的后1/3及后纵韧带;后柱包括脊椎附件及其韧带。根据三柱理论及临床胸腰椎骨折后X线及CT片的表现,可将常见的胸腰椎骨折分为以下类型。

1. **屈曲压缩型** 受伤时脊椎前柱承受巨大压力,可发生不同程度的压缩。后柱和中柱受张应力作用;中柱因处于屈曲活动的铰链部位,承受的张应力较小,故多保持完整,其高度不变。

2. **爆裂型** 脊柱的前柱和中柱受压而出

现爆裂，可合并椎弓根或椎板纵行骨折。椎体前缘及后缘的高度皆减小，椎体的前后径及椎弓根间距增宽。

3. **屈曲牵张型** 脊柱受牵张应力作用而损伤，导致棘间韧带或棘突水平横行断裂；如暴力强大可造成椎板、椎弓根、椎体的水平骨折，或经过韧带引起棘上、棘间与黄韧带断裂，关节突分离，椎间盘后部破裂。本型的特点是前柱较少受累，而后柱的撕裂十分显著。但严重者亦可同时累及脊柱前、中、后三柱，如典型的Chance骨折。

4. **骨折脱位型** 损伤机制比较复杂，多由屈曲、剪切、牵张或旋转等复合应力所致。脊柱三柱均受损，前柱受旋转力和屈曲压缩力作用；后柱受旋转力与张应力作用；中柱亦受累，产生椎体骨折及关节突骨折或脱位。前纵韧带可能保持完整。

（三）根据损伤后脊柱的稳定程度分类

根据损伤后脊柱的稳定程度可分为稳定性与不稳定性骨折。凡单纯椎体压缩骨折（椎体压缩不超过1/2，不合并附件骨折或韧带撕裂），或单纯附件（横突、棘突或椎板）骨折，为稳定性骨折；椎体压缩超过1/2，粉碎并压缩骨折，骨折伴有脱位、附件骨折或韧带撕裂等，为不稳定性骨折。不稳定性骨折容易造成神经损伤。现代临床一般根据Denis三柱理论，判断胸腰椎骨折稳定与否，取决于中柱是否完整。

（四）根据有无脊髓损伤分类

1. **无神经损伤骨折** 损伤局限于脊椎、附件及周围软组织，未波及脊髓，因而无明显神经症状。少数严重的脊柱骨折脱位，因其后方椎板同时骨折而使脊髓免遭压迫损伤。

2. **合并神经损伤骨折** 脊柱骨折脱位后，如骨块突入椎管内可压迫脊髓或马尾神经。在其损伤平面以下呈现完全性或不全性截瘫。个别患者X线片上未显示明显脊椎骨折脱位征象，但临床亦出现截瘫者，可能系脊椎在损伤的一刹那脱位，造成脊髓挤压损伤后，迅速回弹至原位。

要点三 临床表现

（一）病史

患者多有严重外伤史，如从高处坠落，重物打击头颈、肩背部，塌方压砸，交通事故等。

（二）症状

1. 伤后局部肿胀、疼痛，损伤处两侧椎旁肌紧张，脊椎各方向运动障碍，胸腰椎损伤患者不能站立，翻身困难。

2. 胸腰段骨折者，因腹膜后血肿刺激局部神经丛，造成反射性腹肌紧张或痉挛，出现腹部胀痛、胃纳不佳、便秘、舌苔黄腻、脉弦数等里实证表现，可被误诊为急腹症。

3. 部分患者可同时出现急性尿潴留。

4. 伴有脊髓神经损伤者，则出现截瘫，损伤平面以下的肢体瘫痪（弛缓性瘫痪或痉挛性瘫痪），感觉丧失（完全或不完全），尿潴留或尿失禁，便秘或大便失禁。

（三）体征

检查时骨折部棘突压痛明显，棘突间距离改变（增宽或变窄），局部有肿胀、瘀斑，屈曲型损伤可见后凸畸形，伴有脊髓神经损伤者，损伤平面以下的肢体感觉丧失，运动功能障碍（休克期或马尾损伤表现为弛缓性瘫痪，反射消失；休克期过后若为脊髓横断伤，则表现为痉挛性瘫痪，出现肌张力增高、腱反射亢进），尿潴留者在腹部触及膨大的膀胱，尿失禁者按压膀胱可见尿液从尿道流出，检查肛门括约肌收缩无力或完全无收缩。

（四）X线检查

1. X线检查应常规摄脊椎正、侧位片，必要时照斜位片，斜位片可显示椎弓峡部及关节突骨折。

2. X线片基本可确定脊柱骨折的部位及类型，阅片的主要内容：①椎体前部和后部的高度并注意与邻椎比较，损伤椎体改变为前楔形压缩骨折、侧楔形或爆裂骨折，对楔形变者，应判定压缩程度。②以下位椎体后缘线为基准，判定有无脱位及程度。③椎管矢径有无改变，如压缩椎体后上角突入椎管的程度及爆裂骨折椎体骨折块后移程度（CT检查较准确）。④有无椎板、关节突、横突骨折。正位片可显示横突及椎板骨折，侧位片可显示棘突骨折。疑有关节突或椎弓峡部骨折者，需拍左右45°斜位X线片。脊椎附件影像似"狗"形，上关节突为"狗耳"，"狗头"为同侧横突，峡部为"狗颈"，椎板及棘突为"狗身"，两下关节突为"前后腿"。"狗颈"部断裂，表示峡部骨折；"狗耳"断裂表示上关节突骨折；"狗腿"断裂为下关节突骨折。

(五) CT、MRI 检查

1. 临床上对损伤较重者应做 CT 检查,以判定脊椎中柱是否损伤,并及时发现是否有骨块或椎间盘突入椎管及其压迫脊髓的程度,关节突骨折移位和椎板骨折下陷突入椎管的程度。

2. MRI 检查对判定脊髓损伤状况有很大价值,可显示脊髓损伤早期的水肿、出血,并可显示脊髓损伤的各种病理变化,如脊髓压迫、脊髓横断、脊髓不完全损伤、脊髓萎缩或囊性变等。

(六) 体感诱发电位(SEP)

SEP 是测定躯体感觉系统(以脊髓后索为主)传导功能的检测法,对判定胸腰椎骨折脱位并发的脊髓损伤程度有一定帮助。运动诱发电位(MEP)受设备技术条件等因素的限制,临床应用较少。

要点四　诊断与鉴别诊断

(一) 诊断

1. 有明确的外伤史。

2. 伤后局部肿胀、疼痛,损伤处两侧椎旁肌紧张,脊椎各方向运动障碍,胸腰椎损伤患者不能站立,翻身困难。可出现腹部胀痛、胃纳不佳、便秘、舌苔黄腻、脉弦数等里实证表现,部分患者可同时出现急性尿潴留。伴有脊髓神经损伤者,出现肢体瘫痪(弛缓性瘫痪或痉挛性瘫痪),感觉丧失(完全或不完全),尿潴留或尿失禁,便秘或大便失禁。

3. 骨折部棘突压痛明显,棘突间距离改变(增宽或变窄),局部有肿胀、瘀斑,屈曲型损伤可见后凸畸形,伴有脊髓神经损伤者,损伤平面以下的肢体感觉丧失,运动功能障碍(休克期或马尾损伤表现为弛缓性瘫痪,反射消失;休克期过后若为脊髓横断伤,则表现为痉挛性瘫痪,出现肌张力增高、腱反射亢进),尿潴留者在腹部触及膨大的膀胱,尿失禁者按压膀胱可见尿液从尿道流出,检查肛门括约肌收缩无力或完全无收缩。

4. X 线片基本可确定胸腰椎骨折的部位及类型。疑有关节突或椎弓峡部骨折者,需拍左右 45° 斜位 X 线片。

5. 损伤较重者应做 CT 检查。MRI 检查可显示脊髓损伤早期的水肿、出血,并可显示脊髓的病理变化。

(二) 鉴别诊断

胸腰椎骨折脱位有时需与腰部软组织急性损伤鉴别,主要依据是 X 线、CT 及 MRI 等影像学检查。

要点五　治疗

(一) 急救和搬运

急救和搬运不当可加重不稳定型骨折的错位,使脊髓损伤平面上升或由不全损伤变为完全性脊髓损伤。故搬运患者不能用软担架,宜用硬木板搬运。先使患者两下肢伸直,两上肢伸直置于身旁。木板放于患者一侧,由 2~3 人托住患者躯干、骨盆和肢体,使成一整体平行移至木板上。搬运过程中要防止躯干扭转或屈曲,禁用搂抱或一人抬头、另一人抬腿的方法抬送患者。患者躯体与木板之间要用软物垫好并予以确实固定。转运过程中要观察呼吸道有否阻塞并及时排除,检查呼吸、心率和血压等变化,以便及时处理。

(二) 复位与固定

应根据损伤的不同部位,有无脊髓损伤和骨折脱位的稳定程度,选择牵引复位外固定、自身功能复位和手术复位内固定等整复固定方法。不稳定型骨折无论有无脊髓损伤,均应慎用手法复位。不当的复位手法有加重脊髓损伤的可能,造成不可挽回的后果。

1. 胸腰段轻度压缩骨折　可采用姿势复位法(逐步复位法)。患者仰卧于硬板床上,于骨折脊椎平面垫约 10cm 厚软枕,并逐渐加高,在数日内加至 15~20cm,使脊柱过伸复位。数日后开始进行腰背肌锻炼。一般轻度压缩骨折,经正确积极的功能疗法可使压缩椎体逐步恢复原状,4~6 周后可逐步下床活动。

2. 胸腰段重度压缩骨折(压缩超过 1/2)　可通过悬吊牵引等方法复位。椎体前部强大的前纵韧带虽发生皱折,但常保持完整。通过整复,加大脊柱背伸,前纵韧带由皱折变为紧张,借助于前纵韧带及椎间盘的张力,促使压缩的椎体复位。

(1) 双踝悬吊复位法:患者俯卧,两踝部衬上棉垫并用软绳缚扎,将两足徐徐吊起使身体与床面约成 45°。术者用手掌在患处适当按压,矫正后突畸形。经 X 线片证实复位后仰卧硬板床,骨折部垫软枕,保持过伸姿势。或复位后用石膏背心将脊柱固定于过伸位直至骨折愈合。

（2）腰部悬吊法：患者仰卧于病床上，将一长50~60cm、宽10~20cm、两端带铁环的布托置于胸腰椎骨折处，然后用铁钩钩住布托两端的铁环，以粗尼龙绳徐徐向上牵引。牵引力度以患者腰背部离开床面20~25cm为度。复位后处理同双踝悬吊复位法。

（3）姿势复位法：是慢性复位法。患者仰卧床上，于骨折脊椎平面垫宽约20cm、长与床面等宽的海绵垫，开始约为10cm厚，逐渐加高，在数日内加至15~20cm，达到使脊柱过伸复位。20cm高度的脊柱过伸，患者多难于长久耐受，故一旦复位之后，应加强背肌锻炼，减少垫物厚度至10cm以上，保持复位。翻身侧卧时背部亦应置长垫，保持过伸姿势达8~10周。有侧方移位及压缩者，先侧卧位整复侧方脱位及压缩后，再仰卧整复前后脱位及压缩。

3. 胸腰段不稳定型骨折 椎体压缩超过1/2以上，畸形角大于20°，或伴有脱位者，可考虑切开复位内固定。后路常用椎弓根钉内固定系统。应用椎弓根钉内固定系统治疗胸腰椎骨折，主要适用于下胸段、胸腰段及腰段脊椎损伤合并脊髓损伤者。椎弓根钉的直径应一般在5~6.5mm，其长度由胸到腰椎也需逐渐加长，胸9~腰1为40mm，腰2~腰5为45mm。确保后路椎弓根钉内固定系统治疗胸腰段不稳定型骨折成功的关键是椎弓根钉的安置，而正确安置椎弓根钉的关键是确定椎弓根进针点和进针方向，因胸椎生理弧度向后凸，腰椎前凸，椎弓根长轴与矢状面的夹角，从胸4~腰4均为0°左右（<10°）；水平夹角，在腰椎为0°，胸9~胸12为9°~23°，故在胸腰椎椎弓根螺钉的钻入方向应有一定夹角的倾斜度。胸椎进针点是横突中点水平线和下关节面中点垂线的交点，相当于小关节下方1mm处。腰椎则取横突中点水平线和关节面外缘垂线的交点。椎弓根内侧距脊髓2~3mm，而神经根紧贴在椎弓根下缘，由于椎弓根是纵长的椭圆形，上下方向大于其宽度，因此上下方向可有3~5mm的允许范围，但水平方向的允许范围极小，尤其不能向上述交点的内侧偏移。为避免损伤脊髓或神经根，进针时方向以宁外勿内、宁上勿下为原则。椎弓根钻孔时可先深达30mm，保证导针始终有骨性抵抗感。术后1~2周可带腰围或支具起床活动。

（三）药物治疗

1. 早期 ①局部肿胀、剧烈疼痛、胃纳不佳、大便秘结、苔薄白、脉弦紧，证属气滞血瘀，治宜行气活血，消肿止痛，多用复元活血汤、膈下逐瘀汤等。②兼有少腹胀满、小便不利者，证属瘀血阻滞、膀胱气化失调，治宜活血祛瘀，行气利水，用膈下逐瘀汤合五苓散。③若局部持续疼痛、腹满胀痛、大便秘结、苔黄厚腻、脉弦有力，证属血瘀气滞、腑气不通，治宜攻下逐瘀，方用桃核承气汤或大成汤加减。

2. 中期 肿痛虽消而未尽，仍活动受限，舌暗红、苔薄白、脉弦缓，证属瘀血未尽、筋骨未复，治宜活血和营，接骨续筋，可用接骨紫金丹加减，同时外敷接骨膏。

3. 后期 腰酸腿软、四肢无力、活动后局部隐隐作痛、舌淡苔白、脉虚细，证属肝肾不足、气血两虚，治宜补益肝肾，调养气血，方用六味地黄汤加减，外贴万应膏。

要点六 预后与康复

1. 单纯性胸腰椎骨折，一般预后良好；合并脊髓损伤的胸腰椎骨折脱位如治疗不当或不及时则预后欠佳。

2. 胸腰椎损伤患者，如长期卧床，将可造成失用性肌肉萎缩和骨质疏松，导致腰背部功能减弱，日后长期腰背疼痛，故腰背肌功能锻炼对胸腰椎损伤患者尤为重要。练功方法可采用五点支撑、三点支撑、拱桥支撑和飞燕点水等方法。

（1）单纯压缩性骨折，在伤后第2天起开始逐步练功，4周后戴腰围下地活动。

（2）对不稳定性骨折，卧床1周后开始练功，6~8周后带腰围下地活动。

细目六 脊髓损伤

要点一 概述

脊髓损伤是脊柱骨折脱位的严重并发症，皆因脊髓或马尾神经损伤所致。《灵枢·寒热病》提道："身有所伤，血出多及中风寒，苦有所堕坠，四支懈惰不收，名曰体惰。"本病预后差，可造成终身残疾甚至危及生命。

要点二　病因病理
（一）病因

1. **脊椎骨折脱位**　脊髓损伤多因脊椎骨折脱位造成，如椎体或椎弓的骨折片刺伤、压迫脊髓，或移位的上下两脊椎形成剪式应力挤压脊髓，造成脊髓部分或完全断裂。

2. **脊髓前动脉或根动脉损伤**　外伤导致脊髓前动脉或根动脉损伤，致脊髓缺血坏死，或脊髓静脉回流受阻，造成脊髓内压增高而水肿，均可造成脊髓损伤。

3. **外伤加重椎间盘突出或椎管狭窄**　轻微外伤加重原有椎间盘突出或椎管狭窄，压迫脊髓引起截瘫（不完全性）。

4. **火器损伤**　此种损伤亦可造成开放性胸腰椎骨折及脊髓损伤而发生外伤性截瘫，但较少见。

（二）分类与病理

1. **根据脊髓损伤的病理分型**

（1）脊髓震荡：系脊髓的功能性损害，无器质性改变。伤后早期表现为完全或不完全截瘫，故早期需与脊髓实质损伤鉴别。脊髓震荡24小时内开始恢复，且在3~6周内完全恢复。球海绵体反射或深腱反射的出现是脊髓休克终止的标志。

（2）脊髓受压：由于突入椎管的移位椎体、碎骨块、椎间盘等组织直接压迫脊髓，此为脊髓的外在性压迫因素；当脊髓内部发生出血坏死，或由于伤后水肿，使软脊膜内压力增高，软脊膜紧张，此为内在性压迫因素。无论外在或内在性因素均可使受损之脊髓组织进一步缺血、缺氧，使残余的神经组织坏死、液化，最终导致瘢痕组织形成。

（3）脊髓挫裂伤：常见，多继发于脊柱骨折脱位。因系钝性损伤，故损伤范围比较广泛，所引起的截瘫也比较严重。挫裂伤可在硬膜、脊髓和脊髓血管发生一系列的病理改变，轻者为出血和水肿，重者则可为脊髓不全或完全断裂、毁损甚或挫灭。损伤后期可出现囊性变或萎缩。

（4）马尾损伤：腰2以下骨折脱位可累及马尾神经，较脊髓损伤少见。部分或全部马尾神经被挫伤、横断、撕裂或撕脱，硬脊膜常同时损伤。表现为其损伤平面以下的感觉、运动和反射完全消失。大小便及性功能也多同时受累。

2. **根据脊髓损伤的程度及临床特点分型**　临床一般分为完全性脊髓损伤、不完全性脊髓损伤和圆锥马尾损伤等类型。但近年来无放射影像学脊柱骨折脱位表现的脊髓损伤、上升性脊髓缺血损伤等少见类型逐渐为人们所认识。

3. **根据脊髓损伤平面分型**　可分为四肢瘫与截瘫。损伤在颈膨大或其以上者，则出现四肢瘫，上肢与下肢均瘫痪；损伤在颈膨大以下者，不论损伤平面在胸段或腰段，则仅出现下肢瘫痪，称截瘫。

要点三　临床表现

脊髓损伤后，在损伤平面以下的运动、感觉、反射及括约肌和自主神经功能受到损害。脊髓损伤水平的判断以脊髓损伤后保持正常脊髓功能的最低脊髓节段水平来确定。如果两者水平不在同一平面，则以两者中节段高的水平为准。必须强调的是，检查时切忌将患者任意翻动，以防加重损伤。

（一）感觉障碍

损伤平面以下的痛觉、温度觉、震动觉、触觉、两点分辨觉及本体觉消失。根据脊神经皮节分布的28个皮区关键点，可判断脊髓损伤平面。

1. 检查皮区的关键点需检查每个关键点轻触觉与针刺痛觉，计分以缺失为0，障碍为1，正常为2。

2. 脊髓神经节段感觉水平皮肤标志：颈2为枕骨粗隆，颈3为锁骨上窝，颈4为肩锁关节的顶部，颈5为肘前窝外侧面，颈6为拇指，颈7为中指，颈8为小指，胸1为肘前窝内侧面，胸2为腋窝，胸3为第3肋间，胸4为第4肋间（乳线），胸5为第5肋间，胸6为第6肋间（剑突水平），胸7为第7肋间，胸8为第8肋间，胸9为第9肋间，胸10为第10肋间，胸11为第11肋间，胸12为腹股沟韧带中部，腰1为胸12与腰2间上1/2处，腰2为大腿前中部，腰3为股骨内髁，腰4为内踝，腰5为足背第3跖趾关节，骶1为足跟外侧，骶2为腘窝中点，骶3为坐骨结节，骶4~骶5为肛门周围。

（二）运动障碍

1. 脊髓休克期，脊髓损伤节段以下表现为弛缓性瘫痪，反射消失。休克期过后若为脊髓横断伤,则表现为上运动神经元性瘫痪体征,出现肌张力增高、腱反射亢进,出现髌阵挛、踝阵挛等病理反射。脊髓损伤后,运动水平的确定,以保持运动功能(肌力3级以上)的最低脊神经肌肉节段的肌节标志为准。

2. 胸腰椎节段与脊髓节段不在同一平面,骨折脱位平面损伤的脊髓平面较低,但由于同时也损伤了同平面的神经根,故截瘫平面与骨折脱位平面是一致的。若出现截瘫平面高于骨折脱位平面2节段或更多时,表明脊髓损伤严重,其恢复率极低。

3. 脊髓运动水平肌肉标志:颈3~颈4为膈肌、三角肌,颈5为屈肘肌(肱二头肌、肱肌),颈6为伸腕肌(桡侧腕伸肌),颈7为伸肘肌(肱三头肌),颈8为手固有肌(中指屈指肌),胸1为小指外展肌,腰2为屈髋肌(髂腰肌),腰3为伸膝肌(股四头肌),腰4为踝背伸肌(胫骨前肌),腰5为背伸肌(蹞及趾长伸肌),骶1为小腿三头肌、肛门括约肌。

(三)括约肌功能障碍

脊髓休克期表现为尿潴留,系膀胱逼尿肌麻痹形成无张力性膀胱所致。休克期过后,若脊髓损伤在骶髓平面以上,可形成自动反射膀胱,残余尿少于100mL,但不能随意排尿。若脊髓损伤平面在圆锥部骶髓或骶神经根损伤,则出现尿失禁,膀胱的排空需通过增加腹压(用力挤压腹部)或借助导尿排尽尿液。大便可出现便秘和失禁。会阴感觉检查对判断截瘫程度有意义:戴指套插入肛门中,略等片刻,问其有无感觉及令其收缩肛门,存在肛门括约肌收缩与肛门黏膜及会阴部感觉者,为不全截瘫,消失者为全瘫。

(四)反射异常

1. 生理反射活动依赖于高级神经中枢的调节和完整的反射弧。浅反射为刺激皮肤、黏膜引起的反射,包括腹壁反射、提睾反射、肛门反射、阴茎海绵体反射等;深反射为刺激肌腱、骨膜或关节引起的反射,包括肱二头肌反射、肱三头肌反射、膝腱反射、跟腱反射等。脊髓损伤后,各种生理反射均可出现异常改变,减弱、消失或亢进。判定反射是否正常需两侧对比,叩击部位需准确,力量应适中均匀等。

2. 脊髓受到损害时出现的各种异常反射称为病理反射,其常与相应肢体的腱反射亢进同时出现,是上运动神经元损害的确切证据。

胸椎及腰1骨折损伤脊髓出现侧索中的皮质脊髓束损害,引起痉挛性瘫痪,则可出现病理反射阳性,如霍夫曼(Hoffmann)征阳性、巴宾斯基(Babinski)征阳性、奥本海姆(Oppenheim)征阳性、夏道克(Chaddock)征阳性、戈登(Gordon)征阳性、髌阵挛阳性、踝阵挛阳性等。

(五)其他表现

高位脊髓损伤者,可出现发热反应,多为全身的散热反应失调所致,亦与中枢反射、代谢产物的刺激及炎性反应等有关。此外,损伤严重者,尚可出现全身创伤性反应。

(六)辅助检查

辅助检查包括影像学检查和电生理检查等项目。X线检查应常规摄脊柱正侧位片,必要时拍摄斜位片。CT检查有利于判定移位骨块侵入椎管程度和发现突入椎管的骨块和椎间盘。MRI检查对判定脊髓损伤状况极有价值。MRI可显示脊髓损伤早期的水肿、出血,并可显示脊髓损伤的各种病理变化,如脊髓受压、脊髓横断、脊髓不完全性损伤、脊髓萎缩或囊性变等。体感诱发电位(SEP)是测定躯体感觉系统(以脊髓后索为主)传导功能的检测法,对判定脊髓损伤程度有一定帮助。

要点四 诊断与鉴别诊断

(一)诊断

1. 有胸腰椎外伤史。
2. 伤后有胸腰椎骨折引起的症状和体征。
3. 损伤平面以下的痛觉、温度觉、震动觉、触觉、两点分辨觉及本体觉感觉障碍(减退或消失)。
4. 损伤平面以下的运动障碍,休克期或马尾损伤表现为弛缓性瘫痪,反射消失;休克期过后若为脊髓横断伤,则表现为痉挛性瘫痪,出现肌张力增高、腱反射亢进。
5. 损伤后出现括约肌功能障碍,包括尿潴留或尿失禁,便秘或大便失禁。检查肛门括约肌收缩无力或完全无收缩。
6. 损伤后在损伤平面以下的反射异常,包括生理反射异常(减弱、消失或亢进)和出现病理反射。
7. X线、CT、MRI及诱发电位等检查,可明确外伤性截瘫的原因、截瘫的类型及程度。
8. 临床诊断时,必须注意下述特殊情况,进行必要的鉴别。

（1）中央脊髓损伤：出现损伤平面以下的上肢运动丧失，下肢运动功能存在，或上肢运动功能丧失比下肢严重的现象，乃因锥体束的排列在颈脊髓中，上肢者靠近灰质，下肢及排便神经离灰质远，故支配上肢之神经纤维受损较重。

（2）无放射影像学脊柱骨折脱位表现的脊髓损伤：是近年被人们逐渐认识的一种脊髓损伤。其特点是X线片和CT检查未发现骨折脱位，但在MRI检查时可发现损伤段脊髓有受压、出血及水肿等脊髓信号改变，甚至部分表现有椎体骨小梁微小骨折所致异常信号，或可见韧带或椎间盘受累。

（3）上升性脊髓缺血损伤：近年发现胸10~腰1脊椎损伤，截瘫平面开始时与脊髓损伤平面一致，但伤后截瘫平面继续上升至胸6~胸7平面，更有甚者在1~2周时截瘫平面继续上升至颈髓，至颈3以上时则出现呼吸衰竭而死亡。上升性脊髓缺血损伤的原因，一般认为是胸腰段骨折损伤供养下胸段脊髓的大动脉所致，亦有人认为是脊髓前、后动静脉的血栓积累性扩大蔓延所致。

9. 截瘫指数表示脊髓损伤后各种功能丧失的程度，可反映脊髓损伤的程度、发展情况及治疗效果。"0"代表功能完全正常或接近正常；"1"代表功能部分丧失；"2"代表功能完全丧失或接近完全丧失。记录肢体自主运动、感觉及二便的功能情况，相加后即为该患者的截瘫指数。如某患者自主运动完全丧失，而其他两项为部分丧失，则该患者的截瘫指数为2+1+1=4。3种功能完全正常的截瘫指数为0；3种功能完全丧失则截瘫指数为6。

（二）鉴别诊断

脊椎结核、脊椎肿瘤等疾病也可能引起截瘫，但一般无明显脊髓损伤的外伤史，而具有结核、肿瘤等疾病的相应全身表现或局部表现，可资鉴别。

要点五　治疗

脊髓损伤的治疗原则：①尽早治疗，在伤后6小时内脊髓白质未破坏前进行治疗，以提高恢复机会。②整复骨折脱位，解除其对脊髓的压迫并且稳定脊柱，避免再次损伤脊髓。③积极治疗脊髓损伤（应用药物及冷疗）。④预防及治疗并发症。呼吸系统并发症，如肺栓塞等是早期死亡的重要原因，尿路感染及疾患是后期死亡的主要原因，应采取积极预防措施。压疮、呼吸道感染、尿路感染、骨质疏松、关节僵硬挛缩等是常见的并发症，一旦发生，不但危及患者生命，而且延缓康复，故应积极治疗。⑤功能重建与康复，通过矫形术予以重建或改善截瘫患者的上肢和下肢功能。

（一）急救与搬运

1. 脊柱、脊髓损伤有时合并严重的颅脑损伤、胸部或腹部脏器损伤、四肢血管伤，危及伤员生命安全，应首先抢救。

2. 凡疑有脊柱骨折者，应使患者脊柱保持正常生理曲线，切忌使脊柱做过伸、过屈的搬运动作，应使脊柱在无旋转外力的情况下，3人用手同时平抬平放至木板上，人力不够时可用滚动法。

3. 对颈椎损伤的患者，要有专人扶托下颌和枕骨，沿纵轴略加牵引力，使颈部保持中立位，患者置木板上后用沙袋或折好的衣物放在头颈的两侧，防止头部转动，并保持呼吸道通畅。

4. 绝对不能使用床单、毛毯等代替担架运送脊柱脊髓损伤的患者，以免加重脊髓损伤，更不能由2人搬运，1人搬上身1人抬下身，或1人背伤员。

（二）手术治疗

脊髓损伤的功能恢复主要取决于脊髓损伤程度，但及早解除对脊髓的压迫是保证脊髓功能恢复的首要问题。手术治疗是对脊髓损伤患者全面康复治疗的重要部分。手术目的是恢复脊柱正常轴线，恢复椎管内径，直接或间接地解除骨折块或脱位对脊髓的压迫（包括切开硬脊膜甚或脊髓后正中沟及中央管减压），稳定脊柱（通过内固定及植骨融合）。

1. **颈椎前路减压植骨融合术**　对颈3以下的颈椎骨折可行牵引复位、前路减压或次全椎体切除，同时行植骨融合术，用钢板螺丝钉内固定或颈围外固定。明显不稳者可继续颅骨牵引或头胸石膏固定。

2. **颈椎后路手术**　脱位为主者牵引复位后行后路减压椎弓根螺钉或侧块钢板螺钉内固定术，同时配合椎间植骨融合术。

3. **胸腰段骨折前路手术**　对胸腰段椎体爆裂性或粉碎性骨折者，多行前路减压、钢板螺钉内固定术，必要时配合使用椎间金属植骨笼植骨融合术或骨块植骨融合术。

4. 胸腰段骨折后路手术 后路手术包括椎板切除减压、椎弓根螺钉复位内固定，必要时配合后路经椎间隙植骨或横突间植骨融合术。

5. 局部脊髓冷疗 脊髓损伤早期行手术减压治疗，应进行局部冷疗，如冷盐水局部灌注。局部冷疗可以减少脊髓损伤后的出血和水肿。具体方法是椎板减压后，取两条塑料管，管腔直径应在3mm以上，于一端剪出几个侧孔，将两管的侧孔端方向相反，并排置于硬膜外，两管的另一端，各从椎旁肌肉软组织中引出至皮肤外，以一针缝线固定于皮肤。使一管为入管，另一管为出管，连接冷盐水灌注系统，进行连续灌注冲洗。冷盐水温度为0~4℃，经灌注管至脊硬膜处在6℃左右，出皮肤管处约为10℃，连续灌注24小时或更长。一般均缝合切口，回病房继续灌注，停止灌注时，剪断皮肤固定线，拔出塑料管。

（三）高压氧治疗

脊髓损伤后4~6小时内应用高压氧治疗，亦可收到一定的疗效。一般每次高压氧治疗用2个大气压，时间1个小时，一天行2~3次，两次间隔6个小时，共进行1~3天。高压氧本来可使脑血管收缩，保持在最低水平，减少水肿脑疝，对脊髓也有一定效果，防止脊髓肿胀，增加组织内氧含量，改善局部细胞的缺氧作用，促进损伤部位新生成的纤维细胞的胶原合成，调整酶系统因缺氧导致的破坏。但应注意高压氧治疗的适应证，如出现全身不适、耳鸣、恶心、头痛等氧中毒征象时，应及时停止。

（四）药物疗法

1. 中药 ①外伤性截瘫的早期，多为瘀血阻滞，经络不通，宜活血祛瘀，疏通督脉，兼以壮筋续骨，多选用活血祛瘀汤加地龙、丹参、王不留行等，或用补阳还五汤加减；②中期因督伤络阻，多属脾肾阳虚，宜补肾壮阳，温经通络，方用补肾壮阳汤加补骨脂等；③后期血虚风动，呈痉挛性瘫痪，宜养血柔肝，镇痉息风，方用四物汤加蜈蚣、全蝎、地鳖虫、钩藤、伸筋草等。气血两虚者，应予以补益之品，方用补中益气汤加减；若肝肾亏损，宜壮阳补肾，强筋壮骨，方用补肾活血汤。

2. 西药 脊髓损伤早期的药物治疗可采用，①脱水疗法，应用20%甘露醇或25%的山梨醇250~500mL静脉滴注，根据病情每6小时1次，可反复使用连续数日；或50%的葡萄糖60mL静脉注射，每4~6小时1次；或呋塞米（速尿）每次20mg，肌内注射或静脉注射，每日1~2次。此类方法有助于减轻脊髓水肿。②类固醇激素治疗，具有提高神经的兴奋性与传导性、改善脊髓血流量、减少脂质过氧化物、稳定细胞膜的离子通道及抑制损伤后组织内儿茶酚胺的代谢与积聚的作用。目前认为有效方法是大剂量甲泼尼龙（MP）的应用，一般于伤后8小时内应用，治疗时间越早越能提高疗效，但伤后24小时内应用同样有效。方法是第1小时首次冲击量为30mg/kg，于15分钟内静脉输入，间隔45分钟后再以每小时5.4mg/kg静脉滴注，连续23小时。如在伤后3小时内应用，则治疗24小时即可；如在伤后3~8小时治疗者，可再继续以每小时5.4mg/kg静脉滴注，共治疗48小时。③氧自由基清除剂，如维生素E、维生素A、维生素C及辅酶Q等，钙通道阻滞剂，利多卡因等，对防止脊髓损伤后的继发损害有一定好处。④促进神经功能恢复的药物，如三磷酸胞苷二钠，维生素B_1、维生素B_6、维生素B_{12}等。⑤支持疗法，包括维持水电解质平衡，热量、营养和维生素的补充等。⑥神经节苷脂（GM1），具有保护细胞膜酶的活性、防止细胞内钙离子聚集、抑制病理性脂质过氧化反应和填补受损神经细胞膜缺损的作用，可使脊髓损伤得到较好恢复。急性期其效果与甲泼尼龙无明显区别，后期应用神经节苷脂仍有助于脊髓功能恢复。急性脊髓损伤每日100mg，持续18~32天；慢性脊髓损伤每日100mg，持续8周。

（五）并发症防治

1. 压疮 截瘫患者因皮肤感觉缺失，局部血液循环不良，骨突部皮肤长期受压溃破而形成压疮，继发感染和炎性渗出，并可向深部发展达骨骼并发骨髓炎，压疮不易愈合甚至可因大量消耗和感染而死亡。预防压疮的方法：①保持床垫平软，有条件应卧于水垫上，避免尿粪污染，定期清洁，保持皮肤干燥；②每2小时翻身1次，24小时不间断；③对骨突部，如骶骨、大粗隆、足跟、髂嵴等处，用海绵垫或气垫圈保护，发生压疮的局部用25%~50%乙醇揉擦，涂抹滑石粉干燥皮肤，并配合适当手法按摩，每日1次；④若已发生压疮可行理疗、红外线照射，剔除坏死组织，局部应用化腐生肌类中药。待炎症控制，肉芽组织鲜活时做转移皮瓣闭合伤口。局部红肿、炎症浸润时，可选用双柏膏、四黄膏外敷;疮面化脓坏死时,可选用拔毒生肌散、九一丹或生肌玉红膏;疮口脓少,肉芽生长时,可选用生肌膏或橡皮膏。内治宜清热解毒、托里排脓生肌。压疮较大时应输液和少量多次输血并注意加强膳食营养。

2. **泌尿系感染** 脊髓损伤后,形成神经性膀胱,其排尿功能紊乱或丧失。表现为尿急尿频、尿潴留或尿失禁。脊髓损伤早期,由于括约肌紧张,应保留导尿,训练定时用力排尿。保留导尿1周之后,逐步改为间歇导尿。排尿训练后形成自律性或反射性膀胱,恢复排尿功能,停止导尿。患者常因尿潴留需长期留置导尿管,极易并发泌尿道感染和结石,应注意防治,①行导尿术时注意严格无菌技术,每周更换一次导尿管;②用生理盐水、3%硼酸液或0.05%~0.1%呋喃西林液冲洗膀胱,每日1~2次;③导尿期间,每4小时开放1次导尿管,以训练形成自主膀胱,避免膀胱长期空虚而挛缩,导致膀胱容量减小;④鼓励患者多饮水,每日3000mL以上;⑤当膀胱残余尿量小于100mL时,即可拔除导尿管;⑥应用抗生素治疗泌尿道感染;⑦中药内治除按整体观念辨证施治外,应加用利水通淋药物,可选用导赤散、八正散等方剂加减。

3. **关节僵硬、畸形和肌痉挛** 早期不注意适当的功能护理,将逐渐发生下肢髋、膝、趾的屈曲挛缩,或髋内收、内旋畸形及肌肉痉挛,甚至在肢体挤压处发生压疮。上肢肩、肘、腕、指也同样发生僵硬挛缩畸形。这些并发症只有靠早期预防,方法是被动活动关节和按摩肢体,把肢体关节置于功能位,用护架支起被褥,防止压迫足趾形成足下垂。如已形成晚期畸形,则只有借助于矫形的肌肉肌腱软组织手术,如切断、延长、移位等。肢体屈曲和伸直型的强烈痉挛,用解痉药物无效时可考虑肌腱延长、切断、转位的各种手术。对无法抑制的痉挛,可行脊髓前根切断术,其范围一般自胸10~胸12起至骶1~骶2止。如做周围神经靠近肌肉处的切断或乙醇、苯酚溶液的封闭更为安全。其方法是先用2%利多卡因1~2mL封闭有效后,再注射50%乙醇2mL或2%~3%的苯酚溶液0.3~0.5mL。解除肌肉痉挛的药物可试用巴氯芬每次5~10mg,每日3次,最大剂量可用每日80mg,直至理想效果出现。盐酸乙哌立松片每次50mg,每日3次。氯唑沙宗或苯丙氨酯均为每次0.2~0.4g,每日3次。

4. **呼吸道感染** 高位截瘫患者因肋间肌麻痹,肺活量小,呼吸道分泌物不易排出,易发生肺部感染。防治办法是鼓励翻身、咳嗽,按腹协助咳痰,必要时用吸引器吸出。每日做蒸汽吸入2~3次。

5. **便秘** 按中医辨证施治或服用麻子仁丸、番泻叶水,亦可采用腹部按摩,肛内应用开塞露、液体石蜡及肥皂水灌肠(每3天1次)等物理疗法。逐渐训练自动排便。如粪块积聚,灌肠仍不能排便时,可在手套外涂润滑油后用手指挖出。

6. **高热** 见于颈髓损伤患者,体温常高达40℃以上,多由自主神经功能紊乱,对周围环境温度变化丧失调节和适应能力,瘫痪平面以下无汗不能排热等因素所致。防治方法是物理降温,如冰敷、酒精擦浴、冰水灌肠及输液等。

要点六 预后与康复

1. 脊髓再生的治疗尚无有效的方法。
2. 脊髓横断损伤,应早期稳定脊柱,预防并发症,并进行康复。
3. 不完全性脊髓损伤者,通过脊髓彻底减压、稳定手术,截瘫可获得完全或部分改善。
4. 功能锻炼是调动患者的主观能动性以战胜截瘫的一项重要措施。练功活动可促进全身气血流通,加强新陈代谢,提高机体抵抗力,防治坠积性肺炎、压疮、尿路感染等并发症,增强肌力,为恢复肢体功能与离床活动作准备。
5. 损伤早期,在注意稳定骨折部位的同时尽早进行肢体活动。全身条件允许者,受伤1周后即应开始上肢的锻炼。
6. 3个月后可练习抓扶床架坐起,或坐轮椅活动,继而练习站立位所需要的平衡动作。应在双杠扶手中学习站立,并采用支具保护膝部,防止跌倒。站稳后练习在双杠中做前进和后退的步行动作,逐渐练习用双拐站立和步行。
7. 练功活动可配合按摩、针灸、理疗。对于瘫痪肢体的早期按摩和被动活动,可预防肌肉挛缩与关节强直。针灸与理疗能提高瘫痪肌肉的肌力,辅助肢体功能重建。
8. 康复治疗是综合应用医学、社会学、教育学、心理学等措施对残疾者进行训练,以减轻致残因素造成的后果,尽量提高其活动功能和改善生活自理能力并重返社会为目的。因此,早期正确地指导和帮助截瘫患者进行功能训练,进行心理康复,调动患者主观能动性,增强克服困难的意志,使之尽快地适应出院后的生活及工作是截瘫患者康复主要的内容。包括:①终身健康自我管理,如尿路管理、防治并发症管理等;②功能训练,应包括生活自理的训练,如练习开关门、上下楼梯、上下轮椅等动作,以便逐步过渡到户外活动;③职业训练,根据截瘫平面和功能恢复情况做好职业训练,如编织、无线电修理等,使患者掌握一门专业技术,以增强战胜疾患的信心,使之能自食其力,对社会作出贡献。

细目七 骨盆骨折

要点一 概述

骨盆骨折是临床常见损伤之一,本病早期易合并失血性休克、脏器破裂和脂肪栓塞等合并症,严重者可危及生命。

要点二 病因病理

(一)骨折机制

骨盆骨折大多由直接暴力造成,少数情况下亦可因间接暴力引起。

1. **直接暴力** 主要有以下几种形式,①重物砸击(如房屋倒塌)骨盆侧方时,暴力作用于骨盆两侧。两侧挤压力多首先造成骨盆前部(耻骨支或耻骨联合处)骨折,如暴力较强大,可引起骶髂关节或附近产生合页样移动,骨盆向对侧扭转(内旋)移位。②暴力作用于骨盆前后侧(如车轮碾过一侧骨盆时),前后侧冲击或挤压暴力多造成骨盆前后部同时骨折,骨盆向同侧扭转(外旋)移位。③纵向剪式暴力作用于半侧骨盆(如高速交通事故),受伤侧前后部骨折并向上移位(同时受腹肌等肌肉牵拉的影响)。④暴力作用于骶尾部(如后仰摔倒或摔倒时呈坐位),可致骶骨横断骨折、尾骨骨折或合并脱位,远端向前移位。

2. **间接暴力** 大多由肌肉猛烈收缩引起撕脱骨折,骨折多发生在髂前上棘、髂前下棘、坐骨结节等部位,以青少年多见。

(二)分型

1. **按骨折的稳定性分型**

(1)稳定性骨盆骨折:骨盆环的一处或几处发生骨折,但骨盆环的稳定性未遭受破坏。包括以下类型。

1)前环耻骨支或坐骨支骨折:耻骨支是骨盆环的弱点,骨盆受损伤时,耻骨支和坐骨支骨折的发生率最高,占骨盆骨折的3/5~2/3。不论单支或多支,单侧或双侧骨折,由于骨盆后环未遭破坏,骨盆的稳定性仍旧保持,一般不需要整复骨折,经卧床休息可痊愈。

2)髂前上棘、髂前下棘、坐骨结节等处的撕脱骨折:这些撕脱骨折可因肌肉强力收缩而发生,对骨盆的稳定性没有影响,将肢体置于该肌肉松弛状态,可近于复位。

3)髂骨翼裂隙骨折:常因直接打击所致,一般无明显移位,对骨盆环的稳定性无大影响,但出血较多。

(2)不稳定性骨盆骨折:骨盆的前环与后环联合损伤并发生移位,使骨盆的稳定性遭受破坏,常伴有盆壁软组织损伤,如尿道、直肠、阴道、神经等。不稳定骨盆骨折包括骶髂关节脱位、骶髂关节韧带损伤、髂骨翼后部直线骨折、骶孔直线骨折4个类型。

1)骶髂关节脱位:骶髂关节的上半部为韧带关节,无软骨关节面,在骶骨与髂骨之间有许多凸起与凹陷,互相嵌插借纤维组织相连,甚为坚固。骶髂关节的下半部有耳状软骨面、小量滑膜及前后关节囊韧带,是真正的关节,比较薄弱。常见骶髂关节脱位又分为经耳状关节与韧带关节脱位、经耳状关节与骶1~骶2侧块骨折发生脱位和经耳状关节与髂骨翼后部斜骨折发生脱位3种类型。

2)骶髂关节韧带损伤:由于施加于骨盆的暴力使骨盆前环发生骨折,使骶髂关节的前侧韧带或后侧韧带损伤,该关节间隙张开,但由于一侧韧带尚存而未发生脱位,骨盆的旋转稳定性部分破坏,发生变形。

3)髂骨翼后部直线骨折:在暴力作用下骨盆后环中骶髂关节保持完整,在该关节外侧髂骨翼后部发生与骶髂关节平行的直线骨折,骨折线外侧的半个骨盆受腰肌腹肌牵拉而向上移位。

4)骶孔直线骨折:在暴力作用下骶髂关节完整,在其内侧4个骶骨前后孔发生纵骨折,各骨折线连起来使上4个骶骨侧翼与骶骨管分离，该侧半骨盆连骶骨侧翼被牵拉向上移位，由于骶1侧翼上方为第5腰椎横突，该侧骶骨翼上移的应力可撞击第5腰椎横突发生骨折。此类型损伤，骨折线与身体纵轴平行，靠近体中线，向上牵拉的肌力强大，故很不稳定。该侧骨盆上移位较多，可达5cm以上。复位时需要强大的牵引力。

以上4种不稳定性骨盆骨折按损伤机制与骨盆变形情况可分为压缩型、分离型与中间型3种。①压缩型：为骨盆侧方受到撞击致伤，例如机动车辆撞击骨盆侧方，或人体被摔倒侧位着地，夜间地震，侧卧位被砸伤等。骨盆受到侧方砸击力，先使其前环薄弱处耻骨上下支发生骨折，暴力继续作用使髂骨翼向内压（或内翻），在后环骶髂关节或其邻近发生骨折或脱位，侧方的应力使骨盆向对侧挤压并变形。耻骨联合常向对侧移位，髂骨翼向内翻。骨盆为环状，伤侧骨盆向内压、内翻，使骨盆环发生向对侧扭转变形。②分离型：为骨盆受到前后方向的砸击或两髋分开的暴力，例如摔倒在地俯卧位骶部被砸压；或俯卧床上骶部被建筑物砸压，两髂前部着地，两侧髂骨组成的骨盆环前宽后窄，反冲力使着地重的一侧髂骨翼向外翻，先使前环耻骨支、坐骨支骨折或耻骨联合分离，暴力继续作用使髂骨更向外翻，骶髂关节或其邻近发生损伤。骨盆环的变形是伤侧髂骨翼向外翻或扭转，使与对侧半骨盆分开，故称分离型或开书型。由于髂骨外翻，使髋关节在外旋位。③中间型：为骨盆前后环发生骨折或脱位，但骨盆无扭转变形。

（3）骶骨骨折：多为直接打击所致，骶骨发生裂隙骨折，未发生变位者不影响骨盆的稳定性。由挤压砸击所致的骶骨骨折，严重者亦发生变位及前环骨折，就成为不稳定性骨盆骨折。由于骶骨管中有马尾神经存在，移位骨折可致马尾损伤。Denis等将骶骨骨折分为三区，Ⅰ区为骶骨翼骨折，腰5神经根从其前方经过，可受到骨折的损伤；Ⅱ区为骶管孔区，骶1、2、3孔区骨折可损伤坐骨神经，但一般无膀胱功能障碍；Ⅲ区为骶管区，骶管骨折移位可损伤马尾，其表现为骶区肛门会阴区麻木及括约肌功能障碍。

2. **按骨折后骨盆环完整性是否破坏及骨**

盆环受损程度分类

Ⅰ型（未破坏骨盆环完整性的骨折）：①髂骨翼骨折；②骨盆撕脱骨折或骨骺损伤（包括髂前上棘、髂前下棘及坐骨结节）；③骶椎横断骨折、尾骨骨折和脱位；④一侧耻骨单支骨折。

Ⅱ型（骨盆环一处断裂骨折）：①一侧耻骨双支骨折；②耻骨联合分离；③骶髂关节半脱位；④一侧骶髂关节附近的髂骨骨折。

Ⅲ型（骨盆环两处以上断裂骨折）：①双侧耻骨上、下支骨折；②耻骨联合分离合并一侧耻骨上、下支骨折；③骨盆前、后弓联合损伤（耻骨双支骨折或耻骨联合分离合并骶髂关节脱位或附近髂骨骨折）。

Ⅰ、Ⅱ型骨折，骨盆环仍稳定，故为稳定性骨折；Ⅲ型骨折骨盆环失去了稳定性，为不稳定性骨折。临床上耻骨联合附近的骨折或脱位多见，其次是骶髂关节附近的骨折或脱位。

要点三　临床表现

（一）病史

患者外伤史多较严重，如从高处坠下、被重物挤压、车辆撞击等。撕脱性骨折常为剧烈运动损伤。

（二）临床表现

临床表现包括骨盆骨折本身的临床表现、骨盆骨折并发伤的临床表现及同时发生的腹腔脏器伤的临床表现3个方面。

1. **骨盆骨折本身临床表现**

（1）稳定性骨折中单纯耻骨支骨折（单侧或双侧）疼痛在腹股沟及阴部，可伴内收肌痛；髂前部撕脱骨折常有皮下溢血及伸屈髋关节时疼痛；骶骨、髂骨的局部骨折表现为局部肿痛。

（2）不稳定性骨折中耻骨联合分离时，可触到耻骨联合处的间隙加大及压痛；在骶髂关节及其邻近的纵行损伤，多伴有前环损伤，骨盆失去稳定，症状重，除疼痛外，翻身困难甚至不能，后环损伤侧的下肢在床上移动困难；由于骨盆至股骨上部的肌肉（如髂腰肌、臀肌等）收缩时，必牵动稳定性遭到破坏之骨盆环，使脱位或骨折处疼痛，致该下肢移动困难。在分离型损伤中，由于髂骨翼外翻，使髋臼处于外旋位，即该下肢呈外旋畸形。检查脐棘距（由肚脐至髂前上棘的距离）与髂后上棘高度（检查者双手插入患者臀后触摸对比两侧髂后上棘的突出程度及压痛）有助于对压缩型与分离型骨折的鉴别,正常脐棘距两侧相等;压缩型骨盆后环损伤,伤侧髂骨翼内翻(内旋或向对侧扭转),其脐棘距变短,短于对侧;分离型骨盆后环损伤,伤侧髂骨外翻(外旋或向同侧扭转),其脐棘距增大,长于对侧。除髂骨翼后部直线骨折对髂后上棘无影响外,压缩型骨盆后环损伤由于髂骨内翻,伤侧髂后上棘更为突出且压痛。分离型骨盆后环损伤由于髂骨翼外翻,伤侧髂后上棘较对侧为低平,亦压痛,如有明显向上移位,亦可感到髂后上棘位置高于对侧。

查体时,可做骨盆侧方挤压、分离试验,或做前后挤压试验。但急性严重骨盆骨折患者,疼痛剧烈者则不宜应用。"4"字试验可用于疑有骶髂关节半脱位及髋臼骨折者。半侧骨盆向上移位者,该侧下肢可出现短缩。肛门指诊检查可应用于骶骨骨折及尾骨脱位的诊断,可触及异常活动或骨擦音,并可根据指套有无血迹来判定直肠有无损伤。

2. **合并损伤及并发症的临床表现** 可有失血性休克、直肠肛管损伤、女性生殖道损伤、尿道及膀胱损伤、神经损伤、大血管损伤等合并损伤及并发症的临床表现。

3. **腹部脏器损伤的表现** 骨盆遭受损伤发生骨折时,亦可伤及腹部脏器,除上述骨盆骨折的并发伤之外,可有实质脏器或空腔脏器损伤。实质性脏器损伤表现为腹内出血,可有移动性浊音体征。空腔脏器破裂,主要是腹膜刺激症状及肠鸣音消失或肝浊音界消失。腹腔穿刺检查有助于诊断。

(三)X线检查

X线检查常规前后投照位,可用于显示各部骨折的类型和一般移位情况。

要点四 并发症

(一)失血性休克

骨盆骨折出血量多,严重者可达2000~4000mL,是导致死亡的常见原因。骨盆骨折出血的来源主要有骨折断端或盆腔内重要血管损伤、盆腔静脉丛损伤、盆腔内脏器及盆壁肌肉损伤。休克的严重程度及出现的早迟与骨盆骨折的严重程度相关,一般多发生在伤后2~3小时,最快者可发生在伤后10分钟内。不稳定型骨盆骨折伤员常有程度不同的失血,出血量大者可出现面色苍白、四肢冰冷、烦躁不安、出冷汗、脉搏细数、低血压、尿少等失血性休克表现,血红蛋白和红细胞比积均低于正常水平。开放性骨盆骨折有明显的外出血,闭合性骨折出血积累于体内或体表形成血肿,亦可渗于皮下。出血来自闭孔、阴部内动脉者,瘀血斑或血肿出现于会阴部,亦可出现在腹股沟区。臀上动脉损伤出血,血液经坐骨大孔聚积在臀肌下面。动脉主干损伤后出血汹涌,短时间内局部迅速肿胀,全身循环状态更趋恶化。合并有腹膜后血肿、腹腔内出血或脏器损伤者,则有相应的临床表现。

(二)腹膜后血肿

骨盆各骨主要为松质骨,盆壁肌肉多,其邻近又有甚多动脉及静脉丛,血液供应丰富,骨折后可引起广泛出血,甚至沿腹膜后疏松结缔组织蔓延到肾区或膈下。髂内、外动脉或静脉或其分支可被撕破或断裂,引起骨盆内大出血。腹膜后血肿可局限于盆腔内,巨大血肿可掀起腹膜,上达肾区或横膈下,甚至把腹腔脏器推向对侧。临床上可出现失血性休克的表现,如面色苍白、四肢冰冷、烦躁不安、出冷汗、脉搏细数、低血压、尿少等,以及腹膜后血肿引起腹痛、腹胀、腹部压痛、腹肌紧张、肠鸣音减弱或消失等腹膜刺激征表现。

(三)神经损伤

骨盆骨折并发神经损伤的原因多为骨折时神经受牵拉伤或挫伤引起,或因移位骨片、纤维化血肿、骨痂等压迫造成,少数则是骨折碎片戳刺所致。骨盆骨折合并神经损伤的诊断常常延误,多由于早期常需急症处理休克、内脏器官损伤等危重症,而神经损伤的症状发生较晚,损伤体征少之故。骨盆骨折常损伤位于骨折部位或其附近的神经,骶骨管骨折脱位可损伤支配括约肌及会阴部的马尾神经,出现括约肌功能障碍。骶骨孔部骨折、坐骨大切迹部或坐骨骨折可伤及坐骨神经,引起胫前肌、踇长伸肌、趾长伸肌、趾短伸肌和腓骨长短肌瘫痪,出现垂足畸形,小腿外侧和足背皮肤感觉障碍。骶1侧翼骨折可损伤腰5神经,出现踇长伸肌及趾长伸肌肌力减退。耻骨支骨折偶可损伤闭孔神经或股神经,前者表现为股内收肌麻痹及大腿内侧不规则痛觉减退;后者表现为股前肌群麻痹,不能伸小腿,股前面及小腿内侧面皮肤感觉障碍,膝反射消失。髂前上棘撕脱骨折可伤及股外侧皮神经,出现大腿前外侧皮肤感觉减退或消失。骨盆骨折合并神经损伤的性质大多为不全性损伤，主要表现为某一神经分布区的感觉及运动障碍，程度较轻，多数可逐渐恢复。

（四）尿道膀胱损伤

1. 后尿道破裂（泌尿生殖膈以上尿道损伤） 其损伤机制是骨盆受横向挤压暴力，骨盆横径变小，前后径增长，引起三角韧带等软组织受前后方向的严重牵拉而致后尿道撕裂；或因骨折端明显移位牵拉而撕裂；少数亦可因骨折端直接戳刺所致。临床表现为会阴部及下腹部胀痛，排尿困难及尿潴留，排血尿或尿道口有血迹。肛门指诊可发现前列腺向后上移位或前列腺尖浮动。行导尿术时，导尿管不能插入膀胱而进入血肿导出鲜血；做尿道逆行造影时，造影剂往往外溢。

2. 膀胱损伤 其损伤机制是当膀胱充盈时，受暴力直接打击而破裂；或由于骨折端移位直接刺破膀胱；或因耻骨膀胱韧带牵拉撕裂膀胱。临床表现为膀胱区及下腹部疼痛，有尿意但不能自主排出或仅排出少量血尿，下腹部肿胀，肌紧张，肠蠕动减弱，压痛明显。导尿管可顺利插入，但只能导出少量血尿，试验注入100mL左右的生理盐水不能回抽出等量液体（明显少于或多于注入量）。逆行造影可见造影剂从膀胱流出，进入周围组织。膀胱破裂可按其破裂部位和腹膜的关系分为两种类型，即腹膜外破裂和腹膜内破裂。

（五）直肠损伤

直肠损伤多由骶骨骨折端向骨盆腔内移位直接刺伤，少数亦可因骶骨、坐骨骨折移位使之撕裂。直肠破裂在腹膜反折部以下时，可引起直肠周围感染，常为厌氧菌感染；如破裂在反折部以上，可引起弥漫性腹膜炎，临床表现为下腹痛及里急后重感。腹膜外破裂常发生肛周感染，腹腔内破裂早期则有腹膜刺激征。肛门指诊指套上有血迹，可触及骨折端。

要点五　诊断与鉴别诊断

（一）诊断

1. 有严重外伤史。

2. 骨盆骨折局部肿胀疼痛，皮下瘀斑，压痛明显，髋关节活动时疼痛。移位明显的骨盆骨折两侧髂后上棘不等高。骨盆侧方挤压及分离试验、骨盆前后挤压试验、"4"字试验阳性。半侧骨盆向上移位者，该侧下肢可出现短缩。骶骨骨折及尾骨脱位肛门指诊检查可触及异常活动或骨擦音，合并直肠损伤则指套有血迹。

3. 可有失血性休克、直肠肛管损伤、女性生殖道损伤、尿道及膀胱损伤、神经损伤、大血管损伤等合并损伤及并发症的临床表现。

4. 可有实质脏器或空腔脏器损伤的临床表现。

5. X线检查可用于显示骨盆各部骨折的类型和移位情况。

诊断时必须注意下列问题：①观察患者生命体征，特别是血压变化情况，以判断是否有失血性休克；②了解伤后大、小便情况，有无腹膜刺激症状，以了解盆腔脏器是否破裂；③检查下肢运动、感觉、反射，确定是否合并神经损伤。一旦确诊，应及时采取措施处理。

阅片时，必须注意区别骨折的移位类型：如患侧髂骨翼内旋时，其宽度变小，耻骨联合向对侧移位或耻骨支发生驾迭，闭孔变大；髂骨翼外旋时，其宽度增加，闭孔变小，耻骨联合或耻骨支骨折断端发生分离。

此外，特殊的投照体位对了解骨折的移位情况亦大有裨益。骨盆入口位（患者仰卧，球管从头部向尾侧倾斜45°~60°，对准骨盆正中拍摄X线片）用于了解骨盆内、外旋转移位程度，向内移位程度，半侧骨盆向后移位程度，骶髂关节间隙。骨盆出口位（患者仰卧，球管从足部向头侧倾斜45°，对准骨盆正中拍摄）用于了解骶髂关节分离间隙，骶骨骨折及其冠状面上的旋转移位。骶尾骨侧位片可用于了解骶骨骨折及尾骨脱位及移位的方向和程度。腹部平片可了解有无气腹和肠胀气。

耻骨支骨折合并骶髂关节韧带损伤时，因无脱位，X线表现不明显而易被忽略，仅看到前环耻骨支骨折，被作为稳定性骨折处理。但如仔细对比两侧骶髂关节间隙，在侧方挤压型骨折可见骶髂关节后面略有张开；在前后挤压骨折，前侧韧带损伤，关节前面略有张开，髂后上棘并可稍向后移位。两者均表现为关节间隙略有增宽，结合骨盆变形及前环损伤，可以初步判断为骶髂关节韧带损伤。有条件者，可考虑做MRI检查予以证实。

（二）鉴别诊断

骨盆骨折常导致盆腔内脏器和血管、神经损伤，引起失血性休克或急腹症，其后果比骨折本身更严重，故应重视其诊断与鉴别诊断。

1. 合并腹腔内出血或脏器损伤的鉴别

（1）腹膜后血肿：患者腹膜刺激征较轻，多为单侧性；无移动性浊音；腹腔穿刺阴性或抽出少量血水；腹部平片腰大肌阴影模糊，边缘变钝；泌尿系造影肾、膀胱、输尿管受压变形；CT扫描可发现腹膜后血肿块；MRI可发现主干血管及较大分支损伤。

（2）腹腔内出血或脏器损伤：患者腹膜刺激征重而显著，为全腹性；有移动性浊音；腹腔穿刺抽出全血或黄色混浊液体；腹部平片腰大肌阴影清晰；泌尿系造影无异常；CT扫描可发现实质及空腔脏器破裂；MRI可发现实质及空腔脏器破裂。

2. 合并腹膜外或腹膜内膀胱破裂的鉴别

（1）腹膜外破裂：破裂部位为无腹膜覆盖的膀胱前壁或接近膀胱颈部，破裂口不与腹腔相通，尿液外溢渗于耻骨后间隙和膀胱周围，并可向上下蔓延，腹膜刺激征范围局限，腹部移动性浊音阴性，腹腔穿刺阴性，膀胱造影造影剂局限于膀胱周围。

（2）腹膜内破裂：破裂部位为有腹膜覆盖的膀胱顶部和后壁，膀胱壁与覆盖其上的腹膜一并破裂，破裂口与腹腔相通，尿液外溢流入腹腔内，腹膜刺激征范围广泛，腹部移动性浊音阳性，腹腔穿刺可抽出血尿，膀胱造影造影剂进入腹腔。

要点六　治疗

（一）急救处理

骨盆骨折往往以失血性休克及盆腔内脏器损伤为主要表现，有时甚至合并脑、胸、腹等重要部位的损伤，因此死亡率较高。故院前及入院后急救治疗应把防治休克等危及生命的重症放在首位。对骨盆骨折或已有休克征兆的患者，应尽量减少搬动。急救时要将患者平置于木板上并固定骨盆，连同木板搬运，以防在搬运中扰动不稳定的骨盆，增加创伤出血而加重休克。同时积极处理休克等创伤并发症。

（二）卧床休息

简单的骨盆骨折可仅通过卧床休息数周即可获得痊愈。单纯髂骨翼骨折卧床休息至疼痛消失即可逐步离床活动。稳定性耻骨骨折、耻骨联合分离及髂前上下棘撕脱性骨折，卧床期间臀下置软垫，保持髋关节于屈曲位，至疼痛消失即可逐步离床活动。对坐骨结节撕脱性骨折，保持伸髋屈膝位卧床休息即可。

（三）牵引疗法

大多数骨盆骨折可应用牵引疗法进行治疗。牵引疗法有解除肌肉痉挛、改善静脉回流、减少局部刺激、纠正畸形、固定肢体、促进骨折愈合、方便治疗及护理的作用。牵引重量一般应为体重的 1/7~1/5，骨折复位满意后，维持重量6周左右。牵引应持续直至骨折愈合，时间需8~10周。不宜过早去除牵引或减轻重量，以免骨折再移位。

1. 骶髂关节脱位行股骨髁上牵引治疗，牵引重量以体重的 1/7~1/5 为宜，一般无过牵，3~5日上、下移位得到纠正，6周之前不应减重，以免在韧带完全愈合前又向上脱位。经真正关节及韧带关节脱位与经 1~2 骶骨侧块骨折脱位均很不稳定，牵引8~10周。经髂骨翼后部斜骨折脱位，由于骨折线斜行，又是松质骨创面，复位之后有一定稳定性，牵引时间可短至6周。此外，根据压缩型与分离型的不同配合应用其他复位方法，压缩型配合应用手法复位，避免骨盆悬吊牵引，因骨盆悬吊牵引会挤压伤侧髂骨翼使之内翻，加重向对侧扭转变形；分离型应避免单纯股骨髁上牵引，必须配合应用骨盆悬吊牵引才能克服髂骨翼外翻。因下肢牵引可加重髂骨翼外翻，但为矫正或保持骶髂关节复位又必须以下肢牵引维持，故需加骨盆悬吊牵引，由侧方挤压矫正髂骨翼外翻。

2. 骶孔直线骨折行股骨髁上牵引治疗，牵引重量为体重的 1/5，持续6周不减重以防再移位。压缩型配合应用手法复位，分离型配合应用骨盆悬吊牵引。

3. 髂骨翼后部直线骨折行股骨髁上牵引治疗，此类骨折的移位一般不大，髂骨内翻或外翻畸形亦较轻，故复位较易。用牵引复位并保持。对压缩型及分离型的矫正，同骶髂关节脱位之同型者，但矫正力不必过大，以防过度。髂骨翼为松质骨，骨折后愈合快，牵引维持6周即可。

4. 骶髂关节韧带损伤型骨盆骨折根据骨折类型不同，牵引治疗方法也不同。压缩型骶髂关节韧带损伤应手法复位后，下肢骨牵引维持6周。分离型骶髂关节韧带损伤应手法侧方挤压矫正，骨盆悬吊牵引6周治疗。

5. 单纯耻骨联合的分离均系分离型骨折。耻骨联合左右分离，以手法侧方挤压复位并用骨盆悬吊牵引保持固定，多可成功。

（四）手法整复

许多学者认为，手法复位会加重骨折断端的出血，一次手法复位可使断端出血300~500mL之多。因此，骨盆骨折的手法复位在临床上应谨慎使用。当患者体质较好、失血较少、生命体征稳定时，可考虑在良好充分的麻醉条件下，应用轻柔的手法进行整复。

1. 骨盆环无断裂骨折

（1）髂骨翼骨折，一侧耻骨单支骨折，因有丰满的肌肉附着，骨折无移位或仅有轻度移位，此类骨折不需要复位。

（2）髂骨上、下棘骨折，骨折块有移位者，可试行手法复位。患者仰卧，患侧膝下垫高，使髋、膝关节屈曲，以放松牵拉骨块的肌肉；术者用推挤按压手法将骨折块推回原位。

（3）整复坐骨结节骨折时，令患者俯卧，使髋伸直膝屈曲位，术者用两手拇指按压迫使骨折块复位。复位后保持患肢伸髋、屈膝位休息，以松弛腘绳肌，防止再移位。

（4）骶、尾骨骨折脱位，复位时患者侧卧屈髋屈膝位，术者先用石蜡油润滑戴手套的示指，然后伸入肛门内，扣住前移或脱位的骶、尾骨下端，向后勾托使其复位。

上述复位虽无困难，但骨折的稳定性差，易造成再次移位。

2. 骨盆环单弓断裂的骨折和脱位　一侧耻骨上、下支骨折，一侧骶髂关节脱位，或一侧骶髂关节附近的髂骨骨折，骨盆环保持完整，一般无须整复。

3. 骨盆环两处以上的骨折和脱位　生命体征稳定、一般情况良好的患者，可在硬膜外麻醉下进行手法复位。患者仰卧屈髋，用宽布带绕过衬好厚棉垫的会阴部，布带的后段兜住健侧坐骨结节，经健侧肩后外方，前段经患侧肩前外方，于肩上部布带与手术台间撑一厚木块以防布带钳夹躯干。布带的两端均固定于墙钩上作对抗牵引之用。两助手分别把持两下肢并向远端轻轻牵引，然后将患侧下肢略外展。术者轻轻向外推压患侧髂骨，以解除骨折断端的相互嵌插，同时可纠正髂骨翼内旋移位。然后将患侧髂骨嵴向远侧推挤，矫正一侧骨盆向上移位，此时可闻及骨折端复位的响音。髂骨翼外旋移位者，患者改为健侧卧位，术者挤压患侧髂骨翼，使骨折端互相对合。

（五）固定方法

1. 髂前上下棘骨折复位后，可在屈髋屈膝位，于骨折处置一平垫，然后用多头带或绷带包扎固定3~4周。

2. 耻骨单支骨折、骶尾骨骨折仅需卧床休息2~3周，不需要特殊固定。

3. 骨盆环单弓断裂无移位骨折，可用多头带或弹力绷带包扎固定4周。

4. 骨盆环双弓断裂移位骨折，需予有效的固定和牵引。

5. 对髂骨翼外旋移位者，复位后可用多头带包扎固定4~6周或用帆布兜将骨盆悬吊于牵引床的纵杆上。

6. 髂骨翼内旋移位者，不宜使用帆布兜悬吊骨盆，可在患者骶部和髂部垫一厚棉垫，利用体重维持骨折对位。

7. 对一侧骨盆向上移位者，可行患侧下肢持续牵引维持骨折对位。

（六）手术治疗

骨盆骨折的手术治疗要严格掌握适应证，对于垂直不稳定性骨折、外固定后仍残存移位、单纯骶髂后韧带损伤、闭合复位失败、耻骨联合分离大于3cm、合并髋臼骨折以及多发伤者，多主张用加压螺钉、异形钢板螺钉或加压棒内固定治疗，优点是能够使不稳定性骨折迅速获得稳定。

（七）并发症的处理

骨盆骨折引起的严重并发症为造成早期死亡的主要原因，应及时治疗。

1. 失血性休克　处理原则包括保持呼吸道通畅，有效止血和补充血容量，纠正酸中毒，维持酸碱平衡，止痛，镇静等。

2. 腹膜后血肿　对腹膜后出血，应密切观察，进行输血、输液治疗。若经积极抢救未能使休克好转，血压继续下降，脉搏继续加快或渐微弱，则不能等待纠正休克，应立即经腹膜外结扎一侧或两侧髂内动脉。注意不要误将髂总动脉或髂外动脉结扎，以免引起下肢缺血坏死。

3. 膀胱或尿道损伤　对尿道断裂，宜先放置导尿管，防止尿液外渗，引起感染。导尿管插入有困难时，可进行耻骨上膀胱造瘘及尿道会师术。尿道破裂可进行修补，同时做耻骨上膀胱造瘘术。术后2~3周，等待尿道断裂处修复后可拔除导尿管。由于断裂处瘢痕形成，容易引起尿道狭窄，以后需定期进行尿道扩张术。

4. **直肠损伤** 对直肠损伤应早期进行手术剖腹探查,做结肠造口术,使粪便暂时改道以利伤口愈合,尽可能闭合直肠裂口,直肠内放置肛管排气,并及时全身应用抗生素。

5. **神经损伤** 因神经损伤多为牵拉伤及挫伤,无须特别处理,保守治疗效果好,症状往往逐渐好转或消失。个别保守治疗无效者可手术探查。

要点七 预后与康复

1. 骨盆周围附着有坚强的筋肉,骨折复位后一般不易再移位,且骨盆为松质骨,血运丰富,容易愈合。

2. 大多数骨盆骨折属盆弓完整或单弓断裂者,经非手术治疗均可获得满意疗效。

3. 若属双弓断裂者,需有良好的复位和固定,特别是后弓损伤者。因复位不好,可遗留功能障碍,如骨折扭曲变形引起髋痛跛行,骨盆倾斜致下肢短缩及下腰侧突,骨盆变形严重者还可影响劳动,在育龄妇女可能影响分娩。因此,对骨盆骨折本身的治疗应强调良好而及时的复位,以使功能完全恢复。

4. 无移位骨折及未伤及骨盆环后弓的稳定性骨折,可在伤后第1周开始下肢肌肉收缩及踝关节活动练习,伤后第2周开始练习髋、膝关节的伸屈活动,3周后扶拐离床活动。

5. 不稳定性骨折和骨盆环双弓断裂移位骨折,应推迟功能锻炼的时间,早期禁坐,以防骨折再错位。

6. 行骨牵引治疗的患者,可在牵引期间进行下肢肌肉收缩及踝关节活动,解除固定后,逐步进行各关节的功能活动。8~10周骨折临床愈合后,扶拐行走,几周后逐渐锻炼负重步行。

第七单元　上肢损伤

细目一　肩臂部损伤概述

要点一　肩臂部的解剖

肩关节是上肢与躯干的连接部位，是上肢功能活动的基础。从功能解剖和临床的角度看，肩关节包括4个部分，即肩肱关节、胸锁关节、肩锁关节、肩胛胸壁结构。临床所谓的肩关节脱位，系指肩肱关节脱位。

（一）肩部的骨骼

肩部的骨骼有锁骨、肩胛骨及肱骨上端。

1. 锁骨

（1）为一弧形管状骨，横置于胸壁前上方外侧，支架于胸骨与肩峰之间。

（2）内侧端形成胸锁关节，外侧端形成肩锁关节，而将肩胛带间接地连接于躯干上部，支持并使肩部组织离开胸壁，除参与上肢活动外，能保持肩关节的正常位置，保护臂丛神经和锁骨下血管。

（3）锁骨有两个生理弯曲，外侧段向后凸，内侧段向前凸，略似"S"形。

（4）外侧1/3上下扁平，横断面为椭圆形。

（5）其前上缘有斜方肌，前下面有三角肌和喙锁韧带附着。

2. 肩胛骨

（1）为一不规则略呈三角形的扁平骨，有前后两面，上、下、外三个角及上、内、外三个缘，附着于胸壁后上的外侧部，覆盖于第2肋至第7肋或第8肋后部，与胸壁之间形成可以活动的假关节。

（2）肩胛骨后侧上1/3有一横行的骨嵴即肩胛冈，其外端为肩峰与锁骨连成的肩锁关节。

（3）肩胛骨的外角即肩胛颈及关节盂与肱骨头构成肩肱关节。

（4）肩胛骨的边缘、喙突及肩胛冈等均为肌肉附着处。

3. 肱骨近端

（1）是组成肩部的一部分，可分为头、颈及大小结节四个部分。

（2）肱骨头较大，为半球形，向后上内倾斜，与肩胛骨的关节盂构成肩肱关节。

（3）肱骨颈分为解剖颈和外科颈，前者位于肱骨干顶端和肱骨头之间，为关节囊附着部；后者即大小结节与肱骨干之间的部位，为肱骨近端最薄弱处，故肱骨近端骨折多发生于此处。

（4）大结节在肱骨干近端的前外侧，有冈上肌、冈下肌及小圆肌附着；小结节位于肱骨干近端的前内侧，有肩胛下肌附着；大小结节之间为一纵沟，有二头肌长头腱通过，称结节间沟。

（二）肩部关节

肩部关节有肩肱关节、肩锁关节、胸锁关节及肩胛骨与胸壁之间的假关节。

1. 肩肱关节

（1）是由肱骨头与肩胛盂构成的一个杵臼关节，由于头大盂小，仅以肱骨头的部分关节面与肩胛盂接触，关节囊较松弛，盂周有纤维软骨构成盂唇围绕，维持关节稳定性；并有喙肱韧带、盂肱韧带和周围的肌肉肌腱增强其稳定性。

（2）肩肱关节是活动范围最广泛最灵活的关节，上、下、左、右均可活动。

2. 肩锁关节

（1）是由肩峰和锁骨外端构成的一个平面关节，由关节囊、肩锁韧带、三角肌、斜方肌和喙锁韧带等维持关节稳定。

（2）喙锁韧带对稳定肩锁关节有特殊的重要作用，所以肩锁关节脱位或锁骨外端骨折手术复位时，必须修复此韧带才能维持复位。

（3）正常肩锁关节有20°左右的活动范围。

3. 胸锁关节

（1）是由锁骨内端与胸骨柄切迹构成的关节，其间有一个软骨盘。

（2）由关节囊、前后胸锁韧带、锁骨间韧带和肋锁韧带等维持其稳定性。

（3）正常胸锁关节有约40°的活动范围。

4. 肩胛骨与胸壁之间的假关节

（1）肩胛骨与胸壁之间无真正的关节结构，仅有丰富的肌肉联系，并使肩胛骨通过胸锁关节和肩锁关节在胸壁上作旋转活动，其活动范围约等于上述两关节活动范围之和，约60°。

（2）由于肩胛骨在胸壁上做旋转，可使正常人上肢上举180°左右，因此在功能上可视为肩关节的组成部分。

（三）血供

肩关节的血供主要来源于旋肱前、后动脉。胸肩峰动脉和肩胛上动脉也参与肩关节动脉网的组成。

（四）神经

支配肩关节的神经有肩胛上神经和腋神经。

要点二 肩臂部的生理功能

1. 肩部的肩肱关节、肩锁关节、胸锁关节和肩胛骨与胸壁之间的假关节等，既能单独活动，又能协同活动，能做内收、外展、前屈、后伸及内外旋转等多种活动，形成一个完整的体系。

上臂的外展与前屈活动，系由肩肱关节和肩胛骨与胸壁之间的假关节融合完成的。

肩部关节活动范围之所以如此强大，又如此灵活，均系肩部及躯干的肌肉作用，活动肩肱关节的有深层肌肉，如冈上肌、冈下肌、小圆肌及肩胛下肌等。

其联合腱称为肩袖，有浅层肌肉，即三角肌、胸大肌、背阔肌及大圆肌等，以及活动肩胛骨的躯干肌肉，即斜方肌、大菱形肌、小菱形肌、肩胛提肌、前锯肌、胸小肌和锁骨下肌等。

由于这些肌肉协调作用，使肩部各关节在各个不同的部位上协同运动。

2. 肩关节的稳定性主要依赖于肌肉的协调平衡作用来维持。

关节周围主要存在有三角肌、肩袖肌（冈上肌、冈下肌、小圆肌与肩胛下肌）、背阔肌、大圆肌、胸大肌等。

冈下肌是维持肩关节后方稳定的重要因素。

肩胛下肌是防止前脱位的重要的动力性稳定结构。

三角肌止于肱骨干外侧的三角肌粗隆，胸大肌止于肱骨大结节嵴，背阔肌止于肱骨小结节嵴。

细目二 肩关节脱位

要点一 概述

1. 肩关节脱位分为前脱位和后脱位，后脱位临床罕见。

2. 肩关节前脱位是临床常见的脱位之一，多发生于20~50岁的男性青壮年。

3. 因脱位后肱骨头所在的位置不同前脱位又分为肩胛盂下脱位、喙突下脱位、锁骨下脱位及胸腔内脱位。

要点二 病因病理

直接暴力或间接暴力均可造成肩关节前脱位，但以间接暴力为多。

（一）传导暴力

1. 当患者躯干向前外侧倾斜，跌倒时，手掌撑地，肱骨干呈外展姿势，由手掌传导至肱骨头的暴力可冲破肩关节囊前壁，向前脱位多见，如暴力强大或继续作用，肱骨头可被推到喙突下或锁骨下，形成喙突下脱位或锁骨下脱位。

2. 个别暴力强大者，肱骨头可冲进胸腔，形成胸腔内脱位。

（二）杠杆暴力作用

1. 当上臂过度外展、外旋、后伸，肱骨颈或肱骨大结节抵触于肩峰时，构成杠杆的支点，使肱骨头向盂下滑脱，形成肩胛盂下脱位，继续滑至肩胛前部成为喙突下脱位，因肩关节脱位时肱骨大结节受撞击，故常伴肱骨大结节骨折。

2. 也可伴肩盂、外科颈或解剖颈骨折，很少合并小结节骨折。

（三）肩关节前脱位的病理变化

1. 主要为肩关节囊的破裂和肱骨头的脱出，也有盂唇处破裂不易愈合，可为习惯性脱位的原因。

2. 早期可合并肩袖损伤、大结节撕脱性骨折或肱骨头和肩盂骨折，偶见腋动脉、腋神经损伤。

3. 晚期可并发肩关节僵直、活动障碍等。

要点三 临床表现

1. 伤后患肩疼痛、肿胀（合并骨折者，肿胀明显且可出现瘀斑），肩关节活动受限，不能做内收、内旋动作，仅能轻微外展、外旋。

2. 患者喜坐位，常以健手扶持患肘的前臂，头倾向患侧，以减轻肩部疼痛。由于肱骨头内移脱位，三角肌下空虚，肩峰突出，肩部失去正常圆钝平滑的曲线轮廓，故检查时可见患肩呈"方肩"畸形。

3. 患肢弹性固定于肩关节外展20°~30°位；触诊时可感觉肩峰下明显空虚。

4. 搭肩试验（Dugas征）阳性。

5. X线检查摄正位、穿胸位或腋窝位即可明确诊断脱位的类型及有无并发骨折。

要点四 诊断与鉴别诊断

（一）诊断

1. 根据患者的外伤史、典型临床表现及X线检查所见，一般可作出诊断。

2. 查体时应注意患肢有无神经、血管损伤的表现。

3. X线片检查可确定脱位的类型及有无并发骨折。

（二）鉴别诊断

肩关节脱位与肱骨外科颈骨折患部均有疼痛、肿胀及功能障碍等表现，特别是合并骨折时，两者有诸多相同的临床表现。其主要鉴别要点是脱位所特有的弹性固定、"方肩"畸形及肩峰下关节盂空虚等体征。

要点五 治疗

肩关节脱位应及早进行手法复位、固定治疗，因早期局部瘀肿疼痛与肌肉痉挛较轻，便于复位操作。操作时应注意手法轻柔准确，切忌暴力，以免发生合并伤。若患肢肌肉紧张，可在臂丛阻滞麻醉下待肌肉松弛后再予以手法复位。合并血管、神经损伤，或存在阻碍复位的因素，如肱二头肌长头肌腱后移至肱骨头后、断裂的肩袖嵌入肩盂等，或合并外科颈骨折，闭合复位不成功者，均为切开复位的适应证。

（一）手法复位

1. 手牵足蹬法 此法最为常用。以左侧肩关节脱位为例，患者仰卧，术者立于左侧，将左足抵住患者左腋窝部，同时双手握住患者左侧腕部，先沿畸形方向顺势牵引，并将伤肩外旋，逐渐内收、内旋，闻及入臼声，即提示复位。

2. 牵引回旋法 此法适用于肌肉发达的患者。

（1）患者取坐位或卧位，患肘关节屈曲90°。

（2）术者一只手握住患腕，另一只手握住患侧肘部，先沿上臂畸形方向牵引，保持牵引的同时轻柔匀缓地外旋上臂至极限位，再内收上臂，使肘关节贴近胸壁并横过胸前至体中线，此时，内旋上臂，使患掌搭于健侧肩上，即可复位。

（3）老年骨质疏松患者采用牵引回旋法，可能会导致肱骨外科颈骨折，应注意。

3. 拔伸托入法 此法稳妥、安全、有效，对年老患者尤为适用。

（1）患者坐或卧位，近端助手用布带套住固定患肩及躯干，远端助手握伤肢肘部和腕上部，徐徐将伤肢向外下方做拔伸牵引。

（2）术者立于伤侧肩部外侧，用两拇指压住伤侧肩峰，余指置入腋下，将脱位的肱骨头向外上方勾托。

（3）与此同时，令远端助手将伤肢在牵引下慢慢内收、内旋，直至肱骨头有回纳感或闻及弹响音，复位即告完成。

（二）固定方法

1. 复位后必须予以妥善固定，使受伤的软组织得以修复，以防日后形成习惯性脱位。

2. 患肢屈肘，上臂内旋并紧贴胸壁，腋窝部可衬以软垫。

3. 用绷带将上臂固定于胸廓上，同时用三角巾悬吊前臂于胸前，时间一般为2~3周，年老患者因易并发肩周炎，故固定时间可适当缩短。

（三）手术治疗

1. 合并神经、血管损伤或存在阻碍复位的因素，如肱二头肌长头肌腱后移至肱骨头后、断裂的肩袖嵌入肩盂或合并外科颈骨折，闭合复位不成功者，均为切开复位适应证，可行切开复位术。

2. 手术步骤

（1）患者仰卧，伤肩垫高，从肩关节前下方开始切开，沿锁骨外1/3经腋前线向内下到三角肌和胸大肌之间，转向外下延伸，切口长12~16cm。

（2）切开皮肤、皮下组织和深筋膜，显露三角肌、胸大肌及其间隙的头静脉，分开三角肌及胸大肌，并切断附着于锁骨部分的三角肌。

（3）向外翻开,向内牵开胸大肌,显露附着于喙突的喙肱肌腱、肱二头肌短头腱及结节间沟的二头肌长头腱,从近喙突处切断肱二头肌短头腱和喙肱肌腱,向下翻。

（4）也可凿断喙突显露附着于小结节的肩胛下肌,上臂外旋,靠近小结节处切断肩胛下肌,向前内翻开,显露关节囊前侧面,在距小结节2cm处弧形切开关节囊,显露肱骨头。

（5）肩关节前脱位者,在未切开关节囊之前,清除关节内积血,在牵引肱骨情况下外旋肱骨,用骨膜剥离器插入关节盂与肱骨头之间,轻轻撬动肱骨头使之复位,修复盂唇及关节囊。

（6）注意检查有无肌腱断裂,并进行修复,缝合肱二头肌短头和喙肱肌或螺钉修复喙突,再缝合创口。

（7）术后用外展架将肩关节固定于外展60°,前屈30°~45°位置,固定2~3周,拆除固定,加强功能锻炼,辅以理疗。

要点六　预后与康复

1. 年老体弱者易并发肩周炎,故治疗过程中,应注意"动静结合"的治疗原则。
2. 复位固定后即可开始手指、腕关节的功能锻炼。
3. 手法复位1周后将固定上臂的绷带去除,并开始练习肩关节屈伸活动。
4. 2~3周解除外固定后,逐渐开始主动锻炼肩关节各方向的运动。合并骨折者,固定时间需根据情况延长。
5. 应禁止强力被动牵拉患肢,以防损伤软组织及并发骨折等。
6. 在制动期间限制外展、外旋活动,以利于损伤的软组织修复,防止因关节囊修复不良而导致复发性脱位。

细目三　肩锁关节脱位

要点一　概述

1. 肩锁关节脱位是较常见的肩部损伤。
2. 多发于青壮年男性。

要点二　病因病理

1. 直接暴力和间接暴力均可造成肩锁关节脱位,以直接暴力多见,如肩关节处于外展、内旋位时,暴力冲击于肩的顶部,或跌倒时肩部着地,均可引起肩锁关节脱位。肩锁关节的稳定性靠关节囊、肩锁韧带及喙锁韧带的维持作用。

2. 肩锁关节脱位时,如仅关节囊及肩锁韧带破裂,而喙锁韧带未断裂,锁骨外端向上移位轻,为半脱位;如关节囊及肩锁韧带破裂的同时,还伴有喙锁韧带断裂,锁骨外端与肩峰完全分离,即为完全脱位。

多由直接暴力撞击所致,患者上臂内收位,侧向摔倒,肩部着地,外力直接作用于肩峰部,将肩胛骨与锁骨同时推向下内,由于锁骨内端被第1肋抵挡,而致局部形成支点,应力集中于肩锁及喙锁韧带。①如暴力较小,关节囊及肩锁韧带因离支点较远,受力较大而断裂,因喙锁韧带完整,故锁骨外侧端仅轻度上移而呈半脱位。②若暴力强大,肩锁韧带和喙锁韧带同时断裂,三角肌于肩峰的附着处亦撕裂,上肢及肩胛骨因失去韧带的悬吊作用而下坠,锁骨受胸锁乳突肌的牵拉而向上移位,肩锁关节呈全脱位。

间接暴力损伤较少见,患者摔倒时上肢处于外展和轻屈位,暴力经着地的肘或手部上传至肩峰,向上内方推顶肩胛骨,使肩锁韧带和肩锁关节囊过度紧张而撕裂,由于肩胛骨上移时喙锁韧带松弛,故不易损伤而多造成半脱位。

肩锁关节脱位时,可伴有关节面、关节软骨盘不同程度的损伤,严重时,可发生肩峰、第1肋骨、喙突等骨折。

要点三　临床表现

1. 伤后局部有不同程度的疼痛、肿胀及活动障碍。
2. 查体时可见肩部有擦伤或挫伤痕,锁骨外侧端高于肩峰而呈"台阶状"畸形。
3. 压痛部位以肩锁关节处为著,全脱位者喙锁间隙亦有压痛。
4. 半脱位者触压时有浮动感,锁骨外端前后方向活动度加大。
5. 全脱位者除可扪及关节处间隙增大外,并可触及"琴键征",即在托住肘部的同时,用力向下按压锁骨外侧端可使之复位,放手后随即弹起,锁骨外端上下及前后方活动度明显增大。
6. X线检查可明确脱位的类型及程度。

要点四 诊断与鉴别诊断

1. 根据患者摔伤、撞伤肩部的外伤史，局部症状、体征及X线所见，一般可作出诊断。

2. 轻度半脱位，单侧普通X线片不能肯定诊断者，应摄双侧肩锁关节应力位片，令患者双手分别提约2.5kg的重物，同时拍摄两侧肩锁关节进行对比。

3. 正常肩锁关节间隙为1.1~1.3mm，半脱位时此间隙增大，但<5mm。由于存在个体差异，应重视双侧对比，常可发现患侧锁骨外侧端与肩峰间距离较健侧增大。全脱位者，肩锁关节间隙>5mm。

要点五 治疗

肩锁关节脱位以闭合复位外固定为主，手法整复虽然容易，但整复后维持其对位则比较困难。因此，在临床如遇固定效果不满意或陈旧性肩锁关节脱位，并影响关节功能者，可考虑采用手术疗法。但45岁以上患者以非手术疗法为首选，因手术或长时间外固定易引起肌肉萎缩和关节粘连，对关节功能影响更大。

（一）手法复位

患者取坐位，屈肘，术者一手托住患肘将上臂沿肱骨纵轴上推，同时用拇指按压锁骨外端即可复位。

（二）固定方法

1. **胶布固定法** 在锁骨外端前上方、肘下及腋窝部各放棉垫一块，用宽3~5cm的胶布反复粘贴2~3层，然后用颈腕吊带悬吊患肢于胸前。

2. **石膏围腰及压迫带固定法**

（1）先上石膏围腰，围腰前后各装一腰带铁扣，待石膏凝固干透后，用厚毡1块置于肩上锁骨外端隆起部。

（2）另用宽3~5cm帆布带，通过患肩所放置的厚毡上，将带之两端系于石膏围腰前后的铁扣上，适当用力拉紧，使分离之锁骨外端与肩峰接近同一平面。

（3）拍摄X线片证实无误后，以三角巾将患肢悬吊于胸前，固定4~6周。

（三）手术治疗

1. 对外固定不能维持其对位的青壮年患者，或陈旧性脱位影响功能者，应采用手术治疗。

2. 常用的术式：肩锁间钢针内固定及韧带修复或重建术、喙锁间螺钉内固定、带袢金属板内固定及韧带修复或重建术、肌肉移位动力重建术和锁骨外端切除术等。临床可根据患者的具体情况选择应用。

3. 手术步骤

（1）患者仰卧，伤肩垫高，常规消毒铺巾，沿锁骨外段并绕过肩峰做切口，长8~9cm，做骨膜下分离，将斜方肌和三角肌附着处切开分离，暴露肩锁关节，清除碎骨片及关节间组织。

（2）将上臂向上，并同时向下压锁骨外端，即可使肩锁关节复位，修复肩锁韧带、关节囊和喙锁韧带，用2根克氏针穿过肩峰、肩锁关节，直至锁骨外段5~6cm处，针尖穿透后缘皮质。

（3）钢丝在肩锁关节面上面"8"字交叉后绕过克氏针下于前方打结。

（4）剪除多余的克氏针部分，并将其外露的远端弯成一小钩，埋于皮下，以防止克氏针发生移位、滑脱，作为临时固定，再将斜方肌和三角肌的边缘在锁骨及肩峰处褥式缝合修复，最后缝合皮肤，术后患侧上肢贴胸位三角巾悬吊2周，逐渐做肩关节功能练习。

要点六 预后与康复

1. 由于维持肩锁关节脱位的对位比较困难，因此固定期间应经常检查其外固定的效能，如有松动要及时调整，同时应定期进行X线检查以检测固定的效果。

2. 由于肩部解剖关系复杂，伤后易并发肩周炎，故固定期间应注意动静结合，适当进行肘、腕、指关节活动。

3. 去除固定后，伤肢可行钟摆样运动。

4. 5~6周后逐渐加大运动幅度，如旋转、外展及上举运动，力量逐渐增强。

细目四 锁骨骨折

要点一 概述

1. 锁骨骨折是常见的骨折之一。
2. 尤多见于青壮年及儿童。

要点二 病因病理

1. 直接和间接暴力均可造成锁骨骨折，但以间接暴力多见。

2. 患者跌仆时，肩部外侧或手掌着地，外力交集于锁骨的中 1/3 形态变化部位或中、外 1/3 交界处，并产生一剪式应力而导致骨折。

3. 其典型移位是骨折内侧段因胸锁乳突肌的牵拉向后上方移位，外侧段受胸大肌、斜方肌的牵拉向内前方移位，受患肢重力的影响向下移位。

4. 直接暴力导致者，多为粉碎性骨折。

5. 幼儿常发生青枝骨折，骨折端可向上成角。

要点三　临床表现

1. 患者有跌倒受伤或暴力直接打击锁骨的外伤史。

2. 伤后骨折局部疼痛、肿胀，严重者皮下出现瘀斑，锁骨上、下窝变浅甚至消失，患侧上肢活动障碍。

3. 幼儿多发生青枝骨折，故局部肿胀不明显。

4. 患者常以健手托住患肢，头部侧向患侧，下颌偏向健侧，患肩向前、内、下方倾斜。

5. 检查时，可见伤处异常隆起，局部肌肉痉挛；骨折部压痛明显，可触及异常活动和骨擦音。

6. 检查幼儿时，活动其伤肢或按压伤侧锁骨时可因疼痛而哭闹。

7. X 线检查可明确骨折的部位及移位的形式和程度。

要点四　诊断与鉴别诊断

（一）诊断

1. 根据外伤史、临床症状、体征及 X 线表现可作出明确诊断。

2. 损伤严重、骨折移位明显，尤其是粉碎性骨折者，骨折片可压迫或刺伤锁骨下动、静脉或臂丛神经。

3. 诊断骨折的同时，应仔细检查患肢血液循环、肌肉收缩活动及皮肤感觉，以除外锁骨下血管、神经损伤。

（二）鉴别诊断

1. 当锁骨骨折发生在外 1/3，尤其是移位骨折时，由于距肩锁关节较近，故临床往往需与肩锁关节脱位或半脱位鉴别。

2. 可拍摄双肩应力 X 线片，方法同前。

3. 如患肩喙锁韧带断裂，则 X 线片显示骨折移位加大，喙突与锁骨之间距离增宽。

要点五　治疗

单纯骨折应以保守治疗为主，不应为追求解剖复位而反复多次整复或盲目手术。多次整复会加剧肿胀，甚至引起神经、血管损伤。此外，对粉碎性骨折碎片，不应按压复位而应采用捏合手法，否则极易伤及锁骨下血管、神经。若整复困难，可考虑做切开复位内固定。

（一）手法复位

1. 患者取坐位，双手叉腰，抬头挺胸位。

2. 助手一足踏于凳上，屈膝后用膝部顶住患者背部中间，双手分别抓住患者两上臂近端，用力将两侧肩胛带向后、外方牵拉，以矫正重叠、成角移位。

3. 术者面对患者站立，一手按压骨折近端向下，另一手提托骨折远端向上，使两骨折端对合。

4. 如为儿童青枝骨折存在向上的成角移位时，可按压骨折凸起部向下即可复位。

（二）固定方法

1. **横"8"字绷带法**

（1）使患者维持挺胸叉腰位，于骨折处放置高低垫，然后在两腋窝部放置棉垫以防血管、神经受压。

（2）用绷带按"∞"形从患侧肩前部开始，从背部绕到健侧腋下，经健侧肩前向上又横过背部，再回到患侧腋下，并绕向患侧肩前，经骨折处至背部，如此反复缠绕 8~12 层。

（3）此法适用于锁骨中 1/3 及中外 1/3 骨折，固定时间为 3~4 周，粉碎性骨折可延长至 6 周。

2. **双圈固定法**

（1）患者体位及腋窝部棉垫放置方法同前。

（2）用绷带制成两个周径大于上臂周径的环圈，分别套于两腋部，然后于前、后方绑缚 3 条固定带。

（3）前侧及后侧上方固定带的作用是防止双圈松脱，后下方固定带的作用是固定锁骨。

（4）固定带的两端分别打结。

3. **三角巾悬吊**　轻度移位或无移位的骨折，可用三角巾悬吊患肢 2~3 周。

（三）手术疗法

1. 采用切开复位内固定术应慎重，手术创伤加之骨膜的广泛剥离，可导致骨折延迟愈合甚至不愈合。

2. 对粉碎性骨折移位严重，开放性骨折，多发骨折，或骨片断端损伤锁骨下神经、血管及有刺破皮肤可能时，可行切开复位，克氏针或钢板螺丝钉内固定术。

3. 手术步骤

（1）患者仰卧位，伤肩垫高，颈丛神经阻滞麻醉后，沿锁骨横行切口，长5cm左右，切开皮肤、皮下组织，暴露两侧骨折端，骨折端复位。

（2）从远侧骨折端逆行插入1枚克氏针，并使之穿出皮肤之外，再将克氏针自外端穿入骨折内侧段，剪除过长的克氏针外端部分，并将外端弯曲埋于皮下，以防肩部活动导致克氏针移位。

（3）检查并缝合切口。术后三角巾悬吊4~6周，骨折愈合后拔除克氏针。

要点六　预后与康复

1. 锁骨骨折预后一般良好，一定程度的畸形愈合对功能无明显影响。

2. 复位固定过程中，不宜盲目追求骨折对位而反复整复或外固定过紧，以免加重损伤或压迫血管、神经。

3. 固定期间，患者应尽可能保持挺胸，并后伸肩部，初期可做腕、肘关节屈伸活动，中、后期逐渐做肩部练功活动，以利肩关节功能恢复。

细目五　肱骨外科颈骨折

要点一　概述

1. 肱骨外科颈骨折临床多发生于老年人，亦可见于儿童和壮年人。

2. 肱骨外科颈骨折移位多较严重，局部出血较多，应特别注意。

要点二　病因病理

此骨折多为间接暴力所致，肩部外侧直接暴力亦可引起骨折。由于损伤时患肢姿势和暴力方向、程度的差异，肱骨外科颈骨折有以下几种不同的类型。

（一）间接暴力骨折

1. **外展型**　跌倒时患肢处于外展位所致，临床多见。骨折远段外展，断端外侧皮质嵌插（内侧分离）而向前内成角，或合并向内、向前侧方移位。远折段多位于近折段的内前侧，并可出现重叠移位。

2. **内收型**　跌倒时患肢处于内收位所致，临床较少见。骨折远段内收，断端内侧皮质嵌插（外侧分离）而向前外成角，或合并向外、向前侧方移位。远折段多位于近折段的外前侧，并可出现重叠移位。

3. **嵌插型**　跌倒时患肢处于中立位且暴力较小所致，临床较少见。两骨折断端嵌插，远折段坚质骨插入近端松质骨内，无侧方及成角移位。

4. **合并肩关节前脱位**　跌倒时患肢外展外旋且暴力严重所致，临床少见。肱骨头多脱至关节盂下，骨折远段可位于肱骨头的内侧或外侧。

（二）直接暴力骨折

肩外侧受直接暴力打击或跌倒时肩外侧着地所致，为骨膜下骨折，多无移位，但亦可为移位明显的粉碎性骨折。除外科颈骨折外，常波及大、小结节等处。

要点三　临床表现

1. 患者有肩外侧被钝器击伤或跌倒受伤史。

2. 伤后患肢疼痛、肿胀、功能受限，上臂内侧可见青紫瘀斑，或出现张力性水疱，局部压痛及叩击痛。

3. 骨折断端移位明显者，可触及骨擦感和异常活动，上臂外观畸形。

4. 合并肩关节脱位者有方肩畸形，可在腋下或喙突下扪及肱骨头；合并腋神经损伤可导致三角肌萎缩或瘫痪而出现肩关节假性半脱位。

5. X线正位、穿胸位片可确定骨折类型及移位情况。

要点四　诊断与鉴别诊断

（一）诊断

1. 根据外伤史、临床表现及X线检查可作出明确诊断。

2. 儿童青枝骨折可能仅见一侧骨皮质内凹，或呈"竹节样"，两者均可无骨折线，阅片时应仔细，防止漏诊。

3. 真正的嵌插性骨折临床甚为少见,对疑有肱骨外科颈骨折的患者应拍摄正位和穿胸位片,全面了解骨折移位情况以指导治疗。

(二)鉴别诊断

肱骨外科颈骨折临床诊断并无困难,但如局部肿胀明显或患者肌肉或脂肪丰厚而掩盖畸形,则需与肩部其他损伤鉴别,如肱骨大结节骨折、肱骨头骨折、合并肩关节脱位的肱骨外科颈骨折等。一般X线片即可区别。

要点五 治疗

无移位裂纹骨折或嵌插骨折,仅需用三角巾悬吊患肢1~2周,即可开始功能活动。移位骨折及合并肩关节脱位者,应予以手法复位及外固定。手法复位失败或外固定不稳定者,可切开复位内固定。

(一)手法复位

1. 外展型、内收型骨折

(1)纠正重叠移位:患者坐或卧位,近端助手用一宽布带绕过腋窝向上提拉,远端助手握前臂上段使肘屈曲90°,顺势牵引以纠正重叠移位。

(2)纠正内外成角及侧方移位:对外展型骨折,术者两拇指按于骨折近端的外侧,余指环抱骨折远端的内侧,用力提按,同时令远端助手内收患肢使肘部超过身体中线;对内收型骨折,术者拇指按压骨折部向内推,余指环抱骨折近端的内侧向外拉,同时令远端助手外展上臂超过90°。

(3)纠正向前成角(或侧方)移位:术者面对患者,下蹲于患者的前外侧,两拇指置于骨折远端后侧向前顶推,余指环抱骨折部前侧即成角处用力向后提拉,同时令远端助手在牵引下前屈患肢肩关节,并上举超过头顶。

2. 合并肩关节脱位

(1)患者仰卧,患肢置于自然休息位,或轻度外展位。

(2)近端助手用宽布带绕患侧腋下胸壁向上牵引,远端助手握患肢于轻度外展位给予轻缓的牵引,以牵开骨折远端与关节盂之间的间隙,为肱骨头入盂打开通道,牵引力宜小而持续稳定。

(3)术者用双手拇指分别从腋下前后两侧伸入腋窝,摸清肱骨头后,将其缓慢地向后外上方推顶,使之入盂。

(4)肩关节脱位整复后,再按前法整复骨折。

(二)固定方法

1. 采用上臂超肩关节夹板固定

(1)外展型骨折在近端外侧放一平垫,远端内侧(腋下)放一连夹板的蘑菇垫;内收型骨折在外侧成角处置放平垫,蘑菇垫置于内上髁上部。

(2)包裹棉垫后按要求放置夹板,骨干部用三条扎带捆紧;然后用内侧夹板上方预先留置的长扎带,向外上方穿过前、外、后侧夹板顶端的布带环,并作环状打结。

(3)最后将长布带穿入棉垫卷(置于对侧腋下,以免勒破皮肤)后绕过对侧腋下打结,三角巾悬吊患肢。

2. 外展型骨折应置于内收位固定,时间3~4周。

3. 内收型骨折如于中立位固定不稳定者,可用外展支架将患肢置于肩外展70°、前屈30°及肘屈90°位固定。2周后,骨折端已初步连接,可拆除外展支架,继续用夹板固定1~2周。

4. 合并肩关节脱位者,应置于骨折稳定位固定,一般多置于外展位固定。

(三)牵引疗法

1. 适用于粉碎性骨折且有明显错位者。

2. 一般采用尺骨鹰嘴牵引,将上臂置于使骨折远端能对应骨折近端的位置。

3. 可配合使用手法和夹板固定。

4. 牵引时间为3~4周,牵引重量2~4kg。

(四)手术治疗

1. 肱骨外科颈骨折移位严重经手法复位不成功,或因延误而不能手法复位者,或骨折合并脱位手法整复失败的青壮年患者,应考虑切开复位,螺丝钉或"T"形钢板内固定。

2. 对合并腋部神经、血管损伤者,宜尽早手术以修复。

3. 手术步骤

(1)于高位臂丛阻滞麻醉下,患者仰卧位,伤肩垫高,自肩锁关节前下方切开,沿锁骨外1/3向内到三角肌和胸大肌之间,转向外下延伸,做弧形切口,长12~14cm,切开皮肤、皮下组织和深筋膜,在三角肌和胸大肌之间分离,保护头静脉,将三角肌向外牵开,胸大肌向内牵开,显露肱二头肌长头肌,清除局部血块,即可查清两骨折端的位置和肱骨头脱位的位置。

（2）助手两手持续牵引伤肢，协助术者进行肱骨头脱位或骨折端复位。用骨膜剥离子将骨折端复位，并将两骨折端互相抵紧，观察骨折端对位的稳定情况。

（3）内固定的方法较多，可选用松质骨螺钉和加压螺钉固定。

（4）检查清洗伤口，放置负压引流，逐层缝合伤口。

（5）术后将伤肢用外展架固定于外展60°~70°、前屈30°~45°。

（6）术后在伤肢无痛苦的情况下，即开始伤肢未固定部位的功能锻炼。1~2天拔去负压引流，10~14天拆除缝线，4~6周拆除外固定架，摄X线片检查骨折愈合情况。

要点六　预后与康复

1. 骨折固定后，早期可行肘、腕关节及肌肉收缩活动。

2. 2~3周内，外展型骨折应限制外展活动，内收型骨折应限制内收活动。

3. 3~4周解除外固定后开始练习肩关节各方向活动，幅度应逐渐增大。

4. 中老年患者后期极易并发肩关节周围粘连，故应强调早期进行适当的活动。

5. 儿童患者，因其骨折部会随着年龄的增长而逐步下移，故复位要求较低，一定程度的错位愈合不致影响其日后的肩关节功能。

细目六　肱骨干骨折

要点一　概述

1. 肱骨干骨折是指肱骨外科颈以下1~2cm至肱骨髁上2cm之间的骨折。

2. 临床较为常见，大多见于青壮年。

要点二　病因病理

1. 肱骨干中、上段骨折大多由直接暴力造成，如直接打击、机械挤压、火器伤等，因此常发生开放性骨折，其骨折大多为横断形或粉碎性。

2. 传达暴力骨折见于跌倒受伤。

3. 扭转暴力骨折则多因投掷受伤及掰腕时用力过猛而致骨折。此类骨折的典型部位常为中、下1/3交界处，骨折线多呈斜形或螺旋形。

4. 当骨折局部遭受挤压力和弯曲力复合作用时，常在斜形骨折的基础上发生蝶形骨折。

5. 由于肌肉的牵拉，肱骨干不同平面的骨折会出现不同形式及方向的移位。

6. 三角肌止点以上者，近折段因胸大肌、背阔肌和大圆肌的牵拉而向上、向内移位，远折段因三角肌、喙肱肌、肱二头肌和肱三头肌的牵拉而向上、向外移位。

7. 三角肌止点以下骨折者，近折段因三角肌和喙肱肌牵拉而向外、向前移位，远折段因肱三头肌及肱二头肌牵拉而向上移位。

8. 肱骨干下1/3骨折，由于患者将前臂吊于胸前，常引起远折段内旋及成角移位。

要点三　临床表现

1. 患者多有明确的外伤史，如暴力直接打击、挤压，或跌倒，投掷标枪、手榴弹以及掰腕时用力过猛等。

2. 伤后患臂疼痛，活动障碍，肿胀瘀斑，严重时局部可出现张力性水疱。

3. 检查时骨折局部可有骨擦音、异常活动，患臂有重叠移位、成角或旋转畸形。

4. 部分损伤严重的患者可并发桡神经或肱动脉损伤，合并桡神经损伤者，可出现垂腕畸形、掌指关节背伸功能障碍及第1、2掌骨背侧皮肤感觉障碍。

5. X线片可确定骨折部位、类型及移位情况。

要点四　诊断与鉴别诊断

（一）诊断

根据患者的外伤史、临床表现，结合X线片检查可明确诊断。

（二）鉴别诊断

1. 肱骨上段骨折与肱骨外科颈骨折，肱骨下段骨折与肱骨髁上骨折，由于部位接近，故临床上有时需要加以鉴别。

2. 从暴力特点、发病年龄等则可初步予以区别，确定诊断需借助X线片。

要点五　治疗

治疗以闭合复位外固定为主，忌为追求解

剖复位而反复多次整复；横断骨折整复时应避免强力牵引以防断端分离；中下段骨折忌用粗暴手法，以免损伤桡神经；闭合骨折并桡神经损伤者，手法复位夹板固定并安装腕、指弹力功能装置，4~6 周后，神经无恢复迹象者应手术探查；对开放骨折并桡神经损伤应在清创术的同时行骨折内固定并探查修复神经；无移位骨折用小夹板固定 3 周后，即可进行功能锻炼。

（一）手法复位

1. 纠正重叠移位

（1）患者坐或卧位，患肩前屈 30°，肘关节屈曲 90°，上臂中立位。

（2）近端助手用一宽布带绕过患肢腋窝向上牵引。

（3）远端助手两手分别握持患肢肘部及前臂，先顺畸形方向牵引，然后慢慢转至与骨折近段纵轴一致的方向牵引（上 1/3 骨折，将远端肢体轻度内收，中 1/3 及下 1/3 骨折，则置于轻度外展 45° 位），以纠正骨折的重叠及成角移位。

2. 纠正侧方移位

（1）上 1/3 骨折，术者一手置于骨折近端内侧，另一手置于骨折远端的外侧，两手用力横挤，以纠正侧方移位。

（2）中 1/3 骨折，术者两拇指按压骨折近端的外侧，余指环抱骨折远端的内侧，用力推挤纠正侧方移位。

（3）下 1/3 骨折，术者双掌对置骨折的前、后及内、外侧推挤断端使之对合。

3. 嵌合骨折

（1）如为横断骨折，术者两手合抱骨折端，令远端助手将骨折远段做轻微摇晃的同时施加纵向挤压力，使骨折端锯齿吻合并嵌合紧密。

（2）对螺旋形骨折应使骨折远端反向旋转，使骨折端嵌合紧密。

（二）固定方法

1. 夹板固定

（1）上 1/3 骨折选用超肩关节夹板，于近端前内侧、远端后外侧各置一平垫。

（2）中 1/3 骨折选用不超关节夹板，于近端前外侧、远端后内侧各置一平垫。

（3）下 1/3 骨折选用超肘关节夹板，压垫放置根据骨折移位情况采用两垫或三垫固定法。

（4）应尽量避免在中、下 1/3 前外侧放压垫，否则易导致桡神经受压而损伤；必须放压垫时，应避开桡神经。

（5）固定体位为肘关节屈曲 90°，前臂中立位置于带柱托板上，三角巾悬吊置于胸前。

（6）远段原始内旋移位的螺旋形骨折，可用上肢外旋托架固定。

（7）骨折有分离趋势者，应加用上肢外展支架，将患肢固定于外展位以减少重力影响或用肩肘弹力兜固定。

（8）固定时间成人 6~8 周，儿童 3~5 周。

2. "U" 形石膏固定

（1）适用于横断或短斜形骨折，固定时患肢屈肘 90°，用一长、宽适宜的石膏条自患肢内侧腋窝处开始，向下绕过肘部，再沿患肢上臂外侧向上至三角肌中上部放置，然后用绷带缠绕。

（2）如骨折有分离倾向，亦可将石膏绕至肩上部，使石膏基本呈 "O" 形。

3. 悬垂石膏固定

（1）适用于螺旋形、斜形骨折重叠移位明显者。

（2）固定方法为置肘关节功能位，前臂中立位，患肢包长臂管型石膏，其上端超过近折端 3cm，下端达腕部。

（3）缠绕石膏时应于腕部桡侧及掌背侧各包埋一铁丝环，作悬吊用。

（三）手术治疗

1. 对开放性骨折、肱骨干多段骨折、手法复位失败者、合并血管神经损伤者、骨折断端间有软组织嵌入者，或合并同侧肩、肘部骨折（如侧撞骨折）者，可考虑切开复位钢板内固定，术中注意保护桡神经。

2. 手术步骤

（1）在臂丛阻滞麻醉或全身麻醉下，患者仰卧位，伤侧肩部稍垫高，伤肢放于胸前。

（2）以骨折部位为中心，做上臂前外侧纵切口，长约 8cm，切开皮肤、皮下组织及深筋膜，显露三角肌、肱二头肌及肱三头肌，并从肱二头肌、肱三头肌间隙纵行分开肌肉，显露骨折端，清除其间血块，剥离骨膜。中下 1/3 段骨折，术中可显露并保护桡神经。

（3）骨折复位后以 6 孔普通钢板或加压钢板螺丝内固定。

（4）逐层缝合切口，使用普通钢板螺丝钉术后要用夹板或上肢石膏托外固定。

（5）内固定方法包括钢板螺丝钉内固定、加压钢板固定、顺行交锁髓内钉固定、逆行交锁髓内钉内固定等。

要点六　预后与康复

1. 肱骨干骨折复位时要防止过度牵引。反复多次的整复，尤其是体弱者，易造成骨折迟缓愈合甚至不愈合。

2. 肱骨干骨折，尤其是横断骨折，无论采用何种形式的外固定，骨折断端均可由于肢体自身重量的悬垂牵引作用使骨折端发生分离移位。故整复时应采用叩击法嵌插骨折断端，宜采用前臂托板、外展支架或用弹力带行肩肘环绕等形式的固定以抵消上肢重力的影响。

3. 固定过程中要指导患者多做肌肉收缩运动，并经常做患肢依托坐椅扶手或桌面，用健手按压患侧肩部向下的动作，来预防分离移位的出现。

4. 复位后2~3周内应定期摄片复查，以便及时发现问题、及时处理。此外，肱骨干与桡神经的关系密切，在整复及固定过程中易损伤桡神经。

5. 固定后即可做伸屈指、掌、腕关节及耸肩等活动，有利于气血通畅。肿胀开始消退后，应做肌肉等长收缩运动，以加强两骨折断端在纵轴上的挤压力，保持骨折部位相对稳定。3~4周后逐渐进行肩关节及肘关节伸屈活动。

6. 骨折愈合后，做肩关节外展、内收等及肘关节伸屈活动。

细目七　肘、前臂部损伤概述

要点一　肘、前臂部的解剖

1. 肘关节是由肱骨远端及桡骨和尺骨近端构成的复合关节，即肱尺、肱桡和上尺桡等关节组成，它们共同被包在一个关节囊内。

2. 肱尺关节由肱骨滑车和尺骨鹰嘴切迹组成，呈一滑车关节，能在冠状轴上做伸屈运动。

3. 肱桡关节是由肱骨的头状隆起和桡骨头窝组成，属球窝关节。

4. 上尺桡关节是由桡骨近端的环状关节面和尺骨近端的桡骨切迹所组成，与远侧的下尺桡关节共同完成前臂的旋转活动。

5. 肘关节囊颇松弛，关节囊上方附于肱骨的桡骨窝、喙突窝及鹰嘴窝的上方。

6. 关节囊两侧附着较低，在内、外上髁和滑车以及头状隆起关节面上缘的骨面上。

7. 关节囊向下方附于桡骨环状韧带及尺骨半月切迹内缘的骨面上。

要点二　肘、前臂部的生理功能

1. 正常肘关节伸直时肱骨内上髁、外上髁与尺骨鹰嘴在一直线上，肘关节屈曲时，三点呈一等腰三角形。

2. 肘关节的运动主要是伸屈。正常屈曲平均约158°，即手可以触到肩的角度。完全伸直时为0°，但可以过伸5°~15°，女性过伸度数较大。前臂内旋可达150°~160°，日常应用常在内旋80°至外旋45°之间。肘关节运动从三维考虑比较复杂，从临床实用观点，肘关节的伸、屈是一单轴运动，该轴经过尺骨滑车槽和肱骨小头。

3. 单前臂伸或屈到最后时，常有纵轴旋转偏离。内、外旋转的轴在桡骨头中心与尺骨远端关节中心连线上。

细目八　肘关节脱位

要点一　概述

1. 肘关节脱位是最常见的关节脱位，在全身各大关节脱位中发病率居首位。

2. 临床多发于青壮年患者，儿童与老年人则较少见。

3. 肘关节脱位有前脱位和后脱位两大类，前脱位多伴有尺骨鹰嘴骨折，临床少见。

要点二　病因病理

1. 患者跌倒时，手掌撑地，肘关节过伸，鹰嘴尖端急骤撞击鹰嘴窝，产生一杠杆作用力，致使肱骨远端突破肘关节囊前壁，同时撕裂止于尺骨冠突的肱肌附着点，而向前下移位。

2. 尺桡骨上段同时滑向后上方形成后脱位。

3. 由于暴力方向的不同,肘关节后脱位可同时伴有桡侧或尺侧脱位。

4. 如发生侧后方脱位,易并发内上髁撕脱骨折。

要点三 临床表现

1. 伤后肘关节疼痛、肿胀、活动功能障碍。

2. 肘关节弹性固定于轻屈位,外观呈"靴形"畸形,患者常用健手托住伤肢前臂。

3. 肘窝饱满,前后径增宽,上臂与前臂比例失常,前面观前臂变短。

4. 肘后鹰嘴突异常后凸,肘后上方空虚、凹陷。肘前可触摸到肱骨远端,尺骨鹰嘴与桡骨头可在肘后触及。

要点四 诊断与鉴别诊断

（一）诊断

根据患者的外伤史、临床表现及X线征象即可作出诊断。

（二）鉴别诊断

1. 肘关节脱位后,肘后三角关系紊乱,被动活动受限并有弹性阻力感,据此可与肱骨髁上骨折鉴别。

2. 合并骨折时肘部肿胀更为明显。

3. 合并肱骨内上髁骨折时,局部压痛明显,有时可触及肱骨内上髁骨折片。若骨折片被前臂屈肌群牵拉,向前下方移位或嵌入肱尺关节间隙时,触摸时则觉内上髁局部低平。

4. X线片可明确脱位的类型以及是否合并骨折。

要点五 治疗

肘关节脱位手法复位一般均可获得成功,合并内上髁、尺骨鹰嘴等部位骨折者视具体情况可分别采用手法复位外固定或切开复位内固定。

（一）手法复位

1. 单纯性脱位,就诊及时,疼痛等症状较轻者,可不用麻醉直接复位;复位困难者可选用臂丛阻滞麻醉。

2. 若存在侧方移位,应先用横挤手法予以整复。

3. 常用牵拉屈肘法 ①患者仰卧或坐位;②近端助手把持上臂,远端助手握患肢腕部行对抗牵引;③术者双手拇指顶推肘后鹰嘴部,其余手指扣住肱骨远端,运用端提手法的同时令远端助手逐渐屈曲肘关节,当闻及关节弹响音时即提示复位成功;④复位成功后,肘关节主动活动、被动活动及肘后三角关系正常。

4. 如肘关节后脱位合并骨折,应先整复脱位,再整复骨折。一般情况下,当脱位整复后,骨折亦随之复位。如果骨折片未复位,再采用相应手法整复骨折。

（二）固定方法

1. 用三角巾悬吊前臂或肘后石膏固定于屈肘90°位1~2周。

2. 合并骨折时,骨折局部可用压垫和夹板或石膏托固定,固定时间3~4周。

3. 手术治疗者,应视具体病情调整石膏固定时间。

（三）手术治疗

1. 青壮年陈旧性脱位,应考虑手术治疗。

2. 合并内上髁骨折者,如手法复位失败,亦应切开复位,直视下复位后用骨圆针行内固定。

3. 切开复位 ①臂丛阻滞麻醉;②取肘后纵行切口,肱骨内上髁后侧暴露并保护尺神经;③肱三头肌腱做舌状切开,暴露肘关节后,将周围软组织和瘢痕组织剥离,清除关节腔内血肿、肉芽和瘢痕,辨别关节骨端关系加以复位;④缝合关节周围组织;⑤为防止再脱位,可采用1枚克氏针自鹰嘴至肱骨远端固定,1~2周后拔除。

要点六 预后与康复

1. 解除固定后开始主动屈、伸肘关节活动,严禁粗暴的被动活动,防止骨化性肌炎的发生。

2. 一般2~3个月后,肘关节功能可恢复正常。

3. 陈旧性脱位及合并骨折的患者,因局部组织粘连及术后固定时间相对较长,故关节康复较困难。

4. 可在中药外用熏洗药的配合下,加强肘关节功能锻炼,否则肘关节残留功能障碍的可能性大。

细目九　桡骨头半脱位

要点一　概述

1. 桡骨头半脱位是临床颇为常见的肘部损伤。
2. 多发于3岁以下的幼儿。
3. 多由于手腕和前臂被牵拉所致,故又称牵拉肘。

要点二　病因病理

1. 受伤原因多为患儿在肘伸直位时腕部受到纵向牵拉所致,如穿衣或跌倒后,患儿前臂于旋前位被人用力向上提拉,即可造成桡骨头半脱位。
2. 桡骨头半脱位的损伤机制,一般认为系幼儿桡骨头发育不全,桡骨头与桡骨颈的直径几乎等粗,环状韧带松弛。当肘关节在伸直位突然受到牵拉,肱桡关节间隙加大,关节内负压骤增,关节囊和环状韧带被吸入肱桡关节间隙,桡骨头被环状韧带卡住,不能回归原位,形成桡骨头半脱位。
3. 亦有学者认为系由于桡骨头的后外侧较平,当前臂处于旋前位被牵拉时,部分环状韧带紧张,以致滑越桡骨头而产生桡骨头半脱位。
4. 总之,桡骨头的解剖特点、关节囊松弛、受伤时前臂的体位及关节腔内负压增大、外力作用等是引起桡骨头半脱位的主要因素。

要点三　临床表现

1. 患者多为3岁以下幼儿,有明确的患肢牵拉史。
2. 患儿因疼痛而啼哭,并拒绝使用患肢和拒绝别人触动。
3. 患肢出现耸肩,肘关节轻度屈曲或呈伸直位,前臂旋前贴胸,不敢旋后,不能抬举,不能屈肘,取物时肘关节不能自由活动。
4. 被动牵拉前臂或屈肘可有疼痛,桡骨头处仅有压痛,而无明显肿胀或畸形。

要点四　诊断与鉴别诊断

(一)诊断
1. 幼儿,有明确的牵拉史。
2. 桡骨头半脱位X线检查无异常。

(二)鉴别诊断
对病史不明确的患儿,X线片以排除桡骨头颈部骨骺损伤等肘部常见损伤。

要点五　治疗

1. 嘱家长抱患儿正坐,术者一手置于桡骨头外侧,另一手握其腕上部,逐渐将前臂旋后,一般在旋后的过程中即可复位。
2. 若不能复位者,置肘部手之拇指按压桡骨头,右手稍加牵引至肘关节伸直旋后位,然后屈曲肘关节,一般均能复位成功。
3. 复位成功时,拇指下可感到桡骨头的滑动或闻及轻微的弹响音。
4. 复位后,患儿多能在数分钟内停止哭闹,并能使用患肢上举取物,此即为桡骨头半脱位复位成功的标志。

要点六　预后与康复

1. 桡骨头半脱位复位后,一般不需要特殊处理,但需嘱家属近期内避免用力牵拉幼儿患肢,以免发生再脱位,甚至形成习惯性脱位。
2. 对反复多次脱位者,亦不需要特殊处理,一般5岁后桡骨头发育趋于成熟后,即不会再发生牵拉性半脱位。

细目十　肱骨髁上骨折

要点一　概述

1. 肱骨髁上骨折系指肱骨远端内、外髁上方的骨折,是临床常见的骨折。
2. 以5~10岁的儿童多见,但亦可见于成年及老年人。

要点二　病因病理

(一)骨折机制
1. 肱骨髁上骨折多为间接暴力所致,患者跌倒受伤,躯干重力与地面反作用力交集于髁上部而导致骨折,残余暴力及肌肉牵拉力使骨折发生前后、侧方及重叠移位。

2. 由于跌倒时手撑地而固定,身体重心落于患臂,躯干和上臂之间相对旋转,加之前臂肌肉牵拉等因素作用,可使骨折断端产生旋转移位。

(二) 分型

根据肱骨髁上骨折机制及移位特点,可分为以下4个类型。

1. 伸直型

(1) 跌倒时,肘关节呈半屈状手掌着地,地面的反作用力经前臂传导至肱骨远端,造成肱骨髁上部骨折。

(2) 骨折近端向前移位,远端向后移位。

(3) 骨折线方向由后上至前下方斜行经过。

(4) 移位严重者,骨折近端常损伤肱前肌并对肱动脉造成损伤。

(5) 骨折近端引起神经损伤多为正中神经、桡神经。

2. 伸直尺偏型

(1) 外力自肱骨髁部的前外侧,肱骨髁受力作用使肱骨髁上骨折的远侧端向尺侧和后侧移位。

(2) 内侧骨质可能部分被压缩,外侧骨膜有时尚完整。

(3) 此类骨折的内移和内翻的倾向性大,骨折移位时必须加以整复,以避免肘内翻畸形。

3. 伸直桡偏型

(1) 外力自肱骨髁部的前内侧,肱骨髁后,远侧骨折端向桡侧和后侧移位。

(2) 这种骨折不易发生肘内翻畸形。

4. 屈曲型

(1) 多系肘关节屈曲位,肘后着地,外力自下而上,尺骨鹰嘴直接撞击肱骨髁部,使髁上部骨折。

(2) 骨折远段向前移位,近段骨端向后移位。

(3) 骨折线自前上方斜向后下方。

要点三 临床表现

1. 患者多为跌倒受伤,手掌或肘后部着地。

2. 伤后患肘疼痛、肿胀、瘀斑,严重时可出现张力性水疱,活动受限。

3. 检查时肱骨髁上部压痛,移位明显者可触及异常活动和骨擦音,伸直型肘后突起呈"靴形",肘前可扪及突出的骨折近端。

4. 屈曲型肘关节屈曲,肘后呈半圆形,可扪及突出的骨折近端。

5. 肱骨髁上骨折早期处理不当,如骨折错位未能纠正,肱动脉扭曲或外固定过紧,压迫肘前肱动脉,均可并发前臂骨筋膜室综合征。

6. 严重者将继发缺血性肌挛缩,导致患肢功能丧失。

要点四 诊断与鉴别诊断

(一) 诊断

1. 根据患者的外伤史、骨折的临床症状和体征,一般即可诊断。但欲明确骨折的类型及移位程度尚需X线片证实。

2. X线片可显示骨折的典型移位。其中尺偏型骨折可显示断端尺侧皮质塌陷、碎裂或嵌插;桡偏型骨折可显示桡侧塌陷,但出现概率较低。当骨折出现旋转移位时,X线片显示骨折远、近两断端宽度不等。

(二) 鉴别诊断

1. 典型的肱骨髁上骨折临床诊断并无困难,但一些微细骨折则容易出现漏诊。

2. 对儿童肘部损伤,除应认真进行临床检查外,还应仔细阅读X线片防止漏诊。

3. 微细骨折的X线表现主要有以下几点。

(1) 髁上骨皮质轻微皱折、成角。正常肱骨远端侧位有"X"形致密线,此为鹰嘴窝和冠状窝之皮质。

(2) 肱骨远端前面之透亮脂肪垫应与肱骨紧密相连,后脂肪垫不显影。

(3) 骨折后可见"X"形致密线中断、挤裂,关节囊内脂肪块上移,远离肱骨出现"八"字征,说明关节内有积血,提示骨折存在。

4. 肱骨髁上骨折与肘关节后脱位临床均会出现"靴形"畸形,故应防止混淆。肘关节脱位儿童罕见,其肘后三角关系改变,检查时可扪及弹性固定,除非合并内上髁骨折,否则不会闻及骨擦音,X线检查可资鉴别。

5. 肱骨髁上骨折与肱骨髁间骨折临床表现十分相似,但后者临床多发生于中老年人,局部肿痛程度甚重,X线片可鉴别。

要点五 治疗

肱骨髁上骨折治疗一般以手法复位及夹板或石膏固定为主。临床要恰当掌握手法复位的时机,如骨折肿胀较甚者应先行挤压消肿,迫使局部肿胀消退。局部有张力性水疱者应在无菌条件下处理后,方可施行手法复位。局部肿胀严重,水疱较多者,不宜立即行手法复位,可行尺骨鹰嘴牵引以利肿胀消退并纠正重叠移位,一般于3~7天之后再行手法复位。如合并有血管、神经损伤时,应考虑手术探查。探查血管、神经的同时,将骨折在直视下复位并用骨圆针内固定。

(一)手法复位

1. 患者仰卧,患肢轻度外展,前臂旋后,两助手分别握患肢上臂及前臂,顺畸形位(伸直型置肘轻屈或伸直位,屈曲型置屈肘70°~80°位)拔伸牵引,以纠正重叠及成角移位。

2. 有旋转移位者,应优先予以纠正。术者一手固定近折端,另一手握远折端及肘部,根据旋转移位方向,反向旋转骨折远端,同时令远端助手配合,同向旋转前臂以纠正骨折的旋转移位。

3. 然后纠正侧方移位。①对尺偏型骨折,术者两手掌分别置于近折端的外侧和远折端的内侧,相对挤压纠正尺偏移位;②如为桡偏型骨折,术者两手掌分别置于近折端的内侧和远折端的外侧,相对挤压纠正桡偏移位。

4. 最后纠正前后移位。对伸直型骨折,术者下蹲,两拇指顶住尺骨鹰嘴后侧,余指环抱骨折近端前侧,用力提按,同时令远端助手慢慢屈曲肘关节,以纠正远端向后移位。

5. 整复屈曲型骨折时,术者立于患肢外侧,两拇指按压骨折远端前侧,余指环抱骨折近端后侧用力提按,同时,令远端助手慢慢将肘关节伸直,以纠正远端向前移位。

(二)固定方法

1. 夹板固定

(1)夹板长度近端应达三角肌中部水平,远端超过肘关节。

(2)伸直型骨折其前后侧夹板呈90°弧形,屈曲型骨折其前后侧夹板呈30°~45°弧形。

(3)尺偏型骨折,应在骨折近端外侧及远端内侧分别放一适合局部外形的塔形垫。

(4)对桡偏型骨折,其内、外侧一般不放置压垫,移位明显者,可在近端内侧及远端外侧各置一薄平垫。

(5)伸直型骨折,于骨折近端前侧置一薄平垫或不放垫,远端后侧置一梯形垫。

(6)屈曲型骨折近端后侧置一平垫或梯形垫,远端前侧不放垫。

(7)伸直型的绑扎方法,应于肘关节上方绑扎两条布带,最下一条布带斜跨肘关节打结。

(8)屈曲型骨折,于肘关节上方绑扎两条布带,第3条布带扎于肘部,肘下扎带仅绑扎前后夹板。

(9)伸直型骨折将肘关节置于屈曲90°~110°位固定,肘屈曲角度越大,骨折越稳定,但也同时加大了肱动脉受压的因素,故一般以屈肘90°为宜,时间为2~3周。

(10)屈曲型骨折应将肘关节置于轻屈30°~45°位固定,2周后改为肘屈曲90°位1~2周。

2. 石膏固定 对无移位骨折、复位后骨折稳定者,或骨折局部肿胀明显,或皮肤张力性水疱形成者,可用石膏托或肘部内、外侧U形石膏固定。

(三)手术治疗

1. 手法复位失败者,或合并血管、神经损伤者,可考虑在做探查术的同时,直视下复位并以骨圆针交叉内固定。

2. 对陈旧性骨折并发肘内翻畸形者,应做截骨矫正术。

3. 合并血管损伤者应早期行血管损伤探查术,如肌肉缺血超过6小时,可引起永久性损伤。做探查术的指征是在骨折复位后,肢体远端出现剧痛、苍白、麻痹、无脉、感觉异常等早期缺血性肌挛缩表现。

手术操作:①臂丛阻滞麻醉或全身麻醉下,取肘正中S形切口;②在肱二头肌内侧暴露正中神经和肱动脉;③沿动脉方向逐渐暴露,必要时切断肱二头肌腱膜,清除血肿,找出压迫动脉的因素;④如动脉破裂则应行修补术,若动脉发生挛缩变细,则可用0.5%~1.0%利多卡因沿血管外膜封闭,用热生理盐水热敷,通常可以恢复;⑤移位的骨折在术中同时给予纠正。

4. 切开复位内固定术 ①臂丛阻滞麻醉,手术取肘后正中切口,术中可显露尺神经并予以保护;②暴露骨折端并将其复位,应用克氏针贯穿骨折远端和近侧骨折端;③注意避免尺神经嵌压损伤;④针尾可以埋于皮下或裸于皮外;⑤上肢石膏固定在肘关节功能位;⑥4周拆除石膏并拔除克氏针,进行功能锻炼。

要点六　预后与康复

1. 肱骨髁上骨折如处理不当,易并发肘内翻畸形和前臂缺血性肌挛缩。

2. 肘内翻畸形常由于原始处理不当或复位不理想,骨折畸形愈合等因素所致,可采取下述预防措施。①嵌插外侧骨皮质:尺偏型骨折整复后,术者双手环抱骨折部予以保护,令远端助手慢慢伸直肘关节至轻屈45°位,并外展前臂,术者同时用力抵住骨折部外侧并将肘外翻,使外侧皮质嵌插,呈轻度肘外翻。②纠枉过正法:在整复尺偏型骨折时,将骨折整复成轻度桡偏型,防止肘内翻发生。

3. 在伸直型骨折中,由于骨折近端的挫压以及血肿、水肿的压迫,外固定过紧等因素,容易造成患肢前臂骨筋膜室综合征,继发缺血性肌挛缩,导致患肢的严重残疾。因此,在诊治肱骨髁上骨折时,应始终重视这一问题。由于大多数患者均为门诊治疗,故应教会患者或家属观察患肢末端血运的方法,以便及时解除外固定的压迫,及时就诊。

4. 骨折复位固定后,即可开始练功活动,鼓励患者多做握拳、腕屈伸等活动,解除外固定后,积极主动锻炼肘关节屈伸活动,但严禁暴力被动活动,以免发生损伤性骨化。

细目十一　肱骨髁间骨折

要点一　概述

1. 肱骨髁间骨折是肘部较严重的关节内骨折。

2. 临床多见于成人,尤其是中老年人。

3. 肱骨髁间骨折是肘关节的一种严重损伤,这种骨折常呈粉碎性,复位较困难,固定容易发生移位和关节粘连,对肘关节功能将有严重影响,无论采用闭合手法复位,还是手术切开复位,其最终效果都不尽满意。

要点二　病因病理

1. 肱骨髁间骨折受伤机制与肱骨髁上骨折相似,亦分为伸直型和屈曲型。①伸直型损伤的机制:跌倒时患者手掌着地,暴力上传,在造成髁上骨折的同时,尺骨半月切迹向后上冲击滑车沟,将肱骨髁劈成两半,并移向后上方。②屈曲型损伤的机制:受伤时肘后部着地,尺骨鹰嘴向前上方冲击滑车沟,在造成髁上骨折的同时,将肱骨髁劈裂并推向前上。

2. 肱骨近端多向前或后移位,也可向下移位,插入分离或旋转的两髁骨折片之间,严重者可形成开放性骨折。

3. 内、外两髁骨折片常见分离移位,或伴有旋转移位,使肱骨远端与尺桡骨关节面的正常关系发生改变。

4. 内、外上髁所附着的肌肉牵拉可加重上述分离旋转移位。

5. 肱骨髁间骨折无论伸直型或屈曲型,受伤时多伴有肘内翻应力,而出现内翻型(尺偏型)移位,外翻型(桡偏型)移位少见。

6. 骨折远、近端之间亦可出现旋转移位。

要点三　临床表现

1. 患者有明确的外伤史。伤后患肘疼痛,肿胀明显,可伴有广泛瘀斑,活动受限。

2. 检查时可见肘关节于轻度屈曲位,常呈内翻后突畸形,局部压痛明显,可扪及骨擦音及异常活动,肘后三角关系改变。

要点四　诊断与鉴别诊断

（一）诊断

1. X线片可以明确诊断　正位片可见两髁被纵行劈为两半,髁上骨折为横形或"V"形,故骨折线常呈"T"形或"Y"形。

2. 内翻型损伤者,其内上方常有一蝶形三角骨折片,此时骨折线呈"+"形。

3. 肱骨髁多向尺侧偏移,近折端向桡侧移位。

4. 两髁骨折片向两侧有不同程度的分离和旋转移动。

5. 侧位片上可见肱骨髁近端向后上或前上移位。

（二）鉴别诊断

临床表现与肱骨髁上骨折有诸多相似之处,其发病年龄、局部肿胀程度、肘后三角关系改变等可作为临床鉴别诊断的依据。

要点五　治疗

临床治疗应根据骨折类型、移位程度、患者年龄和体质等因素选择不同的治法。对Ⅰ度及Ⅱ度骨折的患者，可采用手法复位及夹板固定治疗。Ⅲ度及Ⅳ度骨折，肘部肿胀较甚者，应配合尺骨鹰嘴牵引。老年人粉碎性骨折，关节面严重破坏者，可采用颈腕带悬吊早期功能活动的方法。对青年人新鲜开放性骨折以及Ⅲ度、Ⅳ度骨折手法整复固定失败者，应采用手术疗法。

（一）手法复位

1. 患者仰卧，肩关节外展70°~80°，肘关节屈曲45°左右。
2. 两助手运用牵引手法纠正重叠移位。
3. 术者双手掌分别置于内外髁上部向中心推挤，纠正两髁的分离及旋转移位。
4. 然后以横挤手法纠正尺偏或桡偏移位。
5. 最后在维持牵引及抱髁力的同时使用端提屈肘手法纠正前后移位。

（二）牵引疗法

1. 适用于严重粉碎性移位骨折、开放性骨折。
2. 牵引前应先做手法整复，然后进行常规尺骨鹰嘴牵引。
3. 单纯骨牵引时，可能加重内、外髁骨片旋转、分离移位，故可结合小夹板固定进行。
4. 尺骨鹰嘴牵引疗法的优点是患者可早期进行功能锻炼，有利于关节活动功能恢复。

（三）固定方法

1. 夹板的规格、放置及包扎方法均与肱骨髁上骨折相同。
2. 骨折复位不够理想者，可配合尺骨鹰嘴牵引。
3. 压垫放置的方法：①在内、外上髁的稍上方各置一塔形垫；②骨折分离旋转移位明显者可在内、外上髁处分别放一空心垫以控制骨折块的旋转、分离。
4. 伸直型骨折应将肘关节固定于屈曲90°位4~6周。
5. 对屈曲型骨折，先于肘伸直或轻度屈曲位固定2~3周，再于肘功能位固定2~3周。
6. 如骨折局部肿胀严重，不宜夹板固定者，可应用石膏固定。

（四）功能锻炼

对老年人严重粉碎性骨折可早期进行主动锻炼，肘关节屈曲120°位悬吊，数天后开始主动活动肘关节，并每3~4天放松一次颈腕带，直至肘关节功能位。时间为6周左右。

（五）手术治疗

1. 对严重骨折，保守治疗无效者，应切开复位，用钢针或"Y"形钢板内固定。
2. 受全身及局部条件限制，不适合手术治疗者，可考虑应用外固定器治疗。
3. 手术显露

（1）臂丛阻滞麻醉下，取肘后侧切口。

（2）首先找到内上髁处的尺神经，并用橡皮条牵开加以保护。

（3）为清楚暴露，将肱三头肌腱于鹰嘴附丽点做舌形切开，骨折端暴露后清除血肿。

4. 复位内固定

（1）辨认肱骨远端骨折块移位方向及骨折线、关节面，然后将其复位。

（2）若两三块可在两髁间用骨栓固定，肱骨远端用两枚短钢板螺丝钉，也可用T形、Y形钢板或重建钢板等予以固定。

（3）钢板固定牢靠，有利于早期功能锻炼。

（4）术后上肢石膏固定，3~4周拆除石膏，进行功能锻炼。

要点六　预后与康复

1. 由于肱骨髁间骨折局部肿胀十分严重，故固定过程中外固定易压迫骨突，引发压疮及张力性水疱。此外，与肱骨髁上骨折相同，亦易并发肘内翻及前臂骨筋膜室综合征。
2. 肱骨髁间骨折属关节内骨折，因此功能锻炼应贯穿于骨折治疗的整个过程，强调早期进行功能锻炼。
3. 一般在骨折固定后，即可开始做屈伸指、腕关节及握拳运动。
4. 在尺骨鹰嘴牵引下，固定3~5天后即可进行肘关节的主动活动。
5. 活动范围可由小至大，2~3周内可逐步增加至45°~60°。
6. 解除固定后，可配合熏洗药物和轻手法按摩进行功能锻炼，但切忌强力被动活动。
7. 手术治疗者，应强调内固定牢固可靠，术后尽量不用外固定以利早期活动。

细目十二　肱骨内上髁骨折

要点一　概述
1. 肱骨内上髁骨折是一种常见的肘部损伤。
2. 多见于18岁以下的儿童和青少年。
3. 这个年龄组(18岁以下),肱骨内上髁系属骨骺,尚未与肱骨远端融合,故易于撕脱,通称肱骨内上髁骨骺撕脱骨折。

要点二　病因病理
1. 肱骨内上髁骨折多由间接暴力所致。
2. 跌倒受伤者居多,亦可因掰腕或投掷运动损伤造成。
3. 受伤时,肘关节处于伸直或轻屈及过度外展位,肘内侧受外翻应力作用,肱骨内上髁因前臂屈肌群骤然收缩牵拉而被撕脱。
4. 由于骨折块的移位使内侧副韧带的正常张力丧失,破坏了维持肘关节稳定的重要因素,致肘关节内侧间隙被拉开而出现短暂的负压,或发生肘关节侧后方脱位,撕脱的内上髁骨块被夹在关节内侧或完全嵌入关节内。
5. 根据骨折块移位情况可分为4种类型。

Ⅰ度损伤:内上髁(骨骺)分离,轻度移位。骨折块局部骨膜尚未完全断离。

Ⅱ度损伤:撕脱的内上髁(骨骺)向下、向前旋转移位,可达关节水平。骨折块局部骨膜完全断离。

Ⅲ度损伤:撕脱的内上髁(骨骺)嵌夹在内侧关节间隙,实际上肘关节处于半脱位状态。骨折块局部骨膜完全断离,合并肘关节内侧关节囊等软组织广泛撕裂。

Ⅳ度损伤:肘关节向后或向外后侧脱位,撕脱的内上髁(骨骺)可嵌夹在关节内或向下、向前旋转移位。骨折局部骨膜撕裂程度同Ⅲ度损伤。

要点三　临床表现
1. 患者多有较明显的跌倒受伤史,或因掰腕或投掷运动损伤。
2. 伤后患肘呈半屈位,肘内侧疼痛、压痛、肿胀及皮下瘀斑,正常内上髁的轮廓消失。
3. 肘关节活动受限,前臂旋前、屈腕、屈指无力。分离移位者,如局部弥漫性肿胀不十分明显,有时可扪及骨擦音或活动的骨折块。

要点四　诊断与鉴别诊断
(一)诊断
根据患者症状、体征,结合外伤史和X线片所见,诊断是比较容易的。
(二)鉴别诊断
1. Ⅰ度及Ⅱ度损伤,仅有肘内侧牵拉性疼痛,关节活动轻度障碍。
2. Ⅲ度损伤肘关节屈伸活动明显障碍,由于嵌入尺骨鹰嘴和肱骨滑车之间的骨折块X线片亦可能显示不十分清楚,故阅片时应十分仔细,防止漏诊,必要时可摄健侧片对照。
3. Ⅳ度损伤与肘关节后脱位的表现有诸多相似之处,故易被误认为单纯肘关节脱位。

要点五　治疗
Ⅰ度骨折不用手法复位,将肘关节用石膏固定于90°位2~3周即可。
(一)手法复位
1. Ⅱ度骨折　患者仰卧或坐位,患肢屈肘45°,前臂旋前,腕关节屈曲,以松弛前臂屈肌群和旋前圆肌,术者以拇、示指将内上髁骨折块(骨骺)向后上"挤按",使之复位,并力求推回原位。
2. Ⅲ度骨折　应使肘外翻,扩大其内侧间隙,强力背伸患肢手指及腕关节,利用前臂屈肌群紧张,将骨折块拉出,再按Ⅱ度损伤处理。
3. Ⅳ度骨折　整复方法同肘关节后脱位,使其转化为Ⅱ度骨折后,按Ⅱ度骨折处理。
(二)固定方法
1. 骨折复位后,应用超肘夹板将肘关节固定于屈曲90°,前臂中立位。
2. 先在内侧夹板粘一半月形合骨垫,其缺口朝向后上方,以兜住骨折块,使其不致向前下方移位。
3. 固定时间一般为3~4周。
(三)手术治疗
1. 对于手法复位失败,有尺神经症状者,特别是Ⅲ度骨折,或同时合并其他骨折(骨骺损伤)者,以及延误治疗的陈旧损伤,应采取切开复位内固定手术治疗。
2. 手术操作
(1)臂丛阻滞麻醉。取肘内翻标准切口,

切开皮肤及皮下组织即可暴露骨折断端,清除血肿。

（2）如骨折块较大,尺神经沟可被累及,应显露并游离尺神经,用橡皮片将尺神经向外侧牵开。

（3）骨折片及近端骨折面辨认准确,将肘关节屈曲90°,前臂旋前位,放松屈肌对骨折片的牵拉,使骨折片复位,并用巾钳加以临时固定。

（4）儿童肱骨内上髁骨折宜用粗丝线缝合,在骨折片前及外侧贯穿缝合骨膜、肌腱附着部及部分松质骨,就足以保持其稳定性。

（5）成年人如用丝线固定不稳,宜用两枚克氏针交叉固定,克氏针尾端露于皮外,缝合伤口,术后用上肢石膏功能位固定4~6周,拆除石膏并拔除克氏针。

要点六　预后与康复

1. 肱骨内上髁骨折块较小,受前臂屈肌影响活动性大,固定过程中易移位,应加强随诊观察,及时调整外固定。

2. 骨折畸形愈合如造成尺神经沟不平,严重者可并发迟发性尺神经损伤。

3. 固定期间如肱骨内上髁部疼痛剧烈时,应检查有无压疮,并及时对症处理。

4. 骨折愈合过程中,应遵循循序渐进的锻炼方法。

（1）复位固定后1周内,仅做轻微的手指屈伸活动和肩关节功能锻炼。

（2）2周内可逐渐加强手指屈伸活动,并开始腕关节的活动,但忌用力握拳及前臂旋转活动。

（3）2周后可将前、后侧夹板前臂段剪去,逐渐进行肘关节的伸屈旋转活动。

（4）3~4周后拆除外固定,配合中药熏洗,并进一步加强肩、肘、腕关节的功能活动。

5. 功能锻炼不可操之过急,更不应强力进行被动的推拿按摩和牵拉活动,以免造成再骨折或肌肉牵拉伤。关节功能完全恢复一般需3~6个月。

细目十三　肱骨外髁骨折

要点一　概述

1. 肱骨外髁骨折临床较常见。
2. 可发生于成人和儿童,临床以儿童多见。
3. 儿童型肱骨外髁骨折亦称为肱骨外髁骨骺骨折或肱骨小头骨骺分离,多发生于5~10岁的小儿。
4. 骨折块通常包括肱骨外髁、肱骨小头骨骺,乃至滑车外侧部分及干骺端骨质。
5. 如治疗不当,可遗留肘部畸形并引起功能障碍。

要点二　病因病理

（一）肱骨外髁骨折多由间接复合暴力所致

1. 患者跌倒受伤时,肘轻屈,前臂旋前,手掌着地,暴力沿前臂上传至尺桡骨近端,导致肱骨外髁骨骺受桡骨头撞击力和尺骨半月切迹的斧刃式楔入力冲击而发生骨折。

2. 由于受伤时肢体体位及暴力方向等因素,多合并肘外翻应力或肘内翻应力,加上前臂伸肌群的牵拉力,而造成不同类型的肱骨外髁骨折。

（二）分型及特点

依其病理变化可分为4型。

1. Ⅰ型（无移位）　骨折无移位,骨折线呈裂纹状,两骨折端接触。暴力较小,局部骨膜及筋膜无撕裂。

2. Ⅱ型（侧方移位）　骨折块向外侧移位,可同时合并向后或向前移位,骨折端间隙增大。暴力较大,骨折块受外力冲击或前臂伸肌牵拉而移位;局部骨膜及筋膜部分或完全撕裂（完全撕裂者骨折块不稳定,在固定中可发生再次移位）。

3. Ⅲ型（旋转移位）　骨折块可沿矢状轴向外旋转,亦可沿冠状轴向后或向前翻转移位,少数可沿纵轴旋转;且多同时有侧方、前方或后方移位。暴力强大,局部骨膜及筋膜完全撕裂;骨折块受强大外力作用及前臂伸肌牵拉而旋转移位,旋转角度可小于90°,亦可大于180°。

4. Ⅳ型（骨折并脱位）　骨折块可出现侧方、前后及旋转移位;肘关节向后外或后内侧脱位。暴力强大,除局部骨膜及筋膜完全撕裂外,关节囊及侧副韧带亦撕裂,肘部软组织损伤严重,故骨折与脱位合并发生,临床少见。

要点三　临床表现

1. 患者多为跌仆受伤。伤后疼痛肿胀以肘外侧为主,严重者可波及整个肘关节,肘外侧出现皮下瘀斑,逐渐向周围扩散。肿痛程度与骨折移位程度有关,故以Ⅲ、Ⅳ型骨折为著。

2. 肿胀严重时,伤后2~3天可出现张力性水疱。

3. 患肢肘关节活动障碍,肘外侧压痛明显,可触及异常活动的骨折块及骨擦音。

4. 肘关节稳定性丧失,肘部增宽,肘后三角关系失常。

5. 肘关节多处于轻屈位并有外翻畸形。

6. 肘部肿胀严重者,需检查远端血运情况,注意有无肘部筋膜下血肿压迫肱动脉的情况。

7. 对Ⅲ、Ⅳ型骨折者要检查有无桡神经或尺神经牵拉损伤症状。

要点四　诊断与鉴别诊断

（一）诊断

1. 对于儿童肱骨外髁骨折应有足够的重视,凡疑似患者应认真触摸并摄片检查,并仔细观察X线片上的任何异常变化,才能防止漏诊和误诊。

2. 诊断时应考虑到以下情况。

（1）肱骨外髁骨折块软骨成分多,且患者年龄越小,则软骨越多。

（2）由于软骨不显影,故X线片仅能显示肱骨外髁骨骺的骨化中心和干骺端骨折片。但实际上骨折块相当大,几乎占肱骨远端骨骺的1/2。对此,必须要有充分的认识,以免把大块的骨折块误认为小的撕脱骨折。

（3）2岁以下的小儿,其肱骨小头骨骺小,如干骺端骨折片较小或呈薄片状,此时极易漏诊,必要时可摄健侧X线片进行对比。

3. 肱骨外髁骨折的X线表现多种多样,有时即使同一类型骨折的表现亦常不同。

（1）一般骨折线多通过肱骨小头骨化中心（或小头滑车间沟）及干骺端,干骺端骨折块可呈三角形或薄片状。

（2）有时骨折线不通过肱骨小头骨化中心,而通过肱骨小头与滑车间沟的软骨与干骺端处。

4. 各骨折类型X线表现

（1）Ⅰ型骨折:X线片显示无移位。

（2）Ⅱ型骨折:正位片显示骨折块向外轻度移位,侧位片显示骨折块向前或向后轻度移位或无移位。

（3）Ⅲ型骨折:正位片显示骨折块向外有不同程度的旋转,而致远端光滑的髁面朝向内侧或内下方,与此相对,干骺端骨折片的粗糙面朝向后上、前上或其他方向。肱骨小头骨骺由于骨块向前或向后旋转而呈一圆形,在其外侧有一骨片阴影。侧位X线片骨块可移向肱骨远端后面或前面。正侧位均显示肱尺关节与肱骨相对应的桡骨关系正常。

（4）Ⅳ型骨折:正位X线片示骨折块连同尺桡骨可向桡侧或向尺侧移位,侧位片可显示向后侧移位,偶可见到向前侧移位者。

（二）鉴别诊断

肱骨外髁骨折与肱骨远端全骺分离、肘关节后脱位合并外/内髁骨折等损伤在临床表现及X线征象均有诸多相似之处,故应进行鉴别。

1. **肱骨外髁骨骺骨折**　肘外侧肿胀明显,压痛亦局限于肘外侧;肘关节较稳定;可触及骨片的异常活动及骨擦音。骨骺骨折片可沿纵轴、矢状轴、冠状轴旋转而移位。肱骨远端与尺桡骨上端的关系正常。

2. **肱骨远端全骺分离**　患肘环周性压痛且位置较低,可扪及较柔和的骨擦音,移位明显者可出现"靴形"畸形移位。骨骺多向内、后侧移位。尺桡骨近端常移至肱骨远端的内、后侧。

3. **肘关节脱位合并外/内髁骨折**　既有外髁/内髁骨折的表现,又有肘关节脱位的表现,如弹性固定、骨折片异常活动、骨擦音。出现旋转移位,如合并内髁骨折,骨折片与尺骨近端关系正常。肱骨远端与尺桡骨近端有移位关系,前后及侧方均明显。

要点五　治疗

无移位骨折,屈肘90°,前臂悬吊胸前2~3周即可。移位骨折,要求解剖复位,争取于软组织肿胀之前,在适当的麻醉下,予以手法整复。整复不成功者,可采用针拨复位法复位。若伤后时间超过1周或闭合复位不满意,应切开复位。

（一）手法复位

1. 肱骨外髁骨折的复位时间要求越早越好,因复位越早对肱骨外髁骨骺血运损伤越小。再则,早期整复,骨折块具有自然回复力,时间越长这种回复力越小,加之骨折块周围血肿机化、粘连,对骨折整复造成困难。

2. 一般肱骨外髁骨折在7天内整复成功的可能性较大，8~14天可试行手法复位；超过2周者，特别是Ⅲ型骨折，则往往需手术切开复位。

3. 侧方移位型复位方法

（1）患者坐位或卧位，助手握持患侧上臂下段，术者一手握前臂下段，将患肘屈曲，前臂旋后；另一手拇指按在骨折块上，其余四指扳住患肘内侧，两手反向用力，使患肘内翻，加大肘关节腔外侧间隙；同时用拇指将骨折块向内推挤，使其复位。

（2）术者再一手按住骨折块做临时固定，另一手做患肘轻微的屈伸活动数次，以矫正残余移位，直到骨折块稳定且无骨擦音为止。

4. 旋转移位型复位要点

（1）挤压消肿以摸清骨折块的方位。

（2）属前翻转型者，先将其变为后翻转型再整复。

（3）加大肘关节外侧间隙，松弛前臂伸肌群。

（4）扣住骨折块，纠正旋转移位，然后按侧方移位型进行整复。

（二）针拨复位

1. 患肢严格消毒后，在X线透视下，用针尖较圆钝的钢针经皮肤插翻转的骨折块向上缘使其返回，变为单纯向外侧移位。

2. 配合手法将骨折块向上、向内推挤复位。

（三）固定方法

1. 移位骨折闭合整复后，肘关节伸直，前臂旋后位，外髁处放一固定垫，尺侧肘关节上、下各放一固定垫。

2. 采用超肘关节夹板固定，布带缚扎，使肘关节伸直而稍外翻位固定2周后，改为屈肘90°再固定1~2周。

3. 骨折临床愈合后解除固定。具体固定体位要灵活掌握，临床上应依据骨折复位后的稳定情况，取伸肘或屈肘位及前臂旋后位。

4. 骨折稳定或局部肿胀较严重者，可选择石膏外固定。

（四）手术治疗

1. 肱骨外髁骨折，如复位不满意，骨折块向外移位或残留不同程度的旋转畸形，在骨愈合过程中将发生迟缓愈合、畸形愈合或不愈合。因此手法整复失败，或固定过程中发生再移位者，应切开复位，克氏针内固定。

2. 手术步骤

（1）臂丛阻滞麻醉或全身麻醉。取肘外侧切口，切开皮肤和皮下组织，即能暴露骨折部，清除关节内血肿，辨明骨折块翻转移位的方向和移位程度。

（2）然后拨动外髁骨折块，并使其复位。

（3）复位后用巾钳在肱骨远端桡侧缘与骨折块外侧各钳出一骨孔，以短粗针贯穿10号丝线。收缩结扎线时，要保持骨折块对位稳定，并以手指抵紧。

（4）结扎固定后轻轻屈伸肘关节，了解其稳定情况。

（5）如不满意，则可在缝合部的前后各加强固定一针，逐层缝合创口。

（6）将肘关节屈曲90°，前臂中间位，石膏固定。

（7）4周后，拆除石膏做功能锻炼。

要点六　预后与康复

1. 肱骨外髁骨折属Ⅳ型骨骺损伤，为关节内骨折，在愈合和生长方面有潜在的问题，因此复位要求较高，无论手法复位亦或手术复位，均应力争在1周内解剖复位。

2. 若处理不当常发生各种畸形和并发症，造成肘关节的功能障碍。如骨骺生长停滞，往往导致肘外翻畸形，继发尺神经炎。

3. 移位骨折在复位1周内，可做手指轻微活动，不宜做强力前臂旋转、握拳、腕关节屈曲活动，以免前臂伸肌群或旋后肌紧张，牵拉骨折块再发生移位。

4. 1周后，逐渐加大指、掌、腕关节的活动范围。

5. 解除固定之后，开始进行肘关节屈曲、前臂旋转和腕、手的功能活动。

细目十四　尺骨鹰嘴骨折

要点一　概述

1. 尺骨鹰嘴骨折是常见的肘部损伤之一，大部分为关节内骨折，临床多见于成人。

2. 儿童的尺骨鹰嘴短而粗，同时亦较肱骨远端的坚质骨坚强，故儿童较少发生尺骨鹰嘴骨折。

要点二 病因病理

（一）骨折机制

1. 典型受伤情况为，患者跌倒时，肘关节呈轻屈位，手掌着地，肘关节突然屈曲，导致肱三头肌反射性急骤收缩，造成尺骨鹰嘴撕脱骨折。骨折线多为横断或短斜形，且多涉及半月切迹，属关节内骨折，由于鹰嘴支持带撕裂，近端骨折片受肱三头肌牵拉而向上移位。少数撕脱的骨折片较小，如薄片状，常为关节外骨折。

2. 直接暴力导致骨折者，为患者跌倒时，肘后部着地，尺骨鹰嘴与地面直接撞击或被外力直接打击，常发生粉碎性骨折。此类骨折因鹰嘴支持带常较完整，故骨折移位较小甚或无移位。

（二）分型

根据骨折移位情况及骨折线是否涉及关节面，尺骨鹰嘴骨折可分为下述类型。

1. **无移位骨折（骨折端分离小于2mm者）** 抗重力伸肘功能正常。

2. **移位骨折（骨折端分离移位大于3mm）** 关节外骨折，撕脱骨折片较小，骨折未波及关节面。关节内骨折，横形或斜形骨折，骨折线多从前上走向后下；粉碎性骨折，可合并局部软组织开放性损伤；合并肘关节前脱位，骨折线多在尺骨冠突水平。

要点三 临床表现

1. 伤后尺骨鹰嘴局部疼痛、肿胀，肘关节屈伸活动障碍，以伸肘障碍为著。

2. 检查伤处时局部压痛，轻度移位者可闻及骨擦音，移位明显者，肿胀较甚，鹰嘴两侧凹陷处隆起，可扪及骨折间隙凹陷及异常活动的骨块。

3. 肘关节不能主动伸直或对抗重力，严重粉碎骨折或伴有脱位者，可见肘后皮肤挫伤或裂伤而形成开放性骨折。

4. 少数患者甚至可合并尺神经损伤。

要点四 诊断与鉴别诊断

（一）诊断

1. 患者有明确的外伤史及上述临床表现。

2. 侧位X线片可显示骨折类型和移位程度，正位片往往因骨折片与肱骨重叠而不易发现骨折，但可帮助了解有无脱位等合并损伤。

（二）鉴别诊断

尺骨鹰嘴骨折有时需与籽骨（肘髌骨）及成人未闭合骨骺线相鉴别。

1. 鹰嘴顶端籽骨位于肱三头肌腱内，其骨面光滑，与鹰嘴顶点之间有轻度间隙，常为双侧性。

2. 成人骨骺线未闭多见于女性，亦常为双侧性。

要点五 治疗

尺骨鹰嘴骨折的治疗原则是恢复关节面的平整、肘关节的稳定性和屈伸功能。

（一）手法复位

1. 患者坐或卧位，前臂旋后，肘关节轻屈（30°~45°），使肱三头肌松弛，助手握患肢前臂。

2. 术者用手顺肱三头肌纤维方向，由上向下推揉数次，以缓解肌肉痉挛。

3. 术者以双手拇指分别按住近端骨块之两侧，用力向远侧推压，同时令助手将肘关节伸直，使两骨折端对合紧密，如骨折片有稳定感时，说明已复位。

4. 当平复半月切迹关节面，术者在推按固定骨折块的同时，令助手将患肢缓慢地轻微屈伸数次。

（二）固定方法

1. 应用超肘关节夹板或石膏托进行固定，无移位骨折或移位不多（小于3mm）者，可用石膏托将肘关节固定于轻度屈曲20°~60°位3周即可。

2. 移位骨折手法复位后，用一马蹄形的合骨垫置于尺骨鹰嘴近端，其缺口朝下以顶压骨折片，控制其向近端再移位。然后用前、后侧两块超肘夹板将肘关节固定于屈肘0°~20°位2~3周，以后视骨折生长情况逐渐改为屈肘90°位固定1~2周。

3. 注意肘关节于伸直或轻屈非功能位的固定时间不能太长，否则可能妨碍其屈曲功能的恢复。

（三）手术治疗

1. 手法整复失败或外固定不能维持对位的关节内骨折者，可切开复位内固定。

2. 根据骨折类型及移位的具体情况，可分别采用松质骨螺钉、钢丝张力带或钩状钢板固定。

3. 手术步骤

（1）臂丛阻滞麻醉。患肢置于胸前。

（2）取肘后侧切口，自鹰嘴顶点上方3cm，向下沿尺骨鹰嘴内侧至尺骨嵴，长5~6cm，切开皮肤即可暴露骨折端，清除关节内积血。

（3）沿尺骨嵴切开骨膜并向两侧剥离，确定骨折类型。将肘关节略伸展120°~130°位置，放松肱三头肌，骨折两端常能靠拢复位。

（4）应用内固定方法多种，如钢丝张力带、螺丝钉等。

要点六　预后与康复

1. 尺骨鹰嘴骨折的预后与其类型有很大的关系。①关节外骨折、无移位关节内骨折愈合均良好。②整复不良的关节内骨折及涉及关节面的粉碎性骨折，均会严重影响肘关节的屈伸活动，故对此类骨折应手术治疗，并采用坚强的内固定，以便及早进行功能锻炼。

2. 移位骨折在固定的前3周，可行腕、指关节屈伸活动，第4周开始主动屈伸肘关节，活动范围逐渐加大，但注意不能以暴力被动屈肘。

3. 粉碎骨折且关节面不整者，应采用磨合法进行功能锻炼，在骨碎片被稳妥固定情况下，5天后可开始做小幅度（60°以内）的肘关节屈伸活动，解除外固定后可加大肘关节活动幅度。

细目十五　桡骨头、颈部骨折

要点一　概述

1. 桡骨头、颈部骨折在临床中并不少见，包括桡骨头、颈骨折及桡骨头骺分离。

2. 多见于青壮年及儿童。

要点二　病因病理

（一）骨折机制

骨折多由间接暴力所致。

1. 患者跌倒时肘关节伸直，手掌先着地，地面冲击力经桡骨干上传至桡骨头，躯体重力经上臂下达至肱骨小头，由于携带角的存在，暴力交集于肘部时，常引起肘部过度外翻，使肱骨小头冲压桡骨头而产生桡骨头颈骨折，在儿童则可发生骨骺分离。

2. 桡骨头骨折后，骨折块多向外下方移位。如暴力较大且继续作用，则桡骨远侧断端向上移位至肱骨小头关节面下方，使肘外翻应力进一步加大，可并发肘关节内侧牵拉伤，如肱骨内上髁骨折、肘内侧副韧带撕裂、尺骨鹰嘴骨折等。

3. 如远侧断端向上移位明显，可并发下尺桡关节半脱位。

（二）骨折类型

1. 桡骨头骨折

（1）裂纹骨折（线样或无移位的边缘骨折）：骨折线多由外下斜向后上，达关节面，环状韧带多无损伤。

（2）塌陷骨折：桡骨头外侧塌陷，常仅限于桡骨头外1/3，关节面不完整。

（3）粉碎骨折：无移位者，仍保持桡骨头外形，有完整关节面，环状韧带多完整。有移位者，骨碎片分离，环状韧带多有损伤。

2. 桡骨颈骨折

（1）骨骺分离（儿童型）：桡骨头、骺分离，骨骺多向前外下方倾斜，常带有一干骺端三角骨折片。

（2）嵌插骨折（成人型）：桡骨头骨折片向外下方旋转和嵌插。

（3）完全移位骨折：桡骨头骨折片向外、向下旋转和分离移位，远侧断端向尺侧移位。

3. 桡骨头、颈骨折（骨折线同时涉及头、颈部）

（1）裂纹骨折：骨折无移位或移位<1mm。

（2）劈裂骨折：移位>1mm，以桡骨头外侧部较多，骨折块向外、向下移位。

（3）粉碎性骨折：无移位者，仍保持头、颈外形，环状韧带多完整；有移位者，环状韧带多有损伤。

要点三　临床表现

1. 多为肘伸直位手撑地跌倒。

2. 伤后肘部疼痛，前臂旋转时桡骨头处疼痛加重。

3. 肘外侧局限性肿胀淤血，肘后外侧凹窝变隆起。

4. 肘关节屈伸及前臂旋转受限，尤后旋受限明显。

5. 检查伤处桡骨头局部压痛明显，但局部无明显畸形。

要点四　诊断与鉴别诊断

（一）诊断

1. 根据患者的受伤史、临床表现及X线片征象，能明确骨折类型及移位情况。

2. 无移位或嵌插骨折，有时仅见皱褶，应仔细阅片。

3. 桡骨头、颈部骨折有时可合并其他类型的损伤，如肱骨小头及软骨损伤，常伴有肘关节内侧副韧带损伤，可引起肘关节运动受限。

4. 肘内侧副韧带损伤明显者，局部疼痛，并有压痛，肘伸直受限，后期可造成肘关节慢性不稳定。

5. 少数患者可合并肱骨内上髁撕脱骨折。

6. 移位明显者可合并下尺桡关节半脱位，此时腕部疼痛、压痛，X线片显示桡骨颈远侧断端向上移位或嵌入粉碎的桡骨头，同侧舟月间隙可增宽。

（二）鉴别诊断

幼儿桡骨头、颈部骨折有时需与桡骨头半脱位鉴别。

1. 主要从受伤史、局部是否肿胀及肿胀程度两个方面进行鉴别。

2. 必要时拍摄标准的X线片。

要点五　治疗

桡骨头、颈骨折治疗的原则如下：①尽可能保持正常解剖和生理关系。②尽可能早期活动是获得良好疗效的关键。③无移位裂纹骨折或移位<1mm骨折者，单纯夹板或石膏托固定即可。④对移位在1~2mm以内的塌陷骨折，关节面倾斜<30°的嵌插骨折或骨骺分离，或骨折累及关节面<1/3者，可行手法复位外固定。⑤如为青少年，劈裂骨折块移位>2~3mm，倾斜30°~60°的"歪戴帽"形骨折，先试行手法复位，如不能成功，则行撬拨复位或手术治疗。

（一）手法复位

1. 患者坐或卧位，两助手分别握持患肢上臂和前臂，做相反方向对抗牵引，并保持肘部内收位。

2. 术者双手拇指按于桡骨头前外侧，其余四指置前臂近端内侧，用力向外扳，使肘内翻，以使肱桡关节间隙增宽。

3. 令远端助手轻轻旋转前臂，术者拇指同时向内、向上推压桡骨头，使骨折复位。

4. 若旋转功能恢复，肱桡关节触诊正常，说明骨折已复位。

5. 桡骨头、颈部骨折的手法复位方法对骨折仅涉及外1/3者，即使有部分残余移位，亦可认为满意。因桡骨头的外1/3不与尺骨的桡骨切迹构成关节，对功能影响不大，所以不必强求解剖对位。如反复整复，易造成骨骺损伤或骨化性肌炎。

（二）钢针撬拨复位

1. 钢针撬拨复位法操作简便（无须特殊器械），创伤轻，固定时间短，功能恢复较迅速，远期疗效满意，尤适于青少年桡骨头、颈劈裂骨折。

2. 操作要点

（1）患者仰卧，臂外展、肘微屈曲位，两助手使患者肘内翻。

（2）进行无菌操作，X线监视下，旋转前臂，至清楚显示桡骨头骨折片。

（3）术者用克氏钢针于肘外下方穿过皮肤，注意避开桡神经，向内上斜行，针尖对准并顶住骨块外侧下缘，向内上推顶，撬回原位。

（4）检查两骨折端是否对齐，若仍有侧向移位时，表明桡骨远侧断端向尺侧移位，可加用手法旋转前臂，可能纠正之。

（5）如仍有侧向移位，可用双针撬拨法，即在肘后下方，骨折远折端，再加一钢针，于背侧尺、桡之间穿入皮肤，顶抵桡骨远折端以配合撬拨，使两骨折端皮质骨对齐，再拔除钢针。

（6）完全复位后，于肘微屈曲和内翻位，以石膏固定4周，然后改肘屈曲90°位，石膏固定2~3周。

（7）去除石膏后做功能锻炼。

（三）固定方法

1. 经摄片证实复位后，可用石膏托将肘关节固定于屈曲90°，前臂中立位。

2. 注意在桡骨头外侧加压塑形，3~4周后可拆除石膏功能锻炼。

3. 夹板固定的方法

（1）先在桡骨头颈部放置一葫芦垫，使之呈弧形压于桡骨头的外侧，用胶布粘住。

（2）然后用4块超肘关节夹板将肘关节固定于屈曲90°、前臂旋前位。

4. 固定时间亦为3~4周。

（四）手术治疗

1. 对骨折压缩移位>3mm，关节面倾斜

>30°或骨折超过桡骨头的1/3者,应行切开复位,并用细克氏针固定骨折。

2. 如成人桡骨头粉碎性骨折,碎片明显分离或塌陷,骨折累及关节面2/3以上者,可考虑做桡骨头切除术。

3. 桡骨颈部骨折手术操作

（1）手术取肘后外侧纵行切口,显露桡骨远端及桡骨头。

（2）清除血肿,细心保护骨膜,已分离的桡骨头拨正复位。

（3）复位一般比较稳定,不需要做内固定。

（4）如果复位不稳定,可用丝线贯穿缝合,或应用细克氏针贯穿肱骨小头、桡骨头和桡骨近端。

（5）克氏针尾端外露于皮外,上肢屈90°,石膏固定。

（6）3周后拔除克氏针。在拔除克氏针之前不准患儿伸屈活动肘关节,以免克氏针折断,影响疗效。

要点六　预后与康复

1. 复位不良畸形愈合者,将影响前臂的旋转功能和肘关节的屈伸活动。

2. 儿童骨骺损伤,如影响骺板血运,日久则会出现肘外翻畸形。

3. 复位固定后即可做手指、腕关节的屈伸活动,并用力握拳和行肩关节功能活动,但禁做前臂旋转和肘关节屈伸活动。

4. 2~3周后骨折初步连接,可逐步活动肘关节,解除外固定后重点练习前臂的旋转活动,并酌情配合外用熏洗药物。

细目十六　尺、桡骨双骨折

要点一　概述

1. 尺、桡骨双骨折是临床常见损伤,以儿童及青壮年居多。

2. 由于解剖功能的复杂关系,二骨干完全骨折后,骨折端可发生侧方、重叠、成角及旋转移位,复位要求较高。手法复位外固定治疗时,必须纠正骨折端的各种移位特别是旋转移位,并保持骨折端整复后的对位进行外固定,直至骨折愈合。

要点二　病因病理

（一）骨折机制

1. 直接暴力所致者,多为撞击伤、压轧伤及棍棒打击等形式。

（1）骨折线多呈横形、粉碎性或多段骨折,如发生尺、桡骨双骨折,两骨骨折线常位于同一平面。

（2）暴力作用部位多合并较严重的软组织损伤,可发生开放性骨折。

2. 传导暴力所致者,多为跌倒受伤。

（1）如跌倒时手掌撑地,暴力由桡腕关节沿桡骨纵轴向上传导,致桡骨中上段骨折。

（2）如暴力较强大,则残余暴力通过骨间膜牵拉尺骨,造成尺骨骨折。

（3）在儿童可发生青枝骨折。

（4）如发生双骨折,两骨骨折线常不在同一水平,尺骨骨折线低于桡骨骨折线,桡骨多呈横断、锯齿状骨折,尺骨常为斜形骨折。

3. 扭转暴力所致者,常见于机器绞伤。

（1）暴力致尺、桡骨相互扭转而导致骨折,骨折线多为螺旋形或短斜形、蝶形或多段骨折。

（2）如发生尺桡骨双骨折,骨折线方向常一致,两骨折线不在同一水平,多数尺骨骨折线在上,桡骨骨折线在下。

（3）患肢局部常合并有皮肤挫裂、撕脱伤等严重的软组织损伤。

（二）移位特点

1. 尺、桡骨干双骨折后,两骨四断端将出现重叠、旋转、成角、侧方四种形式的移位。

（1）移位的形式及程度与暴力的大小、方向以及肌肉的牵拉和伤肢的重量有关。

（2）在儿童青枝骨折,骨折端多出现单纯的成角移位。

2. 尺、桡骨骨干骨折后,骨折断端的旋转移位形式与骨折部位有密切关系,尤其以桡骨干单骨折为著。

（1）桡骨旋前圆肌止点以上骨折时,骨折近端受旋后肌及肱二头肌牵拉而处于旋后位,远端受旋前圆肌及旋前方肌的牵拉而处于旋前位。

（2）旋前圆肌止点以下骨折时,骨折近端

受旋后肌、肱二头肌和旋前圆肌的牵拉一般处于中立位，或处于轻度旋后位，骨折远端受旋前方肌的牵拉而处于旋前位。

要点三　临床表现

1. 患者有明确的外伤史。
2. 骨折后局部疼痛、肿胀明显，前臂活动功能丧失，有时局部畸形明显。
3. 骨折处疼痛明显，有移位的完全骨折可触及骨擦感及异常活动，前臂可有旋转、缩短或成角畸形，纵向叩击痛，前臂旋转功能障碍。
4. X 线片可以确定骨折的类型、移位的方向，以及有无桡、尺上下关节脱位。

要点四　诊断与鉴别诊断

（一）诊断

1. 根据外伤史、临床表现和 X 线检查，可作出诊断。
2. 儿童不完全性骨折，由于局部肿胀疼痛不明显，容易漏诊。因此对儿童患者应认真检查、仔细阅片。
3. X 线检查可明确骨折部位、骨折线及移位特点，排除上下尺、桡关节脱位。
4. 判断旋转移位的形式及程度，可根据改良的 Evans 法，从肘关节侧位片上判断桡骨近段的旋转移位的方向。

（二）鉴别诊断

1. 尺、桡骨干骨折有时需与孟氏骨折和盖氏骨折进行鉴别。
2. 特别是单根骨折，如有明显的重叠移位时，要注意是否有上、下尺桡关节脱位。
3. 必须注意的是临床上部分孟氏骨折就诊时桡骨头脱位往往已自行复位或表现不明显，易误诊为单纯尺骨近段骨折，但后者在临床上是十分少见的。

要点五　治疗

尺、桡骨骨干骨折的治疗原则是恢复前臂的旋转功能。

从临床角度看，尺、桡骨双骨折应视为关节内骨折，故其复位要求较高，要求解剖复位或接近解剖复位。需纠正重叠、成角、旋转及侧方移位，特别是成角和旋转畸形应彻底矫正。侧方对位应达 2/3 以上，恢复桡骨的生理弯曲（旋转弓）。

无移位的骨折可仅用夹板固定。有移位的闭合骨折均可应用手法整复并夹板固定法治疗。开放性骨折、多段骨折或不稳定骨折手法复位失败者则可考虑行切开复位内固定治疗。

（一）手法复位

1. 对于尺、桡骨上 1/3 骨折，整复时前臂应置于旋后位，宜先整复尺骨，后整复桡骨。
2. 对于尺、桡骨中 1/3 处骨折，整复时前臂取中立位，应先整复相对稳定性好的骨干。
3. 尺、桡骨下 1/3 骨折，整复时宜采用中立位或旋前位，先整复桡骨，后整复尺骨。
4. 对于不同平面的尺、桡骨骨折，宜先整复骨干粗且骨折端较稳定的骨干。
5. 操作方法

（1）体位：患者取仰卧位，患肩外展 90°，肘关节屈曲 90°，以松弛肱二头肌及旋前圆肌，减轻其对骨折端的牵拉。

（2）纠正重叠及成角移位：近端助手把持肘上部，远端助手握住手腕部，扣紧大小鱼际部，先顺畸形方向，然后沿近段方向进行拔伸牵引，以纠正重叠移位及成角移位。

（3）纠正旋转移位：根据骨折远端对近端的原则，在桡骨中 1/3 及下 1/3 骨折时，于牵引下将骨折远段置于中立位；桡骨上 1/3 骨折时，将骨折远段置于旋后位；尺骨下 1/3 单骨折时，需将骨折远段置于极度旋前位。

（4）分骨：术者两手拇指及余指分别置于骨折部的背、掌侧进行夹挤分骨，使相互靠拢的骨折断端向内、外侧各自分开。

（5）折顶：当横形或锯齿形骨折重叠移位较多，而手法复位未能完全纠正时，则可应用折顶手法进行整复。

（6）回绕（回旋）：当斜形或螺旋形骨折存在背向移位时，应先施行回旋手法予以纠正。

（7）提按及推挤：于牵引下，术者用提按手法纠正骨折的掌背侧移位；仍存在残余的侧方移位，可在维持分骨作用的前提下，用推挤手法加以纠正。

（8）摇摆触碰：锯齿状横形骨折有轻度侧方移位者，可用摇摆手法予以纠正。

6. 青枝骨折的整复方法　患儿仰卧或坐位，肘关节屈曲 90°，前臂旋后位，令两助手拔伸牵引，术者两手拇指置于骨折成角凸起处，两手余指分别置于凹侧的远、近段，拇指向凹侧用力按压，余指向凸侧提托，使成角畸形完全矫正。

（二）固定方法

1. **夹板固定**

（1）于持续牵引下放置分骨垫，掌、背侧各放置一枚。骨折线在同一平面时，分骨垫长4~6cm，其中点置于两骨折线水平。骨折线不在同一平面时，分骨垫的长度等于两骨折线的垂直距离。

（2）选用适当尺寸的夹板分别置于患肢的掌、背及尺、桡侧。掌侧板上达肘横纹，下齐腕关节。背侧板上达鹰嘴突，下超腕关节1~2cm。桡侧板上至桡骨头，下达桡骨茎突平面。尺侧板上至鹰嘴，下达第5掌中部。

（3）用3~4条布带绑扎，外用绷带加固。

（4）固定体位为屈肘90°，桡骨上1/3骨折者，应将前臂固定于旋后位或轻度旋后位，其意图为控制骨折的旋转移位。桡骨中1/3和下1/3骨折者，应将前臂固定于中立位，并应用前臂带柱托板，以控制前臂的位置。

（5）固定时间：儿童青枝骨折一般需3~4周，成人骨折一般需6~8周。

2. **石膏固定**

（1）尺、桡骨干上1/3骨折，可使用长臂石膏托固定前臂于旋后位。中1/3及下1/3骨折可应用前臂"U"形石膏夹，使前臂处于中立位固定。

（2）石膏固定时，应注意在石膏凝固前，用手指指腹将掌、背侧的尺桡骨间隙塑形成双凹形，以起分骨作用。

（三）手术治疗

1. **适应证**

（1）开放性骨折、多发性骨折，特别是单个肢体多处骨折者。

（2）多段骨折或不稳定骨折，手法复位不能满意或外固定不能维持整复骨折端的对位者。

（3）尺、桡骨上1/3骨折手法复位失败，或难以外固定者。

（4）畸形愈合的陈旧性骨折，可切开复位以金属板或髓内针内固定。

（5）如局部骨质缺损，需取髂骨做植骨，以免出现骨不连等并发症。

2. **治疗方法**

（1）切口选择

1）桡骨上、中、下1/3骨折，均可选用前臂背侧入路。

上1/3骨折桡骨背侧切口，在伸腕肌、伸指肌间分离，切开部分旋后肌附着处即可暴露桡骨，应注意桡神经深支自旋后肌中穿出，切勿损伤。

中1/3的桡骨背侧切口，将外展拇长肌向尺侧牵开，即显露桡骨。

下1/3桡骨背侧切口，自拇短展肌与伸拇长肌之间显露桡骨。

2）亦可用桡骨掌侧切口，沿肱桡肌内缘与桡侧屈腕肌之间进入，并向桡侧牵开桡神经，向尺侧牵开尺动脉。

3）尺骨全长均位于皮下，均可直接做尺骨嵴切口，显露尺骨。

（2）内固定物选择

1）金属板螺丝钉宜用6孔，亦有用加压金属板内固定者。

2）髓内针内固定，剥离骨膜范围要小或不剥离骨膜。

（3）手术步骤

1）臂丛阻滞麻醉。患者仰卧，上肢放于胸前，肘关节屈曲90°，上臂扎气囊止血带。

2）以尺、桡骨中1/3骨折为例，先做尺骨骨折端开放固定复位。在尺骨背侧面的尺侧做切口，长约6cm，切开皮肤、皮下组织和深筋膜，从尺侧腕屈肌和尺侧腕伸肌之间分开，显露尺骨两骨折端。

3）将选好的髓内针近侧骨折端逆行打入，从尺骨鹰嘴突顶部穿出皮肤之外，并在钉尖穿出处的皮肤做一小切口，继续使髓内针打入，仅露出骨折近端0.5cm，将骨折端复位并维持对位，检查尺骨骨嵴是否解剖对位，将髓内针从近侧端倒打入远侧骨折端，使髓内针钉在鹰嘴突顶点外仅留0.3cm，剪除多余部分。

4）再做前臂桡侧的背侧切口，长约6cm，切开皮肤、皮下组织和深筋膜，分开桡侧腕短伸肌和指总伸肌，显露旋后肌和桡神经深支，切开部分旋后肌，显露桡骨骨折端。

5）将骨折端复位，注意切勿损伤从旋后肌中穿出的桡神经深支。

6）再在桡骨远端背侧做斜形切口，长约3cm，向两侧牵开肌腱，显露桡骨远端背侧。

7）在距关节1.5cm处用小圆凿凿一纵行狭长的倾斜骨槽。

8）将选好的髓内针插入针槽内，并沿桡骨纵轴方向打入远侧桡骨骨折端的髓腔，使其前臂放于旋前、旋后中间位,将骨折端复位,使髓内针通过两骨折端,继续打入近侧骨折端内,直到桡骨颈部为止,髓内针尾留在骨外 0.3cm,剪除多余部分。

9)注意骨折端复位对位不要发生旋转,检查骨折对位及髓内针固定情况,逐个逐层缝合切口。

10)术后用上肢石膏将肘关节及前臂固定于功能位,抬高伤肢,活动手指,10~14天拆除缝线,加强伤肢功能锻炼。

术后 8~12 周拆除石膏,摄 X 线片,了解骨折愈合情况,骨痂过少者,还要继续牢固固定。骨折愈合后半年,可拔除髓内针。

要点六　预后与康复

1. 直接暴力及机器绞伤所造成的骨折,其软组织损伤程度较严重,骨折整复后对位不稳定,骨折愈合较慢,对前臂及手的功能影响较大。

2. 如成角、旋转及重叠移位未能彻底纠正,势必影响前臂的旋转功能。

3. 固定过程中,应及时调整外固定,防止骨折移位。

4. 应密切观察患肢的血运,防止发生骨筋膜室综合征,否则后期将出现前臂缺血性肌挛缩,导致患肢严重残疾。

5. 固定早期应鼓励患者做手指屈伸、握拳活动及上肢肌肉收缩活动,以促进气血循环,使肿胀消退。

6. 中期开始做肩、肘关节活动,如小云手等,活动范围逐渐增大,但不宜做前臂旋转活动。后期拆除外固定后,可在中药外用熏洗的配合下,做前臂旋转活动的练习,如旋肘拗腕、拧拳反掌等,以恢复前臂的旋转功能。

细目十七　尺骨上 1/3 骨折合并桡骨头脱位

要点一　概述

1. 尺骨上 1/3 骨折合并桡骨头脱位又称孟氏骨折。

2. 临床以儿童和青少年多见,成人较少发生。

要点二　病因病理

直接暴力和间接暴力均可造成尺骨上 1/3 骨折合并桡骨头脱位,但临床以间接暴力居多。根据暴力作用的方向、骨折移位情况及桡骨头脱位的方向,可分为以下 4 种类型。

（一）伸直型

1. 多见于儿童,临床较常见。

2. 跌倒时肘关节呈伸直或过伸位,前臂旋后,手掌着地,暴力由掌心通过尺、桡骨传向上前方,先造成尺骨上 1/3 斜形骨折,骨折端向掌侧及桡侧成角移位,由于暴力继续作用和尺骨骨折端向桡侧的推挤作用,迫使桡骨头冲破或脱出环状韧带向前外侧脱位。

3. 直接暴力打击尺骨背侧、后内侧也可造成伸直型骨折。

（二）屈曲型

受伤时,肘关节处于微屈位,前臂旋前,手掌着地,躯干重力自肱骨向后下传导,地面冲击力向后上方传导形成向后成角的应力,先造成尺骨上 1/3 骨折,骨折端向背侧成角,桡骨头被移位的骨折端推挤向后外侧脱出。

（三）内收型

1. 多见于幼儿。

2. 跌倒时身体向患侧倾斜,上肢处于内收位,暴力由手掌向上传导,使肘关节承受内翻应力,致使尺骨上段发生骨折并向桡侧成角,桡骨头向外脱位。

3. 尺骨多为尺骨喙突下纵形劈裂或横断骨折,多向外弯曲成角。

（四）特殊型

1. 多见于成人,临床上最为少见。

2. 为尺、桡骨双骨折合并桡骨头向前脱位,其受伤机制与伸直型大致相同,但暴力较大。

要点三　临床表现

1. 患者有明确的外伤史;伤后患肢前臂及肘部疼痛、肿胀。

2. 前臂旋转及肘屈伸功能受限。

3. 检查时,肘关节前外侧或后外侧可触及脱位的桡骨头。

4. 尺骨近端可触及骨擦感及异常活动。

5. 移位明显者可见尺、桡骨上段畸形。

6. 被动旋转前臂时有明显疼痛。
7. X线检查可以明确骨折的类型和移位方向。

要点四　诊断与鉴别诊断

（一）诊断

1. 根据患者的外伤史、临床表现及X线征象即可作出明确诊断。
2. X线片应包括肘、腕关节。可见尺骨近段骨折和桡骨头向外、向前或后侧脱出。
3. 应注意幼儿骨折可发生在尺骨上部干骺端，骨折线呈横断、纵裂或向桡侧弯曲成角，防止漏诊。
4. 儿童肘部X线解剖关系是根据关节端骨骺相互对应位置来判断的。
5. 在正常条件下，桡骨头纵轴的延伸线应通过肱骨小头中央，否则即提示桡骨头有脱位。
6. 应注意观察尺骨干和尺骨近端有无骨折，必要时摄健侧X线片对比。

（二）鉴别诊断

1. 诊断时必须注意，单纯的尺骨骨折在临床上是少见的，凡尺骨上1/3骨折有明显成角或重叠移位者，均应注意有无桡骨头脱位。
2. 有时X线表现只有单纯的尺骨骨折而无脱位，此时亦应按孟氏骨折处理，因桡骨头脱位后，可于托扶或摄片过程中自动还纳。
3. 如忽略对桡骨头的固定，有可能发生再脱位。

要点五　治疗

新鲜的尺骨上1/3骨折合并桡骨头脱位绝大多数可采用手法复位、小夹板外固定治疗。合并桡神经损伤者，亦可手法复位，桡骨头脱位整复后，桡神经多可逐渐自行恢复。

手法复位失败或陈旧性骨折，可考虑切开复位金属板内固定及环状韧带重建术。

特殊型孟氏骨折虽复位容易，但难以维持其对位，因此手法复位弊多利少，一般均主张采用切开复位内固定。

（一）手法复位

1. 复位步骤应根据临床实际情况决定整复骨折和脱位的先后顺序。
2. 一般原则是先整复桡骨头脱位，后整复尺骨骨折。但如尺骨为稳定性骨折，尤其是尺骨出现背向移位抵住桡骨，以及变位的骨间膜的牵拉使桡骨头难以复位时，则应先整复尺骨骨折。
3. 操作方法

（1）体位：患者仰卧，肩关节外展70°~90°。伸直型骨折，应使患肘伸直，前臂置中立位；屈曲型骨折，则应将肘轻屈于60°左右，前臂置于旋前位；内收型者，使患肘伸直或轻屈，前臂处于旋后位。

（2）纠正重叠移位：两助手分别把持上臂远段和腕部，持续拔伸牵引2~3分钟以纠正重叠移位。

（3）伸直型、屈曲型骨折的整复

整复桡骨头脱位：对伸直型骨折，向内、背侧推挤桡骨头的同时，令远端助手将肘关节慢慢屈曲至90°，可闻及桡骨头复位的滑动声。对屈曲型骨折，则向内、掌侧推挤桡骨头，同时令远端助手将肘关节慢慢伸直。

整复尺骨骨折：桡骨头复位后前臂长度恢复，尺骨断端的移位一般可同时纠正。若仍有残余移位，则可应用挤捏、分骨及提按手法纠正之。

（4）内收型骨折的整复：助手固定患肢上臂，使肘关节伸直，前臂旋后，术者拇指自桡侧按压脱位的桡骨头向内侧，同时用力将肘关节外展使桡骨头复位，并利用桡骨头推顶，纠正尺骨的桡侧成角畸形。

（5）特殊型骨折的整复：先做桡骨脱位的整复手法，同内收型。桡骨头复位后，用手捏住复位的桡骨头临时固定，再利用牵引、分骨、反折、按捺等手法使之复位。

（二）固定方法

1. 以尺骨骨折线为中心，于前臂的掌侧和背侧各放置一分骨垫。
2. 伸直型者，在分骨垫的表面，骨折部的掌侧再放置一平垫。屈曲型者，则置于骨折部的背侧。
3. 葫芦形压垫放置方法：伸直型骨折置于桡骨头的前外侧，屈曲型置于桡骨头的后外侧，内收型骨折则置于外侧。
4. 最后在尺骨干内侧的近端和远端各放置一平垫。
5. 压垫放置妥当后，在前臂的掌、背侧与尺、桡侧分别放置长宽适宜的夹板，然后用3~4条扎带捆绑。
6. 伸直型和内收型骨折应将肘关节固定于屈曲90°位4~6周；屈曲型则应将肘关节置

于近伸直位,2~3周后,待骨折初步稳定后,改为肘关节屈曲90°位继续固定2~3周。

(三) 手术治疗

1. 手法复位失败、特殊型骨折者应切开复位,应用金属板或髓内针固定尺骨,并同期修复环状韧带。

2. 术后用长臂石膏固定肘关节于功能位。对于陈旧性骨折,尺骨畸形严重,肘关节功能严重受限者,应行尺骨畸形矫正、桡骨头复位及环状韧带重建术。

3. 手术步骤

(1) 臂丛阻滞麻醉。取肘外侧切口,自肱骨外髁上方2cm,沿肱三头肌外缘至鹰嘴外侧,向远侧沿尺骨背至尺骨上1/3骨折处。

(2) 剥离肘后肌及尺侧屈腕肌。注意保护近端的桡尺关节处的环状韧带附着处。在剥离肘后肌时,应自尺骨附着点开始,将桡骨头、桡骨近端和尺骨桡侧面加以暴露,防止桡神经深支损伤。

(3) 观察桡骨头复位的障碍和环状韧带损伤状况。

(4) 清除关节内血肿,将桡骨头复位,环状韧带修理缝合。然后复位尺骨骨折,如果复位后稳定,可不做内固定,依靠石膏外固定加以维持。如骨折不稳定,则可应用髓内针或金属板内固定。

(5) 术后用上肢石膏将肘关节固定于屈曲略<90°,前臂固定于旋前、旋后或中立位抬高伤肢,活动手指,6周左右拆除石膏,摄X线片检查骨折愈合情况。尺骨骨折愈合后加强功能锻炼。

要点六 预后与康复

1. 复位固定后,应做指、掌关节的屈伸、握拳活动。肘关节不要过早活动。禁止做前臂的旋转活动。

2. 3周后骨折初步稳定,可逐步做肘关节伸屈活动,但前臂仍禁做旋转活动,以防造成骨折迟缓愈合或不愈合。

3. 临床愈合拆除夹板后加强肘部屈伸活动功能锻炼,并开始进行前臂旋转活动。

4. 固定过程中,应密切观察患肢血运情况,经常检查并调节夹板的松紧度。

5. 定期行X线片复查,如有移位及时纠正。

细目十八 桡骨下1/3骨折合并下尺桡关节脱位

要点一 概述

1. 桡骨下1/3骨折合并下尺桡关节脱位,亦称盖氏骨折。

2. 临床可发生于儿童和成人,其中以20~40岁的成年男子较多见。

要点二 病因病理

1. 直接暴力和间接暴力均可造成盖氏骨折。间接暴力骨折多为跌仆致伤,暴力上传时引起桡骨中下1/3脆弱处骨折。

2. 骨折线多为短斜形或横形,少数为螺旋形。

3. 骨折发生后,远折段受暴力推挤和前臂肌肉牵拉移位,引起下尺桡关节掌、背侧韧带及三角软骨盘破裂而导致下尺桡关节脱位。

4. 其移位特点如下。

(1) 骨折近端因受暴力推挤及前臂肌肉牵拉而向近侧及尺侧侧方移位或成角移位,尺骨头相对向远侧脱位。

(2) 骨折远端多向掌侧移位,尺骨头向背侧脱位。

(3) 少数情况下,骨折远端向背侧移位,尺骨头向掌侧脱位。

5. 儿童可发生青枝骨折,下尺桡关节脱位有时不明显,常发生尺骨远端骨骺分离。直接暴力骨折临床少见,多为机器绞伤或重物打击、压砸造成桡骨中1/3交界处骨折和下尺桡关节脱位,常发生开放性骨折合并尺骨中下1/3交界处骨折。骨折线多为横断或粉碎性。移位特点与间接暴力骨折类同。

6. 根据骨折的稳定程度及损伤特点,盖氏骨折可分为4种类型。

(1) Ⅰ型:青枝型,多由间接暴力造成,桡骨下1/3骨折合并尺骨头骨骺分离,较少见。

(2) Ⅱ型:稳定型,多由间接暴力造成,桡骨下1/3横断骨折,骨折部位多较低,下尺桡关节脱位不严重,常为半脱位。

(3) Ⅲ型:不稳定型,多由间接暴力造成,桡骨下1/3骨折多为短斜形、螺旋形或粉碎性,骨折移位较多,下尺桡关节移位明显。此型以成人多见。

（4）Ⅳ型：特殊型,多由直接暴力、机器绞轧造成,桡、尺骨双骨折合并下尺桡关节脱位,或尺骨有弯曲畸形,常为开放性骨折。成人骨折脱位较严重,青少年则尺、桡骨双骨折位置较低,移位较少。

要点三　临床表现

1. 有明确的外伤史；伤后前臂及腕部肿胀、疼痛,前臂活动受限。
2. 桡骨下 1/3 部向掌侧或背侧成角畸形,腕关节呈桡偏畸形,尺骨头向尺背侧突起。
3. 桡骨下 1/3 部疼痛明显,可触及骨擦感及异常活动。
4. 下尺桡关节松弛并有挤压痛,前臂旋转功能受限。
5. X 线正、侧位片可显示骨折类型和移位的方向。

要点四　诊断与鉴别诊断

（一）诊断

1. 根据受伤史、临床症状、体征及 X 线片检查即可作出诊断。
2. X 线片应包括腕关节。
3. 下尺桡关节脱位在正位 X 线片上、下尺桡间隙增宽,成人超过 2mm,儿童超过 4mm；尺骨头远端低于桡骨远端。
4. 尺、桡骨骨干于标准侧位片正常应相互平行重叠,若出现尺、桡骨下段骨干交叉,尺骨头向背侧或掌侧移位,此为下尺桡关节脱位的标志之一。

（二）鉴别诊断

1. 盖氏骨折临床主要应与单桡骨干骨折进行鉴别,其主要特点除检查时有前臂旋转活动障碍外,主要观察正位下尺桡关节的间隙、尺、桡骨远端是否平齐、侧位尺、桡骨是否相互重叠平行等。
2. 特殊型盖氏骨折应与尺、桡骨低位双骨折鉴别,其主要鉴别点亦为上述 X 线片指标。

要点五　治疗

治疗盖氏骨折,要争取达到解剖复位或近于解剖复位,特别是成角和旋转移位必须矫正,以防发生前臂旋转功能障碍。手法复位失败者,应行手术治疗。

（一）手法复位

1. **体位**　整复时,患者取平卧位,肩外展 60°~90°,肘屈曲 90°,前臂中立位。
2. **纠正重叠和下尺桡关节移位**　两助手分别握持患肢上臂和手部,拔伸牵引,纠正骨折的重叠移位和下尺桡关节的上、下错位。

（1）整复尺骨头背侧移位时,术者推挤尺骨头向掌侧,同时令远端助手将前臂稍旋后,以协助复位。

（2）整复尺骨头掌侧移位时,术者推挤尺骨头向背侧,同时令远端助手将前臂旋前,以协助复位。

3. **稳定下尺桡关节**　术者先扣挤下尺桡关节,次用合骨垫将尺、桡骨远端做半环状包扎,再用窄绷带缠绕数圈固定。最后嘱远端助手双手环抱腕部维持固定,并继续牵引。

4. **纠正远折段侧方及掌背侧移位**　术者以分骨、挤捏手法推挤骨折远段或近端,分别纠正远折段向尺侧或桡侧移位；在维持夹挤分骨效应的基础上,应用提按手法纠正掌背侧移位。

（二）固定方法

1. 固定夹板及方法与前臂骨折基本相同。
2. 但需注意,固定时尺骨头向背侧脱位者,宜置前臂于旋后位固定；尺骨头向掌侧脱位者,宜置前臂于中立位固定。
3. 桡骨远折段向尺侧移位者,分骨垫放置应为骨折线远侧占 2/3,近侧占 1/3；桡侧夹板下端超腕关节,尺侧夹板不超腕关节。
4. 桡骨远折段向桡侧移位者,其分骨垫放在骨折线近侧；尺侧夹板长度应自尺骨鹰嘴至第 5 掌骨颈部。
5. 为防止前臂旋转造成下尺桡关节脱位,应在肘部加用直角托板。

（三）手术治疗

1. 特殊型盖氏骨折或骨折端有软组织嵌入者,如闭合整复失败,可采用切开复位金属板内固定。
2. 畸形愈合的陈旧性骨折,影响前臂旋转功能者,可做桡骨切开矫正畸形,金属板内固定术,同时视具体情况决定是否同期切除尺骨头。
3. 手术步骤

（1）采用 Henry 切口,金属板置于桡骨掌面。

（2）术后短臂石膏前后托,前臂旋转中立位制动 4~6 周,以使下尺桡关节周围被损伤的组织获得愈合。

（3）去除石膏后，积极进行功能锻炼。

要点六　预后与康复

1. 盖氏骨折的预后与其类型有较大关系。

（1）青枝型和稳定型骨折因能较好地保证骨折固定的位置，故功能恢复良好。

（2）不稳定型骨折采用保守治疗者，常遗留有下尺桡关节松弛的问题。

（3）直接暴力所导致的特殊型骨折由于软组织损伤严重、骨折不稳定、易发生感染等因素，功能恢复可能不全。

2. 复位固定后即进行手指屈伸活动以减轻患肢肿胀，并可使两骨折端紧密接触而增加稳定性，严禁做前臂的旋转活动。

3. 中期可进行肩关节的活动和肘关节的伸屈活动。

4. 后期解除固定后，可逐步进行前臂旋转和腕关节伸屈旋转活动。

细目十九　桡骨远端骨折

要点一　概述

1. 桡骨远端骨折是指桡骨远端关节面以上2~3cm范围的骨折。

2. 临床上以中老年女性多见，是腕部最常见的骨折。

要点二　病因病理

直接暴力和间接暴力均可造成骨折，但多为间接暴力引起。临床分为伸直型和屈曲型两种类型。

（一）伸直型骨折

1. 伸直型桡骨远端骨折又称科雷斯（Colles）骨折，临床多见。

2. 跌倒时，患肢腕关节呈背伸位，手掌部着地，躯干向下的重力与地面向上的反作用力交集于桡骨远端而发生骨折。

3. 暴力较大时，骨折远端向桡侧和背侧移位，桡骨远端关节面向背侧倾斜。

4. 严重移位时，两折端可重叠，腕及手部形成"餐叉状"畸形，且常合并有下尺桡关节脱位及尺骨茎突骨折。

5. 老年人骨质疏松骨折常呈粉碎并可波及关节面，此类骨折若畸形愈合可使腕关节的功能产生严重障碍。

（二）屈曲型骨折

1. 屈曲型桡骨远端骨折又称史密斯（Smith）骨折，临床少见。

2. 跌倒时，腕关节呈掌屈位，手背着地，传达暴力作用于桡骨远端而造成骨折。骨折平面同伸直型骨折，但移位方向相反。

3. 手腕部形成"锅铲"状畸形。

4. 桡骨远端的背侧被外力直接打击，亦可造成此型骨折。

要点三　临床表现

1. 患者多为跌倒受伤，少数患者由外力直接打击腕部所致。

2. 临床以伸直型常见，约占桡骨远端骨折的90%。

3. 多发生于中老年，女性多于男性。

4. 伤后腕关节局部疼痛肿胀，腕关节活动障碍。

5. 伸直型骨折可见"餐叉样"畸形。

6. 屈曲型骨折移位明显者可有"锅铲样"畸形。

7. 桡骨远端压痛明显，可触及骨擦感。

8. 腕关节正、侧位X线片可明确骨折类型和移位方向，并可了解是否合并尺桡关节脱位及尺骨茎突骨折。

要点四　诊断与鉴别诊断

（一）诊断

1. 根据受伤史、临床症状、体征及X线检查可作出诊断。

2. 无移位骨折或不完全骨折时，肿胀多不明显，患者仅感局部轻微疼痛，也可有环形压痛和纵向叩击痛，腕和指运动不便，需注意与腕部软组织扭伤相鉴别。

3. X线检查主要观察骨折移位的方向和程度、骨折线是否涉及关节面、是否合并尺骨茎突骨折等内容。

（1）典型的伸直型骨折可见：①骨折远端向背、桡侧移位；②骨折处向掌侧成角，骨折端重叠，骨折处背侧骨质嵌入或粉碎骨折；③远端骨折块有时呈现旋后移位，掌倾角及尺偏角减小或呈负角;④常见合并有尺骨茎突骨折及不同程度的分离,严重者向桡侧移位;⑤如无尺骨茎突骨折,而桡骨远折端向桡侧移位明显时,说明有三角纤维软骨盘的撕裂。

(2)典型的屈曲型骨折可见:①骨折线斜行,自背侧关节面的边缘斜向近侧和掌侧,骨折远端连同腕骨向掌侧及向近侧移位;②亦有少数骨折线呈横形,自背侧通达掌侧,未波及关节面;③掌侧骨皮质常见碎裂,屈曲型骨折较少发生嵌插,尺骨茎突骨折亦少见。

(二)鉴别诊断

伸直型桡骨远端骨折与背侧巴通骨折,屈曲型桡骨远端骨折与掌侧巴通骨折,临床表现相似,主要依靠X线进行鉴别诊断。

要点五 治疗

无移位骨折或不全骨折,仅用夹板固定即可。移位骨折需根据骨折类型采用相应的方法整复固定。陈旧性骨折畸形愈合者,可切开复位以金属板固定。

(一)手法复位

1. 患者取坐位或卧位,肩外展90°,肘屈曲90°,前臂中立位。

2. 伸直型骨折

(1)第一步,采用拔伸牵引手法纠正重叠移位。令近端助手握住患肢前臂近端,远端助手双手握住患肢手掌部,先沿畸形方向然后沿前臂纵轴方向进行拔伸牵引。

(2)第二步,横挤、尺偏腕关节,纠正侧方移位。术者一手置于骨折远端的桡侧,另一手置于骨折近端的尺侧相对横挤,同时令远端助手将患肢腕关节极度尺偏,以纠正桡侧移位,恢复尺偏角。

(3)第三步,端提、屈曲或伸直腕关节,纠正骨折的掌背侧移位,恢复掌倾角。对伸直型骨折,术者双手拇指置于骨折远端的背侧,余指置于骨折近端的掌侧,相对用力挤压端提,同时令远端助手将腕关节极度屈曲,以纠正骨折的背侧移位,恢复掌倾角。

(4)注意:保持腕部在旋前及轻度掌屈尺偏位,直至应用外固定。

3. 屈曲型骨折 术者双手拇指置于骨折远端的掌侧,余指置于骨折近端的背侧,相对用力挤压端提,同时令远端助手将腕关节极度背伸,以纠正骨折的掌侧移位和恢复掌倾角。注意保持腕部在旋后及轻度背伸尺偏位,直至应用外固定。

(二)固定方法

1. 维持牵引下用夹板超腕关节固定。

2. 伸直型骨折在骨折远端背侧和近端掌侧各放一平垫,其桡侧及背侧夹板应超腕关节,置关节于轻度屈曲位固定。

3. 屈曲型骨折压垫置于远端的掌侧和近端的背侧,桡侧夹板和掌侧夹板超腕关节,置关节于轻度背伸位固定。

4. 压垫夹板置妥后用3~4条布带捆扎固定,将前臂悬吊固定4~6周。

(三)手术治疗

闭合整复失败者、陈旧性骨折畸形愈合者可切开复位金属板固定,骨缺损及粉碎区域应以自身松质骨植骨填充。

要点六 预后与康复

1. 早期应进行积极的掌指关节及指间关节屈伸活动,如握拳及肌肉静力收缩等。

2. 必须十分重视肩、肘关节的活动,尤其是老年患者更应积极地进行肩关节的功能活动,以防并发肩周炎及其他并发症。

3. 解除外固定后,在外用熏洗药物的配合下做腕关节屈伸和前臂旋转功能活动。

4. 桡骨远端骨折临床如处理不当,临床可发生多种并发症。较为常见的有如下几种。

(1)创伤后骨萎缩(Sudeck骨萎缩、反射性交感性骨萎缩):其特点是疼痛,腕及手指肿胀僵硬,皮肤红而变薄,骨的普遍脱钙、疏松。本病的发生常常是因骨折后固定时间过长及未能积极主动活动所致。

(2)肩手综合征:与上述情况相似,但波及范围甚广,以致肩关节亦僵硬。一旦发生,治疗极为困难。

(3)拇长伸肌肌腱断裂:通常在伤后4周或更晚发生。其原因可能有二:①原始损伤较重,造成肌腱血运中断,以致缺血坏死而断裂;②亦可为骨折波及Lister结节,以致伸拇长肌腱在粗糙的骨沟上摩擦受损而断裂。

(4)骨折畸形愈合:各种原因造成的整复固定失败,均可导致骨折畸形愈合,发生率较高。如畸形较轻,腕部功能障碍不甚者,可不予处理。如畸形较重,前臂旋转障碍和腕部的活动痛,应考虑手术治疗。

细目二十　巴通骨折

巴通骨折很少见,分为前缘(掌侧缘)骨折、后缘(背侧缘)骨折两种类型。

要点一　背侧缘骨折

1. 背侧缘骨折多为间接暴力引起,常见于跌倒时腕背伸而前臂旋前,腕骨冲击桡骨远端关节面之背侧缘,造成骨折。
2. 侧位 X 线片上骨折更易见到。
3. 骨折位于桡骨远端背侧缘,骨折块呈楔形,包括了关节面的 1/3,多向背侧及近侧移位,呈腕关节半脱位状。
4. 复位方法:牵引下将移位的骨折块向掌侧及远侧推挤,即可复位。
5. 通常以短臂石膏托将腕关节固定于中立位。
6. 为防止再移位,应使腕掌韧带处于紧张状态。

要点二　掌侧缘骨折

1. 掌侧缘骨折多为摔倒时手背着地,应力沿腕骨冲击桡骨远端的掌侧缘造成骨折。
2. 其骨折块较背侧缘骨折者为小,向近侧及掌侧移位,腕骨随之半脱位。
3. 其治疗方法与屈曲型桡骨远端骨折类似。
4. 固定时,应使腕背韧带处于紧张状态,以免骨折再移位。

细目二十一　腕、手部损伤概述

要点一　腕、手部的解剖

腕关节的活动,是由桡腕关节和腕横关节(两排腕骨间关节,亦称中腕关节)及第1、2掌骨之间关节的运动组合而完成的。

桡腕关节由桡骨、舟骨、月骨及三角软骨盘构成,尺骨不直接参加。关节囊薄而松弛,外有桡腕掌侧韧带、桡腕背侧韧带、腕桡侧副韧带、腕尺侧副韧带加强,是双轴椭圆关节,能做多轴向运动。

桡尺远侧关节由桡骨的尺切迹、尺骨头环状关节面和关节盘(三角软骨)构成。关节的前、后方有桡尺远侧前、后韧带加强。桡尺远侧关节和桡尺近侧关节联合可使前臂和手做旋前和旋后运动。

腕骨是腕的主要结构,共有 8 块。它分远、近两排,纵分内、中、外三列。远排腕骨由大多角骨、小多角骨、头状骨和钩骨组成,近排腕骨包括舟骨、月骨、三角骨和豌豆骨。大多角骨为拇指的座骨,豌豆骨是尺侧腕屈肌的籽骨,不参加腕关节的活动,但可增加尺侧屈腕的功能。舟骨、月骨和三角骨相连的弧状关节面与桡骨远端关节面构成桡腕关节。外侧列腕骨由舟骨构成,参与腕的各个方向的运动和稳定;中央列腕骨由远排腕骨和月骨组成,主管腕的屈伸运动;内侧列腕骨包括三角骨和豌豆骨,参与腕骨的旋转。

舟骨位于腕的外侧部,远近端膨大,中间部细窄,后者又称舟骨腰部。远端与大、小多角骨相关节,为滑动型关节;近端与桡骨远端桡侧半相对,组成桡舟关节,具有屈伸、桡尺偏斜及少许旋转运动;中远部的尺侧与头状骨成关节,为臼状关节;近端尺侧与月骨相关节,有前、后向的旋转运动。舟骨跨越腕横关节,与远、近两排腕骨相连,是两排腕骨运动的连杆,也是维持腕骨稳定的重要结构。在暴力作用下,它较其他腕骨更易折断,尤其是腰部,不愈合及缺血坏死率也高。其远端掌侧凸出,称舟骨结节,有腕屈肌支持带附着。腕中立位时,舟骨呈掌屈位,与桡骨纵轴夹角 30°~60°,平均 47°。承受纵向负荷时舟骨会进一步掌屈。

舟骨的滋养血管分别经腰部背侧和结节部入骨,然后分支供血至近侧 2/3~3/4 和远侧 1/4~1/3。二者在骨内没有交通吻合支。腰部及近端骨折常会伤及由腰部入骨的血管,出现骨折不愈合或近端缺血坏死。

头状骨位于远排腕骨中心,为腕骨中最大者,是腕的枢纽。其头为整个远排腕骨的运动中心。头状骨的头为软骨覆盖,滋养血管只能从体的掌、背侧入骨,然后在骨内逆行至头

1/3的头状骨仅有掌侧滋养血管,背侧阙如,掌侧或颈部骨折致骨内逆行血管损伤,导致骨折不愈合或头部缺血坏死。

月骨侧面呈半月形。远端凹陷,与头状骨、钩骨成关节;近端凸出,与桡骨远端尺侧半及三角纤维软骨复合体构成桡月关节;内侧平坦,与三角骨组成月三角骨间关节;外侧与舟骨近端尺侧相对,构成舟月骨间关节。月骨掌侧角较背侧角高大,在纵向负荷作用下有背伸趋势。月骨四周均为软骨面。月骨前面为腕管,内有指屈肌腱和正中神经通过。月骨掌、背侧均有滋养血管存在。但20%的月骨只有一侧滋养血管,另一侧阙如。后者血管一旦受损,很容易发生缺血坏死。

大多角骨远端为鞍状关节面,关节囊及韧带较松弛,允许第1掌骨近端有较大范围的活动。近端与舟骨成关节,为滑动关节;尺侧与小多角骨成关节。掌侧有一凸起,称大多角骨结节,有屈肌支持带、拇短展肌和拇对掌肌附着。大多角骨结节尺侧有一沟槽,桡侧腕屈肌腱由此经过。大多角骨背侧、外侧和掌侧均有滋养血管,是腕关节中最富有血液供应的腕骨之一。

掌骨为小管状骨,共有5块。各掌骨全长均位于皮下,由近侧的掌骨底、掌骨干(体)及远侧的掌骨头组成。

第1掌指关节为髁状关节,由掌骨头和第1指节基底部构成,第2~5指的掌指关节为球窝关节,关节的两侧、掌侧和背侧均有副韧带。掌骨头侧观呈圆形,从旋转轴到掌侧关节面比到掌骨头远端关节面的半径长,副韧带在屈曲关节时紧张,在伸直时松弛。此韧带与关节囊掌指板共同维持掌指关节的稳定性。掌指关节关节囊的掌侧板,是一种较厚的纤维软骨样组织。每个掌指关节均有一个单独的关节囊,较松弛,关节两侧有侧副韧带加强。第2~5掌指关节囊间有掌深横韧带使其连接。

指骨共14块,除拇指为2节指骨外,其余四指均为3节。指骨周围附着的肌肉和肌腱收缩牵拉,可影响骨折的移位。在治疗过程中,如处理不及时或处理不当,可导致骨折畸形愈合,或造成关节囊挛缩,或骨折端与邻近肌腱发生粘连而导致关节功能障碍,甚至关节僵硬,对手的功能影响较大。

近侧指间关节接近合页式关节,只有屈伸活动,结构上比掌指关节稳定。近节指骨远端关节面的两髁较平,掌侧中央有一三角形凹陷,关节屈曲时容纳中节指骨基底掌侧的舌状突起。侧面观,近节指骨头关节面偏心程度远不如掌骨头明显,所以关节屈伸时,凸轮作用也不如掌骨头显著。侧副韧带走行方向与指骨纵轴接近平行,其掌侧有侧副韧带止于掌板。由于该关节凸轮作用不明显,所以屈伸时侧副韧带的松紧变化不大。屈曲时,整个侧副韧带紧张;伸直时,只有掌侧部分紧张。

腕部近侧外在韧带多为关节囊韧带,包括桡腕掌侧韧带、桡腕背侧韧带和尺腕掌侧韧带。①桡腕掌侧韧带:远比背侧韧带强韧,由4条韧带组成。a. 桡舟头韧带:又称桡头韧带。起自桡骨茎突掌侧,止在头状骨掌侧,途中有少量纤维与舟骨相连,可限制桡侧腕骨旋前及尺侧腕骨移位,同时还有稳定舟骨远端的作用。b. 桡月长韧带:又称掌侧桡月韧带、掌侧桡月三角韧带、掌侧桡三角韧带。位于桡舟头韧带的尺侧,起自桡骨茎突掌侧,止在月骨掌侧,可限制月骨向远侧和尺侧移位。c. 桡舟月韧带:又称Testut韧带。属关节囊系膜韧带,由神经组织、血管和少量胶原组成,起自桡骨远端掌侧缘,止在舟月骨近极相对缘的凹陷及舟月韧带,作用可能是感受机械刺激。其内虽有血管,但不至舟骨和月骨。d. 桡月短韧带:起自桡骨远端尺侧半的掌侧缘,止于月骨掌侧,甚为强韧,限制月骨移位。桡腕掌侧韧带是维持桡舟、桡月、舟月骨间关节稳定的主要结构。②桡腕背侧韧带:起自桡骨远端尺侧半的背缘,斜向远侧及内侧,分成两束止于三角骨及月骨。此韧带扁而薄,与厚韧的指伸肌腱纤维鞘融合成一体。③尺腕掌侧韧带:由月尺、尺三角和尺头韧带组成。前者扁宽,起自桡尺掌侧韧带,依次止于月骨和三角骨掌面。后者,起自尺骨茎突基底,止于头状骨掌侧,与桡舟头韧带纤维交叉混杂,组合成一个弓形结构。

腕部远侧外在韧带连接远排腕骨与掌骨基底,维系腕掌关节的稳定。其数量多,形体小,连接紧密,难以一一解剖出来。

腕部内在韧带包括腕骨掌侧韧带、腕骨背侧韧带和腕骨间韧带。①腕骨掌侧韧带:也较背侧厚韧,为关节囊韧带,共有5条,舟大小多角韧带、舟头韧带、三角头韧带、三角钩韧带、月三角掌侧韧带。前4条韧带均跨越腕横关节,后一条跨越月三角骨间关节。其中,舟大小多角韧带位于舟大多角骨间关节掌侧，与桡侧腕屈肌腱鞘相连，并有纤维止于小多角骨上。月三角掌侧韧带位于月三角骨间韧带的浅面。②腕骨背侧韧带：较薄，共有2条。腕骨间背侧韧带起于三角骨背侧，横跨腕横关节，止于舟骨腰部及小多角骨背侧。舟三角背侧韧带位于腕骨间背侧韧带的近侧，起于舟骨背侧，止于三角骨背侧，并有纤维至舟月、月三角韧带。上述韧带位于腕横关节的背侧。③近排腕骨间韧带：为关节内韧带，共有2条。舟月韧带又称舟月骨间韧带，位于舟月骨相邻关节面掌、背及近侧缘之间，整体断面形同字母C，开口位于远侧；位于舟月骨近端的韧带主要由纤维软骨组成，背侧韧带较掌侧短而厚韧，是维持舟月骨间关节稳定的主要结构。月三角韧带又称月三角骨间韧带，位于月三角骨相邻关节面掌、背及近侧缘之间，形同舟月韧带，作用是稳定月三角骨间关节。④远排腕骨间韧带：有3条，大小多角韧带、小多角头韧带、头钩韧带。这些韧带甚为强韧，远排腕骨间少有活动，可被看成是一个运动功能单位。

运动手部的肌肉分为手外在肌和手内在肌。手外在肌的前群肌又分为浅深两层，浅层为桡侧腕屈肌、掌长肌、指浅屈肌和尺侧腕屈肌，深层为拇长屈肌和指深屈肌；后群肌也分为浅深两层，浅层由外向内为桡侧腕长伸肌、桡侧腕短伸肌、指伸肌、小指伸肌和尺侧腕伸肌，深层为拇长展肌、拇短伸肌、拇长伸肌和示指伸肌。手部的内在肌分为4组，包括骨间肌、蚓状肌、鱼际肌和小鱼际肌。

要点二　腕、手部的生理功能

1. 腕关节为一个三自由度关节，具有掌屈背伸、桡尺偏斜、前后旋转及环绕4种运动形式。

2. 腕运动源于外在肌肉的作用。远排腕骨因与掌骨紧密相连，与手一起活动，可看成是一个运动单位。屈伸时，远近两排腕骨一同屈伸，呈同向运动。桡尺偏时，两排腕骨为相向运动，即：桡偏时，远排腕骨桡侧移位和背伸，近排腕骨尺侧移位和掌屈；尺偏时，远、近两排腕骨运动方向又各自反过来。月骨运动源于两侧骨间韧带牵拉及远侧头状骨的推挤，舟骨是它们运动的连杆。腕骨掌、背侧韧带向三角骨聚拢，三角钩骨间关节活动由此传至其他各个腕骨，引发腕骨旋转。腕掌屈及桡偏时腕骨旋前，背伸及尺偏时旋后。

3. 腕掌屈背伸幅度在112°~170°，掌屈70°~80°，背伸50°~60°，但有明显的个体差异；桡尺偏斜幅度在40°~60°，桡偏20°、尺偏30°，个体差异也明显；旋前旋后主要源于桡尺远侧关节，旋前85°，旋后90°，其次源于腕骨，平均幅度只有7°，轴心位于三角骨处；环绕系上述三种运动的综合。腕背伸和前臂旋转中立位为功能位，在此位置手的握力最大，故手外伤后一般应保持腕背伸20°~25°，尺偏10°位固定。腕掌屈位手不能握紧，如手外伤后长期固定于腕掌屈位，将严重影响手的功能。

4. 掌指关节屈曲90°，掌指关节过伸30°。掌指关节外伤后固定于屈曲30°~45°较易恢复手指的捏握功能，而长期固定于伸直位，常造成关节僵硬，不能握拳，严重影响手指活动。近侧指间关节屈曲90°，远端指间关节屈曲60°。近侧指间关节屈曲60°~80°，远侧指间关节屈曲10°~15°为功能位，外伤后指间关节固定于功能位有助于指间关节功能的恢复。第1掌指关节外展60°，对掌60°。拇指的功能位为外展对掌位，如外伤后固定于内收位，由于水肿和瘢痕挛缩，将不能恢复对掌功能，严重影响手的功能。

细目二十二　月骨掌侧脱位

要点一　概述

1. 月骨掌侧脱位是腕关节月骨向掌侧移位的损伤。

2. 临床上以青壮年多见，是腕骨中最常见的脱位。

要点二　病因病理

1. 多由传导暴力所致，患者跌倒时腕关节呈极度背伸位，头状骨与桡骨间掌侧间隙增大，月骨被桡骨远端和头状骨挤压而向掌侧移位。暴力进一步作用可造成掌侧关节囊破裂，月骨向掌侧脱位。

2. 由于外力作用的大小不同，月骨向前脱出的程度不一，其预后亦有区别：当损伤暴力较小，桡月背侧韧带断裂，或月骨后角撕脱骨折，月骨向前旋转<90°，脱于桡骨远端的前部，其凸面朝后，凹面朝前，由于掌侧血供存在，月骨一般不发生缺血坏死。如暴力强大，月骨向前翻转移位超过90°甚至达270°，严重者可出现月骨凹面向后，凸面向前，此时桡月背侧韧带断裂，桡月掌侧韧带扭曲或断裂，月骨血液供应部分受阻甚至中断，则可发生月骨缺血性坏死。

要点三 临床表现

1. 腕部疼痛、肿胀、隆起。

2. 局部压痛明显，腕关节各方向活动均受限。由于月骨向掌侧突出，压迫指屈肌腱，则肌腱张力加大，腕关节呈屈曲位，中指不能完全伸直，握拳时第3掌骨头明显塌陷，叩击该掌骨头时有纵轴叩击痛。若脱位的月骨压迫正中神经，则拇指、示指、中指感觉障碍与屈伸受限。

3. X线片正常月骨正面观为四方形，侧面观呈半月形，且桡骨、月骨、头状骨及第3掌骨轴线在一条直线上。月骨脱位发生旋转后，正位片显示由正常的四方形变成三角形，月骨凸面转向头状骨，侧位片月骨移位于腕关节掌侧，其凹形关节面与头状骨分离转向掌侧，头状骨可轻度向近侧移位，位于月骨的背侧。

要点四 诊断与鉴别诊断

（一）诊断

1. 受伤史。

2. 伤后腕部疼痛、肿胀、隆起，局部压痛明显，腕关节各方向活动均受限，腕关节屈曲位，中指不能完全伸直，握拳时第3掌骨头明显塌陷，叩击该掌骨头时有纵轴叩击痛，拇指、示指、中指感觉障碍与屈伸受限。

3. X线检查可明确诊断。

（二）鉴别诊断

1. 月骨周围腕骨脱位：临床主要表现为腕部疼痛、肿胀、压痛，腕关节向各方向活动障碍，叩击2~4掌骨头时，腕部发生疼痛。腕部正位X线片显示腕骨向桡侧移位，有时腕骨诸骨重叠辨认不清，侧位片可见月骨与桡骨远端仍保持正常解剖关系，头状骨及其他腕骨向背侧或掌侧移位。

2. 经舟骨、月骨周围腕骨脱位：主要症状为腕部疼痛，肿胀以桡侧为甚，鼻烟窝压痛明显，腕部功能障碍。X线片显示：腕部正常关系紊乱，月骨和头骨的关节间隙加宽，月骨和舟骨近端与桡骨保持正常关系，其他腕骨和舟骨远端向背、桡侧移位。有时可合并桡、尺骨茎突骨折。

要点五 治疗

1. **手法复位** 臂丛阻滞麻醉或局部麻醉下，患者卧位，肘关节屈曲90°，前臂置于旋后位，腕部极度背伸，近端助手握住肘部，远端助手握示指与中指，对抗牵引3~5分钟，术者两手四指托住腕背部，向掌侧端提，使桡骨与头状骨之间的关节间隙加宽，然后用两手拇指尖推压月骨凹面的远端，迫使月骨进入桡骨与头状骨间隙，同时令远端助手逐渐将腕关节掌屈，术者指下如有滑动感，中指可以伸直者，说明复位成功。

2. **针拨整复法** 麻醉后，在无菌操作及X线透视下，用20号注射针头或细钢针，自掌侧把针刺入月骨凹面的远端，在对抗牵引下将腕关节高度背伸，然后由掌侧向背侧顶拨，并逐渐将腕关节掌屈，使之复位。

3. **手术治疗** 陈旧性月骨脱位，手法不易整复者，可考虑切开复位；若月骨脱位时间太长，或伴有正中神经损伤的刺激症状，或估计瘢痕组织较多，切开复位亦不易成功，月骨游离后可能发生坏死，或虽是新鲜脱位，但桡月前、后韧带均已断裂，日后月骨亦可发生缺血坏死，或合并创伤性关节炎者，均可考虑月骨切除。

4. **固定方法** 复位后，用塑形夹板或石膏托将腕关节固定于掌屈30°~40°位。1周后改为中立位，再固定2周。

要点六 预后与康复

1. 月骨脱位如损伤较重或处理不当，后期有出现月骨坏死、创伤性关节炎等并发症的可能。

2. 固定期间，除被固定的腕部外，应鼓励患者做指、掌关节的屈伸活动，以促进患肢消肿。

3. 解除固定后，逐渐做腕关节主动屈伸活动。早期避免做过度腕背伸动作，应逐步加大活动度，以防月骨重新脱出。

细目二十三　掌指关节脱位

要点一　概述
1. 系第1节指骨基底部与掌骨头发生移位。
2. 以拇指掌指关节脱位常见,示指掌指关节脱位次之,第3~5掌指关节脱位少见。

要点二　病因病理
1. 掌指关节脱位可分为背侧脱位和掌侧脱位,以背侧脱位多见。
2. 拇指掌指关节脱位多为背侧脱位,常由杠杆作用及关节过伸位受伤所致。如跌倒时拇掌关节在伸直位触地,外力使拇指过度背伸,造成掌指关节掌侧关节囊紧张继而破裂,掌骨头由破裂处脱向掌侧,移位于皮下,近节拇指移向背侧。2~5掌指关节脱位较拇指掌指关节脱位少见,亦以背侧脱位多见,侧方和前方脱位较少见。常由过伸暴力引起,指节被过度背伸扭曲而发生。掌骨头向掌侧移位,指骨基底部向背侧移位,指屈肌腱被推向掌骨头尺侧,蚓状肌脱向桡侧,掌侧关节囊纤维板移至掌骨头背面,掌骨头掌侧被掌浅横韧带卡住。

要点三　临床表现
1. 患处疼痛、肿胀、功能丧失,拇指(或其他手指)外形短缩、背伸,指间关节屈曲,拇指(或其他手指)掌侧面隆起,可触及皮下之掌骨头,掌指关节呈过度背伸而弹性固定,掌指关节功能丧失。
2. X线正位片显示关节间隙消失;侧位或斜位片可见指骨呈过伸位向上、向背侧移位,指骨基底部位于掌骨头的后上方。

要点四　诊断与鉴别诊断
(一)诊断
1. 外伤史。
2. 患处疼痛、肿胀、功能丧失,拇指(或其他手指)外形短缩、背伸,指间关节屈曲,拇指(或其他手指)掌侧面隆起,可触及皮下之掌骨头,掌指关节呈过度背伸而弹性固定,掌指关节功能丧失。
3. X线检查可明确诊断。
(二)鉴别诊断
掌指关节脱位与掌、指关节骨折鉴别:骨折者,局部肿胀严重,且有骨擦音、异常活动,X线可帮助进一步鉴别。

要点五　治疗
1. **手法复位**　将患肢腕关节及近节指间关节屈曲,以放松指屈肌腱。术者用拇、示指握住脱位指骨(或用一绷带绕结于患指上),顺畸形方向持续牵引,同时另一手握住腕关节相对牵引,再用拇指抵住患指近节指骨基底部,并向掌骨头远侧及掌侧推压,使脱位的指骨基底部与掌骨头相对,然后向掌侧屈曲患指即可复位。
2. **手术治疗**　若多次未能复位时,说明掌骨头前方关节囊或拇指屈肌腱卡住掌骨头,阻碍复位,应手术切开复位。
3. **固定方法**　将患指置于轻度屈曲,对掌功能位,用铝板或竹板压弯塑形,固定1~2周。注意关节应固定在屈曲位,在此位置侧副韧带紧张、关节稳定,可避免侧方移位。如采用掌指关节伸直位固定,因侧副韧带松弛,如关节于伸直位固定过久,侧副韧带会短缩,关节僵直,导致功能障碍。

要点六　预后与康复
1. 早期功能锻炼,否则后期极易引起关节僵硬。
2. 损伤早期,除患指外,可做其余关节的练功活动;去除外固定后,即可开始患指掌指关节及指间关节的主动屈伸练功活动。

细目二十四　指间关节脱位

要点一　概述
临床多见,各手指的近侧和远侧指间关节均可发生。

要点二　病因病理
1. 近侧指间关节背侧脱位(掌板损伤)较常见。多为过伸暴力所致:手指或屈曲或过伸,并向一侧歪斜。关节发生背侧脱位,侧副韧带不一定都断裂,但都伴有掌板损伤,可以是近端膜状部分撕裂,也可以是远侧在中节指骨基底附着部撕裂,后者有时伴有小片撕脱骨折。

2. 近侧指间关节掌侧脱位较少见。脱位后多伴有指伸肌腱中央腱束撕裂。

3. 近侧指间关节旋转脱位多由旋转暴力所致。近节指骨一侧髁突穿破指伸肌腱腱帽,即从中央腱束与侧腱束之间的间隙突出,手指偏向一侧。

4. 手指远侧指间关节及拇指指间关节单纯脱位很少见。背侧脱位较掌侧者多见,常伴有开放损伤。

要点三　临床表现

1. 局部疼痛、活动障碍。
2. 伤处肿胀畸形、压痛明显,被动活动时疼痛加剧,且可有明显的弹性固定感。伴有侧副韧带断裂或有指骨基底撕脱性骨折者,则可出现明显侧方异常活动。
3. X线片可明确脱位位置及有无并发骨折。

要点四　诊断与鉴别诊断

（一）诊断

1. 外伤史。
2. 局部疼痛、活动障碍,伤处肿胀畸形、压痛明显,被动活动时疼痛加剧,且可有明显的弹性固定感。
3. X线检查可明确诊断。

（二）鉴别诊断

单纯指间关节侧副韧带断裂:单纯韧带断裂者关节肿胀和压痛局限于一侧,存在异常的侧方活动,侧向分离试验阳性。

要点五　治疗

1. **手法复位**　术者一手固定患肢掌部,另一手握住伤指做顺势牵引,同时用拇指将脱位的指骨基底部推向前方,同时示指托顶指骨头向背侧,逐渐屈曲指间关节,即可复位。

2. **手术治疗**　若合并骨折,骨折片有明显分离移位,骨折片旋转或嵌入关节间隙,导致手法复位失败者,或复位后不能维持对位者,应切开复位细钢针固定。若合并侧副韧带断裂者,则需手术修补侧副韧带。陈旧性指间关节脱位可行关节融合术。

3. **固定方法**　用塑形铝板或竹片,置于手指的掌侧,固定患指于轻度对掌位1~2周。或用绷带卷置于手掌心,将手指固定于屈曲位亦可。此外亦可用邻指胶布法固定。

要点六　预后与康复

1. 指间关节脱位后,常需要3~5个月才能彻底恢复。治疗不当常出现关节增粗、强直僵硬以及活动痛等后遗症。
2. 禁忌强力推、扳、按摩等被动活动。

细目二十五　腕舟骨骨折

要点一　概述

1. 是腕部最为常见的骨折之一,占腕骨骨折的71.2%。多发于青壮年,儿童罕见。
2. 近1/6的舟骨骨折发生不愈合。舟状骨骨折同时有其他腕骨骨折及脱位时,预后不佳。

要点二　病因病理

（一）多由间接暴力作用所致

患者跌倒时,手掌着地,腕关节极度桡偏、背伸位着地,腕舟骨于此体位被锐利的桡骨茎突背侧缘抵压,掌侧有紧张的桡腕韧带压迫,近侧端被固定在桡骨关节面凹内,当暴力向上传递时,腕关节背伸,外力作用在舟骨远端,而产生腰部骨折。舟骨骨折部位,取决于腕背伸后其桡偏的程度。腕关节越桡偏,则骨折更趋向发生在舟骨近端;反之,则向远端。在过度尺偏时,容易产生结节部撕脱骨折。舟骨骨折块因周围骨块阻挡及韧带保护,一般很少移位。但当腕关节过度背伸及尺偏时,迫使舟骨产生旋转运动,以致舟、月韧带断裂,腰部远端骨折块失去韧带固定,加之远排腕骨的运动,使之伴随移位。

（二）分类

1. **按骨折部位分类**

（1）舟骨结节骨折:因有关节囊及韧带附着,多为撕脱骨折。结节处有滋养血管进入,供血至远侧1/4~1/3的舟骨,鲜有不愈合。

（2）远侧1/3骨折:舟骨远端血液循环较好,愈合多不成问题,但时间稍长。

（3）腰部骨折：最常见。滋养血管由腰或其远侧入骨，供血至近侧 2/3~3/4 舟骨。血管入骨远侧骨折，愈合多无问题。近侧骨折，于骨内逆行至近端的血管必有损坏，舟骨近端血液循环不良，愈合所需时间较长，且有 30% 的骨折不愈合。

（4）近侧 1/3 骨折：由腰入骨的逆行血管随之断裂，舟骨近端没有血液供应，骨折不愈合或近端缺血坏死常见。

2. 按骨折稳定程度分类

（1）稳定骨折：无移位或仅有侧方移位但幅度 <1mm 者。

（2）不稳定骨折：侧方移位 >1mm，背向或桡向成角移位，伴发中间体背伸不稳定或腕骨脱位者。不稳定骨折以手术治疗为宜。

要点三 临床表现

1. 腕关节桡侧疼痛，腕无力，关节活动不利。

2. 检查可见鼻烟窝肿胀。患者握拳桡倾，沿第 2、3 掌骨头纵向叩击腕关节，如疼痛即为阳性，鼻烟窝压痛明显，鼻烟窝肿胀变浅或消失。

3. X 线正、侧、蝶位（尺偏斜位）摄片可观察到骨折的程度和位置。但还需判断骨折是新鲜的还是陈旧的。陈旧骨折特点：①骨折断端间隙较宽，与周围腕骨关节间隙相近；②断端骨质有硬化；③舟骨周围关节有退行性变，以桡骨茎突为著；④变换投照体位，骨折线宽度有变化；⑤舟骨有囊变或密度增加。

要点四 诊断与鉴别诊断

（一）诊断

1. 外伤史。

2. 腕关节桡侧疼痛，腕无力，关节活动不利。鼻烟窝处肿胀并有明显压痛，不愿用力握拳，背伸时疼痛加重，握拳叩 2、3 掌骨远侧时感腕部疼痛。

3. X 线检查可明确诊断。

（二）鉴别诊断

陈旧性腕舟骨骨折需与先天性双舟骨鉴别：先天性双舟骨在临床上少见，在 X 线片上两块骨之间界线清楚、整齐、光滑，无致密性坏死或边缘不整齐的现象。必要时可摄健侧腕关节 X 线片做对照。

要点五 治疗

对新鲜无移位骨折或复位后骨折，多采用非手术的外固定治疗；对 3 个月以上陈旧性骨折，可采用外固定 3~5 个月，并加强握拳活动，仍可愈合。

（一）手法复位

患者坐或卧位，肩关节外展，屈肘 90°，近、远端助手分别握住患肢上臂和手指行适度牵引，并使前臂处于中立位或轻度旋前位，术者两拇指置于骨折远端的背、桡侧，余指托住患肢腕关节掌侧和尺侧。令远端助手先将腕关节背伸并轻度桡偏，然后再做掌屈、尺偏，术者两拇指将骨折远端向掌侧、尺侧按压，使之复位。

（二）手术治疗

1. 适用于骨折不愈合及有并发症者。

2. 对青壮年患者，骨折端有轻度硬化、舟骨腰部骨折、时间已超过 3 个月仍无愈合征象但未并发创伤性关节炎者，可考虑行自体骨植骨术。常用的植骨方法：①髂骨取骨，做成骨栓，然后穿入预先钻好的跨越骨折线的孔道，空隙处再填以碎骨块；②髂骨取骨，做成骨条，嵌入预先准备好的跨越骨折线的骨槽，空隙处再填以碎骨块；③撑开骨断端，用球形锉去除硬化骨，桡骨茎突取骨，成碎屑状，植入骨内，然后复位穿针或钉固定。有背向成角移位、中间体背伸不稳定者，掌侧骨质多有缺损，移植骨块应做成楔状，尖端朝向背侧，基底朝向掌侧，以填补缺损的掌侧皮质。此时，多于桡骨远端取带血管蒂的骨块做移植。

3. 腕舟骨腰部骨折，近侧骨折端发生缺血坏死，已有创伤性关节炎形成，腕桡偏时，因桡骨茎突阻挡而发生剧烈疼痛者，可行单纯桡骨茎突切除；腕舟骨近端骨折块发生缺血坏死，腕关节疼痛，但无创伤性关节炎发生时，可行近端骨折块切除术；腕舟骨骨折不愈合，关节活动受限，腕关节疼痛，且有严重创伤性关节炎者，可行腕关节融合术。

（三）固定方法

1. 短臂管型石膏固定 固定范围以不妨碍握拳及各指的屈伸活动为宜，其上端至前臂中上 1/3，下端至拇指掌指关节及其他 4 个掌骨的近 2/3 部。

（1）固定体位：应根据骨折部位的差异而

有不同。结节部骨折,应使腕关节轻度桡偏及背伸20°~30°位;近端骨折,应使腕关节轻度尺偏及背伸,拇指在对掌位制动。

（2）固定时间:无移位的骨折一般固定8~12周;移位的骨折固定12~16周。

此外,骨折线的类型及走行对骨折的固定体位亦有重要影响。横断骨折,中立位固定即可;斜形骨折,如固定方法不当,骨折近端易被桡骨茎突顶压而移位。故应根据骨折线方向决定固定的体位,骨折线从桡侧近端斜向尺侧远端者,应固定于尺偏位(约10°);骨折线从桡侧远端斜向尺侧近端,应固定于桡偏位。

2. **塑形硬纸壳固定**　取10~15mm厚的硬草纸板片,长度为第1指端至前臂下1/2处,略宽于患掌。将患掌置于硬纸壳上用笔画下手掌背侧和腕部轮廓并剪下,逐步修整并浸水使之软化。然后将纸板顶端凸圆部分放在桡侧与第1掌指关节平齐。纸片较宽部用于环包掌、腕、臂部,掌侧平掌横纹,背侧平第2~4掌骨末端,上端至前臂下1/2部。腕鼻烟窝处放一小固定垫,胶布固定于皮肤上,以挤压断端,利于骨折端接触和稳定。最后将前臂置于中立位,腕功能位塑形湿纸壳用绷带包扎固定,待干燥后,纸壳即可恢复原有硬度,达到固定效果。固定体位及时间同前。

（四）骨折不愈合的处理

舟骨骨折不愈合的原因:①治疗延误;②骨块缺血;③治疗不当或操作粗暴。视患者年龄、健康情况、患者对腕部功能要求、不愈合时间的长短、腕关节活动度存留、血液供应、骨折块移位以及关节退行性改变的情况,决定治疗方式及方法。

要点六　预后与康复

1. 腕舟骨远端及结节部骨折愈合一般状况好,近端骨折易出现不愈合或缺血坏死,腰部骨折介于两者之间。

2. 功能锻炼不能过早,否则可致骨折端在未完全愈合的情况下重新断裂,导致骨折延迟愈合甚至不愈合。

细目二十六　掌骨骨折

要点一　概述

1. 是常见的手部骨折之一,多见于成人。
2. 包括掌骨头、掌骨颈、掌骨干及掌骨基底骨折。

要点二　病因病理

1. **掌骨头骨折**　多为直接暴力所致,如握拳时掌骨头凸出直接承受暴力而引起骨折。少数为挤压伤、切割伤和扭转暴力所致。骨折多位于侧副韧带止点的远侧,为关节内骨折。

2. **第1掌骨基底部骨折**　通常由沿拇指纵轴传导的暴力引起,如跌倒时拇指触地,或直接暴力打击所致。骨折多位于第1掌骨基底远侧1cm处,以横断形多见。骨折远端受拇长、短屈肌及拇内收肌的牵拉,使其向掌侧及尺侧移位;骨折近端受拇长伸肌的牵拉而使其向背、桡侧移位。

3. **第1掌骨基底部骨折脱位（Bennet骨折）**　骨折机制同上。骨折线呈斜形,由掌骨基底内上方斜向外下方进入腕掌关节内,掌骨基底内侧形成三角形的骨块。此骨块因与掌侧韧带相连,仍留在原位,而骨折远端从大多角骨关节面上滑向外侧和背侧,加之拇长展肌和拇短屈肌的牵拉,造成腕掌关节脱位。

4. **掌骨颈骨折**　间接暴力和直接暴力均可引起,但以握拳时掌骨头受到冲击的传达暴力致伤者为多见,又名"拳击者骨折"。以第5掌骨颈骨折为多见,第2、3掌骨次之。骨折后断端因受骨间肌及蚓状肌的牵拉,向背侧突起成角。

5. **掌骨干骨折**　大多由直接暴力造成,可为单根或多根骨折,多为横断形或粉碎性。由扭转或传达暴力引起者,多为螺旋形或斜形骨折。单根掌骨干骨折移位较少,而多根掌骨干骨折后受骨间肌及蚓状肌的牵拉作用,骨折移位较多,断端多向背侧成角及侧方移位。

要点三　临床表现

1. 局部肿胀、疼痛,患指、掌活动不利。第1掌骨基底部骨折时,虎口不能张开。

2. 可触及明显的压痛或骨擦感和异常活动。有重叠移位者,掌骨短缩,掌骨头凹陷;掌骨颈骨折者,由于近节指骨向背侧脱位,可形成掌指关节过伸的畸形；有时可见成角畸形。

3. X线检查第1掌骨应拍摄正、侧位片，第2~5掌骨应拍摄正、斜位片。

要点四　诊断与鉴别诊断

（一）诊断

1. 外伤史。

2. 局部肿胀、疼痛，患指、掌活动不利，可触及明显的压痛或骨擦感和异常活动。

3. X线检查可见骨折。

（二）鉴别诊断

掌骨骨折需与手掌部外伤相鉴别：单纯手掌部外伤无掌骨纵向叩击痛，X线检查可帮助鉴别两者。

要点五　治疗

掌骨骨折复位要求相对较高，不允许有成角、重叠、旋转等移位的存在。

（一）手法复位

1. **第1掌骨基底部骨折**　患者取坐位，术者一手握住患腕，拇指置于第1掌骨基底部骨折成角处，另一手握住患者伤手拇指，先顺畸形对抗牵引，继之将患指外展45°左右，并向桡侧牵引，然后将第1掌骨头向桡侧与背侧扳拉，同时左手拇指用力向掌侧和尺侧推压骨折成角处，以矫正骨折向桡侧与背侧的成角畸形，使骨折复位。

2. **第1掌骨基底部骨折脱位**　整复方法与上述方法相似，但应注意的是整复第1掌骨基底部骨折脱位应使第1掌骨外展，并用拇指按压骨折端向尺、掌侧，使之复位。

3. **掌骨颈骨折**　患者体位同前，助手握持前臂远段，术者一手握住手掌，用手指捏持骨折近端，另一手拇、示两指捏住患指，将掌指关节屈曲90°，可使掌指关节侧副韧带紧张，近节指骨基底部上顶并托住掌骨头，而将其推向背侧，与此同时用拇指将掌骨干向掌侧按压，即可纠正畸形，骨折和脱位亦可随之复位。

4. **掌骨干骨折**　患者体位同前，助手握持前臂远段，术者一手牵引患指，另一手拇指向背侧、掌侧按压骨折处，以矫正背侧成角畸形；然后用两手拇指及示、中指分别置于骨折处两边间隙的掌、背侧，用力行夹挤、分骨，以矫正侧方移位，使骨折复位。

（二）牵引复位

牵引复位一般多用于不稳定的第1掌骨基底部骨折脱位。拇指指骨牵引的具体操作方法：在局部麻醉下，自指横纹末端沿远节指骨纵轴向上至指端画一纵线，再从指甲根部画一横形环线，两线相交于拇指侧方，其交叉点为穿针部位，常规消毒后穿针。然后将拇指置于外展对掌位包一管型石膏，下缘至掌横纹，上缘在前臂部。将中号铁丝弯成舌状，铁丝两端放在拇指石膏管两侧，用石膏绷带加以固定，在骨牵引针上套上指牵引弓，用橡皮条适当紧张度捆扎于舌状架上。

（三）手术治疗

多发性掌骨干骨折、骨折合并脱位闭合整复失败，陈旧性骨折合并脱位畸形愈合，开放性骨折8小时内，污染较重或伴有皮肤缺损、肌腱损伤者，骨折畸形愈合需手术矫正者，考虑切开复位克氏针或微型钢板螺钉内固定。

X线透视下经皮克氏针固定，适用于手法整复后不易维持位置的横形或短斜形骨折。

（四）固定方法

1. **第1掌骨骨折**　第1掌骨基底部骨折或骨折脱位复位后，用夹板维持固定第1掌骨在外展30°、轻度背伸及拇指屈曲对掌位。若骨折复位后稳定性较差，容易再次引起重叠移位，可加用指骨骨牵引或皮肤牵引维持骨折对位。固定时间以骨折临床愈合为准，一般为4~6周。

2. **掌骨颈骨折**　骨折整复后，用直角夹板将掌指关节和近侧指间关节固定于屈曲90°位，固定3~4周。

3. **掌骨干骨折**　骨折复位后，夹板固定，时间一般为3~4周。对不稳定骨折可在夹板固定的基础上，加用"T"形铝板做末节指骨骨牵引或皮肤牵引，以维持骨折于功能位愈合。

要点六　预后与康复

1. 掌骨骨折如固定位置不妥，可造成重新移位、畸形愈合，长期伸直位固定可引起关节僵硬等。

2. 固定后，3~4周内严禁做下述动作：第1掌骨骨折的腕掌关节内收活动；掌骨颈骨折的伸指活动；第2~5掌骨干骨折的患指用力屈伸活动等。

3. 禁止进行被动的扳拉动作。

细目二十七 指骨骨折

要点一 概述

1. 是手部最常见的骨折,居四肢骨折的首位。
2. 多见于成年人。
3. 骨折可发生于近节指骨、中节指骨或末节指骨,临床上以近节指骨骨折多见。

要点二 病因病理

1. 各种形式的暴力均可造成指骨骨折,但以直接暴力引起为多,且常为开放性骨折。骨折多见于近节指骨干,亦可发生于中节或末节指骨。
2. 近节指骨骨折后,近端受骨间肌、蚓状肌及指屈肌的牵拉,远端受指伸肌腱的牵拉,故断端大多数向掌侧成角移位。若近节指骨颈骨折,由于中节指骨基底的伸指肌腱中央腱束的牵拉,致使远骨折段过度背伸,严重时其旋转角度可达90°,此时远端的背侧与近端的断面相抵触而妨碍骨片的复位。有时骨折断端刺入屈肌腱鞘内,后期引起腱鞘和肌腱粘连,影响屈肌腱的滑动而致屈指活动障碍。
3. 中节指骨骨折较少见,多为受直接暴力打击引起。中节指骨骨折可因骨折部位的不同,而产生不同的移位。中节指骨颈部骨折,因骨折位于指浅屈肌腱的远侧,故受指浅屈肌牵拉而向掌侧成角;中节基底部骨折,骨折位于指浅屈肌的近侧,故骨折远端受指浅屈肌的牵拉,骨折近端受中央腱束牵拉,而致骨折断端向背侧成角;中节指骨中段骨折的移位,其成角方向不定。
4. 末节指骨骨折分为粗隆部和指骨干骨折。临床多见于手指伸直时,指端受暴力撞击骤然弯曲而被戳伤,导致伸指肌腱将末节指骨基底背侧缘撕脱。若骨折块很小,只发生锤状指,远段骨折块多无脱位。若撕脱的骨块超过关节面1/3以上,则末节指骨基底多脱向掌侧。由直接暴力引起的末节指骨骨折多数由压砸伤所致,骨折线可为纵形、粉碎性及横形,骨折一般无移位;但靠近末节指骨基底的横形骨折,则常有成角移位。

要点三 临床表现与诊断

1. 伤后骨折局部疼痛肿胀明显。近节及中节指骨骨折移位明显者,局部可出现成角畸形,有骨擦音和异常活动。末节指骨骨折后手指屈曲呈典型的"锤状指"畸形,出现伸直功能障碍。
2. X线正、侧或斜位片,可明确骨折的部位、类型及移位情况。

要点四 治疗

一是要力争解剖复位,因屈伸肌腱紧贴指骨,如骨折有成角、错位、短缩等畸形存在,容易导致肌腱粘连,或张力失去平衡,造成手指不同程度的功能障碍;二是注意防止旋转愈合,一旦有旋转愈合,屈指时,患指将与邻指交叉;三是强调骨折应固定在功能位进行修复,并及早进行功能锻炼。

(一) 手法复位

1. **近节指骨骨折** 患者取坐位,助手握住患侧手掌,拇指和示指捏住骨折的近端固定患指;术者一手的示指和中指扣住患指中节,将患指关节置于屈曲位进行拔伸牵引,以纠正骨折的重叠移位;另一手的拇指和示指分别置于骨折处的尺侧和桡侧进行挤捏,以纠正侧方移位;最后按压骨折端将其推向背侧,纠正掌侧成角畸形。整复指骨颈骨折时,术者一手拇指顶压骨折近端的掌侧向背侧,另一手扣紧中节指骨将骨折远端顺畸形位牵引,并逐渐加大背伸角度直至90°位,俟两断端接触时,迅速屈曲手指,运用反折手法使之复位。

2. **中节指骨骨折** 整复时,术者以左手拇、示二指固定患指,右手拇、示二指捏住患指末节进行牵引,以纠正重叠移位;然后在维持牵引下,应用挤捏手法,纠正骨折的掌、背侧和尺、桡侧侧方移位。

3. **末节指骨骨折** 末节指骨骨折一般移位不显著,进行挤捏即可复位。若为开放性骨折,则应在清创的同时整复骨折,并处理甲床等合并损伤。整复末节指骨基底背侧撕脱骨折时,将近节指间关节屈曲,远侧指间关节过伸,使撕脱的骨折块向骨折远端靠拢而复位。

(二) 手术治疗

对末节指骨基底横形骨折伴甲床损伤者,如骨折错位明显,应将指甲拔除,复位骨折,并修复甲床。如甲床下血肿严重，疼痛显著者可在指甲上穿孔减压止痛。对末节指骨基底部撕脱性骨折所引起的锤状指畸形，如复位失败或难以维持其位置者，可切开复位，用可抽出式不锈钢丝缝合法做内固定。关节内骨折如错位明显，手法复位失败者，应采用切开复位内固定。此外，不稳定性骨折如外固定不能维持其对位者，应做有效的内固定。

（三）固定方法

指骨骨折整复后，原则上应将患指固定于功能位，不可将手指固定在完全伸直位。

1. 近节指骨骨折 无移位骨折，用塑形夹板、塑料手指支托或铝板将患指固定于功能位3~4周即可。稳定性移位骨折整复后，可采用4块微型夹板固定，夹板长度与近节指骨等长。对于向掌侧成角趋势强的骨折，可将一绷带卷或缠裹棉垫的小木棒置于屈曲手指的掌侧，使手指屈曲后指尖指向舟状骨结节，然后用胶布固定和绷带包扎。

2. 中节指骨骨折 骨折向掌侧成角者，固定方法与近节指骨骨折相同。向背侧成角者，如骨折稳定可考虑采用上述4块夹板固定法；不稳定者，则应将患指固定在伸直位1~2周后，改为功能位固定。

3. 末节指骨骨折 末节指骨干移位骨折整复后按近节指骨骨折的固定方法进行处理。末节指骨基底部背侧撕脱骨折整复后，应用塑形夹板、塑料手指支托或铝板将伤指近侧指间关节固定于屈曲位，远侧指间关节固定于过伸位。

要点五 预后与康复

复位固定后，在不影响患指固定的情况下，其余手指需加强活动。骨折临床愈合拆除外固定后，即应进行积极的功能锻炼，以避免关节僵硬的发生。

第八单元 下肢损伤

细目一 髋、大腿部损伤概述

要点一 髋、大腿部的解剖

（一）骨骼

1. 髋关节是由股骨头和髋臼构成的杵臼关节。髋臼向前下方开口，为一半球形深窝，臼缘有一圈关节盂唇加深髋臼，故髋臼可容纳约股骨头的 2/3。股骨头与髋臼之间有圆韧带相连，与髋臼吻合的关节面角度值达 180°，因此髋关节的骨性稳定因素十分明显。此外，髋臼与股骨头之间的强大真空吸引力，对维持关节的稳定亦起了重要的作用。

2. 股骨颈系股骨头下至转子间的细小部分，长 2~3cm，上下径较前后径为宽，上缘较短而薄弱，下缘较长且皮质骨较坚强。股骨颈除后侧面的下 1/3 外，均为关节囊所包裹。因此，股骨颈的头下、颈中部骨折属囊内骨折，基底部骨折属囊外骨折。

3. 股骨颈与股骨干纵轴之间相交成角，称为颈干角。该角的存在增加了髋关节活动范围。颈干角的正常值为 110°~140°。颈干角随年龄的增加而减小，儿童平均为 151°，成年男性为 132°，女性为 127°。颈干角小于 110° 为髋内翻，大于 140° 为髋外翻，二者均可引起股骨头负荷及股骨颈承受应力的改变，导致骨结构异常和功能障碍。股骨颈轴线与股骨内、外髁中点间连线不在同一冠状面上，股骨颈向前倾斜形成一角度，称为前倾角。成人前倾角的正常值为 12°~15°。

4. 股骨近端骨小梁的分布量和方向完全适应生理应力的类型和大小。其主要骨小梁的分布有两组：内侧骨小梁由股骨头周边沿压缩合力的方向下行，汇合至内侧骨皮质，形成主要的抗压力骨小梁，故称压力骨小梁；外侧骨小梁起自股骨干上段外侧皮质，沿张力方向上行，呈弧形止于股骨头内下方，与内侧骨小梁呈 60° 交叉，形成主要的抗张力骨小梁，故称张力骨小梁。

5. 股骨转子部指股骨颈基底部（关节囊外）至小转子以下 5cm 的一段部位。大转子和小转子为股骨颈下方的两个骨性隆起，大转子位于外侧，上有臀中肌等附着，内侧的小转子上有髂腰肌附着。大小转子之间，前为转子间线，较平滑；后为转子间嵴，稍隆起。股骨转子部主要为松质骨结构，周围有丰厚的肌肉包绕，局部血供丰富，故骨折后很少发生骨折不愈合。在股骨颈、干连接部后内方，小转子深部，有一多层致密骨形成的纵形骨板，称股骨矩，是股骨上段负重系统的重要组成部分。其向下与小转子下方股骨干内后侧骨皮质相融，向上与股骨颈内后侧骨皮质相衔接。由于股骨矩的走向关系，股骨外旋大于 30° 时，方可在前后位 X 线片上显示。股骨矩加强了颈、干连接部承受的最大的压缩应力。股骨转子间骨折后，若股骨矩尚完整，则骨折处稳定；反之，则压缩应力使局部产生髋内翻畸形。

6. 股骨是人体最长的管状骨，表面光滑，后方有一隆起的骨嵴，为肌肉和肌间隔附着处，也是骨折切开复位对合骨折的重要标志。股骨干外观不甚规则，其中上段大致呈圆形，下段较膨大，呈椭圆形，至髁上部则几乎呈三角形。股骨干有轻度向前突出 5°~7° 的弧度，此弧度的存在有利于股四头肌发挥其伸膝的功能。故在整复固定骨折时，应尽可能地保持此生理弧度。股骨干由厚而坚强的圆柱形皮质骨所构成，中部最厚，两端较薄，中部髓腔最窄，两端较宽。

（二）关节囊、韧带

髋关节的关节囊厚而坚韧，由浅层的纵行纤维、深层的环行纤维（轮匝带）和斜行纤维组成。关节囊外有 3 组韧带加强：①髂股韧带，位于关节前侧，呈"∧"形，是人体最强大的韧带；②坐股韧带，位于关节的后方；③耻股韧带，位于关节的内侧。

(三) 肌肉

1. 髋关节周围有强大的肌肉围绕：前侧为髂腰肌、股直肌；后侧有臀大肌、腘绳肌以及外旋肌群（梨状肌、上孖肌、闭孔内肌、下孖肌、股方肌等）；外侧有臀中肌、臀小肌、阔筋膜张肌；内侧有内收肌群（大收肌、长收肌、短收肌）。这些肌肉群对维持髋关节的动态平衡和稳定起着重要的作用。

2. 股骨干四周为3组丰厚的肌肉包绕：前侧的股四头肌（股直肌、股中间肌、股外侧肌、股内侧肌），由股神经支配；后侧的腘绳肌群（半腱肌、半膜肌、股二头肌），由坐骨神经支配；以及内侧的内收肌群（大收肌、长收肌、短收肌、股薄肌等），由闭孔神经支配。

(四) 血管神经

1. 髋关节周围的主要血管神经有坐骨神经穿梨状肌下孔，经髋关节后方于大转子与坐骨结节之间下行；股动脉由关节前内侧通过（体表投影为髂前上棘与耻骨联合的中点）；前内下有闭孔神经穿闭膜管出闭孔。

2. 股骨头颈部血供主要有三个来源，一是关节囊支，主要来自旋股内动脉、旋股外动脉、臀下动脉和闭孔动脉的吻合部至关节囊附着部，分为骺外动脉、上干骺端动脉和下干骺端动脉，进入股骨颈，供应股骨头、颈部大部分的血运；二是圆韧带动脉支，由闭孔动脉发出，较细，仅能供给股骨头下部血供；三是股骨干滋养动脉支，仅达股骨颈基底部。

3. 股动、静脉及股神经由腹股沟韧带下方进入股部，先经股鞘管中，然后行走在内收肌管之中，最后出内收肌管转至腘窝后方。因此，在股骨干中上段骨折时，由于骨折部位距神经、血管较远（与股骨有肌肉相隔），不易伤及股动脉及股静脉；而在下1/3处，由于骨折部位距血管、神经较近，故当骨折向后成角时，易伤及腘动、静脉。股骨内侧有来自股深动脉的4支穿动脉，其分支供应股骨的营养动脉及肌肉，股骨骨折时，易伤及此类血管、神经，造成大量出血，出血量500~1000mL。

要点二 髋、大腿部的生理功能

1. 髋关节由骨盆侧凹形的髋臼与股骨近端的球形股骨头组成，是人体最大、部位最深在的关节，构造如同杵臼，既坚固又灵活，以承担躯干的重量，同时适应人体行走、跑、跳、下蹲等重要的功能。

2. 髋关节的关节囊厚而坚韧，关节囊外有韧带加强。①髂股韧带是人体最强大的韧带，其作用是限制髋关节内收、过伸，以及维持人体直立，防止躯干重心后移。②坐股韧带的作用是限制髋关节外展、内旋。③耻股韧带的作用是限制髋关节外展外旋。④关节周围的韧带起维持髋关节静态平衡的作用。

3. 髋关节周围的肌肉共有22块。肌肉跨越髋关节以稳定与活动髋关节，比较重要的有前侧的缝匠肌、股直肌、髂腰肌；外侧的阔筋膜张肌、臀中肌、臀小肌；后侧的臀大肌、外旋肌群等。其中臀中肌在维持人体直立姿势与髋关节稳定方面具有特别重要的作用。

4. 股骨头的血液供应具有一定的特殊性，进入股骨头的血管均由股骨颈基底部形成的血管环发出，一旦股骨颈骨折，血管往往随着骨折的移位或关节腔积血压迫而受到损伤，导致股骨头完全或部分失去血液供应而发生股骨头坏死。

细目二 髋关节脱位

要点一 概述

髋关节脱位占人体大关节脱位的第3位，多为强大暴力所致，故常见于活动能力强的男性青壮年。

要点二 病因病理

髋关节脱位根据脱位后股骨头所处的位置，即髂坐线（Nelaton线）的后、前或线上，分为后脱位、前脱位和中心性脱位3种类型。

(一) 髋关节后脱位

1. **病因** 多因撞车、塌方等严重暴力而受伤。如发生撞车时，患者处于架腿而坐的姿势，此时膝前被前方的座椅背抵住，腰骶部被自己的座椅背挡住固定；患者弯腰跪地工作时发生塌方等事故，下腰部或骨盆部被重物砸击。患者处于上述姿势时，髋关节为屈曲、内收、内旋位,此时股骨头部分已越出髋臼后缘,并绷紧关节囊的后壁,同时股骨颈的内缘与髋臼的前缘形成杠杆的支点。如此时膝前暴力沿股骨干纵轴上传冲击髋关节,或下腰部遭受外力通过传导冲击髋关节,均会引起股骨头的杠杆支撬力冲破髋关节囊后壁的薄弱点(髂股韧带与坐股韧带之间的间隙,部分为闭孔外肌覆盖)而脱出。

2. **主要病理改变** 关节囊破裂,股骨头脱至关节外的髂翼后(髂骨型)或坐骨后(坐骨型)。由于外展肌、伸髋肌松弛,内收肌群收缩而致髋关节呈轻度屈曲、内收内旋畸形。部分患者伴有髋臼后缘骨折,少数患者由于股骨头脱出时挫压或牵拉而致坐骨神经损伤。

(二)髋关节前脱位

1. **病因** 临床较少见,多为从高处坠落,中途大腿内侧被横杆阻挡,或骑马跌落等骑跨伤而致脱位。当髋关节急骤强力外展外旋时,大转子与髋臼上缘相撞形成支点,由于杠杆支撬力作用迫使股骨头向前下方薄弱处(髂股韧带与耻股韧带之间的间隙)冲破关节囊而脱出。

2. **主要病理改变** 关节囊前壁破裂,股骨头脱出至闭孔前方(闭孔型、低位型),或脱至耻骨上支水平(耻骨型、高位型)。偶可合并股动脉、股神经、闭孔神经挫伤或拉伤,或髋臼前壁骨折。

(三)髋关节中心性脱位

1. **病因** 多由传导暴力所致,如车撞、砸伤、侧方挤压暴力等。当暴力撞击大转子外侧或髋关节轻度外展外旋位,膝前方受暴力打击,暴力上传导致股骨头撞击髋臼底造成髋臼骨折,如暴力较大可致股骨头冲破髋臼底,连同骨折片部分或完全进入盆腔,形成髋关节中心性脱位。

2. **主要病理改变** 股骨头向中线移位,髋臼底粉碎性骨折,严重者股骨头和骨折片一起进入盆腔,或股骨头被骨折片嵌夹。因此,准确地讲,髋关节中心性脱位并非单纯性脱位,而是骨折脱位。此外,部分患者可并发骨盆其他部位骨折或股骨颈骨折或股骨干骨折。

要点三 临床表现

1. 由于髋关节结构稳定,非强大暴力不导致脱位,故临床上患者外伤多较严重。

2. 伤后患髋疼痛严重,但需注意的是中心性脱位的疼痛可出现在患侧下腹部(髋臼骨折后形成的血肿刺激)。患肢髋关节功能丧失。

3. 后脱位者患侧臀部膨隆肿胀,大转子上移,髋臼前方空虚,可在髂坐线后上方扪及股骨头。外观髋、膝关节轻度屈曲,呈内收、内旋畸形,黏膝征阳性。

4. 前脱位时,可在髂坐线的前方,即闭孔或耻骨上支处扪及股骨头,患肢髋关节轻度屈曲,呈外展、外旋畸形,黏膝征阴性。

5. 中心性脱位轻者畸形不明显,重者下肢短缩,且伴有大转子内移消失。做肛门指诊可扪及脱至盆腔内的股骨头。

6. X线检查一般可拍摄髋关节正、侧位片。后脱位型见股骨近端呈内收、内旋位,位于髋臼的外上方,股骨颈内侧缘与闭孔上缘所连的弧线中断。对疑有髋臼骨折者,应加照谢氏位(患者俯卧,健侧髋部抬高35°~40°,中心对准患侧髋关节)以充分显示骨折的类型及移位情况。前脱位型可见股骨头在闭孔内或耻骨上支附近,股骨近端呈极度外展、外旋位,小转子完全显露。中心性脱位则显示髋臼底骨折,股骨头随髋臼骨折片或盆腔骨折块突入盆腔内。

要点四 诊断与鉴别诊断

(一)诊断

1. 患者均有明确的外伤史,伤后患侧髋部疼痛、畸形及弹性固定,患髋功能丧失。结合特有的体征及X线片即能明确诊断。

2. 典型的髋关节脱位诊断并不困难,但合并股骨干骨折者,由于骨折的疼痛、肿胀及畸形超出和掩盖了髋关节脱位,临床易发生漏诊。此外,初学者可能将髋关节脱位与髋部骨折混淆,鉴别诊断可从致伤外力、年龄、畸形特点、X线表现等方面进行,一般并无困难。

(二)鉴别诊断

1. **股骨颈骨折** 多发生于老年人,受伤时暴力不如髋关节脱位大,且无髋关节脱位时特有的姿势和体位。患肢呈略内收,外旋和短缩较明显。沿股骨纵轴做扭转试验疼痛较髋关节脱位重。

2. **股骨转子间骨折** 发病年龄平均65岁以上,受伤时暴力不如髋关节脱位大。髋部有严重的软组织肿胀和皮下淤血。股骨大转子区有明显压痛和叩击痛,有骨擦音。

要点五 治疗

新鲜髋关节脱位，应立即施行手法复位，复位困难者，可配合脊椎麻醉、连续硬膜外麻醉或全身麻醉。

（一）手法复位

复位应在充分麻醉、肌肉松弛的条件下进行。

1. 髋关节后脱位

（1）屈髋拔伸法：此法简单、安全，常用。患者仰卧于地面木板上，然后用宽布带固定骨盆，并令助手按压两侧髂嵴部，使对抗牵引的力量确实有效。术者面对患者，骑跨于髋、膝关节各屈曲90°的患肢小腿上（屈曲髋关节有松弛髂腰肌及髂股韧带的作用），然后术者用一手的肘窝套住患肢腘窝部，另一手托住肘后部，沿股骨干纵轴拔伸（使股骨头接近髋臼及关节囊的破裂口，术者可同时下坐，以增加牵引力），在维持牵引下，慢慢内外旋转患肢，以解脱关节囊对股骨头的嵌顿，促使股骨头撑开关节囊的破裂口（必要时可令助手向前、下、内方推挤大转子），即可将股骨头纳入髋臼内，此时可闻及弹响声；最后慢慢将患肢外展伸直。一般髋臼骨折片多可同时复位。

（2）回旋法（问号法）：其基本动作是患侧膝部在对侧腹部画一问号（或反问号）。患者体位同前，术者立于患者伤侧，用一肘窝提托患肢腘窝，另一手握患肢踝上部，使患肢屈髋屈膝各90°，然后沿股骨纵轴牵引并慢慢内收内旋髋关节，进一步使髋关节屈曲，使患肢膝部接近对侧髂前上棘和腹壁，在维持牵引下，使髋关节外展外旋，最后伸直下肢。

（3）拔伸足蹬法：患者体位同上，术者两手握患肢踝部，用一足外缘蹬于伤侧坐骨结节及腹股沟内侧，手拉足蹬，身体后仰协同用力，在牵引的同时可将伤肢来回内外旋转，闻及弹响声时提示已复位。

2. 髋关节前脱位

（1）屈髋拔伸法：使患者仰卧于地面木板上，然后用宽布带固定骨盆，并令近端助手按压两侧髂嵴部，使对抗牵引的力量确实有效，远端助手双手握患肢小腿近端，并使膝关节屈曲90°，于外展、外旋位顺势牵引，在维持牵引力的同时，徐徐将髋关节屈至90°，然后术者双手环抱大腿根部向后外上方牵拉，同时令远端助手将患肢内收（或同时内旋），当闻及入臼声后，慢慢伸直大腿。

（2）回旋法：步骤与髋关节后脱位相反。即先将髋关节外展、外旋，然后屈髋屈膝，再内收内旋，最后伸直髋、膝关节。

（3）侧牵复位法：患者体位同前。令助手用宽布带绕过大腿根部内侧，向外上方牵拉，术者两手分别扶持膝、踝部，连续伸屈患侧髋关节，俟髋关节出现松动感时，即可慢慢内收患肢，闻及弹响声时提示复位成功。

3. 中心性脱位

（1）拔伸推拉法：患者仰卧，令近端助手把住腋窝部行反向牵引，远端助手握住患肢踝部，使足中立，髋关节外展30°，轻轻拔伸并旋转患肢，术者一手推顶髂骨，另一手抓住绕过患侧大腿根部的布带，向外牵拉股骨近端，最后比较双侧大转子，检查复位效果。轻症患者常可复位成功。

（2）牵引复位法：对采用拔伸推拉法未能复位，股骨头突入盆腔内较严重的患者，应用骨牵引使其逐步复位。首先在股骨髁上做骨牵引穿针，然后在股骨大转子部外侧交叉穿入1~2枚螺纹钢针，必须注意穿透内侧皮质，两者的牵引方向呈90°，使其成一合力牵引。两部位牵引重量均为8~12kg。牵引期间应定期行X线检查，及时调整牵引重量。一般应力争在2~3周内使股骨头复位。股骨大转子部穿针亦可用一枚粗钢针由前向后贯穿，或钻入一带环螺丝钉，做侧方牵引之用。

整复髋关节中心性脱位复位后患髋畸形消失，被动活动正常，双下肢并齐后等长。X线片显示关节已复位。测量Nelaton线、Shoemakers线正常。如手法复位失败，应仔细分析原因。常见的原因主要有关节囊形成纽扣孔样交锁、断裂的关节盂唇等卷入关节内，在中心性脱位则可能是股骨颈被骨折片嵌夹等。

（二）手术治疗

手法复位失败者，或合并髋臼骨折，骨折块较大复位不良者，可早期手术切开复位内固定。骨折块可用螺钉或钢板固定。

（三）固定方法

髋关节后脱位复位后，如为单纯性脱位可采用皮肤牵引、支架托、沙袋等制动患肢于外展中立位3~4周。合并髋臼骨折者，应加用外展板，以便将骨折片顶住固定，时间5~6周。前脱位应将患肢固定于内收、内旋位，方法及固定时间同后脱位。中心性脱位复位后继续行骨牵引维持其位置,重量可减为4~6kg,时间8~10周,直至骨折愈合。

要点六　预后与康复

1. 髋关节脱位经及时复位后,一般预后良好,但脱位不可避免地会发生关节囊撕裂和韧带断裂,有可能影响股骨头血运,约有10%患者发生股骨头缺血性坏死。中心性脱位如髋臼骨折复位不良或关节软骨面受损严重,后期发生创伤性关节炎的可能性大。

2. 固定期间可行股四头肌及踝关节锻炼,解除固定后,可先在床上做屈髋、屈膝及内收、外展、内旋、外旋活动,随后可扶拐下地不负重行走。3个月后,经X线检查,未见股骨头坏死征象者,可逐步离床活动及行走。中心性脱位因有关节面破坏,故应在牵引下早期活动髋关节,而负重锻炼则应相对推后,以减少创伤性关节炎及股骨头坏死的发生。

细目三　股骨颈骨折

要点一　概述

股骨颈骨折是指股骨头下至股骨颈基底部的骨折,为临床常见损伤,多发生于老年人,患者平均年龄在60岁以上。

要点二　病因病理

(一) 骨折机制

股骨颈为松质骨与密质骨交界处,且细小而负重量大,故应力易于在此处集中而发生骨折。

1. 老年人骨折多见　老年人因肝肾不足,筋骨衰弱,骨质疏松,股骨颈骨小梁结构脆弱,故遭受轻微外力即可导致骨折。如平地滑倒或从床边跌下,臀部或股骨大转子着地,或患肢突然外展扭转等。其发生机制一般认为系由下而上的外力作用于大转子,身体重力向下施加于股骨头,使股骨颈承受剪切和扭转应力而发生骨折。

2. 青壮年骨折少见　青壮年股骨近端骨结构十分坚强,多由强大暴力致伤,如从高处坠落、重物砸击、车祸等,故被认为属直接外力骨折。但亦有观点认为系股骨颈抵于髋臼后形成支点,因杠杆作用而发生骨折(股骨头直径与下肢全长分别为支点两侧的力臂,长短相差悬殊,故支点处受力巨大)。此外,青壮年偶可因长跑或长途跋涉而发生疲劳骨折。

(二) 骨折类型

股骨颈骨折的分类方法有3种,各有其临床意义。较为常用的是按骨折部位进行分类的方法。

1. 按骨折部位分类

(1) 头下型:骨折线在股骨头、颈交界部,股骨头完全游离,血供大部中断,易于缺血坏死。

(2) 头颈型:骨折线由头下斜向颈部,常为外上斜向内下。骨折处剪应力大,骨折不稳定,远端上移,致关节囊扭曲,股骨头血供受损,骨折不易愈合,股骨头易发生缺血性坏死。

(3) 经颈型:骨折线横过颈中段,骨折线较低。因多数关节囊动脉分支可经滑膜下供应股骨头,骨折多能愈合,坏死率低。此型不常见,尤其老年人罕见。

(4) 基底型:骨折在颈基底部,骨折断端接触面大,两端血液循环均良好,骨折易于愈合,股骨头一般不发生坏死。

2. 按X线片上骨折线倾斜度分类

可分为外展型和内收型两种。

(1) 外展型骨折:骨折机制系由于下肢骤然外展而发生骨折。骨折无移位或嵌插(多为远端外侧嵌于近端内侧),X线显示Pauwels角<30°,颈干角增大。该型骨折因关节囊血运破坏少,骨折愈合率较高,股骨头坏死率较低。

(2) 内收型骨折:因受暴力作用,下肢骤然内收而受伤,骨折端极少嵌插,X线显示Pauwels角>50°,远端受外旋肌及内收肌群的牵拉而外旋上移,骨折处剪力大,骨折不稳定,关节囊血运破坏大,愈合率较低,股骨头坏死率较高。

由于股骨颈骨折的骨折面常不是单纯的横断,而接近螺旋面,故Pauwels角只有在骨折复位后才能准确测定。外展型骨折临床处理不当(如缺乏有效固定等),可转变为内收型骨折。故一般认为,两型骨折的发生机制完全相同,只是程度不同而已。

3. 按骨折的移位程度分类

根据骨折的移位程度可分为4型(Garden分型)。

(1) Ⅰ型骨折:系不完全骨折,由于股骨颈下缘皮质骨未完全破坏,故其预后较好。

(2) Ⅱ型骨折:属完全骨折,股骨颈部压力骨小梁断裂但未成角,骨端无移位,因此其预后尚可。

(3) Ⅲ型骨折:亦属完全骨折,骨折端部分移位,股骨头在髋臼内有旋转,骨折远端轻度上移并外旋,预后差。

(4) Ⅳ型骨折:骨折完全错位,远端明显上移并外旋,股骨头一般无旋转,其预后最差。

要点三 临床表现

1. 老年人骨折多为平地跌倒等轻微外伤所致,儿童及青壮年骨折则多为强大暴力致伤。

2. 伤后患侧髋部疼痛,活动加剧,可牵涉至膝部。囊内骨折肿胀多不明显,囊外骨折局部可有肿胀甚至出现瘀斑。患肢不能站立及行走。

3. 检查时压痛部位以髋关节前方(腹股沟韧带中点下方)为著,叩击足跟及大转子均可加剧骨折局部疼痛。完全移位型骨折患者,患肢呈现外旋并短缩畸形,髋、膝关节轻度屈曲,或处于轻度内收畸形位,患肢畸形的程度与骨折移位的程度成正比。

4. 拍摄髋关节X线正、侧位片,可明确骨折部位、类型及移位情况,对确定治疗方案及估计预后均有重要意义。若受伤后临床症状可疑,但首次X线片未发现明显骨折者,应2周后再摄片复查,或行CT、MRI检查。

要点四 诊断与鉴别诊断

(一) 诊断

1. 外伤史。

2. 患侧髋部疼痛,活动加剧,可牵涉至膝部,不能站立及行走。

3. 髋关节前方压痛,叩击疼痛阳性,患肢外旋并短缩畸形,髋、膝关节轻度屈曲,或处于轻度内收畸形位。

4. 髋关节X线正、侧位片可明确诊断。

(二) 鉴别诊断

1. **股骨转子间骨折** 患者平均年龄较股骨颈骨折患者年龄大5~6岁,跌倒时臀部后方着地,髋部青紫肿胀及外旋畸形明显(多呈90°外旋位),压痛多位于大转子部。

2. **髋关节前脱位** 下肢呈明显外展、外旋,患肢较健肢长,在闭孔或腹股沟韧带附近可扪及股骨头。黏膝征阴性。

要点五 治疗

对不全骨折、无移位骨折,应卧床休息,皮肤牵引维持患肢于外展中立位,可配合穿"丁"字鞋,6~8周后可扶双拐活动。应注意防止卧床休息期间出现移位。

移位骨折的治疗原则上应解剖复位并采用内固定(加压螺纹钉或多针)。股骨颈骨折不愈合的可能性非常大,有效内固定可使患者避免长期卧床产生的并发症(如肺炎、压疮、尿路感染等)。

(一) 复位

1. **复位标准** 骨折复位的质量直接影响骨折的愈合及股骨头坏死率。判断复位质量的标准有2个。

(1) 两骨折端之间的对线关系(Ganden对线指数):在正常情况下,X线正位片上股骨干内缘与压力骨小梁成160°角,侧位片上股骨头轴线与股骨颈轴线成180°,以160°/180°表示。复位不良常使股骨头内收而正位角度<160°,股骨头后倾而侧位角度<180°。改变越大,股骨头坏死率越高。

(2) 两骨折端之间的对位关系:解剖复位或过度复位(股骨干内缘与压力骨小梁>160°)均有利于骨折愈合,复位不足则不愈合率大为提高。

2. **复位方法**

(1) 手法复位:患者平卧,助手按住两侧髂嵴以固定,术者立于伤侧,面对患者,用肘弯套住患肢腘窝部,另一手握患肢踝部,使之屈髋屈膝90°,顺势拔伸牵引。远端牵下后,伸髋至135°左右,将患肢内旋(使骨折端扣紧),并适当外展后伸直。骨折远端仍有后移者,可令助手固定骨盆,另一助手握小腿牵引患肢并稍外旋,术者以宽布带套在自己颈上并绕过患者大腿根部,做挺腰伸颈动作,纠正后移,再令助手内旋患肢。骨折处仍有向前成角者,两助手维持牵引下,术者一手扣住大转子后侧向前端提,另一手按股骨颈前方向后压,并令助手将患肢内旋,向前成角可纠正。检查复位成功与否,将患肢置于平台上或术者手掌平托患足,患肢无外旋者即为成功。

（2）牵引台快速牵引复位：患者平卧骨折牵引台上，固定骨盆，插木棒顶住会阴部，双下肢伸直，对称外展约30°，双足固定于足托上，X线监视下，牵引患肢使双下肢等长，双侧各内旋约20°，然后将患肢内收至中立位或稍外展位，叩击大转子使断端嵌紧。

（3）骨牵引逐步复位：行患肢股骨髁上或胫骨结节骨牵引，牵引重量4~8kg。牵引方向应与股骨头移位方向一致。2~3天后床边X线检查，若骨端已牵下则改外展内旋位牵引，以便纠正向前成角及扣紧断端；若未复位，则应及时调整牵引重量及角度，力争复位在1周内完成。

（二）固定方法

1. 多针固定 多针固定是用3根以上的钢针在不同角度、不同平面穿入股骨颈，以固定骨折。适合各年龄段的骨折，尤其是青少年骨折。多针固定具有抗旋转剪切力强、生物相容性好、操作简便的优点。其操作要点：确定进针点后，先在股骨头颈中央钻入一针作定位及固定用。以固定针为中心，在大转子下约7cm偏前侧打入一针，注意在X线下调整，使针体靠近股骨矩，位于股骨头颈内，角度大于颈干角。第二针进针点较第一针偏后上方，使两针尾约成5°夹角，以相同角度打入股骨头颈。第三针在第一针上方2~3cm处进针，靠股骨颈外侧进入头颈。X线检查确认固定妥当后，剪去过长针尾，弯折后留于皮下。

2. 加压螺纹钉固定 是用带有螺纹的固定钉拧入股骨头、颈内实施固定的方法。多钉固定采用平行置入、交叉置入及"品"字形置入等方式。加压螺纹钉固定作用稳定，抗弯、抗扭强度均较好，且对骨折面具有加压作用，故对骨折愈合有利。此外，多钉固定能较好地防止股骨头的轴向旋转。

（三）手术治疗

1. 青壮年及年龄小于60岁的头下型及部分经颈型骨折患者闭合复位失败者，应切开复位内固定，并加用股方肌蒂骨瓣移植或旋髂深血管蒂髂骨瓣移植术。

2. 患者年龄大于60岁的头下型骨折、经颈型骨折或粉碎而有移位的骨折，可应用人工股骨头或全髋关节置换术。

3. 对陈旧性股骨颈骨折，视患者年龄及具体病情，分别采用带血运骨瓣移植术、截骨术、人工股骨头或全髋关节置换术。

要点六 预后与康复

1. 股骨颈骨折愈合较慢，平均为5~6个月，因此判断愈合与否不得少于1年。无移位骨折不愈合者少见，而移位骨折则有20%~30%发生不愈合。

2. 股骨头缺血坏死是股骨颈骨折十分常见的晚期并发症，发生率为20%~40%，治疗困难。发生时间为伤后最早15个月，最晚17年，其中80%~90%发生于伤后3年以内。

3. 股骨颈骨折术后，应置患肢于外展中立位，皮肤牵引2~3周。3个月内做到不盘腿、不侧卧、不负重。卧床期间应加强全身锻炼，鼓励患者做深呼吸和扩胸运动，并主动咳嗽排痰，防止发生因长期卧床引起的并发症。术后早期练习髋、膝、踝及跖趾关节活动，同时还应积极地进行伤肢股四头肌锻炼，以防肌肉萎缩、关节僵硬的发生。6~8周后扶双拐行患肢不负重离床活动，1~2个月摄片复查1次，4~6个月骨折愈合后，可弃拐行走。

细目四 股骨转子间骨折

要点一 概述

股骨转子间骨折系指股骨大、小转子间部位的骨折，属于关节囊外骨折。多发于老年人，常为粉碎性骨折。

要点二 病因病理

（一）骨折机制

1. 间接暴力 下肢突然扭转或下肢纵向冲击力作用于转子部，由于股骨干偏心负重，转子部承受内翻及向前成角的复合应力而发生转子区骨折。内翻畸形及以小转子为支点嵌压，形成小转子碟形骨块。亦有学者认为小转子骨折系髂腰肌剧烈牵拉造成。

2. 直接暴力 转子部为松质骨构成，高龄老人骨质疏松，活动不灵活，平地滑倒后，暴力直接撞击转子部而导致骨折。

（二）分型及其特点

通常按骨折线走向进行分类，可分为顺转子间骨折和逆转子间骨折两大类。

1. 顺转子间骨折 骨折线自大转子上方或稍下方斜向内下行至小转子上方或稍下方（与转子间线大致平行）。按其骨折移位程度，又可分为4度。

Ⅰ度：无移位骨折，为稳定骨折。

Ⅱ度：股骨距断裂但有嵌插，为稳定骨折。

Ⅲ度：小转子分离，股骨远端上移，髋内翻，为不稳定骨折。

Ⅳ度：小转子分离，大转子及股骨距亦破碎，严重髋内翻，远端明显上移、外旋，为最不稳定骨折。

2. 逆转子间骨折 骨折线自大转子下方斜向内上至小转子上方（与转子间线大致垂直）。近端外展、外旋移位（外展、外旋肌牵拉），远端向内、向上（内收肌、髂腰肌收缩），小转子亦可能破碎、分离，为不稳定骨折，易发生髋内翻。

股骨转子间骨折的稳定性，通常用股骨矩的完整程度衡量，若股骨矩完整或保持正常对位者，为稳定性骨折；若股骨矩断裂、分离或小转子撕脱，则为不稳定性骨折。

此外，不能单纯以骨折类型判断骨折的稳定与否，而应以骨折的原始移位情况如何而定，凡骨折后即有髋内翻者，为不稳定性骨折。原始髋内翻越严重者，后遗髋内翻畸形的可能性越大；反之，原始移位无髋内翻者，后遗髋内翻畸形的可能性则较小。

股骨转子下骨折是发生在股骨上1/3，大、小转子以下的骨折，较股骨颈或股骨转子间骨折的发生年龄小，多由较大的直接外力引起。其临床表现及处理与股骨干上1/3骨折基本相同。

要点三 临床表现

1. 患者多为高龄老人，平均年龄高于股骨颈骨折。外伤史常较轻微。临床上亦可发生于青壮年，但少见。

2. 伤后髋部疼痛、肿胀，严重者甚至出现髋外侧皮下瘀斑。患肢功能丧失，不能站立行走。

3. 查体时可见患肢有短缩、外旋畸形，大转子在Nalaton线上方；无移位骨折或嵌插骨折，则可无畸形。

4. 大转子尖压痛、纵向叩击痛均为阳性。

5. 根据X线片征象可明确骨折的类型及有无髋内翻畸形。

要点四 诊断与鉴别诊断

（一）诊断

1. 患者多为高龄，有较轻微外伤史。伤后髋部疼痛、肿胀，严重者甚至出现髋外侧皮下瘀斑，患肢功能丧失，不能站立行走。

2. 患肢多有短缩、外旋畸形，大转子在Nalaton线上方。大转子尖压痛、纵向叩击痛均为阳性。

3. X线检查可明确诊断。

（二）鉴别诊断

股骨颈骨折：局部肿胀不很明显，皮下瘀斑少见，压痛点在腹股沟韧带中点下方，多为囊内骨折，骨折远端外旋移位程度较轻。

要点五 治疗

股骨转子间骨折治疗的关键是稳定骨折和防止发生髋内翻畸形。

临床治疗应根据患者的年龄、全身状况及骨折的局部情况，分别采取不同的治疗方案：不全骨折或无移位骨折患者，可卧床休息，患肢穿"丁"字鞋或以合力皮牵引维持于中立位，6周后扶双拐下地活动。轻度移位的稳定性骨折，可采用合力皮牵引或骨牵引维持患肢外展中立位，6~8周后带外展夹板扶双拐离床活动。不稳定的移位骨折，如为年龄不太大、健康状况尚好者，可采用胫骨结节骨牵引8~10周，并可配合手法复位；高龄患者不能长期卧床者，应采用力臂式支架等外固定支架治疗，或闭合复位内固定。严重粉碎骨折或年龄太大，不能接受骨牵引及手术者，可考虑行皮牵引治疗，令患者尽早取半卧位，骨折可以愈合，残留部分畸形，不影响生活自理。

（一）复位方法

1. 手法复位 与股骨颈骨折相同，一般作为牵引或外固定支架疗法的辅助手法，以整复残余移位。

2. 牵引复位

（1）普通皮牵引：适用于移位不多的稳定骨折。使之保持外展中立位（穿"丁"字鞋或患肢两侧用沙袋维持），牵引重量为4~5kg。6~8周后带外展夹板扶双拐下地。

（2）合力牵引：亦用于移位不多的稳定骨

折。于患肢膝下置一垫枕使关节屈曲30°~45°，用一宽布带绕过腘窝部及小腿近端，连接尼龙绳并通过滑轮向上牵引。同时患肢小腿行水平皮牵引，使二牵引力的合力与股骨干纵轴成一直线。悬垂重量约为所需牵引力的一半。此类牵引便于患者起坐，故感觉舒适。

（3）骨牵引：适用于移位明显而全身情况尚可的患者。患肢置于托马斯架上，常规操作，行胫骨结节或股骨髁上骨牵引。牵引重量为体重的1/7左右。牵引伊始患肢应置于轻度外旋中立位，2~3天后摄片检查，据此调整牵引角度和重量，1周内完成复位。8~10周后，骨痂生长良好，可扶双拐离床活动。

（二）手术治疗

对不稳定性骨折，可行切开复位动力髋螺钉（DHS钉）或髓内钉（PFNF或INTERTAN）内固定术。

（三）固定方法

1. **DHS钉内固定** 麻醉后，闭合复位，经大转子及股骨上段外侧做切口。打入导针，选择合适进针角度，使导针位于股骨头颈中央或偏下方。按导针刻度选择合适长度拉力螺钉，打入股骨颈、头至股骨头表面下约8mm，并维持侧板与股骨干纵轴平行，最终贴紧股骨干外侧。螺丝钉固定侧板于股骨干上，常规缝合切口。术后尽早开始患侧髋膝功能活动。

2. **髓内钉内固定** 麻醉后，闭合复位，股骨大转子上行纵行切口，在股骨大转子顶端稍内侧打入导针，扩髓后插入髓内钉，近、远端分别锁钉固定，常规缝合切口，术后尽早进行患侧髋膝功能活动。

3. **Ender钉固定** 麻醉后在股骨远端内侧开骨槽，X线监视下由下向上将弹性Ender钉打入股骨颈、干髓腔内，一般打入3~4根钉（宜尽可能打入多根钉，使髓腔填满，以防止术后钉滑移）。

4. **骨外固定器治疗** 其基本原理是借助穿入股骨内的3~4枚钢针，与伤肢组成一个几何形状不变的力学稳定体系，共同抵抗外力，保证了骨折的局部稳定。其操作的基本要点：将2枚直径4mm左右的钢针顺股骨颈纵轴，呈"∧"形，或交叉穿入，用骨锤将针尖击至股骨头软骨板下0.5cm，针尾留于皮外3~4cm；然后在股骨髁上8~10cm髂胫束后缘穿入1枚固定钢针；最后安装力臂式固定器。固定期间应做到：不盘腿、不侧卧、不负重。一般每2~3周复查1次X线片，直至愈合。

要点六 预后与康复

1. 股骨转子部骨折多能顺利愈合，很少发生不愈合。但若整复不良或负重过早常会造成髋内翻畸形，影响负重和行走。此外，患者多为高龄老人，长期卧床易致肺炎、心力衰竭、压疮、尿路感染等各种并发症，临床中应注意积极防治。

2. 固定期间应积极地锻炼股四头肌及踝关节的屈伸活动。牵引固定者，第2~3周开始可取坐位，并练习抬臀活动。3~4周后，两手拉吊环，健足踏床，做抬臀活动，臀部可完全离开床面，以练习髋、膝关节活动。一般6~8周后去除牵引。下地扶拐行走时间，应根据X线片显示的骨折愈合情况而定。

细目五　股骨干骨折

要点一　概述

股骨干骨折是指股骨转子下2~3cm至股骨髁上2~3cm处的骨折。此骨折多见于青壮年及10岁以下的儿童。

要点二　病因病理

（一）骨折机制

骨折多由强大的直接暴力造成，如重物挤压、打击、车辆碰撞等，多造成横形或粉碎性骨折；亦可由间接（传导、杠杆、扭转）暴力造成，如从高处坠落、机器绞伤等，多造成斜形、螺旋形或蝶形骨折；在儿童，可发生青枝骨折。

（二）分类及移位特点

股骨干骨折多发生在股骨干中1/3，但亦可发生在上1/3和下1/3。除不全骨折或青枝骨折外，其他均为不稳定骨折。骨折移位因受肌群牵拉及伤肢自身重力等因素的影响，往往出现典型移位。

1. 上1/3骨折，其骨折近端受髂腰肌、臀中肌、臀小肌及其他外旋肌的牵拉而屈曲、外展、外旋；远端受内收肌群的牵拉而向后、上、内方移位。

2. 中 1/3 骨折，两断端多有明显的重叠，近折端多向外侧移位，远端易向内侧移位，故两折端多向前、外成角，移位无明显的规律。

3. 下 1/3 骨折，远端受关节囊及腓肠肌牵拉，向后移位，故易伤及腘神经、腘动脉、腘静脉，而骨折近端内收向前移位。

要点三　临床表现

1. 股骨干骨折患者多有明确的外伤史，致伤暴力多较强大。
2. 伤后骨折局部肿胀及疼痛明显，功能丧失。
3. 骨折移位明显者，可出现患肢短缩、成角和旋转畸形。
4. 触诊时除压痛明显外，尚可扪及骨擦感和异常活动。
5. X 线正、侧位片可显示骨折的部位和移位方向。

要点四　诊断与鉴别诊断

（一）诊断

1. 多有明确的外伤史，致伤暴力多较强大。
2. 局部肿胀及疼痛明显，功能丧失。骨折移位明显者，可出现患肢短缩、成角和旋转畸形。
3. 触诊时除压痛明显外，尚可扪及骨擦感和异常活动。
4. X 线正、侧位片可确诊。
5. 应注意防止漏诊多发性损伤和并发症，如休克、血管损伤、脂肪栓塞综合征等。
6. 轻微外力造成的骨折，应考虑到病理性骨折的可能。

（二）鉴别诊断

1. **股四头肌肌腹损伤**　股骨干前方肿胀，有青紫斑、疼痛、压痛。髋、膝活动时疼痛加剧，若肌断裂（少见）则伸膝功能丧失，可在股骨近端扪及凹陷，但无畸形及异常活动。X 线检查骨质无异常。

2. **股内收肌扭伤**　大腿内侧疼痛、肿胀、压痛。患髋呈半屈位，大腿外展、前屈功能受限，步履摇摆不稳，无畸形及异常活动。X 线检查骨质无异常。

要点五　治疗

伤后应尽快诊断，并用最简单而有效的方法临时固定，急送医院治疗。

（一）牵引复位

1. **骨牵引复位**　适用于成年患者及较大儿童，可结合夹板外固定。

（1）牵引部位的选择：一般中 1/3 骨折和骨折远端向后移位的下 1/3 骨折，可选用股骨髁上骨牵引；上 1/3 骨折，骨折远端向前移位的下 1/3 骨折，应行胫骨结节骨牵引；低位下 1/3 骨折，远端向后移位者，应采用股骨髁间骨牵引。

（2）牵引体位的选择：一般上 1/3 骨折应置于屈髋外展位；中 1/3 骨折应置于外展中立位；下 1/3 骨折远端向后移位者，应加大屈膝的角度。

（3）牵引重量：儿童应为体重的 1/6，成人则为体重的 1/7。牵引 1 周后行床边 X 线检查，如骨折对位对线满意者，可酌情将重量减至维持重量（成人 5kg，儿童 3kg）。若复位不良者，应及时调整牵引重量和方向，检查牵引装置和效能，并要注意防止过度牵引。

（4）牵引时间：儿童一般为 4~6 周，成人为 8~10 周。

2. **皮牵引复位**

（1）悬吊牵引：用于 3 岁以下的患儿，患侧及健侧下肢应同时悬吊于直角牵引架上牵引，所用重量以患儿臀部离开床面 3~5cm 为度，一般每侧 3~4kg。此法护理、治疗都比较方便。牵引期间要注意防止牵引松脱及包扎过紧影响血运及皮肤损伤。牵引时间一般为 4 周左右。

（2）合力皮肤牵引：适用于 4~8 岁的儿童，利用牵引床架进行特殊组装形成合力牵引，肢体无须其他支架支撑。悬垂重量约为所需牵引力的一半，患者较舒适，且便于坐起。也可利用两个悬垂重量的分力构成合力，其优点是可在两个分力上根据需要分别调整重量。

悬吊牵引必须同时牵引双下肢，如单纯牵引患肢，会造成患侧下肢外旋畸形。牵引重量应控制在适当水平，使患儿臀部离开床面 3~5cm，否则不起牵引作用；反之如牵引重量过大，则可能引起皮肤损伤。

（二）手法复位

一般应在麻醉下进行手法复位。患者仰卧，患髋屈曲 30°~60°，外展 20°~40°，屈膝 10°~80°。上、中 1/3 骨折，髋关节屈曲、外展角度宜大，屈膝角度宜小；下 1/3 骨折则与此相反，髋关节屈曲、外展角度宜小，屈膝角度宜大。采取上述体位的目的在于放松肌肉，减轻其对骨折断端的牵拉，使复位较为容易。然后令近端助手固定骨盆,远端助手用双手握住小腿近端(或采用骑跨式牵引法),先顺畸形方向,然后慢慢改为顺骨折近端方向拔伸牵引以纠正重叠移位。

1. **上 1/3 骨折**　为使骨折远端对准近端,应将患肢抬高、外展并略外旋,在纠正了重叠移位和侧方移位后,令近端助手握住骨折近端,并向后挤按,术者双手握住骨折远端向前端提,以纠正前后移位。最后慢慢放松牵引,使骨折断端紧密接触。

2. **中 1/3 骨折**　根据其移位特点,整复时,应将患肢置于外展位牵引,牵开重叠后,术者先将骨折远端向外牵拉,使两断端相抵触,然后用手掌推挤成角处向内,使骨折对位。

3. **下 1/3 骨折**　为纠正骨折远端向后移位,复位时应注意逐渐加大膝关节的屈曲,同时紧挤在腘窝内的两手作支点将骨折远端向前推送,以使其与骨折近端对位。使用此手法时,必须注意勿损伤腘窝部的神经、血管。

由于股骨干周围肌肉丰厚,肌力强大,若为横形骨折且移位较多者,手法牵引往往难以纠正其重叠,此时可应用折顶手法或辅助骨牵引疗法;若为斜形及螺旋形骨折且有背向移位者,应先用回旋手法予以纠正,断端若有软组织嵌顿亦可随之解脱。此外,若患肢粗大或肿胀严重者,双手推挤往往不能达到矫正侧方移位的目的,可采用双手十指交叉,用前臂挤压来端提横挤骨折断端。

（三）手术治疗

对开放性骨折,或闭合骨折保守治疗失败者,应考虑采用手术治疗。视不同情况以加压钢板、带锁髓内钉或外固定器进行固定。

（四）固定方法

对儿童、老年人及肌肉薄弱者,且骨折稳定者,可单纯采用夹板固定,否则应配合牵引进行固定。采用夹板固定时,应根据骨折的部位及残余移位的特点,放置压垫。如上 1/3 骨折应在近端的前方和外侧放置压垫;中 1/3 骨折则在断端的外侧和前侧放置压垫;下 1/3 骨折的压垫应放置在骨折近端的前方,并注意其远端的后方是不宜放置压垫的,否则有压迫腘窝部血管、神经的可能。夹板的放置,除注意根据患者肢体的粗细选择不同的宽度外,一般内侧板由腹股沟至股骨内髁,外侧板由股骨大转子至股骨外髁,前侧板由腹股沟至髌骨上缘,后侧板由臀横纹至腘窝上缘,最后用布带捆扎。

要点六　预后与康复

1. 儿童股骨干骨折,因愈合快,塑形能力强,很少引起关节强直,功能恢复好。成人股骨干骨折,易引起关节僵硬、肌肉萎缩,导致活动障碍。

2. 功能锻炼一般应从复位后第 2 天起,开始锻炼股四头肌收缩及踝关节、跖趾关节的屈伸活动。如小腿及足部出现肿胀,可适当外用活血消肿搽剂或辅以轻手法按摩。

3. 从第 3 周开始,可令患者坐起,用健足蹬床,以两手扶床练习抬臀,使身体离开床面,以达到使髋、膝关节屈伸活动的目的。

4. 从第 5 周开始,两手握拉环,健足蹬在床上支撑,收腹、抬臀,臀部完全离开床面,使大腿和小腿成一直线,以加大髋、膝关节活动范围。

5. 经 X 线片检查,骨折端无移位且骨折有基本愈合者,可从第 7 周开始扶床架吊杆练习站立。

6. 解除牵引后,对上 1/3 骨折应加用外展夹板,以防止内收成角。继续在床上活动 1 周后即可扶双拐下地做患肢不负重的步行练习。当骨折端有连续性骨痂通过时,说明骨折已达到临床愈合,可指导患者循序渐进地增加患肢负重。经观察证实骨折端稳定,可改用单拐行走,再经 1~2 周后才可弃拐行走。此时如 X 线片显示骨折无再移位,且愈合良好,方可解除外固定。

细目六　膝、小腿部损伤概述

要点一　膝、小腿部的解剖

（一）骨关节、半月板及韧带

1. 膝关节是人体中负重量大且运动频繁的关节,其关节面大,构造亦复杂。膝关节由股骨远端、胫骨近端和髌骨构成。股骨远端以松质骨为主要成分,向两侧及后方形成两个突出的骨膨大,分别为内髁和外髁。内、外髁相接部后侧凹陷,为髁间窝,有交叉韧带附着。外侧髁的后外侧及内侧髁的后上方分别为腓肠肌的内、外侧头的起点。故股骨髁骨折后,受肌肉及韧带的牵拉,骨折块易形成分离或旋转移位。内、外髁远端呈弧形关节面,称为股骨滑车,与胫骨平台构成关节;股骨髁前侧呈凹面,与髌骨关节面构成髌股关节。

2. 股骨髁上是股骨髁至股骨干干骺端的连接部,该部皮质骨薄,其机械强度低,加之系坚质骨与松质骨的移行部,故易产生应力集中而发生骨折。股骨髁上前方有髌上滑囊,后方有腘动脉、腘静脉和胫神经等重要结构,股骨髁上骨折后,骨折远端向后移位易压迫损伤后方重要神经、血管。

3. 胫骨近端的扩大部分为内髁和外髁,其平坦的关节面称胫骨平台。胫骨干中上段横剖面呈三角形,下1/3段略呈四边形,中、下1/3的交界处是骨干形态转变部位,且管径较细,易引起应力集中,故为骨折好发部位。胫骨前内侧面仅有皮肤和皮下组织覆盖,损伤后易形成开放性骨折。胫骨近端参与构成膝关节,远端与腓骨外踝构成踝穴。

4. 髌骨是人体最大的籽骨,呈三角形,底边在上,尖端在下。髌骨本身没有骨膜,前面粗糙,完全被股四头肌腱包围。其上缘与股四头肌肌腱相连,其下缘通过髌韧带止于胫骨结节上,其两侧为股四头肌扩张部包绕并止于胫骨髁。髌骨的后面完全为软骨所覆盖,与股骨构成髌股关节,其中部有一嵴将它分为两个小面,外侧面较内侧面宽而深,正好与股骨两髁的关节面相适应。

5. 膝关节的稳定主要靠交叉韧带和侧副韧带维持。前交叉韧带起于股骨髁间窝的外后部,向前内止于胫骨髁间隆突的前部。后交叉韧带起于股骨髁间窝的内前部,向后外止于胫骨髁间隆突的后部。膝关节的内、外侧均有坚强的副韧带附着,亦起维持膝关节稳定的作用。内侧副韧带起于股骨内髁结节,止于胫骨内髁的侧面,分深、浅两层,扁宽,其深部纤维与关节囊及内侧半月板相连系。外侧副韧带起于股骨外髁结节,止于腓骨头,为束状纤维。

6. 正常膝关节有轻度外翻(外翻角为10°~15°),故股骨外髁负重较大,其骨折的概率较大。股四头肌腱拉力方向与髌韧带不在一直线上,两者之间形成一角度(Q角),加之膝关节囊内侧较外侧松弛,髌骨有向外滑脱的趋势,依靠股内侧肌向内上方的牵拉力维持髌骨的正常位置。髌骨后方稍隆起,与股骨远端内、外髁之间的凹陷滑车关节面相对应,其中央部隆起的纵嵴可阻止髌骨左、右滑动,股四头肌收缩和关节囊紧张也可使髌骨紧贴于滑车。

7. 半月软骨(亦称半月板)内、外各一,位于股骨髁与胫骨平台之间,为边缘较厚而中央部较薄的纤维软骨,附着于胫骨内、外髁的边缘,可加深胫骨髁的凹度,以适应股骨髁的凸度,加强膝关节的稳定性,同时有缓冲震荡的功能。半月板可分为内侧半月板与外侧半月板两部分,内侧半月板呈"C"字形,较大,前、后角间距较远,其后半部分与内侧副韧带相连,故后半部固定。外侧半月板呈"O"字形,较小,前、后角间距较近,其活动度比内侧大。伸膝时半月板被股骨髁向前推挤,屈膝时半月板则向后移动。由于半月板属纤维软骨组织,无血运供应,仅靠关节滑液获得营养,故损伤后修复力极差。其边缘与关节囊相连,血运尚好。外侧半月板常有先天性盘状畸形,称先天性盘状半月板。

(二)肌肉

小腿肌肉主要分布于后外侧,造成小腿内动力不平衡。因此,胫、腓骨干骨折后,在不平衡的肌力牵拉作用下,骨折往往有向前、内成角的趋势。此外,在固定过程中如未及时调整外固定,当肿胀消退时骨折易发生再移位。此外,胫骨近端前侧和内侧分别有股四头肌和腘绳肌,胫、腓骨干骨折后,此两肌收缩牵拉,可使骨折近端向前、内侧移位。

(三)血管神经

胫前动脉在腘肌下缘,比目鱼肌腱弓深面,从腘动脉分出后,跨越骨间膜上缘行至小腿前侧,且此段位置较固定。胫骨近端骨折时,由于骨折近端向前上方移位,可牵拉或压迫胫前后动脉分叉处,造成小腿远端缺血。腓总神经由腓骨颈处绕行,腓骨颈移位骨折时易受损伤,且固定时易被夹板、石膏等压迫。小腿的肌肉和神经、血管分居于4个骨筋膜室内,当小腿遭受严重挤压伤或外固定过紧时,可使室内压力异常增高,而导致骨筋膜室综合征的发生。胫骨干滋养动脉从骨干的中上1/3交界处穿入骨内,是骨干血运的主要来源。胫骨中下1/3骨折时,滋养血管往往断裂,加之骨干远段无肌肉附着,从骨膜供给的血运亦不充足,故骨折远段易因缺血而发生骨折延迟愈合或不愈合。腓骨的滋养动脉来自腓动脉,多为1~2支。

要点二 膝、小腿部的生理功能

1. 膝关节是人体负重量大且运动频繁的关节。

2. 胫骨近端参与构成膝关节,远端与腓骨外踝构成踝穴。腓骨有支持胫骨的作用,但不直接负重。

3. 髌骨具有保护膝关节、增强股四头肌肌力的作用。

4. 膝关节的稳定主要靠交叉韧带和侧副韧带维持。①前交叉韧带主要限制胫骨前移,还可限制膝关节过伸、胫骨内外旋转和膝关节内外翻活动,后交叉韧带主要限制胫骨后移,还可限制膝过伸、膝内旋和膝内外翻活动;②内侧副韧带于膝伸直位限制膝关节外翻和胫骨外旋,是膝关节内侧的主要稳定结构,外侧副韧带于膝伸直位限制关节内翻和防止膝过度伸直。

5. 膝关节周围的股四头肌、腓肠肌及腘绳肌等的移行肌腱则有维持膝关节动态平衡的作用。

细目七 膝关节脱位

要点一 概述

膝关节脱位一般发生于青壮年,临床少见。

要点二 病因病理

(一) 受伤机制

膝关节伸直时,周围的肌肉、韧带均处于紧张状态,故膝关节保持稳定;而膝屈曲时,周围的肌肉、韧带均较松弛,故膝屈曲位时,关节的稳定性相对较差。因而膝关节在屈曲位受伤时,发生脱位的概率稍大,临床上只有在遭受强大暴力作用的情况下才会发生脱位。

(二) 分类

1. 根据其脱位的程度可分为不全脱位和完全脱位。

完全脱位常伴有广泛的关节囊及韧带的撕裂,或伴有关节内撕脱骨折,甚至腘窝部血管、神经和腓总神经等损伤。

2. 根据脱位后胫骨近端移位的方向,则可分为膝关节前脱位、后脱位、侧方脱位及旋转脱位4种类型,各有其特有的损伤机制和创伤解剖特点。

(1) 前脱位(较多见):受伤时,膝关节处于屈曲位,暴力从前向后作用于股骨远端,股骨髁向后急骤移位,突破关节囊的后侧,胫骨近端脱位于股骨远端的前方。

(2) 后脱位(较少见):受伤时,膝关节处于屈曲位,暴力从前向后,作用于胫骨近端,胫骨近端向后脱出,多合并严重的交叉韧带、内侧副韧带、内侧关节囊的撕裂伤,或发生肌腱断裂或髌骨撕裂骨折。常并发腓总神经损伤,腘窝后血管损伤少见。

(3) 侧方脱位:膝关节受到来自侧方的暴力,或间接暴力传达到膝关节,引起膝关节的过度内翻或过度外翻,关节囊两侧破裂及韧带的断裂而形成侧方脱位,胫骨近端向侧方脱出。以外侧脱位较多见,且常合并腓总神经损伤。此外,关节囊及内侧副韧带断裂后常嵌入关节内,导致复位困难。内侧脱位较少见。常合并对侧胫骨平台骨折。

(4) 旋转脱位(少见):受伤时膝关节微屈,小腿固定,旋转暴力使股骨发生旋转,迫使膝关节承受扭转应力发生脱位。根据脱位后胫骨近端所处的位置,可分为前内、前外、后内和后外4种类型。

要点三 临床表现

1. 明确的外伤史,伤后膝关节剧痛,压痛明显,严重肿胀,功能丧失。

2. 不全脱位者,由于胫骨平台与股骨髁之间不易交锁形成弹性固定,因而常能自行复位而无明显畸形。

3. 完全脱位时,弹性固定明显,且存在不同程度和类型的畸形:①前脱位者,膝关节微屈,髌骨前侧凹陷,皮肤形成横形皱襞,腘窝部饱满,可触及突起于后方的股骨髁部,于髌腱两侧触及向前移位的胫骨平台前缘,外观呈台阶状变形。②后脱位者,膝关节前后径增大,膝关节处于过伸位,胫骨近端下陷,并局部出现皱褶,腘窝处可触及胫骨平台后缘高突处,于髌腱两侧可触及向前突起的股骨髁部。③侧方脱位者,则有明显的侧方异常活动,于膝关节侧方可触及突起的胫骨平台边缘。④旋转脱位者,膝部出现明显畸形,患侧小腿呈内旋或外旋畸形,膝内侧关节间隙处出现皮肤凹陷及皱褶,腘窝部后外侧可触及骨性突起。

4. 并发腘部血管损伤者,可引起血管栓塞,使肢体远端缺血或坏疽;出现腓总神经损伤时,可出现足背伸功能丧失和足背外侧痛觉消失等表现。

5. X线片检查可明确脱位的类型及并发骨折的情况。结合临床查体或行 MRI 检查则可明确并发韧带损伤的情况,如前脱位常合并后交叉韧带断裂,后脱位则多引起前交叉韧带断裂,或前、后交叉韧带同时断裂,或合并内侧副韧带断裂。

要点四　诊断与鉴别诊断

（一）诊断

1. 明确的外伤史,伤后膝关节剧痛,压痛明显,严重肿胀,功能丧失。

2. 不全脱位者,无明显畸形,完全脱位时,弹性固定明显。

3. 注意排除或确诊并发损伤,如腘部血管损伤、腓总神经损伤。

4. X线片检查或行 MRI 检查则可明确并发韧带损伤的情况。

（二）鉴别诊断

1. **股骨髁上骨折**　有骨擦音,无弹性固定。膝关节正、侧位 X 线片可明确诊断。

2. **胫骨平台骨折**　有膝关节内翻或外翻畸形,无弹性固定。正、侧位 X 线片可明确诊断。

要点五　治疗

（一）手法整复

整复宜在脊椎麻醉或硬膜外麻醉下进行。患者取仰卧位,近端助手双手握住患侧大腿下方,远端助手握住踝部进行对抗牵引。

1. **前脱位**　于膝关节轻度屈曲位,沿肢体纵轴做对抗牵引。术者一手托股骨远端向前,另一手推按胫骨近端向后,如闻及弹响音则提示已复位。

2. **后脱位**　术者一手托胫骨近端向前,另一手推按股骨远端向后,听到复位响声即提示复位成功。

3. **侧方脱位**　以外侧脱位为例,术者一手将股骨内髁向外侧扳拉,另一手将胫骨外髁向内侧推挤,同时,使膝关节呈外翻位,听到响声即告复位。

4. **旋转脱位**　术者一手用手掌将胫骨近端向脱位相反方向推挤,并令助手将小腿向畸形相反方向扭转,同时术者用另一手用力扳拉股骨髁部,听到响声后,即告复位。

复位后应检查膝关节脱位是否已完全整复,检查胫前、后动脉搏动情况,肢端的皮肤颜色和温度。如关节已复位,但足背动脉经短时间观察后仍不恢复搏动,则应考虑腘部血管损伤。

（二）手术治疗

复位困难者,如为外侧脱位,可能系破裂的关节囊和断裂的内侧副韧带嵌入关节内所致,旋转脱位则大多系股骨内髁的嵌顿引起。对不能闭合复位者,应及时切开复位。如合并韧带损伤应同时修复,以恢复关节的稳定性。此外,外侧脱位者应注意同时整复胫骨内侧平台骨折并同时行内固定。

（三）固定方法

前、后及旋转脱位复位后应以长腿石膏托或前、后石膏夹固定,保持患膝屈曲 20°~30° 位,腘窝部应加软垫,并严密观察患肢远端的血液循环。侧方脱位复位后,宜用内、外侧长石膏夹或长夹板固定,于脱出部位和上、下两端各加一块棉垫保持三点加压,将患膝固定于内翻或外翻位。固定时间一般为 4~8 周。

要点六　预后与康复

1. 膝关节脱位因修复时间长,故易产生关节僵硬,因此早期即应开始功能锻炼。可做股四头肌收缩及髋、踝关节主动活动。患膝制动 3~4 周后,可推动髌骨向上、下、内、外方向活动,以减轻由于关节内血肿引起的粘连,同时行股四头肌主动锻炼。6 周后可在石膏或夹板的保护下离床活动,但勿完全负重。8 周后在膝关节完全稳定情况下开始负重。

2. 解除固定后,练习关节屈伸活动,待股四头肌及腘绳肌肌力恢复后方可负重行走。过早负重行走,由于韧带等软组织尚未修复,膝关节不稳定或关节软骨面损伤较重者,可能并发创伤性关节炎。

细目八 髌骨脱位

要点一 概述

髌骨脱位比较少见。可分为外伤性脱位与习惯性脱位两种。

要点二 病因病理

髌骨脱位是指髌骨完全脱出股骨髁间沟之外,髌骨体一般滑移到股骨外髁的外侧。半脱位的髌骨没有完全脱离股骨髁间沟,仅髌骨嵴脱离股骨髁间沟底部向外移,髌骨外缘一般滑出股骨外髁边缘之外。

1. 外伤性脱位 由直接暴力引起者多见,膝屈曲位跌倒时,膝内侧着地,髌骨内侧受直接暴力冲撞,使髌骨向外翻转移位。因间接暴力所致者少见,膝关节屈曲、外展位跌倒,内侧副韧带、筋膜等受膝外翻暴力的牵拉紧张而撕裂,进而使维持髌骨正常位置的内侧分力减小而向外脱位。其主要病理改变为股内侧肌与股四头肌内侧扩张部撕裂,髌骨向外脱位。少数患者为股四头肌腱外侧部分撕裂,髌骨向内侧脱位。偶见股四头肌断裂,髌骨向下脱位。

2. 习惯性脱位(病理性半脱位) 其机制与外伤性脱位相同,但其病理基础多为新鲜外伤性脱位处理不当,使关节囊内侧松弛,股内侧肌力减退;或因先天性或损伤性因素造成膝外翻者;亦可由于股骨髁骨折畸形愈合,股骨远端髌股关节面的外侧塌陷引起;少数情况下见于膝关节结构异常,如股骨外髁发育不良、髌骨变小、膝外翻及小腿外旋畸形、关节囊松弛、股外侧肌的止点异常、髂胫束挛缩及髌韧带胫骨附着点偏外侧等。上述改变可单独或联合构成髌骨脱位或半脱位的病理因素。

要点三 临床表现

1. 外伤性脱位患者多有较明确的外伤史。
2. 伤后患膝局部肿痛,活动受限。
3. 检查时可见膝前平坦,髌骨倾斜向外,膝关节呈轻度屈曲位,不能伸直,膝关节内侧压痛明显。
4. X线正、侧位片可清楚显示脱位类型及程度。
5. 习惯性脱位者有反复发作的病史,或可检查出先天性或损伤性病理改变,如膝关节明显的外翻畸形。可发现屈膝时髌骨脱位,伸膝时可自动复位。X线轴位片可能发现股骨外髁低平、滑车凹部变浅等变化。必要时可做MRI检查,以了解软组织有无异常情况。

要点四 诊断与鉴别诊断

(一)诊断

1. 外伤史。
2. 伤后患膝局部肿痛,活动受限。检查时可见膝前平坦,髌骨倾斜向外,膝关节呈轻度屈曲位,不能伸直,膝关节内侧压痛明显。
3. X线正、侧位片可明确诊断。

(二)鉴别诊断

髌骨骨折:①明确外伤史,伤后觉膝部疼痛、乏力,不能伸直膝关节站立;②膝关节内肿胀严重,局部瘀斑;③可触及骨折端,移位明显时,其上下骨折端间可触及一凹沟,有时可闻及骨擦音;④X线片检查以确诊。

要点五 治疗

1. 手法复位 患者仰卧,患肢髋、膝关节伸直旋转中立位。术者立于患侧,一手拇指按于髌骨外下方,余指托住膝后,另一手握小腿远端,缓缓伸直膝关节,同时推髌骨向内前方,一般情况下较易复位。若复位不成功,可能系髌骨与股骨外髁嵌顿而阻碍复位。可令近端助手固定大腿近端,远端助手握小腿远端,使膝关节屈曲,术者仍立于患侧,双手抱膝,两拇指分别置于髌骨的两侧,先推挤髌骨向外,加大髌骨的外翻以解除嵌顿,然后,令远端助手伸直患膝,术者同时用力推挤髌骨向内,即可复位。

2. 手术治疗 习惯性髌骨脱位一般手法复位并不困难,但欲根治,应采用手术矫治,主要目的是纠正或加强伸膝装置的正常力线。要根据患者的年龄,并针对发病原因和病理改变选择不同的术式。

3. 固定方法 外伤性脱位复位后,如肿胀明显有关节积血者,应在无菌条件下抽吸积血,加压包扎,以膝关节后侧托板或石膏托将膝关节固定于轻屈位2~3周。习惯性脱位者,术后以长腿石膏夹前后固定膝关节于伸直位2周,然后改为膝关节可调式支具固定2~4周。

要点六　预后与康复

1. 在保持外固定作用的基础上，固定期间即可开始膝关节功能锻炼。

2. 解除固定后，应外用中药熏洗、按摩以及屈伸关节锻炼，可减少膝关节疼痛、关节僵硬、患肢无力等后遗症。但要防止过早负重、用力伸膝或下蹲，以防修复不良而发生再脱位。

细目九　股骨髁上骨折

要点一　概述

股骨髁上骨折是指发生于股骨腓肠肌起始点上 2~4cm 的骨折。股骨髁上骨折临床上较少见，好发于青壮年。

要点二　病因病理

（一）骨折机制

股骨髁上骨折大多由间接暴力导致，亦可因直接暴力打击导致骨折。此外，若膝关节强直、失用性骨质疏松，亦容易因外力而发生股骨髁上骨折。

（二）分类

股骨髁上骨折可分为屈曲型和伸直型两种。

1. **屈曲型骨折**　临床上多见，缘由膝关节处于屈曲位受伤。其骨折线由后上斜向前下，多呈斜形骨折或横断骨折。骨折远端受腓肠肌的牵拉和关节囊的紧缩影响而向后移位，锐利的骨折端有刺伤或压迫腘动脉、腘静脉及胫神经的可能；骨折近端向前下移位显著者，则有刺破髌上滑囊和皮肤的可能。

2. **伸直型骨折**　较少见，受伤时膝关节多处于伸直位，或遭受后方暴力打击所致。其骨折线多由前上斜向后下，骨折远端向前移位。

要点三　临床表现

1. 股骨髁上骨折的临床表现与股骨下 1/3 骨折相似，伤后大腿下段及膝部严重肿胀，患肢短缩，压痛显著，功能丧失。

2. 屈曲型骨折者，在膝前外上方可扪及骨折近侧断端明显突起，而在膝后可摸到骨折远侧断端。

3. 伸直型骨折者因骨折端相互重叠，不易扪及骨折端，但患处前后径增大。检查时应防止膝关节过伸而造成腘窝部血管或神经损伤。

4. 膝关节正、侧位 X 线片可确定骨折类型和移位情况。

要点四　诊断与鉴别诊断

（一）诊断

1. 外伤史。

2. 伤后大腿下段及膝部严重肿胀，患肢短缩，压痛显著，功能丧失。

3. 屈曲型骨折者，在膝前外上方及膝后方可扪及骨折近侧、远侧断端。

4. 伸直型骨折者，患处前后径增大。

5. 膝关节正、侧位 X 线片可确定诊断。

（二）鉴别诊断

1. **胫骨平台骨折**　有膝关节内翻或外翻畸形，无弹性固定。正、侧位 X 线片可明确诊断。

2. **股骨髁部骨折**　①有明确的外伤史；②伤后患膝肿胀、疼痛严重，腘窝部有青紫及瘀斑，膝关节功能障碍；③患肢短缩，膝关节呈半屈曲位，膝部横径及前后径增大明显，股骨内外髁部压痛明显，并可听到骨擦音；④X 线检查可明确诊断。

要点五　治疗

股骨髁上骨折无论牵引或手法复位，均不必强求解剖复位。股骨前后方向或内外方向允许有 7° 以内的成角，长度短缩则应≤2cm。在此范围内的功能复位对患肢的功能影响较小。

（一）骨牵引复位

屈曲型骨折可采用股骨髁部冰钳或用骨圆针牵引，伸直型骨折则采用胫骨结节牵引，牵引重量一般为 7~10kg，维持重量为 5kg。骨牵引后配合手法整复即可复位。如骨折远端向后移位明显者，可应用股骨髁上和胫骨结节双部位牵引进行复位。

行双部位骨牵引时，骨折远端后倾程度大者，则膝关节的屈曲角度亦应相应加大。与此对应，胫骨结节的牵引方向亦应加大向下的角度，并注意置放患肢附架的转折处应对准骨折远端。

（二）手法复位

以临床常见的屈曲型为例，可采用屈膝拔

伸法整复骨折。患者仰卧,两膝屈曲至90°~100°,悬垂于手术台一端,患膝下垫一沙袋。用宽布带将患肢固定于手术台上,助手以两手抱住患肢踝部,顺势拔伸并向足端牵拉,术者双手抱住小腿近端近腘窝处将远折端向前提托,以纠正重叠及向后成角移位,然后两手相对挤压,纠正残余的前后及侧方移位,力求骨折功能复位。

整复时要保持膝关节屈曲位,注意保护腘窝神经血管,用力不宜过猛;复位困难者,可加大牵引重量后再整复。

（三）手术治疗

对移位严重,经牵引和手法整复不能复位者,或伴有血管、神经损伤者,应考虑行切开复位"L"形髁钢板内固定,并探查血管、神经。

（四）固定方法

1. 无移位骨折 将膝关节内的积血抽吸干净后,采用超膝关节夹板或石膏托固定即可。夹板规格：前侧板下端至髌骨上缘,后侧板的下端至腘窝中部,两侧板以带轴活动夹板行超膝关节固定。小腿部的固定方法与小腿骨折相同,膝上和膝下均以4根布带绑扎固定。将患肢膝关节屈曲于70°~90°位固定。

2. 移位骨折 经持续牵引而配合手法复位者,所用固定夹板,其两侧板的下端呈叉状,骑在冰钳或骨圆针上。6~8周后解除牵引,改用超膝关节夹板固定,直至骨折愈合。

要点六　预后与康复

1. 股骨髁上骨折因靠近膝关节,故骨折愈合后常遗留膝关节主动或被动伸屈功能的部分障碍,因此解除固定后应用中药熏洗并结合理筋按摩,加强膝关节功能康复。

2. 对于因股四头肌粘连而出现的膝关节屈伸功能障碍,在骨折愈合稳定的前提下,及早进行膝关节屈伸锻炼,或行CPM辅助功能恢复。若后期膝关节屈伸仍明显障碍,则可考虑手术松解。

细目十　股骨髁骨折

要点一　概述

股骨髁骨折包括双髁（髁间）骨折和单髁骨折,为关节内骨折,临床多发生于青壮年。

要点二　病因病理

股骨髁骨折主要为股骨轴向暴力合并内、外翻或旋转暴力所造成。近年来,随着交通事故的发生,该类骨折的青壮年患者往往由于高速、高能量暴力引起。

（一）髁间骨折

股骨髁间骨折大多由间接暴力造成,临床上可分为屈曲型和伸直型。

1. 屈曲型 患者自高处坠落受伤,屈膝位足或膝部直接着地,首先造成屈曲型股骨髁上骨折,暴力继续作用,骨折近端自髁间将股骨内、外髁劈成两半甚至多块碎片,导致内、外髁骨块向两侧分离（或旋转）移位,形成"T"形或"Y"形骨折,受肌肉牵拉骨折远端向后上移位,近端向前下移位。

2. 伸直型 如患者自高处坠下时,膝关节于过伸位受伤,造成髁间骨折后,骨折远端向前上移位,近端向后下移位。股骨内、外髁亦可向两侧分离移位。

（二）单髁骨折

股骨单髁骨折临床少见,直接暴力或间接暴力均可引起单髁骨折,但以后者多见。患者膝伸直位自高处坠下,暴力向上传导,对股骨髁产生强大的冲击力,由于正常膝关节存在轻度外翻,故易形成膝外翻暴力而造成外髁骨折,分离的股骨髁被推向上移位,形成膝外翻畸形。单髁骨折的骨折线多为纵向斜行近矢状面劈裂骨折,冠状面及粉碎骨折少见,骨折块多向后上移位。

要点三　临床表现

1. 患者有明确的自高处坠落、局部碾压或车祸受伤等外伤史。

2. 伤后患膝肿胀（关节内积血明显）、疼痛严重,腘窝部有青紫及瘀斑,膝关节功能障碍。

3. 髁间骨折时检查可见患肢短缩,膝关节呈半屈曲位,膝部横径及前后径增大明显,股骨内、外髁部压痛明显,并可听到骨擦音。单髁骨折则见膝关节外展或内收位畸形,内髁或外髁压痛明显,并可触及骨擦感及异常活动。

4. X线检查可明确骨折的部位和类型。

要点四　诊断与鉴别诊断

（一）诊断

1. 有明确的外伤史。
2. 伤后患膝肿胀、疼痛严重，腘窝部有青紫及瘀斑，膝关节功能障碍。
3. 患肢短缩，膝关节呈半屈曲位，膝部横径及前后径增大明显，股骨内、外髁部压痛明显，并可闻及骨擦音。
4. X线检查可明确诊断。

（二）鉴别诊断

股骨髁上骨折：①外伤史，伤后大腿下段及膝部严重肿胀，患肢短缩，压痛显著，功能丧失；②屈曲型骨折者，在膝前外上方及膝后方可扪及骨折近侧、远侧断端；③伸直型骨折者，患处前后径增大；④膝关节正、侧位X线片可确定诊断。

要点五　治疗

股骨髁间骨折属关节内骨折，故治疗时必须达到良好对位，力争解剖复位，以保证关节面光滑平整，同时配合有效固定，早期功能锻炼，才能有效地恢复关节功能，防止发生创伤性关节炎。

治法选择：①无移位骨折，在严格无菌操作下抽出关节腔内积血后，局部用棉垫加压包扎，然后用两侧带轴的活动超膝关节夹板或石膏前后夹进行固定，固定范围应从大腿中段至小腿中下段，固定时间一般为4~6周；②轻微移位或无明显旋转移位的骨折，抽出关节内积血后，施行手法复位夹板或石膏固定，亦可在骨牵引的前提下，辅助手法整复及夹板固定；③骨折移位明显，难于整复，或关节腔中有骨折碎块者，一般主张切开复位内固定。

1. 手法复位　患者取仰卧位，屈膝30°~50°。两助手分别握持大腿中上段和小腿中下段，但暂不做牵引。术者两手环抱股骨内外髁，向中心挤压，纠正内、外髁分离移位，与此同时令两助手施行适度力量的牵引，以纠正重叠移位。牵引下维持两髁的位置，然后采用整复股骨髁上骨折的手法纠正骨折前后移位。复位后，术者用两手维持复位位置，令远端助手屈伸膝关节数次，模造关节面使之恢复平整。对于单髁骨折移位不明显者，可直接用挤压手法复位。如移位显著手法复位不成功者，应考虑采用手术治疗。

股骨髁间骨折手法复位时，牵引力不能过大，否则易引起两髁旋转分离甚或加重损伤。此外，手法复位亦可在胫骨结节骨牵引下进行。

2. 手术治疗　股骨髁骨折如骨折块移位大，或骨折碎片进入关节内，手法复位失败，或陈旧性骨折，应切开复位，采用骨圆针、螺钉、髁支持钢板或动力髁螺钉（DCS）内固定。对骨折粉碎程度严重或已并发创伤性关节炎者，可考虑行关节融合术或关节置换术。

3. 骨牵引及固定方法　与股骨髁上骨折相同。

要点六　预后与康复

1. 股骨髁间骨折的预后与康复与股骨髁上骨折类似，重点在于膝关节功能的恢复。
2. 动静结合原则应贯穿于整个治疗过程中，早期功能锻炼在股骨髁骨折治疗中显得特别重要。骨折复位固定后，即应做股四头肌的收缩及踝关节、跖趾关节及趾间关节的屈伸活动。1~2周后如骨折稳定，可行膝关节主动或辅助活动，活动时宜轻缓，切勿施行暴力，活动应循序渐进，范围逐渐加大。4~6周内，可参照股骨下1/3骨折功能锻炼方法进行；6周后，可在超膝关节带轴夹板固定下，扶拐下地进行不负重行走锻炼；如X线片显示已骨性愈合，方可逐步负重离床行走。
3. 股骨髁骨折系涉及关节面的骨折，因此除复位时尽量恢复关节面的平整外，在整个治疗过程中要严格贯彻动静结合的治疗原则，只要情况允许，就要争取早期进行功能锻炼。骨折愈合后配合外用药物熏洗做主动锻炼或被动屈伸锻炼，否则将导致膝关节活动障碍甚至僵硬。

细目十一　髌骨骨折

要点一　概述

髌骨骨折多见于30~50岁的成年人，儿童极少见。

要点二　病因病理

1. 间接暴力　多见，如跳跃、踢球不慎滑倒，当膝关节处于半屈曲位时，髌骨远端被髌韧带固定而近端受股四头肌张力牵拉，髌骨与股骨滑车顶点密切接触成为支点，髌骨受类似杠杆支撬曲折力作用而骨折。此类骨折多为横形，骨折线可在髌骨中部或在髌骨之远端。由于髌骨两侧的股四头肌筋膜破裂，骨片分离移位明显，远折段有时由于跌倒后直接触地而碎裂。骨折线大多通过中下 1/3，呈现上段骨折块大、下段小且多粉碎的特点。上 1/3 部或横过髌骨中部骨折者比较少见。

2. **直接暴力** 直接暴力打击、碰撞等，亦可引起髌骨骨折。此类骨折多为粉碎性或呈星形。因股四头肌扩张部保持完整，故骨折块移位较少，对伸膝功能影响较小。

3. **混合暴力** 当膝关节处于轻屈外翻位，髌骨被拉向外侧，致髌骨与外髁形成杠杆支点，此时髌骨两侧被拉紧固定，如遭受直接暴力撞击，可导致髌骨纵行或边缘性骨折。

临床上，无移位的髌骨骨折约占 20%；移位骨折约占 80%。骨折线形态有横行、粉碎及边缘纵行骨折等。

要点三 临床表现

1. 患者多有明确外伤史，伤后觉膝部疼痛、乏力，不能伸直膝关节站立。
2. 髌骨骨折系关节内骨折，故膝关节内有大量积血，肿胀严重，血肿迅速渗于皮下疏松结缔组织中，形成局部瘀斑。
3. 由于髌骨位置表浅，可触及骨折端，移位明显时，其上下骨折端间可触及一凹沟，有时可闻及骨擦音。
4. X 线片检查可显示骨折的类型和移位情况，如为纵裂或边缘骨折，需拍摄轴位片，自髌骨的纵轴方向投照才能显示骨折。故临床上怀疑有髌骨骨折的患者，一般常规拍摄侧位和轴位片。而正位片因与股骨髁重叠，不能显示骨折。

要点四 诊断与鉴别诊断

（一）诊断

1. 明确外伤史。
2. 伤后觉膝部疼痛、乏力，不能伸直膝关节站立。
3. 膝关节内肿胀严重，局部瘀斑。
4. 可触及骨折端，移位明显时，其上、下骨折端间可触及一凹沟，有时可闻及骨擦音。
5. X 线片检查可明确诊断。

（二）鉴别诊断

副髌骨：为先天性畸形，患者无明确外伤史。副髌骨多在髌骨的外上角，整齐圆滑，与髌骨的界限清楚，且多为双侧性。

要点五 治疗

髌骨骨折的治疗，是要求恢复伸膝装置功能并保持关节面的完整光滑，防止创伤性关节炎的发生和膝关节粘连僵硬。

无移位的髌骨骨折，后侧关节面完整者，无须手法整复，仅需用后侧托板或石膏托固定 3~4 周即可。

（一）手法复位

移位骨折，骨折块分离间隙在 1cm 之内者可用手法复位。复位时先将膝关节内积血抽吸干净，注入 1% 利多卡因 5~10mL，起局部麻醉作用。伤肢置于伸直位，术者一手推挤髌骨下缘，另一手拇、示两指将髌骨近折端向下用力推挤，使骨折块靠拢即可复位。然后术者用一手固定髌骨，另一手沿髌骨边缘触摸，检查是否平整。必要时，可令助手轻轻屈伸膝关节，使髌骨后关节面恢复平整。

（二）固定方法

1. **抱膝圈固定法** 适用于无移位或移位小于 1cm 手法复位后的髌骨骨折。测量髌骨轮廓大小，用胶皮电线做一略大于髌骨周缘的圆圈，外用棉花及绷带缠绕，另加布带 4 条，各长 10cm，后侧板长度由大腿中部到小腿中部，宽 13cm，厚 1cm，后侧板中部两侧加固定螺丝钉。复位满意后，立即用抱膝圈固定，膝伸直位于后侧板上，膝关节后侧及髌骨周围衬好棉垫，将抱膝圈固定于髌骨周围，固定带分别捆扎在后侧托板上。注意松紧度，以不妨碍血液循环为准。然后将后侧托板用绷带固定，固定后抬高患肢，需注意有无腓总神经受压情况。最初 1 周内应 X 线摄片 2~3 次，如有移位应及时矫正，要求每天检查固定带松紧度及固定圈有无移动，若肿胀消退，则根据具体情况缩小抱膝圈。

2. **"井"字带固定法** 适应证同上。在膝后腘窝部放置棉垫和软硬适中的夹板后，先用 2 条扎带纵行放置于髌骨之两侧；然后用两条扎带扎于髌骨之上下缘，结扎之前令助手将髌骨两断端推挤复位；最后将髌骨两侧纵行放置的扎带徐徐收拢拉紧，使横行置放于髌骨上下缘的两条扎带相互靠拢,进而推挤骨折两端对合,当骨折端对合满意时,将两条纵行扎带拉紧打结。必须注意的是,应用此法时,不能施加过大的拉力,以免压迫皮肤造成压疮或皮肤缺血坏死。此外,所用扎带在接触皮肤的部分必须涂上凡士林润滑,以减轻对皮肤的损伤。

(三)手术治疗

对骨折移位明显,手法复位失败,或骨折端有软组织嵌入,或多块骨折者,可考虑行切开复位,钢丝、张力带或螺钉等内固定。对严重粉碎性骨折,难以复位者,可根据患者的年龄及局部具体情况做髌骨部分切除术或全切除术,然后做髌韧带修复术。

(四)闭合穿针加压固定法

本法适用于横行移位骨折。皮肤常规消毒后,局部麻醉下,在两骨块上分别钻入2根骨圆针,钢针需通过骨块前后径的中点,两针应平行且在同一平面,穿针后整复骨折,复位满意后将两根针的两端拉紧并用弹力皮筋扎牢,以使两骨块紧密接触而稳定。针孔处以消毒纱布保护,防止感染。后侧可用超膝关节托板或长腿石膏托固定4~6周。

(五)抓髌器复位固定法

本法适用于有分离移位的新鲜闭合性髌骨骨折。操作方法是按照无菌操作技术,麻醉后,抽净膝内积血,遂将其间距宽的双钩抓住髌骨上极前缘上,将其间距窄的双钩抓住髌骨下极前缘,拧紧加压螺丝,骨折即可自行复位,保持固定。抓髌器应用机械加压力与金属弹性变力而使骨折闭合复位、加压固定以加速愈合。术后2日可不扶拐行走,3周屈膝活动,6周左右可达骨折愈合。

要点六 预后与康复

1. 髌骨骨折系关节内骨折,关节面平整与否,决定了膝关节功能恢复与否。因此,除骨折的复位外,确实有效的固定和早期的康复训练亦是决定骨折预后的关键因素。

2. 骨折初期应抬高患肢,进行踝关节及跖趾关节活动。经1~2周肿胀消退后,可保持伸膝位下地扶拐行走。骨折愈合解除外固定后,逐步锻炼股四头肌收缩和膝关节屈伸活动。

3. 如为切开复位张力带内固定、闭合穿针加压固定和抓髌器固定,均可早期进行功能锻炼。

细目十二 胫骨髁骨折

要点一 概述

胫骨髁骨折又称胫骨平台骨折。青壮年多见,好发于外髁,为关节内骨折。胫骨髁关节软骨下骨皮质较股骨髁相对薄弱,当胫骨髁与股骨髁因暴力而碰撞时,多引起胫骨髁骨折。胫骨髁骨折以外髁骨折最为多见,内髁骨折较少见。究其原因为胫骨外髁骨小梁密度小于内髁,且胫骨内髁有对侧下肢保护,不易遭受内翻应力打击,加之膝关节有3°~5°外翻角,受外侧暴力打击易引起外髁受压,产生塌陷骨折,故临床胫骨外髁骨折多见。

要点二 病因病理

(一)骨折机制

跌仆、高坠等间接暴力或高速撞击的直接暴力均可引起胫骨髁骨折。

1. 外翻暴力 患者膝伸直位站立时,如膝外侧受暴力打击,致膝关节过度外翻,由于胫骨外髁关节面外侧部较股骨外髁超出约0.5cm,导致股骨外髁前部如凿子一般冲击胫骨髁中部,造成中部塌陷骨折(亦可造成周围劈裂骨折)。若外翻暴力较小,股骨外髁外侧劈裂胫骨外髁,胫骨外髁骨折片向外移位,骨折线呈纵行;若外翻暴力较大,股骨外髁继续向下嵌入胫骨外髁中部,可产生向周围的推挤力,进一步导致平台周围部分的劈裂骨折,部分胫骨平台关节面和骨碎片一道压入劈裂的胫骨外髁中,造成胫骨外髁塌陷骨折。当膝关节屈曲位遭受外翻暴力时,由于股骨外髁后部与胫骨髁之间存在接触,故可致胫骨外髁整块劈裂骨折,并向外下移位。此外,腓骨头受胫骨外髁劈裂移位的挤压力,可产生腓骨头或颈部压缩骨折,同时,内侧副韧带和前交叉韧带受强烈牵拉,均有可能产生撕裂。

2. 内翻暴力 当站立位膝伸直,内侧受暴力打击,膝关节过度内翻,由于内侧平台和股骨内髁的两关节面内缘恰对齐,股骨内髁撞击内侧平台,可引起内侧平台的部分或全部塌陷骨折。骨折线常位于内侧副韧带附着点下方，骨片可呈向内、向下移位，此内收应力尚可引起腓骨头撕脱骨折或腓总神经损伤。

3. 垂直压缩暴力 从高处坠落足部着地，外力与地面反作用力交集于胫骨髁导致骨折。股骨髁的凸面像重锤一样锤击胫骨平台，将其劈裂成"T"形或"Y"形粉碎骨折。如伴有外翻应力，则胫骨外髁损伤更严重。单纯胫骨内侧平台骨折少见，且多无严重移位。

（二）骨折分型

胫骨髁骨折临床应用最广泛的是 Schatzker 分型。Schatzker 分型将胫骨平台骨折分为 6 型。

Ⅰ型：外侧平台的单纯楔形骨折或劈裂骨折，无关节面塌陷。多见于青壮年。

Ⅱ型：外侧平台的劈裂压缩性骨折。患者年龄偏大。

Ⅲ型：外侧平台单纯压缩性骨折。这种骨折可以是稳定性或不稳定性骨折，骨质疏松更明显。

Ⅳ型：内侧平台骨折。其可以是劈裂性或劈裂压缩性，常合并膝关节脱位、血管损伤，需仔细检查。

Ⅴ型：包括内侧平台与外侧平台劈裂的双髁骨折。常合并血管、神经损伤。

Ⅵ型：同时有关节面骨折和干骺端骨折，胫骨髁部与骨干分离，即骨干 - 干骺端分离，通常患者有相当严重的关节破坏、粉碎、压缩及髁移位。

要点三　临床表现

1. 患者多有较明确的外伤史。
2. 伤后患膝肿胀、疼痛、活动受限。可有膝内翻或外翻畸形。
3. 查体时，可扪及骨擦音和异常活动。
4. 由于骨折后关节内积血，故一般可有浮髌试验阳性；若发生交叉韧带断裂，则可有抽屉试验阳性；若并发侧副韧带断裂，则侧向挤压试验阳性。
5. 膝关节正、侧位 X 线片可显示骨折类型和移位情况。

要点四　诊断与鉴别诊断

（一）诊断

1. 明确的外伤史。
2. 伤后患膝肿胀、疼痛、活动受限，可有膝内翻或外翻畸形。查体时，可扪及骨擦感和异常活动。
3. 如关节内积血，可见浮髌试验阳性；若发生交叉韧带断裂或侧副韧带断裂，则可有抽屉试验或侧向挤压试验阳性。
4. 膝关节正、侧位 X 线检查可明确诊断。

（二）鉴别诊断

1. 胫骨结节撕脱骨折 好发于 18~20 岁的青少年。伤后胫骨结节部肿痛、压痛显著，伸膝运动受限，X 线检查可确诊。

2. 胫骨髁间隆突骨折 伤后膝关节肿胀，活动受限，压痛点在胫骨前缘中点，有时前缘广泛压痛，膝过伸试验阳性，X 线侧位片可确诊。

要点五　治疗

胫骨髁骨折属关节内骨折，因此治疗的主要目的是恢复关节面的平整和良好的关节活动度。故治疗时应做到准确复位、坚强固定和适时的功能锻炼。

治法选择：无移位外侧平台骨折，用超膝关节夹板或长腿石膏托固定；轻度移位外髁劈裂骨折或凹陷不严重，宜手法整复外固定；针拨复位法则适用于凹陷较严重，手法推挤难以复位者；骨牵引结合手法整复和外固定，适用于移位严重的粉碎性骨折。

1. 手法整复 患者仰卧，患侧髋、膝关节伸直中立位，局部麻醉下抽净关节内积血或积液。整复外侧平台骨折步骤：两助手分别握住患肢大腿和踝上部做拔伸牵引，然后远端助手一手握小腿中下段内侧，另一手握住膝内侧，同时用力使膝关节内翻；在膝关节外侧间隙增大后，术者用双手拇指推挤骨折片向内上方，使之复位。整复内侧平台骨折则与之相反，先使膝外翻，加大内侧间隙，然后推挤骨折片复位。如为双髁劈裂骨折，可在第一步的基础上行胫骨远端或跟骨牵引，然后术者用抱髁法，双手掌按于内、外髁部向中心推挤复位。

2. 撬拨整复 对于严重塌陷骨折，可采用针拨复位法：常规消毒并局部麻醉后，在 C 臂 X 线机引导下，术者持斯氏针插入塌陷骨块下部向上撬拨，同时令助手协助用双拇指向内上方顶推移位的外髁，使之复位。

3. 手术治疗 单髁或双髁骨折移位明显，手法复位不满意的青壮年患者，或陈旧性骨折，应考虑切开复位，内固定物用螺丝钉、"L"形钢板、"T"形钢板或骨圆针交叉固定。

4. **牵引功能疗法** 对于严重粉碎性骨折，手法及手术难以复位及有效固定的患者，可用胫骨远端或跟骨牵引，然后在牵引下早期进行膝关节功能活动，以使股骨髁挤压胫骨平台。一般牵引时间为6周，3个月后开始负重。

5. **固定方法** 外固定用超膝关节小夹板、长腿石膏托或石膏前后夹。无移位或移位不严重者，将膝关节固定于轻屈位4~6周后，可离床扶拐不负重行走。移位严重者体位同前，固定3~6月后方可负重行走。

要点六 预后与康复

1. 胫骨髁骨折系涉及负重关节面的骨折，因此无论采用何种复位固定方法，均应力争解剖复位，保持关节面的平整和完整，否则易造成后期并发创伤性关节炎。

2. 功能康复应强调早活动、晚负重。早期即应进行股四头肌静力收缩及跖趾关节活动。解除外固定后，可在床上试行膝关节各方向运动，以模造关节面，减少创伤性关节炎的发生，或离床进行不负重步行练习。

3. 待X线检查显示骨性愈合后，逐步离床行负重功能锻炼，过早的负重锻炼有造成复位的关节面再次塌陷的可能。

细目十三 膝关节侧副韧带损伤

要点一 概述

膝关节侧副韧带包括内侧副韧带和外侧副韧带，在维持膝关节稳定中发挥重要作用。

要点二 病因病理

1. **受伤机制** 膝关节于轻屈状态下，韧带松弛，关节不稳，易受损伤。如强大外力迫使膝关节过度内翻或外翻，超出韧带或其附着点的承受能力，即可发生损伤。因膝关节存在0°~10°生理性外翻，且膝外侧易受到外力的打击或重物压迫，故内侧副韧带损伤临床多见。

2. **病理变化** 膝关节侧副韧带损伤依其病理变化分为牵拉伤、部分撕裂及完全断裂。内侧副韧带损伤若与交叉韧带和半月板损伤同时发生，则称为膝关节损伤三联征。少数情况下，外力迫使膝关节过度内翻，可发生外侧副韧带的损伤或断裂。若暴力强大，损伤严重，可伴有关节囊的撕裂、腓骨头撕脱骨折、腘绳肌及腓总神经损伤。

要点三 临床表现

1. 患者多有小腿急骤外展或内收的外伤史。

2. 临床表现为膝关节内侧或外侧副韧带处肿胀疼痛，皮下瘀斑，膝关节居轻度屈曲位，主、被动活动均受限。内侧副韧带损伤时，压痛点在股骨内上髁；外侧副韧带损伤时，压痛点在腓骨头或股骨外上髁。

3. 膝关节侧向挤压试验具有重要意义：内侧副韧带损伤时，膝关节被动伸直位并外展小腿做膝内侧分离试验时，可诱发疼痛及异常侧向运动；外侧副韧带损伤时，膝关节外侧分离试验阳性。完全断裂者，可有异常之内、外翻活动。如合并半月板或交叉韧带损伤者，肿胀显著，关节内有明显积血。如合并腓总神经损伤，可出现足下垂及小腿外侧下部、足背外侧皮肤感觉障碍。

4. X线片检查，应置患膝关节于外翻（或内翻）位拍摄应力位片，正位片可显示韧带损伤侧关节间隙增宽。如疑合并有交叉韧带或半月板损伤者，应做MRI检查明确诊断。

要点四 诊断与鉴别诊断

（一）诊断

1. 明确的外伤史。

2. 膝关节内侧或外侧副韧带处肿胀疼痛，皮下瘀斑，膝关节居轻度屈曲位，主、被动活动均受限。内侧副韧带损伤时，压痛点在股骨内上髁；外侧副韧带损伤时，压痛点在腓骨头或股骨外上髁。

3. 膝关节侧向挤压试验阳性。如合并半月板或交叉韧带损伤者肿胀显著，关节内有明显积血。如合并腓总神经损伤，可出现足下垂及小腿外侧下部、足背外侧皮肤感觉障碍。

4. X线片检查、MRI检查可明确诊断。

（二）鉴别诊断

1. **交叉韧带损伤** 严重外伤后疼痛剧烈，迅速肿胀，抽屉试验阳性。

2. **半月板损伤** 关节间隙局限性疼痛，关节交锁,弹响,研磨试验、麦氏征均为阳性。

要点五 治疗

膝关节侧副韧带损伤的治疗应力争准确诊断,早期处理。牵拉伤以手法及药物治疗即可;损伤较重不完全断裂者,关节内积血、积液明显,可用超膝夹板或石膏将患膝固定于轻度屈膝10°~15°位3~4周,同时配合药物疗法;完全断裂者应手术修复,术后置膝关节于功能位,石膏固定4~6周。

1. 手法治疗 损伤较轻或不完全断裂者可用手法治疗。侧副韧带部分撕裂者,初诊时应予屈伸一次膝关节,以恢复轻微之错位,舒顺筋膜。后期可运用手法以解除粘连,恢复关节功能。先在膝关节周围和大腿前部施以滚、揉法以促进血液循环,加速血肿消散,点按血海、阴陵泉、三阴交等穴。侧方痛点部位及其上、下部施以指揉法、摩法、擦法,再沿侧副韧带走行方向施以理筋手法。最后医者扶膝握踝,以扶膝之手指按揉伤处,握踝之手摇转小腿,同时加以拔伸及屈髋屈膝活动。

2. 手术治疗 膝关节外侧副韧带完全断裂者,亦不致引起严重功能障碍,因髂胫束与股二头肌能部分代替侧副韧带之作用,故手术可酌情施行。若内侧副韧带完全断裂,应尽早做修补术。

3. 固定练功疗法 侧副韧带部分断裂者,先将膝关节内血肿抽吸干净,用弹力绷带包扎休息,或给予石膏托、超膝关节夹板固定于功能位4~5周。损伤轻者在第2~3天后鼓励患者做股四头肌的功能锻炼,重者在保护局部之前提下,主动练习肌力。

4. 封闭治疗 选用醋酸泼尼松龙25mg加1%利多卡因4~6mL做痛点封闭,可减轻疼痛与水肿。术后应配合固定疗法。

5. 药物治疗 局部瘀肿者,可外敷消瘀止痛药膏或三色敷药。伤后日久者,用下肢损伤洗方或海桐皮汤熏洗患处,洗后贴宝珍膏。

要点六 预后与康复

1. 侧副韧带损伤如果治疗及时,有效固定,多能康复。但固定时间必须至韧带愈合,否则过早活动及负重行走则可导致修复不全而遗留关节功能障碍或活动痛。

2. 固定期间,应做股四头肌的等张练习,4~6周解除固定后,应在不负重下练习膝关节屈伸活动,以促进功能恢复。

细目十四 膝关节交叉韧带损伤

要点一 概述

膝关节交叉韧带又称十字韧带,分为前、后交叉韧带,是维持膝关节稳定的重要结构之一,主要功能是限制膝关节过度的前后活动。

要点二 病因病理

在膝关节伸直或屈曲时,前、后交叉韧带均紧张,因位置深在,非强大暴力不易引起交叉韧带损伤或断裂。交叉韧带断裂多发生于中部,骨附着处断裂者少见。严重暴力导致的膝交叉韧带损伤,多与内、外侧副韧带损伤及膝关节脱位等同时发生。

当膝关节处于伸直位时,暴力撞击大腿前方,使股骨向后移位,胫骨相对向前移位,造成前交叉韧带损伤,可伴有胫骨隆突撕脱骨折。暴力强大时,前、后交叉韧带可同时断裂;如伤时膝处于外展、外旋位,可同时伴发内侧副韧带或内侧半月板损伤。

当膝关节处于屈曲位时,暴力撞击小腿近端的前方时,可使胫骨向后移位,造成后交叉韧带损伤。暴力强大时,前、后交叉韧带可同时断裂,并伴有膝后关节囊破裂、胫骨隆突撕脱骨折和外侧半月板损伤。

要点三 临床表现

1. 交叉韧带断裂常是复合损伤的一部分。患者有明确的外伤史。

2. 受伤时多有撕裂感,伤后膝关节剧痛并迅速肿胀,关节内积血。

3. 膝关节呈半屈曲状态,关节松弛,失去原有的稳定性,膝关节间隙压痛明显。

要点四 诊断与鉴别诊断

(一)诊断

1. 患者有明确的外伤史,交叉韧带断裂主要发生于车祸或剧烈的运动损伤等严重外伤,临床以前交叉韧带损伤为多见。

2. 患膝局部有严重肿痛等临床表现。交叉韧带早期由于局部肿痛剧烈，患者往往拒绝接受抽屉试验等检查。

3. X线片检查，排除胫骨髁间隆突撕脱性骨折；然后可考虑行MRI检查，必要时可行关节镜检查，以确定诊断。

（二）鉴别诊断

侧副韧带损伤：疼痛与压痛多在韧带附着点，膝关节侧向挤压试验阳性。

要点五　治疗

（一）固定与练功

交叉韧带不全断裂，可行非手术治疗，将患膝用长腿石膏管型固定于屈膝20°~30°位6周，使韧带处于松弛状态，以便修复重建，并指导患者早期进行股四头肌收缩锻炼，防止肌肉萎缩。解除固定后，可练习膝关节屈曲，并逐步练习扶拐行走。后期也可适当进行膝部及股四头肌部的手法治疗，以帮助改善膝关节伸屈功能活动度。

（二）手术治疗

交叉韧带完全断裂或伴有半月板、侧副韧带损伤者，需早期手术治疗，全面处理。晚期修复效果不理想，现代临床多主张用髂胫束、髌韧带、腘肌腱、半腱肌腱等行交叉韧带重建。对伴有撕脱骨折并有移位的患者，应视其骨片大小，分别应用钢丝或螺丝钉固定。

（三）药物治疗

1. **内服药**　瘀血留滞证治宜活血化瘀、消肿止痛，方用桃红四物汤加味；筋脉失养证治宜养血壮筋，方用壮筋养血汤或补筋丸；湿阻筋络证治宜除湿通络，佐以祛风，方用羌活胜湿汤、薏苡仁汤之类。

2. **外用药**　局部瘀肿者，可外敷消瘀止痛药膏或清营退肿膏。伤后日久关节活动不利者，可用四肢损伤洗方或海桐皮汤熏洗患膝，洗后外贴宝珍膏。

要点六　预后与康复

1. 交叉韧带不全损伤，经过6周良好的固定及康复训练，可望恢复膝关节功能。

2. 交叉韧带完全断裂者，由于血运中断，正常张力丧失，2周左右韧带即可发生变性，3~6个月会完全自溶，故保守治疗或晚期手术治疗效果不佳。

3. 患膝易合并关节面退行性变、肌肉萎缩、半月板损伤及创伤性关节炎等并发症。故正确选择治疗方法和进行功能锻炼，是膝交叉韧带损伤康复的关键。

细目十五　膝关节半月板损伤

要点一　概述

膝关节半月板损伤（injury of meniscus of knee joint）是膝部最常见的损伤之一，多见于青壮年，男性多于女性。

要点二　病因病理

半月板结构与功能特点使其成为膝关节内最易损伤的组织之一。引起半月板破裂的外力因素有撕裂性外力和研磨性外力两种。当膝关节处于轻度屈曲位并做内、外翻或向内、外旋转运动时，半月板上面虽紧贴股骨髁部随之活动，但下面与胫骨平台之间形成的扭转碾挫力极大，若动作突然，扭转碾挫力超过了半月板的承受能力，即可发生半月板撕裂损伤，如足球运动员急速奔跑时突然转身、篮球运动员转身跳跃、铁饼运动员的旋转投掷等。此外，长期蹲、跪工作，由于积累性挤压损伤，会加速半月板的退行性改变，容易发生外侧半月板慢性撕裂性损伤。

半月板损伤有边缘性撕裂，中心型纵行撕裂（如桶柄式撕裂，此型易套住股骨髁发生交锁）、横行撕裂（多在中部偏前，不易发生交锁），水平撕裂及前、后角撕裂。

要点三　临床表现

1. 患者多有明确的膝部外伤或劳损史，特别是膝关节突然旋转的损伤及长期蹲位、跪位工作等职业的慢性损伤史。

2. 急性发病者，伤后膝关节疼痛剧烈，局部肿胀；慢性期主要症状是膝关节活动痛，行走中及膝关节伸屈活动时有弹响、交锁和关节滑落感。交锁现象：当行走或做某一动作时，伤膝突然被卡住交锁，不能屈伸，有酸痛感，若轻揉膝关节并做小范围的屈伸晃动，则多可解除交锁，恢复行走。

3. 检查时可发现膝关节间隙前方、侧方或后方有压痛点,屈伸功能障碍,后期出现股四头肌萎缩。半月板损伤可通过回旋挤压试验麦氏征及研磨试验进行诊断,确定侧别和部位。

要点四 诊断与鉴别诊断

（一）诊断

1. 患者多有明确的膝部外伤或劳损史。
2. 急性发病者,伤后膝关节疼痛剧烈,局部肿胀;慢性期主要症状是膝关节活动痛,行走中及膝关节伸屈活动时有弹响、交锁和关节滑落感。
3. 膝关节间隙前方、侧方或后方有压痛点,屈伸功能障碍,后期出现股四头肌萎缩。回旋挤压试验阳性,研磨试验阳性。
4. X线平片、MRI或膝关节镜检查可确诊。

（二）鉴别诊断

1. **侧副韧带损伤** 疼痛及压痛常在韧带两端的骨附着处,侧向挤压试验阳性。
2. **膝部滑囊炎** 膝部滑囊内注射激素类药物时症状可缓解或消失。
3. **膝关节游离体** X线片上可鉴别。

要点五 治疗

（一）手法治疗

急性损伤者,可做一次被动的伸屈活动,嘱患者放松患肢,先轻轻挤压患部,以消散血肿,然后在牵引状态下,徐徐屈曲膝关节并内、外旋转小腿,而后伸直患膝,可使局部疼痛减轻。进入慢性期并有交锁者,可采用手法解除交锁,患者仰卧,屈膝屈髋90°,助手握持股骨远端,术者握持踝部,二人相对牵引,同时加以内外旋转小腿数次,然后使小腿尽量屈曲,再伸直下肢,即可解除交锁。

（二）手术治疗

经保守治疗无效的半月板损伤或严重损伤者,应尽量早期手术治疗,以防止后期膝关节退行性改变,继发创伤性关节炎。使用关节镜治疗半月板损伤,可获得满意效果,术后24小时内可活动膝关节,4~5天即可离床部分负重。手术方式有缝合修复、部分切除及全切除。

（三）固定治疗

急性损伤期,特别是半月板边缘损伤,因血运较好有修复可能者,可用超关节夹板或石膏托固定于屈膝10°休息位,限制膝部活动,并禁止下床负重。3~5天后,肿痛稍减,应鼓励患者进行股四头肌的主动收缩锻炼,防止肌肉萎缩。3~4周后解除固定,可指导进行膝关节的屈伸活动和步行锻炼。边缘型的损伤大部分可以自行愈合。

（四）药物治疗

1. **内服药** 血瘀气滞证治宜活血化瘀、消肿止痛,方用桃红四物汤或舒筋活血汤;痰湿阻滞证治宜温化痰湿,方用二陈汤之类;肝肾亏损证治宜补益肝肾,方用补肾壮筋汤或健步虎潜丸。
2. **外用药** 早期局部瘀肿者可外敷三色敷药;局部红肿者,可敷清营退肿膏。后期可用四肢损伤洗方或海桐皮汤熏洗患膝。

要点六 预后与康复

1. 半月板边缘性撕裂伤,如治疗正确及时,恢复期锻炼得法,可获得满意疗效。
2. 如果损伤严重,由于半月板缺乏血运,故其自行修复的可能性较小。因此半月板损伤未能早期修复者,则可能长时间存在膝关节疼痛和功能障碍。

细目十六 胫、腓骨干骨折

要点一 概述

胫、腓骨干骨折临床十分常见,多发于10岁以下儿童和青壮年。

要点二 病因病理

（一）骨折机制及分型

直接暴力、间接暴力均可导致胫、腓骨干骨折。

1. **直接暴力骨折** 多为重力打击、挫压、撞击、砸伤、车轮碾轧等所致。骨折线多呈横断、短斜、蝶形或粉碎性,两骨折线多在同一水平。骨折局部软组织损伤较严重。如发生开放性骨折,为暴力直接由外向内穿破所致,其创口较大,多为挫裂伤,故污染较严重,易并发感染。
2. **间接暴力骨折** 多为自高处跌下、强力扭转或滑倒等致伤。骨折线多呈斜形或螺旋形,且多为腓高胫低,胫骨骨折线多在中下 1/3 处,腓骨骨折线多在中上段(少数由内旋暴力致伤者,胫骨骨折线较高)。局部软组织损伤相对较轻。如发生开放性骨折,多为骨折断端移位由内向外穿破皮肤引起,伤口较小而隐蔽,污染较轻,感染机会少。

(二)移位特点及影响因素

暴力的方向、小腿肌肉收缩、小腿和足的重力等是导致骨折移位,并影响骨折类型的主要因素,多引起侧方、重叠、成角、旋转移位。由于暴力因素及股四头肌、腘绳肌、小腿肌肉等牵拉,骨折远端多向后外侧移位,近端多向前内侧移位,两骨断端多向前内侧成角。少数情况下,骨折线呈内上向外下走向,远折端向内、向前移位。受小腿足部重力及外旋暴力的影响,骨折远段多呈外旋移位。

要点三 临床表现

1. 患者多有重物撞击或从高处跌下、强力扭转等外伤史。
2. 伤后骨折处疼痛,患肢肿胀(严重时高度肿胀),不能行走或站立。
3. 患肢多呈成角、侧方、重叠移位或外旋畸形,骨折局部压痛明显,且多可听到骨擦音及异常活动。但单纯腓骨骨折、裂纹骨折及小儿青枝骨折则压痛可不甚明显,需仔细检查。
4. X 线检查可见胫、腓骨干骨折的典型表现。注意 X 线片至少需包括一端关节,最好包括胫腓骨全长,以防止漏诊位置常较高的腓骨上 1/3 骨折,也便于观察旋转移位。

要点四 诊断与鉴别诊断

(一)诊断

1. 患者多有重物撞击或从高处跌下、强力扭转等外伤史。
2. 伤后骨折处疼痛,患肢肿胀(严重时高度肿胀),不能行走或站立。
3. 患肢多呈成角、侧方、重叠移位或外旋畸形,骨折局部压痛明显,且多可听到骨擦音及异常活动。
4. X 线检查明确诊断。

(二)鉴别诊断

1. **胫、腓骨近端骨折,应与胫骨髁间隆突骨折相鉴别** 伤后膝关节肿胀,活动受限,压痛点在胫骨前缘中点,有时前缘广泛压痛,膝过伸试验阳性。X 线检查可确诊。

2. **胫、腓骨远端骨折,应与踝部骨折脱位相鉴别** ①患者多有自高处坠下足部着地,或扭伤,或受暴力直接打击踝部的外伤史;②伤后踝部肿胀严重,多有瘀斑,严重者出现张力性水疱,患肢站立行走困难;③局部畸形、压痛明显,间接叩击痛阳性,可扪及骨擦感及异常活动;④X 线检查正、侧位片可确诊。怀疑下胫腓关节分离者,可在应力下摄踝关节正位 X 线片证实。

要点五 治疗

胫、腓骨干骨折治疗目的主要是恢复小腿负重功能,治疗重点在胫骨。正常情况下,膝、踝两关节在平行轴上屈伸活动。胫、腓骨干骨折后如有成角或旋转移位未纠正,膝、踝关节轴的平行关系被破坏,势必影响膝、踝关节的正常活动。因此,骨折的成角与旋转畸形应尽可能矫正,以恢复膝、踝关节轴平行关系。骨折类型较多,治法亦不相同,临床宜根据不同类型,选择适当治法。

(一)稳定性移位骨折的治疗

通常采用手法复位外固定并配合跟骨牵引的方法进行治疗。

1. **手法整复** 患者仰卧,患髋、膝各屈曲 30°~45°。近端助手双手抱握患肢膝上部,远端助手两手分别握患肢前足和足跟部,顺势对抗牵引。牵引下,术者双手抱握远端,令远端助手配合,将骨折远段向内旋转,以纠正外旋移位;然后,术者双手环抱远端后侧,令近端助手维持牵引的同时,用力向后按压骨折近端,术者用力向前端提骨折远端以纠正前、后侧移位。对骨折处存在内、外侧方移位者,术者可双手掌相对用力挤压骨折处,使之复位。最后,对横断、锯齿形等骨折,应使用嵌插手法,术者双手抱握骨折部,以稳定骨折断端,然后令助手握拳纵向叩击足跟部,使断端嵌合紧密。骨折整复完成后,触摸胫骨前嵴及内侧面,检查骨折是否对合良好。对儿童单纯成角青枝骨折,应予手法复位:术者一手握住患腿踝关节,另一手按在骨折成角处,相对徐徐用力推压,纠正成角。

胫、腓骨骨折后,若残留有成角畸形,可导致膝、踝关节面一侧过度负重;若残留旋转移位,将使膝、踝关节活动不协调,最终导致膝、踝关节炎的发生。因此,在复位及固定中,应尽一切可能,完全矫正成角及旋转移位。

2. 外固定

（1）夹板固定：骨折原始移位有成角趋势者，应在小腿内侧骨折成角处及外侧上、下端各放一平垫，行三点加压固定，以控制小腿内动力不平衡产生的再移位倾向及利用凹侧组织合页这一稳定因素，进一步维持骨折的稳定性。儿童青枝骨折因成角凹侧骨膜尚完整，故成角移位有复发之倾向，亦应行三点加压固定，以控制其成角移位倾向。腓骨小头处置棉垫予以保护，以免压迫致腓总神经损伤。压垫放置妥当后，对上1/3骨折行超膝关节固定，患膝屈曲40°~80°，内、外、后侧均用活动夹板，超膝关节10cm左右，固定至股骨下段，下方至内、外踝上方；中1/3骨折，夹板上端应至胫骨内、外髁，下端应达内、外踝，不需要超关节固定；下1/3骨折，其内外侧夹板下方平齐足底，行超踝关节固定，后侧板下方至跟骨结节上缘，上方均达胫骨内、外髁平面。放置好固定垫及夹板后，以4根扎带绑扎，松紧宜适度。

胫、腓骨骨折多向前内成角，故在行三点加压固定时，易在前内侧使用过厚压垫处造成压疮，或由于在腓骨近端使用压垫，压迫腓总神经而致麻痹。

固定后应每天检查固定垫位置及夹板松紧度，发现问题应及时调整。固定期间应每1~2周行X线片检查1次，了解骨折断端对合及生长情况。骨折固定时间应依据年龄大小而定，儿童一般为6~8周，成人为10~12周。

（2）石膏固定：单侧石膏后托适用于小儿青枝骨折及无移位裂纹骨折。长石膏前后夹适用于患肢明显肿胀之稳定骨折。内、外侧"U"形石膏夹有控制骨折的旋转移位的作用，适用于有旋转移位倾向者。稳定性较差的骨折，宜用石膏管型固定，中下1/3骨折可用短腿石膏管型，中、上段骨折则选用长腿石膏管型。石膏固定时，要注意塑形，特别是有成角移位趋向者，要行三点塑型，方能有效地维持骨折的对位、对线。

（二）不稳定性移位骨折的治疗

对不稳定性（长斜形、螺旋形及粉碎性）骨折，或小腿肿胀严重，有发生骨筋膜室综合征的可能，暂不宜做外固定者，可选用跟骨牵引，配合手法复位。待肿胀基本消退后，配合夹板固定。

1. 跟骨牵引 将患肢置于勃朗架上，于跟骨处穿入一钢针行持续牵引。钢针外侧应较内侧高约1cm，使牵引时钢针与踝关节约成15°内翻角。此角度的存在有利于恢复胫骨生理弧度，并可使骨折断端更稳定，防止骨折向内成角。

2. 复位固定 患肢肿胀基本消退后，应辅以手法使骨折复位，然后予夹板外固定。4~6周后，如骨折对位良好，有骨痂生长，可解除牵引，继续外固定直至骨折愈合。

（三）外固定器疗法

本法适用于伴有严重软组织挫裂伤，及有严重污染伤口的开放性骨折。其优点是有利于局部伤口处理。常规无菌操作，于骨折远、近端胫骨骨干内各穿入1~2根钢针，使之与外固定支架连接。调整纵形螺杆牵引骨折远、近端，以纠正骨折的重叠移位，然后调整环形支具或弹力压垫，必要时配合手法整复使骨折复位，调整外固定器，以控制骨折断端的对位及对线。对长斜形或螺旋形骨折，手法复位夹板固定不稳定者，可在复位后行钳夹固定器固定。

（四）手术治疗

不稳定性骨折手法复位失败，或合并血管、神经损伤的骨折及两处以上的多段骨折，可考虑切开复位内固定。可选用金属板螺钉，或带锁髓内钉等固定。

要点六 预后与康复

1. 胫骨中下段骨折，因其血运特点，临床易发生延迟愈合甚至不愈合，故在治疗过程中必须十分注重保护骨折端的骨膜、肌肉等软组织，防止进一步损伤其血运。其次，软组织损伤严重的开放性骨折，应行手术修复予皮瓣等软组织覆盖，否则极易造成骨质外露，骨折不愈合。最后，有发生骨筋膜室综合征情形者，应及时切开减压，否则后期极易造成缺血性肌挛缩，导致肢体残疾。

2. 骨折复位固定后，即可开始股四头肌静力收缩及踝关节屈伸活动。稳定性骨折2周后开始抬腿及屈膝活动，3周后扶双拐不负重离床（足底需平放，以免引起骨折端向前成角），4~5周后逐渐改用单拐步行锻炼。

3. 行跟骨牵引者，可在床上以健腿及双手支撑做抬臀活动。去除牵引后，在床上活动1周方可扶拐下地练习。骨折3~5周时，取两枕法体位，以克服骨折向前成角趋势，维持小腿生理弧度。跟骨牵引去除后，如有小腿生理弧度减小、消失，甚至向内成角时，可取盘腿姿势予以纠正。

细目十七　踝、足部损伤概述

要点一　踝、足部的解剖

1. 踝关节是屈戌关节，由内、外踝及胫骨远端关节面构成踝穴，踝穴夹持距骨而形成关节的骨性部分。胫骨远端内侧缘形成内踝，后唇形成后踝，其远端与距骨鞍状关节面（滑车面）构成关节。胫骨承受大部分体重，骨折后直接影响到关节功能。腓骨远端形成外踝，其尖端较内踝低0.5cm，位于内踝后约1cm，故外踝限制踝外翻的作用较强。距骨体前宽后窄，当踝关节背伸时距骨体之宽部进入踝穴，下胫腓韧带紧张，关节面之间紧贴，关节稳定，不易损伤。反之，当踝跖屈时，距骨体之窄部进入踝穴，下胫腓韧带松弛，关节不稳定，易造成损伤。

2. 踝关节的稳定性依靠内、外踝及周围的韧带和关节囊维持。踝关节韧带有3组：下胫腓韧带位于胫、腓骨远端，连接两骨，此韧带坚强而有弹性，限制胫、腓骨远端分离；内侧副韧带呈扇形，又称三角韧带，纤维致密坚强，不易损伤，有限制足踝外翻的作用，故外翻损伤时，单纯内侧副韧带损伤少见，往往造成内踝撕脱骨折；外侧副韧带较内侧副韧带薄弱，易损伤撕裂，限制内翻作用弱，故临床内翻损伤多见。

3. 距骨是全身骨骼中唯一无肌肉起止的骨骼，分为头、颈、体3部分。距骨有6个关节面，分别与胫骨远端、内、外踝、足舟骨及跟骨相关节，因此，距骨约3/5的面积被关节软骨覆盖，骨折多波及关节面。距骨的血运主要来自距骨颈前外侧进入的足背动脉关节支，从胫距关节和跟距间韧带所供应的血运有限，因此，距骨颈部骨折时，可能损伤该血管，阻断血运，发生距骨缺血坏死。跟距骨间韧带将距下关节分成两半，在跟距关节每一运动中承受牵引与扭转，其与距跟外侧副韧带、跟腓韧带一起，对距下关节的稳定起重要作用，当跟距骨间韧带断裂时，易发生距下关节脱位。

4. 跟骨外形不规则，近似长方并略呈弓形，位于距骨后下方，前窄后宽，后端为着地点，其最前端为跟骰关节面，后下部为跟骨结节，是跟腱附着处。跟骨上面有3个关节面，与距骨构成跟距关节。跟骨内侧面中凹，其上方有一隆起，即载距突，承载距骨颈，亦是跟舟韧带的附着处。跟舟韧带有支持距骨头、承受体重的作用。

5. 跟骨主要由松质骨组成，除结节部后面与跗突处为皮质骨外，仅有一极薄的皮质层包绕。内部松质骨小梁分3组呈辐射状排列，在后关节面前下方，骨小梁稀少而骨髓较多，形成一"中央三角"区，为营养血管进入处，是跟骨结构的薄弱区，骨折时常被压缩。跟骨结节与后关节突的连线和前后关节突的连线交叉所成之角称结节关节角，正常是30°~45°。骨折后，结节上移或关节面下塌，此角可变小、消失，甚至成负角，使跟腱力量减弱，行走时提踵困难。

6. 跗跖关节包括骰跖关节和楔跖关节，由跗骨（1~3楔骨和骰骨）的前端关节面与1~5跖骨基底部的关节面所构成。其位置相当于足内缘中点与外缘中点的连线，此即为足的中部断面。第1~3楔骨分别与第1~3跖骨形成关节面，骰骨与第4、5跖骨形成关节面。连接各骨之间的韧带为楔骨间韧带、跖骨间韧带、楔跖骨间韧带和楔骰骨间韧带；足底则有跖长（短）韧带连接距骨和跟骨，对足弓的稳定起重要作用。

7. 跖骨共有5块，每块跖骨可分为基底部、干部和头部3部分。5块跖骨中，第1跖骨最短，也最坚固，其负重量最大。第1跖骨底呈肾形，与第2跖骨底之间无关节和韧带连接，故其活动性相对较大；外侧4个跖骨底之间均有关节相连，并借背侧、跖侧及侧副韧带相连接，比较固定，其中以第2、3跖骨较为稳定，第4、5跖骨均具有轻微活动度。此外，第5跖骨底形成转子，向外下方突出，超越骨干及相邻的骰骨外面，是足外侧的明显标志。

8. 跖趾关节由跖骨小头与第1节趾骨构成。其结构及功能与掌指关节相似，但活动范围较小。当全足着地时，跖骨参与形成足纵弓，跖趾关节处于伸展状态。跖趾关节囊薄弱，囊的两侧有侧副韧带加强，在1~5跖骨小头之间，有足底深横韧带相连。趾间关节为滑车关节,可做屈伸活动而无侧向运动,近侧较远侧活动度大。

要点二　踝、足部的生理功能

1. 踝关节的稳定性依靠内、外踝及周围的韧带和关节囊维持。踝关节四周缺乏肌肉遮盖,关节囊较薄弱,其前壁松弛,两侧较紧,有利于关节屈伸运动,限制内、外侧向运动。

2. 踝关节的运动形式是由距骨体滑车关节面形状所决定的。踝关节的主要运动形式是背伸和跖屈。踝关节的屈伸运动与距下关节和足的运动是联合的,当踝跖屈时足内翻、内旋,踝背伸时足外翻、外旋。

3. 跟骨与距骨,是足内、外侧弓的共同后臂,坚固而有弹性,起支撑体重的作用,故跟骨的形态和位置对足纵弓及负重功能影响极大。跟骨通过跟距关节,使足产生内、外翻及内收、外展运动,以适应在凹凸不平的地面行走,故跟距关节面损伤将严重影响足的功能。

4. 跖跗关节是正常足横弓的重要组成部分,其骨折脱位后必然引起足部功能的障碍,因此跖跗关节脱位或骨折脱位应力求解剖复位。

5. 足趾在站立行走活动中,具有附着地面、辅助足的推进与弹跳的功能。

6. 跖趾关节可做屈伸与收展活动,但活动范围较小,其中背伸活动较跖屈小,以䀹趾最为显著。

细目十八　踝部骨折脱位

要点一　概述

踝关节负重量大,损伤机会多。踝部骨折脱位是常见的关节内骨折,多发于青壮年。

要点二　病因病理

(一)骨折机制

踝关节骨折脱位多由间接暴力引起,如从高处坠下、下楼梯、下斜坡及走崎岖不平的道路等,易引起踝关节损伤。根据外力作用方向及受伤时的体位不同,可出现以下几种类型损伤。

1. **内翻型损伤**　患者从高处坠下,足外侧先着地,或行走时足底内侧踏于凸出物,引起足踝部强力内翻,此时踝关节受到由外下方向内上方的弧形暴力,外侧副韧带首先紧张产生撕裂,或形成外踝撕脱性骨折。如暴力继续作用,迫使距骨体内移而撞击内踝,则可发生内踝斜形骨折及距骨体内移。若受伤时踝关节同时处于跖屈位,则可导致距骨向后撞击胫骨后唇而骨折,但临床较少见。

2. **外翻型损伤**　患者从高处坠下,足内侧先着地,足踝部处于外翻位,踝部受由内下方向外上方的弧形暴力作用,迫使足踝部强力外翻。因内侧副韧带坚强不易断裂,故易产生内踝撕脱性骨折。如暴力较大且继续作用,则可使距骨撞击外踝,导致下胫腓韧带撕裂,引起胫、腓骨远端分离。腓骨下段在距骨的继续撞击下发生骨折,距骨向外侧脱位。

3. **外旋型损伤**　患者自高处跳下或在平地急转躯干,致肢体出现不协调运动,如小腿不动而足部强力外旋,或足部不动,小腿强力内旋,踝关节受由前内向后外弧形暴力作用。距骨体在外旋暴力作用下,首先撞击外踝内侧,致腓骨下段斜形或螺旋形骨折,骨折远段向上方轻度移位。暴力继续作用,使距骨体继续外旋,强力牵拉内侧副韧带,导致内踝撕脱性骨折。暴力进一步作用,距骨再向后、外旋转,撞击后踝致其骨折,使之向后上方移位,距骨也随之向后、外脱位。

4. **纵向挤压(垂直压缩)型损伤**　患者从高处跌下,足底着地,暴力自足底向上传导,与身体重力交汇于踝上部。如踝关节处于中立位,可形成胫骨下段"Y"形或"T"形骨折,粉碎性骨折,或同时合并外踝、后踝甚或前踝骨折,但临床少见。

(二)分型与特点

1. **内翻型**

(1) Ⅰ度(单踝骨折)可见外踝撕脱骨折或内踝斜形骨折。

(2) Ⅱ度(双踝骨折伴距骨半脱位)可见内、外踝骨折合并距骨向内侧移位或脱位。

(3) Ⅲ度(三踝骨折伴距骨全脱位)表现三踝骨折,距骨向内后脱位。

(4) 骨折线形态,外踝可见横行骨折线,内踝可见向上内斜行骨折线。

2. **外翻型**

(1) Ⅰ度(单踝骨折)可见内踝骨折。

（2）Ⅱ度（双踝骨折伴距骨半脱位）可见内、外踝骨折合并距骨向外侧移位。

（3）Ⅲ度（三踝骨折伴距骨全脱位）表现内踝、腓骨下段骨折，下胫腓关节脱位，距骨向外侧脱位。

（4）骨折线形态，内踝骨折线为横行，外踝骨折线为斜行。

3. 外旋型

（1）Ⅰ度（单踝骨折）可见腓骨下段斜行或螺旋形骨折。

（2）Ⅱ度（双踝骨折伴距骨半脱位）可见内踝、腓骨下段骨折合并距骨向外侧移位。

（3）Ⅲ度（三踝骨折伴距骨全脱位）表现三踝骨折，距骨向后、外侧移位或脱位。

（4）骨折线形态，Ⅰ型：骨折线由前、内、下方斜向后、外、上方；Ⅱ型：骨折线横行，后踝由前下向后上方斜行。

4. 纵向挤压型

（1）Ⅰ度（单踝骨折）可见胫骨远端前缘骨折（背伸位），后踝骨折伴半脱位（跖屈位）。

（2）Ⅱ度（双踝骨折伴距骨半脱位）可见胫骨远端粉碎性骨折及外踝骨折（中立位）。

（3）Ⅲ度（三踝骨折伴距骨全脱位）少见，粉碎严重时可形成。

（4）骨折线形态，粉碎性：骨折线呈"T"形或"Y"形。腓骨下段由前上向后下斜行，后踝为后上向前下斜行。

要点三　临床表现

1. 患者多有自高处坠下足部着地，或扭伤，或受暴力直接打击踝部的外伤史。

2. 伤后踝部肿胀严重，多有瘀斑，严重者出现张力性水疱。患肢站立行走困难。

3. 查体可见内翻、外翻或外旋等与损伤类型一致的畸形；触诊时，局部压痛明显，间接叩击痛阳性，可扪及骨擦感及异常活动。

4. X线检查正、侧位片可显示骨折类型及移位情况。

要点四　诊断

1. 患者多有自高处坠下足部着地，或扭伤，或受暴力直接打击踝部的外伤史。

2. 伤后踝部肿胀严重，多有瘀斑，严重者出现张力性水疱。患肢站立行走困难。

3. 局部畸形、压痛明显，间接叩击痛阳性，可扪及骨擦感及异常活动。

4. X线检查正、侧位片可确诊。怀疑下胫腓关节分离者，可在应力下摄踝关节正位X线片证实。

要点五　治疗

无移位骨折仅需将踝关节固定在90°中立位3~4周即可，移位骨折则需准确复位、有效固定和早期合理的功能锻炼，否则易并发创伤性关节炎。胫骨远端骨骺损伤，必须"完全复位"。

1. **手法复位**　手法复位的原则是按暴力作用的方向进行反向复位。一般步骤为先矫正重叠、旋转和侧方移位，最后矫正成角畸形。三踝骨折不能同时整复，可先整复内、外踝，再整复后踝。整复时患者取仰卧，髋、膝关节各屈曲45°~60°位，近端助手抱住小腿近端，远端助手两手分别握住足背和兜住足跟，用力牵引以纠正重叠移位。内翻移位者，术者一手顶住外踝上方，另一手将足由内向外侧挤压，同时令助手将踝强力外翻，以纠正骨折的内翻移位；外翻移位者，术者一手顶住内踝上方，另一手将足由外向内侧挤压，同时令助手将踝强力内翻，以纠正骨折的外翻移位。合并有外旋者，在施行内翻复位的同时，应将骨折远端内旋；伴有下胫腓关节分离者，术者两手掌分别置于内、外踝部，掌根部相对用力挤压，应用夹持挤压手法纠正下胫腓关节分离；合并旋转损伤者，同时施以反方向旋转手法纠正之。整复后踝骨折时，术者一手推胫骨下段向后，另一手兜住足跟向前端提，同时，令助手将踝关节尽力背伸，使后关节囊紧张，将向上移位的后踝拉下。

后踝骨折片较大时，不能以上述手法使向后脱位的距骨复位，因为跟腱的紧张牵拉，后踝失去支点，单纯背伸前足时不能达到后踝骨折的复位，反而使距骨向后上方脱位。可在足和小腿中下段套上一只袜套，下端超过足尖20cm，并用绳结扎，做悬吊滑动牵引，利用肢体重量使后踝逐渐复位。

2. **手术治疗**　闭合复位困难或内踝骨折有软组织嵌入者可切开复位，用拉力螺丝钉或张力带固定。对下胫腓关节分离者，应注意复位并用螺钉固定。外侧副韧带（距腓前韧带）断裂，早期手术预后好。纵向挤压型骨折应以跟骨牵引为首选，在跟骨牵引的基础上，鼓励患者做踝关节的屈伸活动。2~3天后复查X线片，如未能恢复其关节面平整者,应考虑切开复位或行踝关节融合术。后踝骨折,若累及胫骨下关节面超过 1/2 以上者,应切开复位螺钉固定。

3. 固定方法 先在内、外踝上方放一塔形垫,下方各放一梯形垫,或两踝部各放置一空心垫,防止夹板直接压在两踝骨突上,然后用夹板行超踝关节固定。若局部皮肤条件较差或软组织肿胀严重,宜用"U"形石膏夹固定。踝关节体位应固定于与暴力作用方向相反的位置,内翻型骨折固定于外翻背伸位,外翻型骨折及外旋型骨折固定于内翻背伸位。所用夹板或石膏必须塑形以保证与足踝部的外形基本一致。注意用"8"字绷带或胶布固定踝关节于内、外翻位置,使内翻骨折维持在外翻位,外翻骨折维持在内翻位。合并后踝骨折者,还应固定于轻度背伸位;伴有胫骨远端前唇骨折者,则要固定于轻度跖屈位。固定后,要密切注意患肢的血液循环及足趾活动情况,并注意骨折对位情况。一般初期每周 X 线复查 2 次,中期每周复查 1 次。固定时间一般为 5~6 周。

要点六　预后与康复

1. 踝关节的关节面较髋关节及膝关节的关节面小,但负重量及活动量则很大,故易受损伤。踝部骨折为关节内骨折,如治疗不当,易发生创伤性关节炎。故要求尽量达到解剖复位,并较早地进行功能锻炼,才能获得满意的疗效。

2. 固定早期,应主动背伸踝关节,活动足趾;同时,在保持有效夹板固定的前提下,辅以被动活动,主要行踝背伸和跖屈,不做旋转和翻转活动,并逐渐加大主动活动范围。对于应用袜套悬吊牵引法的患者,应多行踝关节的主动屈伸。

细目十九　距骨骨折脱位

要点一　概述

距骨分头、颈、体部,其体部前宽后窄。距骨无肌肉附着,全部骨质几乎为软骨面覆盖,血液供应主要来自距骨颈前外侧进入的足背动脉关节支,容易损伤,骨折脱位后容易发生缺血性坏死。距骨骨折属于关节内骨折,多发生于青壮年。

要点二　病因病理

距骨骨折脱位可由背伸外翻暴力及内翻跖屈暴力等引起。临床以背伸外翻暴力引起的损伤为多。

1. 踝背伸外翻暴力 典型受伤情况为驾驶员紧急踩刹车,或由高处坠下,踝关节强力背伸外翻,胫骨远端前缘像凿子一样插入距骨颈、体之间,引起距骨颈骨折。如暴力继续作用,距骨下后方的韧带断裂,距跟关节脱位,导致跟骨、距骨头连同足向前上方移位。暴力消失后,由于跟腱与周围肌腱的弹性,足向后回缩,跟骨的载距突常钩住距骨体下面之内侧结节,而使整个骨折的距骨体随之向后移位,脱位于胫腓踝穴的后方,距骨体向外旋转,骨折面朝向外上方,甚至合并内踝骨折。概言之,踝背伸外翻暴力可造成距骨颈或距骨体垂直骨折、距骨颈骨折合并距下关节半脱位、距骨颈骨折合并距骨体脱位等几种类型的损伤。

2. 踝内翻跖屈暴力 踝关节强力内翻及轻度跖屈位受伤时,由于距跟韧带断裂,可能导致距跟关节脱位;如外力继续作用,踝外侧副韧带亦断裂,则距骨体可自踝穴中向前内侧旋转脱出;当暴力作用消失时,足回弹,距骨体的后内缘被外踝的前缘阻挡交锁于脱位的位置,导致距骨前脱位。

3. 单纯跖屈暴力 单纯跖屈暴力作用时,距骨体后唇猛烈撞击胫骨后踝,可发生距骨后唇(后突)骨折。

要点三　临床表现

1. 患者多有较明确的外伤史。

2. 伤后足踝部肿胀、疼痛,不能行走或站立,且可出现皮肤青紫瘀斑。

3. 触诊时压痛明显,移位明显者可见足踝部畸形,并可于踝关节前侧或后侧扪及移位之骨折块。

4. 踝足部正、侧位 X 线片检查可明确骨折类型及是否合并脱位。阅片时应注意区别距骨后唇骨折片与副三角骨(副三角骨边缘整齐清晰,多为对称发生)。

要点四　诊断与鉴别诊断

（一）诊断

1. 患者多有较明确的外伤史。
2. 伤后足踝部肿胀、疼痛，不能行走或站立，且可出现皮肤青紫瘀斑。
3. 触诊时压痛明显，移位明显者可见足踝部畸形，并可于踝关节前侧或后侧扪及移位之骨折块。
4. 踝足部正、侧位 X 线片检查，确定距骨颈或距骨体垂直骨折、距骨颈骨折合并距下关节半脱位、距骨颈骨折合并距骨体脱位等几种类型。应注意区别距骨后唇骨折片与副三角骨（副三角骨边缘整齐清晰，多为对称发生）。

（二）鉴别诊断

1. **踝部骨折脱位**　①患者多有自高处坠下足部着地，或扭伤，或受暴力直接打击踝部的外伤史；②伤后踝部肿胀严重，多有瘀斑，严重者出现张力性水疱，患肢站立行走困难；③查体可见内翻、外翻或外旋等与损伤类型一致的畸形，触诊时，局部压痛明显，间接叩击痛阳性，可扪及骨擦感及异常活动；④X 线检查正、侧位片可显示骨折类型及移位情况。

2. **跟骨骨折**　①跟骨骨折患者多有从高处坠下，足跟着地的外伤史；②伤后足跟疼痛，不能触地或站立行走，临床检查可见局部肿胀、皮下瘀斑，并常延伸至跟腱处，局部压痛明显，移位骨折可见跟骨体横径增宽，结节上移，足弓扁平或跟骨腹部凸向足心，呈摇椅状畸形；③X 线检查可显示骨折类型及移位情况。

要点五　治疗

（一）手法复位

1. **距骨颈骨折**　患者仰卧，近端助手抱住患肢小腿，远端助手握住前足和足跟部，将足踝部置于轻度跖屈、外翻位，术者一手向下、向后推压距骨头，另一手托住小腿远端后侧，向前顶托，使距骨头与距骨体两骨折块对合，以协助复位。

2. **距骨颈骨折合并距下关节脱位**　使患足处于轻度跖屈位，近端助手把持患肢小腿，远端助手握前足和足跟部行拔伸牵引。术者以两拇指于踝前方向后压住距骨头，同时将前足向后上方推送，并轻轻摇晃及内、外旋转数次，使骨折复位，距下关节往往亦随之复位。

3. **距骨颈骨折合并距骨体后脱位**　近端助手把握患肢小腿，远端助手置患侧踝关节于背伸外翻位并向下拔伸牵引，以加大踝后侧及内侧的关节间隙；术者摸准向后内脱位的距骨体，两拇指向前外方推顶骨折块，助手同时轻轻摇晃屈伸踝关节，使距骨体进入踝穴，然后使踝关节跖屈，并将前足向后推送，使距下关节复位的同时距骨颈骨折也随之复位。

4. **距骨后突骨折**　助手将患足踝关节背伸，术者用拇指从跟腱两侧向中部并向下推挤骨折块，使之复位。

（二）手术治疗

新鲜距骨骨折，手法复位失败者，应行切开复位内固定加植骨术。如为距骨体严重粉碎性骨折、移位较大的距骨颈骨折、陈旧性骨折或距骨缺血坏死者，可考虑行胫距、跟距关节融合术。术后用管形石膏固定 12 周。

（三）固定方法

距骨颈骨折，将足踝部置于跖屈外翻位，用石膏托或"U"形石膏夹固定 6~8 周；距骨后突（唇）骨折并距骨前脱位者，用石膏托固定于功能位 4~6 周。

要点六　预后与康复

1. 距骨骨折多数可经过手法整复复位，手法复位失败者，应及时切开复位内固定，否则距骨由于血供的解剖特殊性，很容易发生缺血性坏死。
2. 固定期间，应做足趾、膝关节屈伸锻炼，因骨折一般需 3~4 个月才能愈合，故在固定期间不宜负重，以免引起骨折不愈合或距骨缺血性坏死。
3. 经 X 线片证实骨折已愈合者，方可解除固定并施行局部按摩，配合踝关节屈伸及内、外翻活动锻炼，并开始扶拐不负重步行锻炼。

细目二十　跟骨骨折

要点一　概述

跟骨骨折是最常见的跗骨骨折，多见于青壮年。

要点二　病因病理

（一）骨折机制

造成跟骨骨折的暴力主要有垂直压缩力、

翻转剪切力和跟腱牵拉力等形式的暴力，所形成的跟骨骨折类型复杂，70%~75%的患者波及跟距关节，后期往往影响跟距关节功能。

1. 垂直压缩力 患者自高处坠落或跳下，跟骨垂直位着地时，使跟骨承受垂直压缩力作用，而发生压缩或纵形劈裂骨折。

2. 翻转剪切力 如患者从高处坠下时，足跟呈外翻位着地，由于上、下方向力的偏向作用，产生一种通过跟骨体的剪切力，使跟骨劈裂为前内（载距突骨块）、后外（跟骨结节骨块）两大骨块。若暴力继续作用，距骨带载距突骨块向下移位，结节骨块向上移位，使跟骨高度丧失，宽度增加，结节上移，后关节面紊乱。如跟骨内翻位着地受伤，载距突受距骨下部内侧缘冲击，可造成载距突骨折，严重时可伴跟骨上部和后关节面骨折。

3. 跟腱牵拉力 足踝在跖屈位时，腓肠肌处于紧张状态，此时如受到使足踝部背伸暴力的突然打击，将导致腓肠肌的强烈收缩，使跟骨结节受跟腱牵拉，而产生横形撕脱骨折，又名"鸟嘴"形骨折。

（二）分类

跟骨骨折临床上可分为未波及跟距关节面骨折、邻近跟距关节面骨折、波及跟距关节面骨折3种基本类型。骨折类型、骨折机制及移位特点如下。

1. 未波及跟距关节面骨折

（1）跟骨结节纵形骨折：足外翻位跌下，结节底部着地，跟骨体遭受剪切力，无移位或轻度移位，骨骺未闭合者，则可形成骨骺分离。

（2）载距突骨折（少见）：足内翻位，距骨向内下冲击载距突，很少移位。

（3）跟骨结节横形骨折（鸟嘴形骨折）：跟腱牵拉撕脱，撕脱骨块小者，一般无移位，不影响跟腱功能，撕脱骨块大（骨块超过结节1/3），则骨块向上倾斜移位。

（4）跟骨前端骨折（极少见）：前足强力内收跖屈（扭转）所致的撕脱性骨折，骨折线通过跟骰关节（极少移位）。

2. 邻近跟距关节面骨折 跟骨体骨折。高处坠下，跟骨着地，重力下压，地面反作用力上冲，导致跟骨体骨折，跟骨体增宽，跟骨后半连同结节向上移位，结节关节角变小、消失。骨折线自前外上斜向内后下方，不进入关节。

3. 波及跟距关节面骨折

（1）外侧塌陷骨折（常见）：高处坠下，跟骨着地，重力下压，地面反作用力上冲，导致跟骨体骨折，跟骨体增宽，跟骨后半连同结节向上移位，结节关节角变小、消失，骨折线自前外上斜向内后下方进入关节，因重力压缩作用使外侧关节面塌陷，跟骨中央骨质被压缩。

（2）全部塌陷骨折（常见）：骨折机制同外侧塌陷骨折，跟骨体及其关节面完全粉碎下陷，甚至波及跟骰关节。

要点三　临床表现

1. 跟骨骨折患者多有从高处坠下，足跟着地的外伤史。

2. 伤后足跟疼痛，不能触地或站立行走。临床检查可见局部肿胀、皮下瘀斑，并常延伸至跟腱处。局部压痛明显，移位骨折可见跟骨体横径增宽，结节上移，足弓扁平或跟骨腹部凸向足心，呈摇椅状畸形。

3. X线侧位片检查可明确跟骨压缩程度、骨折类型及跟距关节面改变（是否有塌陷）等征象，可见结节关节角变小、消失，甚至成负角；轴位片对判明内、外侧骨折，向两侧移位（跟骨体增宽）情况及跟距关节面（是否有塌陷）等情况有重要意义。

要点四　诊断与鉴别诊断

（一）诊断

1. 患者多有从高处坠下、足跟着地的外伤史。

2. 伤后足跟疼痛，不能触地或站立行走。

3. 临床检查可见局部肿胀、皮下瘀斑，并常延伸至跟腱处。局部压痛明显，移位骨折可见跟骨体横径增宽，结节上移，足弓扁平或跟骨腹部凸向足心，呈摇椅状畸形。

4. X线侧位片检查可明确诊断。

（二）鉴别诊断

1. 距骨骨折 肿痛、瘀斑、压痛均位于踝关节前方或后方。骨折合并脱位时可在踝前或后方扪及凸出之骨折块。X线片可帮助鉴别。

2. 踝部骨折脱位

（1）患者多有自高处坠下足部着地，或扭伤，或受暴力直接打击踝部的外伤史。

（2）伤后踝部肿胀严重，多有瘀斑，严重者出现张力性水疱。患肢站立行走困难。

（3）查体可见内翻、外翻或外旋等与损伤

类型一致的畸形,触诊时,局部压痛明显,间接叩击痛阳性,可扪及骨擦音及异常活动。

（4）X线检查正、侧位片可显示骨折类型及移位情况。

要点五　治疗

（一）跟骨骨折治疗总的原则

1. 纠正跟骨体增宽。
2. 尽量恢复结节关节角。
3. 恢复跟距关节面平整。

（二）对未波及跟距关节面骨折

1. 如载距突骨折、跟骨前端骨折及部分结节纵形骨折,用石膏固定即可。
2. 如为结节纵形骨折或横形骨折,骨块向上移位者,采用手法复位,石膏固定,亦可行切开复位,以螺丝钉或钢丝固定。
3. 对邻近跟距关节面骨折,如为青壮年患者,可采用手法复位或撬拨复位及石膏固定;而老年患者一般可采用功能疗法。

（三）对波及跟距关节面骨折

1. 如为青壮年部分塌陷骨折者,采用手法复位或撬拨复位加石膏固定疗法。
2. 完全塌陷骨折者,则需切开复位结合松质骨填塞术。

对严重粉碎性骨折,如为老年患者,可采用功能疗法;如为青壮年患者,则行一期融合跟距关节或三关节融合。

（四）手法、牵引及撬拨复位

1. 未波及跟距关节面的骨折

（1）跟骨结节纵形骨折:骨折块一般移位不大,无须手法整复。若跟骨结节骺分离,骨块上移明显者,应予以整复,否则可造成今后跟骨底不平,影响日后步行和站立。复位时,使患膝屈曲90°,一助手扶持小腿,另一助手握前足使足跖屈。术者两拇指置移位骨块上方跟腱两侧,余四指托于足底,相向用力挤压使骨块复位。如未能复位者,可在局部麻醉下以骨圆针穿过结节中部,钢针两端连接牵引弓,术者握紧牵引弓先将骨块向后牵拉,以松解骨折面的交锁,然后向下牵引,直至骨折块复位。

（2）跟骨结节横形骨折（鸟嘴形骨折）:系跟腱牵拉造成的撕脱骨折。若撕脱骨折移位不大,无须手法整复。若骨折块较大且向上移位明显者,可令患者取俯卧位,屈膝90°,助手尽量使患足跖屈,术者以两拇指在跟腱两侧用力向下推挤骨折块,使其复位。

（3）跟骨体骨折:患者屈膝90°,近端助手扶小腿,远端助手握前足并使足踝部跖屈。术者面对患者站立,双手四指交握足跟底,双掌侧鱼际部相对挤压跟骨两侧,纠正跟骨体增宽畸形。然后,双掌扣住跟骨结节,轻缓摇动松解嵌插,并用力向后下方牵引,恢复结节关节角。

此外,尚可采用牵引挤压法恢复结节关节角。若结节关节角仍难以恢复,可加用钢针牵引。若跟骨增宽尚未纠正,可以跟骨贝勒氏角挤压整复,应用时注意以软棉垫保护皮肤。

2. **波及跟距关节面的骨折**　可采用撬拨复位法。患者仰卧,脊椎麻醉后X线下于跟腱止点处进针。顺纵轴偏外侧,对准跟距关节面下方插入针尖,撬拨起塌陷之关节面,以恢复跟距关节面的平整。然后用双掌或跟骨夹扣挤跟骨体两侧,纠正跟骨体增宽畸形。复位后以石膏管型连针固定,4~6周后去除石膏和钢针进行功能活动。

（五）手术治疗

对仅有跟距关节面塌陷,无明显挤压破碎者可切开复位内固定。常取跟骨外侧切口,显露骨折处及跟距关节,用骨膜剥离器将关节面抬起,填充松质骨或骨黏合剂以保持复位。术后石膏固定6~8周。严重粉碎性骨折,关节面破坏严重者,宜采用功能疗法:患者卧床,弹力绷带包扎,抬高患肢,进行足、趾及踝关节主动活动。2~3周后使用拐杖,增加活动,6周后逐渐负重。后期如并发创伤性关节炎,可行跟距关节或三关节融合术。

（六）固定方法

1. 无移位骨折一般不做固定。
2. 载距突骨折、跟骨前端骨折仅用石膏托固定患足于中立位4~6周即可。
3. 对于跟骨结节关节角有影响的骨折,临床一般多采用石膏管型连针固定,但亦可用夹板或用木制鞋底板纸壳固定。
4. 固定方法一般为将踝关节置于跖屈位3~4周后,改为中立位继续固定4~5周。

要点六　预后与康复

（一）预后

1. 不波及跟距关节面的骨折预后较好。
2. 波及跟距关节面的骨折预后较差。70%~75%的患者波及跟距关节,后期往往残存疼痛或影响跟距关节功能。

（二）康复

1. 一般外固定后，即可做足跖屈伸活动。2~3周后可扶拐不负重步行锻炼，6~8周后逐渐负重练习。

2. 拆除外固定后，应加强足踝部的功能活动，但对跟骨关节角改变的各类型骨折，在去除外固定后不可做过度的足踝部屈伸活动。

3. 后期功能锻炼应在外用熏洗药物的配合下进行，以患处不产生锐痛为原则。

细目二十一　跖跗关节脱位

要点一　概述

跖跗关节是由第1~3跖骨与第1~3楔骨及第4、5跖骨与骰骨组成，除第1、2跖骨外，各跖骨之间有横韧带相连，第1楔骨与第2跖骨间韧带是跖跗关节中最主要的韧带之一。跖跗关节脱位好发于成年男性。

要点二　病因病理

1. 跖跗关节脱位较常见，多因直接暴力所致，如坠落、重物压砸、车轮辗轧等。

2. 亦可因扭转暴力造成，若前足受到扭、旋外力时亦可发生跖跗关节脱位。

3. 由于外力作用方向不同，跖骨基底部可向内、外、背、跖侧任一方向脱位。

4. 脱位的跖骨可为一个或数个，临床中可见到第1跖骨向内侧脱位并第1跖骨基底外侧骨折，第2~5跖骨向外侧脱位，或两者同时存在。尤以2~5跖骨一并向外、背侧脱位者多见。

5. 跖跗关节脱位临床常合并有跖骨基底部、楔骨、舟骨骨折或跖骨基底部之间关节的位置改变。

要点三　临床表现

1. 患者多有前足部明确的压砸或扭、旋外伤史。

2. 伤后足前部肿胀、疼痛，不能行走，挤压痛明显。

3. 前足部向内或外突出，足弓塌陷扁平及足部变宽等畸形。

4. 触诊时，常可在足内侧或外侧触及突出的骨端。

5. 直接暴力所致者，常伴有较严重的软组织挫裂伤，甚至波及足背动脉，导致前足部分缺血坏死。

6. X线片可明确脱位的方向、程度及类型，并可了解是否伴有骨折。

要点四　诊断与鉴别诊断

（一）诊断

1. 患者多有前足部明确的外伤史。

2. 伤后足前部肿胀、疼痛，不能行走，挤压痛明显，前足部畸形。

3. 触诊时，常可在足内侧或外侧触及突出的骨端。

4. 直接暴力所致者，常伴有较严重的软组织挫裂伤，甚至波及足背动脉，导致前足部分缺血坏死。

5. X线片可明确诊断。

（二）鉴别诊断

与跖骨骨折鉴别。

1. 多有不同程度的外伤史。

2. 局部疼痛、肿胀、挤压痛均较明显，如为单一跖骨骨折时，依靠足跟及其他跖骨的支撑，患者仍能勉强行走，多根跖骨骨折者，则不能行走。

3. 体征：如为移位骨折多可听到骨擦音，合并脱位者则出现足部畸形。

4. X线检查可明确诊断。

要点五　治疗

1. **手法复位**　复位前行血肿内麻醉或脊椎麻醉，复位时3个人操作，近端助手把持小腿远端，远端助手握前足部行拔伸牵引。术者两手对掌挤压，按压跷起的骨端或稍加旋转力，将脱位的跖骨推挤复位，然后行按摩理筋手法，舒展筋络。

2. **手术疗法**　对脱位整复后位置不能有效维持或发生再脱位者，或陈旧性脱位者，或损伤严重产生后遗症影响足部功能者，应采取手术治疗。手术方法要根据脱位的类型，选择入路，并视术中所见决定手术方案。或直视下复位后行钢针内固定，或行关节融合术等。

3. **固定方法**　脱位整复后容易发生再移位，因而有效的固定是治疗的关键。固定时在足背及其两侧骨突移位处放好薄棉垫,取两块瓦形硬纸壳内外相扣覆盖,用绷带扎缚两道。如不稳定且有足弓塌陷者,纸壳固定后以绷带包扎数层,再将患足置于带足弓托的木板鞋中,扎缚固定。整复后,应密切注意前足血运,调整扎带的松紧度,并抬高患肢。亦可根据骨折脱位后的稳定程度,采用石膏托或石膏夹固定,固定时间一般为4~6周。

要点六　预后与康复

1. 整复固定后,可做踝关节的屈伸活动。4~6周后解除固定,逐步练习不负重活动,8周后逐渐练习负重活动。

2. 单纯跖跗关节脱位,复位后预后良好。如伴有较严重的软组织挫裂伤,甚至波及足背动脉者,治疗不当可导致前足部分缺血坏死。

细目二十二　跖骨骨折

要点一　概述

第1跖骨头与第5跖骨头是足内外侧纵弓前方的支点,与后方的足跟形成整个足部的3个负重点,5块跖骨之间又构成足的横弓。跖骨骨折是足部最常见的骨折,多发于成年人。

要点二　病因病理

跖骨骨折多因直接暴力造成,如挤压、重物砸击等。亦可由扭转、牵拉等间接暴力而引起。临床上以第2、3、4跖骨骨折较多见,单根跖骨发生骨折的较少,常为多根跖骨骨折。此外,长途跋涉或行军中尚可引起疲劳骨折(应力骨折)。

跖骨骨折按部位分类,可分为基底部、干部、颈部3种。其中以基底部骨折多见,干部骨折次之,颈部骨折最少。按骨折线的形态分类,可分为横断、斜形或粉碎性。按骨折的原因和解剖部位分类,跖骨骨折临床上一般分为下列3种类型。

1. **直接暴力骨折**　以跖骨干部骨折多见,但亦可发生于基底部或颈部,多由重物压轧所致。开放性、横断或粉碎性骨折较为多见,偶可并发跖跗关节脱位。骨折后,因足部屈肌及骨间肌的牵拉作用,骨折多向背侧成角。常合并较严重的软组织损伤,且足部皮肤血供较差,容易引起伤口边缘坏死或感染。

2. **间接暴力骨折**　以第5跖骨基底部撕脱骨折多见,但亦可由传导暴力引起跖骨颈或骨干斜行骨折。多因滑跌时,足呈内翻位摔倒,附着于第5跖骨基底部的腓骨短肌腱骤然收缩所致,一般骨折片无移位或移位不显著。

3. **疲劳(应力)骨折**　好发于长途行军的士兵或长途跋涉的旅行者,故又称行军骨折,常见部位为第2、3跖骨颈,其中尤以第2跖骨颈骨折多见。由于肌肉过度疲劳,足弓下陷,第2、3跖骨头负重增加,反复作用产生交变应力,致使骨皮质及骨小梁逐渐发生断裂。骨组织不是整体破坏,而是部分破坏,被累的骨小梁断裂和修复同时进行,因此属慢性骨折。骨折多无移位,断端较光滑,并可有碎骨块游离脱落。疲劳(应力)骨折的愈合能力较低,所需时间较长。

由于跖骨之间相互支持且有韧带连接,故骨折后断端移位多不明显。仅有少数骨干骨折可因暴力产生跖侧成角畸形,或远侧骨折段移至近侧骨折段的下方,形成重叠移位。如发生重叠移位,则跖骨头丧失连线的正常弧线,这将引起横弓塌陷,跖骨头疼痛。跖骨颈骨折后,跖骨头将向足底移位,如不纠正,则必然产生行走痛。

要点三　临床表现

1. 患者多有不同程度的外伤史。

2. 伤后骨折局部疼痛、肿胀、挤压痛均较明显,如为单一跖骨骨折时,依靠足跟及其他跖骨的支撑,患者仍能勉强行走;多根跖骨骨折者,则不能行走。

3. 查体时,如为移位骨折多可听到骨擦音,合并脱位者则出现足部畸形。

要点四　诊断与鉴别诊断

(一) 诊断

1. 多有外伤史。

2. 伤后骨折局部疼痛、肿胀、挤压痛均较明显,活动受限。

3. 如为移位骨折多可听到骨擦音,合并脱位者则出现足部畸形。

4. X线检查应常规拍摄足部正、斜位片,以明确骨折的部位及移位形式。

（二）鉴别诊断

一般跖骨骨折与疲劳骨折相鉴别。疲劳骨折的特点如下。

1. 起病缓慢，无急性损伤史。
2. 局部疼痛逐渐加重，影响功能，疼痛部位可触摸到骨性包块。
3. X线片在发病1~2周内可无阳性发现或可见压痛处有一横形或斜形骨裂，但无移位。
4. 3~4周后骨折线较为明显，周围可有梭形骨痂。

要点五　治疗

1. **手法复位**　复位时，患者取仰卧位，患膝稍屈，一助手固定牵引小腿，术者一手拇指置足心，四指放于足背，另一手牵引骨折对应足趾1~2分钟，或用布带套住足趾后进行牵引。牵引之初足趾向足背，与跖骨纵轴呈20°~30°；俟远近骨折断端间重叠拉开对顶后，再翻转向跖侧屈曲（与跖骨干纵轴向跖侧成10°~15°），同时置足心的拇指由跖侧推挤远侧断端向背侧使之对位。然后由背侧跖骨间隙对向夹挤分骨，矫正残余移位。并发跖跗关节脱位者，可施行横挤手法矫正之。复位困难者，可行骨牵引复位，恢复正常生理弧度。

2. **手术疗法**　如手法复位失败，或为开放性骨折，则应切开复位，用细钢针内固定。术后用石膏托固定4~6周。对于陈旧性跖骨颈骨折而跖骨头向足底移位影响行走时，可施行跖骨头切除术。

3. **固定疗法**　手法整复后，先用足部托板包扎于足底部，托板上加用塑形垫，需将足底的横弓与纵弓塑垫出，再在足背部加扇面形小夹板，近端剪成半月形，以符合踝前部形态，远端达趾蹼，宽度铺满足背，并用胶布条呈"8"字形粘贴，外用绷带包扎。固定4~6周。也可用石膏绷带做成石膏前后夹固定，在足底塑捏出弓形。第5跖骨基底部骨折，可用行走石膏固定4~6周，开始功能锻炼。无移位或轻度移位骨折者，可外敷活血化瘀、消肿止痛中药，厚实包扎即可，一般不用夹板或石膏固定。4~6周症状消失后开始离床练习行走。

要点六　预后与康复

1. 第1与第5跖骨头是构成内、外侧纵弓前方的支点，与后方的足跟形成足部的三点负重，5根跖骨之间又构成足的横弓。移位跖骨干骨折，破坏了这些正常关系和弧线，上、下重叠移位或向足底（跖侧）突起成角移位，特别是跖骨颈骨折，如未予纠正将影响今后行走功能。侧方移位虽对足部功能影响较小，但可能挤压跖间神经造成神经痛。

2. 固定期间，足趾和踝关节尽早进行功能锻炼，并可早期扶双拐行走，但患足不着地。X线示骨性愈合后才可负重。

细目二十三　跖趾关节及趾间关节脱位

要点一　概述

跖骨头与近节趾骨构成的关节发生分离者，称跖趾关节脱位，临床以第1跖趾关节脱位常见；趾骨与趾骨之间的关节发生分离者，称趾间关节脱位，好发于姆趾与小趾。

要点二　病因病理

1. 跖趾关节与趾间关节脱位，多因奔走急迫，足趾踢碰硬物或重物压砸而引起；也可因足趾遭受过伸暴力，如由高处坠下、跳高、跳远时足趾先着地而引起。

2. 由于第1跖骨较长，前足踢碰时常先着力，外力直接碰压亦易损及，故第1跖趾关节脱位较常见。脱位的机制多因外力迫使跖趾关节过伸，近节趾骨基底脱出至跖骨头的背侧，若侧副韧带撕裂，则可伴有侧方移位。

3. 趾间关节脱位多为远节趾骨近端移位于近节趾骨背侧。

要点三　临床表现

1. 跖趾关节脱位与趾间关节脱位一般有明显的踢碰、压砸等外伤史。

2. 伤后局部疼痛、肿胀、活动障碍及畸形，足趾出现短缩、过伸、趾间关节屈曲畸形，跖骨头向足底突出。严重时跖趾骨垂直，足底可触及跖骨头，跖趾关节弹性固定。

3. 趾间关节脱位以姆趾的趾间关节脱位较多见。脱位后趾间关节疼痛、肿胀、活动障碍、畸形并伴有弹性固定。

要点四　诊断与鉴别诊断

（一）诊断

1. 有明确的外伤史。

2. 伤后局部疼痛、肿胀、活动障碍及畸形，严重时跖趾骨垂直，足底可触及跖骨头，跖趾关节弹性固定。

3. 趾间关节脱位以跗趾较多见。脱位后趾间关节疼痛、肿胀、活动障碍、畸形并伴有弹性固定。

4. 足正、斜位 X 线检查可确定有无撕脱骨折。

（二）鉴别诊断

1. **跖骨骨折**

（1）多有外伤史。

（2）伤后骨折局部疼痛、肿胀、挤压痛均较明显，活动受限。

（3）如为移位骨折多可听到骨擦音，合并脱位者则出现足部畸形。

（4）X 线检查应常规拍摄足部正、斜位片，以明确骨折的部位及移位形式。

2. **趾骨骨折**

（1）患者有明确的外伤史。

（2）伤后患趾疼痛剧烈、肿胀瘀斑、活动受限，行走困难。

（3）严重者出现局部畸形、局部压痛及纵向叩击痛，触诊时可扪及骨擦感。

（4）趾甲下血肿，开放性骨折可有伤口或趾甲脱落。

（5）X 线检查可拍摄足部正、斜位片，以明确骨折的类型及移位情况。

要点五　治疗

1. **手法复位**　整复跖趾关节脱位时，患者仰卧，助手握住小腿下段并将小腿固定。术者一手捏住患趾（或用绷带套住足趾），顺近节趾骨的纵轴方向顺势拔伸牵引，并将患趾过伸；另一手拇指顶住趾骨基底部，向足尖方向推按，示中指扣住跖骨远端向背侧端提，牵引与推提手法配合运用，逐渐将跖趾关节屈曲，如有入臼感，即已复位。趾间关节脱位复位较容易，同样可采取以上拔伸牵引与推提手法，然后屈曲足趾，即可复位。

2. **固定方法**　跖趾关节脱位整复后，用绷带缠绕患部数层，再用瓦形硬纸壳、小铝板或小竹板固定，外加绷带包扎。趾间关节脱位整复后，可用邻趾法胶布固定，固定时间 3 周左右。

要点六　预后与康复

固定早期可行踝关节屈伸活动，1 周后若肿痛减轻，可扶拐用足跟行走。解除外固定后，可练习跖趾关节活动。4~6 周后可弃拐练习负重行走。

细目二十四　趾骨骨折

要点一　概述

趾骨骨折为足部常见骨折。

要点二　病因病理

1. 多因重物砸击或奔走急迫踢撞硬物受伤。

2. 砸击造成者多为粉碎或纵裂骨折，踢碰所致者，则多为横形或斜形骨折。

3. 常合并趾甲下血肿，或为开放性骨折，趾甲部分或完全脱落。

4. 近侧趾骨骨折，由于足的蚓状肌和骨间肌的牵引，使足趾呈爪状畸形，在跖面形成结节，给行走带来困难。远侧趾骨骨折多为粉碎性骨折，移位不明显。

要点三　临床表现

1. 患者有明确的外伤史。

2. 伤后患趾疼痛剧烈、肿胀瘀斑、活动受限，行走困难。

3. 严重者出现局部畸形、局部压痛及纵向叩击痛阳性，触诊时可扪及骨擦音。

4. 趾甲下血肿，开放性骨折，可有伤口或趾甲脱落。

5. X 线检查可拍摄正、斜位片，以明确骨折的类型及移位情况。

要点四　诊断与鉴别诊断

（一）诊断

1. 患者有明确的外伤史。

2. 伤后患趾疼痛剧烈、肿胀瘀斑、活动受限，离床行走困难。严重者出现局部畸形、局部压痛及纵向叩击痛，触诊时可扪及骨擦感。

3. X线检查可明确诊断。

（二）鉴别诊断

本病需与趾间关节脱位相鉴别。趾间关节脱位有以下特点：

1. 有明确的外伤史。

2. 以𧿹趾较多见。脱位后趾间关节疼痛、肿胀、活动障碍、畸形并伴有弹性固定。

3. 足正、斜位X线检查可确定有无撕脱骨折。

要点五　治疗

骨折无明显移位，远侧趾骨骨折，可行简单的手法复位，用胶布邻趾粘贴固定4~6周。趾骨骨折常合并皮肤或趾甲损伤，故易引起感染。伤后如有皮肤破损者，应进行清创处理以保持局部创口清洁；甲下血肿严重者，应放血或拔甲。如为开放性骨折，可在直视下复位。如末节趾骨骨折块较小，可予切除，并将断端修整平齐。

1. **手法整复**　骨折有移位时，可手法复位，患者仰卧，足部垫高，患趾以纱布包裹保护，术者两手拇、示指分别握住骨折远、近端，先行拔伸牵引，然后将骨折远端屈曲以矫正向跖侧成角畸形。对侧方移位，可用挤捏法予以纠正。

2. **固定方法**　整复后以两块小夹板分别置于趾骨的背侧和跖侧进行固定或采用邻趾固定法，固定后应抬高患肢并进行足趾的屈伸活动，3~4周拆除固定后即可下地行走。末节趾骨骨折时，可挫伤神经，常有持久的疼痛症状，可用舒筋汤熏洗患足，内服透骨丹，外搽紫金酒。

第九单元 颈肩臂痛

细目一 颈椎病

要点一 概述

1. 颈椎病是指颈椎椎间盘退行性改变及其继发的相邻结构病理改变累及周围组织结构（神经、血管等）并出现与影像学改变相应的临床表现的疾病。

2. 颈椎病又称颈椎综合征或颈肩综合征，是中老年人的常见病、多发病，但在现代临床观察中发现，颈椎病的发病年龄趋向年轻化，与颈部的长期劳累有很大的关系。常见于长期伏案工作者。

要点二 病因病理

（一）椎间盘变性

1. **髓核脱水** 正常椎间盘含水量约为80%，随着年龄的增大，含水量逐渐减少，纤维网和黏液样基质逐渐为纤维组织和软骨细胞所代替，最后成为一个纤维软骨性实体而导致椎间盘变薄。这种病理性变化开始的年龄并不一致，大体上从30岁以后开始变化，50岁以后则更为明显。

2. **纤维环变性** 纤维环含水65%，20岁后停止发育，开始发生纤维变粗和透明变性，纤维弹性变弱，易于破裂。裂缝一般发生在纤维环的后外侧，髓核内容物可从裂缝向外突出，而纤维环外层有神经根后支发出来的脊神经脊膜支分布，髓核膨出可刺激脊神经脊膜支而反射到后支，引起颈肩痛、颈肌痉挛等症状。

3. **软骨板变性、变薄** 由于劳损、软骨板损伤或缺损，体液营养物质的交换减少，促使纤维环及髓核变性。随着年龄增大，变性逐渐扩展，破裂广泛出现，修复同时进行。椎间盘缓慢地纤维化，亦相对增加了颈椎的稳定性。

（二）椎体骨质增生

当椎间盘变性后，椎体间不稳便会产生，错动牵拉纤维环及周围纵韧带，纤维环和纵韧带牵拉椎体边缘，可引起骨膜下出血、血肿，局部机化、骨化，即产生骨质增生，形成骨赘刺激或压迫周围的神经根、脊髓或椎动脉。其中尤以钩椎关节骨质增生较易发生，而钩突与椎动脉及神经根的关系十分密切。

（三）关节突及其他附件的改变

由于椎间盘脱水变薄，附近的组织如小关节囊、棘上韧带（项韧带）、前纵韧带、后纵韧带、黄韧带均有相应改变。

（四）脊神经根或脊髓受压

脊神经根或脊髓由于受到颈椎及椎间盘向后或前外侧突出物的挤压，可发生炎症、变性以及血运障碍而引起不同程度的病理变化。颈段脊髓侧柱接近前角灰质处有交感神经细胞，这种交感神经细胞可与前角细胞混处，若颈椎病理改变刺激脊神经，可以产生与刺激交感神经相同的症状和体征。

（五）血液循环改变

椎动脉从颈后动脉的后上方上升，经颈椎横突孔向上进入颅腔，组成基底动脉。常受颈椎病病理改变如骨赘、椎间盘病变、动脉硬化，特别是骨赘的影响而引起同侧椎-基底动脉供血不足。此外，当颈椎间盘发生变性后，颈椎长度缩短而椎动脉则相对地变长。当椎动脉本身畸形或有动脉硬化时，无论是颈部活动对它的牵拉，还是血流冲击作用，均可使之变长，产生折叠或扭曲而影响血液循环。正常情况下，转头时虽可使一侧椎动脉的血运减少，但另一侧椎动脉可以代偿，故不出现临床症状或阳性体征。但在病理改变的情况下，因转头过猛或颈部挥鞭样损伤，或因拔牙、全身麻醉、插管等均可使椎动脉代偿功能受到影响而产生椎动脉型颈椎病的症状或体征。

（六）中医的认识

中医认为颈椎病的发病有内因和外因两个方面，以内因为主。多由于肝肾不足，筋骨懈惰，引起颈部韧带肥厚钙化、椎间盘发生退变等，当这些病变导致椎间孔变窄、神经根受压时，即出现各种症状或体征。此外，寒冷刺激、外邪侵袭、毒邪感染，均可诱发或加重颈椎病的症状或体征。

要点三 临床表现

按照病变的部位、范围以及受压组织的不同，临床上将颈椎病分为颈型、神经根型、脊髓型、椎动脉型、交感神经型和混合型。

1. 颈型颈椎病 多由于颈部肌肉韧带撕裂、小关节囊嵌顿或神经根后支受刺激引起肌痉挛而产生颈痛。主要表现为颈部疼痛，可放射到枕部或肩部，颈肌僵硬，头颈活动受限，头颈往往限制在一定位置，一侧疼痛者头偏向另一侧，患者常用手托住下颌以缓解疼痛。

X线片检查可见颈椎生理弧度在病变节段中断，因肌痉挛导致头偏歪，侧位X线片上部分椎体后缘出现重影，小关节也有重影，称双边双突征。

2. 神经根型颈椎病 颈椎间盘突出偏向侧方、椎体后缘骨赘特别是钩椎关节增生突向椎间孔，均可压迫神经根。一般侵犯下颈椎较多，故出现手臂痛或手指麻木。30岁以上低头工作者易发。神经根型颈椎病是颈椎病中较多见的类型。临床上首先表现为颈肩背疼痛，枕部和后枕部酸痛，并按神经根分布向下放射到前臂和手指。轻者为持续性酸痛、胀痛，重者可如刀割样、针刺样，有的皮肤过敏，抚摸即有触电感，有的麻木如隔布感，颈部后伸活动，或咳嗽、喷嚏、用力大便时疼痛加剧。

体检可见颈部活动受限，颈项肌肉较紧张，且可在斜方肌、冈上肌、冈下肌、菱形肌或胸大肌上找到压痛点。臂丛神经牵拉试验阳性，颈椎间孔挤压试验阳性。感觉测试可见受损害的神经根分布区出现感觉减退。肱二头肌及肱三头肌腱反射早期活跃，久之则反射减退或消失。被损害的神经根所支配的肌肉会出现无力或肌萎缩。

X线片检查可出现颈椎生理弧度平直或呈反弓，第3~7颈椎骨赘形成，椎间隙变窄，项韧带钙化等；伸屈运动颈椎侧位片上会出现病变节段失稳，斜位片上可看到骨赘突出椎间孔。CT片可出现颈椎间盘突出，侧隐窝狭窄，或神经根、硬膜囊受压等表现。MRI检查可出现颈椎相应节段脊髓有压迹现象。个别患者可出现血压波动，或心电图、脑血流图的改变。

3. 脊髓型颈椎病 颈椎间盘脱出、黄韧带增生肥厚或骨赘引起的脊髓压迫症状，好发于40~60岁，常是多节段病变，以慢性进行性四肢瘫痪为特征。早期双侧或单侧下肢发紧、麻木、疼痛、僵硬发抖、无力、打软腿或易绊倒，步态笨拙，走路不稳或有踩棉花感；手部肌肉无力、发抖，活动不灵活，细小动作失灵。重症者可出现四肢瘫痪，小便潴留或失禁，卧床不起。患者常有头颈部疼痛、半边脸发热、面部出汗异常等。

体格检查时可发现颈部活动受限，上肢动作欠灵活。四肢肌张力可增高，腱反射可亢进，甚至踝阵挛和髌阵挛，重症时常可引出病理反射，如霍夫曼征、巴宾斯基征等阳性。

X线片示颈椎生理弧度变直或向后成角，颈椎骨赘形成，椎间隙狭窄，椎间孔缩小。后纵韧带骨化者，侧位片上可发现椎体后有钙化阴影，可呈点状、条状，连续型者可自颈2至颈7连成一长条。CT片上骨片占位在椎管前壁，使椎管明显狭窄，脊髓明显受到压迫。MRI对脊髓、椎间盘组织显示清晰，对椎间盘脱出、脊髓受压的诊断和治疗均有帮助。

4. 椎动脉型颈椎病 患者常有头痛、头晕，颈后伸或侧弯时眩晕加重，甚至猝倒等表现，但因猝倒后颈部位置改变而立即清醒，也可出现耳鸣、眼花、记忆力下降等症状。

检查颈椎棘突部有压痛，椎间孔挤压试验阳性，仰头或转头试验阳性。

X线检查示钩椎关节有骨赘形成，向侧方隆突，以及椎间孔变小。椎动脉造影对诊断有所帮助。椎动脉CT与MRI检查有助于诊断。

5. 交感神经型颈椎病 颈椎病可使病变局部出现创伤性反应，刺激分布于关节囊和项韧带上的交感神经末梢，造成椎管内脑膜返支的病理性刺激，而引起一系列的神经反射症状，即脊髓反射和脑-脊髓反射症状。可与神经根型颈椎病合并发生，有交感神经兴奋或抑制的症状。兴奋症状如头痛或偏头痛、头晕，在转头时加重，有时伴恶心、呕吐、视物模糊或视力下降、瞳孔扩大、眼球胀痛、心动过速、心律不齐、心前区疼痛、血压升高、四肢冰冷、汗多、耳鸣、听力下降、发音障碍等；抑制症状主要表现为头晕眼花、眼睑下垂、流泪、鼻塞、心动过缓、血压下降及胃肠胀气等。

X线、CT、MRI等检查结果与神经根型颈椎病相似。

6. 混合型颈椎病　两种或两种以上类型同时存在时，称为混合型颈椎病。如脊髓型、神经根型两者同时存在，神经根型和椎动脉型混合，也有脊髓型、神经根型和椎动脉型三者混合型。

要点四　诊断与鉴别诊断

（一）诊断

必须同时具备下列条件方可确立颈椎病的诊断：

1. 具有颈椎病的临床表现。
2. 影像学检查显示颈椎椎间盘或椎间关节有退行性改变。
3. 有相应的影像学依据，即影像学所见能够解释临床表现。

各种影像学征象对于颈椎病的诊断均具有重要参考价值，但仅有影像学检查所见的颈椎退行性改变而无颈椎病临床症状者不应诊断为颈椎病。

（二）鉴别诊断

1. 椎管内肿瘤　与颈椎病的临床表现有类似之处，但肿瘤患者病情多逐渐加重，而颈椎病症状多有间歇性。MRI可明确诊断。

2. 肩周炎　病变在肩肱关节周围软组织，主要症状和体征是肩关节疼痛及功能受限，有自愈倾向。

3. 冠状动脉粥样硬化性心脏病　有心前区疼痛、胸闷、气短等症，无上肢颈脊神经根刺激的其他体征，心电图可有异常改变，服用硝酸酯类药物可缓解。

4. 胸廓出口综合征　有上肢麻木不适并向手部放射等症状，检查锁骨上窝有压痛，头后仰试验（Adson试验）阳性。上肢过度外展试验阳性，桡动脉搏动减弱。

要点五　治疗

（一）手法治疗

患者坐位，头部前屈至适当的角度。医者先用轻柔的滚、按、拿、一指禅推等手法在颈椎两侧及肩部治疗，后用一手拇指按住患椎棘突，另一手用肘部托住患者颏部，向前上方牵引，同时向患侧旋转头部，此时往往可听到整复的弹响声。也可让患者取仰卧位，肩后用枕垫高，医生立于床头，右手紧托患者枕部，左手托住颏部，将患者头部自枕上拉起，使颈与水平面呈45°，牵引持续1~2分钟，然后轻轻将头向左右旋转和前后摆动，此时往往可听到整复时的弹响声。

手法操作时，注意动作宜轻柔和缓，力度适中，不宜粗暴猛烈地旋转头部，以免发生寰、枢椎骨折、脱位或寰椎上面的椎动脉被枕骨压伤等；更不宜做颈侧方用力的推扳手法，以免损伤脊髓，造成四肢瘫痪，对有动脉硬化的老年患者尤应注意。禁止在麻醉下进行颈椎手法治疗。

（二）牵引治疗

本法有利于局部充血、水肿的消退，缓解颈部肌肉痉挛，使颈椎间隙增宽，扩大椎间孔，缓解神经根所受的刺激和压迫，松解神经根与周围组织的粘连，并有利于向外突出的纤维环组织回纳。

适用于神经根型颈椎病。通常采用枕颌吊带牵引。轻症患者采用坐位间断牵引，牵引姿势以头部略向前倾为宜。牵引重量从3kg开始，可逐渐增至12kg。每次0.5~1小时，每日1~2次，15天为1个疗程。重症者采用卧位牵引。脊髓型颈椎病应慎用。对椎动脉型或交感型颈椎病宜采用轻重量，从1.5kg开始，逐渐增至4~5kg。也可采用卧位，以轻重量2~3kg，做持续牵引3周。牵引后症状加重者，不宜再用。

（三）中药治疗

1. 风寒湿阻证　颈、肩、上肢窜痛麻木，以痛为主，头部有沉重感，颈部僵硬，活动不利，恶寒畏风。舌淡红，苔薄白，脉弦紧。治宜祛风除湿、温经通络，方用羌活胜湿汤加减。

2. 气滞血瘀证　颈肩部、上肢刺痛，痛处固定，伴有肢体麻木。舌质暗，脉弦。治宜行气活血、化瘀通络，方用活血舒筋汤加减。

3. 痰湿阻络证　头晕目眩，头重如裹，四肢麻木，纳呆。舌暗红，苔厚腻，脉弦滑。治宜除湿化痰、蠲痹通络，方用天麻钩藤饮加减。

4. 肝肾不足证　眩晕头痛，耳鸣耳聋，失眠多梦，肢体麻木，面红目赤。舌红少津，脉弦。治宜补益肝肾、活血通络，方用六味地黄丸加减。

5. 气血亏虚证　头晕目眩，面色苍白，心悸气短，四肢麻木，倦怠乏力。舌淡苔少，脉细弱。治宜益气养血、活血通络，方用黄芪桂枝五物汤加减。

(四)针灸治疗

主穴为华佗夹脊穴、后溪。痹痛加肩髃、外关、合谷,还可加温灸;眩晕加印堂、百会、太阳、风池、太冲;瘫痪加上、下肢三阳经穴位及太冲、行间;气虚证加神门、内关、足三里、三阴交。

(五)西药治疗

非甾体抗炎药、肌肉松弛剂及镇静剂对症治疗。局部压痛时,注射泼尼松12.5mg加1%利多卡因2mL局部封闭。

(六)手术治疗

脊髓型颈椎病,诊断明确,宜尽早手术治疗。神经根型颈椎病经长时间系统非手术治疗无效,而且患者临床表现严重,明确影响患者工作和生活者,可考虑手术治疗。常用术式如下。

1. 颈椎前路椎体次全切除减压植骨融合术

(1)适应证

1)脊髓型颈椎病诊断明确,经非手术治疗,症状和体征并无缓解而又逐渐加重。

2)脊髓型颈椎病,临床症状和体征进行性加剧,或短期内急性加重,应尽早手术。

3)突发性颈椎病或因外伤诱发,造成四肢瘫痪。

4)脊髓和神经根受压的混合型颈椎病,症状严重,影响生活和工作者。

5)颈椎间盘突出合并明显脊髓压迫症状者。

6)颈椎创伤致椎间盘突出伴有脊髓、神经根损伤或严重疼痛者,或虽不伴有神经压迫症状,但存在颈椎不稳定者。

(2)禁忌证

1)全身情况差,或合并有重要脏器疾患,不能承受手术创伤者。

2)颈椎病病程长,合并有四肢瘫痪肌肉萎缩、关节僵硬者。

3)伴有严重颈椎椎管狭窄症或颈椎后纵韧带骨化症者,需考虑后路手术。

4)诊断不明,虽有类似颈椎病症状,但影像学检查和神经检查均有疑问者不宜手术。

2. 颈椎前路椎间隙减压及椎间融合术 适应证及禁忌证同颈椎前路椎体次全切除减压椎间融合术。

3. 颈椎前路长窗式扩大减压及椎间融合术 适应证如下。

(1)陈旧性颈椎骨折脱位合并不完全脊髓损伤,并存在较广的致压物。

(2)多节段或严重型脊髓型颈椎病,脊髓受压节段多,范围广泛者,需要扩大减压。

(3)某些颈椎后纵韧带骨化症,多节段减压后,有助于减压。

(4)颈椎椎管狭窄症,合并多节段椎间盘突出或骨赘形成,应先行前路减压和植骨融合术,以后再考虑是否行后路手术。

4. 颈椎后路椎间盘突出切除术 可以在脊柱内窥镜下行"锁孔"等微创手术。适应证如下。

椎间盘突出引起的神经根型颈椎病。

5. 前路钩椎关节切除椎间孔切开及椎体间融合术 适应证如下。

钩椎关节增生引起的椎动脉压迫,神经根压迫,或同时伴有脊髓压迫症状者。

6. 颈椎前路髓核摘除术 适应证如下。

(1)明确诊断的颈椎间盘突出,并压迫硬膜囊,影像学征象与临床表现一致。

(2)以颈椎间盘突出为主要病变,合并较轻微的椎体边缘骨赘。

(3)颈椎椎管狭窄合并某一节段椎间盘突出,引起局限性压迫。

禁忌证:多节段椎间盘突出。

7. 颈椎半侧椎板切除减压术

(1)适应证

1)颈椎椎管狭窄。

2)颈椎后纵韧带钙化。

3)3个或3个以上的颈椎病变。

4)颈椎病和颈椎间盘突出经前路减压无效,或需进一步减压改善其功能者。

5)颈椎骨折或骨折脱位合并脊髓损伤,经前路减压后,椎管后方仍有压迫或后方存在致压物者。

(2)禁忌证

1)颈椎某节段因创伤或病损存在严重不稳者。

2)全身情况差,不能耐受手术者。

8. 颈椎全椎板切除术 损伤较大,容易出现"鹅颈"畸形等并发症,逐渐停止使用。

(1)适应证

1)严重的颈椎椎管狭窄,全颈椎广泛退行性改变、增生并有脊髓压迫者,年龄60岁以上者。

2)后纵韧带钙化。

3)多节段颈椎病。

4）某些颈椎骨折或骨折脱位。

5）椎管内肿瘤或其他需要行椎管内探查术者。

（2）禁忌证

1）全身状况差,合并全身多种重要脏器功能障碍者。

2）陈旧性颈椎损伤,明显颈椎不稳者。

9. **后路椎板开门式成形扩大椎管术** 是目前常用的后路术式。适应证如下。

（1）椎体增生,多节段脊髓压迫,前路手术有困难者。

（2）后纵韧带骨化引起椎管狭窄者。

（3）已做过前路手术效果不理想者。

要点六 预后与康复

1. 伏案工作者,要经常更换体位,坚持做颈椎保健操。

2. 避免颈椎疲劳,改变长期睡高枕的习惯。

3. 避免颈部寒冷刺激。

4. 急性发作期应注意休息,以静为主,以动为辅,可用颈围或颈托固定1~2周。慢性期以锻炼为主。

5. 可进行自我按摩。方法：用自己两拇指的指腹,顶住两侧颈后风池穴,其他手指固定在头顶部,右拇指做顺时针、左拇指做逆时针按摩,每日2次,每次5分钟。

细目二 落 枕

要点一 概述

1. 落枕是颈部一侧的肌肉因睡眠姿势不良或感受风寒而引起痉挛,产生颈部的疼痛、功能活动受限的一种疾患,又称失枕。

2. 成人发病较多,男性多于女性,冬春两季多发。

要点二 病因病理

1. 多因睡眠时枕头过高、过低或过硬,或睡姿不良,头颈过度偏转,使颈部肌肉长时间受到牵拉,处于过度紧张状态而发生静力性损伤。

2. 常见受累的肌肉有胸锁乳突肌、前斜角肌、颈长肌或肩胛提肌、斜方肌等,并可出现颈肩部或一侧上肢的反射性疼痛。

3. 中医认为落枕多因平素缺乏锻炼,身体虚弱,气血循行不畅,舒缩活动失调,复遭受风寒侵袭,致经络不舒,气血凝滞而痹阻不通,不通则痛。

要点三 临床表现

1. 急性发病,睡眠后一侧颈部出现疼痛、酸胀,可向上肢或肩背部放射,活动不利,活动时患侧疼痛加剧,严重者头部歪向患侧。颈项不能自由旋转、后仰,旋转时常需与上身同时转动,以腰部代偿颈部的旋转活动。

2. 患侧常有颈肌痉挛,胸锁乳突肌、斜方肌、大、小菱形肌及肩胛提肌等处常有压痛,在肌肉紧张处可触及肿块和条索状的改变。

3. 颈椎X线侧位片可见颈椎的生理弧度变直,甚或反弓。

要点四 诊断与鉴别诊断

（一）诊断

1. 一般无外伤史。睡眠后一侧颈部出现疼痛、酸胀,并向上肢或背部放射,活动时患侧疼痛加剧,严重者头部歪向患侧。患侧胸锁乳突肌、斜方肌、大菱形肌、小菱形肌及肩胛提肌等处常有压痛。

2. 有相应X线表现。

（二）鉴别诊断

1. **颈椎小关节紊乱症** 患者颈部一侧或两侧肌肉酸痛,晨起后疼痛加重,稍活动后减轻；棘突上或棘突一侧韧带压痛或明显增厚。X线片可见到颈椎小关节轻度增生或关节间隙模糊。

2. **颈椎半脱位** 患者多有外伤史,颈项强直,功能活动受限,动则痛剧,重者可出现肩部及上肢疼痛,两手拇指和示指麻木感；颈部肌肉轻度紧张,头部稍向前倾,损伤棘突有压痛。颈椎张口位X线片可明确诊断。

要点五 治疗

（一）手法治疗

手法治疗落枕有很好的疗效,可很快缓解肌肉痉挛,消除疼痛。手法治疗时,患者端坐,术者站立于患者背后,先用小鱼际在患者颈项部和肩胛部肌肉上依次揉摩10~15次。揉摩之后,术者用拇指和示指提拿颈项部患处,重复操作5~10次。操作完毕后,嘱患者自然放松颈项部肌肉,术者一手持续托起下颌,另一手扶后枕部,使颈略向前屈,下颌内收,双手同时用力向上提拉,并缓慢左右旋转头部5~10次,最后用力将下颌向一侧做稳妥斜扳,可听到清脆的响声。运用此手法时,动作要轻柔,用力要适当,以免加重疼痛或损伤。

(二) 中药治疗

1. **气滞血瘀证** 晨起颈项疼痛,活动不利,活动时患侧疼痛加剧,头部歪向患侧,局部有明显压痛点,有时可见筋结。舌紫暗,脉弦紧。治宜舒筋活络、疏风散寒,方用身痛逐瘀汤加减。

2. **风寒外袭证** 以颈项背部强痛、拘紧麻木为主,可兼有恶风、微发热、头痛等表证。舌淡,苔薄白,脉弦紧。治宜疏风散寒、宣痹通络,方用桂枝汤或葛根汤加减。

(三) 针灸治疗

可选用落枕、后溪,配合绝骨、昆仑、大椎、风池、阿是穴等,用强刺激手法。耳针可选择压痛点、神门、皮质下等穴,留针20分钟。

(四) 物理治疗

可选用电疗、磁疗、热敷、超声波等,以局部透热,缓解肌肉痉挛。中药离子导入治疗落枕具有肯定的临床疗效,单独应用即可收效。本法可缓解肌肉痉挛,缓解疼痛,改善局部血液供应,促使局部受损颈椎关节及软组织的功能恢复。

要点六 预后与康复

1. 避免不良的睡眠姿势,枕头不宜过高、过低或过硬。
2. 注意颈部保暖,免受风寒侵袭。
3. 常做头颈的屈伸、旋转运动,以舒筋活络,增加颈部肌肉力量。

细目三 冻结肩

要点一 概述

1. 冻结肩是以肩关节周围疼痛、活动受限,久则肌肉萎缩为主要症状的疾病。
2. 因肩部活动明显受限,形同冻结,称"冻结肩"。又称"肩凝风""肩凝症"等。因睡眠时肩部受凉引起的称"漏肩风"或"露肩风"。因多见于50岁以上的中老年人,又称"五十肩"。
3. 一般女性多于男性。

要点二 病因病理

1. 病因至今不清。
2. 一般认为本病主要是由于肩关节周围的软组织发生一种范围较广的慢性无菌性炎症反应,引起软组织的广泛性粘连,限制了肩关节的运动所致。
3. 临床上多与下列因素有关:①肩关节以外的疾病,如冠心病、肺炎、胆囊炎等反射性地引起肩部疼痛,使肩关节活动受限;②上肢骨折、颈椎病等致上肢固定过久;③肩关节周围软组织的退变,如肩峰下滑囊炎、冈上肌腱炎、肱二头肌长头腱腱鞘炎等。
4. 病理过程分为三期:早期为急性期,病变主要位于关节囊。肩关节造影显示关节囊紧缩,囊下皱襞互相粘连而消失,肱二头肌长头腱与腱鞘间有薄的粘连。中期为粘连期,此期除关节囊严重紧缩外,关节周围软组织均受累,退行性改变加剧,滑膜充血、增厚,组织缺乏弹性。喙肱韧带挛缩限制了肱骨头外旋,造成肩周组织挛缩,肩关节滑膜、关节软骨间粘连,肩周软组织广泛性粘连,进一步造成关节活动严重受限。经7~12个月后炎症逐渐消退,疼痛消失,肩关节功能逐渐恢复,称为缓解期。
5. 中医认为中老年人因肝肾亏虚,气血不足,筋骨失健,风寒湿邪乘虚侵袭,痹阻经脉,致筋结肩凝,肩关节疼痛、活动不利,久则气血运行不畅,筋肉失养,致肩部肌肉萎缩。亦常见于肩部外伤后的患者,局部瘀血内阻,血行不畅,经脉痹阻而致本病。

要点三 临床表现

1. 发病缓慢,早期仅感肩部酸痛,疼痛逐渐加重,疼痛性质可为钝痛、刀割样痛,每遇阴天及劳累后症状加重,甚则影响睡眠,可向前臂或手部、颈部、背部放射。肩关节外展、外旋、后伸功能受限。因外伤诱发者,疼痛较重,肩关节功能长期不能恢复。

2. 肩部不肿,肩部压痛广泛,肩峰下滑囊、结节间沟、喙突、大结节等处压痛显著,久病可出现三角肌、冈上肌萎缩。

3. 病程 2 年左右,可自行停止,疼痛消失,肩部活动逐渐恢复。

4. 三期具体表现如下。

（1）急性期：病期约 1 个月,亦可以延续 2~3 个月。主要表现为肩部疼痛、肩关节活动受限。肩关节活动受限是由疼痛引起的肌肉、韧带、关节囊痉挛所致,肩关节本身尚有一定范围的活动度。

（2）粘连期：病期 3~6 个月。本期患者疼痛症状已明显减轻,主要表现为肩关节活动严重受限,活动范围极小,外展及前屈运动时,肩胛骨随之摆动而出现耸肩现象。

（3）缓解期：为本病的恢复期或治愈过程。随着疼痛的消减,在治疗及日常生活劳动中,肩关节的挛缩、粘连逐渐消除,肩关节恢复正常功能。首先是外旋活动逐渐恢复,继之为外展和内旋等功能恢复。

5. X 线片一般无异常,少数患者可出现软组织钙化阴影或骨质疏松等。

要点四 诊断与鉴别诊断

（一）诊断

1. 多数无明确外伤史,发病年龄在 50 岁左右,女性发病率高于男性,多见于体力劳动者,为慢性发病。

2. 肩周疼痛,夜间为甚,常因天气变化及劳累而诱发,肩关节功能障碍。肩部肌肉萎缩,肩前、后、外侧均有压痛,外展功能受限明显,出现典型的"扛肩"现象。

3. X 线检查多为阴性,病久者可见骨质疏松。

（二）鉴别诊断

1. **风湿性关节炎** 有游走性疼痛,可波及多个关节,肩关节活动多不受限,活动期血沉、抗链球菌溶血素"O"升高,用抗风湿药物显效。

2. **冈上肌腱炎** 痛点以大结节处为主,在肩关节外展 60°~120° 时产生疼痛。

3. **神经根型颈椎病** 可引起肩部疼痛,疼痛与颈神经根的分布一致,肩关节活动功能正常,椎间孔挤压试验、臂丛神经牵拉试验可阳性,颈椎 X 线片多有阳性改变。冻结肩能自愈,而颈椎病往往呈进行性加重。

要点五 治疗

（一）手法治疗

患者端坐位、侧卧位或仰卧位。术者主要是先运用滚法、揉法、拿捏法作用于肩前、肩后和肩外侧,用右手拇、示、中三指对握三角肌肌束,做垂直于肌纤维走行方向的拨法,再拨动痛点附近的冈上肌、胸肌以充分放松肌肉；然后术者左手扶住肩部,右手握住患手,做牵拉、抖动和旋转活动；最后帮助患肢做外展、内收、前屈、后伸等动作,以解除肌腱的粘连,帮助功能恢复。手法治疗时会引起不同程度的疼痛,要注意用力适度,以患者能耐受为度,隔日治疗 1 次,10 次为 1 个疗程。

若经上述治疗肩关节功能仍无改善者,可在全麻下进行手法松解。方法是一手按住肩部,另一手握住上臂,先使肱骨头内外旋转,然后慢慢外展肩关节,整个过程中可感到肩关节粘连撕开声。手法由轻到重,反复多次,直至肩关节达到正常活动范围。操作中手法要轻柔,防止暴力活动而造成肩部骨折或肩关节脱位。

（二）中药治疗

1. **风寒湿证** 肩部窜痛,遇风寒痛增,得温痛缓,畏风恶寒,或肩部有沉重感。舌质淡,苔薄白或腻,脉弦滑或弦紧。治宜祛风散寒、除湿通络,方用蠲痹汤加减。

2. **气滞血瘀证** 肩部肿胀,疼痛拒按,以夜间为甚。舌质暗或有瘀斑,苔白或薄白,脉弦或细涩。治宜化瘀通络、蠲痹止痛,方用身痛逐瘀汤加减。

3. **气血亏虚证** 肩部酸痛,劳累后疼痛加重,伴头晕目眩,气短懒言,心悸失眠,四肢乏力。舌质淡,苔少或白,脉细弱或沉。治宜调补气血、舒筋活络,方用黄芪桂枝五物汤加减。

（三）针灸治疗

取肩髃、肩髎、肩外俞、曲池、外关,也可"以痛为俞"取穴,结合艾灸,隔日或每日 1 次。

（四）运动疗法

本法是治疗过程中不可缺少的重要步骤。急性期,患者加强患肢的外展、上举、内旋、外旋等功能活动；粘连僵硬期,患者在早、晚反复做外展、上举、内旋、外旋、前屈、后伸、环转等功能活动。锻炼必须酌情而行,循序渐进,持之以恒,久之可见效果；否则,操之过急,有损无益。

（五）物理治疗

如超短波、磁疗、热疗、电疗等。老年患者不可长期做电疗，以防软组织弹性更加减低，有碍恢复。

（六）西药治疗

非甾体抗炎药、肌肉松弛剂及镇静剂对症治疗；疼痛较重者，注射泼尼松 12.5mg，加 1%~2% 利多卡因 2mL 做痛点封闭。

（七）手术治疗

经长期保守治疗无效者，可考虑手术治疗。手术方法主要有如下两种。

1. **肱二头肌长头肌腱固定或移位术** 适用于冻结肩患者经长期、有计划保守治疗症状未改善，而临床检查病变主要位于肱二头肌长头腱者。若肱二头肌长头腱无明显退变，可将其从盂上结节附着处切断，从关节内抽出，固定至喙突；若肌腱已发生严重退变，则将其固定于肱骨结节间沟内，同时做前肩峰成形术。

2. **喙肱韧带切除术** 正常上臂外展活动必然同时伴有肱骨头的外旋，以使肱骨大结节与喙肩弓步调一致。严重冻结肩患者，由于上臂长期处于内旋位，使喙肱韧带挛缩而限制了肱骨头的外旋，影响其外展功能。若经长期保守治疗无效者，可行喙肱韧带切断术，可改善上臂外旋、外展功能。

要点六　预后与康复

1. 本病病程长，疗效慢，但多能自愈。
2. 肩关节遇外伤后要及时治疗，防止迁延不愈，变成慢性劳损，日久形成肩关节周围炎。肩关节骨折、脱位等外伤后，要在医生指导下及时行肩关节功能锻炼，防止周围软组织粘连。年近五十，肝肾亏虚，体质虚弱者，要避免肩关节过度劳累，防止寒冷潮湿的刺激，避免露肩吹风，适当行肩关节功能锻炼，防止肩关节周围炎的发生。
3. 急性期减轻持重，减少肩关节的活动；慢性期加强功能锻炼。

要点七　冻结肩的功法锻炼

弯腰，使下垂的上肢做顺时针、逆时针的旋肩运动，以及肩关节钟摆摇肩运动，并结合"手拉滑车""体后拉手""蝎子爬墙"等动作，舒筋活络，防止关节挛缩，使关节功能逐步改善和恢复。

（一）炎症期的康复运动

目标：缓解疼痛，避免粘连，增加关节活动度。

1. **钟摆运动** 身体前屈，手臂自然下垂，做前后方向摆动，借助躯干力量，每个方向摆动 20~30 次为 1 组，疼痛明显时在健侧保护下完成。

2. **肩内收牵伸** 坐位，患侧手搭在对侧肩膀上，健侧手握住患侧肘关节，向胸前靠近，腹部收紧不要塌腰，手法轻柔缓慢，尽量不要引发疼痛，至紧张处停留 15 秒，重复 3 次。

3. **肩前屈** 仰卧位，健侧辅助患侧使上肢向上运动至肌肉紧张处，保持并轻轻震动，在无痛的运动范围内进行，保持 6~10 秒，每日 10 次。

（二）冻结期的康复运动

目标：以继续增加关节活动度为主，可在热敷或洗热水澡后进行。

1. **站立爬墙** 面对墙壁站立，患侧手指沿墙缓缓向上爬动，使上肢尽量高举，至最大限度时做一标记，然后徐徐向下回到原处。反复进行，逐渐增加高度，每组 3 次，每日重复 3~5 组。

2. **肩后伸** 站立位，十指交叉，拇指朝向前方，肘关节伸直，健侧手臂带动患侧手臂向后伸展，应在无痛的运动范围内进行，保持 6~10 秒，每日 10 次。

3. **侧卧直臂开合** 健侧卧位，患侧腿向前屈膝伸出，膝下压一枕头以固定骨盆，两侧手臂从合掌到患侧手臂向外打开，逐渐增加打开的范围，每组 10 次，每日 2 组。

（三）解冻期的康复运动

目标：增加终末端活动度，强化肌力训练，恢复上肢运动功能。

1. **肩外旋力量练习** 站位或坐位，躯干伸直，双手握住弹力带，患侧向外侧用力牵拉弹力带至最大限度，保持 10 秒，双侧上臂紧贴身体，每组 10~15 次，组间休息 20 秒，连续做 4 组，每日 2~3 次。

2. **毛巾上提** 保持站立，健侧手在上方握住毛巾，患侧手在下方握住毛巾，健侧带动患侧向上提拉毛巾，躯干保持直立，不要低头耸肩，每组 8 次，每日 2 组。

细目四 肩袖损伤

要点一 概述

1. 肩袖是由冈上肌、冈下肌、小圆肌、肩胛下肌的肌腱在肱骨头上、后、前方形成的袖套样肌腱结构,外伤、劳损、退变等因素导致上述结构的损伤即为肩袖损伤。

2. 近年来,随着人口老龄化趋势加剧及老龄人群参加体育运动的比例不断增加,肩袖损伤的发生率逐渐升高。据文献报道,在肩部病变中,肩袖病变约占60%。60岁以下人群肩袖全层撕裂的发生率低于6%,60岁以上人群达到20%~30%,70岁以上人群达到50%。Fukuda统计肩袖全层撕裂的发生率为7%,部分撕裂的发生率为13%。

要点二 病因病理

(一)解剖生理

肩袖肌群起自肩胛骨不同部位,经盂肱关节的前、后、上、下,止于肱骨近侧的大、小结节部位,形成袖套样结构。冈上肌起自肩胛骨冈上窝,经盂肱关节上方,止于肱骨大结节近侧,由肩胛上神经支配,可以稳定肱骨头,协助三角肌外展肩关节。冈下肌起自肩胛骨冈下窝,经盂肱关节的后方止于大结节外侧面中部,也由肩胛上神经支配;小圆肌起自肩胛骨外侧缘后面,经盂肱关节后方止于肱骨大结节的后下方,由腋神经支配,冈上肌和小圆肌的主要功能是外旋肩关节,防止肱骨头上移及后移。肩胛下肌起自肩胛下窝,经盂肱关节前方止于肱骨小结节前内侧,受肩胛下神经支配,具有内旋肩关节的功能,同时对肩关节前方的稳定有重要意义。肩关节外展的力量中,肩袖占80%。生物力学研究证实,肩袖对于保持肩关节周围肌力的平衡非常重要。1944年,Inman提出冠状面肌力平衡学说。在这一理论中,达到平衡的一方是三角肌,另一方是冈下肌、小圆肌和肩胛下肌,肩关节外展时肩袖作用力线只有在肱骨头旋转中心的下方,才能达到与三角肌的平衡,这种平衡为肩关节运动提供了一个稳定的支点。Burkhart则提出了水平面平衡论,即肩胛下肌与冈下肌、小圆肌之间的平衡关系,当这种平衡被打破时,肱骨头会出现异常的前移或后移。冈上肌和肩胛下肌由于解剖上的特点,容易受到损伤。肩关节在做内收、外展、上举及后伸等活动时,冈上肌和肩胛下肌的肌腱在喙突下往复移动,易受夹挤、冲撞而致损伤。冈上肌腱在大结节止点近侧的终末端1cm范围内是多血管区,是退变和肌腱断裂的好发部位。

(二)病因病机

1. **肩峰下撞击学说** Neer认为肩关节前屈、外展时,肱骨大结节部与肩峰前1/3和喙肩韧带发生撞击,导致肩峰下滑囊炎症,甚至肩袖撕裂。他认为,95%的肩袖损伤是肩峰下撞击所致。Morrison认为随着年龄的增长,与三角肌相比,肩袖肌力的下降更为明显。肩部外展时,肩袖对肱骨头的压抑力量下降,肱骨头上移,肩峰下间隙变窄,肱骨头与喙肩弓反复撞击,导致肩袖损伤。这种撞击称为继发性撞击。Deutsch发现正常人在正常状态下,肱骨头处于正常位置,而处于疲劳状态时,肱骨头也出现上移。由此可以推测,除年龄因素外,常年的体育训练,尤其以肩部运动为主的项目,会导致肩袖肌力下降,出现继发性撞击。

2. **内撞击学说** 近年来,一些人发现肩关节外展90°并极度外旋时,肩袖关节侧近止点部与后上盂唇发生撞击,导致两者的损伤。

3. **退变学说** Codman指出肩袖损伤最常发生于距肱骨止点1cm的区域,此区正好是来自肌腹的肩胛上、下动脉的分支和来自大结节的旋肱前动脉的分支交界的部位,缺乏血供。有人发现冈下肌近止点部同样存在乏血管区域。而乏血管区域与肌腱发生退变、损伤的区域是一致的。Lohr证实,此区域肌腱的关节侧几乎无血管,组织血供很少,他认为这就是肌腱损伤后难以自行修复,进而出现撕裂的原因。Codman认为肩袖组织退变导致肩袖损伤,而损伤起始于关节侧,并逐渐发展为全层撕裂。Wilson发现随年龄增长,组织退变加剧,肩袖损伤的发生率随之增加。

4. **创伤学说** 创伤是造成肩袖损伤的外部因素。严重的创伤可引起正常肩袖撕裂,而已有退变的肩袖,轻微的创伤即可导致其撕裂。Neviaser认为创伤导致的撕裂多见于老年人,但有人发现许多患者并没有外伤。Neer认为创伤并非撕裂的始动因素,它的作用是加重本已存在的撕裂。

要点三 临床表现

(一)症状及体征

肩袖损伤的临床表现差别较大,有急性损伤或重复性损伤及累积性劳损史。肩前方疼痛,可以累及三角肌前方及外侧。急性期疼痛剧烈,呈持续性;慢性期为自发性钝痛。疼痛在肩部活动后或增加负荷后加重。屈肘90°使患臂做被动外旋及内收动作,肩前痛加重。往往夜间症状加重。压痛位于肱骨大结节近侧或肩峰下间隙。

1. 冈上肌损伤 肩袖损伤好发于冈上肌,尤以其肌腱远端约1cm处最为多见。冈上肌的主要功能是使肩关节外展,与其损伤有关的体格检查主要是肩关节外展功能检查。

(1) Jobe 试验:也称为空杯试验,嘱患者将双侧上臂在肩胛骨平面内维持外展90°,上臂内旋使拇指指向下方,抵抗由检查者向下施加于腕关节的作用力,出现疼痛即为阳性。

(2) 0°外展抗阻试验:嘱患者将双上肢自然垂于体侧,检查者握住患者手腕,患者对抗检查者的阻力用力外展上肢,出现肩部疼痛即为阳性。

(3) 落臂试验:检查者将患者肩关节外展至90°以上,嘱患者自行保持肩外展90°~100°,患肩疼痛、无力坠落即为阳性。

(4) 疼痛弧试验:肩关节主动外展<60°时无疼痛,外展60°~120°时出现明显疼痛或有被卡住的感觉,甚至不能继续外展上举,外展>120°后疼痛反而不明显,提示阳性。

2. 冈下肌与小圆肌损伤 冈下肌与小圆肌功能类似,主要用于控制肩关节内收及外旋,与其损伤有关的体格检查主要是肩关节外旋功能检查。

(1) 坠落试验:又称坠落征,患者取坐位,肩关节在肩胛骨平面外展90°、屈肘90°,检查者使患者肩关节最大程度外旋,然后嘱患者自行保持该姿势,若患者无力维持肩关节最大程度外旋,手从上方坠落至肩内旋,即为阳性。

(2) 吹号征:正常做吹号动作时,需要一定程度的肩关节外旋,如果需要外展肩关节进行代偿才能实现,即为阳性。

(3) 外旋减弱征:嘱患者将患侧肘关节屈曲90°,肩关节在肩胛骨平面外展20°,检查者一手固定肘关节,另一手使肩关节外旋达最大程度,然后嘱患者自行保持肩关节最大外旋,外旋角度逐渐减小即为阳性。

(4) 外旋抗阻试验:患者双肩内收、屈肘90°,肘部处于体侧并夹紧,嘱患者抗阻力将双肩外旋,使双手远离体侧,若出现肩部疼痛即为阳性。

3. 肩胛下肌损伤 肩胛下肌的作用主要是控制肩关节内收、内旋及后伸,与其损伤有关的体格检查主要是肩关节内旋功能检查。

(1) 抬离试验:也称背后推离试验,嘱患者将手置于腰后、手心向后,抗阻将手抬离腰部,肘关节不能移动,若出现疼痛或较健侧力弱即为阳性。

(2) 拿破仑试验:患者将手置于腹部,手背向前,屈肘90°,肘关节向前,检查者将患者手向前拉,嘱患者抗阻力做压腹动作,患者将肘向前时不能保持手压腹的力量或肩后伸则为阳性。

(3) 熊抱试验:患者手掌搭在对侧肩上,手指伸直、手掌朝下,检查者握住患者腕部施加外旋力量,患者用内旋力量对抗。如果力量减弱,手不能维持在肩上,即为阳性。

(二)辅助检查

1. X线检查 在肩袖损伤的诊断过程中,X线检查是必备的检查项目。肩关节X线片(正位、轴位、冈上肌开口位)能显示肩峰形态、肩峰下骨赘、肩峰下间隙距离及异常钙化等信息。根据X线表现,肩峰形态分为3型:Ⅰ型为扁平型,Ⅱ型为弯曲型,Ⅲ型为钩型。

2. CT检查 CT检查诊断肩袖损伤的特异性不高,可用于确定肩峰形态及鉴别肩袖钙化性肌腱炎等。

3. 超声检查 肩关节超声检查的敏感性略低于MRI,但能动态观察运动状态下的肌腱。该检查不仅能清晰显示肌腱及其连续性,还能发现除冈上肌肌腱以外其他肩袖结构的撕裂。超声检查属于无创检查,操作方便,可重复性高。

4. MRI检查 MRI检查不仅可以清晰显示肩关节内的炎症程度,还可直观展现肩袖结构和损伤部位,并可用于评估肩峰角、喙肩韧带厚度、肩肱间距、喙肩韧带骨赘和肩袖损伤脂肪浸润程度,为进一步确定手术指征、制定治疗方案提供依据。

5. 肩关节镜检查 是诊断肩袖损伤的"金标准"。

(三) 临床分型

肩袖损伤的分型标准主要有以下5种。

1. Ellman 分型 该分型分别从部位、分级和缺损面积3个方面描述肩袖部分撕裂(滑膜面侧/关节面侧)和全层撕裂。

(1)肩袖部分撕裂:按部位,分为关节面侧撕裂(A)、滑膜面侧撕裂(B)、层间撕裂(C);按级别,1级为撕裂深度< 3mm、2级为撕裂深度3~6mm、3级为撕裂深度> 6mm。缺损面积(mm^2)=撕裂基底宽度(mm)×最大回缩长度(mm)。

(2)肩袖全层撕裂:按部位,分为冈上肌撕裂(A)、冈下肌撕裂(B)、小圆肌撕裂(C)、肩胛下肌撕裂(D);按级别,1级为小撕裂(撕裂范围< 2cm)、2级为大撕裂(撕裂范围2~4cm)、3级为巨大撕裂(撕裂范围> 4cm)、4级为肩袖撕裂性关节病。缺损面积(mm^2)=撕裂基底宽度(mm)×最大回缩长度(mm)。

2. Burkhart 分型 该分型是一种基于MRI的三维分型系统,将肩袖损伤分为4型。

(1)1型:新月形撕裂,在MRI上表现为冠状位窄、矢状位宽的撕裂。

(2)2型:纵向撕裂(L型或U型),在MRI上表现为冠状位长、矢状位窄的撕裂。

(3)3型:巨大回缩撕裂,在MRI上表现为冠状位长、矢状位宽的撕裂,范围大于2cm×2cm。

(4)4型:肩袖撕裂性关节病,在MRI上表现为肩袖撕裂性关节病,包括巨大肩袖撕裂、盂肱关节炎、肩峰下间隙狭窄。

3. Neer 分型 该分型根据损伤后的病理表现,将肩袖损伤分为3级。

(1)1级:肌腱炎,多发于冈上肌肌腱,表现为肌腱水肿伴有出血。

(2)2级:肌腱退变和纤维化,冈上肌肌腱发生严重纤维化。

(3)3级:肩袖完全撕裂,冈上肌肌腱发生严重撕裂,甚至完全撕裂。

4. Bateman 分型 根据肩袖缺损残端清理后的撕裂大小分为4级。

(1)1级:全层肩袖撕裂,残端清理后撕裂直径< 1cm。

(2)2级:全层肩袖撕裂,1cm≤残端清理后撕裂直径< 3cm。

(3)3级:全层肩袖撕裂,3cm≤残端清理后撕裂直径≤ 5cm。

(4)4级:全层肩袖广泛撕裂,仅有很少或几乎没有肌腱残留。

5. Patte 分型 根据断裂肌腱的回缩程度分为3级。

(1)1级:肌腱断端轻微回缩,靠近骨性附着点。

(2)2级:肌腱断端回缩至肱骨头足印区内侧,未到关节盂水平。

(3)3级:肌腱断端回缩至关节盂水平。

要点四 诊断与鉴别诊断

(一) 诊断

1. 症状 ①肩前方疼痛;②肩关节外展、上举功能受限。

2. 体征

(1)上举功能障碍:肩袖大型撕裂的患者,肩关节上举及外展功能均明显受限。外展及前举范围< 45°。

(2)臂坠落试验(arm drop sign)阳性。

(3)撞击试验(impingement test)阳性:患肩被动外展30°、前屈15°~20°,向肩峰方向叩击尺骨鹰嘴,使大结节与喙肩弓之间发生撞击,肩峰下间隙出现明显疼痛为阳性。

(4)盂肱关节内摩擦音:盂肱关节在被动或主动运动中出现摩擦或砾轧音,常由肩袖断裂瘢痕引起。少数病例在运动时可触及肩袖断端。

(5)疼痛弧试验:患臂外展上举60°~120°范围出现疼痛为阳性。但仅对肩袖挫伤及部分撕裂的患者有一定诊断意义。

(6)肌肉萎缩:病史超过3周,肩周肌肉出现不同程度的萎缩,以冈上肌、冈下肌及三角肌最常见。

(7)关节继发性挛缩:病程超过3个月,肩关节活动范围有不同程度的受限,以外展、外旋、上举受限较明显。

(8)肱骨大结节近侧或肩峰下间隙压痛。

(二) 鉴别诊断

肩袖损伤需要与粘连性肩关节囊炎、肱二头肌长头肌腱炎、肩袖钙化性肌腱炎、肩峰撞击综合征、肩关节感染、肩关节肿瘤、颈椎病等相鉴别。

1. 肩关节周围炎 多见于40~60岁女性。大多数患者起病缓慢，少数于肩部损伤后出现。主要症状为疼痛及活动受限。与肩袖损伤相似，患者可出现静息痛及夜间痛，但疼痛部位比较广泛。查体肩关节各个方向主、被动活动均受限，而肩袖损伤的患者由于疼痛、力弱等原因，往往肩部主动运动受限，但被动活动通常是正常的。X线检查无异常。B超及MRI检查肩袖结构正常。

2. 肌萎缩型颈椎病 以肩关节外展、上举障碍及肘关节屈曲无力为特点，肩部疼痛麻木不明显，非典型性患者也可能有轻微疼痛及麻木症状。而肩袖损伤患者肩部疼痛明显，伴有肩关节外展、上举障碍，但不会存在肘关节的屈曲障碍，同时肩部的B超及MRI检查肩袖结构异常。

3. 肩袖钙化性肌腱炎 常见的发病年龄为30~60岁，女性多见。多数患者起病缓慢，疼痛可持续多年，但也会出现急性发作，表现为无诱因或轻微外伤及过劳后出现肩关节剧烈疼痛、活动受限。X线检查通常可以确诊。MRI可以准确显示钙化灶的大小、部位，同时可以准确判断肩袖损伤的程度。

要点五 治疗

肩袖损伤治疗的目的在于减轻疼痛和恢复肩关节功能，治疗方法主要有非手术治疗和手术治疗两大类。部分患者可以通过非手术治疗减轻症状，但有复发的可能。非手术治疗和手术治疗都有一定的再撕裂率。

目前肩袖损伤非手术治疗的适应证暂无统一标准，一般认为以下几种情况可尝试非手术治疗：①新鲜损伤（损伤3个月以内）、临床症状较轻；② Neer分型1级；③肩袖部分撕裂或肩袖肌腱病（Ellman分型中肩袖部分撕裂，按级别属1、2级，且撕裂厚度<50%）；④全层撕裂不愿接受手术治疗者；⑤巨大肩袖撕裂不适合手术治疗者。

（一）一般治疗

急性肩袖损伤患者需用外展枕将患肩固定在外展30°、旋转中立位，固定4~6周。制动期间，患者需进行手、腕、肘关节屈伸活动和用力握拳活动，同时可在医生指导下进行患肩助力活动和被动活动，防止肩关节粘连。

（二）手法治疗

手法治疗适用于肩袖损伤功能康复期。对患肩施以点按、拿捏、掌推、拔伸等手法，可起到活血通络、舒筋散结、滑利关节的作用，可改善关节僵硬和增加肌力、缓解关节疼痛，加速肩关节功能恢复。急性期不可采用手法治疗，以免加重病情。

（三）中药治疗

参考《中药新药临床研究指导原则（试行）》《中医病证诊断疗效标准》《中医骨伤科常见病诊疗指南》及德尔菲法专家调查问卷结果，肩袖损伤的基本证型包括气滞血瘀证、寒湿痹阻证、气血两虚证和肝肾亏虚证。

1. 气滞血瘀证

（1）主症：肩部疼痛如刺，休息后痛反甚。

（2）次症：面色黧黑，或身体局部有瘀斑。

（3）舌象与脉象：舌质紫暗，或有瘀斑，脉沉涩或弦细。

（4）治法：活血化瘀、通络止痛。桃红四物汤加减

2. 寒湿痹阻证

（1）主症：肩部疼痛重着，遇冷加剧，得温则减。

（2）次症：腰身重痛。

（3）舌象与脉象：舌质淡，苔白腻，脉沉。

（4）治法：温经散寒、养血通脉。蠲痹汤加减。

3. 气血两虚证

（1）主症：肩部酸痛不适。

（2）次症：少寐多梦，自汗盗汗，头晕目眩，心悸气短，面色少华。

（3）舌象与脉象：舌淡，苔薄白，脉细弱。

（4）治法：补气养血。八珍汤加减。

4. 肝肾亏虚证

（1）主症：肩部隐隐作痛。

（2）次症：腰膝酸软无力，酸困疼痛，遇劳更甚。

（3）舌象与脉象：舌质红，少苔，脉弦细或沉细无力。

（4）治法：滋补肝肾。独活寄生汤加减。

（四）针灸治疗

针刺治疗包括毫针疗法、温针疗法、电针疗法等，可有效减轻肩关节疼痛、改善肩关节功能。毫针疗法适用于肩袖损伤各期中肩关节疼痛、活动受限、力弱者；温针疗法适用于寒湿痹阻证，症见患肩冷痛，遇冷加剧、得温则减。治疗前需评估患者状态，避免在饥饿、紧张、疲惫的状态下进行治疗。

（五）封闭治疗

封闭治疗适用于肩袖损伤急性期，以及伴有腱鞘炎、滑囊炎、粘连性肩关节囊炎等慢性炎症时，可以短期缓解疼痛、改善肩关节功能。反对同一关节反复注射，以免发生肩袖肌腱病理性断裂。注射间隔时间不短于1周，每年不超过4次。操作过程中需严格遵守无菌原则。

（六）手术治疗

部分肩袖损伤患者采用非手术治疗可取得满意的治疗效果，但患者肩袖撕裂尺寸、肌肉萎缩和脂肪浸润程度可能会在第5~10年持续进展。目前对于肩袖损伤的手术治疗仍存在争议，没有公认的标准。医生不仅要考虑手术治疗的风险和收益，还要动态评估患者的病情进展，视情况调整治疗方案。应当根据患者的病情，制定最合适的治疗策略，实现疗效最大化。肩袖损伤手术治疗的参考指征包括：①非手术治疗不满意的肩袖部分撕裂或肩袖肌腱病；②肩袖全层撕裂；③肩袖撕裂>1cm的急性损伤。

肩袖修复的手术类型主要包括开放性手术、关节镜辅助下小切口手术、全关节镜下手术，相较于另外两种手术方式，全关节镜下手术创伤小、恢复快，已经成为治疗肩袖撕裂的金标准。临床上常用的肩袖修复固定方式包括缝线桥固定、双排固定和单排固定。对于肩袖部分撕裂患者，术中应探查病变范围，如有撞击征，则需行肩峰下减压；若撕裂厚度<50%，则可单纯行关节镜下清理术；如果撕裂更长或更深，则需进行病变肌腱修复。对于合并肱二头肌长头肌腱损伤的患者，可行肱二头肌长头肌腱切断术。

要点六　预后与康复

肩袖损伤患者在口服药物、针灸、手法、冲击波等非手术治疗的基础上，进行牵拉练习、肌肉力量训练、核心肌群训练等功能锻炼，可达到缓解肩部疼痛、恢复关节活动度和力量的目的，患者最终可以恢复正常的生活和体育活动。

1. **养成良好的生活习惯**　日常生活中，应避免不良姿势，如长时间双上肢高于肩关节水平持物工作；长时间持重物时，应保持肘关节弯曲，并靠近身体；上肢上举过头顶取物时，尽量使用脚垫或小板凳；增强肩关节保护意识，运动前充分热身，减少不合理的运动，避免撞击、摔倒、过度负重等情况。

2. **加强锻炼**　在医生指导下进行个性化功能锻炼，包括肩关节活动度训练、肌力训练、复合运动训练，促进肩关节功能康复。肩袖的损伤也是肩关节周围炎的一种致病因素。

3. **未病先防**　顺应四季气候变化，调整生活起居，注意肩部保暖，免受风、寒、湿浸淫，根据自身体质选择合适的食物或配合药物进行养生。

4. **调护**　肩部外伤后及时就诊，注意观察肩关节疼痛、肿胀等情况；定期门诊复诊，必要时完善MRI检查，评估肩袖情况，及时调整治疗方案。

细目五　肱骨外上髁炎

要点一　概述

1. 肱骨外上髁炎是以肘外侧疼痛，提物及前臂扭转时疼痛加重为主要症状的疾病，疼痛有时向前臂放射。

2. 又称"肱骨外上髁综合征""肱骨外上髁骨膜炎""肱桡关节外侧滑囊炎"等，因网球运动员常见此病，故又称"网球肘"。

要点二　病因病理

1. 因伸腕动作过多，或前臂长期抬举、提拉重物而致本病。

2. 当腕或前臂长期劳累，伸腕肌腱反复受到牵拉，在其起点肱骨外上髁处发生部分撕裂和慢性炎症，或导致局部的滑膜增厚、滑囊炎等病理变化，在提物及前臂扭转时，伸肌腱牵拉刺激肱骨外上髁而致局部疼痛。

3. 显微镜下常发现局部瘢痕组织形成及包裹在局部瘢痕组织中的微小撕脱性骨折块。

4. 中医认为本病的发生与患者体质虚弱、气血亏虚、血不荣筋、肌肉失于温煦、筋骨失于濡养有关。

要点三　临床表现

1. 多见于砖瓦工、网球运动员或有肘部损伤病史者。

2. 肘外侧疼痛，酸重无力，疼痛逐渐加重。疼痛可向上臂及前臂放射。常因疼痛而致前臂无力,握力减弱,甚至持物落地,休息时疼痛明显减轻或消失,劳累或阴雨天加重。

3. 肱骨外上髁、环状韧带或肱桡关节间隙处有明显压痛点,肘关节不肿、不红,局部可微热,病程长者可有轻度肌肉萎缩。做抗阻力腕关节背伸和前臂旋后动作可引起患处疼痛加重。

4. 腕伸肌紧张试验阳性。

5. X线片检查多无明显异常,有时可见肱骨外上髁处骨密度增高,或在其附近见浅淡的钙化影。

要点四 诊断与鉴别诊断

（一）诊断

1. 多见于特殊工种或职业,如砖瓦工、网球运动员或有肘部损伤病史者。

2. 起病缓慢,初起时在劳累后偶感肘外侧疼痛,日久逐渐加重,甚至可向上臂及前臂放射,影响上肢活动,提重物、拧毛巾、扫地等动作时均感疼痛加重。常因疼痛而致前臂无力,握力减弱,甚至持物落地,休息时疼痛明显减轻或消失。肱骨外上髁处压痛明显,腕伸肌紧张试验阳性。

3. X线检查有相应改变。

（二）鉴别诊断

1. **肱桡滑囊炎** 除局部压痛外,肘部旋前、旋后均受限,其疼痛点比肱骨外上髁炎略高,压痛比肱骨外上髁炎轻,局部可有肿胀和触痛,穿刺可吸出积液。

2. **骨化性肌炎** 多有外伤史,疼痛部位广泛,伴有关节功能障碍,局部有肿块,X线片可确诊。

要点五 治疗

（一）手法治疗

患者坐位或仰卧位,术者先用拇指在肱骨外上髁及前臂桡侧痛点处做弹拨、分筋法治疗,再在曲池、手三里穴按揉,同时配合轻快的拿法,沿桡侧伸腕肌往返操作,再沿桡侧伸腕肌用擦法,以透热为度,之后搓、揉上肢,重点作用在前臂。然后术者一手握住其肱骨远端,另一手握住其腕部,做对抗用力,拔伸肘关节。握腕部的一手同时做轻度的前臂旋转活动,握肱骨远端的一手拇指同时按揉桡骨头。在拔伸过程中,做肘关节的屈伸活动。最后从肱骨外上髁,经肱桡关节,沿前臂桡侧伸腕肌做轻柔的弹拨和按揉。

如有明显粘连者,可在麻醉下行手法松解。局部麻醉后使患者肌肉松弛,术者用手握住其上臂,另一手抓住腕部,使腕关节掌屈,前臂完全旋前,肘关节屈曲,然后牵拉肘关节数次,此时可感到肘外侧粘连断裂声,最后在局部做放松按揉。

（二）中药治疗

1. **风寒阻络证** 肘部酸痛麻木、屈伸不利,遇寒加重,得温痛缓。舌苔薄白或白滑,脉弦紧或浮紧。治宜祛风散寒、温经通络,方用舒筋汤加减。

2. **湿热内蕴证** 肘外侧疼痛,有热感,局部压痛明显,活动后疼痛减轻,伴口渴不欲饮。舌苔黄腻,脉濡数。治宜清热化湿、通络止痛,方用二妙丸加减。

3. **气血亏虚证** 起病时间较长,肘部酸痛反复发作,提物无力,肘外侧疼痛,喜按喜揉,并见少气懒言,面色苍白。舌淡苔白,脉沉细。治宜益气养血、活血通络,方用补肾活血汤加减。

（三）针灸治疗

在痛点及周围取穴针刺,隔日1次。或用梅花针叩击患处,加上拔火罐,3~4天1次。

（四）物理治疗

采用超短波、磁疗、蜡疗、中药离子透入等,以减轻疼痛、促进炎症吸收。

（五）小针刀治疗

局部麻醉后患侧伸肘位,术者左手拇指在桡骨粗隆处将肱桡肌拨向外侧,用小针刀沿肱桡肌内侧缘刺入,直达肱桡关节滑囊和骨面,做切开剥离,2~3针刀即出针,无菌纱布覆盖针孔后,患肘屈伸数次。

（六）封闭及穴位注射治疗

注射泼尼松12.5mg,加0.5%~1%利多卡因2mL痛点封闭。要求患者2~3周内避免过重劳动。有时需重复2~3次,每周1次。复发者可以重新做封闭治疗,也可用当归注射液2mL痛点注射,隔日1次,10次为1个疗程。

要点六 预后与康复

1. 避免前臂过度劳累、频繁做抬腕动作和剧烈的体育活动,勿感受风寒、潮湿。

2. 疼痛发作期应减少活动,必要时可做适当固定,选择三角巾悬吊或前臂石膏固定3周左右,待疼痛明显缓解后应及时解除固定并逐渐开始肘关节功能活动,但要避免使伸肌总腱受到明显牵拉的动作。

第十单元 腰腿痛

细目一 腰椎间盘突出症

要点一 概述

1. 腰椎间盘突出症（lumbar disc herniation，LDH）是一种以腰痛、下肢放射痛为主要表现的退行性脊柱病变，其特征是皮肤感觉减退，肌力下降，腱反射减弱。

2. 腰椎间盘突出症是临床常见病和多发病，全球平均发病率为2%~3%，多发于成年人，男性多于女性，且多发生于L4~5和L5~S1。35岁以上男性发病率约为4.8%，女性约为2.5%。我国LDH的平均患病率为8%~25%。由于学习与工作方式的改变促使肥胖、久坐、不当用力等危险因素激增，导致LDH的发病率不断上升、发病年龄不断下降。

3. 腰椎间盘突出症属于中医"痹病""腰痛"范畴。"腰痛"一词首见于《黄帝内经》，《素问·刺腰痛论》记载："足太阳脉令人腰痛，引项脊尻背如重状。"详细描述了腰脊及脊旁两侧疼痛的临床表现。

要点二 病因病理

（一）椎间盘退行性改变是本病发生的基本要素

椎间盘是连接各椎体的主要结构，又是脊柱活动的枢纽，位于相邻两个椎体之间，由纤维环、髓核和终板三部分组成。椎间盘退行性改变后，受到其他诱因，如外伤、慢性劳损以及感受寒湿等的作用，纤维环在薄弱的部位发生破裂，髓核由破裂处突出/脱出，突出/脱出的髓核和碎裂的纤维环组织进入椎管，压迫脊髓圆锥、脊神经根或马尾神经，引起坐骨神经痛或股神经痛。

（二）腰椎间盘突出后产生症状的机制

机械压迫学说、化学性神经根炎学说、自身免疫学说。

（三）分型

1. 根据突出位置分型

（1）中央型：髓核突出位于后方正中央，较大时压迫两侧神经根和马尾神经，引起双下肢及大小便功能障碍。突出较局部者仅压迫马尾神经，引起大、小便功能障碍和鞍区感觉障碍。

（2）旁中央型：髓核突出位于椎间盘后方中央偏于一侧，压迫一侧神经根及马尾神经。

（3）旁侧型：髓核突出位于椎间盘后外侧，仅压迫该侧神经根，引起根性放射性疼痛。多数为单侧突出。

（4）极外侧型：少数髓核突出位于椎间孔内或位于椎间孔外侧，压迫椎间孔内的神经根或已出椎间孔的脊神经引起一侧腿部症状。但受累的神经根或脊神经比上述各型突出所压迫的神经根高一节段。

2. 旁侧型突出根据髓核突出顶点与神经根位置关系分型

（1）根肩型：髓核突出位于神经根的前外侧（肩部），将神经根压向后内方，引起根性放射痛。腰椎多向健侧侧弯，以减轻压迫，健侧椎旁肌产生保护性痉挛。

（2）根腋型：髓核突出位于神经根的前内方（腋部），将神经根压向后外方，引起根性放射痛。腰椎多向患侧侧弯，以减轻压迫，患侧椎旁肌产生保护性痉挛。

（3）根前型：髓核突出位于神经根的前方，将神经根向后挤压，引起根性放射痛。腰椎生理前凸消失，前屈后伸活动受限，多无侧弯。少数情况下，神经根可左右滑动，引起交替性侧弯。

3. 按髓核突出的程度分型

（1）隆起型：纤维环部分破裂，表型完整，因局部薄弱髓核突出。突出物多呈半球形隆起，表面光滑完整。

（2）破裂型：纤维环完全破裂，髓核碎块由裂口突出。突出物多不规则，有时呈菜花状。

（3）游离型：纤维环完全破裂，髓核碎块由破裂口脱出，游离于后纵韧带之下或穿过该韧带进入椎管,也可向头或尾侧移位达椎体平面或相邻的椎间盘平面。个别病例髓核碎块破入硬膜囊引起马尾神经严重损害。

（四）中医学认识

中医学将腰椎间盘突出症归属于腰痛或痹证的范畴,具有本虚标实的临床特点。本病的病因病机在于肝肾不足,筋骨不健,复受扭挫,或感风寒湿邪,经络痹阻,气滞血瘀,不通则痛。病延日久,则气血愈虚,瘀滞凝结而缠绵难愈。

要点三　临床表现

1. 多数患者先有腰痛或腰酸。2~3个月后出现坐骨神经痛,随后两者同时出现或交替出现,少数患者始终只有腰痛或腿痛,一般在腿痛出现后腰痛明显减轻。

2. 腰5~骶1椎间盘突出多压迫骶1神经根,放射痛经大腿后侧、腘窝、小腿后外侧至足外侧缘及小趾。腰4~腰5椎间盘突出多压迫腰5神经根,放射痛经臀部、股后侧、小腿前外侧至足背。腰3~腰4椎间盘突出多压迫腰4神经根,放射痛经股前,下行小腿内前方到足背内侧。

3. 腰腿痛可因咳嗽、打喷嚏、伸懒腰、用力排便、行走或站立过久加重,卧床休息或采取屈膝屈髋体位可减轻。

4. 患者的腰椎姿势异常,生理前凸变浅或消失,甚至后凸。80%~90%的患者有脊柱侧弯。急性期患者因保护性腰肌痉挛,而致腰椎活动受限,尤以腰部后伸困难较为明显。慢性期或复发时,前屈和向患侧弯腰受限较多,强制弯曲时,将加重放射痛。

5. 直腿抬高试验阳性。

6. 屈颈试验阳性。

7. 突出间隙的棘上韧带、棘间韧带及棘突旁常有压痛,并伴有放射性神经痛。

8. 受累神经根所支配区域的皮肤可出现感觉异常,早期多为皮肤痛觉过敏,继而出现麻木或感觉减退。腰3~腰4椎间盘突出,引起小腿前内侧皮肤感觉异常；腰4~腰5椎间盘突出,引起小腿前外侧、足背前内侧；腰5~骶1椎间盘突出,引起小腿后外侧、足背外侧皮肤感觉异常和足底皮肤感觉异常。中央型突出则表现为马鞍区麻木,并可出现膀胱、肛门括约肌功能障碍,大小便失禁等临床表现。另外,部分患者尚可出现下肢发凉、间歇性跛行等症状。

9. 受压神经根所支配的肌肉可出现肌力减退、肌肉萎缩。腰4神经根受压,引起股四头肌肌力减退、肌肉萎缩；腰5神经根受压,引起𧿹长伸长肌肌力减退,𧿹背伸困难；骶1神经根受压,引起踝跖屈功能减弱。

10. 腱反射减弱或消失。腰4神经根受压,引起膝腱反射减弱或消失；骶1神经根受压,引起跟腱反射减弱或消失。

11. X线片见腰椎生理前凸变浅或消失,甚至后凸,椎间隙变窄,骨赘形成等。CT扫描可直接显示椎间盘突出物的位置、大小、形状及其与周围结构的关系,如硬膜囊和神经根受压变形、移位、消失的压迫征象,黄韧带肥厚、椎体后缘骨赘、小关节突增生、中央椎管及侧隐窝狭窄等伴发征象。MRI能清楚地显示椎间盘退行性改变、突出状态和椎管内硬膜囊神经根受压状态。肌电图检查可判定受累神经根的节段及其对所支配肌群影响的程度。

要点四　诊断与鉴别诊断

（一）诊断

腰椎间盘突出症的诊断必须结合临床症状、体征和影像学检查进行综合判断,症状和体征反映的受累节段神经应与MRI或CT显示突出物压迫的神经支配区域相符。

（二）鉴别诊断

1. **腰椎结核**　腰痛可伴有坐骨神经痛,常有全身症状,午后低热,乏力盗汗,腰部强直,下腹部可触及寒性脓肿,血沉增快。X线片显示椎间隙模糊、变窄,椎体边缘有骨质破坏。

2. **马尾神经瘤**　以神经纤维瘤为多见,初期一般腰痛及局部压痛不明显,也无脊柱侧凸、下腰椎活动受限等症状。发病较为缓慢但持续加重,无间隙性缓解,卧床时感到疼痛加重,夜不能眠。严重者可由肿瘤压迫马尾神经,发生下肢感觉和运动障碍,以及括约肌功能紊乱。脑脊液总蛋白量增高,MRI显示有占位性改变。

3. **椎弓峡部裂和脊柱滑脱**　腰痛常伴有坐骨神经痛,多数发生在腰4~腰5。椎弓峡部裂在斜位X线片上显示椎弓峡部有裂隙和骨缺损。脊柱滑脱时腰椎前凸增加,椎体或棘突有台阶样表现。X线片显示椎弓峡部有裂隙,腰椎体前移。

4. **强直性脊柱炎**　中年男性多见,身体瘦弱,腰背及骶髂关节疼痛,脊柱强直,各方向活动均受限。症状多与气候变化有关。血沉较快,病变呈进行性发展。X线片早期可见骶髂关节及腰椎小关节模糊,后期脊柱呈竹节样改变。

5. **梨状肌综合征** 表现为干性坐骨神经痛。患者的主要症状是臀部痛或臀腿痛,患侧髋关节内收、内旋活动时疼痛加重,严重者出现跛行。梨状肌肌腹体表投影处可有明显的压痛,并可向下肢放射,部分患者可触及深部的条索状结节或痉挛的肌块。梨状肌紧张试验阳性。梨状肌局部封闭后疼痛会消失。

6. **腰椎骨质疏松症及骨质疏松性骨折** 该病多为老年或体弱患者,主要症状是腰痛,有时表现为臀部和髋部疼痛,少数有股前部或股外侧疼痛,一般不超过膝部。X线检查可显示椎体楔形变或呈扁平椎,骨质疏松征象。骨密度测定可较准确显示病变程度。CT可显示轻微骨折,单纯椎间隙扫描有时会漏诊。

7. **劳损** 腰肌劳损、腰骶劳损或骶髂劳损者有时与腰椎间盘突出症混淆。患者可有一侧腰痛、臀痛及股外侧疼痛或不适,腰椎侧弯和活动受限以及直腿抬高受限等表现,多为腰脊神经后支受累。放射痛的症状和体征多不累及小腿和足部,无肌力、感觉和反射改变。压痛部位多在椎旁肌或骶髂部,不在棘突间旁侧,且无放射痛。鉴别诊断困难时需做CT扫描。

要点五 治疗

以非手术治疗为首选方法。主要适用于初次发作,病程短的患者,或症状、体征较轻者。

（一）一般治疗

绝对卧床休息,指24小时持续卧床,主要适用于急性期、症状重的患者,一般以2周为宜。卧床休息可以减缓体重对病变椎间盘的压力,有利于髓核突出所引起的非特异性炎症反应的吸收、消散,从而减轻或消除病变椎间盘对神经根的刺激或压迫。慢性期或症状缓解后可与功能锻炼交替进行。

（二）牵引治疗

骨盆牵引多采用仰卧、略微屈膝屈髋位,每侧牵引重量在10~15kg。牵引可对抗腰部肌肉痉挛,适当增宽椎间隙及椎间盘内减压,有利于突出物与神经根之间的位置产生松动或位移。牵引方向一般在水平线向上15°左右,亦可在大腿后侧垫一枕头,使腰部平直,体位舒适,有利于腰腿肌肉放松。牵引时间一般每日1~2次,每次30~60分钟。每次牵引时间过半,疼痛减缓后,可嘱患者尽力做直腿抬高动作,使受压或粘连的神经根产生松动。

（三）手法治疗

手法治疗不是将突出的椎间盘完全复位,而是改变和调整突出的椎间盘组织与受压神经根的相对位置关系,减轻对神经根的压迫,松解粘连,消除神经根的炎症反应,从而使突出的髓核趋于"无害化",达到治愈和缓解症状的目的。

主要适用于首次发作,病程较短,或病程虽长,但症状较轻,诊断为单侧膨出型和突出型,同时X线片显示椎管无狭窄或骨质疏松者,尤其对大多数青壮年患者更为适用。但对中央型突出者,或骨质增生明显、突出物有钙化者,或骨质疏松者,病程长、反复发作以及已经多次推拿治疗效果欠佳者,不宜采用手法治疗。常用的推拿手法有如下几种。

1. **循经按揉法** 取俯卧位,术者先以㨰法沿脊柱两侧自上而下数次放松竖脊肌,力度适中,侧重腰部肌肉的放松;继以大鱼际或掌根循两侧足太阳膀胱经反复按揉3次;再以双手叠掌,掌根自胸腰椎督脉向下逐次移动按压,以患者能耐受为度。

2. **穴位点压法** 以两手拇指指腹对应,在腰3横突上及秩边、环跳、殷门、承山等穴按压,至患者感觉酸胀时止,再以掌根轻柔按摩。

3. **脊柱斜扳法** 取侧卧位,术者面向患者,术者一手按肩后部,另一手按髂前上棘,两手同时做相反方向斜扳,通常可闻及一清脆的弹响声。

4. **拔伸按腰法** 患者取俯卧位,嘱患者双手上举拉住床头,一助手双手握患者双踝做拔伸牵引,术者叠掌按压突出部位棘突,在助手持续拔伸牵引骤然向上抖动时,用力下压掌根,配合默契,动作协调。

5. **屈膝屈髋法** 患者取仰卧位屈膝屈髋,术者两手扶患者双膝关节做正、反方向环转后用力下按,尽量使膝关节贴近胸壁,然后将患肢由屈膝屈髋位拉向伸直位,反复3次。

6. **俯卧扳腿法** 患者取俯卧位,术者一手按压突出部位棘突,另一手托住患者对侧膝部,使下肢尽量后伸,双手同时协调用力,左右各一次。

7. **直腿抬高法** 患者取仰卧位,嘱其尽量抬高患侧下肢,术者以一手推膝部,另一手握足前部,使踝关节尽量背屈。

8. **坐位旋转法** 患者取坐位,下肢相对固定,术者一手拇指按压突出部位偏歪棘突旁,另一手穿过偏歪一侧的腋下按颈后部,双手相对用力,使脊柱做顺时针或逆时针方向旋转。

以上手法可根据病情需要及患者的具体情况有针对性地选用。

(四)针灸治疗

以循经取穴与局部取穴为主,亦可取患椎旁的华佗夹脊穴(棘突下旁开0.5寸)。常用穴位:腰阳关、肾俞、腰夹脊、八髎、环跳、承扶、殷门、风市、阳陵泉、委中、承山、昆仑、悬钟等。一般患侧取穴,每次3~5穴,泻法或平补平泻,或用电针。可留针15~20分钟,以红外线灯做穴位透热照射,至皮色潮红,患者能耐受为度,其间以强刺激泻法捻针1次。每日或隔日1次,10天为1个疗程。

(五)封闭疗法

本法具有镇痛、消炎、保护神经系统的作用。常用方法有痛点封闭、硬膜外封闭、骶管封闭。

(六)药物治疗

中医可依据疼痛、麻木、酸胀等主症选用活血化瘀、祛风通络、温经利湿的方药,常用身痛逐瘀汤、大活络丹、独活寄生汤等。症状缓解后宜补益肝肾,选用益肾固腰汤。中成药可用腰痛宁、益肾蠲痹丸等。

西药主要用于早期对症治疗,急性期用地塞米松与脱水剂静脉滴注。常用口服药:①非甾体抗炎药,如洛索洛芬、美洛昔康;②中枢性肌肉松弛剂,如苯丙氨酯、乙哌立松;③神经营养药,如维生素B_{12}、维生素B_1、甲钴胺等。

(七)手术治疗

1. **适应证**

(1)适用于病程超过半年以上,反复发作,经2~3个月系统保守治疗无效者。

(2)病情重,有广泛严重下肢肌力减弱、感觉减退及马尾神经损害者,多属巨大中央型突出、破裂型或游离型突出。

(3)伴有严重的腰椎管狭窄。

(4)合并腰椎峡部不连及脊椎滑脱者,较重的退变性滑脱、节段性失稳或腰椎管狭窄者。

(5)对突出的髓核钙化骨化者、较重的高位腰椎间盘突出症、极外侧腰椎间盘突出症、伴有软骨板破裂、原位复发的腰椎间盘突出,适应证应适当放宽。

2. **手术方式**

(1)传统手术(椎板切除减压髓核摘除术),目的在于解除突出的髓核对受压的硬膜囊或神经根的刺激,必要时还需切除部分肥厚的黄韧带、增生的椎板或关节突等,从而解除腰腿痛等临床症状。

(2)椎间盘镜髓核摘除术和脊柱内窥镜下髓核摘除术。

要点六 预后与康复

1. 大多数患者经过正规而系统的非手术治疗可以获得临床满意疗效,预后良好。

2. 功能锻炼应在患者急性症状得到有效控制或疼痛减轻后,在医生的指导下进行积极的有益于腰部肌力恢复、增强脊柱稳定性、减少各种后遗症的练功方法。卧床休息期间可以有针对性地选择"三点式""五点式""拱桥式"和"飞燕点水式",以及直腿抬高、仰卧蹬腿等练习方法;离床行走时可先在腰围保护下循序渐进地练习慢步行走,以及太极拳、八段锦、易筋经等方式锻炼。青壮年患者有条件的可以单杠悬吊形式做引体向上运动,增强腰背肌和脊柱稳定性。

细目二 腰椎管狭窄症

要点一 概述

1. 腰椎管狭窄症是指由于腰椎椎管、神经根管或椎间孔狭窄或变形引起的以长期反复腰腿疼痛、间歇性跛行为主要症状的疾病。

2. 多发于40岁以上的中老年人。

3. 发病缓慢,病程较长,男性多于女性,体力劳动者较多见。

要点二 病因病理

1. 主要分为原发性狭窄和继发性狭窄。原发性狭窄是由于椎管本身发育狭窄、软骨发育不良、隐性脊柱裂或骶裂等所致;继发性狭窄主要由椎管周围组织结构退行性改变、脊椎失稳或滑脱、外伤骨折导致解剖结构关系异常，以及手术后医源性损伤等造成椎管内径和容积较正常状态下变小而狭窄。临床上原发性和继发性两种因素常互为因果，相互影响。

2. 基本病理改变为椎管内压力增高所导致的马尾神经缺血症状。在腰椎活动时（尤其是后伸动作）神经根受压表现更为明显，增生组织刺激或摩擦神经根，导致其充血肿胀。同时椎管内压力增高产生硬膜外静脉回流障碍和椎管内无菌性炎症，引起神经根或马尾神经出现相应的临床症状。由于退行性改变所致的椎管容积减小是渐进性、缓慢发生的过程，神经组织在能够适应的情况下并不产生症状，而当超过神经所能耐受的极限时，则可出现症状，这是临床症状时轻时重的病理机制。

3. 中医对腰椎管狭窄症的认识大多归属于腰腿痛的范畴。内因多为肾气不足、肝肾衰退，外因则属劳役伤肾、寒湿入络，与反复遭受外伤、慢性劳损、风寒湿外邪侵袭有关。本病主要病机以肾虚不固为本，经络痹阻为标。气滞血瘀，痰瘀互阻，营卫不调，以致腰腿痛势缠绵难愈。

要点三 临床表现

1. 主要为腰痛、腿痛和马尾神经性间歇性跛行。

2. 临床表现具有的特点：①腰痛常伴有单侧或双侧臀部、大腿外侧胀痛，感觉异常或下肢无力，行走或站立时症状加重，下蹲或平卧时症状减轻或消失，活动时感觉骑自行车的体位比较舒适。②脊柱后伸时症状加重，前屈时症状减轻或消失。③马尾神经性间歇性跛行。④主诉多而体征少。

3. X线作为常规检查时，可考虑以下几方面。①脊柱弧度的改变：脊柱弧度平浅或生理前凸加大，生理前凸加大或移行椎均可增加腰骶部的劳损，促使椎间盘退变，成为椎管狭窄症的诱因。②椎间隙变窄：是脊椎退行性改变的表现，同时又是退变型椎管狭窄的根源。多见于腰4~腰5、腰5~骶1间隙，可伴有椎体滑脱现象。③骨赘形成：多见于椎体前缘，一般不产生神经症状，而椎体后缘的骨赘可引起椎管狭窄，常见于腰3~腰5椎体的后缘。有时不局限于一个节段，而是广泛性腰椎管狭窄，椎板密度增高，椎板间隙窄及椎弓根短。④关节突关节退变肥大：见于椎间盘退变萎缩的病例，由于椎间盘变薄，后关节互相重叠，长期劳损可导致关节肥大增生，甚至呈球形，小关节间隙狭窄模糊，后关节突硬化，可出现左右关节间的距离变窄。

脊髓造影检查有助于本病的定位诊断，但目前临床较少使用。

CT、MRI 均能测定椎管的管径，观察椎管形态。CT 不仅能清楚地显示出椎管的大小及其形态，而且能够反映出侧隐窝的形态、大小，以及是否伴有椎间盘突出、椎间盘钙化、骨关节炎和黄韧带增厚等。MRI 则能清楚地观察椎管的矢状面，能清晰地显示脊髓影像，对鉴别诊断具有重要意义。

要点四 诊断与鉴别诊断

（一）诊断

1. 腰椎管狭窄症引起的腰腿痛主要特点是伴有"间歇性跛行"，以及腰背后伸时疼痛加重，休息后可减轻或缓解。

2. X线、CT、MRI 检查有助于诊断。

（二）鉴别诊断

1. **下肢动脉血管闭塞症** 此病属缓慢性、进行性动、静脉同时受累的全身性疾病，患者多有动脉硬化病史，虽有下肢麻木、酸胀、疼痛和间歇性跛行等症状，但同时伴有足背动脉和胫后动脉搏动减弱或消失，后期可发生肢体远端溃疡或坏死。腰椎管狭窄症的患者，胫后动脉搏动是正常的，不会发生坏死。

2. **马尾肿瘤** 本病虽与腰椎管狭窄症在症状上有某些相似之处，但病程缓慢且持续加重。初期仅累及一个神经根，表现为下肢神经痛，腰痛并不明显；后期因肿瘤增大累及多数神经根时，两侧下肢均有疼痛，卧床休息时疼痛加重，下地行走反而减轻。腱反射早期亢进，后期减弱，晚期消失。有时合并尿潴留。腰椎穿刺显示不完全或完全梗阻。必要时可做 CT、MRI 等进行鉴别。

3. **腰椎间盘突出症** 本病多见于青壮年，起病较急，咳嗽、腹压增加时疼痛加重，有反复发作的病史，症状表现为腰痛合并下肢放射痛，体征上多显示脊柱侧弯，生理前凸减弱或消失，下腰部棘突旁有压痛及下肢放射痛,直腿抬高试验和加强试验阳性。

要点五 治疗

(一) 手法治疗

可以减轻腰部肌肉紧张,松解神经根粘连,扩大椎管容积,促进无菌性炎症的吸收消散,达到减轻或缓解疼痛、麻木等主要症状的治疗目的。常用推拿手法如下。

1. **伸抖按法** 患者俯卧位,一助手握患者两侧腋下部,另一助手握两足踝部,分别在两端做持续拔伸牵引,术者先叠掌自腰椎逐次按压脊柱棘突至腰骶部,然后在持续拔伸牵引下,嘱握两足踝部的助手向上抖动,术者则双手叠掌根于腰骶部,随抖动起伏而按压,一般抖按15~20次即可。

2. **屈髋牵伸法** 患者仰卧位,患侧屈膝屈髋,术者立于患侧旁,以一手握住患肢踝关节前侧,另一手托住小腿后侧,在患者髋、膝部放松的情况下,术者双手配合做如同推磨状正、反方向旋转髋关节活动3~5次,然后用力牵拉患侧髋、膝关节于伸直位并加以抖动。

3. **直腿抬高屈踝法** 在患侧位于直腿抬高的基础上,术者一手分别使踝关节置于内旋或外旋位,另一手用力背屈踝部2~3次。必要时对侧亦以同样方法进行操作。

4. **直腿牵腰法** 患者端坐床上,两腿伸直,术者立于床头,以两侧大腿前部抵住患者伸直两腿的足底,以两手握住患者的双腕,使腰骶向前屈曲到一定程度之后,一拉一松,利用弹性冲击法使腰部产生一张一弛的屈曲活动,其活动范围以患者能耐受为度,可重复6~10次。

病情较重的患者应卧床休息,必要时做骨盆牵引或重力牵引,以利于扩大椎管容积。重体力劳动者工作时可佩带腰围,以防止和减少腰骶部的过伸,亦有助于疼痛症状的缓解。肥胖患者应考虑适当减轻体重。手法操作宜轻柔缓和,慎用扳法。

(二) 中药治疗

根据本虚标实的临床特点,在补肾强筋的基础上,针对患者主要症状如疼痛、酸胀、麻木选方用药。疼痛为主症的,治宜祛瘀通络,方选独活寄生汤加味;酸胀为主症的,治宜温阳通脉,方选阳和汤加味;麻木为主症的,治宜活血通络,方选小活络丹加味。

(三) 物理疗法

主要是采用醋离子加中药透入疗法或红外线透热治疗。

(四) 封闭治疗

一般是指椎板、骶管及硬膜外局部封闭,用糖皮质激素做硬膜内或硬膜外注射,能迅速且明显改善症状,但不宜过量或短期内多次注射。

(五) 手术治疗

1. **适应证** 侧隐窝狭窄症者;确定腰椎管狭窄症诊断,有要求缓解症状者。

2. **手术方式** 部分椎板和黄韧带切除术、椎间盘切除和神经根管扩大术等。手术减压要尽可能准确、彻底。对中央型椎管狭窄,可行椎板减压术,大多数患者可取得满意效果。如合并退行性脊椎滑脱,可同时行脊柱融合术。对神经根管狭窄,可考虑将上关节突及部分椎板切除,使神经根管彻底减压。合并椎间盘突出者,可一并切除。总之既要切除致压物,扩大椎管容积和椎间孔,又要兼顾术后维护腰椎的稳定性。

3. **手术目的** 松解狭窄区对马尾或神经根的压迫刺激,以解除症状。

要点六 预后与康复

1. 症状缓解后,应加强腰腹部及下肢肌肉的锻炼,减缓竖脊肌的挛缩和紧张,使腰骶角减小,并有利于增宽椎管,缓解压迫,调整静脉回流,减轻疼痛,恢复正常姿势。常用的锻炼方式有"飞燕点水式""三点式""五点式""拱桥式"等支撑练功的方法,循序渐进,以增强腰部肌力;下肢锻炼可做脚踩空车、仰卧蹬空、侧卧外摆等动作,有利于增强腿部肌力。手术治疗的康复阶段,亦应强调积极合理的功能锻炼,巩固疗效,防止复发。

2. 急性期需要卧床休息,下床需佩带腰围加以保护,防止腰部后伸。

3. 平时注意腰部保暖,避免风寒侵袭,以防诱发和加重症状。中后期需加强腰背肌锻炼,增强脊椎稳定性,有利于代偿或减缓椎间压力以减轻症状。

细目三 腰椎弓峡部不连与腰椎滑脱症

要点一 概述

椎弓上、下关节突之间的部分称为峡部，椎弓峡部骨质连续性中断称为峡部不连或峡部裂。若双侧峡部不连，则将整个脊椎分成两个部分：一部分包括椎体、椎弓根、横突和上关节突，另一部分包括椎板、棘突和下关节突。椎体间因骨性连接异常而发生上位椎体在下位椎体上面滑移者称为脊椎滑脱症。峡部不连乃脊椎滑脱的前期病变，但双侧峡部不连不一定都伴有脊椎滑脱。若双侧峡部断裂之后，椎体、椎弓根及上关节突和横突在下位椎体上面向前滑移，称为峡部不连性脊椎滑脱症，又称真性滑脱。此外，临床上将无峡部不连而因脊椎骨性关节炎所致的脊椎滑脱称为退变性脊椎滑脱症，又称假性滑脱。

椎弓峡部不连多为双侧性，但也可发生于一侧，其出现率在成人约为 5%，约 45% 的峡部不连病例有滑脱。患者多在 30~40 岁及以上，许多学者认为发病与年龄有关，年龄越大，发病率越高，男性较女性多见。好发部位以第 5 腰椎最多，约占所有峡部不连病例的 86%；第 4 腰椎次之，约占 9%。本病是引起慢性腰腿痛的一种常见疾病。

要点二 病因病理

（一）病因

腰椎峡部裂和滑脱的病因至今尚不十分明确，学者们的观点亦不一致。归纳起来包括以下几个方面学说。

1. 先天性学说 早在 1 个多世纪前就有人提出，当一侧椎弓的两个骨化中心不愈合或一个骨化中心分裂为二时，即可形成峡部裂，但迄今尚无明确的胚胎学与解剖学证据。因此，许多学者对先天性学说提出了质疑。但腰椎的先天发育畸形及局部结构薄弱具有特殊的病因学意义，临床发现椎弓发育较为细长时局部易发生骨折。

遗传因素是峡部裂的重要原因之一。已有研究证实，峡部裂在发病率上具有种族与性别差异。Backer 和 McHollick 报道 400 名学生中，3 对父子同时存在峡部裂；Toland 报道一对孪生姐妹同时有 L5 滑脱。

2. 创伤学说 多数学者认为此病系后天性，与外伤及劳损关系密切，该观点与临床上青壮年发病率高相符。Wiltse 认为椎弓崩裂是一种应力骨折或疲劳骨折，虽一次严重损伤也可造成急性骨折，但通常的发生机制是重复应力。运动员，尤其体操、举重和排球运动员，峡部裂的发生率较高。

3. 峡部发育障碍及外伤混合学说 认为峡部局部结构薄弱，外伤易引起峡部断裂。

综上所述，峡部裂由多种因素引起，一般认为是在遗传性发育不良的基础上，椎弓部遭受反复的应力所造成。正常人直立时躯干重量通过 L5 传至骶骨，由于骶骨向前倾斜，L5 有向前、向下滑移的倾向。向前、向下滑移的剪力被椎间盘和前、后纵韧带的抗剪力及 S1 上关节突作用于 L5 下关节突的对抗力所抵抗。正常关节突承受剪力的 1/3，当峡部裂时，向前滑移的剪力大于椎间盘和前、后纵韧带的抗剪力时，椎体发生滑移。椎间盘的退变导致椎间隙狭窄，进一步发展，小关节也发生退行性改变，软组织支持结构减弱，由此产生退行性滑脱。

（二）病理和发病机制

峡部缺损可发生在椎弓根，横突基底前方或后方，或位于关节突间部，即上、下关节突之间。若为双侧横突后经椎弓根的缺损，将使椎体横突与上下关节突、关节突间部、椎板、棘突分开。若为双侧经关节突间部的缺损，则使椎体、椎弓根、横突、上关节突与下关节突、椎板、棘突分开。

（三）中医病机

中医学认为本病属"骨痹""腰痛"等范畴。《杂病源流犀烛·腰脐病源流》指出："腰痛，精气虚而邪客痛也。"肾主骨生髓，肝主筋藏血，肝肾阴虚，则筋骨失养。因此，外伤、慢性劳损、风寒湿邪加之素体禀赋不足等原因引起气滞血瘀，经络痹阻，不通则痛，是该病的发病机制。

要点三 临床表现

（一）症状及体征

1. 腰椎峡部不连 早期常无症状，多在无意中经X线检查被发现。患者常在20~30岁时缓慢出现症状。开始时有下腰痛或同时有腰腿痛,多为间歇性钝痛,有时为持续性,疼痛部位在正中或偏一侧,较深在。症状多不严重,也不影响日常生活,患者能从事一般劳动。站立、行走或弯腰时可引发症状,过度活动或负重时症状加重。

严重的腰椎滑脱可出现间歇性跛行和明显的下肢神经根放射痛,卧床休息时疼痛减轻或消失。患者有显著的腰椎前凸、臀部后凸、躯干前倾和变短、腹部下垂等,因此,下腰部凹陷、脊柱后下部的弧形曲线消失。患者跛行或走路时左右摇摆,弯腰活动受限,前屈尤其受限。女性患者因骨盆变扁平、腰椎至耻骨联合距离缩短,可造成分娩时难产。很多患者同时有坐骨神经痛,最初痛点位于大腿或臀部,向骶髂部及小腿放射,但一般无感觉、运动异常,膝、跟腱反射正常。部分患者可同时存在椎间盘纤维环破裂,有神经根受压表现者,下肢相应的神经根支配区放射痛和皮肤感觉麻木,弯腰活动受限,直腿抬高试验阳性,膝、跟腱反射减弱或消失。

2. **脊椎滑脱** 如椎体前移较多,可出现马尾神经牵拉和挤压症状。患者鞍区麻木、大小便失禁、下肢某些肌肉肌力减弱或麻痹,甚至发生不全瘫痪。少数患者因马尾神经受刺激,可引起股后肌紧张,患者向前弯腰困难,直腿抬高严重受限。触诊时,特别是当患者极度向前弯腰时,患椎棘突明显向后凸出,并有压痛,其上一椎骨的棘突则向前滑移,患椎的棘突向左右移动的幅度增大,脊柱后伸受限并有腰痛是此病的特征之一。

(二)辅助检查

1. **常规X线摄片** 椎弓峡部不连及脊椎滑脱的诊断主要依靠X线检查,一般应摄腰骶椎的正位片、侧位片及左、右35°~40°的斜位片。

(1)正位片:一般不易显示病变区,偶尔见椎弓根影下有一密度减低的斜行或水平裂隙,多为两侧性,其宽度约2mm。如有明显滑脱,滑脱的椎体高度减低,倾斜及下滑,其下缘常模糊不清,局部密度增加,与两侧横突及骶椎阴影相重叠,称为Brailsford弓形线,犹如倒悬的钢盔。滑脱的椎骨棘突向上翘起,也可与下位椎骨的棘突相抵触,与上部腰椎的棘突不在同一直线上。

(2)侧位片:对于腰椎峡部崩裂和腰椎滑脱的诊断有重要意义,是腰椎滑脱测量的主要手段。在多数患者的X线片上,可见到椎弓根后下方有一个由后上方伸向前下方的透明裂隙,其密度与滑脱程度有关,滑脱越明显,裂隙越清楚。在有些患者的侧位X线片上看不到该裂隙,但腰椎峡部细长。由于滑脱椎体不稳,活动度增大,患椎下方的椎间隙变窄,相邻椎体边缘骨质硬化或有唇状增生。还应注意有无骶椎的先天性或发育不良改变,如骶骨前上缘钝圆、骶椎小关节发育不全或缺如等。有时滑脱椎体会呈楔形变。

脊椎滑脱程度差别很大,大部分病例较为轻微,只有数毫米,但超过1cm者也不少,严重者椎体甚至完全滑脱至下一椎体的前面而非在其顶部。

(3)左、右斜位片:当根据正、侧位X线片不能确诊时,拍摄35°~40°斜位片可清晰显示裂隙。正常椎弓、附件在斜位X线片上投影似"猎犬"。犬鼻为同侧横突,犬眼为椎弓根切面像,犬耳为上关节突,犬颈为上、下关节突之间部即峡部,前、后腿为同侧和对侧的下关节突,犬身为椎弓。腰椎峡部不连时,峡部出现一带状裂隙,犹似犬颈系一项圈,其前下方常位于骶骨上关节突顶点上数毫米,偶尔可位于顶点的稍前方。常见L4下关节突和S1上关节突挤入峡部缺损处,将裂隙部分掩盖。如已有脊椎滑脱,则裂隙变宽,犹似犬颈被割断。

2. **特殊位X线摄片** 除以上投照位置外,特殊情况下,尚可采用下述投照位置。

(1)前后角度位:X线中心线向头侧偏35°。在此位置下,L5椎体移向上方,并使下关节突伸长,关节面落在椎间隙中,易显示缺损,同时易于区别关节突关节间隙造成的假缺损现象。

(2)应力位:过度前屈侧位可使缺损间隙分离。对比脊椎过度屈曲和过度伸展姿势下拍摄的侧位X线片,可以判断腰骶滑移的活动性。患者仰卧在过伸支架上,纵向牵引下摄片,也有利于判断其活动性。

(3)直立侧位:特别是两手持重物时,可加重滑脱程度。

3. **移位程度的X线测量** 正常的第5腰椎与第1骶椎构成一条连续弧线。Meyeding将骶骨上关节面分为4等份,根据L5在骶骨上向前移位的程度,将脊椎滑脱分为4度:向前滑移0~25%为一度,滑移26%~50%为二度,滑移51%~75%为三度,滑移大于75%为四度。

对正常人体自骶骨上面前缘画一垂线,第5腰椎椎体前下缘应在此线之后1~8mm。如有脊椎滑脱,则第5腰椎椎体前下缘位于此线上或在其前方,此线称为Ullmann线或Garland征。

自椎骨棘突至椎体前缘中点画一直线,即代表椎骨的前后径。在真性脊椎滑脱患者,因其已有椎体前移,患椎棘突与其下部椎骨关系保持不变,故此径增长;在假性脊椎滑脱患者,因椎体与棘突同时前移,故此径不变。借此可以鉴别真性脊椎滑脱和假性脊椎滑脱。

4. **CT检查** 其价值为:①对临床怀疑为椎弓崩裂,但常规X线摄片不能确定者特别有用;②可显示峡部的发育变异、不同阶段病变、峡部裂的愈合等细微改变,对于创伤性滑脱的病例可发现移位的骨折片进入椎管的情况;③在蛛网膜下隙完全阻塞时,脊髓造影不能诊断出神经根受压的病因,而采用水溶造影剂加强的CT扫描则可以了解神经受压的细致情况;④有助于选择治疗方法,决定是否在融合的同时做减压术。

5. **MRI检查** 可观察邻近椎间盘的退变情况及硬膜囊受压程度,有助于研究减压节段及融合范围。

要点四 诊断与鉴别诊断

(一)诊断

并非所有的滑脱都有临床症状,除与脊柱周围结构的代偿能力有关外,还取决于继发损害的程度,如关节突增生、椎管狭窄、马尾及神经根受压等。腰椎滑脱的主要症状是下腰痛和下肢痛。

成年人常在30~40岁出现症状,表现为慢性间歇性下腰痛,站立或行走时加重。此后可延及下肢,出现坐骨神经痛,伴感觉或运动障碍。退变性滑脱一般在50岁以后发病,症状与局部退行性变的程度及椎管发育大小有关。

正常情况下,L5滑脱引起 Ls 神经根受累,L4滑脱刺激 L4 神经根。

(二)鉴别诊断

1. **退行性脊椎滑脱** 亦称假性脊椎滑脱,多发生于50岁以上,40岁以下发病者非常罕见,女性的发病率为男性的4倍。好发于L4~5,发病率为相邻上、下椎间隙的6~9倍,也可同时发生在2~3个不同节段。在前后位X线片上,关节突关节面移位或间隙增宽;侧位片见滑脱方向可向前亦可向后,但极少超过30%,椎体前后缘的正常连线失去自然曲度,棘突向后凸出,椎间孔变小。另外,可见椎间隙狭窄、椎体骨质增生等退行性改变。其症状主要由下腰椎不稳、小关节退行性骨关节炎或伴腰椎管狭窄引起。

2. **腰椎间盘突出症** 腰腿痛伴下肢放射痛或放射性麻木为主要症状,咳嗽等腹压增大,或叩击病变间隙时可诱发及加重,有神经根支配区的感觉及运动障碍,患侧直腿抬高试验阳性。X线片无脊椎峡部裂及滑脱的特征性表现,结合CT或MRI可助于诊断。

3. **腰椎管狭窄症** 除下腰痛及神经根症状外,多数患者有间歇性跛行。CT扫描可见椎管有效矢径减少、黄韧带肥厚、关节突肥大内聚、侧隐窝狭窄等。

4. **其他** 腰骶部肿瘤、结核及退行性脊柱炎等均可出现类似脊椎滑脱的腰腿痛,但均有特定的影像学征象,易与脊椎滑脱鉴别。

要点五 治疗

腰椎峡部裂和滑脱的治疗方法很多,至今仍存在争论。一般情况下,大多数患者可通过非手术治疗得以缓解,儿童和少年期脊椎滑脱<30%者宜做定期观察,以了解疾病进展情况,只有少数患者需手术治疗。治疗的根本目的是神经根减压解除疼痛,矫正畸形,加强脊柱稳定性。

非手术疗法适用于有腰痛症状的椎弓峡部不连轻微、滑脱不超过30%者,以及年龄大、体质差而不能耐受手术者。方法有卧床休息、手法按摩、理疗、牵引、腰部支具及应用消炎镇痛药等,待症状消失后可逐渐恢复活动。损伤引起急性症状,X线摄片也证实是急性椎弓峡部裂者,采用石膏或皮围腰制动,可能获得峡部裂的愈合,即使未获骨性愈合,症状也常会消失。

(一)手法治疗

手法具有促进局部气血流通、缓解肌肉痉挛和整复腰椎滑脱的作用。手法操作务须轻柔和缓,轻快稳妥,力度适当,切忌强力按压和扭转腰部,以免造成更严重的损害。

1. **推理骶棘肌法** 患者俯卧,两下肢伸直,医者立于其左侧,用两手掌或大鱼际自上而下地反复推理骶棘肌,直至骶骨背面或臀部、股骨大转子附近,并以两手拇指分别点按两侧志室穴和腰眼穴。

2. **腰部牵引法** 患者俯卧,两手紧抱床头,医者立于床尾,两手分别握住患者两踝,沿纵轴方向进行对抗牵引。

3. **腰部屈曲滚摇法** 患者仰卧,两髋膝屈曲,使膝尽量靠近腹部。医者一只手扶患者两膝部,另一只手扶两踝部,使患者腰部过度屈曲,再将双下肢用力牵拉伸直。

4. **旋转手法** 可采用坐姿旋转复位手法,医者拇指拨动偏歪的棘突,向对侧方向用力顶压,另一只手从患侧腋下绕过,手掌按压颈背部,两手做腰部前屈旋转活动,拨正偏歪的棘突,有时症状和体征可即刻减轻。

5. **卧位复位法** 对于急性腰椎滑脱患者,或滑脱不久的年幼患者,可在硬膜外麻醉下试行复位。患者仰卧,腰部悬空,双髋双膝屈曲90°,分别在小腿后上侧及腹部悬挂重物,利用躯干下压的重力将向前移位的腰椎复位。

(二)固定方法

急性外伤性腰椎滑脱或年幼的腰椎弓崩裂患者,经手法复位满意后,可施行双侧石膏裤固定。有腰椎滑脱复位者,两髋应保持屈曲90°位置,以维持腰椎屈曲位。症状较轻的患者,可用宽腰带或腰围固定,以加强下腰的稳定性。

(三)练功疗法

注意加强腹肌肌力的锻炼,注意防止腰过伸活动。

(四)中药治疗

1. **血瘀气滞证**

(1)证候:多有明确外伤史,腰骶痛骤作,疼痛剧烈,刺痛或胀痛,痛有定处,日轻夜重,俯仰受限,转侧步履困难。舌红或紫暗,脉弦细。

(2)治法:活血化瘀,行气止痛。

(3)方药:身痛逐瘀汤。可酌加杜仲、续断、细辛等。

2. **风寒湿阻证**

(1)证候:腰骶部酸胀疼痛,时轻时重,拘急不舒。偏寒者得寒痛增,得热痛缓,舌淡,苔白滑,脉沉紧;偏湿者腰痛重着,肢体麻木,舌质正常,苔白腻,脉濡滑。

(2)治法:祛风散寒,除湿通络。

(3)方药:偏于风寒者方用独活寄生汤,偏于风湿者方用桂枝附子汤或加味二妙散。

3. **肝肾亏虚证**

(1)证候:腰骶部酸痛,腿膝乏力,遇劳更甚,卧则减轻,喜按、喜揉。偏阳虚者面色无华,手足不温,阳痿早泄,舌质淡,脉沉细;偏阴虚者,面色潮红,手足心热,失眠遗精,舌质红,脉弦细数。

(2)治法:阳虚者宜温补肾阳;阴虚者宜滋补肾阴。

(3)方药:阳虚者方用右归丸、青娥丸;阴虚者方用左归饮、大补阴丸。

(五)中药外治法

可外贴狗皮膏药或活血舒筋膏药。

(六)针刺疗法

取阿是穴、肾俞、命门、委中、昆仑等穴,每日或隔日1次,10次为1个疗程。

(七)封闭疗法

用于疼痛重者。患者取俯卧位,在滑脱的棘突旁开1~2cm处垂直进针,深度达椎板,注入0.5%利多卡因5~10mL、泼尼松龙2mL,每周1次,3次为1个疗程。

(八)手术治疗

以下情况可考虑手术治疗:①持续腰痛或反复腰痛,有神经根或马尾受压的症状和体征;②椎体滑移程度为30%~50%;③滑脱角>45°,腰骶段脊柱不稳定。手术可分为两类:一类为原位融合手术,包括椎弓不连修复术、腰骶椎后外侧融合术(可同时进行后路减压术)、前路椎体间融合术等;另一类为复位手术,包括后路器械复位与固定术、前后路联合复位与固定术等。复位、固定、减压、融合是治疗脊椎滑脱的四项基本措施,复位有利于改善或恢复脊柱生理曲度,纠正应力失衡;固定能够维持复位效果,使脊柱获得稳定,提高植骨融合的成功率;减压就是切除神经致压物,恢复椎管和神经根通道,解除神经压迫;融合就是通过植骨,使脊椎滑脱部分达到永久稳定。应根据具体病例的病理特点加以应用,做到所有操作都既能解除病变,又不增加局部破坏,有的放矢。应当强调的是,复位并不是主要目的,更不应强求完全的解剖复位,而受损神经的彻底减压和脊柱的稳定融合才是解决脊椎滑脱问题的根本。

一度至二度脊椎滑脱的多数病例应采用原位融合术。对脊椎滑脱的复位宜采取慎重态度,术者需具有较多临床经验。考虑做滑脱复位术的情况:①滑脱角大且腰骶段显著后凸,站立姿势显著异常,妨碍躯干与下肢功能;②滑移度大且做过减压术,预判原位融合术不能防止滑脱加重。

要点六　预后与康复

1. **并发症**　非手术疗法治疗该病的并发症少,一般有疼痛反复等。手术疗法的并发症较多,如滑脱复发、内固定物断裂、脊柱感染、切口感染等。

2. **预后**　该病预后不佳,患者需加强腰骶部、骶髂部的软组织锻炼。

细目四　腰肌劳损

要点一　概述

1. 腰肌劳损是指腰骶部肌肉、筋膜等软组织的慢性损伤致腰部酸痛,病程缠绵的疾病。
2. 又称为"功能性腰痛""腰背肌筋膜炎"等。
3. 外伤史多不明显,与职业工种和劳动姿势有关。
4. 多见于青壮年,男性多于女性。

要点二　病因病理

1. **急性损伤失治或误治**　急性腰肌损伤,没有得到及时有效的治疗,或治疗方法不当,或治疗不彻底,均成为发病因素。损伤的肌肉、筋膜、韧带未能完全修复,局部无菌性炎症持续存在,导致瘢痕组织产生和局部粘连,活动后的肌酸不能及时排出,刺激末梢神经引起症状,使腰部功能减弱,因此出现疼痛症状而持续不愈。

2. **腰肌的慢性积累性损伤**　腰部是人体保持平衡和完成各种动作和活动的枢纽,肌肉、韧带是受力较大且频繁牵拉的组织,长期的劳作会引起小的纤维损伤、出血、渗出,损伤组织修复和出血渗出被吸收后,会产生粘连,遗留瘢痕。

3. **肌筋膜无菌性炎症**　腰部的外伤、劳损等引起的病理变化会产生局部无菌性炎症反应,可出现组织痉挛、缺血、水肿、粘连及肌纤维变性。天气变化,风寒侵袭,可促使局部炎症反应加重。

4. **脊柱外伤后引起的腰椎内外平衡失调**　脊柱外伤骨折以后,伴随韧带损伤和脊柱稳定性破坏,脊柱的内在平衡系统受到影响,继发外源性平衡系统失调,导致结构紊乱,亦是产生腰肌劳损的重要因素。

5. **腰骶部骨骼的先天性畸形**　如隐性脊柱裂,棘上韧带失去稳定的附着点,削弱了腰骶关节的正常功能;脊髓灰质炎遗留下肢畸形,行走时步态不稳,腰椎姿势不平衡,从而产生腰肌劳损。

6. **风寒湿邪的影响**　风寒侵袭导致小血管收缩,肌肉组织痉挛,局部微循环障碍,肌纤维变性或粘连,肌筋膜无菌性炎症诱发腰肌劳损。

7. **中医学认识**　中医将腰肌劳损归属于肾虚腰痛或风湿痹证的范畴。

要点三　临床表现

1. 多为腰背部或腰骶部的胀痛、钝痛,常因劳累明显加重,休息时减轻。
2. 患者多不能久坐、久立,不能坚持弯腰工作,常频繁更换原有姿势,并常以拳头叩击腰部以放松肌肉,缓解疼痛。
3. 腰部喜暖畏寒,遇阴雨天、风寒侵袭以及潮湿环境症状明显加重。
4. 睡眠时喜仰卧位,多把腰部垫高以维持正常生理曲度,使腰肌有所依托而减缓症状。
5. 临床一般无特殊体征,活动功能多无明显影响。
6. 部分患者出现一侧或两侧竖脊肌僵硬,有压痛感,通常压痛点较为广泛,部位多在腰骶部棘突旁或棘突间、腰椎横突、髂嵴等处。患者感觉局部麻木或感觉减退,但常无明显感觉障碍,也无反射障碍和肌肉萎缩,神经系统检查多无阳性体征。
7. X线及实验室检查多无异常改变,腰椎失稳可能是一些患者出现腰肌劳损症状的潜在成因,亦有少数患者有腰椎或腰骶部(脊柱侧弯畸形、移行椎、隐性脊柱裂等)先天性畸形,一部分患者会有不同程度的骨赘形成。

要点四 诊断与鉴别诊断

（一）诊断

1. 急性损伤失治、误治或治疗不彻底，症状反复发作；经常弯腰或负重劳动，平时缺乏锻炼，在不正常姿势下维持过久；压痛广泛，肌肉僵硬，疼痛与休息或劳累程度相关。

2. X线及实验室检查无异常发现。

（二）鉴别诊断

1. **臀上皮神经卡压** 患者外伤史多不明显，痛点主要在髂后上棘的外上方，即臀上、臀中皮神经支配区，局部除压痛外，常可摸到条索状硬结，有时压痛可向大腿后侧放射，甚至影响直腿抬高活动。但外观及骨关节检查无异常。

2. **第三腰椎横突综合征** 腰部一侧或两侧疼痛，程度不一，以慢性间歇性疼痛、酸胀、乏力为主。弯腰直起时疼痛较重且有困难，第三腰椎横突有局限性压痛，可触及一纤维性软组织硬节，X线检查可见第三腰椎横突过长或左右不对称。

要点五 治疗

（一）手法治疗

手法治疗可以舒筋活血（改善局部血液循环）、松解粘连、缓急止痛（促进无菌性炎性物质的吸收消散）。手法操作主要有循经搓推法、腰背按揉法、局部弹拨法、散手拍打法、卧位斜扳法等。

（二）针灸治疗

以针刺肾俞、腰阳关、委中、三阴交以及阿是穴为主，配以灸法或拔火罐，温通经脉，活血止痛。

（三）封闭治疗

多采用曲安奈德注射液2mL+2%利多卡因4mL做痛点注射，每周1次，3次为1个疗程。

（四）药物治疗

1. **内服药** 中医认为腰肌劳损多属肾虚腰痛或风湿痹证的范畴，宜采用补肾、祛风除湿的治法，药选肾气丸、六味地黄丸、独活寄生丸等。西医常用药物有布洛芬、洛索洛芬、美洛昔康等。

2. **外用药** 理疗热敷袋、坎离砂、驱寒止痛砂以及中药腾洗药等。

（五）小针刀疗法

用于对压痛点可触及条索状结节的组织粘连部分实施局部剥离，以达到疏通经络、松解粘连的治疗效果。

（六）功能锻炼

重点在于腰背肌的锻炼，以增强脊柱的外在平衡，恢复肌肉的正常舒缩功能和弹性。常用的方法为"三点式""五点式""拱桥式""飞燕点水式"支撑练功动作。

（七）其他治疗

还可采用红外线、频谱照射、中药离子导入、超短波等理疗方法。

要点六 预后与康复

1. 腰肌劳损病程较长，治疗显效缓慢，症状易于复发。

2. 平时应注意劳动姿势，经常变换体位，改善工作条件，注重劳逸结合。同时避免风寒湿邪的侵袭，适当节制房事，坚持腰背肌锻炼，增强体质。

细目五 第三腰椎横突综合征

要点一 概述

1. 第三腰椎横突综合征是以第三腰椎横突明显压痛为特征的慢性腰痛，又称"腰三横突周围炎"或"腰三横突滑囊炎"。

2. 多见于青壮年，男性多于女性。

3. 大多数患者有扭伤史，特别是突然弯腰，或长期从事弯腰工作的人。

要点二 病因病理

1. 腰椎横突是腰背筋膜的附着点，各横突间均有横突间肌及横突间韧带。

2. 由于第三腰椎横突位于腰椎的中心，在所有腰椎横突中最长，附着的肌肉最多，因此第三腰椎横突是腰部肌肉收缩运动的一个重要支点，受力也最大，较其他腰椎更易产生劳损。

3. 第1~3腰神经的后支穿过起于横突的肌筋膜，行于横突背侧。长期的弯腰工作，使其附着处产生慢性牵拉性损伤，形成许多小肌疝，同时腰神经感觉支也会因牵拉而产生疼痛。

4. 突然弯腰或强力扭转脊柱，使第三腰

椎横突周围的肌肉筋膜撕裂而局部发生水肿、渗出、肌肉痉挛等，形成无菌性炎症刺激，产生疼痛。

5. 病程日久所导致的以纤维增生为主的慢性炎症，是本病迁延难愈的主要原因。

6. 中医认为本病的病机是筋膜损伤，气滞血瘀，经络痹阻，不通则痛。

要点三　临床表现

1. 腰部一侧或两侧疼痛，程度不一，以慢性间歇性疼痛、酸胀、乏力为主。

2. 晨起或弯腰时疼痛较重，尤以弯腰直起时疼痛加重且有困难，活动后可减轻。腰部酸胀部位广泛，呈持续性，且容易疲劳，患者有一种难于言表的烦扰不适感。

3. 单一姿势很难持久，久坐、久立后需伸腰活动或改变体位，劳累后腰部症状明显加重，疼痛可向臀部、大腿外侧或膝外侧放射。

4. 第三腰椎横突有局限性压痛，按压第三腰椎横突尖端部疼痛锐利，可触及纤维性软组织硬节，触痛较重并向患侧臀部、大腿外侧或膝外侧放射。

5. 与咳嗽、打喷嚏时腹压增高无关，腰椎活动一般正常。

6. 有部分患者可出现直腿抬高不同程度受限，腰臀腿部感觉牵扯样反射性疼痛，但屈踝加强试验多为阴性。

7. 以一侧腰痛为主的部分患者可能有代偿性脊柱侧弯或腰椎生理弧度变直。

8. X线片示：第三腰椎横突过长或左右不对称。

9. 实验室检查无异常。

要点四　诊断与鉴别诊断

（一）诊断

1. 腰部一侧或两侧疼痛，程度不一，慢性间歇性疼痛、酸胀、乏力为主，疼痛可沿下肢放射，但与腹压增高无关，腰三横突尖端有局限性压痛，有时可触及纤维性硬结。

2. X线检查可见相应表现。

（二）鉴别诊断

1. **腰椎间盘突出症**　腰部压痛和叩击痛位于突出椎间隙的棘突旁，并呈典型坐骨神经分布区疼痛，或伴有麻木。腰痛与腹压增高有关，直腿抬高试验阳性，屈颈试验阳性。CT、MRI检查可以明确诊断。

2. **梨状肌综合征**　臀部以及下肢后侧、后外侧疼痛，可有小腿外侧麻木，自觉臀部有"刀割样"或"烧灼样"疼痛，梨状肌部位有压痛和放射痛，局部可触及条索状隆起，梨状肌紧张试验阳性，患侧直腿抬高到50°出现疼痛，但超过70°后疼痛反而减轻，踝背伸加强试验阴性。

要点五　治疗

1. **手法治疗**　为本病治疗首选。弹拨法对本病的治疗有着明显的效果。操作时患者取俯卧位，术者先用滚揉法自上而下放松患侧竖脊肌，反复多次。再以两手拇指于第三腰椎横突尖端部（即疼痛敏感点）由外向内做与纤维性硬节垂直方向的反复弹拨，拨动时应由浅入深，由轻到重。然后用掌根或大鱼际在局部做按揉松解。本法对身体偏瘦者易于操作。对体格健壮者需首先定位，从第三腰椎棘突向竖脊肌的外侧缘寻找压痛点，确定位置后以肘尖向前、内方按压，在纤维性硬节处或疼痛敏感点予以弹拨松解。然后沿患侧竖脊肌往返捏拿按揉，同时配合腰部后伸活动。

2. **针灸治疗**　多取阿是穴针刺治疗，深度至横突骨膜为宜，予强刺激的泻法，可留针10~20分钟。每日1次，10次为1个疗程。

3. **封闭治疗**　用曲安奈德注射液2mL+2%利多卡因2mL做第三腰椎横突痛点注射封闭。每周1次，可连续做2~3周。

4. **小针刀疗法**　在局部麻醉下，用小针刀直接刺入达第三腰椎横突尖部，在其周围进行剥离松解。

5. **药物治疗**　内服药依据肾虚证、气滞血瘀证、风湿证辨证论治，分别选用补肾活血汤、地龙散、独活寄生汤等加减治疗。外用药可局部外敷狗皮膏、南星止痛膏等。腰部疼痛较重者可佩戴腰围。

6. **手术治疗**　症状严重、反复发作、影响工作者可考虑手术治疗。一般做第三腰椎横突剥离或切除术。

要点六　预后与康复

1. 大多数患者通过非手术治疗可使症状获得缓解或治愈。

2. 对症状时轻时重、酸痛且易于疲劳者，可通过功能锻炼的方法减轻疼痛或巩固疗效。除俯卧位"飞燕点水式"练功外，可以站立位，两足分开同肩宽，两手拇指向后叉腰，拇指顶按腰三横突,然后做腰部旋转,连续做5~10分钟,再做腰后伸,双手掌根按揉腰部,以放松肌肉,解除粘连,消除炎症。

3. 长期坚持有利于减缓症状及防止复发。

细目六 梨状肌综合征

要点一 概述

1. 梨状肌综合征是指由于梨状肌变异或损伤,刺激或压迫坐骨神经,而引起的以一侧臀腿疼痛为主要症状的疾病。

2. 梨状肌起始于骶骨前面,肌纤维经过坐骨大孔向外,抵止于股骨大转子的后内侧,是髋关节外旋的主要肌肉,受骶丛神经支配。坐骨神经自梨状肌下缘出骨盆,自臀大肌前下方进入大腿后侧,开始分为胫神经和腓总神经,支配大腿、小腿及足部的肌肉,感觉支分布到小腿和足部的皮肤。

3. 梨状肌的体表投影,可以自尾骨尖至髂后上棘作连线,并将该线中点向股骨大转子顶点作连线,此直线恰好为梨状肌下缘。梨状肌通过坐骨大孔把神经、血管分为上、下两部分,上孔有臀上神经及臀上动、静脉穿过,下孔有阴部神经、股后皮神经、坐骨神经以及臀下动、静脉穿过。

要点二 病因病理

1. 大多由间接外力所致,髋关节过度外旋和外展或蹲位站起时,因梨状肌突然收缩或牵拉而损伤,致使梨状肌肌腱撕裂、渗血和水肿,产生的炎性反应可与周围组织发生粘连,肌肉形成保护性痉挛,产生局限性肌束隆起,刺激相邻的组织和神经,引起臀部和下肢疼痛的症状。

2. 梨状肌本身的变异也是出现临床症状的一种原因。发生变异的状况大多有两种类型:一类是坐骨神经从梨状肌肌腹中穿过,另一类是坐骨神经高位分支,即坐骨神经在梨状肌处就分为胫神经和腓总神经,胫神经从梨状肌下出来,腓总神经则从梨状肌肌腹中穿出。在遭受风寒湿侵袭或骶丛神经受压刺激时,即可引起梨状肌痉挛。

3. 上述两种因素均可导致梨状肌营养障碍,出现弥漫性水肿,使肌腹钝厚、松软、弹性下降等,进而使梨状肌上、下孔狭窄,刺激和压迫坐骨神经、血管等,出现一系列临床症状。

4. 中医将梨状肌损伤归属于痹证的范畴,与气血凝滞、经络痹阻相关。

要点三 临床表现

1. 一般患者臀部酸胀、疼痛、沉重,自觉患肢稍短,轻度跛行,有时患处疼痛向大腿后侧及小腿外侧放射,皮肤感觉减退。严重者臀部呈"刀割样"或"烧灼样"疼痛,用力或咳嗽时因腹压增高则疼痛加剧,双下肢不能伸直,患者常因疼痛而夜不能眠。

2. 日久患肢肌肉可出现萎缩,肌力下降。

3. 腰部无压痛、畸形,活动不受限。梨状肌部位有压痛和放射痛,局部可触及条索状隆起。髋内旋、内收受限并加重疼痛,梨状肌张力试验阳性。患侧直腿抬高到50°出现疼痛,但超过70°后反而减轻。做梨状肌局部封闭治疗后,可使症状明显减轻或消失。

要点四 诊断与鉴别诊断

(一)诊断

臀部酸胀、疼痛、沉重,自觉患肢稍短,行走轻度跛行,有时患部疼痛向大腿后侧及小腿外侧放射。梨状肌部位有压痛和放射痛,局部可触及条索状隆起。髋内旋、内收受限并加重疼痛,梨状肌张力试验阳性。患侧直腿抬高到50°出现疼痛,但超过70°后反而减轻。做梨状肌局部封闭治疗后,可使症状明显减轻或消失。

(二)鉴别诊断

1. **腰椎间盘突出症** 压痛多位于腰骶部,梨状肌综合征压痛主要位于臀部。两者均可产生坐骨神经激惹症状,前者随着直腿抬高的角度增加疼痛逐渐加重,后者则直腿抬高到50°出现疼痛,但超过70°后反而减轻,且腰部活动一般不受限。

2. **腰椎间盘炎** 患者虽有臀部、股后和坐骨神经分布区疼痛,但同时伴有低热或发热,有的体温可达39°以上,病变椎间隙及棘上压痛,血沉增快,X线检查可见椎间隙狭窄等表现。

要点五 治疗

1. **手法治疗** 通常作为首选,主要作用是舒筋通络、活血散瘀。通过局部手法缓解梨状肌痉挛,解除对神经、血管的压迫,同时可以加速血液循环,促进新陈代谢,消除局部无菌性炎症,改善组织的营养供应,修复受损的组织。具体手法可采用按揉、弹拨、㨰、擦及被动运动。急性期:以按揉、弹拨梨状肌为主,并加以点按,促使梨状肌肌腹平复,然后㨰推舒顺肌肉。慢性期:以按揉梨状肌为主,同时弹拨已经粘连的条索状肌束,后自梨状肌起点向止点沿肌纤维走行方向㨰揉舒筋,待肌肉略放松后,配合髋关节被动后伸、外展、外旋等运动,并按擦患部,以透热为度。

2. **针灸治疗**　可取阿是穴以及秩边、环跳、承扶、阳陵泉、足三里等穴位,以泻法为主,配合捻转提插,急性期每日1次,慢性期隔日1次。

3. **小针刀疗法**　在局部麻醉下,用小针刀松解粘连,减轻肌肉内压,缓解肌肉痉挛,消除水肿。

4. **药物治疗**　内服药急性期以活血化瘀为主,选用桃红四物汤、活血止痛汤加减。慢性期多采用温筋和络、祛风除湿的方药,选用独活寄生汤、蠲痹汤加减。外用药可采用膏药外贴患处,亦可配合热敷。

5. **物理疗法**　采用经络频谱仪、红外线透热照射、中药离子导入、超短波等治疗。

6. **手术治疗**　对各种非手术治疗无效,且症状严重,或诊断明确但症状反复发作的患者,可根据肌肉变异或瘢痕粘连的具体情况,进行针对性的手术治疗,以松解或消除神经的卡压。

要点六　预后与康复

1. 避免髋关节过度外旋和外展,或长期下蹲位工作。

2. 注意避免风寒侵袭,劳逸适度,加强锻炼,增强体质。

3. 在进行各种体育活动锻炼过程中,需先行一些适应性的准备活动,以防止再度出现损伤。

第十一单元　骨关节疾病

细目一　骨关节炎

要点一　概述

1. 好发于中老年人。
2. 是最常见的慢性退行性骨关节炎，以骨关节软骨退行性改变及软骨下骨反应性增生为特征。
3. 临床以关节疼痛、变形和活动受限为特点，所引起的功能障碍是老年人致残及生活质量下降的主要原因之一。
4. 以膝、手、髋、踝和脊柱后关节最易受累，而以膝关节骨关节炎最为常见。
5. 分为原发性和继发性两大类。
6. 本病属中医学痹证、颈肩腰腿痛范畴。

要点二　病因病理

1. 由机械性和生物性等多种因素相互作用共同形成，引起关节解剖异常、关节囊病变和软骨破坏。
2. 病理特点为关节软骨的变性、糜烂、溃疡和脱失，软骨下骨硬化和囊性变，以及边缘性骨赘形成。
3. 构成软骨基质的蛋白聚糖浓度减少及其分子大小和聚集性改变，胶原纤维的大小和排列异常，以及基质中大分子物质的合成和降解增加。
4. 从关节软骨起病，影响整个关节结构，包括软骨下骨、韧带、滑膜、关节囊及关节外肌肉，最终因关节软骨全部脱失而导致关节畸形和功能丧失。
5. 危险因素：增龄、外伤、体力劳动、运动、肥胖、生化、遗传等。
6. 中医学认为骨性关节炎是由于年老体衰、肝肾亏虚、筋骨失荣，或劳伤瘀滞、夹杂风寒湿邪痹阻筋脉而发病。病延日久，则筋肉、骨骼、关节营养乏源，瘀滞凝涩，缠绵难愈。

要点三　临床表现

1. 发病年龄多在50岁以上，女性稍多于男性。
2. 最常受累部位是全身的滑膜关节，多见于膝、髋、踝关节和手部指间关节。
3. 起病缓慢，呈渐进性病程，时常有间歇性发作。
4. 初起关节疼痛，且有运动后加重、休息后减轻的特点，或为持续性钝痛，或为活动时突然刺痛，并伴有腿软欲跌的感觉；症状逐渐加重，受累关节出现"胶着现象"，关节僵硬，疼痛加重，关节活动度下降，关节部位酸胀肿大，甚则关节变形。
5. 查体发现关节摩擦音、碾轧音，关节肿胀及触压痛，关节骨性突起和肥大，以及关节畸形、半脱位；病久者出现肌肉萎缩；关节活动范围缩小和肌力减弱。
6. X线检查早期可无任何病理变化显示；逐渐可见关节间隙变狭窄，软骨下骨质硬化，关节边缘有唇样骨赘形成，关节面不光整，软骨面下可见散在的囊性变透亮区及关节内游离体；后期可出现关节半脱位、骨端变形和对线不良。CT、MRI和关节镜检查对详细了解骨关节炎的病变进展及药物疗效有重要参考价值。
7. 血常规、血沉和C-反应蛋白正常或轻度增快。关节穿刺和滑液检查可明确本病关节液的特点。

要点四　诊断与鉴别诊断

（一）诊断

在与其他关节疾病相鉴别的情况下，根据关节疼痛酸胀、晨僵（<30分钟）、好发部位及好发年龄等进行诊断，对于不典型病例，需结合影像学检查诊断。美国风湿病学会（ACR）分类标准对骨关节炎诊断具有较高的灵敏度和特

异度。

（二）鉴别诊断

1. **类风湿关节炎** 起病缓慢，偶为急性，关节疼痛、肿胀、畸形、活动受限，以 30~50 岁为发病高峰，多发性、对称性、四肢大、小关节受累，类风湿因子（+），抗链球菌溶血素"O"（+），X 线检查有特殊征象。

2. **骨关节结核** 发病年龄较轻，起病缓慢，多为单关节发病，常伴有低热、盗汗、恶心、厌食等全身结核中毒症状，患部可见脓肿，关节穿刺为渗出液，PCR-TB（+），X 线可显示骨关节破坏。

3. **痛风性关节炎** 发病时关节红肿热痛，多累及第 1 跖趾关节，缓解时则诸症消失，一切恢复正常，不留畸形，晚期 X 线片可见骨端关节面虫蚀样或穿凿样骨质破坏，实验室检查血尿酸浓度增高。

4. **色素沉着绒毛结节性滑膜炎** 多见于成人，以膝关节最多见，膝关节周围结节状柔韧肿块，甚至侵蚀骨组织而疼痛，活动受限或有弹响声与交锁现象，关节有积液征，穿刺有血性液体，病理检查见滑膜增厚，为棕褐色苔藓状绒毛，若侵犯骨质时 X 线检查可见关节面毛糙。

要点五 治疗

治疗原则：建立早诊断、早治疗、综合性及长疗程的治疗原则，按照传统痹证思路治疗，可用中药、针灸、推拿等方法；也应按照现代骨性关节炎处理，强调修复软骨、清除骨赘、矫正骨关节畸形等，达到缓解症状、改善功能、延缓进程及矫正畸形的基本目的。

（一）中药治疗

1. **辨证论治**

（1）肝肾亏虚证

1）证候：关节隐隐作痛，腰膝酸软，活动不利，动作牵强；伴有头晕、耳鸣、目眩、身疲乏力；舌质淡红，苔薄白，脉细弦或弱。

2）治法：滋补肝肾，舒筋止痛。

3）方药：左归丸加减。上肢痛加桑枝，下肢痛加木瓜、威灵仙，寒重者加附子、五加皮。

（2）劳伤瘀滞证

1）证候：骨节疼痛，肥厚畸形，活动受限，萎弱无力；兼腰弯背驼，神情倦怠，面色晦暗；舌质淡暗或舌胖质红，苔薄或薄腻，脉沉涩或弦细。

2）治法：补肾壮筋，活血止痛。

3）方药：补肾活血汤加当归、鸡血藤、白花蛇。

（3）阳虚寒凝证

1）证候：肢体关节疼痛，肿胀积液，屈伸不利，天气变化加重，遇寒痛增，得热稍减；伴形寒肢冷，神倦懒动；舌淡胖苔白滑，脉沉细缓。

2）治法：温补肾阳，通络散寒。

3）方药：金匮肾气丸加枸杞子、杜仲、仙茅、巴戟天、桑寄生、白花蛇等。

2. **专病专方** 可选用壮骨伸筋胶囊、附桂骨痛胶囊、筋骨痛消丸、骨刺宁胶囊等中成药。

3. **外用药** 中药外用法主要分为中药熏洗法、熏蒸法、中药离子导入法或药膏敷贴法。多用祛风除湿散寒、活血通络止痛类中药组方。

（二）针灸治疗

1. 针灸治疗能缓解疼痛，改善症状。

2. 分为毫针刺法、刺络拔罐法、火针温灸拔罐法、穴位注射法等。

3. 多以局部取穴为主，常取血海、梁丘、膝眼、委中、阳陵泉等穴位。

（三）西药治疗

1. **抗炎止痛药**

（1）此类药物可缓解轻、中度疼痛，改善临床症状。

（2）目前常用对乙酰氨基酚，或具有选择性 COX-2 抑制剂的药品，如美洛昔康、依托度酸、萘丁美酮和塞来昔布等。

（3）糖皮质激素对骨关节炎患者的使用应严格限制，只适用于骨关节炎患者伴发滑膜炎出现关节腔积液时做局部关节腔注射，禁忌全身应用。

（4）中度至重度的膝骨关节炎患者，以上药物治疗不能解除疼痛时，可将阿片类药物作为最后选择，如可卡因、曲马多等。

2. **改善病情药物**

（1）此类药物起效慢，一般需数周以上，但停药后疗效仍持续一定时间。

（2）既能抗炎止痛，又有延缓骨关节炎发展的作用。如硫酸氨基葡萄糖、S-腺苷基蛋氨酸、双醋瑞因等。可直接补充软骨基质，减缓软骨降解，并通过反馈机制促进软骨细胞代谢活性，恢复软骨细胞基质分泌功能，还可抑制关节内多种降解酶的活性，对软骨起保护作用。

3. **黏弹性补充疗法** 通过向病变关节内

注射透明质酸（HA）以恢复关节内滑液的弹性和黏滞度，从而缓解滑膜炎症、减轻软骨破坏、改善临床症状和关节功能的一种治疗方法。产品有施沛特、欣维可等，其治疗骨关节炎的机制是补充关节内HA、抗炎、止痛、稳定和修复关节软骨。

（四）手术治疗

1. **适应证** 病变严重，具有持续疼痛及明显功能障碍者，可选择手术治疗。

2. **手术方法** 关节镜下关节清理术、软骨修复手术、关节成形术、截骨术和人工关节置换术等。

3. **手术方式的选择** 主要根据患者的年龄、受累关节、预期目标、患者期望及软骨破坏程度等多种因素综合确定。

（五）辅助治疗

1. **理筋手法** 根据病情，可选用点穴拨筋法、捏揉推髌法、摇旋利节法等，以解痉止痛，松解粘连，增进功能。

2. **运动疗法** 加强膝关节周围肌群的锻炼是预防和治疗骨关节炎、改善膝关节功能的一个重要方面。如直腿抬高运动、髋关节外展运动、屈膝蹲空运动及机械性CPM运动等，但要注意休息调理，减少膝关节的负荷。

要点六 预后与康复

1. 做好患者的科普教育与咨询工作，消除不必要的思想负担，积极配合医生进行系统规范化、个体选择性治疗。

2. 防止过度劳累及关节受凉，避免超强度劳动和运动造成损伤，适度、适量做体育锻炼，以增强体质，改善关节的稳定性，防止畸形。

3. 妥善保护关节，防止再度损伤，若身体过胖者应当减轻体重；若发病与职业有关，应调整工种。

4. 重视合并的其他疾病如骨质疏松症的防治。

5. 禁止长期或滥用糖皮质激素。

细目二 股骨头缺血性坏死

要点一 概述

1. 股骨头缺血性坏死是指由于不同的病因导致股骨头的血液循环障碍，引起以骨细胞为主的股骨头内活性成分坏死为主要病理改变的一种疾病。

2. 以儿童和青壮年多见，男性多于女性。

3. 本病发病率较高，有上升的趋势，临床较为常见。

4. 本病类似古代中医文献所称髋部的"骨痹""骨蚀"。

要点二 病因病理

（一）创伤性股骨头缺血性坏死

1. 外伤时供应股骨头血液循环的主要血管损伤，而圆韧带血管的供血范围有限，易发生股骨头缺血性坏死。

2. 股骨颈骨折后发生股骨头缺血性坏死，儿童和青壮年的发生率较老年人高。

3. 股骨颈骨折，骨折线越靠近股骨头，股骨头缺血性坏死率越高。

4. 股骨颈骨折原始移位程度重者，股骨头缺血性坏死率增高。

5. 股骨颈骨折后复位和内固定质量的好坏，以及复位和内固定的时间，对股骨头缺血性坏死率和坏死程度均有影响。

（二）激素引起股骨头缺血性坏死

1. **脂肪栓塞学说** 长期服用糖皮质激素可造成高脂血症，使脂肪在肝脏沉积，脂肪栓子阻塞关节软骨下的骨微血管，造成骨质缺血而发生股骨头缺血性坏死。

2. **凝血机制改变学说** 长期服用肾上腺皮质激素可使血液处于高凝状态，刺激血小板大量生成，或发生血管炎，形成血栓，造成骨微循环障碍，骨内高压，而致股骨头缺血性坏死。

3. **骨质疏松学说** 长期使用激素最突出的副作用是引起骨质疏松症，使骨生成速度减慢，骨吸收增加。骨质疏松时易因轻微压力而发生骨小梁细微骨折，受累骨由于细微损伤的累积，对机械抗力下降，从而出现塌陷，最终导致骨缺血性坏死。

（三）酒精中毒所致股骨头缺血性坏死

酒精中毒患者常合并有高脂血症、脂肪肝、胰腺炎等疾病，可引起脂类代谢紊乱、脂肪栓塞，造成股骨头缺血性坏死。

（四）中医学对股骨头缺血性坏死的认识

中医学根据脏腑学说、气血学说、经络学说认为，本病或因肾阴不足，肾水亏乏，水不胜火，热伐其精，髓减骨枯；或因肾阳不足，失却温煦，肾不主骨，髓失所养；或因创伤后骨断筋伤，气滞血瘀，脉络瘀阻，骨失濡养；或因平素嗜酒、过食肥甘或长期服用激素，或内积宿疾而致湿热蕴结，脉络堵塞，筋骨失养，导致股骨头缺血性坏死的发生。

要点三　临床表现

1. 可有髋部创伤史、长期大量服用激素史或嗜酒史。
2. 早期无临床症状，在拍摄X线片时偶然发现。
3. 疾病早期以疼痛为主，伴有功能受限；晚期以功能障碍为主，伴有疼痛。最早出现的症状是髋部或膝关节内侧疼痛，可呈间歇性或持续性，逐渐加剧，可在轻微外伤后骤然加剧。可有跛行，负重行走困难。
4. 髋局部深压痛，内收肌止点压痛，骶髂关节分离试验阳性，托马斯（Thomas）征、屈德伦堡（Trendelenburg）征阳性。外展、外旋或内旋活动受限，患肢可缩短，肌肉萎缩。
5. 双髋正位和蛙式位X线片表现为骨纹理细小或中断，股骨头囊性变、硬化、扁平或塌陷，是本病诊断和分期的主要方法与依据。MRI是对早期诊断最有意义、最先进的方法。MRI表现：关节面下方呈均匀一致的低信号区，边界清楚，位置浅表；或呈较大、不规则且不均匀的低信号区，可自关节面下方延伸至股骨颈；或呈带状低信号区，横越股骨颈之上部或下部；或环状低强度区环绕正常强度区。

要点四　诊断与鉴别诊断

（一）诊断

1. 髋部创伤、嗜酒或服用激素病史。
2. 髋部疼痛，可伴有跛行，随着病情的进展，可出现髋关节不同程度的活动受限。
3. 腹股沟中部或髋关节周围的压痛，髋关节功能受限，或出现骶髂关节分离试验、托马斯（Thomas）征、屈德伦堡（Trendelenburg）征阳性。
4. MRI和骨显像检查可于早期明确诊断。
5. X线表现及分期

Ⅰ期：股骨头轮廓无改变，多在负重区出现囊性变或"新月征"。

Ⅱ期：股骨头轮廓无明显改变，负重区可见密度增高，周围可出现硬化带。

Ⅲ期：股骨头出现阶梯状塌陷或双峰征，负重区变扁，有细微骨折线，周围有骨质疏松征象。

Ⅳ期：髋关节间隙狭窄，股骨头扁平、肥大、增生，可出现向外上方半脱位或脱位，髋臼边缘增生硬化。

（二）鉴别诊断

1. **髋关节结核**　大多有较明显的全身症状，髋关节功能不同程度受限，托马斯征阳性，有其他脏器结核或结核病史，血沉快，X线片早期表现为股骨近端弥散性骨质疏松，晚期则呈现明显的骨质破坏和关节间隙变窄。

2. **强直性脊柱炎**　高发年龄为20~40岁，绝大多数为男性，症状多为双侧同时出现，表现为髋部隐痛或剧痛，晨僵，髋关节功能逐渐丧失，多伴有下背痛、僵硬，腰椎运动受限，类风湿因子常呈阴性，血沉在活动期明显增快，HLA-B27阳性。X线表现为普遍骨质疏松，软骨下可见虫蚀样细小囊性改变，关节间隙狭窄，破坏区常限于表面骨质，头面可增生变形，但无塌陷。

3. **髋关节骨性关节炎**　起病缓慢，多发生在50岁以后，早期出现髋部僵硬，晨起明显，伴有疼痛或跛行，活动之初和过度活动后均可发生疼痛，X线片早期表现为微小的骨赘形成，继而负重区关节间隙变窄，软骨下散在多个小囊样稀疏区，其周围骨质硬化，但无死骨形成，也不发生塌陷。

要点五　治疗

治疗原则：根据X线分期选择治疗方法。①早期：解决血液循环障碍，促进骨坏死修复；②中期：防止塌陷，保留髋关节功能，防止骨关节炎的发生；③晚期：纠正塌陷和增生变形，重建髋关节功能。

（一）中药治疗

中药适用于Ⅰ期、Ⅱ期的治疗，或Ⅲ期、Ⅳ期的配合治疗。目的是抑制血小板聚集，增加血流量，改善股骨头的微循环，降低骨内压，减轻骨坏死程度，促进骨坏死修复。

1. **气滞血瘀证**　常见于青壮年创伤后股骨头缺血性坏死。症见髋部疼痛，夜间痛剧，刺痛不移，关节屈伸不利。舌暗或有瘀点，脉弦或沉涩。治宜行气止痛、活血祛瘀，方用身痛逐瘀汤加减。

2. **痰湿证** 多见于长期大量服用激素或平素嗜酒、过食肥甘引起的股骨头缺血性坏死,病程日久可兼肾阳、肾阴亏损。症见髋部沉重疼痛,痛处不移,关节漫肿,屈伸不利,肌肤麻木,形体肥胖。苔腻,脉滑或濡缓。治宜清利湿热、活血祛瘀,方用四妙散加减。

3. **肝肾不足证** 多见于青少年股骨头缺血性坏死。症见髋痛隐隐,绵绵不休,关节强硬,伴心烦失眠,口渴咽干,面色潮红。舌红,脉细数。治宜填精补阴、强壮筋骨,佐以活血祛瘀,方用左归丸加减。

（二）辅助治疗

针对病因,停止服用激素,戒酒。

1. Ⅰ期、Ⅱ期患者,应限制负重,或用牵引疗法以缓解髋关节周围软组织痉挛,减低关节内压力。

2. 患侧髋关节应用活血化瘀中药热敷,或配合推拿按摩手法,改善髋关节周围软组织血液运行,缓解关节周围肌肉痉挛,增加关节活动度。

（三）手术治疗

1. **钻孔减压术** 适用于Ⅰ期、Ⅱ期患者,目的是降低骨内高压,解除骨内静脉瘀滞,改善股骨头血供,为组织修复创造条件。可同时进行股骨头内组织活检。

2. **带肌蒂或血管蒂骨瓣移植术** 适用于Ⅱ期、Ⅲ期患者。目的是通过提供活骨对股骨头血管渗透以改善血供,降低股骨头骨内压,同时向股骨头内提供力学支撑,防止塌陷。可选择带缝匠肌骨瓣移植术、带旋髂深血管蒂髂骨瓣移植术、吻合血管的腓骨游离移植术等。

3. **血管移植术** 适用于Ⅱ期、Ⅲ期患者。目的是提供充分血运,改善静脉回流,同时降低骨内高压。方法为先钻一条或两条通过股骨颈向股骨头内的骨性隧道,将游离出来的旋股外侧动静脉的升、降支植入。

4. **人工关节置换术** 适用于Ⅳ期患者,年龄以50岁以上为宜,对年轻患者则必须慎用。目的是恢复髋关节功能。

要点六　预后与康复

1. 髋关节部创伤骨折后,要及时正确地进行治疗,遵守康复指导原则,避免创伤性股骨头缺血性坏死的发生。

2. 少饮酒或不饮酒,不滥用激素;接触放射线要注意防护。

3. 尽早诊断,早期治疗,防止髋关节致残。

4. 避免负重,扶双拐以减轻股骨头受压,防止股骨头塌陷。

5. 手术治疗患者需做好手术后护理及康复指导。

细目三　类风湿关节炎

要点一　概述

1. 类风湿关节炎是一种以关节滑膜慢性炎症为特征的自身免疫性疾病。

2. 多见于中年女性,发病率、致残率高,病势缠绵,严重影响关节功能。

3. 主要表现为对称性、慢性、进行性多关节炎。

4. 关节滑膜的炎症及细胞浸润、增生,形成血管翳,侵犯关节软骨、软骨下骨、韧带和肌腱,造成关节结构破坏,最终导致关节畸形和功能丧失。

5. 属中医学"痹证"范畴。

要点二　病因病理

1. 类风湿关节炎是自身免疫性疾病在局部关节的表现。

2. 感染和自身免疫反应是类风湿关节炎发病和病情迁延的中心环节。

3. 类风湿关节炎主要侵犯关节滑膜,滑液、软骨、软骨下骨、关节囊、韧带和肌腱的病变是继发病变,是类风湿肉芽肿由关节内向关节周围蔓延腐蚀的结果。

4. 病变早期滑膜充血、水肿,滑膜细胞与毛细血管增生,进而滑膜增生,肉芽肿侵袭关节囊,囊腔肿胀,囊壁松弛,关节易发生病理性半脱位或脱位;随后肉芽组织逐渐被纤维结缔组织和瘢痕替代,使关节囊挛缩,造成关节畸形。其后类风湿肉芽肿布满整个关节面,形成血管翳,干扰关节软骨摄取来自滑液的营养,同时肉芽肿自关节边缘侵入软骨下骨,使关节软骨面失去依托和血运,加速软骨基质中的蛋白聚糖和胶原的降解,破坏关节软骨,逐渐形成关节纤维性强直,甚至骨性强直。

5. 关节附近的骨骼由于失用而出现骨质疏松,肌腱、韧带、腱鞘也发生类似的肉芽组织侵袭破坏,进一步造成关节挛缩,关节功能丧失。

6. 中医学认为本病属"痹证"范畴。内因多为脾胃、肝、肾气血阴阳不足,卫外不固,而以肾虚为本。外因为风寒、湿热邪气侵袭关节、肌肉、筋骨,阻滞经络,气血运行不畅而致血停为瘀,湿凝为痰,痰瘀互结,闭阻经络,深入骨骱,而致关节肿胀、畸变。故本虚标实是该病的病机特点,痰瘀互结贯穿疾病的始终。

要点三 临床表现

1. 多数患者具有引起本病发生的各种诱因,如精神刺激、受风寒、潮湿刺激、产后、外伤、劳损等。

2. 约70%患者隐匿起病,从短暂、轻微的单关节炎进展到急剧进行性多关节炎,反复发作。

3. 关节受累特点为滑膜受累,呈对称性多关节炎(≥5个关节),以近端指间关节、掌指关节及腕、肘、肩、膝和足趾关节最为多见,其次为踝、颈椎、颞颌关节等。

4. 全身关节的对称性、持续性肿胀疼痛、压痛和活动受限,并伴有明显晨僵。晚期常见关节畸形:近端指间关节梭形肿胀与掌侧半脱位、天鹅颈样畸形和钮孔状畸形以及腕关节尺偏畸形、肘关节强直等。重症患者关节呈纤维性或骨性强直,并因关节周围肌肉萎缩、痉挛失去关节功能,生活不能自理。

5. 早期的全身表现有低热、倦怠、乏力、全身肌肉酸痛、纳呆、消瘦等,还可出现内脏损害如皮下类风湿结节、淋巴结肿大、血管炎、外周神经病变、眼部病变及心、肺、肾脏等病变。

6. 多数活动期患者可见血红蛋白减少,白细胞计数正常或降低,嗜酸性粒细胞和血小板增高,ESR≥30mm/h,CRP增高,血清免疫球蛋白IgG、IgM、IgA可升高,血清补体水平多数正常或轻度升高。约70%的病例可出现类风湿因子阳性。关节滑液较混浊,黏稠度降低,黏蛋白凝力差,滑液的含糖量降低。

7. 为明确本病的诊断,及时判断疾病严重程度、进展情况并进行临床分期,受累关节的X线片有十分重要的意义。

X线片早期表现为关节周围软组织肿胀,随后出现关节周围骨质疏松,继之出现关节间隙变窄,关节面侵蚀破坏并呈半脱位或脱位,甚至关节面融合,纤维性或骨性强直等。

类风湿关节炎以X线改变为主分为4期,即早期、中期、严重期和末期。

要点四 诊断与鉴别诊断

(一)诊断

1. 类风湿关节炎的诊断主要依靠临床表现,并结合实验室检查和X线改变。

2. 目前最为广泛采用的是美国风湿病学学会(ARA)1987年提出的类风湿关节炎诊断标准。

(1)晨僵至少1小时(≥6周)。

(2)3个或3个以上区域关节肿胀(≥6周)。

(3)腕、掌指或近端指间关节肿胀(≥6周)。

(4)对称性关节肿胀(≥6周)。

(5)类风湿结节。

(6)类风湿因子阳性(任何方法检测均可,但正常对照组的阳性率应<5%)。

(7)放射性改变(手和腕关节有骨质侵蚀或关节周围骨质疏松)。

有上述7条中的4条并排除其他关节炎即可诊断为类风湿关节炎。

3. 判断类风湿关节炎病情活动的项目 疲劳的严重性、晨僵持续的时间、关节疼痛和肿胀的程度、关节压痛和肿胀的数目、关节功能受限程度,以及急性炎症指标(如血沉、C反应蛋白、类风湿因子和血小板)。

(二)鉴别诊断

1. **骨性关节炎** 多发于40岁以上的慢性退行性骨关节炎,主要累及膝、脊柱等负重关节,痛处固定,活动时加重,关节活动受限,伴关节肿胀、积液。骨性关节炎患者血沉正常,类风湿因子阴性,X线片可见关节间隙狭窄、关节边缘呈唇样增生或骨赘形成。手指骨性关节炎常被误诊为类风湿关节炎,尤其是在远端指间关节出现Heberden结节和近端指间关节出现Bouchard结节时易被视为滑膜炎。

2. **强直性脊柱炎** 本病主要侵犯骶髂关节及脊柱,外周关节多以下肢不对称关节受累为主;发病高峰年龄16~31岁,青年男性多见。活动期以骶髂部疼痛和僵硬为主要表现,HLA-B27阳性,类风湿因子阴性。骶髂关节及脊柱的X线改变对诊断极有帮助。

3. 痛风性关节炎 多见于中老年男性,常呈反复发作,好发部位为单侧第1跖趾关节,也可侵犯其他关节,发病时关节红肿热痛,血尿酸水平增高,缓解时则诸症消失,不留畸形,迁延日久反复发作可在关节和耳郭等部位出现结节样痛风石。

4. 银屑病性关节炎 多见于35~40岁男性,常于银屑病发病数年后出现关节炎,以手指或足趾远端关节受累为主,也可出现关节畸形,强硬不展,但类风湿因子阴性。

5. 结缔组织病所致关节病 干燥综合征、系统性红斑狼疮都有相应的特征性临床表现和自身抗体检测项目,且部分患者类风湿因子阳性,但随病程发展常有关节症状。

以单关节炎为首发症状的某些不典型、早期类风湿关节炎常被误诊或漏诊,因此要做到早期诊断务必全面检查、定期复查、密切随访,进行连续观察。

要点五 治疗

治疗目的:缓解疼痛、消炎退肿、保持肌力及关节功能、预防及纠正畸形、提高生活质量。

治疗原则:早期积极治疗,中期控制发展,后期改善症状。

根据疾病分期采用综合论治的整体治疗方案:强调中西医结合、药物与非药物相结合、内治与外治相结合、扶正与祛邪相结合,克服不良心理负担,医患合作。

（一）中药治疗

1. 辨证论治

（1）风寒湿阻证

1）证候:关节肿胀疼痛,痛有定处,晨僵,屈伸不利,遇寒则痛剧,局部畏寒;舌苔薄白,脉浮紧或沉紧。

2）治法:散寒除湿,祛风通络。

3）方药:蠲痹汤或麻桂温经汤加减。

（2）风湿热郁证

1）证候:关节红肿疼痛如燎,晨僵,活动受限;兼有恶风,发热,自汗,心烦口渴,便干,尿赤;舌红,苔黄或燥,脉滑数。

2）治法:清热通络,祛风除湿。

3）方药:白虎加桂枝汤或当归拈痛汤加减。

（3）痰瘀互结证

1）证候:关节漫肿日久,僵硬变形,屈伸受限,疼痛固定,痛如锥刺,昼轻夜重,口干不欲饮;舌质紫暗,苔白腻或黄腻,脉细涩或细滑。

2）治法:祛瘀化痰,通络止痛。

3）方药:桃红四物汤合二陈汤加减;或用桃红饮加穿山甲、地龙、土鳖虫、白芥子、胆南星、乌梢蛇等。

（4）肾虚寒凝证

1）证候:关节疼痛肿胀,晨僵,活动不利;兼有畏寒怕冷,神倦懒动,腰背酸痛,俯仰不利,天气寒冷加重;舌淡胖,苔白滑,脉沉细。

2）治法:温补肾阳,散寒通络。

3）方药:右归丸加减。

（5）肝肾阴虚证

1）证候:病久关节肿胀畸形,局部关节灼热疼痛,屈伸不利,形体消瘦,腰痛酸软;伴有头晕耳鸣,盗汗,失眠;舌红,少苔,脉细数。

2）治法:补肝益肾,通络止痛。

3）方药:六味地黄丸合健步虎潜丸加减。

（6）气血亏虚证

1）证候:关节疼痛,肿胀僵硬,麻木不仁,行动艰难;伴有面色淡白,心悸自汗,神疲乏力;舌淡,苔薄白,脉细弱。

2）治法:补益气血,通痹止痛。

3）方药:人参养荣汤加减。

2. 专病专方 可选用雷公藤多苷片、正清风痛宁、白芍总苷胶囊、益肾蠲痹丸等。

（二）针灸治疗

1. 以循经取穴为主,按病取经,远近结合。

2. 腕部取阳池、外关、阳溪、腕骨等穴位,踝部取申脉、照海、昆仑、丘墟等穴位,也可采用阿是穴。

3. 虚证可用温针灸、艾灸或隔姜灸,实证用毫针泻法浅刺。

4. 可采用穴位注射治疗。

（三）西药治疗

1. 非甾体抗炎药(NSAIDs)

（1）为治疗本病的首选药物,作为对症治疗临床应用最广。

（2）通过抑制环氧合酶活性,减少前列腺素合成而具有抗炎、止痛、退热、消肿作用。

（3）常包括以下几种:丙酸衍生物,布洛

芬、萘普生等；苯酰酸衍生物，双氯芬酸；吲哚酰酸类，吲哚美辛、舒林酸等；吡喃羟酸类，依托度酸；非酸性类，萘丁美酮；昔康类，吡罗昔康；烯醇酸类，美洛昔康；磺酰苯胺类，尼美舒利；昔布类，塞来昔布。

（4）药物剂量应个体化，防止不良反应。

（5）能减轻类风湿关节炎的症状，但不能改变病程和预防关节破坏。

2. 改善病情的抗风湿药（DMARDs）

（1）早期积极、合理使用DMARDs治疗类风湿关节炎有改善和延缓病情进展的作用，更是减少致残的关键。

（2）一般首选氨甲蝶呤，其他常用药还包括柳氮磺吡啶、来氟米特、氯喹和羟氯喹、青霉胺、金诺芬、硫唑嘌呤、环孢素、环磷酰胺等。

（3）注意掌握各类药物的药理、适应证、不良反应、用法和用量。

3. 糖皮质激素

（1）消炎止痛作用突出，迅速、安全，但不能根治类风湿关节炎，也不能抑制病变的发展。

（2）激素治疗的原则：不需要大剂量时则用小剂量；能短期使用者，不长期使用；应不失时机加用病情改善药物；并在治疗过程中注意补充钙剂和维生素D，以预防骨质疏松。临床禁忌长期大量服用及突然停药。

（3）提倡联合用药：应用激素时应同时服用DMARDs及中药，纠正单用激素治疗类风湿关节炎的错误倾向。

（四）手术治疗

1. **手术目的**　防止关节的破坏、纠正畸形、改善生活质量。

2. **手术指征**　经内科积极正规治疗1年以上，病情难以控制；关节病变已属中期；晚期关节强直畸形改变，严重影响日常生活，可考虑手术治疗。

3. **手术方法**　主要有滑膜切除术、关节清理术、关节成形术、关节融合术、人工关节置换术、肌腱延长术和关节囊切开术等。

4. 手术并不能根治类风湿关节炎，术后仍需内科中西医药物治疗。

（五）其他疗法

1. **外用药法**　可选用狗皮膏、宝珍膏等膏药，烊化后温贴；或采用伤湿止痛膏、东方活血膏等外贴。也可应用骨科腾洗药、二号洗药等水煎熏洗，或扶他林乳胶剂、健民克伤痛搽剂等外擦。

2. **理筋手法**　活动期可采用轻柔的手法，如按、揉、点穴等法以镇静消肿止痛；稳定期采用活节展筋手法，以增进关节活动度，防止或矫正畸形。

3. **物理疗法**　一般应在关节炎的慢性期进行，可用药物离子导入法、中短波电疗法、超声波疗法、激光疗法，以及蜡疗、泥疗法等，其作用是镇痛、消除肌痉挛、增加软组织伸展性及增加毛细血管通透性。

4. **运动疗法**　主要是关节活动范围练习及肌力练习，应在医生指导下有计划地进行，可借助器械逐步进行等长练习、等张练习及抗阻练习等，防止及矫正畸形，预防肌萎缩，保持患者功能状态及日常生活活动能力。

要点六　预后与康复

1. 在积极合理的药物治疗时，还应注意患者的心理治疗，消除各种顾虑，树立战胜疾病的信心。

2. 避免居住在潮湿环境中，注意保暖，加强体育锻炼。

3. 关节肿痛严重时需制动，病情静止期可行关节功能恢复性训练。

4. 监测病情的活动性，降低致残率。注意经治疗后症状缓解不等于疾病的根治，近期有效不等于远期有效。

5. 在整个治疗过程中，积极预防并发症，如骨质疏松症、贫血，及内脏、血管、神经等组织病变。

细目四　强直性脊柱炎

要点一　概述

1. 强直性脊柱炎是一种原因不明的慢性进行性自身免疫疾病。

2. 多见于青壮年男性，具有家族遗传倾向。

3. 以中轴关节慢性炎症为主要表现，主要侵犯骶髂关节、脊柱、脊柱旁软组织及外周关节，严重者可发生脊柱畸形和关节强直，也可累及内脏及其他组织。

4. 临床以逐渐出现骶髂关节、脊柱各关节的纤维化及骨性强直为特征。

5. 本病属中医学"痹证"范畴。

要点二 病因病理

1. 病因不清,可能与遗传因素和环境因素有关,有明显的家族遗传倾向。

2. 多始于骶髂关节,逐渐向上侵犯腰、胸、颈椎、肩、髋、肋椎、胸骨柄体等关节,滑膜肥厚和关节软骨的侵蚀破坏较轻。

3. 病理性标志和早期表现为骶髂关节炎,脊柱受累晚期的典型表现为竹节状脊椎。

4. 非特异性炎症见于滑膜、关节囊、韧带或肌腱骨附着点,肌腱末端病为本病的特征之一,肌腱、韧带、关节囊等骨附着部位炎症、纤维化以致骨化,为本病基本病变。

5. 关节囊和韧带的骨化突出,加之关节的软骨面钙化和骨化,极易发生关节骨性强直。

6. 中医学认为本病的病因与机体肾虚督空、感受风寒湿六淫邪气有关。肾虚督空,先天禀赋不足,后天失于调养,皆可使肾精空虚,督脉失养,筋骨不得温养而发病;淫邪闭阻,风寒湿邪入侵机体,凝滞于筋骨关节,闭阻气血,致使肢节失去濡养,萎废变形。

要点三 临床表现

(一)病史

起病隐匿,男性多见,发病年龄以 20~30 岁为高峰。

(二)临床症状

1. 逐渐出现腰背部或骶髂部疼痛、僵硬,夜间痛醒,翻身困难,晨起或久坐后起立时腰部僵硬明显,活动后减轻。早期症状多在一侧,呈间断性,数月后疼痛多在双侧,呈持续性,疼痛的性质变为深部钝痛、刺痛、酸痛,或兼有疲劳感,可伴有坐骨神经反射痛,亦可刺激肋间神经而产生肋间神经痛,易被误诊为心绞痛。常由腰部向胸、颈部脊椎发展,出现相应部位疼痛、活动受限或脊柱畸形。产生的驼背畸形在早期可逆,后期骨化后则不可逆。

2. 脊柱和骶髂关节强直在畸形位者,可严重影响日常生活;强直在功能位,患者尚可直立,并能利用身体转动和下肢关节的活动缓慢行走。

3. 非对称性,少数关节或单关节及下肢大关节的关节炎为本病外周关节炎的特征。髋关节受累后表现为局部疼痛、活动受限、屈曲挛缩及关节强直。

4. 全身表现轻微,少数重症者有发热、疲倦、消瘦、贫血或其他器官受累。跖筋膜炎、跟腱炎和其他部位的肌腱末端病在本病常见。

(三)常见体征

1. **脊柱僵硬及姿势改变** 早期可见平腰及腰椎后伸受限,晚期可见腰椎变为后凸,脊柱各方向活动均受到限制。当患者整个脊柱发展成纤维性或骨性强直时,脊柱活动完全丧失,脊背呈板状固定,严重者呈驼背畸形,前视困难,需由家属引导前行。可测脊柱活动度以评估病情严重程度。

2. **胸廓呼吸运动减少** 周径扩张度少于3cm 则为扩张受限。

3. **骶髂关节检查呈阳性** 骨盆分离试验、骨盆挤压试验、骶髂下压试验、床边试验阳性。

4. **周围关节受累体征** 髋关节常出现屈曲挛缩、内收、外展或旋转畸形,骨性强直机会多。

5. **肌腱附着点病变体征** 大粗隆、坐骨结节、髂骨嵴、耻骨联合和跟骨结节均可发生病变,跟骨结节较其他部位突出,可见病变部位附着处早期红、肿、热、痛,跛行,晚期因骨质增生,局部粗大畸形。

(四)实验室检查

1. 活动期患者可见血沉(ESR)增快,C反应蛋白(CRP)增高及轻度贫血。类风湿因子(RF)阴性,免疫球蛋白轻度升高。

2. HLA-B27 阳性率达 90% 左右,但 HLA-B27 阴性患者只要临床表现和影像学检查符合诊断标准,也不能排除强直性脊柱炎的可能。

(五)影像学表现

1. **骶髂关节 X 线片** 早期为关节边缘模糊,稍致密,关节间隙加宽;中期为关节间隙狭窄,关节边缘骨质腐蚀与致密增生交错,呈锯齿状,髂骨侧致密带增宽;晚期为关节间隙消失,致密带消失,骨小梁通过,已呈骨性强直。按 X 线片骶髂关节炎的病变程度分为 5 级:0 级为正常,Ⅰ级可疑,Ⅱ级有轻度骶髂关节炎,Ⅲ级有中度骶髂关节炎,Ⅳ级为关节融合强直。

2. **脊柱 X 线片** 病变发展至中晚期可见到韧带骨赘形成,呈竹节状脊柱;骨质疏松普遍存在；关节突关节腐蚀、狭窄、骨性强直；椎旁韧带钙化，以黄韧带、棘间韧带和椎间纤维骨化为最常见；脊柱畸形，腰椎及颈椎前凸消失或后凸，胸椎生理后凸加大，驼背畸形；椎弓和椎体的疲劳骨折；寰枢椎半脱位。

3. 髋膝关节 X 线片 早期可见骨质疏松，闭孔缩小及关节囊膨胀；中期可见关节间隙狭窄，关节面腐蚀破坏，髋臼外上缘韧带骨赘明显增生，髋臼内陷及骨盆变形；晚期可见关节间隙消失，骨小梁通过，骨性强直于各种畸形位。

4. 肌腱附着点的 X 线改变 多为双侧性，早期骨质浸润、致密及表皮腐蚀，晚期可见韧带骨赘形成。

5. CT 及 MRI 检查 对于可疑临床病例，而 X 线片尚未显示明确的或 II 级以上的双侧骶髂关节炎改变者，可采用 CT 检查。MRI 对了解软骨病变优于 CT。

要点四 诊断与鉴别诊断

（一）诊断

2009 年国际脊柱关节炎评估协会（ASAS）推荐的中轴型脊柱关节病（SpA）的分类标准：起病年龄 < 45 岁和腰背痛 > 3 个月的患者，且符合下述 1 种标准：①影像学提示骶髂关节炎加上 ≥ 1 个下述的 SpA 特征；② HLA-B27 阳性加上 ≥ 2 个下述的其他 SpA 特征。

其中影像学提示骶髂关节炎指的是：① MRI 提示骶髂关节活动性（急性）炎症，高度提示与 SpA 相关的骶髂关节炎；或②明确的骶髂关节炎影像学改变（根据 1984 年修订的纽约标准）。

SpA 特征包括：①炎性背痛；②关节炎；③起止点炎（跟腱）；④眼葡萄膜炎；⑤指/趾炎；⑥银屑病；⑦克罗恩病、溃疡性结肠炎；⑧对非甾体抗炎药（NSAIDs）反应良好；⑨ SpA 家族史；⑩ CRP 升高。

（二）鉴别诊断

1. 类风湿关节炎 以女性常见，很少侵及骶髂关节，脊柱通常只侵犯颈椎；外周关节为多关节、对称性和四肢关节均可发病；可见类风湿性结节；类风湿因子阳性而 HLA-B27 阴性居多。

2. 腰椎间盘突出症 该病仅限于脊柱，无疲劳感、消瘦、发热等全身表现，实验室检查 ESR 正常。通过 CT、MRI 或椎管造影检查可得到确诊。

3. 结核性关节炎 对于单侧骶髂关节病变要注意同结核或其他感染性关节炎相鉴别。结核性关节炎以骨质破坏为主，无骨质增生，可伴有寒性脓肿，不会导致广泛性脊柱强直。

4. 髂骨致密性骨炎 多见于青年女性，主要表现为慢性腰骶部疼痛和僵硬，临床检查时腰部肌肉紧张，无其他异常。典型 X 线表现为在髂骨沿骶髂关节之中下 2/3 部位有明显的骨硬化区，呈三角形尖端向上，密度均匀，不侵犯骶髂关节面，无关节狭窄和糜烂。

要点五 治疗

目前尚无根治方法。

治疗目的：缓解疼痛和发僵，控制或减轻炎症，保持良好的姿势，防止脊柱或关节变形，必要时矫正畸形关节，从而改善和提高患者生活质量。

治疗原则：根据疾病分期采用整体治疗方案，和多层次、多途径、多手段的综合治疗方法。

（一）中药治疗

1. 辨证论治

（1）肾虚督空证

1）证候：背脊酸痛，伴胸肋疼痛，呼吸欠畅，周身酸困乏力，俯仰不利，腰脊强直如板，或脊柱伛偻，活动受限；舌质淡胖，苔薄白，脉沉细。

2）治法：温肾补髓，舒筋通络。

3）方药：三痹汤或健步虎潜丸加减。

（2）寒湿阻闭证

1）证候：腰骶疼痛，背脊僵硬，伸屈不利，阴天、劳累后加重，得温则痛减；舌淡苔薄腻，脉沉弦。

2）治法：祛风除湿，温寒散结。

3）方药：麻桂温经汤、乌头汤、蠲痹汤等加减。如痛甚者加威灵仙、乳香、没药；风胜者加秦艽、防风、川芎；寒胜者加附子、肉桂、干姜；湿胜者加防己、泽泻、薏苡仁；骨质疏松者，加龟板、鹿角胶。

2. 专病专方 选用雷公藤多苷片、益肾蠲痹丸等药物，可达到类似于对类风湿关节炎的治疗效果，止痛效果 1 周以后出现，消肿和功能改进的作用较好。

（二）针灸治疗

多在督脉、足太阳膀胱经选择穴位进行针

刺、艾灸或隔姜灸、拔火罐以及穴位或痛点封闭注射,以疏通经气、镇静止痛。

（三）西药治疗

1. **非甾体抗炎药** 可迅速改善患者腰背部疼痛和僵硬,减轻关节肿胀和疼痛,增加关节活动范围。吲哚美辛为首选药物,其他药物如阿西美辛、双氯芬酸、萘丁美酮、美洛昔康、依托度酸、塞来昔布等均可选用。抗炎药物一般根据患者病情选择1种,通常使用2个月左右,待病情完全控制后减量。如一种抗炎药运用2~4周疗效不明确,应换用其他不同类别的抗炎药。

2. **改善病情药物** 柳氮磺吡啶可改善强直性脊柱炎患者的关节疼痛和发僵,并降低血清IgA水平,可用于治疗强直性脊柱炎患者外周关节炎,推荐用量每日2.0克,分2~3次口服,用药4~6周后起效,维持1~3年。若活动性强直性脊柱炎患者柳氮磺吡啶和非甾体药物治疗无效时,可采用氨甲蝶呤,每次用量7.5~15.0mg,口服或注射,每周1次,6个月~3年为1个疗程。

（四）手术治疗

髋关节受累引起的关节间隙狭窄、强直和畸形是本病致残的主要原因。

1. 早期可做髋关节滑膜切除术。
2. 晚期可做髋关节松解术、截骨术、关节融合术、关节成形术及人工髋关节置换术。
3. 对严重驼背畸形而影响平视者,可在腰椎行脊柱截骨成形术。

（五）其他辅助疗法

1. **外用药法** 可选用狗皮膏、宝珍膏等膏药,烊化后温贴;或采用伤湿止痛膏、东方活血膏等外贴。也可应用骨科腾洗药、二号洗药等水煎熏洗,或扶他林乳胶剂、健民克伤痛搽剂等外擦。

2. **理筋手法** 脊腰臀部采用按、揉、点压、擦、弹拨等法放松痉挛的软组织,改善并防止胸腰椎的后凸畸形。

3. **运动疗法** 在医生的指导下坚持不懈地进行脊柱和髋关节等部位的功能锻炼,或借助器械,适当牵引,对改善关节功能十分有益。

要点六 预后与康复

1. 对患者及家属进行疾病知识教育,鼓励患者与医生合作,积极配合治疗。
2. 鼓励患者进行不间断的体育锻炼,维持脊柱关节较为良好的位置,增强椎旁肌力和肺活量。
3. 站立时尽量保持挺胸、收腹、两眼平视,坐位时保持胸部直立,睡硬板床,避免屈曲体位,低枕或无枕。
4. 减少或避免持续性体力活动,定期测量身高,尽早发现脊柱弯曲。
5. 选择必要的理疗方法治疗炎性关节或其他软组织疼痛。
6. 避免受凉,保护好病变部位,防止颈椎的晚期骨折脱位所造成的后遗症。
7. 严密监测其他并发症,对患者进行综合治疗,以求获得最好疗效。

第十二单元 骨与关节感染

细目一 急性血源性骨髓炎

要点一 概述

1. 急性血源性骨髓炎是指身体其他部位化脓性病灶中的细菌，经血液循环播散至骨骼，引起骨与周围组织的感染。相当于中医学的"附骨疽"。
2. 多发于3~15岁的儿童和青少年，男性多于女性。
3. 好发于四肢长骨，胫骨和股骨发病率最高（约占60%），其次为肱骨、桡骨及髂骨。

要点二 病因病理

1. 急性血源性骨髓炎源于败血症，最常见的致病菌是金黄色葡萄球菌，其次为链球菌。
2. 骨髓炎的发生，细菌毒力大小是外在因素，全身情况或局部骨骼抵抗力是内在因素，致病菌在长骨干骺端等血流缓慢的部位停留下来，一旦环境合适，细菌迅速繁殖而致病。
3. 扭伤和挫伤等所致局部组织损伤常为骨髓炎发生的间接原因。
4. 急性血源性骨髓炎的病理特点：感染开始后48小时细菌毒素即可损害干骺端的微循环，在干骺端形成脓液，经过骨单位和穿通管进入骨膜下，使骨膜剥离，导致骨质破坏、坏死和由此诱发的修复反应（骨质增生）。早期以骨质破坏和坏死为主，后期以骨质增生为主。
5. 化脓性细菌由局部感染灶进入血液循环，首先成为菌血症，然后在骨内形成感染病灶，引起局部炎症反应，进而破坏细菌及骨组织，渗出物和破坏的碎屑逐渐变为脓性，局部骨质吸收。炎症渗液不断增加导致骨腔内压力明显增高，骨内感染灶迅速扩大，沿骨髓腔蔓延，引起范围更广的感染。另外，高压的脓液沿着中央管蔓延至骨膜下间隙，将骨膜掀起成为骨膜下脓肿，阻断了骨膜血管对骨皮质的血液供应。同时，支配骨内膜的营养动脉可因炎性作用而栓塞，进一步影响骨的血运，最终导致骨皮质坏死，形成死骨。
6. 骨膜穿破后，脓液沿着筋膜间隙流注而成为深部脓肿。如果向外穿破皮肤流出体外成为窦道。骨膜下脓肿的压力很高时，脓液可经骨小管返回骨髓腔，进一步使感染在骨髓腔蔓延。骨内、外侧皮质都浸泡在脓液中而失去血供，很容易形成大片死骨。骨骺板具有屏障保护作用，脓液进入邻近关节比较少见。
7. 在骨质破坏的同时，修复过程也在进行。骨髓腔内形成纤维组织和新生骨，死骨周围形成炎性肉芽组织，死骨的边缘逐渐被吸收，死骨形成"孤岛状"，新生骨包围在骨干的外层，形成骨性包壳，包壳上有小孔与皮肤窦道相通。包壳内有死骨、脓液和炎性肉芽组织，往往引流不畅，形成骨性无效腔。
8. 死骨没有血液供应，不能愈合。小片死骨可以被肉芽组织吸收，或为吞噬细胞所清除，也可经皮肤窦道排出。大片死骨难以吸收或排出，长期留在体内使窦道经久不愈，转变为慢性骨髓炎。
9. 中医学认为附骨疽系病后肝肾不足，气血两虚，湿热余毒壅盛，深窜入里，留着筋骨，或其他部位邪毒经血液循环侵入骨骼，使经络阻隔，气血不和，血凝毒聚所致。

要点三 临床表现

（一）病史

很少能找到感染灶，但很多患者具有外伤史。

（二）全身表现

起病急骤，寒战，高热达39~40℃以上，出现头痛、全身关节疼痛等明显的毒血症症状。儿童可有烦躁、呕吐、惊厥，甚至昏迷等，严重者引起死亡。

（三）局部表现

1. 早期患肢剧痛，局部皮温升高，肿胀并不明显，有固定的局限性压痛。

2. 2~3天后骨膜下脓肿形成,局部出现水肿,压痛更为明显,范围可波及整个肢体。脓肿穿破骨膜进入软组织后,压力减轻,疼痛缓解,但此时局部红、肿、热及压痛更加明显。

3. 如果脓液沿着骨髓腔播散,整个肢体剧痛肿胀,骨质因炎症而变疏松,常伴有病理性骨折。

4. 邻近病灶的关节屈曲固定,患肢处于强迫体位。

（四）实验室检查

1. 白细胞计数明显增高,中性粒细胞多在90%以上,可伴有贫血及血沉增快。

2. 早期血液细菌培养的阳性率为50%~75%,通常在感染后24小时即可获得血培养阳性结果。

3. 局部骨穿刺抽出脓液,涂片找到细菌即可确诊。血液及脓液细菌培养的同时,均应作细菌药物敏感试验,以便选择有效的抗生素治疗。

（五）影像学检查

1. **X线检查**　在2周内多无明显异常,2周后可见到轻度骨质疏松、骨小梁紊乱,并有斑点状吸收破坏、骨膜增厚、层状新骨形成。当微小的骨脓肿合并成较大脓肿时,有散在虫蚀样透亮破坏区。当死骨形成时表现为密度增高影,死骨完全游离,周围有透光区,有时出现病理性骨折。

2. **CT**　可较X线早些发现病灶,但一般也只能显示发病1周以上的病灶,对较小的病灶仍难以发现。

3. **MRI**　可更早期准确显示病灶。各种软组织都有清楚对比度,骨髓炎时磁共振图像可见骨髓亮度下降。

4. **骨显像**　可在发病后1~2天显示局部核素浓聚影,反映病灶部位的血液循环增多,并可同时显示多部位的病灶,但不能作出定性诊断。

5. **超声**　能准确地对骨膜下脓肿进行定位,彩色多普勒血流显像技术可见病变周围软组织内有较丰富的彩色血流信号。

要点四　诊断与鉴别诊断

（一）诊断

1. 常见于3~15岁的儿童和青少年,多发于胫骨和股骨。

2. 有明显的化脓性病灶或外伤、受凉史。

3. 起病急,有寒战高热。早期患部漫肿、焮热、疼痛、深压痛,压痛点环形分布;成脓后红肿跳痛,患肢拒动,或有波动感,穿刺有脓。

4. 外周血白细胞总数、中性粒细胞增高,早期血培养阳性。

5. 发病2周后X线片可显示骨干骺端模糊区及骨膜反应等。

（二）鉴别诊断

1. **急性化脓性关节炎**　病变部位在关节,特点是早期即有关节积液,疼痛和压痛都局限于受累关节,关节活动明显受限,关节腔穿刺可抽出脓性关节液。

2. **风湿性关节炎或类风湿关节炎**　都可以有高热和疼痛,发病部位在关节,且有多关节受累,膝关节等较浅表关节可迅速出现肿胀与积液。

3. **蜂窝织炎或深部脓肿**　病程早期很难鉴别。鉴别要点:①全身症状,急性化脓性骨髓炎毒血症症状重,而蜂窝织炎或深部脓肿全身症状相对较轻。②发病部位,急性化脓性骨髓炎好发于干骺端,而蜂窝织炎或脓肿发病部位缺乏规律,并不常见于此处。③局部体征,急性化脓性骨髓炎疼痛剧烈,局部体征较轻,表面红肿不明显,但压痛明显且部位深,软组织感染局部红、肿、热、痛明显,具备明确的外科感染特点。

4. **恶性骨肿瘤**　特别是尤文肉瘤,常伴发热、白细胞增多、X线示"葱皮样"骨膜下新骨形成等现象,应与骨髓炎鉴别。鉴别要点:尤文肉瘤常发于骨干,范围较广,全身症状不如急性骨髓炎重,但有明显夜间痛,可见表浅静脉怒张。局部穿刺吸取活组织检查可以明确诊断。

要点五　治疗

急性血源性骨髓炎易演变为慢性骨髓炎,延长病程,因此,治疗目的应是防止病情慢性化,早期诊断和综合治疗是关键。

（一）全身治疗

1. **支持疗法**　卧床休息,高热量饮食,维持水电解质和酸碱平衡,镇痛、镇静、降温有助于恢复。必要时少量多次输血,以增强患者的抵抗力。

2. **抗生素治疗**　早期、联合、规律和足量使用抗生素是控制病情发展的有效手段。在药敏试验报告前,多选用青霉素、氨苄西林、头孢菌素、克林霉素、红霉素等。待药敏结果确定后选择敏感抗生素。抗生素应在体温恢复正常后仍继续使用3~4周，并继续观察体温变化，以防局部炎症复发。

3. **中医辨证论治**
（1）湿热瘀阻证：治以清热化湿，行瘀通络，方用仙方活命饮合五神汤加减。
（2）热毒炽盛证：治以清热化湿，和营托毒，方用黄连解毒汤合仙方活命饮加减。
（3）脓毒蚀骨证：治以调补气血，清化余毒，方用八仙汤加减。

（二）局部治疗

1. **患肢制动** 制动可减轻患肢疼痛、防止关节挛缩畸形、防止病理性骨折。制动方法包括持续皮牵引及外固定支具、小夹板、石膏固定等。

2. **手术治疗** 积极用药2~3天后仍不能控制病情，或诊断性穿刺抽到脓液时，均应尽快手术治疗。手术包括穿刺抽吸及抗生素局部注入术、钻孔、开窗、闭合冲洗等，目的是解除骨内脓肿的压力，避免其向髓腔扩散，防止及减轻死骨形成。手术时机越早越好，在发病2~3天内手术者，很少发展为慢性骨髓炎。超过1周者大部分要迁延成慢性骨髓炎。

（1）穿刺抽吸及抗生素局部注入术：适用于急性化脓性骨髓炎早期，抽出脓液既可减轻髓腔内压力，又可对脓液进行检验及药敏试验。

（2）钻孔及开窗引流术：适用于经短暂非手术治疗无显著疗效者，或者病变处脓液较多、X线片显示骨质有破坏者。

1）钻孔引流术：在干骺端压痛最明显处做纵行切开，切开骨膜，如未见脓液，可将骨膜做少许剥离，注意不要过多剥离骨膜，以免影响骨的血运。病变区皮质骨常较粗糙，色泽失光亮而灰白，选择病变明显处在骨皮质上钻孔数个，直达骨髓腔，如仍无脓液溢出，钻孔已达减压目的，可于局部置放抗生素后缝合切口。

2）开窗引流术：钻孔后髓腔内如有脓液流出，可再钻数孔并使之连成沿骨干方向走行的矩形，用骨刀或摆动锯切除矩形皮质骨，即"开窗"。可用吸引器将髓腔内脓液和坏死组织彻底吸引干净，但不可用刮匙在髓腔内搔刮，以防止化脓性感染扩大。创腔充分冲洗后，放入庆大霉素链珠，能起到引流和填充的作用，并放置橡皮膜引流，一期缝合切口。对脓液多、局部炎症重、全身中毒症状重者，置放凡士林、碘仿纱条引流，切口开放争取二期缝合。

术后下肢应制动，可行牵引，外固定支具、石膏、夹板等进行外固定，以防病理性骨折。术后继续全身应用抗生素及中药治疗，观察引流情况。

（3）病灶清除和抗生素溶液闭式冲洗疗法：在做充分的病灶清除术后，若脓液多、脓腔大，可在骨髓腔内放置两根引流管做连续冲洗。术后注意保持管道通畅，第3日开始用高度敏感的抗生素溶液冲洗，对病变较轻、病灶清除彻底、局部血运较好者，可仅用生理盐水冲洗。

冲洗疗程2~3周，每周对冲洗液进行3次检验，若连续2次冲洗液化验及外观均无感染表现，切口周围无炎症现象，体温恢复正常，则可拔管。

3. **中医外治**
（1）初期：用双柏散、金黄膏外敷，或用新鲜蒲公英、野菊花、金银花，捣烂外敷。
（2）成脓期：外用千捶膏。若素体虚弱，不能手术者，亦可敷白降丹，代刀破头。
（3）溃后期：疮口用冰黄液冲洗，有脓者以七三丹换药，无脓者可用八宝丹、生肌散换药，促其收口。

要点六　预后与康复

转归决定于人体的抵抗力、细菌毒力及诊疗措施三方面。若患者抵抗力强、细菌毒力弱、诊治及时，则疾病在早期即可治愈；若患者抵抗力差、细菌毒力强、诊治不及时，则病情继续加重，轻者迁延难愈，可转化为慢性骨髓炎，重者导致脓毒败血症而危及生命。

细目二　慢性骨髓炎

要点一　概述

1. 多数患者有急性血源性骨髓炎病史。
2. 常反复急性发作，病程迁延不愈，不易根治。

要点二　病因病理

1. 大多由急性血源性骨髓炎演变而来，少数病例开始就表现为慢性感染，而无明显的急性期症状，这是身体抵抗力强或致病菌毒力弱所致,又称为"原发性慢性骨髓炎"。

2. 慢性骨髓炎的致病菌与急性骨髓炎相同,但多合并其他细菌感染,如白色葡萄球菌、大肠杆菌、铜绿假单胞菌等。

3. 无论是急性血源性骨髓炎转变而来,或者病变开始即呈慢性过程,其病理变化基本相似,逐渐在局部形成死骨、无效腔和窦道,其特点是感染的骨组织增生、硬化、无效腔、包壳骨、瘘孔、窦道、脓肿、死骨、瘢痕并存,反复发作,缠绵难愈。

4. 急性期未能得到及时治疗,形成死骨,虽脓液穿破皮肤后得以引流,急性炎症逐渐消退,但因死骨未能排出,其周围骨质增生,成为无效腔。有时大片死骨不易被吸收,骨膜下新骨不断形成,可将大片死骨包裹起来,形成死骨外包壳,包壳常被脓液侵蚀,形成瘘孔,经常有脓性分泌物自窦道流出。

5. 小块死骨可被吸收或经窦道排出体外,大块死骨不能被吸收,成为窦道不愈的主要原因。

6. 慢性骨髓炎由于病程长,可导致全身抵抗力降低、体质衰弱等,并与局部病变形成恶性循环,从而产生贫血、浮肿及内脏器官淀粉样变等一系列全身病理反应。

要点三 临床表现

1. 局部红肿、疼痛、流脓,可伴有恶寒、发热等全身症状,反复发作;如果窦道多、创面大、病程长,可有慢性消耗症状。炎症静止期可无全身症状。

2. 有时有小块死骨片自窦道排出。窦道周围皮肤常有色素沉着,窦道口有肉芽组织增生。

3. 骨失去原有形态,肢体增粗、变形。骨质破坏可发生病理性骨折。

4. 少数患者窦道长期存在并出现疼痛,脓液分泌增多且有恶臭,肉芽组织过度增生,稍一触碰就出血不止,这时要警惕鳞屑上皮癌。

5. X 线检查可见骨骼失去原有外形,轮廓不规则,骨干增宽,髓腔变窄甚或消失。骨质增生、增厚、硬化,有大小不等的死骨,周围可见一透明亮带,为肉芽组织或脓液将死骨与正常组织分离所致,此为慢性骨髓炎特征。CT 可清楚显示脓腔与较小死骨。MRI 在慢性骨髓炎的诊断上具有较高价值。

要点四 诊断

1. 有急性化脓性骨髓炎、开放性骨折病史。

2. 患处有经久不愈的窦道,窦道周围皮肤色素沉着,瘘口肉芽组织增生,排出脓液。窦道可有死骨排出,探针触及粗糙骨质。

3. 可急性发作,局部红肿流脓,伴寒战高热。

4. X 线片可有骨质破坏、增生和死骨。

要点五 治疗

慢性骨髓炎的治疗原则是尽可能彻底清除病灶,摘除死骨,清除增生的瘢痕和肉芽组织,消灭无效腔,改善局部血液循环,为愈合创造条件。为达此目的,必须采用手术和药物综合疗法。

(一)抗生素治疗

应在伤口或窦道附近多次取标本,做细菌(包括厌氧菌)培养,以便选择有效的抗生素治疗。由于药物在骨内的浓度远远低于血液中的浓度,因此必须应用较大剂量的抗生素进行为期 6~12 周的治疗。

(二)手术治疗

1. **病灶清除** 经骨壳开窗进入病灶,清除脓液、死骨及炎性肉芽组织,或切除大块病骨。

(1)手术适应证:死骨形成并已分离清楚,有无效腔存在伴窦道溢脓,有足够的新骨形成。

(2)手术禁忌证:死骨尚未分离清楚;包壳尚未充分形成,不能替代原有骨干;慢性骨髓炎急性发作时;开放性骨折愈合前。

2. **消灭无效腔** ①碟形术(Orr 疗法),病灶清除后切除部分骨腔边缘,使创面成浅碟状,利于周围软组织填入而消灭无效腔;②病灶填塞,病灶清除后不做过大创面,只切除少许骨质,用带蒂肌瓣、带血管蒂大网膜、松质骨移植、转移皮瓣、吻合血管的组织瓣、复合皮瓣、胎盘及人工材料等填塞以消灭无效腔。

3. **局部应用抗生素** ①抗生素溶液闭式冲洗;②庆大霉素链珠置入;③介入性动脉内留置导管。

4. **手术方法的选择**

(1)无效腔不大、死骨较小时,可行窦道刮除术及死骨摘除术。若病灶周围肌肉较丰富,做碟形手术。如周围软组织少,缝合困难时,行碟形术(Orr 疗法)。

（2）对有大块死骨及无效腔较大时,在行死骨摘除术和修整无效腔后,进行组织移植填充无效腔和组织缺损。

（3）对伤口表浅并有较大死骨露出表面,而包壳尚未充分形成者,可不摘除死骨,按碟形术（Orr疗法）处理。

（4）不重要部位的慢性骨髓炎,如腓骨、髂骨、肋骨等,可将病骨整段切除。

（5）小儿慢性骨髓炎,因其骨骼处于生长旺盛时期,骨腔愈合容易,因此不必做成碟形,稍加修整骨端,局部及全身应用抗生素就可获愈合。

（6）病程持久的慢性骨髓炎周围皮肤有恶变者,或下肢不能彻底清除病灶者,以及长期消耗已很衰弱或出现全身淀粉样变者,可考虑截肢术。

（三）中药治疗

1. 辨证论治

（1）气虚毒滞证:宜托疮生肌,用神功内托散加减。阴虚为主者,秦艽鳖甲汤加减;阳虚为主者,阳和汤加减;气血虚弱者,八珍汤或十全大补汤加减。

（2）正虚脓毒证:宜清热解毒,托里排脓,用透脓散和五味消毒饮。也可按急性附骨疽治疗。

（3）肾虚寒凝证:宜温肾散寒,用金匮肾气丸加减。

2. **外治法** 无窦道者,可外敷拔毒生肌散;有窦道者,用七三丹或八二丹线插入疮口中,外敷生肌玉红膏;有窦道及死骨,但死骨难以排出者,可用千金散或五五丹线插入疮口,以扩大创口,利于脓液及死骨排出;脓液较多时,可以冰黄液或10%黄柏液持续灌注冲洗并引流。

（四）其他治疗

高压氧可改善局部血液循环状态,有利于慢性骨髓炎的治疗。

要点六　预后与康复

1. 病程可达数月、数年,甚至数十年,对机体消耗性大,常致残疾。

2. 窦道周围皮肤长期受炎性分泌物刺激,偶可癌变。长期病变可导致内脏淀粉样变。

细目三　化脓性关节炎

要点一　概述

1. 化脓性关节炎是指化脓性细菌引起的关节内感染,临床上常表现为急性过程,相当于中医的"无头疽"。

2. 多见于儿童,文献报道3岁以下者占50%,2岁以下者占30%。

3. 好发部位为膝关节和髋关节,其次为肘、肩和踝关节。

要点二　病因病理

1. 最常见的致病菌为金黄色葡萄球菌,其次为溶血性链球菌、白色葡萄球菌、肺炎链球菌、大肠杆菌和铜绿假单胞菌等。

2. 细菌进入关节内的途径:①血源性感染,身体其他部位的化脓性病灶如急性蜂窝织炎、疖肿、中耳炎等,细菌通过血液循环进入关节,是主要感染途径。②蔓延感染,关节附近的化脓性病灶直接蔓延至关节内,如胫骨上段骨髓炎蔓延至膝关节。③直接感染,细菌通过伤口进入关节引起化脓性感染,包括关节开放性损伤,或关节手术、关节穿刺等。

3. 化脓性关节炎病程发展大致可分为3个阶段,有时并无明确界限,有时某一阶段可独立存在。

（1）浆液性渗出期:关节腔内有浆液性渗出物,内含大量白细胞。关节最早病变在滑膜,滑膜明显充血、水肿,关节软骨未受破坏。本期病理改变为可逆性,如治疗及时,渗出物可完全吸收而不遗留关节功能障碍。

（2）浆液纤维蛋白性渗出期:病变继续发展,滑液中的酶类物质使血管的通透性明显增加,渗出液增多,其中含有丰富的纤维蛋白,并沉积在关节软骨上,影响软骨代谢;白细胞释放出大量溶酶体,进一步加重软骨基质的破坏。本期出现了不同程度的关节软骨破坏,部分病理已成为不可逆性,治疗后关节功能会出现部分障碍。

（3）脓性渗出期:至病变后期,关节内有明显的混浊脓液,滑膜和软骨已基本被破坏,软骨下骨也遭到侵害,关节周围也有蜂窝织炎,炎症控制后出现关节的纤维性或骨性强直,遗留严重关节功能障碍。这是关节功能废损的严重情况,临床上应极力避免发展到这一阶段。

4. 中医认为,该病多为人体正气不足、邪毒外侵,或疗疮、疖痈余毒走散,或瘀血停滞,化热成毒,壅滞关节,腐筋蚀骨而致。

要点三 临床表现

（一）病史

多有外伤史或手术史,或有全身其他部位的感染灶,但引起血源性感染的原发病灶表现可以很轻,甚至很多时候找不到原发病灶。

（二）全身症状

起病急骤,有寒战、高热、头痛等急性危重症状,体温可达39~40℃,严重者可出现谵妄或昏迷,小儿可有惊厥。

（三）局部表现

1. **关节疼痛** 是最早出现的局部症状,休息时也有疼痛,活动时疼痛加重。髋关节的化脓性感染可表现为膝关节疼痛,需要引起注意。

2. **关节肿胀** 表浅的关节局部红、肿、热、痛均较明显,如膝、肘、腕、踝关节等,膝关节可有浮髌现象。周围软组织多、位置深的关节,局部表现不明显,如髋关节等。

3. **关节功能障碍** 由于炎症及疼痛的刺激,肌肉发生保护性痉挛,肢体多呈半屈曲位,久之可发生关节挛缩,甚至有半脱位或脱位。

（四）实验室检查

1. **血液检查** 白细胞及中性粒细胞计数增多,血培养有致病菌生长,血沉增快。

2. **关节液检查** 关节液检查阳性结果对确定诊断具有重要意义。外观:早期多呈淡黄色澄清液体,为浆液性渗出液;病程继续发展,关节液呈黄色混浊,为纤维蛋白性液体;晚期呈黄白色液体,为明显的脓汁状液体。镜检:未到脓性渗出阶段关节液中只有红细胞、白细胞以及较多的纤维蛋白,但无细菌;晚期涂片检查可见大量脓细胞和细菌。

（五）影像学检查

1. **X线检查** 早期并无骨及软骨的改变,可见关节肿胀、积液,关节间隙增宽。以后关节间隙变窄,软骨下骨质疏松破坏,晚期有增生和硬化。进一步发展见关节间隙消失,发生纤维性或骨性强直,有时尚可见骨骺滑脱或病理性关节脱位。

2. **CT及MRI检查** 能比X线平片更早、更清晰显示病灶。

要点四 诊断与鉴别诊断

（一）诊断

1. 起病急,多见于儿童,最常见于髋及膝关节。

2. 有全身不适,高热恶寒。患病关节红肿热痛,肤温增高,关节动辄痛甚,关节常处于半屈曲状态。

3. 白细胞总数及中性粒细胞数增加。

4. 关节穿刺液呈混浊样或脓性,内含大量白细胞、脓细胞和革兰氏阳性球菌。

5. X线片示早期周围组织肿胀,关节间隙变宽,软骨下骨质疏松;后期关节间隙变窄甚至消失,软骨下骨质增生硬化,出现病理性脱位。

（二）鉴别诊断

1. **关节结核** 发病缓慢,有低热、盗汗等全身结核中毒表现,局部炎症表现不明显,偶有全关节结核急性发作伴高热,不易鉴别。

2. **类风湿关节炎** 常为多个关节发病,手、足小关节受累,且呈对称性。关节肿胀,不红。患病时间较长者,可有关节畸形和功能障碍。血液检查白细胞总数及中性粒细胞计数不增高,类风湿因子试验常为阳性。

3. **风湿性关节炎** 常为多发性、对称性、游走性关节肿痛,且往往伴有心脏病变,也可有高热,血液及关节液检查无细菌,血清抗链球菌溶血素"O"试验常为阳性,病程虽长但不留有关节功能障碍。

4. **血友病性关节炎** 多为男性,往往有出血病史,关节局部疼痛、肿胀,关节功能障碍比较明显,全身症状轻微。血液检查可发现凝血机制异常。

5. **创伤性关节炎** 有外伤史,无发热等全身症状。病程较短者关节穿刺液为血性液,病程较长者关节穿刺液可为澄清液或淡血性液。

6. **痛风** 男性多见,多发生在跖趾关节,常对称性发作,夜间疼痛重。血尿酸增高和关节液中查到尿酸钠盐结晶具有诊断价值。

要点五 治疗

化脓性关节炎的治疗必须遵循三大原则:早期有效的抗生素治疗,消灭病原菌,杜绝感染源;充分有效地局部引流,降低关节腔内压力,减少关节的破坏及后遗症;积极进行全身支持疗法,提高机体抵抗力。

(一)全身治疗

1. 早期、足量使用敏感抗生素,并积极进行支持及对症治疗。

2. 中医辨证论治

(1)湿热蕴阻证:治以清热解毒化湿,方用黄连解毒汤合五神汤加减。

(2)热毒炽盛证:治以解毒泄热、通里,方用黄连解毒汤加减。

(3)气虚血滞证:治以益气化瘀,通经活络,方用补阳还五汤加减。

(二)局部治疗

1. **关节制动与活动** 早期应用皮牵引、外固定支具、石膏、夹板等将患肢适当制动于功能位置,可防止感染扩散,减轻肌肉痉挛及疼痛,防止畸形及病理性脱位。一旦急性炎症消退或伤口愈合,即开始关节的自动及轻度的被动活动,以恢复关节的活动度。

2. **关节穿刺及冲洗** 关节穿刺抽出关节液后,反复冲洗,然后注入抗生素,每天1次,连续3~4天。若局部状况缓解,抽出液逐渐变清,说明有疗效,可继续用至关节积液消失、体温正常,否则应及时改为灌洗或切开引流。

3. **关节切开引流** 适用于较深的、穿刺插管不易成功的大关节,或者穿刺冲洗后症状控制不满意者。

4. **中药外治** 初期外敷拔毒生肌散或金黄膏、玉露膏;溃后用七三丹、八二丹药线引流;脓尽者,用八宝丹、生肌散促其收口;创口愈合后选用海桐皮汤外洗促进关节功能恢复。

(三)后遗症治疗

化脓性关节炎后期,关节不可避免遭受破坏,挽救关节功能困难。

1. 若关节破坏严重,骨性融合不可避免时,应将关节固定在功能位直至融合。

2. 若关节已经骨性融合在非功能位,对功能造成明显影响者,应考虑行矫形手术,但手术时机不可过早,以免感染复发,手术应在炎症完全消退1年后进行。

要点六 预后与康复

1. 急性化脓性关节炎的治疗原则强调"早",早期、及时应用有效抗生素,对挽救关节功能极其重要。

2. 在脓液尚未形成时控制病情,关节功能多可得到保留。一旦关节内脓液已经形成,应及时切开引流,防止关节软骨被破坏。

3. 病程晚期者,关节严重破坏,功能完全丧失,保存关节功能已不可能,必须注意使关节强直在功能位。

细目四 骨与关节结核概述

要点一 病因病理

1. 中医又称"流痰""骨痨",是全身性疾病的局部表现。

2. 发病年龄以10岁以下儿童和青壮年多见,发病部位以脊柱最多见(约占50%),其次为髋关节、膝关节和肘关节。

3. 大多继发于肺结核,少数来源于消化道结核,结核分枝杆菌通过血液循环到达骨关节而发病,此时原发病灶多已静止或痊愈。

4. 病灶大多为单发性,对称性十分罕见,关节外伤史常为诱因。

5. 根据组织病理学变化,骨与关节结核可分为渗出期、增殖期和干酪样变性期,三期之间无截然界限,可同时存在于同一病灶中。病灶或逐渐修复,如纤维化、钙化或骨化,趋向静止或愈合;或发展扩大,干酪样物液化,多核细胞大量浸润,形成脓肿,破坏加重。

6. 根据病变起病部位及病程发展情况,骨关节结核可分为以下三类。

单纯骨结核。①骨皮质/骨干结核:该类型多为增生型,初期骨质本身变化不大,晚期逐渐发生不规则的空洞,但死骨很少。②骨松质结核:多为坏死型,破坏范围广泛,可形成死骨。由于病灶部位不同又分为中心型,常见于幼年人脊柱、跟骨结核等,若不早期治疗可穿入关节内;边缘型,因其一边与软组织接触而被吸收,常无死骨,呈骨质缺损,此型多侵犯关节。

单纯滑膜结核:病变开始于软骨边缘的滑膜,逐渐侵蚀软骨边缘,并形成一层肉芽组织遮盖和破坏软骨,脱落的软骨在关节内可形成米粒状小体。

全关节结核:由滑膜结核发展而来,继而侵犯软骨和软骨下骨板;来自骨结核的全关节结核,从骨组织开始,继而发展到软骨下、软骨和滑膜。最终使关节软骨面完全游离,关节间隙变窄甚至消失。

7. 中医学认为,骨痨是由于正气亏虚,筋骨伤损,气血失和,瘀滞不行化为痰浊,流注关节而发。骨痨的病机整体上是寒、热、虚、实交错,以阴虚为主。在早期,既有先、后天之不足,肾亏、髓空之虚,又有局部痰浊凝聚,气血失和,郁而化热之势;至中后期成脓之时,不仅寒化热,阳化阴,而且气血日益耗损,阴虚火旺之象益盛。

要点二 临床表现

(一)全身表现

起病缓慢,病久元气亏虚出现面色无华,心悸失眠,舌质淡红,苔薄白,脉细或虚大,可有午后低热、盗汗、乏力、口渴不欲饮、舌红少苔、脉细数、消瘦、食欲不振等结核中毒症状。儿童患者往往起病急骤,夜啼,伴高热及毒血症表现。

(二)局部表现

1. **疼痛** 初起疼痛轻微,活动后加重。随着病情发展疼痛逐渐加重。因神经支配重叠,髋关节病变可引起膝关节疼痛。

2. **肿胀** 表浅关节肿胀明显,至后期肌萎缩后关节呈梭形肿胀,深在关节肿胀不明显。

3. **关节功能障碍** 关节多处于半屈曲状态以缓解疼痛,晚期导致关节强直,关节功能完全丧失。

4. **寒性脓肿、流注脓肿和窦道** 病灶部位形成的较大脓肿,一般无红、热等急性炎症表现,故称为"冷脓肿"或"寒性脓肿"。脓液经组织间隙流到其他部位形成的脓肿,称为"流注脓肿"。脓肿也可以向体表溃破形成窦道。

5. **其他并发症** 寒性脓肿溃破后将引起混合性感染,脊柱结核的寒性脓肿或病灶组织可压迫脊髓产生瘫痪,病理性脱位和病理性骨折也不少见,疾病晚期将遗留各种关节畸形。

6. **中医学认识** 本病其始为寒,久而化热。后期由于阴液越亏,虚火越旺,常出现阴虚火旺的证候。因脓水淋沥不断,又可出现气血两虚的表现。

(三)实验室检查

1. **血液检查** 红细胞和血红蛋白可偏低。如合并化脓性细菌感染,白细胞总数、中性粒细胞均明显升高。病变活动期,血沉增快,高出正常3~4倍,甚至更高;稳定期或恢复期,血沉多数正常。

2. **结核菌素试验** 5岁以下未接种过卡介苗的儿童可进行此试验。阳性则表示已感染过结核杆菌。

3. **细菌学检查** 抽取脓液或关节液作结核菌培养,或涂片寻找抗酸(结核)杆菌,对明确诊断和鉴别诊断有重要价值。

4. **病理学检查** 切取病变组织或肿大淋巴结,做病理学检查,阳性率70%~80%。

(四)影像学检查

1. **X线检查**

(1)骨干结核可见髓腔内溶骨性破坏和骨膜新骨形成。

(2)骨松质中心型结核早期可见局部骨小梁模糊的磨砂玻璃样改变,骨质密度增加,稍晚可见游离死骨,一般呈椭圆形,密度比周围骨质稍高。死骨吸收后可见骨空洞,洞壁骨质致密增厚;骨松质边缘型结核则呈溶骨性改变,局部多无死骨或仅有少量死骨,缺损边缘致密。

(3)单纯滑膜结核仅见骨质疏松和软组织肿胀。

(4)早期全关节结核除局部骨质疏松和软组织肿胀外,尚可见关节小部分模糊或破坏;晚期全关节结核则关节边缘大部分模糊、破坏,关节间隙狭窄或消失,常合并关节脱位、畸形或强直。

(5)有时尚可见寒性脓肿阴影,晚期脓肿可发生钙化。

2. **CT检查** 能早于X线平片发现病灶,可清楚显示病灶及死骨,显示病灶与周围组织的关系,对指导治疗具有重要意义。

3. **MRI检查** 具有早期诊断价值,可显示脊髓是否受压与变性,是脊柱结核不可缺少的检查手段。

要点三 诊断与鉴别诊断

(一)诊断

1. 有结核病或可疑结核病接触史,可伴肺结核病史。好发于儿童及青少年。

2. 好发于脊柱,其次为髋、膝关节。可单个发病,亦可多处同时发病。

3. 早期全身症状不明显,中后期出现低

热、颧红、纳呆、盗汗、消瘦、乏力等虚弱症状。

4. 起病缓慢，初起仅感病变关节隐痛，皮色不变，活动不利，动辄加重，逐渐出现关节和肢体畸形。数月或数年后，有寒性脓肿出现。脓肿溃破后，脓液清稀，伴败絮样物，不易收口。

5. 活动期血沉加快。脓液及病理学检查发现结核改变。

6. X线片示早期为骨质疏松、部分模糊，稍后则可见死骨、空洞；晚期则见关节间隙狭窄或消失，呈畸形。

（二）鉴别诊断

1. **类风湿关节炎** 单纯性滑膜结核常不易与单关节的类风湿关节炎鉴别，确诊往往要靠滑膜切取活检和关节液的细菌学检查。但类风湿关节炎一般系多发，多累及手足小关节，呈双侧、对称性发病。血清类风湿因子常呈阳性（70%）。随着病情的发展，可出现关节畸形及强直，但无寒性脓肿或窦道形成。X线片见骨质疏松，关节间隙狭窄乃至消失，但关节面不出现较深的骨质破坏。

2. **强直性脊柱炎** 好发于15~30岁男性。病变多由骶髂关节、髋关节开始，沿脊柱逐渐向上发展至颈椎，脊椎的韧带、软骨发生钙化、骨化，椎间形成骨桥，脊柱逐渐变为强直，骨质疏松，但无破坏及死骨，无脓肿。

3. **化脓性骨关节炎** 发病多急剧，初起即有寒战、高热、剧烈疼痛，白细胞总数及中性粒细胞均明显增高。X线片可见骨质破坏及大量新骨形成。细菌培养和病理检查有助于鉴别诊断。

4. **骨肿瘤** 根据患者年龄、临床表现和X线片表现，结合进行病理学或细菌培养检查，可对椎体结核与椎体网织细胞肉瘤和转移癌、骨干结核与未分化网织细胞肉瘤、掌指骨结核与掌指骨内生软骨瘤作出鉴别。

5. **色素沉着绒毛结节性滑膜炎** 本病可与滑膜结核鉴别。本病多发于膝关节，发展非常缓慢，体温、血沉正常。受累关节肿胀、积液，穿刺液呈咖啡色，关节功能受限较少，一般活动不痛，沿关节周围可以摸到不规则结节状物，压痛不重，病理活组织检查可确诊。

6. **夏科（Charcot）关节病** 又称神经性关节病，上肢（如肩、肘）病变多继发于脊髓空洞症；下肢（如髋、膝、足）病变多继发于脊髓结核或脑脊膜膨出症。受累关节明显肿胀，但无疼痛且活动受限不明显。关节穿刺液为血性。仔细检查可发现知觉和腱反射减退或消失。X线所见关节骨质破碎严重，破碎游离骨片密度增高。

7. **嗜酸性肉芽肿** 少见，好发于儿童和青少年，少有全身症状。可单发或多发，多侵袭颅骨、肋骨、椎体或长骨骨干。X线片以局限性溶骨性破坏改变为主，溶骨区周围有致密骨反应，在骨干则骨膜性新骨很丰富。血液检查嗜酸性粒细胞一般增多，需依靠病理检查确诊。

要点四 治疗

（一）全身治疗

1. **支持疗法** 注意休息，加强营养，每日摄入足够的蛋白质和维生素，必要时应间断输血，混合感染者应根据药敏试验给予敏感的抗生素。

2. **抗结核药物治疗**

（1）早期、适量、联合、规律及全程用药是用药的基本原则。

（2）目前常用的一线抗结核药物有异烟肼、利福平、链霉素、对氨基水杨酸、乙胺丁醇、卡那霉素等。

（3）为避免耐药菌株的产生，同时使用2~3种抗结核药物为优。骨关节结核疗程较长，用药时间不宜过短。膝、肘、腕、踝、手、足等中小关节结核可用药1年左右；肩、髋、骶髂、脊柱等大关节结核则应用药1年半左右。开始治疗和手术前后，给药应适当集中，尽可能每日给药，以后根据病情改善，逐渐改为间断给药，可隔日给药或每周给药2次。间断用药时，每次用药量可适当增加。

（4）抗结核药物服用时间长，应严密注意药物的毒性作用。一旦出现药物的毒性反应，要立即停药，并进行相应治疗。

（5）术前必须使用抗结核药物至少2周以上。

（6）链霉素及异烟肼还用于局部治疗，对表浅关节可进行反复的冲洗、抽吸注射。

3. **中医分期施治**

（1）初期可用温经散寒、通滞化痰为治法，通常用阳和汤加减。

（2）中期的治法为扶正托毒，用托里散加减。

（3）后期治法为补气养血，用人参养荣汤加减。

(二)局部治疗

1. **局部制动** 可减轻疼痛,保护关节不受进一步损害,防止病理性骨折和脱位,纠正关节畸形。制动方法有石膏、支具和牵引等,固定时间至少1个月以上。

2. **脓肿穿刺** 大的脓肿并有明显的压迫症状而又不宜立刻进行病灶清除者,可进行穿刺吸脓减压,但应注意避免反复穿刺形成瘘管或混合感染。有时为了确诊,对可疑脓肿进行试验性穿刺,并将所吸取脓液作细菌学检查。

3. **局部用药** 适用于早期单纯性滑膜结核及寒性脓肿穿刺抽脓后,具有局部药物浓度高、用药剂量小、副作用小等优点,但穿刺注药有引发窦道或混合性感染的可能,不主张反复进行。常用药物有链霉素或异烟肼,可单独用药或联合用药。中药局部可贴阴消散、阳和解凝膏、消瘀散等;脓少时用五虎丹,脓多时用五五丹。

4. **手术治疗** 在抗结核药物的控制下,如有手术指征,应及时并彻底地清除病灶,不但可以使大多数患者在较短时间内获愈,且可以预防畸形,尽可能保留关节功能,减少残疾,降低复发率。

(1)病灶清除术:将结核性肉芽组织、死骨、脓液和坏死组织等彻底清除,并放入抗结核药物。适应证:病灶内有死骨及较大脓肿形成;窦道流脓经久不愈者;单纯骨结核或滑膜结核经药物治疗无效,即将发展为全关节结核者;脊柱结核合并截瘫者。

(2)矫正畸形和功能重建术:局部病灶已治愈,关节仍能活动或已强直但处于非功能位时,可选择应用关节融合术、截骨术、关节成形术或人工关节置换术等以矫正畸形,改进和重建关节功能。

要点五 预后与康复

由于骨关节结核病程长,破坏大,如未能早期诊断与治疗,常导致脊柱和肢体畸形、关节功能障碍或残疾,在儿童还可引起生长和发育异常。

细目五 脊 柱 结 核

要点一 概述

1. 骨关节结核中脊柱结核占首位,多为椎体结核,附件结核罕见。相当于中医学的"龟背痰"。

2. 好发年龄以儿童最多见,发病部位以腰椎发生率最高,其次为胸椎、颈椎、骶尾椎。

要点二 病因病理

1. 脊柱负重大,活动多,肌肉附着少,血液供应差,易致劳损,加之椎体以骨松质为主,其内的营养动脉多为终末动脉,血流缓慢,结核分枝杆菌易滞留而发病。

2. 椎体结核多见,多数以单个椎体破坏为主,蔓延至附近上下椎体,椎弓结核少见。

3. 椎体结核按病灶部位分为中心型和边缘型两种,主要病理表现如下。

(1)中心型:多见于10岁以下儿童,好发于胸椎,以椎体中心的骨质破坏为主,易产生小死骨和空洞,椎体很快被压缩成楔形。病变进展快,常累及整个椎体和椎间盘,迅速侵入邻近多个椎骨;而成人中心型结核多局限在椎体中心,很少侵犯椎间盘。

(2)边缘型:多见于成人,以腰椎居多。病变先破坏椎体边缘和椎间盘,使椎体呈楔形改变,椎间隙狭窄,并形成寒性脓肿,边缘型椎体结核大多只限于两个椎体,很少累及3个以上椎体。由于患椎受压塌陷,同时椎间隙狭窄,出现脊柱后凸畸形。若受累椎体数目少,但破坏程度大,则呈角状畸形;反之,则为圆形畸形。后凸畸形以胸椎为甚。

4. 脊柱结核易形成寒性脓肿,有两种表现形式。

(1)椎旁脓肿:脓液将骨膜掀起,在椎体旁形成脓肿,腐蚀整个椎体边缘,严重者进入椎管压迫脊髓。

(2)流注脓肿:椎旁脓肿压力增高,脓液穿破骨膜,沿疏松的组织间隙向下方流动,在远离病灶的部位出现脓肿。常见的流注途径:颈椎结核形成咽后壁脓肿、食管后脓肿,可流注到锁骨上窝;胸腰段结核形成椎旁脓肿、腰大肌脓肿及髂窝脓肿;腰大肌脓肿还可沿腰大肌流注至股骨小转子处,形成腹股沟脓肿,可进一步流注至膝上部位。寒性脓肿破溃后可形成窦道。

5. 中医认为本病是先后天不足,肾虚督空,风、寒、湿、痰诸邪乘虚而入,流注脊柱而发病。

要点三 临床表现

(一)全身表现

发病缓慢,全身症状多不明显,可出现乏力,部分患者有结核中毒症状。儿童出现夜啼、性情急躁。

(二)局部表现

1. **疼痛** 为最先出现的症状。多为轻微钝痛,劳累后加重,休息后可减轻。可有肢体放射痛,病变椎体棘突有压痛和叩痛。

2. **姿势异常** 椎旁肌保护性痉挛,使脊柱稳定、减轻疼痛,出现特征性姿势;颈椎结核患者可表现为缩颈状,用双手托下颌,不敢轻易活动颈部;胸椎结核出现驼背;腰椎结核患者在站立与行走时,用双手扶腰以减轻对病变椎体的压力,拾物试验阳性。

3. **脊柱畸形** 常见于胸椎结核,系因椎体楔形变所致。多椎体楔形变出现驼背畸形,单椎体楔形变常为角状后突畸形。

4. **脊柱活动受限** 由于病灶周围肌肉的保护性痉挛,受累脊柱活动受限,运动幅度较大的颈椎和腰椎容易查出,活动度较小的胸椎则不易查出。

5. **寒性脓肿** 是部分患者就诊的主要体征。锁骨上和髂窝等较浅部位的脓肿易被发现,其他部位深在的脓肿需要辅助检查发现。

(三)影像学检查

1. **X线检查** 以骨质破坏和椎间隙狭窄为主。中心型骨质破坏位于椎体中央,常见于儿童的胸椎,可有椎体塌陷呈楔形变,也可侵及椎间盘。边缘型骨质破坏在椎体的上缘或下缘,常见于成人的腰椎,侵及椎间盘,椎间隙狭窄,并累及邻近两个椎体,但椎体破坏不重。X线平片可显示较大的椎旁脓肿。

2. **CT检查** 可清晰显示病灶部位、死骨和空洞,对椎管内病灶显示清楚,尤其对脓肿的诊断更具价值,可以发现较小的脓肿。

3. **MRI检查** 具有早期诊断意义,可显示脊髓有否受压和变性。

要点四 诊断与鉴别诊断

(一)诊断

1. 有结核病史,多见于儿童和青壮年。

2. 起病缓慢,逐渐出现局部疼痛、活动受限和局部畸形,病灶部位或其他部位出现寒性脓肿、窦道或瘘管。可伴见脊髓或神经根压迫症状。全身有消瘦、乏力、盗汗、纳呆等症状。

3. X线可见脊柱生理曲线改变,椎体破坏,椎间隙狭窄,椎旁脓肿阴影。

4. 血沉增快,脓液及病理检查有结核改变。

(二)鉴别诊断

1. **脊柱化脓性骨髓炎** 若患者发病较急,全身中毒症状明显,血沉增快,则应考虑脊柱化脓性骨髓炎。患者发病前身体某部位常有感染病灶,体温较高,局部疼痛和压痛均较明显。X线片提示椎间隙狭窄或消失,椎体破坏、增生和硬化。早期血培养为阳性,多为金黄色葡萄球菌引起。

2. **强直性脊柱炎** 若患者脊柱活动受限,血沉增快,应与强直性脊柱炎相鉴别。后者一般累及多个椎骨,并同时伴有骶髂关节病变。X线片表现韧带骨化,呈"竹节样"改变,椎体无破坏,亦无软组织增宽阴影。

3. **脊柱肿瘤** 最多见为恶性肿瘤,表现为椎体破坏、压缩,但一般只累及一个椎体,相邻椎间隙宽度多保持正常,常有椎弓根破坏,椎体两旁有球形阴影。

4. **脊柱骨性关节炎** 多见于颈椎和腰椎,常伴有神经根刺激症状。X线片表现也可有椎间隙变窄,相邻椎体边缘致密,但多同时有唇样增生。此病骨质无破坏,血沉不快,亦无脓肿形成。

要点五 治疗

(一)非手术治疗

非手术治疗包括支持疗法、抗结核用药和局部制动。卧床为主,根据病情行石膏床、石膏背心、支具等固定。病变稳定后离床活动仍需适当固定,后逐渐去除外固定。

(二)手术治疗

1. **病灶清除术** 是治疗脊柱结核经常选择的术式,手术途径分前路或后路,植骨与否视病情而定。适应证:脊髓或马尾神经受压;椎管内、硬膜内或外结核肉芽肿;多椎体破坏塌陷或缺失,尤其儿童青春发育期之前,胸椎或胸腰椎破坏缺损1~2个或更多椎体者;化疗效果差,大脓肿持续存在或窦道久治不愈、耐药特别是耐多药的患者;针吸活检无法确诊者。

2. **切开排脓** 适用于全身中毒症状明显，寒性脓肿广泛流注出现继发性感染，不能耐受病灶清除术时。

3. **矫形手术** 纠正脊柱后凸畸形。

要点六　预后与康复

1. 脊柱结核需要较长时间卧床，手术后仍需要严格长期服用抗结核药物。

2. 发展慢，病程长，易并发寒性脓肿和驼背畸形，可导致瘫痪。截瘫的早期减压手术疗效好，而晚期的截瘫减压疗效差。

细目六　髋关节结核

要点一　概述

1. 发生率仅次于脊柱结核，占全身骨关节结核的第二位。

2. 多见于儿童和青壮年，单侧发病多见。

3. 中医学将髋关节结核称为"穿拐痰"。

要点二　病因病理

1. 髋关节结核以单纯性滑膜结核多见，滑膜肿胀及渗出，很少形成脓肿及窦道。

2. 单纯骨结核好发于髋臼上缘或股骨头边缘，病灶骨质破坏，容易形成死骨和空洞。

3. 病变最后形成寒性脓肿、病理性脱位和关节强直，寒性脓肿可向前下流注形成腹股沟脓肿，或向后流注成为臀部脓肿。

4. 髋关节结核早期诊断困难，临床上确诊时往往已是全关节结核。

要点三　临床表现

（一）全身症状

有午后低热、乏力、盗汗、食欲不振、消瘦、贫血等全身症状。

（二）局部表现

1. **疼痛** 为最早出现的症状，多为单发性，开始疼痛多不严重，休息后可好转，疼痛严重者出现跛行。儿童表现为夜啼。患者常诉膝部疼痛，容易漏诊。

2. **寒性脓肿** 在腹股沟内侧或臀部可出现寒性脓肿，脓肿破溃后形成窦道。

3. **畸形** 有病理性脱位、髋关节屈曲内收内旋畸形、髋关节强直和下肢不等长等。

4. **功能障碍** ①骶髂关节分离试验阳性，反映髋关节屈曲、外展、外旋功能受限。②髋关节过伸试验阳性，用于发现儿童早期髋关节结核。③托马斯（Thomas）征阳性，反映髋关节有屈曲畸形。

（三）影像学检查

1. **X线检查** 对本病的早期诊断很重要。应拍摄骨盆正位片，仔细对比两侧髋关节，可发现轻微的变化。单纯滑膜结核的变化：患侧髋臼与股骨头骨质疏松，骨小梁变细，骨皮质变薄；骨盆前倾，患侧闭孔变小；患侧滑膜与关节囊肿胀；患侧髋关节间隙稍宽或稍窄。进行性关节间隙变窄及边缘性骨破坏病灶是诊断的重要依据，病程稍晚出现死骨、空洞或骨的严重破坏，后期可有病理性脱位。

2. **CT和MRI检查** 可显示更小病灶、病灶范围及关节积液的多少。

要点四　诊断与鉴别诊断

（一）诊断

1. 有结核病或可疑结核病接触史，多发于儿童和青壮年。

2. 低热、颧红、盗汗、消瘦、乏力，患髋疼痛，跛行，逐渐出现屈曲、内收畸形，可伴寒性脓肿。

3. X线片示关节间隙改变，骨质疏松，出现死骨、空洞。

4. 血沉可增快，脓液及病理学检查有结核改变。

（二）鉴别诊断

1. **暂时性髋关节滑膜炎** 多见于8岁以下儿童，主诉髋部或膝部疼痛，不敢走路。髋关节活动受限，髋关节前方稍饱满，很少有全身症状。卧床休息、做皮肤牵引可痊愈。

2. **儿童股骨头坏死** 又称Legg-Perthes病，多见于3~9岁儿童，男性多于女性。患髋或膝关节有一过性疼痛，跛行，患髋活动轻度或中度受限。但患儿全身情况良好，体温正常，血沉不快。X线片见股骨头骨骺致密、变扁，关节间隙增宽。以后股骨头骨骺呈"碎裂"状，股骨颈增宽，骺板两侧有囊性变，有时可发生半脱位。

3. **股骨头缺血性坏死** 多见于外伤性髋关节脱位或股骨颈骨折之后，也见于使用大量激素之后。X线片显示股骨头上部致密、变扁，随后破裂塌陷。临床症状比儿童型重，骨质重建也比较困难。

4. **化脓性关节炎** 一般为急性发作，患者寒战、高热、白细胞增多，下肢呈外展、外旋畸形。对慢性低毒性化脓感染，或已用抗生素而尚未控制的化脓性关节炎有时不易与关节结核作鉴别，需作穿刺、脓液细菌培养或滑膜活检等方法作鉴别。

5. **类风湿关节炎** 髋关节类风湿关节炎是中枢型类风湿关节炎的一部分，有的从一侧髋关节开始。X线片所见和髋关节滑膜结核完全类似，即关节囊肿胀、闭孔缩小和局部骨质疏松。患者多为15岁以上的男性青年，仔细询问病史，患侧髋也可能有过疼痛。检查腰椎，有的可发现腰椎活动受限。

6. **髋关节炎** 患者多为老年人，可见于一侧或双侧。临床上患髋疼痛，活动受限，但血沉不快。X线示髋臼与股骨头明显增生，边缘硬化，关节间隙狭窄，髋臼内或股骨头内常有囊性变。

要点五　治疗

（一）全身治疗

支持治疗，抗结核用药时间要足够长，一般1年半左右。

（二）局部治疗

1. **局部制动** 有屈曲畸形者做皮牵引，然后行石膏固定。

2. **关节内注药** 关节内注射抗结核药物，适用于单纯滑膜结核。若疗效不好，应及时做滑膜切除术。

3. **病灶清除术** 适用于单纯骨结核、早期全关节结核或有寒性脓肿形成时。病灶清除后形成的空腔可以植骨。

4. **关节融合术** 适用于晚期全关节结核。年龄在15岁以下的患者不宜做关节融合术。

5. **人工关节置换术** 适用于部分病变已处于静止期者，在抗结核药物的控制下可做全髋关节置换术。

要点六　预后与康复

髋关节结核早期诊断困难，多留有较严重的关节功能毁损。

细目七　膝关节结核

要点一　概述

1. 膝关节结核为较常见的关节结核，仅次于脊柱结核和髋关节结核，发病率高，可能与膝关节有丰富的骨松质及较多的滑膜有关。相当于中医学的"鹤膝痰"。

2. 儿童和青少年多见，多为单关节发病。

要点二　病因病理

1. 膝关节滑膜丰富，故滑膜结核发病率较高。骨型结核多发于股骨远端和胫骨近端的骨骺和干骺端。骨结核的脓液可向关节内穿破，引起全关节结核，也可向皮下、腘窝或小腿肌间隙内流窜。

2. 髌上囊大多数与膝关节相通，只有少数是孤立的滑囊。当膝关节发生结核时，若髌上囊不与关节腔相通，则该囊有可能不被结核病变所侵袭；若该囊与关节腔相通，则将被波及。当股骨下端结核侵入髌上囊时，该囊又与关节腔相通，则将形成全关节结核。

3. 由单纯滑膜结核转变为全关节结核，软骨面的破坏只限于其边缘部分，而大部分的软骨面仍保持比较完整的状态。由单纯骨结核转变为早期全关节结核，软骨面的破坏只限于骨病灶向关节内穿破口及其附近，而大部分的软骨面仍保持较完好的状态。

4. 病变晚期脓肿破溃形成经久不愈的窦道，关节稳定结构破坏产生半脱位，膝关节强直及屈曲挛缩。儿童骨骺遭到破坏则导致肢体短缩畸形。

要点三　临床表现

（一）全身症状

起病缓慢，全身症状较轻，儿童可有夜啼表现。

（二）局部表现

1. **关节肿胀** 膝关节位置表浅，因此肿胀和积液非常明显。早期髌上囊肿大，浮髌试验阳性。晚期滑膜显著肿胀和增厚。关节持续性积液和失用性肌萎缩，呈现典型梭形肿胀。

2. **畸形** 疼痛使膝关节长期处于半屈曲状态而发生屈曲挛缩，形如"鹤膝"。关节结构破坏而形成病理性脱位。结核病灶愈合后形成关节强直。骨生长受到抑制出现双下肢不等长等。

（三）关节液检查

病变不同阶段的关节液性状不同，早期为比较清亮的液体，随之逐渐变混，最终为脓性关节液。

（四）影像学检查

1. X线检查 ①单纯滑膜结核X线片可见软组织肿胀和骨质疏松，关节间隙增宽和变窄；②股骨远端或胫骨近端的单纯骨结核病变范围不论是中心型或边缘型，可局限于骨骺或干骺端，破坏灶范围大的可越过骺板，同时波及骨骺，病灶内可有死骨，周围多有骨膜反应；③早期全关节结核如果是由单纯滑膜结核转变而来，可见软骨面边缘骨质局限性腐蚀性破坏；如果由单纯骨结核转变而来，除骨病灶穿破关节处的软骨下骨板模糊消失外，相对的关节面也可有接触性破坏；④晚期全关节结核则可见关节进一步破坏，甚至发生脱位、畸形、强直或硬化等改变。

2. CT及MRI检查可更清楚地显示病灶结构，特别是软组织病损情况，可早期、全面显示病灶。

要点四　诊断与鉴别诊断

（一）诊断

1. 有结核病或可疑结核病接触史，好发于儿童及青少年。

2. 关节肿痛明显，关节屈曲畸形，活动受限，股四头肌萎缩后呈"鹤膝"畸形。伴有低热、颧红、盗汗、消瘦、乏力等症状。

3. X线片显示关节间隙增宽或狭窄，骨质疏松并模糊，可见死骨、空洞和关节畸形。

4. 关节穿刺液病理检查及细菌培养可协助诊断。

（二）鉴别诊断

单纯滑膜结核的早期诊断比较困难，易与单发的类风湿关节炎及其他慢性滑膜炎相混淆。所以应与类风湿关节炎、化脓性关节炎、创伤性滑膜炎、色素绒毛结节性滑膜炎、滑膜骨软骨瘤、剥脱性软骨炎、Charcot关节病以及好发于膝关节附近的肿瘤，如骨巨细胞瘤、骨肉瘤、骨纤维肉瘤、尤文肉瘤等相鉴别，有时需做关节液的细菌培养或病理学检查以确定诊断。

要点五　治疗

（一）全身治疗

包括全身抗结核用药、支持治疗及中药治疗。

（二）局部治疗

根据病情选择不同的局部治疗措施。

1. **关节腔内抗结核药物注射** 适用于单纯滑膜结核。

2. **滑膜切除术** 适用于单纯滑膜结核局部用药治疗无效者，将滑膜大部分切除后，继续关节腔内注射抗结核药物。

3. **病灶清除术** 适用于全关节结核骨质破坏严重或脓液较多者，彻底清除结核病灶组织。术后应做膝关节加压融合术，但15岁以下儿童不主张做融合术。

4. **制动** 无论手术与否，膝关节均需制动，时间以不少于3个月为宜。

要点六　预后与康复

膝关节是结核好发部位，位置表浅，容易早期发现病变，也能得到早期治疗，因此预后比较乐观，关节功能有望得到保留。

第十三单元 骨 肿 瘤

细目一 骨肿瘤概述

要点一 概述

1. 骨肿瘤是起源于骨组织或发生在骨骼的肿瘤,分为原发性和转移性两种。中医将骨肿瘤称为"骨瘤""石痈""石疽"。

2. 原发性骨肿瘤有良性和恶性之分。转移性骨肿瘤,系指其他组织或器官的恶性肿瘤通过各种途径转移至骨骼所致。骨的瘤样病变,其病变类似肿瘤而非真正的肿瘤。

3. 年龄及部位对骨肿瘤的发生有重要意义,恶性骨肿瘤多发生于儿童和青少年,长骨的干骺端是肿瘤的好发部位。

4. 良性骨肿瘤以骨软骨瘤、软骨瘤多见,恶性骨肿瘤以骨肉瘤、纤维肉瘤多见。

要点二 临床表现

(一)症状与体征

1. **肿块** 良性骨肿瘤生长缓慢,肿块坚硬而无压痛。恶性骨肿瘤生长迅速,局部压痛明显,常伴有明显肿胀及浅表静脉怒张。

2. **疼痛** 是生长迅速的肿瘤最显著的症状,常见于恶性骨肿瘤,良性骨肿瘤一般无疼痛。疼痛的程度、性质、持续时间,对诊断骨肿瘤有着重要意义。

3. **功能障碍** 骨肿瘤不论良性或者恶性,其肿块本身的阻碍、疼痛和肿胀,都会引起功能障碍。

4. **其他** 肿瘤可压迫神经、血管及其他组织器官引起相应症状,压迫脊髓引起瘫痪。骨骼被肿瘤组织破坏,在轻微或无暴力的情况下发生骨折,无论良性或恶性均可发生。恶性骨肿瘤晚期可表现为恶病质或转移。

(二)实验室检查

实验室检查有助于骨肿瘤的诊断和鉴别诊断,如多发性骨髓瘤有时以贫血为首要表现;尤文肉瘤可出现白细胞增高;多发性骨髓瘤尿检出现蛋白及管型,尿中的本周(Bence-Jones)蛋白阳性,对确诊有重要意义;骨肉瘤、骨转移瘤患者碱性磷酸酶升高;多发性骨髓瘤和转移骨癌产生骨广泛破坏时,可有暂时性钙、磷升高;酸性磷酸酶增高仅见于前列腺癌发生骨转移时所独有。

(三)影像学检查

1. **X线检查** 是诊断骨肿瘤必不可少的常规检查,对骨肿瘤的部位、大小、形态、结构以及与周围软组织的比邻关系,都有较清楚地反映。对于初步区分骨肿瘤或肿瘤样疾病以及是良性还是恶性骨肿瘤,可提供极其重要的根据。

(1)骨质破坏:良性肿瘤一般无骨质破坏,若有破坏,亦多是膨胀的、规则的、清晰的;恶性骨肿瘤对骨质破坏常是侵蚀性的,边界不清,界线模糊。

(2)骨皮质改变图像:肿瘤侵蚀骨皮质在X线片上常有虫蚀样变、筛孔样变、骨皮质缺损等改变。

(3)肿瘤骨骨化的图像:X线片上,恶性骨肿瘤产生瘤骨,密度高,结构紊乱,可出现均匀性毛玻璃样变、斑片状硬化骨、针状瘤骨等肿瘤骨骨化改变。

(4)骨膜改变:骨肿瘤出现骨膜反应,应视为恶性肿瘤,但并非恶性骨肿瘤所独有。如骨折、骨膜炎、骨髓炎等疾患亦有骨膜反应,临症时,应结合多方资料综合分析。骨膜改变在X线片上图像是多种多样的,如尤文肉瘤呈"葱皮"样改变,骨肉瘤表现为 Codman 三角。

(5)软组织中阴影:软组织中出现肿瘤样阴影,说明肿瘤已突破骨皮质侵入软组织。常见图像棉花样、棉絮团样、斑点状、斑片状、象牙样等,提示骨肿瘤恶性度高或有恶性变的倾向。

2. **CT检查** 提供病损的横断面影像,除可早于普通X线片发现及确定病灶外,还可确定肿瘤的范围及与周边软组织的关系,建议应常规使用。

3. MRI 检查 能更清楚地反映软组织的累及程度。

（四）病理学检查

病理学检查是确诊骨肿瘤的主要依据，但病理学检查未见恶性细胞不能完全除外恶性骨肿瘤，除取材因素外，有的恶性肿瘤的病理学表现始终为良性，如脂肪肉瘤很难直接找到恶性细胞。病理学检查分为：①穿刺活检：多用于溶骨性病灶，简单、安全、损伤小，但准确性稍差；②切开活检：分为术中冰冻和石蜡包埋，前者只适用于软组织肿瘤。

要点三 诊断

1. 骨肿瘤的诊断必须是临床表现、影像学检查和病理学检查相结合。

2. 骨肿瘤手术方案的确定主要依据外科分期，其3个指标是外科分级（grade，G）、外科区域（territory，T）和转移（metastasis，M），按照G、T、M 所组成的外科分期，可以反映肿瘤总体的良恶性程度。

（1）组织学特征：用 G 表示，分为 G_0、G_1、G_2。G_0 属良性，即显示良性细胞学特征，分化良好，细胞与基质之比为低度至中度；X 线表现为边缘清晰或向软组织伸延；临床为囊内，无卫星或跳跃病损，无转移。G_1 属低度恶性，即中度分化；X 线表现为肿瘤穿越瘤囊，骨密质破坏；临床显示囊外，多发性病损，个别转移，生长较快。G_2 属高度恶性，细胞常为有丝分裂相，分化不良，细胞与基质之比增高；X 线表现为边缘模糊，肿瘤扩散，波及软组织，可出现跳跃性、多发性病损；临床显示多发性病灶，明显转移，生长快。

（2）肿瘤的侵袭范围：用 T 表示，以肿瘤囊和间室为分界。T_0 为囊内；T_1 为囊外，但仍在间室内；T_2 为囊外和间室外。

（3）转移情况：用 M 表示，M_0 为无转移，M_1 为有转移。

要点四 治疗

骨肿瘤应早发现，早诊断，早治疗。治疗目的：①控制原发病损，保存功能，长期生存。②良性肿瘤及瘤样病变，在保存功能的前提下，彻底切除，防止复发。③恶性肿瘤以挽救生命为主，争取保存一定功能。多采用综合疗法。

（一）中药治疗

1. 辨证论治

（1）瘀血阻滞证：宜活血化瘀、攻下软坚，用蟾酥丸、抵挡丸、大黄䗪虫丸。

（2）热毒炽盛证：宜清热解毒，用黄连解毒汤或清营汤加减。

（3）肝肾亏虚证：宜补益肝肾，用调元益气丸或六味地黄丸加补中益气丸。

（4）气血不足证：宜补益气血，用当归鸡血藤汤、补益消癌汤加减。

（5）癥瘕积聚证：宜消癥祛瘀、软坚散结，用消癌片、抗癌止痛散、大车螯散加减。脊椎肿瘤并截瘫者，用神农丸。

2. 有效药物 临床实践证明，黄芪、灵芝、人参、党参、女贞子、山慈菇、半枝莲、白花蛇舌草、水蛭、蜈蚣、六味地黄汤、喜树碱制剂、莪术注射液等对多种骨肿瘤有一定疗效。实验证实，黄芪、女贞子、茯苓、猪苓、人参、莪术、丹参、大黄、赤芍、刺五加、补骨脂、甘草等的有效成分治疗肿瘤有确切效果。

（二）化疗

化疗是利用化学药物抑制或杀伤肿瘤细胞而达到治疗目的的治疗方法。这种疗法的地位在逐年上升，其有效作用既可杀伤实体瘤，也能控制亚临床病灶。常用种类：①烷化剂，能与细胞中的蛋白和核酸中的氨基、巯基、羟基等作用，破坏细胞分裂，导致癌细胞死亡。常用的有盐酸氮芥、环磷酰胺、噻替派。②抗代谢药，其中以抗叶酸代谢的氨甲蝶呤为主。③抗生素，阿霉素、丝裂霉素C（自力霉素C）、博来霉素、长春新碱、顺铂等。

多为综合用药，有协同作用的药物合用后效果更好。化疗药物对正常组织，尤其是造血系统以及其他生理生长旺盛的组织有较大的毒性。因此，应定期检查血常规及肝、肾功能。

（三）免疫治疗

现多采用卡介苗、百日咳菌苗和内毒素等对人体的免疫系统进行非特异性刺激免疫疗法。特异性刺激免疫疗法目前尚未应用于骨肿瘤的治疗。

（四）放射治疗

放射治疗是目前治疗恶性肿瘤的一个重要方法。适于放疗的肿瘤：多发或手术困难部位的良性肿瘤（如血管瘤、动脉瘤样骨囊肿）和恶性肿瘤中的尤文肉瘤、恶性淋巴瘤、骨髓瘤等。

有些肿瘤生长部位（如脊柱、骨盆）手术难以彻底切净，手术前后可配合放疗，以减少复发。有些恶性肿瘤，放疗与化疗并用，常可收到良好效果。有些发展快、症状重的肿瘤，放疗可以暂时缓解症状。良性骨来源的肿瘤和软骨来源的肿瘤，放疗可促使恶变，应禁用放疗。

（五）手术治疗

1. 良性骨肿瘤

（1）肿瘤切除术：适用于成骨性肿瘤。

（2）刮除植骨术：适用于溶骨性破坏者，可用自体骨、同种异体骨或人造材料充填。

（3）截除术：适用于骨质及关节破坏严重难于修复者，可行异体骨关节移植或人工关节置换。

2. 恶性骨肿瘤

（1）瘤段截除术：适用于囊内无转移者，截除瘤段可灭活再植、异体骨移植或人工关节置换。

（2）姑息性手术：适用于肿瘤晚期，为获得较好的生存质量可行肿瘤切除、骨水泥等人工材料填充并内固定等。

（3）截肢术：无法保肢时需做肢体截除术。

细目二 骨　瘤

要点一　概述

骨瘤临床少见，常发生于颅骨。

要点二　病因病理

骨瘤是骨膜性成骨异常、致密骨小梁过度增殖所致。瘤体为致密骨块，正常的骨小梁排列不均。肿瘤骨本身的形态学并无异常，属于良性肿瘤。

要点三　临床表现

（一）症状与体征

骨瘤生长缓慢，表现为骨的表面呈椭圆形骨性隆起，坚硬而固定，无粘连，生长缓慢，多无症状。如果瘤体突入颅腔、眼眶、鼻腔及鼻旁窦，可引起相应的压迫症状。

（二）影像学检查

1. X线检查　位于骨表面的光滑半球形高密度致密影，其下骨皮质无破坏。颅骨骨瘤常起自内板或外板，表现为内板或外板扁平状或山丘状骨性隆起，与骨板相连而不能分离，边缘光滑，瘤体基底部较宽。鼻窦骨瘤常表现为边缘整齐的细小圆形致密骨块，较大者可呈密度均匀的分叶状骨块，骨小梁结构显示不清，但无骨破坏，窦壁完整。

2. CT检查　可见与正常骨皮质相连续的、密度一致的骨性肿块。位于松质骨的骨瘤，CT值稍低于皮质骨。

3. MRI检查　T1WI及T2WI像上均呈低信号。

（三）病理学检查

1. 大体观　为半球形或分叶状致密骨块，表面光滑，有骨膜纤维组织覆盖，质地坚硬，剖面为正常骨小梁结构，排列不均。

2. 镜下观　主要由纤维组织与新生骨组织构成瘤体，偶见血管、纤维组织和脂肪组织。

要点四　诊断

颅骨骨瘤发生于鼻窦、下颌骨者，多无诊断困难。

要点五　治疗

外科分期属 $G_0T_0M_0$。对于无症状且不继续生长的骨瘤，不需任何治疗。有下列情况可行手术治疗：有明显压迫症状，局部有明显畸形，肿瘤生长较快或成年后继续生长。手术方式可行囊内或边缘切除。

要点六　预后与康复

骨瘤至今未见有恶变的报道。术后少有复发，预后良好。

细目三 骨样骨瘤

要点一　病因病理

1. 病因不明，是一种呈孤立性、小圆形或卵圆形，以持续性疼痛为主的少见良性骨肿瘤。

2. 好发于青少年，男性与女性之比约为3∶1，好发部位在下肢长骨。

3. 本病的特点是病变的中心有一血管骨样组织的核心,周围有一硬化骨带,不持续生长。

要点二　临床表现

（一）主要症状

疼痛,且夜间痛重,影响睡眠。服用阿司匹林可有效止痛,这是本病的特点和诊断依据。疼痛的性质常为钝痛或刺痛。开始轻微,且呈间断性,后疼痛加重,变成持续性。也可能伴有局部软组织肿胀或压痛。

（二）其他症状

与患者发病年龄及所侵犯骨的部位有关。发生于骨干者,可有局部压痛;发生于关节附近者,可有关节炎表现,影响关节功能;发生于脊柱,可出现斜颈、脊柱僵硬、脊柱侧弯;在骨未成熟时,可以出现肌肉萎缩、骨骼畸形。

（三）影像学检查

1. **X线检查**　位于骨干者,骨皮质上可见致密阴影,整段骨干变粗、致密,其间有小透亮区,直径约1cm左右,称为"瘤巢",中央可见小死骨,周围可出现葱皮样骨膜反应。位于骨松质者,仅见小透亮区,周围仅少许致密阴影。

2. **核素扫描和γ闪烁照相**　应作为常规检查。对脊柱部位骨样骨瘤,X线诊断不准确,核素扫描对病变部位检查敏感、可靠。应用核素扫描可使骨样骨瘤出现双密度征:即在骨样骨瘤的巢穴闪烁活性增强,而在周围硬化区放射性核素集聚较少。这一征象对骨样骨瘤的诊断有帮助。

3. **CT检查**　一般骨样骨瘤采用普通断层检查可明确诊断,在脊柱、骨盆、股骨颈等特殊部位对诊断有较大价值。

（四）病理学检查

1. **大体观**　有孤立存在的"瘤巢",小而圆,周围有硬化带,肿瘤直径很少超过1cm。肿瘤的色泽和坚度,随其构成成分而异。当骨样组织占优势时,核心呈棕红色,间或夹杂有黄色或白色斑点,质地为颗粒状或沙砾状,X线检查为一透明区。当核心为密集的骨小梁构成时,呈红白色,质地坚硬而致密,X线为一密度增深区。肿瘤与周围组织有一狭窄的、环状的充血带分隔。

2. **镜下观**　骨样骨瘤瘤巢中可有不同成熟阶段的骨质,并有丰富的血管、结缔组织基质,有不同比例的骨样组织及新生骨小梁。当核心在肉眼检查外表致密而坚实时,镜下则表现为紧密排列的不典型的新生骨小梁,小梁间有扩大的血窦。新形成的骨小梁每有骨母细胞覆衬,并常有少数破骨细胞。

要点三　诊断

1. 发展缓慢的肢体局部持续性疼痛。
2. 局部有骨性肿块及压痛。
3. X线片示骨密质内有卵圆形透明区。
4. 水杨酸钠类药物治疗有效。
5. 病理检查有相应改变。

要点四　治疗

1. 外科分期属 $G_0T_0M_0$。诊断明确后应手术治疗,将瘤巢及周围部分正常组织一并切除,以避免复发。术后效果明确,疼痛消失。

2. 如果手术中未能完全将骨样骨瘤切净,术后病理检查没有发现瘤巢,在这种情况下临床症状也可以消失,但术后易于复发。

要点五　预后与康复

骨样骨瘤是一种良性肿瘤,至今尚无骨样骨瘤恶变或转移的报道。

细目四　骨软骨瘤

要点一　病因病理

1. 骨软骨瘤表现为骨表面的顶端覆盖有软骨帽的骨性突起,属良性骨肿瘤,在骨肿瘤中最为常见。

2. 有单发性（又称外生骨疣）和多发性（又称多发性外生骨疣、遗传性多发性骨软骨瘤等）两种。

3. 病因不明,或为真性肿瘤,或为发育性骨骺生长欠缺。多发性患者多数有家族史。

4. 瘤体可长可短,基底可宽可窄,有自己的骨骺板。

5. 骨软骨瘤与周围组织之间可产生滑囊。骨软骨瘤可合并骨折、骨畸形、血管损伤、神经损伤、囊肿等。

6. 该肿瘤与骨骺关系密切,多见于处在生长发育期的青少年,骨骺线闭合后,肿瘤的生长也停止。

7. 好发部位在长骨的干骺端,常见于股骨远端、胫骨近端和肱骨近端。

要点二 临床表现

(一) 症状与体征

骨软骨瘤可长期无症状,多因洗澡、体检中无意发现包块而就诊。有症状者常因肿瘤引起的滑囊炎或压迫症状,也有因病理性骨折出现疼痛而就诊。若肿瘤生长较大,可在发病部位看到局限性隆起,触诊为骨性硬度。

(二) 影像学检查

1. **X线检查** 表现为连于干骺端的骨性突起,呈半球状或圆锥状,有蒂(有一窄茎,顶部较宽)或无蒂(基底宽而扁),常沿肌腱、韧带牵拉方向生长。突出比临床所见要小(软骨帽和滑囊不显影),界限清楚,有正常的骨密质和骨松质,边缘可有钙化影。在肿瘤的顶端有软骨覆盖,称为软骨帽盖,厚薄不一,薄者仅呈线状透明区,不易看到;厚者则呈菜花样致密阴影。如帽盖小,分界清楚,带有规则点状钙化,这种表现为良性生长;如帽盖大且厚,边界不清楚,含有不规则或不完全的钙化,则应注意其恶性变的可能。

2. **CT检查** 可显示骨质有否破坏、软骨帽钙化和周围软组织病变。当钙化影增多或基底部骨质破坏时,提示有恶变的可能。

(三) 病理学检查

1. **大体观** 带蒂的骨软骨瘤呈管状或圆锥形,表面光滑或呈结节状,其顶端外形不一;无蒂型骨软骨瘤呈碟状、半球形或菜花状。肿瘤在切面上应包括肿瘤的基底、骨性的瘤体、软骨帽盖和包裹在外层的软组织被膜4个部分。

2. **镜下观** 主要为成熟的骨小梁和软骨组织,软骨细胞的排列和正常骺软骨相似,即幼稚细胞在表层,成熟细胞在深层。可见如下情况:①在年轻患者肿瘤生长活跃,可见多数的双核软骨细胞;②当肿瘤生长停止时,软骨细胞停止增殖,并出现退行性改变;③当软骨层偶因生长紊乱时,软骨中可有钙质碎屑沉积;④当肿瘤发生恶性变而成为软骨肉瘤时,亦有显著的钙化及骨化,且软骨细胞具有不典型的细胞核。

要点三 诊断

1. 可有家族遗传史。
2. 多见于青少年。
3. 长骨干骺端有生长缓慢的无痛性硬块,无压痛和移动。
4. X线有连于干骺端的骨性突起,界限清楚,骨质密度正常。
5. 病理检查有相应改变。

要点四 治疗

1. 外科分期属 $G_0T_0M_0$。无症状者一般不需要治疗,但应密切观察。

2. 手术治疗常见于:①肿瘤生长过快者;②影响功能或美观者;③有神经或血管压迫症状者;④肿瘤本身发生骨折者。手术时应将肿瘤充分显露,从肿瘤基底四周正常骨组织开始,包括纤维膜或滑囊、软骨帽,以及肿瘤本身,一并彻底切除,以免复发。手术中容易出现将肿瘤表面骨膜剥离不净或肿瘤基底周围正常骨质切除过少,而遗留有骨的突起。

3. 单发骨软骨瘤疑有恶变的可能,应及时做核素扫描、CT检查,但上述两种检查常难以作出定性诊断,故应早期做彻底切除,最后根据组织学检查确定诊断。

要点五 预后与康复

1. 生长年龄结束时,骨软骨瘤停止生长,少数可自行吸收。
2. 该病手术切除不彻底可能会复发,有报道复发率为2.5%。
3. 恶性变可能性较大,恶性变率为1%左右。复发与恶性变的特点是多发高于单发,骨盆、脊柱区高于四肢骨。

细目五 软骨瘤

要点一 病因病理

1. 软骨瘤是以透明软骨为主要病变的良性肿瘤。
2. 发病年龄常在30~40岁,男女比例相同。
3. 好发部位在手和足的短骨,可单发或多发,病灶常偏向近骨端,位于骨干中心的骨质内部,故又称"内生软骨瘤"。

要点二 临床表现

（一）症状

多无症状,有症状者可表现为无痛性肿胀,在X线片检查时发现。部分患者因病理性骨折引起疼痛而就诊。

（二）X线检查

1. **单发性内生软骨瘤** ①指骨内生软骨瘤,在X线上的表现是典型的,常为局限的、边缘整齐的、呈分叶外形的椭圆形透明阴影。常为中心位,骨皮质变薄。肿瘤周围有一薄层的增生、硬化现象。在阴影内可见到散在的沙砾样致密点。这是软骨瘤在X线上的主要特征。②发生在掌骨或跖骨的内生软骨瘤,X线特征与指骨基本相似,但肿瘤阴影较大,常偏向于骨端,骨皮质膨胀亦较显著。③发生在长骨干中的内生软骨瘤,常表现为位于中心或偏心的髓腔内病变,有大小不同的溶骨性病变,伴有钙化阴影,骨皮质边缘常呈分叶状侵蚀。④位于扁平骨或不规则骨中的内生软骨瘤,常无典型表现,单凭X线有时诊断困难。

2. **多发性内生软骨瘤** 其每一个病变的X线表现与单发内生软骨瘤相似,但为多发,且有骨骼畸形或短缩,干骺端可以增宽。

（三）病理学检查

1. **大体观** 大多呈分叶状或鹅卵状,边缘清楚。肿瘤组织呈浅蓝色透明软骨状,或由于钙化而带黄白色。患骨的骨皮质常有膨胀性改变,骨皮质变薄如蛋壳。

2. **镜下观** 为许多成熟的透明软骨小叶组成,常有钙化或骨化,也可有继发性局灶性黏液样变;软骨细胞典型的表现是细胞较小,颜色苍白,胞浆不清楚,有小而圆、染色深的细胞核,软骨基质嗜碱性染色增加,均质性降低。可有局灶性坏死,细胞核乃至细胞均消失。

要点三 诊断

根据病史和影像学表现,诊断不难。

要点四 治疗

1. 外科分期属$G_0T_0M_0$。单发性内生软骨瘤诊断确定后手术治疗,行病灶刮除术及自体骨植骨术,手术疗效较好。手术中应特别注意勿将软骨块移植到软组织中。如果需要第二次手术,则应将第一次入路经过的组织一并切除。如果有恶性变或复发可局部整块切除。必要时可做截肢术。

2. 对多发性内生软骨瘤,由于病变的多发性,难以将每个内生软骨瘤均予治疗,对无症状者可不予治疗,但应随诊观察。有症状的具体部位,可以刮除病灶并植骨;明显的肢体畸形可以做截骨纠正。

要点五 预后与康复

多发性内生软管瘤潜在恶变的可能性较大,可恶变为软骨肉瘤或骨肉瘤,如有恶变发生,则应采取较彻底的手术方法予以切除,甚至截肢。

细目六 骨 肉 瘤

要点一 病因病理

1. 骨肉瘤,又称成骨肉瘤,是恶性骨肿瘤中最常见的一种,在原发性骨肿瘤中发病率仅次于浆细胞骨髓瘤,居第2位,其组织学特点是在多数情况下肿瘤细胞形成肿瘤骨样组织。

2. 好发于青少年,男性多于女性,约为2:1。

3. 好发部位为长骨干骺端,如股骨远端、胫骨近端和肱骨近端。

4. 骨肉瘤起始于原始分化不良的细胞,生长于骨骺生长最活跃的部位,生长迅速。可产生极多的肿瘤骨组织,也可以溶骨性反应为主,可侵蚀干骺端的骨密质而致病理性骨折,可掀起骨膜,骨膜下反应骨和肿瘤骨组织沿新生的血管沉积,可波及周围软组织,一般不穿破软骨或进入关节。

5. 中医认为,本病多因肾气不足,瘀血、毒邪凝滞于骨所致。

要点二 临床表现

（一）全身表现

早期患者全身情况尚可,晚期往往伴有低热、贫血、乏力、消瘦等,最后多为恶病质。

（二）局部表现

1. 疼痛、肿胀、功能障碍为本病的三大主要症状,尤以疼痛最为常见,多为持续性,逐渐加剧,夜间尤重。肿块生长迅速,局部皮温升高,浅表静脉怒张,伴明显压痛。肢体功能障碍,关节活动受限。

2. 溶骨性骨肉瘤因骨皮质破坏而出现病理性骨折。本病易发生转移,以肺转移最为多见,淋巴转移较少。若出现咳嗽、咯血、胸痛时,应怀疑肺转移,必须进行 X 线片和淋巴结活检,以确定是否有早期肺转移或淋巴转移。

(三)实验室检查

血液检查可表现为血红蛋白低,血沉增快,碱性磷酸酶增高。当肿瘤经过根治手术或其他方法治疗后,碱性磷酸酶可下降;如果肿瘤复发、转移,又可再度增高。

(四)影像学检查

1. X 线检查

(1)髓腔的变化:髓腔内可出现较大的囊状溶骨区,在囊内很少有肿瘤骨阴影,常合并病理性骨折。若为硬化型,则有大量肿瘤骨形成,在肿瘤两端髓腔内,可见毛玻璃样密度增高的髓腔硬化,肿瘤组织内可有絮状、片状或团块状密度增高阴影,也可以出现反应性骨硬化。

(2)骨皮质的改变:常表现为骨质增生,并出现虫蚀样、筛孔样溶骨性破坏,骨小梁紊乱,边缘模糊。

(3)骨膜的改变:早期骨肉瘤将骨膜自骨面上剥离,骨膜下产生反应性新骨,X 线片表现为日光放射状或针状骨膜反应。在肿瘤与骨干连接处,即骨膜自骨皮质上掀起处,新生骨可形成三角区,称 Codman 三角。随着肿瘤继续发展,新生骨受挤压和破坏,骨膜反应可变成毛发蓬松状,Codman 三角消失。

(4)软组织的改变:当肿瘤穿破骨皮质进入软组织内而形成软组织肿块时,X 线片显示梭形、圆形、棉絮状、云片状界限不清的软组织阴影。在软组织内,也可出现不规则的骨化区,即在软组织内形成瘤骨。

(5)肺部变化:约半数病例在半年内可发生肺转移。早期很难在胸片上发现转移灶,应定期复查。肺转移灶多见于肺叶外围,可有肿瘤骨形成,密度增高;若无肿瘤骨形成,则与软组织转移瘤无异。

2. 放射性核素骨显像及 γ 闪烁照相 全身骨显像可以明确显示原发性骨肉瘤的部位以及骨骼外转移的部位,方法简便,定位准确。但应注意骨显像中放射性核素聚集部位的范围较真正骨肉瘤的范围大。这是因为骨髓内充血、髓内反应、骨及骨膜的反应等均可引起核素聚集。

3. CT 检查 可提供身体横断面的影像,因而可以确定髓内及软组织病变的范围。CT 对骨肉瘤的定性多无帮助。如果髓腔内组织的 CT 值增加,一般提示为肿瘤的扩展,或是"跳跃"转移。

4. MRI 检查 对骨肉瘤来说,磁共振的影像和 CT 相同,甚至更好一些。MRI 对肿瘤在髓内及周围软组织中的范围所显示的图像更清楚一些,然而在显示钙化灶方面 CT 较 MRI 清楚。

(五)病理学检查

1. 大体观 肿瘤多侵蚀皮质骨而进入软组织内,局部充血,肿瘤质硬或有沙砾感。截面呈鱼肉状,成骨型者呈黄白色,质硬;成软骨型者呈灰蓝色,发亮,质韧硬;成纤维型者呈暗红或灰黄色,质软。中间掺杂出血区、坏死区。

2. 镜下观 可见不规则多角或梭形瘤细胞,核大,深染,有分裂象和巨核等表现。细胞间有骨样组织形成。成骨型者以瘤骨为主;成软骨型者有较多瘤软骨成分;成纤维型者以瘤细胞为主,骨样组织较少,常有多核巨细胞积集。

要点三 诊断

1. 青少年发病。
2. 长骨干骺端持续性疼痛,进行性加重,包块增长速度较快,有压痛,局部皮温增高,浅表静脉怒张。
3. 血沉、碱性磷酸酶可增高,血清铜增高,锌降低。
4. X 线片有溶骨、硬化及骨膜反应。
5. 病理切片检查有相应改变。

要点四 治疗

(一)治疗思路

外科分期属 $G_2T_{1-2}M_0$ 者,以综合性治疗为主,尽可能提高生存率及保肢。术前间歇大剂量化疗(3~8 周),根治切除,植入假体或截肢,术后继续化疗。术前、术后可应用中药。

(二)治疗方法

1. 化疗 ①间歇大剂量化疗有利于保存干细胞,使造血系统得以恢复,应用大剂量化疗后,骨髓可受到抑制,一般在用药后 9 天达到最低程度,而在17~21天恢复正常;②间歇大剂量化疗有利于保护免疫功能,促使药物由细胞外进入细胞内,并可扩散到血运差的实体瘤中;③大剂量化疗常采用联合用药,常用的药物有环磷酰胺、异环磷酰胺、长春新碱、阿霉素、博来霉素等。

2. **中药** 辨证论治参照本单元细目一"骨肿瘤概述"。

3. **手术治疗**

（1）截肢术:诊断成立后,即有截肢的指征,尤适于条件差者,截肢平面原则上应超过患骨的近侧关节;重要神经血管未受浸润者适于节段截除术。

（2）保肢术:病程短、分级低、瘤体小者首选,术式有人工假体置换（适于肿瘤周围软组织肿瘤较小,周围重要神经血管未受浸润者）、自体或异体骨关节移植（半关节移植适于较小的关节）、肿瘤瘤段骨灭活再利用（适于年轻患者）。

（3）发生肺转移的骨肉瘤,属 $G_2T_{1\sim2}M_1$,除对原发灶进行上述治疗外,还可对肺部转移灶进行手术治疗。

要点五　预后与康复

骨肉瘤属高度恶性肿瘤,预后差。传统的治疗方法（截肢、放疗）预后差,5年存活率不超过20%。典型的骨肉瘤可分为3个阶段。

1. 原发于干骺端的病变常侵及周围软组织,偶尔可发现在同一骨或邻近骨的"跳跃"现象。

2. 血源性肺转移。骨肉瘤的肺转移常出现在诊断后及治疗的8~10个月之内。

3. 由肺转移、全身弥漫性转移至死亡,通常在诊断后2年内发生。然而近年来由于新的化疗兴起,骨肉瘤5年存活率大为提高。

细目七　尤因肉瘤

要点一　病因病理

1. 传统的概念认为尤因肉瘤是起源于骨髓的间充质结缔组织,以小圆细胞为主要结构的原发恶性骨肿瘤,为 Ewing 于1921年首先描述,又称为未分化网织细胞肉瘤。现代的新概念指起源于神经外胚层的骨或软组织的小圆细胞肿瘤,其发病率占原发骨肿瘤的5%,占恶性骨肿瘤的9.17%。

2. 多发于5~30岁,男性多见,男女之比约为2:1。

3. 好发部位为股骨、胫骨、肱骨、腓骨及髂骨、肩胛骨等。

要点二　临床表现

（一）症状与体征

1. 主要症状为疼痛、肿胀,呈进行性加重。局部压痛,肢体功能障碍。较早出现低热、消瘦、乏力等全身恶病质表现。

2. 特殊者应用抗生素后肿痛减轻,体温降至正常,继之症状反复出现。发生在脊椎者常伴有剧烈根性痛、截瘫及大小便失禁。

3. 尤因肉瘤发展极快,早期即可发生广泛转移,累及全身骨骼、内脏及淋巴结,但发生病理性骨折者较少见。

（二）实验室检查

血液化验检查白细胞增多,血沉增快。由于大量骨膜新生骨的形成,血清碱性磷酸酶可轻度增高,这对成年人具有重要诊断意义。

（三）影像学检查

1. **X线检查** 病变广泛,可波及全骨干。骨膜增生,新骨形成呈"葱皮样"变。骨干皮质增生变厚,髓腔内扩张性破坏,虫蚀样骨缺损,软组织肿胀阴影非常突出。可有广泛性骨质疏松,极易产生病理性骨折。扁平骨尤因肉瘤则出现溶骨性反应或骨质硬化,两者可并存。

2. **CT检查** 病骨周围有明显的、大的软组织肿物,内部质地比较均匀,密度类似于肌肉,肿物内偶见破碎骨块及反应性成骨,表现为密度增高影像。

3. **MRI检查** 病骨周围可见明显的、大的软组织肿物,在 T_1 加权像显示与肌肉相同或略高的信号,在 T_2 加权像为明显的高信号;能比较清楚地确定病变的边界;对骨髓显示清楚。

（四）病理学检查

1. **大体观** 初期为髓腔灰白色的肿瘤结节病灶,以后结节病灶逐渐融合成片,剖面如鱼肉状,呈灰色,其间有出血、坏死灶,也有的形成囊腔，腔内充满液化坏死组织，随着髓腔扩大，侵蚀骨皮质，穿破骨皮质并侵及软组织而成巨大包块，包绕患骨，肿瘤周围可有不完整的假膜。

2. **镜下观** 见小圆细胞密集成堆，核大深染，呈圆形或椭圆形，胞浆少，胞膜不清，细胞排列成圈，如菊花，但无蕊，故称"假菊花团"。细胞堆之间有纤维间隙。组织化学检查以显示丰富糖原为特征。

要点三 诊断

根据发病年龄、部位、实验室检查及典型的影像学特点，可作出诊断。有时难以与骨髓炎、非霍奇金淋巴瘤进行鉴别，需要病理学检查确诊。

要点四 治疗

外科分期属 $G_2T_{1\sim2}M_0$。以综合性治疗为主。

(一) 放疗

该肿瘤对放疗极其敏感，经小剂量照射后肿瘤迅速缩小，疼痛可明显减轻，故放疗当为首选。但单独应用的远期疗效很差。

(二) 化疗

尤因肉瘤对化疗也很敏感，因其易早期转移，化疗也当进行。尤因肉瘤可采用新辅助化疗的方案，即按照化疗、手术、再化疗的步骤，但由于肿瘤对放疗敏感，手术前后的放疗常与化疗同步。

(三) 手术治疗

单纯采用外科手术治疗的患者日趋减少，目前只适用于全身情况严重，无法放疗或化疗，或放疗、化疗失败者，以及虽有远处转移，为解决局部剧痛或治疗病理性骨折而施行姑息手术治疗。

(四) 综合治疗

指放疗加化疗，加手术或不加手术的综合治疗方法，可较好提高5年生存率。

1. **放疗加化疗** 主要适用于不能施行手术的患者，包括晚期患者，采用中等量或较大剂量的放疗加药物联合化疗。根据患者具体情况，放疗和化疗可同时开始或先后应用。

2. **手术切除加中等量放疗加化疗** 只要是能够将肿瘤切除，则应切除加中等量的放疗加多药联合化疗。目前也有人主张先进行联合化疗，待肿瘤明显缩小，再施行大块切除，远端再植或用骨移植以及人工骨、关节修复缺损。

3. **对已播散的尤文肉瘤的治疗** 只要全身情况允许，在给予支持疗法的同时，对骨原发病灶及转移灶给予放疗加联合化疗。

要点五 预后与康复

尤因肉瘤的预后与下列因素有关。

1. 发病越急，发热、失重、贫血等全身情况越重，预后越差。
2. 血沉越快，血白细胞计数越高，预后越差。
3. 肿瘤位于躯干者比位于肢体者预后差。
4. 肿瘤直径大于8cm者比小于8cm者预后差。
5. 单一治疗方法比综合治疗方法治疗者预后差。
6. 有转移者比无转移者预后差。

细目八 软骨肉瘤

要点一 病因病理

1. 软骨肉瘤是发生于软骨细胞的恶性肿瘤，分为原发性和继发性两类。继发性软骨肉瘤多由软骨瘤等良性软骨来源的肿瘤恶变而来。
2. 发病年龄通常在30~60岁，男性多于女性，比例约3:2。
3. 好发部位为长骨的干骺端、髂骨等。
4. 肿瘤为分化不良的软骨细胞，按部位可分为中央型和周缘型：中央型有皮质破坏和软组织肿块；周缘型位于骨外，呈结节状生长。软骨帽不规则、粗糙或呈颗粒状。

要点二 临床表现

(一) 症状与体征

软骨肉瘤发病缓慢，主要症状为疼痛和肿块，开始为隐痛，以后逐渐加重。肿块生长缓慢，可产生压迫症状。

(二) 影像学检查

1. **X线检查** 长骨的干骺端有不规则的骨破坏区，界限不清，内有钙化，往往有骨皮质膨胀变薄而少有穿破,有放射样骨针或 Codman 三角,若穿破皮质,可有软组织肿块影。

（1）中央型:为增大的、轻度膨胀的、多叶状的溶骨性病变,伴有骨膜骨形成,骨皮质增厚,内骨膜侵蚀,散在不规则钙化。

（2）周缘型:软骨肉瘤发生在骨与软骨的表面,发病部位原有单发性骨软骨瘤或遗传性多发性骨软骨瘤,有软组织包块及散在的不规则的钙化灶。

2. CT检查 可以了解肿瘤在骨内及软组织中的范围。如果肿瘤的软组织包块的生长偏向一方,呈分叶状,则说明肿瘤是沿着阻力最小的方向生长,提示为低度恶性肿瘤。如果肿瘤的软组织包块向各个方向生长,而不受解剖界限的限制,则说明肿瘤是高度恶性的。

3. 放射性核素扫描 采用放射性核素扫描对确定中央型软骨肉瘤的边界以及发现隐蔽的播散病灶非常可靠。在周缘型软骨肉瘤中,放射性核素扫描可以显示肿瘤的代谢活力。

（三）病理学检查

1. 大体观 中央型者早期大部分局限于骨内,肿瘤所在部位的骨外形膨胀,皮质表面增厚、粗糙,凹陷不平。周缘型和已引起局部骨皮质破坏的中央型,则可见有较大的突出骨外的瘤块。肿块外观呈鱼肉状,其间杂有透明软骨、黏液样变和钙化区。

2. 镜下观 镜下显示的组织学图像差异很大。分化良好的软骨肉瘤极像良性软骨瘤;分化不良的软骨肉瘤,肿瘤细胞密集,细胞间质少,细胞核肥大,核分裂明显,甚至在同一肿瘤组织内可出现分化程度不同的图像。

要点三 诊断

1. 成人发病。

2. 长骨干骺端间歇性钝痛,逐渐加重。肿块较硬,逐渐增大,有压痛。

3. X线片示长骨干骺端不规则骨破坏区,界限不清,内有钙化,有骨膜反应。

4. 病理检查有相应改变。

要点四 治疗

外科分期属 $G_2T_{1-2}M_0$,治疗目的是改善症状,提高生存率。对放疗及化疗均不敏感,以手术治疗为主。手术方案应结合具体患者而定。

1. 局部整块切除及大块植骨术:适用于肢体骨骼病变较小,且局限于骨内,或组织学表现为恶性程度较低者。

2. 人工关节置换术:适用于近关节处,病变未浸润关节周围重要神经血管者。

3. 截肢术或关节离断术:适用于病变广泛且侵及周围软组织多,与病变周围的重要神经血管粘连,组织学表现恶性程度高者。

4. 部分骨盆切除术及骨盆环重建术:适用于体积较大的骨盆部位的软骨肉瘤。

要点五 预后与康复

成长较慢,易复发和转移,预后较骨肉瘤好,手术治疗后5年治愈率可达40%~50%。

细目九 骨纤维肉瘤

要点一 病因病理

1. 骨纤维肉瘤是起源于非成骨性纤维结缔组织的一种少见恶性骨肿瘤。

2. 组织学特点:肿瘤内有分化程度不同的纤维组织增殖,而没有软骨、骨样组织及骨组织。分为中央型和周缘型。

3. 骨纤维肉瘤可以是原发的,也可以继发于 Paget 病、骨坏死、慢性骨髓炎、放射治疗之后。

4. 好发于长骨干骺端及骨干,多见于股骨和胫骨。男女发病率相同,多数发病在30~60岁。

要点二 临床表现

（一）症状与体征

多数患者起病缓慢,主要症状为疼痛,疼痛的程度不如骨肉瘤重,可见有肿胀、包块、关节活动受限。并发病理性骨折者较多,第一次就诊并发骨折者约有33%。

（二）X线检查

1. 呈中心型或偏心型的地图形、虫蚀形、穿凿形溶骨性骨破坏,正常骨质到病变骨质之间的转化带较宽。

2. 很少有骨硬化及骨膜反应,若有骨膜反应,可以表现为板层样、放射状及 Codman 三角。同时可有骨皮质破坏及软组织包块。

（三）病理学检查

1. **大体观** 分化好的肿瘤较分化差的更富有胶原纤维，其内容可以是白色或灰白色坚实的橡皮样物。分化差的纤维肉瘤是软的，其内容为鱼肉样和黏液样病灶。大多数纤维肉瘤瘤体是均匀一致的，但是较大的肿瘤可有出血和坏死区，可有假性包膜，使其与病骨分开。

2. **镜下观** 分化好的纤维肉瘤是由长方形和梭形细胞所组成，细胞核细长肥硕，染色较淡，细胞形态和大小尚一致，呈束状排列，细胞分布较疏松，胞浆丰富，间质中有较多的胶原纤维，核分裂仅偶尔见到。分化较差的纤维肉瘤中，细胞数目增多，细胞排列紧密，胶原含量减少，核较大，呈圆形、卵圆形或不规则，成丛且分布不规则，核仁较明显，核分裂活动增加。

要点三 诊断

1. 30~60 岁发病，位于长骨干骺端。

2. 局部有轻度疼痛、肿胀、包块和活动受限。

3. X 线表现为中心型或偏心型的、界限清晰的、地图形、虫蚀形或穿凿形溶骨缺损。

4. 病理检查有相应改变。

要点四 治疗

1. 外科分期属 $G_2T_{1-2}M_0$。对化疗和放疗不敏感，治疗以手术为主，术后配合中药治疗，以改善症状，提高生存率。

2. 对分化较好的纤维肉瘤可做根治性局部切除，对分化差的纤维肉瘤，其恶性程度高，应做截肢术或关节离断术。

要点五 预后与康复

1. 骨髓瘤纤维肉瘤的预后较骨肉瘤佳，但总的生存率不高，5 年生存率为 28.7%~37%。

2. 患者晚期多经血液转移至肺。

细目十 骨髓瘤

要点一 病因病理

1. 骨髓瘤是起源于骨髓，以浆细胞为主的恶性肿瘤，又称为浆细胞瘤、浆细胞性骨髓瘤、浆细胞肉瘤。

2. 常为多发性骨破坏，单发则较少见。

3. 发病年龄多见于 40 岁以上男性，好发部位多为扁骨，常见发病部位依次为椎骨、颅骨、髂骨、胸骨、肋骨等。

要点二 临床表现

（一）症状与体征

1. 主要表现为较难定位的深部疼痛，常为全身性疼痛，以进行性胸背部和腰骶部疼痛最常见，疼痛的程度轻重不一。部位表浅的骨病变常可见到软组织肿块。

2. 由于骨髓造血系统的破坏及出血，而产生明显的贫血，常为本病的首见症状，表现为面色苍白、乏力、体重下降、肝、脾肿大等，多数呈中度贫血，后期则表现为重度贫血。慢性肾功能衰竭是多发性骨髓瘤的重要临床表现之一，可有尿急、尿频、尿浑浊及蛋白尿，甚至尿中含红细胞、白细胞等。

（二）实验室检查

1. **血液检查** 主要表现为贫血，红细胞有串珠状改变，呈假凝集现象，血沉加快。血清蛋白可增多，可出现白蛋白/球蛋白比例倒置。血清钙和血尿酸升高，血胆固醇水平降低。

2. **尿液检查** 多数患者有蛋白尿，少数患者可有血尿和管型尿，草酸钙结晶和碱性磷酸盐则明显增高。约 40% 的患者出现本周（Bence-Jones）蛋白阳性。

3. **肾功能检查** 多数患者有肾功能不全，如出现氮质血症、血肌酐增高和高尿酸血症等。

4. **骨髓穿刺涂片检查** 可见大量异常浆细胞。

（三）X 线检查

可见广泛骨质疏松和多处溶骨性破坏，在椎体表现为压缩性骨折，在颅骨表现为圆形穿凿性骨破坏。在病损周围，极少有骨质硬化。骨骼可有弥散性脱钙。许多病损区可聚集在一起，形成肥皂泡状阴影。在长骨可见髓腔内有圆形或椭圆形溶骨性阴影，一般无骨膜反应。

（四）病理学检查

1. **大体观** 切开骨可见骨皮质极薄，肿瘤组织不但充满在髓腔内，同时亦可形成大而圆的团块。骨松质破坏后形成空腔,肿瘤组织延伸至周围组织内。肿瘤组织本身呈紫红色,有软化和囊性变。

2. **镜下观** 肿瘤组织内肿瘤细胞丰富,其间无支持性间质。肿瘤细胞大小也比较一致,类似浆细胞,呈圆形或椭圆形,核大而深染。

要点三 诊断

提高对本病的认识,结合病史和临床表现,进行影像学和实验室检查多可作出诊断。骨髓穿刺找到大量异常浆细胞而确诊。

要点四 治疗

1. 多发性骨髓瘤以保守疗法为主,常采用化疗、放疗、激素疗法、支持疗法及选择性手术等进行综合治疗。

2. 支持治疗对改善本病至关重要,包括纠正贫血、止痛和加强营养等。氮质血症、脱水、高钙血症及高尿酸血症等都是威胁生命的合并症,需要合理处理。由于患者较易发生反复感染,故应采取切实可行的预防措施,特别要注意口腔黏膜和皮肤的清洁卫生,发生感染后应给予积极的抗生素治疗。

3. 化学疗法治疗多发性骨髓瘤已有悠久历史,常用的药物有环磷酰胺、左旋美法仑、丙卡巴肼、卡莫司汀、洛莫司汀、长春新碱等,适当合并应用可以提高疗效。亦可同时配合激素治疗,如肾上腺皮质激素、睾酮等。此瘤对放疗较敏感,局部放疗有良好的止痛作用。

要点五 预后与康复

一般认为骨髓瘤发病后生存期较短,5年生存率仅为5%左右,预后较差。

细目十一 骨巨细胞瘤

要点一 病因病理

1. 骨巨细胞瘤是常见的原发性骨肿瘤之一,来源尚不清楚,一般认为起始于骨髓内间叶组织。目前多数学者将其列为低度恶性或潜在恶性的肿瘤。

2. 好发年龄为20~40岁,女性较男性发病率略高,多侵犯长骨,以股骨远端和胫骨近端为最多。

3. 瘤体的主要结构为基质细胞和多核巨细胞。按其分化程度分为3级:Ⅰ级良性,基质细胞甚少,核分裂少,多核巨细胞极多;Ⅱ级良恶相间,基质细胞较多,核分裂较多,多核巨细胞减少;Ⅲ级恶性,以基质细胞为主,核分裂极多,多核巨细胞极少。分级对治疗方案的确定有重要参考价值。

要点二 临床表现

1. **症状与体征** 局部酸痛、钝痛,偶有剧痛及夜间痛,有压痛。可有肿胀,骨皮质变薄后,有捏乒乓球样感。破入软组织后瘤体增大,表皮发亮,皮温升高,浅静脉怒张。可有病理性骨折,影响关节功能,可形成溃疡。

2. **影像学检查** X线平片及CT显示侵及骨骺的溶骨性病灶,呈偏心性、膨胀性,且无硬化性边缘,无反应性新骨形成,病变处骨皮质变薄,呈肥皂泡样改变。无骨膜反应,可有病理性骨折,系溶骨性反应引起,一般无移位。

要点三 诊断

1. 中青年发病。
2. 长骨干骺端疼痛、肿胀、压痛。
3. X线表现为长骨骨端溶骨性破坏,界限不清,骨密质膨胀变薄,呈肥皂泡样。
4. 病理检查有相应改变。

要点四 治疗

骨巨细胞瘤的生物学行为特点是易复发性、恶变性和转移性,并可有多发。且易向邻近骨蔓延,甚至越过关节软骨,故应引起重视。

1. 本病化疗无效,放疗后易肉瘤变,故治疗以手术为主。手术方案的设计应从其复发、恶变及向邻近组织和骨骼侵袭蔓延之潜在恶性生物学行为特点出发,其原则首先要彻底清除一切肿瘤组织,同时考虑肢体功能的重建;对已有恶变者,应果断截肢。

2. 外科分期属$G_0T_0M_{0-1}$者,常用术式如下。

(1)刮除灭活植骨术:病灶彻底刮除,骨腔可用氯化锌、石炭酸、液氮等处理,植入自体松质骨、异体松质骨或骨水泥,但易复发。

(2)对复发者,其分级可能升高,可按Ⅱ级处理,行瘤段截除异体半关节移植或人工假体植入。

3. 外科分期属 $G_{1\sim2}T_{1\sim2}M_0$ 者,应做广泛切除、根治性切除或截肢。

要点五　预后与康复

1. 绝大多数病例经过及时适当的治疗,可以得到治愈,且可保留满意的关节功能。复发系因原发灶肿瘤细胞去除不彻底导致。

2. 肺转移多因局部反复发作或处理不彻底引起。提高首次治疗的彻底性与可靠性是减少肺部转移的主要措施。

3. 有明显恶变的病例,截肢后的存活率也极大高于其他种类恶性肿瘤。

细目十二　转移性骨肿瘤

要点一　病因病理

1. 转移性骨肿瘤是指原发于骨外器官或组织的恶性肿瘤,通过血液循环或淋巴系统转移至骨骼,并继续生长,形成子瘤。

2. 好发于中老年人,常见部位为脊柱、骨盆、股骨、肋骨等。

3. 发生骨转移频度较高的肿瘤是乳腺癌、肺癌、前列腺癌等。

4. 主要病理特点为溶骨性破坏,个别表现为成骨性,有时表现为混合型。

5. 肿瘤以血行转移为主,淋巴转移次之,也有直接转移的。血行转移的一般类型如下:脊椎静脉型、肺静脉型、门静脉系统型、腔静脉型、选择性转移型。

要点二　临床表现

（一）症状与体征

1. 疼痛为转移瘤的主要症状,病初多为局部间歇性钝痛,后逐渐变为持续性剧痛,夜间尤甚,严重时难以忍受,止痛药亦不能缓解,影响睡眠及饮食。

2. 局部压痛明显,常伴有肿胀、肿块、肢体功能障碍、病理性骨折等。位于脊椎时,则有放射痛及相应的神经压迫症状。严重者出现截瘫和大、小便障碍。

3. 全身症状逐渐出现或加重,如消瘦、贫血、乏力、食欲减退等,晚期出现重度贫血及恶病质。

（二）实验室检查

血液检查可见血红蛋白、红细胞减少,白细胞计数可增高,血沉加快,血浆蛋白下降,A/G比例倒置;溶骨性骨转移时,血钙升高;成骨性骨转移时,血清碱性磷酸酶升高;前列腺癌骨转移时,血清酸性磷酸酶增高。

（三）影像学检查

1. X线检查　溶骨性破坏多见,表现为骨内外不规则的穿凿样、虫蚀样溶骨改变,骨皮质无膨胀,可塌陷或折裂,无骨膜反应,可有软组织阴影;成骨性改变较少见,病灶常呈斑点状、棉絮状硬化影,边缘不规则和弥散性骨增粗,骨膜新骨形成呈放射状,表现在椎体则呈均匀硬化;有的为混合型改变。可见病理性骨折。

2. 放射性核素扫描　发现早期转移病灶价值较大,敏感性高于X线检查,能一次性检查整个骨骼系统,为首选方法。

3. CT检查　能早期发现细微骨破坏及软组织情况。

4. MRI检查　敏感性高,检查范围广。

（四）病理学检查

1. 大体观　骨转移瘤组织与原发性肿瘤有密切关系,大多数为灰白色或暗红色,可有出血或坏死,溶骨型者质脆弱,成骨型者骨皮质硬。一般无明显界限,可穿破骨皮质到软组织中。

2. 镜下观　骨转移肿瘤多系腺癌,鳞癌很少。癌细胞分化程度不一。单独根据病理检查不易识别原发肿瘤所在部位,有时在肿瘤组织中见大量纤维组织,围绕成团的肿瘤细胞,纤维组织中可见新生骨形成。

要点三　诊断

1. 有身体其他部位恶性肿瘤病史。

2. 躯干或四肢近心端骨骼疼痛、肿胀,或有包块。

3. 实验室检查及影像学检查可确定骨转移的存在。

4. 病理学检查除可确认转移性骨肿瘤的来源外,对原发病灶尚不清楚者的诊断具有重要意义。

要点四 治疗

1. 治疗目的是减少患者的痛苦,保存一定功能,提高生存质量,延长寿命。

2. 外科分期属 $G_2T_{1\sim2}M_1$。目前尚无根治方法,以姑息疗法为主。除对原发肿瘤进行有效治疗外,对骨内转移灶亦应积极治疗。根据肿瘤的具体情况,采用放疗、化疗、激素疗法、手术治疗及中西医结合治疗等。

3. 骨转移瘤以药物治疗为主,可选择对原发瘤有疗效的化学药物及中药治疗。激素常作为辅助治疗,如用求偶素治疗前列腺癌骨转移瘤,用睾酮治疗乳腺癌骨转移瘤,用大量黄体酮治疗宫颈癌、卵巢癌及肾癌骨转移,效果较好,不但可以止痛,亦可抑制肿瘤的发展。

4. 根据情况应进行各种对症治疗,改善全身状况。在治疗期间需保护患肢,防止病理性骨折。

5. 骨转移瘤的手术治疗很少应用,有人主张连同已查出的原发瘤及其所产生的四肢单发性骨转移瘤一并切除。也有人主张对四肢长骨的单发转移瘤施行手术切除,代以人工关节。偶尔对四肢远端单发性骨转移瘤行截肢术。存在病理性骨折,可做内固定术,同时可切除病灶,用骨粘固剂填充或做人工假体置换。合并脊髓压迫症状者,应早期行椎板切除减压术。各种手术治疗,手术前后均须配合药物治疗。

要点五 预后与康复

转移性骨肿瘤预后差。积极治疗原发病,转移病灶手术治疗可提高生存质量。

细目十三 骨囊肿

要点一 病因病理

1. 骨囊肿是一种常见的良性骨肿瘤样病变,其囊腔内容物为浆液或血清样液体,又称为孤立性骨囊肿、单房性骨囊肿或单纯性骨囊肿。

2. 好发年龄多为儿童和青少年,男女之比约为2:1。

3. 好发部位为长骨干骺端,依次为肱骨近端、股骨近端、胫骨近端和桡骨远端。

4. 其确切病因仍不清楚,可能为骨内血液循环障碍导致压力增高所致。多起始于骺板附近,最终占据整个干骺端和骨干的一部分,内侧骨密质被吸收,外侧的骨膜反应盖住病损。易发生病理性骨折。骨囊肿成熟后停止生长。

要点二 临床表现

(一)症状与体征

约2/3患者无任何症状,1/3患者局部有隐痛、酸痛及轻压痛,少数患者表现为局部包块或骨增粗,关节活动多正常,肌肉可轻度萎缩。发生在下肢的患者,偶有跛行。绝大多数患者在发生或反复发生病理性骨折后就诊。

(二)影像学检查

1. **X线检查** 病变多位于长骨的干骺端。髓腔呈现出中心性、单房性、椭圆形透亮区,边缘清晰而硬化,周围骨皮质有不同程度的膨胀变薄,且骨干皮质越接近囊肿中心越菲薄,无骨膜反应。

2. **CT及MRI检查** 敏感性高于X线,检查范围广。病骨为圆形或椭圆形,边缘清楚,T_1加权像为中等信号,也可因病变内所含蛋白量不同而略有改变,T_2加权像为高信号。合并病理性骨折时可见骨膜下出血和囊内出血的MRI典型信号。

(三)病理学检查

1. **大体观** 术中可见病变部位的骨膜无变化或略增厚,病灶多为单房,壁菲薄,囊壁内衬完整的薄层纤维膜,囊内为透明或半透明的黄色液体或血性液体,可有骨嵴向囊腔内突出,但不形成多房。

2. **镜下观** 骨壁的骨质为正常骨结构,纤维囊壁为疏松结缔组织或为粗厚而富有血管的结缔组织,主要为成纤维细胞及多核巨细胞。

要点三 诊断

1. 青少年干骺端发病。
2. 骨骼隐痛或有病理性骨折征象。
3. X线呈椭圆形透明阴影。
4. 病理检查有相应改变。

要点四 治疗

骨囊肿虽系一种良性瘤样病变,但由于正常骨被病损所占据,造成较大量骨缺损,极大降低了骨骼的坚固性，因此本病的治疗目的旨在彻底清除病灶，消灭囊腔，防止病理性骨折及畸形的发生，恢复骨的坚固性。所以多采用在直视下手术达此目的，只是在有手术禁忌证者方施行保守治疗。即使是发生了病理性骨折，部分病例经保守治疗骨折愈合后仍需手术治疗。对于囊腔较大、已有畸形者，应积极采取手术治疗。

（一）非手术治疗

1. **期待自愈** 骨囊肿可自愈，因此可不予治疗。骨折后自愈能力增强，此时需对骨折进行外固定。

2. **囊腔内注射甲泼尼龙** 取得良好疗效，机制尚不清楚。

（二）手术治疗

手术是传统而有效的方法。手术采取刮除植骨术，刮除应彻底，囊壁用石炭酸、无水乙醇等烧灼以防止复发。

要点五　预后与康复

骨囊肿手术预后较好，很少复发。其复发的原因除有的部位易复发外，主要是由于显露不充分，病灶清除不彻底，特别是骨窗周边清除不彻底，植骨不充分及残留无效腔所致。

细目十四　骨纤维异样增殖症

要点一　病因病理

1. 骨纤维异样增殖症是以骨纤维变性为特征的类肿瘤疾患，又称为骨纤维结构不良。

2. 好发于青少年和中年，女性较多见，男女之比为 1∶2~1∶3。

3. 病因尚不明确，可能是骨骼的一种错构，也可能是骨小梁发育的停滞，或与内分泌有关。

4. 病变主要分为三型。

（1）单骨型：病变单发于一个骨骼，肋骨、上颌骨最多，次为长骨，可侵犯骨的一端或整个骨干。

（2）多骨型：病变侵犯多个骨骼，常偏向一侧肢体，双侧患病时也不对称。发病部位以股骨、胫骨、髂骨为主，掌骨、跖骨次之，躯干以肋骨居多，颅面骨同时受累者并不少见。

（3）多骨合并内分泌紊乱型（又称McCune-Albright综合征）：骨病变与多骨型相同，绝大部分为女性，皮肤有片状、点状色素斑，不隆起，散在腰、臀、大腿等处，儿童期出现性早熟症状。

5. 主要病理特点为正常骨组织及骨髓被大量增生的纤维组织所替代，在纤维组织内有结构不良的骨小梁，纤维组织可直接化生为骨。

要点二　临床表现

（一）症状与体征

1. 病程进展缓慢，一般无症状，有时感疲劳和轻微疼痛。以后出现功能障碍、弓状畸形、病理性骨折（有的多次骨折）。偏侧性皮肤色素沉着也较常见（散见于腰、臀、大腿等处），少数骨骼受损严重者有性早熟（绝大多数为女性）。

2. 畸形是本病的重要体征。颅面骨受累，如面额发育不对称；肋骨和脊椎受累，如胸廓不对称，局限性突起；四肢骨受累，多表现为骨干膨胀弯曲，尤以下肢为甚，出现髋、膝内外翻畸形。由于弯曲畸形和骨骺早期闭合，患肢短缩；多发者则身材矮小。

（二）X线检查

X线可见病损处骨骼变粗，骨皮质变薄，髓腔扩大呈磨砂玻璃状，有时伴囊状阴影，病损界限清楚，无骨膜反应。股骨近端病损使骨骼变形如"牧羊人手杖"。单发性病灶分局限性和广泛性两种，局限性病变限于一处，位于长骨干者常发生在干骺端，广泛性常侵犯长骨的一端或大部分。

（三）病理学检查

1. **大体观** 病损一般呈膨胀性，外有完整包膜，病理表现因病灶成分不同而异：有的呈灰红色，质地柔软；有的呈灰白色，质地坚韧；有的呈沙砾感；有的坚硬如象牙；有的含有数量不等的透明软骨；也有的为囊性变，囊内含有浆液、血液等不同成分的内容物，外为纤维组织膜。

2. **镜下观** 是纤维组织和其产生的胶原纤维。胶原呈束状或漩涡状，在其间杂有散在新生骨小梁，呈棒状、弧状。一般病损外缘无成骨细胞包绕，仅在发展快的病损内，编织骨周边有排列成行的成骨细胞。病损内有的可见黏液样变、多核巨细胞或软骨岛,有的部位有破骨细胞活动。

要点三 诊断

1. 中青年发病。
2. 局部轻度疼痛,骨骼弓状畸形。
3. X线为髓腔膨胀性溶骨改变,呈磨砂玻璃样,病变周围界限清楚,无骨膜反应。
4. 病理检查有相应改变。

要点四 治疗

1. 无症状者无须治疗,但应严密观察及预防病理性骨折。
2. 单发性病变引起局部疼痛,或合并畸形时,可行刮除植骨术。大部分患者可获得治愈,偶有再发需再手术者。
3. 多发性病变不宜手术,应以保护患肢、预防畸形发展、避免病理性骨折为主。位于四肢的病变引起明显畸形,影响患肢功能时,可行截骨术矫正畸形,在截骨处刮除病变组织并植骨。
4. 合并病理性骨折时,按一般骨折处理,骨折愈合不受影响,待骨折愈合后再行手术治疗。

要点五 预后与康复

本病在生长发育期发展缓慢,在成人以后生长更加缓慢或自行静止,很少又发生新的病灶。一般预后良好,但易导致畸形,少数病例可恶性变,放射治疗能显著增加癌变率。皮肤色素沉着和性早熟也无特殊治疗。

第十四单元 骨关节及肢体畸形

细目一 概 述

要点一 病因病理

（一）先天性畸形

一般是在胚胎、妊娠或出生时，由于遗传因素或母体妊娠因素使骨关节发生变形或缺陷，而产生畸形及功能障碍。其种类很多，形成原因亦很多，且有些至今尚不完全明确。一般认为与下列因素有关。

1. **遗传因素** 基因异常导致的某些遗传病必然会产生骨关节及肢体畸形。它可以是单一基因或染色体的单因素遗传，也可为多因素遗传，并有显性遗传和隐性遗传之分。

2. **妊娠因素**

（1）内部因素：胚胎或胎儿时期的骨骼、肌肉系统易受子宫的影响，因母体的先天因素如小骨盆、妇科病、子宫异常等，对胚胎或胎儿产生影响而产生先天性畸形。产位与畸形的产生也有一定关系。常见有斜颈、髋关节脱位、畸形足等。

（2）外部因素：一般指妊娠期间除母体自身因素之外的影响而造成的胎儿畸形。如母体感染病毒性疾病、因妊娠反应或疾病而治疗应用药物，或不慎接触不良的物理刺激（如放射线等），都可以导致畸形的发生。

（二）后天获得性畸形

临床此类畸形占大多数。多由于外部原因所致，亦可由于自身不良因素产生。一般分以下几类。

1. **产伤** 一般指由于胎儿在生产过程中受不良的物理机械刺激而造成骨骼、肌肉系统的损伤而形成的畸形。如母体的产道先天狭窄对胎儿的过度挤压、产钳的不合理运用等，均可以造成新生儿的骨关节及肢体畸形。

2. **不良习惯** 一般多见于生长发育期间，不良的生活习惯长期作用而引起骨关节及肢体畸形。新生儿的髋关节松弛或不稳定者占50%左右，极易发生髋关节脱位，80%的患儿在生后的8周内可自行痊愈，而在这一时期髋关节的位置常处于伸直内收位。又如在儿童学龄时期，长时间保持不良的生活及学习姿势，亦可形成骨关节及肢体畸形。

3. **环境因素** 不管在成人还是儿童时期，有害的物理、化学刺激及饮食、环境因素影响均可以造成骨关节及肢体的畸形。如大骨节病及高氟骨症等疾病形成的骨关节及肢体畸形。同时个别特殊工种长期接触有害的物理化学刺激，亦可形成畸形。

4. **疾病的因素** 很多疾病的发展与进程当中，都可以造成骨关节及肢体的畸形。最常见的就是骨与关节的代谢性及免疫性异常等疾病造成的不同程度的畸形，如类风湿关节炎、强直性脊柱炎等。

5. **创伤** 骨折、脱位、软组织损伤不论是在治疗前、治疗过程中或是治疗后，都可发生骨关节及肢体畸形，如骨折畸形愈合、关节强直。还有的在创伤治疗后并没有畸形，但由于创伤损伤骨骺而出现迟发畸形，如小儿肱骨髁上骨折后出现的肘内翻。

6. **不明因素** 还有些骨关节及肢体畸形原因不明，是在生长发育中形成的畸形，既有先天性因素，又有后天性因素，如脊柱侧弯症、膝内翻或外翻等。

要点二 诊断

骨关节及肢体畸形是诊断的主要线索。结合病史，特别是妊娠史、生产史、既往史，和其他临床症状、体征、X线检查等，多数能作出正确诊断。

要点三 治疗

1. 多数骨关节及肢体畸形通过早期、积极、有效的治疗是可以纠正的，即使是先天的骨关节畸形，其病理变化在早期也并不严重，常常是可逆性的,通过早期有效、简单的治疗,也同样可以防止其一系列病理变化的产生和发展。

2. 如果早期未能发现或未进行恰当的治疗,其病理变化将会继续发展,并常引起许多继发改变,使治疗上增加许多困难,多数需手术治疗,但效果远不如早期治疗好。因此,对骨关节畸形,应特别强调早期诊断和早期治疗的重要性。

细目二　先天性髋关节脱位

要点一　概述

1. 先天性髋关节脱位是临床上常见的先天性畸形,指髋关节先天发育异常与某些附加因素导致股骨头脱出髋臼之外。

2. 其发病率随地区、种族不同而异,在我国约为3.84‰。

3. 好发于女性,男女比例约为1:5,单侧多于双侧,左侧多于右侧,双侧脱位者多以右侧为重。

要点二　病因病理

（一）病因

确切的病因尚不清楚,从几种常见的病因学说来看,先天性髋关节脱位是由多种因素影响所致。

1. **遗传**　起着重要作用,有家族史者占13%,如父或母患病,子女的发病率达36%。

2. **胎儿在子宫内位置异常**　如臀位胎儿、子宫内压力、羊水过多或过少都可诱发本病。

3. **髋臼发育不良及关节囊、韧带松弛**　为先天性髋关节脱位的主要发病因素。典型性先天性髋关节脱位都继发于这两个因素,许多学者研究证明除了畸胎型髋关节脱位外,典型性先天性髋关节脱位的患儿,在胎儿期及出生后都有髋臼浅平,臼顶部发育不良,关节囊松弛等病理改变。

4. **产伤**　因胎位不正、难产,致使分娩时受伤。

5. **产后位置不当**　半数的新生儿出生时髋关节松弛,需6~8周恢复正常,此期间如将婴儿包裹于伸髋位,则易发病。

6. **中医学认识**　中医学认为本病多与先天禀赋不足、肝肾亏虚、气血运行不畅、筋脉失养有关。

（二）病理变化

先天性髋关节脱位的病理变化随着患儿的年龄增长而不同,但主要是骨和软组织的变化。典型的病理变化如下。

1. **髋臼**　小而浅,臼内被脂肪纤维组织充满,髋臼横韧带紧张、增厚,髋臼关节盂唇的后上方内翻,突入髋臼窝,髋臼上缘倾斜、平坦,形成X线片上所表现的髋臼指数增大现象。

2. **股骨头**　发育不良,较正常者为小,因缺乏应力的刺激,头骺出现较晚,多位于髋臼的上方,贴紧髂骨,受压变扁,形成假髋臼。

3. **股骨颈**　明显变短,前倾角显著增加,可多达90°。

4. **股骨头圆韧带**　由于股骨头脱位的牵拉而变长,逐渐衰变而消失。有时异常肥大,并有纤维脂肪垫,影响脱位的整复。

5. **关节囊**　由于股骨头向上后移位,关节囊被牵伸延长,当股骨头与髂骨翼形成假关节时,关节囊的内下方将嵌夹于头与臼之间,并与臼内纤维组织粘连,而在关节囊中段形成一个狭窄部分,使关节囊成为上部包裹股骨头和下部附着于髋臼周围的葫芦状,因髂腰肌跨越狭窄部,临床上往往造成复位困难。

6. **肌肉**　臀中肌、臀小肌、内收肌及髂腰肌也由于股骨头向上脱位而随股骨近端上移、短缩,不能控制骨盆倾斜而导致跛行。

7. **骨盆和脊柱**　双侧先天性髋关节脱位时,由于双股骨头支撑点向后移位,重心前移,骨盆代偿性前倾,导致腰椎前凸加大,从侧面观呈腹部前突、臀部后耸的特有姿势。

要点三　临床表现

新生儿和婴儿期先天性髋关节脱位临床表现与幼儿期的表现由于负重与否而有不同的病理变化,所以其症状与体征亦有很大差异。

（一）新生儿和婴儿期临床表现

1. **症状与体征**　症状往往不明显,仔细的家长常发现肢体不正常而来就诊。主要表现为患肢呈屈曲状态,活动较健侧差,被动牵拉时可以伸直,当松手后又呈屈曲状。若为单侧发病则可见双下肢不等长。其他尚可见臀部、大腿内侧或腘窝的皮肤皱褶不对称,患侧加深。会阴部加宽,大阴唇不对称。在为患儿更换尿布或洗澡时,在髋关节部位可闻弹响声。

2. 特殊检查

(1) 奥特拉尼(Ortolani)试验:用于诊断出生3个月以内先天性髋关节脱位的有效检查方法,目的是识别股骨头是否能整复或脱出于真性髋臼。检查方法是让患儿仰卧,两膝和两髋屈曲90°,检查者将拇指放在大腿内侧,其余四指置于大粗隆处,将大腿逐渐外展、外旋。如有脱位,则可感到轻微的阻力,然后用示指往上抬起大粗隆,拇指可感到一个弹响或跳动的整复声,如再将大腿内收、内旋,将拇指向外推,股骨头可再脱位,再次感到跳动和弹响,即本试验阳性。

(2) 巴洛(Barlow)试验:是在Ortolani试验基础上的改良,目的是对Ortolani试验结果不确切时,进行进一步验证。检查方法是检查者立于仰卧新生儿的足侧,患儿屈髋90°,膝完全屈曲,两手中指放在两侧大粗隆上,两拇指则放在小粗隆附近的大腿内侧,检查者用拇指将股骨头推向外侧和后侧,感到股骨头自髋臼后唇滑出,或可听到、感到一弹跳,此时解除加压,若股骨头重新滑入髋臼,伴有弹跳,则亦为阳性。阳性者说明髋关节不稳定。

(3) 蛙式外展试验:患儿仰卧,两侧髋、膝屈曲,大腿外展、旋外,两腿分开,正常大腿和膝关节外侧可触及床面,而患侧则不能,即为阳性。提示髋外展活动受限制,若是单侧阳性更有价值。

(4) 下肢短缩试验(Allis征):双髋、双膝关节各屈曲60°,两腿并拢,双足跟对齐,患侧膝平面低于健侧。

3. X线表现

(1) 髋臼指数(也称髋臼角):正常应小于30°,如大于30°应怀疑有先天性髋关节脱位或髋臼发育不良。测量方法:在双髋关节正位X线片上,通过双侧髋臼Y形软骨顶点画一直线并加以延长,再从Y形软骨顶点向骨性髋臼顶部外侧上缘最突出点连一直线,此线与骨盆水平线的夹角即为髋臼指数。

(2) 波金(Perkin)线:是从髋臼最外缘与Y线垂直的一条线。新生儿和婴儿由于股骨头骺未出现,X线片上可识别其股骨近端干骺端的鸟嘴状突起,若该突起明显在Perkin线以外,为髋关节脱位。

(3) 申顿(Shenton)线:沿闭孔上缘划线并向外侧延伸与股骨颈下缘相连,正常髋关节呈一连续性弧线,如该线中断说明髋臼与股骨头关系异常。

(二) 幼儿期临床表现

1. 症状与体征

(1) 患儿开始站立行走较正常的幼儿晚,站立时患肢短缩,步态呈跛行或摇摆状,出现典型的"鸭步",但多无疼痛,一般活动不受限,内收肌严重挛缩者可有外展受限。

(2) 臀部扁而宽,股骨大粗隆突出,若为双侧性脱位,则站立时臀部巨耸,腰部向前凸出。

(3) 触诊感到脱位侧股三角空虚而凹陷,股动脉搏动减弱。

2. 特殊检查

(1) 下肢短缩试验(Allis征):阳性。

(2) 望远镜试验(又称套叠征):检查者一手握住大腿远端和膝关节,另一手拇指和其余四指置于腹股沟处固定骨盆,令髋关节处于内收位,在屈曲和伸直位推、拉患肢时若有活塞样异常活动或感觉为阳性。

(3) 屈德伦堡(Trendelenburg)征:正常肢体站立时,对侧臀皱襞向上倾斜,当患肢站立时,对侧皱襞并不向上倾斜,相反地呈下降现象,说明由于股骨头上移,不能有效地抵住骨盆。必须指出,在臀中肌麻痹、髋内翻等原因引起的髋关节不稳定状态时亦出现。

3. X线表现 股骨头脱出髋臼,根据脱位股骨头与髋臼关系,可分为臼上方脱位及臼后上方脱位。前者一般在髋臼上方髂骨翼处形成继发骨性凹陷,称为"假髋臼",后者则不明显。髋臼指数(髋臼角)>30°,股骨颈干角>135°。骨性髋臼上半部失去正常的弧形结构,变为斜坡状,股骨头骨骺发育落后于健侧,坐耻骨弓联结滞后于健侧。股骨颈前倾角增大(表现为股骨颈短、颈干角大)。

要点四 诊断与鉴别诊断

(一) 诊断

1. 髋关节活动异常,步态不稳,行走呈跛行或摇摆状,出现典型的"鸭步",双侧脱位者站立时臀部后耸,腰部前凸。

2. 患侧下肢短缩,臀部、大腿内侧或腘窝处皮肤皱褶不对称,患侧皱褶加深,皮纹数目增加,会阴部加宽等。

3. Ortolani 试验、Barlow 试验、蛙式外展试验、Allis 征、望远镜试验、Trendelenburg 征阳性。

4. 影像学检查可确定诊断,必要时可做磁共振检查以明确诊断。

（二）鉴别诊断

1. **佝偻病** 走路时可呈两侧摇摆步态,但患儿常有方颅、肋骨串珠、双膝内翻或外翻,无跛行。X 线片无股骨头脱位或半脱位。

2. **先天性髋内翻** 步态跛行或摇摆,髋关节外展明显受限,Trendelenburg 征阳性,但望远镜试验阴性。X 线片可明确诊断。

3. **小儿股骨头坏死** 又称股骨头骨骺骨软骨病。早期也有无痛性跛行、髋外展、内旋活动受限,多发生于男孩,常有患髋屈曲内收畸形。X 线片显示股骨头骨骺致密、囊性变,或骨骺碎裂、变扁等变化,股骨头可稍向外移位,内侧关节间隙增宽,但髋臼指数正常,股骨头仍在臼中。

4. **脊髓灰质炎后遗症** 曾有发热史,患肢肌肉萎缩及畸形,因髋关节周围肌肉麻痹萎缩而引起髋关节脱位。X 线片显示髋臼小,股骨头发育圆形,股骨颈变细,无脱位。

要点五 治疗

本病治疗越早,病理改变越轻,疗效越好。故一旦确立脱位诊断,应立即开始治疗。治疗目的是回纳股骨头,恢复髋臼、股骨头、股骨颈的正常位置和发育,保持髋关节的稳定性,防止再度脱位。

1. **6 个月以内患儿** 大量临床实践证明,这一年龄组是非手术治疗的最佳时期。目前多采用支具固定,绝大多数病例治疗后可获得很满意的效果。如在婴儿期发现,可不需要手法复位,只应用简单的柔软支架如外展尿枕、连衣挽具保持双髋关节屈曲、外展位置,6~8 周即可治愈。这些支具的优点是简单易行,既能保持髋关节屈曲外展位置,又允许髋关节有一定活动范围。这样,既有利于髋关节发育,又能降低股骨头缺血坏死的发生率。

2. **6 个月至 3 岁患儿** 该年龄组仍以非手术疗法为主。应采取牵引,或配合内收肌松解术将脱位的股骨头拉到真性髋臼水平,再闭合手法复位,石膏外固定。对髋关节发育不良,或闭合手法整复失败者,应做切开整复,或配合股骨截骨术、骨盆截骨术。

3. **3 岁以上的患儿** 随年龄增长,先天性髋关节脱位的继发病变加重,大多不能用手法获得复位,需要进行切开复位和髋骨截骨术等,使髋臼加深覆盖股骨头,以保持一个稳定的复位。

要点六 预后与康复

本病早期诊断、早期治疗十分重要。诊断、治疗越早,所采用的方法越简单,效果也越好,并能获得功能和发育接近正常的髋关节。

第十五单元 其他常见疾病

细目一 骨质疏松症

要点一 概述

1. 骨质疏松症是以骨量减少、骨的微细结构破坏为特征，致使骨脆性和骨折危险性增加的一种全身性骨骼疾病。

2. 骨质疏松症分为原发性、继发性和特发性三大类。

要点二 病因病理

（一）病因

本病是多种原因综合作用的结果。常见因素：性激素不足、增龄、营养失调、运动量不足、吸烟、过量饮酒、低体重、髋部骨折家族史等。

（二）基本病理环节

破骨活动相对强于成骨活动，骨重建处于负平衡。

1. **高转换型骨质疏松症** 女性绝经后，体内雌激素水平下降，可以引起钙调节激素甲状旁腺激素、降钙素和维生素 D 活性产物分泌量异常，正常的调节机制发生紊乱，使过多的骨重建单位被激活，破骨细胞的活性强于成骨细胞，形成不同程度的骨质丢失。此时骨转换的速度快，骨丢失的速度也比较快。

2. **低转换型骨质疏松症** 进入老年期后，整体机能状态趋于降低，消化吸收功能下降，运动量不足等原因，引起钙摄入量不足，为了维持血钙平衡，机体会动员骨骼中的钙进入血液循环，从而导致骨质的丢失。此时骨转换的速度比较慢，骨丢失的速度也慢。

（三）中医学认识

本症属中医学"骨痿"范畴。中医学中相近的病症有"骨痿""腰痛"和"骨痹"。与骨质疏松症相近的骨痿、腰痛、骨痹之症，其本皆为肾虚，与脾虚有关，肾阴亏虚，骨失濡养，虚火内盛，灼伤脉络，可致疼痛；肾气不足，鼓动乏力，气虚血瘀，痹阻经脉，亦可引发疼痛。

要点三 临床表现

1. 大多临床表现轻微，早、中期患者甚至可以无任何临床症状。

2. 部分患者可见骨痛（以腰背部为主）、身长变短、腰酸不支、驼背、脆性骨折等。

3. X 线平片或 CT 片可见骨小梁稀疏，骨皮质变薄，或椎体楔形变。

4. 双能 X 线吸收法或单光子吸收法检测，骨密度降低。

要点四 诊断与鉴别诊断

（一）诊断

1. 根据临床表现、病史、个人史、家族史进行初步判断。

2. 确诊必须依靠骨密度检测，发现骨密度降低。

3. 骨代谢生化标志物检测可进一步区分是高转换型还是低转换型骨质疏松症。

（1）反映骨形成的指标：血清骨碱性磷酸酶；血清骨钙素；血清Ⅰ型前胶原羧基端前肽；血清Ⅰ型前胶原氨基端前肽。

（2）反映骨吸收的指标：血浆抗酒石酸酸性磷酸酶；尿吡啶酚和脱氧吡啶酚；尿Ⅰ型胶原交联氨基末端肽；尿钙/肌酐比值。

（二）鉴别诊断

1. **区分原发性或继发性骨质疏松症** 仔细分析病因，继发性骨质疏松症可由某些内分泌疾病、长期大量使用糖皮质激素、肿瘤化疗、慢性肾病或肝病等引起。

2. **骨软化症** ①骨活检结合形态计量学分析，是鉴别原发性骨质疏松症与骨软化症比较可靠的方法，但临床不易施行。②试验性治疗，骨软化症单纯补充钙剂即可得一定疗效。

要点五 治疗

治疗以降低骨折发生率为最终目标，除升

高或维持骨量、缓解症状外,还应考虑肌力和身体平衡能力的提高,以及全身机能状态的改善等。

(一)钙剂

基础治疗,每日 300~600mg,口服。

(二)西药治疗

1. **双膦酸盐类** 主要作用是抑制破骨细胞活性。
2. **降钙素类** 可抑制破骨细胞活性,并改善微观骨结构。
3. **选择性雌激素受体调节剂** 可同时缓解围绝经期综合征症状。
4. **活性维生素 D 类** 促进钙的吸收与利用,同时提高肌力,降低患者摔倒次数。
5. **激素替代疗法** 用法用量较为复杂,一般需请妇科医生参与共同制订治疗方案。

(三)中医治疗

1. 骨质疏松症以补肾益精、健脾和胃、活血祛瘀为基本治法。
2. 方取肾气丸、左归丸与右归丸、四君子汤等加减化裁。常用中药有熟地、怀山药、茯苓、山萸肉、牛膝、淫羊藿、附子、菟丝子、补骨脂、续断、鹿角胶、骨碎补、知母、当归、紫河车等。
3. 中成药:可选用仙灵骨葆胶囊、强骨胶囊、骨疏康颗粒、骨松宝颗粒、金天格胶囊等。

(四)其他疗法

电针、超声波、电磁场、高电位等也具有一定的治疗作用。

要点六 预后与康复

1. 严重骨质疏松症易并发骨折,常见的有桡骨远端骨折、股骨颈骨折和椎体压缩性骨折。
2. 负重锻炼有利于骨质疏松症的康复,可选择户外平地行走。
3. 饮食注意搭配合理,保持营养均衡,适当增加一些有助于筋骨强健的食品。只要保持消化功能正常,饮食调理也能收到满意效果。

细目二 痛风性关节炎

要点一 概述

1. 痛风是由于嘌呤代谢紊乱导致尿酸盐沉积在关节囊、滑囊、软骨、骨质、肾脏、皮下及其他组织而引起病损及炎症反应的一种疾病。
2. 多发于跖趾关节、踝关节等处。
3. 可发生于任何年龄,以青壮年和中年多见。
4. 属中医学"痹证""痛风"等范畴。

要点二 病因病理

1. 血尿酸盐浓度达到饱和状态,在酸性条件下,出现尿酸盐结晶沉淀,沉积在骨关节、关节周围软组织、肌腱、肾脏,趋化中性粒细胞、巨噬细胞释放炎症因子白介素 –1、白介素 –6 等,导致关节、软骨、肾脏炎症反应及痛风石和痛风性肾病。
2. 痛风的形成与尿酸的溶解度有关,影响溶解度的因素除浓度外,还与雌激素、温度等有关。
3. 流行病学调查发现,即使有些患者长期患有高尿酸血症,也不一定发生痛风性关节炎、痛风性结石和痛风性肾病。
4. 中医认为本病与湿热蕴结、痰浊瘀血、寒湿浊毒、肝肾阴虚有关。

要点三 临床表现

1. **高尿酸血症** 此期无症状,仅有血尿酸增高,可历时数月或数年。应及早关注无症状高尿酸血症患者,早期给予恰当的预防,去除诱因,控制或延缓疾病发展。
2. **急性痛风性关节炎** 痛风性关节炎急性发作的特点是突然发病,突然出现关节剧烈疼痛,呈刀割样、撕裂样或咬噬样,受累关节及其周围软组织明显红肿、发热、压痛及活动受限,局部接触被单等物时疼痛加重。以第一跖趾关节最多,其次为踝、膝、手、腕、肘等关节。
3. **慢性痛风性关节炎** 随着痛风性关节炎急性发作次数的增多和病程的进展,尿酸盐在关节内外和其他组织中沉积,致关节被广泛破坏并有较大皮下结节形成,终致病变关节畸形而丧失活动功能。
4. **痛风结节** 又称痛风石,是尿酸盐沉积于组织所致。痛风结节的特点:①突出皮肤表面,呈淡黄色或白色,圆形或椭圆形;②数目1~10个不等;③小者如米粒,大者如鸡蛋;④质地坚硬或柔软;⑤随痛风结节的体积增大,其相应部位表皮变薄或损伤而破溃,可流出白色尿酸盐结晶。

要点四 诊断与鉴别诊断

（一）诊断

1. 部分患者有家族史,急性发病前有进食高嘌呤食物或劳累、饮酒等情况。

2. 典型的痛风性关节炎急性发作的特点是起病急骤,多在夜间发生,受累关节红肿、发热、压痛及活动受限。部分患者可见痛风石和发生肾损害。

3. 病程较长者,X线示关节边缘偏心性半圆形骨质破坏,严重时呈穿凿样缺损。CT对痛风性骨破坏的诊断能力优于MRI和X线平片。MRI在诊断痛风骨破坏方面比X线平片和超声更敏感。

4. 绝大多数患者急性痛风性关节炎发作期血尿酸含量升高,男性≥420μmol/L（7mg/dL）,女性＞360μmol/L（6mg/dL）;外周血白细胞计数升高,为（10~20）×10^9/L,中性粒细胞相应升高;血沉增快,但通常＜60mm/h;95%以上急性痛风性关节炎患者滑液中可发现尿酸盐结晶,活检穿刺查到特异性尿酸盐的阳性率极高。

（二）鉴别诊断

1. **急性风湿性关节炎** 本病有甲型溶血性链球菌感染,发病前常有咽炎、扁桃体炎等病史,多见于青少年。典型表现为游走性、对称性多关节炎,常侵犯膝、肩、肘、踝等关节,实验室检查抗溶血性链球菌抗体升高,血尿酸值正常。

2. **化脓性关节炎** 主要由金黄色葡萄球菌所致,多见于小儿和青少年。多呈急性关节疼痛、肿胀、活动受限,并伴有高热、寒战等症状。关节穿刺液为脓性,可培养出金黄色葡萄球菌,滑液中无尿酸盐结晶,抗痛风药治疗无效。

3. **假性痛风** 由焦磷酸钙沉积于关节软骨引起,多见于老年人,有膝、肩、髋等大关节急性炎症发作,常伴关节软骨钙化,无骨质破坏改变。滑囊液中含焦磷酸钙或磷灰石结晶,血尿酸正常,秋水仙碱治疗无效。

要点五 治疗

（一）中药治疗

1. 湿热蕴结证

（1）证候:关节红肿疼痛,拒按,局部灼热,得凉痛减,伴发热口渴,心烦不安,尿黄,舌红,苔黄腻,脉滑数。

（2）治法:清热除湿,祛风通络。

（3）方药:四妙丸或宣痹汤加减。

2. 痰浊阻滞证

（1）证候:关节肿胀,甚则关节周围漫肿,局部酸麻疼痛,伴有目眩、面浮足肿,胸脘痞满,舌胖质紫暗,苔白腻,脉缓或弦滑。

（2）治法:化痰散结,祛湿通络。

（3）方药:上中下通用痛风方或薏苡仁汤加减。

3. 瘀血阻络证

（1）证候:关节红肿刺痛,肤色紫暗,局部肿胀变形,屈伸不利,周围或有硬结,肌肤甲错,舌紫暗或有瘀斑,苔薄黄,脉细涩或沉弦。

（2）治法:活血化瘀,通络除痹。

（3）方药:桃红饮合二陈汤或化瘀通痹汤加减。

4. 寒湿浊毒证

（1）证候:肢体关节疼痛,屈伸不利,冬、春阴雨天气尤易发作,局部皮色不红,触之不热,遇寒痛增,得热痛减,舌质淡,苔白,脉弦紧或濡缓。

（2）治法:祛寒散邪,除湿通痹。

（3）方药:独活寄生汤加减。

5. 肝肾阴虚证

（1）证候:病久屡发,日久不愈,肌肤麻木不仁,屈伸不利,昼轻夜甚,甚或关节变形,腰膝酸软,头晕耳鸣,颧红口干,舌质红,少苔,脉弦细或细数。

（2）治法:补益肝肾,通络止痛。

（3）方药:独活寄生汤合二陈汤加减。

（二）西药治疗

1. 急性痛风性关节炎

（1）非甾体抗炎药:是有效缓解急性痛风症状的一线用药。常用药物:依托考昔、美洛昔康、双氯芬酸钠等。

（2）秋水仙碱:是控制痛风急性发作的传统药物。

（3）糖皮质激素：对急性痛风有显著疗效，常用于不能耐受非甾体抗炎药、秋水仙碱或肾功能不全者。

2. **慢性痛风性关节炎** 常采用降尿酸治疗。降低尿酸水平的药物有两类。

（1）促进尿酸排泄药：丙磺舒、苯溴马隆。

（2）抑制尿酸生成药：别嘌醇、非布司他。

（三）外治法

1. **中药外用** 可采用中药外洗、外敷、外搽等治疗，药物以活血、清热、祛风湿、通经络为主。

2. **针灸治疗** 可采用毫针、火针、三棱针、温针灸等在痛风发作部位周围取穴及循经取穴治疗。

3. **理筋手法** 选用点穴、舒筋等手法，如有关节功能障碍者，运用屈伸法治疗。

（四）手术治疗

对于痛风石巨大，影响关节功能，有穿破皮肤危险，或压迫邻近组织妨碍关节功能活动时，应考虑手术切除。对穿破皮肤并已形成窦道者，应考虑手术刮除痛风石。对于关节面被严重破坏的关节，可行关节融合术或人工关节置换术。

要点六 预后与康复

1. 低嘌呤饮食，禁酒，多饮水，控制体重，避免疲劳。

2. 加强对高尿酸血症与痛风患者的管理，宣教高尿酸血症和痛风的危害，倡导健康生活方式，坚持必要的药物治疗。

3. 定期监测靶器官功能和相关合并症，以期早期发现、早期治疗，改善患者总体预后。

4. 痛风发作时疼痛剧烈，除及时镇痛外，还需暂时限制患肢运动。

细目三 桡骨茎突狭窄性腱鞘炎

要点一 概述

1. 发生于桡骨茎突纤维鞘管处。

2. 拇长展肌腱和拇短伸肌腱在桡骨茎突部位的腱鞘内较长时间地过度摩擦或反复损伤，致该部位发生无菌性炎症，引起腱鞘管壁增厚、粘连或狭窄而出现症状。

要点二 病因病理

1. 多见于手腕部长期过度劳累者，为慢性积累性损伤所致。

2. 拇指及腕活动过度频繁，拇长展肌腱和拇短伸肌腱在桡骨茎突部位的腱鞘内较长时间地过度摩擦或反复损伤，日久劳损，可使腱鞘发生损伤性炎症，造成肌腱滑膜炎，纤维管的充血、水肿，进而导致鞘壁增厚、管腔变窄，肌腱局部变粗，肌腱在管腔内滑动困难而产生相应的症状。

3. 中医学认为本病与体弱血虚，血不荣筋有关。

要点三 临床表现

1. 多见于中年妇女，发病缓慢。

2. 腕部桡侧疼痛，提物乏力，有时做伴有腕桡偏的动作时会产生剧痛。疼痛严重者可放射到全手，甚至夜不能寐。

3. 桡骨茎突部可微有肿胀，病程长者可有隆起或结节，桡骨茎突远端压痛，有时于桡骨茎突部可触及摩擦音。

4. 握拳尺偏试验（Finkalstern 征）阳性。

要点四 诊断与鉴别诊断

（一）诊断

多见于中年妇女，发病缓慢，腕部桡侧疼痛，做伴有腕桡偏的动作会产生剧痛，桡骨茎突远端压痛，握拳尺偏试验阳性。X 线片无阳性所见。

（二）鉴别诊断

1. **舟骨骨折** 有明确的外伤史，鼻烟窝压痛，腕关节舟骨位 X 线片可见舟骨骨折线。

2. **腕部的其他疾病** 压痛范围均比本病要广泛，腕关节功能受限明显，X 线片应见到非正常影像。

要点五 治疗

可行手法、药物、封闭治疗或小针刀治疗，必要时手术治疗。

1. **手法治疗** 以右手为例。患者坐位或仰卧位,医者先用左手拇指置于桡骨茎突部按摩、揉捏数分钟,再用右手示指及中指夹持患肢拇指,余指握住其他四指,向下牵引,并向尺侧极度屈曲;然后,医者用左手拇指捏紧桡骨茎突部,用力推压挤按,同时右手用力将患者腕部掌屈,再伸展,反复3~4次。每日1次。

2. **药物治疗**　以调养气血、舒筋活络为主,可用桂枝汤加当归、威灵仙等,亦可外用海桐皮汤熏洗。

3. **封闭疗法**　曲安奈德0.5mL加1%利多卡因1mL鞘管内注射,每周1次,3次为1个疗程。

4. **小针刀疗法**　小针刀于桡骨茎突远端肌腱出口处刺入,与肌腱平行进入腱鞘,将腱鞘纵行切开。注意勿伤及桡动脉和神经支,亦不可倾斜刀身损伤肌腱。本疗法是本病的特色治疗方法。

5. **手术疗法**　病程较长,鞘管壁较厚,局部隆起较高,反复发作者,可手术切除部分腱鞘。

要点六　预后与康复

1. 应避免手腕部活动量过大,少用凉水。
2. 疼痛严重者,可固定腕关节于桡偏位3~4周。

细目四　指屈肌腱狭窄性腱鞘炎

要点一　概述

1. 指屈肌腱狭窄性腱鞘炎又称"扳机指""弹响指"。
2. 是以患指屈伸时疼痛,并出现弹跳动作为主要症状的疾病。
3. 多发于拇指,各手指均可发病,亦有多个手指同时发病。
4. 儿童的拇指指屈肌腱狭窄性腱鞘炎可能与籽骨肥大或韧带肥厚有关。

要点二　病因病理

1. 手指频繁的伸屈活动,使屈肌腱与骨性纤维鞘管起始部反复摩擦;或长期用力握持硬物,使骨性纤维鞘管受硬物与掌骨头的挤压,而发生局部充血、水肿,继之纤维鞘管变性,使管腔狭窄,指屈肌腱因之受压而变细,两端膨大呈葫芦状。
2. 屈指时,膨大的肌腱部分通过腱鞘狭口受到阻碍,使屈伸活动受限,勉强用力伸屈患指或被动伸屈时,便出现扣扳机样的弹跳动作,并伴有弹响声。
3. 中医学认为局部劳作过度,积劳伤筋,或受寒凉,气血凝滞,不能濡养经筋而致本病。

要点三　临床表现

1. 初起患指疼痛,用力伸屈时疼痛加重,症状较重者出现弹跳动作,甚至患指屈曲后不能自行伸直,需健手帮助伸直,以晨起、用凉水后症状较重,活动、热敷后症状减轻或消失。
2. 小儿拇指指屈肌腱狭窄性腱鞘炎以一侧或两侧拇指指间关节屈曲、运动受限、被动伸直伴弹响为主,无明显和剧烈的疼痛。
3. 掌指关节的掌侧面明显压痛,可触到米粒大的结节,该结节在手指屈伸时上下滑动。压住此结节,再嘱患者做充分的屈伸活动时,有明显疼痛,并感到弹响由此发出。

要点四　诊断与鉴别诊断

(一) 诊断

1. 患指疼痛,用力伸屈时疼痛加重,或伴弹跳动作,严重者患指屈曲后不能自行伸直。
2. 掌指关节掌面压痛,可触到结节,压住此结节,可诱发弹响,且有明显疼痛。
3. X线片无阳性所见。

(二) 鉴别诊断

本病诊断容易,不需要与其他疾病鉴别。

要点五　治疗

可行手法、药物、封闭、小针刀等治疗,必要时行松解术。小针刀疗法是治疗本病的特色疗法。

(一) 手法治疗

患者先主动屈曲指间关节,术者左手托住患侧手腕,右拇指在结节部做按揉弹拨、横向推动、纵向拨筋等动作,最后握住患指末节向远端迅速拉开,再伸直指间关节重复上述动作3~5次。每日或隔日做1次。

(二)封闭疗法

早期或症状较轻者,可以曲安奈德 0.5mL 加 1% 利多卡因 1mL 鞘管内注射。

(三)小针刀疗法

1. 保守治疗无效者,用腱鞘松解刀做切割治疗,行腱鞘松解术。

2. 用松解刀平行于肌腱方向刺入结节部,沿肌腱走行方向做上下切割,不要向两侧偏斜,以免损伤指神经。如弹响已消失,手指活动恢复正常,则表示已切开腱鞘。

(四)手术治疗

手术切开增厚、限制肌腱滑动的腱鞘可以根治本病。

要点六 预后与康复

1. 尽量避免手部单一、长时间的动作,防止过劳,少用凉水,减少局部刺激。

2. 发病时间短、疼痛严重的患者更要充分休息,施用手法要适当。

3. 对晚期硬结明显者则尽量不用手法治疗,可采用水针或小针刀治疗。

细目五 腱鞘囊肿

要点一 概述

1. 腱鞘囊肿是发生在关节或腱鞘内的囊性肿物,内含有无色透明或微呈白色、淡黄色的浓稠冻状黏液。

2. 可发生于任何年龄,以青壮年和中年多见,女性多见。

3. 中医古代称"腕筋结""筋聚""筋结"等。

要点二 病因病理

1. 多为劳损所致,亦有因外伤诱发者。

2. 形成囊肿的原因与关节囊、韧带、腱鞘中的结缔组织营养不良,发生退行性改变有关。

3. 腱鞘囊肿与关节囊或腱鞘密切相连,不一定与关节腔或腱鞘的滑膜腔相通。多为单房,病程长和反复发作者多为多房性。

4. 囊壁外层由致密纤维组织构成,内层为光滑之白色膜遮盖,囊内为无色透明胶冻样黏液。

要点三 临床表现

1. 最常见的部位为腕背部,其次为腕掌面偏桡侧、踝背部。

2. 发生于腘窝部称为腘窝囊肿,伸膝时可见如鸡蛋大的肿物,屈膝时则在深处,不易触摸清楚。

3. 多数患者偶然发现出现肿物,增长缓慢,多无自觉症状,少数有局部胀痛。发生在腕部可出现腕力减弱,握物时有挤压痛,囊肿张力较大时疼痛明显。

4. 局部可见一个半球形隆起,皮色不变,触之有囊性感,表面光滑,周围界限清楚,基底固定或推之可动,压痛与囊肿张力成正比。囊肿触之硬度不一,虽然有坚如骨质者,但仍存在一定弹性。

要点四 诊断与鉴别诊断

(一)诊断

1. 腕背、踝背等部位出现生长缓慢的肿物,呈半球形隆起,无自觉症状,皮色不变。

2. 触之有囊性感,周围界限清楚,基底固定或推之可动。

3. X 线片无阳性所见。

(二)鉴别诊断

本病诊断容易,不需要与其他疾病鉴别。

要点五 治疗

可行手法、药物、封闭等治疗,必要时行手术治疗。

(一)手法治疗

1. 病程短、囊壁较薄、囊肿张力大者,可用按压法压破囊肿。

2. 术者用双手拇指将囊肿挤压固定于周围骨组织上,再加大压力挤压囊肿,使囊壁破裂。捏破后局部按摩,以便囊内液体充分流出,散于皮下,加压包扎。

3. 对囊壁较厚、囊内张力不大、难以压破者,可先刺破囊肿,再手法挤压,使囊肿内容物散入皮下后加压包扎。

(二)药物治疗

囊壁已破,囊肿变小,局部仍较肥厚者,可用茴香酒搽擦,使肿块进一步消散。

（三）封闭疗法

多囊的腱鞘囊肿，可先抽出囊内黏液，然后用曲安奈德 0.5mL 加 1% 利多卡因 1~2mL 做局部封闭，并予加压包扎。

（四）手术治疗

1. 反复发作者，可手术切除。
2. 要求完整切除囊壁，若囊腔与关节腔相通，应关闭关节囊。

要点六　预后与康复

囊壁挤破后，应在患部放置纽扣等硬物，使囊壁间紧密接触，适当加压保持 1~2 周，以形成粘连，避免复发。

细目六　腕管综合征

要点一　概述

1. 腕管综合征是指由于某种原因致正中神经在腕管中受压，而引起以手指麻痛乏力为主要临床表现的症候群。
2. 是神经受压综合征中最常见的一种。

要点二　病因病理

1. 腕部的创伤（骨折、脱位、扭挫伤等）可引起腕横韧带的增厚，或改变了腕管的形状，或减少腕管原有的容积，或腕管内各肌腱周围组织的水肿、增厚等引起腕管内容物增大，或腕管内有脂肪瘤、腱鞘囊肿等而引起腕管内容物增多，均可导致腕管的相对狭窄。
2. 慢性劳损因素，尤其是长期反复手部用力活动，使手腕发生慢性损伤，特别是握拳屈腕时，指屈肌腱和正中神经长期反复与腕横韧带来回摩擦，导致组织的水肿、增厚引起腕管内容物增大，导致腕管的相对狭窄。
3. 腕管狭窄后引起腕管内的压力增高，使正中神经受压于腕横韧带的近侧缘，而产生正中神经功能障碍，出现临床症状。

要点三　临床表现

1. 腕以下正中神经支配区域内的感觉、运动功能障碍。
2. 桡侧 3 个半手指麻木、刺痛或烧灼样痛、肿胀感，亦可向肘、肩部放射。疼痛多在夜间、晨起或劳累后出现或加重，活动或甩手后症状可减轻。
3. 患手握力减弱，拇指外展、对掌无力。病程长者大鱼际萎缩，出汗减少，皮肤干燥脱屑。
4. 正中神经分布区的皮肤感觉迟钝，外展拇短肌肌力减弱、萎缩，甚至完全麻痹。屈腕压迫试验阳性。
5. 肌电图检查可见大鱼际出现神经变性。

要点四　诊断与鉴别诊断

（一）诊断

1. 腕以下正中神经支配区域内的感觉、运动功能障碍，屈腕压迫试验阳性，即可明确诊断。
2. 特殊检查有助于腕管综合征的诊断：①屈腕试验；②叩诊试验；③脉带试验；④出汗试验。
3. X 线片可明确是否合并有骨性关节炎、陈旧性桡骨远端或腕骨骨折脱位。
4. 肌电图检查可显示神经变性。

（二）鉴别诊断

1. **颈椎病**　主要表现为根性痛，往往前臂也有痛觉减退区，麻木区不单在手指，并且运动、腱反射也出现某一神经根受压的变化，同时有颈部的症状体征。
2. **多发性神经炎**　症状并不局限在正中神经，桡神经、尺神经也常受累，常为双侧性，呈手套状感觉麻木区。

要点五　治疗

可行手法、药物、针灸、封闭等治疗，必要时行手术治疗。

（一）手法治疗

先按压、揉摩外关、阳溪、鱼际、合谷、劳宫等穴及痛点，然后将患手在轻度拔伸下，缓缓旋转、屈伸腕关节数次。术者左手握住腕上，右手拇、示二指捏住患手拇指末节，向远心端迅速拔伸，以发生弹响为佳，依次拔伸第 2、3、4 指。以上手法可每日做 1 次。

（二）中药治疗

祛风通络，内服大活络丹，外贴宝珍膏或万应膏，并用八仙逍遥汤熏洗患手。

（三）针灸治疗

取阳溪、外关、合谷、劳宫等穴，得气后留针15分钟，每日或隔日1次。

（四）封闭治疗

1. 由掌侧腕横纹近端、掌长肌腱与桡侧屈腕肌腱之间刺入，斜向远端，深达腕管内。

2. 以曲安奈德0.5mL加1%利多卡因1~2mL做腕管内注射封闭，每周注射1次，3次为1个疗程。

（五）手术治疗

对于症状严重、经保守治疗无效者，可考虑切除腕横韧带以解除压迫。

要点六 预后与康复

1. 对腕部创伤要及时、正确处理，保证腕管的正常形状。

2. 施行手法后要固定腕部，将前臂及手腕部悬吊，也可用纸壳夹板等固定。

3. 症状消失后，积极练习手指、腕关节的屈伸及前臂的旋转活动，防止失用性肌萎缩和粘连。

4. 经保守治疗无效者应尽快手术治疗，防止正中神经长时间严重受压而变性。

细目七 髋关节暂时性滑膜炎

要点一 概述

1. 多见于10岁以下儿童，男孩较女孩多见。

2. 是一种可自愈的非特异性炎症，以急性髋关节疼痛、肿胀、跛行为主的病程短暂的疾病。

3. 特点是症状可在数周内消失。

要点二 病因病理

1. 病因未明。有外伤、感染、超敏反应等学说。

2. 儿童可能由于某些动作使髋关节间隙加大时，髋关节内侧松弛的关节滑膜吸入关节腔内形成嵌顿，关节内脂肪、关节内韧带也可能被挤压或反皱折在髋臼与股骨头之间，影响股骨头恢复到原来位置，而造成髋关节内局部组织急性炎症。

3. 骨盆出现代偿性倾斜，使伤肢呈假性变长，患儿不敢放开脚步行走，也可出现类似髋关节脱位样外观。

4. 中医学认为是由于正气不足，卫外不固，风寒乘虚而入，致使关节脉络不通，气血运行受阻而致。

要点三 临床表现

1. 起病前患儿多有轻度外伤史，或3周内的上呼吸道感染病史。

2. 起病急骤，表现为髋关节疼痛，或伴有同侧大腿内侧及膝关节疼痛，局部轻度肿胀，可出现躯干向患侧倾斜的跛行步态，下蹲时需伴有髋关节的外旋。可出现低热，一般不超过38℃。

3. 患侧髋关节常置于微屈、外旋位。髋关节前方及后方均可有压痛，被动内旋、外展受限，尤其是内旋位屈髋受限明显，且疼痛加剧，可出现不同程度的股内收肌群屈曲挛缩。因骨盆倾斜而出现双下肢不等长。

4. 白细胞计数和血沉均正常，结核菌素试验阴性，抗链球菌溶血素"O"在正常范围以内。关节穿刺可见透明液体，细菌培养阴性。组织学检查显示为非特异性炎症。

5. X线表现主要为髋关节囊阴影膨隆，关节腔积液严重时可见股骨头向外侧移位，关节间隙增宽，无骨破坏。

要点四 诊断与鉴别诊断

（一）诊断

1. 多见于10岁以下儿童，起病急骤，多有轻度外伤史或感染病史。

2. 髋关节疼痛，局部轻度肿胀，跛行步态。

3. 患髋关节常置于微屈、外旋位，髋关节前方及后方均可有压痛，被动内旋、外展受限，骨盆倾斜，双下肢不等长。

4. X线表现为髋关节囊阴影膨隆。

（二）鉴别诊断

1. **髋关节结核** 慢性起病，病史长，有明显的结核中毒症状。

2. **化脓性髋关节炎** 起病急，高热、寒战，有严重的全身及局部症状，白细胞计数及中性粒细胞增高明显，血沉加快，关节穿刺可抽出脓性液体。

3. **风湿热合并髋关节炎** 表现为多发性、游走性关节炎，伴有高热，关节症状较重，血沉加快，抗链球菌溶血素"O"升高。

要点五　治疗

可行手法、牵引、药物等治疗，并要求卧床休息。

1. **手法治疗** 患儿平卧，助手一手置于健侧膝部固定健肢于伸直位，也可另一手压住患侧髂前上棘部固定骨盆。医者立于患侧，先用拇指弹拨、理顺股内收肌群，缓解肌肉痉挛，一手握患肢踝上，另一手握膝关节，在无疼痛范围内做伸屈髋、膝关节运动，至患者肌肉放松并能主动配合活动时，突然将髋、膝两关节屈至最大限度，停留1分钟。待疼痛稍缓，对腿长侧做屈髋、内收、内旋患肢，腿短侧做屈髋、外展、外旋患肢，然后在有牵引力的情况下伸直患肢。

手法治疗后双下肢等长，骨盆不倾斜，症状可立即消失。如仍有残留症状，不再重复施行手法，经卧床休息2~3日后，即可下地活动。

2. **药物治疗** 一般不必服药，可用活血止痛中药坐浴，或湿热敷于腹股沟部。

3. **牵引** 卧床休息，做下肢微屈位皮肤牵引，2~3日后症状即可消失，7~10日即可下地活动。

要点六　预后与康复

1. 预后良好，症状大多能自行消失，很少出现后遗症，治疗效果良好。
2. 治疗期间应卧床休息2~3日，避免负重并限制活动。
3. 局部可适当热敷，以利于滑膜炎症的消退。

细目八　跟　痛　症

要点一　概述

1. 跟痛症是足跟部周围疼痛性疾病的总称，包括跟腱滑膜囊炎、跟腱止点撕裂伤、跖腱膜炎、跟骨下脂肪垫炎、跟骨骨骺炎、跟骨骨髓炎、跟骨结核、跟骨肿瘤等疾病。
2. 临床常特指跖腱膜炎，是指发生于跖腱膜在跟骨结节起始部的无菌性炎症，常伴有跟骨结节前缘的骨质增生。

要点二　病因病理

1. 本病多于中年后发病，男性多，与体重急剧增加、扁平足、长途行走或久站久立等因素有关。亦有因久病或长期卧床，足跟部皮肤及脂肪垫萎缩，感觉过敏而致发生本病。
2. 当跖腱膜受到积累性的持续牵拉，跟骨内侧结节的跖腱膜附着处则会发生慢性损伤，或骨质增生，致使局部产生无菌性炎症刺激引起疼痛。
3. 疼痛不一定是骨质增生所致，骨质增生也不是跟骨痛的唯一原因。
4. 中医认为本病多与肝肾不足或久病体虚，气血衰少，筋脉懈惰，加之体重增加，久行久站有关。

要点三　临床表现

1. 起病缓慢，多为一侧发病，病史可有数月或数年。
2. 站立或行走时，足跟下面疼痛，程度轻重不一，可沿跟骨内侧向前扩展到足底。症状重者，晨起或久坐起身开始行走时足跟剧烈疼痛，行走片刻后疼痛反而减轻，但行走或站立过久疼痛又加重。
3. 本病部分患者可未经治疗完全自愈，也有的变成慢性疼痛，反复发作。
4. 局部无明显肿胀，在跟骨负重点稍前方的足底腱膜处有局限性压痛点。
5. X线片可见在跖腱膜跟骨附着处有骨质增生。

要点四　诊断与鉴别诊断

（一）诊断

1. 站立或行走时，足跟下面疼痛，疼痛可沿跟骨内侧向前扩展到足底。
2. 压痛点在跟骨负重点稍前方的足底腱膜处。
3. X线片可见在跖腱膜跟骨附着处有骨

质增生。

（二）鉴别诊断

1. **足跟部软组织化脓感染** 跟痛剧烈，局部红、肿、热、痛等急性炎症表现明显，严重者有全身症状。

2. **跟骨结核** 多发于青少年，肿痛范围较大，局部微热，X线片可见跟骨骨破坏。

要点五 治疗

采用非手术疗法可取得很好的疗效，以药物、封闭疗法为主，配合手法、理疗等治疗。

1. **手法治疗** 用拇指在压痛部位顶压，同时做捻法，每日2次，每次20分钟。

2. **中药治疗** 可选用骨科外洗方，每日熏洗局部，洗时尽量做踝部背屈、跖屈等动作，并配合局部按压手法。

3. **封闭治疗** 用曲安奈德0.5mL加1%利多卡因2mL做痛点封闭，每周1次，可连用3次。复发的患者可以重新封闭治疗。

4. **物理治疗** 可采用超短波、磁疗、蜡疗、中药离子导入等，以减轻疼痛，促进炎症吸收。

5. **手术治疗** 跖腱膜跟骨附着处有骨赘形成、疼痛顽固者可考虑手术治疗。

要点六 预后与康复

1. 应减轻局部负重，减少站立及行走，肥胖患者要减轻体重，鞋以宽松、厚底为宜。

2. 急性期宜休息，并抬高患肢，症状好转后仍宜减少负重步行。

细目九 踇 外 翻

要点一 概述

1. 踇外翻是最为常见的前足畸形。
2. 女性多见，常有家族史。
3. 是指踇趾偏离躯干中线，向外倾斜大于正常生理性外翻角度，同时踇趾在纵轴上向外略有旋转畸形。
4. 前足增宽变厚，行走时疼痛，严重者影响足的负重和步行功能。

要点二 病因病理

1. 足解剖结构上的缺陷是踇趾外翻产生和加重的基础。
2. 常见病因是穿尖头高跟鞋，重力促使足前部强行塞入鞋前部的窄小三角形区域内，踇趾被迫外翻并略外旋。
3. 外翻畸形形成后难以自行矫正，跖骨头关节面的内侧与跖骨底分离，可产生骨性关节炎。
4. 第1跖骨头的内侧部分长大成骨疣，骨疣上产生滑膜囊，再因受鞋的压迫摩擦而形成踇趾滑囊炎。
5. 患者的足前部变宽阔，使载重点落在中间的第2、第3、第4跖骨头下，往往产生痛性胼胝，因而引起跖前疼痛。

要点三 临床表现

1. 有长期穿尖头高跟鞋史，常呈对称性。

2. 主要症状为足痛和足畸形，足痛的轻重与畸形的严重程度不成比例。疼痛由踇趾滑膜囊炎症、第1跖趾关节骨关节炎和痛性胼胝所致。如畸形长期存在，该足即形成扁平足并失去弹性。

3. 临床检查可见踇跖趾关节外翻并有侧向半脱位，第1跖骨头内侧隆起，有滑液囊肿形成，可有红肿热痛等局部炎症表现。

4. X线检查可见踇趾骨外翻，第1跖骨内翻，或籽骨的外侧移位，并可在第1跖骨头内侧显示外生骨疣，跖趾关节可显示退行性改变。

要点四 诊断与鉴别诊断

（一）诊断

1. 长期穿尖头高跟鞋史。
2. 前足痛和足畸形。
3. 并发踇趾滑囊炎、第1跖趾关节骨关节炎和痛性胼胝而影响负重和步行。

（二）鉴别诊断

本症须与痛风相鉴别。

要点五 治疗

治疗目的在于解除患者行走时和静止性的跖前疼痛，而不是将矫正畸形作为重点。

（一）非手术治疗

1. 穿合适的平跟鞋，解除对痛性踇趾滑囊炎的挤压。

2. 已出现踇趾滑囊炎的症状时，可运用红花冰片酊等药物局部热敷。

（二）手术治疗

1. 适用于畸形时间较长，非手术治疗不能减轻足部疼痛者。

2. 手术目的是骨赘切除、截骨矫形、软组织松解、肌腱移位而消除疼痛。

3. 术式有内收肌切除术、跖趾内侧关节囊紧缩术、第1跖骨截骨术等。

要点六 预后与康复

1. 平时需穿合适的平跟鞋，鞋前部不应紧，内缘应平直，能容纳踇趾伸展，以解除对踇趾的压力。

2. 已出现踇外翻畸形，可用软垫将踇趾与第2趾骨隔开，可减轻症状。

3. 手术治疗后应注意踇趾的运动锻炼，穿合适的鞋，否则容易复发。

附录 中西医结合骨伤科学(中级)专业技术资格考试大纲

第一部分 基 础 知 识

考试学科	单元	细目	要点	考试科目
中医基础理论	一、中医学理论体系的主要特点	(一)整体观念	整体观念的内容	1
		(二)辨证论治	1. 症、证、病的概念	1
			2. 辨证论治的概念	1
			3. 同病异治和异病同治	1
	二、阴阳学说	阴阳学说在中医学中的应用	1. 说明人体的组织结构	1
			2. 说明人体的生理功能	1
			3. 说明人体的病理变化	1
			4. 指导疾病的诊治	1
	三、五行学说	五行学说在中医学中的应用	1. 构建天人一体的五脏系统	1
			2. 说明五脏生理功能及相互关系	1
			3. 说明五脏病变的相互影响	1
			4. 指导疾病的诊治	1
	四、藏象	(一)藏象的概述	脏腑分类及各自的生理特点	1
		(二)心	1. 生理功能	1
			2. 与形、窍、志、液、时的系统联系	1
		(三)肺	1. 生理功能	1
			2. 与形、窍、志、液、时的系统联系	1
		(四)脾	1. 生理功能	1
			2. 与形、窍、志、液、时的系统联系	1
		(五)肝	1. 生理功能	1
			2. 与形、窍、志、液、时的系统联系	1
		(六)肾	1. 生理功能	1
			2. 与形、窍、志、液、时的系统联系	1
		(七)胆	胆的生理功能	1
		(八)胃	胃的生理功能	1
		(九)小肠	小肠的生理功能	1
		(十)大肠	大肠的生理功能	1

续表

考试学科	单元	细目	要点	考试科目
中医基础理论	四、藏象	(十一)膀胱	膀胱的生理功能	1
		(十二)三焦	三焦的生理功能	1
		(十三)脑	脑的生理功能	1
		(十四)女子胞	1. 女子胞的生理功能	1
			2. 女子胞与脏腑经脉的关系	1
		(十五)脏腑之间的关系	1. 脏与脏之间的关系	1
			2. 腑与腑之间的关系	1
			3. 脏与腑之间的关系	1
			4. 五脏与奇恒之腑之间的关系	1
	五、气血津液	(一)气	1. 气的生成	1
			2. 气的分类	1
			3. 气的运动与变化	1
			4. 气的功能	1
		(二)血	1. 血的生成	1
			2. 血的运行	1
			3. 血的功能	1
		(三)津液	1. 津液的生成、输布与排泄	1
			2. 津液的功能	1
		(四)气与血的关系	1. 气为血之帅	1
			2. 血为气之母	1
		(五)气与津液的关系	1. 气能生津、行津和摄津	1
			2. 津能化气、载气	1
	六、经络	(一)经络学说	1. 经络的基本概念	1
			2. 经络系统的组成	1
		(二)十二经脉	1. 十二经脉的走向交接规律	1
			2. 十二经脉的分布规律	1
			3. 十二经脉的表里关系	1
			4. 十二经脉的流注次序	1
		(三)奇经八脉	1. 奇经八脉的主要特点	1
			2. 督脉的循行部位及基本功能	1
			3. 任脉的循行部位及基本功能	1
			4. 冲脉的循行部位及基本功能	1
			5. 带脉的循行部位及基本功能	1

续表

考试学科	单元	细目	要点	考试科目
中医基础理论	六、经络	(四) 经络的生理功能	1. 沟通联系作用	1
			2. 运行气血作用	1
			3. 感应传导作用	1
			4. 调节功能平衡	1
		(五) 经络学说的应用	1. 阐释病理变化及其传变	1
			2. 指导疾病的诊断	1
			3. 指导疾病的治疗	1
	七、病因	(一) 外感病因	1. 六淫致病的共同特点	1
			2. 六淫各自的性质和致病特点	1
			3. 疠气	1
		(二) 七情内伤	七情内伤致病的特点	1
		(三) 饮食失宜	饮食不节、不洁、偏嗜	1
		(四) 劳逸失度	过劳与过逸	1
		(五) 痰饮	痰饮的形成与致病特点	1
		(六) 瘀血	1. 瘀血的形成与致病特点	1
			2. 瘀血的症状特点	1
		(七) 结石	结石的形成与致病特点	1
	八、发病	(一) 发病的基本原理	1. 正气不足是疾病发生的内在因素	1
			2. 邪气是发病的重要条件	1
		(二) 影响发病的主要因素	1. 环境与发病	1
			2. 体质与发病	1
			3. 精神状态与发病	1
	九、病机	(一) 邪正盛衰	邪正盛衰与虚实变化	1
		(二) 阴阳失调	1. 阴阳偏胜	1
			2. 阴阳偏衰	1
			3. 阴阳互损	1
			4. 阴阳格拒	1
			5. 阴阳转化	1
			6. 阴阳亡失	1
		(三) 气的失常	1. 气虚	1
			2. 气机失调	1
		(四) 血的失常	1. 血虚	1
			2. 血行失常	1

续表

考试学科	单元	细目	要点	考试科目
中医基础理论	九、病机	（五）气与血关系失调	1. 气滞血瘀	1
			2. 气虚血瘀	1
			3. 气不摄血	1
			4. 气随血脱	1
			5. 气血两虚	1
		（六）津液代谢失常	1. 津液不足	1
			2. 津液输布、排泄障碍	1
		（七）津液与气血关系失调	1. 水停气阻	1
			2. 气随津脱	1
			3. 津枯血燥	1
			4. 津亏血瘀	1
			5. 血瘀水停	1
		（八）内生五邪	1. 风气内动	1
			2. 寒从中生	1
			3. 湿浊内生	1
			4. 津伤化燥	1
			5. 火热内生	1
		（九）疾病传变	1. 病位传变	1
			2. 病性转化	1
	十、养生与防治原则	（一）养生	养生的基本原则	1
		（二）治未病	1. 未病先防	1
			2. 既病防变	1
			3. 愈后防复	1
		（三）治则	1. 正治与反治	1
			2. 治标与治本	1
			3. 扶正与祛邪	1
			4. 调整阴阳	1
			5. 调和脏腑	1
			6. 调理精气血津液	1
			7. 三因制宜	1
内经	《素问·上古天真论》		1. "上古之人，其知道者，法于阴阳……故半百而衰也。"	1
			2. "黄帝曰：人年老而无子者，材力尽耶……行步不正，而无子耳。"	1

续表

考试学科	单元	细目	要点	考试科目
内经	《素问·生气通天论》		"阳气者,若天与日……郁乃痤。"	1
	《素问·阴阳应象大论》		1. "阴阳者,天地之道也……清阳发腠理,浊阴走五脏。"	1
			2. "风胜则动,热胜则肿,燥胜则干,寒胜则浮,湿胜则濡泻。"	1
			3. "病之始起也,可刺而已……气虚宜掣引之。"	1
	《素问·六节藏象论》		"心者,生之本……凡十一藏取决于胆也。"	1
	《素问·脉要精微论》		1. "诊法常以平旦……故乃可诊有过之脉。"	1
			2. "夫脉者,血之府也……绵绵其去如弦绝,死。"	1
	《素问·玉机真脏论》		"余闻虚实以决死生……身汗得后利,则实者活。"	1
	《素问·脏气法时论》		"肝苦急,急食甘以缓之……开腠理,致津液,通气也。"	1
	《素问·热论》		"帝曰:治之奈何?岐伯曰:治之各通其脏脉……食肉则复,多食则遗,此其禁也。"	1
	《素问·咳论》		"黄帝问曰:肺之令人咳,何也……非其时,各传以与之。"	1
	《素问·举痛论》		1. "余闻善言天者……客于脉中则气不通,故卒然而痛。"	1
			2. "余知百病生于气也……正气留而不行,故气结矣。"	1
	《素问·痹论》		"黄帝问曰:痹之安生……湿气胜者为著痹也。"	1
	《素问·刺禁论》		"肝生于左……胃为之市。"	1
	《素问·至真要大论》		"夫百病之生也,皆生于风寒暑湿燥火,以之化之变也……令其调达,而致和平,此之谓也。"	1
	《灵枢·本神》		"肝藏血,血舍魂……肾气虚则厥,实则胀,五脏不安。"	1
	《灵枢·百病始生》		"三部之气各不同……不可胜数。"	1
伤寒论	一、辨太阳病脉证并治	(一)桂枝汤证	1. "太阳中风,阳浮而阴弱……桂枝汤主之。"(12条)	1
			2. "太阳病,初服桂枝汤……却与桂枝汤则愈。"(24条)	1
			3. "病常自汗出者,此为荣气和……宜桂枝汤。"(53条)	1
			4. "病人脏无他病,时发热,自汗出而不愈者……宜桂枝汤。"(54条)	1

续表

考试学科	单元	细目	要点	考试科目
伤寒论	一、辨太阳病脉证并治	(二)葛根汤证	1. "太阳病,项背强几几……葛根汤主之。"(31条)	1
			2. "太阳与阳明合病者……葛根汤主之。"(32条)	1
		(三)葛根黄芩黄连汤证	"太阳病,桂枝证,医反下之,利遂不止……葛根黄芩黄连汤主之。"(34条)	1
		(四)麻黄汤证	1. "太阳病,头痛发热……无汗而喘者,麻黄汤主之。"(35条)	1
			2. "太阳与阳明合病,喘而胸满者……宜麻黄汤。"(36条)	1
		(五)大青龙汤证	"太阳中风,脉浮紧,发热恶寒,身疼痛,不汗出而烦躁者,大青龙汤主之……此为逆也。"(38条)	1
		(六)小青龙汤证	"伤寒表不解,心下有水气,干呕,发热而咳……小青龙汤主之。"(40条)	1
		(七)麻黄杏仁甘草石膏汤证	"发汗后,不可更行桂枝汤。汗出而喘……可与麻黄杏仁甘草石膏汤。"(63条)	1
		(八)桂枝甘草汤证	"发汗过多,其人叉手自冒心……桂枝甘草汤主之。"(64条)	1
		(九)茯苓桂枝白术甘草汤证	"伤寒若吐、若下后,心下逆满……茯苓桂枝白术甘草汤主之。"(67条)	1
		(十)五苓散证	"太阳病,发汗后,大汗出……微热消渴者,五苓散主之。"(71条)	1
		(十一)真武汤证	"太阳病发汗,汗出不解,其人仍发热……真武汤主之。"(82条)	1
		(十二)小柴胡汤证	1. "伤寒五六日中风,往来寒热,胸胁苦满……小柴胡汤主之。"(96条)	1
			2. "伤寒中风,有柴胡证,但见一证便是,不必悉具……却发热汗出而解。"(101条)	1
		(十三)小建中汤证	"伤寒二三日,心中悸而烦者,小建中汤主之。"(102条)	1
		(十四)大柴胡汤证	"太阳病,过经十余日,反二三下之……郁郁微烦者,为未解也,与大柴胡汤,下之则愈。"(103条)	1
		(十五)桃核承气汤证	"太阳病不解,热结膀胱,其人如狂……但少腹急结者,乃可攻之,宜桃核承气汤。"(106条)	1
		(十六)桂枝加桂汤证	"烧针令其汗,针处被寒,核起而赤者……与桂枝加桂汤更加桂二两也。"(117条)	1
		(十七)小陷胸汤证	"小结胸病,正在心下,按之则痛,脉浮滑者,小陷胸汤主之。"(138条)	1
		(十八)柴胡桂枝汤证	"伤寒六七日,发热微恶寒,支节烦疼……柴胡桂枝汤主之。"(146条)	1

续表

考试学科	单元	细目	要点	考试科目
伤寒论	一、辨太阳病脉证并治	(十九)半夏泻心汤证	"伤寒五六日,呕而发热者,柴胡汤证具,而以他药下之……但满而不痛者,此为痞,柴胡不中与之,宜半夏泻心汤。"(149条)	1
		(二十)旋覆代赭汤证	"伤寒发汗,若吐若下,解后心下痞硬,噫气不除者,旋覆代赭汤主之。"(161条)	1
		(二十一)大柴胡汤证	"伤寒,发热,汗出不解,心中痞硬,呕吐而下利者,大柴胡汤主之。"(165条)	1
		(二十二)白虎加人参汤证	"伤寒,若吐若下后,七八日不解,热结在里,表里俱热,时时恶风……白虎加人参汤主之。"(168条)	1
		(二十三)炙甘草汤证	"伤寒,脉结代,心动悸,炙甘草汤主之。"(177条)	1
	二、辨阳明病脉证并治	(一)大承气汤证	"阳明病,脉迟,虽汗出不恶寒者……大承气汤主之。"(208条)	1
		(二)小承气汤证	"阳明病,其人多汗,以津液外出,胃中燥,大便必硬,硬则谵语,小承气汤主之。若一服谵语止者,更莫复服。"(213条)	1
		(三)茵陈蒿汤证	"阳明病,发热汗出者,此为热越,不能发黄也。但头汗出,身无汗……茵陈蒿汤主之。"(236条)	1
		(四)吴茱萸汤证	"食谷欲呕,属阳明也,吴茱萸汤主之。得汤反剧者,属上焦也。"(243条)	1
		(五)麻子仁丸证	"趺阳脉浮而涩,浮则胃气强,涩则小便数……麻子仁丸主之。"(247条)	1
		(六)调胃承气汤证	"太阳病三日,发汗不解,蒸蒸发热者,属胃也,调胃承气汤主之。"(248条)	1
	三、辨太阴病脉证并治	桂枝加芍药汤证、桂枝加大黄汤证	"本太阳病,医反下之,因尔腹满时痛者,属太阴也,桂枝加芍药汤主之。大实痛者,桂枝加大黄汤主之。"(279条)	1
	四、辨少阴病脉证并治	(一)麻黄细辛附子汤证	"少阴病,始得之,反发热,脉沉者,麻黄细辛附子汤主之。"(301条)	1
		(二)黄连阿胶汤证	"少阴病,得之二三日以上,心中烦,不得卧,黄连阿胶汤主之。"(303条)	1
		(三)甘草汤证、桔梗汤证	"少阴病二三日,咽痛者,可与甘草汤,不差,与桔梗汤。"(311条)	1
		(四)真武汤证	"少阴病,二三日不已,至四五日,腹痛,小便不利……真武汤主之。"(316条)	1
		(五)通脉四逆汤证	"少阴病,下利清谷,里寒外热,手足厥逆……通脉四逆汤主之。"(317条)	1
		(六)四逆散证	"少阴病,四逆……或泄利下重者,四逆散主之。"(318条)	1

续表

考试学科	单元	细目	要点	考试科目
伤寒论	四、辨少阴病脉证并治	（七）猪苓汤证	"少阴病，下利六七日，咳而呕渴，心烦不得眠者，猪苓汤主之。"(319条)	1
		（八）四逆汤证	"少阴病，脉沉者，急温之，宜四逆汤。"(323条)	1
	五、辨厥阴病脉证并治	（一）乌梅丸证	"伤寒，脉微而厥，至七八日肤冷……蛔厥者，乌梅丸主之。又主久利。"(338条)	1
		（二）当归四逆汤证	"手足厥寒，脉细欲绝者，当归四逆汤主之。"(351条)	1
		（三）白头翁汤证	"热利下重者，白头翁汤主之。"(371条)	1
		（四）吴茱萸汤证	"干呕吐涎沫，头痛者，吴茱萸汤主之。"(378条)	1
	六、辨霍乱病脉证并治	五苓散证、理中丸证	"霍乱，头痛发热，身疼痛，热多欲饮水者，五苓散主之。寒多不用水者，理中丸主之。"(386条)	1
	七、辨阴阳易瘥后劳复病脉证并治	（一）理中丸证	"大病差后，喜唾，久不了了，胸上有寒，当以丸药温之，宜理中丸。"(396条)	1
		（二）竹叶石膏汤证	"伤寒解后，虚羸少气，气逆欲吐，竹叶石膏汤主之。"(397条)	1
金匮要略	一、脏腑经络先后病脉证	（一）已病防传，虚实异治	"问曰：上工治未病，何也？师曰：夫治未病者，见肝之病，知肝传脾，当先实脾……余脏准此。"(1)	1
		（二）发病与预防	"夫人禀五常，因风气而生长，风气虽能生万物，亦能害万物，如水能浮舟，亦能覆舟……腠理者，是皮肤脏腑之文理也。"(2)	1
	二、痉湿暍病脉证治	（一）柔痉证治	"太阳病，其证备，身体强，几几然，脉反沉迟，此为痉，瓜蒌桂枝汤主之。"(11)	1
		（二）湿病证治	1. "病者一身尽疼，发热，日晡所剧者，名风湿……可与麻黄杏仁薏苡甘草汤。"(21)	1
			2. "风湿，脉浮，身重，汗出，恶风者，防己黄芪汤主之。"(22)	1
	三、百合狐惑阴阳毒病脉证治	（一）百合病脉证与病机	"论曰：百合病者，百脉一宗，悉致其病也……各随证治之。"(1)	1
		（二）百合病正治法	"百合病，不经吐、下、发汗，病形如初者，百合地黄汤主之。"(5)	1
		（三）狐惑病证治	"狐惑之为病，状如伤寒，默默欲眠，目不得闭……蚀于上部则声喝一作嘎，甘草泻心汤主之。"(10)	1
		（四）狐惑病酿脓证治	"病者脉数，无热，微烦，默默但欲卧，汗出……若能食者，脓已成也，赤小豆当归散主之。"(13)	1
	四、中风历节病脉证并治	（一）风湿历节证治	"诸肢节疼痛，身体魁羸，脚肿如脱，头眩短气，温温欲吐，桂枝芍药知母汤主之。"(8)	1
		（二）寒湿历节证治	"病历节，不可屈伸，疼痛，乌头汤主之。"(10)	1
	五、血痹虚劳病脉证并治	（一）血痹重症证治	"血痹阴阳俱微，寸口关上微，尺中小紧，外证身体不仁，如风痹状，黄芪桂枝五物汤主之。"(2)	1

考试学科	单元	细目	要点	考试科目
金匮要略	五、血痹虚劳病脉证并治	(二) 虚劳失精证治	"夫失精家,少腹弦急,阴头寒……男子失精,女子梦交,桂枝加龙骨牡蛎汤主之。"(8)	1
		(三) 虚劳腰痛证治	"虚劳腰痛,少腹拘急,小便不利者,八味肾气丸主之。"(15)	1
		(四) 虚劳不寐证治	"虚劳虚烦不得眠,酸枣仁汤主之。"(17)	1
	六、肺痿肺痈咳嗽上气病脉证治	(一) 虚热肺痿证治	"大逆上气,咽喉不利,止逆下气者,麦门冬汤主之。"(10)	1
		(二) 虚寒肺痿证治	"肺痿吐涎沫而不咳者,其人不渴,必遗尿,小便数……此为肺中冷,必眩,多涎唾,甘草干姜汤以温之。若服汤已渴者,属消渴。"(5)	1
		(三) 肺痈邪实壅滞证治	"肺痈,喘不得卧,葶苈大枣泻肺汤主之。"(11)	1
		(四) 咳嗽上气寒饮郁肺证治	"咳而上气,喉中水鸡声,射干麻黄汤主之。"(6)	1
	七、胸痹心痛短气病脉证治	(一) 胸痹病机	"师曰:夫脉当取太过不及,阳微阴弦,即胸痹而痛……以其阴弦故也。"(1)	1
		(二) 胸痹主证证治	"胸痹之病,喘息咳唾,胸背痛,短气,寸口脉沉而迟,关上小紧数,瓜蒌薤白白酒汤主之。"(3)	1
		(三) 胸痹急症证治	"胸痹缓急者,薏苡附子散主之。"(7)	1
		(四) 心痛重症证治	"心痛彻背,背痛彻心,乌头赤石脂丸主之。"(9)	1
	八、腹满寒疝宿食病脉证治	(一) 脾虚寒盛证治	"心胸中大寒痛,呕不能饮食,腹中寒……上下痛而不可触近,大建中汤主之。"(14)	1
		(二) 寒实内结证治	"胁下偏痛,发热,其脉紧弦,此寒也,以温药下之,宜大黄附子汤。"(15)	1
	九、五脏风寒积聚病脉证并治	(一) 肾着证治	"肾着之病,其人身体重,腰中冷,如坐水中……腰以下冷痛,腹重如带五千钱,甘姜苓术汤主之。"(16)	1
		(二) 肝着证治	"肝着,其人常欲蹈其胸上,先未苦时,但欲饮热,旋覆花汤主之。臣亿等校诸本旋覆花汤方,皆同。"(7)	1
	十、痰饮咳嗽病脉证并治	(一) 痰饮病治则	"病痰饮者,当以温药和之。"(15)	1
		(二) 饮停心下证治	"心下有痰饮,胸胁支满,目眩,苓桂术甘汤主之。"(16)	1
		(三) 饮逆致呕兼眩悸证治	"卒呕吐,心下痞,膈间有水,眩悸者,小半夏加茯苓汤主之。"(30)	1
		(四) 痰饮冒眩证治	"心下有支饮,其人苦冒眩,泽泻汤主之。"(25)	1
	十一、消渴小便不利淋病脉证并治	消渴证治	"渴欲饮水,口干舌燥者,白虎加人参汤主之。"(12)	1
	十二、水气病脉证并治	(一) 风水夹热证治	"风水恶风,一身悉肿,脉浮不渴,续自汗出,无大热,越婢汤主之。"(23)	1

续表

考试学科	单元	细目	要点	考试科目
金匮要略	十二、水气病脉证并治	（二）脾虚气滞证治	"心下坚,大如盘,边如旋盘,水饮所作,枳术汤主之。"(32)	1
	十三、黄疸病脉证并治	（一）湿热并重证治	"谷疸之为病,寒热不食,食即头眩,心胸不安,久久发黄,为谷疸,茵陈蒿汤主之。"(13)	1
		（二）湿重于热证治	"黄疸病,茵陈五苓散主之。"(18)	1
	十四、妇人妊娠病脉证并治	（一）胎与癥的鉴别及癥病证治	"妇人宿有癥病,经断未及三月,而得漏下不止,胎动在脐上者,为癥痼害……所以血不止者,其癥不去故也,当下其癥,桂枝茯苓丸主之。"(2)	1
		（二）腹痛肝脾失调证治	"妇人怀娠,腹中㽲痛,当归芍药散主之。"(5)	1
	十五、妇人杂病脉证并治	（一）月经病冲任虚寒夹瘀证治	"问曰：妇人年五十所,病下利,数十日不止,暮即发热,少腹里急,腹满,手掌烦热,唇口干燥……当以温经汤主之。"(9)	1
		（二）梅核气气滞痰凝证治	"妇人咽中如有炙脔,半夏厚朴汤主之。"(5)	1
		（三）脏躁证治	"妇人脏躁,喜悲伤欲哭,象如神灵所作,数欠伸,甘麦大枣汤主之。"(6)	1
温病学	一、温热类温病	（一）主要温热类温病的传变规律	1. 风温病的传变规律	1
			2. 春温病的传变规律	1
			3. 暑温病的传变规律	1
		（二）温热类温病主要证治	1. 卫分证治（银翘散、桑菊饮）	1
			2. 气分证治（宣白承气汤、清燥救肺汤）	1
			3. 营分证治（清营汤）	1
			4. 热陷心包证治（清宫汤、安宫牛黄丸、紫雪丹、至宝丹）	1
			5. 热盛动风证治（羚角钩藤汤）	1
			6. 血分证治（犀角地黄汤）	1
			7. 真阴耗竭证治（加减复脉汤）	1
			8. 虚风内动证治（三甲复脉汤、大定风珠）	1
			9. 后期正虚邪恋证治（黄连阿胶汤、青蒿鳖甲汤）	1
	二、湿热类温病	（一）主要湿热类温病的传变规律	1. 湿温病的传变规律	1
			2. 伏暑病的传变规律	1
		（二）湿热类温病主要证治	1. 湿温病初发证治（三仁汤、藿朴夏苓汤）	1
			2. 湿困中焦证治（雷氏芳香化浊法合三仁汤）	1
			3. 湿阻膜原证治（雷氏宣透膜原法）	1
			4. 湿热中阻证治（王氏连朴饮）	1

续表

考试学科	单元	细目	要点	考试科目
温病学	二、湿热类温病	(二)湿热类温病主要证治	5. 湿热蕴毒证治(甘露消毒丹)	1
			6. 湿热酿痰蒙蔽心包证治(菖蒲郁金汤、苏合香丸、至宝丹)	1
			7. 暑湿郁阻少阳证治(蒿芩清胆汤)	1
			8. 暑湿夹滞,阻结肠道证(枳实导滞汤)	1
			9. 暑湿弥漫三焦证治(三石汤)	1
			10. 余湿留恋证治(薛氏五叶芦根汤)	1
	三、温毒类温病	温毒类温病主要证治	1. 大头瘟毒壅肺胃证治(普济消毒饮)	1
			2. 烂喉痧毒燔气营(血)证治(凉营清气汤)	1
中药学	一、药性理论	(一)四气	1. 四气所表示药物的作用	1
			2. 四气对临床用药的指导意义	1
		(二)五味	五味所表示药物的作用	1
		(三)升降浮沉	1. 影响升降浮沉的因素	1
			2. 升浮与沉降的不同作用	1
			3. 升浮沉降对临床用药的指导意义	1
		(四)归经	1. 归经的理论基础和依据	1
			2. 归经理论对临床用药的指导意义	1
		(五)毒性	1. 毒性的含义	1
			2. 正确对待中药的毒性	1
			3. 引起中药中毒的主要原因	1
			4. 掌握药物毒性对指导临床用药的意义	1
	二、中药的配伍与用药禁忌	(一)中药的配伍	1. 配伍的意义	1
			2. 配伍的内容	1
		(二)中药的用药禁忌	1. 配伍禁忌	1
			2. 妊娠用药禁忌	1
			3. 证候用药禁忌	1
			4. 服药时的饮食禁忌	1
	三、中药的剂量与用法	(一)剂量	确定剂量的因素	1
		(二)用法	1. 特殊煎法	1
			2. 服药法	1
	四、解表药	(一)概述	1. 解表药的性能特点	1
			2. 解表药的功效	1
			3. 解表药的适应范围	1
			4. 解表药的使用注意事项	1

考试学科	单元	细目	要点	考试科目
中药学	四、解表药	（一）概述	5. 解表药的分类	1
			6. 各类解表药的性能特点	1
			7. 各类解表药的功效	1
			8. 各类解表药的适应范围	1
		（二）发散风寒药	麻黄、桂枝、紫苏、生姜、香薷、荆芥、防风、羌活、白芷、细辛、藁本、苍耳子、辛夷的功效、应用、用法用量、使用注意及相似药物功用异同点；麻黄、桂枝、荆芥、防风、细辛的性能特点	1
		（三）发散风热药	薄荷、牛蒡子、蝉蜕、桑叶、菊花、蔓荆子、柴胡、升麻、葛根的功效、应用、用法用量、使用注意及相似药物功用异同点；薄荷、柴胡、升麻、葛根的性能特点	1
	五、清热药	（一）概述	1. 清热药的性能特点	1
			2. 清热药的功效	1
			3. 清热药的适应范围	1
			4. 清热药的使用注意事项	1
			5. 清热药的分类	1
			6. 各类清热药的性能特点	1
			7. 各类清热药的功效	1
			8. 各类清热药的适应范围	1
		（二）清热泻火药	石膏、知母、芦根、天花粉、淡竹叶、栀子、夏枯草、决明子的功效、应用、用法用量、使用注意及相似药物功用异同点；石膏、知母、栀子的性能特点	1
		（三）清热燥湿药	黄芩、黄连、黄柏、龙胆草、苦参、白鲜皮的功效、应用、用法用量、使用注意及相似药物功用异同点；黄连的性能特点	1
		（四）清热解毒药	金银花、连翘、穿心莲、大青叶、板蓝根、青黛、贯众、蒲公英、紫花地丁、野菊花、重楼、土茯苓、鱼腥草、大血藤、败酱草、射干、山豆根、马勃、白头翁、马齿苋、地锦草、鸦胆子、半边莲、白花蛇舌草的功效、应用、用法用量、使用注意及相似药物功用异同点；连翘的性能特点	1
		（五）清热凉血药	生地黄、玄参、牡丹皮、赤芍、紫草、水牛角的功效、应用、用法用量、使用注意及相似药物功用异同点；生地黄的性能特点	1
		（六）清虚热药	青蒿、白薇、地骨皮、银柴胡、胡黄连的功效、应用、用法用量、使用注意及相似药物功用异同点；青蒿的性能特点	1

续表

考试学科	单元	细目	要点	考试科目
中药学	六、泻下药	（一）概述	1. 泻下药的性能特点	1
			2. 泻下药的功效	1
			3. 泻下药的适应范围	1
			4. 泻下药的使用注意事项	1
			5. 泻下药的分类	
			6. 各类泻下药的性能特点	1
			7. 各类泻下药的功效	1
			8. 各类泻下药的适应范围	1
		（二）攻下药	大黄、芒硝、番泻叶、芦荟的功效、应用、用法用量、使用注意及相似药物功用异同点；大黄、芒硝的性能特点	1
		（三）润下药	火麻仁、郁李仁的功效、应用、用法用量、使用注意及相似药物功用异同点	1
		（四）峻下逐水药	甘遂、大戟、芫花、牵牛子、巴豆霜的功效、应用、用法用量、使用注意及相似药物功用异同点	1
	七、祛风湿药	（一）概述	1. 祛风湿药的性能特点	1
			2. 祛风湿药的功效	1
			3. 祛风湿药的适应范围	1
			4. 祛风湿药的使用注意事项	1
			5. 祛风湿药的分类	
			6. 各类祛风湿药的性能特点	1
			7. 各类祛风湿药的功效	1
			8. 各类祛风湿药的适应范围	1
		（二）祛风寒湿药	独活、威灵仙、川乌、蕲蛇、乌梢蛇、木瓜、海风藤的功效、应用、用法用量、使用注意及相似药物功用异同点；独活、川乌的性能特点	1
		（三）祛风湿热药	秦艽、防己、豨莶草、雷公藤的功效、应用、用法用量、使用注意及相似药物功用异同点；秦艽的性能特点	1
		（四）祛风湿强筋骨药	五加皮、桑寄生、狗脊的功效、应用、用法用量、使用注意及相似药物功用异同点	1
	八、化湿药	（一）概述	1. 化湿药的性能特点	1
			2. 化湿药的功效	1
			3. 化湿药的适应范围	1
			4. 化湿药的使用注意事项	1
		（二）具体药物	广藿香、佩兰、苍术、厚朴、砂仁、豆蔻的功效、应用、用法用量、使用注意及相似药物功用异同点；苍术、厚朴、砂仁的性能特点	1

续表

考试学科	单元	细目	要点	考试科目
中药学	九、利水渗湿药	（一）概述	1. 利水渗湿药的性能特点	1
			2. 利水渗湿药的功效	1
			3. 利水渗湿药的适应范围	1
			4. 利水渗湿药的使用注意事项	1
			5. 利水渗湿药的分类	1
			6. 各类利水渗湿药的性能特点	1
			7. 各类利水渗湿药的功效	1
			8. 各类利水渗湿药的适应范围	1
		（二）利水消肿药	茯苓、薏苡仁、猪苓、泽泻、香加皮的功效、应用、用法用量、使用注意及相似药物功用异同点；茯苓、泽泻的性能特点	1
		（三）利尿通淋药	车前子、滑石、木通、通草、瞿麦、萹蓄、地肤子、海金沙、石韦、萆薢的功效、应用、用法用量、使用注意及相似药物功用异同点；木通的性能特点	1
		（四）利湿退黄药	茵陈、金钱草、虎杖的功效、应用、用法用量、使用注意及相似药物功用异同点；茵陈的性能特点	1
	十、温里药	（一）概述	1. 温里药的性能特点	1
			2. 温里药的功效	1
			3. 温里药的适应范围	1
			4. 温里药的使用注意事项	1
		（二）具体药物	附子、干姜、肉桂、吴茱萸、高良姜、小茴香、丁香的功效、应用、用法用量、使用注意及相似药物功用异同点；附子、干姜、肉桂、吴茱萸的性能特点	1
	十一、理气药	（一）概述	1. 理气药的性能特点	1
			2. 理气药的功效	1
			3. 理气药的适应范围	1
			4. 理气药的使用注意事项	1
		（二）具体药物	陈皮、青皮、枳实、木香、沉香、檀香、川楝子、乌药、香附、薤白、大腹皮的功效、应用、用法用量、使用注意及相似药物功用异同点；陈皮、枳实、木香、川楝子的性能特点	1
	十二、消食药	（一）概述	1. 消食药的性能特点	1
			2. 消食药的功效	1
			3. 消食药的适应范围	1
			4. 消食药的使用注意事项	1
		（二）具体药物	山楂、神曲、麦芽、谷芽、莱菔子、鸡内金的功效、应用、用法用量、使用注意及相似药物功用异同点	1

续表

考试学科	单元	细目	要点	考试科目
中药学	十三、驱虫药	(一)概述	1. 驱虫药的性能特点	1
			2. 驱虫药的功效	1
			3. 驱虫药的适应范围	1
			4. 驱虫药的使用注意事项	1
		(二)具体药物	使君子、苦楝皮、槟榔、南瓜子的功效、应用、用法用量、使用注意及相似药物功用异同点	1
	十四、止血药	(一)概述	1. 止血药的性能特点	1
			2. 止血药的功效	1
			3. 止血药的适应范围	1
			4. 止血药的使用注意事项	1
			5. 止血药的分类	1
			6. 各类止血药的性能特点	1
			7. 各类止血药的功效	1
			8. 各类止血药的适应范围	1
		(二)凉血止血药	小蓟、地榆、槐花、侧柏叶、白茅根、苎麻根的功效、应用、用法用量、使用注意及相似药物功用异同点；地榆的性能特点	1
		(三)化瘀止血药	三七、茜草、蒲黄、降香的功效、应用、用法用量、使用注意及相似药物功用异同点；三七的性能特点	1
		(四)收敛止血药	白及、仙鹤草、血余炭、棕榈炭的功效、应用、用法用量、使用注意及相似药物功用异同点；白及的性能特点	1
		(五)温经止血药	炮姜、艾叶的功效、应用、用法用量、使用注意及相似药物功用异同点；艾叶的性能特点	1
	十五、活血化瘀药	(一)概述	1. 活血化瘀药的性能特点	1
			2. 活血化瘀药的功效	1
			3. 活血化瘀药的适应范围	1
			4. 活血化瘀药的使用注意事项	1
			5. 活血化瘀药的分类	1
			6. 各类活血化瘀药的性能特点	1
			7. 各类活血化瘀药的功效	1
			8. 各类活血化瘀药的适应范围	1
		(二)活血止痛药	川芎、延胡索、郁金、乳香、没药、五灵脂的功效、应用、用法用量、使用注意及相似药物功用异同点；川芎、延胡索的性能特点	1

续表

考试学科	单元	细目	要点	考试科目
中药学	十五、活血化瘀药	(三)活血调经药	丹参、红花、桃仁、益母草、泽兰、牛膝、鸡血藤的功效、应用、用法用量、使用注意及相似药物功用异同点；丹参、牛膝的性能特点	1
		(四)活血疗伤药	土鳖虫、马钱子、自然铜、苏木、骨碎补的功效、应用、用法用量、使用注意及相似药物功用异同点	1
		(五)破血消癥药	莪术、三棱、水蛭、斑蝥、穿山甲的功效、应用、用法用量、使用注意及相似药物功用异同点	1
	十六、化痰止咳平喘药	(一)概述	1. 化痰止咳平喘药的性能特点	1
			2. 化痰止咳平喘药的功效	1
			3. 化痰止咳平喘药的适应范围	1
			4. 化痰止咳平喘药的使用注意事项	1
			5. 化痰止咳平喘药的分类	1
			6. 各类化痰止咳平喘药的性能特点	1
			7. 各类化痰止咳平喘药的功效	1
			8. 各类化痰止咳平喘药的适应范围	1
		(二)温化寒痰药	半夏、天南星、白附子、芥子、皂荚、旋覆花、白前的功效、应用、用法用量、使用注意及相似药物功用异同点；半夏、旋覆花的性能特点	1
		(三)清化热痰药	川贝母、浙贝母、瓜蒌、竹茹、竹沥、天竺黄、前胡、桔梗、胖大海、海藻、昆布、黄药子的功效、应用、用法用量、使用注意及相似药物功用异同点；川贝母、桔梗的性能特点	1
		(四)止咳平喘药	苦杏仁、紫苏子、百部、紫菀、款冬花、枇杷叶、桑白皮、葶苈子、白果的功效、应用、用法用量、使用注意及相似药物功用异同点；苦杏仁、葶苈子的性能特点	1
	十七、安神药	(一)概述	1. 安神药的性能特点	1
			2. 安神药的功效	1
			3. 安神药的适应范围	1
			4. 安神药的使用注意事项	1
			5. 安神药的分类	1
			6. 各类安神药的性能特点	1
			7. 各类安神药的功效	1
			8. 各类安神药的适应范围	1
		(二)重镇安神药	朱砂、磁石、琥珀的功效、应用、用法用量、使用注意及相似药物功用异同点；朱砂的性能特点	1
		(三)养心安神药	酸枣仁、柏子仁、合欢皮、远志的功效、应用、用法用量、使用注意及相似药物功用异同点；酸枣仁的性能特点	1

续表

考试学科	单元	细目	要点	考试科目
中药学	十八、平肝息风药	(一) 概述	1. 平肝息风药的性能特点	1
			2. 平肝息风药的功效	1
			3. 平肝息风药的适应范围	1
			4. 平肝息风药的使用注意事项	1
			5. 平肝息风药的分类	1
			6. 各类平肝息风药的性能特点	1
			7. 各类平肝息风药的功效	1
			8. 各类平肝息风药的适应范围	1
		(二) 平抑肝阳药	石决明、珍珠母、牡蛎、赭石、蒺藜、罗布麻叶的功效、应用、用法用量、使用注意及相似药物功用异同点；石决明、赭石的性能特点	1
		(三) 息风止痉药	羚羊角(代)、牛黄、珍珠、钩藤、天麻、地龙、全蝎、蜈蚣、僵蚕的功效、应用、用法用量、使用注意及相似药物功用异同点；天麻、全蝎的性能特点	1
	十九、开窍药	(一) 概述	1. 开窍药的性能特点	1
			2. 开窍药的功效	1
			3. 开窍药的适应范围	1
			4. 开窍药的使用注意事项	1
		(二) 具体药物	麝香、冰片、苏合香、石菖蒲的功效、应用、用法用量、使用注意及相似药物功用异同点；麝香、冰片的性能特点	1
	二十、补虚药	(一) 概述	1. 补虚药的性能特点	1
			2. 补虚药的功效	1
			3. 补虚药的适应范围	1
			4. 补虚药的使用注意事项	1
			5. 补虚药的分类	1
			6. 各类补虚药的性能特点	1
			7. 各类补虚药的功效	1
			8. 各类补虚药的适应范围	1
		(二) 补气药	人参、西洋参、党参、太子参、黄芪、白术、山药、白扁豆、甘草、大枣、饴糖的功效、应用、用法用量、使用注意及相似药物功用异同点；人参、黄芪、甘草的性能特点	1
		(三) 补阳药	鹿茸、淫羊藿、巴戟天、仙茅、杜仲、续断、肉苁蓉、锁阳、补骨脂、益智仁、菟丝子、沙苑子、蛤蚧、冬虫夏草的功效、应用、用法用量、使用注意及相似药物功用异同点；杜仲、菟丝子的性能特点	1

续表

考试学科	单元	细目	要点	考试科目
中药学	二十、补虚药	（四）补血药	当归、熟地黄、白芍、阿胶、何首乌、龙眼肉的功效、应用、用法用量、使用注意及相似药物功用异同点；当归、熟地黄的性能特点	1
		（五）补阴药	北沙参、南沙参、百合、麦冬、天冬、石斛、玉竹、黄精、枸杞子、墨旱莲、女贞子、龟甲、鳖甲的功效、应用、用法用量、使用注意及相似药物功用异同点；黄精的性能特点	1
	二十一、收涩药	（一）概述	1. 收涩药的性能特点	1
			2. 收涩药的功效	1
			3. 收涩药的适应范围	1
			4. 收涩药的使用注意事项	1
			5. 收涩药的分类	1
			6. 各类收涩药的性能特点	1
			7. 各类收涩药的功效	1
			8. 各类收涩药的适应范围	1
		（二）固表止汗药	麻黄根、浮小麦的功效、应用、用法用量、使用注意及相似药物功用异同点	1
		（三）敛肺涩肠药	五味子、乌梅、五倍子、罂粟壳、诃子、肉豆蔻、赤石脂的功效、应用、用法用量、使用注意及相似药物功用异同点；五味子、乌梅的性能特点	1
		（四）固精缩尿止带药	山茱萸、覆盆子、桑螵蛸、金樱子、海螵蛸、莲子、芡实的功效、应用、用法用量、使用注意及相似药物功用异同点；山茱萸的性能特点	1
	二十二、涌吐药	（一）概述	1. 涌吐药的性能特点	1
			2. 涌吐药的功效	1
			3. 涌吐药的适应范围	1
			4. 涌吐药的使用注意事项	1
		（二）具体药物	常山、甜瓜蒂的功效、应用、用法用量、使用注意及相似药物功用异同点	1
	二十三、攻毒杀虫止痒药	（一）概述	1. 攻毒杀虫止痒药的性能特点	1
			2. 攻毒杀虫止痒药的功效	1
			3. 攻毒杀虫止痒药的适应范围	1
			4. 攻毒杀虫止痒药的使用注意事项	1
		（二）具体药物	雄黄、硫黄、白矾、蛇床子、大蒜的功效、应用、用法用量、使用注意及相似药物功用异同点	1

续表

考试学科	单元	细目	要点	考试科目
方剂学	一、概述	(一) 方剂与治法	1. 方剂与治法的关系	1
			2. 常用治法	1
		(二) 方剂的组成与变化	1. 方剂配伍的目的	1
			2. 方剂的组方原则	1
			3. 方剂的变化形式	1
		(三) 常用剂型	常用剂型的特点及临床意义	1
	二、解表剂	(一) 概述	1. 解表剂的适用范围	1
			2. 解表剂的应用注意事项	1
		(二) 辛温解表	1. 麻黄汤的组成药物、功用、主治证候、配伍意义、全方配伍特点	1
			2. 桂枝汤的组成药物、功用、主治证候、配伍意义、全方配伍特点、加减化裁及其与麻黄汤的鉴别应用	1
			3. 九味羌活汤的组成药物、功用、主治证候、配伍意义、全方配伍特点及加减化裁	1
			4. 小青龙汤的组成药物、功用、主治证候、配伍意义、全方配伍特点及加减化裁	1
			5. 香苏散的组成药物、功用、主治证候、配伍意义、全方配伍特点及加减化裁	1
			6. 止嗽散的组成药物、功用、主治证候、配伍意义、全方配伍特点	1
		(三) 辛凉解表	1. 银翘散的组成药物、功用、主治证候、配伍意义、全方配伍特点、加减化裁	1
			2. 桑菊饮的组成药物、功用、主治证候、配伍意义、全方配伍特点及其与银翘散的鉴别应用	1
			3. 麻黄杏仁甘草石膏汤的组成药物、功用、主治证候、配伍意义、全方配伍特点、加减化裁	1
			4. 柴葛解肌汤的组成药物、功用、主治证候、配伍意义、全方配伍特点	1
		(四) 扶正解表	1. 人参败毒散的组成药物、功用、主治证候、配伍意义、全方配伍特点、加减化裁	1
			2. 参苏饮的组成药物、功用、主治证候、配伍意义、全方配伍特点及其与人参败毒散的鉴别应用	1
			3. 麻黄细辛附子汤的组成药物、功用、主治证候、配伍意义、全方配伍特点、加减化裁	1
	三、泻下剂	(一) 概述	1. 泻下剂的适用范围	1
			2. 泻下剂的应用注意事项	1

续表

考试学科	单元	细目	要点	考试科目
方剂学	三、泻下剂	(二)寒下	大承气汤的组成药物、功用、主治证候、配伍意义、全方配伍特点及其与小承气汤、调胃承气汤的鉴别应用	1
		(三)温下	1. 大黄附子汤的组成药物、功用、主治证候、配伍意义、全方配伍特点	1
			2. 温脾汤的组成药物、功用、主治证候、配伍意义、全方配伍特点及其与大黄附子汤的鉴别应用	1
		(四)润下	1. 麻子仁丸的组成药物、功用、主治证候、配伍意义、全方配伍特点	1
			2. 济川煎的组成药物、功用、主治证候、配伍意义、全方配伍特点及其与麻子仁丸的鉴别应用	1
		(五)逐水	十枣汤的组成药物、功用、主治证候、配伍意义、全方配伍特点及应用注意事项	1
		(六)攻补兼施	黄龙汤的组成药物、功用、主治证候、配伍意义、全方配伍特点	1
	四、和解剂	(一)概述	1. 和解剂的适用范围	1
			2. 和解剂的应用注意事项	1
		(二)和解少阳	1. 小柴胡汤的组成药物、功用、主治证候、配伍意义、全方配伍特点及加减化裁	1
			2. 蒿芩清胆汤的组成药物、功用、主治证候、配伍意义、全方配伍特点及其与小柴胡汤的鉴别应用	1
			3. 达原饮的组成药物、功用、主治证候、配伍意义、全方配伍特点	1
		(三)调和肝脾	1. 四逆散的组成药物、功用、主治证候、配伍意义、全方配伍特点及加减化裁	1
			2. 逍遥散的组成药物、功用、主治证候、配伍意义、全方配伍特点、加减化裁及其与四逆散的鉴别应用	1
			3. 痛泻要方的组成药物、功用、主治证候、配伍意义、全方配伍特点及其与逍遥散的鉴别应用	1
		(四)调和肠胃	半夏泻心汤的组成药物、功用、主治证候、配伍意义、全方配伍特点及加减化裁	1
	五、清热剂	(一)概述	1. 清热剂的适用范围	1
			2. 清热剂的应用注意事项	1
		(二)清气分热	1. 白虎汤的组成药物、功用、主治证候、配伍意义、全方配伍特点及加减化裁	1
			2. 竹叶石膏汤的组成药物、功用、主治证候、配伍意义、全方配伍特点及其与白虎汤的鉴别应用	1
		(三)清营凉血	1. 清营汤的组成药物、功用、主治证候、配伍意义、全方配伍特点	1

续表

考试学科	单元	细目	要点	考试科目
方剂学	五、清热剂	(三)清营凉血	2. 犀角地黄汤的组成药物、功用、主治证候、配伍意义、全方配伍特点及其与清营汤的鉴别应用	1
		(四)清热解毒	1. 黄连解毒汤的组成药物、功用、主治证候、配伍意义、全方配伍特点及加减化裁	1
			2. 凉膈散的组成药物、功用、主治证候、配伍意义、全方配伍特点	1
			3. 普济消毒饮的组成药物、功用、主治证候、配伍意义、全方配伍特点	1
		(五)清脏腑热	1. 导赤散的组成药物、功用、主治证候、配伍意义、全方配伍特点	1
			2. 龙胆泻肝汤的组成药物、功用、主治证候、配伍意义、全方配伍特点	1
			3. 左金丸的组成药物、功用、主治证候、配伍意义、全方配伍特点及其与龙胆泻肝汤的鉴别应用	1
			4. 清胃散的组成药物、功用、主治证候、配伍意义、全方配伍特点及加减化裁	1
			5. 玉女煎的组成药物、功用、主治证候、配伍意义、全方配伍特点及其与清胃散的鉴别应用	1
			6. 泻白散的组成药物、功用、主治证候、配伍意义、全方配伍特点及其与麻黄杏仁甘草石膏汤的鉴别应用	1
			7. 白头翁汤的组成药物、功用、主治证候、配伍意义、全方配伍特点	1
			8. 芍药汤的组成药物、功用、主治证候、配伍意义、全方配伍特点及其与白头翁汤的鉴别应用	1
		(六)清虚热	1. 青蒿鳖甲汤的组成药物、功用、主治证候、配伍意义、全方配伍特点	1
			2. 当归六黄汤的组成药物、功用、主治证候、配伍意义、全方配伍特点	1
	六、祛暑剂	(一)概述	1. 祛暑剂的适用范围	1
			2. 祛暑剂的应用注意事项	1
		(二)祛暑解表	香薷散的组成药物、功用、主治证候、配伍意义、全方配伍特点及加减化裁	1
		(三)祛暑利湿	六一散的组成药物、功用、主治证候、配伍意义、全方配伍特点及加减化裁	1
		(四)清暑益气	清暑益气汤的组成药物、功用、主治证候、配伍意义、全方配伍特点及其与竹叶石膏汤的鉴别应用	1
	七、温里剂	(一)概述	1. 温里剂的适用范围	1
			2. 温里剂的应用注意事项	1

续表

考试学科	单元	细目	要点	考试科目
方剂学	七、温里剂	(二) 温中祛寒	1. 理中丸的组成药物、功用、主治证候、配伍意义、全方配伍特点及加减化裁	1
			2. 小建中汤的组成药物、功用、主治证候、配伍意义、全方配伍特点、加减化裁及其与理中丸的鉴别应用	1
			3. 吴茱萸汤的组成药物、功用、主治证候、配伍意义、全方配伍特点及其与理中丸、左金丸的鉴别应用	1
			4. 大建中汤的组成药物、功用、主治证候、配伍意义、全方配伍特点	1
		(三) 回阳救逆	四逆汤的组成药物、功用、主治证候、配伍意义、全方配伍特点、加减化裁及其与参附汤的鉴别应用	1
		(四) 温经散寒	1. 当归四逆汤的组成药物、功用、主治证候、配伍意义、全方配伍特点及加减化裁	1
			2. 暖肝煎的组成药物、功用、主治证候、配伍意义、全方配伍特点及其与一贯煎的鉴别应用	1
	八、表里双解剂	(一) 概述	1. 表里双解剂的适用范围	1
			2. 表里双解剂的应用注意事项	1
		(二) 解表清里	葛根黄芩黄连汤的组成药物、功用、主治证候、配伍意义、全方配伍特点	1
		(三) 解表攻里	大柴胡汤的组成药物、功用、主治证候、配伍意义、全方配伍特点及其与小柴胡汤的鉴别应用	1
	九、补益剂	(一) 概述	1. 补益剂的适用范围及配伍规律	1
			2. 补益剂的应用注意事项	1
		(二) 补气	1. 四君子汤的组成药物、功用、主治证候、配伍意义、全方配伍特点及加减化裁	1
			2. 参苓白术散的组成药物、功用、主治证候、配伍意义、全方配伍特点及其与四君子汤的鉴别应用	1
			3. 补中益气汤的组成药物、功用、主治证候、配伍意义、全方配伍特点	1
			4. 生脉散的组成药物、功用、主治证候、配伍意义、全方配伍特点及其与竹叶石膏汤的鉴别应用	1
			5. 玉屏风散的组成药物、功用、主治证候、配伍意义、全方配伍特点及其与桂枝汤的鉴别应用	1
		(三) 补血	1. 四物汤的组成药物、功用、主治证候、配伍意义、全方配伍特点及加减化裁	1
			2. 当归补血汤的组成药物、功用、主治证候、配伍意义、全方配伍特点	1
			3. 归脾汤的组成药物、功用、主治证候、配伍意义、全方配伍特点及加减化裁	1

续表

考试学科	单元	细目	要点	考试科目
方剂学	九、补益剂	(四)气血双补	炙甘草汤的组成药物、功用、主治证候、配伍意义、全方配伍特点、加减化裁及其与生脉散的鉴别应用	1
		(五)补阴	1. 六味地黄丸的组成药物、功用、主治证候、配伍意义、全方配伍特点及加减化裁	1
			2. 大补阴丸的组成药物、功用、主治证候、配伍意义、全方配伍特点、加减化裁及其与六味地黄丸的鉴别应用	1
			3. 一贯煎的组成药物、功用、主治证候、配伍意义、全方配伍特点及其与逍遥散的鉴别应用	1
		(六)补阳	肾气丸的组成药物、功用、主治证候、配伍意义、全方配伍特点及加减化裁	1
		(七)阴阳双补	地黄饮子的组成药物、功用、主治证候、配伍意义、全方配伍特点	1
	十、固涩剂	(一)概述	1. 固涩剂的适用范围	1
			2. 固涩剂的应用注意事项	1
		(二)固表止汗	牡蛎散的组成药物、功用、主治证候、配伍意义、全方配伍特点及其与玉屏风散的鉴别应用	1
		(三)涩肠固脱	1. 真人养脏汤的组成药物、功用、主治证候、配伍意义、全方配伍特点及其与芍药汤的鉴别应用	1
			2. 四神丸的组成药物、功用、主治证候、配伍意义、全方配伍特点及其与理中丸、痛泻要方的鉴别应用	1
		(四)涩精止遗	1. 缩泉丸的组成药物、功用、主治证候、配伍意义、全方配伍特点	1
			2. 桑螵蛸散的组成药物、功用、主治证候、配伍意义、全方配伍特点及其与缩泉丸的鉴别应用	1
		(五)固崩止带	1. 固冲汤的组成药物、功用、主治证候、配伍意义、全方配伍特点	1
			2. 固经丸的组成药物、功用、主治证候、配伍意义、全方配伍特点及其与固冲汤的鉴别应用	1
			3. 易黄汤的组成药物、功用、主治证候、配伍意义、全方配伍特点	1
	十一、安神剂	(一)概述	1. 安神剂的适用范围	1
			2. 安神剂的应用注意事项	1
		(二)重镇安神	1. 朱砂安神丸的组成药物、功用、主治证候、配伍意义、全方配伍特点	1
			2. 酸枣仁汤的组成药物、功用、主治证候、配伍意义、全方配伍特点	1
			3. 天王补心丹的组成药物、功用、主治证候、配伍意义、全方配伍特点	1

续表

考试学科	单元	细目	要点	考试科目
方剂学	十二、开窍剂	(一)概述	1. 开窍剂的适用范围	1
			2. 开窍剂的应用注意事项	1
		(二)凉开	1. 安宫牛黄丸的组成药物、功用、主治证候、配伍意义、全方配伍特点	1
			2. 至宝丹与安宫牛黄丸、紫雪的鉴别应用	1
		(三)温开	苏合香丸的组成药物、功用、主治证候、配伍意义、全方配伍特点	1
	十三、理气剂	(一)概述	1. 理气剂的适用范围	1
			2. 理气剂的应用注意事项	1
		(二)行气	1. 越鞠丸的组成药物、功用、主治证候、配伍意义、全方配伍特点及加减化裁	1
			2. 枳实薤白桂枝汤的组成药物、功用、主治证候、配伍意义、全方配伍特点	1
			3. 半夏厚朴汤的组成药物、功用、主治证候、配伍意义、全方配伍特点	1
			4. 天台乌药散的组成药物、功用、主治证候、配伍意义、全方配伍特点	1
		(三)降气	1. 苏子降气汤的组成药物、功用、主治证候、配伍意义、全方配伍特点	1
			2. 定喘汤的组成药物、功用、主治证候、配伍意义、全方配伍特点	1
			3. 旋覆代赭汤的组成药物、功用、主治证候、配伍意义、全方配伍特点及其与吴茱萸汤的鉴别应用	1
			4. 橘皮竹茹汤的组成药物、功用、主治证候、配伍意义、全方配伍特点	1
	十四、理血剂	(一)概述	1. 理血剂的适用范围及配伍规律	1
			2. 理血剂的应用注意事项	1
		(二)活血祛瘀	1. 桃核承气汤的组成药物、功用、主治证候、配伍意义、全方配伍特点	1
			2. 血府逐瘀汤的组成药物、功用、主治证候、配伍意义、全方配伍特点及加减化裁	1
			3. 补阳还五汤的组成药物、功用、主治证候、配伍意义、全方配伍特点	1
			4. 复元活血汤的组成药物、功用、主治证候、配伍意义、全方配伍特点及其与血府逐瘀汤的鉴别应用	1
			5. 温经汤的组成药物、功用、主治证候、配伍意义、全方配伍特点	1

续表

考试学科	单元	细目	要点	考试科目
方剂学	十四、理血剂	(二) 活血祛瘀	6. 生化汤的组成药物、功用、主治证候、配伍意义、全方配伍特点及其与温经汤的鉴别应用	1
			7. 金铃子散的组成药物、功用、主治证候、配伍意义、全方配伍特点	1
			8. 失笑散的组成药物、功用、主治证候、配伍意义、全方配伍特点及其与金铃子散的鉴别应用	1
			9. 桂枝茯苓丸的组成药物、功用、主治证候、配伍意义、全方配伍特点	1
		(三) 止血	1. 十灰散的组成药物、功用、主治证候、配伍意义、全方配伍特点	1
			2. 咳血方的组成药物、功用、主治证候、配伍意义、全方配伍特点	1
			3. 小蓟饮子的组成药物、功用、主治证候、配伍意义、全方配伍特点及其与导赤散的鉴别应用	1
			4. 槐花散的组成药物、功用、主治证候、配伍意义、全方配伍特点	1
			5. 黄土汤的组成药物、功用、主治证候、配伍意义、全方配伍特点及其与归脾汤的鉴别应用	1
	十五、治风剂	(一) 概述	1. 治风剂的适用范围	1
			2. 治风剂的应用注意事项	1
		(二) 疏散外风	1. 川芎茶调散的组成药物、功用、主治证候、配伍意义、全方配伍特点及其与九味羌活汤的鉴别应用	1
			2. 大秦艽汤的组成药物、功用、主治证候、配伍意义、全方配伍特点及其与地黄饮子的鉴别应用	1
			3. 牵正散的组成药物、功用、主治证候、配伍意义、全方配伍特点	1
			4. 小活络丹的组成药物、功用、主治证候、配伍意义、全方配伍特点	1
			5. 消风散的组成药物、功用、主治证候、配伍意义、全方配伍特点	1
		(三) 平息内风	1. 羚角钩藤汤的组成药物、功用、主治证候、配伍意义、全方配伍特点及其与紫雪的鉴别应用	1
			2. 镇肝熄风汤的组成药物、功用、主治证候、配伍意义、全方配伍特点	1
			3. 天麻钩藤饮的组成药物、功用、主治证候、配伍意义、全方配伍特点及其与镇肝熄风汤的鉴别应用	1
			4. 大定风珠的组成药物、功用、主治证候、配伍意义、全方配伍特点	1

续表

考试学科	单元	细目	要点	考试科目
方剂学	十六、治燥剂	(一) 概述	1. 治燥剂的适用范围	1
			2. 治燥剂的应用注意事项	1
		(二) 轻宣外燥	1. 杏苏散的组成药物、功用、主治证候、配伍意义、全方配伍特点	1
			2. 桑杏汤的组成药物、功用、主治证候、配伍意义、全方配伍特点及其与桑菊饮的鉴别应用	1
			3. 清燥救肺汤的组成药物、功用、主治证候、配伍意义、全方配伍特点及其与桑杏汤的鉴别应用	1
		(三) 滋阴润燥	1. 增液汤的组成药物、功用、主治证候、配伍意义、全方配伍特点及加减化裁	1
			2. 麦门冬汤的组成药物、功用、主治证候、配伍意义、全方配伍特点及其与炙甘草汤、清燥救肺汤的鉴别应用	1
			3. 百合固金汤的组成药物、功用、主治证候、配伍意义、全方配伍特点及其与咳血方的鉴别应用	1
			4. 养阴清肺汤的组成药物、功用、主治证候、配伍意义、全方配伍特点	1
	十七、祛湿剂	(一) 概述	1. 祛湿剂的适用范围	1
			2. 祛湿剂的应用注意事项	1
		(二) 燥湿和胃	1. 平胃散的组成药物、功用、主治证候、配伍意义、全方配伍特点及加减化裁	1
			2. 藿香正气散的组成药物、功用、主治证候、配伍意义、全方配伍特点	1
		(三) 清热祛湿	1. 茵陈蒿汤的组成药物、功用、主治证候、配伍意义、全方配伍特点及加减化裁	1
			2. 八正散的组成药物、功用、主治证候、配伍意义、全方配伍特点及其与小蓟饮子的鉴别应用	1
			3. 三仁汤的组成药物、功用、主治证候、配伍意义、全方配伍特点	1
			4. 甘露消毒丹的组成药物、功用、主治证候、配伍意义、全方配伍特点及其与三仁汤的鉴别应用	1
			5. 连朴饮的组成药物、功用、主治证候、配伍意义、全方配伍特点	1
			6. 二妙散的组成药物、功用、主治证候、配伍意义、全方配伍特点及加减化裁	1
		(四) 利水渗湿	1. 五苓散的组成药物、功用、主治证候、配伍意义、全方配伍特点及加减化裁	1

续表

考试学科	单元	细目	要点	考试科目
方剂学	十七、祛湿剂	（四）利水渗湿	2. 猪苓汤的组成药物、功用、主治证候、配伍意义、全方配伍特点及其与五苓散的鉴别应用	1
			3. 防己黄芪汤的组成药物、功用、主治证候、配伍意义、全方配伍特点及其与玉屏风散的鉴别应用	1
		（五）温化寒湿	1. 苓桂术甘汤的组成药物、功用、主治证候、配伍意义、全方配伍特点	1
			2. 真武汤的组成药物、功用、主治证候、配伍意义、全方配伍特点、加减化裁	1
			3. 实脾散的组成药物、功用、主治证候、配伍意义、全方配伍特点及其与真武汤的鉴别应用	1
		（六）祛湿化浊	1. 萆薢分清饮的组成药物、功用、主治证候、配伍意义、全方配伍特点及其与桑螵蛸散的鉴别应用	1
			2. 完带汤的组成药物、功用、主治证候、配伍意义、全方配伍特点及其与易黄汤的鉴别应用	1
		（七）祛风胜湿	1. 羌活胜湿汤的组成药物、功用、主治证候、配伍意义、全方配伍特点及其与九味羌活汤的鉴别应用	1
			2. 独活寄生汤的组成药物、功用、主治证候、配伍意义、全方配伍特点及加减化裁	1
	十八、祛痰剂	（一）概述	1. 祛痰剂的适用范围及配伍规律	1
			2. 祛痰剂的应用注意事项	1
		（二）燥湿化痰	1. 二陈汤的组成药物、功用、主治证候、配伍意义、全方配伍特点及加减化裁	1
			2. 温胆汤的组成药物、功用、主治证候、配伍意义、全方配伍特点、加减化裁及其与蒿芩清胆汤的鉴别应用	1
		（三）清热化痰	1. 清气化痰丸的组成药物、功用、主治证候、配伍意义、全方配伍特点	1
			2. 小陷胸汤的组成药物、功用、主治证候、配伍意义、全方配伍特点、加减化裁	1
		（四）润燥化痰	贝母瓜蒌散的组成药物、功用、主治证候、配伍意义、全方配伍特点	1
		（五）温化寒痰	三子养亲汤的组成药物、功用、主治证候、配伍意义、全方配伍特点	1
		（六）治风化痰	半夏白术天麻汤的组成药物、功用、主治证候、配伍意义、全方配伍特点及其与天麻钩藤饮的鉴别应用	1
	十九、消食剂	（一）概述	1. 消食剂的适用范围	1
			2. 消食剂的应用注意事项	1

续表

考试学科	单元	细目	要点	考试科目
方剂学	十九、消食剂	（二）消食化滞	1. 保和丸的组成药物、功用、主治证候、配伍意义、全方配伍特点	1
			2. 枳实导滞丸的组成药物、功用、主治证候、配伍意义、全方配伍特点	1
		（三）健脾消食	健脾丸的组成药物、功用、主治证候、配伍意义、全方配伍特点及其与参苓白术散的鉴别应用	1
	二十、驱虫剂		乌梅丸的组成药物、功用、主治证候、配伍意义、全方配伍特点	1
	二十一、治痈疡剂	（一）概述	1. 治痈疡剂的适用范围	1
			2. 治痈疡剂的应用注意事项	1
		（二）散结消痈	1. 仙方活命饮的组成药物、功用、主治证候、配伍意义、全方配伍特点	1
			2. 阳和汤的组成药物、功用、主治证候、配伍意义、全方配伍特点及其与仙方活命饮的鉴别应用	1
			3. 苇茎汤的组成药物、功用、主治证候、配伍意义、全方配伍特点	1
			4. 大黄牡丹汤的组成药物、功用、主治证候、配伍意义、全方配伍特点	1
			5. 四妙勇安汤的组成药物、功用、主治证候、配伍意义、全方配伍特点	1

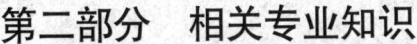

第二部分 相关专业知识

考试学科	单元	细目	要点	考试科目
中医诊断学	一、绪论	(一)中医诊断的基本原理	1. 司外揣内	2
			2. 见微知著	2
			3. 以常衡变	2
			4. 因发知受	2
		(二)中医诊断的基本原则	1. 整体审察	2
			2. 四诊合参	2
			3. 病证结合	2
			4. 动静统一	2
	二、望诊	(一)望神	1. 得神、少神、失神、假神的临床表现、相关鉴别及临床意义	2
			2. 神乱的临床表现及意义	2
		(二)望面色	1. 常色的分类、临床表现及意义	2
			2. 病色的分类、临床表现及意义	2
			3. 五色主病的具体临床表现及意义	2
		(三)望头面	1. 望头部病变的临床表现及意义	2
			2. 望面部病变的临床表现及意义	2
		(四)望五官	1. 望目部病变的临床表现及意义	2
			2. 望口与唇病变的临床表现及意义	2
			3. 望齿与龈病变的临床表现及意义	2
			4. 望咽喉病变的临床表现及意义	2
		(五)望躯体	望颈项病变的临床表现及意义	2
		(六)望皮肤	1. 皮肤色泽、形态异常的临床表现及意义	2
			2. 皮肤病症的临床表现及意义	2
		(七)望排出物	望痰及呕吐物的临床表现及意义	2
		(八)望小儿指纹	1. 望小儿指纹的方法及临床表现	2
			2. 小儿指纹异常的临床表现及意义	2

续表

考试学科	单元	细目	要点	考试科目
中医诊断学	三、舌诊	(一) 舌诊原理	舌诊原理	2
		(二) 正常舌象	1. 正常舌象的特点	2
			2. 正常舌象的临床意义	2
		(三) 望舌质	1. 舌色异常的表现特征及临床意义	2
			2. 舌形异常的表现特征及临床意义	2
			3. 舌态异常的表现特征及临床意义	2
			4. 舌下络脉异常的表现特征及临床意义	2
		(四) 望舌苔	1. 望苔质的内容及临床意义	2
			2. 望苔色的内容及临床意义	2
		(五) 舌质舌苔的综合分析及临床意义	1. 舌质舌苔的综合分析	2
			2. 舌诊的临床意义	2
	四、问诊	(一) 问诊的内容	"十问歌"的内容	2
		(二) 问寒热	1. 问寒热的含义	2
			2. 寒热症状的常见类型、临床表现及意义	2
		(三) 问汗	异常汗出的常见类型、临床表现及意义	2
		(四) 问疼痛	1. 疼痛的性质及其临床意义	2
			2. 疼痛的部位及其临床意义	2
		(五) 问头身胸腹	头晕、胸闷、心悸、胁胀、脘痞、腹胀的临床表现及意义	2
		(六) 问睡眠	失眠、嗜睡的临床表现及意义	2
		(七) 问饮食口味	1. 口渴与饮水异常的临床表现及意义	2
			2. 食欲与食量异常的临床表现及意义	2
			3. 口味异常的临床表现及意义	2
		(八) 问二便	1. 大便异常的临床表现及意义	2
			2. 小便异常的临床表现及意义	2
		(九) 问经带	1. 月经异常的临床表现及意义	2
			2. 带下异常的临床表现及意义	2
	五、闻诊	(一) 听声音	1. 声音异常的临床表现及意义	2
			2. 语言异常的临床表现及意义	2
			3. 呼吸异常的临床表现及意义	2
			4. 咳嗽的临床表现及意义	2
			5. 呕吐、呃逆、嗳气、肠鸣的临床表现及意义	2
		(二) 嗅气味	口气、病室气味异常的临床表现及意义	2

续表

考试学科	单元	细目	要点	考试科目
中医诊断学	六、脉诊	(一) 诊脉概说	1. 寸口诊法的部位、原理及寸口分候脏腑	2
			2. 诊脉方法	2
			3. 脉象要素	2
		(二) 正常脉象	1. 正常脉象的特点	2
			2. 胃、神、根的含义	2
		(三) 常见病脉	1. 常见病脉的脉象特征及鉴别	2
			2. 常见病脉的临床意义	2
		(四) 相兼脉	常见相兼脉的表现及临床意义	2
	七、八纲辨证	(一) 八纲基本证	1. 表里证的临床表现及鉴别要点	2
			2. 寒热证、寒热真假的临床表现及鉴别要点	2
			3. 虚实证、虚实真假的临床表现及鉴别要点	2
			4. 阴阳证的临床表现及鉴别要点	2
		(二) 八纲证间的关系	1. 证的相兼	2
			2. 证的错杂	2
			3. 证的转化	2
	八、病性辨证	(一) 阴阳虚损辨证	1. 阳虚证、阴虚证的临床表现	2
			2. 亡阳证、亡阴证的临床表现及鉴别要点	2
		(二) 气病辨证	气病类证的临床表现及鉴别要点	2
		(三) 血病辨证	血病类证的临床表现及鉴别要点	2
		(四) 气血同病辨证	气血同病类证的临床表现及鉴别要点	2
		(五) 辨津液类证	痰证、饮证、水停证、津液亏虚证的临床表现、证候鉴别与临床意义	2
	九、脏腑辨证	(一) 心与小肠病辨证	1. 心与小肠病各证的临床表现	2
			2. 心与小肠病各证的鉴别要点	2
		(二) 肺与大肠病辨证	1. 肺与大肠病各证的临床表现	2
			2. 肺与大肠病各证的鉴别要点	2
		(三) 脾与胃病辨证	1. 脾与胃病各证的临床表现	2
			2. 脾与胃病各证的鉴别要点	2
		(四) 肝与胆病辨证	1. 肝与胆病各证的临床表现	2
			2. 肝与胆病各证的鉴别要点	2
		(五) 肾与膀胱病辨证	1. 肾与膀胱病各证的临床表现	2
			2. 肾与膀胱病各证的鉴别要点	2

续表

考试学科	单元	细目	要点	考试科目
中医诊断学	九、脏腑辨证	（六）辨脏腑兼病证	1. 脏腑兼病各证的临床表现	2
			2. 脏腑兼病各证的鉴别要点	2
	十、其他辨证方法概要	（一）辨六经病证	1. 太阳病证的概念、临床表现、辨证要点	2
			2. 阳明病证的概念、临床表现、辨证要点	2
			3. 少阳病证的概念、临床表现、辨证要点	2
			4. 太阴病证的概念、临床表现、辨证要点	2
			5. 少阴病证的概念、临床表现、辨证要点	2
			6. 厥阴病证的概念、临床表现、辨证要点	2
			7. 六经病证的传变	2
		（二）辨卫气营血病证	1. 卫分证的概念、临床表现、辨证要点	2
			2. 气分证的概念、临床表现、辨证要点	2
			3. 营分证的概念、临床表现、辨证要点	2
			4. 血分证的概念、临床表现、辨证要点	2
			5. 卫气营血病证的传变	2
	十一、中医思维的综合应用		中医思维的综合应用	2
诊断学基础	一、常见症状	（一）发热	1. 发热病因	2
			2. 发热临床表现	2
			3. 发热伴随症状	2
			4. 发热问诊要点	2
			5. 发热检查要点	2
		（二）头痛	1. 头痛病因	2
			2. 头痛问诊要点	2
			3. 头痛检查要点	2
		（三）胸痛	1. 胸痛病因	2
			2. 胸痛问诊要点	2
			3. 胸痛检查要点	2
		（四）腹痛	1. 腹痛病因	2
			2. 腹痛问诊要点	2
			3. 腹痛检查要点	2

续表

考试学科	单元	细目	要点	考试科目
诊断学基础	一、常见症状	(五)咳嗽与咯痰	1. 咳嗽与咯痰病因	2
			2. 咳嗽与咯痰问诊要点	2
			3. 咳嗽与咯痰检查要点	2
		(六)咯血	1. 咯血病因	2
			2. 咯血问诊要点	2
			3. 咯血检查要点	2
		(七)呼吸困难	1. 呼吸困难病因	2
			2. 呼吸困难临床表现	2
			3. 呼吸困难问诊要点	2
			4. 呼吸困难检查要点	2
		(八)发绀	1. 发绀病因与临床表现	2
			2. 发绀问诊要点	2
		(九)心悸	1. 心悸病因	2
			2. 心悸问诊要点	2
		(十)水肿	1. 水肿病因	2
			2. 水肿问诊要点	2
		(十一)恶心与呕吐	1. 恶心与呕吐病因	2
			2. 恶心与呕吐问诊要点	2
		(十二)呕血与黑便	1. 呕血与黑便病因	2
			2. 呕血与黑便临床表现	2
			3. 呕血与黑便的问诊要点	2
			4. 呕血与黑便检查要点	2
		(十三)腹泻	1. 腹泻病因	2
			2. 腹泻问诊要点	2
		(十四)黄疸	1. 黄疸的病因及临床表现	2
			2. 黄疸的问诊要点	2
			3. 黄疸的检查要点	2
		(十五)尿频、尿急、尿痛	1. 尿频、尿急、尿痛问诊要点	2
			2. 尿频、尿急、尿痛检查要点	2
		(十六)皮肤黏膜出血	1. 皮肤黏膜出血病因	2
			2. 皮肤黏膜出血临床表现	2
			3. 皮肤黏膜出血问诊要点	2

续表

考试学科	单元	细目	要点	考试科目
诊断学基础	一、常见症状	(十七)关节痛	1. 关节痛问诊要点	2
			2. 关节痛检查要点	2
		(十八)眩晕	1. 眩晕病因	2
			2. 眩晕问诊要点	2
		(十九)晕厥	1. 晕厥病因	2
			2. 晕厥问诊要点	2
		(二十)抽搐	1. 抽搐病因	2
			2. 抽搐临床表现	2
			3. 抽搐问诊要点	2
		(二十一)意识障碍	1. 意识障碍病因	2
			2. 意识障碍临床表现	2
			3. 意识障碍问诊要点	2
			4. 意识障碍的检查要点	2
	二、问诊	问诊的方法及内容	1. 问诊的方法	2
			2. 问诊的内容	2
			3. 问诊的技巧	2
	三、体格检查	(一)基本检查法	1. 视诊	2
			2. 触诊	2
			3. 叩诊	2
			4. 听诊	2
			5. 嗅诊	2
		(二)一般检查	1. 全身状态检查	2
			2. 皮肤检查	2
			3. 淋巴结检查	2
		(三)头部检查	1. 头颅及颜面	2
			2. 头部器官	2
		(四)颈部检查	1. 颈部姿势与运动	2
			2. 颈部包块与颈部血管	2
			3. 甲状腺检查	2
			4. 气管检查	2
		(五)胸廓、胸壁与乳房检查	1. 胸部体表标志及分区	2
			2. 胸廓检查	2
			3. 胸壁检查	2
			4. 乳房检查	2

续表

考试学科	单元	细目	要点	考试科目
诊断学基础	三、体格检查	(六) 肺和胸膜检查	1. 视诊	2
			2. 触诊	2
			3. 叩诊	2
			4. 听诊	2
			5. 常见呼吸系统病变的体征	2
		(七) 心脏、血管检查	1. 视诊	2
			2. 触诊	2
			3. 叩诊	2
			4. 听诊	2
			5. 血管检查	2
			6. 常见循环系统病变的体征	2
		(八) 腹部检查	1. 视诊	2
			2. 触诊	2
			3. 叩诊	2
			4. 听诊	2
			5. 腹部常见病变的体征	2
		(九) 肛门、直肠检查	肛门、直肠检查体位与触诊	2
		(十) 脊柱与四肢检查	1. 脊柱检查	2
			2. 四肢与关节检查	2
		(十一) 神经系统检查	1. 脑神经检查	2
			2. 感觉功能检查	2
			3. 运动功能检查	2
			4. 中枢性与周围性瘫痪的鉴别方法	2
			5. 神经反射检查	2
	四、实验室检查	(一) 血液的一般检查	1. 红细胞的检测	2
			2. 白细胞计数及分类计数	2
			3. 血小板的检测	2
			4. 网织红细胞计数	2
			5. 红细胞沉降率的测定	2
		(二) 骨髓细胞学检查	1. 骨髓细胞学检查的临床价值	2
			2. 骨髓增生程度的分级	2
		(三) 血型鉴定与交叉配血试验	1. ABO 血型系统	2
			2. 交叉配血试验	2

续表

考试学科	单元	细目	要点	考试科目
诊断学基础	四、实验室检查	（四）血栓与止血检查	1. 毛细血管抵抗力试验	2
			2. 出血时间测定	2
			3. 活化部分凝血活酶时间测定	2
			4. 血浆凝血酶原时间测定	2
			5. D-二聚体测定	2
			6. DIC检查法	2
		（五）排泄物、分泌物及体液检查	1. 尿液的一般性状检查	2
			2. 尿液的化学检查	2
			3. 尿液的显微镜检查	2
			4. 粪便的一般性状检查	2
			5. 粪便的显微镜检查	2
			6. 粪便的化学检查	2
			7. 粪便的细菌学检查	2
			8. 痰液的一般性状检查	2
			9. 痰液的显微镜检查	2
			10. 浆膜腔积液的分类	2
			11. 渗出液与漏出液鉴别要点	2
			12. 脑脊液检查的适应证	2
			13. 常见中枢神经系统疾病的脑脊液特点	2
			14. 阴道分泌物检查	2
			15. 精液检查	2
			16. 前列腺液检查	2
		（六）肝脏病常用的实验室检查	1. 蛋白质代谢功能的检查	2
			2. 胆红素代谢检查	2
			3. 肝脏疾病常用的血清酶检查	2
			4. 肝炎病毒相关检测	2
		（七）肾功能检查	1. 内生肌酐清除率测定	2
			2. 血清肌酐测定	2
			3. 血清尿素氮测定	2
			4. 昼夜尿比密试验	2
			5. 血尿酸测定	2
			6. 血浆二氧化碳结合力测定	2
		（八）临床常用生化检查	1. 空腹血糖测定	2
			2. 口服葡萄糖耐量试验	2

续表

考试学科	单元	细目	要点	考试科目
诊断学基础	四、实验室检查	（八）临床常用生化检查	3. 血糖化血红蛋白检测	2
			4. 血清总胆固醇测定	2
			5. 血清甘油三酯测定	2
			6. 血清脂蛋白测定	2
			7. 血清钾测定	2
			8. 血清钠测定	2
			9. 血清氯测定	2
			10. 血清钙测定	2
			11. 血清无机磷测定	2
			12. 血清铁测定	2
			13. 血清心肌酶及其同工酶测定	2
			14. 心肌肌钙蛋白T测定	2
			15. 心肌肌钙蛋白I测定	2
			16. 血清肌红蛋白测定	2
			17. B型心钠素测定	2
			18. 血、尿淀粉酶测定	2
			19. 血气分析的指标	2
			20. 常见酸碱平衡失衡的类型及病因	2
		（九）临床常用免疫学检查	1. 血清免疫球蛋白测定	2
			2. 血清补体测定	2
			3. 抗链球菌溶血素"O"测定	2
			4. 肥达反应测定	2
			5. 梅毒血清学测定	2
			6. 艾滋病病毒抗体测定	2
			7. 蛋白质类肿瘤标志物检测	2
			8. 糖脂肿瘤标志物检测	2
			9. 抗核抗体检测	2
			10. 循环免疫复合物测定	2
			11. C反应蛋白测定	2
	五、器械检查	（一）心电图检查	1. 心电图各波段的组成和命名	2
			2. 常用心电图导联	2
			3. 心电图测量方法	2
			4. 心电轴测定	2
			5. 心电图各波段的正常范围及其变化的意义	2

考试学科	单元	细目	要点	考试科目
诊断学基础	五、器械检查	(一)心电图检查	6. 心房、心室肥大的心电图表现	2
			7. 心肌缺血与心肌梗死的心电图表现	2
			8. 常见心律失常的心电图表现	2
			9. 动态心电图监测适应证	2
			10. 心电图运动负荷试验适应证和禁忌证	2
		(二)肺功能检查	1. 肺容积检查	2
			2. 肺容量检查	2
			3. 通气功能检查	2
			4. 换气功能检查	2
		(三)内镜检查	1. 上消化道内镜检查	2
			2. 下消化道内镜检查	2
			3. 支气管镜检查	2
			4. 腹腔镜检查	2
	六、影像学检查	(一)超声检查	1. 超声检查的临床应用	2
			2. 肝脏常见病的声像图表现	2
			3. 胆道系统常见病的声像图表现	2
			4. 女性生殖系统常见病的声像图表现	2
			5. 心脏常见病的声像图表现	2
			6. 甲状腺常见病的声像图表现	2
			7. 乳腺常见病的声像图表现	2
		(二)放射检查	1. 呼吸系统常见疾病的影像学表现	2
			2. 循环系统常见疾病的影像学表现	2
			3. 消化系统常见疾病的影像学表现	2
			4. 泌尿系统常见疾病的影像学表现	2
			5. 骨与关节常见病的影像学表现	2
			6. 中枢神经系统常见疾病的影像学表现	2
		(三)介入诊疗技术	1. 血管性、非血管性介入技术的临床应用	2
			2. 常见疾病的介入治疗	2
		(四)放射性核素检查	1. 甲状腺吸 ^{131} 碘功能测定	2
			2. 血清甲状腺素和促甲状腺激素测定	2
药理学	一、总论	(一)药物效应动力学	1. 药物作用的基本规律	2
			2. 药物的不良反应	2
			3. 药物的作用机制	2
			4. 影响药物效应的因素	2

续表

考试学科	单元	细目	要点	考试科目
药理学	一、总论	(二) 药物代谢动力学	基本药动学参数	2
	二、各论	(一) 外周神经系统药	1. 拟胆碱药	2
			2. 有机磷酸酯类的毒理与解救药物	2
			3. 抗胆碱药	2
			4. 拟肾上腺素药	2
			5. 抗肾上腺素药	2
			6. 局部麻醉药	2
		(二) 中枢神经系统药	1. 全身麻醉药	2
			2. 镇静催眠药	2
			3. 抗癫痫药与抗惊厥药	2
			4. 抗精神失常药	2
			5. 抗帕金森病药和抗阿尔茨海默病药	2
			6. 镇痛药	2
			7. 解热镇痛抗炎药与抗痛风药	2
		(三) 自体活性物质	1. H1 受体阻断药	2
			2. H2 受体阻断药	2
		(四) 心血管系统药	1. 抗高血压药	2
			2. 抗心律失常药	2
			3. 抗慢性心功能不全药	2
			4. 抗心绞痛药	2
			5. 抗动脉粥样硬化药	2
		(五) 内脏系统和血液系统药	1. 利尿药与脱水药	2
			2. 血液系统药	2
			3. 消化系统药	2
			4. 呼吸系统药	2
		(六) 内分泌系统药	1. 糖皮质激素类药	2
			2. 甲状腺激素及抗甲状腺药	2
			3. 胰岛素及口服降血糖药	2
			4. 性激素类药物与避孕药	2
		(七) 化学治疗药物	1. 合成抗菌药	2
			2. β-内酰胺类抗生素	2
			3. 大环内酯类与林可霉素类抗生素	2
			4. 氨基糖苷类与多肽类抗生素	2

续表

考试学科	单元	细目	要点	考试科目
药理学	二、各论	（七）化学治疗药物	5. 四环素类	2
			6. 抗真菌药与抗病毒药	2
			7. 抗菌药物的合理应用	2
			8. 抗结核病药	2
			9. 抗恶性肿瘤药	2
		（八）影响免疫功能药物	1. 免疫抑制药	2
			2. 免疫增强药	2
传染病学	一、传染病学总论	（一）传染病的流行过程与特征	1. 传染病的流行过程	2
			2. 传染病的特征	2
		（二）传染病的诊治与预防	1. 传染病的诊断	2
			2. 传染病的治疗	2
			3. 传染病的预防	2
			4. 中医药在传染病防治中的作用	2
	二、常见传染病	（一）病毒性肝炎	1. 病原学	2
			2. 流行病学	2
			3. 病机病理	2
			4. 临床表现	2
			5. 实验室检查及其他检查	2
			6. 诊断与鉴别诊断	2
			7. 治疗	2
			8. 预防	2
		（二）肾综合征出血热	1. 病原学	2
			2. 流行病学	2
			3. 病机病理	2
			4. 临床表现	2
			5. 实验室检查	2
			6. 诊断与鉴别诊断	2
			7. 治疗	2
			8. 预防	2
		（三）艾滋病	1. 病原学	2
			2. 流行病学	2
			3. 病机病理	2
			4. 临床表现	2
			5. 实验室检查及其他检查	2

续表

考试学科	单元	细目	要点	考试科目
传染病学	二、常见传染病	(三) 艾滋病	6. 诊断	2
			7. 治疗	2
			8. 预防	2
		(四) 流行性感冒	1. 病原学	2
			2. 流行病学	2
			3. 病机病理	2
			4. 临床表现	2
			5. 实验室检查	2
			6. 诊断与鉴别诊断	2
			7. 治疗	2
			8. 预防	2
		(五) 流行性乙型脑炎	1. 病原学	2
			2. 流行病学	2
			3. 病机病理	2
			4. 临床表现	2
			5. 实验室检查	2
			6. 诊断与鉴别诊断	2
			7. 治疗	2
			8. 预防	2
		(六) 流行性脑脊髓膜炎	1. 病原学	2
			2. 流行病学	2
			3. 病机病理	2
			4. 临床表现	2
			5. 实验室检查	2
			6. 诊断与鉴别诊断	2
			7. 治疗	2
			8. 预防	2
		(七) 伤寒	1. 病原学	2
			2. 流行病学	2
			3. 病机病理	2
			4. 临床表现	2
			5. 实验室检查	2
			6. 诊断与鉴别诊断	2
			7. 治疗	2
			8. 预防	2

续表

考试学科	单元	细目	要点	考试科目
传染病学	二、常见传染病	（八）细菌性痢疾	1. 病原学	2
			2. 流行病学	2
			3. 病机病理	2
			4. 临床表现	2
			5. 实验室检查	2
			6. 诊断与鉴别诊断	2
			7. 治疗	2
			8. 预防	2
		（九）结核病	1. 病原学	2
			2. 流行病学	2
			3. 病机病理	2
			4. 临床表现	2
			5. 实验室检查及其他检查	2
			6. 诊断与鉴别诊断	2
			7. 治疗	2
			8. 预防	2
	三、其他	（一）医院感染	1. 病原学	2
			2. 流行病学	2
			3. 发病机制	2
			4. 常见的医院感染	2
			5. 诊断与鉴别诊断	2
			6. 治疗	2
			7. 预防与控制	2
		（二）新发传染病	1. 新发传染病概况	2
			2. 新发传染病的中医认识	2
		（三）消毒	1. 消毒种类	2
			2. 消毒方法	2
		（四）隔离	1. 隔离的原则与方法	2
			2. 隔离的种类	2

续表

考试学科	单元	细目	要点	考试科目
医学心理学	一、心理学基础知识	人的心理现象	1. 心理学的内容及医学心理学概述	2
			2. 认知过程：感觉、知觉、记忆、思维、想象和注意	2
			3. 情感过程：情绪和情感的定义、分类和作用	2
			4. 意志过程：意志的概述及心理过程	2
			5. 个性和人格的定义、内容和个性心理特征	2
			6. 心理评估和心理测验的概念、方法	2
			7. 医学心理学基本理论	2
			8. 心理咨询与心理治疗的概述及常用技术	2
	二、心理应激	应激反应	1. 应激、应激源及种类	2
			2. 中介机制和应激反应	2
			3. 应对与心理防御机制	2
	三、心身疾病	（一）心身疾病的概述	1. 心身疾病的特点	2
			2. 心身疾病的诊断要点	2
			3. 心身疾病的治疗原则	2
		（二）临床心身相关问题	1. 临床典型的心身疾病	2
			2. 疼痛心理	2
			3. 妇科和儿科心身疾病	2
	四、心理障碍	（一）心理障碍的概述	1. 心理障碍的判断标准	2
			2. 心理障碍的分类	2
		（二）神经症性障碍	1. 神经症性障碍的临床特征与常见症状	2
			2. 临床常见神经症性障碍：焦虑障碍,强迫障碍,恐惧症,躯体形式障碍	2
		（三）抑郁障碍	抑郁障碍的常见症状与处置	2
		（四）其他类型的心理障碍	1. 人格障碍及类型	2
			2. 行为不良及睡眠障碍	2
	五、心理发展与心理健康	（一）心理健康概述	1. 心理健康的意义	2
			2. 心理健康的标准	2
		（二）心理健康的发展	1. 不同年龄阶段的心理健康：婴幼儿期、儿童期、青少年期、成年期、中年期和老年期	2
			2. 不同群体的心理健康：家庭、学校和职业	2

续表

考试学科	单元	细目	要点	考试科目
医学心理学	六、患者心理与医患关系	(一) 患者的心理问题	1. 患者角色	2
			2. 患者的心理需要	2
			3. 患者的一般心理问题	2
			4. 各类患者的心理特点:门诊、住院和手术患者	2
		(二) 医患关系	1. 医患关系的模式与重要性	2
			2. 医务人员的心理素质培养	2
			3. 医务人员与患者的沟通技巧	2
医学伦理学	一、医学的道德传统	(一) 中国医学的道德传统	1. 中国医学道德规范	2
			2. 中国古代医学家的道德论述	2
			3. 中国古代医学家的道德风范	2
		(二) 外国医学的道德传统	1. 外国医学道德规范	2
			2. 外国医学家的道德风范	2
	二、医学伦理学的基本原则与范畴	(一) 医学伦理学的基本原则	1. 不伤害原则	2
			2. 有利原则	2
			3. 尊重原则	2
			4. 公正原则	2
		(二) 医学伦理学的基本范畴	1. 权利与义务	2
			2. 情感与良心	2
			3. 审慎与保密	2
			4. 荣誉与幸福	2
	三、临床诊疗的道德要求	(一) 临床诊断的道德要求	1. 中医诊断的道德要求	2
			2. 体格检查的道德要求	2
			3. 辅助检查的道德要求	2
			4. 转诊、会诊的道德要求	2
		(二) 临床治疗的道德要求	1. 药物治疗的道德要求	2
			2. 非药物治疗的道德要求	2
	四、疾病预防的道德要求	(一) 卫生防疫道德	1. 卫生防疫的道德内涵	2
			2. 卫生防疫的道德要求	2
		(二) "治未病"理论的道德内涵	1. "治未病"理论	2
			2. "治未病"的道德准则	2
	五、医学研究的道德要求	(一) 人体试验的道德准则	1. 有利于医学和社会发展	2
			2. 维护受试者利益	2
			3. 受试者知情同意	2
			4. 严谨的科学态度	2

续表

考试学科	单元	细目	要点	考试科目
医学伦理学	五、医学研究的道德要求	(二)医学研究的伦理审查	1. 伦理审查程序	2
			2. 利益冲突的预防	2
			3. 中医药研究伦理审查的原则	2
	六、医德修养与评价	(一)医德修养	1. 医德修养含义	2
			2. 医德修养的途径、方法	2
		(二)医德评价	1. 医德评价及标准	2
			2. 医德评价方式	2
卫生法规	一、卫生法中的法律责任	(一)卫生法中的民事责任	1. 民事责任的构成	2
			2. 承担民事责任的方式	2
		(二)卫生法中的行政责任	1. 行政责任的构成	2
			2. 行政责任的形式	2
		(三)卫生法中的刑事责任	1. 刑事责任的构成	2
			2. 刑事责任的形式	2
	二、相关卫生法律法规	(一)《中华人民共和国基本医疗卫生与健康促进法》	1. 医疗卫生事业的原则	2
			2. 基本医疗卫生服务	2
			3. 医疗卫生机构和人员	2
			4. 健康促进	2
			5. 资金保障与监督管理	2
			6. 法律责任	2
		(二)《中华人民共和国医师法》	1. 医师的基本要求与职责	2
			2. 执业注册	2
			3. 执业规则	2
			4. 考核和培训	2
			5. 法律责任	2
		(三)《中华人民共和国传染病防治法》	1. 传染病防治方针与原则	2
			2. 法定传染病的分类	2
			3. 传染病预防	2
			4. 疫情报告、通报和公布	2
			5. 疫情控制措施	2
			6. 医疗救治	2
			7. 法律责任	2
		(四)《突发公共卫生事件应急条例》	1. 突发公共卫生事件预防与应急准备	2
			2. 报告与信息发布	2
			3. 应急处理	2
			4. 法律责任	2

续表

考试学科	单元	细目	要点	考试科目
卫生法规	二、相关卫生法律法规	(五)《医疗机构管理条例》及其实施细则	1. 医疗机构执业	2
			2. 登记和校验	2
			3. 法律责任	2
		(六)《医疗纠纷预防和处理条例》	1. 处理医疗纠纷的原则	2
			2. 医疗纠纷的预防	2
			3. 医疗纠纷的处理	2
			4. 法律责任	2
		(七)(《中华人民共和国民法典》第七编第六章)医疗损害责任	1. 医疗机构承担赔偿责任的情形	2
			2. 推定医疗机构有过错的情形	2
			3. 医疗机构不承担赔偿责任的情形	2
			4. 紧急情况医疗措施的实施	2
			5. 病历资料的书写、复制	2
		(八)《医疗事故处理条例》	1. 医疗事故的处理原则与基本要求	2
			2. 行政处理与监督	2
			3. 法律责任	2
		(九)《中华人民共和国中医药法》	1. 发展中医药事业的方针、基本原则与保障措施	2
			2. 中医药服务	2
			3. 中药保护与发展	2
			4. 中医药人才培养	2
			5. 中医药科学研究	2
			6. 中医药传承与文化传播	2
			7. 法律责任	2
		(十)《中华人民共和国药品管理法》及相关法规	1. 药品研制	2
			2. 医疗机构药事管理	2
			3. 假药和劣药	2
			4. 特殊管理的药品	2
			5. 法律责任	2
		(十一)《处方管理办法》	1. 处方开具与调剂的原则	2
			2. 处方权的获得	2
			3. 处方的开具	2
			4. 处方的调剂	2
			5. 监督管理	2
			6. 法律责任	2
		(十二)《医疗机构从业人员行为规范》	1. 总则	2
			2. 医疗机构从业人员基本行为规范	2
			3. 管理人员行为规范	2
			4. 医师行为规范	2
			5. 实施与监督	2

第三、四部分 专业知识与专业实践能力

考试学科	单元	细目	要点	考试科目
中西医结合骨伤科学	一、损伤的分类与病因病机	(一) 损伤的分类	1. 按损伤部位分类	3、4
			2. 按损伤过程和外力作用的性质分类	3、4
			3. 按损伤后就诊时间的长短分类	3、4
			4. 按损伤部位的皮肤或黏膜完整与否分类	3、4
			5. 按损伤部位的多少及严重程度分类	3、4
			6. 按损伤前组织结构是否正常分类	3、4
			7. 按损伤因素的性质及种类分类	3、4
		(二) 损伤的病因	1. 外因	3、4
			2. 内因	3、4
		(三) 损伤的病机	1. 皮肉筋骨病机	3、4
			2. 气血津液病机	3、4
			3. 脏腑经络病机	3、4
	二、诊断	(一) 望诊	1. 望全身	3、4
			2. 望局部	3、4
		(二) 闻诊	1. 闻气味	3、4
			2. 听声音	3、4
		(三) 问诊	1. 一般情况	3、4
			2. 发病情况	3、4
			3. 全身情况	3、4
			4. 其他情况	3、4
		(四) 切诊	1. 切脉	3、4
			2. 摸诊	3、4
		(五) 骨科检查方法	1. 测量	3、4
			2. 理学检查法	3、4
			3. 影像学检查法	3、4
			4. 其他检查法	3、4
	三、治疗方法	(一) 概述	1. 治疗原则	3、4
			2. 治疗方法	3、4
		(二) 手法	1. 正骨手法的使用原则	3、4
			2. 正骨手法的要求和注意事项	3、4
			3. 常用正骨手法	3、4

续表

考试学科	单元	细目	要点	考试科目
中西医结合骨伤科学	三、治疗方法	(三) 牵引	1. 皮肤牵引	3、4
			2. 骨牵引	3、4
			3. 牵引带牵引	3、4
		(四) 固定	1. 夹板固定	3、4
			2. 石膏固定	3、4
			3. 支具固定	3、4
			4. 外固定器固定	3、4
			5. 内固定	3、4
		(五) 手术	1. 清创术	3、4
			2. 骨移植术	3、4
			3. 截骨术	3、4
			4. 截肢术	3、4
			5. 关节融合术	3、4
			6. 关节成形术	3、4
			7. 人工关节置换术	3、4
			8. 微创手术（关节镜、脊柱内镜）	3、4
		(六) 物理疗法	1. 作用	3、4
			2. 种类	3、4
		(七) 功能锻炼	1. 作用	3、4
			2. 分类	3、4
			3. 应用原则及注意事项	3、4
			4. 各部位主要功能锻炼方法	3、4
		(八) 外用药物	1. 敷贴药	3、4
			2. 搽擦药	3、4
			3. 熏洗湿敷药	3、4
			4. 热熨药	3、4
		(九) 封闭疗法	1. 适应证和禁忌证	3、4
			2. 常用药物	3、4
			3. 作用机制	3、4
			4. 封闭部位	3、4
			5. 封闭方法	3、4
			6. 注意事项	3、4
		(十) 其他疗法	1. 针灸疗法	3、4
			2. 小针刀疗法	3、4

续表

考试学科	单元	细目	要点	考试科目
中西医结合骨伤科学	三、治疗方法	(十)其他疗法	3. 关节穿刺术	3、4
			4. 关节引流术	3、4
		(十一)内治法	1. 中药	3、4
			2. 西药	3、4
	四、损伤概论	(一)损伤的病因病理	1. 骨折的病因病理	3、4
			2. 脱位的病因病理	3、4
			3. 筋伤的病因病理	3、4
			4. 内伤的病因病理	3、4
		(二)损伤的诊断	1. 病史	3、4
			2. 临床表现	3、4
			3. 影像学检查	3、4
		(三)损伤的并发症	1. 早期并发症	3、4
			2. 晚期并发症	3、4
		(四)损伤的修复	1. 软组织损伤的修复	3、4
			2. 骨组织损伤的修复	3、4
		(五)损伤的治疗	1. 骨折的复位	3、4
			2. 脱位的复位	3、4
			3. 筋伤的手法治疗	3、4
			4. 固定方法	3、4
			5. 功能锻炼	3、4
			6. 药物治疗	3、4
			7. 其他疗法	3、4
			8. 骨折的迟缓愈合、不愈合、畸形愈合及其治疗	3、4
			9. 陈旧性外伤性脱位的治疗	3、4
		(六)儿童骨骺损伤及处理原则	1. 骨骺的解剖生理	3、4
			2. 病因及分类	3、4
			3. 诊断与鉴别诊断	3、4
			4. 治疗原则及注意事项	3、4
	五、头面颈项部损伤	(一)头皮损伤	1. 临床表现	3、4
			2. 诊断与鉴别诊断	3、4
			3. 治疗	3、4
		(二)颅骨骨折	1. 临床表现	3、4
			2. 诊断与鉴别诊断	3、4
			3. 治疗	3、4

续表

考试学科	单元	细目	要点	考试科目
中西医结合骨伤科学	五、头面颈项部损伤	(三)颞颌关节脱位	1. 临床表现	3、4
			2. 诊断	3、4
			3. 治疗	3、4
		(四)颈部扭伤	1. 概述	3、4
			2. 病因病理	3、4
			3. 临床表现	3、4
			4. 诊断与鉴别诊断	3、4
			5. 治疗	3、4
			6. 预后与康复	3、4
		(五)颈椎骨折脱位	1. 概述	3、4
			2. 病因病理	3、4
			3. 临床表现	3、4
			4. 诊断与鉴别诊断	3、4
			5. 治疗	3、4
			6. 预后与康复	3、4
	六、胸腰骨盆损伤	(一)概述	1. 胸腰骨盆的解剖	3、4
			2. 胸腰骨盆的生理功能	3、4
		(二)胸壁软组织损伤	1. 概述	3、4
			2. 病因病理	3、4
			3. 临床表现	3、4
			4. 诊断与鉴别诊断	3、4
			5. 治疗	3、4
			6. 预后与康复	3、4
		(三)肋骨骨折	1. 概述	3、4
			2. 病因病理	3、4
			3. 并发症	3、4
			4. 临床表现	3、4
			5. 诊断与鉴别诊断	3、4
			6. 治疗	3、4
			7. 预后与康复	3、4
		(四)急性腰扭伤	1. 概述	3、4
			2. 病因病理	3、4
			3. 临床表现	3、4

续表

考试学科	单元	细目	要点	考试科目
中西医结合骨伤科学	六、胸腰骨盆损伤	（四）急性腰扭伤	4. 诊断与鉴别诊断	3、4
			5. 治疗	3、4
			6. 预后与康复	3、4
		（五）胸腰椎骨折脱位	1. 概述	3、4
			2. 病因病理	3、4
			3. 临床表现	3、4
			4. 诊断与鉴别诊断	3、4
			5. 治疗	3、4
			6. 预后与康复	3、4
		（六）脊髓损伤	1. 概述	3、4
			2. 病因病理	3、4
			3. 临床表现	3、4
			4. 诊断与鉴别诊断	3、4
			5. 治疗	3、4
			6. 预后与康复	3、4
		（七）骨盆骨折	1. 概述	3、4
			2. 病因病理	3、4
			3. 临床表现	3、4
			4. 并发症	3、4
			5. 诊断与鉴别诊断	3、4
			6. 治疗	3、4
			7. 预后与康复	3、4
	七、上肢损伤	（一）肩臂部损伤概述	1. 肩臂部的解剖	3、4
			2. 肩臂部的生理功能	3、4
		（二）肩关节脱位	1. 概述	3、4
			2. 病因病理	3、4
			3. 临床表现	3、4
			4. 诊断与鉴别诊断	3、4
			5. 治疗	3、4
			6. 预后与康复	3、4
		（三）肩锁关节脱位	1. 概述	3、4
			2. 病因病理	3、4
			3. 临床表现	3、4
			4. 诊断与鉴别诊断	3、4

续表

考试学科	单元	细目	要点	考试科目
中西医结合骨伤科学	七、上肢损伤	（三）肩锁关节脱位	5. 治疗	3、4
			6. 预后与康复	3、4
		（四）锁骨骨折	1. 概述	3、4
			2. 病因病理	3、4
			3. 临床表现	3、4
			4. 诊断与鉴别诊断	3、4
			5. 治疗	3、4
			6. 预后与康复	3、4
		（五）肱骨外科颈骨折	1. 概述	3、4
			2. 病因病理	3、4
			3. 临床表现	3、4
			4. 诊断与鉴别诊断	3、4
			5. 治疗	3、4
			6. 预后与康复	3、4
		（六）肱骨干骨折	1. 概述	3、4
			2. 病因病理	3、4
			3. 临床表现	3、4
			4. 诊断与鉴别诊断	3、4
			5. 治疗	3、4
			6. 预后与康复	3、4
		（七）肘、前臂部损伤概述	1. 肘、前臂部的解剖	3、4
			2. 肘、前臂部的生理功能	3、4
		（八）肘关节脱位	1. 概述	3、4
			2. 病因病理	3、4
			3. 临床表现	3、4
			4. 诊断与鉴别诊断	3、4
			5. 治疗	3、4
			6. 预后与康复	3、4
		（九）桡骨小头半脱位	1. 概述	3、4
			2. 病因病理	3、4
			3. 临床表现	3、4
			4. 诊断与鉴别诊断	3、4
			5. 治疗	3、4
			6. 预后与康复	3、4

续表

考试学科	单元	细目	要点	考试科目
中西医结合骨伤科学	七、上肢损伤	(十)肱骨髁上骨折	1. 概述	3、4
			2. 病因病理	3、4
			3. 临床表现	3、4
			4. 诊断与鉴别诊断	3、4
			5. 治疗	3、4
			6. 预后与康复	3、4
		(十一)肱骨髁间骨折	1. 概述	3、4
			2. 病因病理	3、4
			3. 临床表现	3、4
			4. 诊断与鉴别诊断	3、4
			5. 治疗	3、4
			6. 预后与康复	3、4
		(十二)肱骨内上髁骨折	1. 概述	3、4
			2. 病因病理	3、4
			3. 临床表现	3、4
			4. 诊断与鉴别诊断	3、4
			5. 治疗	3、4
			6. 预后与康复	3、4
		(十三)肱骨外髁骨折	1. 概述	3、4
			2. 病因病理	3、4
			3. 临床表现	3、4
			4. 诊断与鉴别诊断	3、4
			5. 治疗	3、4
			6. 预后与康复	3、4
		(十四)尺骨鹰嘴骨折	1. 概述	3、4
			2. 病因病理	3、4
			3. 临床表现	3、4
			4. 诊断与鉴别诊断	3、4
			5. 治疗	3、4
			6. 预后与康复	3、4
		(十五)桡骨头颈部骨折	1. 概述	3、4
			2. 病因病理	3、4
			3. 临床表现	3、4
			4. 诊断与鉴别诊断	3、4

续表

考试学科	单元	细目	要点	考试科目
中西医结合骨伤科学	七、上肢损伤	(十五)桡骨头颈部骨折	5. 治疗	3、4
			6. 预后与康复	3、4
		(十六)尺桡骨双骨折	1. 概述	3、4
			2. 病因病理	3、4
			3. 临床表现	3、4
			4. 诊断与鉴别诊断	3、4
			5. 治疗	3、4
			6. 预后与康复	3、4
		(十七)尺骨上1/3骨折合并桡骨头脱位	1. 概述	3、4
			2. 病因病理	3、4
			3. 临床表现	3、4
			4. 诊断与鉴别诊断	3、4
			5. 治疗	3、4
			6. 预后与康复	3、4
		(十八)桡骨下1/3骨折合并下尺桡关节脱位	1. 概述	3、4
			2. 病因病理	3、4
			3. 临床表现	3、4
			4. 诊断与鉴别诊断	3、4
			5. 治疗	3、4
			6. 预后与康复	3、4
		(十九)桡骨远端骨折	1. 概述	3、4
			2. 病因病理	3、4
			3. 临床表现	3、4
			4. 诊断与鉴别诊断	3、4
			5. 治疗	3、4
			6. 预后与康复	3、4
		(二十)巴通骨折	1. 背侧缘骨折	3、4
			2. 掌侧缘骨折	3、4
		(二十一)腕、手部损伤概述	1. 腕、手部的解剖	3、4
			2. 腕、手部的生理功能	3、4
		(二十二)月骨掌侧脱位	1. 概述	3、4
			2. 病因病理	3、4
			3. 临床表现	3、4
			4. 诊断与鉴别诊断	3、4

续表

考试学科	单元	细目	要点	考试科目
中西医结合骨伤科学	七、上肢损伤	(二十二)月骨掌侧脱位	5. 治疗	3、4
			6. 预后与康复	3、4
		(二十三)掌指关节脱位	1. 概述	3、4
			2. 病因病理	3、4
			3. 临床表现	3、4
			4. 诊断与鉴别诊断	3、4
			5. 治疗	3、4
			6. 预后与康复	3、4
		(二十四)指间关节脱位	1. 概述	3、4
			2. 病因病理	3、4
			3. 临床表现	3、4
			4. 诊断与鉴别诊断	3、4
			5. 治疗	3、4
			6. 预后与康复	3、4
		(二十五)腕舟骨骨折	1. 概述	3、4
			2. 病因病理	3、4
			3. 临床表现	3、4
			4. 诊断与鉴别诊断	3、4
			5. 治疗	3、4
			6. 预后与康复	3、4
		(二十六)掌骨骨折	1. 概述	3、4
			2. 病因病理	3、4
			3. 临床表现	3、4
			4. 诊断与鉴别诊断	3、4
			5. 治疗	3、4
			6. 预后与康复	3、4
		(二十七)指骨骨折	1. 概述	3、4
			2. 病因病理	3、4
			3. 临床表现	3、4
			4. 诊断	3、4
			5. 治疗	3、4
			6. 预后与康复	3、4
	八、下肢损伤	(一)髋、大腿部损伤概述	1. 髋、大腿部的解剖	3、4
			2. 髋、大腿部的生理功能	3、4

续表

考试学科	单元	细目	要点	考试科目
中西医结合骨伤科学	八、下肢损伤	(二) 髋关节脱位	1. 概述	3、4
			2. 病因病理	3、4
			3. 临床表现	3、4
			4. 诊断与鉴别诊断	3、4
			5. 治疗	3、4
			6. 预后与康复	3、4
		(三) 股骨颈骨折	1. 概述	3、4
			2. 病因病理	3、4
			3. 临床表现	3、4
			4. 诊断与鉴别诊断	3、4
			5. 治疗	3、4
			6. 预后与康复	3、4
		(四) 股骨转子间骨折	1. 概述	3、4
			2. 病因病理	3、4
			3. 临床表现	3、4
			4. 诊断与鉴别诊断	3、4
			5. 治疗	3、4
			6. 预后与康复	3、4
		(五) 股骨干骨折	1. 概述	3、4
			2. 病因病理	3、4
			3. 临床表现	3、4
			4. 诊断与鉴别诊断	3、4
			5. 治疗	3、4
			6. 预后与康复	3、4
		(六) 膝、小腿部损伤概述	1. 膝、小腿部的解剖	3、4
			2. 膝、小腿部的生理功能	3、4
		(七) 膝关节脱位	1. 概述	3、4
			2. 病因病理	3、4
			3. 临床表现	3、4
			4. 诊断与鉴别诊断	3、4
			5. 治疗	3、4
			6. 预后与康复	3、4
		(八) 髌骨脱位	1. 概述	3、4
			2. 病因病理	3、4

续表

考试学科	单元	细目	要点	考试科目
中西医结合骨伤科学	八、下肢损伤	(八)髌骨脱位	3. 临床表现	3、4
			4. 诊断与鉴别诊断	3、4
			5. 治疗	3、4
			6. 预后与康复	3、4
		(九)股骨髁上骨折	1. 概述	3、4
			2. 病因病理	3、4
			3. 临床表现	3、4
			4. 诊断与鉴别诊断	3、4
			5. 治疗	3、4
			6. 预后与康复	3、4
		(十)股骨髁骨折	1. 概述	3、4
			2. 病因病理	3、4
			3. 临床表现	3、4
			4. 诊断与鉴别诊断	3、4
			5. 治疗	3、4
			6. 预后与康复	3、4
		(十一)髌骨骨折	1. 概述	3、4
			2. 病因病理	3、4
			3. 临床表现	3、4
			4. 诊断与鉴别诊断	3、4
			5. 治疗	3、4
			6. 预后与康复	3、4
		(十二)胫骨髁骨折	1. 概述	3、4
			2. 病因病理	3、4
			3. 临床表现	3、4
			4. 诊断与鉴别诊断	3、4
			5. 治疗	3、4
			6. 预后与康复	3、4
		(十三)膝关节侧副韧带损伤	1. 概述	3、4
			2. 病因病理	3、4
			3. 临床表现	3、4
			4. 诊断与鉴别诊断	3、4
			5. 治疗	3、4
			6. 预后与康复	3、4

续表

考试学科	单元	细目	要点	考试科目
中西医结合骨伤科学	八、下肢损伤	(十四)膝关节交叉韧带损伤	1. 概述	3、4
			2. 病因病理	3、4
			3. 临床表现	3、4
			4. 诊断与鉴别诊断	3、4
			5. 治疗	3、4
			6. 预后与康复	3、4
		(十五)膝关节半月板损伤	1. 概述	3、4
			2. 病因病理	3、4
			3. 临床表现	3、4
			4. 诊断与鉴别诊断	3、4
			5. 治疗	3、4
			6. 预后与康复	3、4
		(十六)胫腓骨干骨折	1. 概述	3、4
			2. 病因病理	3、4
			3. 临床表现	3、4
			4. 诊断与鉴别诊断	3、4
			5. 治疗	3、4
			6. 预后与康复	3、4
		(十七)踝、足部损伤概述	1. 踝、足部的解剖	3、4
			2. 踝、足部的生理功能	3、4
		(十八)踝部骨折脱位	1. 概述	3、4
			2. 病因病理	3、4
			3. 临床表现	3、4
			4. 诊断	3、4
			5. 治疗	3、4
			6. 预后与康复	3、4
		(十九)距骨骨折脱位	1. 概述	3、4
			2. 病因病理	3、4
			3. 临床表现	3、4
			4. 诊断与鉴别诊断	3、4
			5. 治疗	3、4
			6. 预后与康复	3、4
		(二十)跟骨骨折	1. 概述	3、4
			2. 病因病理	3、4

续表

考试学科	单元	细目	要点	考试科目
中西医结合骨伤科学	八、下肢损伤	(二十)跟骨骨折	3. 临床表现	3、4
			4. 诊断与鉴别诊断	3、4
			5. 治疗	3、4
			6. 预后与康复	3、4
		(二十一)跗跖关节脱位	1. 概述	3、4
			2. 病因病理	3、4
			3. 临床表现	3、4
			4. 诊断与鉴别诊断	3、4
			5. 治疗	3、4
			6. 预后与康复	3、4
		(二十二)跖骨骨折	1. 概述	3、4
			2. 病因病理	3、4
			3. 临床表现	3、4
			4. 诊断与鉴别诊断	3、4
			5. 治疗	3、4
			6. 预后与康复	3、4
		(二十三)跖趾关节及趾间关节脱位	1. 概述	3、4
			2. 病因病理	3、4
			3. 临床表现	3、4
			4. 诊断与鉴别诊断	3、4
			5. 治疗	3、4
			6. 预后与康复	3、4
		(二十四)趾骨骨折	1. 概述	3、4
			2. 病因病理	3、4
			3. 临床表现	3、4
			4. 诊断与鉴别诊断	3、4
			5. 治疗	3、4
	九、颈肩臂痛	(一)颈椎病	1. 概述	3、4
			2. 病因病理	3、4
			3. 临床表现	3、4
			4. 诊断与鉴别诊断	3、4
			5. 治疗	3、4
			6. 预后与康复	3、4

续表

考试学科	单元	细目	要点	考试科目
中西医结合骨伤科学	九、颈肩臂痛	（二）落枕	1. 概述	3、4
			2. 病因病理	3、4
			3. 临床表现	3、4
			4. 诊断与鉴别诊断	3、4
			5. 治疗	3、4
			6. 预后与康复	3、4
		（三）冻结肩	1. 概述	3、4
			2. 病因病理	3、4
			3. 临床表现	3、4
			4. 诊断与鉴别诊断	3、4
			5. 治疗	3、4
			6. 预后与康复	3、4
			7. 冻结肩的功法锻炼	3、4
		（四）肩袖损伤	1. 概述	3、4
			2. 病因病理	3、4
			3. 临床表现	3、4
			4. 诊断与鉴别诊断	3、4
			5. 治疗	3、4
			6. 预后与康复	3、4
		（五）肱骨外上髁炎	1. 概述	3、4
			2. 病因病理	3、4
			3. 临床表现	3、4
			4. 诊断与鉴别诊断	3、4
			5. 治疗	3、4
			6. 预后与康复	3、4
	十、腰腿痛	（一）腰椎间盘突出症	1. 概述	3、4
			2. 病因病理	3、4
			3. 临床表现	3、4
			4. 诊断与鉴别诊断	3、4
			5. 治疗	3、4
			6. 预后与康复	3、4
		（二）腰椎管狭窄症	1. 概述	3、4
			2. 病因病理	3、4
			3. 临床表现	3、4

续表

考试学科	单元	细目	要点	考试科目
中西医结合骨伤科学	十、腰腿痛	(二)腰椎管狭窄症	4. 诊断与鉴别诊断	3、4
			5. 治疗	3、4
			6. 预后与康复	3、4
		(三)腰椎滑脱症	1. 概述	3、4
			2. 病因病理	3、4
			3. 临床表现	3、4
			4. 诊断与鉴别诊断	3、4
			5. 治疗	3、4
			6. 预后与康复	3、4
		(四)腰肌劳损	1. 概述	3、4
			2. 病因病理	3、4
			3. 临床表现	3、4
			4. 诊断与鉴别诊断	3、4
			5. 治疗	3、4
			6. 预后与康复	3、4
		(五)第三腰椎横突综合征	1. 概述	3、4
			2. 病因病理	3、4
			3. 临床表现	3、4
			4. 诊断与鉴别诊断	3、4
			5. 治疗	3、4
			6. 预后与康复	3、4
		(六)梨状肌综合征	1. 概述	3、4
			2. 病因病理	3、4
			3. 临床表现	3、4
			4. 诊断与鉴别诊断	3、4
			5. 治疗	3、4
			6. 预后与康复	3、4
	十一、骨关节疾病	(一)骨关节病	1. 概述	3、4
			2. 病因病理	3、4
			3. 临床表现	3、4
			4. 诊断与鉴别诊断	3、4
			5. 治疗	3、4
			6. 预后与康复	3、4

续表

考试学科	单元	细目	要点	考试科目
中西医结合骨伤科学	十一、骨关节疾病	（二）股骨头缺血性坏死	1. 概述	3、4
			2. 病因病理	3、4
			3. 临床表现	3、4
			4. 诊断与鉴别诊断	3、4
			5. 治疗	3、4
			6. 预后与康复	3、4
		（三）类风湿性关节炎	1. 概述	3、4
			2. 病因病理	3、4
			3. 临床表现	3、4
			4. 诊断与鉴别诊断	3、4
			5. 治疗	3、4
			6. 预后与康复	3、4
		（四）强直性脊柱炎	1. 概述	3、4
			2. 病因病理	3、4
			3. 临床表现	3、4
			4. 诊断与鉴别诊断	3、4
			5. 治疗	3、4
			6. 预后与康复	3、4
	十二、骨与关节感染	（一）急性血源性骨髓炎	1. 概述	3、4
			2. 病因病理	3、4
			3. 临床表现	3、4
			4. 诊断与鉴别诊断	3、4
			5. 治疗	3、4
			6. 预后与康复	3、4
		（二）慢性骨髓炎	1. 概述	3、4
			2. 病因病理	3、4
			3. 临床表现	3、4
			4. 诊断	3、4
			5. 治疗	3、4
			6. 预后与康复	3、4
		（三）化脓性关节炎	1. 概述	3、4
			2. 病因病理	3、4
			3. 临床表现	3、4
			4. 诊断与鉴别诊断	3、4
			5. 治疗	3、4
			6. 预后与康复	3、4

续表

考试学科	单元	细目	要点	考试科目
中西医结合骨伤科学	十二、骨与关节感染	(四)骨与关节结核概述	1. 病因病理	3、4
			2. 临床表现	3、4
			3. 诊断与鉴别诊断	3、4
			4. 治疗	3、4
			5. 预后与康复	3、4
		(五)脊柱结核	1. 概述	3、4
			2. 病因病理	3、4
			3. 临床表现	3、4
			4. 诊断与鉴别诊断	3、4
			5. 治疗	3、4
			6. 预后与康复	3、4
		(六)髋关节结核	1. 概述	3、4
			2. 病因病理	3、4
			3. 临床表现	3、4
			4. 诊断与鉴别诊断	3、4
			5. 治疗	3、4
			6. 预后与康复	3、4
		(七)膝关节结核	1. 概述	3、4
			2. 病因病理	3、4
			3. 临床表现	3、4
			4. 诊断与鉴别诊断	3、4
			5. 治疗	3、4
			6. 预后与康复	3、4
	十三、骨肿瘤	(一)骨肿瘤概述	1. 定义及流行病学	3、4
			2. 临床表现	3、4
			3. 诊断	3、4
			4. 治疗	3、4
		(二)骨瘤	1. 病因病理	3、4
			2. 临床表现	3、4
			3. 诊断	3、4
			4. 治疗	3、4
			5. 预后与康复	3、4
		(三)骨样骨瘤	1. 病因病理	3、4
			2. 临床表现	3、4
			3. 诊断	3、4
			4. 治疗	3、4
			5. 预后与康复	3、4

续表

考试学科	单元	细目	要点	考试科目
中西医结合骨伤科学	十三、骨肿瘤	(四)软骨瘤	1. 病因病理	3、4
			2. 临床表现	3、4
			3. 诊断	3、4
			4. 治疗	3、4
			5. 预后与康复	3、4
		(五)骨肉瘤	1. 病因病理	3、4
			2. 临床表现	3、4
			3. 诊断	3、4
			4. 治疗	3、4
			5. 预后与康复	3、4
		(六)尤因肉瘤	1. 病因病理	3、4
			2. 临床表现	3、4
			3. 诊断	3、4
			4. 治疗	3、4
			5. 预后与康复	3、4
		(七)软骨肉瘤	1. 病因病理	3、4
			2. 临床表现	3、4
			3. 诊断	3、4
			4. 治疗	3、4
			5. 预后与康复	3、4
		(八)骨纤维肉瘤	1. 病因病理	3、4
			2. 临床表现	3、4
			3. 诊断	3、4
			4. 治疗	3、4
			5. 预后与康复	3、4
		(九)骨髓瘤	1. 病因病理	3、4
			2. 临床表现	3、4
			3. 诊断	3、4
			4. 治疗	3、4
			5. 预后与康复	3、4
		(十)骨巨细胞瘤	1. 病因病理	3、4
			2. 临床表现	3、4
			3. 诊断	3、4
			4. 治疗	3、4
			5. 预后与康复	3、4
		(十一)转移性骨肿瘤	1. 病因病理	3、4
			2. 临床表现	3、4

附录 中西医结合骨伤科学(中级)专业技术资格考试大纲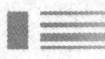

续表

考试学科	单元	细目	要点	考试科目
中西医结合骨伤科学	十三、骨肿瘤	(十一)转移性骨肿瘤	3. 诊断	3、4
			4. 治疗	3、4
			5. 预后与康复	3、4
		(十二)骨囊肿	1. 病因病理	3、4
			2. 临床表现	3、4
			3. 诊断	3、4
			4. 治疗	3、4
			5. 预后与康复	3、4
		(十三)骨纤维异样增殖症	1. 病因病理	3、4
			2. 临床表现	3、4
			3. 诊断	3、4
			4. 治疗	3、4
			5. 预后与康复	3、4
	十四、骨关节及肢体畸形	(一)概述	1. 病因病理	3、4
			2. 诊断	3、4
			3. 治疗	3、4
		(二)先天性髋关节脱位	1. 概述	3、4
			2. 病因病理	3、4
			3. 临床表现	3、4
			4. 诊断与鉴别诊断	3、4
			5. 治疗	3、4
			6. 预后与康复	3、4
	十五、其他常见疾病	(一)骨质疏松症	1. 概述	3、4
			2. 病因病理	3、4
			3. 临床表现	3、4
			4. 诊断与鉴别诊断	3、4
			5. 治疗	3、4
			6. 预后与康复	3、4
		(二)痛风性关节炎	1. 概述	3、4
			2. 病因病理	3、4
			3. 临床表现	3、4
			4. 诊断与鉴别诊断	3、4
			5. 治疗	3、4
			6. 预后与康复	3、4
		(三)桡骨茎突狭窄性腱鞘炎	1. 概述	3、4
			2. 病因病理	3、4
			3. 临床表现	3、4

833

续表

考试学科	单元	细目	要点	考试科目
中西医结合骨伤科学	十五、其他常见疾病	（四）指屈肌腱腱鞘炎	4. 诊断与鉴别诊断	3、4
			5. 治疗	3、4
			6. 预后与康复	3、4
			1. 概述	3、4
			2. 病因病理	3、4
			3. 临床表现	3、4
			4. 诊断与鉴别诊断	3、4
			5. 治疗	3、4
			6. 预后与康复	3、4
		（五）腱鞘囊肿	1. 概述	3、4
			2. 病因病理	3、4
			3. 临床表现	3、4
			4. 诊断与鉴别诊断	3、4
			5. 治疗	3、4
			6. 预后与康复	3、4
		（六）腕管综合征	1. 概述	3、4
			2. 病因病理	3、4
			3. 临床表现	3、4
			4. 诊断与鉴别诊断	3、4
			5. 治疗	3、4
			6. 预后与康复	3、4
		（七）髋关节暂时性滑膜炎	1. 概述	3、4
			2. 病因病理	3、4
			3. 临床表现	3、4
			4. 诊断与鉴别诊断	3、4
			5. 治疗	3、4
			6. 预后与康复	3、4
		（八）跟痛症	1. 概述	3、4
			2. 病因病理	3、4
			3. 临床表现	3、4
			4. 诊断与鉴别诊断	3、4
			5. 治疗	3、4
			6. 预后与康复	3、4
		（九）踇外翻	1. 概述	3、4
			2. 病因病理	3、4
			3. 临床表现	3、4
			4. 诊断与鉴别诊断	3、4
			5. 治疗	3、4
			6. 预后与康复	3、4